三三医书

精校本

（第三册）

裘庆元　辑

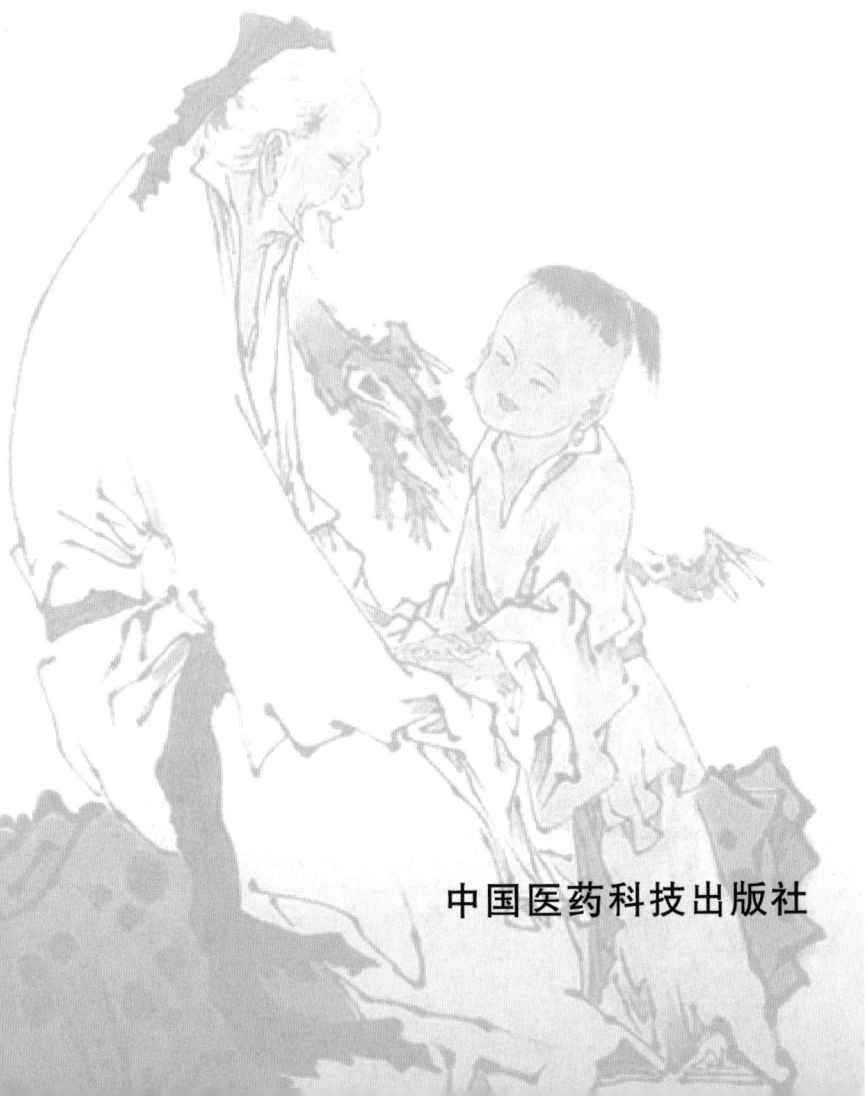

中国医药科技出版社

内容提要

　　《三三医书》是近代医家裘庆元所辑的一部医学丛书，全书3册，每册33种，共计99种，包括中医基础理论、临床各科、本草、方书、医话等各类医著，以清代医学著作为主，同时收集了宋、元、明、清各时期的医著，并收入了少量日本医学著作。其内容丰富，各科兼备，版本精善，价值颇高，兼具中医学术传承与精善典籍传世的重要意义。

图书在版编目（CIP）数据

三三医书：精校本．全3册/裘庆元辑．—北京：中国医药科技出版社，2016.10
ISBN 978-7-5067-8689-8

Ⅰ.①三… Ⅱ.①裘… Ⅲ.①中国医药学–古籍–汇编 Ⅳ.①R2-52

中国版本图书馆CIP数据核字（2016）第216690号

美术编辑　陈君杞
版式设计　张　璐

出版　中国医药科技出版社
地址　北京市海淀区文慧园北路甲22号
邮编　100082
电话　发行：010-62227427　邮购：010-62236938
网址　www.cmstp.com
规格　787×1092mm ¹⁄₁₆
印张　188 ½
字数　3505千字
版次　2016年10月第1版
印次　2024年7月第2次印刷
印刷　天津市银博印刷集团有限公司
经销　全国各地新华书店
书号　ISBN 978-7-5067-8689-8
定价　**388.00元**（全三册）

出版者的话

　　《三三医书》是近代医家裘庆元所辑的一部医学丛书，成书于1924年。此书取《礼记·曲礼》中"医不三世，不服其药"及《左传·定公十三年》中"三折肱知为良医"之典，题名为"三三医书"。全书3册，每册33种，共计99种，包括中医基础理论、临床各科、本草、方书、医话等各类医著，以清代医学著作为主，同时收集了宋、元、明、清各时期的医著，并收入了少量日本医学著作。是书保留了《医经秘旨》《温热逢源》《医学妙谛》《重楼玉钥续编》等海内外孤本、珍本、抄本之医籍。其内容丰富，各科兼备，版本精善，价值颇高，兼具中医学术传承与精善典籍传世的重要意义。

　　裘庆元（1873～1947年），字激声，后改吉生，浙江绍兴人，近代著名医家。16岁因患肺病，遂志于中医，潜心医籍，且广收精善佳椠，后造诣精深，医名大振。1908年，裘庆元与著名医家何廉臣、曹炳章创办"绍兴医药学报"。时国内动荡，大量珍本医籍流失海外，适逢废止中医之声大噪，中医处于生死存亡之际，有志之士痛心疾首。1920年，裘庆元等人代表中医界赴南京请愿，积极参加反对废止中医药的救亡事业。1923年，在杭州成立"三三医社"，组织杭州施医所，刊行《三三医报》。编纂了《国医百家》《医药杂著》《医药集腋》《古今医学评论》《珍本医书集成》《杏林文苑》等书。

　　本次整理，以上海书店影印本为底本，参校1998年中国中医药出版社本。根据《中医古籍整理规范》明确校注原则与体例，现将有关问题说明如下。

　　1. 对底本内容不做增删，书中凡例、各书提要、插图等遵循原貌，予以保留。

　　2. 底本或校本中的繁体字、异体字一律径改为规范简体字，古字以今字律齐，不出校注。

　　3. 因书改横排，底本中凡是表示上下方位的"右""左"，径改为"上""下"。

4. 底本中《推篷寤语》《宋本备急灸法》《本事方续集》《千里医案》《伏邪新书》《医医医》《女科折衷纂要》《延陵弟子纪要》《过庭录存》《医中一得》《走马急疳真方》《集验背疽方》《伏瘟证治实验谈》《证治心传》《疡科纲要》《历验再寿遍》《沈氏女科辑要笺疏》《外科学讲义》《丹溪脉诀指掌》《医学体用》《疝瘕积聚编》《医津一筏》《医经读》《摄养枕中方》《药征》《重楼玉钥续编》《暑症发原》《徐渡渔先生医案》《行军方便便方》原无目录，今据正文厘定目录。

5. 原书中的中医专用名词规范为目前通用名称。如"藏府"改为"脏腑"、"龟板"改为"龟甲"、"石羔"改为"石膏"、"兔丝子"改为"菟丝子"等。

6. 底本中"症""证"混用，不影响原意者，保留原貌。

7. 凡入药成分涉及国家禁猎和保护动物的（如犀角、虎骨等），为保持古籍原貌，原则上不改。但在临床运用时，应使用相关的替代品。

恐书中难免有疏漏之处，敬祈同仁惠予教正，是为至盼。

中国医药科技出版社
2016 年 7 月

总目录

第三册

目 录

医学辑要

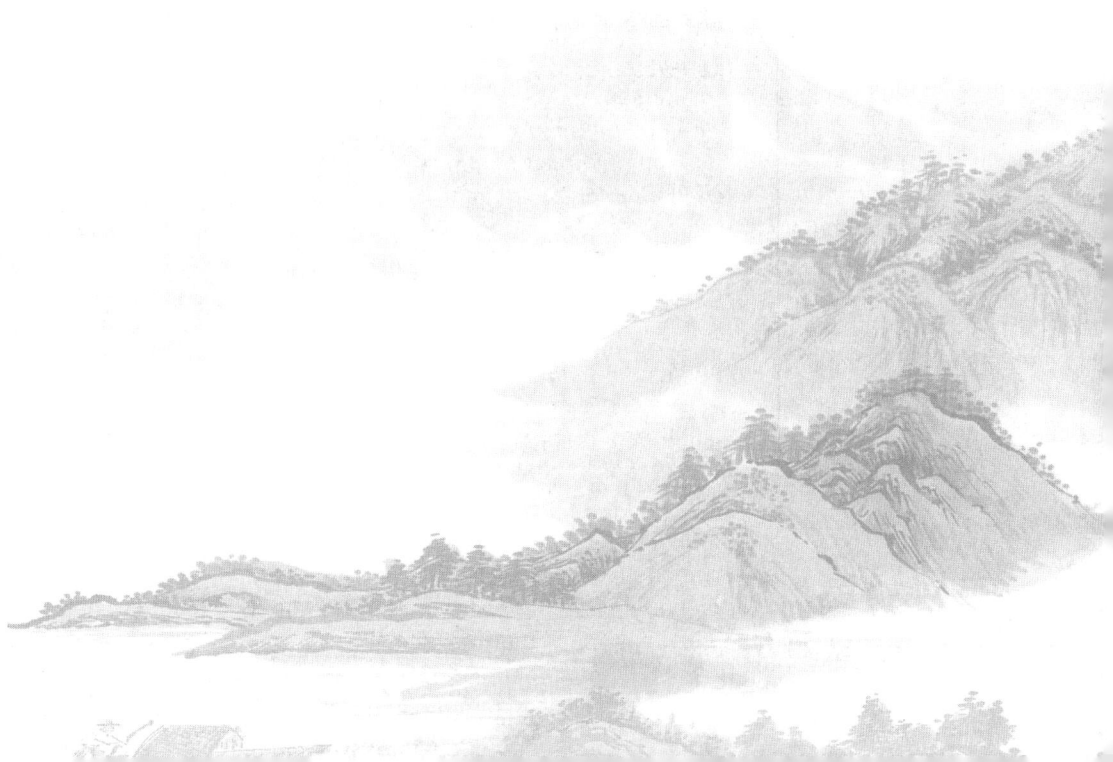

内容提要

　　《医学辑要》四卷，清山阴吴小珊编。吴氏博涉经史，旁通医学，虑脉理精奥，不易领会，爰采名论加以折衷，述为是书。卷一论神色、声气，盖望闻之法也。卷二、卷三详论脉理，则切法也。中有诸病宜忌脉，趺阳、少阴脉说，为他书所略。卷四为方祖、医学要领、杂录，亦系名言谠论，足资玩味。综观此书，简要明白，卷帙纵不繁多，脉要已尽于是。学者由斯以进，其于诊断一门思过半矣。

序

　　医学至广，其归不外望、闻、问、切而已。虽然，四字之用，世俗类能言；四字之功，宿学不能尽。经曰：上工望而知，中工问而知，下工脉而知。嗟乎！脉亦岂易易哉！不知有脉，何论望、闻？古之名医缓视晋侯疾在膏肓，医和视晋侯疾如蛊，扁鹊视病尽见五脏癥结，而诊脉特姑存其名。其兄治病，视神于未诊而除之，此真望而知之者也。苟非其人，姑思其次，切脉或庶几乎？夫切脉之难久矣。静气平心，调鼻息之呼吸，定脉至之迟数，而因察其为浮、为沉、为滑、为涩，紧缓虚实之辨，小大长短之分，芤伏洪软微弱动牢之殊涂，促结代散疾细清浊之异候，或如弦如溜如革，或如毛如石如钩，乃周知其受病之所由。故脏腑经络，喻于不言；督带任冲，审于无象。此可望而知、闻而知、问而知乎？况儿科、妇科之棘手，恒数倍于常人者乎？今之以医鸣者，大都长于问者也。人言寒即以寒治之，人言热即以热治之。其于脉也，殆不啻如扁鹊之姑以诊为名也。取书一帙，顾病者上其手敛三指约略按之，态甚舒心甚暇也，仍与主人纵谈，或寒暄，或琐事异闻，不数语复顾病者下其手诊如前毕，不律一挥一纸飞下，则脉案药品具也。一揖而退，降趋而出。异哉，其聪明才智真什伯于古人欤！抑古人望而知之之言，专为今之名医者设欤！

　　先外祖小珊吴公，博涉经史，旁通医学，虑泛滥者罔知取材，简陋者囿于肤受也。著《辑要》四卷，精采名论，加以折衷。其论形质神色看证诸则，望而知之之法也，其论声气诸则，闻而知之之法也；惟于切脉犹详明而深究之，以是知公之不与世为浮沉也。脉候既审，乃可对证发药，故继之以方祖，以是知公之不以病为尝试也。综要领以畅其旨，缀杂录以博其趣，则又公之约而明、简而该也。虽医学不尽于此，然果家有是编，以医行世者，固可备印证之资。即不业医者，亦不致迷于祈向。其有益于世岂浅鲜哉！梓州方汇枝分转曾刊于海陵，岁久漫漶，重校付梓，以广其传。不揣弇鄙，谨叙其缘起云。

咸丰四年岁在阏逢摄提格七月上浣外孙陈照谨撰

目　录

医学辑要　卷一

山阴吴烓小珊氏编

绍兴裘庆元吉生校刊

医　学

望（谓观其气之盛衰，色之深浅也），闻（谓听其声之重轻，以徵气之强弱之也），问（谓询其情之苦，欲病之相因也），脉（即诊脉也，谓诊其脉之阴阳合乎形色也）。

经曰：上工望而知之（有诸内必形诸外也），中工问而知之，下工脉而知之也（好问则裕，好谋而成者也）。

袁大宣先生云：病犹寇也，药犹兵也，医犹将也。用药以驱病，即用兵以逐寇，是在为将者运用何如耳。不必株守夫常格，拘滞乎成见。弃取不必随人，轻重总归自忖。用一药必获一药之效，而变通之以尽其致；立一方必合群药之力，而参互之以奏厥功。苟非药性娴熟而深究其微，又乌能变化随心哉（业患不能精，行成于思也）？

形质论 （张石顽先生）

肌之滑涩，征津液之盛衰也。

理之疏密，征营卫之弱强也。

肉之软坚，征胃气之虚实也。

筋之枯泽，征肝血之充馁也。

骨之大小，征肾气之勇怯也。

爪之刚柔，征胆液之淳清也。

指之肥瘦，征经气之荣枯也。

掌之厚薄，征气之丰歉也。

皮之寒热，征里之阴阳也（皮肤热甚，脉盛躁者，温病也。其脉盛而滑者，病且出也。皮肤寒，其脉小者，或泄而少气也）。

神色论

面色青黑黯惨，无论病之新久，终属阳气不振也。

黄色现于面目而不索泽者，病向愈之候也。

眼胞上下如烟煤者，寒痰也。

眼黑颊赤者，热痰也。

眼黑而行步艰难呻吟者，痰饮入骨也。

眼黑而面带土色，四肢痿痹，屈伸不便者，风痰也。

病人见黄色光泽者，为有胃气，不死也。

病人面色干黄者，为津液枯槁，多凶也。

目睛黄者，非瘅即衄也。

目黄大烦，为病进也。

平人口鼻耳目黑气现者，危也。

赤色见于两颧，黑气现于神庭，乃大气入于心肾，暴亡之兆也。

声 气 论

病剧而声音清朗如常者，形病气不病也。

初病即气壅声浊者，邪干清道也。

病未久而语声不续者，其人中气本虚也。

言迟者风也，行迟者表强也。

多言者，火之用事也。

声如从室中言者，中气之湿也。

言而微，终日乃复言者，正气之夺也。

衣被不敛，言语善恶不避亲疏者，神明之乱也。

出言嫩怯，先重后轻者，内伤元气也。

出占壮厉，先轻后重者，外感客邪也。

攒眉呻吟者，头痛也。

噫（于介切）气以手抚心者，中脘痛也。

摇头以手扪腮者，齿颊痛也。

呻吟不能转身，坐而下一脚者，腰痛也。坐而伏者，短气也。呻吟不能行步者，腰脚痛也。

诊时吁气者，郁结也。

摇头言者，里痛也。护腹知怀卵者，心痛也。

形羸声哑者，痨瘵，咽中有肺花疮也。

暴哑者，此风痰伏火，或怒喊哀号所致也。

语言謇涩者，风痰也。

诊时独言独语，不知首尾者，思虑伤神也。

诊时呻者痛也，欠者无病也。

伤寒坏病，唇口有疮者，狐惑也。

平人无寒热，短气不足以息者，痰火也。

看证诀（程钟龄先生）

口鼻气粗，疾出疾入者，外感也（邪气有余）。

口鼻气微，徐出徐入者，内伤也（正气不足）。

发热而静默者，邪在表也。

发热而动躁者，邪在里也（里证有阴阳之异：喜向内睡者阴也，喜向外睡者阳也；喜仰面卧者多热也，喜覆身卧者多寒也，喜伸脚睡者为热，喜蜷脚睡者为寒也）。

病人衣被全覆，手脚不露者，身必恶寒也（非表证即直中证矣）。

病人扬手露脚者，身必恶热，邪入腑也。

衣被全覆，昏昏而睡者，真热假寒，阳极似阴也。

假渴烦躁，欲坐卧泥水中者，真寒假热，阴极似阳也。

阙庭光泽，伤于风也。阙庭暗晦，伤于寒也（黄色明润者吉，黑色枯槁者凶）。面色青黑者，为寒为直中阴证也。

面色紫赤者，为热为传经，里证也（若已发汗后，面赤色盛，此表邪出不彻也，当重表之）。

合面赤色者，乃阴盛格阳，是为戴阳之候也（宜急温之，以通阳气，不可误作热证治也）。

面色黄者，虽恶证尚可疗也（黄欲如罗裹雄黄，忌如黄土色）。赤白者次之（赤欲如帛裹朱，忌如赭色。白欲如鹅羽，忌如盐色也），青黑者，凶多吉少矣（青欲如苍璧之泽，忌如兰色。黑欲如重漆之光，忌地苍色）。五色须以明润为主，不宜枯槁。然五色精华尽现者，其寿亦不能久也。

鼻头（即明堂也）色青者，腹中痛也。色微黑者，痰饮也。色黄者，湿热也。色白者，气虚也。色赤者，肺热也。伤寒鼻孔干燥者，乃邪热在阳明肌肉之中，久之必衄血也。病人欲嚏而不能者，寒也鼻塞流浊涕者，风热也。鼻塞流清涕者，风寒也。病人睡而鼾者（卧而有鼻息也），风温也。鼻孔干燥，黑如烟煤者，阳毒热甚也。鼻孔出冷气滑而黑者，阴毒冷极也。鼻孔煽张者，为肺气将绝也。产妇鼻起黑气，或鼻衄者，为胃败肺绝之危候也（古方用二味参苏饮加附子救之，多有得生者）。

唇干而焦者，邪在肌肉也。焦而红者，病易愈也。焦而黑者，为难治也。赤而肿者，肌肉热甚也。色青黑者，冷极也。上唇有疮，虫食其脏也（为之狐证）。下唇有疮，虫食其肛也（为之惑证）。病中若见唇卷、唇青、唇黑、唇颤者，皆死证也（频进参附，或百中一生也）。

口苦者，热也。口甜者，脾热也。口酸者，肝热也。口辛者，肺热也。口咸者，肾热也。口淡者，胃热也。口涩者，肝邪逆于肺也。口燥咽干而渴者，热邪传入肾经，真水不能上注于华池也（须急下之，以救肾家将涸之水）。口不燥，咽不干，频欲饮热汤者，肾气虚寒也（小便之色必白）。口渴尿赤者，邪入膀胱，湿热相聚也（自汗脉浮者，宜渗利之。无汗脉紧者，忌渗利也）。口噤难言者，或为痉病（头摇口噤，背反张者，太阳也。口噤胸满，卧不著席，脚挛急，大便闭结不通，必龂齿，胃腑之实热也），或为寒中（猝然口鼻气冷，手足厥冷，或腹痛下利清谷，或身体强硬，四肢战摇），或为痰迷心窍（六脉沉细，痰壅喉响），各不相等也。环口黧黑，口张气直，或如鱼口，或乍出不返，皆难

治也。耳轮红润者，病易愈也。耳轮枯槁者，凶多吉少也。耳轮薄而白，薄而黑，薄而青，或焦如炭色者，皆为肾败，死期近也。耳聋及耳中痛者，乃邪在半表半里，属于少阳，和解之可已也。耳聋而兼舌卷唇青者，死证也。

目开欲见人者，阳证也（病而如常了然者，邪未传里也）。目赤目黄者，邪已入里也。目闭不欲见人者，阴证也。目昏暗不明者，邪热在内，消灼肾水也（肾水枯竭，故目不明，宜急用大承气汤下之。盖寒则目清，未有寒甚而目不见者也）。目瞑（翕目也）者，将衄血也。目睛黄者，湿热壅遏所致，将发黄瘅也（黄有湿热、寒湿之别色如橘子柏皮，因火气而光彩，此名阳黄，湿热也。色暗而不明，或手足厥冷，脉沉细，此名阴黄，乃寒湿也）。目反上视，横目斜视，瞪目直视，及眼胞忽然陷下者，乃五脏绝也。杂病忽然双目不明者，此气虚而脱也（用人参膏生之）。脱阴目瞽者，此血脱也。邪热则下之，虚则补之，然此已危险之极也。

舌黑津润不破裂干燥者，直中寒证也。舌津液如常，邪在表而未传里也。舌苔白而滑者，邪在少阳，半表半里之证也。舌苔黄而干燥者，邪已入里也（胃热甚宜下之）。舌苔黑而有芒刺，破裂干枯者，邪热盛极也（肾水枯涸，至重之候，应急下之）。寒证舌黑者，本色也（温之即瘥）。热证反赤为黄，反黄为黑者，乃热极反兼水化，至危之候也。舌肿胀，或重舌，或木舌，或舌苔黄而生芒刺，皆热甚也。至若舌硬、舌强、舌短缩、舌卷、神气昏乱、语言不清者，皆危险之极也。阴阳易病，舌胀大出口外者，危恶甚也（用纸捻蘸蓖麻油烧烟熏之可收，然病愈不易易也。张

诞先先生《伤寒舌鉴》一百二十图甚为明了，宜细玩也）。

身轻自能转动者，病易愈也。身体沉重，转侧须人者，病深也（身重须以兼证辨之，不可以概论也。如骨节烦疼，不呕不渴，脉虚浮而涩，不能自转侧者，此表寒，风湿相搏也，宜桂附汤。如四肢沉重疼痛，腹痛下利，不能自转侧者，此里寒，少阴病也，宜真武汤。发汗已，身犹灼热，脉浮，汗出. 多眠鼻鼾，不能自转侧者，此表寒束其里热，风温也，宜葳蕤汤。腹满面垢，口不仁，自汗出，谵语遗尿，不能自转侧者，此表里皆热，三阳合病也，宜白虎汤。少腹里急少气，气上冲胸，眼中生花，不能自侧转者，此里虚且寒，阴阳易病也，附子理中汤）。身重厥冷，踡卧，无热恶寒，闭目不欲向明，不欲见人者，阴证也。身痛如被杖，身重如山而不能转侧者，阴毒也。手足抽搐，角弓反张者，痉也（痉有三阳经络之殊，有胃腑实热所致，有三阴中寒所发，有内伤气血虚弱而发，宜辨别按证而施治也）。身痛如绳束者，太阳表证也。

头重视身者，天柱骨倒而元气败也。头摇不止，发直如妆及头上撺者，皆绝证也。头痛连脑及项脊者，太阳表证也。头痛连额及面目者，阳明证也。头痛连耳前后并额角者，少阳证也。头痛而口渴便闭，尿赤短数者，阳明腑热熏蒸也。头痛恶寒发热者，外感风寒也。三阴本无头痛，其有之者，必直中而兼外感也。至厥阴头痛，脉浮者，乃伤寒传经至此而然，是里邪欲达于表，宜微汗之。头痛筋脉抽搐，或鼻流浊涕而塞者，风寒也（宜清空膏）。头痛连眼角，昼轻夜重者，血虚也（宜逍遥散）。头痛而起核块，或头中鸣者，雷头风

也（多属痰火，宜清震汤）。头痛连脑及齿，手足厥冷，口鼻气冷者，客寒犯脑也（宜羌活附子汤）。头痛口渴饮冷，头筋扛起，脉洪大者，胃火上冲也（宜加味升麻汤）。头痛胸膈烦满，动则眩晕者，痰厥也（宜半夏白术天麻汤）。头痛而重，足浮腰酸膝软者，肾厥也（肾有真水真火，须分别之。水虚者，脉必数而无力，宜用六味丸。火虚者，脉必大而无力，宜用八味丸）。头肿大，甚如斗者，乃火郁也（即大头天行也。其感之轻者，则肿在耳前后，名曰发颐，宜用普济消毒饮）。头痛手足青至节者，乃阳气大虚，脑受邪侵，真头痛也）。（证甚危险，速用补中益气汤加川芎、附子、蔓荆子，兼进八味丸，或有得生者，不可轻忽也）。破脑伤风者，风从破处而入，其证多发搐搦也（宜防风散）。眉棱骨痛，或眼眶痛者，肝经病也（血虚者，见光则痛，宜逍遥散。风热者，痛不可开，宜清空膏）。

胸痛者，邪气初传入里而未深入也（宜用柴胡汤加枳壳，或本方对小陷胸汤）。胸痛满而气喘者，风寒在肺也（宜甘桔汤加理气散风药）。伤寒胸不痛满者，邪气在表也。胸痛胀满，未经下过者，半表半里之证也。若已下过而痛甚者，恐成结胸也（邪之传与不传，以此可消息矣）。寻常胸中胀满，多由饮食填塞. 吐之即已也。

腹痛乍作乍止，脉洪有力者，热也（芍药甘草汤加黄连）。如腹痛嗳腐吞酸，饱闷膨胀，腹中有一条扛起者，食积也（宜保和丸）。消之而痛不止，便闭不行而拒按者（宜三黄枳术丸下之）。下后以手按仍痛者。积未尽也（仍用平药以再消之）。消导攻下之后，遂至恶冷喜热者，渐变寒中也（须易温中之剂）。腹痛绵绵不已，脉

迟无力者，寒也（宜香砂理中汤）。如腹痛而兼饱闷胀满，是有食积，不便骤补（宜用香砂二陈汤加姜、桂、楂、朴、谷、芽温而消之）。消之而痛不止，大便反闭，名曰阴结（宜木香丸热药下之），下后仍用温剂和之可也。腹痛走注无定者，浊气壅塞也（宜木香调气散）。腹痛骏板不移者，瘀血积聚也（宜泽兰汤行之）。腹痛而唇有斑点，饥时更甚者，虫啮也（用化虫丸）。腹痛而吐泻者，伤暑霍乱也（宜四味香薷饮）。腹痛欲吐不得吐，欲泻不得泻，变在须臾者，干霍乱也（俗名曰搅肠痧）。更有遍体紫黑者，乌痧胀也（此二证势极凶险，刻不可待，急用刀头烧盐和阴阳水吐之，或用四陈汤服之，外用武侯平安散点左右大眼角，庶几十中生一也）。腹痛当脐中，转侧作水声，小便如淋者，腹内痈也（宜用牡丹皮散）。伤寒以手按腹，若不痛胀者，邪未入里也；按之而腹满痛，嗌干口燥，脉沉实者，少阳之邪传入太阴经，肝木乘脾也（宜小柴胡汤去参加芍药和之）。和之而腹胀不减，痛不止者，里实之证也（宜大柴胡汤下之。如自利，去大黄，易黄连）。太阳证为医误下因而腹满痛者，此内陷之邪也（宜用桂枝倍芍药。其大实痛者，宜加大黄）。若腹胀时减，痛则绵绵者，此里证未实，但可清之，不可攻也。至直中腹痛，则不由阳经传来，其证必腹满而吐，食不下，自利气冷，脉必沉迟也（宜理中汤）。

小腹硬痛者，伤寒邪热传至厥阴经也（浊阴凝聚，宜急下之）。小腹硬痛而小便自利，大便黑色者，蓄血证也（宜桃仁承气汤攻之）。小腹胀满而小便不通，大便如常者，膀胱蓄水也（口渴者，热在上焦气分也，宜四苓散加栀、芩。不渴者，热在下焦血分也，宜滋肾丸滋化原）。小腹绕脐硬痛，小便数而短赤者，燥粪证也（宜大承气汤以下之）。小腹冷痛，小便清长者，寒邪直中厥阴也（宜急温之。直中证，舌虽短缩而润泽，传邪证，舌必焦燥津枯，寒热天渊也）。寻常小腹痛者，多属疝瘕、奔豚、痃癖、癥积、带下也（三阴急为疝，三阳急为瘕，冷气上冲为奔豚，筋扛起如弓弦为痃，嗜好积聚不化成形为癖，瘀血凝滞成块不动作痛为癥，女子带下皆由脾虚感湿也）。

手指尖冷者，寒也。手指尖温者，风也。指甲紫色者，热极也。指甲白色者。血亏也。指甲黑而青者，毒甚也。手心冷者，寒中之也。手心热者，风邪也。

小便白而多者，寒也。小便黄而少者，热也。小便赤者，热极也。小便点滴不通者，闭也（渴者，热在上焦气分；不渴者，热在下焦血分）。小便不禁者，胂气不固也（肝气热则阴挺失职，宜逍遥散；中气虚则不能统摄，宜十补汤）小便自遗者，肾败也（急用附子理中汤频频灌之，或可救得十中之一二）。

大便不通，燥渴谵语者，阳明胃热实闭也（宜用小承气汤）。老人精血不足，产妇气血两虚，以致大便不润者，虚闭也（血不足用四物汤加润药，气血两亏则宜用八珍汤）。大便不通，口燥唇焦，舌苔黄小便赤，喜冷恶热者，阳结也（宜三黄枳术丸）。大便不通，唇淡口和，舌苔白，小便清，喜热恶冷者，阴结也（宜用理中汤加归芍）。阳结者，脉浮而数，能食，十七日当剧。阴结者，脉沉而迟，不能食，身体重，十四日当剧。剧者里急下重，且满且痛，不可再待时日，宜早图而下之。凡病后津液伤甚者，多见此证也。大便前出，小便后出者，交肠证也（宜五苓散）。大便小便俱由前出者（乃血液枯涸，气血衰败也，多服大剂八珍汤，或可稍延岁月耳），不治之证也。大便溏者，受寒也。大便欲解不解者，血少也。大便不实，口渴尿赤，下泻腹垢者，湿热也（神术散加连翘）。大便不实，下泻清谷者，湿寒也（神术散加炮姜、木香，其证必尿清而口和）。大便不实，胸满痞闷，嗳腐吞酸，泻下臭秽者，食积也（神术散加楂芽、神曲，治泻须利

小便，然必食积既消，方可利之，不宜草率）。大便不实，食少泻频，面色㿠白者，脾虚也（宜用香砂六君子汤。兼寒者，加姜、桂、附子）。大便不实，五更天明依时而泄者，肾虚也（宜加味七神丸）。

凡病中循衣摸床，两手撮空者，此神去而魂乱也。至于大肉尽脱，九候虽调，终亦必亡也。

《医学辑要》卷一终

医学辑要　卷二

山阴吴爔小珊氏编

绍兴裘庆元吉生校刊

诊脉诀（沈云将先生）

脉分三部（有左有右），上部曰寸，为阳（长六分，始自鱼际，即大指下节与小臂骨相交处也）；中部曰关，为半阳半阴（长六分，居小高骨之内，其前三分通乎寸为阳，故阳数九也；后三分通乎尺为阴，故阴数十也。所谓半阳半阴，由是故耳）；下部曰尺，为阴（长七分，居于关之后）。统摄三部者，曰寸口（左为人迎，右为气口）。部各三候，曰浮（主皮肤以候表）、曰中（主肌肉以候胃气也）、曰沉（主筋骨以候里）。所谓三部九候者，指一手而言也（长人脉长，疏排指取。短人脉短，密排指取。老人脉软浮取，肥人脉细重取。小儿脉缓，瘦人脉大，皆宜轻取。至于反关脉，三部俱在臂侧。鱼际脉在寸口之上，大小脉两手不同，六阴脉皆沉，六阳脉皆浮。其有两手清微无脉者，乃贵重之人。更有六脉平和者，非仙即怪，必须细心推究，不可概论也）。

人之体躯，有阴有阳。阴曰营（统血而行脉中，寒则伤营），阳曰卫（统气而行脉外，风则伤卫）。

脉之至数，定于呼吸（呼者气之出，脉之来也。吸者气之入，脉之去也）。一呼一吸，为之息。一息而脉四动（闰以太息，故五动亦为和），无疾病者也（三动为迟，

阳气衰也。二动为败，阳气衰甚也。一息一动，危殆极矣。六动为数，阴气衰也。七动为极，阴气衰甚也。八动为脱，气血两亏也。九动为死矣。迟、败、数、极四者，其脉中候有力则为有神；沉候有力则为有根；而两尺之沉候又为根中之根也。脉诀云：寸关虽无，尺犹未绝；如此之流，何忧殒灭。洵非虚语。傥根蒂已坏，即逢长桑君，亦无所施伎矣。至于一息而脉十动以外，与夫两息而脉一动者，此则散而为变也。迟、败二者，寒也；数、极二者，热也）。

脉分来（气之出也，阳也。自骨肉之分而上于皮肤之际，乃气之升，故以候表）、去（气之入也，阴也。自皮肤之际而下于筋骨之间，乃气之降，故以候里）、疾（气有余也）、迟（气不足也）、反（病在里也）、覆（病在表也），以征内外、虚实、表里、盛衰也（来疾去迟，内虚外实也。来迟去疾，内实外虚也。来小去大为之反，病在里，阴盛也。来大去小为之覆，病在表，阳盛也）。

寸口（通指寸、关、尺而言也）之营卫所以别脉之盛衰，候人之强弱也（卫主气，为阳，以候表。脉随指有力，卫气盛也谓之高，高者长也。脉随指无力，卫气弱也，谓之惵惵者怳惚也。卫气和平曰缓，缓者胃气有余也。胃气有余则颜色声音毛

发鲜泽矣。营主血为阴，以候里。脉随指有力，营血盛也，谓之章，章者明也。脉随指无力，营血弱也，谓之卑，卑者缩下也。营血和平曰迟，迟者脾阴充足也。脾阴充足，则骨髓肌肉丰满坚固矣。营卫两盛谓之纲，有余总揽之意也。营卫不足谓之损，有消缩之意也。营卫刚柔相得，和缓之脉同见，则谓之强，强者即颜色之鲜丽而血肉丰盈，其人之壮健可知也）。

浮、中、沉三候，分主皮脉肉筋骨，以应五脏之诊法也（肺浮主于皮毛，心浮主于血脉，脾在浮沉之间而主乎肌肉，故以候中，肝沉主于筋力，肾沉主于骨髓也）。下指有轻重差等，以候五脏之气也（与皮毛相得者肺也，下指宜如三豆重以候之。与血脉相得者心也，下指宜如六豆重以候之。与肌肉相等者脾也，宜如九豆重以候之。与筋相平者肝也，宜如十二豆重以候之。按之至骨，举之来疾者肾也。各随所主之部以候肝气也。豆之谓者，约略轻重而譬之，不必拘执以为绳尺也。至于左右两手，亦各有寸关尺，所主分位，须应照此三候取之，以分表里也）。

寸口脉（通指三部言也）有浮、沉、迟、数，以候表里脏腑之诊法也（脉浮病在表，脉沉病在里，脉数病在腑，脉迟病在脏。浮者皮肤取而得之，沉者筋骨取而得之。数者一息脉六动，为阳，故在腑。迟者一息脉三动，为阴，故在脏。张石顽先生曰：此节全重于迟为在脏一句。设脉见浮迟，虽有表证，只应以小建中和之，非麻黄、青龙所宜，以脏气本虚也。至于诸阳虽皆属腑，诸阴虽皆属脏，然伤寒中之传变亦有数而入脏，迟而入腑者，非可执此概论也）。

缓脉有二义，须分而言之也（阳脉浮大而软，阴脉浮大而软，谓浮中沉三候阴阳同等也。名曰缓，此和缓之义，以脉至数无多寡而言也。若脉来一息四动，按之大而慢，似迟，而实非迟亦谓之缓，此宽缓之义，以脉之急慢而言也。张石顽先生曰：脉虽浮大而软，按之不绝者为缓。如按之即无者是虚脉，按之而一患不及四至者是迟脉，皆非缓脉也）。

两手十二经脉，系乎五脏六腑，有里有表，各应其当王之时而然也，遇克则死可期矣。

左寸里为手少阴心经火脏也（立夏心脉当王，火盛故，其脉洪也。然洪之中须有长大和缓之意，始谓之有胃气，虽病易愈也。若洪而少长大和缓者，谓之洪多胃少，是心病脉也。若但得洪而全无长大和缓意者，谓之无胃，是心死脉也。设非夏令而心脉洪，则为邪盛矣。夏而心脉沉，至冬当死）。

左寸表为手太阳小肠经心之腑也。

左关里为足厥阴肝经木脏也（立春肝脉当王，木盛故，其脉略弦也。然略弦之中须有弱软而长之意，始谓之有胃气，虽病易愈也。若略弦而少软弱与长者，谓之弦多胃少，是肝病脉也。若但得略弦而全无软弱而长者，谓之无胃，是肝死脉也。至于肝脉纯弦，即值春令，已如树木之将枯，枝干之干硬，不能久延，况非其时，又安有所希望耶？春而肝脉得毛浮者，至秋当死）。

左关表为足少阳胆经肝之腑也。

左尺里为足少阴肾经水脏也（立冬肾脉当王，水盛故，其脉沉也。然沉之中须有滑软之意，始谓之有胃气，虽病易愈也。若沉滑而少软和者，谓之沉多胃少，是肾病脉也。若但得沉而全无滑软意者，谓之无胃，是肾死脉也。非冬令而肾脉沉者，则为阴寒入里也）。

左尺表为足太阳膀胱（亦谓之胕）经肾之腑也。

右寸里为手太阴肺经金脏也（立秋肺脉当王，金盛故，其脉毛浮。然毛浮之中须有缓迟之意，始谓之有胃气，虽病易愈也。若毛浮而少缓迟者，谓之浮多胃少，是肺病脉也。若但得毛浮而全无缓迟意者，谓之无胃，是肺死脉也。若毛浮而数，则为病剧。盖数为火，是金逢火化，当发痈肿而难治之也）。

右寸表为手阳明大肠经肺之腑也。

右关里为足至太阴脾经土脏也（脾为坤土，性主厚重，王于四季，其脉与阳寸阴尺同等。浮大而软，无有偏胜，缓而和匀，不浮不沉，不疾不徐，不微不弱者，即为胃气。杜光庭先生云：欲知死期何以取，古贤推定五般土，阳土须知不遇阴，阴土遇阴当细数。阴土者，脾土也。程钟龄先生云：脉有要诀，胃、神、根三字而已。春弦夏洪，秋毛冬石，应乎四时，而其中必兼有和缓悠扬之意，乃为胃气，有则生，少则病，无则死也。神者中候也，浮中沉之中也。如六数七极热也，中候有力则有神矣，清之而热即退。如三迟二败寒也，中候有力有神矣，温之而寒即除。若寒偏热胜，中候无神，清温之剂将何所恃耶？根者沉候应指是也，三部九候以沉分为根，而两尺又为根中之根也。夫胃气者，如桃李核中之仁两片相接处之一线也，所赖以生生之机者此也，所赖以化化之妙者此也）。

右关表为足阳明胃经脾之腑也。

右尺里命门也（亦曰神门，为真火之源，所主精气，鼎峙两肾之间，附脊第十四椎，为水中之火，既济阴阳。男以精气为主，故右尺为命门；女以精血为主，故以左尺为命门，以尺为六脉之根也。越人云：人之有尺，譬如树之有根，水为天一之元，先天之命根也。若肾脉独败，是无根矣。如虚浮无根，是有表无里，孤阳岂能独存乎？若重按无根，不独先天肾水之绝，亦为后天不足之征。仲景所谓营气不足血少故也。其经脉具详于左尺矣）。半表半里为手厥阴经心包络也（诸邪之于心者，皆心包络受之也。诸脉虽属于心，而行于手太阴肺经，然脉之运动，皆由心包络之火，故又以心包络为主也）。

右尺表为手少阳经三焦也。上焦如雾，中焦如沥，下焦如渎，有象无质，即上中下三部脏腑空处是也。岐伯曰：寸以射上焦，关以射中焦，尺以射下焦。此言三焦之脉位也。射者，自下而射于上。其脉即分属寸关尺，凡鼓动之机，莫不本诸三焦，则知六部之中，部部不离三焦之气也。越人谓其有名无形者，以火即气，本无形，非如精津血液之各有其质也。《灵枢·本脏》云：肾应骨，三焦膀胱，厚者密理厚皮，薄者粗理薄皮，急者腠理疏，直者毫毛美而粗，结者毫毛稀也。

脉有相乘纵横逆顺，以征病之重轻也（五行肝木心火脾土肺金肾水，此相属也。木乘土火乘金、土乘水、金乘木、水乘火，是相克也，名曰纵，则病甚也。木乘金、火乘水、土乘木、金乘火、水乘土，是反侮也，名曰横，则病微也。木乘水、火乘木、土乘火、金乘土、水乘金。是倒施也，名曰逆，则病虚也。木乘火、火乘土、土乘金、金乘水、水乘木，是相生也，名曰顺，则病实也。非其时而得之，则相乘纵横为患最重，逆顺则犹无大害也）。乘腑乘脏，宜各就脉证错综以参之也（腑阳也，浮数阳脉也，以浮数之脉而见于腑，谓之阳乘阳。脏阴也，迟涩阴脉也，以迟涩之脉而见于脏，谓之阴乘阴。如浮数之脉而见于脏，谓之阳乘阴，又谓之腑乘脏。如迟涩之脉而见于腑，谓之阴乘阳，又谓之脏乘腑。凡阳乘阳与夫阴乘阴者，即为独阳不生，独阴不生也。其阳乘阴者，病虽重亦可疗；阴乘阳者，病即轻纵难愈。所谓阴病见阳脉者生，阳病见阴脉者死是也）。阴阳相乘之脉，须辨往来盛虚也（阳不足以胜阴，而与阴俱化则恶寒；阴不足以胜阳，而从阳之化则发热。阴阳之气更盛更虚，阴并则寒，阳并则热。凡疟与往来寒热之脉皆然也）。

营卫软弱，所以别阴阳之不足也（营者统血而行于脉中，阴也，弱者脉沉而无力也。阴脉弱则营微血虚而发热，甚则筋急也。卫者统气而行于脉外，阳也，软者脉浮而无力也。阳脉软则卫衰气虚而恶寒，甚则汗流如珠也）。

脉有上下，以候阴阳五脏之升降而计生死之期也（寸脉居上，候心肺之阳，主升。升极而降，降不至关，谓之孤阳，是阳绝也。尺脉居下，候肝肾之阴，主降。降极而升，升不至关，谓之独阴，是阴绝也。关居于中，以候脾，所以升降寸尺之出入者。今上下不至关，是升降出入之气不通，此皆不治，决死也。若阴阳已离，胃气未绝，尚可苟延残息。要知死期，则如经所云：阴胜则阳绝，能夏不能冬。阳胜则阴绝，能冬不能夏。肝死于秋，心死于冬，脾死于春，肺死于夏，肾死于长夏之类是也。推之于日时亦然）。

汗出发润，喘不休者，肺先绝也（肺为津液之帅，汗者人之液也，在内为血，在外为汗。出而似汗相著不流者，气尽液也。著于发而黏，故发如润，此津竭也。肺为气之主，喘者疾息也，口张则有呼无吸，故出而不休，此气脱也）。身体大热，形如烟熏，直视摇头者，此心绝也（心为形之君，神明之主也。阴尽则孤阳外越，故身大热也。色如烟熏者，从火化也。神散则目直视，阳无依则头摇也）。唇吻反青，四肢絷习者，此肝绝也（吻者，口唇边也，色当赤而黄，乃脾之本。然因被木所克，故从其胜而反青也。肝主筋藏血，血竭则筋脉无所养而引急。絷者，汗出貌也。习者，鸟数飞也。言手足头动之状，若汗之不期然自出，如鸟之习飞而无已时也）。环口黧黑，柔汗发黄者，此脾绝也（唇口应于脾，色当黄且赤，今转为水侮而暗黑，则土败可知。柔者，软而腻也。汗者，液也。柔汗者，乃脾之真液，即俗之所谓冷汗是也。黄为土之本色，真液竭而真象露也）。便尿自遗，狂言目反直视者，此肾绝也（肾藏精志而司启闭，二便自遗者，精力尽而禁约弛也。志失则狂言，精不上荣则瞳子不能转而直视也）。身汗如油（液外亡也），喘而不休（气上脱也），水浆不下（胃气无也），形体不仁（营卫离也），乍静乍乱（神无主也），六脉无根则命绝也。

持脉大纲，轻手候之，脉见于皮肤之间者，心肺之应也。心肺在上，故其脉皆浮也（浮大而散者，心也；浮涩而短者，肺也），阳也，腑也。重手按之，脉附于筋骨之间者，肝肾之应也。肝肾在下，故其脉皆沉也（弦而且长者肝也，沉而软滑者肾也），阴也，脏也。不轻不重，中而取之，脉见于肌肉之间者，脾胃之候也。脾胃在阴阳相适之中，故其脉缓而大也。此五脏不病之脉也（若短小而见于皮肤之间者，阴乘阳也；若洪大而见于肌肉之下者，阳乘阴也）。

脉有浮沉，诊分轻重也。左寸先以轻手得之，是小肠，属表，后以重手得之，是心，属里。心在肺下，主血脉，心脉循血脉而行，按至血脉而得为浮；稍加力得，脉道粗大为大；又稍加力得，脉道润软为散，此即上文浮大而散之谓也（若出于血脉之上，见于皮肤之间，是其浮也。若入于血脉之下，见于筋骨之分，是其沉也）。右寸先以轻手得之，是大肠，属表；后以重手得之，是肺，属里。肺居最高，主皮毛，肺脉循皮毛而行，按至皮毛而得为浮；稍加力得，脉道不利为涩；又稍加力，脉道缩入关中，上半指不动，下半指微动为短，此即上文浮涩而短之谓也（若出于皮毛之上，见于皮肤之表，是其浮也。若入于血脉筋肉之分，是其沉也）。左关先以轻手取之，是胆属表，后以重手得之，是肝属里。肝在脾下，主筋，肝脉循筋而行，按至筋得，脉道如弓弦者为弦；稍加力得，脉道迢迢为长，此即上文弦长之谓也（若出于筋上，见于皮肤血脉之间，是其浮也。若入于筋下，见于骨上，是其沉也）。右关先以轻手得之，是胃属表；后以重手取之，是脾属里。脾在心下，主肌肉，脾脉循肌肉而行，按至肌肉得，脉道如微风轻飘柳稍之状为缓；稍加力得，脉道敦实者为大，此即上文缓而大之谓也。若出于肌肉之上，见于皮毛之间者，是其浮也。若（入于肌肉之下，见于筋骨之分者，是其沉也）左尺先以轻手得之，是膀胱属表；后以重手取之，是肾属里。肾在肝下，主骨，肾脉循骨而行，按至骨上得之为沉；重手按之，脉道无力者为软；举指来疾流利者为滑，

此即上文沉而软滑之谓也。若出于骨上，见于皮肤血脉筋肉之间，是其浮也。若入而至骨，是其沉也（右尺先以轻手得之，是三焦为表；再以稍重手得之，是心包络，为半表半里）。（诸邪于心者，皆心包络受之也）。更以重手得之，是命门（两肾居其左右）为里，为相火，与左尺之气通也（男以右尺为命门，女以左尺为命门，余皆无所异也）。

左手关前曰人迎，以候风、寒、暑、湿、燥、火六气之外因也（浮盛则伤于风，肝脉应之；紧盛则伤于寒，肾脉应之，虚弱则伤于暑，心包络应之；沉细则伤于湿，脾脉应之；滞涩则伤于燥，肺脉应之；虚数则伤于火，心脉应之，火者热也，此皆外因，法当表散渗泄也）。

右手关前曰气口，以候喜、怒、忧、思、悲、恐、惊七情之内因也（喜则脉散，心应之；怒则脉软，肝应之；忧则脉涩，肺应之；思则脉结，脾应之；悲则脉紧，心包络应之；恐则脉沉，肾应之；惊则脉动，胆应之，此皆内因，法当温顺以消平之也）。

六脉伤损，谓之不内不外因也（心脉虚涩，伤于劳神役虑也；肝脉虚弦，伤于筋力疲极也；肾脉紧，伤于劳役阴阳也；肺脉弱，伤于叫呼损气也；脾脉缓弦，伤于饥饿也；脾脉滑实，伤于饱食也；命门脉微涩，伤于房帷任意也）。

脉有表里阴阳主病之异（表病取决于人迎，为阳为腑，外感则人迎脉紧盛也。里病取决于气口，为阴为脏，内伤则气口脉紧盛也。表里皆病，则人迎气口俱紧盛也。男子之脉，左大于右，在关上为顺，寸脉常盛，尺脉常弱，是以不可久泻也。女子之脉，右大于左，在关下为顺，寸脉

常弱，尺脉当盛，是以不可久吐也。上部有脉，下部无脉，其人当吐不吐，必死也。上部无脉，下部有脉，病虽重不死。何也？盖人有尺脉，谓有元气，犹树之有根也。凡人左手属阳，关前亦属阳，诸阳为热，汗多亡阳；右手属阴，关后亦属阴，诸阴为寒，下多亡阴也）。

脉理大要，浮沉迟数滑涩也（浮为阳，主表，为风为虚；沉为阴，主里，为湿为实。迟则在脏，为寒为冷为阴；数则在腑，为热为燥为阳。滑则为血有余，气不足也；涩则为气有余，血不足也）。

诸脉主病大略。

浮（不沉也，如水漂木也，阳也。主病在表，为邪袭三阳经中，鼓搏脉气于外也。为风为虚，为热为痛，为呕为痞，为满为不食，为喘浮而大，为伤风鼻塞。浮而滑疾为宿食，浮滑为饮也。左寸浮，主伤风发热，头疼目眩，及风痰。浮而虚迟，为心气不足，心神不安。浮而散，为心气耗虚烦。浮而洪数，为心经热。左关浮，主腹胀。浮而数，风热入于肝经。浮而促，为怒气伤肝，心胸逆满。浮而大，为胸胁胀满。左尺浮，为膀胱风热，小便赤涩。浮而芤，男子小便血，女子崩带。浮而迟，为冷疝脐下痛。右寸浮，为肺感风寒，咳喘清涕，自汗体倦。浮而洪，为肺热而咳。浮而迟，为肺寒喘嗽作欠。右关浮，为脾虚中满不食。浮大而涩，为宿食。浮而迟，为脾胃两虚。右尺浮，为风邪客下焦，大便秘。浮而虚，为元气不足。浮而数，为下焦风热，大便秘。凡瘦人得浮脉，三部相得，曰饥薄。若肥人得之，未有不病者也）。

沉（不浮也，如石在水底也，阴也。主病在里，为阳气式微，不能统运营气于表也。为阴逆阳郁，为气为实，为热为水，为停饮，为癥瘕，为胁胀，为厥逆，为恐惧，为腰痛，为水蓄，为洞泄。沉而细，为少气。沉而迟，为痼冷。沉而滑，为宿食。沉而伏，为霍乱。沉而数，为内热。沉而迟，为内寒。沉而弦，为心腹冷痛。左寸沉，为寒邪，为痛，为胸中寒饮胁疼。左关沉，为伏寒在经，两胁刺痛。沉而弦，为痃癖内痛。左尺沉，为肾脏感寒，腰背冷痛，小便浊而频。男为精冷，女为血结。沉而细，为胫酸阴痒，尿有余沥。右寸沉，肺冷寒痰停蓄，虚喘少气。沉而紧滑，为咳嗽。沉细而滑，为骨蒸寒热，皮毛焦干。右关沉，为胃中寒积，中满吞酸。沉而紧，为悬饮。右尺沉，为病水脚连腰疼。沉而细，为下利，为小便滑，为脐下冷痛。伤寒阳证，两寸沉曰难治；平人两寸沉曰无阳，必艰于寿）。

迟（一息三至也，阴也。为阳气不显，营气自和之象也。为阴盛阳亏之候，为寒为痛，为不足。浮而迟，为表有寒。沉而迟，为里有寒。两寸沉而迟，为气不足，气寒则缩也。两尺沉而迟，为血不足，血寒则凝也。左寸迟，为心上寒，精神多惨。左关迟，为筋寒急，手足冷，胁下痛。左尺迟，为肾虚，男子便浊，女子不月。右寸迟，为肺感寒冷痰气短。右关迟，为中焦寒，及脾胃伤冷物不食。沉而迟，为积。右尺迟，为脏寒泄泻，为冷少腹痛，腰脚重）。

数（一息六至也，阳也。为阳盛阴亏，热邪流薄于经络之象也。为阴虚，为热，为烦满。上为头痛上热，中为脾热口臭，为胃烦呕逆。左为肝热目赤肿，右为小便黄赤，大便秘涩。浮而数为表有热，沉而数为里有热也。脉来数而牢，如银钗之股，为虫毒）。

滑（往来流利也。忽浮忽沉也，多血少气也，阳中阴也。为血实气壅之候，为痰为饮，为呕吐，为宿食。浮而滑，为呕逆。沉而滑，为气结。滑而数，为结热。左寸滑，为心热。滑而实大，为心惊舌强。左关滑，为肝热头目之患。左尺滑，为小便淋涩，为尿赤，为茎中痛。右寸滑，为痰饮呕逆。滑而实，为肺热毛发焦，为膈壅咽干，为痰嗽，为头目昏，为涕唾黏。右关滑，为脾热口臭，为宿食不化，吐逆。滑而实，为胃热。右尺滑，为相火炎而引饮多，为脐冷腹鸣，或时下利。两寸滑曰痰火，一手独滑曰半身不遂）。

涩（往来黏滞也，多气少血也，阴也。为血枯，为精涸，为盗汗，为心痛，为不仁。浮而涩，为表恶寒。沉而涩，为里燥涸。两寸涩甚曰液不足，两关涩甚曰血不足，两尺涩甚曰精不足，必艰于嗣也。左寸涩，为心神虚耗不安，为冷气心疼。左关涩，为肝虚血散，为肋胀胁满，为身痛。左尺涩，男子为伤精及疝，女人为月事虚败。若有孕，主胎漏不安。右寸涩，为营卫不和，为上焦冷痞，为气短臂痛。右关涩，为脾弱不食，为胃冷而呕。右尺涩，为大便秘，为津液不足，为小腹寒，为足胫逆冷）。

紧（纠也，如转索无常，按之虽实而不坚，不似弦脉之端直如琴弦不似牢脉革脉之强直搏指也。为诸寒收引之象，亦有热因寒束而烦热急疼痛者也。为邪风激搏于营卫之间，阴阳相搏也。为痛为寒，为筋挛，为中恶。紧而洪，为痈疽。紧而数，为中毒，为寒热。紧而细，为疝瘕。紧而涩，为寒痹。紧而浮，为伤寒身疼。沉而紧，为腹中有寒，为风痫。左寸紧，为头

热目痛项强。紧而沉，为心中气逆冷痛。左关紧，为心腹满痛，胁痛肋急。紧盛为伤寒浑身痛。紧而实，为痃癖内胀痛。左尺紧，为腰脚脐下痛，小便难。右寸紧，为鼻塞膈壅。紧而沉滑，为肺实咳嗽。右关紧，为脾腹痛，为吐逆。紧盛为腹胀伤食。右尺紧，为下焦筑痛）。

缓（脉来不浮不沉，不疾不徐，从容和匀，一息四至或五至者，是无病之正脉也。其脉虽一息四至，举按大而慢者，亦谓之缓也，阴也。为不足，为风为表虚，为弱为疼，为项强，为脚弱。与迟脉之不及至数者相区远甚矣。浮而缓，为卫气伤。沉而缓，为营气弱。诸部见缓脉，皆谓之不足，以其不鼓也。左寸缓，为心气虚，为怔忡，为健忘，为项背急痛。左关缓，为风虚眩晕，为腹胁气结。左尺缓，为肾虚冷，为小便数，女人月事多。右寸缓，为肺气浮，言语短气。右关缓，为胃弱气虚。浮而缓，为脾气虚弱。右尺缓，为下寒脚弱，为风气秘滞。浮而缓，为肠风泄泻。沉而缓，为小腹感冷）。

虚（不实也。浮中沉三候中取重按，脉皆迟大软弱，久按仍不乏根也，为气血两亏之候也，阴也。为暑肠澼，为阴亏，为精气不足，为烦满多汗，为惊。若气口脉大而虚者，为内伤于气。若虚大而时显一涩者，为内伤于血也。左寸虚，为惊悸。左关虚，为肝衰。右寸虚，为喘息。右关虚，为脾弱。两尺虚，为肾怯。兼涩者，必艰于嗣）。

实（不虚也。浮中沉三候按之皆有力，大而长也，为三焦气满之候，阴中之阳也。为邪气内盛，非正气本充之谓也。为热为呕，为痛为气塞，为气聚，为食积，为痢。左寸实，心中积热，口舌疮，为咽痛。实

而大，为头面风热烦躁，为体痛，为面赤。左关实，为腹胁痛满。实而浮大，为肝盛目暗赤痛。左尺实，为少腹痛，为小便涩。实而滑，为淋沥，为茎痛尿赤。实而大，为膀胱热尿难。实而紧，为腰痛。右寸实，为胸中热，为痰嗽，为烦满。实而浮，为肺热咽喉燥痛，为喘嗽气壅。右关实，为伏阳内蒸，为脾虚食少，为胃气滞。实而浮，为脾热消中，善饥口干，为劳倦。右尺实，为脐下痛，为大便难，或时下痢）。

小（细而显也，阴也，为元气不足。若两手三部皆小，往来上下皆从，此由禀质之清，不在病例也。若一部独小，或一手独，小为病脉也，乍大乍小，为邪祟。前大后小，为头疼目眩。前小后大，为胸满短气。六脉小而急，为疝瘕，在阳为阳不足，在阴为阴不足。若小而按之不衰，久按有力，乃实热固结之象。总因正气不充，不能鼓搏热势于外也）。

大（应指满溢倍于寻常也，阳也。若两手三部皆大，往来上下自如，此由禀质之厚，不在病例也。大脉有虚实阴阳之异，经云大则病进，是指实大而言也。仲景以大则为虚者，乃盛大少力之谓也。又有下痢未止，脉大者，是又以积滞未尽而言，非大则为虚之谓也。有六脉俱大者，为阳有余阴不足也。有偏大于左者，为邪盛于经也。有偏大于右者，为热盛于内也。亦有一部独大者，便以其部断其病之虚实可也）。

长（指下迢迢过乎本位也，阳也。长而和缓，为气血充盈。长而大，为阳毒内蕴，为三焦烦郁，为壮热。长而软滑，为气治。长而坚搏，为气病。在上主吐，在中主饮，在下主疝。长而洪，为颠狂。尺寸俱长，为阳明受病。两尺修长，主人多寿。女人左关独长，多淫欲）。

短（指下不及本位也，阴也。为胃气厄塞，不能涤畅百脉也。为气少，为阴中伏阳，为三焦气壅，为宿食不消。寸不及关为阳绝，尺不及关为阴绝。乍短乍长为邪祟，两寸短为头痛，两关短为宿食，两尺短为胫足冷。凡过于悲哀之人，则其脉多短也）。

芤（浮沉二候有力，中候无力也。边有中无也，阳中阴也。为失血之候，阴去阳存之脉也。为遗精，为盗汗，为气盈血亏。左寸芤，为吐血，为衄血。左关芤，为胁间血气痛，为腹中瘀血痛，为吐血，为目暗。左尺芤，为小便血，女人月事为病。右寸芤，为胸中积血，为衄为呕。右关芤，为肠痈瘀血，为呕血不食。右尺芤，大便血）。

伏（脉不出也。重按至骨，指下涩难，委曲求之脉行筋下，附著于骨也。阴也，为阴阳潜伏，关格闭塞之候也。为寒气凝结，为积聚，为疝瘕，为少气，为忧思，为痛甚，为霍乱，为溏泄，为停食，为水气，为营卫气闭而厥逆。如关前得之，为阳伏；如关后得之，为阴伏也。伏而数者，为热厥亢极而兼水化也。伏而迟者，为寒厥阴极而气将绝也。左寸伏，为心气不足，为神不守舍，为深忧抑郁。左关伏，为血冷，为腰脚痛，为胁下有寒气。左尺伏，为肾寒，为精亏，为疝瘕寒痛。右寸伏，为胸中气滞，为寒痰冷积。右关伏，为胸中脘积块作痛，为脾胃停滞。右尺伏，为脐下冷痛，为下焦虚寒，为腹中痼冷）。

洪（脉来指下极盛，脉去极衰也。阳也，为阳气满溢，阴气垂绝之象也。为火气亢甚之兆，血气燔灼之候也。为表里皆热，为烦，为咽干，为大小便不通。左寸洪，为心经积热，目赤口疮，头痛内烦。左关洪，为肝热身痛，为四肢浮热。左尺洪，为膀胱热，小便赤涩。右寸洪，为肺热毛焦，为唾黏咽干。洪而紧，为喘急。右关洪，为胃热反胃，为呕吐口干。洪而紧，为胀。右尺洪，为腹满，为大便难，或下血。洪而有力，为实火。洪而无力，为虚火。洪而急，为胀满。洪而滑，为热痰。洪而数，为暴吐，为中毒，诸失血，为遗精白浊盗汗。脉洪为难已。伤寒汗后，脉洪则死）。

软（柔而无力也。脉来如絮浮水面，轻取乍来，重取乍去，为胃气不充之象也。阴也，真火不足也。为内伤，为虚劳，为泄泻，为少食，为自汗，为喘乏，为精伤，为痿弱，为少气，为无血，为下冷。左寸软，为心虚易惊，为盗汗短气。左关软，为营卫不和，精神离散，为体虚少力。左尺软，为小便数，自汗多，男为伤精，女为脱血。右寸软，为烘热憎寒，气乏体虚。右关软，为脾弱食不化，为胃虚不进饮食。右尺软，为下元冷惫，为肠虚泄泻）。

弦（脉来浮而紧，端直以长，如新张弓弦，挺然指下，按之不移也。阳中阴也，为气血收敛不舒之候也。偏弦者，脉来弦而倚斜也，为流饮作痛。双弦者，脉来弦如引二线也，为肝实作痛。其单弦者，脉弦只一线也，为经络间凝寒滞痛，为疟，为拘急，为寒热，为血虚盗汗，为寒凝气结，为冷痹，为疝，为饮，为劳倦。弦而数，为劳疟。双弦而数，为胁急痛。弦而长，为积。左寸弦，为头疼，为心惕，为劳伤，盗汗乏力。左关弦，为胁肋痛，为痃癖。弦而紧，为疝瘕，为瘀血。弦而小，为寒癖。左尺弦，为小腹痛。弦而滑，为腰脚痛。右寸弦，为肺受寒，咳嗽，胸中

有寒、痰。右关弦，为肺胃伤冷，宿食不化，为心腹冷痛，为水饮。右尺弦，为脐下急痛，为下焦停水）。

弱（衰败也。脉来极沉细而软，按之欲绝来绝，举之如无也。阴也，为气血两亏之候也。为痼冷，为哄热，为泄精，为虚汗。弱而滑者，是有胃气。弱而涩者，是谓久病。凡老人及病后见之顺，平人及壮年见之逆也。左寸弱，为阳虚，心悸自汗。左关弱，为筋痿无力，妇人主产后客风面肿。左尺弱，为肾虚耳聋，为骨肉酸痛，为小便数。右寸弱，为身冷多寒，为胸中短气。右关弱，为脾胃虚，食不能化。右尺弱，为下焦冷痛，大便滑泄）。

微（不显也。浮中沉三候极无力，按之似有似无，依稀轻细而模糊也。阴也，为阳气微阴气衰也。为尪羸，为泄泻，为虚汗，为少气。妇人为崩满，败血不止。浮而微，为阳不足，身恶寒。沉而微，为阴不足，主脏寒下痢。左寸微，为心虚忧惕，营血不足，为头痛，为胸痞，为虚劳，盗汗。左关微，为胸满气乏，为脾虚泄泻，为四肢恶寒，为前急。左尺微，为败血不止。男为伤精尿血，女为崩带。右寸微，为上焦寒痞，为冷痰不化，为中寒少气。右关微，为胃寒气胀，为食不化，为脾虚噫气，为心腹冷痛。右尺微，为脏寒泄泻，脐下冷痛）。

动（脉来如豆粒之动摇，上下无头尾，寻之有，举之无，不往不来，不离其处也。阳中阴也，为阴固于内，阳战于外之候也。为气血不续，为痛为惊，为虚劳，为崩脱，为泄痢。阴阳相搏谓之动，阳动则汗出，阴动则发热，是指人迎气口而言。然多有阴虚发热之脉，动于尺内者，阳虚自汗之脉。动于寸口者，所谓虚者则动，邪之所

凑，其气必虚也）。

牢（脉沉而坚实，守而不移也。阴中阳也，为胃气竭绝，精血遗亡，而气独守之候也。为里实表虚，胸中气结，劳伤瘘极，男子遗精，女子半产漏下。若中风而见牢脉，为阴虚而风劲。病湿而见牢脉，为土亢而风木相乘，皆谓无胃气。经曰脉不往来者死，其斯之谓也）。

促（脉来数疾，时忽一止也。阳也，为阳独盛而阴不能和之也。为气结，为痈疽，为肩背痛，为狂为怒，为瘀血发斑，为气为血，为饮为食，为痰，此皆阳邪内陷之象，见之多难治）。

结（脉来缓，时忽一止也，或二动而止，或三动而止，无常数也。阴也，为阴独盛而阳不能入之也。为癥结，为寒气，为七情抑郁。浮而结，为寒邪滞经。沉而结，为积气在内，为气为血，为饮为食为痰，此皆阴邪固结之象，则近死可知矣）。

代（更替也。脉来五动一止，不能自还，须臾复来，依前五动，至数有常，并无增减。亦有七动一止，良久复来而仍如前数者，皆由元气不续故也。若在病后，或风家、心腹痛家、伤寒心悸家、跌打闷乱家、霍乱家、娠身家而见此，则未可遽谓之死候。若不因病而其人羸瘦，或他病而见代脉者，乃一脏已经无气，故求他脏以代续之，斯则必死无疑矣）。

散（分离也，涣而不聚也。有表无里，至数不齐，来去不明，漫无根蒂，为血亡而气欲去也。为肾败，为虚阳不敛，为心气不足，为卫气散漫，皆非佳兆也。戴同父先生云：心脉浮大而散，肺脉短涩而散，平脉也。心脉软散为怔忡，肺脉软散为汗出，肝脉软散为溢饮，脾脉软散为胻膊肿，皆病脉也。肾脉软，散者死。其诸病脉代

散交见者，皆死脉也）。

毛（脉来浮涩，类羽毛也。为病与涩脉同）。

钩（脉来数大而软，按之指下委曲旁出也。昔人以洪为夏脉，《内经》以钩为夏脉，遂有钩即是洪之说。然痰食瘀积，阻碍脉道，关部常屈曲而出，此与夏脉之微钩者，似同而实不类也）。

石（阳至而绝，肾之危脉也。水绝不能济火，故有此脉也。张石顽先生云：实即是石，愊愊如弹石状，为肾绝之兆矣）。

溜（脉来如水之溜阴阳和平，无相胜负，其即滑而清之谓乎）。

疾（呼吸之间，脉七八动也。有阴阳、寒热、真假之异。如疾而按之益坚，乃亢阳无制，真阴垂绝之候。若疾而按之不鼓，又为阴邪暴疟，虚阳发露之征。然亦有热毒入于阴分而为阴毒者，脉必疾盛有力；不似阴寒之毒，脉虽疾而弦细乏力也。疾者，数之甚也。或谓躁，或谓驶，皆热极也）。

革（脉弦大而数，浮取强直，重按中空，如鼓皮之状也。婴宁先生云：革乃虚革之象，虽失常度，而按之中空，未为真脏也。仲景曰：革脉为虚寒相搏，男子为亡血失精，妇人为半产漏下。《脉经》云：三部脉革，长病得之死，卒病得之生。时珍曰：此即芤弦二脉相合，故均主失血之候。诸家脉书皆以为牢脉，故或有革无牢，有牢无革，混淆不辨，不知革浮牢沉，革虚牢实，形证迥殊也。程钟龄先生云：革脉者，浮而坚急，为精血少也）。

细（脉小于微而常有，细直而软，若丝线之应指也。张石顽先生云：细脉者往来如发，指下显然，不似微脉之微强模糊也。为阳气衰弱之候。尺寸沉细为太阴受

病，沉细而数为少阴病，不可发汗也。《素问》谓之小。《脉经》有细无小，为血少气衰。凡忧劳过度及吐血衄血之人，得细脉为顺，他病见之则逆也）。

清（脉来轻清缓滑，流利有神也。为气血平调之象。在左主清贵仁慈，在右主富厚安闲。在寸主聪慧，在尺为寿征。若寸关俱清而尺中塞涩，或偏大偏小者，主晚景不佳及艰子嗣也）。

浊（脉来重浊洪盛，腾涌满指，浮沉滑实有力也。为禀赋昏浊之象。左主汗下，右主庸愚。若重浊中有种滑利之象，主家道富饶。浊而兼得塞涩之状，或偏盛偏衰者，不能享安康，又主夭枉。似重浊，而按之和缓，此浊中兼清，外圆内方之应也）。

死　脉

涌泉（一名沸釜。脉在筋骨间，如泉之涌涌而出，此太阳气予不足也）。

浮合（脉来后至者，反凌乎前，如浮波之合，此经气不足也）。

弹石（脉在筋骨间，辟辟然而至，如石之弹指也）。

雀啄（脉连来三五下，坚而且锐，如鸟之啄食也）。

屋漏（脉来良久一滴，溅起而无力也）。

解索（脉来如乱绳初解之状，涣散之意也）。

鱼翔（脉来浮，中间忽一沉，如鱼之出没也）。

虾游（脉来沉，中间忽一浮，如虾之跳跃也）。

偃刀（一名循刃。脉来一丝，坚劲如循锋刃之芒，此五脏蕴郁寒热独并于肾也）。

转豆（一名泥丸。脉来形大，且短且坚而且涩，此胃精予不足也）。

火新（脉来如火之初然。随起随灭，此心精之予夺也）。

散叶（脉来如叶之散落无常，此肝气之予虚也）。

省客（脉来如省问旋去之客，此肾气予不足也）。

交漆（脉来左右旁至，如绞漆之袅袅相交而下，此太阳气予不足也）。

横格（脉来横阻，如木拒格于指下，此胆气予不足也）。

弦缕（亦名偃刀。脉来细而直，此胞精予不足也）。

委土（脉来顽而虚，如委颓之土状，此肌气予不足也）。

悬痈（脉来如悬赘之痈，丸丸左右相弹而根不移，此十二俞之予不足也）。

如丸（脉来滑不直，手按之而不可得，此大肠气予不足也）。

如春（脉来极洪极实，如杵之捣春也）。

如喘（脉来如喘人之息，有出而无入，此肾气不能下守也）。

霹雳（脉来静时忽鼓指数下而去，如霹雳之轰空也）。

关格（人迎四盛以上为格阳，气口四盛以上为关阴）。

覆溢（亦名关格。脉来洪滑，陷入尺中，谓覆；脉来冲逆上入于鱼际，谓溢也）。

心脉（前曲后踞，如操带钩者死）。

肝脉（坚劲如新张弓弦，又如循刃者死）。

脾脉（坚锐如鸟之啄，如鸟之距，如

屋之漏，如水之流，介然不鼓者死）。

肺脉（如草之浮于水面，如风之吹柳絮者死）。

肾脉（发如解索，辟辟如弹石者死）。

妇人脉法

妇人尺脉常盛，而右手脉大，皆其常也（妇人之脉，常随肝肾而行，故以左尺为命门。其病惟经候胎产异于男子，他则无所殊也）。或肾脉微涩与浮，或肝脉沉急，或尺脉滑而断续不匀，皆经闭不调之候也。

妇人尺脉微迟为居经，月事三月一下，血气不足故也。

妇人三部脉浮沉正等，无他病而经停者，孕也。尺大而旺，亦为妊子（左尺洪大滑实为男，右尺洪大滑实为女。妇人手少阴脉动甚者，妊子也。寸为阳位，若见动滑则为血充而显阳象，左叶熊罴，右应鸾凤，可预卜而无疑者也）。

体弱之妇，尺内按之不绝，便是妊子。月断病多，六脉不病，亦为有孕。所以然者，体弱而脉难显也（《脉经》曰：三部浮沉正等，按之无绝者，妊娠也。何尝拘于洪滑耶）。阴搏阳别，谓之有子。搏伏而鼓也。阴搏者，尺中之阴搏也，是阴中有别阳，故谓有子（阴搏阳别者，言尺内阴脉搏指，与寸口阳脉迥别，其中有阳也）。尺数而旺无他病，而不月者，亦妊子也。脉平而虚者，乳子也。

妇人初妊时，寸微尺数，按之散者三月也，不散者五月也（《脉经》曰：左手沉实，猥生二男。左右手俱浮大，猥生二女也）。妊身七八月，脉实牢强大者吉，沉细者难产而死也（妊娠之脉，宜实大有力，忌沉细弦急虚涩）。经断有躯，其脉弦者，

后必大下，不成胎也（然有因病脉弦，又当以保胎为务，气旺则弦自退矣）。新产伤阴，出血不止，尺脉不能上关者死（产后之脉，宜沉小微弱，忌急实洪数不调）。新产中风热病，脉宜浮弱和缓，忌小急悬绝（手足温则生，冷则死）。

妇人阴阳俱盛曰双躯。若少阴微紧者，血即凝浊，经养不周，胎则偏夭，其一独死，其一独生，不去其死，害母失胎。

妇人得革脉曰半产漏下（脉宜细小流连，最忌急实断绝不匀），得离经之脉，曰产期（临产脉宜滑数离经，最忌虚迟弦细短涩）。离经者，离乎经常之脉也（胎动于中则脉乱于外，势所必然也）。脉牢革者，更非所宜。妇人带下脉浮，恶寒漏下者不治（崩漏不止者，脉宜细小芤迟，忌虚涩数实）。

妇人尺脉微弱而涩，小腹冷而恶寒，年少得之为无子，年大得之为绝产（因病而脉涩者，孕多难保）。心脉虚大弦数者，皆内崩而血下（谓之阴虚阳搏）。若消瘦不月者，二阳之病发于心脾也。

妊身外感风邪，脉宜缓滑流利，最忌虚涩躁急（虚涩则不固，躁急则热盛伤胎，多难治也）。

胎前下利，脉宜滑小，不宜洪数（洪数则防其胎堕，堕后七日多凶。治疗之法，攻积必死，兜涩亦死。急宜伏龙肝汤煎温养脾胃药，间有得生者也）。

妇人经水三月不来，脉得两寸浮大，两关滑利，两尺滑实而带数，此有胎也（若有形而不动，或当脐下稍微动，如抱瓮之状，按之冰冷，或两尺乍大乍小，乍有乍无，或浮或沉，或动或止，早暮不同，乃鬼胎也，须诊视二三日乃见。宜补气活血，温养脾胃，则经水自通矣）。若脉来疾

如风雨乱点，忽然而去，久之复来如初者，是夜叉胎也（亦有左关之脉指下见两歧，而产夜叉者，总与寻常脉不类也）。

妊娠脉弱，气血虚也，须防胎堕（急宜补气养血）。脉来弦急，是火盛也，亦须防堕（急宜凉血）。脉来沉细弦急，憎寒壮热，唇口青黑，是胎损也（当问胎动否，若不动反觉上抢心闷绝，按之冰冷者，当作死胎治之）。妇人崩漏胎产久病（脉来总以迟小滑缓为顺，急疾数大者逆）。

妇女伤寒热病，须问经事若何（百病皆然，非止此也）。产后须问恶露多寡，色淡色浓，及少腹中有无结块，此大法也。

幼孩脉法

三岁以上看虎口三关（即食指之三节），初为风关（即近掌第一节），次为气关（中节），末为命关（指之上节，即指甲内）。男左女右为则（纹色紫曰热，红曰伤寒，青曰惊风，白曰麻，淡黄淡红曰无病，黑色者危。在风关为轻，气关为重，命关为危。三关多乱纹，为内钓腹痛，气不和也。纹直而细者，为虚寒少气，多难愈。纹粗而色显者，为邪干正气，多易治。纹中有断续如流珠者，为有宿食。纹自外向里者，为风寒。纹自内向外者，为食积。岐伯曰：阴络之色应其经，阳络之色变无常，随四时而行也。寒多则凝泣，凝泣则青黑。热多则淖泽，淖泽则黄赤，此皆常也）。

三岁以上，乃以一指取寸关尺三部，脉常以六至为率（七至亦不为病）。加则为热，减则为寒，皆如大人诊法也（浮弦为乳痫，弦紧为风痫，虚涩为慢惊，沉弦为腹痛，弦实为气不和，牢实为便秘，沉细为冷乳不消，沉滑为宿食不化。或小或大，

或沉或细，皆为宿食停滞。浮大为伤风，伏结为物为疳劳，沉数为骨蒸有热也）。婴儿病赤瓣飧泄，脉小手足寒难已，脉小手足温易已。小儿脉乱，身热汗出不食，食即吐（上唇有珠状者），多为变蒸。

小儿四末独冷，股栗恶寒，面赤气汹，涕泪交至，必为痘疹（或见其腮赤目赤，呵欠烦闷，乍凉乍热，及耳后有红丝纹缕，脉来数盛者，皆痘疹之候也）。

诸病宜忌脉
（附张石顽先生诸脉顺逆）

中风（宜浮迟，忌急实数大）。

中风口噤（缓弱为顺，急实大数为逆）。

中风不仁，痿躄不遂（虚软缓为顺，坚急疾为逆）。

中风遗尿盗汗（缓弱为顺，数盛为逆）。

中风便尿阻涩（滑实为顺，虚涩为逆）。

中恶（宜浮缓，忌坚数浮大）。

中恶腹满（紧细数滑为顺，虚大急数为逆）。

中毒（宜洪大而迟，忌细微。浮大数疾为顺，微细虚涩为逆）。

伤寒未得汗（宜阳脉，忌阴脉。浮大为阳易已，沉小为阴难已）。

伤寒已得汗（宜阴脉洪大，宜阳脉沉细。沉小安静为顺，浮大躁疾为逆）。

中寒猝倒（沉伏为顺，虚大为逆）。

温病未得汗（宜阳脉，忌阴脉。数盛有力为顺，细小无力为逆）。

温病得汗后（沉小安静者生，盛躁不衰者死）。

温毒发斑，谵语发狂（脉实便秘为顺，

脉虚便滑为逆）。

温病（斑色紫黑，如果实之腐，虽便秘能食，便通即逝，狂妄躁渴，昏不知人，下后呃逆者，阳去入阴者死）。

时行疫疠（数盛滑利为顺，沉细虚涩为逆）。

大头天行（数盛滑利为顺，沉细虚涩为逆。凡时行疫疠及大头天行，皆由湿土之邪内伏，故左手脉多弦小，右手脉多数盛。总宜辛凉内夺为正，切忌辛热外散，尤忌发表。若脉阴阳俱紧，头痛身热而下利足冷者必死）。

咳嗽初起（宜浮软。忌坚急弦小。浮软和滑为顺，沉细数坚为逆）。

久嗽（缓弱为顺，弦急实大为逆）。

劳咳骨蒸（虚小缓弱为顺，坚大涩数为逆，最忌弦细数疾）。

腹胀（宜浮大，忌沉小。关部浮大软滑为顺，虚小短涩为逆）。

臌胀（滑实流利为顺，虚短微涩为逆）。

下痢初起（宜沉细，忌浮大）。

下痢发热（宜浮忌数）。

下痢兼积（宜实大软滑，忌虚弱）。

久痢（沉细和滑为顺，浮大弦急为逆。沉小细弱，按之无神者不治）。

癫疾（宜实大，忌沉细虚。滑大为顺，涩小为逆，坚急而小者不治）。

狂疾（大实为顺，沉涩为逆）。

消渴（宜数大，忌虚小。数大软滑沉为顺，细小浮短坚实为逆）。

水肿（宜浮大，忌沉细。浮大软弱为顺，涩细虚小为逆。沉细滑利虽危可救，虚小散涩者不治）。

上气喘咳（宜伏匿，忌坚强。软弱缓滑为顺，涩数坚大为逆。坚则无胃气也，

如泻者不治）。

喘急（宜浮滑，忌短涩。手足温者为顺，手足冷者为逆。涩则无胃气也，脉数者不治）。

霍乱（宜浮洪，忌微迟。脉实病在中，脉虚病在外，脉涩皆所忌也。霍乱脉伏。为冷食停滞，胃气不行，不可便断为逆，惟搏大者难治。既吐且利，不宜复见实大也。霍乱止而脉代，为元气暴虚，不能接续，不可便以为逆。厥冷迟微者难治，阳气本衰，加以暴脱，非温补不能救也）。

腹痛（宜虚小迟，忌坚大疾）。

心腹痛不得息（宜沉细，忌浮大弦长。沉细迟小为顺，弦长坚实为逆）。

心腹积聚（实强和滑为顺，虚弱沉涩为逆）。

心痛（宜浮滑，忌短涩）。

癥积（宜沉实，忌虚弱）。

脱血（宜阴脉，忌阳脉。程钟龄先生云：便血有肠风有脏毒，有热有寒，尿血有心气热者，有肝气热者，俱宜详晰，分别施治，不可概论）。

金创失血过多（宜细微，忌紧数。虚微细小为顺，数盛急实为逆。阴脉不能至阳者死）。

跌堕腹胀蓄血（宜坚强，忌小弱。弦大可攻为顺，沉涩为逆）。

痿痹（宜虚软，忌紧急。虚涩为顺，紧急为逆）。

虫食病（宜虚小，忌紧急）。

唾血（宜沉弱，忌实大。芤小而弱为顺，弦急实大为逆）。

鼻衄（宜沉细，忌浮大。沉滑微小为顺，实大坚疾为逆）。

吐血（宜沉小，忌实大。沉小为顺，坚强为逆）。

吐血咳逆上气（芤软为顺，细数为逆。弦劲者为不治。阴血既亡，阳无所附，故脉来芤软。若细数则阴虚火炎，加以身热不得卧，不久必死。弦劲为胃气之竭，亦无生理也）。

肠澼下脓血（宜浮小沉涩，忌数疾坚大。身热者死）。

泄泻（宜小，忌大。微小为顺，急疾数大为逆）。

肠游下白沫（脉沉则生，脉浮则死。初病而兼表邪，常有发热脉浮，可用建中而愈，与病久不同也）。

破伤发热头痛（浮大滑为顺。沉小涩为逆）。

内伤（宜弦紧，忌小弱。内伤劳倦，气口虚大者为气虚，弦细而涩者为血虚。若躁疾坚搏汗出发热不止者死，以里虚不宜复见表气之开泄也。内伤饮食，脉来滑盛有力者，为宿食停胃。涩伏模糊者，为寒冷伤脾，非温消不能克应也）。

中暑自汗喘乏，腹满遗尿（虚弱为顺，躁疾为逆）。

中暍（热也）猝倒（微弱为顺，散大为逆）。

气厥食厥，痰厥蛔厥（皆以小弱为顺，数盛为逆。凡气食痰蛔等厥，为气道壅遏所致，皆由真阳素亏而然，故脉总以细小流连为顺，数实坚大为逆。至于散大而涩，尤非所宜也）。

热病脉尚盛躁，而不得汗者死（此阳脉之极也）。脉盛躁，得汗静者生。热病已得汗，脉尚盛躁者死（此阴脉之极也）。得汗而脉静者生。热病汗下后，脉不衰，反躁疾者死（此名阴阳交也）。

噎膈呕吐（戌以浮滑大便润者为顺，此痰气阻逆，胃气未艾也。弦数紧涩，涎如鸡蛋清，大便燥结者为逆，此气血枯竭，痰火蕴结也）。

肺痿（虚数为顺短涩为逆，数大而实者不治）。

肺痈初起（微数为顺，洪大为逆）。

肺痈已溃（缓滑为顺，短涩为逆。气病而见短涩之脉，气血交败，安能望其生乎）。

汗出若衄（沉滑细小为顺实大坚疾为逆）。

淋闭（滑疾者易已，涩小者难已）。

消瘅病久（实大者可治，坚小者难愈）。

痈疽初起（微数缓滑为顺，沉涩坚劲为逆）。

痈疽未溃（洪大为顺，虚涩为逆）。

痈疽溃后（虚迟为顺，数实为逆）。

肠痈（软滑微数为顺，沉细虚涩为逆。凡病疮，脉弦强小急，腰脊强瘛疭，皆不可治。溃后被风多此）。

痉病（浮弦为顺，沉紧为逆。若牢细坚劲搏指者不治）。

《医学辑要》卷二终

医学辑要　卷三

山阴吴燡小珊氏编

绍兴裘庆元吉生校刊

经脉心传

肺手太阴之脉

（附脊第八椎，自上陶道穴起，至下腰俞穴止，计二十一椎）

邪在气则病，胸中胀满而喘咳（肺宜温润，燥则病，寒亦病。咳者，有声而无痰也），或胸中痛，或缺盆中痛，甚则两手麻木不仁。

邪在血则咳，或上气喘渴，心烦胸满，或肩臂前廉痛。

气有余则喘渴，或胸盈仰息，或肩背痛。如风寒在表则汗出，如中风则小便数而少。

气不足则肩背恶寒，或少气不足以息，小便色黄赤。

气绝则皮毛焦，爪枯毛折。

肺属金，病则色白，好哭喜辛，流涕，多虑多忧。所主者气，所藏者魄，所恶者燥。

上应于鼻，外应于皮毛。

（白而淖泽，肺胃之充也。肥白而按之绵软。气虚有痰也。白而消瘦，爪甲鲜赤，气虚有火也。白而夭然不泽，爪甲色淡。肺胃虚寒也。白而微青，或臂多青筋，气虚不能统血也。白而爪甲色青，则为阴寒之证。白为气虚之象，纵有失血发热，皆为虚火，断无实热之理也）。

补药（人参、五味子、山药、百部、阿胶、黄芪、麦门冬、紫菀、茯苓）。

泻药（防风、桑白皮、葶苈、泽泻、紫苏子、枳壳）。

温药（木香、款冬花、生姜、干姜、白豆蔻）。

凉药（元参、北沙参、贝母、天门冬、山栀、枯芩、瓜蒌仁、桔梗、马兜铃、人尿）。

引经药（葱白、升麻、白芷）。

大肠手阳明之脉

（上口即小肠之下口也，下接肛肠为肛门，谷道即后阴是也）

邪干气则齿痛恶热饮，或颊肿。

邪干血则目黄口干，或鼻衄，或喉痹而能言，或腹中雷鸣切痛，感寒则泻，气常冲胸，或日间发疟而渴，或肩前痛，食指不仁。

气有余则当脉所经之处皆热肿（手阳明脉起于大指次指之端，出合谷两骨之间，上入两肋之中，循臂上廉入肘外廉，上肩脚外前廉，出肩前两间骨之前廉，上柱骨之会上，下入缺盆），皮肤坚肿而不痛。

气不足则寒栗不复，或背肘臂外痛。

补药（牡蛎粉、诃黎勒、龙骨、粟壳、肉豆蔻、五倍子、莲子)。

泻药(大黄、枳壳、桃仁、石斛、芒硝、槟榔、麻仁)。

温药(干姜、吴茱萸、肉桂)。

凉药(槐花、条芩)。

引经药(葛根、白芷、升麻、石膏)。

胃足阳明之脉

(下口即小肠上口也)

邪干气则辘辘振寒,或伸欠颜黑(土胜水也),或恶见人,或恶见火(胃实则热,热则恶火),或闻木音则惊(土恶木邪故惊),或心欲动而喜闭户塞牖独处,甚则欲上高而歌,弃衣而走(阳盛则四肢实,实则能登高也),或腹胀肠鸣(火盛与水相激,故激搏有声也),或詈骂不避亲疏(上热郁蒸于心胸,故神明乱也)。

邪干血则间日发疟而不渴,或湿淫,或阴痿,或足废(冲督带三脉皆聚阳明,而阳明主润宗筋,主束骨而利机关也),或汗出鼻衄,或唇攒聚,舌难言,甚则不能言,或面肿齿痛,恶冷饮,或口㖞(口不正也)唇肿,或面痛唇痛,或颈肿喉痹不通言(与手阳明能言者别),或腹大水肿或膝膑肿痛,或膺窗穴、乳中穴、气冲穴、股骭外廉、足跗上皆痛。或食指不用,或腹肉胀胃脘当脐痛,或两胁隔塞,不能饮,食不下。如胃中不和,则不能正偃,腹鸣身重难行。若胃热则宗气喘急(胃之大络,由虚里出左乳下,其动应衣,宗气泄也)。

气有余则身以前皆热,善饥消谷,小便色黄(此阳明实热也)。

气不足则身以前皆寒栗,如胃中寒则胀满(此阳明虚寒也)。

补药(白术、莲子、芡实、陈皮、扁豆、黄芪、山药、半夏、百合、苍术)。

泻药(大黄、枳实、朴硝)。

温药(藿香、丁香、木香,吴茱萸、豆蔻、厚朴、良姜、干姜、生姜、肉豆蔻、白豆蔻、香附、益智仁、胡椒)。

凉药(元明粉、黄连、石膏、葛根、连翘、滑石、天花粉、黄芩、石斛、升麻、山栀、竹茹、知母)。

引经药(升麻、白芷、葛根、石膏)。

脾足太阴之脉

邪在气则病舌本强,食则呕(脾气暖则食易消,寒则不能化物,故呕。呕者,有声有物也)。或胃脘痛,腹胀善哕(阴盛则气滞,故食败气逆人也。哕,于戒切,音饯)。得屁则快然如衰(气下泄则腹松动,但觉倦怠耳),身体沉重。

邪在血则病舌痛,或烦心,心下急痛,或寒疟癥瘕或大便溏泄,或水闭黄瘅,不能卧(水气逆满则伤气也),或善饥善味,或阴痿足不收,行善瘛(曲也),强立股膝肿,大指不用。寒甚则厥,腹响便溲难,心痛引背不得息。气有余则腹胀,小便不利,身尽痛。

气不足则四肢不用,五脏安安,百节皆纵,腹大肠鸣,飧泄面黄,不嗜食,食则不化,急惰嗜卧,九窍不通,身体不能动摇,当脐上下左右动气。

气绝则脉不营肌肉舌萎,人中满唇反。

脾属土,病则色黄好歌,喜甘流涎多,思多疑。所主者肌肉,所藏者意智,所恶者湿,上应于唇口,外应于四肢。

(黄而肥盛,胃中有痰湿也。黄而枯瘦,胃中有火也。黄而色淡,胃气虚也。黄而色黯,津液久耗也。黄为中央土色,其虚实寒热之械,当以饮食便溺消息之也)。

补药（人参、白术、苍术、甘草、芡实、黄芪、山药、陈皮、莲子、扁豆）。

泻药（枳实、青皮、石膏）。

温药（丁香、藿香、胡椒、吴茱萸、附子、官桂、良姜）。

凉药（石膏、元胡粉）。

引经药（升麻、白芍）。

心手少阴之脉

（附脊第五椎）

邪在气则病嗌干心痛，渴而欲饮（心火炎则液耗，故渴而欲饮也）。或善笑善忘，或眩仆烦心，或善惊不寐。

邪在血则病目黄，或膺背肩胁满痛，或肩胛臂内后廉痛，或厥或掌中热而哕（之劣切，义阙，出《难经》）。或浸淫疮疡，或舌干焦口苦，或消渴舌破，或心胸间汗。

气有余则笑不休。

气不足则悲，或胸腹大，胁下与腰相引而痛。

气绝则脉不通，血不流，髦色不泽，面黑如漆。

心属火，病则色赤好言，喜苦，出汗多笑。所主者血脉，所藏者神，所恶者热，上应于舌并神色，外应于掌。

赤而腘（巨隙切，音窨，脂聚之貌也）坚，营血之充也。深赤色坚，素禀多火也。微赤而鲜，气虚有火也。赤而索泽，血虚火旺也。赤为火炎之色。只虑津枯血竭，亦无虚寒之患。大抵火形之人从未有，肥盛多湿者即有痰嗽，亦燥气耳）。

补药（枣仁、远志、麦门冬、山药、当归、天竺黄）。

泻药（贝母、元胡索、木香、黄连）。

温药（丁香、石菖蒲）。

凉药（竹叶、牛黄、朱砂、连翘、犀角）。

引经药（独活、细辛）。

小肠手太阳之脉

（下口即大肠上口也）

邪干气则嗌痛颌肿，颈侧痛不可以顾，肩似拔，肩胛似折。

邪干血则耳聋目黄，或颊肿鼻衄（滴而不流），或颈颔肩胛肘臂外后廉皆痛。

气不足则小腹控阴丸引腰脊，上冲心而痛。

补药（牡蛎粉、钗石斛）。

泻药（荔枝核、紫苏、细木通、葱白）。

温药（小茴香、乌药、大茴香）。

凉药（天花粉、黄芩）。

引经药（藁本、羌活、黄柏）。

膀胱足太阳之脉

（上系小肠，下联前阴）

邪干气则头痛目似脱，项后痛不可俯仰，或脊痛腰似折，或股不可以曲，腘如结，踹如裂（腘，古伯切，曲脚中也。踹，而充切，足跟也）。

邪干血虚则痔，盛则疟，或狂或癫（狂者发作刚暴，詈哭不避亲疏，甚则登高而歌，弃衣而走，逾垣上屋。癫者或笑或泣，如醉如梦，言语无序，秽洁不知），或头囟项痛，或目黄泪出，或鼻塞流血。或小腹偏肿而痛，以手按之，欲小便而不得。胞痹，小腹按之内痛，若沃以汤，涩于小便，上为清涕。膀胱不利为癃，不约为遗尿，项背腰尻腘踹脚皆痛，小指不用。

补药（石菖蒲、龙骨、续断、益智仁、橘核）。

泻药（芒硝、白泽泻、滑石、车前子）。

温药（茴香、乌药）。

凉药（生地黄、黄柏、甘草梢）。

引经药（藁本、羌活、黄柏）。

肾足少阴之脉

（附脊第十四椎，命门穴之左右，与前脐神阙穴平直相对。左者直上入肺，而循喉挟舌；右者直行脐腹，而上络于心包）

邪在气则病饥不欲食（阴火上乘，虽饥不欲食也），面如黑漆（肾水枯也），或咳唾则有血（真阴亏损，而延及其母也），或喝喝（于介切，嘶声也）而喘（肾水不能上通于肺故也），或口干咯血，坐立不安（阴虚阳扰不能静也），或目䀮䀮（呼光切，不明也）如无所见（肾虚则瞳神昏眩。瞳神者，骨之精也），或心如悬若饥状（心肾不交精神离散，故心如悬；阴虚则内馁，故常若饥状也）。

邪在血则病耳鸣，或遗泄，口热舌干，咽肿上气，嗌干而痛（厥气走而不能言，手足清，大便自利，口热如胶），或烦心，心痛引腰脊，欲得呕。或黄瘅额黑，或肠澼（寒则利清谷，热则便脓血，盖肾开窍于二阴也），或脊痛，或股内后廉痛，痿厥嗜卧，泄利下重，足下热痛，小腹急痛，腰下冷痛，或自言腹胀满而实不满，或胫肿烦扰冤热，或骨痿不能起，侠胁两旁虚软处清（即䏚中，季胁下也），或指青黑，意不乐，四肢不收，身重寝则汗出，恶风。气不足则善恐，心惕惕如人将捕之（肾藏

精，伤则阳气虚衰，故善恐）。气绝则肉软却（退也），齿长面垢，发无泽。

肾属水，病则色黑，好呻喜咸，多唾，多恐多惊。所主者骨。所藏者精与志，所恶者寒，上应于耳发，外应于腰背。

（黑而肥泽，骨髓之充也。黑而瘦削，阴火内戕也。苍黑为下焦气旺，虽犯客寒，亦必蕴为邪热，绝无虚寒之候也）。

补药（芡实、龙骨、龟甲、琐阳、牡蛎、桑螵蛸、地黄、虎骨、杜仲、山药、牛膝、枸杞子、五味子、山茱萸）。

泻药（泽泻、知母）。

温药（附子、鹿茸、补骨脂、肉桂、沉香、腽肭脐）。

凉药（黄柏、牡丹皮、知母、地骨皮）。

引经药（独活、肉桂）。

心包络手厥阴之脉

（男子右尺，半表半里，其表即三焦，里即命门也。女子以左尺为心包络，与男子脉不同惟此耳）

邪干气则手心热，臂肘挛急腋肿，甚则胸胁支满，心中憺憺（从滥切，动也）大动，面赤目黄，喜笑不休。

邪干血则烦心，或心痛引腋胁，而欲得咳，掌中热（心系有二，一则上与肺通，为心包络之系；一则下络小肠，为周身血脉之总司。凡诸邪之在心者，皆心包络受之。盖心为君主，莫敢犯之也。心包络诸脉虽属于心，而行太阴肺部；而脉之运动皆由包络之火也）。

主治俱见手少阴。

三焦手少阳之脉

（上焦如雾，在心下，下膈居胃上口，

主纳而不出也。鬲，肓也，在心脾之间也，塞也，管上下使气与谷不相乱也。中焦如沥，在胃中脘，不上不下，主腐热水谷者也。胃之受水谷者曰脘，脐上五寸为上脘，脐上四寸即胃之幕，为中脘，脐上二寸当胃下口为下脘也。下焦如渎，在膀胱上口，主出而不纳，以传道也。三焦有象无质，即上中下三部脏腑空处是也，乃水谷之道路，气之所终始也）。

邪干气则耳聋浑浑焞焞而痛，或嗌肿喉痹（三焦之气通于喉，喉不和则痹肿矣），往来寒热。

邪干血则汗出，或目锐眦痛，或颊痛，耳鸣，颈颔肩胛肘臂外皆痛，小指次指（无名指也）不用，或腹气满，小腹坚，不得小便，溢则水留，即为胀。

补药（黄芪、益智仁、甘草）。

泻药（泽泻）。

温药（附子）。

凉药（煅石膏、地骨皮）。

引经药（柴胡、川芎、青皮）。

胆足少阳之脉

（在肝之短叶间）

邪干气则口苦（胆病则液泄，故口苦），或呕宿汁，善太息（胆郁则气不舒，故善太息），或惊惕，心下憺憺，恐人将捕之（寒涎渍沃致然），或嗌中介介然数唾。或心胁痛不能转侧（足少阳之别贯心循胁，故病则不能转侧），或耳无所闻。甚则面色枯槁，体无膏泽，或足外反热，是为阳厥。

邪干血则头角额痛，目锐眦痛，或缺盆中肿痛，腋下肿，或马刀挟瘿（肉色不变为肉瘿，筋脉现露为筋瘿，筋脉交络为血瘿，忧恼消长为气瘿，坚硬不移为石瘿

也），或汗出振寒疟（胆居表里之半，阴胜则振寒，阳胜则汗出，故疟），或胸胁膝胫踝前诸节皆痛，小指次指不用。

气绝则耳聋，百节尽纵，目系绝。

补药（龙胆草、木通）。

泻药（青皮、柴胡）。

温药（半夏、生姜、陈皮、川芎）。

凉药（黄连、竹茹）。

引经药（川芎、柴胡、青皮）。

肝足厥阴之脉

（附脊第九椎，左三叶，右四叶）

邪在气则病闭目不欲见人，腰痛（痛上觉热）不可以俯仰，丈夫癫疝（阴器连少腹急痛也），妇人少腹肿。甚则咽干面尘脱色，淅淅时寒热，两胁下痛引少腹，上下无常处，或淋溲便难，或胁痛支满，手足青，面青唇黑。

邪在血则病胸满，呕逆作酸，或飧泄，或狐疝（卧则入腹，立则出腹），或遗尿，或癃闭，或颊肿喉痹，吐脓血，或吐血下血，暴涌不止，或瘰疬恶风，或浑身酸麻疼痛，四肢满闷，筋痿不能起立，或阴缩两筋急，或转筋足逆冷，或胫酸阴痒。

气有余则善怒忽忽，或眩冒而巅顶痛。

气逆则头痛耳聋，目赤肿痛。

气不足则目䀮䀮无所见，耳无所闻，善恐如人将捕之（肝虚则神魂不宁，故善恐）。

气绝则筋急，引舌与卵，唇青。

肝属木，病则色苍（青也），好呼喜酸，多泣多怒。所主者筋，所藏者血与魂，所恶者风，上应于眼，外应于爪甲。

（苍者而理粗，筋骨劳勤也。苍而枯槁，营血之涸也）。

补药（木瓜、薏苡仁、阿胶、酸枣仁）。

泻药（青皮、柴胡、芍药、青黛）。

温药（木香、吴茱萸、肉桂）。

凉药（甘菊花、龙胆草、车前子、胡黄连）。

引经药（川芎、柴胡、青皮）。

奇经八脉

督脉起于下极之俞（音输），并于脊里，上至风府（顶中央之脉督脉也，名曰风府），入属于脑，阳脉之海也（下极，前后两阴之间也）。

病则少腹上冲心而痛，不得前后，为冲疝（气上冲心，二便不通也）。其女子不孕，癃痔遗尿，嗌干，猝口噤，背反张，瘛疭，腰背强痛，不得俯仰，脊强反折及痛，头重不举，大人癫疾，小儿风痫。其脉直上直下而中央浮，或尺寸俱强直而浮者，督脉也。

任脉起于中极之下，以上毛际，循腹里，上关元至咽喉，上颐循面，入目络舌，阴脉之海也（中极，脐下四寸也）。

病则少腹绕脐引阴中切痛（入房太过，冲督任受伤多此也），男子内结七疝，女子带下瘕聚，月事不以时下，腹皮急，腹中有气如指上抢心，不得俯仰拘急（志欲不遂，阴火上乘故也）。其脉横寸口边，丸丸紧细而长，或弦出寸口，上鱼际而丸滑者，任脉也。

冲脉起于少腹之内胞中，为血之海，又为诸脉经络之海也。

病则逆气里急，上冲咽喉不得息，喘息有音，不得卧，腹中刺痛拘急，寒气客于冲脉则脉不通，故喘动应手，有寒痛，痛则上引胸中也。其脉直上直下而中央牢者，冲脉也。凡人两手脉浮之俱有阳，沉之俱有阴，阴阳皆盛，此冲督之脉也（冲主沉牢，督主浮革）。冲督为十二经之道路，冲督用事，则十二经不复朝于寸口，其人恍惚痴狂。

阳维起于诸阳之会（诸阳皆会于头），主持卫气也。

病则寒热（阳维为病在表，故苦寒热，而足太阳少阳始终联附，故二经为病皆寒热），腰痛，痛上怫然肿，又腰痛不可以咳，咳则筋缩，肌肉痹痒，皮肤痛，下部不仁，汗出而寒，羊痫倒仆（多发于日），手足相引，甚者不能言。若阳，维不能维于阳则溶溶（缓纵貌也）不能自收持，其脉从尺外斜上至寸而浮者，阳维也。

阴维起于诸阴之交（诸阴皆交于胸），主持营血也。

病则心痛（阴维为病在里，故苦心痛。阴维虽交三阴，实与任脉同归，故心痛腹痛多属少阴，而兼阴维任脉也），胁满腰痛，甚则悲以恐，癫疾失音（多发于夜），肌肉痹痒，汗出恶风，身漉漉然。若阴维不能维于阴，则怅然失志。其脉从尺内斜上至寸而沉实，阴维也。

阳跷瘸（苦交切）起于跟内。

病则缓纵不收，阴缓而阳急（阳跷脉急当从外踝以上急，内踝以上缓），腰背痛，羊痫倒仆（多发于日），恶风偏枯，瘸（五还切，手足麻木也）痹体强，目开不得合。其脉寸口左右弹浮而细绵绵者，阳跷也。

阴跷起于然谷之后（然谷在足内踝前起大骨下之陷中）。

病则拘急不弛，阳缓而阴急（阴跷脉急当从内踝以上急，外踝以上缓），少腹痛里急，腰痛相引阴中，男子阴疝，女子漏下不止，癫疾寒热（多发于夜），皮肤湿痹，疯痉瘛疭，目闭不能开。其脉尺内左右弹沉而细绵绵者，阴跷也。

带脉起于季胁（即胗中也，在京门穴之下），围身一周如束带然（冲督任三脉同起而异行，一源而三歧，皆络于带脉）。

病则腹满，腰溶溶若坐水中，腰腹纵如囊水状，妇人腰痛，少腹痛，里急瘛疭，牵引季肋下空软处，月事不调，赤白带下。其脉中部（即两关也）左右弹而横滑者，带脉也。

跌阳少阴脉说

跌阳一名冲阳（在脚背上去陷骨三寸脉动处，乃足阳明胃经之动脉也），少阴一名太溪（在足之内踝后跟骨上脉动处，乃足少阴肾经之动脉也）。此乃古诊法，不行久矣。设有危急之病，寸口脉不见者，诊此以决死生可也（若在平时，总不如以关脉为胃气，以尺脉为根之为愈也）。上焦营卫之所司，不能偏于轻重，故言寸口。两关主乎中焦，脾胃之所司，宜重在右，故言跌阳。两尺主乎下焦，宜重在左，故言少阴。

《医学辑要》卷三终

医学辑要　卷四

山阴吴烽小珊氏编

绍兴裘庆元吉生校刊

方　祖

桂枝汤

治风伤卫气，脉浮缓，发热自汗，营卫不和。

桂枝三钱　白芍三钱　甘草炙，二钱　生姜五片　大枣四枚，擘

上五味，水煎，温服。啜热稀粥一盏，以助药力。覆暖取微汗，效。不汗，少顷再服。

麻黄汤

治寒伤营气，脉浮，发热，无汗而喘，骨节痛。

麻黄三钱，去节　桂枝三钱　甘草炙，一钱　杏仁二十枚，泡去皮尖，碎

上四味，水煎，温服。暖覆取微汗，不须啜粥。以寒邪入伤营气，营气起于中焦，恐谷气反助邪热也。

续命汤

治中风痱，身体不能自收，并治但伏不得卧，咳逆上气，面目浮肿。

麻黄三钱　桂枝三钱　甘草炙，三钱　当归三钱　人参三钱　石膏三钱　干姜三钱　川芎一钱　杏仁三十枚，泡去皮尖，碎

上九味，水煎，温服。当薄覆脊，凭几坐，汗出则愈。不汗，更服。无所禁，勿当风。

升麻汤

治阳明经邪发热，及痘疹初起。

升麻一钱　葛根钱半　白芍钱半　甘草炙，八分

上四味，水煎，温服。升、葛为阳明经之向导，阳明专主肌肉，恐开泄太过，即以白芍敛护营血，甘草调和中气，所以解利本经邪热及时行痘疹，皆为专药。然在起胀后禁用（石顽）。

小柴胡汤

治少阳受邪，往来寒热，脉弦，胁痛而呕。

柴胡三钱　黄芩一钱　人参一钱　甘草炙，一钱　半夏二钱　生姜五片　大枣四枚，擘

水煎，去滓温服。治伤寒有五法：曰汗，曰吐，曰下，曰温，曰和，皆一定之法。而少阳例中，小柴胡汤专一和解表里。少阳为阴阳交界，邪传至此已渐向里，故用柴胡升发其邪，使从外解，即以人参挡截于中，不令内犯；更以半夏、黄芩清解在里之热痰；生姜、大枣并祛在表之邪气；又须甘草协辅参、柴，共襄匡正辟邪之功，真不易之法，无容拟议者也。其方后加减，乃法中之法，定而不移。至于邪气犯本胆府受病，而加龙骨、牡蛎；丸药误下，而加芒硝；屡下不解，引邪入里，心下急，郁郁微烦，而用大柴胡，为法外之法，变

通无定，不可思议者也。独怪世医用小柴胡，一概除去人参，且必加枳、桔耗气之品，此非法之法，习俗相承，匿于横议者也。何怪乎道艺日卑风斯日下哉（石顽）！

星香汤

治中风痰涎潮塞，不省人事，服热不得者。

南星三钱　木香五分　生姜十片

水煎，服无时。

术附汤

治寒湿体痛，自汗身寒。

白术一两　附子五钱

上二味，水煎，去滓放凉，分三服。

四逆汤

治阴寒脉沉，四肢厥冷，呕吐泄泻。

附子一枚，生用　干姜五钱　甘草六钱

上三味，水煎服，分温再服。

理中汤

治胸痹，心胸痞气，霍乱吐泻不渴，一切脾胃虚寒，呕吐清水，饮食不入，完谷不化。

干姜炮，五分　人参一钱　白术炒焦，一钱　甘草炙，五分

上四味，水煎，去滓温服。肠胃虚脱，完谷不化者，炼白蜜丸弹子大，沸汤研和滓，日三夜二服，名理中丸。

半夏泻心汤

治心下痞满不痛。

半夏五钱，泡　干姜三钱，炮　甘草炙，三钱　人参三钱　黄芩三钱　黄连一钱　大枣四枚，擘

上七味，水煎，温分三服。

七气汤

治七情郁结于中，心腹绞痛，服宽膈破气药转剧者，投此即效。

人参钱半　甘草炙，一钱　肉桂一钱　半夏一钱　生姜七片

上五味，水煎空心服。

崔氏八味丸

治肾脏真阳不足，火不归原。

熟地黄八两　山茱萸肉四两　干山药微焙，四两　牡丹皮三两　白茯苓去皮，三两　白泽泻去毛，三两　附子童便浸煮，去皮脐，切，一两　肉桂去粗皮勿见火，一两

上八味，为末，炼白蜜丸梧子大，每服五七十丸，空心淡盐汤下，临卧时温酒下，以美膳压之。本方去桂、附，名六味丸。熟地黄用缩砂蜜八钱制，治肾水真阴不足。

枳术汤

治水肿心下如盘，边如旋盘。

枳实十枚　白术二两

上二味，水煎，温分三服。腹中软即当散也。

平胃散

治胃中宿食不化，藜藿人宜之。

厚朴去皮，姜汁炒，三两　陈皮泡去浮白，三两　甘草炙，三两　苍术泔浸去皮，麻油拌炒黄，四两

上四味，为散，每服五钱，加生姜三片，水煎，温服。

二陈汤

治脾胃痰湿。

半夏姜制，二钱五分　茯苓钱半　陈皮略去白，一钱　生姜三片　甘草炙，一钱　乌梅肉半个

上六味，水煎，空心温服。燥痰减半夏、生姜，加麦门冬（去心）、竹沥。郁痰干咳去半夏，用蜜煎姜，加川贝母（去

心）。火痰加黄连、竹茹。老痰加蛤粉、海石。

四君子汤

治胃气虚弱，饮食不思，倦怠少食。

人参一钱　白术炒黄，一钱　茯苓一钱　甘草炙，六分

上四味，水煎，空心温服。

四物汤

治营血虚热。

熟地黄二钱　当归身一钱　白芍药钱半　川芎八分

上四味，水煎，温服。肥盛多湿痰，及呕逆少食便溏者，禁用。

保元汤

治营卫气血不足。

黄芪三钱，蜜酒炙　人参三钱　甘草炙，一钱

水煎，空心服。

生脉散

治热伤肺胃，虚热喘嗽，脉虚无力。

人参三钱　麦门冬去心，二钱　五味子一钱

水煎，不时热服。

二冬膏

治肺胃燥热，痰涩咳嗽。

天门冬去心　麦门冬去心

上二味，等份，熬膏炼白蜜收，不时含热咽之。

桔梗汤

治冬时伏邪发于少阴，咽痛不瘥，及风热肺气不清喘嗽，喉中介介如梗状，肺痿肺痈初起，并得服之。

桔梗三钱　甘草三钱

上二味，水煎，缓缓服之。

防己黄芪汤

治风湿相搏，客在皮肤，关节疼痛，腰已下疼重，脉浮，自汗恶风。

防己酒洗，钱半　黄芪钱半　白术一钱　生姜四片　大枣二枚，擘　甘草炙，八分

上六味，水煎热服。后当如虫行皮中，腰已下如冰，后坐被上，又以一被绕腰下，温令微汗，瘥。喘加麻黄，胃气不和加芍药，气上冲加桂枝，下有陈气加细辛（陈气者，久积之寒气也）。

栀子豉汤

治汗下不解，虚邪留于膈上，心下结痛。虚烦懊憹不得眠，反覆颠倒，卧起不安者。

栀子十四枚，擘　香豉四合

上二味，水煎，分二服，温进一服，得快吐止后服。

小承气汤

治少阳阳明腑证（承气汤有八禁：一表证未除，二心下硬满，三合面赤色，四平素食少，或病中反能食，五呕多，六脉迟，七津液内竭，八小便少）。

生大黄四钱　厚朴六钱　枳实炙，三枚

初服汤当更衣，不尔者尽饮之。若更衣，勿服之。

抵当汤

治蓄血小腹硬满，小便自利。

水蛭三十枚，熬黑。如无以鲮鲤甲生漆涂炙代之　虻虫三十枚，去翅足熬　大黄酒浸，一两　桃仁三十枚，去皮尖

上四味，水煎，去滓，取三升温服，一升不下再服。

凉膈散

治温热时行，表里实热，及心火亢盛，

目赤便秘，胃热发斑。

大黄酒浸，二两　芒硝一两　甘草炙，六钱
连翘一两　黄芩一两　山栀八钱　薄荷七钱

共为散，每服四钱，加竹叶十五片，水煎温，日三夜二服，得下热退为度。

备急丸

治心腹卒痛如锥刺，宿食冷积胀满。

巴豆去皮心膜，用霜，一钱　干姜生，二钱
大黄三钱

上三味，为末，炼白蜜丸如小豆大，温水送下二三十丸。妊娠禁用。

伊尹三黄汤

治三焦实热，烦躁便秘。

黄连酒煮　黄芩酒炒　大黄酒浸

上三味，等份，麻沸汤二升渍之须臾，绞去滓，分温再服。麻沸汤者，白水空煎鼎沸如麻也。古方惟降火药用之。

十枣汤

治悬饮内痛，胁下有水气，脉弦数。

芫花熬　甘遂　大戟泡，去骨

上三味，等份，捣筛，以水一升五合，先煮大枣肥者十枚擘，取八合，去滓，内药末。强人服一钱匕，羸人服半钱匕，平旦温服。若下少病不除者，明日更服，加半钱匕，得快下利后，糜粥自养。

五苓散

治伤寒表里未解，渴而小便不利。

白术生，二钱　茯苓二钱　猪苓二钱　泽
泻三钱　桂枝一钱

上五味，为散，白饮和服方寸匕，日三服。或生料服，温覆取微似汗。

益元散

治暑月小便不利。

滑石水飞，六两　甘草炙，六钱；生，四钱

为散，清水调服三钱。发散温病热病，加葱白七茎、香豉四合，水煎温服。老人虚人及病后伤津、小便不利禁用。

白虎汤

治热病壮热烦渴，及中暍烦热而渴。

生石膏碎，八钱　知母三钱　甘草炙，一
钱　粳米半合

水煎，温分二服，一日尽饮之（此方必燥渴、潮热、自汗、脉洪八字全者，始可用之）。

驻车丸

治阴虚下痢发热，脓血稠黏，及休息痢。

阿胶三两　黄连炒黑，两半　当归两半
干姜炮，一两

上四味，捣筛，醋煮阿胶为丸梧子大，每服四五十丸，昼夜三服，米饮下。

左金丸

治肝经郁热，吐酸绿青黄水。

川黄连六两　吴茱萸拣去闭口者，取净一两
同黄连煮干

为细末，米饮糊丸梧子大，每服四十丸，空心白术陈皮汤送服，或用加味逍遥散作汤送。

大补丸

治阴火亢极，足胫疼热，不能久立，及妇人火郁发热。

厚黄柏盐酒拌陈米饭上蒸，每蒸必拌炒黑亮如
漆为度

炼白蜜丸梧子大，每服二钱，空心醇酒下。如服之不应，每斤加厚肉桂一两。

金液丹

治阴极发躁，厥冷脉伏爪甲唇青，水肿脉伏，小便不通，阴结畏寒，大便秘。

明净硫黄五两，研细，水飞，入场盛

罐内，水调赤石脂末封口，盐泥通身固济。候干，三足钉钉于地，将罐放钉上，慢火烧养七昼夜，再加顶火，用炭十斤为度。候冷取出，研细，每末一两用蒸饼一两打糊为丸梧子大，每服二三十丸，温白汤送下。阴极冷甚者，服百丸。

医学要领

（程钟龄先生）

内伤者，气病（阳虚）、血病（阴虚）、伤食，以及喜、怒、忧、思、悲、恐、惊是也。外感者，风、寒、暑、湿、燥、火是也。不内不外伤者，跌打损伤五绝之类是也。病有三因，不外此矣。变证百端，不过寒热、虚实、表里、阴阳八字。论治法，不过大、小、缓、急、奇、偶、复七方，与夫宣、通、补、泻、轻、重、滑、涩、燥、湿十剂也（外感之邪，自外而入，宜泻不宜补。内伤之邪，自内而出，宜补不宜泻。然而泻之中有补，补之中有泻，此皆治法之权衡也。又有似证，如火似水，水似火，金似木，木似金，及虚似实，实似虚，不可以不辨，明乎此则病无遁情矣）。

实火者，六淫之邪，饮食之伤，自外而入，势犹贼也，可驱而不可留。虚火者，七情色欲劳役耗神，自内而发，势犹子也，可养而不可害。人固不可认贼作子，更不可认子作贼。病机言火者，什之八；言寒者，什之二耳。

驱贼火四法（一曰发，风寒壅闭，火邪内郁，宜升发之，如升阳散火汤之类是也。二曰清，内热极盛，宜用寒凉，如黄连解毒汤之类是也。三曰攻，火气郁结，大便不通，法当攻下，此釜底抽薪之法，如承气汤之类是也。四曰制，热气拂郁，清之不去，攻之不可，此本来真水有亏不能制火，所谓寒之不寒，是无水也，当滋其肾，如地黄汤之类可用也）。

养子火四法（一曰达，肝经气结，五郁相因，当顺其性而升之，所谓木郁则达之，如逍遥散之类是也，此以一方治木郁而诸郁皆解也。二曰滋，虚火上炎，必滋其水，所谓壮水之主以镇阳光，如六味汤之类是也。三曰温，劳役神疲，元气受伤，阴火乘其土位，经曰劳者温之，又曰甘温能除大热，如补中益气之类是也。四曰引，肾气虚寒，逼其无根，失守之火，浮游于上，当以辛热杂于壮水药中导之下行，所谓导龙入海，引火归原，如八味汤之类是也）。

然有邪盛正虚之时，宜用攻补兼行之法，或用滋水制火之法，往往取效。是知养子之法，可借为驱贼之方，断无以驱贼之法而为养子之理。盖养正则邪自除，理之所有；伐正而能保身，理所必无也。

热证（口渴而能消水，饮食喜冷，烦躁，尿短而赤，便结脉数）。

寒证（口不渴，或假渴而不能消水，喜饮热汤，手足厥冷，尿清长，便溏，脉迟）。

实证（病中无汗，胸腹胀不减，痛而拒按病新得，裹质厚，脉实而有力）。

虚证（病中多汗，胸腹胀时减，复如故，痛而喜按，按之则痛止，病久裹弱，脉虚而无力。

里证（潮热，恶热腹痛口燥，舌苔黄黑，脉沉）。

表证（发热恶寒，头痛鼻塞，舌上无苔，脉浮）。

阳证（为热，为实，为表。热邪达表，阳中之阳；热邪入里，阴中之阳）。

阴证（为寒，为虚，为里。寒邪入里，阴中之阴；寒邪客表，阳中之阴）。

真阳不足（脉大无力，四肢倦怠，唇淡口和，肌冷便溏，饮食不化）。

真阴不足（脉数无力，虚火时炎，口燥唇焦，内热便结，气逆冲上）。

病有热证而喜热饮者，同气相求也。有寒证而喜冷饮，却不能饮者，假渴之象也。有热证而大便溏泻者，挟热下利也。有寒证而大便反硬者，阴结也。有热证而手足厥冷者，所谓热深厥亦深，热微厥亦微是也。有寒证而反烦躁，欲坐卧泥水之中者，阴躁也。有有汗而为实证者，热邪传里也。有无汗而为虚证者，津液不足也。有恶寒而为里证者，直中于寒也。有恶热口渴而为表证者，温热之病自里达表也。此乃阴阳变化之理，尤不可不早辨之也。

治病：汗、和、下、消、吐、清、温、补八法。

汗者散也（风寒初客于人，头痛发热恶寒，鼻塞声重体痛者香苏散主之，重则麻黄汤。其有寒热与外感风寒似同而实异者，若误汗之则变端百出矣。又有他病重而略兼外感者，量于本证药中稍加表药可也。如脐间有动气者，理中汤去术加表药。热邪入里而表未解者，麻黄石膏汤或芩连葛根汤。太阳证脉沉细者少阴证反发热者，麻黄附子细辛汤。少阳中风，柴胡汤加桂枝。阳虚者，补中汤加表药；阴虚者，芎归汤加表药之类也）。

和者顺也（病在半表半里，耳聋胁痛，寒热往来，小柴胡汤主之。盖少阳证有三禁，汗、吐、下是也。如病邪在表未入少阳，误用柴胡，谓之引贼入门，变证多端。若邪已入里，仅用柴胡，则病不解，巧为藏拙，误人匪浅也。凡病在少阳，正气虚者，加人参；口不渴，大便如常者，加半夏、生姜；口大渴，大便渐结者，加花粉、瓜蒌；兼表邪者，加桂枝；兼里邪者，加芒硝。至于三阳合病，闭目则汗，面垢谵语，遗尿者，用白虎汤和解之。和之一法，变化无穷，知斯意者，则温热之治疠疫之方，时行痃疟，皆从此推广之，不难应手而辄效也）。

下者攻也（病邪传入少阴经，得之二三日，口燥咽干者；六七日腹满不大便者；下利，脉滑数，不欲食，按之心下硬，有宿食者；下利清水，色纯青，心下痛，口干燥者；目中不了了，睛不和，无表证，大便难者；病在阳明腑谵语不能食，胃中有燥屎者；发热汗多，烦躁口渴能消水，不恶风寒反恶热者；此皆当急下之也。凡应下之证，痞、满、燥、实四者兼全，可用大承气汤。痞满而未燥实者，泻心汤。痞满兼燥而未实者，小承气汤。燥实而未痞满者，调胃承气汤。太阳伤风证，误下而传太阴，以致腹痛者，桂枝汤倍芍药。误下而腹大实痛者，桂枝汤加大黄。邪从少阳来，寒热未除，大柴胡汤。结胸证，项背强，自胸至腹硬满而痛，手不可近者，大陷胸汤、丸。若不按不痛，小陷胸汤。寒食结胸，用三白散。水结胸，头汗出者，小半夏加茯苓汤。水停胁下，痛不可忍者，十枣汤。结胸阴阳二证，服药罔效者，活人俱用枳实理中丸。郁热蓄甚，神昏厥逆，脉反滞涩，有微细欲绝之象者，凉膈散合解毒汤并用。太阳证未罢，口渴小便短涩，大便如常者，五苓散。太阳传本，热结膀胱，其人如狂，少腹硬满而痛。小便自利，下焦蓄血者，抵当丸。如但少腹急结，未至硬满者，桃仁承气汤，或用生地四物汤加酒军。伤于冷，令腹痛便闭拒按者，见晛丸。伤于热食者，三黄枳术丸。冷热互伤，二丸酌其所伤之多寡用之。实热老痰，滚痰丸。水肿实证，神祐丸。虫积，剪红丸。血积，花蕊丸，或失笑丸。肠痈，牡丹皮散。老人久病人，新产妇人，每多大便闭结者，通幽汤，或用四物汤加润药。其有正虚邪盛，羸弱之人，难于措手者，古人有清法、润法、导法、微和法、先补后攻法、先攻补后并行法，可以斟酌取效也）。

消者削也（病成于五脏，推之不移者，积也。病成于六腑，推之而移者，聚也。忽聚忽散者，气也。痛有定处而不散者，血也。得食则痛，嗳腐吞酸者，食积也。腹有块，按之而软者，痰也。先足肿后及腹者，水也。先腹满后及四肢者，胀也。痛引两胁，咳而吐涎者，停饮也。咳而胸痛，吐脓腥臭者，肺痈也。当胃而痛，呕而吐脓者，胃脘痈也。当脐而痛，小便如淋，转侧作水声者，肠痈也。憎寒壮热，饮食如常，偏著一处者，外痈也。病人嗜食，甘甜或异物，饥时则痛，唇之上下有白斑点者，虫也。腹中如有物动而痛不可忍者，虫毒也。病人咳嗽痰红，抑抑不乐，畏见人，喉痒而咳剧者，痨瘵生虫也。弦如弓弦，筋病也。癖则隐癖，饮食有所偏好而成附骨之病也。翳则有块可徵，积之类也。瘕则或有或无，痞气之类也。少腹如汤沃，小便涩者，胞痹也。痛引睾丸者，疝也。女人经水自行，而腹块渐大如怀子者，肠覃也。经水不行而腹块渐大，并非妊身，其脉涩者，石瘕也。至于湿热下坠，则为阴菌阴蚀，阴挺下脱。阴茎肿烂之类。其虚火内烁庚金，则为痔瘘、悬痈、脏毒。种种见证，不一而足。务在详稽博考，辨明证候，按法而消之。慎弗视为泛常也）。

吐者出也（病在上焦胸次咽喉之地，或有痰食痈脓，法当吐之。经所谓高者因而越之是已。病人脉滑大，胸膈停痰饮，以二陈汤，用指探喉而出之。胃脘积食，瓜蒂散与橘红淡盐汤主之。其体质虚弱者，以桔梗煎汤代之。寒痰闭塞，厥逆昏沉者用半夏橘红各八钱，浓煎半杯，和姜汁半杯，频频灌之。风邪中脏，张目痰鸣，声如曳锯，便尿自遗，势将脱者，参、附、姜、夏，浓煎灌之，随吐随灌，久之药力下咽，胸膈流通，频进参、附，可期平复。风痰热闭者，以牛黄丸灌吐之。颈疽内攻者，以苏合香丸灌吐之。风热不语者，以解语丹灌吐之。中暑不醒者，以消暑丸灌吐之。中恶不醒者，以姜汁、橘、夏灌吐之。梦魇不醒者，以连须葱白煎酒灌吐之。自缢不醒者，以肉桂煎汤灌吐之。缠喉、锁喉、喉闭、喉风，以杜牛膝捣汁，和雄黄丸灌吐之。牙关紧急，闭塞不通者，吹以搐鼻散取嚏。俟牙开或痰或食，照前法用二陈汤，瓜蒂散分主之。妊妇转脬，小便不通者，补中益气汤随服而探吐之。醋、蒜吐蛇，雄黄、狗油同瓜蒂吐虫，韭汁吐瘀血。昔仲景治胸痛不能食，按之反有涎唾，下利日数十行，吐之则利止，是以吐痰止利也。由此观之，证在危疑之际，古人恒以涌剂，尽其神化不测之用者，莫可指数矣。吐法安可以不讲耶！至于病势危笃，老弱气衰，体质尪羸，脉息虚弱，房劳不慎，四肢厥冷，自吐不止，冷汗自出，诸亡血家，新产妇人，以及病系邪气，胸膈本无痰食者，则涌吐又在所切禁也）。

清者清也（六淫之邪，除中寒寒湿外，皆不免于病热。经云热者寒之是已。热气熏蒸，或见于口舌唇齿，或见于口渴便尿灼，知其热而不清，则斑黄狂乱，厥逆吐衄，诸证丛生矣。其劳力辛苦之人，中气大虚，发热倦怠，心烦尿赤，名曰虚火，与外感热证相隔霄壤。又有阴虚痨瘵之证，日晡潮热者，产后血虚发热烦躁者，命门火衰，浮阳上汛者，与夫阴盛格阳假热之证，其人面赤狂躁，欲坐卧泥水中，或大便数日不下，或舌黑而润，或脉反洪大，峥峥鼓指，按之豁然空者，或口渴欲得冷饮而不能咽者，或因下元虚冷，频饮热汤以自救者，若误投凉药，立见危亡矣。至于风寒闭火者，散而清之。暑热伤气者，补而清之。湿热者，或散或渗，或下而清之。燥热者，润而清之。伤食积热，消而清之。伤寒邪传胃腑，热势如蒸，自汗口渴，饮冷而能消水者，非白虎汤鲜克有济也。更有阳盛拒阴之证，清药到口即吐者，以姜汁制黄连反取之，所谓寒因热用也。若夫七情气结，互相感触，火从内发者，以越鞠丸开六郁，以逍遥散调肝气，气虚者，补其气。血虚者，滋其血。真阴不足而火上炎者，壮水为主，用六味汤。真阳不足而火上炎者，引火归原，用保元汤，或八味丸。盖外感之火，以凉为清；内伤之火，以补为清也。若本体素亏，脏腑本寒，饮食素少，肠胃虚滑，或产后，病后，房劳之后虽有热证，亦只宜少少用之。即有不及犹可再清，倘清之太过则必寒生而将医药矣。凡热病清之而不去者。当滋其肾。肾水乃天真之水，以之制外邪，何邪不服，何热不除，而况以治内伤乎？然滋阴之药，不能开胃扶脾，恢复元气。则参、苓、芪、术亦当酌量而用之也）。

温者暖也（脏腑受寒，必须温剂，经云寒者温之是已。天地肃杀之气，莫甚于寒，其邪自表而入者，曰伤寒，初时即行温散则病自除。若不由表入而直中阴经者，曰中寒，其证恶寒厥逆，口鼻气冷。或冷汗自出呕吐泻利，或腹中急痛，厥逆无脉下利清谷，或寒湿浸淫，四肢拘急，发为痛痹，此皆法当温之者也。如冬令伤寒则温而散之，冬令伤风则温而解之，寒痰壅闭则温而开之，冷食所伤则温而消之。至若中寒暴痛，大便反硬，温药不止者，则以热剂下之。时当暑月，纳凉饮冷，暴受寒侵者，亦当温之。体虚挟寒者，温而补之。寒客中焦，主以理中汤。寒客下焦，主以四逆汤。真虚挟寒，命门火衰者，必须补其真阳。复有阴盛格阳之证，温药不效者，则以白通汤加人尿猪胆汁反取之，所谓热因寒用也。更有表里皆寒之证，始用温药，里寒顿除，表邪未散，复传经络，以致始为寒中而后变为热中者容或有之。亦有三阴直中，初无表邪，温药太过遂令寒退热生，初终异辙，在所时有，若不斟酌时宜，对证投剂，是先以温药救之者，继以温药贼之矣。夫以阳气素虚之人，一旦客寒乘之，则温剂宜重。若其人平日火旺，不任辛温，或曾有阴亏失血之证，不能用温药者，即中新寒，亦须量减，不必尽剂也。且温之与补，有相兼者，有不必相兼者，虚而且寒则兼用之，寒而不虚则专以姜桂主之。时当盛夏，虽温剂宜轻。若虚寒极重亦当舍时而从证。然桂枝下咽，阳盛则毙；承气入胃，阴盛则亡。安危之机，祸如反掌，苟非审慎明辨，恶克悉底中和哉）。

补者助也（邪之所凑，其气必虚。虚者损之，渐损者虚之积也。初时不觉，久则病成，虽欲补之，将何及耶？大虚之证，外似有余，内实不足，脉浮大而涩，面赤火炎，身浮头眩，烦躁不安，此为出汗晕脱之机。更有精神浮散，彻夜不寐者，其祸尤速，宜急用养荣汤、归脾汤加敛药以收摄元神,庶几可救。复有阴虚火亢,气逆上冲不得眠者,法当滋水,切忌苦寒。至其人本体虽虚,而客邪势正方张,若骤补之,无异闭门留寇。更有大实之证,积热在中,酷肖虚寒者,必唇焦口燥,便闭尿赤,与真虚相隔天渊,误投补剂,病必增剧矣。补气药用四君子汤,有补火清火之别。盖少火为生气之原,丹田乃出气之海,补气不补火者非也。然而壮火食气,如伤暑之人四肢无力湿热成痿不能举动者,又当清以为补也。补血药用四物汤,亦有寒热之异。血热之证,宜补宜行而兼清;血寒之证,宜温宜养而兼和。如热迫血而妄行,谓之阳乘阴,治用四生丸、六味汤。若血寒而吐,谓之阴乘阳,治用理中汤加当归。其有去血过多,成升斗者,无分寒热,皆当补益,所谓血脱者益其气,乃阳生阴长之至理。盖有形之血不能速生无形之气所当急固也。然补之之法,有开阖缓急,如补中益气汤用参芪必用陈皮以开之,六味汤用熟地即用泽泻以导之。有补散并行者,参苏饮、益气汤是也。有消补并行者,枳术丸、理中丸是也。有攻补并行者,泻心汤、硝石丸是也。有温补并行者,治中汤、参附汤是也。有清补并行者参连饮、人参白虎汤是也。更有极虚之人,垂危之病,非大剂汤液不能挽回者,当用参附煎膏日服数两,以救阳微将脱之证;并用参麦煎膏日服数两,以拯津液将枯之证。无力者代之以芪、术。倘病邪未尽,元气虽虚,不任峻补,则从容和缓,相其机宜,循序渐进。其有体质素虚,别无大寒大热者,则用平和之药调理气血可也。《难经》所云损其肺者益其气,损其心者和其营卫,损其脾者调其饮食,适其寒温,损其肝者缓其中,损其肾者益其精,此正补也。又

肺虚者补土,心虚者补木,脾虚者补命门火,肝虚者补水,肾虚者补金,此相生而补之也。至于肾者,先天之根本也,有水有火,水曰真阴,火曰真阳,非气非血,生身生命,全赖乎此。古人用六味滋水,八味补火,以十全大补汤兼济水火,法非不善矣。然以假补真,必其真者未经尽丧,庶几有效。若先天之气荡然无存,虽有灵芝,亦难续命,而况庶草乎?至于脾者后天之根本也,尤当培养,不可忽视,所谓安谷则昌,绝谷则危。又云粥浆入胃则虚者活,古人制补中益气汤、归脾汤、健脾丸者,良有以也。然因饿致病者固多,而因伤致病者亦复不少,过嗜肥甘则痰生,过嗜醇酿则饮积。瓜果乳酥,湿从内受,发为肿满泻利,五味偏啖,久而增气,皆令夭殃,可不慎哉!是知脾肾二脏皆为根本,不可偏废。古人或谓补脾不如补肾者,以命门之火可生脾土也。或谓补肾不如补脾者,以饮食之精自能下注于肾也。凡脾弱而肾不虚者,则补脾为亟;肾弱而脾不虚者补肾为先。若脾肾两虚,则并补之。但药补不如食补,食补不如精补,精补不如神补。节饮食,慎风寒,惜精神,用药得宜,病有不痊焉者寡矣。况有人参果专治五劳七伤,诸虚百损,并能御外邪,消饮食,轻身不老,却病延年,真神丹妙药,人人皆有,惟不肯服食耳)。

杂 录

吴草庐曰:脉行始于肺,终于肝而复会于肺。肺为出气之门户,故名气口,而为六脉之大会,以占一身焉。

李濒湖曰:两手六部皆肺之经脉,待取此以候五脏六腑之气,非五脏六腑所居之处也。

张石顽曰:《灵枢》经脉虽各有起止,各

有支别，而实一气相通，故特借手太阴一经之动脉以候五脏六腑十二经之有余不足。其经虽属于肺，实皆胃气所主，盖脏腑诸气靡不本之于胃也。观五脏别论、经脉别论、营卫生会三段经文，可以默识其微矣。

李士材曰：夫人之虚，非气即血。脾为肺母，肺为气生之宫，故肺气受伤者必求助于脾土也。肾为肝母，肝为藏血之地，故肝血受伤者必借资于肾水也。补肾补脾，法当并行。然甘寒补肾，恐妨胃气；辛温扶脾，恐耗肾水，须辨缓急而为之施治。或补肾而助以沉香、砂仁，或扶脾而杂以山药、五味，机用不可不活也。

《医学辑要》卷四终

跋

古于医曰三折肱，曰九折臂，甚哉医道之难也。海内方书，奚啻汗牛充栋？是非抵牾，靡所适从。而卤莽子掠其浅肤辄轻试方，往往不刃而杀人，诚可恻然。况小儿痘科，更有难之又难者。先外大父小珊吴公，博学多材艺，兼精轩岐。尝著《医学辑要》一书，发前贤之奥室，指后学之迷津，体症切而施药当，实为济世之宝筏。梓州方汇枝分转曾为刊布，年久不知版之存毁。叔兄默云氏藏有原本，拟重付剞劂，以广流传。咸丰甲寅，贼窜邗江，书亦遂失。余囊于烬余捡拾《辑要》四卷，虽间缺如，复得他本补录之。又检得方分转重刊《天花精言》三卷，惜非全豹，惟大要已备。每以活婴，应辄如响，亟并梓行。今于通州续获《精言》完本，乃知为洛阳袁大宣先生所编，先外大父客分署时所校仇也。呜呼！红羊浩劫，往籍灰飞，此书辗转全存，殆天之留以保赤子欤！爰取全本重校补刊，又有武进庄在田先生著《福幼》《遂生》两编，伯兄伯驹氏曾记述刊行，以及罗浮陈飞霞先生《幼幼集成》，皆保婴良方，合付手民，装成四册，卷帙不繁，便于观览，或可作救生之一助云尔。

同治十三年甲戌清和月鉴湖陈晔季平氏跋

补　白

中医书难读者，在博大无垠。学者致有望洋生叹之感。本社故多采提要钩元之辑要书籍，俾开学医之门径。书目中所载鲟溪各种，无不使读者获此益也。

阴证略例

内容提要

　　治病不难于用药而难于辨证，苟诊察精确，洞如观火，则选药处方原非难事。然辨证尤以阳极似阴，阴极似阳为难。盖稍不留意，死生立判，能不惧哉！本书为海藏先生遗著，辨阴极似阳证极精，上自轩岐，下迄洁古，掇其精要，附以己说，共三十余条，有证有药，有论有辨。末附海藏老人治验录，尤足瀹人性灵。学者熟此一篇，不但于阴证确有把握，即阳证亦可一隅三反矣。

序

　　人生天地间，而阴阳命之气，其受病亦不外乎此。医家言视证察脉，则必本诸阴与阳。自轩岐以来，诸书可考也。至汉长沙张仲景著《伤寒》一书，其言备矣。其法皆出伊尹《汤液》，如《易》之于数，《春秋》之于法，盖万世不可易者。其论气脉形声，以测人之脏腑经络之微，亦不过曰如是为阳，如是为阴，如是为寒，如是为热，如是为有余，如是为不足，以决人之死生之变于朕兆之前，使夫学者可以按而知之。苟能详辨而勿失，则思过半矣。然混茫乎疑似之中，轇轕乎毫厘之间，自非精思入神冥合造化，则不能也。是以古者之言医也，皆聪明有道之士，如孙思邈、陶隐居、葛稚川之徒，何如人也。迨夫叔世末流，多出于粗工庸人间。哀衣峨冠，挟方寸之囊，自命为医工。然试读其书，音读（音豆）且不知，况能索理于精微之地哉！如赵括之用兵，徒能诵其父之书，旋取覆败之祸。如又不能诵其书，则其为败，宜如何哉！夫阴阳二证也，寒与温之味从而用之亦二也，其主治嗜好，又有大不同者，甚者各主一偏，互相诋訾，殊不知桂枝、承气之一倒置，则毙之患立见。异时承平贵人，挟朔方鞍马劲悍之气，加以膏粱肥浓之养，故糁以刚剂，往往而中。或者遂狃于此，以为人之为病皆然，热黜阴候不论，岂理也哉！且四方风土既殊，而人之禀受亦异，而一律按之其可乎？盖亦求其至当而已矣。呜呼！中古以降，老寿少而夭阏多，岂真不幸与！盖医者心术之偏其蔽必至于杀人，儒者心术之偏其蔽必至于误天下，如宋之王安石是也。偏之为害之烈如此。夫窃尝谓受天地中和之性，得圣人公恕之学，不以利欲一毫入于其心，而后可以为儒为医矣，天地万物一理也。圣人之道一中而已，中庸曰致中和，天地位焉，万物育焉，而况医乎！海藏先生王君进之家世赵人，早以通经举进士，晚独喜言医。始从东垣李明之，尽传其所学，后乃精研极思轩岐以来诸家书，驰骋上下数千载间，如指诸掌。予在大梁时闻其名诸公间籍甚，独以未识为恨。今年秋来晋州，始得候先生于馆舍，观其气和而凝，志一而定，有道者也。与之游甚间，暇日出一编书授予，且谓予曰：伤寒人之大疾也，其候最急，而阴证毒为尤惨。阳则易辨而易治，阴则难辨而难治。若夫阳证，热深而厥，不为难辨，阴候寒盛，外热反多，非若四逆，脉沉细欲绝易辨也。至于脉鼓击有力，加阳脉数倍，内伏太阴，发烦躁，欲坐井中，此世之所未喻也。予恐其误，积思十余年，盖考自岐伯，迄今洁古老人，掇其精要。附以已说，厘为三十余条，有证有药，有论有辨，名之曰《阴证略例》，将锓以传，以诏后学，且与天下卫生之君子共之。子盍为我题其端？予退而伏读之，善之曰异乎哉，未有是书也。其于救物利生之念深矣。至其论阳证见阴脉者死，谓有外伤内阴，若与阳药犹可生。若及阴阳易，分寒热阴阳易，随仲景三经用药，皆出古人言意之表，学者又不深思而熟味之。噫！世之著书立言者多矣，其甚高难行，泛言无实者亦有之。然则是书之出，其知者必以为精思妙用，所传证以古今，不可诬也。其不知者则茫然无考，诋以为悠悠谈甚高难行也。予以为获一人贤者之知，不犹愈千百愚人之不知者，则是书可以传信行世无疑矣。故内翰王君从之尝题曰：世所未闻，真知言哉！比先生过上党主吾故人文之疗数阴疾尤奇中，皆书中所可概见者。文之始亦骇，不敢用反已试欢曰：误人多矣。昔太仓公所上治验，太史氏列之传末；近代钱仲阳尝所治病，阎孝忠记于论证后。今从先生得所书主治次第，谨编如左方，亦足以证愚者之不知者。文之姓宋氏，讳廷圭，长平人，世亦号善医云。

岁癸卯冬十一月中浣日王官麻革信之谨题
门人皇甫黻　张沌　宋廷圭　张可
弋毅英同校正　燕山吴玉君美　助缘

目　录

阴证略例

海藏先生遗著

绍兴裘庆元吉生校刊

祭神应王文

窃以济世须医，去疾先药，论江方海，眩目骇心，人皆于此，泥小技作当涂，视大经为何物。及其临诊，莫知所措。况夫病者，虚实互见，寒热交分，气运加临，脉候不应，苟或圭黍之差，已有云渊之失。故有者甚而无者生，轻者危而重者毙，夭横盈郊，冤枉举世。每怜孑孑之幽魂，谁听嗷嗷之夜泣，痛矣如斯心乎不已。耽嗜数年，裒成此集。总前圣之嘉言，为后学之法则。虽治伤寒，独专阴例，列古于前，评今于后，区别余三十条，收拾过二万字，不必泛天风彻海波，尽在乎耳目矣。优而柔之，使自得之，厌而饫之，使自趋之。深有望于好生之君子于戏，欲广当世，敬以先神伏冀鉴辉，庶几绵历。王好古惶恐顿首谨言。

圣贤所言阴证，如岐伯、阿衡、仲景、叔和故已备矣。《活人》、许学士、韩祗和、成无己又甚详矣。后人尚有采择未精，览读有阙，子所以从而次第之。然今之病者，得之有内外之异，或不与经符合之；有色脉之殊，或不与方契形候相若。似是而非，众所共疑，莫之能辨。取其如此者又从而比类之，非帝视壁听仿佛未真也，阴阳寒热如辨黑白矣。使医者不动声色，蠲去疾痼，免横夭以无辜，皆康宁而得寿，予所

愿也。每虑浅识，或有所遗，敬俟来贤，幸为改正。

壬辰岁夏四月初十日，海藏老人古赵王好古序。

岐伯阴阳脉例

《内经》云：人迎一盛病在少阳，二盛病在太阳，三盛病在阳明，四盛已上为格阳。启玄子云；阳脉法也，少阳胆脉也，太阳膀胱脉也，阳明胃脉也。《灵枢经》曰：一盛而躁在手少阳，二盛而躁在手太阳，三盛而躁在手阳明。手少阳三焦脉，手太阳小肠脉，手阳明大肠脉。一盛者，谓人迎之脉大于寸口一倍也。余盛同法。四倍已上，阳盛之极，故格拒而食不得入也。《正理论》曰：格则吐逆。

寸口一盛病在厥阴，二盛病在少阴，三盛病在太阴，四盛已上为关阴。

启玄子云：阴脉法也，厥阴肝脉也，少阴肾脉也，太阴脾脉也。《灵枢经》曰：一盛而躁在手厥阴，二盛而躁在手少阴，三盛而躁在手太阴。手厥阴心包脉也，手少阴心脉也，手太阴肺脉也。盛法同阳。四倍已上，阴盛之极，故关闭而溲不得通也。《正理论》曰：关则不得溺。

人迎与寸口俱盛四倍已上为关格之脉，嬴不能极于天地之精气则死矣。

《枢》曰：阴阳俱盛，不得相营，故曰

关格。非止吐逆不得溺而已也。

海藏云：岐伯阴阳二脉，王注为足经，却举《灵枢》手经何也？

答曰：正经既言五脏之本，又言脾胃大小二肠膀胱三焦为仓廪之本，营之所居（经云三焦者，水谷之道路，云仓廪），乃知手足经俱有，故言足经而次举《灵枢》手经也。若躁为手经，不躁为足经。此王注虽举格阳为吐逆，关阴为不得溺，皆引正理为证以比之。大抵格阳关阴，亦岂止吐逆不得溺而已哉！至于上而不欲食，下而不得便，亦关格之病也。故易老有内伤之阴证，大意亦出于此。云岐子别有关格一转。

上此一条，举古人言外之意。

洁古老人内伤三阴例

论曰：人之生也，由五谷之精气所化，五味之备，故能生形。经曰：味归形，若伤于味，亦能损形。今饮食反过其节，肠胃不能胜，气不及化，故伤为脾。论曰：饮食自倍，肠胃乃伤。或失四时之调养，故能为人之病也。经曰：气口曰坤口，乃脾之候，故脾胃伤气口紧盛，而伤者有多少，有轻重焉。如气口一盛，脉得六至，则伤于厥阴，乃得之轻也，槟榔丸主之。气口二盛，脉得七至，则伤于少阴，乃伤之重也，煮黄丸主之。气口三盛，脉得八九，至则伤于太阴，乃伤之尤重也，故填塞闷乱，心胸大痛，兀兀欲吐，得吐则已，俗呼为食迷风是也。经曰：上部有脉，下部无脉，其人当吐不吐则死，宜吐之，以瓜蒂散。如不能则无治也。经曰：其高者因而越之，其下者引而竭之。如伤之太甚，仲景三物备急丸下之。

海藏云：洁古所论内伤三经，盖出于《内经》《灵枢》岐伯脉法。

槟榔丸

治饮食过多，心腹膨闷。

槟榔一分　木香一分　枳实半两，炒　牵牛头末，半两　陈皮去白，半两。

上为极细末，醋糊丸桐子大，米饮生姜汤下二十丸。

煮黄丸

治前证甚则两胁虚胀。

雄黄一两，研　巴豆半两，去皮心膜，研如泥，入雄黄再研匀

上二味，入白面二两同和研匀，滴水丸桐子大，滚浆内十二丸煮熟，漉入冷浆令沉，每一时辰浸冷浆下一丸，凡尽十二时也。不必尽剂，以利为度。否则再服。又治胁下痃癖痛，如神。

瓜蒂散

治大实大满，气上冲，上部有脉，下部无脉，填塞闷乱者，当吐之。

瓜蒂一分　赤小豆一分

上为极细末，温水少许调一钱匕，以吐为度。如伤之太重，备急丸下之，此急剂也。经云：其下者引而竭之，此之谓也。

备急丸

干姜一两　生大黄一两　生巴豆半两，去心膜，研泥，滩新瓦，去油取霜

上细末，炼蜜丸桐子大，温水下三二丸，无时，以利为度，以意消息渐加。

金露丸

治时疾内伤，心下痞气不降，米不化。

大黄一两　枳实半两，炒　桔梗二两　牛牛头末，一分

上细末，姜糊丸蒸饼亦得，桐子大，温水下二三十丸，常服减半。内伤戊火已衰，不能制物，寒药太多，固非所宜，故

以温剂主之。

枳术丸

本仲景汤也，易老改丸。

治老幼虚弱，食不消，脏腑软。

枳实三分，麸炒黄色　白术一两

上细末，荷叶裹烧饭为丸，或姜浸蒸饼丸亦得，桐子大，米饮下三二十丸，食后，小儿丸小。

海藏云：洁古既有三阴可下之法也，必有三阴可补之法。予欲举此内伤三阴可补之剂。未见仲景药时，人皆不言三阴，既举仲景药分而三之，人皆得知有三阴也。古人曷尝不尽，今人但未读，而未之知，而不能言耳。

海藏老人内伤三阴例

若饮冷内伤虽先损胃，未知色脉各在何经。若面青黑，脉浮沉不一，弦而弱者，伤在厥阴也。若面红赤，脉浮沉不一，细而微者，伤在少阴也。若面黄洁，脉浮沉不一，缓而迟者，伤在太阴也。

若面青或黑，或青黑俱见，脉浮沉不一，弦面弱，伤在厥阴肝之经也。

当归四逆汤

当归　桂　芍药　细辛各一两　通草甘草各六钱三字

上锉麻豆大，每秤三钱，水一盏半，枣一二枚，煎至七分，去滓温服。

若其人病内有久寒者，宜当归四逆汤内加吴茱萸生姜汤主之。

当归四逆汤加吴茱萸生姜汤

当归一两　桂一两　芍药一两　细辛一两大枣八个　甘草　通草各六钱三字　吴茱萸七合，汤漫洗　生姜二两半

上锉如麻豆大，每服秤三钱，水一盏半煮至八分，夫滓温服，日三。仲景法，一剂分五服，清酒煎。

吴茱萸汤

吴茱萸一两半，汤洗三次　人参三分　生姜一两半　大枣三个

上锉如麻豆大，以水二大盏半，煮取七分，去滓，分二服。

若急者阴毒，甘草汤、白术散、附子散、正阳散、肉桂散、回阳丹、返阴丹。至于阴盛格阳，霹雳散，火焰散，随经部分选用之。

伤在少阴

若面红或赤，或红赤俱见，脉浮沉不一，细而微者，伤在少阴肾之经也。通脉四逆汤（又方：甘草炙六钱二字半）。

甘草二两，炙　附子一两，生用去皮破八斤干姜一两，炮

面赤者：加连须葱白九寸；腹中痛者，去葱白，加白芍药二两；呕者，加生姜二两；咽痛者，去芍药，加桔梗一两；利止脉不出者，去桔梗加人参二两。

上锉如麻豆大，每服秤三钱，水一盏半煮至七分，去滓温服。未瘥若急，更作一剂。其脉续续有力者愈，无力者不愈。

四逆汤。上三味是也。

伤在太阳

若面黄或洁。或黄洁俱见，脉浮沉不一，缓而迟者，伤在太阴脾之经也。

理中丸

人参一两，腹痛者倍之　甘草炙　白术干姜各一两

上细末，炼蜜和丸鸡子黄大，以汤数合和丸研碎，温服之日三夜二。腹中未热，

益至三四丸。煎热粥饮投之，微温覆，勿揭衣。丸不及汤。

海藏云：大便结者宜丸，大便软者宜汤。仲景云：无阳阴强，大便硬者，不可下，下之则清谷腹满。以上三经脉皆云浮沉不一者，以其皆似孤亡之体也。又云日三夜二，读之极无味，然子细思之，利害非轻，恐人不识，故有阴阳寒热各从类生一条。

阴阳寒热各从类生服药同象

假令附子与大黄合而服之，昼服则阳药，成功多于阴药，夜服则阴药成功于阳药，足从其类也。况人之疾独不然乎！若病阳证，昼则增剧夜则少宁；若病阴证，昼则少宁，夜则增剧，是人之阴阳寒热从天地之行阴行阳也。寒热之化，以此随之。故前人治阴证用阳药，续于夜半之后者，所以却类化之阴而接身与子所生之阳也。《通玄类证》云：小建中汤后亦举日三夜二，及尺脉不至者加黄芪。

予尝云：大便软者宜汤，大便结者宜丸，以丸蜜润也。仲景治霍乱吐下，脾湿大胜，而用丸何也？

答曰：以湿言之，岂有润之之理，此正湿已太过津液极亡，所以转筋也。筋得血而养故能屈伸，利下既多，亡阴失血，反成枯燥，燥则所以不能屈伸也。故湿剂以润之，只用丸也。与妇人血崩过极不止而用四物汤润剂同意。十剂之法，要当谨察。

理中汤

人参一两　干姜炮　甘草炙　白术各二两
腹痛者加人参一两；寒者加干姜一两半；渴欲得水者加白术一两半；脐上筑者

肾气动也，去术加桂四两；吐多者去术加生姜三两；下多者还用术；悸者加茯苓二两；或四肢拘急腹痛者或腹满下利转筋者，去术加附子一枚生用。

上锉如麻豆大，每秤三钱，水一盏半煮至七分，去滓，温服，日三。

海藏云：理中汤加减八法。并无寒药吐利后有表者，表之汗出，厥者温之，既吐且利，小便复利，大汗出，内寒外热者，亦温之。至于吐下后，汗出不解，厥逆脉欲绝者，四逆主之。以是知此候无阳证，皆阴证也。

仲景人参桂枝汤，理中汤加桂枝，太阳未除，下之成协热利，心下痞，表里不解者，《活人》此理中汤内加青陈皮，名治中汤，治胸膈病。许学士改《活人方》作补脾丸，治劳则补子，如子富而父不贫，不特虚则补其母也。

以上三证，若有外感与内证饮冷极者，宜五积散。

伊尹汤液论例

海藏曰：皇甫先生云仲景广《汤液》为十卷。文潞公云仲景为群方之祖。朱奉议云仲景泻心汤比古汤液则少黄芩，后人脱落之。许学士亦云伊尹《汤液论》大柴胡汤八味，今监本无大黄只是七味亦为脱落之也。以是知仲景方皆《汤液》也。

四顺散、理中汤、四逆汤、通脉四逆汤、术附汤、姜附汤、真武汤、白通汤、俱见仲景条下。

其余杂见诸方，凡称仲景者皆是。

扁鹊仲景例

生气通天雾露说在神术六气加减后。

扁鹊云：一呼四至，一吸四至，病欲甚。洪大烦满沉细者，腹中痛；滑者，伤热；涩者，中雾露。

仲景云：从霜衍降以后至春分以前，凡有触冒霜露，体中寒邪而病者，皆谓之伤寒也。

海藏云：霜露雾露久雨清湿之气、山岚障气等，皆谓之清邪也。有单衣而感于外者，有空腹而感于内者，有单衣空腹而内外俱感者，所禀轻重不一，在人本气虚实之所得耳。岂特内寒饮冷，误服凉药而独得阴证哉！重而不可治者，以其虚人内已伏阴，外又感寒，内外俱病，所以不可治也。

仲景阴证论例

仲景紧脉俱见许学士条下。

又云：寸口脉阴阳俱紧者，法当清邪中于上焦，浊邪中于下焦。清邪中于上名曰洁也，浊邪中于下名曰浑也。阴中于邪必内栗也，表气微虚。里气不守，故使邪中于阴也。阳中于邪必发热头痛项强颈挛，腰痛胫酸，所谓中雾露之气。故曰清邪中上，浊邪中下。阴气为栗，足膝逆冷，便溺妄出，表气微虚，里气微急，三焦相混，内外不通，上焦怫郁，脏气相熏，口烂食龈也。中焦不治，胃气上冲，脾气不转，胃中为浊，荣卫不通，血凝不流。若冲气前通者，小便赤，大便赤黄，与热相搏，因热作使游于经络，出入脏腑热气所遏，则为痈脓。若阴气前通者，阳气厥微，阴无所使，客气内入，嚏而出之，声嗢咽塞，寒厥相逐，为热所拥，血自下，状如豚肝，阴阳俱厥，脾气孤弱，五液注下，下焦不阖，清便下重，令便数难，脐腹湫痛，命将难痊。

吴茱萸汤

食谷欲呕，属阳明也，吴茱萸汤主之。得汤反剧者，属上焦也，治上焦。一少阴吐利，手足厥逆冷，烦躁欲死者，吴茱萸汤主之。

厥阴干呕吐涎沫者，头痛极甚，吴茱萸汤主之。

四逆汤

自利不渴者属太阴，以其脏寒故也，宜服四逆汤辈。太阴手足自温，脉浮者，桂枝汤。脉浮而迟表热里寒，下利清谷者，四逆汤主之，属少阴。饮食入口则吐，心中温温欲吐，复不能吐，始得之手足寒，脉弦迟者，此胃中实，不可下也，当吐之。若膈上有寒饮干呕者，不可吐也，当温之，宜四逆汤主之。少阴病脉沉者，急温之，宜四逆汤。大汗若下利而厥冷者，四逆汤主之。大汗出热不去，内拘急，四肢疼，又下利厥逆而恶寒者，四逆汤主之。下利腹胀，满身疼痛者，先温里，乃攻表，温里宜四逆汤，攻表宜桂枝汤。呕而脉弱，小便复利，身有微热见厥者，难治，宜四逆汤主之，属厥阴。吐利汗出，发热恶寒，四肢拘急，手足厥冷，四逆汤主之。吐利小便复利，而大汗出，下利清谷，内寒外热，脉微欲绝者，四逆汤主之。病发热头痛，身体不疼痛，当救里，宜四逆汤主之。

通脉四逆汤

少阴病下利清谷，里寒外热，手足厥逆.脉微欲绝，身反不恶寒，其人面色赤，或腹痛，或干呕，或咽痛，或利止脉不出，通脉四逆汤主之。下利清谷，里寒外热，汗出而厥者，通脉四逆汤主之，此属厥阴。

当归四逆汤

手足厥寒，脉细欲绝者，当归四逆汤

白通汤

少阴病，下利脉微者，白通汤主之。

白通加猪胆汁汤

少阴病，下利脉微，与白通汤利不止，厥逆无脉，干呕烦者，白通加猪胆汁汤主之。服汤脉暴出者死，微续者生。

真武汤

太阳病，发汗出不解，其人仍发热，心下悸眩，身瞤动，振振欲擗地者，真武汤主之。少阴病，二三日不已，至四五日，腹痛小便不利，四肢沉重疼痛，自下利者，为有水气，其人或小便利，或下利或呕者，真武汤主之。

小建中汤

伤寒阳脉涩阴脉弦，法当腹中急痛，先与小建中汤服之。伤寒二三日，心中悸而烦者，小建中汤主之。

理中汤

胸脾心下痞留，气结胸满，胁下逆气抢心，理中场主之。治脾胃不和，中寒上冲，胸胁逆满，心腹疠痛，痰逆恶心，或时呕吐，心下虚痞，隔塞不通，饮食减少，短气羸瘦，温中逐水，止汗去湿。又治肠胃冷湿，泄泻注下，水谷不分，腹中雷鸣，及伤寒时气，及里寒外热，霍乱吐利，手足厥冷，胸脾心痛逆气，并皆治之。有寒者加附子，胸脾胁下妨闷者加枳实半两、茯苓半两。此方自晋宋以后至唐，名医治心腹病者，无有不用此汤。或作丸，随证加减，各有其法。

理中丸

霍乱头痛发热，热多欲饮水，五苓散主之。寒多不用水者，理中丸主之。大病瘥后，喜睡久不了了，胸中有寒，当以丸药温之，宜理中丸。

桂枝附子汤

伤寒八九日，风湿相搏，身体疼痛，不能自转侧，不呕不渴，脉浮虚而涩者，桂枝附子汤主之。

附子汤

少阴病得之一二日，口中和，其背恶寒者，当灸之，附子汤主之。

少阴病身体痛，手足寒，骨节痛，脉沉者，术附汤主之。

术附汤

伤寒八九日，风湿相搏，身体疼烦。不能自转侧，不呕不渴，脉浮虚而涩，枝桂附子汤。若其人大便坚，小便自利，术附汤主之。

姜附汤

若下之后，复发汗，昼日烦躁不得眠，夜而安静，不呕不渴无表证，脉沉微，身无大热者，姜附汤主之。

海藏云：若自汗者术附汤；若无汗姜附汤。

茯苓四逆汤

发汗若下之，病仍不解，烦躁者，茯苓四逆汤主之。

易老法霍乱吐泻
足阳明总摄六经

大抵仲景药为主，理中汤、理中丸、五苓散、建中汤、平胃散、四君子汤类。

假令胃与太阳经并，脉浮者，于前所用药内加：自汗者加桂枝，无汗者加麻黄，以其有头项肢节痛故也。

假令胃与少阳经并，脉弦者，于前所

用药内加柴胡、干木瓜，以其胁下痛故也。

假令胃与阳明本并，脉实者，于前所用药内加大黄，以其吐泻后大小便不通故也。

假令胃与太阴经并，脉沉细者，于前所用药内加芍药、干姜，以其腹痛体重故也。

假令胃与少阴本并，脉沉迟者，于前所用药内加姜、附，以其四肢拘挛身寒故也。

假令胃与厥阴本并，脉微缓者，于前所用药内加姜、附、当归、吴茱萸，以其四肢厥逆冷故也。

厥阴本药，吴茱萸汤、当归四逆汤皆是。

霍乱与少阴寒热同候

海藏云：霍乱头痛发热，其邪自风寒而来。中焦为寒热相半之分，邪稍高者居阳分，则为热，热多饮水者，五苓散以散之。邪稍下者居阴分，则为寒，寒多不饮水者，理中丸以温之。所以同少阴入里与手经接为热，大承气汤下之；与足经接为寒，四逆汤温之。

叔和阴脉例

海藏云：仲景阴脉，皆叔和次之，药俱见仲景本经条下。

按之似有举还无，气满三焦脏腑虚，冷气不调三部壅，通肠建胃始能除。右沉脉。

涩脉关前胃气并，当关血散不能停，尺部如斯逢逆冷，体寒脐下作雷鸣。右涩脉。

关前弱脉阳道虚，关中有此气多疏，若在尺中阴气绝，酸疼引变上皮肤。右弱脉。

寸口脉紧一条弦，胸中急痛状绳牵，关中有弦寒在胃，下焦停水满丹田。右弦脉。

微脉关前气上侵，当关郁结气排心，尺部见之脐下积，身寒饮水即呻吟。右微脉。

阴毒伤寒身体重，背强眼痛不堪任，小腹痛急口青黑，毒气冲心转不禁。四肢逆冷唯思吐，咽喉不利脉细沉，若能速灸脐轮下，六日看过见喜深。

脐下五穴并见宜灸条下。

活人阴脉例

太阴、少阴、厥阴皆属阴证也。太阴者脾也，少阴者肾也，厥阴者肝也。

何谓太阴证？太阴脾之经，主胸膈膜胀。《甲乙经》云：邪生于阳者，得之风雨寒暑；邪中于阴者，得之饮食居处，阴阳喜怒。又曰：贼风虚邪者，阳受之；饮食不节，起居不时者，阴受之。阳受之则入腑，阴受之则入脏。入六腑则身热，不时卧，为喘呼；入五脏则䐜满闭塞，下为飧泄，久为肠澼。

何谓少阴证？少阴肾之经，主脉微细，心烦但欲寐，或自利而渴。经云：一二日少阴病者何也？谓初中病时，腠理寒使入阴经，不经三阳也。

伤寒虽是三阴三阳，大抵发于阳则太阳也，发于阴则少阴也，此二经为表里，其受病最为多。阳明、太阴受病颇稀，至于少阳、厥阴肝胆之经又加少焉。

凡病一日至十二三日，太阳证不罢者，但治太阳。有初得病便见（去声）少阴证者，直攻少阴，亦不必先自巨阳次传而至。

盖寒气入太阳即发热而恶寒，入阴经只恶寒而不发热也。三阴中寒微则理中汤，稍厥或中寒下利即干姜甘草汤。

手足指头微冷，盖谓之清（音去声），此未消吃四逆，盖疾轻故也，只可服理中、干姜之类。大假重者用四逆汤，无脉者用通脉四逆汤也。

何谓厥阴？厥阴肝之经，主消渴，气上冲心中疼热，饥不欲食，食则吐蛔，下之则利不止也。若阴气独盛，阳气暴绝，则为阴毒。其证四肢逆冷，脐腹筑痛，身如被杖，脉沉疾，或吐利，当急救，可灸脐下，服以辛热之药，令阳气复而大汗解矣。古人云：辛甘发散为阳，谓桂枝、甘草、干姜、附子之类能复其阳气也。微则用辛甘，甚则用辛苦热。阴极发躁，阴证似阳也，学者当以脉别之。

问手足逆冷，脐腹筑痛，咽喉疼，呕吐下利，身体如被杖，或冷汗烦渴，脉细欲绝者何也？

此名阴毒也。阴毒之为病，初得病，手足冷，背强咽痛，糜粥不下，毒气攻心，心腹痛，短气，四肢厥逆，呕吐下利，体如被杖，宜服阴毒甘草汤、白术散、附子散、正阳散、肉桂散、回阳丹、返阴丹、天雄散、正元散、退阴散之类，可选用之。大抵阴毒本因肾气虚寒，或因冷物伤脾，外伤风寒，内既伏阴，外又感寒，或先外寒而内伏阴，内外皆阴，则阳气不守，遂发头痛腰重，腹痛眼睛疼，身体倦怠，四肢逆冷，额上手背冷汗不止，或多烦渴，精神恍惚，如有所失，三二日间或可起行，不甚觉重，诊之则六脉俱沉细而疾，尺部短小。寸口或大。

阳证六脉俱浮大，或沉取之大而不甚疾者，非阴证也。大抵阳毒伤寒，其脉多弦而洪数，阴毒伤寒，其脉沉细而弦疾，不可不知也。

若误服凉药则渴转甚，躁转急，有此病证者，更须急服辛热之药，一日或二日便安。若阴毒渐深，其候沉重，四肢逆冷，腹痛转甚，或咽喉不利，心下胀满结硬，躁渴虚汗不止。

上此一条，服凉药。躁渴转甚，当服热药可也。

阳盛则身热而无汗，阴盛则身冷而有汗。岐伯云：阳胜则身热，腠理闭，喘粗为之俯仰，汗不出而热；阴胜则身寒汗出，身常清，数躁而寒，寒则厥（清即冷也）。

上此岐伯说阴躁之原。

或时郑声，指甲面色青黑，六脉沉细而疾，一息七至已来有此证者，速于气海或关元二穴灸三二百壮，以手足温和为效。仍兼服正阳散、回阳丹、天雄散、白术散、内外通，遂令阳气复而大汗解矣。

阴毒盛而阳气暴绝则为阴毒，若阳独盛而阴气暴绝则为阳毒。大凡阴阳离绝，非大汗不能复正气也。

阴阳则夫妇也，各得中则和。若偏胜则各专以权，至于极继之以离矣。药石以攻邪，邪去正复，是犹鞭挞以教而欲并生也。

若阴毒已深，疾势困重，六脉附骨取之方有，按之即无，一息八至已上，或不可数，至此则药饵难为攻矣。但于脐中用葱熨法，或灼艾三五百壮已来，手足不温者不可治也。如手足得温，更服热药以助之。若阴气阳气来，即渐减热药而调治之。

若阳气乍复，往往却见烦躁，慎不可投凉药。烦躁甚者，再与返阴丹即定。常须识此，勿令误也。

问胸膈不快，膜满闭塞，唇青手足冷，

脉沉细，少情绪或腹痛者，何也？此名太阴也。近人多不识阴证，才见胸膈不快，便投食药，非其治也。大抵阴证者，由冷物伤脾胃，阴经受之也。主胸膈膜满，满面色及唇皆无色泽，手足逆冷，脉沉细，少情绪。亦不因嗜欲，但内伤冷物，或损动胃气，遂成阴证。复投巴豆之类，胸膈愈不快，或吐而利，经一二日，遂致不救，盖不知寒中太阴脾之经也。

右膈不快，不可用食药，下之则成痞。

海藏云：阴证胸膈不快此无病形也。若投巴豆之药，即取有形也病。故轻则转痞，重则成劳，尤重则一二日遂成不救也。故《活人》本经云：丸子巴豆，乃攻食积耳。

问万一饮食不节，胸膈不快，寒中阴经，何法以治？

答曰：急则理中汤加青陈皮。锉如麻豆小，服一二剂胸膈即快，枳实理中丸、五积散尤良。

五积散一句是兼表也。或元有表证，或自内而之外传至极高之分，则宜是药。若无表则不宜用此也，用理中法足矣。

问脉微细欲吐不吐心烦但欲寐六七日自利而渴者何也。

此名少阴也。少阴之为病，欲吐不吐，心烦但欲寐。六七日自利而渴者，虚也。故引水自救，若小便色白者，少阴病形悉具矣。小便色白者，以下焦虚有寒，不能制水，故令色白也。四逆汤主之。

举阳证　少阴证，口燥舌干而渴者，须急下之，不可缓也，宜大承气汤主之。

若脉沉而迟者，须温之，四逆汤主之。盖以口燥舌干而渴者，知其热，脉沉而迟者，别其寒也。

少阴病属肾，古人谓之肾伤寒也。肾伤寒，口燥舌干而渴。固当急下。大抵肾伤寒亦多表里无热，但若烦惯默而极不欲见光明，有时腹痛，其脉沉细，旧用四逆汤。古人恐其热不敢遽用，云肾病而体犹有热者，可服黄连龙骨汤，若已十余日下利水止，手足微冷，乃无热候，可服增损四顺散。

上此一条，虽有肾病而体犹有热一句，亦当以久暂察之。不可乍见便以为身热也。

不用四逆用黄连，及手足冷却用四顺，亦不甚的当。

举阳证　少阴病，若恶寒而倦，时时自烦，不欲厚衣者，大柴胡下之。少阴病，始得之，反发热，脉沉者，麻黄附子细辛汤微汗之。少阴病，得之二三日，常见少阴无阳证者，亦须微发汗，宜麻黄附子甘草汤。此学者不可不知也。

问身微热，烦躁面赤，脉沉而微者何也？

此名阴证似阳也。阴发躁，热发厥，物极则反也。大率以脉别之为准，诸数为热，诸迟为寒，无如此最为验也。

上此一句，可以为世法。

假令身体微热，烦躁面赤，其脉沉而微者，皆阴证也。身微热者，里寒故也；烦躁者，阴盛故也，面戴阳者，下虚故也。治者不看，脉以虚阳烦躁，误以为实热，反与凉药，则气消成大病矣。《外台秘要》云：阴盛发躁，欲坐井中，宜以热药治之。仲景少阴证面赤者，四逆加葱白主之。

上外热内寒烦躁，不可用凉药。

问身冷脉细沉疾烦躁而不饮水者何也？

此名阴盛格阳也。伤寒阴盛格阳者，病人身冷，脉细沉疾，烦躁而不饮者是也。若欲引饮者，非也。不欲饮水者，宜服霹雳散，须臾躁止得睡，汗出即差。此药通散寒气，然后热气上行，汗出乃愈。火焰散、丹砂丸并主之。

问身体重少气，阴肿入里，腹内绞痛，热上冲胸，头重不欲举，眼中生花，妇人则里急，腰胯连腹内痛者何也？

此名阴阳易也。伤寒病新瘥，阴阳气未和，因合房室，则令人阴肿入腹绞痛，妇人则里急腰胯连腹痛，名为阴阳易也。其男子病，新瘥未平复，而妇人与之交接得病，名曰阳易。其妇人病，新瘥未平复，男子与之交接得病，名曰阴易。若二男二女并不相易，所以呼为易者，阴阳相感动甚，毒疫着人如换易然。其病状身体热冲胸，头重不能举，眼中生花，四肢拘急，小腹绞痛，手足拳，则皆死。其亦有不即死者，病若小腹里急，热上冲胸，头重不欲举，百节解离，经脉缓弱，血气虚，骨髓竭，便翕翕气力转小，著床而不若摇动，起止仰人，或引岁月不死。烧裈散、獖鼠粪汤、竹皮汤、干姜汤、青竹茹汤、当归白术汤，可选用之。

《孙兆口诀》治阴盛格阳伤寒，其人必躁热不欲饮水者，宜服霹雳散。

附子一枚。烧灰存性，为末，蜜水调下为一服而愈。此逼散寒气，然后热气上行而汗出乃愈。

阴毒甘草汤

治伤寒时气，初得病一二日便结成阴毒，或服药后六七日已上，至十日变成阴毒，身重背强，腹中绞痛，咽喉不利，毒气攻心，心下坚强，气短不得息，呕逆，唇青面黑，四肢厥冷，其脉沉细而疾。仲景云：阴毒三候，身如被杖，咽喉痛，五六日可治，至七日不可治也。

甘草炙 升麻 当归各二分 雄黄一分 蜀椒一分，去目 龟甲一两，醋炙 桂枝二分

上咬咀，每服五钱，水一盏半煎至八分，去滓服。如人行地五里须臾进一服，温覆取汗，毒当从汗出，汗出即愈。若未作再服。

上此一条举仲景言至七日不可治。有别说。

问《活人》阴毒甘草汤，举仲景云阴毒三候六五日可治，至七日不可治者何也？

答曰：假令内伤冷物，中焦不和，或显少阴或显厥阴二脉无定，内阴之极，阳气逆而上行，至阳明则多错语，至太阳头复微痛，至少阳寒热间作，即非少阳外感正病也。然此经虽有寒热，其实脾先受之，卯西之间，土居其中，是通胆肺. 故如是也。内阳之外，至此欲竭，所以至七日不可治也。阴证舌缩者，知心火绝也，则神去矣。又云失神者亡，发阳证舌缩者，知少阴无水也。外感传六经，当先表而后下内感传三阳则止。治三阴药内增损加减，不复再用凉药也。内阳之外，不必次第传遍三阳，但至一经却便至极高之分，所以七日不可治也。总六经俱尽之意，所以不必次第传遍三阳也。

海藏云：惟附子散明注阴毒唇青面黑，正阳散明注阴毒面青舌黑，二证别无伏阳，故药味皆温热辛甘而无苦寒也。

附子散

治阴毒寒伤，唇青面黑。身背强，四肢冷。

附子三分，炮裂去皮脐 桂心半两 当归半两，锉，炒 半夏一分，姜制 干姜一分，炮 白术半两

上为细末，每服二三钱，水一中盏，生姜半钱，煎至六分，去滓，不计时候热服。衣覆取汗，如人行地十里，未汗再服。

正阳散

治阴毒伤寒，面青张口气出，心下硬，身不热，只额上有汗，烦渴不止，舌黑多睡，四肢俱冷。

附子一枚，炮裂去皮脐　皂荚一挺，醋炙去皮弦子　干姜一分　甘草一分，炙　麝香一钱，另研

上细末，每服一钱，水一中盏煎至五分，不计时候，和滓热服。

霹雳散

治阴盛格阳，烦躁不饮水。

附子一枚，半两者，炮热取出，用冷灰焙之，细研，入真腊茶一大钱，和匀分作二服，水一盏煎至六分，临熟入蜜半匙，放温或冷服之。须臾躁止得睡，汗出即瘥。

火焰散

治伤寒恶候。

舶上硫黄　附子去皮，生用　新腊茶各一两

上为细末，先将好酒一升调药，分大新碗口中，于火上摊荡，令干，合于瓦上，每一碗下烧艾熟一拳大，以瓦起无令火著，直至烟尽，冷即刮取，却细研，入瓷合盛，每服二钱，酒一盏共煎七分，有火焰起勿讶。伤寒阴毒者，四肢冷，脉沉细，或吐或泻，五心躁烦，胸中结硬，或转作伏阳在内，汤水不下，或无脉，先吃一服，如吐却更进一服，服后心中热，其病已瘥。下至脏腑中表未解者，浑身壮热，脉气洪大，宜用发表药。或表解者，更不发热，便得眠睡，浑身有汗，方可用下胸膈行脏腑药。渐用调和脾胃，补治元气汤散。如服此药三二服不应者，不可治也。

海藏云：表后既解，不发热，得睡身有汗，方可用下脏腑药，此一句利害非轻。

若稍少有痞结，亦当求脉之虚实而下膈行脏腑。脉实则可，脉虚只宜和脾胃补元气。下文云二药不应，犹不可治，可以妄下行脏腑乎？用者宜详。

仲景伤寒脉浮，自汗出，小便数，心烦微寒，脚挛急，与桂枝汤欲攻表误也。得之便厥，咽中干，燥烦吐逆，作甘草干姜汤与之，以复其阳。若厥愈足温者，更作芍药甘草汤与之，其脚即伸。若胃气不和，谵语者，少与调胃承气汤。

上此一条，先温后下，不可轻用，内别有消息。

丹砂丸

治伤寒阴阳二毒相伏，危恶形证。

舶上硫黄　水银　太阴石　太阳石　元精石各一两　硝石半两

上件药末，先用无油铫子以文武火炒，下诸药末令匀如灰色，研细如粉面，生姜自然汁浸蒸饼，丸绿豆大，每服五丸，龙脑、牛黄、生姜、蜜水下，压躁也。若阳毒，枣汤下。阴毒，桂汤下。慎不得于屋底炒。

海藏云：此丸为阴阳二毒相伏匿，故用脑子、牛黄、蜜水调下。若明见只是阴证，别无伏阳，不宜用此下之。若有伏阳，当以仲景翕奄沉脉法责之。在许学士破阴丹条下。叔和云：短脉阴中有伏阳。

肉桂散

治伤寒服冷药过度，心腹胀满，四肢逆冷。昏沉不识人，变为阴毒恶证。

肉桂三分　赤芍药一两　陈皮一两　前胡一两　附子一两，炮　当归一两　白术三分　吴茱萸半两，洗炒　木香三分　厚朴三分，制　良姜三分　人参一两

上粗末，每服五钱。水一中盏，枣三

枚，煎至六分，去滓，不拘时候稍热服，

上此一条，以其先是阳证，为服凉药过多变为阴毒，故内有前胡一味，知少阳不止，乃用药之过也。与泻心汤加附子相似。

回阳丹

治阴毒伤寒.面青，手足逆冷，心腹气胀，脉沉细。

硫黄半两，研　木香半两　荜澄茄半两　附子半两，制　干姜一分　干蝎半两，炒　吴茱萸半两，汤洗炒

上细末，酒煮糊为丸桐子大，每服三十丸，生姜汤下，频服。复以热酒一盏投之，以衣盖取汗。

返阴丹

治阴毒伤寒，心神烦躁，头痛，四肢逆冷。

硫黄三两　太阴玄精石　消石各二两　附子半两，炮　干姜半两　桂心半两

上件药，用生铁铫铺玄精石末一半，次铺消石一半，中间下硫黄末，著消石盖硫黄，都以玄精盖上讫，用小盏合著以三斤炭末烧令得所，勿令烟出直，俟冷取出，细研如面。后三味捣罗为末，与前药同研令匀，软饭和丸桐子大，每服十五丸，艾汤下，频服，汗出为度。重则加三十丸。此方甚验，喘促吐逆者，入口便止。

上此一条与丹砂丸中药味相似，当从阴阳二毒相伏匿法用之。

天雄散

治阴毒伤寒，身重背强，腹中疞痛，咽喉不利，毒气攻心。心下坚强，短气呕逆，唇青面黑，四肢厥逆，其脉沉细而疾。

天雄一两，炮去皮脐　麻黄半两，去根节　当归半两　白术半两　半夏半两，洗　肉桂一

两　川椒一分，去目炒　生姜二钱　厚朴一两，去皮姜制　陈皮一钱，去白

上粗末，每服五钱，水一盏，入生姜半钱、枣三枚，煎至五分，去滓，无时稍热服。如人行十里未汗，再服。

白术散

治阴毒伤寒，心问烦躁，四肢逆冷。

川乌头一两，炮去皮脐　桔梗一两　附子一两，炮　白术一两　细辛一两，去苗　干姜半两，炮

上细末，每服一钱，水一中盏，煎至六分，稍热服和滓，无时。

海藏云：仲景白通汤、通脉四逆汤用猪胆汁苦寒，人溺咸寒。成无己云：所以去格拒之寒也。孙兆霹雳散用蜜水，《活人》霹雳散、火焰散用腊茶，返阴丹用消石，许学士正元散用大黄，此数法与白通汤、通脉四逆汤用猪胆汁、人溺同意，皆所以去格拒之寒气也。以上诸热药等，或用麻黄，或用升麻，或用前胡，皆所以随经而用之也。明汤液善加减者，要当识此。

许学士阴脉例

始得阴毒候　阴毒本因肾气虚寒，因欲事，或食冷物而后伤风，内既伏阴，外又伤寒，或先感外寒而后伏阴，内外皆阴，则阳气不守，遂发头痛腰重，眼睛疼，身体倦怠，而甚热，四肢厥逆冷，额上及手背冷汗不止，或多烦渴，精神恍惚，如有所失，三二日间或可起行，不甚觉重，诊之六脉沉细而疾，尺部短小，寸口或大（六脉俱浮大，或沉取之大而不甚疾者，非阴证也）。若服凉药，则渴转甚，躁转急，有此病证者，急服还阳退阴之药即安。惟补虚和气而已，宜服正元散、退阴散、五

胜散。阴证不宜发汗，如气正脉大身热而未瘥，用药发汗无妨。

阴毒渐深候 或寸口小而尺脉微大，亦同积阴感于下则微阳消于上，故其候沉重，四肢逆冷，腹痛转甚，或咽喉不利，或心下胀满结硬躁渴，虚汗不止，或时狂言，爪甲面色青黑，六脉沉细而一息七至以来，有此证者，速宜于气海或关元二穴灸三二百壮，以手足和暖为效。仍服金液丹、来复丹、玉女散、还阳散、退阴散之类，随证选用之。

阴毒沉困候 沉困之候与前渐深之候皆同，而更加困重，六脉附骨取之方有，按之即无，一息八至以上，或不可数。至此则药饵难为攻矣。但于脐中灼艾半枣大三二百壮以来，手足不和暖不可治也。偶复和暖，则以硫黄及热药助之。若阴气散阳气来，渐减热药而和治之以取瘥也。

正元散

治伤寒始觉，始吹冻著四肢头目，百节疼痛。急煎此服，如人行五里再服，或连三服，汗出立瘥。若患阴毒伤寒，入退阴散半钱同煎。或伤冷伤食，头昏气满，及心腹诸疾，服之无有不效。

麻黄 陈皮 大黄 甘草 干姜 肉桂 白芍药 附子 半夏 吴茱萸以上皆可制者制之，各等份

上麻黄加一半，茱萸减一半，同为末，每服一大钱，水一盏，生姜五片、枣一枚，煎至七分，热呷。出汗以衣被覆盖，汗出候干，解去衣。如是阴毒，不可用麻黄出汗。

元阳丹

乌头 干姜等份

并生用。酒面糊丸桐子大，每服用十丸，生姜汤下，食前。治气痛，亦治阴毒。

退阴散

治阴毒伤寒，手足逆冷，脉沉细，头痛腰重。

连三服，小有伤冷，每服一字，入正元散同煎，入盐一捻。阴毒证咳逆，煎汤细细热呷之便止。

川乌头 干姜等份

上为粗末，炒令转色，放冷为细末，每服一钱，水一盏，盐一捻。煎半盏，去滓温服。

五胜散

治伤寒头痛壮热，骨节疼痛，昏沉困倦，咳嗽鼻塞，不思饮食，兼治伤寒夹冷气慢阴毒。

甘草 五味子 石膏各一两 干姜三两半 白术一两半

上为末，每服二钱，水一盏，入盐少许，煎七分，通口服。如冷气相夹，入姜枣煎。若治阴毒，入艾叶少许同煎。

玉女散

治阴毒气攻上腹痛，四肢逆冷恶候。

川乌头去皮脐，冷水浸七日后薄切，曝干，纸袋盛。遇有患者，取为细末一大钱，盐一小钱，水一盏半煎至七分，通口服。压下阴毒，所便后如猪血相似。未已，良久再服之。

运阳散

治阴毒面色青，四肢逆冷，心躁腹痛。

硫黄为末

上用新汲水调二钱，良久或寒一起，或热一起便看紧慢，汗出瘥。

辨少阴紧脉证

有人患伤寒六七日，心烦昏睡多吐，

小便白色自汗。予诊之寸口尺中俱紧，予曰：寒中少阴之经是以脉紧。仲景云：病人脉紧而汗出者，亡阳也，属少阴，法当咽痛而复下利。盖谓此也。或曰：脉紧属七表，仲景紧脉属少阴，紧脉属阳邪属阴邪？予曰：仲景脉寸口俱紧者，清邪中于上焦，浊邪中于下焦。又云：阴阳俱紧者，口中气出，唇口干燥，蜷卧足冷，鼻中涕出，舌上滑苔，勿妄治也。又云：紧则为寒。又云：诸紧为寒。又云：或难曰：紧脉从何而来？师曰：假令已汗若吐以肺里寒，故令脉紧。假令咳坐饮冷水，故令脉紧。假令下利胃虚，故令脉紧。又曰：寸口脉微尺脉微，尺脉紧其人虚损多汗。由是观之，则是寒邪之气入人经络所致，皆虚寒之脉也。其在阳经则浮而紧，在阴经则沉而紧，故仲景云：浮紧者名为伤寒。又曰：阳明脉浮而紧者，必潮热。此在阳则浮而紧也，在阴则沉而紧。故仲景云：寸口脉微尺脉紧，至七八日自下利，脉暴微，手足反温，脉紧反出去者，此欲解也，此在阴则沉而紧也。仲景云：浮为在表，沉为在里，数为在腑，迟为在脏。欲知表里脏腑，先以浮沉迟数为定，然后兼于脉而别阴阳也。故论伤寒，当以仲景脉法为准。伤寒之必本仲景，犹兵家之必本孙吴也。舍是而之他者，是犹舍规矩而求方圆，舍律吕而正五音，可乎？

《活人》丹砂丸论阴阳二毒相伏，破阴只是伏阳一脉，阴中伏阳，脉即翕奄沉也。

破阴丹

硫黄　水银各一两　青皮　陈皮各半两，为末

上将硫黄铫子内熔，次下水银，用铁杖打匀，令无星，倾入黑茶盏内研细入末，二味匀研，用厚面糊丸桐子大，每服三十丸。如烦躁冷盐汤下，阴证冷艾汤下。

此一条与杨氏五神丹相若。

此证六脉沉不见，深按至骨则弱紧有力，头痛身温烦躁，指不皆冷，中满恶心，医多不识，学士脉曰：此阴中伏阳也。脉之当矣。学士却云：仲景无此证，非无此证也。用热药则阴邪隔绝，反生客热；用寒药则阳气销铄，愈益毒气。必须散阴导火之剂使火出水平上下升降，大汗而解。或躁扰不宁，勿惊可也。《活人》例后举前贤诸去格拒之寒，大热药中佐以人溺、胆汁、茶、蜜、盐之类，虽各随经，大抵与学士破阴导阳之意同。吾是以知仲景有此证也，但言简而意有余矣。明者当识。

有人初得病，四肢逆冷，脐下筑痛，身疼如被杖，盖阴证也，急服金液、破阴等丹，其脉遂沉而滑。沉者阴也，滑者阳也，病虽阴而见阳脉，有可生之理。仲景所谓阴病见阳脉者生也。仍灸气海、丹田百壮，手足温，阳回得汗而解。或问滑脉之状如何便有生理？予曰：仲景云翕奄沉，曰何谓也？沉为纯阴，翕为正阳，阴阳和合，故名曰滑。古人论滑脉虽云往来前却，流利展转，替替然与数相似，仲景三语而尽也。此三字极难晓会，然翕合也，言张而复合也，故曰翕为正阳。沉言忽降而下也，故曰沉为正阴。方翕而合，俄降而下。奄谓奄忽之间，仲景论滑脉可谓谛当矣。其言皆有法，故读者极难晓会。

浮大数动滑阳脉，阴病见阳生可得。
沉涩弦微弱属阴，阳病见阴终死厄，
阴阳交互最难明，轻重斟量当别白。
轻手脉微为在表，表实浮而兼有力，
但浮无力表中虚，自汗恶风常淅淅。
重手脉沉为在里，里实脉沉为亦实，
重手无力大而虚，此是里虚理审的。

风则虚浮寒牢坚，水停水蓄必沉潜，
动则为痛数为热，支饮应须脉急弦。
太过之脉为可见，不及之脉亦如然，
荣卫太甚名高章，高章相搏名曰纲。
荣卫微时名卑慄，卑慄相搏名损阳，
荣卫既和名缓迟，缓迟名沉此最良。
九种脉中辨疾证，长沙之脉妙难量，
阳结蔼蔼如车盖，阴结循竿亦象之。
阳盛则促来一止，阴盛则结缓而迟，
纵横逆顺宜审察，残贼灾怪要须知。
右手气口当主气，主血人迎在其位，
气口紧盛伤于食，人迎紧盛风邪炽。
数为在腑迟为脏，浮为在表沉为里，
脉浮而缓风伤荣，浮坚涩坚寒伤卫。
脉微大忌令人吐，欲下须防虚且细，
沉为气弱汗为难．三者须要当审记。
阳加于阴有汗证，左手沉微却应未，
趺阳胃脉定死生，太溪肾脉为根蒂。
脉来六至或七至，邪气渐深须用意，
浮大昼加病属阳，沉细夜加分阴位。
九至以上来短促，状若涌泉无入气，
更加悬绝渐无根，命绝天真当死矣。
病人三部脉调匀，大小浮沉迟速类。
此是阴阳气已和，勿药自然应有喜。
学士脉歌一篇，即仲景评辨二章也，
要当识之。

韩祗和温中例

夫伤寒病之说，始自黄帝已开其端，
主仲景方陈其条目，后世肤浅之学莫知其
数。立言者只云：病在表可发汗，病在里
可下之。或云：不可汗。或云：不可下。
即未尝有温中之说。仲景《伤寒例》云：
尺寸俱沉细，太阴受病也。尺寸俱沉，少
阴受病也。尺寸俱微缓，厥阴受病也。又
辨太阴证云：太阴病脉浮，可发汗，宜桂
枝汤。又手足温，自利不渴，宜四逆汤。
又腹满时痛，桂枝加苟药汤。辨少阴证云：
少阴证始得之，发热脉沉，麻黄细辛附子
汤。又少阴病二三日，麻黄附子甘草汤。
又少阴病身体疼痛，手足寒，骨节痛，脉
沉，附子汤。又厥阴病吐利，手足逆冷，
烦躁欲死，吴茱黄汤。又少阴病脉沉，急
温之，宜四逆汤。今举仲景论中数条，最
是治三阴病之良法。今世之用，尚有未尽
证者。愚尝校自至和初岁迄于今三十余年，
不以岁之太过不及为则。每至夏至以前，
有病伤寒人，十中七八，两手脉俱沉细数，
多是胸膈满闷，或呕逆，或气塞，或腹鸣，
或腹痛，与仲景三阴病说脉理同而证不同，
因兹不敢妄投仲景三阴药。才见脉沉及胸
膈满，便投下药下之，往往不救。尝斟酌
仲景理中丸与服之，其病势轻者即胸中便
快，其病势重者半日许满闷依然。或有病
人脉沉细迟，投仲景四逆汤温之多药力太
热，后必发烦躁。因较量此形证，今别立
方以治之，得多对证之药，不可不传焉。

上此一条，非四逆热而不当也。仲景
当汉之末，韩氏当宋之隆，时世异也。病
人但两手脉沉细数，或有力，或无力或关
脉短及力小，胸膈塞闷，气短不能相接者，
便可随脉证投温中药以治之。此一法甚活。

病人两手脉沉迟，或缓或紧，皆是胃
中寒也。若寸脉短及力小于关尺者，此阴
盛阳虚也。或胸膈塞闷，腹中胀满，身体
拘急者，手足逆冷，急宜温之。

若立春以后至清明以前，宜温中汤主
之。清明以后至芒种以前，宜橘皮汤主之。
芒种以后至立秋以前，宜七物理中丸主之。
此皆随时也。

温中汤

丁皮一两　干姜二钱　白术二钱　陈皮二

钱　丁香二钱　厚朴一两，姜制

上为末，每服二钱，水一盏，葱白三寸、荆芥五穗，煎至七分，去滓热服。三服未快，手足尚逆，呕吐，更加舶上丁皮二钱，干姜二钱炮用。

橘皮汤

陈皮一两　藿香三钱　白术二钱　葛根二钱　厚朴一两，姜制

上为末，每服二钱，水一盏，生姜一块，枣大破，同煎至七分，去滓热服。如三服未快，手足尚逆，呕吐不定，加半夏三钱、丁香枝杖半两，每服加葱白三寸煎服。

七物理中丸

白术二钱　干生姜一钱　人参三钱　桔梗三钱　葛根三钱　藿香叶二钱

上细末，炼蜜为丸弹子大，每服一丸，水一盏煎至七分，和滓热服。如三服未快，手足尚逆，呕者，加半夏二钱、干姜二钱炮。

病人两手脉沉细无力，虽三部脉力停，亦是阴气盛也。更不须候寸脉短治之。或胸胁满闷，身体拘急疼痛，手足逆冷，速宜温中药和之。

上此一条，不须候寸脉短一句，然当不若曰三部既沉，便是无寸口也。若立春以后至清明以前，宜厚朴丸主之。清明以后至芒种以前，宜白术汤主之。芒种以后至立秋以前，宜橘皮汤主之。

上此一条，李思训举和解因时一说，与韩氏相似。然汤液仲景四时之法固以备矣，以其后人不识，故韩李为是丁宁也，此亦大概耳。若应见违时，只可随应见而治之。

海藏云：仲景既言春为温病，夏为热病，长夏为大热病，随经之药，加减轻重，便为因时和解也。正治应见，便是活法。韩李因时定药是则然矣。证复违时，定药难用。若用定药，却是不因时也。假令立春、清明、芒种、立秋，即岁之主气也，定时也。若岁之客气司天在泉，太过不及，胜复淫至而不至，未至而至，岂可定时为则邪？主气为病则只论主气，客气为病则只论客气，主客相胜，上下相召，有万不同之变，人之禀受虚实亦犹是也。以此言之，则仲景大经之言尽矣，但患世之医者不知耳。此亚圣言简而意有余也，后之贤者辞多而意少，务救一时之弊云，此韩李为是因时一说也。是说也，又为庸医执方疗病者设，非敢为仲景别立一法也。噫！二公虽不足为汉之仲景，亦足以为今之仲景也。

厚朴丸

当归半两　丁香枝杖半两　厚朴一两，姜制　细辛一钱　人参三钱　甘草半两，炙　干姜半两，炮

上为末，炼蜜为丸弹子大，每服一丸，水一盏煎至六分，和滓热服。三服后，脉尚细，及寸脉尚细无力，每服加葱白三寸同煎服。

此一条言寸脉小者，阳不及九天也，加葱以通经。

白术汤

白术　半夏　当归　厚朴　制干生姜以上各半两　丁香三钱

上为末，每服三钱，水一盏，姜一枣大打破，同煎至七分，去滓热服。三五服后，脉未有力，寸脉尚小，加细辛半两，每服加葱白三寸同煎服之。寸口小，加细辛散阴升阳。

橘皮汤

橘叶半两　藿香三钱　葛根三钱　半夏半两　厚朴姜制

上为末，每服三钱，水一盏，生姜一如枣大，同煎至七分，去滓热服。三五服后，脉尚小，手足逆冷，加细辛三钱。

病人胸膈满闷，时时呕逆，肢节疼，两胁下痛，腹中鸣，此是有停饮，宜二苓汤。

二苓汤

赤茯苓　木猪苓　白术各半两　滑石一两　通草一钱　白豆蔻一钱　丁皮三钱　陈皮二钱　桂枝半两

上为末，每服三钱，水一盏，煎至七分，去滓热服。小便未快，加瞿麦三钱。呕未止，加半夏半两。淅淅恶寒甚，每服加葱白三寸。

上此一条，举李思训调小便例同。

灰包熨法

病人服前药，胸膈不满闷者，此上焦有阳也。或药力太过，上焦有热，腹满虚鸣，时时疠痛，此是被阳药消逐得上焦阴气并入下焦也。虽是下焦积寒冷。上焦阳盛，更难投温下焦药也。当用灰包法，炭灰或桑柴灰二三升许，入好醋拌和干湿得所，铫内炒令灰热，以帛包里置脐下熨之，频换灰包，令常热，以腹不满痛为度。或初熨时病人不受者勿听，但令极熨之不住灰包可也。如灰包熨后，得下利一两行，或小便二三升，或微似有汗，此是阴气外出，或下泄也，勿疑之，病轻者乃得愈也。后出余气而解。举此为例。

病人三部脉沉，寸脉力小于关尺，此为阴盛，当投温中药以消阴气。温中药者，厚朴汤、陈皮、人参、白术、藿香、当归、干姜、细辛之类是也。

海藏云：霜露山岚雨湿雾露之气与饮冷，寸口脉小，同诊一法。神术汤后举此韩氏三部脉沉，寸口小于关尺，为证一体。

病人若因服下药太过，两手脉沉细数，肢体逆冷。烦躁而渴者，此是阳气下陷入丹田。阴气厥逆满上二焦，故令人躁，此名下阴躁也。医者见病人烦躁，又不询其端由，亦不详其脉理，便用凉药治之。凉药既下，病势愈甚，至于困极不救者多矣。

病人因下之太过，两手脉沉迟细而无力，或遍身及四肢逆冷，烦躁而渴，或引饮不休，好泥水中卧者，须用性热药治之。凡投性热药，皆须冷服，何故如是？今谓病人腹中阴气太盛，若投汤剂，即阴阳相系，药下即吐，须候汤剂极冷即投之。投之不吐者，盖腹中阴气与冷饮相逢，即同气相从尔，故药下不吐也。药虽冷，久则必热，所谓始同而终异也。故醇酒冷饮，久即发热。假令投仲景四逆汤之类，一依前说。若病人不烦躁，即热药可温服之。下后躁渴，引饮不休，与伤冷只好饮冷同意。

上此一条，本是阳证下之成阴，非阳气上行而躁，乃阳气下陷而躁，即同伏阴脉也。叔和云：短脉阴中有伏阳。

海藏云：热药冷服，内有伏阳则可。若脉已虚，按之全无力，或病人索无所养，只可温服，不然阴气必不能。酝酿回阳，利害非轻。

海藏老人阴证例总论

神术汤

治内伤饮冷，外感寒邪无汗者。

苍术制，二两　防风二两　甘草炒，一两

上㕮咀，生姜水煎，加葱白三寸，治吹奶如神。一调六三钱。

太阳证，发热恶寒，脉浮而紧者，加羌活。

太阳证，脉浮紧中带弦数者，是有少阳也，加柴胡。弦为弦而有力。

太阳证，脉浮紧中带洪者，是有阳明也，加黄芩。以上三证，约量每服加二钱匕，不论三阳。妇人服者，加当归尤佳。

神术汤六气加减例

太阳寒水司天，加桂枝、羌活。

阳明燥金司天，加白芷、升麻。

少阳相火司天，加黄芩、地黄（生）。

太阴湿土司天，加白术、藁本。

少阴君火司天，加细辛、独活。

厥阴风木司天，加川芎、防风。

上神术汤六气加减法，非止为司天之气设也。至于岁之生气与月建日时同前应见者，皆当随所应见，依上例而加减之。

《日华子本草》云：滑石治乳痈，利津液。《生气通天》云：平旦人气生，日中而阳气隆，日西而阳气已虚，气门乃闭。是故暮而收拒，无扰筋骨，无见雾露，反此三时，形乃困薄。

王氏云：阳气出则出，阳气藏则藏，晚阳气衰，内行阴分，故宜收敛以拒虚邪。动筋骨则逆阳精耗，见雾露则寒湿交侵，顺此三时乃夭真久远。

扁鹊云：脉一呼一吸皆四至而涩者，邪中雾露之气。仲景云：清邪中于上焦。又云：霜降以后春分以前中雾露者，皆为伤寒。

神术加藁本汤

每服内加二钱匕，以意消息。

神术加木香汤

每服内加二钱匕，以意消息。

问病人中霜露山岚雨湿之气。头项身体不甚痛，但四肢沉困，饮食减少，或食已痞闷，寸脉隐小，与内伤饮冷相似何也？

答曰：此膏粱少有，贫素气弱之人多有之。以其内阴已伏，或空腹晨行，或语言太过，口鼻气消，阴气复加，所以成病。经云：天之邪气，感则害人五脏。虽不饮冷，寸口亦小。又云：伤于湿者，下先受之，故从内感而求其类也。仲景云：浊气中于下焦以此。

论雾露饮冷同为浊邪

经云：清邪中于上焦，浊邪中于下焦，均雾露也。故寸口小，内伤饮冷寸口亦小，雾露入腹虽不饮冷与饮冷同，内伤饮冷虽非雾露与雾露同，何哉？脉皆阴而寸口小耳。此云岐子复断浊邪中于下为饮冷同伤也。韩氏言寸口脉微而小，即不可下，则阴盛阳气不能升于九天可知矣。

白术汤

治内伤冷物，外感风邪有汗者。

白术二两　防风二两　甘草一两，炙

上㕮咀，每服称三钱，水一盏，生姜三片，同煎至七分，去滓温服，无时一口，止一二服，待二三日渐渐汗少为解。《活人》防风白术牡蛎汤当在此下。

风温证，面赤自汗，嘿嘿不欲语，但欲寐，两手脉浮而缓，或微弱。此证不宜发汗。若汗之，似令人筋惕肉𥆧，或谵言独语，或烦躁不卧，若下之，直视失溲便。若火之发狂似惊痫，一逆尚引日，再逆促命期。《活人》本方葳蕤，以有麻黄，故不敢用，宜用上白术汤主之。

头眩汗出，筋惕肉瞤者，加牡蛎。

腰背强硬者，加羌活。

舌干发渴者，加人参。

身灼热甚者，加知母。若内伤冷者不加。

体重多汗者，加黄芪。

黄芪汤

治伤寒内感拘急，三焦气虚自汗，及手足自汗，或手背偏多，或肢体振摇，腰腿沉重，面赤目红，但欲眠睡，头面壮热，两胁热甚，手足自温，两手心热，自利不渴，大便或难，或如常度，或口干咽燥，或渴欲饮汤，不欲饮水，或少欲饮水，呕哕间作，或心下满闷，腹中疼痛，或时喜笑，或时悲哭，或时太息（去声），或语言错乱，失志，世疑作谵语狂言者非也，神不守室耳。始得病，寤寐之间。或恐或悸，头项不甚痛，行步只如旧，阴气盛阳气走也。两手脉浮沉不一，或左右往来无定，便有沉涩弱弦微五种阴脉形状，举按全无力，浮之损小，沉之亦损小，皆阴脉也。宜先缓而后急，缓宜黄芪汤。

人参　黄芪味甘者　白茯苓　白术　白芍药以上各一两　甘草七钱半，炒

呕吐者加藿香半两、生姜半两，如无，干者代之。

上㕮咀，生姜水煎，量证大小加减多少用之可也。如大便结者，宜调中丸主之。

调中丸

白术　白茯苓去皮　干生姜　人参　甘草炙

上等份，为极细末，炼蜜丸，每两作十丸或五丸，每服一二丸，水少许煎服之。

问三四日后渐重必躁乱不宁者何也？

经云：阳盛则发厥，阴盛则发躁，物极则反也。《外台秘要》云：阴盛发躁，名曰阴躁，欲坐井中。然阴躁一证，汗下后多有之。仲景云：汗下后仍不解，烦躁者，茯苓四逆汤主之。内感阴证饮冷，胃寒而躁者，与汗下后烦躁同。厥阴热上冲胸而发躁者，火独炎上故也。

若病重急治者，宜黄芪汤内每服加干姜重一钱，与仲景理中汤同意。大便结者，理中丸主之。

理中丸

人参　白术　甘草炙　干姜炮，恐热以干生姜代之

上等份，炼蜜丸，每两作五丸，白汤化下。水煎服之亦得。缓后失治急也。尤急者，若无汗，宜附子干姜甘草汤；若自汗者，宜附子白术甘草汤。量脉证可宜四逆汤、真武汤、通脉四逆汤等，宜选用治之。至于用附子不得已也。若身与四肢俱热不至于凉，或厥逆，不宜用附子。故理中有四顺、理中汤丸之名。四顺者，手足自温，不厥逆是也。

急则失治，尤急也。

论阴证躁不躁死生二脉

阴证阳从内消，服温热药，烦躁极甚，发渴欲饮，是将汗也。人不识此，反以为热，误矣。热上冲胸，服温热药，烦躁少宁，反不欲饮，中得和也。人若识此，续汤不已愈矣。一则始病不躁，药而躁，脉当浮之实大，阳气充也，手足温和则生。若浮之损小，阳气走也，手足厥逆则死。一则始病躁，药而不躁，脉沉之实大，阳气回也，手足温和则生。沉之损小，阳气消也，手足厥逆则死。二证服温热药，阳气不能充与不能回者，经云责其无火也。

问下之而其脉反大者何也？

答云：下之而脉小者，理所当然，小犹可生，生之则易。仲景云：下之而脉反大者虚也，阳将走而变。医若不识而复下之，则气消而成大阴矣。亦有阴躁发热不止，大渴欲饮冷，热上冲胸，火独炎上，亦将尽也。以阴遍身皆寒，惟存胸中火，阴独持权不相管辖迫而至此，与下之而脉大同意。下之脉大，别不见热处，阴躁发热，但脉小耳。一则见脉不见证，一则见证不见脉。又经云：下利脉大者虚也，以其强下之故也。设脉浮革固卤肠鸣者，属当归四逆汤。革为寒，寒虚相搏则肠鸣。

发汗病不解，反恶寒者，虚故也，芍药甘草附子汤主之，发汗若下之，病仍不解，反烦躁，茯苓四逆汤主之。汗下后，白日烦躁不得眠，夜而安静，不呕不渴，无表证，脉沉微，身无大热者，干姜附子汤主之。

举古人论阴证辨

若病在少阴，则有面赤默默不欲语，但欲寐，或四肢厥逆，或身表如冰石，脉沉细。

若病在厥阴，则四肢厥逆，爪甲青，面黧目黑色，或甘汗不止，脉沉弦无力。

若病阴毒证，身表如冰石，四肢厥逆，体如被杖，脉沉细而微，或六至，以至八至九至十至而不可数，此等阴证，易为明辨。

惟太阴一证，手足自温，自利不渴，尺寸脉俱沉而弱，仲景云：宜温之，重则四逆汤。若脉浮者，桂枝汤。惟此一证，与内感外阳内阴相似，外阳内阴者，即前黄芪、理中等汤，调中、理中等丸所治者是也。此等阴证，非古人不言，仲景评脉，首言大浮数动滑，此名阳也。沉涩弱弦微，此名阴也。非止为外感设，内感之理在其中矣。又云：阳涩而阴弦，腹中急痛者，小建中汤主之，则内外所感明矣。至如所言阴病见阳脉者生，阳病见阴脉者死，此一句即圣人大概之言也。以其阳病见阴脉，故有外阳内阴者，与阳药俱得其生矣。药当从温，不可遽热，黄芪汤之类是也。

右此一条，说古人不尽之意。

论元阳中脱有内外

或有人饮冷内伤，一身之阳便从内消，身表凉，四肢冷，脉沉细，是谓阴证，则易知之。若从外走身表热，四肢温，头重不欲举，脉浮弦，按之全无力，医者不察，便与表药双解等，复使汗出，三焦之气绝，以此杀人者多矣。或自服蜜茶及沐浴，盖覆强令汗出，以致变证不救；如此自杀者亦多矣。身冷脉沉，服调中药，阳自内之外，身体温和而愈。脉浮弦细者，服调中药，阳从内生唤入外热，复得脉平温和而愈。此证不可不察也。故仲景云：太阳病发热恶寒，热多寒少，脉微弱者，此无阳也，不可发汗。

上此一条，双解、蜜茶、沐浴，阴证皆不可用。

又经云：脉濡而紧，濡则胃气微，紧则荣中寒。阳微卫中风，发热而恶寒，荣紧卫气冷，微呕心内烦。医为有大热，解肌又发汗，亡阳虚烦躁，心下苦痞坚，表里俱虚渴，卒起而头眩，客热在皮肤，怅怏不得眠，不知胃气冷，紧寒在关元。

上此仲景濡紧二脉，即外热内寒证也。

论宜灸不宜灸并汤沐四肢法

古人谓少阴、厥阴、阴毒三证，则宜

灸，或用葱熨等法，皆为身表凉故也。若阴气在内，阳气在外，身表壮热，手足大温，或热不等，则不宜灸之。若遇前三证，用热醋炒麸注布袋中，脐下熏蒸熨极妙。又云三阴证，陷骨歧骨间三五七壮灸，足温生。

《活人》阴证诸药不效，并汤水不下，身冷脉绝，气息短，不知人，用葱熨法，本为上热下寒也。二法虽妙，莫若用上醋拌麸炒热注布袋中，脐下熏蒸，比上二法尤速。若更以葱白煎浆作汽，以沐四肢，亦可。若病人服药后欲作汗时，用汤沐以接四肢阳气尤佳。

外接法

干姜二，炮为细末，石决明一，另研细，称拌匀。每用二三钱匕，手心中以津唾调如泥，以手奄其阴，至暖汗出为度。以牡蛎代决明亦可。牡蛎烧粉用。

一法：丁香、荜茇、干姜、牡蛎。

一法：治水癫偏大，上下不定，疼痛不止。牡蛎不以少多，盐泥固济，炭三斤煅令火尽，冷取二两。干姜一两，炮为细末，二味和匀，冷水调得所，涂病处，小便大利即愈。

脐下六穴

神阙一穴，脐中。禁针，刺之令人出恶汁不止。

阴交一穴，脐下一寸。

气海一穴，一名字央，阴交下五分。

石门一穴，脐下二寸，三焦之募。女子禁灸，恐绝产也。

关元一穴，脐下三寸，小肠之募。为下纪三阴任脉会。

中极一穴，脐下四寸，为气原。

论谵言妄语有阴阳

举阳证，《活人》云：发躁狂走妄言，面赤咽痛，身斑斑若锦文，或下利黄赤，为阳毒者，以其脉洪大而实，或滑或促，故用酸苦之药治之。

成无己云：有汗出谵语，有下利谵语，有下血谵语。有热入血室谵语，有三阳合病而谵语，有过经不解而谵语，皆阳证也。惟有发汗过多，亡阳谵语者，不可下，柴胡桂枝汤主之。此外感汗多亡阳谵语也。

海藏云：有内感伤冷，语言错乱，世疑作谵语者，神不守舍也。止是阴证，此特脉虚而不实耳。

《内经》云：谵妄悲笑，皆属于热。《难经》谓面赤喜笑烦心亦属于热。大抵此等证脉皆洪实，按之有力。若此等证脉按之无力，即阴气内充，阳气外游于皮肤之间，是无根之火也。阳气及心火入于皮肤之间，肺主皮毛，故有谵妄悲笑及面赤喜笑烦心之证，岂特是哉！所有胸背两手斑出者，有唾血丝者，有鼻中微衄者，不当作阳证，当作阴证治之。故《活人》辨证不取诸于他而独取诸脉，无如此最为验也。其言可谓尽善矣，可谓尽美矣。

《本草》云：干姜止唾血，硫黄治衄血。孙真人用桂心治唾血。

论下血如豚肝

下血如豚肝者，饮冷太极，脾胃过寒，肺气又寒，心包凝泣，其毒浸渗，入于胃中，亦注肠下。所以便血如豚肝，非若热极妄行下血而为鲜色也。此中气分而下行，故令人便血。若中气逆而上行，故令人呕血、吐血也。亦非若阳证上行而溢出鲜血也。大抵阴阳二证，上行者为呕为吐为溢，顺行者为下为便为泻，其名虽异，其实则同。

论阴阳二络

《甲乙经》云：经者所不可见者也，络者所可见者也，外之沟渠是已。然络亦有不可见者乎？曰：六腑连及五脏，是为所不可见之络也。阳络泛溢，《难经》云宜砭射之。阴络为病，何以知之？黄帝曰：邪热入于阳络则为鼻血，邪热入于阴络则为后血，以是知阴络病也。鼻血者在上，溺与后血者在下也。若吐呕者是知在中也。至于伤寒上厥下竭之证，或从耳目，或从口鼻，血俱出于上窍，然各随其脏与经也。

扁鹊云：病若谵言妄语，身常有热，脉当洪大而反手足厥逆，脉沉细而微者死也。

又云：假令心病，何以知伤寒得之？然当谵言妄语，何以言之？肺主声，故知肺邪入心为谵言妄语也。其病身热洒洒恶寒，甚则唾咳，其脉浮大而涩。

仲景云：谵言妄语身微热，脉浮大，手足温者生。逆冷脉沉细者，不过一日死矣。

又云：谵言妄语，脉涩者死。以上皆阳证得阴脉也。

又云：发汗多，重发汗者，必亡其阳，谵语脉短者死。

上此重发汗亡阳者，变阴也，又得阴脉死也。

论自汗分阴阳

成无己云：伤风自汗，汗出恶风寒者，有表也。汗出不恶风寒者，表解里未和也。有阳明发热汗出，此为热越，有阳明发热

汗多者下之。

海藏云：内感伤冷，自汗大恶风寒，汗出身凉不热者，阴证也。汗出身热得阴脉者，亦阴证也。

论手足自汗

手少阳之脉，三焦之经，起于小指次指之端，上出两指之间，循手表腕出臂外两骨之间，上贯肘云云。手背遍多者，三焦之气脱也。经云：手足濈然汗出，大便硬而谵语，下之则愈。以其热聚胃津液旁达，故手足漐漐汗出也。成无己云：寒聚于胃，有手足汗出者乎？经云：阳明中寒者，不能食，小便不利，手足濈然汗出，欲作癇瘕，即是中寒也。

海藏云：故内感阴证，有手足逆冷而自汗者，手足自温而自汗者，厥阴、太阴之异也。

上此一条，虽是三焦，四逆温和，关他二经，不可不知。

论四肢振摇

成氏责其为虚寒，欲汗之，其人必虚蒸而振，下后复汗而振者，表里俱虚也。亡血发汗则寒栗而振，气血俱虚也。有振振欲擗地者，有振振动摇，二者皆汗多亡阳，经虚不能自主持，故振也。非振栗之可比也。

经曰：若吐下后，心下逆满，气上冲胸，起则头眩，发汗则动经，身为振摇者，茯苓桂枝白术甘草汤主之。

太阳病发汗不解，其人仍发热，心下悸，头眩，身瞤动，振振欲擗地者，真武汤主之。二药皆温经益血助气之剂。

海藏云：惟好饮房室之人，真元耗散，

血气俱虚，或因劳而振，或不因劳而振，或因内感阴盛阳脱而振者，皆阴证也。

若因房室而得，便有阴阳易条中形状，头重不欲举，目暗生花，热上冲胸，少气声不出，少腹小腹痛引阴中，或阴入于里，胫寒而痛，此等阴证，四肢故多振摇。始得此病时，脉虽举按有力，不可作阳证治之。若与阴药，变寒必矣。亦不可用太热之药作阴极治之，热过则转生他证。当以补气温血之药调之，元气渐生，可得而愈。若脉已微，面色眉间变黑，唇吻不收，爪甲微青，当用热药攻之。

若经汗下，热药不可热服，当令似温，则阴气不拒。经云热因寒用，此之谓也。

上此一论，自为颇有理，可以发明古人所不言处。

论阴证始终形状杂举例

若病人面赤者，下虚也。手足振摇者，为元气无主持也。腰腿沉重者，三阴经受寒湿也。或恐或悸者，知阴寒之邪在手足少阴也。喜笑则为痴悲，怡则为惨，手少阴太阴也。头项不甚痛，行步只如旧，知寒邪之气不在经而在里也。若头项痛者，内之外逆上行而至于经矣。或已有冬伏寒邪，始得内感，便发头项痛亦无定也。或时太息者，《灵枢》云：心不足则心系急，心系急故太息以舒之，是知手少阴心火不足也。前人云去声是已。

以上初病时多有形状如此等类。

身如被杖者，阳气尽而血脉凝涩，不能荣于身也。色青黑，肾肝子母二色，真脏见也。手足蜷而卧者，四肢之阳气尽，而阴气贵收也。卧而面壁者，阴欲静也。恶闻人与语者，阴欲默也。昏昏欲寐者，元气杂绝，邪热攻肺也。或欲寐以自养及

目白睛而赤者，肺受火邪也。三四日之间或可行步，不甚觉重者，阳犹在外也。五六日阴盛热药不能回者，阴主杀而暴绝，非若阳气徘徊不已而欲其生生也。初病面赤胀者，下虚故也。至于死先青而后赤者，阳气不生，温令不行而就北方寒也，其逆行如此。经云阳气前绝，阴气后竭者，其人死，身色必青；阴气前绝，阳气后竭者，其人死，身色必赤。若阴阳二毒相匿，或只伏阳，此等阴证，或身半以上经汗死即不青黑者，亦有之。

厥阴有遍身青黑如花厥状何也？

答曰：阳气不能营运于四肢身表，经络遏绝，气欲行而不得行，及其得行而遽止之，故行处微紫色，不得行而止处不青则黑也，所以身如被杖，有有处有无处也。遍身俱黑，阳气全无也，故《经络论》云：寒多则凝泣，凝泣则青黑；热多则淖泽，淖泽则黄赤，此之谓也。

伤寒发厥有阴阳

夫厥者有阴有阳，初得病身热，三四日后热气渐深，大便秘结，小便黄赤，或语言谵妄而反发热者，阳厥也。初得病身不热，三四日后阳气渐消，大便软利，小便清白，或语言低微而不发热者，阴厥也。二证人多疑之，以脉皆沉故也。然阳厥而沉者，脉当有力；阴厥而沉者，脉当无力也。若阳厥爪指有时而温，若阴厥爪指时时常冷也。仲景云：伤寒三二日四五日厥者，必发热，前热者后必厥，厥深者热亦深，当下之，宜承气汤。又云：伤寒脉滑而厥者，里有热也，白虎汤主之。仲景云：伤寒下利清谷，里寒外热，手足厥而脉微微者，里有寒也，汗出而厥者同。又云：阴病下利而脉微者，里有寒也，白通汤

主之。

一法，无脉利不止，白通加猪胆汁，以其咽干而烦也。

以上病急或尤急，多有此形状等类。

论阴证发渴

举阳证，夫足少阴肾经，其直行者上贯肝膈，入肺中，系舌本，肾恶燥，故渴而引饮。经云：口燥舌干而渴，尺寸脉俱沉，则知肾受热邪为阳证也，当下之。

阴证口干舌燥，非热邪侵凌肾经也，乃嗜欲之人耗散精气，真水涸竭，元气阳中脱（坎内阳爻是也），饮食伤冷，变为枯阴，阳从内消者，或不渴，阳游于外者，必渴而欲饮也。然欲饮则饮汤而不饮水。或有饮水者，纵与不任，若不忍戒，误多饮者，变由是而生矣。此等舌干欲饮冷水抑而与之汤，及得饮汤胸中快然，其渴即解。若以渴为热汤能解之乎？不惟不能解其渴，其热从而愈甚矣。以是知为阴证也，夫何疑之有！

论阴证咳（一作吃）逆

（许学士退阴与正元同煎，以治阴证咳逆）。

夫逆病咳逆，火炎上使阴气不内也。阴气者即吸入之阴气也，阴证内寒与吸入之阴同类，当气顺下而无咳逆也。今阴证咳逆，吸入之阴不得内者，何气使然哉（举阳证）。且阳证咳逆者，胃热失下也。阴气先绝，阳气后亦将竭，火独炎上，逆出阴气而为咳逆也。阴证者，内已伏阴，阴气太甚，肾水擅权，肝气不生，胃火已病，丁火又消，所有游行相火寒邪迫而萃集于胸中，亦欲尽也。故令人发躁，大渴引饮，并去盖覆，病人独觉热，他人按执

之，身体肌肉骨髓血脉皆寒。此火即无根之火也。故用丁香、干姜之类热药温胃，其火自下，咳逆方止。非若凉膈、泻心以治阳证，自上而下泻退其火，阴气乃生。阴证咳逆从呕哕而生，胃寒呕哕不已，咳逆继之，其声快怅，连续不已，声末而作咳逆，古人云烦冤是也。烦冤者，有情不能诉，有怀不能吐，故为快怅。唯阴证阳脱而咳逆者，其状似之。阳证咳逆，内热与上热相接，咳逆止在喉中。阴证咳逆，呕从内出，或先作去声，或与去声相并而至喉中，故用温胃益肺之药主之。中既温，天五之气与残火自下，又与胃中温药相接，变而阳气生也。殆无异丧家之人遑遑无依契昔挽留故都，是反与相并立而干成其事。阴气始退，阳气渐生，脉亦从之而得以获生也。

《灵苑》治阴咳逆，**匀气散**。

川乌头尖者三个，炮制去皮脐

上为细末，每服二钱，黑豆二十一粒，糖沙鸡头入大水一盏，同煎至六分，承热细细饮之。

《本事》治阴毒吃逆。

川乌头　干姜　附子俱炮　肉桂　芍药甘草炙　半夏　吴茱萸　陈皮　大黄

上各等份为末，每服一钱，水一盏，生姜三五片，煎至七分，去浊滓，取清热呷。

论阴证发热

《活人》云：发热恶寒者太阴也。身热汗出溅溅然者阳明也。脉细头痛，呕而发热者，少阳也。

问阴证有发热者何也？

答曰：太阴厥阴皆不发热，只少阴有发热二条。仲景谓之反发热也。少阴始得

之，发热脉沉者，麻黄附子细辛汤主之。少阴病下利清谷，里寒外热，手足厥逆，脉不出者，通脉四逆汤主之。断云大抵阴证发热，终是不同，须脉沉细，或下利，手足厥。另有阴躁发热，欲坐井中一条，此例当在少阴条下。

仲景云：吐利汗出，发热恶寒，四肢拘急，手足厥逆，四逆汤主之。又云：吐利小便复利而大汗出，下利清谷，内寒外热，脉微欲绝者，四逆汤主之。病发热头痛，身体不痛疼，当救里，四逆汤主之。下利清谷，里寒外热，汗出而厥者，通脉四逆汤主之。大汗出，热不去，内拘急，四肢疼，又下利厥逆而恶寒者，四逆汤主之。

论阴证大便秘

阳阴二结，寒热不同，为躁一也。盛暑烁金，严冬凝海是也。

举阳证，经云：其脉浮而数，能食不大便者，此为实，名阳结。其脉沉而迟，不能食，身体重，大便反硬者，名曰阴结。又云：无阳阴强大便硬者，不可下，下之则清谷满腹，宜理中丸主之。叔和云：弦冷肠中结。洁古云：脉沉弦，不能食而不大便，则为阴冷结也。

论阴脉小便不通

举阳证，假令阳病者，太阳之标不解，复入于本，发热恶寒而渴，五苓散主之。是湿热在下，故令秘而不通。余证不通者，随经而治之。若阴证不通者，脉迟细浮中沉不一，阴气已盛，阳气欲绝，小便当自利而色白，反不通者，阴无以化，凝泣枯涸，如水之结冰，津液不行，故闭而不通

也，当用热药主之。阴得阳而化，津液乃行，所以便也。大不可用利小便之药利之，四逆汤加茯苓是也。与仲阳硫黄丁香豆蔻散内有滑石同意。大抵非茯苓、滑石二药利小便也，盖二味引热药下行，不入他经，为效速也。

经云：阳明中寒者，不能食，小便不利，手足然溅汗出，欲作痼瘕，即是中寒。与此同意。《内经》云：诸寒收引，皆属肾水。引而下之者，小便自利；收而闭之者，小便不通也。又经曰：肾主大小二便难，阴阳二证在其中矣。成无己云：阴阳相杂为之和，阴阳相离为之结。火亦有下收字处，以其心虚也。

仲景真武汤加减例云：小便自利者，去茯苓一味。四逆散加减法，小便不利者，加茯苓。小柴胡加减法，小便不利者，加茯苓（《活人》云：阴证腹痛，小便不利者，真武汤也）。

《活人》云：若阴证加以小便不通及阴事缩入，小腹绞痛欲死者，更以脐下二寸石门穴，大假急灸之，仍须与返阴丹、当归四逆加吴茱萸生姜汤。慎勿与寻常利小便药也。寻常利小便药多用冷滑之剂，此是阴毒气在小腹所致也当知。

仲景风湿相搏，骨节疼烦，不得屈伸，近则痛转剧，汗出短气，小便，不便恶风不欲去衣，或身肿者，甘草附子汤主之。

海藏云：加茯苓尤佳。发汗病不解，反恶寒者，虚也，芍药甘草附子汤主之。

海藏云：加大黄芪尤佳。若腹痛者，尤宜此汤。仲景云：阳明中寒者，不能食，小便不利，手足溅然汗出，欲作痼瘕，即是中寒也。

论阴证小便赤

举阳证，伤寒外感，四肢微厥，邪热入里，大便燥，小便赤而涩少，是谓热也。惟阴证内感，阳走于外，虚热在皮毛之间，肺气受邪，下输于膀胱，故令小便如灰汁，兼胃虚不能食，戊与癸合，虚邪所化，赤如灰汁，色虽如此，但溺时或剂茎中不涩而快利也。

论后出余气而解

病人服温热之药时有下气者，知阴气出也。韩氏治下焦寒，用灰包熨法得下利一两行，小便一两次，及少有汗，阴气出而下泄，知其为必解也。予以是知服调中理中及诸附子等药后，时有下气者，阴化而出即为解。若遇外阳内阴之证，身表四肢尽热，语言错乱，疑作谵语阳证者，当去盖覆，令胸臆两手微露见风，以手按执之，久之肌肉骨间不热者，即非阳证，真阴证也。

上此一条后辨谵语形状。

论狂言若有所失

恍惚狂言，若有所遗，妄闻妄见，意有所期，及从而叩，或忘或知，神去而溃，命将何依。世人不识，反作热疾，以脉别之，自然不疑。故经曰：数问其情，以从其意，得神者生，失神者亡，正谓是也。

问内感阴证，有汗而解，有无汗而解者何也？

答曰：有汗而解者，或壮年津液尚全，或温之早而得治，或传不逆而顺经，或素得养而强本，所以俱汗而解也。无汗而解者，或老年血气俱衰，或温之迟而失治，或经过期而不传，或素无养而亏本，所以俱无汗而解也。有汗而解者，间有所遗，无汗而解者，邪岂能尽。故神痴而弱，不能复旧，须待饮食渐增，因食微润，然后定其中外，各守其乡，医者不可不知。

《衍义》曰：太阴元精石合他药，涂大风疾，别有法。阴证伤寒，指甲面色青黑，六脉沉细而疾，心下胀满结硬。躁渴，虚汗不止，或时狂言，四肢逆冷，咽喉不利，腹疼痛，亦须佐他药兼之。《图经本草》已有法，惟出解州者良。

古方不用，今《活人伤寒》其著者，治伤寒三日，头痛壮热，四肢不利，正阳丹。

太阴元精石　消石　硫黄各二两　硇砂一两

四物都细研，入瓦瓶子固济，以火半斤于瓶子周一寸协之，约近半日，令药青紫色，住火待冷取出，用腊月雪水拌匀，湿入瓷瓶子中，屋后北阴下阴干，又入地埋二七日，取出细研，以面糊为丸鸡头实大。先用热水浴后，以艾汤研下一丸，以衣盖取汗出为瘥。

论脉次第

外感者，先太阳，次阳明，次少阳，次太阴，次少阴，次厥阴。内感者，先三阴而无定，次少阳，次阳明，次太阳。为极高之分。

阳从内消，从右手脉先陷，左手浮，右手沉。

阳从外走，从左手脉先陷，右手浮，左手沉。

其脉或有不然者，阴阳之变易无定也。许学士云：阴阳交互最明正坐此耳。

阳脉沉而滑，若浮者，欲升而汗也。

阴脉沉而细,本体也。

若浮而有力者,阳气生也。

若浮而无力者,阳气走也。

若浮若沉,或有力或无力,阴阳交争而未定也。惟外热内寒者,多有此脉。

用附子法

古人用附子,不得已也,皆为身凉脉沉细而用之。若里寒身表大热者,不宜用,以其附子味辛,热能行诸经而不止。身尚热,但用干姜之类,以其味苦能止而不行。只是温中一法,若身热消而变凉,内外俱寒,姜附合而并进,温中行经,阳气俱生,内外而得,可保康宁,此之谓也。若身热便用附子,切恐转生他证,昏冒不止。可慎可慎。

论阴阴易分热寒

阴阳各相易证,仲景止用烧裈散,言至简而意至有余也。故朱奉议立阴阳易证为二条,后人始知有寒热之别也。故热者有上烧裈散,而又有竹皮茹汤。寒者有鼠鼠粪汤,而又有当归白术汤。至于枝正方、妙香丸条下,治杂病阴阳易药中有牛黄、脑麝之类,是知治热证也,岂可一涂而取哉。学者详之。

圣人立阴阳易条,虽不尽言,特举其宏纲而已。是以后之述者尽心焉尔矣可也。

海藏云:若阴阳易证,果得阴脉,当随证用之。

若脉在厥阴,当归四逆汤送下烧裈散。

若脉在少阴,通脉四逆汤送下烧裈散。

若脉在太阴,四顺理中汤送下烧裈散。

所用之药,各随其经而效为之速也宜矣。

上此一条,随经药下烧裈散所以补古人所不完处。

扁鹊云:治阴阳易伤寒,烧妇人月经衣,热水服方寸匕。仲景云:伤寒阴阳之为弱,其人身体重少气,少腹里急,或引阴中拘挛,热上冲胸,头重不欲举,眼中生花,膝胫拘急者,烧裈散主之。

烧裈散

取妇人中裈近隐处剪烧灰,以水和服方寸匕,日三服,小便即利,阴头微肿则愈。妇人病,取男子裈裆烧灰用之。

《活人》鼠鼠粪汤

疗伤寒病后,男子阴易。

韭白根一把　鼠鼠粪一十四枚

上二味,以水二升。煮取半升,去滓,再煎三沸,温温尽服。必有黏汗出为效,未汗再服。亦理诸般劳复。鼠屎两头尖者是也。

海藏云:经不言鼠鼠粪,只言牡鼠粪,两头尖,治劳复,文具鼺鼠条下。又分鼠也,并不见鼠鼠之名,晏鼠,大兽如猪,分鼠之形,以其肥亦如猪形,鼠之名,想亦出此。牡即父也,雄也。在野难得,在人家诸物中遗下两头尖者亦可用。鼠,牡豕也,子路佩鼠。

许慎云:菜一名久者,谓之韭。园人种之,岁三四割,其根不伤,冬培之,先春复生,信乎其久者也。

《易稽览图》云:政道得则阴物变阳。郑康成云:若葱变韭是也。然则葱冷而韭温可验。

《活人》治阴阳易证,鼠粪汤用韭白根,非独取其性温也。盖亦取其阴物变阳之意,述类象形,古人以至于此。

竹皮汤

疗交接劳复,卵肿腹中绞痛便绝。

竹皮青刮，一升

上一味，以水三升煮一升半，绞去滓，分服立愈。

青竹茹汤

妇人病未平复，因有所动，致热气上冲胸，手足拘急搐搦如中风状，宜青竹茹汤。

栝楼根无黄者，一两　青竹茹刮，半斤，淡竹是也

上以水二升半煮取二合，去滓，分二三服。

当归白术汤

妇人病未平复，因有所动，小腹急痛腰胯疼，四肢不住举动，无热发者，宜当归白术汤。

白术一分　当归一分　桂枝一分　附子一分　生姜半两　甘草一分　芍药一分　人参一分　黄芪一分

上锉如麻豆大，以水三升煮取一升半，去滓，通口服一盏，食顷再服，温覆微汗瘥。

海藏云：四肢不住举动振摇，即反覆皆是。

发明仲景活人

烧裈散灰性虽无寒热，只是推出阴中外来著人邪气，述类象形之法，圣人以至于此。故成无己云：烧裈散导出阴气是也。若阳脉用竹皮青竹茹汤，若阴脉用鼷鼠粪当归白术等汤，此朱公出人意表，而后之述者之不可及也。

妙香丸

辰砂飞研，九两　龙脑　腻粉研　麝香研，各三分　牛黄三钱　金箔九十个，研　巴豆三百一十五个，去皮心膜，炒热，研如面，去油

上合研匀，炼蜜出净黄蜡六两，入白沙蜜三分，同炼令匀为丸，每两作三十丸。

若男子妇人因病伤寒时疾，阴阳气，交结伏毒气，胃中喘躁，眼赤潮发不定，再经日数七八日已下至半月日未安，医所不明证候，脉息交乱者，可服一丸，或分作三丸，亦可并用龙脑腻粉，米饮调半盏已来，下此一服，每丸上用针投一眼子。如有余说，尽依《局方》法。

仲景《活人》举阴阳易证，若脉果阴，当用烧裈散下之，入三经药内调服最为的当。其余杂阴证内，但有腰膝冷痛，宜各本经药内加丁香、沉香二味，不惟腰膝得暖，抑亦沉坠峻下，入于阴部为效速也。兼二药《本经》所言治肾气，壮阳，与诸姜、桂乌、附、茱萸等药佐使相助，为效大倍，不可不知。

医书辞藻比之儒书甚不美于观览，菲若嘲风弄月之篇之畅怀也，非若礼义廉耻之典之壮志也，又非若忠节孝行之传之耸动人之奇称也，故士宦恶其技之末而不之学焉。是以世人所重者鲜，一旦抱疾，委命他人，岂其智邪况伤寒古今为一大病，阴证一节，害人为尤速。子因暇日，集此《略例》，庶几有望于好生之君子者，或有人焉读是书也，当反覆披玩，前后贯通，但云此非空谈，施于实用可也。若悟则康宁可期，昧则疾横继至，利害天壤，可不畏欤。知乎此则畅怀之乐，壮志之快，奇称之美，悉备于我，昧孰大焉。既足以却疾活命，又足以保命延年，其乐宁有涯涘哉！范文正公云：不为名相，当为名医。意亦不出此耳。七月十三日再题。

予作《阴证论》一书，其本有三，有多寡之异，焉非固如是之不同也。大抵圣贤之言，非一读而能尽，故每有所得，不

敢以前说为已定为已足而不为之增益也。故初本在河南傅梦臣辈所录则简而少；次本在吾乡寄北京时颇增三二论；自壬辰至丙申几五载，而复增随条并药后断例，前人所言本意与其所从来，或为之是，或为之小异，或又有言外不尽之机，一一具陈之，欲质之明者，则求之诸郡而不可得。但读之既笑且嘻，长叹而已。不知何日得吾东垣李先生一问之，吾之心始可以少安矣。吾之所以书此者，犹恐其未尽前人之意耳。丙申秋二十有一日再题。

海藏治验录

外阳内阴

脾印将军完颜公之子小将军病伤寒六七日，寒热间作，腕后有斑三五点，鼻中微血出，医以白虎汤、柴胡等药治之不愈。及余诊之，两手脉沉涩，胸膈间及四肢按执之殊无大热，此内寒也。问其故，因暑热卧殿角之倾，先伤寒，次大渴，饮冰酪水一大碗，外感者轻，内伤者重，外从内病，俱为阴也。故先斑衄，后显内阴，寒热间作，脾亦有之，非往来少阳之寒热也。与调中汤数服而愈。

阳 狂

彰德张相公子谊夫之妻许氏，乃状元许先之之女绍明之妹也，病阳厥怒狂，发时饮食四五倍，骂詈不避亲疏，服饰临丧，或哭或歌，或以刃伤人，不言如哑，言即如狂，素不知书识字便读文选，人皆以为鬼魔。待其静诊之，六脉举按皆无，身表如水石，其发也叫呼声声愈高。余昔闻洁古老人云：《本经》言夺食则已，非不与之食，而为夺食也。当以药大下之而使不能食，为之夺食也。予用大承气汤下之得脏

垢数升，狂稍宁，待一二日复发，又下之，得便数升，其疾又宁，待一二日又发，三下之。宁如旧，但不能食，疾稍轻而不已。下之，又五七次，计大便数斗，疾缓身温脉生，至十四日，其疾愈，脉如旧，困卧三四日后起苏，饮食微进，又至十日后安得。始得病时，语言声怒非常，一身诸阳尽伏于中隐于胃，非大下之可乎？此易老夺食之意也。

上阳狂一条，本不当例阴证中。今暨阴狂证并列，其狂则一，其为寒热二也。差之毫厘，缪以千里。读者至此，其三复之。

阴 狂

宝丰阿磨堆侯君辅之县丞为亲军时饮食积寒所伤久矣，一日病其脉极沉细易辨，即阴证无疑。内寒外热，故肩背胸胁斑出十数点，语言狂乱，家人惊曰：发斑谵语，莫非热乎？余曰：非也。阳为阴逼，上入于肺，传之皮毛，故斑微出，神不守舍，故错言如狂，非谵语也。肌表虽热，以手按执，须臾冷透如水。余与姜附等药，前后数日，约二十余两后中大汗而愈。及见庭中物色，儿童鸡犬，指之曰：此正我二三日间梦中境物也。然则神不守舍信矣。愈后起行，其狂又发，张目而言曰：今我受省札为御马，群大使如何不与我庆？及诊之，脉又沉退，三四日不大便。余与理中丸，三日内约半斤，其疾痊愈。侯公之狂，非阳狂之狂，乃失神之狂，即阴也，但脉阴为验。学者当审，独取诸脉，不凭外证可也。

阴 易

宝丰侯八郎外感风，内伤冷，自服通圣散，大汗出，内外阳气俱脱，不及治而死。

其子国华又病伤寒四五日，身微斑，渴饮水。及诊之，沉弦欲绝，厥阴脉也。温药数日不已，又以姜附等药微回脉生，因渴私饮水一盂，脉复退，但见头不举，目不开，问之则犯阴易。若只与烧裈散则寒而不济矣。遂煎吴茱萸汤一大服调烧裈散连进二服，作大汗两昼止。何以然？以其至阴汗从骨髓中得温而出，所以夜汗两昼夜方止。

夜 服

宝丰弋唐臣时始冠，平日饮食嗜冷，久遂成阴证，脉迟七八至一止，二三日后脉仅三至。余亟进温热之剂数服，四五日不解，遂续夜半一服，昼三夜一，脉颇生。一夕误阙其药，明旦证遂增剧，复连进前药七日兼夜，脉生大汗而解。人问其故，余曰：人与天地同一气耳。阳病昼剧而夜宁，阴病夜剧而昼宁，各从其类而化也。今病阴极至夜尤甚，故令夜半服药。何以然？所以却类化之阴而接子后所生之阳，则阴易退而阳易生矣。此一条具见前章。

阴 血

潞州义井街北浴堂秦二母病太阴证，三日不解，后呕逆恶心，而脉不浮。文之与半硫丸二三服不止，复与黄芪建中等药，脉中得之极紧，无表里，胸中大热，发渴引饮，众皆疑为阳证，欲饮之水。余与文之争不与，又一日与姜附等药，紧脉反细沉，阳犹未生。以桂、附、姜、乌之类，酒丸，每百丸接之，二日中凡十余服，渴止脉尚沉细，以其病人身热燥烦不宁，欲作汗，不禁其热，去其衣被盖覆，体之真阳营运未全，而又见风寒，汗不能出，神愦不醒，家人衣之装束甚厚，以待其毙，但能咽物，又以前丸接之，阳脉方出，而作大汗。盖其人久好三生茶，积寒之所致

也。愈后元秘大小始得通利，翌日再下瘀血一盆如豚肝。然文之疑不能判，余教以用胃风汤加桂附，三服血止。其寒甚如此，亦世之所未尝见也，治宜详之。大抵前后证变之不同，以脉别之，最为有准，不必求诸外证也。

鼓 击 脉

子秦二又病，太阳证悉具，其脉浮效，初为阳证，经所受邪也。神术汤解之，未三日变为阴证。何以然？旺火投盛水也。以其素服三生茶及好食诸冷物，数年来脏腑积而为痼疾，一身之经皆凝寒浸渍酝酿而成太阴，脉亦从此，而变其状，非浮非沉，上下内外举按极有力，坚而不柔。非若阳脉来之有源，尺以下至宛中全无，惟三部中独见鼓击，按之触指，突出肤表，异常紧为甚，所禀元阳无，一身游行之火独萃于胸中，寒气逼之，故搏而大，有加数倍，往来不可以至数名，纵横不可以巨细状。五日后，文之与姜附等剂而复振摇，又与真武、四逆等汤，烦躁大渴不止。若更接姜附，其汗必作，其人自疑为热而益饮水，及得水稍苏，斯须脉陷沉而紧，厥逆神聩。至六日晡前后大便秘结，小便赤色而少，强溲得涓滴，时手冷至肘，足冷至膝，脉将绝而不可救。欲复与四逆等汤，恐烦躁思饮而生变。文之请曰：何法以治？余教以乌、附、姜、桂、良姜等佐以芍药，茴香之类，酒糊丸，引而下之，而使不僭。急服之百丸，昼夜相接，八九阳气从下复生，胸膈不烦躁，不思水，与温剂则微咽，大便软，屡下气，阴得以出，小便通快成剂如灰汁，脉微生。服丸至千半阳气遍体，作汗而愈。后神又不全，少气乏力，又与温中等药数服，然后良愈。非平昔饮冷肠胃积寒之久者，脉不如此之鼓击也。鼓击

者何？虽可谓大非大也，忿怒也，宜详审辨认，世罕有之。大抵此脉属紧，比紧为尤甚，故名鼓击也。仲景云：诸紧为寒。又云：脉浮而紧寒在表也，脉沉而紧寒在里也。紧似弦而非，有如牵绳之状，即为紧也，非带洪而有源也。成无己云：累累如循长竿，连连而强直也。通真子歌云：紧若牵绳转索初。海藏云；牵绳之紧，循竿之直，二者皆近于鼓击，鼓击者尤甚于二脉数倍。启玄子云：盛脉同阳四倍以上，阴之极也。

腹　痛

潞州提领姬世英，平昔好冷物凉药，自谓膏粱充肥必多热，因眼疾又并寒剂数日，遂得阴病。脉紧而无力，自胸至脐腹下大痛剧甚，凡痛则几至于毙。去岁已尝有此证，求治于宋文之，得愈。今复病，尤甚于去年。又亟命文之，文之与姜附等剂虽稍苏，痛不已，遂以文之所用方内倍芍药，令服之。予谓病者曰：良久痛当自胸中下，节次至腹，或大便得利，或后出余气，则寒毒得以出矣。后果如其言。翌日愈后，令常服神应丸，以断其积寒之根。

跋

《阴证略例》一册，元海藏老人王好古撰，以伤寒阴证较阳证尤难辨，故作专书以发明之。审证用药具有条理，前有麻草信之序。考《四库》著录海藏医书有《医垒元戎》十二卷，《此事难知》二卷，《汤液本草》三卷，独无此书，盖当时尚未出也。而明人编《东垣十书》者，亦未见此书，知为罕觏之秘笈矣。此本前有虞山钱会遵王藏书一印，又有惠定宇手定本一印，又有孙印从沾庆增氏二印，中有惠栋之印，字曰"定宇"。二印后有孙庆增家藏一印。近为吾友震泽吴君晓钲所得，真旧钞也。好古字进之，赵州人，以进士官本州教授。自金入元，少时与李杲东垣同游张元素洁古之门，而年辈较晚，其后复学于东垣，故《医垒元戎》称先师洁古老人，又称东垣李明之先生，而此书麻序但云海藏先生王君进之，家世赵人，早以通经举进士，晚独喜言，医始从东垣李明之，尽传其所学。册末自题亦云不知何日复得吾东垣李先生一问之，并不及洁古何欤？然书中首列岐伯阴阳脉例，即次以洁古老人内伤三阴例，乃次以海藏老人内伤三阴例，而伊尹、扁鹊、仲景诸例俱编于后，虽不称先师而尊师之意已隐然见于言外矣。或有譬其用药过于温热者，不知专论阴证，何可杂入阳证治法。海藏著述具存，岂但能治阴证不能治阳证者，安得以后人不辨阴阳，偏执贻误，追咎古人哉！自序题壬辰岁为金哀宗天兴元年，即蒙古太宗四年。册末自题称丙申秋，乃蒙古太宗八年，金亡已三年矣。麻序题岁癸卯，则太宗后乃马真氏称制之二年也。《医垒元戎》成于丁酉，岁在此书后一年，唯《此事难知》自序题至大元年，则上距金亡已七十余年，岂海藏享上寿至武宗时犹存耶？抑至大当是至元刊本之讹耶？并书以俟考。

同治三年岁在甲子秋七月乌程汪日桢书于上海寓舍

疡科纲要

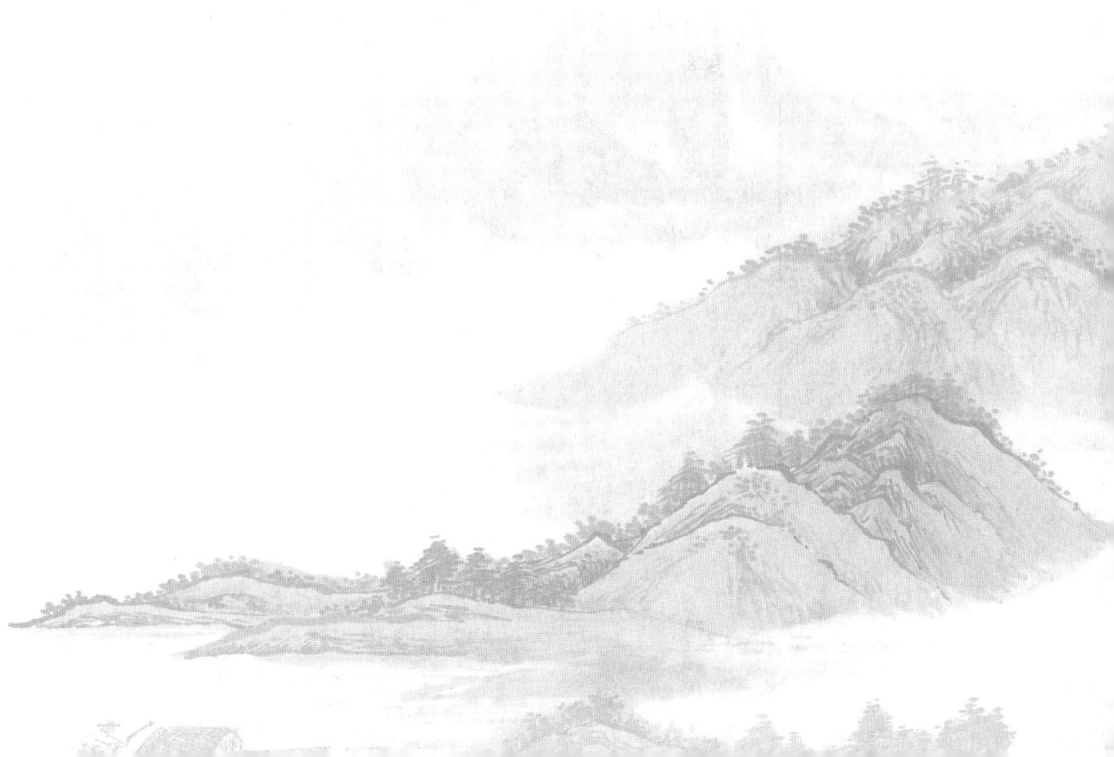

内容提要

　　疡科本是医学之一子目，与内证息息相通。《金匮》《病源》《千金》《外台》为内科学之总汇，而列痈疽疮疡诸症。可见内外二科自昔本不分途，迨至宋金以降，始有专书，要皆无确切之发明。余听鸿辑《外证医案汇编》，书虽佳妙，然偏于内证论治，未详外治方药，尚不足为学者益智粽。本书系朱阆仙先哲世传心法，经高足张寿颐编述者，内外治法悉备，于是个中秘旨尽情显露矣。

目　录

疡科纲要

嘉定张寿颐山雷甫述

绍兴裘庆元吉生校刊

第一章　总　论

第一节　纂辑大旨

疡科本是医学之一子目，晚近来高明之士大都薄此不为。而号为专科者，遂自囿于浅近，惟以剪割刀针去腐生肌为能事，似乎卑之无甚高论矣。抑知证虽外发，病本内因，固不仅大痈大疽，非通乎内科学者不能措手。即寻常疮疖，亦无不与内证息息相通，岂可专治其外而谓可有全绩。且内病外疡更多相因为患，有内外交病而为疡者，有内病变迁而为疡者，亦有内科误治而酿成外疡者，有内科兼症不知兼治而成疡者，是知有外不知有内者，固未免自安于谫陋，而知其内不知其外者，亦殊是医学之缺憾矣。寿颐尝谓汉唐以上未闻分科论治，读《金匮》《病源》《千金》《外台》等书，岂非内科学之总汇，而痈疽疮疡皆其子目之一，是内外二科并不分途之明证。迨至宋金以降，始有疡科专书，得毋小道伎俩道愈下而术愈陋乎！观夫市肆通行之外疡诸书，非不卷帙繁重，而精切合用，可以救危证而起沉疴者颇难其选。盖自有治疡之专科，而所见已小，学术已疏，宜乎多皮相而少精蕴矣。如李氏之《集方》、齐氏之《精义》、窦氏之《经

验》、王氏之《准绳》、顾氏之《大全》《金鉴》之《心法》，皆举世所奉为疡医之金科玉律者也。然按之实验，何尝有确切之发明，此外俗书更无论矣。又如脑疽、背疽固是疡门大症，其部位属于太阳寒水之经，虽外形亦或红肿焮发，而病者皆脉细舌白，于法必当温经宣托方免内陷，误投凉药危证立见。此与唐人之喜服金石药而蕴毒之发背大异。然古近各书皆仍金石发之，治法悉宗凉解，此则误尽苍生之尤者。仅见荆溪余氏听鸿辑刻青浦陈学山医案（书名《外证医案汇编》），注重内证论治，一洗外科通用套方之陋。理法精密，独得治疡正轨。惟其书仅录煎剂，未详外治药，尚不足为学者益智之粽。此外虽多传书，直如废纸。寿颐业师同邑黄墙朱阆仙先生，世以兼治外疡著名，久为东南物望，家学渊源，诚非庸俗可比，而亦非通行之外科各书能尽其奥于此。始信徐洄溪谓治疡必得秘授之说为不虚。然见症治症，亦不过理法清晰，措置合宜而已，非必有不可思议，出人意外之奇异也。寿颐又出而访之闻人，则近日珠阁陈征君之治疡亦颇与敝师门合辙，而余听鸿之持论陈学山之方案最多，心心相印，于此知至理自在人间，疡医中固有此正法眼，藏本非一家独得自秘。惜乎庸俗之治疡者，多未能明见及此。此则自安于浅近而不求精进

之过也。寿颐习之二十年，久思自吾得之，必欲自吾传之，庶乎疡医虽小道中之末伎，而亦得树之正鹄传之通人，可以起废疾而拯危疴，是一绝大快事。于是本诸师门心法而益之以半生经验，务必说尽精微，一泄此中真理，誓不以家秘自私，蹈俗人恶习。而古人持论之切中肯綮者，必并录之示，不敢墨守一家之学，致有蔑古之嫌。惟《甲乙经》所载痈疽诸名称最多，怪诞不可索解，亦复无理可求，后人以其为《灵枢》所有，以为此是医家圣经，无不因其名称特立一条而敷衍之，如甘疽井疽之属，皆不可信。而巢氏《病源》痈疽一篇，亦多奇异名词，平心论之，殊无意义可据。且亦寿颐临症二十余年所未曾一见者，则不敢徒事抄胥，肆其空议，以自欺欺人。要之，古书中亦未免有欺世之语，似不当墨守陈言如涂涂附，毋宁缺乏，免得一盲群盲相将人坑。是则寿颐务求切实有用，不欲以空言惑世之本旨也。或谓西学日昌，治疡久推独步，已几为当世之公认，又何必守此故物，敝帚自珍。颐谓新法刀圭，询称神伎，独是剖割之后，绷带包扎，止有防护肌肤之能力，未闻有外治之药，速其生长，而亦无内服良剂，助其化源。故必赖其人气血尚充，自能发育滋养，则剖割之后，方有收功之望。若在孱弱之躯，既受绝大痛苦，又且失血必多，往往不胜其任，驯至变幻者，则适以速其危耳。又西学绝少消毒退毒之法，何如守吾故步，未成可消，已成可敛，退毒围毒，拔毒止痛，去腐生新，各有分量，可以按部就班，悉收实效，而内服外敷，各有法度之利多害少乎！

第二节　论阴证阳证

疡科辨证首重阴阳，而阴阳二字，所包者广。不仅以热证为阳，寒证为阴；红肿焮起为阳，平塌坚硬为阴也。洪绪王《外科症治全生集》龈龈然以痈疽二字判分阴阳，谓高突红肿者为痈为阳证，坚块不红者为疽为阴证，世之治外科者多宗之。虽曰借此字面以示区别亦无不可，然顾其名必思其义，一字有一字之正义，必须切合字义而后名正言顺，可为后学法守。亦知痈疽二字之本义，痈者壅也，疽者止也，皆是气血壅闭遏止不行之意。本是外疡笼统之名词，无所轩轾于其间，何尝有一阴一阳之辨别，岂可自我作古，强为分派，谓古人制字当如吾意，独具见解，此土豪劣绅武断乡曲之故智大不可也。《医宗金鉴·外科心法》不问阴阳，统称痈疽，最是通论。凡古书之疡名词外，或称某痈，或称某疽，皆当认为笼统之辞，断不可误信王氏之说而执痈疽二字妄为分别。惟阴阳二证虽无代表之字面，而未尝无界限之可言。但取义亦非一端，必须融会贯通，悟彻至理，而后见微知著，直决无疑。有可以经络之部位分阴阳者，如头面为阳，胸腹为阴，股阳为阳之类是也；有可以人体之向背分阴阳者，如面前及胸腹之部多阳证，脑后及腰背之部多阴证是也（圣人南面而立，向阳而治，故面前属于阳，背后属于阴）；有可以病因之寒热虚实分阴阳者，如热病皆阳证，寒病皆阴证，实病多阳证，虚病多阴证是也；有可以病势之迟速分阴阳者，其来也疾，三日五日而其形已巨者皆阳证，其来也缓，旬日匝月而无甚变迁者多阴证是也；有可以病形之浅深分阴阳者，发于肤表之间，不著筋骨，而支体举动自如者皆阳证；发于肌肉之里，推筋著骨，而身体运动不便者皆阴证是也；有可以肿势之坚软分阴阳者，如其肿坚凝，按之如石者多阴证；其肿柔和，按之绵软者多阳证是也；有可以痛势之缓急分阴阳者，如暴肿迅速，掣痛猛烈者多阳证；顽木不仁，痛反和缓，或但觉酸楚牵强，竟不作痛者多阴证是也。乃或者必以焮赤高肿为阳，漫肿不红为阴，但就表面言之似亦未尝不确。不知疡患之皮肤殷红者其病最浅，仅在腠理之间，所以肤表易于变色，如暑月热疖麻疹丹痧之类，皆非外疡重要之病。或则肌肉柔软之部，如臑疡腋下股阴胭中诸处，及其人之骨小肉脆肌肤柔白者，生疡往往发红，此则阳证虽多红肿之候，究之红肿一症未可以为阳证之代表。且亦有明是阴证而皮肤必发红肿者，如脑疽背疽，病在太阳寒水之经，脉多细小，舌必白腻，均是阴证之确候，而外形变或高突发红，则以此病初起必先发见黍米一粒，头白根坚，病即在于肌肤之间，故能皮肤变色，此红肿不足以概阳证之确据也。若夫疡发于肌肉之里，去皮毛尚远，则内纵成脓，而肤表必不改色；或肩背肌肤致密之处及其人之色苍皮老者，发疡虽浅，色亦不变，又何得因其不红而概谓之为阴证。要之，见证论证，分别阴阳，全在观其人之气体虚实及病源浅深，而始有定论。察色辨脉，兼验舌苔，能从大处着想，则为阴为阳，属虚属实，决之甚易。若仅以所患之地位为据，已非通人之论，而顾拘拘于皮肤之形色可乎？

第三节　论　肿

外疡形势皮相者，恒以发肿之大小缓急辨别轻重而已。然其实不可以外形论也。

要在视其病源之浅深缓急，及部位之虚实险夷为主义。故有发肿甚巨，其势可畏，而治疗得宜功成反掌者。亦有坚块尚小，貌若易疗，而费尽手续始终不应者。此非医家之技术有良窳，诚以受病之源万有不齐，初不可以一例观也。若但以外形论之，大率肿在皮肤之表肌肉之间，难有大疡，尚多易治。若在筋骨之里大节之中，起病虽微，亦多难疗。凡外疡之浅者，肿必高突，而根围收束，不甚延蔓者，最是佳象。若散漫不聚，毫无畔岸者，已多棘手。而其深者初发但觉酸痛不仁，甚者且但酸而不痛，然皮肉如故，无所谓肿硬坚块也。至数日而重按之，始觉其中有僵硬之处，然后渐以延开，其势日巨，而尚无高突形景，其皮肤之色泽如故，其肤表之肌肉亦如故，此附骨大疽发肿之次序，病家恒不自知为疡症者也。若以肿势之已发见者言之，则坚肿而四围分明者其症顺，坚肿而四围散漫者其症重，非毒势之不聚，即气体之不充也。若坚肿大痛，按之四围皆硬，而指下有一点独软者，则内已成脓矣。亦有软肿散漫，杳无边际，其人但苦其重而不作痛，则气血大衰，断非佳状。此症甚有成脓而始终不痛者，盖其人正不胜邪，神经之知觉不灵，邪正不能相争，最为败症。又有病起皮肤间，一粒如黍，上有白头（如痦子形状，故俗谓之毒痦子），而皮肤肌肉丝毫不变，无所谓肿也。然黍粒虽小，而或痒或痛，或亦顽木不仁，经脉不利，必为外疡大症。延至三日五日而根围渐大，肿坚日深，其后腐化必不甚小，此脑疽、背疽、腹皮痈三大症之肿法也。若头面额颅颐颊口唇间见此黍粒，而或为麻木，或为痒痛者，则疔毒也。初亦不肿，至其渐形肿硬，而大毒作矣。若头面漫肿，无此黍粒，其肿或坚或软，或亦作痛作痒，顷刻而起，其势甚速，或有寒热，或无寒热. 则大头疫也。此症病家必以为外疡，而疡科或且不识，妄用刀针敷药，误人最多。实则风邪袭六阳之络，疏表立验。古所谓头面肿为风者，此病是也。又古有脚肿为湿之语，亦是确论，但辨其寒湿与湿热而已。红肿光亮皆属湿火，肿而不红则湿盛也。若果属寒湿，肿必不坚，脉必迟涩，舌必白腻。古人治脚气恒用温燥，先专为寒湿立法。而肿处坚硬者，其湿最易化热，非可一例论也。肿疡大旨，不过如斯。若至溃后，则脓毒必求其爽利，而肿渐消，方是顺境。脓不爽，则肿不能退。若脓已畅达，而肿犹坚硬，则脓水浓厚者，为毒未净，为实证。脓水清澈者，为正不足，为虚证。辨别治之，无余蕴矣。

第四节　论　痛

外疡之患，最普通者，惟肿与痛二者而已。顾肿之形势，既各不同，而痛之源流亦非一致。故泛言之，则外疡之发无非气血之壅滞，古人所谓痛则不通，通则不痛，其大要也。而细辨之，则种种色色，各有渊由。故有先肿而后痛者，有先痛而后肿者，有但痛而不肿者，有但肿而不痛者，有肿渐坚巨而渐觉痛者，有肿常绵软而不甚痛者，有内欲酿脓而始作痛者，有内已成脓而竟不痛者，有痛发数处同时并作者，有专痛无定莫可指认者，有痛在肌肉之间者，有痛在筋骨之里者，有痛势大剧片刻不休者，有痛势和缓时而间甚者，有隐隐作痛手掌抚摩而自觉愉快者，有频频作痛手指按之而竟如刀刺者，有肿已蔓延甚巨而其痛仅在一处者，有肿渐散漫广阔而肿处无不大痛者，有形块日久不甚高

突而坚硬不移按之酸疼尚不大痛者，有坚块既久初不膨胀而忽然焮发，有时抽掣痛如雀啄者，有肿势散而痛反不盛者，有肿势收束而痛遂大剧者，有溃后脓毒既泄而痛即缓者，有溃后脓流不畅而痛不减者，有腐肉未脱而痛不休者，有脓血太多而痛转盛者，有腐烂甚巨而始终不大痛者，有腐烂渐巨而先痛忽不痛者。情状固万有不齐，症势即因之大异。或为顺，或为逆，或则渐臻佳境，或则陷入危途。或貌视之虽属可危而其实易疗，或观其状似无大害而其实难疗。所以有痛势大炽而应手成功者，亦有痛势和平而卒归不治者，盖病源有深浅，形证有险夷。或病本剧也，而治之如法，尚可转败为功。或病似轻也，而根蒂已深，究竟百无一效。苟非识之既确，辨之能详。所见者多，阅历有素，奚以见微知著，洞烛源流，而先事预防，当机立断乎？试就肿痛之各有不同者而分析言之，要皆有理可求，有源可溯，非臆说也。凡先肿而后痛者，其病浅，外疡之常态，而亦外疡之轻恙也。先痛而后肿者，其病深，非附骨著节之大症（如附骨疽、环跳疽、穿骨、穿踝、骨槽、鹤膝等是），即流痰、流注、内痈之属也（如腰疽、肋疽、肾俞疽、肺痈、肚痈、肠疽皆是）。但痛而不肿者，经络闪伤之病，或风寒湿三气之痹着也。但肿而不痛者，上为风邪（如大头疫是），下为湿邪（如脚气是），及赘瘤也。肿渐坚巨，而渐痛者，内脓已成，难期全散也。肿常软而不甚痛者，气血必衰，真元败坏也。内欲酿脓而渐作痛者，疡之正，肉腐成脓，理无不痛也。内已成脓而竟不痛者，疡之变，神经已死，多难挽救也。痛发数处，同时并起，或先后相继，更迭递传者，时邪之流注也。痛常走窜，忽彼

忽此，或竟无定处，莫能指认者，风胜之行痹也。痛在肌肉之间者，其病必浅，虽有大症。当无大变。痛在筋骨之里者，其患已深，治之不早，必多幻象。痛势大剧，片刻不休，其脓已成也。痛势和缓，有时间甚，脓尚未成也。隐隐作痛而喜抚摩者，病虽未剧，脓虽未成，然病发于阴，深藏不露，断非轻恙，不可忽视也。频频作痛，而不可按者，内已有脓，是宜针之使溃也。肿势蔓延而痛在一处者，脓毒有定，其形虽巨，可以冀其聚而不散也。肿势散漫而无处不痛者，毒邪四散，其势方张，苟非治疗得宜，鲜不蔓延四窜也。形块日久，不甚高突，坚硬不移，酸而不痛者，瘰疬、结痰、痞块之流，蒂固根深，非可猝拔也。坚块既久，初不焮发，而忽然膨胀，已觉掣痛者，乳岩、石疽、失荣之证，郁之日深，势且迸裂也。肿势蔓散而痛反不甚者，毒已旁流，由夷入险，如疔毒之走黄，如脑背疽之内陷，觉痛则吉，不痛则凶，此性命呼吸之机也，而昧者反以不痛为苟安则谬矣。肿势既束，而痛反剧者，毒已透达，由深而浅，此内脓已聚之征也，而俗人或以大痛为可骇则惑矣。溃后脓泄，而痛随缓者，疡之常，毒已达势已衰，浪静波平安澜之征兆也。溃后脓见，而痛不减者，疡之变，非手术不精，脓流不畅，即余毒尚炽，死灰复燃也。溃后毒未尽而痛不衰者，恶腐不脱，新肌不生，毒重者化毒为先，正衰者扶正勿缓也。溃后脓过多而痛转减者，攻孔既巨，调复需时，余焰未消，则宜清理正气，若馁端赖扶持矣。腐烂既巨，而始终不甚痛者，惟湿疡为然。皮肤之病，湿重热轻，如臁疮之类，有之则宜清燥。而脑背疽之元气式微者，亦间有之，则非大补温托，鲜不败矣。腐烂渐

大而先痛后不痛者，如其调治得宜，恶腐渐净，是邪之退，正之充，庶几顺境。抑或腐未去，新未生，而忽然顽木痛痒不知，则为内陷，危始近矣。要而言之，肿疡有形以知痛为顺，痛者其症犹轻，必多易治。如其日久如故，竟不作痛，虽若相安无事，而盘据要害痼疾难瘳。乳岩、石疽、疬疡之属，其尤厉者，而附骨、流痰之伦，其始皆不甚痛者也。溃疡以每去痛衰为吉，痛渐减则病渐瘳。若既溃而痛仍炽，非治疗之不当，即手术之粗疏，或外治之药不合机宜，此皆医师之不良，有以贻害，而自然之坏证。尚是无多。操司命之权者，尚其明辨笃行，而弗致遗人夭殃，绝人长命，则庶几矣。

第五节　论　痒

外疡发痒其最普通者，皮肤病为独多。如疥癣、游风、湿注、湿臁、黄水疮、血风疮等，其最著者。而溯其原因，则不外乎风燥与湿热二者而已。风性善行，袭人肌肤，则走窜四注，故恒遍体痒搔淫淫然如虫虱游行于肌表。惟风胜则燥，虽抓破血溢，而随破随收，不致化腐，此风淫为病。凡干疥、风癣、瘾疹、丹痧之类，皆痒甚而必不腐烂者是也。又有髫龄痧疹冒风恒发痧疮，频年累月不易速愈，此痒之属于风燥者一也。若湿郁生热，流溢肌表，则血浊不清，湿邪留而不去，积湿生热，蕴热生虫，其痒尤烈，而浸淫四窜，黄水频流，最易蚀腐，且多传染，此湿淫为病。凡游风、臁疮、黄水、脓窠诸疮，且痒且腐，愈腐而愈痒，此痒之属于湿热者又其一也。若肿疡则恒无发痒之例，即偶有之，在上部者必兼风化，在下部者必兼湿化。惟疔疮大肿之时，毒势未回，脓犹未聚，

颇有肌里作痒淫溢四散者，此则疔毒之走散，最为危候苟非收束其根围，透达其脓毒，惟恐毒陷内攻，为祸甚速，是发痒之最忌者。而脑背疽之漫肿无根，脓不畅达，有时发痒者，为害亦同也。若溃疡流脓已畅而四围余肿未消，亦有时微微作痒，此肿势渐化，气血流通之朕兆，是为佳象。亦有腐肉已脱，新肌益然，皮肉间时作微痒，亦是除旧布新，气血贯注之故，但必以轻微淡远隐隐流布，方是渐入佳境。抑或既溃之余始尚相安，而忽尔奇痒难忍，则非外风之侵袭，即是湿热之郁蒸，肿势必随之而更盛，是又当见景生情，随机应变，必不可固执一见，谓溃痒之发痒，定当作欲愈观也。

第六节　论酸楚不痛

外疡之初，有但觉酸楚而不痛者，大率皆劳力伤经及寒邪深入，或体质薄弱血气俱衰，或斫丧真元房帏不谨，阴虚受寒，皆阴证也，皆大证之发于骨节或且伤及内脏者也。劳力伤经者，任重致远，筋力既疲，因而气滞血凝，运行不逮。其患多发于手足大节，如肩髃、肘腕、膝腘、股阴等部，其始则经脉不舒，或疲或掣，治之于早，活血通络，应手成功。或更循其经脉，针刺流通之为效尤捷。迨迁延日久，酸者作痛，肿势有加，而为害巨矣（手腕足踝之伤，酸楚尤甚，且有肿形、已巨，而仍大酸不痛者，此则患在两骨交接之间，更为难治）。外感寒邪，病在经脉，循经入络，附着筋骨，寒郁不化，气血不流，亦为经脉牵掣骨节酸楚，因是寒邪，故虽或肉里坚硬，明已有形，而亦多酸少痛。若郁久化热，则痛多而焮发矣。体弱者，真阴式微，阳气亦馁，脏腑之盖藏既鲜，营

卫之布护难周。或为腰疽，或为肾俞，或为虚损流痰，虽已有形，而多不痛，此无他，正不胜邪，无相争之力耳。盖疡之为痛，皆正气而邪气搏战之故。若正气既不能敌，则逆来顺受，痛于何有？凡骨小肉脆者，多有此证，治之及早，能投滋补，或有一线之生机，否则怯瘵之始基，疮痨之正轨也。甚且有外证未溃而天命先倾者，复何论其溃后之成绩耶！不谨者闺房戕贼，欲后感寒，肾阴之根本久虚，肌表之卫阳必弱，况当百脉偾张之会，气血坌涌之潮，腠理皆疏，感受外寒，更是易易而直入经络，深及骨髓，或为腰膝酸软，痿弱不仁，或为环跳股阴经掣牵强，驯致经络短缩，漫肿坚凝，而皆酸楚者多，剧痛者少，亦是正不敌邪，无力争胜之候。凡附骨、环跳、鹤膝、腰髀等证，酸在骨节间者，苟非其先天之不足，即皆由房室之耗伤也。如其人体质犹强，而及早治疗，则温经宣络，合以滋养，亦多有效。若禀气不坚，而复迁延渐久，邪势愈张，正气更耗，亦必不治。凡此皆疡症之多酸少痛者。总之皆是重症，往往病者初不介意，不早调治，而浅者视之，又复不能洞烛病情，延误因循，更难着手，甚可慨也。

第七节　论顽木不痛

痛疽为患，痛者其常，不痛者其偶。如皮肤之病，暑热之疡，间有不痛者，则本非大症，无害其为不作痛也。若夫肿势猖狂，非不坚巨，而反觉顽木不仁，不痛不痒，则苟非大毒可以劫制神经，使失知觉，何以致此？所以顽肿木肿之症，其为害较之大痛者倍蓰而有余。如疔疮之猛厉者，始发黍米之粒而坚肿，随之顷刻四溢，患者但觉肌肤之呆滞不灵而无所谓痛也，

此惟头面、额颅、耳前、唇颌诸疔有之。迁延不治，曾不周时而毒已内攻，胸满恶心，神思昏愦，若非急用大剂清解，势多不救，此顽木不痛之属于急症者一也。又有顽瘤之病，初发坚块附筋着骨，并不痛痒，为日虽多而形势如故，其在外之肌肉皮色亦如故，甚至有经年累月而不改其常者，在病者且毫不介意，以为相安已久不复为患，然偶有感触而形块乃巨，于是有始作一抽之痛者，则大症已成，变动乃速，此惟石疽、乳岩有此奇变，而症已不可为矣，此顽木不痛之属于缓症者又其一也。此外有皮肤之疡，腐溃日久，时而少少收敛，时而渐渐化开，反覆频仍，几更寒暑，流水不彻，痛痒俱忘，此则久烂之余，其肌肉之神经已死，而皮肤之颜色黯然，津液已枯，有如槁木，则亦顽梗无知，搔爬不觉，虽曰习惯自然不为大害，然而脂膏已耗，痊愈无期，此惟久溃疮疡，历久不治，致成坏症，在贫苦劳力之人往往有之。又霉疮结毒，治不得法，亦必如此。此皆久腐之余，调治失宜，迁延岁月气血不流，每令四围未腐肌肤渐为顽木；则后虽调治有方，幸得收敛，而其肌肉亦必痛痒不关，如非已有，盖即神经之功用不能恢复使然。要皆久败之疮疡，非寻常之轨范也。

第八节 论肿疡辨脓之法

肿疡当成溃之期，肌腠之内必先蒸酿成脓。其发之最浅者，形块高耸，根围收束，不问其肤色之红与不红，可一望而知其已成，以针决之，脓泄病去，不三五日而收全功，此有脓无脓之最易辨者。然皆极小极轻之恙，如暑月之热疖等，纵不医药，亦必自愈，不可以痈疽论也。疡之巨者，其发必深，漫肿无垠，必不高耸，必不变色，内虽有脓而尚在肌肉之底。如肿势胖大，若肥人体丰及股臀肉厚之部位，往往脓成于一二寸之里，而皮里之肌肉仍如故。昧者不察，谬以为犹可消散，则内脓愈攻愈巨，外不达而内溃日深，酿成坏症，以致不可收拾者，所见甚多，皆不能早知其有脓而贻祸无穷，殊堪浩叹。辨之之法，漫肿不束，按之皆坚，痛势未甚者，脓未成也。若按之已痛，而以指端重按一处，其痛最盛者，其中必已成脓。但深在肉里，未便即动刀针，多血多痛，在膏粱之体，柔弱之人，亦且望而生畏，则外必以围药束其四周，而内服透达之剂提脓外达，一二日而其肿较高，其脓较浅，再按之而指下已软，可以奏刀矣。若漫肿坚巨，以指端按之，四围坚硬而中有软陷者，脓成而尚在浅处者也。或肿势散开，延及盈尺，按之皆坚，而以两指距离一二寸，彼此迭按，坚肿之下隐隐软陷者，亦深处之已成脓者也。若至漫肿焮起，皮肤绷急，甚至光亮，则不必手按而已知其皮内皆软，脓必盈盆矣。此肿疡辨脓已成未成之大法。据颐二十年阅历，大旨不过如斯。而俗传诸书，谓指按而深凹者无脓，指按而即起者有脓。然指按肿处能有凹形者，惟气虚发肿为然，必非外疡。外疡之肿坚硬者，多按之必无凹形。若按之而指陷下，而放手即起，则惟内有多脓，攻孔极巨而又极浅者为然。即上所谓皮肤光亮，一望可知者，又何取乎指下之辨别。若内有大脓而外面未腐之皮肉尚有三五分厚者，则必按之不陷，亦不随手而起，何可概以为脓必未成？有谓按之皮肤热者为有脓，皮肤不热者为无脓，然肌肤之小疖其发浅，虽未成脓而肤亦热，肉里之大痛其发深，虽已有脓而肤必不热。且有谓漫肿无垠，以湿纸贴之，有一处先干，则其处有脓者，皆是痴人说梦，并未亲自经验，而妄作理想之欺人语（颐按：为此说者，其意盖谓内已成脓，皮肤必热，故湿纸当先干，究竟脓之成不成，全不关系于皮之热不热，直是生平未尝见过疡病，所以造此呓语，最是可笑。以此知世俗通行之疡科各书，多属向壁虚造，宜其所言之无一是处）。惟劳力之人指节生疡，其皮坚老而厚肉，又极少发肿之时，有无脓成，最难辨认。其肿势未巨而亦不甚高突者，则必以指尖细按，果有一点已软，即为成脓之证。又有腹部空软之地，内发肠痈，肿必不高，形亦不巨，内虽成脓，而指下殊难分辨，若重按之，则腹部本软，随手下陷是其常态，然既有坚块，果能以指尖于成块处细细体会，自能得心应手，此必临证渐多，阅历有得，方能洞见隔垣，初非率尔操瓠心粗气浮者所能仓猝论断。但腹内生痈，辨脓虽难，而尤不可不辨之于早。盖疡生臂臑骹等处坚实部位，脓成三五日而不能早决，不过内攻渐巨，痛苦较多，尚未必遽有奇变，惟此空虚之地果已成脓而不能早泄，其毒势必内溃日甚，不幸而穿肠或破内膜即为坏症。医者之决断少迟，即病人性命出入之界，胡可不慎之又慎，明辨秋毫？总之胸腹、胁肋、腋下、腰间、背部等之痈疽，苟已成脓，则早一日泄毒即少一步内攻。若不能决之于先，以致穿膜入内，卒于不治者，无一非医家耽误之咎。一念及此，而始知最难辨别之病，即是易杀人之机，是不可畏其难而置之不问者也。又有背疽、脑疽、腹皮痈三大症，初起皮肤一粒，渐以根围坚肿而肿处发现几点白腐其脓自外酿成，与他症之脓成皮里者显然不同，此则内以托毒外出为主，而外敷呼脓拔毒，

非精良之药不为功。苟得脓毒透达，即可十全无憾。又头面之疔毒，亦间有先起一点白粒，脓成自外者，则外治之药与脑背疽同，而内服宜重用清解；止求疔头腐肉化脓脱落，而大功告成（腹皮痈之治法与疔毒同，亦以清解为主。与脑疽、背疽之宜用温经托毒法者大异）。此又同是成脓，而来源去委之别开生面者矣。

第九节　论脓之色泽形质

疡患成脓，污秽之质，恶臭之气，好洁者望望然去之，惟恐或浼，似不必形诸楮墨，辨其色相矣。虽然察色辨证，四诊之要，惟脓与水皆其血肉所蕴酿，可以验体质之盛衰，决病情之夷险。阅历有得，一望可知，又安能置之弗谈，颟顸从事。故以脓之形质言之，则宜稠不宜清；稠厚者其人之元气必充，淡薄者其人之本真必弱。惟脓成于内，日久不泄，攻孔深巨，蕴酿多时，则其质多不稠厚，决而去之如水直流，色泽不晦，气臭不恶，尚是正宗，未为败象。其孔深脓多者，中必间以腐肉，累累如猪脂之筋膜，如腐渣之成团，则即其肌肉间之血络筋膜腐化不尽，随流而去也。凡大症溃决之后二三日间，必常流清淡之脓，甚者亦间有腐肉自出（如腐肉形巨，塞住决口，则脓水不畅，而肿不消，痛不减，必当设法钳出，其脓自畅）。更三四日脓尽而滋水自流，则四围坚肿随以渐消。再阅数日而水亦尽，溃口又见稠脓，则肿势全消，内孔已满，新肌已充，而全功就绪矣（此为调治得法之顺证，言之攻孔虽巨，成脓虽多，决溃之余，痛除毒泄，胃旺能食者，往往不旬日而收全绩。其经旬累月而不愈者，多是失

治之坏症，未必皆其症之不易治也）。如其乍溃之时，脓本无多，而竟清澈如水，或浊腻晦黯如黑豆汁，如污泥浆，则必气血久衰，正气不敌，无力化脓。参之其人形色，无不形容枯槁，色脱肉消，脉细而微。如其胃气尚佳，可投滋补，或能冀其转败为功。抑或有邪未清，或胃纳亦惫，碍难补益，则虽有卢扁，亦难挽回元气于无何有之乡矣。以脓之色泽言之，宜明净不宜污浊。色白质稠而清华朗润者，正气之充，最是佳境。黄浊稠厚而色泽鲜明者，气火有余，宜投清理。即或脓质不稠，色白或黄，纯净莹洁者，亦必顺证。若脓色如青如绿，稀薄不脓者，则蕴之多日，蒸酿而质薄者也。其有脓中兼以瘀血，色紫成块则血络亦腐，血自络出，积而成瘀也。有脓中杂见鲜血者，即络中之血与脓俱泄也。若脓血不分，形色不正者，已有正虚邪盛之虑。若脓质不稠，色杂不纯，或淡白如粉浆，或污浊如秒水。则正气不充不能托毒透泄之象。日久迁延，多有变幻而甚者，则紫黯晦滞，如降香之磨汁杂以污泥，如蒸熟之猪肝捶为烂酱，且有腥秽污浊，黑白难名，如井底之淤泥，如沟中之积朽，是脓是血，是水是浆，不可方物者，则正气不存，血肉之质已为异物，皆不治之症也。

第十节　论溃疡之水

溃疡流水，凡皮肤之病皆湿盛也。如疥疮、天泡疮、黄水疮之属，奇痒异常，皆有水无脓，皆湿热之淫溢于肌腠者也。其水黄浊而黏，其毒甚炽，最易浸淫四窜，不独一人之身沾染此水随即发粒瘙痒，他人沾之亦易传染。而湿盛之人感触其气，亦即同病，此湿疥、天泡疮之类所以为流行病之一类。世俗之人，望而却步，诚非无因是为疡疮水毒之滋蔓者。此外如游风、湿注、湿臁、湿癣、阴䘌疮、肾囊风、坐板疮诸症，虽不致传染他人，而湿痒腐化，为患略等，此疡科流水之一大类也。若寻常痈疽，既溃之后，脓毒已泄，余肿未消，亦必化水外溢，而后肿势渐退，则其水不黏，或作淡黄色，或竟清澈如泉，渐渐从疮口溢出，必俟水尽，复见稠脓，而始大愈。则凡形势较巨，内攻较深者，无不有此一候。然为日无几，至多不过四五日，而新肌渐满，是溃疡顺境，流水之必不为害者。若溃已有日，其脓清澈不稠，或仅见黄水，或竟流清水，绵延渐久，是其人正气不充，滋养力薄，必以养胃健脾，助其生化之源，庶乎水尽见脓，肌肉渐能填满，否则水愈多而正愈伤，殊非佳境。凡普通疡患，恒以溃脓为顺，流水为逆，职是故也。别有足部之疡，积湿蕴热，忽发红肿，形势坚巨，浮光光亮，按之随指陷下，一时不能即起，此症湿火若盛，化腐最易。即是阳发大毒，宜于未腐之先，以铍针于光亮之处刺三五针（针入一二分，不可太深，亦不可太浅。形巨肿盛者，即十余针亦不为害），必有淡黄水自针孔直流，甚者盈杯盈盎，则热毒湿邪俱泄，可免化脓大腐，最是避重就轻之捷诀。此湿盛热盛之证，臂臑手背亦间有之，惟发于足跗两胫者最多，故俗有手发背、脚发背之名，而素有湿脚气者，又不时濒发，皆宜针之（此病俗名流火，湿热俱盛，每易腐烂，即所谓流火结毒也），此则有水未泄而针以泄之之一法也。又有鹤膝一症，多属寒湿，治之不早，必为痼疾，绵延数月，其膝独肿，按之甚软，知其有水，亦以铍针针之。较大者针而决之，为日未久，水色淡黄，日久则为深黄为青绿，黏稠异常，有如鸡卵之白，此水流尽，调治较易，此内溃成水之又一种也。若夫疔毒不聚，有水无脓，及脑疽背疽，化脓不成，仅有黄水隐隐，则肿必大坚，毒易内陷，是为险症，苟非调治有方，使大毒化脓透达，颇有大命之厄。别有瘰疬顽疮，时而有脓，时而流水，则亦以见脓为顺，见水为逆，流脓可冀成功，流水必难收效。而石疽、失荣、乳癖、乳岩，胀裂之后，时而有水，时而有血，以及坏病败浆，血水污浊，色晦臭腥者，皆百无一治，此又疡患流水者之最恶候也。

第十一节　论溃疡之血

疡痈溃后，亦有偶尔见血之症，辨其形色，溯其原根，为因为果，有可得而言者。在刀针初动之时，脓随血溢，血色鲜明，其血从皮肉之针口而来，非脓来之本兼有鲜血也（此惟初用刀针时有之。凡小儿生疡，针之必多啼哭，即血溢较多而头面间尤甚。以头为诸阳之会，血本易溢，而啼哭则火升气升，且挟心肝两经忿怒之火，故其血更多。凡暑天热疖，小儿最多用针，必须俟其皮薄脓多为佳。早针则血多脓少，未必尽善）。有劳力伤经之疡，则其络先伤，脓中必兼瘀血，紫而成块则先瘀而后成疡者也。有手术不佳，针伤大络，则络破血溢，其血较多，是宜罨其针口以止之。盖本是络中流动之血，不宜听其横溢者也。亦有溃疡太巨，并其大络化腐，则一经震动，鲜血直流，听之不宜，止之不易。此宜令其安睡勿动，其血自止。有溃后脓色不纯，与血混合，不白不赤，作桃花色者，则元气不足，血随腐溢。

最宜清养。若至元气已败，则溃后脓不成脓，血不成血，污浊垢腻，是败浆之不可救药者也。别有血瘤，不宜妄针，若不知而误针之，其血不止，最是偾事。亦有溃疡初本无血，忽然鲜血喷溢者，或则动作过度，震伤大络，苟能静摄，亦尚无伤。或则大怒伤肝，血随气涌，凉血清肝，亦易有效。此外有血剪、有血痣、有肌衄、有大衄，皆血之无故自溢者，虽非痈疽之类，而皆是外症，皆治疡者不可不知。须知病由气火奔腾，以致血随络溢，是宜大剂清心肝之火，庶几龙相安潜，而汹涌波涛于以大定，诚非杯水车薪所能救此燎原之祸者也。

第十二节　论疡科之外感六淫

风、火、暑、湿、燥、寒，天之气也。人在气交之中，强者弗能为害，弱者即留而为病，此五运六气之交乘，宜乎外感之病为独多。治内科学者无不知时病为一大纲，而外疡亦何莫不然。诚以气化之偏，时邪之胜，其袭入经络脏腑者则为内病；而袭于肌腠筋肉者，即发外疡，殊途同归，理无二致。而谓治外疡者，可不与时推移，先其所因而伏其所主耶！试以诸疡之系于六气者，约略言之。则头面疮疡、发颐时毒、腮颧颌颊诸痈，牙槽骨槽诸肿，皆风淫所胜也。诸疔暴肿，阳发大痈，咽喉口舌诸疳，胬肉翻花诸候，皆火淫所胜也。而长夏郁蒸，秋阳酷烈，暑湿热三气之中疡患尤多，则热淫所胜，流金铄石之时，血肉之躯蕴毒成痈，酿脓作腐，尤其易易，况乎地气溽润，天气炎熇，湿热互蒸，疮痍满目，比屋而然，职是故也。惟燥令既行，气候凝肃。疡患独少，而津枯液耗者，每有肌肤皲揭，血燥风生之患，则又皮肤病之因于燥淫者也。若夫寒淫所胜，气滞血凝，则又有附着骨节之大疽，及寒袭经络之脑背疽，皆宜温经宣络，以化寒邪。林屋山人阳和之汤，若为是证而设，最为合辙。独惜其所著之《全生集》乃反以通治乳疽、乳岩、骨槽、瘰疬，则皆有肝胆经之郁热伏藏者，率尔操觚，贻祸巨矣。要之，凡治疡患，苟有六淫为病，必先彻其外淫之邪，而痈肿乃有消散之望。所以疮疡大症，时邪流注，多有寒热缠绵数日不解，而疡肿随以发见者，苟非寒止热除，不独已发之痈肿必不能退。亦且继续而生纠缠不已。此非深明乎内科理法泄化，其在经络之感邪，则疮症全无把握。必至外邪俱化，身热已清，舌苔不浊，胃纳加餐，则不治疡而疡亦自已。若专科家惟以外治为能事，则病虽不重，而亦多变幻无穷，此亦疡患中之最多数，而必不能专治其外疡者也。若至脓溃之后，其毒已泄，以身热自止止为顺。盖外疡得脓，犹如伤寒得汗，汗后而热不已者是坏伤寒。即脓后而热不已者为坏疡病，于此而补偏救弊，随证斡旋，则无一不以内证为主，殊非笔墨之所能曲尽其微者矣。

第二章　外疡脉状

第一节　诸脉总论

脉学渊微非悟彻神化之机，必不能心与神归，见微知著，初非仅仅于浮沉、迟数、大小、滑涩之间辨其迹象而已。可谓尽诊察之能事，得脉理之精神者也。然为初学言之，亦不能不先迹象而遽谈化境，惟能审其真理，观其会通，乃有得心应手之妙，而拘拘于古人之成说无当焉。所以

古今医学诸家，据脉辨症，未尝不极其详备。然描摹形迹者，有时而失之呆滞；高谈玄理者，有时而失之凿空。且有自古相承，久经定论，而一按其实在之情形反觉不能切合病机者，执理定辞，拘泥太甚，而不自知其不适于实用也。如必详析辨论，求其坐可言而立可行，未免更仆难终，言之辞费，此非自为专书不能详尽。寿颐不揣愚陋，辑有《脉学正义》一书，尚能阐发一二，以补古人所未及。然大率皆为内科言之，于外疡不能兼及，兹为疡科计，则症发于外而脉见于里，亦自有彼此响应。历验不爽之理，姑就各种脉象之切合于外疡者，详其形态，溯其源流，以定吉凶，以别疑似。颇觉世传治疡诸书，容有未尽明言其底蕴者，虽曰信手拈来，不无挂漏，或者一得之见，即在此中，请举所知，以告同嗜。

第二节　浮沉之脉

浮沉者，脉之浅深也。脉显在上，轻手可得谓之浮；脉隐在下，重手始得谓之沉。以禀赋言之，则体质壮盛，气血充实者，其脉有余，轻按易得，有似于浮。体质孱弱，气血衰微者，其脉不及，轻取不见，有似于沉。以形质言之，则瘦人肉少，寸口癯瘠者，脉道显露，亦似于浮。肥人肉多，寸口丰厚，脉管深藏，亦似于沉（古人谓瘦人脉浮，肥人脉沉者，其理如是，非其实在之脉象一浮一沉也）。以情性言之，则其人豪爽刚果用事者，脉必应之而显于外，六阳之脉皆洪大，必近于浮。其人凝重柔弱性成者，脉必应之而藏于中，六阴之脉皆细软，必近于沉。以天时言之，则春生夏长，气泄于外，脉亦为之显浮。秋收冬藏，气敛于中，脉亦为之沉著。以

人事言之，则劳力奔走，饮醇啜酒之余，气血夺张，其脉无不浮露。而凝默寡言，安居静坐之候，情志泰然，其脉无不沉静。此皆恒常之脉象，各随其人之气体动静而相与推移。窃谓凡二十八种脉象，无一不当作如是观。必不能仓猝下指，而即知其若者主某病，若者主某病者也。即以病脉之属于浮沉者而言，昔人每谓浮脉主表属腑属阳，沉脉主里属脏属阴，约略读之，鲜不谓此以表里、内外、阴阳分别论证，必无不妥。抑知浮主表而沉主里亦尚是理想之论断，笼统之泛辞，犹不能切中病情确合事理。而浮脉属阳，沉脉属阴，浮脉主腑，沉脉主脏，则颇有语病，未可拘执矣。盖浮脉之可以诊得表病者，惟表邪最盛时为然，而外感之轻者，脉必不浮。若夫身热甚厉之病，脉必洪大滑数，以其热势方张，所以亦见浮象，此则气火俱盛，而轻按即得，虽似于浮，实非浮脉之正旨。病此者表里俱热，必不当以其脉之浮而止知其为表病也。又风热之外感者，其脉浮，是为浮脉主表之一证。然肝阳恣肆为眩晕为头痛者，气火升腾，其脉亦浮，则病本内因，亦非表证矣。若谓浮脉属阳，而沉脉属阴，亦止可以论其常。若阴盛于内，格阳于外，则脉且浮大而重按无根，岂得概谓之阳证。又热结于里，气道不通。则脉亦沉着而凝涩不流，岂得概以为阴证。至谓浮主腑病，沉主脏病，则宋金以前本无是说，而自明季以来编入《四言脉诀》，几于无人不读（《四言脉诀》本宋人崔氏所著，而明人多有改本，浮脉主表属腑之说，尚非崔氏旧本）。创是说者，意谓腑之与脏，一表一里，则腑病盖同于表病，脏病盖同于里病，因而遂谓之腑病脉浮，脏病脉沉，其亦思腑脏之病分为表里者，止以

腑与脏互为比较，则腑固为脏之表；若以全体言之，腑亦深藏于里，安得谬以为在表，岂可误认此表之一字而竟谓病在腑者其脉当浮。假使腑病可作表病，而脉为之浮，则经络之病，肌肉之病，皮毛之病，其脉又当若何？此理之必不可通，而亦事之万不能有者。然今之习医者，多读《脉诀》，固无不知有浮脉主表，属腑属脏之八字，可见俗书误人真是不小。究之浮脉主表，沉脉主里，尚是含浑言之之或无不可，若必谓浮主腑病，沉主脏病，胶执太甚，最是不通。颐谓古今脉书所称某脉主某病者，无不有是有非，得失互见，学者必须自具见解，识透真理，方不为古人所愚。兹姑就浮沉一条，聊申是说，以为举一反三之计，止欲藉以纠正世俗通行之误，非好与古人作无端之辨难也。若以浮沉二脉之属于外疡者言之，则肿疡脉浮，惟上焦风热诸证有之，如发颐、疿腮、耳门、牙槽诸痈，病本在表，而又属风邪热毒蕴于上部，其脉无不浮数滑疾。有痰宜泄，有热宜清，亦不得以其脉浮属表而但与疏风解表，反令气火益浮，疡患益炽。若时邪袭于经络，而发流注，则寒热交炽，表邪全盛之时，其脉亦必浮数，此则解表消肿，双方并进，而表邪得泄，肿疡自化。若疡已成脓，其毒全盛而未泄，脉亦应之为浮数，为滑大，则决去其脓毒而脉自静。若溃后脓泄，而脉仍浮者，苟非外感之未尽，即防续发之成脓。若感邪既化，疡无续发，而尚见浮脉，则正气散耗。非吉征也。若肿疡脉沉，则惟附骨大疽、痃癖积聚之症，寒凝络窒，气血壅塞者，偶有之。其毒甚深，其势固结，而脉为之沉凝不显，决非轻恙，苟不急与宣通以疏达，其凝结必不易治。而寻常肌肉之痈肿，经络之疮疡，

于脉必无沉象。若痈疽既溃，脓毒已泄，气血流通，更无脉沉之理。如或有之，则其气犹结，其血犹凝，亦非佳象。总之疡患为肌肉之病，虽曰痛则不通，脉必不宜过于浮露。然壅者不化，结者不开，脉常沉涩不起，而治之不应，其为害又当何如耶。

第三节 迟数之脉

迟数者，脉之缓急也。气火甚盛，脉来急疾，一息六七至者。为数，属阳属热多实证。气血衰微，脉来怠缓，一息二三至者，为迟，属阴属寒多虚证。虽间亦有中气不充，脉形虚数，实积凝结，脉道迟滞者，而以寻常脉理言之，固数主有余，迟主不及也。是以肿疡脉数皆为病邪之有余，其势方张，其毒方盛，脉象应之，必兼数疾，或为身热则数大而洪，或已酿脓则紧数而实，脉病相合，是为常态。若在既溃之后，其毒已泄，脉以安静为吉。如仍数疾不减则身热之未净，余毒之未化也。初溃得之，尚无大害，化邪解热即可向安。若其迁延既久，正气日馁，邪气不衰，而脉数不退，或者数大而中空，或者细数而急疾，形神必惫，真元消亡，斯为坏证矣。至肿疡脉迟，多属正气之不及，脉病不符，甚非佳象。此惟于虚弱之体偶见之，而寻常之疡所不应有者也。惟附骨、环跳诸证，病因虚寒初起酸疼经缩，脉象应之沉迟为正，温养舒经，其毒自化。若脑疽背疽，寒邪在经，迟脉亦为正，应温经宣托，收效亦佳。苟非此证，则阳病阴脉，宜求其故矣。若在溃烂邪势已衰，脉迟虽似相宜，如果形证皆顺，养胃调元，是为正治。抑或神疲气馁，则余毒未净，而真元欲离，脉至无神，亦非吉象。

第四节 大小之脉（洪细附见）

大小者，脉之形体也。气血有余，指下壮盛，是之为大，大而有力则谓之洪。气血不及，指下一线，则谓之小，亦谓之细（大之与洪，一是形式之粗壮，一是气势之勇悍，形神固自有别，故古人皆分两种。然皆主有余，其意可通，姑以洪脉附之于此。若小之与细，则字义虽异，而以脉象言之，必不能分析为二，故古人皆合为一，是以论脉诸书，或则有小而无细，或则有细而无小，兹亦并列于此）。平人之脉，或大或小，大率皆其人之禀赋使然。初不以有病而过于变动，惟以病脉言之，则大为有余，是病邪之太过，小为不及，是正气之式微。故肿疡气滞血凝，其病属实，其脉宜大而不宜小。然所患苟非坚巨，或其人素禀脉小者，则小而有神，亦何往而非佳象。若大而有力，坚硬搏指，洪而气悍，汹涌奔腾，邪势太甚，非吉征矣。溃疡气泄血耗，其病属虚，其脉宜小而不宜大。然所耗或尚无多，及其人身躯雄伟者，则大而有神，正是病魔退舍之机，元气未亏之兆。若脉小形癯，外疡难敛，尤可虑也。惟肿疡势盛之时，而其脉过于小弱不起，则正不胜邪，斯为危候。若大毒既泄之后，而其脉或豁大无根，则元气已离，无非败象。是皆尝以形证与脉神参互考订，而孰吉孰凶，自有定论。万不能于指下求其形似，而即以为凭脉辨症之要诀尽在此中也。

第五节 滑涩之脉

滑涩者，脉之气势也。气旺血旺，其脉流利是之谓滑。气少血少，其脉凝滞是之谓涩。凡痈疽当肿势坚硬之时，脉多涩滞，则气有所聚，血有所凝，蒂固根深，蟠结不化，是其征也。而湿邪袭于经络，及湿痰蒙满中州，胃呆胸痞者，其脉无不涩滞。此皆实邪窒塞，气行因而不利，治以疏通宣泄，则涩脉自起。若疡已酿脓，则气血相搏，其势方张，脉象应之必多滑数，故肿疡已成未成之机，即可以脉之滑涩决之。涩则内尚无脓，犹可消散；滑则脓已蒸酿，无不外溃矣。若痈疽既溃，则气结已通，血滞已泄，脉以滑利为顺，涩滞为逆。盖脉滑者，其正气之充，清养化邪，调复必易。惟滑而大者，余焰方张，尚非正轨。而脉涩者，则血液已耗，神色必疲。滋养扶元，所不可缓。若更涩而小弱，色夺形癯，尤其可虑。

第六节　长短之脉

长短者。脉之部位也。气血有余，指下势盛，尺寸皆溢，是谓之长。气血不足，指下势促，尺寸不及，是谓之短。故脉长者，恒兼洪大滑数；脉短者，恒兼虚弱细微。此多属于其人禀赋，而凭脉辨证，即随之以决虚实焉。长短二脉，合寸关尺三部而言。长者寸尺皆过于本位，短者寸尺皆不及本位。是以关部无所谓长短之象，昔人每谓关不诊短，以寸关尺三部本是一线贯注，不能离异，故有寸不至关为阳绝，尺不至关为阴绝之说。然则关部既不当有短脉，亦必不能以长脉论矣。又阳气上盛之病，脉长于寸，即短于尺；相火下盛之病，脉长于尺，即短于寸，则所谓上鱼入尺之脉，偏盛于上者必短于下，偏盛于下者必短于上，与专论长短之合寸尺而言者不同（详见后文上鱼入尺一条）。凡病而得长脉，若非其人之体质素强，则病魔之势

焰方张也，或虚阳之浮露于外也。若更长而不实，长而无神，则形似有余而其实不及，非佳征矣。凡病而得短脉，若非其人之体质素弱，则气血之俱衰也，否则实邪凝结于中而气道不舒也。若复短而无神，形气俱馁，更难图矣。故肿疡脉长无非阳邪之势盛，而肿疡脉短则为大毒之坚凝。若在溃后脓毒已泄，气血已伤，于脉宜敛，则短者尚为合宜，长者必多变幻。苟非毒邪之不减，即其元气之外浮，所谓证虚脉实，皆当顾虑。惟脉短者，终是正气不周，津液既耗，而脉应之，滋液养阴是为正治。若其短涩无神，则真阴欲竭，亦自可危。

第七节　虚实之脉

虚实者，亦脉学之纲领也。三部九候力量有余，皆可谓之实；三部九候力量不及，皆可谓之虚。则凡言实者，可赅弦劲洪紧诸脉；而凡言虚者，可赅微弱迟软诸脉。初非专以虚之与实指定一种形象之名称。而昔人每以浮而无力为虚，欲以别于沉而无力之弱脉；以沉而有力为实，欲以别于浮而有力之革脉。细分畛域，虽亦不为无理。寿颐窃谓虚实二字之本义不当如是，岂中候沉候之无力者必不可以言虚，而浮按中按之有力者必不可以言实耶？顾名思义，当亦恍然所以。诊得实脉，苟非体质之壮盛，必其病势之有余。然坚实太过搏指不挠，则邪焰方张，已失冲和之性。诊得虚脉，或为禀赋之素弱，无非元气之不充，而虚弱已甚，指下无神，则根本欲离，几等尸居余气。故肿疡脉虚，虽曰病有余而脉不及，然苟非大症而其人形神未馁，则微见虚软，未必遽为大害。惟肿疡患甚巨，而脉来虚弱已甚者，是为脉症相反，必多不治。而肿疡脉实，虽曰病是实邪，

脉证相合，然果坚劲异常，则大毒盘据蒂固根深，宁不可虑？溃疡脉虚是为气血乍泄，于法为顺，然必风波大定，余浪不兴，清养扶持，始登彼岸。如是恶腐未脱，毒焰未衰，而脉已虚软不起，惟恐正气难扶，同归于尽。若溃疡脉实，必其余毒尚盛，气血未和，如脓泄太多，脉反坚实者，必难善后也。

第八节　弦紧革牢之脉

弦者脉之刚劲有力，端直而长者也，为肝阳之自旺，为痰饮之郁结。紧者脉之固定坚直，应指不挠者也，为寒邪之外束，为实邪之内凝（《素问》有脉实坚之说。《伤寒论》平脉篇寒则牢坚。《脉经》引之作寒则紧弦，是紧脉亦可谓之坚脉。凡以形容其指下有力耳。叔和以紧脉为转索无常非是说。详拙编《脉学正义》。盖紧即有力不散，亦与虚实之实脉相近）。革者浮候之坚大有力，牢者沉候之坚大有力，一为孤阳之浮越于外，一为阴寒之凝结于中，脉理主病适得其反，然其脉之坚固有力则一。此四者皆脉象之属于实者，疡患得此，无非病势方张，其毒甚盛。可从上条实脉之例求之。

第九节　脉之软弱微散

软弱者脉之应指无力者也。昔人每谓浮细无力为软，沉细无力为弱，分为两种。颐谓软之与弱，按其字义本难区别。若即以一浮一沉定为二候，但据脉之部位而言，固无不可，然论其所主之病，则固同是气血之不足耳。似不如浑溶言之较为圆相（《千金翼》始有濡脉一条，而后之言脉者几以濡脉软脉别为两类。考《素问·平人气象论》，平人脉来软弱招招。《脉经》引之则作濡弱，盖濡即软字之变体。最古止有奭字，后乃作輭，俗则作而软从奭之字。汉人隶书亦多从需，二字音读虽各不同，而字形字义者近，遂至不可复正。所以《内经》脉软之软后人竟作脉濡，实非濡湿濡滞之濡字，寿颐言脉有软无濡，从其朔也）。微脉者即软之尤甚者也。若更涣散不收，指下似有如无，则为散脉。此四者皆脉象之属于虚者。以言外疡，则未溃属实，软弱之脉皆非所宜。然在病势不重，疡患不巨者，偶见软弱，亦未必遽呈败象。若在既溃之后，其正已伤，脉形软弱，尤为合辙。惟微脉则无力太甚，未免中气之不支，散脉则散漫不收，多是本实之先拨，无论肿疡溃疡都无吉象，是皆当从上条虚脉之例以求之，亦可举一反三者也。

第十节　缓　脉

缓脉本有二义，一为和缓之缓，则一息四至，胃气之正，所谓不大不小，不刚不柔，意思欣欣，难以名状者，无病之脉，当如是也。一为怠缓之缓，则濡滞不前，湿阻中州者有之，而湿流关节者亦有之。故疡病而得和缓之脉，既合中和之气，无论已溃未溃，无非泰境。而得怠缓之脉者，亦无往而非湿邪之著也。

第十一节　芤　脉

芤者脉之中空者也。是为失血之候。盖血液既泄，脉道不充，有如葱管。凡失血家往往见之，固非昔贤之空言也。而疡病在未溃之时，于法当无芤象。如果有之，则其人平时之亡血者也。若在溃后则脓血既泄，时亦偶一遇之。然苟非大症日久，脓去甚多者，亦不恒有此脉。补养滋填，势不可缓。

第十二节 动 脉

动者脉之一粒突起，如珠如豆厥厥动摇者也。于法主痛。盖痛则气滞著而不行，脉道不能条达，因而凝聚一处，如珠动摇，此虽不恒有之脉象，然阅历多者固时一见之（《素问》谓妇人手少阴脉动甚者妊子也。是亦气血初凝，脉行不畅之理。诊妊脉者亦或遇之）。故外疡而得动脉，无论已溃未溃，皆其毒邪凝聚。气道不通，致令脉络不畅，壅而为此。否则痛盛气结，而脉应之，是皆当从事于宣通疏泄而求其气机之条畅者也。

第十三节 伏 脉

伏者脉之沉伏不见者也，轻按不得，必极重按之，而始一应指。苟非病邪之深邃，则阴寒之凝固也。否则大痛气结，而脉为之阻也。故以外疡言之，病在肌肉，于脉必不当伏。如果有之，则附骨大疽，蟠根错节，必非一朝一夕之故矣。而大毒酿脓，痛势极炽之时，亦偶一见之，则痛极不通，脉涩已甚，即沉伏不见。如在溃后，则其毒已泄，其气已通，更不当再有伏藏之脉。如果有之，则其毒固结，不以脓成而稍灭，其势其凶何如。

第十四节 促 脉

促脉，自叔和《伤寒论》辨脉法及《脉经》与结脉对待成文，以促为数中之一止，结为迟中之一止，后多宗之。颐谓促字本义短也，速也。仲师本论言促脉者四条，殊无歇止之意，而于脉结代，心动悸者，炙甘草汤主之一条，明明以结脉与代脉对举，结为无定之歇止，代为有定之歇止，并未言及促脉，则促非歇止自可于言外得之。高阳生《脉诀》谓促脉并居寸口，盖独盛于寸部之脉，主病为上焦有结，故脉为之促，颇与促字短速之义相合。杨仁斋等诸家皆承用是说，以视叔和数中一止之解较为圆到，且于本论促脉四条无不可通。盖惟阳盛于上，结涩不通，于脉应之，短而且速。临证治验确然可征，叔和以其既短且速，急迫之态，有似于不能联属之象，因以偶然一止，引申其义，似其立说之初，用意亦不甚相远。但后之读者，仅知有歇止一层，而忘其短速，则遂与古人命名本旨毫厘千里（乾隆时日本人丹波元简《脉学辑要》亦主此说，引证尚为明晰，俱详拙编《脉学正义》）。以内科为病言之，则阳升头面，气结胸中，或痰聚上脘者，其脉皆独盛于寸，促速不舒，是其明证。以外科言之，则上部实热壅而为疡者，亦当有此脉象。丹波谓独盛于寸，与溢出上鱼之脉相似，故其《脉学辑要》促脉条中附以溢上鱼际之脉。颐为上溢者，主阳升巅顶，故脉溢出寸部之上。而促主阳盛上焦，尚在寸脉本部，形势亦自不同，是当分别观之。

第十五节 结代之脉

结代皆歇正之脉。结为无定之止，尚是气血失调，偶然停顿。代为有定之止，竟是脏气缺陷，习以故常。所以代死结生，显然有别。然即以内科言之，老人气血既衰，循行不及，即见代脉，亦未必遽是死征。苟其颐养得宜，尚可绵延岁月，但终是不足之征兆，残龄风烛，刻刻可虞耳。以言疡证，则肿疡虽皆壅塞不通，惟皮肉经络之病，苟非大症，必不当有结代之脉。而内痈固结及痛势极炽者，偶一见之，是当解结定痛，方能脉复即安。久见结代必非佳兆。若溃后则闭者已泄，滞者已通，脉道周流，尝无结塞。如其有之，则真元不续，其危何如。

第十六节　上鱼入尺

上鱼气火沸腾，脉必应之而上溢，甚者且弦出寸口，直上鱼际，此心肝阳盛者有之。其症为眩晕头痛，直达顶巅，或且冲激脑经，昏瞀无识，而疡家实火症亦有此脉。头面疔毒时一见之。下元相火不藏，脉必应之而下盛，甚者且垂入尺中，搏劲有力，此肝肾火炽者有之。于内症为强阳不痿，为阴挺顽癫，为阴汗湿痒，皆龙相之横逆莫制者也。于疡家亦主二阴毒火诸恙，如急性之子痈，如湿热之外痔，及便毒疳疽之势焰方张时，恒常有此垂长之脉。而足跗水疡阳发大毒，顷刻化腐者，亦时一见之。

第三章　疡科治疗法

第一节　总　论

疡家药剂，必随其人之寒热、虚实、七情、六淫、气血痰湿诸证而调剂之。故临证处方，无论外形如何，要必以内证为之主，此疡医之最上乘也。苟能精明乎内科治理，而出其绪余以治外疡，虽有大症，亦多应手得效。试观近今内科名手，本非治外专家，而偶治外疡，亦复时有奇效，此事实之有可考者，而亦事理之最可信者，且亦天下之良医所公认者也。惟是疡之为

病甚繁迹矣，即其外候之变迁，亦复层出不穷，步骤次序，必不可紊。使非专心致志研究一番，纵使长于内科理法深邃，而移以治疡，即能大致楚楚，然细针密缕，必有不逮。则按之实际，亦不能按部就班，铢两悉称。盖治疡大旨，虽无不以内症为权衡，而对于外症如消毒止痛去腐生新之类，必须有二三味合宜之药为之导引，而后内外各如其分。否则全无关系，又安能收覆杯取效之应。况乎所发部位各有分野，分经论治尤不可笼统含糊，浮泛不切，而世俗所传外科各书，且有百病通治之煎方，宁不隐约模糊，长坠黑暗地狱。如通行之仙方活命饮、神授卫生汤等等，凡是疡医家言无不列之首简，谓为能治一切痈疽，退毒定痛，如何神效云云。试为考其实在作用，庞杂无纪，既无法律可言，又安有效验可望？盖凡是一病，虽曰自有对病应验之药，然同此一病而温凉寒热、虚实轻重、始传末传亦复各各不同，已无预定一方可以通治之理。而乃曰古有成方，且可通治上下大小一切痈疽，未成即消，已成即溃，自始至终，无不合辙，揆之情理，其谬何如！须知见证治证，随宜加减，纯是一片灵机，不得要领，已非画龙点睛手段。而制方者乃预设一通治百病之成见于胸中，宜其肤浮芜杂无一是处，而乃大张其名眩人耳目，一则曰仙方，再则曰神授，自诩神通，适以彰其妄诞而已。今试以仙方活命饮一方论之。药用乳香、没药、赤芍、甘草节、归尾、川山甲、皂角刺、银花、白芷、陈皮、花粉、贝母、防风十三味，乳香、没药，固世俗所谓止痛之套药也，其性黏韧，能合金刃创口，外敷止血定痛最有神验，又可研敷作外疡生肌长肉末子药，此乳、没两味之第一功用也。又

其气芳香，能疏肝胃之气，则内服以治肝心隐痛，亦或有效。古人之用以止痛者如此。然其质是树胶，一入煎剂黏稠凝腻，其臭反恶难于入口，即令勉强吞咽，亦必惹胃泛恶，甚之则吐，古人用此二味皆入丸散，未见有作汤饮者，《本草纲目》所引诸方，尚皆如此。而后之俗医乃以止痛二字乱入煎方，姑无论其有无效力，而令病者饮此浊胶，徒犯肠胃，亦已太酷。俗医止知人云亦云，并未深明古人用药有法。若令医家亲啜一匙，吾知其亦必愁眉闭目而不能下咽。甘草能治外疡，乃甘为土之正味，百毒入土而化，故甘草能消外科之毒。然甘者必腻，若湿病痰病得之必满必呕，古人成方虽多以甘草调和诸药，而今人则用之甚少，诚有见于此中弊窦。况在外疡，湿病痰病最多，故患疡者舌苔多厚浊黏腻，甘味皆是此药，况大甘大腻如国老乎？又俗医每谓甘草之节系专治疡科解毒之品，与甘草不同。不知《纲目》引书最博，辨药极详，于甘草有梢有头，而独无节，可知古尚无此谬说。今就药肆中持甘草观之，长者尺余，两端如一，其节安在？而俗医处方竟大书特书曰甘草节若干，岂非以盲引盲之故态。赤芍、归尾，破血活血，惟确是血瘀者可用，平常和血通络宜用全归。若甲片、皂刺，走窜外达，最易催脓速溃，惟大证内已成脓，而深在肉里，早用刀针大是痛苦，不得已而用此二物，使之向外面皮肤透达，俾得从速用针，可免内攻化巨，亦是避重就轻之法。若内脓未成犹可消散，而妄用之，适以助其成脓外溃，则小病化大，而大病可危。病者何辜，与医何仇，而必令其惨痛号呼，脓血横决，何其忍耶？陈皮、贝母，惟上部热痰为患，如发颐痰核之类宜之。白芷芳香上行，可散头面之风，防风辛温以散寒风，为百药长，而风热大非所宜。银花、花粉，则清凉之味，宜于温热，而寒证所忌。似此温凉并进，糅杂成方，而曰治一切痈疽，不论阴阳，宁非大谬。又王氏《全生集》有小金丹、醒消丸等方，颇为时俗所尚。然亦无通治百病之理。而近更有所谓六神丸者，以珠、黄、脑、麝、蟾酥、腰黄六物为方，以百草霜为衣，价值兼金，可谓贵重，而按之药性病情，亦非外疡有效之药，乃俗人不察，群认为治疡必效之神丹。甚至医林亦推重之，不从效力上着想，而惟以重价为佳，徒耗病家资财，庸陋之尤，更是可笑。寿颐秉师门家法，参以生平阅历，颇觉一病有一病之方剂，尚必随其人之气体而相与变迁，已非投方所能必效。更安有预备数方可以泛应？曲当之理，但分证言之，亦未尝无门径之可寻。用是撮其大旨，分别门类，列举各法，姑示涯略，虽曰东鳞西爪，必不能曲尽精微。要之门径既清，则临时制裁，自能变化，较之从事于古方之浑漠无垠，不分虚实，不辨温凉者，不啻指南有针，导之觉路矣。至于外治各药，退毒围毒，温散凉散，提毒消毒，止痛止血，收湿止痒，去肉生新，诸法咸备，与内服煎剂，各收效果，更不可泛泛不切，敷衍了事。考之古书，成方千万，而可供实用者竟百不得一，甚者且贻误无穷。不能照书配用，幸围一效。要知事倍功半，既不当以临床为练习之场。如果以药试人，且不啻借病人作习射之鹄。爰以师门心法暨半生经验，各药别为一章，并录于篇。务使一方有一方之效力，俾同学者习此一编，而随宜施治，绰有余裕，藉以利济苍生，拯其疾苦，鳜生事业，差足自豪。若夫内服煎剂，分症治疗，则各有攸宜，不能泛然立方，仍蹈通套之陋。因别采疡科治案，辑为《平议》一编，庶几是是非非具有经纬，治疡一科无余蕴矣。

第二节　论肿疡退消之剂

治疡之要，未成者必求其消，治之于早，虽有大证，而可以消散于无形。病者不以为功，医者亦可省许多手续，此良医之用心，而亦医之最上乘也。惟是消肿之法最为细密。一病有一病之来源，七情六淫，三因各异，若不能于病之本探其源而治之，则断无消散之希望。而或者乃仅仅于部位上形色上求之，抑末矣。如病本外因，则风寒暑湿之浸淫，既各随其感触而成疡患，如病本内因，则气血痰郁之壅滞亦流注于经隧而发大痈。故凡退肿消毒之大法，以治外感，则有风者疏其风，有热者清其热，有湿有寒者理其湿祛其寒；以治内伤，则气滞者理其气，血瘀者行其血，痰凝饮积者导其痰涤其饮，正本清源，无一非退消之良剂。此外惟有五志之火，七情之郁，其来似渐，结为坚肿。如乳癖、乳岩、失荣、石疽等证，则由来已久，蒂固根深，虽有养液、和荣、软坚、流气之良法，而苟非病者摆脱尘缘，破除烦恼，怡情悦性，颐养太和，则瘤疾难瘳，必无希冀。而其余诸证，披郄导窾，孰不迎刃而解。然必辨之也精，斯识之也确，因端竟委，探本穷源，已非庸耳俗目之头痛医头、脚痛治脚之所能望其项背矣。

第三节　论肿疡内已成脓之剂

肿疡治疗，总以消散为第一要义。能于消肿各法，随证分治，纵有大证，亦可衰减其势。所谓大化为小，小化为无。病者隐受其惠于不知不觉之中，医者亦有功而不居，仁人之用心不当如是耶？至不得已而消之不尽，或治之已晚而内已酿脓，势必不能全退。于斯时也，内服煎剂，亦惟以消散为主，仍须分别病因，依上条退消各法，随证用药。盖以中虽成脓，而四周之肿犹在，故仍以消肿为急。置其脓成于不问，庶几余肿既消，即成溃亦必不巨。万不当早用透达之药，令其迅速蒸脓，攻孔日大，收敛费时。山甲片、皂角针，走窜极迅，透脓极易。未成脓者早用之即易蒸脓，不能全散。惟阴寒之证，坚块漫肿，借其流动之势亦可消散凝滞。若有脓成肉里，深藏不透，则用此，并加川芎，能使肿势高突透达于外，提深就浅，亦是一法。惟肿疡苟非真气大衰之人，必无用补之法。一投补剂，其肿必巨。俗子不知，误于张洁古黄芪为疮家圣药一句，动辄乱投，致令轻症化大者，不可枚举，害人不浅（说详拙编《本草正义》黄芪本条）。而治疡者皆不知其弊，良可浩叹。

第四节　论肿疡行气之剂

疡之为病，必肿必痛，其故无他，气血壅滞，窒塞不通而已。所以消肿止痛，首推行血行气为必要之法。惟行血不可太猛，破血逐瘀之品非可轻率乱投，转滋流弊，而行气之药可以万全无害。抑且血之壅，即由于气之滞，苟得大气斡旋。则气行者血亦行，尤为一举而两得。此则古人治疡注重气分，询为握要之图也（宋李氏《集验背疽方》有五香连翘汤、内补十宣散，窦氏《疮疡经验》有许多流气饮，虽方药未免丛杂，而多用气分之药，最得治疡正轨）。寿颐谓气为血帅，血随气行，天地之大，必以空气运行化生万物，而人在气交之中，动作行为无一非此大气流行为之鼓荡。所以凡治百病，皆必参以气分之药，而后吹嘘运用，功效乃神（古人补血之方，首推四物，地黄厚腻，非得归、芎辛温运动之力，则呆滞有余，弊多利少，此制方之精义，即在利用气药，而俗人昧焉。且谓当归、川芎即是补血之物，于古人用药真义未能体会，实是医学之大蔽）。况在疡患，明是气滞不行为病，苟不振动其气机，何能有济？此固治疡者始终利赖之捷诀，而凡道达经隧宣通络脉之法，固无一不在此行气二字之中者矣。

第五节　论外疡治痰之剂

痰者本非吾人体中应有之物质，而以观近人病状，则挟痰之证甚多，岂丹溪所谓东南地土卑湿，由湿生热，湿热生痰，果得之于土薄水浅，而非人力之所能为耶？毋亦体质素弱，脾运失司，大气之斡旋无权，饮食之消化不力，坐令水谷之精不为津液，以洒陈于五脏，和调于六腑，而徒酿为顽痰浊饮，有以助长病魔耳。古人恒谓肺为生痰之源，胃为贮痰之器者，以肺为呼吸之道路，气机不利则气化为水，而水饮停留。胃为水谷之渊薮，运化不灵则食即生痰，而浊涎盘踞，此痰饮之潜滋暗长于肺胃中者，尤其浅而易知，显而可据。若夫经络肌肉之间而亦多痰病，则非其肺胃之痰，可以随气血流行以入经隧，盖亦其人之运行不健，营卫周流有时偶滞，遂令络脉中固有之津液留顿于不知不觉之中。譬彼源泉本是澄清之故道，而下流既阻，污朽积焉；有如山蹊，初亦行人之捷径，而为闲不用，茅草塞矣。此四肢百骸皮里膜外所以停痰积饮之渊源。而外发痈疡，亦往往而多痰证，则治疡者，可不于此加

之意乎。惟痰能为疡，其基础则本于气机之阻滞，其成就亦别有感触之原因。有因外风时热以激动生痰者，则风性升腾，上行而迅疾，其证多在头项腮颐，如发颐、痄腮，项前颔下诸痈，皆本于结痰，而动于外风，成于血热。则化痰也，而必泄热疏风。有因肝胆内热以熬炼其痰者，则相火郁窒，入络而贯联，其证多在耳后项侧，如瘰疬、马刀，连络成串，皆本于木火，而煎烁血液，驯致坚凝则化痰也，而必疏肝清火。有胃络之结痰，则乳房之结核，是宜兼泄胃家之实。若夫气液久虚，痰流经隧，历久始发之流痰，则非培补不为功。而久郁之痰有年痼疾，如石疽、乳岩者，则根荄蟠结，满腹牢骚，亦非药力之可以抒愁解结者。夫岂化痰二字所能希冀百一。此虽同是痰病，而浅深大是不侔，果能分别源流，投机处治，当亦可以十全八九。又凡疡患之挟痰者，尚有部位可据，亦必见证分治，则项侧耳前后多风火，亦多肝火，宜辨内外之因。胁肋疬串，有实火亦有虚火，宜求铢两之称。若胸腹肩背皆是流痰，而四肢之部则惟两臂间有流痰发生，而自股以下无之，学者慎勿以股胫之疡，误作挟痰论断，而反以贻笑方家也。

第六节　论外疡清热之剂

外疡为病，外因有四时六淫之感触，内因有七情六郁之损伤，种种原由，无不备俱。而以最普通者言之，则热病其多数也。盖外感六淫蕴积无不化热，内因五志变动皆有火生。此则内科百病属热者，亦必居其大半。况在外疡肌肤灼痛，肉腐成脓，谓非热郁于中，有以消灼之而何？此世俗治疡所以无不注重于清润寒凉一途，诚不能不谓其大有适用处也。虽然疮疡之

属于热者固是最多，颐必不敢偏信林屋山人阳和一汤谓为泛应曲当，而妄加无辜者以炮烙之刑，听其惨暴哀号，烁金销骨。究之热病情状万有不齐，欲求其分量攸宜，铢两悉称，似亦不易。因非如街头卖药，市上摇铃者，记得苓连膏、黄银花、地丁数味，而可尽疡医之能事者也。试以疡病之属于热者分别言之：有风热之证，因风而生热者，如头面诸疡及游风之类是也，虽宜清热，而必先辛凉疏风，不得早用寒凉之药，否则热已退而坚块犹存，久留不消，终为祸根。甚者寒凉直折，反致气血凝滞，亦成顽证（颐按：热在气分者不得早用凉血之药，在内科则适，以引进热邪内传变幻。在外疡则易以留滞气血，且为痼疾，如温热病初感发热，其热在表，虽有大热，而热在气分，早投栀苓且必引邪内传阳明，早投石膏则凝塞气机，而肺胃痰浊郁结不行，必致缠绵难愈。甚者且生地、丹皮引入血分，犀、羚、牛黄引入心肝。天士、鞠通无不渐引渐深，驯致不治。而宗其学者，代有成书，流毒遂遍海内。近贤惟元和陆九芝封公力纠其谬，余如吴坤安王萝隐诸贤笔下非不清彻有序，而于叶、吴两家犹隐隐奉为师承，不知其误。盖清凉诸药几几于一陶同冶而无分畔岸久矣。又何感乎专治疡科者，随手拈来，而不知量度耶）。有湿热之病，因湿而生热者，如湿痒诸疮及臁疮流火是也。虽亦必清热，而尤须淡渗导湿，不得恃苓连等味，否则热势渐解而湿积不化，肿腐难瘳。惟有毒火之证，发为疔疮，来势迅疾，易散难聚，则热毒不仅直入血分，且必与心肝二脏有直接关系。所以毒散走黄（毒散而内陷，俗谓之走黄。字义极不可解，而妇孺皆知有走黄二字，姑从俗仍之，欲其易

晓），必有神志昏迷，肝火横逆见证，则治法虽在肿犹未盛之时，而审证既真，即当大剂凉血并清心肝之热，鲜地、芩、连、犀、羚、丹、芍，均是必需之要。否则变幻异常，捷于奔马，一击不中，补救綦难。此疡科中最为激烈暴戾之证，所当救焚沃焦，重剂急进，不可轻描淡写，杯水车薪，反致顷刻燎原不可向迩者也（颐按：疔毒之易于走黄者，头面诸疔为甚，肿势漫溢，坚硬异常，针之无血无水无脓，一至神思恍惚，言语模糊，已多不救。中医旧说每谓内陷攻心，尚是理想之辞。愚谓是亦脑神经病，盖神经受毒，直上犯脑，以致知觉不灵，宜其难治，早用犀羚可治十九，亦是凉降以平气火，使之不复上攻耳。所以头面之疔易成危候者，以中医旧说言之，岂不曰头面为六阳之会，疔为阳毒，二火相合，其焰斯张。若以新学说解之，则头面部位与脑最近，且七窍之脑神经最多，此其所以易于不治之原理也）。又手指亦多疔疮，用药亦同此理，但其势较缓，可治者多。惟红丝疔一种，自发肿之处生出红晕一条，现于肌肉之表，从臂上行，渐以及腋，相传谓此红晕过腋入胸即为不治。而颐治疡二十年尚未见此坏证，或亦古人理想之辞。闻师谓此是心家之热，药以泻心为主，重用芩、连、栀、翘，投之辄效，总之皆清心肝二脏之热。盖心肝是君相二火之源，证虽在表，而源本于里，所谓病之轻者皆在经络，惟重病则涉及脏腑者此也。外疡之宜于大剂寒凉而不虞其太过者，惟此一证。足部亦有所谓水疔者，初则红肿蔓延，大热大痛，不一二日而腐化甚巨，此其湿火毒邪，亦必犀、羚、芩、连大剂急投，可救危难。而又以淡渗导湿辅之，此是湿火与毒火相合之病，与专治毒火者

尚宜微分门径。若夫外疡溃后，有火宜清，则视其证之险夷而辨铢两。苟非阳发水疗（水疗亦称阳发毒），绝少大凉之法。盖溃后最宜顾其元气，而尤必以调和胃气为主。苦寒损胃，且耗真元，若不知分量，而惟以清凉解毒四字作为枕中鸿宝，则疡患之不死于病而死于药者多矣。

第七节　论外疡理湿之剂

普通疡患惟湿热二者最多。偏于热者，灼痛成脓；偏于湿者，发痒流水。大率痛痒、脓水之分途，即热毒湿邪之分证也。热毒为患，多发于身半以上；湿毒为患，多发于身半以下。是火恒炎上，湿恒润下之征。且湿疡浸淫，每在皮肤之表，四肢之末。则湿之积滞，其源由于脾土之卑监（卑监二字借用《素问》之土运不及名曰卑监，是土德之卑下也），而脾主肌肉四肢，湿邪淫溢则渐渍于肌肉，走窜于四肢，亦固其所。惟是湿邪为疡，最多挟热，苟非湿与热蒸，亦不四散走窜，惟与热交并，乃始流注于肢体，外达于皮毛。所以治疡之湿，亦必与清热之剂相助为理。有湿而兼风热者，如游风之上行于颈项，洋溢于肩背，则清化热湿而必佐之以疏风。有湿而兼血热者，如疥癣之瘙痒，则清热化湿而必主之以凉血。有脾胃湿热而旁行于肌表者，则黄水疮等之滋水频仍，宜醒胃快脾而分利以通之（俗称天泡疮者是）。有肝肾湿热而下流于阴股者，则阴𧏾疮等之湿痒不已（如前阴之肾囊风，后肾之坐板疮皆是），宜凉肝清肾而苦寒以燥之。若湿热下注已达股胫，为湿注、湿臁、跗肿、流火之属，燥湿清热仍非淡渗通利不为功。惟湿盛火盛红肿巨腐之阳发大症，则毒火猖狂，不三五日而腐烂盈尺，苟非大剂清热

解毒急起直追，鲜不偾事，此是燎原之火，救焚手段万不容缓带轻裘从容贻误者也。若夫湿重热轻，流入关节则为流注，寒湿互阻滞于经络则为痹著，凝于筋骨则为附骨、环跳、鹤膝、委中诸证，脉必涩滞，舌必白腻，是宜于燥湿宣络，温经疏气。初起之时必以温运入手，苟得气血流通，投匕辄效。若至迟延淹久，湿郁于中，则致化热内欲蒸脓，已难操十全之胜算矣。

第八节　论外疡温养之剂

外疡非无寒病也。天寒则水泽腹坚，人血凝涩，留著不行，壅而为疡，理有固然，无足怪者。然而疡病之寒，正是阴凝之气袭于络脉，非脏腑之真寒可比。故治寒之剂，温经宣络，疏而通之，一举手间，无余蕴矣。固无所用其大温大热，九牛二虎之力者也。以颐所见，外疡之宜于温养者，言之大约止有二种证候：一则脑疽、背疽，寒之在于经络者也。其外形且多红肿发热，惟病发脑后，部位属阴，且太阳寒水之经，外证必寒畏风，舌必淡白无华；其湿痰盛者则多白腻厚腻，尖边亦必不红绛，脉必细涩无力；即间有浑浊而大者，则毒盛肿盛之故也，然必不能洪数滑实；亦有按之有力者，则毒势凝聚不化之征尤为重证。治之法，其毒得化，证势少松，而脉即无力矣。其项后必牵强不利，皆寒邪之确证，于法必温经宣化，且必升举大气，通行经络（此所谓升举大气者，如川芎、羌活，可以透达皮毛。使毒得外泄，非东垣补中益气之升、柴也），虽有大证，效如反掌。而昧者见其皮肤红肿，辄投凉解，则毒陷神昏，危象立见矣。一则附骨环跳之寒在筋骨者也。初起经掣酸痛，不能行动，甚者足短不伸，动则大痛，而皮

肤肌肉尚未肿也。此时亦以温经散寒，通经宣络，数服必效。迨迟至数日，肉分坚肿，而病状始著，病根渐深，然脉尚细涩，舌尚白腻，仍用温化，犹可及也。更逾数日，则寒邪化热，其肿愈坚，其势愈大，脉渐转数，舌渐转红，而内欲酿脓，则用药颇费斟酌。而浅者只知是证利于温通，至此犹用一派刚燥，则催其成溃鲜不久延不敛，渐为疮痨，则医者之手续费事，而病者之性命可危矣。此外则鹤膝、踝疽，有寒湿证，有虚寒证，腰疽：肾俞疽多虚寒证，皆可温养，甚者亦可温补；流痰流注有寒湿证，亦有虚寒证，骨槽有寒痰证，皆可相度机宜，参用温化。然热药必不可过度，过则寒必化热，助其成脓，皆药之咎，非病之变也。若夫痰核、瘰串、乳疽、乳岩、失荣、石疽诸顽证，其始坚硬异常，未始非阴寒凝结之象，然此等病源皆挟郁火，且多在阴虚之体，和血养阴，犹虞不济，而论者每谓此是寒凝实证，吾以温药和之，则离光普照，冰雪皆消。王洪绪阳和一汤，在彼固说得天花乱坠，几于无证不治，而近人用之，每见其弊，未见其利，慎不可辨证不清，一味盲从，不操刃而持杀人之柄也（寿颐同研友潘辅臣室人，丙辰冬月始觉左乳结核，丁巳正月自服阳和汤十六贴，日渐长大，至三月中延颐诊治，形势高突，周盈七八寸延至腋，下手不能，已不可为矣。其人情性安和，处境尚顺，无郁结证，而乳岩顽病竟迅速异常，至于此极，若非阳和汤，必不致此。延至七月，以渐胀裂，竟尔惨死，大可怜也。辅臣名宗传，嘉定人，今在沪上南洋女子师范学校充教习）。颐按：古今医家恒有偏寒偏温之习，如河间、丹溪皆尚寒凉，景岳、立斋皆尚温补。读其书者，恒疑其嗜好不同，

然当时所治之症，斑斑可考，宜温宜凉，断非医者之偏见也。明季以来，痘科名家尤为显分畛域。如万密斋、聂久吾皆主温补，费建中则专主寒凉。乾隆时常州庄在田又专主温，嘉庆时醒未子重刻在田之书又谓不可偏执，似此冰炭分途，岂不令后学茫无头绪。读古书者，亦必不能为占人说明其所以然之故。近读陆九芝《世补斋文》《六气大司天说》两篇，据王朴庄引《素问》七百二十气，凡三十岁为一纪，千四百四十气，凡六十岁为一周之说，扩而大之，以六十年为一大气，三百六十年为一周。起黄帝第一甲子，厥阴风木司天，少阳相火在泉，以后每六十年则更一气，自厥阴而少阴、太阴、少阳、阳明、太阳，轮流旋转，则司天在泉，惟有三者之别：一为风火，一为燥火，一为湿寒。在风火燥火令中者病必多热，则医者自不得不注重于寒凉。在湿寒令中者病必多寒，则医者自不得不注重于温燥。观其自黄帝以迄有清同治之第七十七甲子表列年代，若者为风火燥火，若者为湿寒，而古今名医之尚温尚凉者，无一人不合于当时之气运，可见古人见证、论证自应有此派别，本为当时之病家设法，医者亦止因物付物，初无成见于其间，乃不期然而然，竟暗暗自趋于一路，此亦事之所必至，理之所固然者。颐谓运气之说以干支阴阳推算，几等星命之学，当为明达之人所不道。况乎天时人事，万有不齐，南朔东西气候之寒暖湿燥，又复大异，必不能执呆板之五行，而曰某年某月当如此，某年某月必如彼。然天地之大气候之殊，当亦必有隐隐推移于不知不觉之中者。九芝此说，虽是创论，然征之往昔医籍，亦已或寒或温，若合符节，又何能不以为信而有征。寿颐治医将

三十年，自揣学术亦似偏于寒凉一边，然生予同治之季，习医于光绪之中，固九芝所谓第七十七甲子之阳明燥金司天，少阴君火在泉也，惟今已壬戌去，第七十八甲子之太阳寒水，太阴湿土已近，而年来所见病证颇多宜用温药者，或者气化递嬗之交，固有古人所谓未至而至者乎？究之辨证察脉，自有宜清宜温之确候，可据此则见理既真识力斯定，亦止见证论证，随证论治已耳。固不患占书之温凉寒热扰吾天君，亦不患气运变移而所学之不复适用者也。

第九节　论外疡补益之剂

俗传疡科诸书，鲜不谓痈疽大证，利用补托。所以举世之治疡者，凡见证候较巨，无不参、术、芪、苓蛮补是尚，而素习景岳者无论矣。不知疮疡大毒，气血壅滞，窒而不行，留而不去，一经补托，其象何若？清夜扪心，亦当觉悟。而暑热之互阻，寒湿之痹著者，蛮补之变，又当何若？寿颐治疡，秉承先师朱氏家学，每谓除虚损、流痰、腰疽、肾俞、附骨、环跳数者以外，绝少虚证。而世之习于补托者，每引《本草经》黄芪主治痈疽久败疮，排脓止痛之说，且谓金元以后皆称黄芪为疮家圣药，宜乎一遇疡证，无论痈肿焮赤，风火暑热，自始至终，辄以黄芪从事。而肿者愈托愈高，溃者且补且腐，古人所谓养痈贻害者，直是为此等补药写照。而病家医家彼此不悟，其故安在，盖即误读《本草经》黄芪一条，阶之厉也。绎《本经》之意，所谓治痈疽之久败者，盖芪是固表实表之主药，表虚之病，独擅胜场。凡病痈疽而至于久败，则脓水淋漓，津液耗竭，其虚在表，惟黄芪能补其耗伤，固

其元气，《本经》大旨极易明晓，非谓大毒乍发。邪势方张者，而亦必一例用固表法也。不谓浅者读之，只见其治痈疽云云，而置久败疮三字于不问，且更为之申一解曰，是痈疽圣药。一若凡是痈疽，不论虚实寒热，有毒无毒，非用黄芪不可者。于是立斋、景岳之书盛行，而欲排脓者愈排则脓愈多，欲止痛者愈止则痛愈剧，教猱升木，为虎附翼，贾生所谓一胫之大几如腰，一指之大几如股者，于是实践其说，而不知即其排脓止痛，有以玉成之。甚矣，古书之不易读而妄作聪明，创异说以惑世者，十八层底阿鼻狱中当为此辈特设一席也（寿颐读诸家本草，每谓《本经》言简而赅，精微处自有神妙不测之用。《名医别录》已不能及其切当，真是秦汉以前相传之旧，非魏晋六朝间人所能学步。然惟其文字高洁，每多蕴蓄不尽，含意未伸，非得会心人悟彻隐微，得其真解，亦最易自趋歧路，混入迷途。所以后人之说药性者，往往有似是实非，演成幻景之弊。迨唐入以降，本草愈繁，主治更备，非不明白晓畅言之成理，亦有时可补《本经》之所未及，然已多敷浅浮泛，殊难尽信。甚至将《本经》旧说别申一解，而失之毫厘，差以千里，全非古之本意者所在多有，贻误后学，为害亦巨。李濒湖《纲目》网罗一切，最为渊博，有时不得不病其繁，然罗列古籍汇为一编，听学者自为抉择，可谓集其大成。况乎唐宋各旧，近今已多散佚，非得濒湖搜集，恐吾侪生今之世未必皆得寓目。则李氏抱残守缺之功尤为伟大，百世以下，必有熔金铸范丝绣平原者。以后诸家，缪氏《经疏》差有发明，而时失之庸，似少精义。徐氏《百种》，文笔高洁，而阐发精当，最是上乘，惜其太少，必不足用。

石顽《逢原》大有独得之见，启迪后人不浅。皆治药物学者不可不读之书）。其若叶（天士）、若张（隐庵）、若陈（修园），喜言气化，貌似渊奥，而实则空谈，何裨实用？又若汪氏之《备要》，吴氏之《从新》，则仅仅于李氏《纲目》中撮取一二，以为能是已足，实则乞儿乍入宝山，舍珠玉而拾瓦石，殊不值识者一笑。而乃授俗学以简便法门，庸夫俗子惟奉汪氏、吴氏为兔园册子，取法乎下成就如何，此医学之所以黑暗至极也。寿颐治疡，非不知自有当补之法，如虚损流痰及腰疽肾俞流注等症，皆为气血俱衰，运化不健，痹着不行，非得补益之力流动其气机，则留者不行，著者不去。然必非专恃参、芪数味可以幸中。若脑疽背疽既经腐化，而脓毒不畅，恶肉不脱，无非气血不充，不能托毒外泄，亦非补剂不为功，而老人虚人尤须温补。更有疡毒既溃，脓水较多，而其人顿形癯瘵者，亦宜参用补法。然一二剂后，胃纳既苏，精神既振，即当撤去补药，仍与清理。盖余毒未清，终防死灰复燃，补而益炽。亦如治时证者，大势乍平，必不当骤然蛮补，反以留恋余邪，酿成变幻。总之医以治病非以治虚，有病则惟以去病为主，补养二字，决非通治百病之法，内外二科皆此一理，而举世之习于立斋、景岳者不知也，而富贵家之知有虚不知有病者不悟也。然则药疗病，殆专为迎合富家心理之作用乎？而医学从此扫地尽矣。若其人果有虚证，必当补养者，则自有内科理法，在非疡医界内之事，兹亦不赘。

第十节　论外疡提脓托毒之剂

外疡为病，血凝气滞，实证为多。泄之，化之，消之，散之，通之，行之，犹恐不及，初无所用其托里之法也。自浅者误读洁古黄芪为疮家圣药一句，而疡医家竞以托里为能事，开口黄芪，动乎参、术，纵能迎合富贵家嗜好，而养痈贻祸之说于以实践。此提脓托毒四字，最是疡医魔术，岂其腐烂不巨不足以显医者力量，必补之托之，使苦痛既深，而病者之呼号益切，然后托孤寄命而可以邀大功耶！窃谓忍心害理，稍有天良者不当如是也。寿颐治疡，恒谓自肾俞流疽、虚损流痰外无虚证。然即对此虚证，亦必以宣络行气为先务，初非全恃蛮补而可有消散之希望。若误认托里为必要之诀，则创愈巨而元气愈伤，未有不速其成脓而陨其生命者。此补中托毒一层，最为颐之所腐心切齿者。惟附骨大疽脓成于里，不能透达外泄，一时未便奏刀，则不得不投透脓之剂，速其外达，庶几脓毒可泄。不然者内攻益巨，蚀骨腐筋，为害愈厉。此则皂刺、甲片固亦有时而偶为借重，若漫肿无脓之时，万万不敢轻投此物。盖甲片攻坚，皂刺锐利，皆在酿脓速溃之能力，苟其证尚可消而轻率用之，则不能内消而令外溃，小事化大，终是医者之过。然世俗之人误于仙方活命饮一方，几以皂角、穿山作为消肿必需之要者，则无坚不破，无孔不穿矣。至如脑疽、背疽两证，以有脓外达为顺，无脓内陷为危，非用透脓之法不可。然不过宣通气机，疏达腠理而已。川芎、归、断足以了之，非皂刺、穿山之任也。又疔毒为疡家大证，毒聚脓流，虽困无害，毒散无脓，虽小必险。则以解毒清热大剂消其余肿而肿毒自回，并不能杂以透脓之药，而脓无不透者也。凡此皆以透脓为主义，而所以使之得脓者，又各有其理。以此知一证自有一证之治法，必不能执一板方而谓某方可有若何之妙用也。

第十一节　论疡家清养胃家之剂

外疡既溃，脓毒既泄，其势已衰。用药之法，清其余毒，化其余肿而已。其尤要者，则扶持胃气，清养胃阴，使纳谷旺而正气自充，虽有大疡，生新甚速。盖当脓毒未决之先，痛苦备尝，其气已惫，胃纳必呆。一旦决之使溃，痛定体轻，如释重负。果有余毒未尽，仍以清理为先。如其毒焰已衰，必以养胃为主。无论如何大证，但得胃气一调，转机立见。纵其溃烂綦巨，亦可指日收功。但不可惑于俗书，早投蛮补，须知大势乍平，火焰虽息而余烬未泯，一得补益，则炉中添炭，未有不死灰复燃者。即曰脓泄已多，正气须顾。要之精神已馁，厚腻必所不胜，碍胃减食，尤多变幻。彼治伤寒大病善后之法，知能清养和胃者，必是伤寒名家。而治疡科溃后调理之时，能守轻清养胃者，亦是疡医老手。惟脓去痛定之后，余肿渐消，胃气既旺，则鲜猪白肉在所不禁。以猪为水畜，味本咸寒，亦有清热化毒功用。炖取清汤，可养胃阴，以助津液。血肉有情，竹破竹补，正是疡家应需妙品。不比伤寒初愈，嫌其腻滞，末可遽食也。

第十二节　论疡家之通用丸散

治疡之有丸散尚矣。《千金》《外台》已开其例，有举莫废，至今沿之。盖取其服法简易，用以治寻常之证，可代煎剂之繁琐耳。然既为普通性质，则泛治百病，必不能丝丝入扣，惟大旨以行气通络，活血解毒为主，要亦不背于理。近今俗尚所通行者，以王氏《外科全生集》之醒消丸、小金丹等为最著，而苏沪市肆之六神丸尤为赫赫有名，几为妇孺咸知，莫不以为外疡必需之要药。实则王林屋所用之方，已是呆笨不灵，实效甚鲜。若所谓六神者，则汇集重价之品，一陶同治，其值兼金，非不宝贵，然试按之性情效力，亦何尝有切合之影响。纵曰珠黄解毒，脑麝宣通，意亦犹是，究竟一金之值买得几何。少服则力量甚微，多服则可破中人之产，费而不惠，最是可嗤。寿颐治疡，禀承先师朱氏家学，既以煎剂为之主本，无取于秘制丸散，欺人炫世。惟遇轻淡之病，授以丸子，亦可有功，则简而易行，尚不失利物济人之志。而大证用作辅佐，又可以助煎剂之不逮，交相为用，自不可少。兹录习用之品，公之同好，固各有其实在之效力，非市上之泛而不切者所可等视。惟病情既随时而变迁，则服法亦必与为推移，量度轻重，必谓制成丸散，呆守板法而可以无投不利，则固理之所必无者也。

第十三节　论外治之药

疮疡为病，发见于外，外治药物尤为重要。凡轻浅之症，专恃外治，固可以收全功；而危险大疡，尤必赖外治得宜。交互为用，此疡医之学虽曰理法必本于治内，煎剂是其基础，而薄贴、末子、洗涤等事，允为专门学术，非研究有素，阅历深而细心体会者，亦不能悟彻此中神化也。颐读古今治疡各书，外治诸法，亦既汗牛充栋，而按其实在之效力多不可信。间亦尝取其近理者，如法泡制，而毫不适用，甚者反以增痛加病。于此始知徐洄溪谓治疡必有秘授之说为不虚，可知此公之于此道自有家法渊源。独惜其所著之书引而不发，不肯将此中秘旨宣布一二，以告后学。盖犹有吝惜之意，足见闭关时代习俗误人。以此老之学识宏通，而尚有秘之一字在其胸中。得毋所见犹小，然所学不传，亦颇为此老惜之。颐尝谓吾国医学未必无出人意表之妙，而向来奉为家秘不肯告人，因而辗转失传，埋没不少。此道不昌，亦正坐此。然又尝谓：所学果精，方药果效，亦何必秘？凡深藏而不露者，即其学问不可告人之处，惟恐一朝表暴，不值识者一笑。因而藏头露尾，故炫其奇，尤为可鄙。寿颐承师门之学，经治验而来，未尝非世俗之所谓秘授，窃以为可以救人苦难，可以阐扬学识，民胞物与即在此中，请倾筐倒簏而出之，以与同志共为肄习。药不必贵而奇，惟在适用而有实效。是固正直荡平之道，人人之所能知能行者。虽止寥寥无几，然已足以泛应而有余。果能神而明之，化而裁之，窃谓向来各家秘钥不肯示人者，或亦无以过此。

第四章　膏丹丸散各方

第一节　退毒丸药方

蟾酥退毒丸

治疡患初起，不论大小各证，阴发阳发。宣通经络，行气活血，消散退肿，解毒定痛，如神。惟头面疔毒忌之。

制香附　西羌活　全当归　川断肉各三两　生远志肉二两　明腰黄　白明矾各一两　广地龙去净泥垢，炒松弗焦，六钱　穿山甲片炙透　藏红花　上麒麟竭　鸭嘴胆矾各五钱　滴乳香　净没药各去油净，各八钱　真轻粉净者二钱　上西牛黄　大梅片　当门麝香各三钱。

上各为细末，和匀，另用真杜蟾酥一两六钱，汾酒浸化，同杵丸如小绿豆大，辰砂为衣。小证每服分许，大证须服一钱至一钱五分。如初起酸痛坚肿，能饮酒者，用热黄酒吞丸，不能饮者，当归、木香煎汤送服，须囫囵吞，不可嚼碎。如肿痛已甚，势欲酿脓者，亦可服，但稍减之。即脓成后，四围余块尚坚者亦可服，以消尽坚肿为度。

方解　外科之有蟾酥退毒丸旧矣。然其方颇杂，殊未易效。此黄墙朱氏改定之方，家传五世，治疡颇负时名，消毒退肿，以此丸为必用之药。轻证则三丸五丸，大证则重用之。寿颐于庚戌八月在沪上治一妇人，腰疽大痛，形已高突，背脊酸楚异常，势有蒸脓之状，知是大症可危。授以是丸约三钱许，嘱分三服，用热陈酒吞，每日一服。不意此人并作一次服之，黄昏吞药，至夜半大热如焚（本有身热但不甚炽），神志迷蒙，几至不识人事，家人大慌，犁旦款门来询，并约速速赴诊。颐初不知其故，亦为疑讶，迨稍迟数刻早膳毕，即往视之，则热已大退，神志已复，自说背痛锐减，转侧轻捷，再与宣通煎剂，不劳更方而愈。可见是药效力之神。药不瞑眩，厥疾不瘳，是之谓乎？

牛黄丸

治风热痰壅，痄腮发颐，时毒痰核，瘰疬诸证，及咽喉肿痛腐烂，肺痈胃痈，咯吐脓血。

上陈胆南星十两　天竺黄四两　川古勇连　广郁金　五倍子　乌芋粉各三两　家山贝母六两　关西牛黄五钱　透明腰黄二两

上各为极细末，以好黄酒化陈胆星，杵和为丸如大豆，辰砂为衣。密收弗透空气，弗用石灰瓮藏。每服三五丸，细嚼咽下。

方解　主治各证，无一非风热结痰，凝聚不化。方中清热解毒，开泄痰壅。重在清降，而独无疏风之药。以病有始传末传之别。初病固当泄风。若在数日之后，热痰内结，而兼用风药，反以煽动痰热，助之上扬，必有流弊。此制方之深意，非缺点也。五倍之涩，亦以火焰方张，防其四散走窜。丸子之与煎剂所以不同之处亦在此。若以五倍浑入煎药，即是大谬。

消疔丸

治疔疮大毒，火焰方张，大便不行者，用之地道一通，其势自缓。

明雄黄一两　生锦纹二两　巴豆霜拣取白肉纸包压去油净，四钱

三味各为细末，少加飞曲五六钱，米醋同杵为丸，如凤仙子大。每服三丸至五丸，最重证不过九丸，不可多用。温开水吞，泄一二次。预备绿豆清汤，冷饮数口即止。虚人孕妇弗用。小儿痰食实证，发热大便不通者，每用一丸，杵细饲之，泄一次即愈。

方解　疔毒皆实热证，地道壅塞，斯火焰上陵，其毒益炽，是方即仲景备急丸之变法。惟恐承气犹嫌不逮，乃以巴霜之迅疾峻利者速之下行，以夺其上逆之势。症凶药猛，针锋相对。小儿亦可用之者，惟其大实大壅，故可下夺，且仅服一丸，不嫌其厉。京都有盛行之保赤散，即是巴霜、朱砂，世皆知其有功而不识中是何物。若使明告以方，当无不骇为可怪。须知所服无多，自不为害，但不可频用，以伤脾胃耳。近年沪上某儿医亦自制有幼科通治之某某丹，颐曾见其药色亦微红，当即是京都之物。某君于幼科颇负时名，经验已富，而亦用此，当可知是药之不致贻祸矣。

铁埽丸

治脘痛，腹痛痞结坚块，将为肚痛肠痛者。力能消肿止痛，奏效甚捷。腹痛腹胀，凡是实证，虽无痞块者亦佳。

莎根　香附子　生玄胡索弗炒，各一两五钱　草乌　广木香　桃仁各一两　川厚朴　陈皮　青皮各八钱　乳香　没药去油净，各六钱　麝香三钱

各取细末，煎糯米浓浆打和丸，每丸重约钱许，每料作一百大丸，辰砂为衣。每服一二丸，临服打碎为小块，温陈酒吞服，勿嚼细。不能饮者，砂仁汤下。妊者忌服，小儿酌减。

方解　脘痛腹痛，以致痞结有形，酿为疡患，无非气滞血凝。治之之法，活血行气，宣通结滞，已无余义。但病在皮里膜外者最多，汤药荡涤，急则徒伤肠胃，不达病所，缓则病重药轻，亦复无济。内服煎剂，恒以桃仁承气为主，时亦有效，而不甚捷，其弊在此。朱氏是方，丸以缓治，能直达下焦留连以宣通之，所以投之辄应。作为大丸者，欲其久藏而香气不泄；打作小块吞咽者，欲其缓缓消化方能达到肠间，犹有力量以及患所。丸以米饮，取其粘结而不速化，制方之意极精，皆不可忽略看过。

沉香散

治停寒积饮，肝胃气痛，痞结胀满，呕逆酸水，痰涎诸证，此亦治寒中霍乱，上吐下泻，心腹绞痛，厥逆脉微欲绝者。

天台乌药　细辛各六两　广皮五两　广木香　广郁金　紫降香各三两　黑沉香上重者水磨细末，日干弗烘，二两

各为细末，和匀，每服一钱至二钱，开水调吞。

方解　肝胃气痛，而至痞结胀满，寒痰凝结者为多，即呕吐清水、酸水，亦是中阳无权，饮积不化。于法必当温运，此与肚痛、肠痛相去亦只一间。但痈多郁热，温药未可概投。此则以痛为主，非温辛不能开痹，虽间亦有肝阳郁结，不利温燥之证，然当大痛之时，每多发冷畏寒，甚者且冷汗淋漓，授以此散，往往桴应。惟当痛势既定之后，必须峻养肝阴，方为培本正策耳。

附新方九痛丸

治宿年九种胃痛，如刀如椎，绞结胸腹肠胃之证，无不神应。

白川椒　公丁香　高良姜　广木香　明腰黄　江子仁即巴豆拣取白仁，压净油质，各一两　五灵脂八钱　西藏红花六钱

各为极细末，用汾酒泛丸如绿豆大，不可蜜丸。每服七厘，温汾酒一杯，吞服。泄一二次，饮冷粥汤一二口即止。定痛极验，重者不过三服。有年久恙，可铲根株。

方解　此吾乡某氏多年施送之药，远近来索，都称捷验。颐索得其方，温下以除痼阴冱寒。而所服甚少，制药有度，洵是良方。但刘绝根株之后，必当滋养肝脾，善调真本，否则正气益耗，再发增剧，不可不虑。

苍黄二仁丸

治梅毒，下疳淋浊，阴䘌诸证，真阴已虚不任攻伐者。

老色芦荟五钱　真净轻粉三钱　关西牛黄二钱　桃仁　杏仁去皮，各三十粒　明净腰雄黄四钱

上各为末，打和丸如绿豆大。壮者每服一钱至二钱，弱者减之。以鲜生地、仙遗粮、银花三味煎汤送下。即以此三味常服代茶。

方解　梅毒一证，非荡涤不为功。然毒焰鸱张，真阴已薄，一路攻削，亦所不胜。况毒在血络，徒伐肠胃，亦且不中病所。此方丸以缓治，威而不猛，无太过之弊，其用轻粉者，惟此能搜络脉之毒，主药在是。浅者视之，每谓汞是劫毒，最防收入骨髓，转滋变幻。不知江湖术士专事升汞，以治此症倒提深入，害固不可胜言，其咎在用之太多，而又不以清解辅之。二三日间梅疮尽伏，其效如神。而毒得汞力，伏藏于内，迟之又久，然后发泄，则横决淫滥，不可复制。此方汞尚不多，而牛黄腰黄，即以解此猛烈之毒，更用芦荟二仁导之使泄，已无伏藏之虑。且又有汤引清利通溲，二阴皆有去路，配合自有法度。朱阆师主治毒门，必以是丸为主，投之辄应。颐见已多，惟效果稍缓，不能克日成功。则王者之师固不如杂霸之君，必责效于旦夕。试观东西医学于此一科，内服外治，无不用汞。又有以白檀香油治淋浊者，亦必每丸中稍稍入三仙丹半厘许，取效亦极敏捷，以此知汞固毒门中之无上神丹也。若服之过度，则龈浮齿痛，即是汞毒发见之证，是宜停药，而大清其胃。惟此丸则万无此弊，不必过虑。

海金沙丸

治淋浊，不论新久皆效。

真川黄柏研细末　净海金沙

二味等份，以鲜猪脊髓去皮，只用髓质，生打和丸，日干。每服二三钱，开水吞。

方解　淋浊是精窍病，与奇经自有关系。但与清热利水，必无速效。是方用蘗皮、海金沙，尽人所能，而以猪脊髓和丸，从奇经着想。竹破竹补，大有巧思，宜其

投之辄应。

重定儿科万应锭

治小儿停痰积热，发热不退，大便不爽者。亦治温热病，胃肠实热，斑疹丹痧，及暑湿痰热，赤白滞下，实热便闭，妇女血热瘀垢，月事不调。疡科瘰疬痰核，时毒发颐，痄腮温毒，实热咽喉肿烂，乳蛾白喉，牙疳舌疳，口糜重舌，暑天热疖诸证。

陈胆星　生锦纹　真天竺黄　红芽大戟　千金子霜去净油　生玄胡索　象贝母　川古勇连　明天麻各三两　毛慈菇　陈京墨各四两　胡黄连二两　麒麟竭　明净腰黄　真熊胆各一两五钱　当门麝香　大梅片各三钱

上各为细末，糯米饮杵为锭，不拘大小，临用磨服，大人四五分至一钱，小儿减之，随证势酌量。妊身弗服。肿疡亦可磨敷。

方解　万应锭者，京师最有名之小儿通用药也。杵丸如小枣核，金箔为衣，故俗称金老鼠屎。治小儿身热呕吐，不食不便者极效。药多清热通腑，以儿病实火居多，停乳积食，生痰生热，变生百病。苟非久泻伤脾，无往而不为实证。钱仲阳儿科圣手，试读其《小儿药证直诀》百数十方，消导清热者十之八九，用巴霜、牵牛、大黄者不一而足。不明此理，能不骇然。抑知小儿服药最是无多，如用寻常草木，则几微之药，有何功力。惟猛烈者，苟得数厘下咽，已能荡涤垢秽，消融渣滓，不须再服，而已奏肤功，此正是古人之识力独到处。此锭清热解毒，消食导滞，活血行气，力量雄厚。且不用巴霜，尤其稳妥。但原方尚少痰药，嫌未尽善。甲寅初冬，颐偶向吾师阆仙先生谈及，先生谓可合用玉枢丹，略增损为之。因除元方之乳、没，

以既用脑、麝，则无取此叠床架屋，且肤腐之药，本无足重，又去自然铜，以金石矿质太嫌猛厉，幼孩脏腑柔脆不能胜任，且亦非必需之物。而加入胆星、竹黄，大戟、毛菇、千金霜，腰黄，以成是方，则小儿实热无往不宜，抑且解毒化痰，治时邪温毒，温热斑疹，暑热痧气，赤白滞下，停食停痰，气滞满闷，实热便闭，女科月水不利诸病，胥可借用。而外科热毒，咽喉肿烂，乳蛾舌疳，牙疳、口糜，发颐时毒，痄腮聤耳等症，亦无不应。而后万应二字，名副其实。惟原方谓并治疗疮大毒，大人中风，小儿急惊诸病，则疗疮忌散，内风忌升，议去脑麝，而加磁石、石膏、羚角等潜降之品，别为一料，则完美矣。

第二节　薄帖各方

今之膏药，古称薄帖。自退毒消肿，以及既溃之后提脓化腐，搜毒生肌，无不惟薄帖是尚。虽另掺末药，各有分寸，而膏药本以药物合成，亦必自有分别，不可温凉寒热混为一陶。市肆中物，油质不净，甚且助其腐烂，固不可概用。而疡医家自制薄贴，亦复止有一种。其意以为但当于末药中分别疗治，已是各合其宜。则薄帖一层，亦可不复注意。黄墙朱氏备有数种，分别寒热之证，实在至不可少。颐参观新学，恒谓中医旧法太嫌黏腻，苟其腐化已巨，则不能吸收脓水，殊未尽善。不如新法用脱脂棉纱较为收湿，间尝采取其法，而别以自制药末分别用之，虽不中不西，亦中亦西，俗子见之，不无窃笑于其旁者，然自谓执其两端而用其中，颇有可取，兹亦并及之，慧眼人当不以为骑墙派也。

清解薄帖

治阳发红肿及溃后脓水，各以应用末

药掺上用之。

大生地一斤，切薄片　　全当归八两，切
羌活　黄芩　川柏各三两　玄参　苦参　甘
草各四两　白芷　赤芍各二两　大黄六两　木
鳖子一两

上各为片，用真芝麻油二十斤大锅煮沸，先入生地、木鳖子，熬二十分钟再入诸药，候焦枯离火，用细布漉去滓净，另入净锅，文火熬沸，乃以筛细广丹、筛细定粉（即铅粉）各两斤许，轻轻掺入，柳木棍不住手调匀，俟起细泡（火不可猛，猛则沸溢）乃滴入冷水中试老嫩，以滴在水面凝结不散，着手不粘，搓之成丸为度。若在水面有油花散开而粘手者为太嫩，再稍稍加入丹粉；若一滴入水直澄水底，手指搓之坚硬者则太老，须用另备之炼成药油加入同调，候膏成离火。预研血竭、腰黄、轻粉，银朱各一两五钱（最好再加麝香、梅冰不拘多少）同调匀，预以大缸注水，乘膏热时倾入水中，浸至半凉时，即在水中分作数团，约每团一斤许，另入瓷中清水养之，密封听用，日久不坏，油纸摊贴。

方解　此薄贴能退消阳发肿块，清热解毒，无论已溃未溃俱可通用。溃后并能生肌收口。疮疡小疖，即贴此膏，不必另加掺药，亦无不效。惟溃腐巨大者，油纸摊膏，不吸脓水，宜用西法棉纱、棉花、锌养油膏，再加提脓化腐末子为佳。至新肌已满，脓水不多，复盖此膏，即易收口。

温煦薄贴

治阴发大证，形巨肿坚，酸痛彻骨，皮肉如故者。或但骨节酸楚，尚无形块者。及肚痈肠痈，坚块深邃等证。凡闪伤跌仆，风寒湿邪三气痹着，肢节酸痛，举动不利等证，皆效。

鲜凤仙茎连枝叶花蕊根荄洗净日曝半干，约一斤许　大生地六两　当归须四两　急性子五两　大南星三两　川乌　草乌　干姜　羌独活各二两

上各切片，用真麻油十五斤煎沸，先入凤仙茎熬二十分钟，俟不暴再入生地，又熬十余分钟，乃入诸药煎枯，漉净，另入净锅文火熬沸，入筛净广丹、筛细定粉约各一斤半，柳木棍不住手搅极匀，滴入水中，试老嫩，如上法膏成离火。预研细麝香五钱，乳没药去油各一两，上安桂末、丁香末各二两，调匀，入水成团，藏如上法。溃疡多宜清凉。如元气虚寒，溃久不收之证，亦宜用此膏摊贴。如治跌仆损伤，筋骨疼痛及寒湿痹着之证，则另加五温丹，和匀摊贴。市廛中有通行万应膏，尚不及此。搓成丸子，捏如饼，亦贴风寒头痛。如治阴疽大证，亦宜再加五温丹，和匀摊厚膏药贴之。

方解　唐人已有薄贴之名，知膏药之发明已久。疡证半多湿热，不宜于温，惟亦有阴寒凝结之证，则清凉正在所忌。而杂病之经络筋骨肢节间证亦有宜于外治者，此温煦之法正不可少。疡科家有加味太乙膏一方，虽可通治外疡，惟于阴寒大证尚不贴切。敝师门朱氏自定此方，专为虚寒及杂病立法，既可宣络活血，亦能消肿软坚，适用处正复不少，欲治疡科者，亦是不可不备之药。

成炼药麻油

凡煎炼薄贴，必先炼此油。漉净另贮，则煎成薄贴，有时嫌老，可以此油随意加入。如在冬月天气大冷，薄贴摊在纸上，即不黏手，贴于患处极易剥落，亦必以此油少少和匀，摊贴则膏嫩而黏。乃又此油可调药末，敷诸疮湿烂，比用生麻油为佳。

若以此成炼之油，如上法调入黄丹、铅粉，即成膏药，亦可贴一切疡患。另加应用药粉，亦可敷衍应酬，但不能及上二方之速效耳。

生地四钱　羌独活　当归　甘草各三钱　龟甲二两

用麻油二十斤，先煎龟甲后入生地，又后入诸药煮枯，去滓候用。

黄连膏

治眼癣漏睛疮，鼻䘌唇疳，乳癣乳疳，脐疮脐漏，及肛疡诸痔，茎疳阴蚀等证，不能用拔毒去腐三仙等丹者。

川古勇连　川柏皮　玄参各四两　大生地　生龟甲各六两　当归全三两

上各切片，用麻油五斤，文火先煎生地、龟甲二十分钟，再入诸药煎枯，漉净滓，再上缓火，入黄蜡二十两化匀，密收候用。

方解　此膏所治诸证，皆在柔嫩肌肉，既不能用拔毒薄帖，如掺提毒化腐之药，则备增其痛，且致加剧。故制是方清热解毒，亦能去腐生新。但必须时常洗涤，挹干毒水，用之始有速效。

象皮膏

治顽疮久不收口，脓水浸淫，浮皮湿痒，并不深腐之证。足胫湿臁，久年不愈者，此膏最佳。

真象皮二两，无真者则以驴马剔下之爪甲代之，可用四五两　当归全　壮年人发洗净垢，各二两　大生地　玄武板各四两

真麻油三斤，先煎生地、龟甲，象皮，后入血余、当归，熬枯去滓，入黄蜡、白矾各六钱，川连汁煅制上炉甘石细末半斤，生石膏细末五两，文火上调匀，弗煎沸，磁器密收，油纸摊贴，量疮口大小为度。

外以布条轻轻缠之，二日一换，脓水少者三四日一换。此膏亦可摊于西法之脱脂棉纱上，较用油纸者易于收湿长肉。

方解　多年顽疮浮皮湿腐，以及臁疮皆最不易速效，寻常去毒化腐生肌收口之药毫不桴应，此非血肉有情，何能取效？故选用象皮、血余及驴马爪甲，取其血肉同气，易于黏合。此是朱阆师自制之方，用之四十余年，极有奇效。清光绪季年阆师治一奇证，是苏州乡人，年三十余。初起头顶坚块渐大渐高，不痒不痛，亦不顽木，相安无事者五年余，乃浮皮渐腐，稍有脓水，亦不甚痛，而眠食起居诸无所苦，百里内外医家几于遍试，莫识何证。乃诣苏垣天赐庄美国医生柏乐文处就医，柏谓外虽腐而内则大坚，若用割法血出必多，且内是脑盖，坚块附著脑盖骨，割之必有流弊，宜以腐烂之药渐渐掺之，使蚀去坚块方可收功。而西法则无腐化之药，闻中国治疡家有腐蚀恶肉之法，能不伤好肉，汝可访求中医之长于外科者，请其用药将满头块硬顽肉渐渐腐脱，则余当以西法为汝收口。其人乃访得黄墙治疡素有声闻，始挈舟来阆师处，则外形几于头上另有一头，高逾二寸，径三寸有余，其帽摇摇不掩其发，使登龙山必效孟生故事。视其腐处确在浮皮，但有滋水而无脓无血，按之则坚如石，亦不作痛，确不能识是何病，抑必不能言其病理若何。初亦止用普通化毒之药，无甚进退，后病人述柏医生说，乃掺以枯痔散（此散即《外科正宗》旧方，但不用天灵盖，方见后），果渐渐蚀去坚块，并无痛苦，乃放胆用之。积半年余坚硬已尽，露出脑盖，完全光滑干燥之骨，四围毫无余硬，直径至四寸。余师谓如此光滑无丝毫肉质，虽无变症，饮食起居俱

如无病（溃口亦不流血，但微有脓水，盖骨中合缝如犬牙相错者，微微按之稍有稀脓，幸毫不痛痒，脑中亦不觉有病。诚以脑盖之骨虽不甚厚，而两面硬骨中夹一层如海绒之质，天然生理，所以保护脑髓者，本极周到，所以外皮蚀尽而脑不受伤，此症之所以终获安全者，亦正在此），然收口必难。彼美医柏氏既谓蚀去之后，彼能收功，姑且令其求治于彼，则西法治外素以神妙见称，当必视吾家旧学较易一筹。于是嘱其再往柏处以践曩日之约。乃不数日而其人又来，述见柏之后历叙一路用药之法，并陈中医收口必迟，请其施展妙腕早竟大功。讵柏一见顽肉果尽，俯首沉思，谓中国医学确有殊功，汝既遇此能手，则渠既有此术蚀尽恶腐，渠亦必有收口妙药以成全绩，固无待余之越俎代庖，此亦君子不夺人功之意云云，所以复来求治于我公。柏医之言措辞得体，真是善于辞令。阆师乃即以此膏与之，复于四围接连皮肉处加用生肌药末，初则渐渐有新肉丝丝逐次蔓延骨上，而四旁缓缓收缩，但巅顶光滑之骨如故，积一年许收至阔二寸余，前后尚三寸许，则常贴此膏而丝丝之新肉不复上延，更掺生肌药粉亦复不应，更投补剂内服，又隔多时形仍如故。师乃谓此正顶光骨历久不收，药力无效，则欲收全绩，殆已难之。而病者必再四敬问是否别有法子，虽费稍巨，尚可勉办。师因忆及古人有天灵盖入药一层意，此证部位相合，或能收效。乃告以此证有此一法，但扰及枯骨，天良说不过去，理所必不忍为。无已则试以狗骨代之，当能有济。又阅数日，其人竟持片骨来，请以合药。乃烘焦以和入生肌末药中，嘱掺在四周，仍以此膏盖之。竟渐以涨满，甫二三月而全功就绪。

初则新肌光滑不能生发，迟至年余亦新发渐布，不复如牛山之濯濯。此人往来于黄墙村上者前后凡二年，余俨如旧友。顾至师处曾三四见之，厥后病愈而岁时馈问不绝。此是大奇之证，虽不能洞瞩病机，说明真相，而前后治验确有可传，此膏之效亦可概见。爰为追述始末，附识简端，可见吾师家法渊源，固自有加人一等者。黄墙医学，洵非浪得虚誉云尔。壬戌立夏日寿颐谨述。

锌养油膏

治大毒巨腐，脓水甚多，及湿臁顽疮，淹久不收等证。

锌养粉，华摄林杵匀成膏，以脱脂棉纱量疮口大小摊膏贴之。棉纱背后须衬脱脂棉花，薄贴一层，脓水多者一日再易。此膏无黏性，须以脱脂棉纱长条轻轻缠之。

方解　大毒腐化已巨，旧法薄贴粘力太富，既不能收湿吸脓，而又罨满疮口，闭塞毒气，颇有流弊。甚至遏抑热度，秽臭难堪。西法是膏其力量不过保护疮口，使不受空气侵袭，免染菌毒，初无化毒化腐效果。治彼之学者固无不以此为恒用之品，而万病一律，太嫌呆板，功效殊不足言。然棉纱棉花吸收脓水，能令疮口洁净不生秽气，是其所长，可以补旧法薄贴之未逮。颐借用其长以治腐烂数寸之大疡，即以旧法应用化毒化腐生肌收口末子，量度用之，既能吸尽脓水，使疮口洁净，而复有化毒去腐之能力，庶几互济其美，呈功尤速。惟膏无黏性，不得不用缠扎之法。然缠之不可太厚，扎之不可太紧，方能气血贯通，生肌迅速。而治彼之学者，只知缠扎严密，重重固护，甚者且杂以棉花包裹丰厚，阳发热毒，反以助其郁蒸，腐烂益甚，则有良法而不善用之，适以为害。

试观病人之从医院出者，患处如被重裘，十人而九用其法而不悟其意，为利为弊，未有不得其反者。是亦可以深长思也。

樟丹油膏

治游风湿注，黄水疮，脓窠疮等脓水浸淫，痒不可耐者，脓疥秃疮，无不应效。

锌养粉，东丹，华摄林量加樟冰，同杵匀成。樟冰份量，须视痒之轻重酌量。用太多则痛，太少则病重药轻，亦复无效。此等证脓水极多，湿热之毒甚厉，脓水浸淫所及，即令痒瘰蔓延，四散分窜，并可传染他人，不可不洗涤净尽，挹干脓水，再涂此膏。疮重者亦用棉纱轻轻缠之，一日一洗换。

方解　此又不中不西，亦中亦西之用法。旧治痒疮，末药洗药之方已极丰富，验者亦多不胜书。颐定此法，既极简易，而又极效。得此则一切旧方皆可废。十年来只用此法，已是无投不利，取其修合最便故也。

水杨油膏

痒疮之轻者，宜此膏。

锌养粉，华摄林加水杨酸用如上法。

方解　水杨酸亦西药，收湿止痒，盖亦樟冰同等之性，而无气臭，较之樟冰则和平而淡泊。轻症可用，痒重者不足恃。水杨酸即杨树皮中之脂液，东国名撒里矣尔酸。

第三节　退毒膏丹

疡患坚肿初起可退，虽以内服煎剂为主，而外治药未必不可少。朱氏成法简而易行，但分阴阳二证，量度轻重，已是无往不宜，可谓指南之车金针度世者也。

五温丹

治痈疽初起，不论深浅大小，皆可用。

上桂去粗皮，二两　白川椒　北细辛去净泥垢，各一两　干姜八钱　公丁香五钱

各为细末，小证每用二分三分，上用温煦薄贴盖之。大证则用三钱五钱，调入温煦薄贴料中摊贴，或再加麝香分许。

方解　此肿疡初起，甫有形块，通用之药，凡酸痛漫肿深在附骨肢节者，温通气血是其特长，并可疗风寒湿邪三气痹着，支酸经挛及跌仆暗伤等症。

千捶膏

治痈疡高肿，将欲成脓，又阳发初起，来势迅速。乳痈乳发，胸臂诸痈，内挟肝胆相火，不能用五温丹及温煦薄贴者，宜以此膏合清凉薄贴用之。未成可消，已成即提脓高肿，易于针溃，捷验异常。

蓖麻子去壳取净白肉，一斤　大天南星一两，研　乳香　没药制好去油研细，各二两　急性子二两，研　银朱二两　血竭二两，研　上元寸三钱

上先以蓖麻子石臼中捶极细，不见白星如酱，乃入后七味细末，缓缓杵匀，瓷器密收听用。

方解　此方以蓖麻为君，银朱、急性子为佐，消肿清解，捷于影响。阳发疡患，初起贴之，消者八九。恒有一贴此膏，而肿块即退移于膏药之旁者，以此知是膏并可作移毒用。古书称蓖麻能坠胎云云，亦以其流动而过甚言之。然此膏恒贴孕妇痈疡，未有因此坠胎者，以此知古说之未可尽信也。

独圣散

消坚肿，定酸痛，阴寒之证甚效。

急性子

一味研末，随症大小酌用。和入五温丹中，热陈酒调敷患处。外用温煦薄贴盖之。或调入温煦薄贴，作厚膏药贴亦佳。

方解　凤仙子性最激烈，内服催生坠胎，其效甚迅。以作外治，宜其通经入络，散肿定痛，捷于影响。此颐以意为之，试用颇应，命名独圣，尤无愧色，

碘酒

治暑疡热疖，小症初起，能消坚块，止痛。此酒色如酱油耳。食者皆谓西法酱油药水可以消毒即此。

碘片一钱五分　火酒四两

此药入酒即化。用时以毛笔蘸酒涂患处，一抹即干，不可频搽，须隔五六小时再搽一次，肌肤小疖自能消散。如搽之太过，即令外皮腐烂，滋水浸淫，反以贻害。

方解　此西法也。西学家亦以为普通用品。然碘片之力极厉，贮入瓷瓶中，如以木塞塞口，则其木不三五日即黑腐如泥，如摊于木器上，木器顷刻焦黑，等于炙炭。故浸酒用之，自能深入肌腠，以消坚块。但药性自外而入，几如硝镪性质，故频频用之即令肌肤发腐，而内之坚块如故。所以只能治小小之疖，浅在皮里，方能有效。若肿块稍深，则药力亦不及病所。纵使外皮腐烂，亦不能消其坚肿。恒见治新学家并治瘰疬痰核深藏经络之证，则未见其利，只见其弊。是不知于药之性质上体会研究者也。

第四节　退毒敷药

疡患初起，其有形块者，但贴退消膏药已是适用。而漫肿无垠，不辨根脚者，则薄贴即无所用之。此惟末子敷药可以遍涂患处，使之收束。其轻者亦可消散。市肆中有如意金黄散一种，未尝非普通习用之品，疡医书中无不载之。然药味尚未免稍杂，轻证可治，重大者颇嫌不胜其任。且只此一方，而以通治寒热虚实，总觉笼统不切。徐洄溪所谓一证有一证切要之药，非通套方剂可以奏效云云，固亦有见于此。然必每证各备敷药，太觉繁琐，此老亦未免大言欺人，敝师门朱氏分温凉两种，如薄贴之例，亦已无施不可，简而能赅，是可法也。

温煦丹

如意金黄散宜于阳证而不利于阴寒。凡病在筋骨先酸痛而后坚硬漫肿者，金黄散必不可用，黄墙朱氏数世研究，深知其弊，业师阆仙先生因订此方以治附骨、环跳等证，初起隐隐痛楚，渐至成块木肿者，其效最捷。并治跌仆损伤，筋骨掣痛，皆效。

炒香附四周　西羌活　川独活　上安桂去枯皮　生南星　北细辛各三两　粉甘草四两川乌　草乌　高良姜各二两　公丁香一两急性子五两

各取极细净末，和匀，临用时以无灰酒加连根葱三五茎，煎滚，调药热敷患处，绢包裹，一日再易。寒甚者，合五温丹等份用。

桃花丹

此则如意金黄散之变法。金黄散性偏寒凉，惟赤肿大热者为宜。若初起肌肉肿痛，犹未发赤，虽曰亦是阳证，但气滞血凝，药宜疏通，乃可消散。遽以大凉之药遏郁之，则气血坚凝，反不可散。是逼其团结蕴酿成脓，适以助之成溃，伊谁之咎。治此者纵不可用温药助虐，亦必以通络泄散为唯一秘诀。阆仙朱先生手订是方，清

凉而不偏于阴寒，散肿软坚，开痰泄热，以治阳发红肿焮热，或尚未高肿色赤，乳痈疔毒，漫肿坚硬者，无不应手捷效，其功实在金黄散之上。

羌活　当归　甘草各三两　陈皮　柏皮　大黄　急性子各二两　南星　白芷　赤芍各一两五钱　马牙硝　银朱各一两　绿豆粉四两

上各取细末，和匀密收。

红肿焮热者，以忍冬藤杵自然汁，调敷。大青叶、芙蓉叶、马兰头、马齿苋等自然汁皆可用。时毒发颐，用防风三钱、薄荷叶二钱，煎汤调敷，或加薄荷油十许滴。小证红肿，用茶清调小块。初起以药末三四分，用太乙膏贴之，阳证初起，未红未热，以甘草煎汤，乘热调敷。

第五节　围毒移毒

铁井阑

凡痈疽大毒，漫肿无垠，根脚四散，其毒不聚，最是恶候。难消难发，迟延日久，必多变幻。故收束疮根一法，至不可少。又有疮发于骨节转侧之间，酿脓化腐，恐碍关节，亦宜外敷移毒末子，使其移至一偏，让开要害，则纵使成脓，可免损及运动。古法此类方药亦颇不鲜，而效者寥寥。此是朱氏恒用之药，较古书成方为效迅速，是收束疮根必要之品。

外科书中别有此名，用芙蓉叶、苍耳草二物捣涂。只可以热疖轻证，非此方可比。

大五倍子去蛀屑微妙成团候冷研细，三两　杜蟾酥干研细，五钱　藤黄三两，先以好醋入铜杓上微火化烊，绢漉去滓听用　明矾一两，研　胆矾八钱，研　大黄　皂角　白及　山慈菇　天南星各二两

上先以后五物用陈米好醋二大碗，文火熬浓，绞去滓，乃和入醋煮之藤黄同熬成膏，俟极浓，乃和入五倍、蟾酥、二矾细末，调匀离火，再入上麝香细末三钱，杵匀制成锭子，阴干收藏。临用时以醋磨，浓涂疮根四围，干则润之以醋，一日洗去再涂，极效。欲移毒使偏，则如上法，涂其一偏，而涂药处自能退肿，其毒聚于未涂药之一偏矣。可保骨节不致损害，是即避重就轻之法。

第六节　化腐搜毒收湿止痒诸方

三仙丹

此即升丹，一切溃疡皆可通用，拔毒提脓最为应验。凡寻常之证，得此已足。但湿疮有水无脓，及顽症恶腐不脱，或起缸口，或黑腐黏韧，久溃败疡，则别有应用药末，非此可愈。

凡溃疡近口近目处弗用。乳头脐中阴矗下痔弗用。

水银一两　火硝一两　枯矾一两

先将硝矾研细，入锅底按平（用小铁锅），中作凹形，坐入水银，拣一平口浑圆磁海碗覆之，须口与锅密切无纤线隙缝，以棉纸作线条浸盐水护碗口细细筑实，试上炉用小火烘之，听碗中微有声息知硝矾自熔，看碗口无黄紫气飞出，方不走炉（一见碗口出烟，汞已外泄，再以棉纸条筑之）。乃用黄沙盖在碗上，全碗全没沙中，碗底纳入棉花一小块，上加大铁一块压之，乃加炭一炉，令火徐徐加大（一炉炭约二十两），一炉炭烬，再加满一炉，猛火煅之，两炉煅烬，乃拨开碗底之沙，验得所藏棉花焦黑成炭，火候已足。乃移下铁锅置于干砖上冷定（最好要隔一宿），开看碗

中满黏鲜红一片，而锅底只有白色药底最为佳。候碗中之药面上一层轻浮如粉，先用鸡翎扫下，别贮。此药性薄，只有轻证可用。扫尽浮药，则碗上更有黏住一层，以刀刮取，厚者成片，此药力量较足，可治大毒重证。入乳钵细细研之，极细乃可用。药色以鲜红如朱，明艳如赤霞者，最为火候得中。若不及则色黄且有淡黄者，市肆所谓黄升，药力量最薄不可用，且火候未到，汞性未化，多见空气，则星星可辨，仍是水银，以之掺入溃烂之处为祸甚矣。若火候太过，则其色焦紫，或如酱色，亦不可用。间有满碗如晕，一圈鲜红，一圈深黄，一圈青紫，圈圈异色者，则炉火之作用。古人所谓药炉中自有神妙不测之理，确是不可多见者，实在功效亦同。如偶遇之，可各色扫开，分别贮之，以资博物。总之色以鲜艳深红为第一，亦偶有晦滞者，是为坏药。若上火时有烟腾出，则其汞已走，碗中可以一毫不存，不可不慎。炭要预先拣取，有声如铜者方可合用，劣炭不可用。火候不佳，药力不及，功用必有不逮。市肆中有炼成者，尝试用之，病者皆嫌作痛，而自制者则不痛，此必有故。俗谓陈久不痛，新炼者则痛，殊不尽然。颐尝以新炼之丹试用，亦未尝痛，但研必极细，用时只用新棉花蘸此药末轻轻弹上薄贴，止见薄薄深黄色已足。如多用之则大痛矣。门外人见之必谓吝惜药末，不肯重用，而不知此丹力量甚厚，必不可多乎。炼丹时炉中所余白色炉底，亦可研细，和入疥疮奇痒药中，但枯矾收湿止痒，重用作痛，宜少少用之。

拔疔散

治疔疮初起一粒，形如粟米，顶白无根，初觉顽木，或则微痒，最是恶证，势必肿散腐开，其毒甚炽，非三仙所能治，则需此散。先用针当头点破半分许，稍稍见血，乃用此药少许掺于疮头上，以清凉薄贴盖之，一日再换，能束肿提脓，并能提出腐肉一块，其韧异常，俗谓为疔头。此腐一脱，大证皆平，是神丹也。脑疽发背及其他顽疮，苟有坚韧恶肉，或粘如筋，或黑而臭，牵连好肉，镊之不去，皆可以此散轻轻掺在恶肉上，亦能速之使脱，但必预护新肌，弗沾此药。

斑蝥糯米拌炒黄，七枚，去米弗用（此米大毒，宜埋上中） 全蝎漂淡土拌炒干，三枚 玄参炒松弗焦，三钱 瓜儿血竭研细去粗硬块，三钱 乳香 没药各一钱取净末 上梅片 上麝香各六分

各为细末，和匀密藏。

此方加重斑蝥、全蝎各三倍，另为一料，治代指初起，肿痛无头，用药一二分，贴于痛处，以膏盖之，轻者可退，重者提出速成，可不化大。咽喉痛者，以此药少许贴于头外相近痛处，上以膏盖一周时，揭去皮有水泡，银簪挑破泄去毒水，喉痛即瘥。近有刊送咽喉异功散者，即是此方，其应神速。

黑虎丹

此药名各处通行，然药各不同。此则朱氏家传，大有经验者也。

治大证顽毒，三仙丹不能治。与拔疔散功相近，而提取脓水，威而不猛。大约腐肉不脱，利于拔疔。并无恶肉，而脓水频仍，经久不愈，则宜此丹。

全蝎制同上方，七枚 蜈蚣炙，大者七条 蜘蛛炙，大者七个 甲片炙，七片 白僵蚕炙，七条 磁石煅研，一钱 公母丁香各一钱 上西牛黄二钱 上麝香一钱 梅花冰片二钱 百草霜净者，五钱

各为极细末，和匀，瓷瓶密贮。每用少许掺疮口上，以薄贴盖之。凡虚寒疡患，溃久不敛，及溃后阳虚，恶腐不脱者，亦掺此丹，功在三仙之上。

五虎拔毒丹

治溃疡毒炽，非三仙丹所能提毒化腐者。

露蜂房有子者佳瓦上煅炭　蝉蜕　蜈蚣各炒炭，各二钱　全壁虎十枚，炒炭　三仙丹五钱　明腰黄四钱　元寸五分

研细和匀，用如上法。

方解　此亦上方之变法。大毒顽证，必以此二方为主，始能有效。但黑虎丹利于虚寒之证，湿热病忌之，此方则阳发亦可用，二方微有分别。

天仙丹

治疗毒及脑疽、背疽、腹皮大痛，溃后脓多，或腐肉不脱，此药提脓拔毒，能去恶腐，而不痛不猛，最为王道，而收捷效。

三仙大红升丹须自炼者为佳，二两　天仙子六两，研极细　五虎拔毒丹一两，见上加上梅片三钱

各研极细，和匀密贮。临用挹尽脓水，须以一百倍加波匿酸淋洗净，棉纸挹干，以此末子细细掺遍疮口，以膏盖之。一日两换，吸尽脓腐，不伤好肉，不觉痛苦，最为稳妥，而收奇效，真是神丹。

方解　广东药肆有所谓天仙子者，其形小圆而扁，其色深黄光泽滑润，一得水湿则自有黏质稠如胶浆。以治溃疡，吸取脓水，其力颇峻。寻常疮疖嫌其吸力太富，反觉痛苦。惟疗疮脓多，及脑疽、背疽、腹皮痛等大证，腐化已巨，脓水甚多者，以此提脓吸毒，去腐极易，并不苦痛。考

《本草纲目》有莨菪子，一名天仙子，而所载形色性情，实非此药。或粤省所独有，未入《本草》之物。颐用之有年，恃为利器。爰合以三仙丹数味，配为一种末子，专治大毒大腐。是新方之适宜于实用者，即以粤东之名名是方，以旌其功，允足当佳名而无愧色。

集仙丹

三仙丹提毒化腐，性颇和平，不独脓毒未清，恶腐不脱者，赖以化毒去腐。即至脓水净尽，新肌益然，亦可少少用之，即以生肌收口。但金石之性，藉炉火升炼而成，功最捷而吸力亦富，全在研之极细，掺之极匀。若扑药太重，即能作痛。恒有病家知是神丹，索药自掺，往往不知分量，用之太多，反以贻害。又不容靳而不予，致贻吝惜之讥。乃为汇集中正和平之品，俾与三仙并行不悖，既有提脓拔毒之效，复无多用增痛之虞。是亦无法之法，命名集仙，以志其实。

大红三仙升丹一两　明净腰黄二两　生漂牡蛎粉一两，飞净　生石膏四两　广丹一两　飞滑石三两

各为细末，和匀听用。掺入疮口，不妨略多。持以赠人，庶可听其自用。

三灵丹

治疮疡久溃，流水不已，不能收口者。

生青龙齿　麒麟竭　明腰黄　炙龟甲各一两　红升丹　海碘仿各五钱

各自研极细，和匀，加大梅片五钱，密贮。

方解　海碘仿乃西药外疡通用之药，色黄而气恶，有奇臭，俗名黄臭药，最能燥湿吸水，溃疡流水者尤为相宜。以合龙麟玄武，既能吸尽脓水，即可生肌收口，

计日呈功。

八仙丹

治大疡溃后，脓毒渐衰，以此搜净余毒，即以生新。

明腰黄五钱　上血竭四钱　真轻粉二钱　炒东丹一钱　漂牡蛎粉六钱　红升丹二钱　元寸四分　梅冰一钱

各研极细，和匀听用。

蛇床子散

治秃疮、疥疮、湿注游风，搔痒水多者，皆效。先洗净而用之。

蛇床子炒研，一斤　烟胶八两　白明矾一两　枯矾一两　大风子仁半斤　白者硫黄二两　铜绿一两　雄黄五钱　川椒一两，去目

上各为细末。另研风子仁，渐渐以诸药末和之，研极匀，每一两加樟冰二钱。痒疮成片者，麻油调，干痒者擦之，每日洗净，然后敷此。

芦甘丹

下疳等证，不能用三仙丹者，此方能拔毒而不痛。

上炉甘石煅黄连汤焠三四次，拣净，研细，水飞漂，二两　上血竭五钱　海螵蛸去背，五钱　真轻粉四钱　乌芋粉二两　漂牡蛎粉一两

各研极细，和匀密贮。

二龙丹

治下疳，消毒退肿，长肉生肌。

龙衣大者两条，纸吹火烧灰　龙骨五钱　鹅管石煅　海螵蛸　炉甘石制飞，各四钱　乌芋粉一两　冰片三钱

各为极细，和匀，鸡子黄熬油调涂。

血余膏

治恶疮久不收口，及臁疮多年不收者，瘰疬久溃，非此不效。

壮人头发　猪毛　鸡毛　鹅毛各洗净晒干，鸡毛鹅毛须去中心硬梗，各净，四两　猪板油去膜净，二两　桐油二两　麻油二十两　白川占二两　脑麝各一钱

上先以三种油入龟甲五两，炸二十分钟，再入诸毛灼焦枯，离火片刻，细绢漉净淬，文火再煮入川占、脑麝，以飞净黄丹六两调成膏，油纸摊贴，可再加三灵丹掺药。此油炼成，亦可少少入锌养粉同调，用西法棉花棉纱摊贴，治疮口多水无脓者，更佳。

枯痔散

痔漏恶疮，顽肉死肌腐不脱者，不去顽肉，不能收口。此方能蚀恶肉而不伤好肉。方见《外科正宗》，但天灵盖无用而害及枯骨，必非君子之心。朱氏不用，亦未尝无捷效也。

砒霜一两　生白矾二两　轻粉四钱　蟾酥二钱

先以信矾入铁锅，碗盖密煅二炷香，冷定取药，细研。另研轻粉、蟾酥，和匀用之。

乌金膏

恶疮顽肉，升丹、天仙丹所不能化者，以此掺之，化腐不痛。与上方异曲同工，随宜择用。

巴豆白肉一味，烧炭压去油，加元寸同研。

黑龙丹

疔毒最多胬肉高突，其痛异常，塞住疮口，反使脓毒不泄，惟此丹能平之如神。方出毛达可《经验集》。

真乌梅肉炒炭，大熟地烧炭，研细，加上梅冰十分之二。

金枣散

走马牙疳，外治药掺之，立刻定腐。

大红枣去核，每嵌白信石如豆大，炭火煅过存性，煅时起浓烟须避之。如有未化信石则去之，研细，加冰片十分之四。轻掺腐处，不可吞入腹。

碘汞膏

此西法药，治瘰疬不问已溃未溃，皆效。

碘片二钱，先用甘油少许同研化，水银软膏五钱，再合碘同研化，加莨菪软膏四钱，西名巅茄软膏，东人名莨菪越儿斯，加华摄林少许，同研，匀涂之，上以凉解薄贴覆盖。

玉糊膏

治汤火伤极效，立能止痛，可免腐溃，极易收功，百试百验。

风化石灰，清水浸之，俟澄清，吹去水面上浮衣净，取清水别贮。每水一杯，加麻油一杯，以箸调之，百匝如糊，即以涂患处。

拔管方

肛疡成管，拔之不易。旧有挂线法，未必有效。朱氏两方，简而极效，非外间所知。

壁虎尾尖，量管之大小剪取一段，插入管中，拔脓收口极易。

有尾之五谷虫，漂净，炙焙存性，飞面和为条，用之亦佳。

锡灰膏

治远年臁疮，神效。

纸锭灰筛取极细者，东丹、冰片、猪板油，捣匀摊帖。

独炼硫

疥疮湿疮，痒者捷效。

明净硫黄入铁锅，文火熔化，倾入盐卤中，凝定取出，再熔再淬数十次，俟硫色深紫为度。一味研细，熬鸡子黄成油，调敷。先须洗涤净，挹干敷药，每日一洗再敷。

第七节　洗涤诸方

外疡既溃，脓水浸淫，必以洗涤洁净为第一要义。庶几毒菌不留，方能生新收口，否则恶腐不除，必多深蔓。而湿痒恶疮，稠黏毒水尤易四窜，且必传染及人，为害尤厉。古法洗方不少，治阳证皆用清热燥湿解毒之药，治阴证则用流气活血滋养之品。如《医宗金鉴》外科之法所录诸方，已是尽美尽善，用之不竭。惟迩来新学大昌，治疡最重防毒消毒，于洗涤一门，尤其精神所贯注。可以生新，用药极简，而条理秩然，较之吾国旧法，既觉便利易行，而能确然有效。但药力本猛，全在相度轻重恰合分寸。太过则非徒无益反以有害，必不可东家效颦，只形其丑。兹录涯略，以为参用西药之法。

加波匿酸洗法

加波匿是西语之译名，从煤中蒸炼而成，故东人名石炭酸。石炭即煤，其名为酸者，则华语精华之精也。西法烧煤气燃灯，上海人之所谓自来火灯。先蒸煤取烟，以铁管通之，管头放出煤烟，取火点之即燃。但此烟通入铁管，烟气中必含有油质，日久而管为之满塞，如吸旱烟之烟管，日久必烟油凝满。故蒸煤取烟之时，必使其烟先从水中经过，烟中油质澄入水底，而其烟乃洁净，积久则水底油质凝结已多。其色甚黑，其质如胶，有气甚烈，是为柏油，可涂竹木，不畏风雨。加波匿酸即是柏油中炼出者，故气臭尚盛，正与煤烟柏油相同。药是冰质，遇高热则融为油，以水化之，每一份水可化九份冰，则为油质再以水化之，则十二份水可化油质一份成水。然尚是原料，以洗溃疡，必以此水加五十倍清水化合，可洗腐疡，能令恶腐净尽，不伤好肉，不作大痛。必以脱脂棉纱轻轻洗涤，挹干脓水，再贴油膏。其痒疮湿疥、游风湿注、湿臁痒甚者，则三十倍清水亦可用。有不可太浓，如不满一二十倍，则痛甚矣。若大证脓水已少，腐肉已净，则用一百倍水，及八十倍水可也。如痒疮滋水，结痂成片，粘连不脱，则用脱脂棉纱浸入三十倍药水中，带水贴于疮上一二刻钟，硬靥即浮，再轻轻洗之，至新肌渐满，脓水已尽，则不可再用此药。当用硼酸水洗极佳。凡用此水洗疮，一日一度，不可多洗。

硼酸洗法

此亦西药，亦能解毒防腐而性和平。溃疡轻证用之，大证至新肉已生将收口时亦用之。下疳阴疮，乳疡乳癣，脐疮痔疮，茎疳阴囊诸证，不可用加波匿者亦用之。喉舌腐烂，牙疳口疮，皆以此嗽口去秽。目赤肿痛，泪流多眵，及眼癣湿痒红腐，眼皮肿，硼酸一两，沸汤十二两泡化，候冷用之。轻证亦可加倍用水。

第八节　止血之方

疡患蚀断血络，每易溢出鲜血。及病人肝阳太旺，火毒极炽之时，亦多鲜血自流，不止其血，危险实甚。西法必以动脉钳钳定动脉，则血溢不多。而习中学不能用，则药物尚矣。又如血剪、血痣、金刃创等，亦不可无急救之法。兹录简而效者二方，以备家庭之急。若古人成方效者亦伙，抄不胜抄，无取其多，徒侈篇幅。

紫金丹

治金疮能止血，及疮疡流血不已者。

紫金藤即降香，五两　乳香　没药去油，各二两　血竭　五倍子炒成团，各一两五钱

别研极细，和匀，每药末一两加梅冰三钱，再研匀，密藏弗泄，陈久更佳。

金刃独圣丹

止血定痛。

龙眼核，只取黑壳一层，炒研极细，每一两加冰片二钱，和匀，再研，密贮。

第九节　生肌诸方

生肌收口，古方伙矣。然疡患当腐尽新生之时，大功告成，其人自能滋养能力，即不用药，亦无虑其不能收口。惟偶有正气太薄，不易生肌者，则内服补养，而外必以药力助之，亦是治疡者不可不备之法。世俗竟尚犀黄、珍珠，贵则贵矣，无非医人敛财之计，究之实在效力，亦不必金珠玛瑙。兹录恒用数则，以与同志揭明真相。惟其效而惟其廉，恐市医闻之将摇首咋舌，莫明其妙矣。

十全丹

大证毒净，非此不能速敛。

西血珀五钱　明腰黄五钱　漂牡蛎粉一两　鸡胫骨　狗胫骨烘燥研细，弗焦枯　绵西芪烘燥研细，筛去粗末，各四钱　青龙齿生研，五钱　乌贼骨六钱　红升丹二钱　元寸五分　大梅片三钱

细研和匀。

象皮膏

朱氏家制。生肌收口，并治金疮止血。

象皮炒松细研，五钱　真轻粉四钱　锌养

粉　黄蜡　白占各一两　血竭六钱　紫金藤即
降香细末，一两　密陀僧一两，飞细　生花龙骨
八钱　梅冰三钱

麻油一斤，煮沸下陀僧末，再煮沸入
二蜡，溶化离火，入诸药调匀，刷棉纸上，
阴干听用。用时以沸水壶烘烊贴之，弗令
见火。

珊瑚粉

外疡毒净，以此收口。

上血竭五钱　赤石脂　牡蛎粉漂净　海
螵蛸去背壳，研细漂净　密陀僧各一两　花龙骨
四钱　上冰片四钱

研细和匀，轻掺以清凉薄贴盖之。

世俗治疡，珠黄之外，血珀、珊瑚，
号为八宝，无非借此贵重之名，聊以自高
声价。究之珊瑚、玛瑙，非血肉之质，亦
复何能有效。是方借此大名，似不脱市侩
恶习。然惟其色不惟其质，未能免俗，聊
复尔尔。若欲征之实在功力，则锡以嘉名，
亦自无愧。

麟龙丹

收口药与上大同。

龙骨　麒麟竭　雄黄（腰黄为佳）
银珠（少许）　滑石　儿茶　梅片

分两随证配合。

滑脂粉，小证收口可用。

飞滑石，赤石脂，少加冰片。

成炼珠粉

收口宜之，毒未净不可用。

珠粉贵物也，颐则谓介属耳。但用大
块牡蛎洗净泥垢，杵散。清水漂出细粉，
去其粗滓，功与珠粉同，而价则十万之一
耳。名以珠粉，尤无愧色。岂俗子能知此
中功用耶。

乌芋粉

即荸荠，俗名地栗。用老而多渣者，
去净皮，捣烂绞汁，其滓和水，再研，绞
去滓，取汁澄定为粉，清水漂二三次，去
甜味，久藏不变。

合眼药、下疳药。功在炉甘石之上。
亦治溃疡，去腐生肌。

第十节　咽喉口舌诸方

咽喉口舌诸证，本是内科，初非疡医
界内之事，惟不可无外治之药为之辅佐。
而晚近内科家多不备此药物，于是此等病
家不得不求治于疡医之门。然究非长于内
科理法者，必不易治此。迩来喉证所以日
甚一日，几如疫疠，而丧亡枕籍者，此中
亦有其故。况世且有号为专于咽喉一科者，
间尝考其学识，固亦不过云尔者乎。业师
朱氏夙备药物，效验有素，兹备录之，以
广其传，是亦阆师利物济人之素志。虽仍
是普通习用之品，而较之故纸堆中陈陈相
因者，临床治验或尚能较胜一筹也。

新定加味冰硼散

治咽喉痛腐，口疳舌疮，牙疳重舌。

漂人中白三两　老月石二两　薄荷尖二钱
梅花冰片五钱　明腰黄一两

各为细末，和匀。牙疳多血加蒲黄炭、
枣信炭，临时和匀。

方解此为寻常咽喉口舌通用之药。以
漂净人中白为主，清热解毒而导之下降，
最是喉证无上神丹。古人非不知用此，奈
习俗恶其秽气，烧过用之，则仅存碱质，
等于石灰清凉之性变为燥烈，为利为害，
胡可以道里计。兹则研细水飞，取其轻浮
洁净者，带水倾出澄定，换水数十次，其
白如粉，无气无味，岂独喉证所必需，亦

是口舌之要药。以极贱之物，而用之得宜，即为良剂。古语有云：臭腐中自有神奇，此物是矣。治药物学者，胡可人云亦云。不知细心体会耶？

新定加减锡类散

治咽喉腐烂，及口疳、牙疳、舌疮等证。

漂净人中白二两　西牛黄五钱　老月石二两　鸡爪川连　明雄黄一两五钱　真川贝　广郁金各八钱　金余炭即人指甲，洗净炒松弗焦，研细，六钱　上梅片四钱

各为极细末，和匀，每点患处极效。

方解　锡类散一方，自孟英王氏极推重之，乃风行于世。然方中象牙屑极难磨细，如治之不良，则其质甚坚，点入患处，非徒无益。又壁钱亦不易多觅，且此虫颇毒，似亦非必要之物。先师阆仙先生在意增损，重定是方，用之多年，大有应验，似元方功力亦不过如是。但牛黄本有数种，关西者其价颇贵，颐亦尝以广东来者试用之，效力亦佳，而价则视西产为廉。似乎实在功用，亦未尝不相等也耳。食者闻此，得不咤为赝鼎乱真乎？然药物惟求其适效而已，本不必专求诸价等连城者，如必以贵是尚，则胡不方方皆用金玉。颐按：原方本有珍珠，师谓既用中白，则珠粉亦未必腾之。如必欲介类潜阳，则牡蛎净粉，咸寒清热而质又黏腻，能生新肌，功力亦在珍珠之上。

咽喉独圣散

治喉痛红肿等证极效。可以加入上两方中。

西瓜霜，秋凉后预藏西瓜，不大不小者，俟过霜降节，择瓜之不坏者，顶开小孔，挖去瓜肉，留薄者青瓜皮约一钱厚，弗破，另以提净朴硝（火硝不用）贮满瓜中，即以所开之顶盖上，麻线做络子络瓜于中，悬檐下透风，不见日晒雨淋之处，瓜下离一二寸另络一磁盆承之。过冬至节，瓜皮外结霜极厚，扫取听用。研细吹喉。磁盆中如有瓜中流出汁水，天寒亦结为霜，亦可取用。瓜中未化之硝，取出留存，明年仍以纳入瓜中，再令成霜。

新定胆制咽喉药

治风火喉证及口疳、舌疮。

真小川连一两　条子芩五钱　真川柏五钱　白僵蚕炙燥，三钱　漂人中白二两　老月石一两　薄荷叶二钱

各为极细末，和匀。腊月收鲜青鱼胆，带胆汁盛药末，线扎挂当风处阴干，去胆皮，细研，每一胆倾去胆汁一半，乃入药末，加指甲炭二钱、明腰黄五钱、西瓜霜一两、蜒蚰制青梅肉五钱，焙燥研，每药末一两加上梅片一钱，和匀密收。红肿腐烂者皆效。若但红肿而未腐者，此药一两，可配枯矾二钱，吹之。

凡喉证用末药，须用铜喷筒轻轻喷入。若用细竹管吹之，恐受风变病，不可不慎。

附制青梅法

鲜青梅子择肥大者，打碎去核，每梅肉一斤，以食盐二两渍之，捕活蜒蚰同渍，不拘多少，多则尤佳。渍四五日，取梅肉曝干，还入原卤中再渍，再曝，以汁尽为度，去蜒蚰不用，焙燥，研末密收。

方解　鱼胆制咽喉药，其法旧矣。此方亦阆师改定。清热涤痰，而加以薄荷之辛凉泄风，兼顾外感，亦是一法。

虚喉吹药

治阴虚火炎，喉痹、喉疳、喉癣等证。

儿茶三钱　川贝三钱　牡蛎粉漂净，八钱

西血珀六钱　漂人中白五钱　蒲黄炭三钱　西牛黄二钱　梅冰片六分　麝香三分

各研极细，和匀密贮。

血余散

治阴虚喉癣。

真血余炭一钱　真坎气一条，漂净培炭研　血珀五分　腰黄二钱　花龙骨二钱　上梅冰四分

各为细末，和匀吹之。颐按：此方亦可加漂人中白。

方解　阴虚于下，阳浮于上，气火泛溢，上凌清窍。每有咽喉燥痛、哽塞音喑等证，病源与风热外乘闭塞喉嗌者绝不相同，而其见证亦大有区别。盖热而干涸虽哽塞必不肿，亦必不红。嗌关内外皆作淡红色，时有红丝缭绕而已。帝丁虽亦垂长，望之只见其燥。绝无痰涎盘旋之状。舌亦不红不腻不黄，甚者其人必足冷，脉必不浮不大不弦，此必不可以疏风清热消痰。治者，六味都气，甚则并用附桂（桂宜作丸，八味汤必凉服）。惟外用末药，则亦必清凉。盖下元虽是真寒，而上焦确有火证，故内服之药可用温补，而外治其上必不能浑作一气，但终与实热有别。此二方皆为虚火设法，前方尚是普通喉痛治法，但不用苦寒遏抑及涤痰攻克之品，而加儿茶之黏滞，以助真阴，蒲黄之清芬以息浮焰，已与实火证治不同。其后方用血余、坎气，借血肉有情同气相应，显与实火痰热者大分迳庭。但血余炭宜自煅为佳，市肆中物与川椒同煅者，必不可用。

开关神应散

方见齐有堂医案。

治急喉风，肿痛闷塞，痰涎黏闭，呼吸欲绝者必效。

明净腰黄　枯白矾　生藜芦　猪牙皂角炒黄弗焦击筋膜，各为末

各等份，和匀密收，临用吹喉。此方可治红肿，若已腐者不可用枯矾。极痛肿盛欲闭者，凉茶调如糊灌之，渐能入喉，吐出痰即松。

方解　急喉风，暴肿痰壅，喉关闭塞，呼吸不通，危在顷刻。苟非吐法，先开其壅，则虽有良药，亦难下咽。《本事方》希涎散，独用皂角、明矾，激之使吐。法本六朝希涎千汤，来源最古，取效最神。颐二十年前见一幼孩三岁，喉痛猝暴，呼吸不利，痰涎盘旋，欲视其喉，而舌肿已粘上腭，浑合无隙，势极危急，恐不及救。即以牙皂、明矾为末与之，嘱其勉强纳入，吐则或有一线生机。乃去后不复来视，已疑其无望矣。后始知其一吐而安，不劳再药。齐氏此方加腰黄解毒，亦有可取。尤在泾《金匮翼》用白矾、巴豆同煨焦赤，蜜丸芡实大，绵裹纳口中近喉处，引吐亦佳。古法有以巴豆油染纸作纸捻，燃着火吹息，纳入喉间，令油烟气引吐痰涎者，其效尤捷。

［附］针刺法

喉风闭塞，开关为亟。希涎散、江予仁油皆是急救之法，而针刺尤为捷效。古法用三棱针刺两少商出血，而有效有不效，惟内关一穴，刺三分留四五呼，旋针补泻，能使喉塞顿开，可纳汤饮，应试綦捷。又两合谷穴，针深刺，须入一寸五分，使针头透过手心劳宫穴频频旋转，其针气自流通，亦极桴应。此穴取法，在虎口上交叉骨间令病者侧竖其掌，乃以毫针缓缓直下，始则轻轻旋转，令深入骨缝中间，不可使针头在掌中透出，多留为上，时时旋转之，旋之愈重则行动极捷，开窍通络无往不宜。

即猝厥暴死，昏不知人，皆能应手出声，立刻清醒。

［附］西药血清治疗法

迩来喉证大行，烂喉痧、白缠喉等，所在多有，而上尤甚。盖以厂家林立，烟突高耸矗立云表者星罗綦布，终日燃煤烟腾逶迤，视北地之煤火煮食其厉不啻倍蓰。人在气交之中，呼吸吐纳，日受其毒，宜其病发猝暴比户传染。旧法治疗，往往病重药轻，不胜其任。西学家发明血清治疗，皮下注射，定痛止腐，最有奇验。一度注射则五六小时，而其腐即安，白者不知何往。盖毒在血络之中，服药吹药，运行嫌缓。惟注射法即于血络灌输，径达病所，宜其如鼓应桴，捷于影响。治大证急证，不可不备之药。颐寓沪有年，经验多矣。药名喉痧血清，西药可购，能藏一年余。可用乃马痘浆合甘油及加波匿酸少许和成者。按中医恒用马乳治牙痛疳舌疮极效，亦治烂喉。知西医药理未尝不与吾国旧学一气贯通。或谓中西两家理法各别者，是

门外人语，仅从皮毛上观之，实未能深知此中真实作用者也。

第十一节　耳目诸方

磨云散

治眼赤星翳。

荸荠粉二两　老月石六钱　川连汤制　细炉甘石一两　冰片三钱

各研极细，和匀点眼。

点眼药水　治目赤星翳神效。

乌梅肉七钱　鸭嘴胆矾二钱　川椒去目，二钱　明矾七钱　青盐三钱　冰片一钱

引线小针三支，水十四两，浸一月可用，陈久不坏。

聤耳流脓

先以核桃肉打油，滴入棉花卷净，入后药，再滴核桃油二滴。

龙骨　枯矾各三钱　黄丹二钱　元寸二分

为细末。如耳中流血脓者，单用龙骨末，如上法。

医验随笔

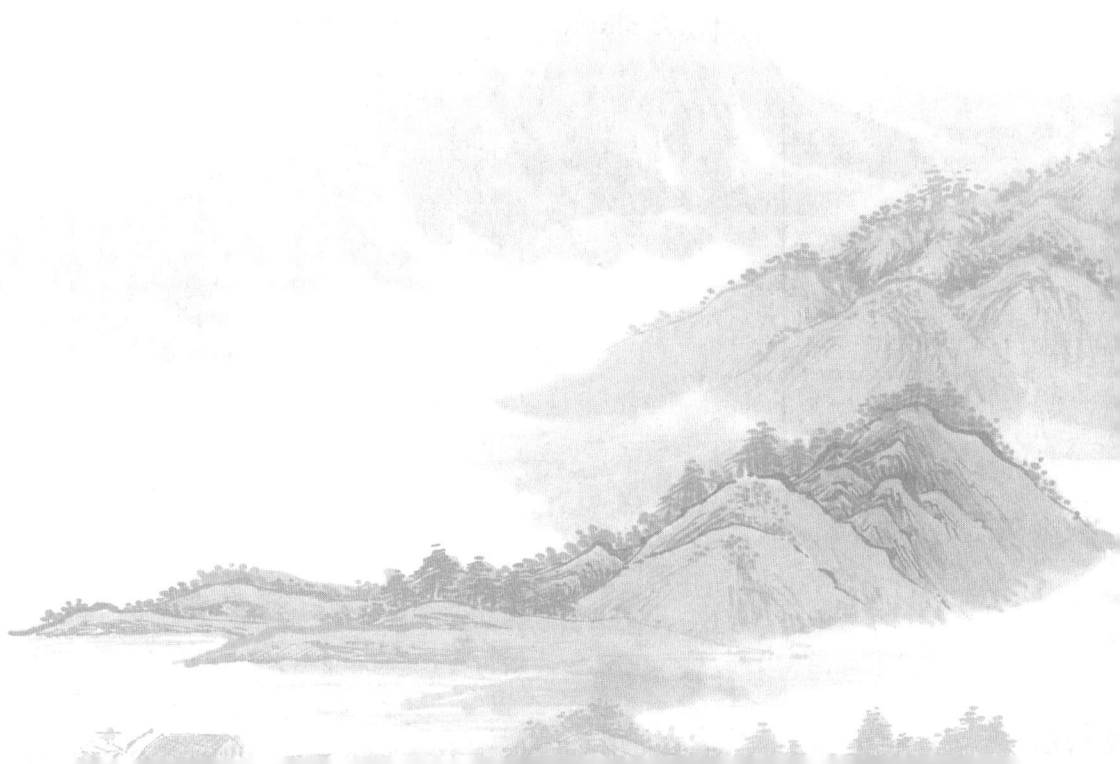

内容提要

　　方书所载之因症脉治有定，而临床诊治则变幻无定。是故医生于精研方书之外，尤当熟玩医案，庶几神明变化，活法在人，不为疾病所困矣。本书系无锡中医友谊会理事沈奉江先生口述，门人周逢儒君笔记。案虽不多，而诊断之精确，用药之工稳，直可上追古人，下启来学。盖沈君为孟河马培之征君高足，学有根柢，识超侪辈，曾著《全球医通》一书，日久遗失，知者惜之。

序　一

自古丰功伟节，奇才异能，非托之文字则阅世不足以传。汉司马迁修史，凡属艺文不论钜细，一字不肯割爱，千有余岁，吾人犹得取而读之者亦云幸矣。英儒密纳约翰向称为辩雄泰斗，著作等身，尝谓智者千虑必有一失，愚者千虑必有一得，合者和之，否者正之，有寸长则不宜抹煞，闭塞民智，阻天下之言论自由，信斯言也。其巍然有济世之功者，宜何如宝重乎？余辑《无锡医学书目考》，深叹其有目无书，比校刊王旭高退思集类方歌注，益叹文献之易湮。访诸名医后裔，或以无暇著述，仅存方薄，或则秘为手泽，无意付刊，久而佚散。是以书目所有，百仅一二可见传布流通，吾侪之责。梁溪沈奉江先生，文学世家，赋性颖悟，伉爽不群，超逸如神仙中人。医学师事马徵君培之，生平治验，名公钜室，咸相信服。而先生飘然物外，如幽兰自芳，不以自炫，其心志之所存者大，形迹之所寄者小，而矫矫固足以名世也。先生医学湛深，尝慕逊清徐大椿，泰西裴乃德龙蒲束之为人，现为吾邑中医友谊会理事。向所著《全球医通》藏稿未刊，日久屡索不得，此则不即付诸手民之弊，殊为可惜。小儿逢儒读岐黄书，从先生游而诏医验甚伙，钦迟无己，属操笔札，随闻记录，积久成册，惟年湮岁远者，四诊或有阙略，录寄《三三医书》刊入专著，庶启悟学者之性灵. 裨益医林，实非浅鲜也。因识其缘起如此。

民国第一甲子夏月无锡周小农别署伯华谨序

序　　二

　　昔韩昌黎见北平马公叹曰：犹高山深林，钜谷龙虎，变化不测，杰魁人也，自余始识。

　　沈丈奉江先生，瞻其岸然道貌，窃有味乎韩子之言。继又得见先生介弟葆三先生，葆三先生以名孝廉罩精内典，广长说法，得未曾有。因得读《棣萼集》，先生昆季唱和之作也，谢家嗣响，心仪者久之。先生师孟河马徵君，深入堂奥，而颖悟博洽复绝恒蹊，性疏旷寓居中隐院，一室图书，左右多蓄古金石。余每造谒，见病者踵趾相接，先生一一洞其癥结而活之。诊余编摩，殆不去手。或纵谭古今，上下旁及，世事议论，风发泉涌，不可方物，喜奖借人，有一长辄津津乐道不倦。与同志组织中医友谊会及《医刊》，主持坛坫，翕然悦服无间言，而先生欲如也。然后知先生果非常人也。甲子秋周君逢儒手录先生治验一册，示余嘱序。余读之狂喜曰：韩子之所谓龙虎变化不测者，此殆鳞爪矣乎！虽然余之服膺先生既如上述，又安敢晓舌哉！周君固请，重以先生之命，不获已，乃道其所得于先生者。而又幸夫周君好学之勤与先生之才之识，得此以广其传。世必有被其泽者，非细事也。

世晚张树铭伯倩谨序

梁溪沈君事述

沈君祖复，字礼庵，号奉江，别署鲐翁。先世居浙江湖州，宋淳熙进士有开，官太常博士，立朝抗节著直声，为君迁锡始祖。累代高隐不仕，祖文炳通申韩家言，书工钟王法。父尧甲混迹商界素精计学，君生时父年四十，有弟二，兆英早卒，祖约登丁酉科贤书。君幼颖悟，读书史过目辄成诵，貌魁梧有独立，性伉爽不阿。年十三岁执笔论古人，不屑拾人牙慧。应郡县试辄冠其曹。郡尊长自桐公泽邑候浙江吴公观乐赏其文，录为门下士（校卷秀水沈太史卫，常熟庞主政宗瑚，南元陆公正福）。有风度端凝。芳兰竟体之誉。君为文词藻富丽，才气磅礴灏瀚，惟于风檐寸晷不暇推敲，以故屡摘屡踬。遂援例纳粟为国子生。赴乡闱郁不得志。因遨游古越，浏览西子湖名胜，谒岳王墓，憩冷泉亭，倏然有潇洒出尘风致。既权寓浙，课顾氏子祖瑛昆仲，读阅一载，以父衰病旋里。应城西高司马承祖、凌明经学颁聘，督课两家弟子，凡六七年。内顾家计，外任学费力培植成名。说者咸谓君孝友出于天性云。岁甲午前出使英法义比大臣薛星使福成任满归国，犹子听聪彝明府，与君交莫逆，延校《天盖楼文集》者累月。适中日失和，君伤怀时事，淡于进取，平昔攻健全学，尝慨慕欧西裴乃德龙蒲束及国朝徐大椿为人，至是喟然曰：大丈夫不为良相，定为良医。遂执贽孟河马征君文植门下。徵君者曾应诏入都，为今上慈禧皇太后请脉，恩赏叠稠，声誉满天下者也。君奉以为师，问难质疑，洞见癥结，所学日益粹。更随侍徵君，视盛宫保、俞军门、聂中丞、龙侍郎、吴廉访诸钜公疾，尤内翰先甲稔君医理堪深，特延聘为苏垣医局员，因事不果往。丁酉岁杪君为弟部署计偕北上，遂侨居崇安寺中隐院，其地即秋岩上人退隐处也。禅房清旷，花木扶疏，君小住三橡，清雅绝俗，居则一僮一剑自随，出则利济为怀，活人无算，遐迩传其名。邑宰泗州杨公士晟及守戎皖南汪公福林均心钦之，制额以赠。君年四十后，孑身寂处，不问家庭琐屑及田园生计事，惟渴爱才。凡邑中留学泰东西各国志士，类与研究新学，痛论时局，虽居恒绝志进取，而爱国忧世之心未尝一日忘。比年体羸多病，壬寅四月陡染虎列拉疾剧甚，某夜气垂绝，魂游深山石室间，四围峭壁千寻，上漏光一线，君箕踞兀坐，凝气练神，突来一异僧，状貌古朴，举腕破壁，携小裹囊负之出，顿苏。向母索蔗浆，豪饮数十杯，病若失。因更号曰"蔗生"，留纪念庆更生也。丙午夏又腹疾大作，屡濒于危，君弟与诸友惶急甚，君曰：甘蔗曾生我，以啖我可化险为夷。试之信然。君精气神由此益耗，筋痹举发，脊梁伛偻，自谓风前烛影，殆将以医士终其身矣。所著《医通》一卷，《锄经堂文稿》一卷，《棣华集》一卷，已刻入家乘。某与君弱冠订交，重以年谊，于君学行知之有素，辄忘其不文，略述梗概，以告当世之知言者。

光绪戊申年秋月同里年愚弟张文藻撰

医验随笔

锡山沈奉江先生述

门人周源逢儒辑录

丁士镛　赵友渔　邹致和　同参订

唐蔚芝先生之太翁若钦老先生年七十余，足上数发酒湿，忽而饮食少进，请城南某君诊视，用消运之品屡服如故。先生诊之曰：此高年气虚，无力运化，非用参术不可。若以消导，是更伤其中气矣。用补中益气汤加减，一服而胃醒，连服数剂，而饮食如常。蔚芝先生赠联云：少年学文，中年学道，不为良相，即为良医。

杨楚孙之夫人久病寒热不愈，甚至昏厥，不省人事，延王医诊治不效。转荐先生，即以王医之肩舆邀诊，入门见纸轿草履齐备，诊其脉沉伏，牙关紧闭，气不接续，按腹板硬。曰：此实证也，非攻下不可。但药已难进，恐夜半生变不测。如药能服下，或可挽回。用大黄、枳实、玉枢丹等，撬牙灌之。初不受，至天明喉中汩汩有声下降，神情转清，连去诊视，攻下之剂八九服，下结粪不少。楚孙曰：久不饮食，似不可再用攻下。先生曰：无妨也，有病则病当之。再下一二日。用扶正之品调治而愈。楚孙制联云：受药我知羊叔子，论功人比贾长沙。

凌敬叔一病半年，请先生诊视，脉弦大，苔黄腻，两目失神多眵。彻夜不寐，饮食不进者久矣。语无伦次，亲友疑有癫病也。先生曰：此痰火扰乱神明，且积滞未清，非用大黄、元明粉不可。家人畏不敢进，以久病恐虚脱。先生坚持此议，嘱服之，一剂下结粪。言稍有序，明日再将原方加减。又下燥粪，略兼溏薄，惟舌苔干黄厚措，拟芳香化浊不应。先生曰：此气阴虚而不能化也。用人参须、西洋参、羚羊角、珠粉等，数剂后舌苔渐化，再服数剂而苔化尽，得进饮食，病大转机。适其爱妾病亡，先生代为耽忧，恐此病再生波折。用种种劝解，始得病无变迁，常服益气养营之方，调理而愈。

惜谷局王晓峰先生年六十余矣，自少茹素，荤味未尝下箸，时时头痛不止，服桑叶、钩藤等药无效。先生曰：此因不茹荤而五脏滋液枯槁，肝肾之阴不足，非用阿胶、龟胶等血肉有情之品不可。王君曰：茹素已六十年余，不愿以荤味污我腹内清净之腑也。嗣后头痛愈甚，先生劝之曰：入药不为荤，何迂执乃尔。后仍照前方服之，数日而痛止。

医生张亮生先生之谱弟也，曾病伏暑，寒热交作一月有余，形瘦骨立，神情疲倦，两目失神，饮食不进，脉细无神，舌上已起白腐，时住岳家养疴。其岳母见其病势垂危，欲送之返家。先生止之曰：不可，恐中途有变。议遂辍，因偕严康甫同诊，用柴白煎一剂热退，再服热清，续用扶正养阴之品而愈。至今精神且远胜于前焉。

邹律师之子病气逆，痰鸣喘急，不能平卧。先生诊视曰：此喉风也。用猴枣一分，同贝母、制胆星研末调服，服后喘热大定，得以安睡，呼之不应。家人以为昏迷也，孰知竟愈矣。又县下塘某妇病亦与此症相同，服药后亦昏睡如醉卧，当时稍觉惊骇，病亦由此而愈。考猴枣古书所无，马培之徵君首用此药，先生承师法继用之有效。今则人人皆知用此物矣。然惟风痰热痰可用，若寒痰湿痰用之，无怪凌永言君訾议之也。吾以为非药之咎，是医之不良于用药之过也。

打铁桥下郑元利洋货店锡君之妻病癫，终日喋喋自言语，命立则立，坐则终日呆坐，与食则食，不与亦不索，如是者年余矣，中西医均不效。一日先生遇郑君于新市桥，详述病状，邀至中隐诊所，为立一方，用羚羊角五分、贝母三钱、珠粉五分，并赠与马宝五分，研和，分三次服，稍愈，再合前方服，未过半病已爽然若失。逾月遂有娠，生一子，举家欣喜过望。因制银盾镌"饮上池水"四字以赠云。又高车渡农家子病痫风，每发四肢陡然抽搐，不省人事，四处就治，多年不效。一日来诊，先生亦用前法与服马宝等，后虽复发，不过两手蠢动耳。又服前方加熊胆一分同研。后问诸其人，云已久不发矣。按：时珍《纲目》马肾条下云：马有墨在肾，与牛黄、狗宝相类，而未详其功用。谅即马宝也。今先生尚藏四两许，色灰白，有宝光纹理，层层包裹，与牛黄、狗宝同。其大小无定，大者如瓜，小者如拳。先生云：马为火畜，其性必燥，病之有痰者宜之。又阅《医学问答初集》俞君鉴泉答裴君云：夫痴狂为神经病，心属神属火，马为火畜，行速不寐，能识途，确具神足心专之能力，以动物之体生此静物，故有安神定心之功欤。

陈赞廷室人患三阴大疟三年有余，诸药无效。延先生诊治，起伏时两目深红，脉弦舌绛。先生曰：此非寒也。疟久则肝阴伤而化火，温药万不可用。用羚羊角一钱、石决明等，一药而愈。

店桥头某妇从上海归，患三阴大疟已历四年，屡服各种截疟药及金鸡纳丸，而间二日寒热如故。先生用《医话》夜光丸，意加减鳖甲、夜明砂、花槟醋制、常山、半夏、草果等，再用雄精二分、辰砂二分，研末，服一剂而愈。又先生见许荣庭之子亦病三疟，有人传单方，以三十文至药肆购雄黄，店伙误闻为硫黄也，竟以硫黄付之，服后三疟竟愈，而头面周身黧黑，毫毛皆焦，无异黑种，终身如是。邑人见之皆绝倒。

洛社张巷张金钧培室人，经事前后无序，白带频下，饮食无味，阴户坠下一块宛如紫茄，咳则下，卧则缩，服药年余不效。先生诊之，阅前方皆云膀胱下坠，乃细询其形色何若，病者曰：其色紫黯，触之微痛。先生曰：此非膀胱也。夫膀胱之色白，小溲不能通利。此乃气虚不固，子宫下坠也，恐难一时见效。用黄芪、升麻、白术、人参须、葛根、芡实、牡蛎、陈皮、甜杏仁、白芍、神曲，服三剂而缩上矣。

大市桥王姓童子洗热浴后，赤足遇寒，回家半日觉牙龈肿胀腐碎，右足胫青紫异常，恶寒身热。先生诊曰：此青腿牙疳也，上病必治其下。用银针刺其足胫紫处，出恶血，内服活血去瘀，牙疳遂愈。

西门桥下温姓，壮热面油，脉洪舌绛，右臂红肿作痛。外科章某曰：此流注也。用温药桂枝、当归等。道生堂高君介绍先生诊视，已有一医用藤黄涂之。先生曰：此系热毒，名曰火炎疽，用解毒剂。是时神识尚清，既而胸前又多一红肿处。复延章医，仍谓流注。先生以为不然。决其热毒内走，势必毒陷神昏而死。至下午果暴殂。

惠山赵某之妻，气体丰腴，每日呕吐百余次，饮食难进，诸药罔效。先生用秋石五分泡汤，每日服二次，三日愈。此胃火上逆，秋石味咸，取咸能下降之意。西门谢继昌妇结缡未满一年，病伏邪淹缠半载，遍请各地名医，时轻时重，危在旦夕。病骨支离，忽而遍体浮肿，气逆喘急，神情模糊，风动痉厥，口喷血沫，两手脉伏，目不能视。先生用潜阳扶土法，一剂而神识清，浮肿退。复诊两目仍不见物，先生曰：经云气脱者目不明，又曰目得血而能视，此气阴并亏之故也。小溲现虽通利，然水不涵木，肝阳妄动，火极则风生，风阳飞舞，痰涎血沫随喘而起，若秋金之气下降，可以制震东之木，而三焦决渎之水皆归州都化溺而出。但病久大虚，还防虚脱，再拟益气养阴和中潜阳之法。方用人参须一钱、白芍三钱、广郁金二钱、淮小麦三钱、煅石决明一两、炒秫米三钱、土炒於术二钱、辰茯神四钱、炒西洋参钱半、珍珠母一两，另上濂珠三分、玳瑁三分，研末调下，病势顿轻。后生骨槽风，两足痿躄，先生按症调理，数月面愈。

先生病霍乱，饮蔗汁而痊。曾载入《医钟》第四期，谨录其原文于下。

仆于光绪壬寅正月病春温，绵延三月，始进糜粥。至四月间吾锡时疫盛行，沿门合境，死亡者踵相接，仆亦传染疫证，吐泻暴作，指螺皆瘪，目眶黑陷，声嘶呃逆，烦躁筋转，险象叠生。群医束手，危在俄顷，衣衾棺木齐备，咸谓生机绝望矣。当一息奄奄时，向家慈索饮甘蔗汁少许，服后心烦撩乱稍定，吐泻呃逆肢冷如故，一昼夜再连饮数十碗，呕任其呕，服还自服，而呃逆吐泻心烦撩乱顿止，病势爽然若失。仆嗣后追思疗病之由，从阳明温病后，胃液煎涸，重犯吐泻，胃之津液能有几何？《本草》载甘蔗甘寒，助胃除热，润燥止渴，并治哕恶。大凡霍乱证属热者，一经吐泻，胃液不存，肝木风翔则激浪上涌，所以呕吐不止，抽筋不休。而蔗汁既能清热润燥，味甘更可安胃，并能缓肝，而是病之得愈者，其理在是矣。若患湿霍乱证，中焦痞满者，饮之反致不可救。附志于此，以资同人研究。先生花甲后，患少腹终日饱胀，不可忍耐，溲痛不爽，当时以为肾气不足，肝木失疏。一日忽溲血鲜紫，不一日夜数便壶，一月以来不止，甚至有血块溺出，砰然有声，大如银元而腹胀渐消，饮食倍增。先生悟为气虚湿火久蕴使然，非真溺血也。不然溺血如此之多，元神必困疲矣，何以康健如恒？自制六味地黄丸，加人参、牛膝、黄柏，服之而愈。

驳岸上某姓女患霍乱，吐泻无度，脉沉苔腻，遍体如冰，气息奄奄。其母最信女巫，巫云用向东杨柳枝煎汤熏洗，因用沸汤遍体揩洗。终日不休。汤热揩者，手皮破烂，而病人不觉其热。先生用半硫丸及附、桂、干姜大热之药，三剂汗出而愈。

陈季度年甫弱冠在学校，暑假回里，忽下颏动摇不止。适先生诊杨氏子，因邀诊曰：此阳明经之风火使然。用石膏、知母、僵蚕、钩钩、菊花、丝瓜络等清胃之品，外用乌梅擦牙，两日而愈。

杨君之义子三岁，寄育于外，因病来城，寓崔官牌下程姓家。请先生诊视，壮热不扬，面色青滞，涕泪俱无，此系暑热内伏，多饮乳汁，蒸变为痰，痰阻清窍，肺气不宣。用杏仁、大贝、桔梗、胆星、月石、炒麦芽等，一剂面色青滞退，两剂哭而有泪，转为间疟，汗出而愈。

北门外陈合茂行主年五十余，有烟霞癖，素有痰喘之证，忽起寒热不扬，不进饮食者累月，咳嗽痰多，形神消瘦，脉沉细，苔浊腻。龚医用达邪化湿之品，不效反至汗出如雨，呃逆不止，神迷谵语。先生以为气阴皆伤，中阳不足。同张君砚芬，用老山人参一钱、生姜一钱、西洋参、天生术、牡蛎、五味子、半夏、茯苓、伽楠香、再生稻叶等，一剂汗止，再剂苔化能食。煮烂焦锅巴，调理旬日而愈。又羊毛行陈某亦有烟癖，神情迷糊，谵语气逆喘急，循衣摸床。先生诊其脉沉细，舌苔浊腻，用人参、附子、干姜、半夏温补之法。适王医至，见方用人参，扬言不可服，诊脉后在楼下相遇，不置可否而去。病家信，服一剂而神情清爽，诸象均退。

西门凌君企周有烟癖，四旬未便，而饮食如故。彼自服燕医生泻丸，始三粒继服六粒，后一日服至二十丸，竟不得便。延先生诊视曰：此肠胃干枯燥结极矣。用五仁汤，大黄六七钱、元明粉二钱，仍不效。再用泻叶三钱煎汤。以磨生大黄钱半，一日服三次，服后腹中攻撑，先下燥粟粪，又下干结硬粪无数。先生曰：此非一日所能尽也，须三五日方能下清。前方加减，连服三日，约有桶许，然后用参术等调治，其便如常。

师母张夫人素来阴虚，每交冬令，喜用脚炉，春时易生温病，一日遍体奇痒，渐发无数之块，大者如盘，小者如碗不等，肿而微红，攻于头面则目红，攻于胸肺则

气逆神糊，瘙痒不止，几欲挖去其肉，日夜不寐，呼号三日，困苦莫可言状。他医惊而却走。先生以为非风疹，乃疙瘩瘟也。热毒蕴于营分，外发肌肤，防其毒陷心包则大险。重用犀角、鲜大青、鲜生地、银花、连翘、黑山栀、丹皮、牛蒡子、人中黄、绿豆、茅根等，服三四剂而块渐小渐减，痒亦渐止，调理六七剂而愈。东大街某君年十八岁，其母寡孀，只此一子，病暑邪寒热起伏，已历三候，而热仍不解，骨瘦支离。延先生诊视，脉细数，苔薄腻，曰：此邪湿未清也。用薄荷、牛蒡、佩兰、郁金、藿梗、滑石、猪苓、佛手、荷叶等，至二十七日始透白痦，细粒密布，色如枯骨。古人谓气液已竭，先生以为久病初透而未足也。再宗前法，加茅根、芦根、蝉衣服之，遍体透足，粒粒晶珠，热势渐退，二三日而能食稀粥矣。

寿州孙夫人年近六十，忽身热胸闷不畅，延先生诊视，用辛凉泄肺之药。翌日胸前发出红点而圆，先生以为营分之热，温毒发痘也。用生地、紫草茸、连翘、黑栀、丹皮、茅根，胸背前后又透约有数百粒，渐起浆汁。仍用犀角、人中黄、银花、丹皮一派清营之品，收浆结疤而热势退，再服解毒数剂而愈。据云此痘安徽时有之。寺后门大头金官之子咳嗽壮热，胸闷烦躁，三日后头面及体遍发痧点，内含稀浆。先生曰：此温热挟湿，故含水气也，并非水痘。重用辛凉透泄，继用解毒之药而愈。

刘姓子年十余岁，伏邪秋发，寒热起伏，始一二日汗多，以后肌肤干枯不润，形神瘦弱，至第八日，延先生诊之，舌薄苔白，脉象细数。曰：此童本元不足且不见汗，第九日必透白痦，即透亦迟。非二三日不能透足。用薄荷、牛蒡、连翘、黑

栀、豆豉、杏仁、猪苓、泽泻、茅根、枇杷叶、竹茹、佛手、荷叶，轻清宣泄之法，服后胸前稀透白㾦，再加蝉衣、桔梗、郁金等，背足亦透，三日而伏热退矣。

琴雪轩某牙科之女，病顿咳已四月，不咳则已，咳则百余声不止，气不接续，骨瘦如柴。先生用麻杏石甘汤两剂而愈。年余又病寒热咳嗽，痧点隐约不透。先生偕门人丁士镛同去诊视，脉象闷郁，舌苔光红，壮热口糜，神情模糊。曰：此邪热炽盛，故痧点不能透达也。时医仅知透发，但余须用犀角、紫草清凉一派，此药非君家不开，防时医之訾议也。其家信服之，大便得解，痧点外达。再剂点齐，三服而愈。观此则吾邑过玉书所著治痧书专用温透者，未可一概论也。

迎迓亭某茶肆主苏人也，其妻怀妊八月患伏邪，烦躁不安，神情倦怠，面色青晦，两脉沉伏，舌苔焦黑，腹中不动者半月矣。无力延医，先生诊之曰：此邪热内燔，胎元恐已不保。若顾其胎，命在旦夕。用寒凉香开之剂，服之胎下，已半体溃烂。后用去瘀等剂，化险为夷。

先生邻家女仆阿梅，手腕作痛，不能举物，先生细视其腕，见脉门有红丝一条长二三寸，蜿蜒游行半臂，此红丝疔也。若过肩胛不可治矣。用旧头绳系止，以银针刺红丝两端，挤出紫血。内服黄连解毒汤而愈。又一妇生手指疔，曾闻业师马徵君云：疔初起背上有红点，如蚁螯状，其数均奇，非五即七，须银针刺破挑断其中之丝，则疔可以不成。若过三五日，其毒走散，红点隐去，疔必成矣。余依法寻得，刺之果未成。周源按：此法已刊入《周氏集验方》中甚详。

西门外棉花巷雷静安，右牙龈上发一粒子，不红而肿，牙关稍觉不利。诸医皆谓牙痈也。温君明远嘱偕至业师马培之征君处视之，业师曰：前医皆不识此证耳。此名牙岩，药不可为矣。两月后牙关紧闭，不能饮食，必致饿毙。后果然。马征君孙女患气喉头项肿大，征君命用日者弹敝旧弦一条，长如颈项大小。使异姓六人绾六结，连本人一结，名七姓弦，套入颈中，时时移之上下，若气喉稍小，其结亦逐渐收小，一年而愈，奇方也。其理殊难索解。又方，用钱钱草煎服亦效。

马徵君为沈子达诊治，年四十余纳妾少艾，患痿症，服药外，令以桑叶去叶背筋络，浓煎，时时服之，半载而愈。

先生门人丁士镛之戚，病口歪偏右，就诊先生之师马徵君，用蓖麻子四十九粒，麝香三分，共捣成饼，夏布包好，放入左手掌心，以好酒一杯炖热，将杯底罩于药上，令手伸直，不一时即口歪牵正，欣喜而归。

大市桥林姓有烟霞癖，先寒热，继则腹痛，下痢红白，昼夜百余次，饮食不能下咽，气息奄奄。当时医士有汪党之称，茶集于崇安寺，议论此证，或主香连丸，或欲用驻车丸，或四磨饮。先生闻之，窃笑其误。明日来请诊视，脉细舌干黄，曰：此久痢气阴两伤，时时登圊而无便者，此虚坐努责，非益气养阴不可。用人参、白芍、丹皮、细生地等味服之，病大转机，前方扩充，数剂而愈。

木邑王燕庭医士之母，年已古稀外，一日腹痛下痢无度，神情倦怠，其孙文夔延先生诊视，脉细数，舌苔根浊而㿠，先生曰：此痢不可与寻常症同治，大年正元早亏，食物不消，兼有积滞，用人参须、枳实壳、花槟、神曲等，先生曰：此方非在尊府不开，痢疾忌补，补而且攻，未免招物议。讵服后大便通利，腹痛亦止。竟两剂而愈。

毛梓桥下邹姓妇，怀妊六月，七月中旬腹痛，下红两次极多。延陈君诊治不效。先生诊其脉并不离经，舌苔白腻，用人参、白术、荷叶、蒂桑、寄生、白芍、苏梗、陈皮、砂仁、黄芪等安胎之品，血止而腰酸气滞，大便下血块，日二三次，红紫不一。先生曰：此肠胃有湿热也，虽与胎漏有别，于怀妊属不宜。用槐花炭、川连、黄柏、子芩、木香、苏梗分化湿热调气之品，便红减而未止，再用槐花炭、地榆炭、子芩、野苦根、鲜藕节、荷蒂、苏梗、砂仁、陈皮、桑寄生、佛手等而愈。

东门内表善坊巷殷君一清，苏州桃坞中学毕业生也。任职上海工部局事，少腹作痛，间及两胁胸背，得食则呕，甚至不能直立，卧则气上冲，痛楚莫可言状，缠绵半载，形神瘦弱，面色青灰。江阴朱君用疏肝理气，一派香燥之药，服三十余剂毫不见效。又延他医，以为虚劳损证也，似见小效。一只来就诊，脉沉细，舌苔薄白，按腹板硬，已七日不便，得病以来便常艰少。先生曰：元气虽虚，定有干结燥粪也。非攻下不可，但恐正元不支耳。多服香燥之药，肝阴受伤，腑实不通，则其气上泛为逆，故呕恶。肝主筋，本脏既燥，则血不营筋。拟先通腑，取通则不痛之义。用人参须七分、生大黄三钱、元明粉一钱、枳实二钱、制香附三钱、橘络二钱、制半夏三钱、川雅连四分，同淡吴萸三分炒、竹茹二钱、佛手二钱，复诊大便未解，少腹仍痛，再拟攻下，生大黄三钱、元明粉一钱、元参三钱、带皮槟三钱、瓜蒌皮三钱、木香七分、秦艽钱半、沉香五分，服后大便下燥结硬粪尺许，坚如

铁，粗如小臂，下时稍觉神疲，腹痛随止，少腹仍板，时吐酸水，肝胃不和也。再用和胃佐以润肠，藿香梗三钱、法半夏三钱、淡吴萸四分，黄连二分同炒、枳壳二钱、带皮槟三钱、省头草三钱、细青皮二钱、香附二钱、橘白络各钱半、沉香五分，磨冲，另先服清导丸三粒（系西药），服后又下燥屎如前，按腹略软，惟呕逆，肝气横撑经络，稍有微痛，中脘不运，仿半夏茯苓汤加减，制半夏五钱、茯苓五钱、枳壳二钱、橘络二钱炒、天生术二钱、沉香屑五分、炒谷芽三钱、左金丸一钱、另醋炒高良姜七分酒炒、制香附钱半，煎服又下燥结与溏润之粪不知凡计，宿积从此清矣。呕逆亦止，只以肝木克土，脾胃受伤，当以培土抑木。天生术三钱、山药三钱、扁豆衣三钱、白芍五钱、萸肉钱半、炙乌梅五分、橘白络各一钱、制半夏三钱、茯苓四钱、檀香、炒谷芽三钱、白残花一钱，胃气大醒，每餐能食碗许，但右胁稍觉微痛耳。再从效法扩充。野於术三钱、怀山药三钱、扁豆衣三钱、白芍五钱、橘络一钱、川断三钱、郁金二钱、萸肉钱半、归身钱半、甜杏仁二钱、甘杞子二钱、生谷芽三钱，饮食加增，惟右胁下稍觉作酸，背旁痛处大如掌，此系有留饮也。当以蠲饮兼调脾胃，茯苓五钱、陈皮一钱、橘络一钱、远志二钱、法半夏二钱、扁豆衣三钱、泽泻三钱、桑枝三钱、神曲三钱、秦艽钱半、炒谷芽三钱、荷叶边一转，嗣后诸恙日退，调理而瘳。

西乡大孙巷孙妇年二十余，忽身热四肢作痛，日夜叫号。其叔祖友亮延先生治之，脉数而弦，此痛风也。暴痛属火，火性急故痛甚也。用鲜生地四两、与丹皮、络石藤、秦艽、丝瓜络等，一服而痛止。

南门外某姓肉店主，病尸厥七日，僵卧于床，口噤目瞪神呆。医用香开，又服

制雄丹不效，均云疾不可为也。陈君子彦私淑先生有年矣，问法于先生，为拟一方，用牛黄、珠粉、牙皂、雄精、菖蒲等品，一剂神清能言，再剂而愈。自是陈君声誉遍传南地矣。

张雪梅小孙女，上下牙龈碎烂，此名牙疳，阳明之热走入牙床之络，当以大剂治之。磨犀角三分、生石膏一两五钱、生大黄三钱、丹皮三钱、知母三钱、丝瓜络三钱、人中黄一钱、鲜竹叶三十斤、芦根二两、升麻三分、绿豆三钱、鲜生地一两、荷叶一角，另赠以赤霜散加冰片、西黄，搽牙，服药后泄泻二次，腐肉去已见新肉。仍用清解之法，前方加川连、忍冬藤、黑山栀，去鲜地、升麻、竹叶、生军易熟军，外搽缘枣丹加冰片而愈。

乾德里二十号陈姓妇，分娩横生，小儿不能转身，稳婆窝割而下，已经二十余日，忽头痛如劈，日夜呼号，甚至发痉。先生诊之，两脉弦数，舌苔白腻，胸闷不畅，曰：此去血过多，风火上升，适值盛夏，又感暑热，恐其痛厥之变。用石决明、白芍、菊花、钩钩、藿梗、佩兰、蔻仁、佛手、荷叶、菖蒲诸味，一荆而痛大定，惟少有胸闷，再用芳香宣气化湿而愈。

西门外仓浜夏姓妇，久患目疾，黑珠溃烂，不能视物，将有伤明之势。先生开服羚羊、犀角、濂珠、元参、川连、鲜生地、谷精草等，外用真熊胆三分，清水化烊点眼，旬日而愈。

伍麟趾妇，产后病咳嗽，身软无力，医用肃肺去瘀等药，月余不效。先生诊之，脉细苔浊，按少腹膨胀而急。曰：此湿热成臌。用疏通分化之法，略见小效。仍觉腹痛，再用黑丑、沉香、木香、橡香皮、乌药、蔻仁等，四剂腹软而不得便，又用

川朴、大黄畅下燥粪，少腹大软。逾数日因暑热内蕴，变为红痢。仍用大黄、黄芩、炙五谷虫、木香、银花炭等，两剂而痢止矣。此病变幻莫测，若专凭脉象，恐不足恃也。惟中书馆笔店杨某之母年八十，气血已亏，神倦目闭，脉数有力，舌质薄白，自觉心脏罅裂，气机下陷而不上升，大便不解，下唇起一小泡，手背作胀，服冰瓜而渴不解。先生曰：此心经有火，肠胃有实热也。用川连五分、生石膏七钱、连翘四钱、生山栀三钱、淡芩钱半、盐半夏二钱、辰滑石五钱、鲜荷叶一角、金银花露二两、鲜佛手钱半、全瓜蒌四钱、光杏仁二钱，此证先生与源同往，见其外状并无热象，亦不烦躁，惟下唇起泡，渴喜饮冷，故毅然而处此方，一剂竟霍然。

盛巷某在上海汽车行为伙，六月初忽起寒热，两日热退，顿时足软不能开步，足肚不红而胀，手指麻木不能直伸，回锡调治。先生用分利湿热之药略效，继用鸡鸣散加减，足肚作胀已减，自能行走，惟少力耳。又来诊治，舌红转为白腻，用温经通络之法，如桂枝、厚朴、桑枝、川断、金毛狗、脊木瓜、薏仁、松节、牛膝等，服后苔化，手指能伸，而大拇指仍然不用。先生曰：此阳明有热也。去桂、朴，加石膏，数剂后大指伸足力充，观此以见先生用药之活泼。

西村里谈正生出外小溺，返家骤然跌仆，两目斜视，神识不清，左手足不能行动，遗溺头痛。面油舌短，脉伏苔腻。先生诊之曰：此类中而兼伏热也。用至宝丹一粒，以竹沥六两调服，至天明神识较清，再用平肝息风化痰，两目已不斜视，神情更觉清楚，脉有起色，舌苔灰黑而润，惟舌缩如故，再以芳香化湿消痰之剂，大转

机，能食稀粥，惟左手足一时不能自如耳。

金小云校书素有烟癖，忽胸闷难过，面如油润，且兼青灰色，两足趾痛极，呼号，胸膺、亦然。先生曰：此湿遏伏热，下走经络也。用宣泄肺气，芳香化湿，两剂而油减，痛渐定，胸闷如故。用玉枢丹、石菖蒲研末服，佐以芳香等药，舌苔大化而转红色。先生曰：此湿化透热于外也。再用清泄之法而愈。

西乡某姓病湿温，神情迷糊，舌苔霉黑，脉伏，面色青滞，先生诊之，知为痰浊遏伏热邪。处方中有肥皂子三钱，值药肆无此物，与以牙皂，捣碎煎服，服后涕泪淋漓而神识遂清，舌苔亦化，病寻愈。此因误而得效，亦云巧矣。

老宝华照相店张竹君劳力之后，有人摄影，正在布置，自觉气机不舒，陡起呃逆，日夜连声不止已数日矣。身体疲软，来乞诊，先生曰：此痰热阻滞，气机不宣。为制刀豆、柿蒂等古法，随取白痧散与嗅，取嚏数十声，药方书毕而呃止矣。

市公所孙君，久与先生相知，盛暑过先生寓所，先生谓曰：曷不备白痧散两瓶以防不测，不独取嚏，且能化痰。旬日后，孙君夫人疾，势极垂危，不省人事，牙关紧闭气息奄奄，已为其料理后事。忽忆及先生言，试取白痧散一瓶，撬齿灌之，顿吐痰数碗，稍觉苏醒。廷先生诊治，半月吐顽痰无数，调治而愈。

先生之媳钱世嫂怀妊五月，病暑邪，壮热烦躁，扬手掷足，神识昏糊，目定直视，热时身如炭炙，赤身卧地者累日。不热则身冷如冰，面色青灰，人中掀起，舌苔黄揩而腻，腹中作痛，号呼不已。请诸道长诊视，均不敢立方。先生嘱极热时用井底泥贴其胸腹，泥为热沸，先服西瓜与

薄荷绞汁数碗，继服川连、佩兰叶、黑山栀、连翘、子芩、郁金、菖蒲、鲜荷叶蒂、薄荷及牛黄清心丸，前后共透红白痧九次，枯皮满褟，西瓜汁共服二十余个，热势稍衰，尚难把握。先生子亦苏世兄私与服枳实槟榔丸三钱，恐病不起，而胎在腹中也。从此妊未足七月而呱呱堕地，产后又变为五色痢，日夜无度，七日不减。先生以为生机绝望矣。与服桃仁承气略见小效，并以鸦片灰泡汤服之，而痢渐稀，调理月余始安。先生之孙因母病在腹不长，十指刚及分科，貌小殊甚，以棉茧纸搓软代溺布，每日按钟点用小竹管吸乳汁滴口中，一月后稍能吮乳，但两目不开，至明年元旦张视，目光奕奕有神，数年中张师母培养周至，故身体颇为苗壮，颖悟过人，三岁能背诵明阳继盛先贤“男儿欲上凌烟阁，第一功名不爱钱”之句。

西乡丁巷丁妇，早年孀居，膝下乏嗣，年近不惑，遍体发热，虽严寒之时，袒裼裸裎，喜贴冷处，他医投清凉药不效，已数年矣。先生以为心肝之郁火，方用羚羊角、珠粉研末，及元参、合欢皮、盐水炒远志、郁金等解郁之品，约服二十余剂，而完全不发热矣。

南门许海秋之媳从脐上至心下起一梗，粗如拇指，时时作痛。来诊适值酷暑，先生用附、桂、吴萸、干姜等味，不数剂而梗消。此系寒浊凝结所致，与古书所谓伏梁，寒热微有差别也。

老县前某妇，产前子痫，发痉欲死，两目直视，双手乱舞，舌出二寸，胎下不觉，势甚危殆。先生用童便一味，服三日而定，调理乃痊。

恒善堂祝某之室，畏多男，用药料堕胎，产后大寒战栗，卧床振动，难过异常，

寒后发厥，汗出如雨，脉伏目定，危在顷刻。请先生诊治，谓曰：此气血交乱，阴阳错杂，寒之不可，温之不能，用药棘手。拟重用交加散加味，一剂而愈。

先生前在三里桥施诊局，来一江阴人，手提光粉一袋，时时取食，云不食则不安。诸医满座均莫识其证，先生曰：此虫证也，名曰石蛔，非使君等所能杀之。用雄精等而愈。

钱子才之女年十七岁，身躯矮小，一日呕出赤虫（虫类九种之一），僵如精肉，长半寸许，其形如蝉，有目色黑，跳跃桌上。先生曰：此虫生于脾胃之间，由中脘气虚，饮食失宜，湿热所生。丹溪有半月向上下之论，古法不外甘以诱之，苦以伏之，酸以软之，攻以逐之。就脉而论，细弱，便溏苔黄，过热非宜，姑标本同治。川连、吴萸、乌梅、川黄柏、白术、黄芪、甘草、芜荑、榧子、生矾、安胃丸，后再健脾胃兼杀虫之药而安。

东河头巷许奇孙之弟，年幼时患腹痛，面色萎黄，后患时疟，按之腹硬。先生初以为有积滞也，用枳实、槟榔、生大黄等，服后便下一物，状似小燕窝，螺纹盘旋，虫藏其中，大者长一二寸，小者寸许，约有数百条，从此痛止。始知是蛔结痛也。再用雷丸、芜荑、雄精、黄连、黄柏等药，数剂而愈。

陈妇寄居寺后门王姓宅后，年六十余，遍体肌肉生虱，不觉痛痒，每日席上不知凡计。先生诊之曰：此系湿热酿成，又年高气弱，正气不能化湿，湿蕴生虱。况脉细苔腻，非易治也。用人参须、薏仁、百部、雷丸、茅术等品，外用苦参、百部、黄柏、豨莶浓煎洗浴，其虱乃减。

某姓妇素有外痔，一日病暑热起伏，先生将伏邪治愈后，而痔发更甚，痛如刀割，卧床不起。视其痔大如茄，色灰黑，势将翻花，昼夜呼号，其家人欲异入医院剖割而不果。先生开黄柏、龙胆草、淡芩、槐花、升麻苦寒之品，服数剂见效。再加制军、犀角、苦参、火麻仁、郁李仁，又服数剂，外用熊胆、冰片、蚌水、猪胆汁、西黄调敷，肿胀消而痛止。后用补中益气法，十余剂而收缩如常矣。至今数年未发。

东河头巷曹君年已花甲，气体丰腴，据云小便龟头翻花，小溲艰难，或云肾岩，或云徽疮，数年不效。后至医院将玉茎齐根割去，愈后回家，一二日左腿横痃大发，蔓延肿胀，且多脂水，肾囊下突生一梗，长约寸许，粗如小指头尖而微红。延先生诊视，曰：此刀割之后，湿毒未清，攻入海底之上，一时恐难消散。重用黄柏、泽泻，及赤猪苓、龙胆草、生薏仁、丹皮、淡芩、银花、甘草等，讵料二三剂后，其梗全消，横痃亦愈。

西门老县前谢姓妇年二十余，生女后久不育，每交媾阴户流血如注，含羞就诊。先生曰：此非气不固血，系君相之火过动，故肝不藏血也。拟濂珠、黄柏、黄连、白芍、乌梅、玄参、连翘、黑栀等，服之安然无恙。

荣姓妇阴户奇痒不堪，其夫述此求计于先生。先生用雄精、熊胆、明矾、川连等，研末成条，插入阴户，不逾时而痒止。此肝经湿热生虫，故苦燥杀虫之品立见奇效。闻先生之师马徵君亦用此方，已愈多人。

河垾口蒋姓遍发疮毒，体无完肤形神消瘦。先生偕门人邹致和同往，致和幼读医书，并在他处学习内外科五六年。始入房见其形状，惊而却走。先生用枯矾末数两，麻油调敷遍体，两星期而愈。继有黄泥桥薛姓子病遗精，北门王医用固涩补药十余剂，不独精不能固，遍体肿胀发疮，浓水淋漓，两手不能据箸。舌苔光绛。先生曰：此湿火灼阴也。用鲜首乌、黄柏、黄连、黄芩、丹皮等，外治同前法，浓疮即愈，遗精亦止。后见其人气体甚丰腴也。

光绪庚子秋，先生与凌君伯升明经赴沪，寓大东输船局，一日晚鲍君朗州以包车迎先生至棋盘街妓疗诊病，有妓头痛如劈，顷刻无停，呼号万状，甚至晕眩倾仆，诸医用平肝息风不效。先生诊其脉洪舌绛，曰：此非肝阳，是毒火上炎也。下部阴处必碎烂无疑。始则隐讳，继以实情相告。因嘱其女佣以骨簪卷棉花拭去其腐，用西黄、熊胆、珠粉、猪胆汁调糊，少加冰片，灌入服方，用犀角、鲜生地、银花、龙胆草、黄柏、生粉草、仙遗粮大剂，一帖而头眩止，再帖而头痛若失矣。又有一妓云肛门作痛，自觉发碎。诊之见肛门两边白腐如大拇指。先生曰：此泻毒未尽，留毒于肛旁，是名蝴蝶梅也。用大黄、犀角、川黄连、黄柏等服之，外掺银青散，数日而愈。

北栅口许某之孙年十四，面色黄瘦，小溲时带白腻，时常鼻塞似伤风状。他医诊之，服发散药。先生细审其鼻孔内，左有息肉甚大，右孔较小。先生曰：此见正元素亏，气虚湿热下注，是为膏淋。况风热上蒸于肺，鼻为肺窍，故息肉生焉。但息肉本可用冰蛳散点之，因许君子已早亡，只此一孙，未便用猛烈品，以老式冰片一味，研末点之，方用辛夷、白术、川草薢、海金沙、黄柏、泽泻、桑白皮、黑山栀、桔梗等，逾数日又来诊视，左鼻息肉已缩小，呼吸顺利矣。录此后，先生谕源曰：

临证宜细心详察，不可草率从事。此病本非奇异，惜皆未得要领，慎之。

水警厅第一队长合肥刘姓媳年十七岁，容貌雅秀，躯干不长，自结缡后，日渐瘦削，寒热咳嗽，饮食稀少，言语音低，经事不利，已五月矣。他医用肃肺之药不效。先生以为破瓜太早，有伤正元，此虚咳也。用黄芪、党参、归身、首乌、桂枝、白芍、鸡血藤、续断、甜杏仁等气血并补等品，出入两服而寒热退，咳嗽减，形容亦转丰腴。覆方加细生地、丹参、藏红花、月季花、阿胶、蜜炙马兜铃等，以通其月事。

西门张巷张仲若长媳怀妊六月，夏日多啖西瓜，至九月重九前寒热交作，未得畅汗，湿遏热郁，已服开泄芳香表散等剂并不见退，反谵语风动，痉厥胸闷，循衣摸床。两旬后延先生诊治，脉左弦数右尺不应，舌苔揩黑润，面带青灰语謇而不能抵齿，神情时迷，呼之目微张，顷又似睡，面色㿠白淡黄稍有齿垢，先生曰：此邪热遏伏，痰浊蒙闭，内陷之象也。幸脉不沉细，有娠用药，殊形棘手，若因碍胎而不用，恐难保其生命。方用皂荚子、制胆星、省头草、竹黄、川贝母、煅石决明、钩钩、郁金、藿梗、苏梗、荷蒂，另制胆星、石菖蒲、礞石、伽楠香，研末，服后下转矢气，胸膈顿宽，神情清楚，不似前日之似睡。苔亦稍化，略能分瞩家务。明日加茅术、川朴、生熟薏米、鲜佩兰，而舌苔更化，惟仍潮而浮黑，更觉蔓延。先生以为湿松热欲外达，仍为湿遏之象也。再加重制茅术，佐以芳香泄化渗湿等品，渠翁亦知医，调理而愈。

西门申新纱厂工人妇，素有肝气，烦躁呕恶，南门王君以为气膈证，延先生诊之，先生曰：此非膈证，是伏邪晚发，胃火冲逆而上。用姜炒川连及豆卷、藿梗、黑山栀、连翘、枳实、竹茹、芦根，呕逆减而寒热起伏烦躁，脉象细郁，脘腹板硬。先生以为积阻气滞，用生大黄、元明粉、花槟等，便黑色宿粪，呕止热轻。略用达邪，得微汗而退。

江阴巷陶氏妇病湿温，始延龚医，用茅术、川朴燥药，服二十四剂不效，神情委顿，气息奄奄。先生诊之，舌苔厚白而干，曰：此胃阴伤也，阴伤则苔无以化。方中用鲜石斛一两。大养其阴，苔顿化，病转机能，食稀粥，调理而愈。

米业某有嗜好，病暑湿。龚医诊之，屡燥无效，乃延先生诊，见其形瘦骨立，面色㿠白无华，此系中阳已衰，故舌苔浊腻不化也。用干姜等温剂，舌苔渐化，效验神速。

周师季梅长孙病后狂食，神色自若。某医谓是佳兆，与食可也。西医亦云无妨。先生诊其脉沉细欲绝，谓为除中，决其不起。后果然。其母因痛子情切，时时抑郁，于甲子五月身热胸闷，两耳发尖遍体肌肤皆痛，请先生诊视，曰：此气郁化火生风也，并有伏热挟湿挟积。用开郁化湿之品，藿香、佩兰、枳实、槟榔、玉枢、丹石、菖蒲等，一剂而气机畅达，二剂热退积下，再诊诸恙均退，而遍体肉瞤。先生曰：古书论肉瞤血虚者多，此非也，乃气火流行于肌肤之间耳。仍用解郁清热而愈。

太湖滨乡某年疫疬盛行，请先生诊视，家族邻里以为最危险者，先生药之立愈。有少年病最轻，群以为无虑者，先生一见即断不治。盖见悬晒病者之衣及病人口鼻眼角均有蝇蚋纷集，挥之不去，脏腑先败之征兆，药不可为矣。后果不起。

相国之裔稂某，蜷卧舌干唇焦，发热不语，脉细欲绝，医用寒凉不应。先生以其蜷卧知寒格于外，以附桂等进，至夜半病者暴躁，跃床而起。明晨遂改用白虎汤，病良以后，询知友人，病者私吸阿芙蓉膏，值瘾发，故蜷卧云。

书院弄摇车湾童姓妇与夫口角，服火柴头两匣，已服西药呕吐不效。适其夫至先生家，先生藏有金汁一小瓶，嘱其回家灌服，胸中暴躁烦灼顿除，再服绿豆、银花、犀角解毒之品，应手取效。又有洛杜某妇服火柴头，先生亦用犀角、人中黄、银花、甘草、绿豆等大剂，肌肤发出红点累累，前方加大黄、丹皮、大青、川连等而愈。

南门外窦仲卿年三十余，甲子秋行房，之明日食面一碗，陡然腹痛脐极收引，汗出如雨，误以为痧也。延针科刺之，屡针无效，三日痛仍如故，汗亦不止。用炒热麸皮熨之，仍不见松，且便泄如蟹沫，诊其脉沉细，舌苔白腻，先生决其为寒也，阳气不足，中下焦阴寒凝结不散。方用醋炒高良姜、酒炒制香附、制附子、煨木香、神曲、郁金、吴萸、炒白芍、法半夏、沉香、老桂木，外用白胡椒、肉桂、麝香少许，研末贴脐，嘱其勿用鹁鸪伤害生命，一剂已。

西门内太平巷某媪年七十三。每值夜半子时。气逆喘促，起坐至天明其气稍平，汗出不止，微咳稍有痰，不得吐。诊脉细软，舌上少苔，其孙问先生曰：此何故耶？曰：子时者阴静阳动之时，高年阴分已亏，阴不敛阳，故气促汗出。仿高鼓峰用六味地黄丸一两五钱，坎气、青铅、小麦、白芍、牡蛎等，同煎服数剂而安。

光复门外王文魁年四十余，面色㿠白浮肿，少腹坚硬，气逆喘急，彻夜不寐，咳嗽痰多，两脉沉细，舌质淡白。始用旋覆、代赭、坎气及冬瓜皮、鸡金散等，而喘急如故。先生曰：此系肾阳不足，气不摄纳，脾不温运故也。因用细辛四分、制附子五分、炒枣仁三钱、带皮苓五钱、炒苏子二钱、老桂木四分、青铅一两、制半夏三钱、甜杏仁连皮三钱、枇杷叶去毛三片、沉香三分，服后气喘大平，夜得安卧，面肿亦退，舌质转红，右脉似觉有力，惟咳嗽未止。前方去枣仁、枇杷叶、沉香，加巴戟肉三钱、姜皮七分、坎气一条，三剂喘平肿退。

西门外陈打鼓弄口嘉太米行高君，甲子七月吐泻交作，转筋不止，名曰霍乱。此系清浊不分，挥霍撩乱也。两日后吐泻虽止，不寒独热，胸痞烦躁，频频哕恶，呃忒音底，阳缩溲少而酸臭，神识时清时迷，脉来至数糊小，舌苔中心干黄，两边微润，四肢厥冷，过节汗出如雨，风动抽搐，清阳之气窒痹，暑热浊痰交滞于中，种种叠见，无非险象。兹拟息风化痰，升清降浊之法，用磨羚羊角五分、石决明二两、川贝母三钱、晚蚕沙荷叶包五钱、藿梗三钱、宣木瓜七钱、柿蒂七个、刀豆子三钱、郁金三钱、枇杷叶去毛五斤、另雄精二分、血珀三分、猪牙皂五厘、制胆星三分、石菖蒲三分，研末，用荷花露二两温热调服。再诊风定神清，呃止汗减，且能安眠，醒后胸闷烦躁如故，四肢虽属转温，有时发冷，午后稍觉倦迷，所吐稠痰如脓，况易动怒，一怒起呃，四肢稍搐，片时即定，脉象右手弦数，左手觉软，舌苔糙黄，体虽丰腴，实则外强中虚，浊痰弥漫三焦，清气不能流利，暑热引动肝火也。病情尚险，风动神糊犹恐不免。再拟息风化痰，清泄暑热，磨羚羊角四分、至宝丹一粒，二味同荷花露先调服。川雅连吴萸汤炒一钱、川贝母三钱、

天竺黄三钱、柿蒂十个、郁金三钱、竹茹四钱、珍珠母二两炒、枳实二钱、海浮石一两、瓜蒌皮五钱、九节菖蒲七分、枇杷叶去毛五斤、西瓜翠衣一两、竹沥二两冲，另煎羊羚角七分，煎一炷香，频频与服。因症急而羚羊角久煎出味，恐不及待，故先服，磨后服煎也。三诊病机已转佳象，脉象大起，舌苔亦化，惟胸脘尚闷，还是痰浊交蒸，清阳之气失于舒展，肺主一身之气，可以通调水道，下输膀胱，肺气热郁，膀胱气化不宣，小溲故不爽利，时欲起坐，胃不和则卧不安也，饮食宜慎。用黄芩黄连泻心汤，复以芳香化浊略参息风法，川连盐水炒一钱、淡芩二钱、川贝母三钱、石决明二两、玄精石四钱、盐半夏二钱、竹茹三钱、辰滑石七钱、赤猪苓各三钱、竹叶卷心三十片、通草二钱、另犀角尖三分、西月石二分、雄精一分半、石菖蒲三分、郁金三分、血珀三分，研细，用竹沥一两、荷花露一两和匀，温热调服。病势日退，用芳香化浊调理而痊。

徐君渐吉先生侄倩也，甲子中秋后病寒热，骨节疼痛，头昏不止，始服疏散之药，继则壮热胸闷，时时太息，热甚昏糊如醉如痴，终日言语不休。先生曰：此因劳倦乏力，外感邪热，痰热扰乱，蒙闭清阳。方用枇杷叶、郁金、胆星、枳实、法半夏、海浮石、薄荷、秦芄、竹茹、陈皮、石菖蒲、黑山栀、连翘，另三石丸（即月石、矾石、礞石）一钱。服后至天明神情爽，寒热皆退，下午恣食鸡肉馄饨荤油等物，又见四肢微寒，咳嗽频吐黄痰，再用清肃肺金，清化痰热，如神曲、山楂以消鸡面之积而愈。

先生之孙孕七月即生，生后七日顿时不能饮乳，牙龈肿硬，俗谓生黄。延挑黄者刺之，仍如故。时邻人赵姓之仆来诊病，

先生偶告之，仆曰：得毋七星黄乎？近喉上腭必有白点，至七粒者不治。若四五粒犹可救，须用银针挑破即愈。邀其至家视上腭，果有白点五粒，用银针刺出恶血，顷刻间照常饮乳矣。世有初生小儿患此者，幸加之意焉。

老棚下茶肆小儿初生十日，两内股及裆衣缝小便红肿去皮，日夜啼哭，不能吮乳。先生曰：此胎火也，与徵毒猢狲疳有别。但芽童不禁受此痛楚，殊为可虑。先生用大黄、川连、银花煎汤与服，另以外科解毒丹加西黄渗之未满一时，小儿安卧如常，且能吮乳，两日痊愈。因其效速故录之。

尤童患鸡肫疳，膀胱湿热下注也。滑石、车前子、赤芍、猪苓、广皮、黄柏、川草薢。书院弄蔡姓妇，未病之前言语稍觉不伦，继则寒热大作，神识昏糊，狂呼有大大蛇来，两手环转，日夜不休，有时大呼三老爷呈伸冤，两目翳封，甚至裸体奔溺桶中。延医诊之，足加医头与牛黄清心丸、至宝丹，口如龙喷，后请邓君诊视，以为痰火扰乱神明，大黄一两、元明粉五钱，数服无效，险象迭呈。或以为武痴也，不饮不食已五六日矣。其夫惶恐，欲备后事。时先生与蔡姓同居，适家人病，是时在五月，杪市上枇杷已少，先生命购一篓与食，而分半与蔡姓，蔡妇食之味甘美，屡次索食，其夫又觅得数篓，日夜与食，病转机，两目之翳亦退。谅系肝木太旺，枇杷属金，能润心肺，兼平肝木，故见效如是。十年后秋间又诊，始病伏邪寒热交作，舌苔浊腻质绛，有旬日矣。用芳香清暑之品，寒热减轻，其人饮食不慎，恣食各物，忽转为癫狂，两目失神，彻夜不寐，喃喃自言，有时谩骂，赤身裸体，

不避亲疏。先生诊之曰：此痰火扰乱神明，心神不安也。用马宝一分、濂珠二分、辰砂三分、胆星三分、天竺黄三分、石菖蒲三分，研末，竹沥二两徐徐灌服，一剂神清，癫狂遂已。

光复门外某妇患异疾，每夜恍惚似有人与之交，六年有余矣。四肢乏力，腹中作痛，形神萎悴，据云与夫同寝辄有人击其夫两臀，夫痛后隐隐觉痛，现青色倦怠，七日方已。先生诊之曰：此阳气不足，阴邪乘之，当发越阳气以制阴邪。用当归二钱、青蒿三钱、雷丸三钱、鬼箭羽三钱、木香七分、香附二钱、石菖蒲五分、防风汤炒黄芪三钱、纯阳正气丸钱半，先服。另朱砂三分、雄精二分，研末调服，外用雄精研末涂阴处，并遍洒床帐，是夜又来，离床尺许不敢近，明日复来诊，用扶阳抑阴，遵大易之旨。人参须一钱、辰茯神五钱、青蒿二钱、雷丸三钱、酸枣仁三钱、辰砂拌灯心三尺、鬼箭羽三钱、龙齿四钱、朱砂安神丸三钱、另真獭肝一分、雄精二分、金箔一张，研末服。是夜与一妇人同来，劝解曰：与我银锭若干，则不来矣。病者见其从窗棂更换黑衣而去，从此遂绝。今已气体强壮矣。又乡间一妇亦患此疾，来时觉枕边呼呼有声，且有腥气，贴身冰冷。此系蛇精为祟，亦用前法而愈。

北乡四丫滨某姓，驾舟为业，其子八岁，病温邪咳嗽不扬，神识时糊时清，脉象闷郁，苔绛，延谢医诊治不效。一日其子忽高声曰：何不到城去请沈奉江先生，一剂可愈矣。父讶之曰：此先生不知在何处？子答曰：至崇安寺问讯是耳。吾乃西汉王也，尔家事可以历历言之。备述家事甚悉，合家毛发悚然，来寓请诊，且道其所以然。到乡则龚君锡春先生焉，遂拟辛

凉宣泄，兼用至宝丹半粒。果一剂而愈。窃思此童素不相识，而此滨未曾诊过，何由知先生之名，此理殊难索解。

西门陈午亭侧室病，先生诊之，脉细而郁，舌苔薄白，神情清楚，骤云余有泪流至颊，视之无也。忽云额上奇痒，忽云心中难过，顷刻不安。先生曰：此因夫亡忧思郁结，神志不宁，有鬼凭之也（即莫枚士《研经言》所云鬼魅之属）。用解郁镇心安神之品略效，不旬日闻人云自缢死矣。仅用腰带系壁间竹上作缢状，足未离地，带未束紧，眼不突舌不出，是月邻居缢死者有五人之多。观此则鬼神之道，不可不信，亦不可偏信也。

陈妇寄寓迎溪桥下，壬戌冬天初寒，大雪霏霏，檐际冰挂尺许，路少行人，陈妇至河边濯物，失足跌入河中，数十分钟载沉载浮，为行人所见，呼众援出，遍体皆是冰块，气息全无。用剪撕去衣服，以腹楞于笆斗底上，稍去积水，其邻居急来请先生。用干姜，附子、桂枝、吴萸大热之剂投之气，复稍回，明晨又去诊视，满口吐血。先生曰：此非服热药之故，系笆斗楞伤所致。仍用大热药频服，稍能米饮，气机条达，面有色泽矣。旬日后来寓诊视，咳嗽气促，先生曰：此受大寒之后，寒嗽病成矣，治之不易。用麻黄、附子、桂枝、细辛等，两剂而愈。年余迁居西门外，六月出收会款，黄昏时又至前堕河处溺死。从可知生死有定数，且有定处，非吾人所得知也。

凌学颁之夫人病肝胃气痛，先生治之而愈。案云：厥阴脉起大敦，络抵少腹下脘，为肝之部。十月为阳之尽，阴盛阳衰，厥气横逆，上侮胃土则呕恶，不喜饮食，脉象弦细，虚寒无疑，须交一阳来复方能

霍然。兹本经旨，肝欲散急食辛以散之，木静则土亦安。高良姜、制香附、制附子、青皮、陈皮、煨木香、谷芽、白芍、吴萸四分、同炒台乌药，另荜茇一分半、蔻仁二分、瑶桂三分、沉香二分，研末，泛丸。复诊：天寒阳伏，阴气当权，厥阴为阴中之至阴，缘以质本虚寒，遇冷即痛，况脾胃素多痰浊，肝木上侮土也。再用制香附、干姜、橘络、细青皮、煨木香、公丁、香砂仁、半夏、乌药、炒莱菔子、小茴香，另公丁香、沉香、蔻仁、瑶桂，研末泛丸。

西水关鸿源之母，舌尖不能转掉，言语不清，口干额上火冒。脉息左寸似无，两尺脉细而数。先生曰：此心气不足，津液不能上承，阴虚阳升，舌喑证也。用熟地、潼沙苑、益智仁（盐水炒）、阿胶、丹皮、女贞子、石斛、石菖蒲、柏子仁、莲心、红枣。赵某咳血音嘶已久，木击金伤，肺痿已成，生气残矣。方用北沙参、竹茹、毛燕、冬瓜子、丹皮、枇杷叶、知母、杏仁、藕节、白及。

钱少和世丈，子痈与疝气有别，实则异名同类。经云男子任脉为病，内结七疝。巢元方立癥瘕之名，瘕者，内裹脓血是也；瘕者，小溲不通之谓也。左睾丸属肝，脉象弦急，气逆口干，高年恐其痛厥，现在小溲三日不利，肾子胀痛，外皮红肿，湿热下注也。姑先通调水道，水道不通，湿热愈形阻滞矣。赤芍、车前子、滑石、石决明、黄柏、龙胆草、甘草梢、竹茹、川楝、橘核、通草、薏仁、萆薢。

蒋，右肺主气，脾主运，肝主疏泄，客冬感受寒邪，以致咳嗽，今已久嗽伤阴矣。金伤不能制木，两胁撑痛，疏泄不利则大便艰结，木乘土位则脾阳不振，湿痰所由生也。若用养阴以肃肺，恐碍脾胃，

用温燥以平木又恐劫阴，愚见先行培土生金，金胜则木能制矣。怀山药、北沙参、当归身、橘络、茯苓、光杏仁、神曲、谷芽、白蔻仁、萸肉、香附。

徐右（甲子七月十七日），产后脉络空虚，血虚木旺，气火窜入筋络隧道，痛无定处，两胁乃肝络地位，其本位最易先入，至两足屈伸作响，血不营筋故也。某医泥于产后宜温，用桂、木等品，殊不知桂能枯木，产后阴血素亏，肝阳妄动，化火生风，上升则头眩耳痛，犯胃作恶，入于阳明之络，则牙龈红肿，咽喉蒂丁作胀，夜少安卧，无非水不济火也。兹拟平肝火息风，热化痰浊。生石决明二两（打先煎）、滁甘菊各二钱、法半夏三钱、连翘四钱、丹皮三钱、制僵蚕四钱、蝉衣钱半、辰茯苓五钱、元参三钱、生竹茹三分、辰灯心三尺、橘络钱半。覆诊：昨投平肝息风，筋络及牙龈之痛大减，惟仍头眩。吾以为药力犹未足也。头晕者肝阳也，耳痛者风火也，牙龈作痛者胃火也。两火相并，则风阳更盛。至于两胁疼痛尚未尽定，产经两月，脉络还是空虚，气火乘隙而入也。若小溲热赤，略有暑热耳。珍珠母二两（打先煎）、滁菊二两、赤白芍各钱半、黑山栀三钱、辰滑石五钱、白蒺藜三钱、茯苓神各钱半、制僵蚕三钱、丹皮二钱、生竹茹三钱炒、车前子三钱、橘络一钱、鲜荷叶一张。

真隐道巷姚某年十九岁，在乡店习业，五月上旬身热透痧，回家途遇冰雹大风，痧即隐，后又透出，不数日又发红痧，已四五日矣。而神情微呆，上下牙龈大酸，顷刻难耐，请先生诊视。见其遍体一片红云，身无隙地，据云前延西医俞姓，谓酸者虚也。先生细视牙龈均有白点，咽喉色紫红肿，谓之曰：第一次所发者痧也，后

发者伏热也。邪火未清，逼乱神明，势恐成疳，后牙疳四大忌款之一。用大青解毒之品，犀角、鲜生地、制大黄、丹皮、银花、黑栀、连翘、芦根、绿豆等。明日面目遍体骤然发黄，牙疳稍愈，而肺管作痛，两手之络现紫褐色。先生曰：此瘀热发黄，邪毒尽归于肺，且元气又虚，势恐喘急之变。辞以不治，后果不起。

北栅口单某年三十余，咽喉满口腐烂，音哑不能言语，他医以为温热也。先生曰：此非温热也，是霉毒服轻粉提药，上攻咽喉所致。询之果然。方用犀角、大青、银花、人中黄、黑山栀、连翘、丹皮、仙遗粮、金汁，外以珠黄散吹之。数旬而愈。

北门贝巷陈姓媳年二十余，怀妊足月，头面四肢浮肿，两目陡然失明，继以痉厥，痰涎上涌，面色青惨唇紫，牙关噤闭，手足鼓动不止，神识昏糊，目珠直视，脉伏身冷。先生以为热深厥深，邪热引动肝火，风自火生，恐其胎元不保。用羚羊角五分、竹沥二两，随时研末调服。煎药用羚羊角四分、珍珠母、石决明各二两、制胆星七分、滁菊三钱、钩钩三钱、川贝母三钱、竹沥四两，此午前所服也。晚时再服猴枣一分、月石三分、郁金三分、羚羊角三分，研末调服。明晨请先生诊视，风痉已定，神识时糊时清，牙关时开时闭，腹中大痛。先生恐其即产，而羚羊角凉肝之药不合。用濂珠三分、川贝母三分、天竺黄三分、制胆星三分、钩钩、竹茹泡汤调服。濂珠虽寒，书有下死胎胞衣之说，故可用之。服后神识已清，神倦嗜卧，呼吸有度，两脉起而不伏，腹痛亦止，惟舌红唇燥，两颧转赤，显然阳明之热也。再用川连五分、川贝母三钱、子芩钱半、知母三钱、竹卷心三十斤、连翘三钱、茅芦根各七钱、钩钩三钱、黄杨脑七个，明日腹中又痛，

胎儿下堕，已经腐烂，而邪热未清，瘀不得下。再用丹参二钱、泽兰二钱、郁金二钱、茺蔚子三钱、归尾钱半、桃仁泥二钱炒、川贝一钱、藏红花五分、西血珀五分，入煎取气而不取味，加童便一小杯冲服。明日又去诊视，瘀行不多，脉右数而左郁，舌苔深绛，面色仍红，微热不扬，咳不畅达，口渴咽干。用泄肺去瘀法，枇杷叶、大贝母、茺蔚子、丹参、郁金、桃仁泥、焦山楂、炒瓜蒌皮、炒牛蒡子、制僵蚕、光杏仁，服后咳止，瘀血盛下，大便干结，仍用丹参、泽兰、生山甲、全瓜蒌、火麻仁、郁金、桃仁泥、橘络、焦山楂，益母草煎汤代水，诸恙皆平，能饮稀粥，调理数日而愈。

张汉槎便血数年，面色无华，形神憔悴，诸医用侧柏、槐花等不效。乞先生诊之，脉细弱无神，先生曰：此血液太亏，气亦因之而伤，肝脾无统摄之权，目眩心跳，足肿不寐，诸恙蜂起。先拟益气养血，培土敛肝法。潞党参、元米炒三钱、白芍七钱、乌梅一钱炒、大生地四钱土炒、白术二钱炒、枣仁三钱、龙眼肉三个、稽豆衣盐水炒，三钱、醋炒、木香八分、藕节七个、伏龙肝一两，煎汤代水，十灰丸二钱淡盐汤下。再诊：足跗浮肿已退，便血亦减，迩日脾胃稍钝，且有湿浊，然不能过于香燥养血，只可稍让一步，再拟益气养营，健脾运中法。炒细生地四钱、生於术二钱醋炒、白芍五钱、旱莲草三钱、黑山栀三钱，炒、枣仁三钱、五味子四分，醋炒、木香七分、陈皮钱半、黑木耳二钱、苦参子十粒、荷叶一角、归脾丸二钱。三诊：便血已止而大便艰难，肠液枯槁，譬如得水可以行舟，舟无水而不能行也。拟养血润燥，细生地四钱、木香三分，同炒去之、火麻仁三钱、鲜苁蓉五钱、白芍五钱、生於术二钱、怀山药三钱、柏子仁三钱、元参

盐水炒，二钱、煅磁石五钱炒、秫米三钱，炙、乌梅四分、柿霜五分，数服而愈。八年后因他恙求诊，述及前病，方笺完好无损，深感先生治愈之功，故珍藏至今。

南门外盐场许某，喘逆咳嗽痰多，筋惕肉瞤，昏昏欲睡。示休自语不休，中脘格拒，饮食少进，已经一载，医用旋覆代赭及人参半夏茯苓汤，而气喘更甚，大便不解。诊脉虚细，舌苔潮腻，先生以为脾胃之阳不足，肾虚摄纳无权，始用黑锡丹及温中之味，服后二脉有力，痞满消除，脏气宣通，大便得解，然气喘不平。再用北沙参、五味子、蛤蚧、坎炁、巴戟肉、吴萸、白芍、银杏、紫衣、胡桃等，气喘遂平，浊痰亦少，能进饮食。先生观其苔黄而腻，舌质少有裂纹，又以为阴分亦伤，痰乃津液所化，非填下焦阴液不可。用龟甲、制首乌、煅牡蛎、白芍、盐水炒巴戟肉、杞子等，连服数剂，而饮食愈增，惟夜少安卧。原方加柏子仁、煅龙齿、抱木茯神、淮小麦，安眠如常，后服调补气血之药而痊。

民国十三年八月，江浙交战，月余方止，死亡枕籍，血流成河。先生思患预防，因制此方，名胜军丸。治兵凶饥馑后，饮水不洁，触受秽浊，腹痛呕吐泄泻，四肢厥冷等症，可以配合施送，造福无量。

川雅连五钱　奎砂仁五钱　上雄精三钱　广木香五钱　广郁金五钱　生明矾五钱　人中黄三钱　檀降香各三钱　生姜粉三钱　真獭肝二钱　石菖蒲三钱　焦山楂四钱　公丁香三钱　生香附五钱　鬼箭羽四钱

以上十六味共研为细末。用银花二两、防风七钱、藿梗七钱、净黄土二两，四味浓煎汁露清泛丸，朱砂为衣，如桐子大。轻者服钱半，重者三钱，小儿减半，孕妇不忌。

驳岸观音堂某妪年九十六，壮热神糊。延先生诊视，脉细弱苔光，先生曰：大年精血枯槁，虽有外感，未便过于疏散，非扶正达邪不可。用人参须一钱、苏叶、川贝母、菖蒲、郁金等，一剂而神识清，再剂热退。

《医验随笔》终

跋 一

　　曾南丰称欧阳公曰：蓄道德，能文章。而欧公之送徐无党文，则以为修于身者未必能施于事，施于事者或不能见于言，三者之不可得而兼，自古已然，盖若斯之难也。镛游于夫子之门数年，窃尝有以观其微矣。夫子粹于医。而于学无所不窥，涵泳于道德，发越于文章。行道数十年，所治辄效。缙神耆宿，名公钜卿，折节相推重；即远近人士，虽未识夫子之面，而咸知夫子之名焉。每一诊视，镛与及门季君鸣九、赵君友渔均相待侧，遇剧证往往口讲指画，详言其所以然，必明辨再四，至无憾乃已。生平喜著述，久而多散佚，镛等虽心识之，愧未能一一纂录也。周君逢儒秉承小农先生家学，而从游于夫子，阅时未久，其手录治验已哀然成卷。镛曰：此固夫子之修于身施耶于事见于言者，将于是乎见矣。周君学好不倦，倘积以岁月，其所造宁止于是耶！庸碌如镛等能无愧然？夫子曾师事孟河御医马培之徵君，世称为孟河学派云。

民国十三年岁在甲子小春月受业丁士镛谨跋

跋　二

　　病情万变，药亦万变。能齐其变，以寄死生之重，决之于俄顷之间，盖到至难之事也。是故非博学审问，慎思明辨，而又积甚深之经验，则对此万变之病与药，未有不茫然者。民国壬戌秋，吾邑中医友谊会成，明年刊《医钟》，因得受先生亲炙，聆其讲论极深，研几穷探幽微，未尝不心焉识之。先生粹面盎背，盛德蔼然，与物无忤，义之所在，排众难而为之治病，力肩其任，不为外物所挠。源当随侍诊席，每见奇疴大痈。群医却走，而先生当机立断，略无迟疑，莫不应手愈。常谕源曰：读书贵博观约取，活泼泼地不沾沾于一家，静察物理，观天人相与之际。临证时目光四瞩，面面俱到，庶变幻虽多，而病无遁情矣。先生行道垂载，平生医验不可殚述。兹就闻见所及，笔之于书，故不分时代，已为同学四十所记者不录，其他奇验而记忆不完者不录。惟学识谫陋，文字拙劣，不足阐明先生大义于万一，而先生之经验闳深，变化不测，无在非学问思辨之功，孟河一脉渊源斯在。敬识之，以告读是者书。

受业周源逢儒谨跋

历验再寿编

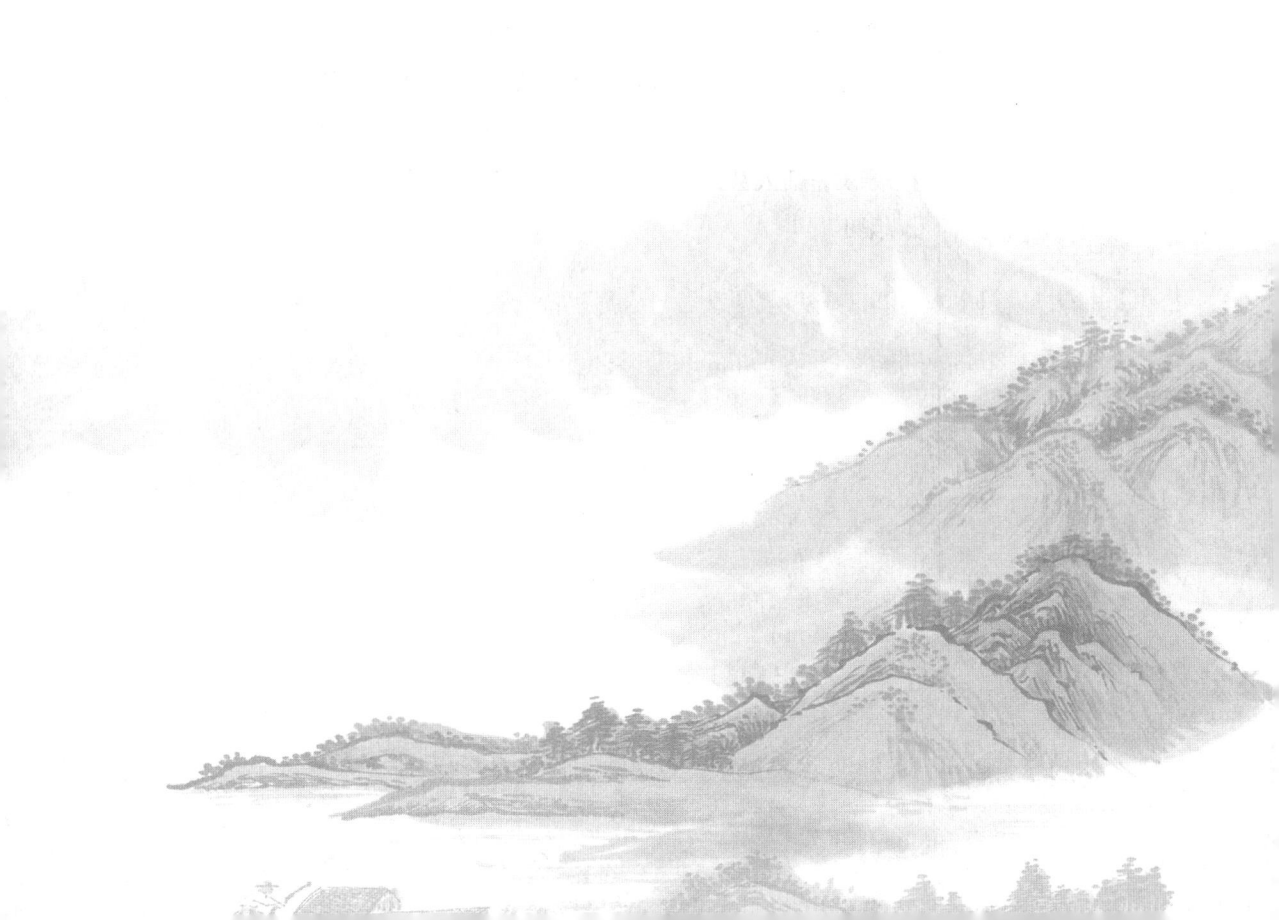

内容提要

　　人不能无病，病欲求愈，则赖于医。医之效否，则系乎方。吾国成方浩繁，有经方、时方、单方之别，经方时方，非个中能手莫能施用。惟历验单方，人人能知。既便于马足船唇，复裨乎寒家贫士。且其奏效，有胜于经方时方者，此世之慈善家所以汲汲焉以刊传单方为急务也。本书为童月轩家藏抄本，方剂简单，药无贵品，历试亲友，活人甚众。承王理堂社友惠寄，爰亟寿诸梨枣。

序　一

　　夫人之不能必其无病者病之必欲求其愈者医，医之获效与否，则系乎方之良与不良也。古之方良者多矣。即如《千金》《十剂》《肘后》《壶中》《活人》之书，无己之著，皆良灵也。惟部集蕃多，旨意深远，药兼贵品，购用维艰。马足船唇，携带匪易，穷乡僻壤，购取殊难。为各子与贫士家人遘病计，固不若灵验单简之方，觅之不难，购之较易也。

　　吾友童君月轩先生，湘西旧族也。有历经奇验之方三百余种，系家庭抄本，集积于亲友经验。而来试之多番，其效诸多奇速，且方剂简单，药无贵品。数十载留心采用，已曾生济多人，百发百中，确有起死回春再寿之功。兹因方效虽奇，知者不溥，故特汇刻成书，名曰《历验再寿编》，欲赀广布。区区之心志诚坚，第限于棉力不足，刻印无多，先拟于四近之善堂公益各机关就近印送，以期同志扩充。外每省由邮寄送省城之慈善堂、同善社各一份。冀藉贵堂贵社中乐善诸君子匡赞助之力，照书翻刻，分送于省属之各县，再由县各善堂照刻分发于该县之各乡，由乡传之子集镇，如此扩充，庶可变难为易。癸亥复徵校于予，予曰：此善举也。有志足可许成，众擎自然易举。而童君之热肠至意，尚希大善人鉴而谅之。是为序。

民国十二年岁此癸亥夏四月萝蕉野人蔡鹿秋撰于绿野草堂

序　二

　　轩岐针灸，伊圣汤液，此医之源也。汉时仲景、元化，祖述《内经》，始有方剂。唐宋以降，东垣、河间、丹溪、景岳，接踵而兴，方书大备。然阐精抉微，词古意深，虽有遵经之志，却非语下之方。且卷帙浩繁，证治梦如，尤非潜心斯道者所能谙悉也。童君月轩，三楚名流，湘西世胄，宅心慈善，累世知医。尝以简方济世，试之者辄奇效，积年既久，裒集成书，计共三百三十八方，皆屡试屡验之神剂，因命名为《历验再寿编》云。予尝谓经方为万古不易之准绳，此则以奇制胜，惟奇而不离于正，故可贵耳。癸亥已寿枣梨，惜印本无多，流传未广。甲子岁浙江裘吉生先生搜辑方书，刊传救世，垂询及予，遂重梓焉。呜呼！此书一出，使穷乡僻壤咸无天枉之虞，白叟黄童悉庆更生之象，则不独予所深幸，而吉生先生寿人寿世之意，亦万古斯响矣。是为序。

　　　　　　　　　民国十三年岁次甲子季秋中浣九江王理堂序于养道丹房

目　录

历验再寿编

湘西童月轩录

王理堂传

裘吉生校刊

第一方　治误吞铜钱

凡误吞铜钱者，用荸荠多嚼食之，钱即化水（荸音卜，即水果中荠子也）。

又方：用炼熟蜜糖一二杯服之，亦能化出。

第二方　治误吞铁针

用威灵仙五钱，砂糖二钱，和酒煎服即愈。并治误吞一切铁器。

歌曰：铁脚威灵仙，砂糖和酒煎，一口吞下去，铁便软如棉。

第三方　治鱼骨鲠刺喉咙

用糯米为丸如弹子大，吞之即愈。

又方：用独头蒜塞鼻中，骨自出。

又方：用河中养放的活鸭倒挂垂涎，以瓷碗接下，令患者仰卧灌之，骨自化。

第四方　治鸡骨鲠喉

用五倍子，量用，掺入喉间即化。

又方：苎萝根捣汁，灌之即下。

第五方　治铁针误入咽喉

用旧苕帚烧灰存性，研末，三钱，黄酒下，其针即化。或用胡葱、韭菜同食，针自大便出。

第六方　治误吞竹木屑及芒刺

用铁秤锤烧红，淬酒饮之。

又方：用芝麻研末，滚水调服，亦效。

第七方　治杂物入目

用左手爪甲刮末。灯草蘸点一二次，即出。

又方：用鸡冠血少许点眼中，亦出。

第八方　治麦芒入目

以新布覆面上，将活地蚕一条在布上摩之，芒着布上出。

又方：大麦煮汁，洗之，芒亦可出。

第九方　治竹木刺入目

用地蚕捣烂，涂之立出。

第十方　治鱼口便毒

用屋上瓦松花捣，浓敷之，大有奇效。

第十一方　治坐板疮

用厚朴五分，白矾一钱，硫黄五分，共为细末，麻油调涂，止痒止痛。

第十二方　治各样肿毒

明矾五钱，研碎，放瓷盘内，入水化开，浸粗草纸在内，以一张贴疮，上干则再换，十余次即消。

第十三方　治诸疮臭烂

白矾、雄黄，二味煎水洗则不臭，且可愈疮。

又方：用血风草捣烂，合面敷之，每日一换，数日痊愈。

第十四方　治内外痔疮

马齿苋，煮熟多食之，以汤洗之可痊。又用凤凰草熬水洗亦可。

又方：用皮硝五钱，入小便冲开水，熏洗之，神效。

第十五方　治一切咳嗽

用甜梨一个，刺五十孔，每孔纳胡椒一粒，面裹煨熟，待冷去椒，食梨。

第十六方　治久咳不止

贝母三钱，研末。白砂糖一两，和匀冲服。

又方：蜂蜜、生姜汁，调服即止。

第十七方　治噎膈回食

抱过的鸡子蛋壳四五十个，烧灰，冲酒服。

又方：用油透的木梳一个，烧灰为末，酒服一盅，半日即能饮食，屡试屡验。

第十八方　治耳聋

全蝎两三个，去头足，炒黄，研末，冲酒服。

第十九方　治风火牙痛

元参、升麻、细辛、石膏各三钱，煎服，忌炙炒。

第二十方　治鼻血不止

用乱发烧灰，吹入鼻孔，其血即止。

第十一方　治虫牙痛

用花椒三粒，巴豆一粒，捶烂，棉花裹咬，虫食即死。切忌不可吞下喉。

第二十二方　治耳内出脓

以鸡冠血滴耳内，数次即愈。

第二十三方　治一切牙痛

用青盐、牙硝、樟脑、硼砂各五钱，共为末，擦牙上即止。

第二十四方　治诸虫入耳

用猫尿滴耳内，其虫即出。取猫尿法，用生姜擦猫鼻，猫即尿。

又方：用鸡冠血滴耳内，虫即出。

第二十五方　治耳惯流脓

枯矾，研为细末，吹耳内。又方：猫尿烧灰，吹耳中即愈。

第二十六方　治烂眩风眼

大枣三个，去核，入青盐在内，开水泡洗，冷放饭上蒸热再洗，以愈为度。

第二十七方　治眼生云翳

取大蜘蛛一个，去头足，以人乳和匀，

饭上蒸三次，点眼内，翳即消散。

第二十八方　治暴发火眼

用猪胆一个，白矾一钱，入胆内阴干，点之立收奇效。

第二十九方　治见风流泪

鲫鱼胆七个，入人乳半酒杯和匀，饭上蒸之三次，露过，点眼角内，神效。

第三十方　治大肠下血

茯苓、条参各三钱，椿树皮、桑白皮、石榴皮、陈茶叶各等份，煎服即愈。

第三十一方　治大便不通

麝香少许，包肚脐三时，即通。

又方：沉香、木香、槟榔、乌药、枳壳、大黄、枣仁，此药大黄、沉香两味酌量少用，沉香只用数分即可。煎水服。

第三十二方　治小便不通

用生葱数根，捣烂敷脐下，即通。

第三十三方　治脱肛

冰片一钱，活田螺一个，将冰片入田螺内，顷刻肉化成水，以鸭毛蘸搽之，即愈。

第三十四方　治红白痢证

用黄滑石、朴硝、槟榔、厚朴、白芍、黄连、归尾、茯苓、木通各一钱五分，木香五分，煎水服。

又方：胡椒一粒，打碎，用三两重鲫鱼一个，去头尾，连肠骨入椒末，捣烂和匀，作饼敷脐上，即愈。

第三十五方　治被蛇咬伤

细辛、白芷各三钱，雄黄五钱，共研为末，酒送下。外用白芷水煎洗，即愈。

第三十六方　治被狗咬伤

用蚯蚓数条，捶烂，敷患处。外用蒜捣烂敷之，去毒即好。

又方：用长流水洗净血污，以口吮之，再嚼白果涂之，即愈。

第三十七方　治跌打损伤

生半夏、松香各一钱，研末，调水敷患处。

又方：烂席草、蒲扇，烧灰冲洗，童便引。

第三十八方　治跌打骨断

用螃蟹捣烂，热酒冲其服，伤自愈（如无大蟹之时，即春间潮蟹，或池塘中小蟹，亦可痊愈）。

第三十九方　治刀砍斧伤

用人指甲，灯火上烧焦，研末，撒上，止血生肌。但须研细，不细糁之作痛。

第四十方　治小便淋证

用何首乌、蒲公英、金银花各三钱，白术、槿花七朵，熬水冲酒服。

第四十一方　治缩阴证

用硫黄三钱，研末，冲酒服。阳物即出。

第四十二方　治赤白带下

用黄荆子，炒，研末，每三钱，米汤

送下。

第四十三方　治水泻不止

黄瓜叶捣烂，调米汤下即止。

又方：高粱子，炒焦，熬水服，立愈。

第四十四方　治解毒稀痘

金银花，炒，研末，白砂糖调之，常服则痘稀，久服可免出痘。

第四十五方　治痘后余毒

马齿苋汁、生绿豆、赤小豆、石膏，共研末猪油调搽，自愈。

第四十六方　治风湿麻木

当归、白芍、熟地、川芎、白术、荆芥、防风各二钱，煎服酒引。

第四十七方　治周身发痒

胡麻子、威灵仙、何首乌、石菖蒲各三钱，甘草一钱，泡酒服。

第四十八方　治腰痛

用刀豆壳，烧灰，研末，冲酒服。

第四十九方　治乳吹

蒲公英、金银花，煎水洗。渣捣烂，敷乳即消。

第五十方　治下乳法

黄砂糖，煎豆腐不用油盐，下酒吃二三日，即有乳。

第五十一方　治咽喉肿痛

用墙上蛛窝五六个，瓦焙为末，吹入，

即消肿止痛。

第五十二方　治小儿惊风

青礞石，用水磨汁，灌下即活。

又方：用朱砂研末，新汲水调涂顶心、两手足心、前后心。金银花煎水洗服。

第五十三方　治吐血不止

白及一两，为末，每服二钱，米汤调服，神效。

第五十四方　治烫泡火烧

大黄，为细末，桐油调搽，止痛生肌消肿。

第五十五方　治小儿夜哭

灯花五朵，研烂，涂娘乳上，令儿吃乳。

又方：朱砂研末，写子午二字在脐上，即能止哭。

第五十六方　治痘子落眼

刺黑狗耳上血，点之即消。

又方：用白水牛身上虱子血，点之亦效。

又方：黑鸡屎，点之神效。

第五十七方　治牛瘟

用枇杷叶十多片，刷去毛、韭菜、青木香、金银花各一两，煎水灌之即愈。忌用生水。

第五十八方　专治肿毒

芙蓉叶，阴阳瓦焙干为末，再用土茯苓亦焙研为末，麻油少许，好醋和匀。一切无名肿毒，未成脓者，照其肿处用笔点药圈之，渐圈渐小。每次必按肿之大小，在四围圈之，不用涂在肿上。即毒重者，数次无不散消。

第五十九方　治妇人胃嘈呕吐清水

用生何首乌炖肥鸡，食之，无不立效。

第六十方　治泻痢

用麝香三分、木鳖子半个，共研为末，米汤作饼敷脐上，即止。

第六十一方　治大肠下血

用大荸荠五六个，不去皮，黑豆一酒杯，黄糖三钱，同煎，连汤吃三次，即愈。

第六十二方　治漆疮

用白菜捣烂涂之。

又方：用荷叶煎汤洗之。

又方：杉木煎汤洗熏之。

又方：用韭菜捣汁涂皮，熬水洗皆有效。

又方：用蟹汤更妙。

第六十三方　治疮不收口

用干牛屎烧灰，鸡蛋清调敷。

又方：芝麻炒黑，捣敷之，皆效。

第六十四方　治心胃气痛

花椒二钱，捶烂，开水泡，吃后饮热酒数杯，立效。

又方：生芝麻一杯，炒焦，研末，冲酒服亦效。

第六十五方　治猪牛时证

皮硝、青矾、雄黄各五分，冰片一分，

麝香一分，共为末，吹鼻中立效。

第六十六方　治猪瘟牛羊皆可治

牙皂、细辛、川乌、草乌、雄黄、枸杞各一钱，同烧灰，研末，吹入鼻中，每次吹药五七分，即可矣。以愈为度。方内如加麝香五厘更妙。

第六十七方　治过食瓜果伤

用木瓜皮煎汤饮之，即愈。盖各瓜皮解各瓜伤也。

第六十八方　治鸡瘟

用巴豆一粒，捣极碎，香油调灌，入口即愈。

又方：绿豆粉（水和成条，喂数次即愈）。

第六十九方　治断酒不饮

用地蚕焙干，研末，温酒调服，永不嗜酒。

又方：白猪母乳一杯，饮之，亦效。

第七十方　治嗜茶面黄

用榧子七个，每日食之，以面色改好为度。

第七十一方　治湿癣

用桃树上青皮为末，醋和敷之，即愈。

第七十二方　治癣燥作痒

以鸡冠血频涂之，疮愈痒止。

第七十三方　治各样癣疮

日在正当午时之间取桃叶，捣汁搽之。

第七十四方　治诸疮发痒

用熟明矾、干姜末，共研细，和匀，先以陈茶煎水洗后，将此药掺之。

第七十五方　消拔诸疮毒

用雄黄、明矾，共研末，或水调涂之，名曰二味拔毒散。

第七十六方　治肿毒初起

用麻油煎葱，待黑，乘热用手旋涂，自散。

又方：用白芥子末，醋调涂之。

又方：用败龟甲，烧研末，酒服四钱。兼治妇人乳毒。

第七十七方　治霍乱腹痛

大枣一枚，木瓜五钱，桑叶三片，水煎服。

又方：桃叶三把，煮作两次服，立效。

第七十八方　治大便闭塞

用猪胆汁灌入肛门，即通神效。

第七十九方　治热淋血淋

用生地、车前草叶各二钱，煎服立效。

又方：干柿三枚，烧灰存性，研末，陈米煎汤下。

第八十方　治小便尿血

用乌梅烧灰存性，研末，醋糊小丸，每次服四十丸，黄酒送下。

又方：用人指甲五分，头发一钱五分，研末，每服一钱，空心酒下。

又方：用黑豆一升，炒焦，研末，热酒淋之，去豆饮酒。

第八十一方　治小便滴沥或有或无

用大蒜一个。纸包煨热，露一夜，空心新汲水调下。

第八十二方　治小便不时

雄鸡尾毛，烧研末，水酒冲服一茶匙。

又方：白果十四枚，七生七煨，兼而食之。

第八十三方　治小便不通

用莴苣菜，捶敷脐上，即通。

又方：杏仁七枚，去皮尖，炒黄，研末，米汤化服。

又方：用葱白连叶捣烂，入蜜调合，包外肾上，即通。但葱白和蜜，乃反药也，不可入口，误服杀人。切忌切忌。又方：用猪胆连汁的一个，开一孔，笼住阴头，三时汁入即通。

又方：用金针菜煎水，多饮亦通。

第八十四方　治长行趾肿

取草鞋浸尿缸内半日，以砖一块烧红，置鞋于上，令热气入皮肤即消。

第八十五方　治远行脚底成泡

用生面涂之，一夜即消，奇效之至。

第八十六方　治手足冻疮

用生姜自然汁熬膏涂之。

又方：用老丝瓜烧灰存性，为末，和猪油涂之。

又方：用黄蜡浓煎，涂之。

又方：用鹅掌皮，焙存性，研为末，

油调涂之，皆效。

第八十七方　治足冻坼裂

用人乳调黄柏末涂之。又用藕蒸熟，捣烂涂之。

第八十八方　治脚生鸡眼

用地骨皮、红花，等份为末，麻油调搽。

第八十九方　治脚胫臭烂

用蜒蚰十条，瓦焙研末。油调敷之，立效。

第九十方　治腿足热肿

用铁锁磨水，敷之立见奇效。

第九十一方　治猝然腰痛

用黑大豆一大碗，水拌炒热，布裹熨之，其痛自止。

第九十二方　治腰痛不止

用丝瓜子仁，炒焦，擂酒服，以渣敷之，立效。

第九十三方　治腰胀

用八角茴香炒研，为末，饭前酒服二钱，即愈。

第九十四方　治绞肠痧腹痛

用生明矾二钱，为末，滚水冷水各半，名阴阳水，调服即止。

第九十五方　治一切腹痛

羌活一两，葱十根，老姜二两，以面和

匀，炒热．用布包裹，熨腹，冷则炒换。

又方：大古钱一文，打碎，以大核桃三个同炒热，入醋一杯，冲服即愈。

第九十六方　治心腹冷痛

用布裹胡椒末，安痛处，以熨斗熨之，汗出其痛即止。

第九十七方　治食积心痛

用神曲一块烧红，酒淬二次，水调服，甚效。

第九十八方　治猝然心痛

用老姜末一钱，米汤饮之。

又方：用桃仁七粒，去皮尖。研碎，水一碗化服。

又方：高粱根煎汤服，甚效。

又方：乌梅一个，红枣二枚，杏仁七枚，同捣碎，男子用酒，妇人用醋，和药饮之，不病心痛证。

诀云：一个乌梅二个枣，七个杏仁同碎捣，男酒女醋饮下之，不害心疼直到老。

第九十九方　治一切心痛

用大川芎一个，为末，烧酒服之。

又方：旧毡袜后跟一对，烧灰，酒服，其痛自愈。

第一百方　治干呕

用生姜频频嚼之，其呕立效如神。

第百另一方　治久咳不痊

用猪腰子二个，入胡椒七粒，水烹啖之。

又方：用大萝卜一个，切碎，糯米糖二两，一层萝卜一层糖，铺堆煮之，吃水即愈。

又方：用猪胰三个，大红枣三百枚，白酒五斤浸之，秋冬七日，春夏五日，滤去渣滓，以七日内食尽，忌盐。

又方：用鸡蛋壳内白皮十四个，麻黄三分，焙干为末，每服一匙，滚水送下。

第百另二方 治咳嗽有血

用小儿胎发，烧灰，入麝少许，酒送下。男用女发，女用男发。

第百另三方 治咳嗽气喘

用生山药捣烂半碗，入甘蔗汁半碗，和匀顿服立止。

第百另四方 治风痰咳嗽夜不能卧

用白僵蚕一两，炒研为末，入茶末一两，临卧时滚水泡服，自愈。

第百另五方 治年深喘哮

用鸡蛋略敲损，浸尿缸中三日，烹食即愈。

第百另六方 治反胃噎膈

用千捶花，即凿柄木烧灰，酒服。

又方：用鲤鱼一尾，入童便内浸一夜，炙焦，研末，同米煮粥食。

又方：用羊尿五钱，童便一大盅，煎六分，分三次服。

又方：用柿干三个，连蒂捣烂，和酒服，甚效。

又方：用牛涎和水调服二茶匙，即愈。

取牛涎法，以水洗牛口，用盐涂之，步刻牛涎即出。

第百另七方 治噎食不下

用凤仙花子一合，酒浸三夜，晒干为末，酒糊丸如绿豆大（每服六丸，温酒送下，不可多服）。

第百另八方 治诸气呃逆

用橘皮三两，去瓤，以水一大碗煎五分，顿服即愈。

第百另九方 治腮颊肿痛

用赤小豆末，和蜜涂之，即消。或加芙蓉叶末，更好。

第百一十方 治牙根面颊肿痛

雄黄三钱 杏仁十二个，去皮尖， 轻粉五钱，水粉三钱，黄丹三钱，俱炒研为末，以猪胆调敷肿处。

第百十一方 治咽喉肿痛不能下食

用白面和醋涂喉外肿处，即消。

又方：用蚯蚓十四条，捣烂，敷喉外，再以一条着盐，化水入蜜少许，加敷之。

又方：黄柏末，和酒敷于喉外，其肿便消。

第百十二方 治舌肿破烂及小儿口疮

用黄连五分，黄柏五分，冰片一分，青黛一钱，焙干，为末，吹舌上即愈。

第百十三方 治牙缝出血

用五倍子烧存性，研末，搽之。

又方：用百草霜糁之皆效。

第百十四方 制丹取牙法

用白马尿浸茄根三日，炒为末，点牙

即落。

又方：用巴豆点牙亦落。

第百十五方　治牙龈臭烂

用萝卜子十四粒，生研，以乳汁调和。左痛点右鼻，右痛点左鼻。

第百十六方　治风牙疼痛

用大荔枝一个，剔开以盐填实，将壳连核煅，研末擦之。

又方：用烧酒浸花椒，常常漱之。

第百十七方　治牙根肿痛

用五倍子一两，瓦焙研末，每以五钱敷痛处，吐涎即止。

又方：以马齿苋汁含之，亦效。

第百十八方　治牙齿疼痛

用小黑豆煮酒，常漱口内，数次即止。

又方：用老生姜焙干为末，同熟明矾搽之，亦止痛。

又方：白蜡七分，枫树皮七钱，共煎水．含口内，三五次即止。

第百十九方　治声音不开

用陈皮、甘草，和砂糖煎水服。

又方：陈皮、生姜各一钱，冰糖一两，煎水服。

第百二十方　治唇黑肿痛

用古铜钱四文，于石上磨，猪胆汁涂之，即消。

第百二十一方　治唇干裂痛

用桃仁十四个，捣烂，和猪油敷之。

第百二十二方　治鼻血不止

柏子烧灰，冲酒服。再用甘草捣烂，敷足心。男左女右。

又方：用大蒜一个，去皮，研如泥，作钱大饼子，左鼻出血敷左足心，右鼻出血贴右足心，左右皆出贴两足心。

又方：用白及末，唾津涂鼻上及山根，即止。

第百二十三方　治鼻中息肉

用蚯蚓一条，炒牙皂一片，共为末，和蜜调涂患处即除。

第百二十四方　治鼻中生疮

用黄柏、槟榔为末，猪油调敷。

又方：桃叶嫩者，杵烂塞之。无叶用根。

第百二十五方　治暴眼肿赤流泪羞明

用大黄末三钱，取新汲水调。涂眉心及两眼胞，干则以水润之。

第百二十六方　治火眼肿痛

青矾炒，三钱，黄土六钱，共为细末，并化水调作二饼如眼大，先以水洗眼，次以纸贴眼上，后将药饼贴于纸上，令患者仰卧，用清水润饼，干再润之，敷二三时，痛止肿消。

第百二十七方　治眼皮生珠

黄丹五钱，用鲤鱼胆胆汁和如膏，点三五次即消。

第百二十八方　治眼目昏暗

每旦含黄柏一片，吐津洗眼。

又方：每早洗面时，用炒盐擦牙，随以凉水嗽出。洗眼，仍以洗面水，双手捧向眼浇七七四十九数，此法终身行之，永无目疾，且倍光明。

第百二十九方　治浮翳遮睛

用刀刮指甲细末，和乳调，点三五次即愈。

又方：以猪胆微火煎成丸如黍米大，日服一丸，自效。

第百三十方　治迎风流泪

用经冬桑叶，日日煎水洗。

又方：用盐眼角冷水洗之，数次即愈。

第百三十一方　治烂眩风眼

用鸡冠血点之三五度，数日即愈。

又方：以青矾火煅去毒，研细末，汤泡澄清，点洗，立效如神。

第百三十二方　治目赤生翳

用古钱一文，食盐一匙，同研，筛过极细，点眼中，其翳自消。

第百三十三方　治赤眼肿痛

用自己小便，乘热抹洗，即闭目少顷，如此数次，自愈。

又方：用猪胆汁一杯，和食盐、铜绿各五分，点之。

又方：用黄丹二钱，蜂蜜调敷太阳穴，立效。

第百三十四方　治百虫入耳

雄黄，以草纸卷烧燃熏之。

又方：用莴苣捣汁，或姜汁，或韭菜汁，人乳、小便、麻油。随便滴入，其虫即出。

第百三十五方　治蚁入耳内

用穿山甲烧研为末，调水灌入，其蚁自出。

第百三十六方　治聤耳

用桃仁炒研，棉裹，日日塞之，自愈。

第百三十七方　治抓伤面皮

用真麻油调水粉搽之，一夕即愈。

第百三十八方　治发毛黄赤

用羊屎烧灰，和猪油涂之，日三次夜一次。至发黑乃止。

第百三十九方　治发垢

用鸡蛋清涂之，少顷洗去，光泽不燥。

第百四十方　治头痒生疮

用醋汤洗净，以百草霜和水粉少许生麻油调敷，立效。

第百四十一方　治头疮

乌梅烧研为末，麻油调敷。
又方；龟甲烧灰敷之。
又方：黑豆烧灰存性，研末敷之。

第百四十二方　治头面肿痛

用鸡蛋黄白调匀，涂肿处即消。

第百四十三方　治食蛋停滞

宜饮好醋两次，蛋滞自消。

第百四十四方　治解百虫毒

用芝麻油多饮取吐。

又方：以黑豆为末，入酒绞汁，服半碗亦效。

又方：用白用莴苣菜捣汁饮之，其毒自消。

第百四十六方　解食菰菌毒

饮粪汁一杯，令吐其毒尽出。

又方：随即饮尿一碗。其毒立解。

第百四十七方　治食鳖中毒

凡鳖与苋菜同食，腹内生小鳖，饮白马尿立解。

第百四十八方　治解煤炭毒

凡受煤炭烟气，一时昏倒，急用清凉水灌之，立醒。

第百四十九方　治解桐油毒

用干柿食之即解。

第百五十方　治人口咬伤

用溏鸡屎涂咬处，立刻止痛。

又方：以栗子嚼烂，敷之立效。

又方：咬伤手指，用盆盛热尿，将指放插尿内，浸一夜即愈。

又方：用鳖甲烧灰，敷之立效。

第百五十一方　治毒蜂螫伤

用麻油涂之，甚效。

又方：以热酒淋洗患处，数次即愈。

又方：人乳涂之，立能止痛。

第百五十二方　治蜈蚣咬伤

嚼小蒜敷之，即解。

又方：用头发烧烟熏之，大可消毒止痛。

第百五十三方　治诸蛇咬伤

先饮好醋一二杯，以绳扎伤处之两头，再用五灵脂五钱，雄黄一钱五分，共为末，酒调二钱灌之，少时咬处出黄水，水尽则肿消。后以雄黄末掺之，口合自愈。

又方：以生姜捣烂敷之，干再换。

又方：用烧酒淋洗去毒，用人粪厚封即消。

第百五十四方　治疯狗咬伤

用白菜肉嚼烂涂之。

又方：被咬后即立溪河将伤处挤洗血尽，多饮姜汁，则毒可解。但宜封扎疮口，勿使受风。

第百五十五方　治汤火炮伤

凡被汤火，切勿以冷水及冷尿泥浇之，因热气遇冷则收入愈深，火毒攻心而速之死矣。宜急以盐掺之，然后用药敷为妙。

一方：用蜂壳烧灰存性，研末，入冰麝少许，从四面扫之，渐入于中，此急救最妥验之方也。

又方：用夜明砂、黄丹、水粉各一钱，另用鸡蛋五个，煮熟取黄，久炒自有油出，即将前药和入同炒，退火气，贴敷伤处，干再换，如此数次，肉白即愈。

又方：以栀子末，和鸡蛋清浓调，

刷之。

又方：用生萝卜捣烂涂之。或用生大黄为末，或麻油，或桐油俱可调服。桐油虽系清热，但能作吐，仍宜麻油为是。

第百五十六方　治刀伤

用石灰一升，生人黄四两，同炒成红色，收贮瓦罐内。凡遇伤处，搽上即愈。

又方：用经霜桑叶，阴阳瓦焙枯存性，研末，糁于伤处，三日痊愈。其桑叶藏久更好。此方即伤重危急亦可救。

第百五十七方　治水泡疮

用五爪龙草，桐油煎热，敷之立效。

第百五十八方　治内外痔疮

以朴硝置尿壶内，和热水熏洗之，后以臭牡丹敷之，至效。

第百五十九方　治妇人难产

用川芎、当归，二味煎水服，即产。

又方：取凿柄木烧研为末，酒冲服亦产。

又方：用莲花一瓣，写人字于花上，吞之易产。

又方：用鳖甲烧灰存性，研末，酒服一茶匙，立产。

第百六十方　治生产横逆

用蜜糖、真麻油各半碗，共一碗煎至半碗，服之立下。

又方：用铁器烧红，淬酒饮之，自能顺产。此方并能治胎衣不下。

第百六十一方　治死胎不下

看产妇面赤舌青，肚腹冰冷，即是死胎。急用黑毛雌鸡一只，去毛，以水三碗煮二碗，用纸或布摩脐下，其胎自出。内服川芎当归汤，以活气血。

又方：用灶心上研末三钱，水调服。

又方：黑大豆三碗，和醋煮浓汁，服之立下。

第百六十二方　治胞衣不下

急用没药、血竭二味，各一钱，煎服自下，免致上攻心胸。

又方：用皂角刺烧灰，一钱引服。

又方：取本妇手足爪甲，烧灰，酒引服。即令有力人将妇人抱起，执竹简于胸前，按下。

又方：用麻线将脐带紧缚，以轻物坠住，后将脐带剪断，过两三日，胞衣自缩小而下。

第百六十三方　治产后肠出不收

用麻油二斤，炼热以盆盛之，令妇坐盆中，再炙皂角去皮，研末，吹少许入鼻，作嚏立上。

第百六十四方　治产门不闭

用石灰二升炒黄，以水一盆投之，澄清，乘热熏之，自闭。

第百六十五方　治产后血晕

急取破损漆器烧烟熏之。或用铁秤锤烧热，以醋淬，熏鼻神效。

又方：用荆芥穗研末，每服一钱，以童便一杯调匀，热服立效。如口闭即灌鼻中，亦可。

又方：用韭菜切碎，安壶中，灌以热醋，令其气入鼻中即醒。此时宜服佛手散。如唇面白者，宜服荆芥穗、人参、川芎、甘草、泽兰叶，即愈（此药方名清魂散）。

第百六十六方　治产后恶血不止

用黑母鸡蛋三个，醋一杯，老酒一杯，和搅煮取一杯，分作两次服，即止。

第百六十七方　治产后尿闭不通

用陈皮一两，去白为末，空心酒引服二钱，即通。

第百六十八方　治产后遗尿

用鸡屎烧灰，酒引服一大匙，即愈。又方：用鸡窝草烧灰，酒引服一钱七分，立效。

又方；用猪尿胞一个，猪肚一个，糯米一茶杯，先入尿胞内，再将尿胞入猪肚内，加五味子三钱，煮服立效。

第百六十九方　治临产交骨不开

用川芎、当归，与醋炙龟甲一块，本产妇头发围烧灰存性，酒调服。其骨自开，名曰开骨散。气血虚者，加人参更妙。

第百七十方　治乳汁不通

用小鲤鱼一尾，烧灰为末，每服一钱，好酒引送下。

第百七十一方　治乳汁清少

用死鼠一个，烧灰为末，酒服一茶匙。勿令妇知。

又方；用母猪蹄一只，水煮饮之。加通草更妙。

第百七十二方　治乳汁自流

乳汁太多，倒回其乳者，用红花、归尾、赤芍、牛膝四味，服之。若无儿吃，欲断其乳者，用麦芽炒热熬水吃自止。

第百七十三方　治乳吹

用雄鸡屎取立起者，五钱为末，每服一钱，以酒引送下。

又方：用醒消丸一钱，以酒吞服，亦效。或大人将乳孔吃通更妙。

第百七十四方　治乳肿

用马屎敷肿处，立见奇效。

第百七十五方　治垢乳

乳头生疮谓之垢乳。其方以醋和梁上尘，涂乳上，即愈。

又方：用鹿角锉末，同甘草、生鸡蛋黄调作饼，放铜杓内炙热，敷之。

第百七十六方　治乳疮肿痛

用芝麻炒焦，研末，以灯盏内香油调涂，即安。

第百七十七方　治乳痈初起

用牛屎和酒，敷之即消。
又方：用葱汁一碗顿服，立效。

第百十七八方　治烂腿

取芙蓉叶，用阴阳瓦焙燥，研为细末，用乌背大鲫鱼去鳞骨，一并舂之，先用水熬，加麻头炼成稀膏，贮于瓷罐内，临用视其疮之大小，将前药摊于油纸上，贴患处。再用芙蓉叶包好，愈小愈换，无论数十年烂腿，不过一月即收功获效矣。

第百七十九方　治妇人乳吹

用朱笔写十一地支于本妇人所带簪上，本命属辰不写，将簪带之，立效。无论内吹外吹均效。对于初起之乳吹最妙。

第百八十方　治乳痈

掘芙蓉根，用擂钵舂烂，淋其汁，用酒冲，带热服，当夜即消。其疼痛须稍忍之。

第百八十一方　治行经不正

用红鸡冠花晒干为束，水煎酒引，每服二钱。忌鱼肉荤腥三日。

又方：用陈莲蓬壳，烧存性，研末，每服二钱。

又方：用生地黄汁，同酒各一杯，煎服，每日二服，即愈。

又方：用梅叶焙干，棕榈皮烧灰，各等份，为末，每服二钱，立效。

第百八十二方　治先期行经

经水未及三十日而行者，乃血热先期。血多色红而浓者，用川芎、当归、生地、白芍、黄芩、黄连六味，煎服。若血少色紫有块者，宜用川芎、归、地、芍四味，加桃仁、红花服之。如是先期血少，色淡而稀者用川芎、归身、生地、白芍、丹皮、地骨皮六味，煎服，经自调和不乖矣。

第百八十三方　治行经吐血衄血

此乃热血涌迫，当行经之时，用生地、赤芍、丹皮、犀角，煎服即止。但犀角一味，须另磨，另以盏盛之，临服药时冲服可也。不可放药内同煎，致减功效。

第百八十四方　治血崩

用荸荠，一岁一个，烧存性，研末，酒引服之。

又方：用老母猪屎晒干烧灰，酒引每服三钱，立效。

又方：用旧败蒲席烧灰，酒引服二钱，亦效。

又方：用甜杏仁黄皮烧存性，为末，每服三钱，空心酒引服之。诸药不效者，服此药即止。

又方：正治药方，凡血崩、心腹痛甚者，用蒲黄、五灵脂二味，煎服醋引，名曰失笑散。若再血崩不止，用地榆一两，醋和水煎，露一夜，次早温服，即止。

第百八十五方　治赤白带下

用韭菜根捣汁，和童便露一夜，空心温服。

又方：以白调节扁豆炒研为末，每服二钱，米汤送下。

又方：用鸡冠花晒干为末，每早空心，酒引服三钱。白带用白鸡冠花，赤带用红鸡冠花，极效。

第百八十六方　治阴痒

用蛇床子一两，白矾二钱，煎水常服。

又方：以桃仁研碎，加雄黄末，以鸡肝切片，粘药纳入阴户，夜间纳入，次早取出，其痒自止。

又方：以大蒜煎水洗之，亦效。

第百八十七 治久年无子

于二月丁亥日，取杏花、桃花阴干为末，另择戊子日，和井花水煎服一茶匙，每日三服。

又方：益母草半斤，当归、川芎、赤芍、广东香各一两，泡甜酒，常服百日，即有孕。

第百八十八方 治胎前心痛

用食盐炒红，酒服一撮，即止。

第百八十九方 治胎前腹痛

用大红枣十四枚，烧焦为末，以童便化服，即愈。

第百九十方 治胎前腰痛

用大黑豆一碗，酒三碗同煎，每日空心随量饮之。

又方：用牛屎烧灰为末，水调服一茶匙，其痛即止。

第百九十一方 治伤胎结血心腹疼痛

用童便每日服两三杯，其痛自愈。

第百九十二方 治胎前每食作呕

用法半夏、白茯苓、厚朴、苏叶、川芎、当归、白芍共七味，水煎，两三服即止。

第百九十三方 治胎上冲心

用葡萄汤，多饮之即安。

第百九十四方 治胎漏

用黄芪二两，糯米一盒，水煎服，神效。

第百九十五方 治黄官疮

寒水石、蛇床子、花椒、硫黄，共研细末，以麻油调搽，神效。

第百九十六方 治风寒积滞一切杂证

制苍术五钱　明雄二钱　羌活二钱　枳壳一钱，炒　桔梗一钱　厚朴二钱　姜汁炒　白芷一钱　薄荷一钱　公丁香一钱　广木香一钱　神曲三钱　生甘草二钱　柴胡一钱，炒　陈皮一钱，去白　草果一钱　半夏二钱　贯仲二钱　防风一钱　皂角一钱　香薷一钱　熟大黄二钱　藿香二钱　细辛一钱　朱砂一钱　前胡一钱　石菖蒲一钱

共研细末，每遇病者，先用二三分吹入鼻内，再用二钱，滚姜汤冲服。体虚者加台党参四钱，煎汤冲服。小儿每服一钱。凡病重者，三服即愈。此方专治伤风伤寒时染，头痛身项痛，腰痛目胀，鼻塞声重，风痰咳嗽，上吐下泻。便赤，内伤饮食及感冒四时不正之气，发痧瘟疫，瘴疠鬼疟，赤眼口疮，湿毒流注，脚肿腮肿，风火喉痹，并治朱砂证。又名心经证。其证脉散牙聚，手足麻木，发厥，神迷不语，喉肿心痛等，服之均有奇效。

第百九十七方 治走马牙疳

用多年陈草屋上草蚕数条，揭烂，涂搽患处，随搽随愈，屡试屡验。

又方：取白狗屎内之骨。用瓦合炭火上煅成灰，加冰片少许，西黄，研极细末，敷患处，神效。

第百九十八方　治无名肿毒

用火石一钱，约重二三两，放山药内一钱，捶融作饼，敷患处约一周时，其毒自消。重者出一小头，轻者两日消散，良方也。火石遇山药软，亦奇事也。

第百九十九方　治久疟不愈

大红枣一枚，去核留衣，以樟脑填塞枣内，插入鼻孔。男右女左，插之其疟自然截绝。

第二百方　治老鼠偷粪门

用生鳝鱼去皮肉，取净骨，捣融生石灰面做成饼，敷患处。药力到时，其疮最痒，切忌勿抓，痒止换饼，再敷不痒，则虫尽矣。以艾水洗之后，用八宝生肌丹搽之即愈。

第二百另一方　治肚腹疼痛神水

咒曰：一根桃木千斤重，人见骇，鬼见愁，玉帝见我也低头。吾奉太上老君急急如律令救。

符　式

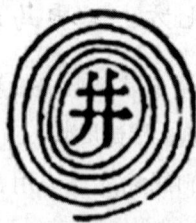

此符用清水半盅，以左手戟指持盅，右手二中两指向盅内画符三次，病人饮符水即愈。

第二百另二方　治误吞竹木屑及芒刺

符式

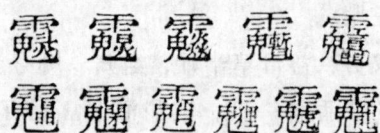

咒曰：此水一碗，化为东洋，大海咽喉，化为龙潭，九龙归洞。吾奉太上老君急急如律令救。

第二百另三方　治圞痒子

符式

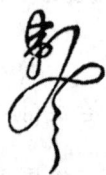

咒曰：天金刚，地金刚，日有星辰三光。吾奉太上老君急急如律令救。

第二百另四方　画蛋收骇

画蛋符式

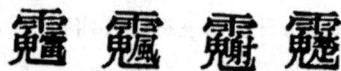

书火角明吞四字各书一次，外系青线于蛋上七圈，烧之食，即愈。然后将蛋壳送于水内。

咒曰：清景一夜开，神水付身来，隔山请，隔山应，隔水请，隔水应，龙来龙退爪，虎来虎落皮。吾奉太上老君急急如律令救。

第二百另五方　收犬吠法

咒曰：日出东方，喜气洋洋，

家有恶犬，待出收藏。

第二百另六方　制恶犬法

咒曰：日出东方，喜气洋洋，家有恶犬，不知花白黑黄。吾奉请土先生千根绳儿来捆腿，万根绳儿来捆脚，铜钉钉口，铁钉钉肠。吾奉太上老君急急如律令敕。

第二百另七方　治远年烂膀腿

用杉木皮烧灰存性，研极细末，再加冰片，用麻油调敷患处，其效如神。

第二百另八方　治各种疔疮

用破瓷碗割破患处，取远年旱烟袋中之油脂，涂于患处（即所割破之处），用布扎好，一宿而愈。其效如神。

《再寿编》一书，共计良方三百二十八种，依次编成二百零八号，以备临时阅者一目了然也。此书家藏一本，可免百病无虑矣。

《历验再寿编》终

仿寓意草

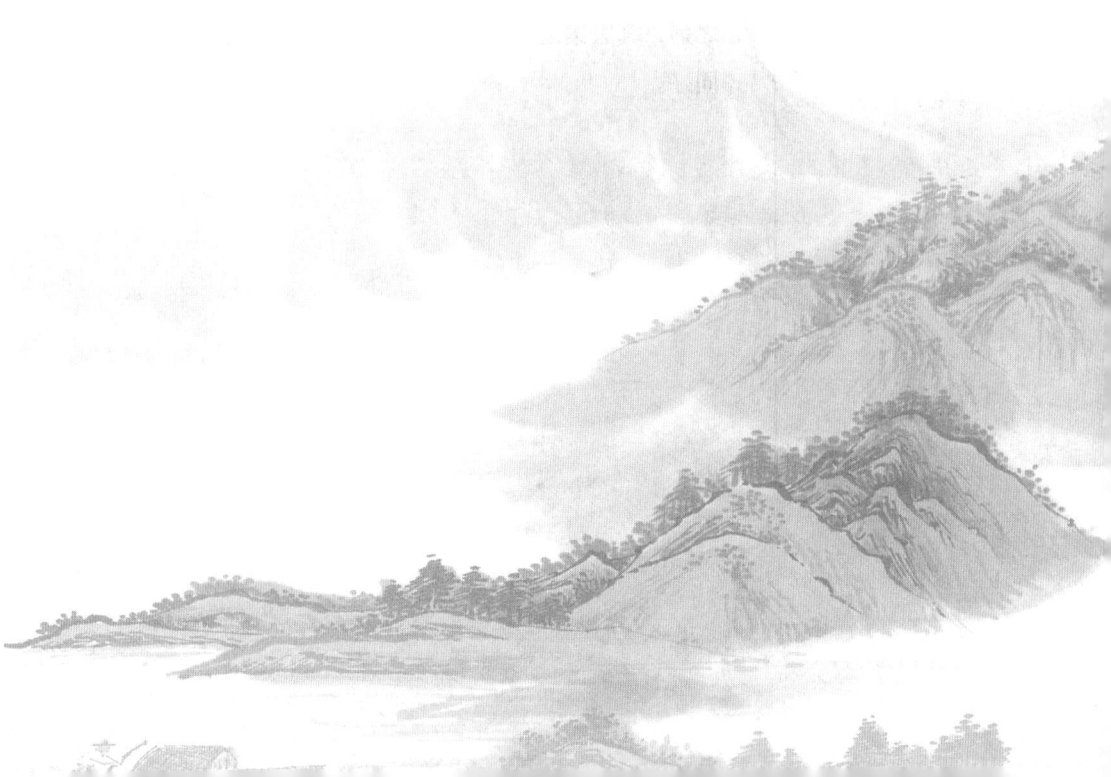

内容提要

　　《仿寓意草》二卷，有清丹徒李文荣冠仙著。先生表字如眉老人，有《知医必辨》一书，本社已刊入木版医药丛书第一集。读是书者，咸佩其议论翔实，非斫轮老手不能道只字。本书为其治验案，所记多棘手之证，所用无怪诞之方，而论病之透辟，足与西昌颉颃。较诸《薛氏医案》之语焉不详，《临证指南》之效否不知，奚啻上下床之别，真医案之上上乘也。爰亟刊行于世，以供同好。

序　一

　　儒者读书明理，经史而外，并及《灵素》小道也，而至理寓焉。非实学不足以资考订，非虚心不足以阐精微。此中甘苦，身历者知之；此中功效，身受者知之。忆自乙酉秋，余病疟为医药所误，几莫能挽。蒙观察钱公特荐润洲文士冠仙李君来，一经诊视，转逆为顺，调治痊可，如获再生，遂成契好。厥后冠仙从余游，无往不利，凡论诊治，靡不应验。有初诊惟恐冠仙言不治者，盖一言不治，则虽远就诸医，莫能救药。知冠仙于此真三折肱矣。且其为人，亦光明磊落。相知日久，公余之暇，辄与畅谈文字，穷究岐俞，从未闻一语道及私事，知其立品端，居心正，故肄业独精。窃叹钱公推荐之初，谓为近今罕觏，洵不我欺也。兹见所著《仿寓意草》，信而有征，言近旨远，堪为有心人引伸触类之一助。爰叙其梗概，俾后来者略见一斑云云。

　　　　　　道光十五年岁次乙未八月既望友生云汀陶澍书于江节署

序　二

　　临证而不读书，不可以为医。东坡有言，药虽出于医手，方多传于古人。故惟读书多乃能辨证，亦惟读书多乃能用方。彼之不用古方者，非弃古方也，直未一见古方耳。善用方者，且读无方之书，不执方以治病，而方自与古合。余持此论以治人久矣。余读京江李冠仙先生书，而叹其能读书以临证也。喻嘉言《寓意草》未议药先议病，先生本之以作此书，记其生平治验若干篇，人心追手摹，有可取信而又矜平躁释，绝不以盛气凌人，是其高出西昌之上者也。中翰汪君药阶自京江来，携以示余，属为序，校读数过，讹者正之。先生有子，盍即刊以行世，俾世人知临证者必多读书，而后能辨证用方以活人耶？余临证亦有心得，惜不获就正于先生。而昔在京江时，侧闻有李半仙者，度即是先生也。故乐为序而归之。

　　　　　　　　　　　　　　　光绪七年春二月元和陆懋修书于都门寓斋

序　三

　　恩绶焉知医。自先世洁夫、根仙两公相继以医名，家藏《灵素》及镜经诸书，惜皆弃佚无存。然独剩时珍《纲目》残帙数十卷，每刺取其典入词章，辄见其中附铁瓮城西申先生方，怪其名字竟不传，意其为壶隐之流，必邃于医者，或亦我辈中人也。如眉老人精于文，暇读方书，间出其余技以济人，应手即活。嗣为陶文毅座宾，赏识尤有加，一时名噪遐迩。记恩绶童草时，曾见先叔秩音师假《仿寓意草》钞置案头，沐眄不已。又授以老人所著《含饴堂文》，读之俨然箴膏肓起废疾。予文遂稍进，而苦于《仿寓意草》之不敢问津。前岁客金陵，咏春丈寄视此编，读一过乃知医之理通于文。老人因病立方，绝不掉以轻心。而察脉之细，如讲《学》《庸》诸题。其识症之精，如论大题之能得主脑，而且不泥古方，不胶成见，又如文之行机参变，宜其取效之神如此。编中每叙某某证，详其来源颠末，批却导窾，癥结立剖，洒洒千百言，其笔力又足以副之。盖词藻缤纷，有足多者。信乎儒者之医，高出市上衒推，诚不可以道里计，较喻氏原编有过之无不及也。今咏春丈年亦八十，顾乎以传先世之著作，为事仁孝尤可嘉。两世皆享大年，知颐摄之功，必有薪传。申先生邈矣！吾愿获此编者，好学深思，心通其意，不但铁瓮城中民无夭札，行见传诸寰宇，咸乐游于仁寿之天也。

时光绪丁亥闰四月下澣四日宗再侄恩绶谨序于都门宣武坊南之信天翁室

自　　序

　　方书汗牛充栋，鲜不称神效者，而用之往往不验。古人岂欺我哉？抑病情变幻无穷，药不执方也？若医案诸书，成效可睹，宜足启发后人。然如《薛氏医案》书盈二尺，择焉不精，语焉不详，一男子一妇人，真耶假耶，观者懵焉。至叶氏《临证指南》见书不多，文义浅薄，方求平妥，不言效验，是书不作可也。惟喻嘉言先生《寓意草》，力大思深，议论精辟，明效大验，彰彰可考。书虽二帙，正足以简炼揣摩，益人神智。予心摹神追，自思二十年来亦颇有精心独造得古人法外法者，辛卯二月宫保云汀夫子留住节署，雨窗无事，随笔记录。虽所忘实多，而经过一番苦心者，尚历历可纪，已得若干篇，何年何月何病何效，大都其人具在，信而有徵。嗣后倘有心得，仍当节录。盖虽无格致之功，尚有虚灵之性；虽无折肱之学，实有割股之心。喻氏有知，或不至挥之门墙外乎！爰题为《仿寓意草》云。

目　录

仿寓意草　卷上

丹徒如眉老人李文荣冠仙著

绍兴裘庆元吉生校刊

田展初内治效

田展初五兄，予至好也。嘉庆十四年，伊远馆吴门，其内染时邪之症，医者皆用伤寒药发散，升提太过，其热不减；又皆竟用寒凉，如黄芩、黄连、山栀、石膏之类，连进多剂，热仍不减，面转通红，头皮作痛，手不能近，近则痛甚，病势沉重，医皆曰邪已传里，无法可治。又换某时医，于前药中加犀角、羚羊角，谓只此扳剂，再不应即不治。适其内兄李进之亦予至好，知予素解歧黄，邀予一诊，以决生死。予诊其脉上部浮大而空，两尺沉细欲绝，虽气微弱不欲言语，而心尚明了，并不昏迷，询其欲饮否？曰不欲。询其二便，大便少而稀溏，小便清白，少腹有痛意。予急曰：此戴阳证也。此素本阴亏不能潜阳，今时邪误作伤寒论治，温散太过，虚阳上浮，治宜引火归原。医者见其烦躁，不知其为龙雷上升侵犯清虚之府所致，反以为热邪传里，肆用寒凉，阳即欲回归路已阻；再用寒药，不独腹痛自利症必加重，而无根之阳将一汗而亡，奈何于是。竟用真武汤劝其速进，病者知用附子断不肯服，以为我烦热如此，如何还服此热药？伊兄劝以汝服凉药已多，而转火炎于上，兹方称引火归源，或当有效，今已危急，何不试之？劝之再三，勉进半剂。本已十日不寐，进

药后不觉安睡两时许，始寐头皮不痛，面赤全退，腹痛亦止，心中不烦，乃复索药尽剂。次日延予复诊，其病若失。细询平日本有上红之恙，生育亦多，其阴本亏，故阴中之阳易动也。改用附子理阴煎服一剂，又专用理阴煎服三剂，后以八珍加减调理痊愈。半月后展初自吴门归，向予申谢，且言幸伊不在家，其妻得生，否则必死。予问何故？展初曰：如此热象，群医皆用寒凉，而子独用大热，且子不悬壶，我岂能相信哉！予曰：然则足下亦不必谢予也，是有命焉，不可强而致也。

颜凤尧内治效

田展初居荷花池巷，其比邻颜凤尧先生，丹阳名医，在此悬壶，医辄有效，诚老手也。其田姓之症，亦曾诊视，惟为群医所哗，未能独出手眼。嗣闻予治法，深为佩服，适其尊阃亦染时症，先生年将古稀，本有半身不遂之恙，恐诊脉不准，转延医诊，而医者不识其病，先生亦自不解，乃延予诊。时当盛夏，病为时邪，人事昏沉，壮热口渴，渴欲热饮，虽热嫌冷，家人以炭炉而烹百沸汤与服，独云不热。脉来洪数而滑，惟右寸见沉，实热证也，而见寒象，又非热极似寒，医之不解在此。予亦踌躇莫决，忽尔机来，因问主人，尊阃有甚旧恙否？主人曰：无。予曰：非必

有大恙，或年高多痰否？主人曰：此诚有之，每日约吐三碗许，转觉爽快。问今病几日？曰：五日。病中吐痰否？曰：无。予曰：得之矣。主人问何以得之？予曰：时邪乃热证，诊亦热证，而寸口独沉者，肺气为痰所遏也。一日吐痰三碗，五日不吐，积痰当有几许？阻塞肺气，上下不通，内虽甚热，气不得上，口鼻吸入无非冷气，至喉而止，亦不得下，肺气通于喉，今为痰所阻，故肺以下则甚热，喉以上则甚冷。是非先用吐法提去其痰不可，虽然不易言也。沸汤下喉而不热，痰之胶固非常，肺之闭塞已甚，虽用瓜蒂散、栀豉汤等法，恐格格不入，不足以搜肺窍提肺气而鼓动其痰，是非仲景麻杏石甘汤不可。主人曰：麻黄乃夏令所忌，今值六月盛夏，患时邪非伤寒，麻黄尚可服乎？予笑曰：药不执方，相宜而用，古之训也。今痰阻肺痹，非麻黄之大辛大热不能搜肺活痰，且是方也，有石膏之寒以制麻黄之热，有杏仁之降以济麻黄之升，有甘草之甘以缓麻黄之急，非同正伤寒之用麻黄汤，专取辛热表散也。主人曰：内人已花甲有余，设服之而大汗不止，得毋有亡阳之虑乎？予曰：药有监制，既已申明，且麻黄肺之药也，下喉必先达肺，肺气开提，痰涎必活，活则涌吐，药随痰出，麻黄之性轻浮，岂能入腹作大汗哉！况时邪亦须汗解，吐中有发散之意。石膏乃白虎汤之主药，《金匮》治中暑之药方，色白入肺，兼清阳明之热，兼散兼清，邪热从而得解，未可知也。主人曰：此首准得吐否？予曰：麻黄大力，入肺搜痰，痰结既开，势必上涌作吐。主人曰：理解明透，更无他疑，竟请立方。予方用麻黄八分、杏仁三钱、石膏五钱、甘草一钱，嘱其必服而去。次日未明即瘥，

回忆昨日之论，自笑愚忠太过，然细思无误也。清晨不待请，即唤与往，探见其医室已开，急趋而入，主人出迎，予不及寒温，急问曰如何？主人笑应曰：其效如神。予心乃定，细问服药片刻，立即吐痰升许，不过微汗，外热已退，人事全清。予入内复诊，脉象不洪，按之仍数，不热饮而欲冷饮，舌赤无苔，知其大热伤阴。改用犀角地黄汤，一服热减，再服痊愈。是证也，非细心切问，安能得门而入哉！夫望而知之谓之神，闻而知之谓之圣，问而知之谓之工，切而知之谓之巧，神圣工巧谓之四诊，缺一不可。吾见今之粗工假装时派，每至人家诊病，仅一搭脉，遂即开方，主人欲细告病情，则曰：我今日有数十家延请，岂能为一家耽搁。嗟乎！三部九候，全然不明，又不肯问，草菅人命，莫此为甚。虽庸医杀人不闻偿命，然冥冥之中，罪安可逃哉！予日懔之，兼望业此者共懔之。

笪豫川治效

友人笪东洲，一日忽诣予曰：汝称善诊，今有一病汝能诊治，我乃拜服。予问何病，笪云：与我偕往，到彼自知。及至半途，忽告予曰：适与君戏言耳！病者为予堂兄豫川，病已不治，惟望兄诊定死期，代办后事耳。及至其家，问其病乃患瘅疟，单热不寒，已经两月，从未有汗，每日壮热六时许，形销骨立，实已危殆。诊其六脉弦数，全无和柔之意，而按尚有根。予知其素来好内，肝肾俱亏，加以大热伤阴，阴不化汗，邪无出路。医者不知，所用不过达原饮、清脾饮、小柴胡等方，如何得汗？予曰：症虽重而并未服对症之药，尚可为也。乃用景岳归柴饮，柴胡钱半、当

归一两、甘草一钱，加大生地二两，令浓煎与服，服后进热米饮一碗，不过一帖，大汗而解。

篆村侄治效兼及诸小溲不通治效

大侄篆村，小溲不通已至三日，腹膨急胀，至不能忍。先有某医连进通利，不通愈甚，急觅予诊，予见其肺脉独大而数，知其素来嗜饮，因问连日饮何酒？篆村曰：近因酒贵，常饮烧酒，三日前有小集，饮烧酒且甚多。予曰：是矣。时端阳节后，急令买大枇杷二斤，恣意啖食，另变补中益气方法，去党参、黄芪、白术、当归，惟用陈皮一钱、甘草梢八分、醋炒柴胡五分、蜜炙升麻三分，而加天冬三钱、麦冬三钱、北沙参三钱、车前草一颗，与服一时许，小溲大行一大钵而愈。伊急遽中不暇问故，予亦未言。后至松江华亭县刑席邵瓣莲有沉疴甚奇，每发当脐腹痛非常，而先必溲闭，百医罔效，必小溲自通而腹痛乃止，其症少时即有，至四十外乃更甚。适当举发延予一诊，其脉肺部独大而数，与篆村侄同，予问素嗜烟酒否？曰：皆有之，而水烟尤朝夕不断。予曰：是矣。即以与篆村侄方去升柴，加黄芩、知母与服，服后小溲大行，腹痛亦止。伊问予病如何，何药之灵也。予曰：肺为气之主，又为水之上源，《内经》云膀胱为州都之官，津液藏焉，气化则能出矣。有属中气者，中气不足，溲便为之变。有属肾气者，肾与膀胱相表里是也。而其实气化之权，肺实主之。肺在人身主乎天气，天气清明而下降，肺气清肃而下行，上源行乎所不得不行，下流自有所不得而止，而有所不行者，虚也热也，虚则气不足以行，热则气反逆而

上，肺气不行。则诸气不行，通则不痛，痛则不通，今溲不通而腹乃痛，肺脉独大而数。症经三十年，此先天肺热，后天烟酒，积热日伤肺阴，肺失清肃之令，故病易发而亦渐重也。以后将此方常服，且戒烟酒，可望不发。瓣莲钦服，请将所论书一通，并药方裱糊收藏。连服二十剂后，果不发。治篆村法，至松江始畅发其义。盖尝观诸禽鸟，有肺者有尿，无肺者无尿，知肺之关乎小溲者多矣。篆村侄用升柴，而邵兄不用升柴加黄芩、知母者，何也？篆村曾服利药而溲更不通，气乃更结，非加升、柴以提其气转不能通，如酒壶然，壶嘴不通，揭其盖自通也。邵瓣莲未服利药而热久而重，故不用升柴而加黄芩、知母也。虽然，勿谓癃闭之尽在清肺也。吾乡钱光斗之弟妇张氏，产育用力太过，正气大伤，三日小溲不通，予用补中益气汤全方，姜枣引，加冬葵子三钱，一服而通。写真华秋岩内怀孕六七月，偶因下阶一跌坐地，腹中坠胀，小溲不通半日，即延予诊。于知胎气震压膀胱，亦用大剂补中益气姜枣引，一服而通。此皆用温补升提，治在中气而不在肺气也。其冬葵子或用或不用者，一则癃闭三日，以葵子引经通之；一则仅半日许，提其气而溲自行，毋烦通利也。后又有丹徒县署吴晴椒明府所请钱席胡晴麓恙已愈后，大解数日未行，急欲其解，以便加餐，一日登厕数次，力努干结不出，是日晚登净桶约一更许，挣极力努挣，大便不来而小便反闭；次日自用车前、泽泻等药通利之，而仍不通，腹加胀；又次日延予，予曰：大肠膀胱相隔一间，分道而行本不相碍，今因直肠有燥粪阻塞，努力太过，前无出路，后有来者，广肠之粪皆集于此，直肠胀满，挤合膀胱，小溲

无路可出，此非膀胱自病，虽多方通利，终不得通，徒增胀满耳。予有一法不知肯用否？众问何法？予曰止有下法耳。下其大便，小便自通。时署中官亲朋友来问病者甚多，予有房申倡议，而房外窃议者皆不以为然。以为小便不通，反通大便，殊难相信。且病者年已六十有四，又值病后连日，怕胀又不敢多进饮食，如何能受下剂？众口难调。予亦辞去。第三日又来敦请，晴麓本与予金兰契好，万不能辞，至则胀已至胸，盖又杂进单方，如促织、草帽圈之类，有入无出，直至胀不能动。予曰：在书大便不通有四五十日无妨者，而小便不通五日必死。今已三日，再延二日，神仙不治。此症下或不死，不下必死，诸君奈何，必欲置之死地耶！时晴椒先生以为不可下，众皆和之，予言至此，众不复言。而其如君独奋然曰：三日以来愈治愈坏，今日竟请立方，虽死不怨。予索纸开方：西党参五钱、炙黄芪三钱、於术三钱、当归身三钱、陈皮一钱、炙草一钱、炒柴胡一钱、炙升麻六分、煨姜二片、大枣二枚，众皆诧意曰：先生说要用下法，何开此补中益气汤？予笑曰：诸公勿急，尚有加味。爰加生大黄三钱、元明粉三钱，因告众曰：大便阻塞，小便固非用下不可。然是症有三虚，年高一虚也，久病二虚也，连日不敢纳谷三虚也。此三虚者，诸公曾言之，予岂不知之，故是症非下不可，而非用补以用下不可，古人黄龙汤用参以用下，玉烛散用四物以用下，今用大剂补中益气，然后用硝、黄以推荡之，大解行而膀胱路宽，小解亦自畅行，二便俱行而正气不陷，相辅之道也。不然予岂孟浪用下者哉！众乃爽然，制药与服，一时许大便畅行，小便随至源源不绝几半净桶，腹中畅快，病乃若失。以上

五症皆小溲不通，四用东垣补中益气，而变化不同，法则仿古，用则因心。易云神而明之，存乎其人。岂不信哉。

牙痛治效

甥婿刘桐村，嗜酒成牙痛症，痛则牵引至额，以至颠顶，一月数发，痛不可忍。予曰：面额属阳明，牙龈属阳明，齿属肾，厥少阴会于颠顶，此湿热太重，蕴积于胃，兼伤肝肾之阴。以景岳玉女煎加西茵陈三钱，嘱服七剂，且嘱节饮，可以不发。伊一服即愈，因思不能戒酒，不若将此方多服，竟服至二十余剂，后竟永不复发。吾友赵义之牙痛缠绵月余不已，忽诣予要方，诊其脉左关尺数，以六味地黄汤加升麻三分、柴胡五分，与之曰：此药服后未免更痛，然片刻即止矣。次日告予，昨服药而卧，忽然痛不可忍，急得骂汝，后竟安寐，天明不知牙痛之何往矣。药既对症，又多此一痛者何也？予曰：齿乃骨之余，而肾主骨，足下肾水太亏，肾火上浮，而为牙痛，故用六味全剂补之泻之。然其浮于齿牙之热，不能下降至肾也，不若用升柴以透之，升透之时未免较痛，然所用无几，痛亦无几，而补泻之力甚大，阴能潜阳，火不复上作痛，且得安寐也。义之兄本通品，闻之拜服。后予以此方治肾虚牙痛者，无不立效，更胜于玉女煎。武生盖七下牙床作痒，至不能受，不痒者累日矣。偶值予求治，予笑曰：此大肠风也。上牙床属足阳明胃，下牙床属手阳明大肠，大肠有积热，热生风，风生痒。问大便结否？曰：结甚。以调胃承气小其制，加生地、槐花、荆芥、防风，与之一药，得大解畅行而愈。

龚玉屏治效并后不治之验

龚玉屏予少时第一交好也，其食量最大，面量倍于饭量，肉量倍于面量，年未四十，忽得中痰，人事不知，声如拉锯，予急往视之，其脉洪劲滑数，予曰：此非中脏，乃中腑耳。中脏多虚，中腑多实。平日肥浓太过，痰多气壅。问大便闭否？其内曰：数日不解。予曰：无妨。以二陈加大黄、芒硝与服，大便通畅，痰下气平，人事遂清。后以清火化痰调理而愈。予告之曰：从此以后君能吃素，高寿无难，否则当戒猪肉，亦可延年，不然恐不过三四年客耳。君之病痰所致，痰之病肥浓所致，而猪肉则肥浓之尤，助火生痰者也。此病后胃气已伤，脾气亦损，清升浊降。健运为难。君若仍如往日食肉兼人，十分饱足，犹如大嚼，脾气不能运动，安得不俱化为痰？只宜八分饱，东坡之养生不使胜食气，圣人之垂训，子其戒之。玉屏曰：唯唯。半年余见玉屏面有滞色，语言不甚清楚，问之曰：连日食肉否？曰：不食。予心窃疑之，伊常住地藏庵僧学恭最善烹调，一日遇之，予问龚玉屏连日食肉否？僧笑曰：不食。因其笑也，而坚问之，僧又笑曰：不食精肉矣！因责玉屏曰：予何等相劝，子乃不信，且不食精肉，而食肥肉。奈何伊病后肝火甚旺，回予之言甚属决绝，大约万不能不食肉，再病不要予诊耳。予特开健脾清胃消食化痰丸方，劝之常服，亦置不理。年复一年，语言日加謇滞，步履日见艰难，人事日见昏愦，予虽常见，知其病非一朝一夕之故，已入膏肓，伊不问予，予亦不敢多事。三年后忽一日痰涌气开闭，昏迷若睡一日夜，遂不复醒矣。予往唁，痛哭后，立制挽联曰：予交最久始

为文字交继为道义交终为性命交彼此皆推心相与，君事犹多上有老母事中有弱弟事下有诸孤事如何竟撒手长辞。文虽鄙俚，亦可见吾两人之交情，而竟不能白首相依也，哀哉。

龚玉屏子椿官
治效并后不治之验

龚玉屏子椿官体本瘦弱，十六岁自在扬管店务当事亦太早，忽受暑而归，发热头眩，倦怠少气，心烦渴饮，天柱倾欹欲倒。予用人参白虎汤，其家以时症用参为疑，予曰：先天气弱，暑又伤气，脉象数而甚虚，非参不可，且必佳参，汝等不信，多请先生斟酌当可决疑。再三敦嘱而去。是时天气炎热，病症甚多，予至晚回家，则其叔守园坐等已久，予一见即问曰：尔侄服药何如。曰：尚未。问何以不服？曰：君教我多请先生斟酌，我连请七人矣。问伊等云何？曰：止钱觐扬先生欲改用党参，徐寿东先生以为君当不错，其余皆以为不可用参。内有焦医尤以为不可，曰时邪用参，如吃红矾，入腹必死。众言如此，不得不疑，而寒家素服君药，无有不效，又不敢服他人之药，特再候教。予曰：予只道此法平常，医者当无不解，今若此更何言。但令侄今日不服此药，明日即不救。子速回府，制药与服，倘有不测，予当偿命。送至门又嘱曰：予愿偿命，君或不肯，此方参一钱，银三十两，倘有不测，子当罚出。君纵不要，听凭散与穷苦，予决不食言。若不服至不救，其责在子。次日大早往视，已一药而愈矣。嗟乎！医道之不明也，竟至于是耶。经云热伤气，又云壮火食气，盛夏酷热，烁石流金，未有不伤气分者，故治之必顾气分。孙真人生脉散、

东垣清暑益气汤、丹溪十味香薷饮，皆人人共见之方，未有不用参者。至人参白虎汤，乃《金匮》中暍门专主之方，《金匮》乃医圣仲景之书，是不足法，更何法也。且夫椿官之症，乃中暑，非时邪也。时邪者，春当暖反凉，夏当热反寒，秋当凉反暖，冬当寒反温，为四时不正之气，感而病者谓之时邪。至风、寒、暑、湿、燥、火，此六气者应时而至，本天地之正气，人或不慎感之，而病直谓之中寒中暑而已，不得混谓时邪也。今椿官当暑，中暑而混指为时邪，症且不知，何竟谤予之用药哉！论椿官之虚弱，清暑益气可用，因其大渴欲饮，恐黄芪、二术过于温补而燥，故用人参白虎。予本细心斟酌，尚几为若辈所误。椿官幸免矣，而当世之冤魂何可胜数哉！喻西昌曰：医至今日，生民之厄运也。诚哉是言也。

椿官二十一岁自常贩布回家，自称有恙，延予诊治，时十二月初一也。其症外似洒淅怯寒，内则烦躁觉热，舌赤无苔，溲带白浊，脉来洪数无伦，按之空象。谓之曰：子始回家，一路恐微有外感，而又亏虚，攻补俱有未便，迟数日再诊可也。因密告其叔曰：令侄此症真不治矣。奈何其叔曰：伊起居如常，饮食尚好，何至不治。予曰：子原难解，俟至春来，予言自验。予昔年受谤不辞因能治也，今知不治，断不敢缠手招谤而受怨也。后屡请，予坚辞，且遇伊家亲友，遍告以椿官复病予并未一诊，恐将来受谤也。伊家只得另延他医，初云无妨，继则无效而加重，屡更皆然。至次年正年十八日溘然长逝矣。予往唁，其祖母泣谓予曰：子真神仙，何一见而知其不治也。予曰：子幸立意不诊，今乃以为神仙，否则今将为府上之仇仇矣。

后有他医虚心问故，予曰：此不难知也。冬见夏脉，书称不治。伊脉洪数无伦，在夏脉尚为太过，而见于冬令闭藏之日，且又无根肾水告竭，肝火独旺，木生于水，无水之木何以应春气之发生乎？如树木然，当冬令闭藏莫能定其生死，至春则生者生，而死者死，人身一小天地，肝木应乎春气，根本既拔，故知其死于春也。然予虽以先见之，故脱然无累，而与龚玉屏实一人交也。伊乔梓二人，子皆能治其前而不能治其后，每念及此，心犹恻然。

蔡姓时医治效

镇江北门外蔡姓世出时医，今其子孙虽不及其祖父，而业此者甚多，友人戴半山，蔡氏婿也，一日诣予曰：有舍舅病重，请兄一诊。时予虽知医而并不行道，辞之曰：蔡家医生不知凡几，争代人家看病，岂自家病症不能治，而反需予不行医者乎！予断不去。半山曰：其症诸蔡皆看过，皆回不治，惟予叔岳欲以附子、肉桂扳之，不能决，请兄一决耳。予曰：设至其家而群相诧异奈何？半山曰：舍亲在我金珠店管事，现在惟我作主，不必过虑。随唤舆逼予同往，至其室审其症，乃时邪十一日矣。所服之方，大抵羌、防、柴、桂、枳实、楂炭、厚朴、苍术、草果、炮姜之类，其症则燥热非常，人事昏沉，耳无闻，目无见，舌卷囊缩，死象已具。其脉弦劲疾数，不辨至数，惟按之尚未无根，病中从未大解。诊毕半山问曰：桂附可服否？予曰：桂附万无服理。然此人误已深，实属难治，姑请伊母出来商议。其母出见，予问曰：汝家看此人到底是死是活？其母曰：先生何出此言？予曰：汝家若以为未死，则予不敢多事，恐药不能救，归过于予，予何为来担此恶名哉！若汝家以为必死，则予尚觉有一线生路。其母曰：吾家诸医皆已回绝，先生若能施治，生死不忘。予乃曰：时邪热证治以辛凉，非比伤寒之症治以辛温，且伤寒下不厌迟，时邪下不厌早，三五日内热重便闭即当用下存阴，今时邪误服伤寒药，佐以温燥，意在推滞，不知愈燥愈结，火愈炽而真阴耗矣。真阴根于肝，肾开窍于耳，肝开窍于目，肾脉挟舌本，肝脉络阴器，今目瞑耳聋，舌卷囊缩，大热伤阴可知也。症本不治，而予谓有一线生路者，幸脉尚有根，非症重至此，药误实多，为今之计，仍非下之不可。然古人急下存阴，阴未伤也。今下已迟，阴已伤矣。宜用玉烛散法养其阴，以用下。于是用生地一两、当归五钱，加大黄三钱、芒硝二钱、甘草一钱，与服，夜下黑粪，次日热退，诸症皆退，仍进养阴清热。又次日往诊，半山出迎曰：舍亲又复发狂，奈何？予入诊，见其骂詈不避亲疏，果有狂象。予曰：无妨。仲景云下后发狂，再下则愈，一下未尽故也。仍以前方与服，明日往诊，据其家云，昨下更多，几半净桶，后继以血。予疑此方不应动血，及见原方，忽有人添桃仁三钱，予曰：此无怪乎有血矣。伤寒有蓄血症，其人如狂，下其血则愈。重则用抵当汤，轻则用桃仁承气汤，今下后发狂，并非如狂，何用桃仁动其血分，所幸脉静神安，症已无妨，惟养血药要多服数贴耳。后代立方，总以地黄、阿胶为主，幸无复参议者，而其疾乃瘳。

包式斋治效

包式斋患尿血二年未瘳，后觅予调治而愈。盖肾亏人也，偶然伤风，某医发散太过，转致喘不能卧者屡日，急乃延予，

予曰：咳出于肺，喘出于肾，肺肾为子母之脏，过散伤肺，母不能荫子，则子来就母，而咳变为喘，肾虚人往往如此。今已肾气上冲，脉来上部大下部小，而犹以为风邪未尽，更加发散，无怪乎喘不能卧也。与以都气全方，加紫衣胡桃肉三钱，纳气归肾，一药而愈。越二年又因伤风，某医仍肆意发散，致喘不能卧者三日，又请予治，曰此与前症无异，彼昏不知，子何毫无记性耶！曰：因伊在舍诊病，偶贪顺便，不意至此。予曰：无他，仍服前方可也。其内因夫病着急，忽得笑症，终日哑哑不止，亦求予诊。其左关寸皆数甚，子曰：膻中为臣使之官，喜乐出焉，此肝火犯心包络也。与犀角地黄汤加羚羊角，次日复请予至，则笑病一药而痊。而式斋则夜仍喘不能卧，惟下半夜稍平耳。余曰：异哉！何药之灵于当年而不灵于此日哉？细诊脉象，上部大下部小，实属肾气不纳，毫无他疑，静思良久，因问昨何时服药，曰：晚饭后。予曰：是矣。今可于晚饭前服药，当必有效。次日问之，则喘定气下，一夜安眠矣。伊问何故，曰：药本纳气归肾，饭后服药，为饭阻不能直达于肾，故上半夜全然无效，下半夜药性渐到，故稍平也。今于饭前服药，腹中空空，药力直达肾经，然后以饭压之，肾气岂有不纳者哉！嘱其多服数贴，后加十倍为丸常服。并嘱偶有外感，不可任医发散，其症乃不复发。盖尝览《石室秘录》，陈氏假托乩方，直至岐伯、雷公、华佗、仲景，古之圣神无不毕集，可谓怪诞。至其方药议论亦甚平平，而大其制，一药必数两，一方必一二斤，万难取法。惟其主意先分治法，则群书罕见，可称独得之奇。如教包式斋饭前服药，即内饿治法下治法也。是故医书汗牛充栋，

而除《内经》《难经》、仲景《伤寒》《金匮》二书，无可疵议，其余则各有所偏，亦各有所得。惟在学者之知所取，而勿尚其偏而已。然则不读书固不可，而读书亦岂不贵善读哉！

厉登铭疯症治效

厉登铭五兄，住城内演军巷，予后门外之贤邻，又予之密友也。初秋患疟少汗，予治之始以和解，继以景岳归柴饮加生地一两、姜皮三分，得透汗而解。知其好内嗜饮，阴虚居多也。疟三次即已，精神未甚减。是晚城南起火，伊命家人秉烛至大门观看，忽谓家人曰：适地坊老爷过去，汝等见否？家人曰：未见。登铭曰：如何未见，明明带高帽穿青袍，左扛雨伞右持芭蕉扇，适才过去，我等速关门进去。是夜遂疯，喊骂大闹，掷毁什物，且持厨刀欲杀其妻，其妻躲至床下。其婶母令人夺取其刀，伊更骂詈跳闹不止。次日大早，急请予，其妻托家人声言救命。予至其室，伊正持破碗欲伤人，见予至，忽然放下，称予曰：六哥。予见其有怯意，似予有以镇之者，因更自提精神。正言厉色谓之曰：坐下。伊即坐下。曰：将脉来诊。伊即伸手候诊，予诊其脉数大不定，而左关尤大而有力，予问因何胡闹，欲杀尔妻？伊则秽语谓妻王氏与狐狸在墙内如何，又白猴子持大扇扇伊脚等疯语。予不复问，惟嘱好好坐着，不许胡闹，否则予将治汝。伊亦应承，予至厅，家人出云又大闹矣。亲朋满座问予何法，予曰：诸病从虚而入，邪祟亦从虚而入。厉兄本疟症初愈，疟发于少阳胆经，疟后受伤，其胆必虚，适遇邪祟乘虚入胆，而成疯。且夫厉兄平日之胆最小，一语不敢伤人，琴瑟之好，称为

最笃，今忽欲杀人，且为素所爱敬者，疯则胆大，岂非祟据其中而有以使之耶。夫疯字从风，有风象，然疯之或重或轻犹风之或大或小，疯之忽发忽止犹风之忽起忽息，邪祟之中人而成疯也，未尝不凭借人身内风之力，惟木生风，肝胆是也。肝胆相为表里，今邪入于胆，必将借胆之力而鼓动乎，肝因木生风，因风生火，因火生痰，痰火相搏，势乃大张，而人之魂魄神明皆扰乱而不能自守。虽然，今幸邪祟初入，譬如匪人初至旅邸，左邻右舍并无相识，其势尚孤，驱逐亦易；若失今不治，盘踞既久，巢穴已固，风鼓其势，火张其威，痰助其力，如恶人居久定而党已成，则驱逐良难也。于是用温胆汤，京制半夏二钱、化橘红八分、云茯神三钱、生甘草五分、麸炒枳实七分、鲜竹茹三钱，加粉丹皮二钱、龙胆草一钱同煎，外加朱砂三分、猪胆汁少许和服。此方专于泻胆，使邪祟不能宁居，又兼清火化痰使邪祟无所凭借。法虽平平，竟一药而愈。后以十味温胆，以沙参代人参，以生地代熟地，且重用之，以生地能补胆，贼去关门法也。连进四帖，神志如常。此嘉庆十六年事，时尚未识王九峰先生，后先生闻知，适见脉案，深蒙许可，遂相往来。予视先生为前事师，而先生以予为忘年友矣。

陈外甥疯症治效

吾适陈四妹其长子乳名得儿，在泰兴南货店生理多年，已二十余岁，忽一日自归，神情沮丧，郁郁不乐，吾妹问之亦不言。数日后，忽成疯疾，不似厉登铭之杀人，惟欲自戕，见绳欲勒，见刀欲刎，见碗欲敲碎自划，语言并不颠倒，人事并不胡涂，惟言有女鬼在其腹中，教之寻死，

不能不依。其家日使两人持其手，否则即欲觅物自戕，数日予始知。往视之，命人放其手，垂手不动，诊其脉乍疏乍数，而按之细弱，知其阳气大虚，实有鬼物凭之。乃用参附理中加黄芪、茯神、鬼箭羽、朱砂、龙齿、虎骨，并加雄黄少许，麝香少许，大补阳气，兼辟其邪。用香药以透其出路，并告吾妹曰：此冤魂也，可先请高僧施食，因服此药，当可愈也。予去后，甥告吾妹曰：他人诊脉，鬼按脉不令诊，舅诊脉则鬼躲在腹底不敢上来，现嘱我曰：汝舅之药必不可服，服则必死。吾妹曰：此怕汝服也，不可听信。旋即请僧施食，亦即服药。药后甥云：他去矣。病即愈。嗣予因其阳气太虚，仍以参附理中加远志、茯神、黄芪、枸杞、枣仁，命之多服。病愈后仍不敢独宿，服药月余，始能如常。后至予家，询其鬼从何来，始推不知，再三驳问，乃云泰兴店对门有小户少妇，代人浆洗衣服，伊亦常送衣与浆洗，不意其夫忽疑其有私，始以骂，继以打，其妇忽自缢而死。伊闻一吓，遂觉神魂不定，渡江遄归，不意其相随而来也。予问与尔有染否？坚称无有。此子素纯谨胆小，当无他事。惟年长未婚，未免有情耳。甚矣！情之不可妄动也如是夫。此嘉庆二十四年事也。二十余年后，此子仍往江北生理，竟自缢而亡，奇哉。

吴预生疯症治效

吴鉴林名炯。诸生也。其长子预生，亦诸生，在邹同裕淮北信阳盐店管书启，其店有空房久无人住，伊爱其静，移居其中，一日忽大疯，用裁纸刀自划胸膛，店伙救之，已伤数处，鲜血淋漓矣。其店用十人帮送，始能到家，以其力大难制。有且路途遥远也。到家虽不自戕，而狂闹愈甚。医药罔效，阅二月，子自吴门归，其父鉴林屡来探予，欲得一诊。予尝谓眷属曰：疯子见予，即不敢疯。众人将信将疑，适其家与予相近，一日傍晚得暇，令人告之使来就诊。半晌数人将疯子挟持而来，舞蹈而入，予出至厅，疯子即寂然不动，予如诊厉登铭法，予上坐，使之下坐，正容壮色，以诊其脉，脉象或大或小，或疏或密，或结或促，知其邪祟无疑。厉声谓之曰：尔遇我即当去，不去我将在鬼哭穴灸汝针汝，虽然尔来路远，我当嘱伊父多赠汝盘缠。予说一句，伊应一声，予眷属乃皆称奇，予知其邪祟重，而且久气血暗伤，先以参地两补之，加犀角、羚羊角、琥珀、朱砂、龙齿、虎骨、龟甲、鹿角诸多灵通宝贵之药，以通其灵性，以镇其神魂。譬如正人君子巍然满座，邪人自不觉安，此药入腹，邪祟自逼处不安而思去。又仿喻西昌法，用羊肉汤一碗为引，使邪祟借腥膻之气味而出，惟药不与病人知，恐二竖避入膏肓也。又嘱鉴林曰：此实鬼祟信阳来路甚远，务请高僧施食，多烧冥资，以践予多赠盘缠之言，服药始灵。盖因鉴林素悭吝，故再三嘱付，时四月十九日也。二十日伊家施食服药，疯果即愈。二十一日行都天会，其次子忽至晚不归，次日遍找不见，其家因长子幸愈，次子年轻不才，亦即置之。三日后忽句容邹同裕盐店管事亲送伊回，细问情由，伊看会至晚，忽一大黑人引之前行，身不自主渐至旷野，不辨东西走了一夜，腿虽酸疼而不能不走，似将天明，忽路旁又走出二人与黑人大吵说：是我孙子，尔带他何往。且吵且走，忽已天明，而三人皆不见矣。伊远见有城，权且走进，不知何城，正在无路可走，幸盐店开门见问，始知遇鬼，始知已至句容，离家百里矣。管事者亦丹徒人，且与吴氏相好，留住二日，拨冗送回。吴预生曰：此想必附我之鬼也。前烧冥资太少，鬼尚不服，而服药又不能不去，故复祸弟。予向见人家寄库烧冥资，以为徒费无益，至治疯症屡用有效，且嫌少而争多不可解也。此道光八年事也。

常镇道刘公治效

常镇道刘名载字竹湄，岭南人也。由山东济南府保举赴都，自都赴镇，于道光五年正月二十五日到任，二月初一谒圣庙行香，官属齐集，刘公言身有久病未愈，欲请一儒医诊治，未知有否。当有王惹山明府保举微名，谬谓文名久著，医理更深，惟不悬壶，必须礼请。刘公即烦王明府先容，随后差内使持贴延请，予因往诊，询其病源，乃泄泻已阅四月，天未明泻起至晚不过五六遍，而进京出京一路医治，总无效验。予诊其脉，诸脉皆平，肺脉独大，按之见数，予曰：此肺移热于大肠，乃热泻也。公曰：予一路来往皆值冬寒，屡遇风雪，反致热泻乎？予曰：据公言当为寒泻，据脉象实为热泻，右寸属肺，肺与大肠相表里，独见数大，故知其移热作泻也。脉象大于他脉数倍，自诊可知。且公一路所服，可系温燥药否？泄泻时可热而有声否？公曰：皆然。予曰：岂有寒泻服温燥而不减者？岂有在腹为寒泻出转热者？岂有寒泻急迫作声者？经云：暴注下迫，皆属于热。岂人止有寒泻而无热泻乎？公自诊其脉，亦觉肺部独大，辨论既明，疑团尽释。予乃用天冬三钱、麦冬三钱、孩儿参三钱，以养肺阴，加泻白散，地骨皮二钱、桑白皮一钱、粉甘草五分以泻肺热，

又加茯苓三钱以为分利，怀山药五钱以顾脾肾。定方后公问可服几剂，予曰：二剂后再诊。公服一帖，日间泻止，惟余天明一泻，服二帖而天明之泻亦止。第三日因公无暇未请诊，亦未服药，而次日天明之泻又来，又急请诊，问何以故？予曰一百念日之恙，可以一药而止，不能一药除根，再服二帖，病当霍然。虽然诊公之脉沉部颇有数象，似乎尚有伏热，泻不难止，恐春气大透，木来生火，变生他症，须预为调治，未可大意。公曰：予急欲赴扬关，月余乃还，再当请诊可也。十日即返镇署，且急延予，称有重症，予往视，见其面左部自头至项半边全行红肿，左目肿合不能开，上下唇皆厚寸许，心烦意乱。自谓此次定当告病去官。予诊其脉洪数有力，而无浮象。予慰之曰：无妨也。此症似乎大头天行，而实非也。此久有郁热，热郁成毒，春透木旺，借肝气发生，热毒上达，肝位于左，气由左升，故病在左，所喜六脉根本甚固，尚能胜病，月余可瘥，无庸告病而去。于是用东垣普济消毒饮子，而去其升、柴，以症无外感，火发于肝，延炽于胃，其势已甚，不敢再为升提也。且加犀角、羚羊角清肺胃以清肝，恐其上犯咽喉也，大便屡结异常，加调胃承气以下之，十日后火势渐平，肿亦渐消，知其血阴伤，加丹皮、生地以凉之，每帖药计四五两，始多苦寒，继加甘凉，而总不用发散。其始尚用桔梗、薄荷二味，取其辛凉疏解，后并此而去之。症虽日减，而刘公见予每曰：我病莫非有风寒，先生何不散之。予曰：无有也，不可散也。嗣后跟随诸人见予至，故扬言曰：主人之病，只要发散即愈，惜未发耳。予若弗闻也者。惟每至署，见辕外有医轿一顶，密询之，乃

李某也，其人虽医生而不务医学，专务结交各衙门号房，巴结家人，希图引荐，今闻刘公有病，无门可入，访予方药不用辛散，乃扬言一散即愈，托其家人耸动其主，以图进见。刘公虽未之信，而未免有疑，啧啧者所由来也。至二十日症已痊愈，惟偏左头内尚觉沉闷，刘公向予叹曰：症虽承先生治好，但将来未免头风之患耳。予问何故？曰：先生总未代我发散也。予曰：诺。今日竟用发散何如？公辗然色喜。予乃用小发散方，荆防不过数分，尚另加监制，谓之曰：公恙实不可发散，服必无效，今姑用之，以除公疑。又另开清凉养阴镇摄肝风一方，与之曰：服前方平平则已，设有不适，再进此药则安。次日进诊，公曰：予昨日了不得。问何故？公曰：人人皆说予症当发散，而先生独不然。予因前泄泻，先生辨论精微，一药而愈。又不敢请他人，然心中实不能无疑也。昨见肯用发散，欣然煎服，不意服无片时，即觉火势一轰，似觉头面复欲大肿，头晕眼花，急忙伏枕，犹然难过。幸后方亦已煎成，服下始定。看来不能发散，诚如先生之言。然窃闻风善肿，风宜散；又闻有大头瘟症，属乎风火，亦用发散，而予症似之，其风火独不可散何也？予笑曰：公之恙非风火，家人乃火风鼎也。风火者因风生火，风为本而火为标，散其风而火自平。火风者火为本，而风为标，泻其火而风自息。试观天地之道，热极生风，得大雨施行，天气清凉而风亦顿息，俗所谓煞风雨也。今火风之症，若误作风火论治，妄用发散，譬如炉火已旺，而又以大扇扇之，火岂有不更炽者哉？公二十日来服寒凉重剂，统计约五六斤，而始进发散小剂，即如此火上头轰，若初起误进发散，将火势燉腾，焦

灼肌肉，蔓延咽喉，虽有善者奈之何哉！若夫大头瘟症，予岂不知，其初起也恶寒体重，头面俱肿，必兼表象。两目鼻面肿起者阳明也，耳前后并额肿起者少阳也，脑后项下肿起者太阳也，三阳多表证，故可先加表散。公恙初起毫未恶寒恶风，面肿于左肝部也。公岭南人，地气温热。秉赋偏阳，京官十数年，饮食皆用煤火，官山东六年亦用煤火，火毒积蕴已久，北地风土高寒积而未发，今至江南水土不同，又值春深肝旺肝火冲起，久郁之火上犯阳明，致成此症。放治法只宜消毒泻火，经所谓高者抑之，不可散也。公曰：已病不知，经先生之论恍然大悟，而今而后直以性命相托。调理十余日，头之沉闷亦愈。公嘱署中凡欲诊病，非予不可。嗣后往署诊病，亦无不应手。公意深为器重，秋七月前任观察钱益斋夫子请予至金陵诊病，适刘少君患时邪，请予不至，家人号房遂将李某荐进，三日无效，又延他医，缠绵五月。予亦有在家时并不过问。予知李某之必有谗间也，然不足校也。次年刘公请王九峰先生诊脉，一见即问李冠仙乃贵相契否？先生曰：然。且言医道精通。刘公曰：医道吾所深知，但其品行何如？先生曰：伊久在学中，品行并无不好，未免性傲，于同道中目空一切耳。刘公曰：果止性傲目空一切，尚是读书人本色。仅作半面语，后不复言。先生出以语予曰：似有人在刘公前谗汝。予曰：其人予久知之，虽然问心无疚，何恤乎人言。未几赵雨楼先生来守镇江，其号房早将李某荐进、诊病不效，复延予，予告赵公曰：予实不愿在本地衙门诊病，以后幸勿强予，反致害予。公问何故，告以刘公后来一节，公笑曰：是诚有之。李某初见即言兄乃讼师，

万不可请。吾遍访毫无影响，且多称足下品学兼优，故敢奉屈。予乃恍然李某之在道署谤我者讼师也。刘公之所以绝迹也。未及一载，刘公已知李某之诬，复延予，予却之。又二载刘公卸事住扬，不知得何病症，复再三延予，予仍却之，而刘公死矣。此中殆亦有数焉。

陶文毅公治效

宫保陶云汀夫子，于道光五年抚苏适办海运，夏秋间往来上海，亲至海隅相度机宜，旋又莅金陵监临乡试，是岁阳明燥金司天，少阴君火在泉，秋热更甚也。乃医者尽用伤寒辛温发散，且屡用桂枝，邪不能透其热，转加致成热疟，寒少热多。医者改用柴胡，亦仍加桂，而其佐使者无非厚朴、苍术、草果、青皮，一派温燥克伐，观察钱益斋夫子素知医道，时为监试，心窃非之。因在常镇道任内知予善于治疟，回明宫保，专差飞请，十八日晚予到行辕，随即进诊，细询疟在阴分，不过微寒，旋即发热，壮热六时许，解时无汗，热时烦躁，至不能受，渴欲冷饮，饮亦不多，脉则十分弦数，舌则红赤无苔，泄则其赤如血，且不寐者多日矣。予曰：此大热证，加以燥剂伤阴，阴虚作疟，阴虚不能化汗，无汗故热邪难解，阴虚故神烦不寐，治宜养阴化汗，以化邪。于是即据此立案开方，惟思进见之初，未便骤用大剂，姑以小柴胡去参，加大生地五钱、当归二钱、赤芍钱半、夜交藤三钱，三更后疟势减，进药竟安寐至天明，可谓小效。次日本地陈林二医至，知服予药，密告宫保曰：大人此症，不可服当归，服则热必重出。又谓予曰：尊方用何首乌何太早。子曰：未也。意者谓夜交藤乎？此乃首乌之藤，非首乌也。

且此不过取夜交之意，为不寐而设。叶氏治疟亦尝用之，以交通阴阳用意之药，虚实皆宜，非如首乌之力能温补也。君得毋见《本草备要》不列夜交藤，其何首乌注内有曰一名交藤，遂认夜交藤为何首乌乎？伊掩饰曰：恐敝地药店止有何首乌，无此藤耳。予曰：昨药系余亲见，其藤甚佳，君等或未用过耳。予知道不同不相为谋，伊等亦公然开方，并不予让。惟是日尽去温燥，改用黄连、石膏，而宫保服之，躁热有加无已。盖伊等只知用寒以治热，不知黄连苦燥仍能伤阴，石膏虽能清热而不能养阴，虚人服之，转伐胃气，虽《本草备要》之语，伊等未能全觉也。然是时宫保未能信任，总服二人之方，予屡告辞，堂官不肯放行。予曰：如此治法，必不能愈，设有不测，而予在幕中，将毋留以为二人所归过耶？堂官转禀方伯张公，公进见宫保，病果沉重，出见二医，语言荒谬，遂往告唐陶山方伯，盖陶山方伯乃宫保之同乡兼戚谊，寓居金陵而精通医理者也。二十二日早，陶山方伯来，细切脉理，遍阅诸方，出与二医及予相见，先问二医曰：先生们看大人究系何症？陈医俯首不言，林医曰是疟疾。方伯曰：疟疾吾岂不知？但是何疟症？林医不能对。方伯转而问予，予对曰：据愚见乃阴虚作疟耳。方伯曰：诚然，此当用小柴胡合四物汤加减，去川芎，重用生地，何方药并不及此。林医曰：服此即能愈否？方伯曰：汝等治已半月有余，愈治愈坏，吾仅一言，即当痊愈耶？虽然，如果重用养阴，症当大减，愈亦无难。譬如天气亢热已极，不得一场大雨，何以回凉？但可下雨而不可下冰雹，冰雹亦能伤人，如黄连、石膏，冰雹是也。林医语塞。予问曰：养阴必兼归地，或谓当归助热不可用，奈何？方伯曰：何来此不通之论也。阅诸方前所服者一派温燥，不知助热，而当归反助热耶？当归虽微温而养阴，设使方中早能助以当归，尚不至阴伤热重至此，且夫生地阴中之阴，当归阴中之阳，阴阳相辅，动静相生，用药之道也，何可偏废？此不过以生地为君，当归为佐耳。言毕扶杖而入。二医赧颜而去。方伯复出谓予曰：先生脉案方药皆极通，惟尚轻耳。吾已与大人说明，以后惟子是任，子好为之。予以医多论杂为虑。方伯曰：此我自当之。我当间日一至，以辟群疑。是日予用大生地二两、当归三钱、柴胡钱半、黄芩一钱、赤芍二钱、赤苓三钱、甘草五分、会皮一钱，服后疟来不过两时许，即大汗热清，较前减四个时辰，热时亦觉能受。后总本此法为加减，阴亏太甚，生地减至一两，即不复减，疟势渐轻，至月底不及一时，陶山方伯果常来，各处荐医虽多，宫保因已有效，一概辞去。予嗣闻方伯九月初三日回楚，恐又为他医所误，回明宫保，请九峰先生坐镇。先生九月初一到，诊后亦谓养阴为是，症愈在迩，不必更法。仍命主方稍为参酌，至初七日痊愈。是役也，初赖益斋夫子之荐举，中蒙陶山方伯之赏识，终借九峰先生之名望，克终其事。由此受宫保知，遂相契合。究之此方亦不过本景岳归柴饮意变化而出，乃用此治愈阴虚疟症，不啻数十百人，法甚平平，不足奇也。惟陶山方伯议论高超，譬喻辟石破天惊，名言千古，予常志之不敢忘。

刘眉士治效

道光五年八月二十三日，予因宫保初服予方已有大效，予心亦定。因城北张佑溪协台屡次延请未去，是日午后往候。张公曾任镇江参府，本旧相识，见面倾谈，又代其夫人诊脉，为时既久，往来遥远，至起更方到察院，到则巡捕堂官群相问曰：先生来何迟？日间监试钱道台有条子来请先生进贡院代内帘刘奉贤县隔帘诊脉，因先生不在辞去，傍晚又具禀刘令病已垂危，求大人格外施恩，让刘令出场就死。大人勉准，适已出场，大人意要请先生去一诊，或尚有救，连问数次矣。予问究竟何如？众曰：适伊家人亦来求请，据云仆有一丝游气，半日不知人事矣。予至上房，宫保曰：先生来耶，我今日甚好。惟有内帘刘令，据监试禀称亦于初六日得病，今已垂危，恳请让伊出场就死，因其并未阅卷，姑勉准之。因先生高明，或能起死回生，亦大阴德，且吾亦同病相怜之意也。对曰：闻其病实已不治，治之无益，徒损贱名。宫保曰：此等病治之不效，岂复能归过于先生，惟念此人乃吾所取帘官房首，其文甚佳，功夫尚在，其房中当可多中几本好卷子，不意如此。然其文不似要死者，因命人将其文与予看，题乃举贤才，曰焉知贤才而举之。予看毕曰：此文果不似要死者。宫保问何以见得？对曰：其文清华，其气通畅，似有福泽之文，而又无发泄太尽之弊。且其书法端楷，到底不懈，未曾错落，其精神必素能完足，故论文字皆当不死。宫保曰：所论甚是。看文章面上请去一看何如？对曰：诺。时将二更且大雨，予乘舆冒雨至承恩寺曲折达僧舍，见旁空房一间，床架一张，堆草荐数条，床上靠一人即刘公也。油灯一盏，灯光如豆，阴冷之气逼人，呼其仆秉烛至，见其大汗如雨，面白如纸，二目直视，牙关紧闭，喉中痰涌，口角流涎，全不知人事矣。使仆探其下体，则囊缩遗尿。予曰：此死在顷刻，尚何治为。即欲辞去，适其群仆自贡院取行李回，互相拦住，且有跪者，皆曰先生去不得。予问何故，曰：主人素本寒士，幸得一官，尚未一载，今年四十一岁，尚未有子，一死实为可惨。先生乃抚宪请来高明。若不肯治，更有何人？况他医皆已回绝矣。今听凭先生要银多少，总要立方。予曰：行医计利，贱丈夫之所为。予岂为此不诊，奈此病情形实不可诊耳。伊等坚放阻不有泣下者。予忽转今其文不死，何其人之多死象耶？问闱中服药否？曰：天天服药。方在否？曰：全在。予索方细看，无非发散温燥，而热总不解，至十九日一方，麻黄钱半、羌活二钱、甘草五分、桂枝二钱，余想时邪十四日，忽服此方，其人即当死，何尚能活至今日，莫非与我竟有医缘乎？于是始为诊脉，细细推敲，脉来数大而空，俱欲离根，惟左尺尚有一线可按而得。予暗欢，此真读书人，惟知用功，不贪色欲，根本索能保守，虽经群药刀砍斧削，而命根犹有存焉者。于是用犀角地黄汤通心达肾，养阴化热，镑犀角三钱、大生地一两、大白芍三钱、粉丹皮三钱，又思所服温燥，一派伤阴，脉来甚数，阴不潜阳，当于养阴之中加介以潜阳法，非若大汗亡阳脉仅空大，当以参附回阳也。于是加左牡蛎一两、元武板五钱，外加橘红一钱、竹沥五钱、姜汁少许，以达其痰。谓其家人曰：既然服药，以速为贵，迟则不及。牙关紧闭以乌梅擦之必开，惟咽喉痰涌，药恐难下，此药得一半下腹即有转机，恐全不下而死，勿谤予也。回时已近三更，宫保犹等信未眠，真菩萨心肠也。细询一切，色然喜曰：如此尽心，或当有救。明早伊家人来告曰：主人已转

过来矣。予往问如何服药？前三分皆不受，后得一匙下喉，七分皆顺流而下。予见人事渐清，向予点头，但语言蹇滞耳。连进原方二剂，痰降能言，惟虽不大汗，而总未全止。知其表虚也。于主方外另仿玉屏风法，用黄芪皮五钱、防风一钱、五味子七分，一服而汗全止。嗣后方去犀角，加大麦冬三钱、高丽参一钱，减竹沥二钱，约十剂，改用黑归脾调理而痊。刘公名佳，字眉士，浙江江山县人也。先任奉贤，予曾一过访。嗣改调溧水，今已四载，音问未通，似乎于情较薄，不似宫保之卷卷不忘也。然闻其所至，爱民颂声载道，夫虽薄于我而厚于民，则亦不负予之救之也。

张伟堂治效

张伟堂二兄，吾乡南张榜眼公嫡派先居城南塞上，太夫人患疟，服凉药太多，病剧。其戚严嘉植素信予荐诊，知其本体虚寒，始以温解，继以温补而愈。嗣迁居扬州十余载，不相往来，道光五年十二月十七日，忽接严嘉兄信，据云伟堂病已垂危，诸医朝至以为暮必死，暮至以为朝必死，既如此，何敢复以相累。但病者忽忆当日母病系兄挽救，思得一诊，虽死瞑目，务恳屈降，死生均感等语。因其言直谅不欺，二十日渡江下，昼到张府，即上楼诊视，见其痰涌气急，坐伏茶几，一人两手扶其头，不能俯仰，十余日不得一卧矣，人事昏沉，不能言语，诊其脉滑数而大，虽已空象，而尺部尚觉有根。遍阅诸方，自八月服起，皆作外感治，尽用发散消导；月余后想觉人虚，易而为补，总以人参为主；后想因痰多气阻，又改用化痰；又或疑外感，加用疏解。现在诸医皆云不治，无药可用。惟一朱医与伟堂至好，一日数

至，以二陈汤作丸与服，见症愈坏，束手流泪而已。予乃曰：此肾气上冲症也。诸气以下行为顺，今肺不清降，肾反上冲，气降则痰降，气升则痰升，故痰涌气急，不能俯仰，且其脉象甚数，似杂湿热阴虚，湿热不化，亦随肾气而上冲，若能纳气归肾，气降痰降，湿热亦降，可以安卧，可以调理，症虽重无妨也。于是用六味为君，以都气法，原本六味，而六味地黄，古称为治痰之圣药，又称为下焦湿热之圣药，有三善焉，皆合乎此症，故特用之。大熟地八钱、山萸肉四钱、怀山药四钱、粉丹皮三钱、福泽泻三钱、云茯苓三钱，外加北沙参四钱、杏仁泥三钱，以润肺降气，胡桃肉三钱以助纳气，福橘皮一钱，取其顺气而不燥。开方后予往候九峰先生，因即止宿，次日复请，予至门严嘉翁迎出，服药如何？曰：差不多若有不豫色。然予心窃疑之，至厅坐定，予问曰：药吃坏耶，何吾兄之快快也？曰：药并未服，正以远劳吾兄，又不服兄药，故不快耳。予闻未服药，心转定。因问何不服药？曰：朱先生坚称熟地不可服故耳。伊家闻予至，又请上楼诊脉，太夫人曰：昨方因有熟地不敢服，今恳另定良方。予曰：熟地乃此症要药，吾方君药，舍此更有何法。日闻所请先生不少，朝称夕死，夕称朝死，无药可治，今服熟地不合，亦不过死，况予尚许君家不死耶。此症服熟地则生，不服则死，服与不服，悉听君家，予无他方。下楼予即欲行，严嘉兄曰：今已将午，不及到镇，饭后兄仍住九峰先生处，明早动身可也。予唯唯。嘉兄又曰：此地有好浴堂，陪兄去一浴何如？予曰：甚好。正欲偕行，忽一人出告曰：老爷过矣，请严大太爷勿他往。嘉兄彷徨欲止，予笑曰：予诊脉未

久，岂有死在顷刻而不知者耶。此不过痰厥，片时即苏，其尺脉根本尚在，保无虑也。转拉嘉翁出浴，浴罢而归，曰：醒久矣。时有伊戚邹翁亲闻予言，进告太夫人曰：伊言如此有准，其药尚不可服耶。半响其侄出，问今日如服先生方，可肯在此住宿否？予曰：服吾方，吾敢在此，不服吾方，吾不敢在此也。又半晌其侄出，问曰：如服熟地不合，可有解药否？予笑曰：今日如此谨慎，何不慎之于当初耶？药中佐使已解在内，不必过虑。盖诳之也。然后其家始肯依方制药，而尚止服一半，服后气痰渐平，已觉能俯，乃又进一半，觉痰与气随药而降，并能仰矣。迁延太甚已二鼓。后复请予看脉，脉亦渐平。伟堂并能说话，谓予曰：药真如神，但尚不能平卧，君能令我一卧则快甚矣。予曰：惜君家不肯早服予药耳，昨肯服药，今日安眠矣。虽然，明日保君酣睡无虑也。次日依方再进，傍晚服药，旋即能卧，卧则熟寐，三更始寤。以后予用药无复敢赞一词，而予总本初方，略为加减，地黄则始终未减分毫，八剂后其症大痊。余乃辞归，次年复请调理，煎方膏方悉本原方，盖伟堂素嗜虾油，每食不撤，其湿热甚重，因热生痰，因痰致咳，所用辛散，既诛伐无过，所用人参亦助热锢痰，因咳致喘，肾气上冲，犹以二陈丸治痰，岂不去题千里乎？惟六味地黄三补可葆肾气，三泻兼治湿热，于伟堂最宜。况痰之本在肾，肾安痰亦自减也。伟堂从此与予交好，不啻骨肉，太夫人及合家见予亦如至亲，予每至扬必主其家，虽九峰先生处不许复往。伟堂尝谓予曰：吾命由君活，不敢一日忘也。盖极情重人也。予自诊病以来，无不死中求活，而人情每过辄忘，如伟堂者岂可多得哉。

予尝谓伟堂曰：君经大病久病，所伤实多，不能徒恃药饵，我有八字赠君，君能守之，可以永年。曰：不动肝气，不劳心神。伟堂唯唯。至八年精神有复元之象，不意忽高兴办运，且办至一万数千之多，以数万之家资办二十万之业，必期获利，奈值汉阳滞消，其盐二载始轮，卖至十年，冬轮卖价又大跌，予尝曰：伟堂不可发病，发则不救。十二月初一，偶有微感，稍见痰咳，忽于初三日接汉信盐价亏至七折，其船又有淹消，一急而喘，遂不能卧。初四日急请予，适予在浒关，儿辈知我至好，飞信寄予，予初六日得信，即辞主人而行，初八日回镇，则初七日之讣音至矣。闻其三日内频呼冠仙救我，至死犹呼余不置。呜呼！其病当不治，然如此良友不得令我一握手一尽心，而竟溘然长逝，岂不痛哉！予初十日渡江往唁，抚棺一哭，泪出痛肠，遂挥泪书一联，悬诸灵右，曰：一药有缘五载中未尝忘我，千呼不至九泉下何以对君。

《仿寓意草》卷上终

仿寓意草　卷下

丹徒如眉老人李文荣冠仙著

绍兴裘庆元吉生校刊

浒关黄拙安治效

浒关黄翁字拙安，豪杰士也。其少君小香与予有金兰之好，予往来浒关有微名，翁之推许居多。翁素奉吕祖师，临乩擅赐，名曰鹤真。嘉庆间曾患不寐三月，诸医罔效。在祖师殿求签，得第十六签，曰支体魁吾气禀丰，纵然疾病不为凶，君能再得轩岐术，寿到期颐未改容。翁思据此签词，苏医总不能治矣。急买舟至扬，就九峰先生诊治。先生用孩儿参三钱、夜交藤三钱、白芍二钱、甘草五分、灯心五十寸、鸡子黄二枚，每个点青盐三分，轻描淡写，颇似仙方，翁一服即酣寐。道光九年正月翁又抱恙，医至二月半后，愈治愈重，自分不起，命小香至祖师殿求签以卜生死，仍得第十六签，翁曰莫非我尚可活，但苏医不能，九峰先生吾不能请。李冠仙与吾家世好，请当来。连夜放船至镇，予念交谊，闻信即行，于二十二日开船，二十三日辰刻到毗陵，屈指二十四日始能到关，不意忽遇大顺风，船行如驶，酉初已抵浒关，不及五个时辰行一百六十里，在河道实所未经，岂非神助。到即进诊，翁已弱不能言，止低声曰：六兄救我。诊其寸关皆沉闭若无，惟两尺虽小而数，按之有根。出见案上有十全大补方，候于是晚不至则服之。当有关医施朗山先生问予曰：此数人

公订之方，不知可服否。予曰：年近古稀，气弱至此，十全大补，自应是理。但阅前方，人参、熟地所不少，并非不补，乃愈补愈坏，或者用补太早乎？翁素有痰患，今反无痰，而脉来上中二部皆沉闭，岂非痰因药补，胶固不活，阻塞气机乎？若尽由于虚则尺部亦应沉弱不见矣。故此方将来当可服，而现在则断不可服，恐痰更结而气更塞，竟至不治也。且其尺脉甚数，温补亦恐非所宜也。于是变化大半夏汤，用孩儿参三钱、半夏粉三钱、白蜜三钱、竹沥三钱、姜汁少许，千里长流水扬三百六十五遍，煎服。翁已十日不寐，服九峰先生旧方亦不寐，服予方后忽然安寐约两时许，寤即痰活，连吐数盂，心中畅快。请予复诊，则寸关皆起矣。方亦轻描淡写，而灵异如此，即予亦有所不解。三进原方，日见起色，见其脉总兼数象，渐加石斛、生地，十日即起床健饭，又去白蜜加陈仓法十日，饮食如常，精神清健，盖本火体，只宜清补，乃知前此皆参芪温补之误也。盘桓数日，予乃辞归，握别之际，翁谓予曰：兄似祖师意中人，何不皈依。予曰：惜身不能作道士。翁曰：何必道士，只在心耳。祖师以济世为心，兄亦操济世之术，以祖师之心为心即皈依矣。予曰：唯。长者之言，谨当书绅。然此正可见翁之为人不可及也已。

戴都统寸白虫治效

京口都统戴公字鲁望，大解出寸白虫，甚至不解时三五条自行爬出。予曰：此脾虚生湿，湿热生虫。虫有九种，惟寸白虫居肠胃中，时或自下，乏人筋力，耗人精气。其虫子母相生，渐大而长，亦能杀人。于是以归脾去芪，加苦楝根、使君子肉，又加榧子肉为引，公问榧子肉何为？对曰：能杀虫。问可常吃否？曰：可。公服药二帖，虫较减而未尽。公乃买榧子一斤，无事服之，日尽半斤许，次日又服，大便后忽下虫二尺余长，嘴尾相衔，以物挑之，寸寸而断。榧子肉原可治虫，而专用多服，竟除寸白虫之根，书所未载，可谓奇矣。后有李氏子，虫蚀其肛，有似狐惑症。予代调理外，亦教其专食榧子肉，亦下寸白虫二尺余而愈。然则斯方竟可传矣。

李青原伤寒治效

李青原兄，病伤寒头痛，项强背板，一身尽痛，甚恶寒而不甚发热，自服发散药无汗。予诊之，见其脉浮而弦，甚知其素来阴虚，不能作汗，以九味羌活汤去生地、黄芩，加当归八钱，一服得透汗而解。方本景岳归柴饮，景岳专用柴胡，只治少阳证，不能治太阳证，特变而通之。陶节庵九味羌活汤治江南伤寒最好，江南无正伤寒，不能用麻黄汤也。或议其黄芩、生地，不应见而用凉，然已见口渴欲饮，用之有效。否则不妨易之。予自治李青原后，每遇伤寒夹阴虚者，即以节庵景岳法参用，去芩、地，加当归，少则五钱，多至一两，无不得汗而解，三载以来取效不下数十人。然则斯法亦殆可传也。

凡发散药，太阳经居多，阳明经则白芷、葛根、升麻三味，少阳经则柴胡一味。仲景小柴胡汤为少阳证而设也。疟证不离乎少阳，今人用小柴胡汤治疟证，未尝不可，乃景岳五柴胡饮及正柴胡饮，皆用柴胡，太阳伤寒恐不能散邪而反引入少阳也。至叶天士治疟证，则又戒用柴胡，更不可解。今吴人患疟不敢少用柴胡，以致缠绵日久，甚有死者，皆其遗祸也。景岳名家，叶氏亦医中翘楚，一则重柴胡如此，一则弃柴胡如彼，岂非偏之为害哉。

郭秉和戒烟治效

郭秉和嗜鸦片烟，其瘾甚大，忽诣予求戒。予思烟瘾甚怪，书称诸怪病皆属于痰，痰病求之不得则属于虫，五脏之中，为虫所据，则精神血气皆不能自主，而听虫所为，烟瘾之怪虫为之也。诸病从虚而入，诸虫亦从虚而生。五脏之中何脏为虚，则烟毒先入，而虫亦先生，故同此吃烟，而瘾之来也迥不相同，或神疲呵欠，或腹痛异常，或时欲大解，或精泄如溺，种种不一，大抵何脏生虫则现何脏之病，至其时虫欲得烟，其瘾乃至，今欲戒烟，非治虫不可，而欲治虫，非兼补其虚不可。郭兄之瘾来时即屡欲大解，中气肾气皆虚。于是以补中益气合补阴益气，每日作大剂与服，另治药末，用贯众、雷丸、芜荑、鹤虱、苦楝、锡灰、槟榔、榧实、粟壳诸多杀虫之药，稍加烟灰为引，砂糖调服，命于瘾初到时仍吃烟一二口，使虫头皆已向上，即将末药调服，虫食而甘之，而不知其杀之也。伊本服烟二十四口，如法服三日即减去一半，又三日仅余于每早四口，粪后逐日下碎黑虫，细小而多。十数日早上四口总不能免，复请予商酌，予曰：既如此有效，有何酌改，想虫根未尽耳，子姑待之。又十余日，伊忽欣然来告曰：我早上四口烟亦戒矣。问何故？曰：余昨大解后似有物堵塞肛门，极力努挣，突出而下，视之如一小胞衣，破之则皆碎虫也。一时传闻皆以为奇，后有瘾小者，以所余末药如法服之，连治二人，此数年前事也。近日吃烟者更多，求戒者绝少，即郭秉和亦仍吃烟矣。嗟乎！我欲活人，而人皆求死，奈之何哉！

此嘉庆二十年前事，鸦片烟初本二三换，后忽贵至十换，郭姓本不甚有余，竟吃不起，所以求戒；后烟渐贱，所以复吃。三十五六年来烟贱至半换，吃烟者十有三四，到处烟馆，虽卖菜佣挑浆老亦多吃烟，下至乞丐辈亦吃烟，即穷且病，甚至于死，而皆不悔哀哉。

徽州余姓治效

予三十岁时馆于京口，旗营呼协领家呼公六旬外忽得类中症，眩晕非常，头不能抬，夜不能卧，面色浮红。适万廉山先生宰丹徒，荐其乡亲唐朗山先生诊治，朗山以为虚阳上浮，以真武汤坐镇北方，用附子至三钱，合家疑惧，不敢服。朗山力主之，惟予赞之，一服而定，调理煎方百余帖，总用附子五钱，丸药亦重用附子，统计服附子十余片，精神加旺，后不服药，寿至七十七岁。江西宜服附子而能用之于江南郎山先生，真大手笔也。一时称奇，予亦心服，常相往来，多蒙指教，其学问深厚，脉理尤精，并非孟浪用药者。十余年后，李进之兄油行徽伙余姓行二年三十岁，六月出门讨账，抱恙而回。医者以为受暑，投以清凉，忽变周身寒冷，热饮嫌凉。诊其脉沉细若无。知其体本阳微，虽

当夏令仍属感凉，以桂附理中汤用附子一钱，如弗服也加至二钱，如弗服也加至三钱，身寒稍减而热饮仍凉，直加至五钱乃日见有效，计服附子二斤许，症乃痊愈。盖其家婺源皆服山涧之水，其性极寒，生斯地者体多偏寒，以寒体受寒凉服寒药，故一寒至此，医贵审时兼宜度地非易易也。然予之所以敢用重剂者，由先得叩朗山先生之教也。

大凡脉沉多寒证，而亦有不尽然矣。嘉庆十八年子往常州，有朱某者小贩卖人也，忽得奇疾周身畏寒，医投以温剂不应，因投以热剂如桂附之类，而其寒愈甚。爰求予诊，其脉皆沉，按之至骨略见疾数，知其为同气相求症也，以犀角地黄汤与之。朱本贱业，以得予至为幸，见方即服，一服而寒减，三服而痊愈。此等证候，身寒脉沉，未有不用热药者。不知其伏热在至深之地，一遇热药相引而入，并人身之卫阳亦随之而入，故外反憎寒也。朱姓幸服热剂不多，尚能挽救，若肆用热药，如郎山之治呼公及予之治余姓，不过数剂，真阴内竭，肝风必动，不可治矣。孰谓切脉之可忽哉。

李楚生眼病治效

李楚生三兄患目，二目皆病，左目尤甚，红痛异常，瞑不能开，勉强开之，盲无所见，头痛难忍，亦左为甚，尤可怪者，大渴欲饮，每日饮浓茶十大碗。蔡医以白虎汤投之，石膏每剂一两许，愈服愈渴，数剂后浓茶加至三十大碗，饮食不思，神烦不寐，终日终夜饮茶而已，两月有余，困顿已甚，乃延子诊。脉皆弦数而大，而右关数疾之中尤欠和柔，予笑曰：此非白虎汤证也。白虎汤乃伤寒时邪，胃有实热，

大渴欲冷饮症所用。今因患目而渴，饮欲热饮，不欲冷饮，乃素嗜浓茶，克伐胃气，胃液干枯，求饮滋润，而其实润之者乃更伤之，故愈饮愈渴。彼石膏辈能治实热，不能治虚热，本草载虚人禁用，恐伐胃气，彼庸庸者不知，以为渴饮则当用石膏，而不知外感内伤有天渊之别，热饮冷饮有毫厘千里之分，率意妄投，不独损人之目，即损人之命不难也。其仲兄乃秀才也，问曰：闻目属肝，何患目而胃病如此？予笑曰：肝开窍于目，夫人而知之；乙癸同源，肝亏则肾亏，亦夫人而知之；不知五脏六腑十二经脉三百六十五络其血气皆禀受于脾土，上贯于目而为明，故脾虚则五脏之精气皆失，所使不能归明于目矣。以脾与胃相表里而为胃行精液，胃主降脾主升。胃降然后脾升，饮食入胃，游溢精气，下输于脾，然后脾气散精而上输于肺也。今胃汁干枯，胃气不降，脾有何精液可升，尚能归明于目哉！况病者肝肾本亏，肾不养肝，肝虚生热，热盛生风，以久虚之胃，木火乘之，故不独燥热难堪，饮不解渴。且胃无和气，直致饮食不思，胃不和则卧不安，故夜不能寐也。至目痛自属肝火，头痛自属肝风，而今欲治之，必先救胃，救胃必先戒茶，然后大养胃阴，并养肝肾。胃喜清和，得滋润而气自能降；木虚枯燥，得涵濡而火自能平；火平则风息，眼无火不病。头无风不疼，如此调治，症虽险无虞也。病者虑茶不能戒，予曰：非戒饮也，特戒茶耳。于是以菊花、桑叶代茶，而先投以养胃阴扶胃气重剂，十日后即不思饮茶。然后兼调肝肾，并或清肺以滋生水之源，或清心以泻肝家之热，千方百计，乃得渐痊。二年后其尊人亦得目病，蔡医以为能治，不必延予，而一目瞽矣。

柏邃庵协领耳患临危治效

京口协领柏邃庵，予三十岁时馆于其家，彼此契好，不啻手足，计今三十余年矣。邃庵方正从无淫鸦，奈二十余岁初次进京，未知检点，竟不知于何处旅店蒙其不洁，头生颗粒，有似广疮，急延外科医治，想用掺药，随即痊好，而年余发下疳，外科调治久而不愈。予劝以仙遗粮汤下五宝丹，由渐而愈。邃庵最畏服药，愈后未经清理，后乃发为阴癣，腰以下腹以上蔓延无隙，其痒异常，然三十二年以来竟无他患。不意于道光十一年忽有教以医癣者，用紫荆皮为末，以白及磨汁调敷。余闻之，再三劝以勿治，盖疥癣之疾不足忧也。设使治愈，必生他患，奈邃庵竟为所惑，不纳予言。日以二药裱敷下体，自秋徂冬，癣竟全收，不复作痒。欣然得意。十一月望后忽患耳痛，就予诊脉，其时适值云汀宫保忽患吐红，专礼见招，是日诊脉后即束装赴省，余谓儿辈曰：邃庵脉象大为不好，恐有重症，而予适不在家奈何？儿辈唯唯。盖其一切如常，予言似不确也。赴省一月予接家信，据云邃庵病势沉重，有朝不保暮之象，请予速回，或可一诀。余不胜骇然，幸宫保恙已痊愈，随即买舟南下，一日达镇，即诣柏府看视，见其耳连项肿，稠脓淋漓，臭不可近，人则一丝两气，盖已米饮不下者九日矣。见余至亦不能多言，惟曰：弟虽来，吾亦不吃药也。询之伊子症势如此，何为不肯服药？据云一月之中所请内外科服药不少，大抵清凉居多，以致胃败，故邃庵誓不服药矣。予因转为邃庵曰：兄之病源，惟予深知，他人不及知也。不知者认为寻常之火毒，必用凉药，须知此症不但不可用凉，且宜用温，兄如服弟药，三剂必然有效，如不效再不服药何如？邃庵闻以温易凉，不觉首肯。予遂以归脾汤加减，另以五宝丹加西牛黄与服，三剂后臭味顿减，口味大开，精神渐振。邃庵问予何药之神也？予笑曰：兄之病根在三十年前，他医不及知，即兄亦念不及此也。兄当年曾沾染恶气，误服捺药，后变为下疳，愈后未经清理，渐化为阴癣，此癣为余气之出路，且周身之湿热皆从此出，原万无治理者也。奈兄误听人言，忽然欲治，居然治愈，而究之风湿热毒从何而去，不觉上攻清窍。又值现与统军不合，告老罢官，虽素阔达，究非得已，心怀未免不畅，心寄窍于耳，故病发于耳也。医者不知，肆用寒凉，使热毒欲发不发，遏成臭气，异乎寻常；人之脾胃喜香而恶臭，此等恶臭积于胃中，胃气焉得不败，尚冀饮食之甘乎。且夫治余气之法，以升透为主。尤以扶正为主盖余气即邪气也，正气衰则邪气陷而入内，正气旺则邪气托而达外。常见庸庸者治湿毒之症，专主苦寒攻下，百无一愈，诚昧于医理也。兄之症情节过多，医更难明，动辄得咎，予用归脾汤法可以养心，可以健脾，可以扶胃，可以开郁，可以建中，可以托邪；而又用加味五宝丹诸多宝贵，败毒搜毒，专使外透，不容内蕴，用药得当，似乎通神，虽然现幸获效，仍须癣发，方许收功也。数日后癣渐作痒，十数日后癣遍下体，而耳患痊愈，饮食倍常。始终总此一方，并未改易。方余自省回，见邃庵光景亦疑不可救，而竟获速效，此其中殆有天焉，非人力所能致也。

李曜西子疟症误药几危治效

李青原之弟曜西，吾长子之襟兄也。其子于初秋患疟，医者为徐姓，延至八月中，忽请予诊。据云疟本寒少热多，多汗而热难退，徐医连投白虎汤，石膏每用一两，热较减而寒较多，现则寒后不能转热，有气自少腹上冲，疼痛异常，至不能受，约有一时然后渐渐转热痛，随热减热壮而后痛止，胸次饱闷，饮食不进，神情疲败。徐医屡用顺气止痛等法，全然不应，故请斟酌。余问何以用白虎汤？据云因病者热多渴饮，予问渴饮几何？曰热时约饮二十次，每次一茶碗盖。予笑曰：次数虽多，茶碗盖贮茶无几，虽二十次不足两碗，不算大渴，再问病人欲冷饮欲热饮，则专用热饮。予曰：据此则大错矣。书载白虎汤证，必大渴欲冷饮，而后可投，足见虽渴欲饮而不欲冷饮，尚不可投也。况并非大渴且欲热饮乎？且夫治疟之法，必寒能化热而后可愈，岂有寒本少而欲其寒多者乎！夫白虎汤在疟门未尝不用，然必热疟而后可。今症汗多热难解，明系暑疟，暑中兼湿故也。暑乃阴邪，热乃阳邪，岂可徒见其热遂以阴邪，而用阳邪之药耶？此必误用白虎致寒转增，而将暑邪逼入肝肾，以致肝气挟肾气上冲也。曜西问疟乃少阳证，何以转入肝肾？予曰：五脏皆令人疟，而不离乎少阳，少阳胆经，胆在肝叶之下，肝胆相为表里，胆经邪热，为寒所遏，不得外达，则内传于肝，乙癸同源，则又内传于肾，余向诊令郎脉象，肝肾本虚，所谓诸病从虚而入也。当其疟来寒固因寒药而加甚矣。至热邪为寒所遏，欲达不达，转将肝肾之气逼令上冲，以致疼痛异常，神昏气逆，久之而热渐透，疼亦渐止，久之又久而热大透疼乃全止，邪气透而肝肾之气乃宁也。至始尚能食，今则全不能食，皆因石膏诛伐无过，大伤胃阳之故。曜西闻予议论，以为透辟，遂请入诊，诊得脉来沉象，按之弦数，左关尺尤为不静，右关沉而不数，按之无力。予曰：症本暑疟，无服热药之理，奈过服寒凉，邪陷肝肾，非附子理阴煎不可。虽然其法过大，诸公未免疑虑，权以当归建中改生姜为煨姜，投之以观进退。一剂后痛较减而热较易，渐欲饮食，二剂后痛又减而热又易，然肾气仍冲，而疟不能止。予竟用附子理阴煎，曜西尚在游移，予告之曰：桂桂附子之先声也，煨姜炮姜之先声也，归芍熟地之先声也，建中既已有效，又何疑也。建中虽能温中，不能纳肾气补肾阴以托邪也。今用附子理阴，以熟地一两纳气归肾，兼以平肝，即以托邪；加以附子五分、炮姜五分，温中散寒，领邪外达；当归三钱，和阴化疟。斯方也疟可以已，奈何不用，而任疟之缠绵耶？再三开导而后肯用，如方一服，不独肝肾安宁，而疟竟止矣。知者无不以为神奇，适云汀宫保招赴清江，未能一手调理，半月后予自清回，复请往诊，盖其疟已反，他医不敢用原方，虽轻不愈。予仍以原方投之，一剂而愈。愈后连服七剂，疟不复发，而饮食香甜，精神如旧。古人称有是病即有是药，不我欺也。庸庸不知，差若毫厘，谬以千里，戕人性命，如同儿戏，岂不深可痛恨哉。尤可恨者，成效在前，犹执已见，不肯遵循，真所谓下愚不移，不教诲屑者矣。

吴婿疟中又中热治效

吴泽之吾婿也，甲午岁馆于孩溪，夏秋之交，天时盛暑，致患暑疟，地无医者，唤舆来城，至晚到家，似无重恙，乃上灯时忽然昏厥，手足抽搐不知人事，惟时作笑，旋又身热如炭，烦躁异常，其时城门已闭，余不及知，天明得信，随即往看，举家慌乱，病者情形实已危急。诊其脉象洪数之中更兼躁急，夜间有刘医来诊，以为中暑。余曰：非也，此中热也，此热中厥阴也。热中足厥阴肝经，故抽搐；热中手厥阴心包，故善笑。中暑之脉数而兼濡，暑乃阴邪也；中热之脉数而兼洪热，乃阳邪也；此又兼躁急，乃素本阴亏；又中阳邪，有孤阳无阴之虑。虽然勿谓全未中暑也，其作疟也，其中暑也。因患疟而来城，由孩溪至城几四十里，至晚方到，则其动身必不早，连日天久不雨，亢热异常，一路烈日当空，四野又无避处，以中暑之虚体，日行于炎热如焚之中，有不中热者乎？故此乃先中暑而后又中热也。为今之计，且治中热，幸未服错药，似尚可救。以大剂犀角地黄汤加羚羊片三钱，犀角入心包以清热，羚羊入肝经以清热，生地辈则养阴清热，以化亢阳，外加竹茹、竹叶、西瓜翠衣凉心清热化痰以为佐，一服后人事渐醒，不复笑而抽搐，然尚神烦谵语，浑身不着一丝，三服后始知着裤，热退神宁。伊长兄渭筠素来友爱，见此十分欣悦，以为痊愈。余曰：未也。中热虽解，中暑尚未全解，暑疟尚不得免耳。后果复行作疟，其脉弦数之中总兼躁象，汗出不易。余知阴疟之故，于小柴胡汤多加生地辈甘凉养阴之品，真阴难成而易亏，又系胎疟不能骤止，十数贴后始能霍然。至次年乙未，馆于东马头夏间又患暑疟，张医投以清脾饮，更觉烦热异常，急急回家就医，余仍投以隔岁原方，两剂而愈。

兰如弟鬼病治效

兰如七弟吾胞弟也，又受业于予，入泮食饩品学兼优，学中拱服且素不好色，专恶淫邪，惟信阴阳，未免偏执。道光十三年有友郑某妻病莫治，托求仙方，兰如诚心设坛，乩竟自动降坛，诗句甚属清通，自称清风真人，兰如以为神异。然所降之方全无效验，此不过灵鬼游魂能通文义者之所为，非真仙方也。果仙也，方岂有不验者，奈兰如十分敬信，以为神仙竟可求而至。十四年元旦乃兰如花甲寿辰，忽独自一人辟居云台山道院，托言持斋诵经报母，半月后回家开馆。而早晚独处密室，不许他人窥伺，惟闻檀降香气彻夜不绝。吾弟兄久已分居，伊继室年轻不知道理，二三小儿女更不知事，听其所为，吾家竟毫无闻见，百日后兰如怡然自得，偶与余晤，谓吾子皆能诚信，将来欲传之以道。予询何道，谓予不信，笑而不言，予亦置之。忽于秋间伊家传兰如往往彻夜不眠，似与人吵闹，不知何故？中秋日兰如进城敬香，顺至予家似有话说，予适不在，怏怏而去。据内人云：七爷神情恍惚，消瘦异常。近闻其家称有鬼缠闹，光景逼真。奈何予因终日诊病，未能得暇，因思二十二日秋分年例祭祠，伊最重祀先，是日必到，可以面察情形。于是前期约伊早会，是日与合族在祠专候，直至日午而兰如不来，特着人往请。竟辞以病。予更着仆人率舆夫四人将舆前去强接而至，至则在祖先前伏地大哭，口称我如何该如此死法；且称我如此伤痛，他竟不许我眼泪出来。众人拉劝不起，予亲自扶起，见其面果无滴泪，予曰：据弟言是有鬼矣。论治鬼予实有专长，弟无虑也。祀事毕后，唤舆同至予家，予细加盘问此鬼从何而来，伊尚含糊，予笑曰：弟虽不言，吾已知之矣。此弟炼笔录招来之鬼也。兰如惊曰：兄何以知吾炼笔录？予曰：弟之生性志诚而愚，

素信鬼神，闻去冬弟为郑姓设坛扶乩，居然有甚清风真人降坛，此不过一鬼耳。夫秦皇汉武求神仙而不得，千古奉以为戒，岂有我辈凡人设此乩坛即有神仙下降者。故夫今之扶乩者有二，一则全无凭借，自画砂盘，假托神仙，以之愚人；一则或遇游魂，居然乱动，误认神仙，转以自愚。究之愚人之害尚小，而自愚之害则不可胜言也。故夫清风真人实鬼也，而弟直以为仙也，神仙既可求而至，何不竟炼笔录使仙与我合而为一也。故弟吃报母斋至百日者，实炼笔录也。他人炼笔录十无一成，而弟独能成者，有现成清风之鬼魂，鬼欲附弟，而弟又求鬼，故一炼而成也，弟与鬼初合之时必有彼此相契之意，故弟以为神奇，而且欲传诸侄也。久之而鬼附人身有何好处，自然转生恶念，欲害弟命，鬼本利人之死也，甚且鬼生痴念，冀弟死而伊即借躯壳以回生，若此则逞其魑魅魍魉之术无所不至矣。愚揣度如此，然乎否乎？兰如曰：人鬼情形，皆被兄道尽矣。弟实因扶乩有灵而炼笔录，附弟者即清风真人，伊称前生文士，位列桂宫，五六两月以来常作诗文，文笔清挺，且甚敏捷，所作古风大有古气，非弟所能，弟深佩服，以此日复一日，契合甚笃。凡所谈论，无非文章道义。不意七月间伊忽语涉淫邪，弟切责之，伊亦托戏言而止。弟家素供观音圣像，十五日弟清早敬香，伊忽于圣像头顶幻出大红鞋小脚一双，弟不觉大怒，责问何亵渎神灵，无礼至此。伊言初亦善念，今不知何故变为恶念，如肯淫欲，可以相安，否则必致弟命而后已。从此之后，日以淫词亵语聒噪不已，偶见少妇略施脂粉，伊即幻其全身一丝不着，蛊惑弟心，甚即见一油头背面，伊即幻出背面全体以相惑，

致弟不敢见妇人之面。八月以来，伊见弟心不动，遂于夜间作闹，使弟不能安眠，眠则幻作淫梦，欲遗而醒，弟谕以既然不合，何不便去？伊言能来不能去，已与我合气，除非弟死，伊方能去。弟言我亦何能即死？伊言或刀或绳，皆是死法，否则耗尽精神，亦不愁弟不死。弟不听其言，伊彻夜吵闹，睡则抓心，弟已八夜不沾床不合睫矣。伊言弟命亦在早晚，今见兄面不过一别而已。予笑曰：弟何愚也，死生有命，鬼何能为？且此鬼欲弟死而不能死弟，乃欲弟自觅刀绳，其伎俩亦可鄙之至，弟何惧焉！予又若与鬼言曰：尔既通文义，当知情理，吾弟如此敬尔，乃忽诱之以淫，且惧之以死，反脸无情，天良丧尽，足见尔生前有文无行，淫恶多端，天理不容，以致绝子绝孙，死后游魂无所依归，不自修省，犹思害人耳。然吾笑尔有害人之心，无害人之力，且有我在，我将以药治尔，不去则以火在鬼哭穴灸尔，不去则以针在十三穴刺尔，看尔如何当受。据弟云：鬼在腹中不时说语，似以说话为生气，弟与他人言，伊即怪弟不听伊言，更加吵闹，其音聚于耳底，竟致不辨人言。今与兄言，伊即不吵，且若静听，不知何故。予闻之暗喜，据云鬼乃教门，不许弟吃猪肉。予是晚大烹肉食，强弟大嚼；据云鬼遇饮食之馨香者，虽相隔甚远而能嗅其气味由鼻入腹；予以大蒜汁调雄黄、朱砂末，令弟先涂鼻窍而后食，鬼竟不敢复嗅，盖鬼不能饮食，惟借馨香之气味以为养，每饭肉食既为其所恶，而雄黄、朱砂又为其所畏，间有合式之馨香又不敢嗅，则失所养而鬼气亦渐衰矣。予因谓弟曰：治鬼易，治心难，妖由人兴，鬼不自作。弟读孔圣之书，而于敬鬼神而远之一语全不领略，心多妄

念，致受此累，从今以后，当正其心，不可信鬼，不必惧鬼，任彼多言，弟只将心拿定，听而不闻，鬼术自穷。而予又以药治之，不愁其不消灭也。是夜予与对床而眠，先制安神定魄，扶正辟邪汤药，临卧与服，又以云汀宫保所书"天地正气"四字，每字上有两江总督朱印，向闻字能辟火，兹又以之辟邪，悬于床后。又有家藏真藏香，嘱人于弟卧床后暗暗点起，予亲视弟卧，见其小衣不去，知其为夜间不眠地也。予责之曰：我再三教汝不要惧他，汝胆怯如此，鬼安得不放肆耶。逼令尽去小衣，且令人将衣远置他处，告之曰：有我在此，保汝安眠，不必作中夜起舞之想也。先是鬼不独不许弟安眠，且诱以彻夜舞蹈，因炼笔录时有持笔手舞一法，鬼诱以如此而来仍须如此而去，实欲耗其精神也。故我言及此，是夜弟竟熟睡至辰正方觉，予亦适寤，偶然一咳，据弟云鬼闻咳声在腹内吓得跄了三跄。予更暗喜，知予必能治之也。于是第款留在家，暇则以言语治其心，晚则以药石治其鬼，夜夜安眠，精神渐振。然鬼无我在前仍刺刺不休，服药后较为安静，而日间尚在胸次拱胀作祟，于是另制丸药，早服三钱，午服三钱，晚则进药，鬼势渐弱。一日弟述其言曰：令兄医道虽好，但我与尔合神，必欲治我，岂非两败俱伤耶！予笑曰：伊自称文士，究竟不通，夫神藏于心，神合则心合，心合则式好无尤矣。今弟现深恶而痛疾之，心之不合甚矣，尚何合神之有？彼此说话不过借气耳，弟如能听而不闻，将气亦不能借，尚望合神耶？一日弟又述其言曰：伊连日深自悔恨，先本欲致弟命借躯壳以回生，不意百般淫诱竟不动心，真是个正经人；又遇见令兄医道高明，连鬼之情形

无不灼见，真乃我前生作孽，反陷于此，进退无法，望你转恳令兄设一良法，让我离去，感激不尽。予曰：借躯壳以回生，本其不通之想，世有暴死而鬼附以生者，其精血本尚存也。今伊欲弟淫欲而死，必定精枯髓竭，所谓无用之躯壳，伊些须鬼气即能回生耶？今伊既愿去，伊从何处来仍从何处去耳，何必求予。弟又述伊答言曰：伊本从口鼻而来，今屡次欲从口鼻挣出，竟不能去奈何？予曰：清窍即不能去，浊窍亦可去，伊尚嫌秽耶？数日后弟又述其言曰：伊言令兄分咐浊窍可去，实属出路，我此时亦不嫌秽，但我屡次欲由浊窍挣出亦不能去，转恳令兄用药之中加何药品使我乘势而去，感恩无尽。予笑曰：小鬼头，敢欺我耶。夫正气旺则鬼气衰，正气衰则鬼气旺，一定之理也。今见弟正气渐旺，伊之鬼气渐衰，从前恐吓之术不行，乃为哀怜之语，骗汝以骗予，以为予即可信其言，因于药中加大黄、巴豆之类，大为攻下，冀其乘势而去，其实伊仅鬼气耳，大黄巴豆攻下有形之物，不能攻下无形之气，徒致无故攻下正气大伤，鬼气复旺，将更作祟，使予难治，伊视我为何如，乃敢如此见欺耶。小鬼头刁恶异常，我自能逐渐消磨，有如凌迟碎剐，以报其恶，将来连鬼亦不能成，尚欲何往耶？此鬼凡三变，七月以前居然文人，七月以后竟是恶人，遇予以后又似小人。予亲至弟家，将所作诗文、所供牌位一齐烧毁，嘱弟恐吓之言固不可听，哀怜之语亦不可听，总以不动心为主。伊千方百计欲动弟心，弟心动则可借气，心不动则伊不能借气，不能借人之气，鬼气自易消磨。听而不闻乃不动心之要着也。一月之中，予与弟同卧起，不时开导，加以药力，鬼气渐下不至心胸，

语音渐飘不在耳底，而眠则无日不安也。九月二十日外赴清江，半月回镇，看弟光景未见大好，据云鬼见兄出门大为欢喜，以为此番准可要弟之命，在腹中颇不安静，因兄前有不去将针之言，闻有包姓针科请来用针，鬼将气拱在中腹，包姓即拱处一针，拔针之后觉气外泄，而鬼并未去，反行得意. 夜间渐不安眠，精神渐觉恍惚矣。予默思治鬼原有针法，书所谓十三鬼穴一齐针是也。但此鬼已与人合而为一不能用针，前言不过恐吓之耳。不意弟不解而妄请针科，包姓又不解而妄用针法，所针又非鬼穴反为鬼所戏弄，致伤正气，正气虚则鬼气旺，所以又将作祟也。幸我早回，尚无大害，惟此故不能与弟直言，弟知即鬼知也。因慰之曰：包姓本不善针，而此鬼伎俩有限，亦无须用针大法，今我已回无虑也。弟言鬼见兄回，亦甚惧怯，现在此报怨命运不好，无生理矣。予曰：此无耻之魍魉，不必睬他。复将弟邀住家中，仍同卧起如前，调治二十日后，鬼气渐由中腹下至少腹，语音更远而低，且不成文，意欲拱腹无力而止，初时每大解后鬼必拱闹，正气稍虚也。两月余以来转觉大解后腹中稍快，鬼气渐消也。弟亦知鬼无能为，欲回家去住，予知无反覆，听其自便，惟丸药尚逐日令服，嘱全无而后已。弟回家后亦二十余日，而后影响全无，真如凌迟碎剐，鬼不成鬼也。所服煎方不外乎气血两补兼以定魄安魂，服丸方则生熟黄精、龙骨、龙齿、虎骨、鹿胆、犀角、羚角、琥珀、朱砂，诸多宝贵灵通之品，镇心辟邪，外加桃奴、箭羽、雷丸、雄黄杀鬼之药，又以羊肉汤和丸，因鬼系教门，投其所好，又借腥膻之气以散鬼气。知弟病者鲜不以为万无痊理，乃竟为予治愈，一时

以为大奇。然此病固非予不能治，非弟素不好色不能治，而非亲兄弟而甚相好者不能治，不然徒知用药，而无千万言讲说之功，与数十日同住之久，亦安能获效哉。究其受惑之原由扶乩而起，今之以扶乩惑人者甚多，能毋闻之而警惧乎。

鬼之挪揄兰如，刁诈百出，变幻无穷，不能备述，此不过纪其大略而已。

刘松亭患疟转痢治效

刘松亭清江浦知名之士也，年将七旬，夏患暑疟，寒轻热重，医者朱某亦清江之翘楚，清江风气爱用大黄，不论风寒时邪，见热不退即行加用。朱某未免稍染习气，见刘公热重，即加大黄两剂，后遂变为痢，红多白少，里急后重，一夜二十余遍，年老之人又属疟后，委顿不堪。知予在浦，延请斟酌，予至见朱某业已定方，仍以大黄为主，予曰：痢疾滞下，大黄原在所当用，但此症非本来痢疾，乃疟变为痢，少阳热邪陷入太阴，在书为逆，若再攻下，恐脾气大虚，又属高年有下陷之虑，书称和血则便自愈，调气则后重除，似宜以此为主，兼用喻西昌逆挽之法，使邪气仍从少阳而去，庶为平稳。朱某亦以为然。嘱予立方，予用当归八钱、白芍八钱、甘草八分以和血也，加红糖炒楂肉三钱、木香五分、广皮八分以调气也，加川连五分、黄芩八分以清热也；外加柴胡二钱，以提邪出少阳，一服而大解通畅，滞下全无，再服而红白皆净，其家疑复作疟，而疟竟不来，盖皆化去矣。此方治虚人痢疾最宜，予屡获效，然非重用归芍不可。闻清江药铺见用归、芍至八钱以为奇，夫用大黄至一二两不以为奇，而用归、芍至八钱则以为奇，此邦之人狃于积习，良可慨也。

浒关顾某治效

道光九年予应浒关黄拙安之召，有顾某因与人忿争，忽然直立不能卧，诸医罔效，恳予诊治。予一见曰：此肝叶倒竖也。伊家惊问肝倒转来还能治耶？予笑曰：病患不能识，既识之易易耳。用小温胆汤加龙胆草，再加金器同煎，另以猪胆一个悬高粱上开一小窍，令胆汁滴下，将火炉药铫对准，使滴滴俱归中，俟汁滴尽药亦煎熟，一服而愈。举家以为大奇，嗣有关医虚心者，特向予请教，以为先生治法可谓奇效，但案云肝叶倒竖，而所用药品皆入胆经何也？应之曰：此安甲和乙法也。肝为乙木，胆为甲木，胆在肝叶之下，肝之庇荫若母子然，凡肝气上逆未有不胆气随之者，故平肝不及，不如安胆。譬如母携子出，与人作闹，劝母不依，姑以饼饵骗令小儿欲归，其母因爱子之故，亦只得息怒而去。且夫肝为将军之官，谋虑出焉；胆为中正之官，决断出焉；经以十一脏皆取决于胆，而肝尤取决于胆者也，故安甲木即所以和乙木也。关医闻之拜服而去。

丹徒县吴晴椒内治效

杭州进士吴晴椒宰丹徒，其夫人忽得异疾，每于梳头后胸乳间发紫斑，心中难过之至，约一二时许斑消心定，十余日不愈。乃请予诊，予问何不早梳头？曰：早梳亦然？何不迟梳头？曰：迟梳亦然。会迟至申酉梳头亦无不然，第惟不梳头耳。诊其脉皆沉象，两关按之则左弦数而右滑数，予曰：此脾气也，而兼乎肝。左沉弦而数者，肝气郁而肝阴亏也；右沉滑而数者，脾气郁而湿热不宣也。夫脾主健运，肝主条达，今皆以郁故土受木制，湿热亦郁于脾而不化。脾主四肢，梳头则两手皆举，而脾气上升，湿热随之而升，故心胃之部外则发斑，内则难过；梳头之后手下垂，而脾气亦下，湿热仍归于脾，不复上扰，故病象暂退，而根未拔也。所幸湿热不重，只须和其肝脾，开其郁结，透其湿热，病自退矣。予进以补阴益气煎。以熟地平肝，以山药健脾，以柴胡疏肝，以升麻苏脾，以陈皮、甘草、当归调和其中，一服而愈，再进二服以善后，永不发矣。

谢蕉石先生间日不寐
治效附戴六兄治效

谢蕉石先生江西人，原任开归道现扬州安定书院掌教，其人胆怯多疑。适虞运司有七情郁结之病而爱吃热药，扬医郑姓尽以桂附投之，镇江府学司训陈君更加石硫黄丸，以致脏腑烧烂，大便下血如烂鱼肠，犹不肯稍服养阴而死。蕉石先生素所交好，因此伤怀，转生疑惧，忽然间日不寐，不寐之日，夜固难过，而昼亦各病丛生。如头晕头痛，腰疼腿疼，心跳肉瞤，腹胀痛等症，或来或去，变幻无穷，惟得寐之日较为安静。扬医无能治之者，先生更加惶惧，延一张医字学林留住斋中，日夜医治，毫无效验，而病象更多，精神日减，隔江延予。即予初亦不解，不过育心宁心等药，亦无甚效。三日后予细想病情，审视脉象，不觉恍然大悟，盖其脉象三日以来大小疏数不能一致，有似邪脉，而察其神情并无外来邪祟，必三尸为之也。盖尝考之三尸，或称三彭，上尸彭琚住泥丸宫，中尸彭质住膻中，下尸彭矫住脐下丹田，三尸喜人为恶，不喜人为善，修炼家必斩三尸而后得道。然能斩之者何人，修

炼反成疯魔，皆三尸为之也。至于人之运用，总在一心，夜寐则神静心藏，何反多梦，亦三尸为之也。人有隐瞒之事不肯告人，而梦中反自说出者，三尸喜揭人之恶也。夫心为君主之官，胆为中正之官，如果心正胆壮，三尸亦可安静。若心虚胆怯，疑惧环生，则三尸从中侮弄，病情愈出而愈奇，俗所谓疑心生暗鬼者实常有之，不必外来之鬼，大约即三尸耳。三尸谓之虫，又谓之神，极其灵异，虽守庚申者不能斩也。今蕉石先生心胆本虚，又生疑惧，故三尸得间之作祟。此非治三尸虫不可，但用药不与病人知，病人知之，则三尸虫知之，二竖之技量可畏也。于是与四少君细剖其理，嘱以开方，勿与尊人看阅，症始可治。少君有难色，谓家君不独阅方，且时本对草，焉肯不看方药？即另立药方，家君常常服药，稍有异味，要追究奈何？予思方不与阅不可，药全与知不可，好在先生有性命之忧，而十分信予，当可进言。因于进诊时谓之曰：大人此症调治良难，然能不究方药，则予煎方外另有丸方，可保一服即效。若大人必知何药，则药必不灵，予技已穷，只好告辞。先生因予言激烈，只得答应。予因另开丸方，皆杀三尸虫之药，加以宝贵镇邪宁心之品，是晚正值不寐之期，以二煎汤药下丸药三钱，居然一夜安眠，从此以后无夜不寐，精神如旧，二十日来并无反覆。予即告辞归里，蕉石先生云：病已痊好，不敢屈留，但早晚必得一人看脉才可放心，并愿送银一两在此过夜，当请何人？予对曰：府上本有张先生住此，何不仍请伊来。张医脉理颇好，时运未通，一两一宿，必然情愿，好在无须伊另用药也。于是将张学林请来，予告之曰：大人此症甚奇，予幸猜着，特

荐先生来此，万勿更方，先生住此，大人痊愈，即算先生看好，亦可得名，不与先生争功也。伊似甚感佩，再三问予究系何症，丸方何药，予如不告，恐其多心，因大略告之曰：此因疑生虫，不过用杀虫之品，加朱砂、琥珀以宁心育神耳。但治法药不与病人知，幸勿说破。次日予即辞归，乃七八日又专差过江说病已反，逼予到扬，予至谢府，先晤四少君，问病何故忽反？少君曰：此张先生之害也。家君本时访丸方为何药，总对以冠仙先生不知在何处合来，实在不知。乃张先生来，家君再三盘问，伊即言略知一二，大抵朱砂、琥珀之类，家君即将予唤进大声呼斥，谓予明知不言，朱砂如何吃得，人家以毒药杀汝父，汝亦不言耶。从此以后不吃丸药，仍间日不寐，诸病丛生。张先生无法可施，只得又来奉请。予闻之，亦着急之至，进见蕉石，即恳予曰：先生救我。予曰：予前本救大人，不敢毒杀大人也。病已愈二十日予始辞归，予之治法，本嘱大人不问药始有效，奈大人多疑，必访何药，张医不知医理，告知大人，因此不服丸药，除此之外，尚有何法耶？大人曰：吾今再吃丸药如何？予曰：再吃亦断无效也。是夜正当不寝，大人嘱煎药人加丸药三钱在内，临卧服之，依然不寐，次日难过异常，吃饭时忽请予进内，谓予曰：先生看我如何？时二月初春寒不减，大人重裘皆大毛也，乃忽皆脱去，止穿丝绵小袄，而大汗如雨，将小袄湿透胸膛坦开热气腾腾，据云近日每饭必然大汗，今日仅吃饭一口而汗即如此，直截不能吃饭，奈何先生务要救我。予想三尸虫因知昨晚药内有制他之药，故更幻出此象也。予因此转得灵机，因慰之曰：不必过急，容予思之。盖汗虽心之液，

而饮食时多出于胃，蕉石性多偏好，其饮食非极热者不吃，其胃本有积热，三尸故得借此作祟，今借治胃热，暗加一治三尸之药，假设其词，使病人知其药而不知其用，三尸虽灵同二竖，亦不知所避也。少间谓之曰：大人不寐之症尚可缓治，而此大汗倒甚可畏，急须挽救，不然恐汗脱也。伊本心虚胆怯，闻此急求治汗。予曰：大人果然顾命，从此饮食不可过热，而胃中积热已多，必须重用芦根带凉带通，汗可渐少；但芦根必须常服，而其性颇凉，恐服之又生泄泻，必须更得一药可制芦根，不至泄泻。如二术健脾可制泄泻，而未免过燥，与芦根不合。再四思维，止有黄精一味，脾肾双补，可与芦根合用，不改其清凉之性，而又可不至泄泻也。蕉石即要本草来看，予即将本草赞黄精功用处指点与看，而内有杀三尸虫一语，伊本不留心，而予不等看完即令拿去。伊怕出汗，即令速买二味，芦根二两，黄精三钱，当晚与服，是晚吃饭亦即无汗，是日本当寐之期，夜固安静，明日当不寐之期仍服二味。汗既不出，夜得安眠，从此煎方，以二昧为引，夜夜安眠，诸病皆无。予屡告归，伊家款留不放，直至一月后始得旋里。四少君问予前丸方何以无黄精？予告之曰：此用药之道也。此等怪症实不经见，予精思而得之，所用丸药十数味，多方以治之，以为当可有效，尚留一二，以为后图，设使竟用完了，后被张医说破，岂不束手无策耶！此道光十六年事也。越十五年，咸丰元年，又有戴六兄之症。

戴六兄字槐卿，素亦心虚胆怯，偶住场下空房独宿，颇生疑惧，忽觉背心微寒，渐觉周身怯寒，因而睡去，似入黑暗地狱中，绳捆索绑，难过异常，欲喊不能出声，

欲动如石压住，恶境多端，不能细述，夫来必待有人来带推带喊，得以醒来，如出苦海。次日另移卧地，而恶梦依然，从此神情恍惚，饮食不甘，睡则恶梦难受，或炎热时盖薄被犹嫌凉，或夜回凉不盖被犹嫌热。或夜间大笑，或白日大笑，不笑时问之，彼并不知。由场下回扬，觅一汪医诊视，与以归脾汤宜乎合式，乃二三剂后，觉心忽然落下，自觉有声，从此五日不寐，全非归脾汤之故。只得过江觅医，先就蒋医某诊，蒋以为阳虚用桂附等药，正值长夏炎热非常，伊不敢服，转就予诊。予诊其脉，大小疏数不一，知是三尸虫，因疑惧而作祟，与蕉石先生同。因告之曰：此症非寒非热，奇幻百出，医家鲜能知之者，兄既遇我，可保必愈，但必不看药方，如看药方，予断不治。伊素知予，深信不疑，所有药方，命伊子来取，予见面即于补胆养心药中加以黄精，嘱临卧服，即得安眠，不做恶梦。然其所现之症，大有祟气，恐其所住空房本有阴邪之气，以致三尸借此作威。又另合丸，方用黄精为君，佐以犀角、羚角、龙齿、鹿霜、虎骨、龟甲、雷丸、朱砂、琥珀诸多宝贵灵通之品，壮心胆而通灵明，制服三尸。又加箭羽、桃奴，兼制邪魅之气。又嘱用上等朱砂大块包藏顶发内，二十日来，不独恶梦永绝，而诸恙全无，不似当年蕉石大人之难治。此等症候，古书所无固由，予看出睡梦颠倒皆三尸为之之理，亦由书称药有不与病人知者真不我欺也。《内经》论梦甚详，亦各有因，如阴甚则梦大水，阳甚则梦大火，上盛则梦飞，下盛则梦堕，甚饥则梦取，甚饱则梦与，皆有至理。夫人寐则心如死矣，神尽藏矣。梦又谁为之主？非三尸神为之而谁为之哉！虽岐黄未言及此，而予因神明所通，所治二症现有明效大验，殆亦开千古不传之秘也欤。

邹姓传尸瘵治已
得效被人打破一症

西门外打索街邹宅同裕旗老家也，有寡居八房次子吐红，请某医诊治不愈，转请王九峰先生诊视一次，亦未见效，转嘱请予。予见其子年将二十，生而肥白，病虽久并不消瘦，吐红不多已止，惟食入必吐多日，已纳谷食，神情疲惫，脉来不甚细数，而大小疏数不一。予细询其家曾有此症而死者否？则其父死于瘵，长子亦然，今及次子。本来在中堂开方，即病者所住房外，其家房屋甚多，予拉某医及其陪医者另至一厅，去病者住房甚远，因告之曰：此非寻常怯症，乃传尸症也。某医年轻，初出诊病，不知何为传尸，告之曰：此症乃有瘵虫，历代相传，由长及幼，可以灭门，其虫之灵，甚于二竖，男子由肾传心，心传肺，肺传肝，肝传脾，至传脾则修炼已成，其先尚容人进食，彼亦资其精气，至修炼成则不容人进食矣。今食入必吐，无法可治，奈何？某医问古人岂无治法乎？予曰：治法虽有大概无，惟仲景先师有獭肝丸一方最妙，予曾在扬治过一泰州人，果然有效，系加獭肝于老六味中，三料而愈。共用好獭肝三个，然其病未久，虫尚未成，故可得效。后遇此症甚多，虫或将成或已成，虽有獭肝，亦不能治，今症已传脾，不可为也。且獭肝一月生一叶，必至腊月十二叶变化始全，功用乃大现在初秋，其肝不过七叶，以变化未全之獭肝，治修炼已成之瘵虫，有何益乎？论此症本无治法，果能纳谷不吐，尚有生机，今再四思维，止有鳗鱼汤一法。予见《东医宝鉴》载人家染传尸痨，相继死者，不一而足。后传一女，虑其复传，竟将此女抛弃水中，渔人网得，见其尚生，适值鳗鱼旺产，船上以鳗代饭，即以汤饮之，其女渐苏后，日以鳗为食，痨虫遂死，其女犹生，即为渔家妇。本草亦有载鳗鱼能杀痨虫者，今若觅鳗鱼一条，煎汤与吃，但不可说是鳗鱼，只说是脚鱼汤，用以滋阴，或可不吐。但得一日不吐，即日日以此汤饮之，连粥食亦可不吐矣。从此调理，可望杀虫活命。俟至冬间，再觅全獭肝，合丸与服，可以除根，但制虫之品万不可与病人知，即传尸二字亦不可与病人说，二竖子之利害，真可怕也。故今与诸君说话，必远隔病者，卧室少走风声，仙丹无用矣。其时某医漫听漫应，全然不解予言，其家依言，觅有小鳗一条，煎汤作脚鱼汤进，居然不吐，另有煎方亦不吐，明日如法仍不吐，且能进粥十数日来，药食与鳗鱼汤杂进，全然不吐，纳谷渐多，居然望好。予适欲赴苏，特嘱其家及某医药方不过敷衍病人，全靠鳗鱼，但不与病人知一言，须牢牢切记，不可视为闲话也。予赴苏一月，中秋始回，至家则邹姓日日着人请予，至其家则吐病已反几十日矣。问何以故？则九峰先生到镇，某医本扑名之徒，欲恭惟先生，逼伊家请诊，伊家言李先生治已得效，又何必请九峰先生。某医以为李先生乃九峰后辈，今李先生有效，再请九峰参酌，其效不更速耶。邹姓乃听其代请某医，先将予传尸虫之论问九峰以有无，先生答以所论真确不诬尔，初学不知耳。某医又将鳗鱼汤治法告之，随同往邹宅，九峰腿足不便，须人扶持到房中，诊视后扶至中堂坐下，与卧室仅隔一板，而先生年老恍惚，略坐片刻，忽大声曰：此传尸症也，有虫

之患必得大鳗鱼一条，甩老僧尿壶同陈仓老米煨烂，合捣为丸，服尽则其病可愈。但不可与病人知，此虫极灵，人知则虫知，不肯受治矣。九峰本重听耳聋之人，言语声高，病人朗朗听见，九峰去后，伊家如法合药，急与病者服，到口即吐，再以鳗鱼汤与服，亦到口即吐，病者亦知非脚鱼矣。伊家尚向予求救予曰：前法已是无中生有，幸而获效，闻一月以来大有起色，如能全好，岂不于难治之症得一妙法耶！不谓破此法者，转在九峰先生。然此皆某医多事之过，且无记性之过也。如记予言，将先生请之后厅，虽大声无害矣。今实无法，只得告辞。后闻诸医杂进，日见其坏，即于八月内死矣。病者尚有一弟，予嘱其速速过江，到同裕去躲避，不可见兄之死，盖尸虫之传人，往往即在人死之时也。今闻其弟尚未接此症，可谓幸矣。此症已得效，被人打破，而犹记之者，予思鳗鱼竟能治痨虫，只要于未成势时，尚少知觉，未具神通，日食鳗鱼，竟可治之，保人性命。所望人家，有此害者，早为防备耳。

徐氏子怪症

徐某予季秋兄之亲也。予初诊病，兄荐予至徐家诊其子之病，予至其家，见其子始八九岁，立于大厨之榻床上，以手敲厨环连连不住，貌甚清秀，面无病容。予问何病？其父谓敲厨环即病也。予笑而不解，其父曰：且请少坐，还有病来。予见桌上有一方，药三味，芫花、牵牛、大戟，乃张在韶之方也。亦初看未服，忽然声音，其子跌倒在床，旋又扒起将身弯倒头面，出于两脚后，片刻忽又跌倒，扒起身往后弯头面出两脚前，中腹挺起如桥，亦片刻忽又跌倒，扒起仍靠厨敲环，据其父云前

幻象甚多，连日变此样耳。恳赐治法，予曰：此冤孽病也，想此子前生乃教戏法之师父，因教小儿，至于伤命，今此小儿来报冤耳。不然此等翻跟头学且难能，何自然而无苦耶？问其眠食如常，惟起床后则有如许异样，盖小鬼头力量有限，尚不能致人于死，全靠医家妄用攻下，伤其正气，乃能索命耳。以后断勿服药，惟多为超度，可望解结也。隔数日遇其父问令郎愈否？则曰：连日不翻跟头，逐日打聊叉矣。又隔多日，见其父问连日如何？则曰：连日不复打聊叉，起床即逼人将伊倒竖，只得将椅靠板壁，将伊头向下脚向上倒竖起来，从朝至暮，并不难过，且要剪子剪纸作人为乐，惟饮食需人喂之，至晚则安眠如故。予曰：此真冤孽光景，尚不至死，何不请高僧放焰口以解释之。时竹林寺恒赞大和尚颇有道行，予嘱令亲往拜请，又数十日遇其父问令郎如何，伊笑对曰：先生真多情人，小儿不过蒙诊一次，而月余来见面必问，可谓难得，今告先生小儿痊愈矣。问何以愈？则竹林寺大和尚放焰口之后，一日忽然而愈。此症予初诊病，阅历未深，未敢妄治，而犹记之者，一以见病之奇，一以见冤冤相报，择术不可不慎也。予从来不信释教，自行医后常见鬼神邪祟致成疯魔之病，治无不效，而必嘱服药时放焰口一台，无不即愈，乃知鬼需冥资，竟非诬也。徐父已死，徐子现存，住花巷内。予曾见之，念书未成，年将半百，大有呆形，全非幼少时清秀之貌矣。

缸瓦厂张大兄鼻渊治效

张瑞郊大兄，予世交也。忽得鼻渊症，伊家常延徐医，因请调治两月有余，浊涕浓臭不减，更增鼻塞不通，头昏而痛，徐医自称所用之药，皆古人鼻渊治法，查书可证，奈此症最难治耳。张大兄不得已来就予诊，情形恍惚，予诊脉毕谓之曰：症非难治，但治不得法耳。初诊立方，令服药三帖，鼻涕大减，鼻全不塞，头不昏痛；再诊原方加减，令服七帖，竟痊愈矣。照方令加二十倍，熬膏常服，以杜后患。有伊友问予曰：他人医两月余无效，而加病，老翁一见以为无难，一二诊而果痊愈，何其神也。予笑应之曰：此非足下所知也，行医必知古方，不知古方有合用者，有不合用者。全在医有灵机，不可泥古也。况鼻渊一症，古方全不合用，予向过浒关适有总办张姓正患鼻渊，诸医不效，托总库黄拙安恳予诊治，予阅所服之方，无非泥古法者。盖古方治此症，大抵用辛夷、苍耳辈通脑之药，殊不思《内经》云：胆移热于脑，则心颏鼻渊。今不知治热之来路，惟用辛热之药上通于脑，脑愈热而臭涕愈多，日久脑虚，头昏头痛所由来也。治不得效，甚有谓之脑寒者，经明云胆移热于脑，何得谓之寒。夫鼻渊由脑热而来，脑热由胆热所致，只须凉胆，使无热可移于脑，脑虽有余，热自由浊涕而去，何愁病之不愈哉！予竟将此理开于脉案，方用犀角地黄汤，以羚角易犀角，清补肝胆。盖胆在肝短叶之下，相为表里，清胆必先清肝，甲乙皆得所养，则不生火而热自清。再合温胆汤，重用竹茹兼清肺胃以化痰，药煎成后入猪胆汁少许以为引，一药得效，数服痊愈。今治张兄之病，予若不思而得者，盖有成竹在胸也。其友闻之，称拜服而去。

余泰符子邪祟治效

余泰符在西湖布业，其子因夷乱后家

道中落，心多抑郁，人事改常，曾经自缢，得救未死，嗣后虽不疯，而如痴已数年矣。道光三十年患目羞明起翳，医半载未痊，特诣天长眼科医治，多服发散，目患未愈，转生痰火，曾经半夜投河，救起后更痴呆，不言不语。兹于咸丰元年回里，就医非止一人，大抵清火化痰作疯病治，方以龙胆泻肝汤为主，而痴呆更甚，饮食减少，作呕作干，头痛少寐，目患亦丝毫不减。因来向余求诊，其脉滑数有之，而不甚有力，且疏密不一，询其大疯数年内不过二次，总要自戕，并不惹人，且必避人，现在全无疯象，惟有呆象，多服苦寒，不独伤胃，不思饮食，且胃不和则卧不安，每每夜不能寐，心何以宁，神何以育？予知此症乃阴分大亏，沾染邪祟所致。邪祟者，非必有鬼魅，或空房暗室久无人住，阴气甚重，集久成祟。遇气血亏虚之人，祟气即乘虚而入，使人如疯如魔，痴呆不语，病名淹殒。又即《左传》所谓晦淫惑疾也。盖左氏载医和之言有云：天有六气，曰阴阳风雨晦明，过则为灾。内有云：晦淫惑疾，淫者过也，晦太过则中人而成惑疾，有如邪祟。今此子乃中晦气，并无邪鬼依附，治之不难。然有鬼之疯，只要将鬼驱除，即无后患。此无鬼之魔，虽将祟气驱除，而气血两亏，调补不易。且脏腑久为祟气所据，神魂不能自主，加以本身三尸，再喜与外邪结党助虐。今外邪虽去，恐三彭尚不能安静，治愈后仍宜大补气血，使正气充足，邪不能干，即三尸亦寂然不动，而后可能痊愈也。于是以煎方养阴育神。另制丸方镇以宝贵之品，通以灵异之品，使祟气逼处不安，而本心之虚灵由渐而复。每日以煎药下丸药三钱，五六服后言笑如常，寝食亦皆安适。其丸方与治戴六兄方大略相同，其药一料，不过三两。予嘱以再合一料，兼服煎方峻补，以杜后患。惜乃翁吝啬，竟不肯从，仅要一膏方而去。现在病已若失，后来反复与否，非予所知也。

《仿寓意草》卷下终

跋

此编外尚有《知医必辨》，林谨遵遗命未敢付梓。先君晚年见医学日杂，多狃于积习，防后人习此亦为所误，特明辨若干条，以除其惑。所辨切中时弊，皆有所见。大抵类吴又可之粗率，则动用攻发，致犯虚虚。不善读《景岳全书》，过信其偏论，则动用温补，致犯实实。其他或误会古方，转致贻害。更有不得不明辨者（如肝阳不敛，认作肾气不纳，妄投金匮肾气汤之类是也），惟误者不察，明辨何益，将徒肆讥评耳。故此卷只合传家，难以问世。数十年来，知己争相传钞，辄云获益，此不梓尤梓矣。至邑乘列我先君知医，不办于书目，而不及《仿寓意草》，是亦传闻失实之一证。闻同人疑之，爰谨陈其颠末云。

男士林敬跋

毛对山医话

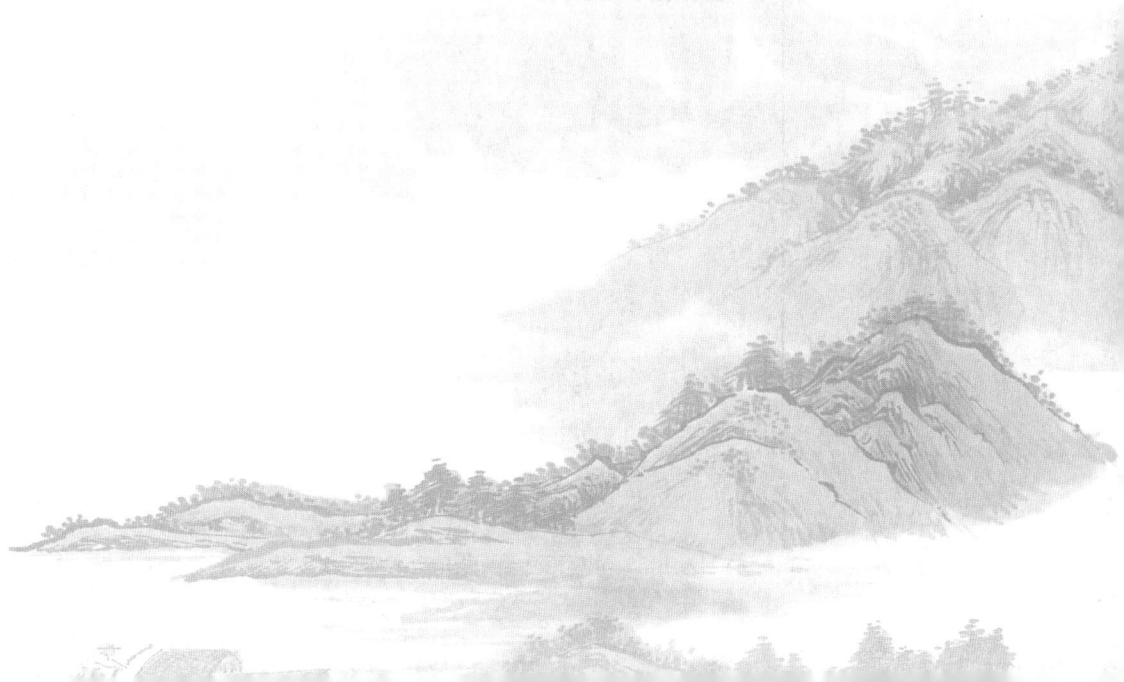

内容提要

　　医家之医话，犹儒家之笔记，最能益人神明。本书曩载周雪樵《医报》社友卢育和君手录惠寄内容。或究症治，或道经验，搜罗丰富，谈理玄妙，足与《冷庐医话》、赵氏《医话稿》相匹敌。毛氏自言，余初读《灵》《素》，觉其经义渊深，脉理错杂，每若望洋意沮，继复并心一志，遍觉前贤注释有所疑，则镇日默坐苦思，乃渐通晓。每调气度脉，浪决人生死，亦时有验。观此则知三折肱于是道矣。

毛对山医话

仪征卢育和录
绍兴裘庆元吉生校刊

古以五气五色五声视人生死，盖即诚中形外之义。亦可见疾虽伏而未发，其脏腑已先受伤，故必现于形声动作。譬室有火患，初不及觉，驯至烟焰满中，则勃发而不可御矣。然为曲突徙薪之计者，近医亦罕。《说郛》载宋神宗精医理，有内侍病肿，太医言不治，帝为诊之曰：阴虽衰阳未竭，犹可疗也。令食蒜煮团鱼而愈。熙宁初京尹吕溱上殿进札，郎中周约随趋，帝问吕体中无恙否？吕以无对。顷之复问，且问周见吕如何？周对如吕。既退吕引镜自照，顾周曰：面有晦色否？周曰：龙图无自疑，容采安静。未几溱果病，遂不起。嘻！如神宗者可云望而知之矣。

切脉辨症立方为医家三要，而脉尤重。盖脉既切明，自能辨症，而投药不难也。今医者苦于脉理难凭，乃竟尽弃不究，惟学写医案，作门面语，论症则以活脱为能。用药惟以和平为贵，自渭胜于偏执好奇孟浪自喜者。不知用药如用兵，贵乎神速，若迟疑不进，使邪势蔓延，必致救援不及，致危殆而后已。夫偏执好奇，诚为医家所忌，然或因其立法乖异，在病家尚不轻信，若和平之剂，人即知其未必效，亦取其无害而就之，岂知因循两字误人不浅，在寻常之症弗药亦愈，若生死关头，岂可须臾耽待乎？

余初读《灵》《素》诸书，觉其经义渊深，脉理错杂，每若望洋意沮，继复并心壹志，遍览前贤注释，有所疑则镇日默坐苦思而力索之，乃渐通五运六气、阴阳应象之理。每调气度脉，浪决人生死，亦时或有验。忆昔避兵乡里，对巷有吴某晨起方洒扫，忽仆地不语，移时始醒，延余诊视，仍能起坐接谈，及按脉则势急而锐，真有发如夺索者，盖肾气败也，危期当不越宿。遽辞以出，人成不之信，讵日未昃而气绝矣。又布商周某偶感微疾，就余诊视，余曰：今所患勿药可愈，惟按心脉独坚，湿痰阻气，气有余即是火，火郁不散，当发痈毒。时周脑后生细疮，累累若贯珠，余曰：君以此无所苦，一旦勃发，为害非浅，亟宜慎之。彼终不为意，及明春果以脑后毒发而死。据此则凭脉决症，似乎如响斯应矣。岂知脉理微茫，又有不可臆断者。余有戚某过余斋，形色困惫，询知患咳经月，行动气喘，故来求治。诊其脉至而不定如火薪然。窃讶其心精已夺，草枯当死。戚固寒士，余以不便明言，特赠二金，惟令安养，时已秋关及霜寒木落，往探之而病已瘳。细思其故，得毋来诊时日已西沉，行急而咳亦甚，因之气塞脉乱，乃有此象欤。然惟于此而愈，不敢自信矣。

脉理渊微，固未易丝分缕析，而世之医家病家咸以脉为首务，岂知脉居四诊之末，上士欲求其备，原难舍脉以言病，而亦不能离病以就脉也。盖凡临证必先询其病之所在，与受之所由，察虚实，观气色，俟胸有成见而后按脉以决其疑。若脉不合症，必更求病之所以然，与脉所以异，准此立方，或可无出入之感，本不专以三部九候为凭也。矧今世粗工略知脉理，便强作解事，谓病之原本按脉能知，在病家亦信其造诣甚深，指下自能洞见，孰知古之宗工亦无此本领乎？余为是言，非轻视夫脉也，正以理甚渊微，未容伪托耳。

胎产非患，惟《稽古杂志》有异胎五则称不救，而方书恰未之载。五者何？一曰束，胞带紧束不解也；一曰冲，临产时冲逆不下也；一曰挺，横截腹中，手足不露；一曰捧心，子捧母心，心随胎落；一曰卷肠，肠断始脱。遇此五者，母子得存其一幸矣。至怀胎之迟速，亦甚不同，有三四年而后生者，此胎气使然，静待固无所害。若见腹膨既久，误认为病，以药攻之，必至胎损而坠，悔何及哉！更有七月五月而生者，考孕生五月，古名赕胎，以父母禀气之旺，阳生而阴即长，故先期而产，此如向阳花木得气在先，十月即华，不待三春始发耳。俗子不明此理，妄有诽讪，至产母忿不欲生，良可痛恨。昔余家有坟丁赵德隆者，娶邻女未六月而产一男，戚党咸窃笑，幸赵知妻素端方无疑问，子后渐长，声音笑貌酷类德隆，于是群疑始释。又有孕终不产者，元人《说郛》所载南邑下砂四灶盐丁顾寿五妻王氏，始笄适顾，子女已生其五，而于至大辛亥复有孕，及期临蓐，七日不娩，后仍如故，每嘱家人死必焚我勿待尽，须检视腹中物以明何疾。继于至正庚寅十月腹骤动痛极而死，越二日家人遵遗言以火化之，取物视则胞带缠束甚紧，剖之乃一男胎，其胁骨坚如

铁石，计怀胎四十年，其妇以甲戌生，死年七十有七矣。胎产常事，有怪异若此者，其故同不可解也。

古云读书不明其义，不如不读，言恐反为书惑也。而在医为尤甚。盖古人方论，惟言一症，不能随其传变，故可意会而不可拘执。即如虚损一证，丹溪谓阳常有余，阴常不足，主治在心肾，以心主血，肾主精，精竭血燥，火盛金衰，而成劳怯，故治以四物、六味补益真阴，俾火自降而肺金清肃。在东垣则又以脾胃为本，言土厚则金旺，而肾水亦足，故以补中益气为主。后世咸宗李而以朱为误，谓造化生机，惟藉此春温之气，若专用沉阴清化之品，则生生大气索然。是盖未知上损从阳，下损从阴之义矣。按《金匮》云：脉大为劳，极虚亦为劳，脉大指损及心脾营血亏，而气分泄越，宜归脾、建中益气养营为要。极虚则言精血内夺，肝肾阴不能自立，宜以四物、八味壮水化源。乃知前贤立方，本各有见，后人不分阴阳，不察脉理，但言治损而茫不知其损之所在也。嗟乎！药能治病，即能致病。昔人有言不遇良医，不如不药，盖治病犹易，治药为难耳。有友僻居乡曲，每言其处苦无医士无药肆，余谓：果尔，亦未必非一乡之福也。

凡治病必察虚实，无盛盛，无虚虚，疏其血气，令其调达而致和平，此《素问》审治之义也。今之医士每遇年老之人，辄投温补，而补之一字。又为人所乐闻。不知老人脾气既衰，饮食入胃，输化不清，蒸变为痰，气机阻遏，气有余即是火，故治老人略同幼稚，当以清通为主，是即经旨。六腑传化不藏，以通为用也。徐灵胎曰：千年之木往往自焚，盖阴尽火炎，物理然也。余谓积岁沟渠，必多拥塞，人能

味此，老人之病非纯以温补为法矣。昔金坛王肯堂年逾八旬，患脾泄经年不愈，医投温补而转剧，延我邑李士材诊之，用巴豆霜下痰数升而愈。此非李之明于辨病不能用，非王之知医亦不敢服耳。张子和曰：良工先治实后治虚，粗工或治实或治虚，谬工即实实虚虚，惟庸工能补其虚不敢治其实也。

昔有人乘舟遇风而患心疾，医者取多年船柁，于手汗所积处剖末饮之而愈。医以意用初视儿戏，往往巧发奇中，有未易致诘者。卢陵尝举此语坡公，坡公笑曰：然则以才人之笔烧灰饮学者，当疗昏惰推之；饮伯夷之盟水。即可救贪；食比干之饭余，即可已佞；舐樊哙之质亦可治怯；臭西子之珥亦可愈恶疾乎？卢陵亦大笑。余谓是固不可太泥，古人用药，每取形质相类，性气相从，以达病所。亦有纯以意运，如弩牙速产，杵糠下噎，月季调经，扇能止汗，蛇性上窜而引药，蝉膜外脱而退翳，所谓医者意也，殆即此类. 本不当以常理格，亦未可以必愈期，如或执而不通，适为坡老所笑耳。

今医士每见身热脉数，辄投柴葛以为邪散，则安不知六淫感症固非一端，见症虽略相同，治法则自有别。盖温邪忌表，湿家忌汗，前贤固有明训。王晋三《古方选注》集伤寒百十三方，攻补温凉无所不备，岂仅以解表为事哉！即足经论治，表散亦不宜太过。盖病中大汗，最能暗耗元阳，致病后每多损怯。尝阅《说郛》所载范云仕梁为治议，时武帝有九锡之命，期在旦夕，而云适病疫，乃召徐文伯诊之，欲求速愈。文伯曰：此甚易，但恐二年后不复能治。云曰：朝闻道，夕死何妨，况二年乎？文伯乃以火煅地，布桃柏叶于上，令云卧之，汗大泄，翌日遂愈。后二年云果暴卒。宣解之不宜过甚如此。

治病不难用药而难于辨症，辨症既明则中有所主，而用药自无疑畏，如明永乐中东宫妃张氏经阻阅十月，疑有孕，上命太医盛启东诊之，盛谓非孕，进方多破血品。东宫怒曰：早晚望诞育，岂宜服此。即屏退，阅月病益剧，复召诊，仍疏前方，东宫禁盛于别室而后服其方，盛家惶怖无地事恐不免，而盛洋洋若不经意，阅三日家人忽闻门外呼殿声甚喧，出视则盛已红棍前引获厚赏归矣。询之知妃服药后下血数斗，疾渐平复，可见识病即真下药，终无疑畏。如盛者于医无愧为良矣。

太素之脉，析五运之微，穷造化之理，能决人富贵利达贫贱寿夭，此无他至于理而止耳。盖人禀天地之气以生，故五行之气隐于五脏，通于六腑，呼吸之间，阴阳开合，造化玄微，靡不毕见。尝考《太素》诸书，首重心脉，心主也一身之动定系焉。凡人贵贱，惟在轻清重浅，其词曰：心脉分明紧秀洪，自然禄位至三公，清调三按俱无绝，福寿绵绵紫诰隆。盖脉清则神清，脉浊则气俗，得先天气厚，故神旺气充，脉必明秀而无杂乱，至贵也。大抵男子以肝木异位为主，女子以肺金兑位为先。清如玉之温润，应指分明，不沉不濡，调调不绝。浊则粗躁无神，息数混杂，按之不显，如撒干砂，此贵贱之所由分也。然一脉分六部，变应万端，其间阴阳聚散生克无穷，义奥同于易理，非真有宿慧者，岂能参其机要哉。

藜藿之躯不数服药之，故易于见功，膏粱之体未病先药，既病而药难取效。常见富人染病一日，数医医者争奇，冀得偶中，方药乱投，致多误事。有挽显者诗曰：

堂深人不知何病，身贵医争试一方。大抵富人病多误于乱药，贫人病多误于因循。

昔人言病有六不治，骄恣不论于理，轻身重财，衣食不适，恶言形羸，不肯服药，信巫不信医，六者有一，则为难治。余友沈子涵孝廉，丁未春来沪尝顾余斋，见其神色哀夺，问之曰：去冬患咳，至今未复耳。按其脉左坚细搏指，右关微涩。余曰：此属阴分有亏，木失水涵，冬令失藏，升降太过。夏三月防有失血之患。子涵曰：尚能食饭两碗，固无惧。余曰：虽然还当安闲静养，服药调之。曰：药补不如食补，我有肥鸡烂肉，何用药。余遂不复言，未几航海入都，果咳甚呕血，未及一年卒于京。嗟乎！是时尚可治，因不信医药，以致不救，惜哉。

眼科一症，前人虽有五轮八廓七十二症之义，然以余言之，其要不过辨其阴阳、虚实，急则治标，缓则治本耳。东坡当日与欧阳叔弼、晁无咎、张文潜同在戒坛时，坡公病目，尝以热水洗之，文潜曰：目忌点洗，目有病当存之，齿有病当劳之，不可同也。鲁直有言，眼恶剔决，齿便漱洁，治目当如曹参之治民，治齿当如商鞅之治军，斯为得之。余谓此特以养目言也。若火热壅结，赤肿腐烂，翳膜遮蔽，譬之镜受污垢，必当磨洗，非存养所能愈。余少时常患目赤，初不甚苦，仍于灯下观书，以致肿极而生翳膜，割剔数次始退，然稍不避风，其患立至，目光因之大损，后有友人传一方，于立冬日多觅野菊晒干作枕，自后得无目疾矣。藏器曰：勿使一日失谷气，盖五谷得天地中和之气，能益人脾胃，故以食为主也。然有非餐霞服气数十年不谷食而安然无恙者，是亦奇矣。余戚家一妇绝粒三十余年，日不过食菜疏半碟，或

果饵数枚，其起居动作无异平时，今年逾六旬，犹能调羹缝衽，此或胃气使然，故不治亦无害也。《吹影编》云：仲弟芝庭年十四，得奇疾不食五谷，闻气则呕，家人阴进米汁，乃气逆欲绝，时或长啸以舒气，其声如雷鸣，日惟吃羊豕肉品，食毕即饮冷茶三四瓯，暑月则饮水，亦无腹满作泻之患，有时连旬不食肉，只食瓜果数枚而已，饮酒胜常人，体更肥胖，精神倍于昔时。娶妻生二子一女，家人以为常，亦不强其食也。如是者十五六年，一日忽思食面，食之颇安，后遂能食，而渐羸瘦，不逾年而殁。时苏城吴正功我邑王协中皆得医名，吴诊视莫名其症，王则曰食挂。然亦未详其义，余谓是或痰之为患耳。痰留胃脘故不食不饥，痰阻气道故欲扬声以舒之，气有余即是火，久之火盛风生，痰亦为之消烁，而体瘦能食。前十余年强力支持，皆气火为之用耳，痰火虽消而气机亦绝矣。臆度如是，未识然否，存之以质君子。

医以意取，非可言传，每有病情相似，而药有验不验者，此当深究其理也。尝阅《南唐书》载烈祖食饴喉中噎，国医莫能愈。吴廷绍请进楮实汤一服而安，群医他日取用，皆不效，扣廷绍，但言噎因甘起，故以此治之。李时珍曰：楮实久服使人骨软，故能治骨哽，此亦软坚之义也。余谓饴味过甘，而能动火生痰，食饴致噎，盖为痰火所阻，楮实性寒而利，故得开其壅滞，此吴深求克胜之理，故作取验，岂一味楮实而可通治噎患哉。群医之昧，亦可概见矣。

南方卑湿，民苦湿热，每当春令，必阴雨连绵，入夏则暑热骤降，地气上蒸，人感之入秋不病湿温即患疟痢，盖初感虽

微，而湿久则成热，热久又能化湿。昔人言湿热交互如面入酥，乃言最难分理也。余于夏秋每患湿病，入冬始愈，故曾有"淹倒微躯夏复秋，病因暑湿最淹流，方书屡检翻滋感，药性多偏未易投"之句，亦言其淹缠难治耳。芜湖徐绍裘传一方，秋半清晓于残荷叶上收清露，以鲜佩兰叶浸二日，去叶取露，瓷瓶贮之，封固，明年入夏，晨起服一二茶匙，常食薏苡粥，可除此患，试之果验。

古方有药只一味者，名曰单方。盖取其力专而效速也，用之往往有奇验。金陵贾人莫丽春避岳来沪，就居城南，与余居近，有子七龄，好食瓜果，因患腹痛，日夜号哭，肌肉尽削。一日有行脚僧过其门，见之曰：此孩腹有虫，今尚可，再延一月即不救。居士肯舍香金五百，当为疗之。莫即首肯，僧于囊中出药草一束，令煎服，是晚泻出白虫升许，腹痛遂止。莫乃以所余草一茎袖来问余，视之粗如笔管，折之则不断，叶疏而色红，余曰：得非本草所谓赤藤者乎？《纲目》谓其能杀虫，而状亦相似。并引《夷坚志》所载赵子山寸白虫病，医令戒酒，赵不能禁，一日醉归夜已半，口渴甚，见庑下瓮水颇清，即连饮数酌而寝，迨晓见虫出盈席，心腹顿宽，异之，视所饮水乃仆浸赤藤以织草履者也。以古证今，其说皆合。特吴中素无此草，未尝见其苗叶，亦不敢言其必然也。

病非习见，自古医书所不载，往往于杂说中得之，时或有验。邑有剃发工孙某，于肉汁中误吞短发，初不为意，年余觉胸次隐痛，甚则肢体厥冷，孙尝出入余家，求余诊治，按脉两手俱平静，自言二便饮食如常，细视患处，皮色无少异。余曰：汝非营卫间病。因询其平日好食何物？曰：

无所好。又问曾食异常之物否？曰：无之，惟于二年前曾误吞短发。余曰：病在是矣。因令饮菜油，连进四五杯，乃大吐，遂出短黑虫无数，似发略粗，入水能动，浸二日仍化为发，病遂愈。或问油能杀虫乎？曰：惟取以探吐，且无骨之虫，见油则伏，故得随吐而出。然非《无本谈薮》所载，宋明帝宫人患腰痛牵心，发即气绝，群医以为肉癥，徐文伯曰：此发瘕也，以油灌之，吐物如发，稍稍引之，长三尺，头已成蛇。悬柱上水滴尽仍一发也。偶忆是说，因以试之，不意果验。

人当年衰齿牙摇动欲脱，或在壮岁为风火所侵，因而作痛者，最难禁受。余中年多齿患，偶阅《玉壶清话》有固齿乌髭药歌，试之果验，特录于此。歌曰：猪牙皂角及生姜，西国升麻蜀地黄，木律旱莲槐角子，细辛荷叶要相当。青盐等份同烧煅，研细将来使最良，揩齿牢牙髭鬓黑，谁知世上有仙方。并云方得诸西岳莲花峰顶。张师正年五十时齿已疏摇，不便咀嚼，既得此方，匡裔大戢，利如刀截。而摇者复固矣。此方授僧文莹，时僧齿亦危如悬蒂。试之辄复固。遂传于世。云古之医士能破胁取癥，割肢疗毒，筋断能续，骨断能接，今世虽罕见，然能通其技者宇内犹有其人，不过得传者少而遇之难耳。昔武林舍范氏之藏松阁主人有子才六龄，堕楼折胫，遍召医人，咸为束手，有新安郑某自言能治，令取牛筋劈细，揉熟如丝，以续断骨，出药末少许散骨上，以鸡皮封之，两月能起立，经年平复。余尝询其技之所授，云有祖传抄本书数十页，皆伤科秘法，然其药草非肆中所有，入山采取，往往终岁不得。倘得此药，便可接骨，惟损及脏腑则不能治矣。尝阅《翼稗编》载蒋紫真精于医，武进周某其母厮笋倾跌，竹锋入腹，肠已断，求治于蒋，曰创虽可治，十年后当有异疾。遂出药敷肠以线缝纫，纳腹中，研药一丸令腹，夜半而苏，一月创合，后八年乃已死。或问十年后如何？曰：续处必生肉簟，饮食渣滓即从此出耳。观此虽脏腑之损，亦可治也。

失血之症，弱年易犯，而治之颇难。缪仲淳言其要有三：一宜行不宜止，行则血循经络，不止自止，止则血凝发热，病日痼矣。二宜养肝不宜伐肝，盖血藏于肝，吐则肝失其职，故惟养之使气平而血有所归，伐则虚不能藏血，愈不止也。三宜理气不宜降火，气有余即是火，气顺则火降，血随气行，自不溢出，若欲降火必用寒凉，致伤脾胃，脾气既伤，尚能统血而安络乎。斯论甚明，学者大可于此取则。昔人言凡治血症，服寒凉药十无一生，服童便百无一死，因能降火滋阴，消瘀甚速也。余谓饮童便不如饮自便为佳，既可随便饮，使不失真气，且得因之食淡而远辛咸，夫淡食亦生新之一助也。医者意也，能知变而后能使草木。每见同是一方或分两有差，或少加一引，有验不验之异者，盖药之轻重必谅其病之浅深，使适达患所，过不及则不验。若夫一引之加，似无关系，然如千里行军，不可无一向导也。宋徽宗夏月食冰遂病脾泄，国医进药未效，召杨介诊之，介用大理中丸，帝曰：服之屡矣。介曰：病因食冰，臣以冰煎，犹是治受病之原也。服之果愈。此正经言必伏其所主而先其所因，其始则同，其终则异矣。

用药惟凭气味以扶偏制胜，乃今药肆所售竟有形似而实非者，霉烂而气味全失者，倘非常品必亲尝而后用之。盖投药如遣将，若未知其人之性情贤否而任之，鲜不偾事。忆昔在乡近镇有王某病火腑秘结，便阻有五十余日，余用更衣丸，以未效而疑之。幸病家细心，服时留取数粒以示余，尝之味甚甘，骇曰：是丸仅用芦荟、朱砂二味，取其苦滑重镇，今味反甘乃伪耳。因书方令自合，一服即通，知乡间药肆其不可靠有如此者。昔人言用药有三忌，谓从未经验、臭秽猛毒、气味异常也，知此三者，庶可驱使草木耳。

无为程生夏月露坐夜既深，觉小腹重滞而微痛，久则如有物攻。群医莫名其症，近村有老儒能医而不名，程延以诊视，乃令市诸药料，以次熏腹，至雄黄而腹鸣如雷，曰：此蛇臌也。是必坐处有蛇窟，夜深将出触其所吐之气，致成此疾。经岁腹膨如鼓，至脐中出水，则不可救矣。遂以雄黄和酒令饮，阅三日顿泻绿水斗余而愈。按《本草》载雷丸之治应声虫，与此相类，盖物必有制，因其畏而投之，故能取效。法虽异理自一也。

世俗有云，若要小儿安，须带三分饥与寒。盖言衣絮弗使过暖，饮食弗令过饱，庶无蕴热停滞之患，是亦保婴之一法也。凡褓襁之儿，内症多痰火，外感多风热，每患口舌肿毒，投以辛凉化毒自安。近有推惊婆子，指为螳螂子言过一周既不治，每用利刀剔儿两颊，以出血块，是惟江浙有之，而吴中为甚，他处未闻有此患也。然孩提之子，肌肤娇薄，即欲稍泄风热，以针略刺犹可，切勿用割裂以伤血络，致不能乳食，可不慎欤。

世言以醋泥涂火烧疮，取验最速，其言恰非无本。盖《北梦琐言》中载孙光宪家人方作煎饼，一婢抱儿旁玩，失手落儿火上，遽以醋泥涂之，至晚即愈，并无瘢痕。可见当时已有此说，故能应手取效。

然则民俗相传，固不厌多闻也。

桐城俞澹香言其族子昔患水胀腹膨如鼓，渐至手足面目皆肿，危殆已甚。自问无生理，一日闻邻家葱煎豆腐甚香，思食之，因自煮一碟，食颇快口，而小便觉爽，遂连食数日，溺更大通，肿渐消，腹亦渐小，不半月而病愈。俞谓水蛊重症而以葱腐获痊，殊不可解。余曰：凡人感疾皆由气味相触，内阻流行之机，感时虽微，久能致病，惟遇气味相投之物，一动其机，虽痼疾亦可或瘳。如《内经》言临病人问所便，即是此理，非臆说也。

吐衄诸血症，今人每宗仲景泻心法。不知其所谓泻心者，实泻手厥阴、足厥阴、太阴、阳明四经之邪火有余也。大黄峻利之品，用得其宜，取效固捷。若施之体弱之人，祸可立待。梁武帝时姚僧坦以医擅名，值帝病热欲服大黄，姚言至尊年高，不可轻用快药。帝不从几殆，其后元帝得心疾，群医拟进补心之品，姚言脉洪而实，盖有宿妨，非大黄不瘳，剂进立愈。观此知大黄之用，必有把握，未可混施。

华亭费秋谷母骤腹痛频危者再，闻天马山有道人能医，乃亲往延治，途遇一老翁同憩于亭，问何适？费以延医对，翁于囊中出一方曰：此孙思邈所得龙宫方也，服之当有效。费于匆迫间不辨何药，即市归进母，一服而后，以方示人，盖即《千金方》温脾汤也。是方寒热并用，补泻兼施，信非凡手所能定。按唐段成式《酉阳杂俎》邈尝隐居终南，时逢大旱，有西域僧奏请于昆明池结坛祈雨，凡七日池水骤缩，忽有老人夜诣思邈室曰：弟子昆明池龙也，今胡僧利弟子脑诡言祈雨，实欲杀我，望先生怜而救之。孙曰：余知昆明龙宫有仙方三十首，尔授我，将救汝。老人曰：此方上帝不许妄传，今事急，何敢吝。孙得方遂别撰三十卷，每卷入一方，致世莫辨，老翁所授，盖即真方也。

医学十三科惟针科效最速，然非精其技者不可轻试。经云：形气不足，阴阳俱虚，刺则重伤其阴阳，老者绝灭，壮者不复矣。东垣曰：脉浮数而发热，咽干舌赤，时作渴者，热在外也，灸则灾害立至。据此知虚寒忌针，实热忌灸，未明虚实者，针与灸岂可妄施哉！唐狄梁公性娴医药，尤精针术，显庆中应制入关，路出华州阛阓之北，稠人广众，聚观如堵，梁公引辔遥望，有巨牌大书"能疗此疾，酬绢千疋"，就观之，有儿年可十四五，卧牌下，鼻端生赘，大如拳石根蒂缀鼻才如食箸，或触之酸痛刻骨，双目为赘所绳，目睛翻白，痛极欲绝。公恻然久之乃曰：吾能为也。其父曰：汝亲属叩颡祈请。公令扶病者起，即于脑后下针寸许，乃询针气已达痛所乎？病人颔之。公遽出针，疣赘应手而落，病顿失，其家人且泣且拜，遂奉缣物。公笑曰：吾哀尔命之危，非鬻技也。不顾而去。然行针之法必达乎阴阳，分别穴道，倘失毫厘，则差以千里。如公者始可行其技矣。

咸丰初郑作夫都阃奉檄征皖南，左额受枪伤，时贼方炽，郑枕戈露宿，以至肿势日甚，医者谓是破伤风，邪已内闭，不能治。有一老兵取桑条数十茎，以火烧其中，取和酒，令服遂愈。此法曾见之方书，不意其奇验如此。然则应验诸方，医家亦不可不谙也。

《齐谐记》载江夏郭坦有儿，于病后忽能食，日必需米斛余，阅五年家至罄，坦乃驱使自觅食，儿因饥不可忍，乃取圃中韭啖之，竟尽二畦，旋觉闷极，因而大呕，陡出一物，状如龙，撮饭着物即化为水，而其病顿愈，物则恰莫能识云。及观间阎僧《睡余偶笔》言秦有化谷虫，长仅数寸，于谷器中，投其一，不二三日谷尽化水。始悟郭儿所呕或即此虫，是必采韭时未经洗净，误吞其子致有此患。韭能解蛇虫诸毒，故得疗此异疾。

谚云：走马看伤寒。盖言转眼变更，治之不容稍缓也。若令晨服一剂，明晚再服，中间已隔两昼一夜，经络已传，药力有所不及，则难取效矣。故古方有日三服，甚则昼夜服六次，使药不间断，始能制病。若危急之症，死生于旦暮之间，用药尤当不失其时。近日有一等医人，日则高卧，晚始出诊，以为延者众，而深夜犹不得安息。一至病家，故作多心之态，聊且疏方，告其病情则闭目不答，似厌其言之多也。嗟乎！病者求医望之甚切，早延夕至。一日虚过，以致鞭长莫及，谁之过与，其心安乎哉！

有友病疝，尝问方于余，言按前人治疝，各有所偏，立方不无错杂。仲景以寒为名，故主温散调营补虚，不入气分之药。而子和又以辛香流气为主，谓肝得疏泄病将自愈也。巢氏言阴气内积，复加寒气，盖由营卫失调而致。陈无择亦言女血因寒湿而为瘕，南气因寒聚而成疝，是以疝属寒者固多。然此病亦有起于湿热者，盖湿热在经，遏郁既久，外复感冒寒气收束，络脉不行，所以作痛。若专作寒论，恐未尽然。近惟叶氏有暴疝多寒，久疝多热之义，发前人所未发，后学似当深味。今友患此有年，且多目疾，维友疝病治肝，十居八九，因以辛甘化风为治，而附其说于此。

经云：湿多成五泄。水湿侵脾，固多

注下。然因风病泄者。亦习见焉。盖肠有风则飧泄，胃有风则濡泄。肝为风脏，故厥阴病每多作泻。今之俗工不察病情，以为健脾导湿治泻之要，用药大都香燥，不知肝为刚脏必甘柔酸敛以和之，燥则劫津，香能耗散，不反增其病乎？《竹楼间笔》载宋时有朝贵患痢经年，群医每进升阳理脾之剂，而病转剧，蜀医唐慎微诊之曰：此肠风也。投以育阴之品不旬而瘳。余每治肠风泄泻亦以柔肝获效，故特笔之。

痢疾古称滞下，盖湿热内阻，气失流行，久成积滞。昔人每以导气分消为主，此诚治夏秋时痢之常法。然风淫火迫，寒侵积痰，亦能致痢。治之又当分别。更有脾肾交亏，饮食入胃，输化不清，积留于肠回曲折之间，入秋气肃收藏不固而下泄者。道光丁酉先君年七十有三，仲秋患痢，昼夜百余次，初延医诊视，进苦辛调气之剂，因循十余日，病益甚，闻谷即呕，虽汤饮亦不能下，咽满口白糜而作呃逆。举家惶惶，方寸已乱，漫无意见，惟日夜祈祷，因思得一人与之共商，庶可放胆立方。越日适毗陵庄号春冶曾从余学医，颇有机变，因令诊，春冶蹙额曰：尊年营卫既亏，痢疾大下，阴液已涸，今口糜呃逆，胃气将绝，实难措手，惟有扶持元气，兼养胃阴，冀得胃气稍醒，以图转机，未识是否。余曰子言颇合。遂与定生脉佐芍药、银花、陈皮、炙草等味，以糯稻根煎汤代水，春冶用党参，余曰：是方所重在参，党参气味平淡，仅可调补常病，岂能恃以为治。乃用吉林上好山参，每服五分，日进药一次，参则昼夜四次，如是者五日，旁症悉除，渐能进粥，旬余而痢亦止。然仍不撤参药，至冬初能大啖肉食，盘飧罗列，无不称美，春初始能起床步履，然能食不充肌肉，余窃虑之，气候渐暖，饮食渐减，夏日惟食粥数次，至秋而痢复作，悉依前法治之，遂愈。次年秋病又作，仍进参药，先君谓麟曰：汝素知医，岂不知攻补有时，前者初病，曾服利导之剂，继用参药，是以有效。去年病即服参，积滞未清，故今秋复发，参药断不可再用。余心知非参之不可，而又不敢违命，日夜苦思，忽忆先君昔患肝疾，得苏郡医生阮仁昌治愈，先君每称其能，乃禀知延请，星夜着人赴苏，越五日而阮至，诊之曰：湿热内蕴，参药姑缓。乃用芩苓楂朴等治痢之药，先索方观之，深以为然。命速煎，余不能措一辞，时已申分，服后未及半时，即觉气促神乱，延至亥刻，遽尔见背。呜呼痛哉！可见二载之一息绵存，皆人参之力，一旦受此耗散，气泄不能再续。今日思之，未尝不饮泣而痛恨焉。

余作医话不过遣兴，非沾沾于五运六气而言也。适阅杨瑀《山居新话》载一事死不以病而疑为病死，余故话不涉医而亦登医话。其略言钱塘韩介石巨室也，延佑某年夏雷雨骤至，令庖僮登楼闭窗，雨过觅僮则已僵毙。因疑中风猝死而观身佩之刀缘鞘如故，刀则销铄过半。杨言其故，殊不可解。余谓此必雷死，非病死也。尝见西人于高楼及藏火药处每坎地竖铁杆，上出屋宇，以引雷火流入地中，而其旁必尽去五金之属，言能引雷，由此证之是僮之死亦以刀铁引雷入室而然也，猝中云乎哉。

苏郡叶天士良医也。有孙六龄发痘。叶视之曰：绝症无生理，不必服药。其子妇只生一子，不忍坐视，因延儿科诊之。遂疏方进药，旬余病良已，儿科颇自得，谓其家人曰：老先生道虽高，究非专科，

临症不多，误为逆候，其子若妇亦甚德之，以为乃翁固不若也。叶闻谓其子曰：儿痘果愈耶，某先生力也，当设筵演剧以酬其劳。子遂折柬招之，儿科盛服往，叶出众客咸称喜，乃蹙蹙曰：喜恐不能终席耳。众初不解，及开宴金鼓一声，儿嗷然哭遂绝。叶乃欢曰：吾早知其必死也。儿科恧然问故，曰：此儿先天既薄，感气又深，不能外达，今未兼旬，勉强收结，所泄乃阳明之毒也。肾经所伏仍然不动，闻震响则心惊，心火既动内迫肾水之火互冲，毒即激发而莫可御矣。儿科惭而退，众始服其识。又我邑医士王惠昭亦名冠一时，四方求治者耻相接，一日随仆行郭外，见隔溪一女子耘于田，王熟视良久，顾仆曰：汝可跣足涉溪，以泥水涂面突前紧执女手作拖其下水之势，任伊号哭不可舍去。仆曰：百步外有耕田者，闻声来救，恐难脱身。王曰：有我在无害也。仆如其言，女大骇极声呼救，其父持挺狂奔而来，王急止之曰：是若女耶，将发痘，非此一惊无活理，三日后必见点，以验我言。其父虽未深信，然素慕王名，姑试之，至期果然，亟延诊视且问故，王曰：此肾经痘也，猝然震骇可使转入心经，今无妨矣。遂为定方，不两旬而愈。或曰：二症皆发于肾经，一则因惊致死，一则因骇得生，何皆言之验也。余曰：叶子年幼质弱，感气既重，正不胜邪，毒伏不能外达，故发即死。村女身大气旺，一发即透，透则生。惊者皆欲触其速发也。然惟叶之能决其必死于初发之时，王能敢法子未发之际，是非三折肱者，其能如是哉。

古人尝以水火治病，其效甚速。如熨灸之类，今尚有之，以水疗疾者，世所罕见也。按后汉时有妇人卧疾，经年诸药无

效，华佗令坐石槽中用冷水灌顶，云当百，始及半，已冷颤欲死，灌者惧而欲止，佗许灌至七十。觉有热气，继而气若蒸釜，水如沸汤，满百灌乃始温褥厚被而卧，醒来病若失矣。又《南史》载将军房伯玉服五石散，因以致疾，常觉寒悚，虽夏月必披裘。徐嗣伯诊之曰：伏热也，须以水发之，然非冬月不可。迨至十一月水滴成冰，平旦令伯玉解衣坐石上，取新汲冷水从顶浇之，尽二十斛，口噤气绝，家人啼哭请止，嗣伯怒叱，尽水百斛，伯玉始能动，背上彭彭有起，曰热不可忍，乞冷饮。嗣伯以水一升饮之，疾顿愈。自后肢体常暖，冬月犹服单衣。时珍曰：此皆伏热之证，火郁则发之。必于冬月者，盖冬至后阳气在内，平旦亦阳气方盛之所，折之以寒，使热气郁遏至极而激发之。米真人《灵验篇》云：有人患风疾，掘坑令人解衣坐坑内，以热汤淋之。良久以簟盖之，汗出而愈。宗奭爽云：四时暴泄，肢冷腹痛，令坐热汤中，浸至腹上，频频揉擦，生阳诸药，无速于此。二者皆以水疗疾，冷热虽殊，其理一也。

蜘蛛之毒，甚于蛇蝎。余尝见友家一婢，左臂为蛛所啮，肿如瓮，痛极闷绝，或令以羊血冲酒灌之使醉，昏睡一日夜，肿始退。偶阅刘禹锡《传信方》载判官张延尝为斑蛛伤颈，初不觉。越宿首大如斗，有二赤纹绕项下至心前，几至不救。有方士取大蓝汁入麝香、雄黄，以蛛投之即化为水，遂以汁点咬处，两日悉平。《本草》言蜘蛛能制蜈蚣蛇伤，其性毒可知。古方有蜘蛛散，取能定幽暗之风，以治阴疝。吴门王晋三《古方选注》云：蜘蛛有毒，人咸畏之，而长邑宰林公瑛山海卫人壮年，调理方多用之，久亦无害。言有毒者，或

南北地异所产不同耳。

物理相制，多有不可解者。顾但知其相制处，亦可救一时之急。邻有幼孩为群蜂所螫，顷刻肿甚，或令捣芋苗缚之而消。按沈括《笔谈》言处士刘阳居王屋山时，见一蜘蛛为蜂螫坠地，其腹如鼓，欲袭乃徐行入田间，啮芋梗，以疮就磨之，良久腹顿消。然则以芋治螫，或亦本于此耳。

乾隆初郡城某绅患腹痛，发必昏厥，势甚危笃，四方医士延聘殆尽，诸药毕投，竟无一验。乃榜示通衢，有能治者酬千金。时逢岁试，士子咸集郡中。金邑有周生者性好博场，后兴发薄资尽罄，招覆案发周不与，同寓亦大半散去，周坐困旅邸，欲归不得，忽梦亡师某谓曰：汝已得取，不负此来。周曰：昨已出案，门生无分，先生尚未知耶。某曰：汝案在红笺上。周方欲再问，某遽起曰：速取看案。周醒以为妄想所致，晨起无聊，遂至贡院，见案傍果有红笺，视之乃某官招医帖也。因思正无归计，姑就之，倘有机会亦未可料，遂贸然往，略一诊视，诡言此症非汤药可疗，必余手制灵丹方期有效。约以翌日，回寓沉思，必得一物，庶可伪为丹药。因徘徊户外，见墙边有半朽蒲包，乃以黄土封固，焚为灰。分作数包，袖以往曰：越两时可一服，不过三服病当愈。然是非寻常药肆中物，价值昂贵，必先稍尝药资。主人言若有验，不靳重酬，预付不能应命。周不得已，爽然返寓，越日有干仆数辈辇金而至，曰：先生妙药，昨进二服即吐血一块，腹痛顿愈。聊奉薄酬，还求复诊。今病已根去，静养自安，无须用药。余有急务欲归，不克再往，为我谢覆可也。时我邑杨介眉医名重海内，绅延伊调理，称周术之神，杨令将所吐之物洗去血，置清水，顷

之蠕蠕自动，引之长四五寸，乃一蚂蝗也。曰：此必饮水误吞入腹，幸未生子，故得一吐而尽。然私慕周之技，乘间往返，登堂肃拜，执弟子礼甚恭，周骇曰：先生医道，谁不敬服，仆素无学问，何敢当此。杨曰：原闻所以知某绅之患而治之。周见其诚，遂实告。杨曰：蒲包灰尚有否？周乃取余灰出，杨尝之曰：是已，此盐包也。盐能杀蛭，故有此验耳。

古有防风粥，以真珠兰碎金犀，取油煮五香稻为糜耳。一盂价值一金，白居易在翰林日，尝赐一瓯食之，口香七日，云可除风湿，是亦芳香逐湿之意也。

按梁州离记锡醋能消介类，忆《说郛》载有少年眼中尝见一镜，医者言其吃鲙太多，有鱼鳞在胸，致眼生花耳。乃设芥醋一瓶，令于饥时啜之，疾遂愈。又有为鱼骨所鲠几废饮食，后服白锡而解，证此则锡醋之可消介类，其说信然。

走方医卖药市中，或曰一日必疗一病，虽未必然，而亦时有验者。邑有李跛开鱼行于东门外，自言幼时足背生细疮数颗，无甚痛苦，绝不为意，夏月赤足坐门首，有走方医目之曰：此非癣疥疾也，毒发阳明已久，亟宜外达，不治当发肠痈，此足废矣。伊父怒其妄而叱之，遂去，不逾月病发，医药半年始愈，而足果废。可见走方祝由之类。虽多以小术惑人，讹取财物，而于方药所不能疗之痼疾，往往以符咒草药取效，即此亦见其非全妄也。

曹吉云太史于道光乙巳释褐旋里，行抵山东其仆坠车折胫，羁旅觅医，闻五十里外有某医能治，遂绕道访之，所居甚幽僻，聚族数十家，皆业农，医者年已半百，须发间白，草履葛衫，吐属温厚，略询邦族，谓行途遭此，洵可怜也。细视伤痕，

言骨虽断，尚可续。先出药水一匙令饮，更以药涂之。约越日痛缓，一月可瘥，但必一年不可行远，始复故步耳。酬以四金，亦无不足意。后果如期而愈。可见僻壤荒村，亦有能手，即其举重若轻，而不矜其技，是亦世俗所难耳。嗣于友人席间谈及此事，济南徐济良太常言所饮之药，名木乃伊，凡人骨断得此能续，既阅陶九成《辍耕录》载天方国人有年七十八岁，愿舍身济众者，即绝饮食，日惟澡身啖蜜，经月而便溺皆蜜，既死，国人殓以石棺，仍用蜜满浸，镌其年月识而瘗之，俟百年后起封则成蜜剂。遇伤肢体者，服少许立愈，盖即木乃伊也。然甚可贵，虽在彼国，亦不易得云。据此徐子所言，信有因矣。

泰西医士言善治跌仆损伤，不知此技莫过于蒙古。乾隆时越东俞孝廉澄北上堕车，折断肋骨四根，蒙古医生取驴骨易之，束以帛，半年而愈，惟戒终身弗食驴肉。又齐次风侍郎趋直圆明园，坠马破脑，脑浆流溢，仅存一息，延蒙古伤科治之，刲羊脑以补之，调药末敷其外，一日夜少苏，然视物皆倒悬，以鼓于脑后敲数十捶，视物始正，阅八月而平复。今中外医人恐未必有此神技也。

元明有刚哈剌咱庆王在上都尝因坠马致两目黑睛俱无，而舌出几至胸，诸医束手。时维广惠司卿聂某言识此症，乃以剪刀去其舌，少顷复出一舌，复去之，并于两旁各去一指许，用药涂之，越夕而目睛如旧，更无疾苦。事见杨瑀《山居新话》，谓聂某亲与言之，其剪下之舌尚存也。按广惠司乃回回医人所隶，聂某或曾见此症，故能为之治。惜当日元诚先生曾未一询其病由也。

咸丰初黄岩邑某贾于沪一夕偕友小饮，

归时已三鼓，倏有旋风刮地起，风过叶仆地不起，同伴扶掖回寓，逾时气绝。其友徐姓者尝谓余曰：叶年壮盛气体素强，何病之骤而死之速也。余曰：此殆非病，或因惊散生魂耳。闻是时尚可救否？曰：按本草以腰刀鞘二三寸烧灰服，谓可救。明年徐赴苏郡，泊舟黄渡，晚餐方毕，闻岸上喧呶声，往观见一人倒地，因询其何病？其家人曰：本无疾苦，因黄昏出门欲往友家，行未半里遽踣于此。徐忆余言，令以刀鞘试之，移时渐苏，顷即坐起，自言初至此，闻树头鸟声乱噪，阴风起林间，使人毫发皆坚，忽来一巨人挥拳猛击，骇极狂窜，正不识路，继闻前面锋刃声甚厉，意巨人持械复来，遂回身而走，不知何以仍在此也。观此可见古书所载奇方异疾，若治之得中，罔无不验者。然此理甚微，不易解。

尝观《拮奇集》载黑犬遍体无杂毛，目如丹朱者，名风夷，能治飞头之疾。初不知飞头何疾，阅《搜神记》吴时将军朱桓一婢，每夜卧头辄飞去，将晓复还。又《酉阳杂俎》岭南溪洞中往往有飞头者，故有飞头獠子之名。头飞一日，前颈有痕，匝项如红缕，妻子成守之，其人及夜状如病，头忽离身而去，将晓复还，如梦觉云。噫！此固疾耶奇甚矣。未识何由而得，遍阅诸书，无从考证耳。

宋徐文伯入山采药，遇二老人凿石取水自饮，文伯渴甚，欲乞一盂。老人曰：此玉液也，非汝可饮。过恳之，授半盏，方入口，齿即相击，下咽觉冷不可耐。一老曰：何自苦乃尔。遂摘树叶三片使食，食之即觉温暖异常。老人复授书一册，曰：习之能疗世人疾。文伯暮年遂神其技，尝于路旁见一人倒地死，腹大如瓮，文伯曰：

此人为爆蛇击死，气虽绝，神未离，尚可活也。乃取药丸纳其鼻孔，顷之腹鸣便泄而苏。众问所施何药，曰鸢角犀也。按：鸢角犀乃巨蛇角，能解诸毒。又明帝时有内侍患头痛，如破发即厥绝，群医以为风，文伯曰：此脑蛆也。以药点两眼角，顷则鼻中出蛆无数，乃取以捣汁入药少许，令服曰：此脑蛆所化，非此不能补耳。自后病遂不发。

时下庸浅医流有三恶习，写方作狂草，用药好奇异，不问病情，妄言知脉。不知医称司命，当如何郑重，而率意如此，其道亦概可知矣。要知此辈固未尝读书识字，略知药性温凉，便欲以寒投热，恐人识其学浅而必强书脉案，又虑多别字故作行草，以混字迹，不虑肆人莫辨，不顾病者安危，忍心大胆，莫此为甚。方中每用，非习见之品，有本草所不载者。余尝考其所本，不但不明出处，且未辨其气味，不知古人常用之药不过数十味，如六君、四物、六味等，百世不刊之方，试问有异常之药否？声色证形脉为五诊，故必闻声、观色、辨证、察形、复以脉合病情，庶几胸有成竹。然亦有脉症两歧者，故前人有取症不取脉，取脉不取症之义。按人身络脉肖乎天地流行，达乎阴阳造化，但可测其常不能尽其变也。晋太医令王叔和撰《脉经》犹未能尽泄其奥。盖脉理渊深，惟求于微茫呼吸之间，岂能了如指掌哉！陶节庵曰：指下难明者，真言也。夸言通晓者，但能言而不能行也。其所著《伤寒全生集》惟取浮中沉，以分阴阳虚实，病之传变，但求于动静躁盛之间，此亦宗仲景只别阴阳之义也。

《抱朴子》曰：服金者寿如金，服玉者寿如玉。然炼服之法失传已久，世人未得其术。而轻试之，浅则骨瘘，久则致命，是欲延年，而反促其寿矣。后魏李预餐玉致疾，谓其妻曰：服玉者当屏居山林，排弃嗜欲，而我酒色不绝，自致于死，非药之过，然虽死而尸体必当有异，宜勿遽殓，令人知餐服之功。时在七月中，长安毒热如沸，而尸停四日，体仍不变，口亦无秽。昔人有临死服玉屑五斤，死经三年肤壳如生者。李时珍曰：服玉末不能令生者不死，惟能使死者不朽耳。

东坡晚年好烧炼之术，多与方外游，尝遇灵智道人授以炼服丹法方，于二至日常吸鼻液漱咽，独居净室，溺则封置瓷器中，满月开视，当有细砂结其上如浮蚁然，以绢滤取，用新汲水淘净，枣肉为丸，此名阳丹阴炼。又取人乳入银鼎慢火赘炼，如淡金色为丸，此名阴丹阳炼。盖此二物须经煅炼始有阴阳相济之功，得成九转还丹之力。坡翁谓灵智妙用沉机捷法，非其人不轻泄也。

成天地者气也，天地成而万物生，气固为生生之本。凡血肉之物，气全则生，气尽则死，此自然之理。术家有服气之法，不过能却病延年，亦不能令人不饥不食，然按《孔子家语》食石者肥泽而不老，食水者耐寒而若浮，食肉者勇而悍，食谷者智慧而巧，食气者神明而寿，不食者不死而神，是食气固能不死也。尝阅宋人杂话，嘉祐间河北大饥，有民襁负一子觅食他方，中途迫于饥困，遂弃子于空冢中，岁定归乡，过其处收埋残骨，则儿未死，肥健愈于弃时，冢中空无所有，惟见一蟾蜍大如车轮，气咻咻然自出穴中。抱儿归与之食，不食六七岁，肌肤如玉，其父携至京师以示儿科，医者言物之有气者能蛰，燕蛇虾蟆之类是也。能蛰则能不食而寿，此千岁

虾蟆也。儿得气故不饥，若听其不食，终身不娶，后必成道，无须药也。《东坡集》亦载其事，谅非子虚。然思儿在冢中得其气而不死，或然既出穴仍不食不饥，其理殊不易解。

昔在京邸遇东鲁宋老人太常初年九十有四，须发皓然，颜如童子，下榻福清道院，日惟静坐，一室三餐之外，无所嗜好。余曾叩其摄生之术，曰：饮食但取益人，毋求爽口，弗食与体相妨之物。自言幼时脾胃素弱，故生平不食瓜果油腻炙煿，虽佳品罗列，未尝朵颐，故能保此残年，纵口腹而不自惜其身，不可为智。此言胜药石，余尝志之。

神农以赭鞭鞭百草，尽去其毒，而后辨其气味，察其寒温，著《本草经》三卷，后虽渐积增加，然至汉末亦仅传三百六十五种。至明东璧氏汇集诸家，著《纲目》一书，多至一千八百九十二种，而歧误亦多。余谓古书简而多缺，今书繁而多讹，近惟澉水吴氏之《从新》去取适中，便于检阅，宜为人所脍炙。然届今甫百年而品味已多变异，甚至有是名而无是物，肆中遂以他药代之，医者但知某药治某病，泛取而浪用之，贻误尚有穷乎！余不揣固陋，尝欲明出处、辨气味、诠真伪、去所无、补所缺，更勒一书，名曰《本草时宜》，以切于用。然必考证详确而后笔之，故二十年来仅得七十余种，逾周甲虑不能竟其事。倘得假吾数年，庶于是书无憾云。

人参在古本草云生上党山谷及辽东，形长而色黄，状如防风。产百济者形细而坚白，气味薄于上党，此皆言党参也。濒湖李氏辑《本草纲目》广收诸品，而未及于参。至我朝澉水吴氏订《从新》一书，始分人参、党参为两种，知明时尚无人参。

百济新罗高丽等国来中土互市者，皆上党之类。按《谈苑》载邵化及为高丽国王治药，言参质极坚，用斧断之，香馥一殿。又《航海续编》云辽东有靰参，色红泽，体实有心，味甘微苦，断之有金井玉阑纹。人衔之走，气息自若。则都指人参而言矣。时以中国未行，故不入内地。国初始见用其名，乃著于时。嗣后采者多而产渐少，入山每无所得，至弃其业。道光初近山农户取子种之，伪充山参，遂以乱真，渐至真者几绝。医者以是物多伪，亦将弃此勿用，是亦参之一厄也。今甯古台参久已罕见，惟船厂为上，凤凰城次之。凤产质嫩而糖重，故价亦较贱。但昔以光圆短熟为佳，今则以糙熟兼均为贵，是又参之小变。尝观《瓯北集》云曩阅国史，我朝以参贸，高丽定价十两一斤，迨定鼎中原，售者多而价渐贵。然考康熙甲午查悔余谢揆恺功惠参诗有十斤易一两，盖是时参价不过十换。乾隆十五年余应京兆试，虑精力不支，以白金一两六钱易参一钱，二十八年因病服参，则其价贵已过半。三十年来何甯更增十倍云云。按今之市价虽不甚相悬，而物产则远不如前矣。余尝悉心辨别，始知是物真伪固非难识，在今之医士寻常草木尚不深求气味，况非习见之品？有终其身未尝一睹庐山面目者，犹何可与言哉？究之真非绝无，特其价过昂，识者亦罕，故非富贵家素讲服饵者，鲜克知其味矣。然于痘科产科及元气欲脱之症。实有起死回生之力，断非他药所能代也。忆昔某戚妇每产血必大下，服参则止。道光壬辰复娩，时次参甚行，某置两许，意十倍服之，功力足以相抵，及服崩血愈甚，气竭欲脱，急市山参一钱，服之即止。按参之功用固在诸药之上，行之中土，百有余年，活人

无算，自为奸民私种，以致鱼目混珠，遂见疑于世而勿用，可不惜哉。

经云：五谷为养，五蔬为充。蔬者疏也，所以佐谷气而疏通壅滞也。时珍曰：凡草木之可茹者，为韭、芥、葵、葱、藿五菜，然菜固不止于五。《说原》蔬植三百有六十，《纲目》仅收一百五种，余俱不可考。今民生日用之常，更不及十之三四耳。按蔬品惟蒜、胡荽、苜蓿，汉时得之西域，唐贞观中泥婆罗国又献菠棱菜、浑提葱，至今传种不绝。近通泰西诸国，其蓏果携入内地，土人觅种之，市以获利，而毕人亦有以之充馔者，今略择数种，辨其气味，以备考证。卷心菜，俗名哈喇菜，叶卷如球，色青经霜后微红，去数层，内叶嫩黄脆美。俟其自放，其大如盖，气味甘平，利肠清胃，大抵似菘而味不及耳。花菜来自花旗，故名。叶缺刻如细芥，色浅黄，味甘淡，润肺化痰，性亦和平。笋芽色白细长，形如玉箸，味淡微辛，中实无节，固非竹类，土人因其形似笋芽故名之耳。然南菘北植，即化芜菁，今隔数万里重洋而仍不失色味，是亦不可解也。

古人春食凉夏食寒以养阳，秋食温冬食热以养阴，此四时之宜，以合阴阳，而安六腑。然天生果品，亦以应候以益人。如春生梅酸敛以平肝木；夏生瓜，甘寒以清暑热；秋生梨，甘凉以肃肺；金冬熟杞，甘温以益肾水，此即经言五果为助，五味五色以应五脏也。

方伎之流，以法取童女初行经水，谓之红铅，多方制炼，以惑人，而尤甚行于明末。有术士制一粒丹用乳调匀，使人仰卧从鼻灌之，美其名曰"进大药"，朝贵多趋之。李可灼红丸之案，即此物也。按妇人月水咸热有毒，服之伤脑，术士之言，

岂足信哉！观萧了真金丹诗亦可悟矣。

竹根木屑，贤者注意，世固无弃物也。惟医亦然。苟明其意，凡物皆可疗疾。如徐嗣伯尝以棺中死人枕治尸疰石疽及多见鬼物，均应手取效。或问三症不同，何皆用枕而瘥。嗣伯曰：尸疰鬼气也，伏而未起，故令人沉滞，以枕治之，魂气飞越不赴体矣。石疽甚僻，虫性转坚，非药力可遣，因亦以鬼物驱散之。至眼昏而见魍魉者，邪气入肝也，以邪引邪，固当用枕钩之。三者不相同而适相似，得其意之所在而治之。故皆验也。大抵自宋以前未尝用，嗣后灵鞋尸席与自缢死绳咸用以治病，而本草亦收之耳。

药有雷丸之名，本草谓与雷斧雷楔皆霹雳击物时精气所化，若埋于向阳之处，数年后即大如卵，坚如铁矣。按雷火本地中湿蒸之气郁久勃发，地气升泄为阴中之阳。雷丸得其余气，故能除胃火散皮中结热，然久服则令人阴痿，盖亦性阴所致。元至正间邑农家有老妪为雷击死，顷之复苏，口中含药一丸，吐以示人，比邻俞某意为神丹，夺而吞之，遂患喉痛物格格然若不化，后因怒咳随痰以出，之状如李核，质光润而色黄，斧击不碎，数年之咽痛遂止。意此即雷丸之类，俞吞时其升腾之气方盛，迫火上炎，故患咽痛。迨为怒所激，随气涌出，物既去，宜其病之顿失也。

古无烟草，昔闽人自海外得淡巴菰，燃之以管吸其烟，云能辟瘴，故明时征滇军中咸服之。至我朝始盛行于内地，今虽担夫农工之辈，无不备以供客。按本草云：其性纯阳，能行能散，故可化湿御寒，其气入口，顷刻而周一身，令人通体俱快。然火气熏灼，大损肺气，今之多患喉舌诸疮，未必非嗜烟所致。近人欲避其火气，以铜为器，置水于中使烟从水底起，名曰水烟袋，以为得既济之法。不知一吸三呼，更伤气分，卫生者还宜远之。

蜀地产椒，分五色以按五行。服饵家谓是草中之大丹，炼服能坚齿发，调关节，耐寒暑，久则轻身益寿。按椒性辛热，能损肺泄气，炼服亦非所宜。今人因其馨香快膈，每用以蘸食腥膻，不知其助火动血，因以致病者伙矣。浙宁陈彦生好食椒，年未五十齿落过半，此其验也。

诸凡含血之物，其骨皆难长。在人自胚胎至成人必二十年。方坚骨髓，惟麋鹿骨自生至坚不过两月，计一日夜能长数寸。虽草木之易生，犹不能及，所以能坚筋骨、强阳道、益精髓。旧有髓道士斑龙丸歌曰：尾闾不禁沧海竭，九转灵丹都漫说，惟有斑龙顶上珠，能补玉堂关下穴。其丸盖鹿茸所合也。但鹿则喜山而属阳，故夏至解角；麋乃喜泽而属阴，故冬至解角。今人采茸不分麋鹿，岂知阴阳既别，功用亦殊，而可混用乎？

四时草木应候而生，采取亦必及时，非其时则气味异而功用亦差，即血肉之品亦不宜生取以失其性。尝闻今之市麝脐者，生而割之，其香未蕴，脐秽尚腥，入药多至损人。按麝食芳草，至冬香蕴于脐，至春脐痒，自以爪剔出。采芳妇女拾以相赠，馨香染袖，经年不退，名曰生香，颇不易得。今山中猎户尝取麝粪暴干，得麝生割脐香以粪实之，或取飞虻去首足翅入脐封固，久之香亦不散，名曰当门子，是以一麝而获五脐之利也。虻且有毒，不良可知，以之和香料犹可，若入药饵，不反有所损乎？

今市卖有所谓醋鳖者，云出普陀山，似螺而扁大如豆粒，言能催生。产妇于临蓐时吞之，儿即持以出。然余尝试之，恰无验也。按《海槎余录》谓是相思子，生海中，好事者取藏箧笥，终岁不坏，出投醋中，则能转旋不已。而无催生之说。据此盖要物耳。正如《闽部疏》载莆田所产小白石，状如杏仁，擘之腹文如虫，取两石离立碟中，须臾自相迎合，名曰雌雄石。近亦有市卖者，谓其能治目疾，且可合媚药，其价故甚昂贵，而不知其藉此愚人，亦无佐验也。

木鳖子，本草言其无毒，能治泻痢疳积，而发明下又载蓟门人有二子，服此俱毙，特著为戒。近闻南门外有农人曹某年已半百，子仅九龄，患腹痛时发时止，经年不愈，或言此疳积，木鳖可疗。曹即市五文，尽数煎与其子，服不逾时，乃肉颤筋弛，骨节尽解而死。按木鳖有两种，一产南中，形细而底凸，又名木虱子，昔人用以治痢，审其性味不过苦参子之类耳，此种今已绝少。现肆中所卖者，皆番木鳖，出回回国，外科尝用以傅疮，服之能杀人，切勿入药以尝试也。

夏子益曰：天地山川树木皆有脂，此系阴阳气化之余，结而成髓，饮天脂者成上仙，地脂成地仙，山川树木之脂寿俱无量。鬼谷子《语仙录》云：取天脂须于危峰绝顶人迹罕到之处，置金盘盛明珠，每于寅卯之交往采，有清露即倾去，得浆色白，芳香不散，味极清甘者是也。地脂于地脉流行聚合之处，从上涌出，不收仍入地。大抵天地之脂，每六十年一泄。山脂即钟乳石之类，钟乳乃石之汁液，脂其髓也。水脂出大海中，高喷百丈还落水中，介类吞之得为神。树脂数千老树枯而复荣者，再始有脂，能化婴儿，游行不定，颇不易得。方镇《编年》载高展为并州判官，

一日见砌间沫出，以手撮之，试涂一老吏面上，皱皮顿改，颜色如少。展同承天道士，曰：此名地脂，食之不死。展乃发砖。已无有矣。

国朝康熙间顺德有民入山樵采，忽闻树顶有儿啼声，仰视见古木上有气缕缕如烟，飞鸟过之皆堕。斫视其中有人状类凝脂，问之不应，拂之则笑。一同伴曰：此名树脂，非恶物也。遂蒸食，食已觉热，寻浴溪中，肉尽溃裂死。而余谓仙佛之书，大都渺茫，固不足信。凡异常之物，智者不食，信然。

使君子之名，相传有潘州郭使君疗小儿腹痛，每用此取效，因有是称。按：小儿腹痛虫患为多，而凡杀虫药多苦辛，惟使君子味甘，孩提服饵，不损脾胃，故尤相宜也。至世俗谓虫无尽杀，杀尽则无以消食，此真愚俗之言。李时珍尝譬之树有蠹，屋有蚁，国有盗，是福是祸，不问可知矣。余亦谓修养之家，必以去三尸，即此类推，虫固宜杀，而不宜留也。

今人好食白瀹鸡子，言能安五脏，益气血。不知其颇不易化，非煮之极熟，多致停滞。《南史》载李道念一病五年，屡治未效。丞相褚澄诊之曰：非冷非热，当是过食白瀹鸡子耳。煮蒜令食，遂吐一物，形如卵。视之雏鸡也，翅足俱全。澄曰：未尽。以蒜更吐之，计出十二枚而愈。李时珍尝见一朝贵，每晨必进鸡子数枚，久而无恙。因询其庖，此外尚有何好？庖言食不撤蒜。李曰：赖有此耳。观此足知是物不宜多食，而蒜之能消肉积，益信然矣。

释道家有五辛之禁，道以韭、薤、蒜、芸、苔、胡荽为五荤。而释家则葫、小蒜、兴渠、慈葱、茗葱也。所禁虽有异同，然皆辛熏之品，生食增恚，熟食发淫。以其

有损性灵，故屏绝也。

丝瓜本蔬中佳品，世俗相传其性至寒，食之败阳。按《本草》言甘平能除热利肠，解毒通络。而《生生编》又谓暖胃助阳。余尝考其性味，不过甘凉之品。因其凉血，故治肠风崩漏，其络贯串如人脉络，故能通络，其质软滑，故曰败阳暖胃之说，抑何反也。

狗蝇、牛虱，古方未尝用之，而近世医家每以此治痘，盖出《齐东野语》。周密言同僚括苍陈坡老儒也，其孙三岁出痘半浆倒靥，势已不治，遇一士授药少许，服之移时即红润，乃乞其方以寿世。盖用狗蝇和醋，以酒调服耳。按药中虫蚁不过取其飞扬走散之功，故多施于伤科外症，以通血闭。痘症全赖气血以成浆结痂，元虚之症，当以参芪培养元气，切勿以此为法也。

尝见幼科取青蒿中虫和药，以治小儿急慢惊风。古方未见用此，惟《保婴集》极言其功效，并有诗云：一半朱砂一半雪，其功只在青蒿节，任教死去也还魂，服时须用生人血。盖用朱砂和之，乳汁点服也。

今人冬月每以酒和牛乳炖食，而薛立斋言酒不可与乳同饮，则乳汁下咽，得酒则凝，颇不易化。若以酒炖食乳，已熟而成块，本无害也。胡小圆太守晨起食乳，不耐膻气，急呼酒饮，遂觉膈间痞闷，一日夜不思饮食，服神曲麦蘖俱无效。余令取酥与消导药服之遂愈。酥本乳之精华，得同气以相引，故易取效也。

世言茂有百益一损，梨则百损一益。按：茂即木瓜，不过藉酸涩之性得以舒筋伐木，岂若梨之甘能养胃，凉可清心，润燥化痰，除烦解热，且涣风邪而消痈毒哉！尝阅陈鹄《耆旧续闻》载湖南崔孝廉道出

泗州，闻吕某精太素脉俾诊之，吕曰君来年可得官，秋发痈毒，不可治。崔求预处一方，吕谢不能。固请之，乃曰：京师有大马刘者可访也。明年崔果登第，遂访刘，刘令日啖梨至二百余颗，乃遍生小疮，而无他患。又《类编》载有士人状若有疾，厌厌然日无聊赖，医者杨吉老诊之，言气血为热铄，此去三年当以疽死。士人虑之，闻茅山有羽士能医，不轻为人治，乃易青衣投执薪水役，乃以实告道士，亦令食梨而愈。考《经疏》言膏粱之家，厚味脓酒，纵肆无节，不病痰火，必有痈疽卒中之患。惟频食佳梨，能转重为轻，变危为安。据此则梨之功用甚大，损益之说，抑何相反如此耶？

腰膝无力，肾气不足也。栗形如肾，故能补肾虚，每于冬月以袋盛生栗，悬高处干之，晨起吃数颗，再以猪肾粥助之，久则奇效。然须细嚼，连液吞咽，若顿食至饱，致伤脾滞气。苏子由诗：老去自添腰脚病，山翁服栗旧传方，客来为说晨兴后，三咽极收白玉浆。是得食栗之诀矣。

樱桃味甘性热，故王维有"饱食不须愁内热，大官还有蔗浆寒"句。张子和言舞水一富家有二子好食紫樱，日啖一二升，半月后长者发肺痿，幼发痫，相继而殇。嗟乎！天生百果，所以养人，倘纵其嗜欲，反滋其害。邵尧夫云：爽口物多终作疾。真格言也。

蓬术气味苦辛，功专杀伐。古人用之，必杂以参术，虑其耗气也。今人用以破积滞，治胸胁诸痛，取其能散气中之血耳。而好古言亦能益气，然审其性味，亦犹厚朴、槟榔之类，益气之说，切勿轻信。本草载王执中久患心脾痛，服醒脾药反胀，用蓬术泡以水，醋煎服立愈。余谓脘痛每

多肝木犯胃，蓬术苦辛泄降，兼之醋味酸收，正合治肝之法，是以效也。

元素曰：川芎上行头目，下行血海，能散肝经之风，为少阳厥阴血虚头痛之圣药。余按：川芎性味辛温，以佐地芍，而使不寒不滞，故四物汤用以为使。此如六味之有泽泻也，其非专任之品可知矣。今人每用以为君，治少阳厥阴证，不知阴弱之人，多虚热挟肝胆之火上炎，而致呕逆痰咳，头痛气喘，是宜甘缓育阴，而使火风自减，岂可以升散之品以助其势乎？虞抟谓骨蒸多汗及气弱者，不可久服川芎，盖能令真气走泄，而阴愈虚也。李时珍曰：川芎，肝经药也，若单服久服则辛香归肺，肺气偏胜，金来贼木，而肝必受邪，久则偏绝，使人夭亡，故医者贵乎格物也。

昔人言生姜调中益胃，能除肺经诸病，而为呕家圣药。按姜性辛温，用以宣肺气，开寒痰，平呕逆。若为肺胃必需之品则不然，盖胃为阳土，性喜甘柔，肺痛秋金，亦宜清肃，辛散之品，恐非所宜。余谓但可用以醒胃，不当用以益胃。或问本草言夜间勿食姜，食之令人气闭，何也？曰：肺以气顺为安，卧则气血宁静。若以辛温助之，使痰气上壅而阻气道。谚云早除萝卜夜除姜，亦此意也。

牡蛎，一名蠔山，附石而生，傀偏相连如房，故亦名蛎房。以是海气所化，体用皆阴，本草故言能治虚损烦热。余尝用以潜阳，较胜于鳆。陶隐居本《通典》老雕入海化为蛎，云是百岁雕所化。按：蛎即螺类，然蛎生石间，坚实不动，类虽属介，迥异螺蚌，说恐未然。近人疏方，每书左牡蛎，盖以左顾为牡也。陈海藏尝非之，谓是卤水结成，块然不动，阴阳之道，何由而生？但考《南州志》蛎房赞亦有牝

牡异斑句，似牝牡又可以斑辨矣。顾余尝验之所谓左右者，以其附石不移，顺流旋转，水激成纹，非有雌雄之别也。

蟹为江乡美品，而吴俗尤多嗜之，每至三秋不撤此味。昔人言蟹能解结散血，故其字从解言。考其性味咸寒，能动风耗血。味虽美多食恰能损人。《埤雅》言未被霜者不可食，昔余家治屋，工人掘地疏满，获一巨蟹重斤余，烹食之，夜半腹大痛，洞泄而死。《蟹谱》震泽渔者网得螃蟹其大如斗，以螯剪网皆断，怒欲烹之。其侣有老于渔者曰：尝闻龟蟹之殊类者，是江湖之使，烹必有祸。乃令释之。然凡物之异于常者，食多伤人，岂独龟蟹而已哉。

菌之类种甚多，闽粤间人所植楠木，沃以米汁而生者，名曰香菌，乃可充馔。若生墟落秽湿之地，则本郁蒸之气所化。其性多毒，食之杀人。我邑新桥镇昔有农人于竹园中得鲜菌数枚，甚肥白，煮而食之，竟以腹泻死。忆道光己酉春淫雨经月遍地生菌，友人谢月屏家于庭角忽生一菌大如盆，色浅红，其纹浅，有鸟兽形，谢以为瑞芝，邀余往观。余曰：此毒菌也，不久当萎。越夕果渐小，未几而蔫谢。人咸以为芝，而余独曰菌，且知其败之速，谓必有所见。余曰：尝阅珍珠船所载李凉公镇朔方时耕甿于园，树下产菌一本，大数尺，上有楼台，中间二叟对博，并成三字，曰"朝荣观"。公闻而疑之，乃令甿掘其地，仅三四尺即有巨蟒穴其下，目光如镜，口吐沫成菌。今观君家所生，疑即此类，见背有蠹纹，故知非芝，以气化必易萎也。

闽产桂圆，味甘肉厚，能悦胃养营。凡劳损心脾而血耗者，宜食之。因其形如龙目，故又名龙眼。道家每取肉细嚼，待

满口生津，汩汩下咽，名饮玉泉。余尝试之，颇益。昔华亭陆平泉宗伯享寿百龄，日惟食龙眼数千，饮食如少时。然其味过甘，多食令人中满，有痰热者，亦似不甚宜也。

初摘鲜莲，气清味甘，能和中养心气，煮粥食之，益人肠胃。昔人言生食须去心，否则恐霍乱。按：莲子中青心，能清心去热，霍乱之说，不知何据。惟今肆中所卖石莲，产粤东，味上，其味大苦，曾见食之而作呕者，今人每用以治痢，误矣。

侧柏代茗，别有一种清芳之气，当春末夏初，嫩叶方长时采服之，能除风湿。但其性味苦燥，非壮水之品，而丹以为补阴要药，说恐未然。咸丰癸丑洞庭陆秋谷贩于陕，遇盗遂入山谷，行数里杳无人迹，忽闻林间人语，周视恰无所见，惟有大柏一株，枝干修伟高出云际，时腹中甚馁，因采叶食之，遂忘饥渴，今年逾周甲，须发未斑，步履饮啖一如少时，每言食柏之验。曩阅《航海续编》广成子取云阳液，以世人疾苦，虽垂死可活。初不知云阳液为何物，后观《抱朴子》山中树能人语者，非树能语，乃云阳为之。注云：阳树精也。陆之所食，或即此耳。

王宇泰云：病酒者当服枳椇，一名木蜜，又名金钩。树似白杨，其子著枝端，长才盈寸，骈生如指，曲相连，眷生秋熟，霜后味甘如饴。昔人有造酒库，而以枳椇木架屋者，其后一室之酒皆淡薄无味。乃余少时曾伤酒发热，取汁服之，反觉中满，是或味甘所致耳。

鸩，毒鸟也。邕州朝天铺及深山处有之。其种有二：一大如鸦，黑身赤目；一大如鹗，毛紫绿色，头长七八寸。雄曰运日，雌曰阴谐。声羯鼓如遇毒蛇则鸣声邦邦，蛇入石穴，禹步作法，石裂蛇出。秋冬解羽，蛰穴熏之出走，听弦而毙。以法取胆，著银瓶，倘染指指即断。用作毒矢，着人立死。鸩羽沥酒，犀角即解。凡鸩穴处必有犀，天地所以制杀机也。

苏郡某世业药材，精于辨别，同业咸推巨眼。同治间贾于沪，有航海客携犀角一箱托售，某开视，遂邀同市共观曰：此名天马角，伪物也。以此贩楚鄂间，可获利十倍，然杀人亦如之。余若不言，恐售伪者踵至，且虑嗣后无识者，害何底止。遂以百金易之，对众焚毁，客甚感愧。

冬季取大鲭鱼胆，入川贝末，悬壁间，俟干取末，以治咽喉之疾。而郫湛若赤雅又云：其胆治目，功比空青。鱼大胆小者上，鱼大胆大者次之，鱼小胆大者下矣。粤东花县渔者得鱼，到县亲剖官税，其胆始敢出市，闻私者杖，故其诗有。金环殉吉鹇，花县税鲭鱼"之句。今藤江所市者，皆以鲩胆灌黄藤膏伪为之耳。辨之不精，必见笑于鱼目矣。

杜诗"岂无青精饭，使我颜色好"。青精，一名南天烛，又名墨饭草。草用以煮饭色纯黑。《仙经》云：草木之正气与神通.食青烛之精，命不复殒是也。

《毛对山医话》终

沈氏女科辑要笺疏

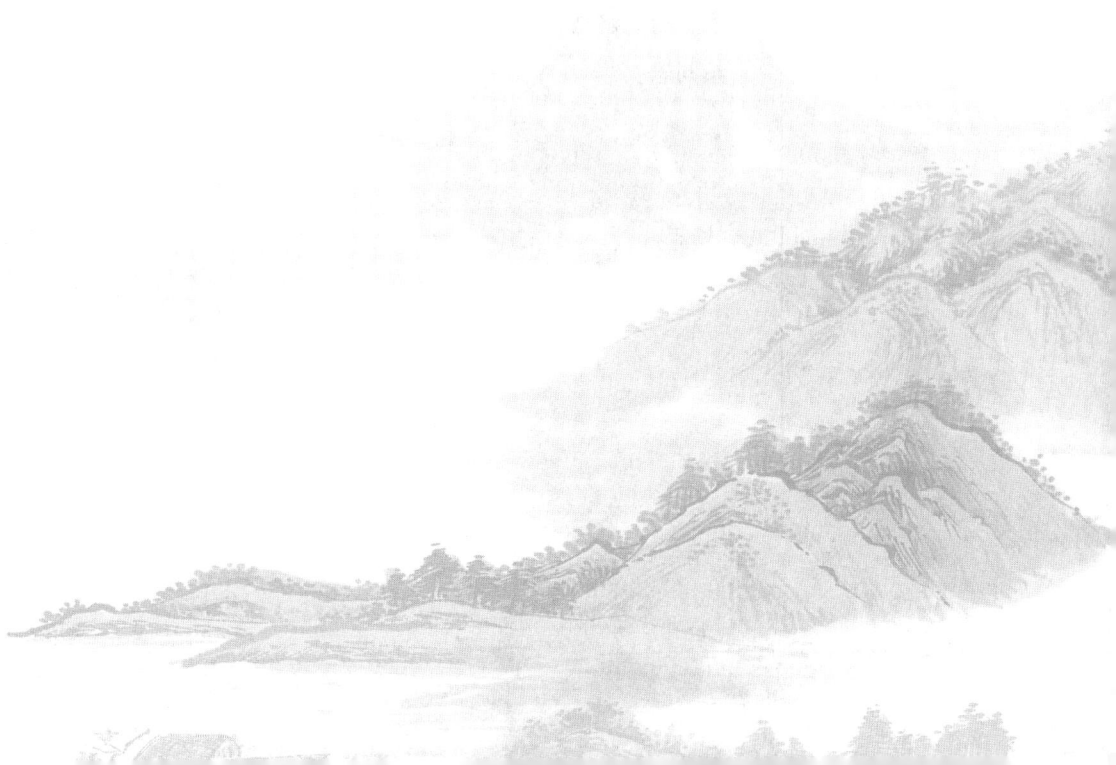

内容提要

　　女科之有专书，自陈良甫《大全良方》，而后当以《王氏准绳》最为丰富。而武叔卿又依据《准绳》别为《济阴纲目》，门分类别，非不粲然可观，而读之辄觉陈陈相因，腐气满纸者，以裒集古人空泛议论，绝少切要发明，以之临症讵能收效？本书系沈尧封编辑，王梦隐参注，久已誉满医林。时贤张山雷君复逐条加以笺疏，语语深入，洞见癥结。吾于女科叹观止矣，爰亟刊行以飨同志。

目　录

沈氏女科辑要笺疏　卷上

沈文彭尧封先生原辑

徐政杰蔼辉先生补注

海盐王士雄孟英先生参

嘉定张寿颐山雷甫笺疏

小　引

女科之有专书，自陈良甫《大全良方》，而后必以《王氏准绳》最为丰富。而武之望叔卿氏又依据《准绳》别为《济阴纲目》，门分类别，菲不粲然可观，而读之辄觉陈陈相因，腐气满纸者，以衰集古人空泛议论，绝少切要发明，则通套之词未免隔膜而搔不着痒处。如是而求临证之时必收捷效，盖亦仅矣。窃谓宋金元明诸家医籍皆未能脱此痼习，固不必专以为女科书之病。惟尧封沈氏《女科辑要》寥寥数十页，精当处勘透隐微，切中肯綮，多发前人所未发，实验彰彰，始觉轩爽豁目。颐早岁习医治妇女病，即从是书入手，临证以来获益不少。而孟英按语更能刻进一层，洞见癥结，皆是此道之金针。虽仅小小两册，大有取之无尽、用之不竭之妙。近来旧刻极不易得，沪上新有石印本，在《潜斋医药丛书十四种》内，缮写不精，错落处至不可读。爰议重录一过，少少引申其余义，以征经验。适本校授课有以分科之说，进者乃即用是编，以示女科之涯略。附以二十余年阅历所得，作为笺注，姑以自识心得，是耶非耶，请读者于临床治疗时自证之何如？

壬戌仲春张寿颐记时寓浙兰江之中医专校

经　水

《素问》：女子七岁肾气盛，齿更发长；二七而天癸至，任脉通，太冲脉盛，月事以时下。

沈曰：天癸是女精，由任脉而来。月事是经血，由太冲而来。经言二七而天癸至，缘任脉通，斯时太冲脉盛，月事亦以时下。一顺言之、一逆言之耳。故月事不来不调及崩是血病，咎在冲脉，冲脉隶阳明。带下是精病，咎在任脉，任脉隶少阴。盖身前中央一条是任脉，背后脊里一条是督脉，皆起于前后两阴之交会阴穴。《难经》明晰《灵》《素》传误，带脉起于季胁，似束带状。人精藏于肾，肾系于腰背。精欲下泄，必由带脉而前，然后从任脉而下，故经言任脉为病，女子带下。

孟英曰：俞东扶云，经言男子二八而肾气盛，天癸至，精气溢泻。若天癸即月水，丈夫有之乎？盖男女皆有精，《易》谓男女构精可据，然指天癸为精亦不妥。天癸为精，不当又云精气溢泻矣！后贤讲受孕之道，有阳精阴血先至后冲等说亦谬！

夫男女交接，曾见女人有血出耶？交接出血是病，岂能裹精，及为精所裹哉！大约两情酣畅，百脉齐到，天癸与男女之精偕至，斯入任脉而成胎耳！男胎女胎则由夫妇之天癸有强弱盈虚之不同也。吾友徐亚枝曰：如沈氏说一若天癸即精者，如俞氏说一若血与精之外别有一物，所谓天癸者。窃谓天癸者，指肾水本体而言。癸者，水也。肾为水脏，天一生水，故谓肾水。为天癸至，谓至极也，犹言足。女子二七、男子二八肾气始盛而肾水乃足，盖人生五脏，惟肾生最先，肾气之充足最迟，而衰独早。故孩提能悲、能喜、能怒、能思，而绝无欲念。其有情窦早开者，亦在肾气将盛、天癸将至之年。可见肾气未盛，癸水未足，则不生欲念也。迨肾气衰、癸水绝，则欲念自泯矣！解此段经文者，当云女子必二七而肾水之本体充足，任脉乃通，太冲之脉始盛，月事因而时下矣！夫前阴二窍，溺之由水窍者无论矣，其由精窍者，皆原于天癸者也。月水虽从冲脉下，谓为天癸之常可也。泄精成孕是任脉施受，谓为天癸之能可也。带下乃任脉之失其担任，谓为天癸之病可也。然则称月水为天癸，亦无不可。前贤解此，皆重读上二字，而略下一字，惟将至字当作来字看，遂至议论纷纭耳！

笺疏：吾国医学之十二经络及奇经八脉，原是西学解剖家所无。治新学者，恒诮旧籍为凿空。然以人身内外各部分之病状而言，某处是某经所过。若发现某症，即是某脏某腑之虚实寒热为病，则固确然可信。投药得当而效如影响，证据章章，不可诬也！盖经脉之循行，即西学之所谓血管。而血管之周流，莫不与脏腑息息相通，则某脏某腑自必各有一定血管循行之道路。吾国医学发源最早，古之神圣倡此

学说，自必神而明之，洞瞩其互相感应之理，固不系乎血管之实在形迹。若必刻舟求剑，剖而视之，以验其形相如何。吾知古之人必无以异于今之人，手足肌肉之间必无此十二条直行血管可寻。是亦今之所敢断言者，此中自有神化功用。彼专以解剖为实验，虽曰器具精良，物理细密，窃恐尚不足以语此。而犹以耳目器械之推测，嚣嚣然笑吾旧学之荒诞，殆无异于夏虫之语冰！惟奇经八脉诸条，则《甲乙经》经脉篇之所来详，虽《内》《难》中时一见之，不可谓非上古发明之旧无。如一鳞一爪语焉不详，已觉难于征实，即以经脉二字言之，既同是血管，而古今人之言督脉者，辄以脊骨之髓当之，则独具此显然之形，与十二经及其他之奇经不类，岂非生理学中之绝大疑窦？且督任之经最直，何以前后之形又大相歧异？若此，又十二经皆有动脉可按，而督任亦有俞穴则皆不动？且跷维冲带则所过之穴即交会于其他诸经，又似菟萝附松，不能自成一队者，疑是疑非，果何从而证实之？徐亚枝谓天癸是肾水本体，最合真理。所以，经文明言男子亦是天癸，又谓肾生最先，肾足最迟，肾衰最早，从孩提成年及老愈之实境征之，洵是确凿不移。而从来未经道破之语，须知癸水是肾藏真阴，不能如女子之月事时下，亦不能即以阳施阴受者当之。尧封谓天癸由任脉而来，又月事由太冲而来，谓冲隶阳明，任隶少阴，精欲下泄由带脉而前，然后从任脉而下云云。看似头头是道，言之有物，其实全由想象得来，随意指挥，惟吾所命。假使脏腑能语，吾知其必曰：否！否！不然，岂不知督任冲带既是经脉，从未闻任脉与阴窍相通，而可谓女子月事、男子施精竟由太冲带任诸脉而下，那不令

人骇绝！试以西学生理求之此身结构，自有隧道，方悟吾国女科书中，谈及怀妊情状，备极千奇万怪，喷饭者不一而足。正不独阳精阴血先至后冲，彼包此裹，几条之可叹！东扶谓入任脉而成胎，亦与尧封之言精泄出于任脉同一奇悟。要之任称为脉，亦是血管之一枝，安有精可泄而胎可受？请细读酉学生殖一门，然后知吾国医界名贤，固终其身，未由悟到也。

王冰曰：男以气运，故阳气应日而一举；女以血满，故阴血从月而一下。

笺疏：男以气言，女以血言。就阴阳二字本义，仿佛想象，似不可以为不是。然吾人之身气血，两者果可以分道而行，不相联属否？即此一端，已觉其立言之不妥，况更谓阳气应日而一举，真不知其从何处悟入。有此奇语，且月事时下，亦不得谓为血满，此说极谬！尧封氏何所取而录之？

月事不调

《素问》：天地温和，则经水安静；天寒地冻，则经水凝泣；天暑地热，则经水沸溢；卒风暴起，则经水波涌而陇起。

笺疏：泣读为涩。《素问》此节本以脉象而言。人之脉道譬于地之水道，人在气交之中，脉道流行，本与天地之气默相感应。故天地之气和调，则脉亦应之而安静。寒则涩滞，热则沸腾，皆理之所必然者。而猝然风起云涌，斯脉亦为之汹涌泛溢。此言脉随气化为变迁，则疾病作而脉状应之，亦事之所必至，而理之所宜然者。然此节经水并不指妇女月事，经文彰彰可据，尧封竟以经水二字辑入月事条中，颇似误会。惟月事为病，其理本亦如是，断章取义，固无不可耳！

褚澄曰：女子天癸既至，逾十年无男子合，则不调；未逾十年，思男子合，亦不调。不调则旧血不出，新血误行，或渍而入骨，或变而为肿，或虽合而难子，合多则沥枯，虚人产乳众，则血枯杀人。

孟英曰：此论不尽然。惟产乳众而血枯至死者颇多。然吾乡吴酴香大令夫人半产三次不计外，凡生十男四女，并已长成，而夫人年逾五旬，精力不衰，犹能操家政，而抚驭群下也。

笺疏：《褚氏遗书》原是赝本，《四库全书提要》已详言之。纪文达所论，洵不诬也。就中论妇女体质，虽未尝无精当语，然皆以理想推测，言之不尽可信。此节十年二句尤为臆断！至谓不调，为旧血不出，措词更欠圆相。须知不调二字所赅者广，有血瘀者，有血枯者，亦有固摄无权而崩漏者，安得以不出二字概括之？若谓新血误行者，皆因于旧血之不出，岂渍而入骨，变而为肿，皆瘀血为患乎？且渍而入骨一句，更是故为奇僻、骇人听闻，绝非病理所应有！惟谓合多则沥枯，产乳众则血枯二句，确是不刊之论。但以沥枯与血枯相对言之，词近于鄙。殊非高尚文字，即此可为唐以后人伪托之证；且产乳二字，古人必不并称，乳即是产，《说文》谓人及鸟生子曰乳、兽曰产。《广雅》释诂：乳，生也。尸子胎生曰乳。月令季冬，雉雊鸡乳注卵也，皆非以乳汁饲儿之谓。而此节产乳，则必以乳汁饲儿言之。惟其饲乳太多，故血易枯，尤为唐后文字之确证。盖尝见有力之家，生育极多，惟不自乳，则为之母者，年逾大衍，而形色不衰。孟英所称吴大令室人，必非自乳其子可知。

方约之曰：妇人不得自专，每多忿怒气结则血亦枯。

孟英曰：此至言也！气为血帅，故调经必先理气。然理气不可徒以香燥也。郁怒为情志之火，频服香燥则营阴耗矣！

笺疏：妇女见闻不广，故性多卞急。其始也，以心褊而生郁怒；迨其继，则愈郁愈怒，而性愈偏。此非药饵所能疗者，岂独不得自专者为然。恒有得自专。而更以长其偏心者。总之吾国妇女多不学，所识者小，斯为气结之真源耳。孟英谓调经必先理气，洵是名言。然理气之方，亦必不能屏除香燥，高鼓峰之滋水清肝饮、魏柳洲之一贯煎，皆为情志之火而设。亦当参加气药，并辔而驰，始有捷效，否则，滋腻适以增壅，利未见而害随之。惟不可止以香燥，为兔园册子耳！

赵养葵曰：经水不及期而来者，有火也，宜六味丸滋水；如不及期而来多者，加白芍、柴胡、海螵蛸；如半月或十日而来，且绵延不止者，属气虚，宜补中汤；如过期而来者，火衰也，六味加艾叶；如脉迟而色淡者，加桂。此其大略也。其间有不及期而无火者、有过期而有火者，不可拘于一定，当察脉、视禀，滋水为主，随证加减。

孟英曰：妇人之病，虽以调经为先，第人禀不同，亦如其面，有终身月泛不齐，而善于生育者；有经期极准而竟不受孕者。雄于女科阅历多年，见闻不少，始知古人之论不可尽泥，无妄之药不可妄投也！

笺疏：先期有火、后期火衰，是固有之，然特其一端耳。如虚不能摄，则虽无火，亦必先期；或血液渐枯，则虽有火，亦必后期。六味之丹、苓、泽泻，渗泄伤阴，岂滋养之？正将不及期而经多，肝气疏泄无度，固摄犹虞不及，再以柴胡疏肝为害奚？若至于绵延不绝，更必大封大补，

而乃欲用东垣之补中汤，则是肝肾阴虚于下，而升提以拔其根株，尤为可怪。过期纵是火衰，六味之丹泽，何用温经之药。又岂可独恃一艾叶？脉迟色淡，亦岂专恃一肉桂。总之，养葵所论，无一句不庸陋肤浅、开口便错、语病百出、殊不足道。孟英谓所禀不同，实从阅历经验而来。"无妄药之、不可妄投"二句，足为呆读古书者，痛用针砭。赵氏所论，不过耳食之学。

辨色及痛

赵养葵曰：冲任藏经系胞。又恃一点命门之火为之主宰。火旺则红，火太旺则紫，火太衰则白。所以滋水更当养火。甚有干枯不通者，虽曰火盛之极，亦不宜以苦寒药降火，只宜大补其水，从天一之源，以养之使满。又曰：紫与黑者，多属火旺。亦有虚寒而黑色者，不可不察。若淡白则无火矣。

笺疏：冲任是脉道。脉中血旺则月事时下，脉中血虚则月事不正。非即经血之窍道，何可竟以为经水所藏之所？藏经一说岂非杜撰？滋水养火云云，意中只有六味八味二方也。

沈曰：王宇泰以寒则凝，既行而紫黑，定非寒证，然投热药取效十中尝见一二。色白无火亦属近理，然间有不宜补火者。尝见元和一妇，经水过十日方至，色淡，稳婆据此投肉桂药数剂，经水来多，遍身发黄，不能饮食，身热脉数，竟成危候。此是丹溪所谓经水淡白属气虚一证。要之临证时，须细察脉象，复参旁证，方识虚实寒热。倘疑似中有两证兼见者，先用其轻剂。如色淡一证，先用补气法，不效，再投补火，庶几无误。录叶氏之说于后。

叶氏曰：血黑属热，此其常也。亦有

风寒外束者，十中尝见一二。盖寒主收引，小腹必常冷痛，经行时或手足厥冷，唇青面白，尺脉迟而虚或大而无力。热则尺脉洪数或实而有力，参之脉证为确。

孟英曰：色淡竟有属热者，古人从未道及，须以脉证互勘自得，但不可作实热论而泻以苦寒也。更有奇者，方氏妇产后经色渐淡，数年后竟无赤色，且亦结块，平常亦无带下，人日以羸。余诊之，脉突数，口苦，时有寒热，与青蒿、白薇、黄柏、归、柴、龟鳖、芍药、乌贼、杞子、地骨等，出入百剂而痊。此仅见之证矣。

笺疏：经淡古人多谓虚寒，盖气血交亏，所以其色不能化赤，是虚字为重，寒字为轻。但宜益阴养血而少少加温和之药，以流通之化育之，斯得治疗之正。奈何耳食之徒但知其寒而忘其为虚，刚燥温辛益耗其血，则其虚愈甚，变交自在意中。赵谓淡白无火，岂非只知其一，不知其二？沈案、王案皆是虚证，一以肉桂而难作，一以清养而即安，则彼之龈龈于黑属热，淡属寒者，其亦可以憬然悟矣。

滑伯仁曰：经前脐腹绞痛，寒热交作，下如黑豆汁，两尺脉涩，余皆弦急，此寒湿搏于冲任，寒湿主浊，下如豆汁，与血交争，故痛。宜辛散苦温血药。

徐曰：辛散血药是川芎之类，苦温血药是艾叶之类。

笺疏：经前腹痛，无非肝家气滞，络脉不疏，治以疏肝行气为主。但须选用血中气药如香附、乌药、玄胡之类，不可专恃辛温香燥耳。伯仁谓两尺脉涩即是络中气滞之征，况复弦急？肝气抑塞又其明证。惟为寒为热，更当以其他兼症参之。必不能仅据绞痛一症，指为寒湿，概与苦温。盖肝络为病，郁热极多，寒证绝少，滑氏此节殊嫌武断。

李氏曰：经水带黄浑浊者，湿痰也。

笺疏：经水色黄已是湿热之征，况复浑浊，湿热尤甚。是宜清理，不得以色淡并论，概与滋补。且舌苔脉症亦必有可据，更宜参证。

丹溪曰：经将行而痛者，气之滞也。香附、青皮、桃仁、黄连，或用抑气散、四物加玄胡、丹皮、条芩。又曰：经将来腹中阵痛，乍作乍止者，血热气实也。四物加小川连、丹皮。

徐曰：抑气散出严氏，香附四两，陈皮一两，茯神、炙草各一两半，为末，每服二钱。治妇人气盛于血，变生诸证，头晕膈满。取《内经》高者抑之之义。汪䏝庵谓和平可用，若补血以平阳火亦正治也。

笺疏：痛在经前，诚是气滞。正惟气滞，而血亦滞，故以香附、青皮与桃仁并用；而能行血中之滞，清肝木之横，则玄胡、金铃尤为捷验。又以阵痛乍作乍止，定为血热气实，则殊不然。是当以脉证互参，方有寒热虚实可辨。但据阵痛乍作乍止，则虚寒者亦何必不然，连芩、丹皮安可为训？盖丹溪遗著本非自定之本，此后人附会为之，致有此弊，不可遽以丹溪病也。严氏抑气者，仍是行气之滞。谓治气盛于血，大有语病，究竟此非气之有余。庵谓其和平可用，所见尤陋。药以去病为主，唯在对症，安问其和平不和平？若以其和平而后可用，是以尝试敷衍为手段，更何有医学之价值可言！

又曰：经后作痛者，气血俱虚也。又曰：成块者，气之凝也。

沈曰：经后腹痛，必有所滞。气滞脉必沉，寒滞脉必紧。兼寒兼热，当参旁证。至若风邪由下部而入于脉中，亦能作痛。

其脉乍大乍小，有时陇起。叶氏用防风、荆芥、桔梗、甘草，虚者加人参，各一钱，培黑取，其入血分。研末酒送，神效。

又曰：经前后俱痛，病多由肝经，而其中更有不同。脉弦细者，是木气之郁，宜逍遥散及川楝、小茴香、橘核之类，脉大者，是肝风内动；体发红块者，是肝阳外越，俱宜温润。戴礼亭室人向患经前后腹痛，连及右足，体发红块，脉大，右关尺尤甚。己卯秋，于作肝风内动治，用生地四两，炒枸杞一钱，细石斛二钱，杜仲二钱，干淡苁蓉、麦冬、牛膝各一钱，归身一钱五分，炒白芍一钱，服之痛止。后于经前后服数剂，经来甚适，不服即痛，因作丸服。此方屡用有验。

笺疏：腹痛连足，是肝肾之阴虚，肝络不能条达而虚阳外越，故脉为之大。右关尺尤甚，是肝肾相火不藏之明证。方以养阴涵阳为主，不用香燥气药，治本不治标，最是良法，与魏玉璜一贯煎同意。但病是肝阳，未尝有内动之风，药中亦无息风之味，则案语肝风内动尚未贴切，宜易之曰"肝阴不足、肝阳不藏"，庶于脉大及体发红块俱能切合。

沈又曰：经来声哑症。荀氏女嫁斜塘倪姓，早寡。体气虚弱，每逢月事声音必哑。予用天冬、地黄、苁蓉、归身等药，暗益甚，张口指画，无一字可闻。即于此方加细辛少许，以通少阴之络。药才入口，其声即出，十余剂后，桂附八味丸调理，遂不复发。

笺疏：此证此方亦是治肝肾阴虚之法。所以音喑者，所谓少阴之络系舌本也。肾气不荣于舌本而音为之喑，此非舌本强而无声。可知细辛少许以通少阴之阳气，大有巧思可法也。

撮要：经后目暗属血虚。

笺疏：此是肝肾阴虚不能上荣于目，治法亦当仿上二条。若用魏氏一贯煎治之，亦必有效。

汪石山曰：经行泄泻，属脾虚多湿，宜参苓白术散。

孟英曰：亦有肝木侮土者。

笺疏：脾阳不振，最多此候，宜加千葛少许，以升清气。王所谓肝木侮土者，则左脉弦而右脉弱，宜扶土而柔肝。亦有左关反软而右关反劲者，所谓木乘土位，肝尤横而土德益衰矣。

缪氏曰：经行白带，属阳虚下陷，用参术助阳气。

孟英曰：亦有郁火内盛者。

笺疏：带下多湿热及相火不藏为病，惟临经带下则下元不能固摄。可知此与平素带下不同，仲淳阳虚下陷之论是也。宜固摄肝肾而升举清阳，故止言参术，不用温燥阳药。若孟英所谓郁火，当亦指肝肾龙相之火而言，阴火不藏，以致疏泄无度，宜苦以坚之。

月事不来

《素问》：二阳之病发心脾，有不得隐曲，女子不月，其传为风消，其传为息奔者，死不治。

沈曰：二阳指阳明经言，不指脏腑。言二阳之病发心脾者，阳明为多血之经，血乃水谷之精气，藉心火锻炼而成忧愁思虑伤心，因及其子，不嗜饮食，血无以资生，阳明病矣。经云：前阴总宗筋之所会，会于气冲而阳明为之长，故阳明病则阳事衰，而不得隐曲也。太冲为血海，并阳明之经而行，故阳明病则冲脉衰而女子不月也。

笺疏：经言不得隐曲，即指所思不遂，谋虑拂逆而言，则心脾之阴营暗耗，而不月之病成矣。尧封之解不得隐曲作为男子阳衰不能人道，太觉奇特，然亦不可谓之无理。

孟英曰：经水固以月行为常，然阴虚者多火，经每先期，阴愈虚行愈速，甚至旬日半月而一行。更有血已无多而犹每月竭蹶一行者，其涸也，可立而待也。若血虽虚而火不甚炽，汛必愆期，此含蓄有权，虽停止一二年，或竟断绝不行，但其脉不甚数者，正合坤主吝啬之道，皆可无虑。昧者不知此理，而但凭月事以分病之轻重，闻其不行辄欲通之，竭泽而渔，不仁甚矣。

笺疏：阴血虚而月事不至，但无少腹胀痛等证，必不可妄投攻破，希图速效。误攻则崩漏之祸作矣。且即有腹胀腹痛之证，亦是血少而肝络不疏，宜滋养肝肾真阴，兼之宣络以疏达气滞，方是正本清源之治，亦未必果是瘀滞而胀痛也。孟英谓阴虚汛停，皆可无虑，所见极是。颐治此症，惟以养阴和肝，稍参行气宣络，俾胃纳苏而色泽转，自有水到渠成之妙。浅者不知此理，每用通经，岂徒竭泽而渔，孤注一掷，抑且砻糠打油，亦必无效。甚至激动血管之血，横决暴崩。不知崩中大下之血，皆络脉之血失其故道，走入冲任而直注，非月事之血，诛伐无辜，那不扰动气营，演成惨剧？

《金匮》云：妇人病，血虚，积冷结气，经水断绝。

张景岳曰：经闭有血隔、血枯之不同。隔者病发于暂，通之则愈。枯者其来也渐，补养乃充。

沈曰：《金匮》三证积冷结气有血不行也。景岳谓之血隔积冷，宜用肉桂大辛热之药，导血下行，后用养荣之法调之。结气宜宣，如逍遥散或乌药、香附行气之品宣之。虚者无血可行也，景岳谓之血枯宜补。赵养葵补水、补火、补中气，三法最为扼要。

王孟英曰：补水勿泥于六味，补火勿泥于八味，补中气勿泥于归脾。

笺疏：《金匮》言妇人经水不来之证，分三大纲。积冷、结气二者，皆血滞不行。于法宜通。冷者，温经行血，《金匮》归芎胶艾汤即治此症之鼻祖。而《千金》妇人门中方药最多，皆含温辛逐瘀之法，亦皆为此症而设。尧封只言肉桂一味，尚嫌未备，惟又言瘀通之后，必以养荣调之，善后良图至不可少。若气结者，自须先疏气分之滞，逍遥所以疏肝络，香附、乌药等皆宣通气分而不失于燥，固是正宗。又玄胡索一物，血中气药流通活泼，咸而不猛，亦是良药、独用重用颇有奇功。而俗子仅知其破血，不敢频用，则未明其实在力量也。亦有血本少而气乃滞者，则合之养荣法乃为万全无弊。仅事行气，尚失之偏，至于虚而无血可行，以致不月，则非补何以苏涸辙之鲋而回槁木之春？赵氏补水、补火、补中气七字，确是挈领提纲，最为要诀。然试问养葵心目中当用何等方法则止有六味、八味、归脾耳？一经孟英喝破，只恐俗医闻之便失所恃，将不知更用何药而后可颐请为之。申一义曰：补水必以魏柳洲之一贯煎，为骨而《广笔记》之集灵膏，董思翁之延寿丹，陆九芝之坎离丸等可参也。补火则河间之地黄饮子，阴阳调剂不偏温燥，最堪则效。补中则归脾汤本是正宗，但人之体质各有不同，用古方者止可师其意而斟酌损益，方能合辙，不可如养葵之辈之浑仑吞枣耳。

寇宗奭曰：童年情窦早开，积想在心，月水先闭，盖忧愁思虑则伤心，心伤则血耗竭，故经水闭也。火既受病不能荣养其子，故不嗜食。脾既虚则金气亏，故发嗽。嗽既作则水气竭，故四肢干，木气不充，故多怒发鬓焦筋痿五藏以次传遍，故猝不死，而终死也。比于诸劳最为难治。

沈曰：此条亦从《金匮》虚字内分出，实有是证。但此证所愿不得，相火必炽，非补水无以制之，六味地黄汤补阴泻阳固是妙法。然脾虚食减，倘嫌地黄腻膈，炒松可也，不然以女贞易之，顾名思义并泻相火。

孟英曰：此证最难治，六味碍脾，归脾助火，惟薛一瓢滋营养液膏加小麦、大枣、远志，庶几合法。一瓢又有心脾双补丸，亦可酌用。

笺疏：寇氏所述此症，即《素问》所谓不得隐曲，女子不月者也。意淫纷扰，神志荡矣，相火燔灼，血安得不耗？经安得不闭？其食减而脾不司运化者，血耗不行，脾无所统，安得不承其弊？况病由情志而来，所思既专，忘餐废寝，水谷所供早已置之度外，胃之减纳初由，若人之忘其所以，继而习惯自然，谷神能无困乎？经文特提心脾二脏，真是犀燃牛渚，洞烛隐微。此不得隐曲四字，即以所思不遂而言，特忠厚待人，措辞尤为蕴藉耳。其作嗽者，即相火之上冲，多怒者，即肝阳之外越，发焦筋痿，无一非壮火灼烁津液，一言以蔽之，火炎水竭而已。寇氏必以五行生克附会五脏遁传，未免陈腐气坌集满纸，令人对之欲呕。如此谈医实是魔道，必不足征。沈谓六味补阴泻阳亦嫌肤浅。病到此关，峻补肝肾真阴犹嫌不及，尚何有泻之可言？丹、泽、茯苓岂能制此亢极

之火，熟地炒松更有何用？未能免俗聊复尔尔窃为尧封不取，惟谓女贞顾名思义云云，可作一则格言读，须知此是心病，非于受病之源，自知忏悔，痛下针砭，无论方药如何，终无逃出鬼门关之望，世恒有及笄之龄得劳怯症已，诸虚接踵，医家望之却步，而于归之后，竟能弗药有喜，渐以康复者，即以此症也。

娄全善曰：经闭有污血凝滞胞门一证，罗谦甫血极膏一味大黄为末，醋熬成膏服之，利一二行经血自下，是妇科仙药。

沈曰：《金匮》论经闭有冷、无热，非缺文也。盖天暑地热，则经水沸腾，岂反有凝泣不来之理？洁古、东垣降心火泻三焦之说，不可尽信，即骨蒸肉热亦属阴亏，非同实火之可寒而愈也。

孟英曰：王子亨《全生指迷方》，地黄煎以生地汁八两熬耗一半，纳大黄末一两同熬，候可丸，丸如梧子大，熟水下五粒。未效，加至十粒。治女子气竭伤肝，月事不来，病名血枯。盖瘀血不去则新血日枯也，即《内经》乌贼蘆茹丸、仲景大黄䗪虫丸之义。后人但知彼血枯为血虚，而不知血得热则瘀，反用温补，岂能愈此血枯之病？尧封亦为此论，毋乃欠考。

笺疏：得热则血行，过寒而血瘀，乃理之常。尧封之说自是正论，然近世之人阴虚火旺者最多，先以血本少也而生内热，继则血更少而热更炽，乃火益壮而血益枯，遂并其残余之血液，而灼烁煎熬，尽为瘀垢。罗谦甫之血极膏、王子亨之地黄煎，诚为此症而设。然颐则谓来源已竭，而尚欲从事于疏通，亦是竭泽而渔，少用之则缓不济急，多与之则正不能支，必以大剂滋养之煎方相辅而行，庶几标本两顾，尧封竟谓热则血无凝泣不来之理，是未悟到

此层，诚为笔下失检，致贻孟英之讥。然降心火、泻三焦之二说，竟欲以寒药治血闭，则亦是虚家鸩毒，断不可行尧封，固明知骨蒸内热原属阴亏者，既无浪用寒凉之理，亦必不致专用温补以治血热血瘀者也。

淋漓不断　一名经漏

陈良甫曰：或因气虚不能摄血，或经行而合阴阳外邪客于胞内。

孟英曰：亦有因血热而不循其常度者。

笺疏：经事延长，淋漓不断，下元无固摄之权，虚象显然。良甫谓经行交合一层，亦是扰动冲任，有开无阖，皆宜封锁滋填，气血并补，此症总是属虚，何有外邪？陈谓阴阳外邪，殊不可解。王谓有因血热而不循其常，亦是肝经疏泄无度，必当潜藏龙相，封固滋填，非仅清血热所能有济。须知淋漓之延久，即是崩陷之先机。古人恒以崩漏二字相提并论，良有以也。

月事异常

经云：七七而天癸竭，有年过五旬经行不止者，许叔微主血有余不可止，宜当归散。《产宝》主劳伤过度，喜怒不时。李时珍作败血论。三说不同，当参脉证。

笺疏：二七经行，七七经止，言其常也。然赋禀不齐，行止皆无一定之候。柔弱者，年未不惑而先绝；壮实者，年逾大衍而尚行。此随其人之体质而有异。故五十经行未必是病，学士谓之有余固可无庸药饵。然亦本无止血之法，《产宝》所言则肝络之疏泄太过是为病之一端，当从崩例主治，独濒湖以为败血，颇不可解。总之当止而不止有余者少，不固者多。崩满根

萌，不可不慎，似无认作败坏之血而遽投攻破之理。

李时珍曰：月事一月一行，其常也；或先或后，或通或塞，其病也。有行期只吐血、衄血，或眼耳出血，是谓倒经；有三月一行，是谓居经；有一年一行，是谓避年；有一生不行而受胎者，是谓暗经；有受胎后月月行经而产子者，是谓胎盛，俗名胎垢；有受胎数月，经忽大下而胎不陨者，是谓漏胎。此虽以气血有余不足言。而亦异常矣。

孟英曰：有未及二七之年而经水已行者，有年逾花甲而月事不绝者，有无病而偶停数月者，有壮年而汛即断者，有带下过甚而经不行者，有数月而一行者，有产后自乳而仍按月行经者，有一产而停经一二年者，禀赋不齐，不可以常理论也。

笺疏：经行日期应月而转，亦言其常，故或先或后，参差数天，苟无腰酸腹胀疼痛，及经色或紫或淡或有瘀块诸症，皆因禀赋不齐，不可谓病，妄投药饵。即有经行腹痛、头痛、目晕、腰酸脊楚、胸胁胀满、乳房乳头胀痛及经色不正诸症。治疗之药亦止应中和柔顺，调养肝脾，运行气分为主，不可偏热偏寒、大攻大补，反致欲速不达，故病未已，新病复起。倒经一症，亦曰逆经，乃有升无降，倒行逆施，多由阴虚于下，阳反上浮，非重剂折降无以复其下行为顺之常。盖气火之上扬为病最急，不可认作无病，谓为不必用药，且此是偶然之事，必无一生常常倒行者。若其倒逆频仍，则其后将诸症蜂起，即生大变矣。居经、避年固有因于禀赋者，然总缘体弱血少之故。若其先本不愆期而忽致间月乃行，亦是不足之病，惟间隔之期殊无一定，有偶间一二月者，亦有常三五月

者，居经、避年等称亦是随意定名，无甚义理可据。至于暗经之人能孕者少，不育者多，其为虚证，尤可想见。若妊后月月行经又不碍胎，惟旺盛者偶有之，然虽如期而来，亦必不如平时之多，方为有余而溢之征。如其按月能行，且亦如未孕之状，则终恐固摄无权，半产可虑。若胎前血忽大下，则堕者其常，不堕者其偶。且恐有暴崩之变，濒湖概以为禀赋之奇，并不为病，殊难尽信。即孟英所述各种，虽不为病者固亦有之，惟以理法推测皆属反常，纵令一时尚无病状发见，迨积之日久，必有变幻，亦可断言。颐常见一瘦弱女子及笄而嫁，不及三年孕育两次，即月事净绝而居，恒无病者十余年，其后仅病感冒，不三日即至不起，其年才逾三旬，此可征壮年汛断之必非寿征矣。

血崩　血大至日崩此是急病

《素问》：阴虚阳搏谓之崩。许叔微曰：经云天暑地热，经水沸溢，阴虚者，尺脉虚浮，阳搏者，寸脉弦急。是为阴血不足，阳邪有余。故为失固。内崩宜奇效四物汤或四物汤加黄连。

奇效四物汤

当归酒洗　川芎　白芍炒　熟地黄　阿胶　艾叶　黄芩炒，各一钱

笺疏：《素问》此节俱以脉言，阴脉独虚，则其人真阴不能自固，而阳脉偏搏击有力，则阳气陷入阴中，阴为阳迫，能无崩中妄下之变乎？颐窃谓即以病情言之，亦即此理。惟阴气既虚，则无自主之权，而孤阳乘之搏击肆扰，所以失其常轨而暴崩直注。且肝气善于疏泄，阴虚者，水不涵木，肝阳不藏，疏泄太过，此崩中一证

所以多是虚阳妄动也。奇效四物汤即《金匮》之归芎胶艾汤去甘草而加黄芩。以地、芍、阿胶固护阴营，而川芎以升举下陷之清阳，治此证乃为恰好。惟固摄无权，非大封大固而清理血分之热，亦无以制其阳焰，则龙齿、牡蛎、旱莲、女贞、紫草、地榆之属必须相辅而行，始有捷效。附录近陈君室人年逾三旬庚申十月来校就诊，崩漏不绝已将两月，易医屡矣，脉细软，神疲色夺，颐授参、术、芪、地、归、芍、龙牡、地榆、紫草、艾炭、川芎、阿胶、萸肉、乌贼骨、桑螵蛸、二至、川柏、杜仲、川断、香附、香砂、陈皮、青皮、乌药等出入为方，三剂知，十余剂而胃纳加餐，脉起色转，渐以即安。

叔微又曰：女人因气不先理，然后血脉不顾，生崩带等证。香附是妇人仙药，醋炒为末，久服为佳。每服二钱，清米饮调下。徐朝奉内人遍药不效，服此获安。

徐曰：叔微理气二字专主怒气郁气伤肝，故用香附理气以和肝，慎不可用破气药。

笺疏：气为血帅，气调则血不妄行。凡血为病，气固无不先病者，血之妄升妄降，何一非气病为之厉阶。况妇女所见者，偏多郁多怒乎？叔微虽止称香附一味，然陈皮、青皮、乌药、香砂之类皆当随宜佐使，必不可缺。徐谓不可破气诚是，但香燥之药重用之即是破耗，轻用之所以吹嘘，是在临证时斟酌分量，不如畏如鸩毒。又如玄胡一物，血中气药，能通滞气而亦和平不燥，实治此症理气之良药。而世俗但知破瘀必不敢用实，未尝于临证时细心体验之耳。

薛立斋曰：肝经风热或怒动肝火，俱宜加味逍遥散。

加味逍遥散

当归　白芍　柴胡　甘草　茯苓　白术　丹皮　黑山栀

加薄荷姜枣煎。

笺疏：肝经风热而为血崩，仍是肝家火扰，内热生风，震动血络，疏泄太过，是宜滋水清肝，以潜息其风火。若怒动肝火而为崩中，尤宜柔润以平其火，加味逍遥之柴胡、薄荷俱是疏泄，夫岂所宜？立斋之议终是颠顶。即曰崩中是降之太过，升举似无不可，究竟肝肾阴虚升提之法皆在禁例，益气逍遥断非崩中者所可妄试，立翁惯伎最不可训。

李太素曰：崩宜理气降火升提。

笺疏：崩症多因气火横逆，下扰冲任，以致关开不守，漏泄无恒，理气洵是要图。其有火者，诚宜清而固之，然已是火扰于下，又安有降火之可言？惟气火之所以动者，原于肝肾阴虚不能涵阳，况复脱血，下虚益甚，则亦不能再与升提摇其本根，以速大祸。昔贤论东垣升柴之法，谓利于脾胃阳虚，不宜于肝肾阴虚，最是精切。彼但为阴液暗耗者，言已恐有拔动根株之变，则崩漏之大失其血者，又当何如？虽是症之因，于脾家清阳下陷者，间亦有之，然亦止可补脾气而兼事固摄，决无升举之理。是亦须于脉症参考，于病情上求其源委，必不能举一病名而谓可有通治之大法，即以本条六字言之，降火升提两层正是自相背谬，而乃可以连类书之，不亦怪哉？

《金匮》云：寸口脉微而缓，微者卫气疏，疏而其肤空。缓者，胃弱不实则谷消而水化。谷入于胃，脉道乃行，水入于经，其血乃成。营盛则其肤必疏，三焦绝经，名曰血崩。

笺疏：《金匮》虽亦仲景旧本，然今之所谓《金匮要略》者，则宋人王冰于秘阁蠹简中得之，陈振孙《书录解题》言之凿凿，岂独脱烂残缺伪舛讹误所不能免。窃恐改窜点缀亦必不少，是以此书之不可解者，最多此条，谓三焦绝经，名曰血崩，已不可知其命意，何若又谓卫疏则肤空、营盛则肤疏云云，似专以皮毛言之，果与血崩一证何涉？且既谓胃弱不实，而又谓谷消水化，此二句如何连贯得下？究竟胃弱胃强，真是莫名其妙！尧封何以来此，得毋徒乱人意。

赵养葵曰：气为阳，主升。血为阴，主降。阳有余则升者胜，血出上窍，阳不足则降者胜，血出下窍。气虚者，面色必白，尺脉虚大。

笺疏：汤升太过，血出上窍，其说是也。若血出下窍，是阴血之不守，多有阳气下入于阴中。而疏泄无度者，亦是阳之太过，岂可概谓之阳不足？即偶有阳虚不能摄血之证，亦止有固摄真阴而不宜扰动阳焰，此养葵阳不足一层之大不可训者，其意固指脾胃清阳下陷者言。故曰气虚者，面色必白。然补脾欲以统血，亦非补阳之不足，尺脉虚大，养葵固自言之，脉症如是，岂非下元阴虚？此必不可认定降者胜三字，而妄行东垣补中益气之法者。然养葵意中隐隐有当用升清一层在，后之学者切弗用此言外之意。

东垣曰：下血证，须用四君子补气药收功。

笺疏：下血原是脾气无权，失其统血之职，此指便血而言，尚非专论崩漏。然崩漏固亦有脾阴不守一症，止曰四君补气，不说到升举清阳一层，以为便血崩血善后良图最为允当。

又曰：人伤饮食，医多妄下，清气下陷，浊气不降，乃生瞋胀。所以胃脘之阳不能升举，其气陷下致崩，宜补中汤。

笺疏：血既大下，谓为清气下陷固无不可。然阴脱于下，误用升举，是犹树木根抵已空，而复拔之，无不立蹶，喘汗厥脱之变可以翘足而待。东垣生平升举脾胃清阳是其独得之玄奥，而未悟到不可移治肝肾一层。此条所谓伤食妄下，清气下陷，仍是为脾胃言，崩中病因，岂专在此？未免狃于所长，滥用板方之弊。补中升阳诸法均以升柴为运用之灵机，药病相当，效固立见。而相反者，害亦随之。夫以明之手定之方，尚犹未知其蔽，又何怪立斋、养葵辈活仑吞吐。误尽天下后世哉！

丹溪曰：有涩郁胸中，清气不升，故经脉壅遏而降下，非开涩不足以行气，非气升则血不能归隧道。其证或腹满如孕，或脐腹疠痛，或血结成片，或血出则快、止则闷，或脐上动，治宜开结痰、行滞气、消污血。

沈曰：冲为血海，并阳明之经而行，故东垣、丹溪皆主胃脘之阳不升。顾其病源各异，李曰妄下，朱曰痰郁，有腹满如孕，血出反快，止反闷等症，可认妄下则无有也，非问不得。

笺疏：痰涎积于经隧则络中之血行必滞，郁结成瘀，理有固然。积而愈积，非下脱何以自寻去路，故有腹满疠痛成片块之症。所谓宜开痰、行气、消瘀是治瘀血成崩之不二法门。然所谓涩郁胸中则清气不升，经脉壅遏降下云云，殊非此病真相，痰血互结不可附会到清气下陷一层，且自谓宜开结痰、行滞气、消污血，此三者皆导瘀攻破之法，更与清气不升无涉。此节语气明明，两面不相照顾，决非丹溪之言。考丹溪论东垣升阳之法，尝谓西北之人阳

气易于降，东南之人阴火易于升（见戴九灵《丹溪翁传》），故立知柏降火以救东垣之偏。此条以瘀血立论，既曰开痰行滞，何致杂以升气二字反与自己立法矛盾？此盖后有浅者为之附益。读丹溪书者，不可为其所愚。尧封堕其术中遂有冲脉并阳明而行之附会，甚至说到胃脘之阳不升，须知瘀血在下，胃脘在上，既欲破瘀，明是下行为顺，尚何得以升举清阳一层丛杂并论，尧封亦未之思耳。

戴元礼曰：血大至曰崩。或清或浊或纯下紫血，势不可止。有崩甚腹痛，人多疑恶血未尽，又见血色紫黑，愈信为恶血，不敢止截。凡血之为患，欲出未出之际，停在腹中即成紫血。以紫血为不可留，又安知紫血之不为虚寒乎？瘀而腹痛，血行则痛止，崩而腹痛，血止则痛止，芎归汤加姜附止其血而痛自止。

笺疏：大崩而后腹痛，血既脱而气愈乱，故不比乍崩腹痛，血色紫瘀成块成片者，当用行滞消瘀之法。至于离经之血一时未即下脱，即成紫色，其说甚是，亦不可执定紫为瘀血，必投攻破。盖所失既多，断无不以固摄为急之理。若复见痛即破，见紫即攻，虚者益虚，落阱下石，为祸益烈。但紫血之虚寒证毕竟不多，芎归加姜附决非必能止崩之法，是当以脉症参之，不可执一而论。惟脱血既多者，必以补脾养胃峻滋肝肾真阴而合封固摄纳为治，庶可无投不利。腹痛者，固当运气和肝，如香附、乌药、川楝、玄胡之属必不可少。即无痛者，参、术、归、芪、阿胶、杞、地等气血双补方中亦必加香砂、青、陈一二味以吹嘘，而运化之始能活泼灵通，补而不滞，否则失之呆笨，非徒无效，且有中满碍化之弊矣。

薛立斋曰：有妇患崩，过服寒药，脾胃久虚，中病未已，寒病复起，烦渴引饮，粒米不进，昏愦时作，脉洪大，按之微弱，此无根之火，内虚寒而外假热也。十全大补加附子。崩减，日服八味丸而愈。又有久崩，服四物汤、凉血剂，或作或止，有主降火加腹痛，手足厥冷，此脾胃虚寒所致，先用附子理中汤，次用济生归脾、补中益气二汤，崩顿止。若泥痛无补法误矣。

沈曰：崩证热多寒少。若血大至色赤者，是热，非寒。若色紫黑者，出络而凝。其中有阳虚一证，经云：阳气者卫外而为固也，营行脉中，卫行脉外。脉外之阳虚失于卫护，则脉中之营血漏泄，既出络脉，凝而不流，渐渐变紫变黑，然必须少腹恶寒方可投温。

笺疏：崩中一证，因火者多，因寒者少。然既使属热亦是虚火，非实热可比。纵当清热，止有地榆、紫草、柏叶、柏皮、栀子、丹皮之类择用一二。宜于芩连者，已不多见，本无纯用寒凉之理，况失血之后，阳气亦馁，更无频服寒凉之法。薛案十全、八味一症，明言过服寒凉则温补，所以治药误，非其本病之果宜于温。但虚热烦渴不当引饮，薛曰：引饮恐是笔下之失检处，其第二条先服四物凉血，或已过当，再主降火以致腹痛肢厥，亦是为药所误。此颐所以谓纵使有火，已是阳陷入阴，安得有降之一字可言者也。沈论阳虚一证，谓必少腹恶寒，方可投温，固是认证要诀，然须知其余见症，毕竟可参脉状舌苔，亦必有据。惟血去既多，气随血耗，真阳往往无权，多有宜于温煦者（温煦之药乃温和之温，非辛燥大热一类）。昔人谓暴崩宜清可知。久崩者，不可恣用凉药，否则执果方以治活病，正以招立斋之讥矣。

崩证极验方

地榆　生牡蛎各二钱　生地四钱　生白芍三钱　黄芩　丹皮各一钱半　川连五分　甘草八分，炒　莲须　黑栀各一钱

水煎服。

沈曰：一妇日服人参、阿胶，血不止，投此即效。因带多偶以苦参易芩，血复至，用芩即止，去连血又至，加连即止。

颐按：苦参太嫌苦寒，芩连必因症而投，不可拘泥。

又曰：一妇患崩月余，余诊时大崩发晕几脱，是方加人参一钱，服之即安，十剂而愈。

颐按：大崩发晕本非人参不可。

又曰：一妇患此年逾五旬。投人参、阿胶不效，一日加黄连五分，甚不相安。一医云是气病，用炒香附、归、芍、丹皮、黄芩、牡蛎、枣仁、黑荆芥各二钱，郁金一钱五分，橘皮一钱，上沉香磨冲三分，柴胡五分，棕榈皮八分，煎服一剂，崩止。除柴胡、荆芥、棕皮数剂，食进复加白术为散，服之作胀，减去即安。

颐按：用药必随症加减，乃能活泼灵动。观是案加连不安，可见前方本非呆板必验之药。人参、阿胶皆有应有不应，视佐使之相称否耳。白术亦非必胀者，惟阿胶非胃纳尚佳，不宜早用。

又曰：一崩证少腹恶寒，用桂附八味丸收全效。

笺疏：上方清而不补，微加固涩敛阴。为阴分有火者，立法未尝不轻清灵活，然惟气体尚强、阴火偏炽之证为宜。若血去已多，恐嫌太寒，且固护亦嫌不及。颐治此症，必以介类潜阳，收摄横逆龙相之火。如龙牡决明玳瑁之属，俗子每谓一味兜涩，蛮封蛮锁，甚且望而生畏，不知血之所以

妄行，全是雷龙相火疏泄无度，惟介类有情能纳肝肾泛滥之阳，安其窟宅，正本清源，不治血而血自止，非强为填塞之法，视莲须苦涩者不同。故收效捷而无流弊。且沉重质坚纳入煎剂，气味俱薄，非重用不能有功，而无识者见用一两八钱分量，又复舌挢不下，传为谈柄耳。食者不辨真理，一至于此，真是令人绝倒，颐终谓是方，牡蛎仅止二钱，难生效力。

孟英曰：经漏崩淋并由精窍出，惟溺血从溺窍而下，妇女虽自知，然赧于细述，医者不知分辨，往往误治。更有因病汛愆而冲脉之血改从大肠而下者，人亦但知为便血也，临证均须细审。

笺疏： 由精窍出者，时时自下，其人不能为主；从溺窍出者，小溲可以自主。故溺血一症，必随小溲而见，不小溲则无有也。医者能以此辨证，则闺中人虽不能自述，亦可一问其溲便而知之。王又谓：汛愆改从大肠而下，其治案中确有此一则，然千人之一，不可恒有之症也。

带下　与男子遗浊同治

《素问》：任脉为病，男子内结七疝，女子带下瘕聚。

笺疏： 任脉以担任身前得名。任脉病则失担任之职，斯气结者成疝，血结者成瘕，或不能固摄则带下作矣。此症有湿热胶结、清浊混淆而淫溢者，有相火亢甚，疏泄太过而渗漏者。其肝肾阴虚不自固摄之症，止是带下之一。而任脉为病一句，实兼此三者而包涵其中，故一见带下，即指为冲任不固，带脉无权之虚证而辄投补涩者，绝少见效。尧封谓：与男子遗浊同治。诚然，治遗浊者，固不可仅以兜涩为能事也。

又曰：脾传之肾名曰疝瘕，小肠冤结而痛出白名曰蛊。

笺疏： 此脾湿下流，由肾而传之膀胱者，盖即输尿管之清浊不分，故小腹为之冤（冤读菀，实即郁塞之郁）。结作痛，而白液自下，是即男浊女带之因于湿热胶结者也。

又曰：少腹冤热，溲出白液。

笺疏： 此亦男子之白浊与女子之白带，少腹郁热是即相火亢甚之所致也。

又曰：思想无穷，所愿不得，意淫于外，入房太甚，发为白淫。

笺疏： 所思不遂，龙相之火因而外越，是即亢火疏泄太过之带下。入房太甚则冲任不守，是为虚脱之带下。合观《素问》数节，则男子遗浊、女子带下之病因，总不外湿火、相火及阴虚不守三途而已。

沈尧封曰：带下有主风冷入于浮络者，巢元方、孙思邈、严用和、杨仁斋、楼全善诸人是也；有主湿热者，刘河间、张洁古、张戴人、罗周彦诸人是也；有主脾虚、气虚，赵养葵、薛立斋诸人是也；有主湿痰者，朱丹溪是也；有主脾肾虚者，张景岳、薛新甫是也；又有主木郁地中，方齐之、缪仲淳是也。其所下之物，严主血不化赤而成，张主血积日久而成，刘主热极则津液溢出。其治法有用大辛热者，有用大苦寒者，有用大攻伐者，有用大填补者。虽立论制方各有意义，然其所下之物，究竟不知为何物。惟丹溪云：妇人带下与男子梦遗同。显然指着女精言，千古疑窦一言道破。但精滑一证，所因不同，惜其所指之方囿于痰火二字中耳。由是言之，白带即同白浊，赤带即同赤浊，此皆滑腻如精者。至若状如米泔，或臭水不黏者，此乃脾家之物，气虚下陷使然。高年亦有患此，非精气之病，不可混治。

笺疏：古病多属虚寒，故巢氏《病源》、孙氏《千金》皆以辛热治带下，此今时所绝无仅有之候可以存而弗论。若湿热则今病最多，而亦最易治。其所下者，必秽浊腥臭，甚者且皮肤湿痒，淫溢欲腐。若夫脾虚气虚之证。固亦有之，即东垣之所谓清阳下陷，果属气陷，温煦脾土而少少升清，亦尚易治。但立斋、养葵所言则几几万病尽然，断不足据。丹溪以湿痰立论，实即湿热之病，不足为异。景岳以脾肾两虚为言，则带出精窍，言肾较为切近。视专论脾胃清气不升者。颇觉言之有物。新甫即立斋，而尧封几认作二人，未免失检，若缪仲淳以为木郁地中，实即相火郁窒横行而疏泄太过耳。古人治法惟戴人大攻，断不可法。此外则大温、大寒、大补各有对药之症，因症立方，俱有至理，不可偏废。丹溪谓带下同于梦遗，颐愚谓遗之与浊，虽同是精窍为病，但遗则一泄而即止，浊则自下而无时，其证不同。带下是时时频下，非遗症之发作有时者可比，当以浊症论，不当以梦遗为拟。虽用药无甚分别，但病状确是不同，不可混合为一。丹溪专以痰火主治，亦以是症之属于湿热者最多耳。若大腥秽不黏之带下，则是溺窍为病由肾之输尿管来，不出于输精之管，脾胃湿浊下流。肾中输溺管不能泌别清浊所致，高年童稚皆有此症。在湿盛热甚之人，当以实火论，未必皆气虚之下陷，是当淡渗以通理永道，尧封固亦知其非精气病也。

沈尧封曰：戴元礼论赤浊云精者，血之所化。有浊去太多，精化不及，赤未变白，故成赤浊，此虚之甚也。何以知之？有人天癸未至，强力好色，所泄半精半血。

若溺不赤，无他热证，纵见赤浊不可以赤为热，只宜以治白浊法治之。观此则以赤带为热者，谬矣。

笺疏：赤浊、赤带本因相火太亢，热毒扰其血分使然，其人小溲必少热如沸汤，一问可知，此非大剂清火泄导，何能有效？戴氏所论，确有是症。然止其一端，非凡是赤浊皆如此也。无论何症各有真源，本不可仅据症状以断寒热虚实，毕竟各有其他之脉症可据，不可一概论也。

孟英曰：带下女子生而即有，津津常润，本非病也。故扁鹊自称带下医，即今所谓女科是矣。《金匮》亦以三十六病隶之带下，但过多即为病。湿热下注者为实，精液不守者为虚。苟体强气旺之人，虽多亦不为害，惟干燥则病甚，盖营津枯涸即是虚劳。凡汛愆而带盛者内热，逼血而不及化赤也。并带而枯燥全无者，则为干血劳之候矣。汇而观之，精也，液也，痰也，湿也，血也，皆可由任脉下行而为带。然有虚寒、有虚热、有实热三者之分。治遗精亦然，而虚寒较少，故天士治带必以黄柏为佐也。

笺疏：孟英谓女子生而带下，不足为病，即其所谓津津常润者，本属无多，亦不秽恶。俗有十女九带之谚，诚不必药。且闺中隐曲原不告人，亦未有以此求治者。如其太多，或五色稠杂，或五臭间作，斯为病候。虚寒、虚热、实热三层已足包涵一切浊带诸症。果能明辨及此，治法已无余蕴。至谓枯燥全无者，即是虚劳之候，此即《褚氏遗书》之所谓枯则杀人者，苟非真阴之告匮，皆其斫丧太过，合多而津乾液耗者也。孟英体验及此，确是古人未道之语。

妙香散

治脉小食少或大便不实者。

龙骨　益智仁　人参各一两　白茯苓　远志去心　茯神去木，各五钱　朱砂二钱五分　炙甘草钱半

为末，每服酌用数钱。

笺疏： 此王荆公方，为虚证之遗浊带下设法。于固涩之中仍以利水化痰辅之，补而不滞，颇为灵动。

地黄饮子去桂附

肾阴不足，肝阳内风鼓动而滑精，其脉弦大者，宜之。叶云：天地温和，风涛自息。又云：坎中阳微，下焦失纳。又云：肝为刚脏，不宜刚药，只宜温柔养之。

水制熟地八钱　川石斛　麦冬　茯苓各一钱五分　石菖蒲　远志肉　巴戟肉　干淡苁蓉各一钱　五味子　山萸肉

沈曰：末二味酸药可去。

笺疏： 河间地黄饮子治猝然音瘖，支废不用，是为肾脏气衰，阴阳两脱于下，而浊阴泛溢于上，气血冲激，扰乱神经者立法。其证必四逆支清，或冷汗自出，其脉必沉微欲绝，其舌必滑润淡白。故以麦冬、熟地峻补真阴；桂、附、戟、蓉温养元气；五味、萸肉酸以收之，所以招纳涣散，返其故宅，理法极密。本不可以治肝阳上冲之脑神经病，今去桂附，借用以治阴虚阳扰之遗浊崩带，填摄真阴，本欲以静制动，以阴固阳，则方中菖远开泄尚非所宜，而巴戟、苁蓉更嫌其温煦之性反以助阳，尚宜斟酌损益，而尧封反谓萸肉、五味酸收可去，似失之制方之意。盖本为虚而不固者立法，正是利用其酸收，既无湿热，实邪尚复，何嫌何忌？又引叶氏说：天地温和，风涛自息，则为阴霾肆逆之病

而言，可论地黄饮之全方既去桂附，而治肝风鼓动。叶说已全不相涉，而坎中阳微、下焦失纳二句，更是盲人扪烛，无此情理。须知坎中阳微而不能固者有之，何所谓纳？若曰肝为刚脏，不宜投刚燥之药，则滋养肝阴惟以甘润为主，亦宜柔而不宜温。要之，肾家阴虚相火鼓动而为遗浊崩带之病，本是最多，脉弦且大，龙雷方张，是方与缪氏《广笔记》之集灵膏，柳洲《续名医类案》之一贯煎，皆滋养真阴，摄纳浮阳之上乘禅也。

补肾阴清肝阳方

王宇泰曰：肾为阴，主藏精，肝为阳，主疏泄。故肾之阴虚则精不藏，肝之阳强则气不固。沈尧封曰：此方以清芬之品清肝，不以苦寒之药伤气。

藕节　青松叶　侧柏叶各一斤　生地　玉竹　天冬各八两　女贞子　旱莲草各四两　熬膏服。

笺疏： 此治肝肾相火亢而疏泄无度之遗浊崩带。火之偏旺，实由于阴之不涵，故清火不在苦寒，而在甘润。又选用清香芬芳之品，以疏络中郁热之气，尤为心灵智巧。

八味丸

戴元礼曰：有赤白浊人服玄兔丹不效，服附子八味丸即愈者，不可不知。沈尧封曰：此即坎中阳微，下焦失纳之意，屡用有效。

王孟英曰：阴虚而兼湿火者，宜六味丸。甚者加黄柏尤妙。

笺疏： 浊带之因，于下元阳虚不能固摄者，其症甚少。如不见有确切之脉症，不可轻率引用是方，仍以养阴为主稍加桂附煖煦下元，而仍赖丹、泽、茯苓通泄水

道，本非专为补阳之药用于是症，方与崔氏肾气丸之主旨符合，与立斋、养葵竟认作温补元阳主剂者，识见不同，胡可以道理计？孟英谓阴虚而兼有湿火，宜六味加黄柏。惟其有湿火在下，六味全方始为合辙，则彼之竟谓六味补水者其谬何如。

松硫丸

此是方外之方。治赤白浊、赤白带日久不愈无热证者，其效如神。

松香、硫黄，铁铫内熔化将醋频频洒上，俟药如饴，移铫置冷处，用冷水濡手，丸如豆大，必须人众方可，否则凝硬难丸，每服一钱。

孟英曰：此方究宜慎用。

笺疏： 此必下焦无火，而虚不能固之浊带方是对症。然此症极少，如其有之，则硫能温养肾火而性滑利，非蛮钝封锁之比，所以神效。

固精丸

选注云：阳虚则无气以制其精，故寐则阳陷而精道不禁，随触随泄，不必梦而遗也。必须提阳固气，乃克有济。

鹿茸一具　鹿角霜分两同茸　韭子　淡干苁蓉各一两　五味子　茯苓　熟附子　巴戟肉　龙骨　赤石脂各五钱

酒糊丸。

笺疏： 此方专为肾家无阳、关闸不守者立法。选注谓：寐则阳陷，正以阴分本弱，寐则气静而阳陷入阴。故以茸角通督脉之阳而举其陷，制方确有精义。然须知阳陷之阳，与相火不藏之阳大有区别，不可混治。

温柔涩法，叶氏治白淫

白龙骨　桑螵蛸　湖莲　芡实　茯苓茯神　金樱子　覆盆子　远志肉

蜜丸。

笺疏： 此方一派收涩，必纯属虚不能固者可用。然未免呆笨，难收实效，且莲子、芡实终是食物，混入药剂，用非所用，殊觉无谓。自天士老人笔头弄巧以开其端，而吴子音为撰三家医案随其流而扬其波，于是海参、淡菜、鱼胶之属，悉入煎方，颐戏谓之厨子开单，惜乎！不调酸咸而杂入，草木队中物苟有知，亦当叫屈。

赤水玄珠端本丸　治脉大体肥，大便晨泄不爽，湿热遗精极验。叶云：湿热之病，面色赤亮可证。

苦参　川柏各二两　牡蛎　蛤粉　葛根青蒿　白螺蛳壳煅，各一两

神曲和丸。

笺疏： 苦能胜湿，兼以固涩，而葛根能升胃气，以治湿热遗浊，亦能分清泄水，选药自有巧思。但白螺蛳壳有处极多，而无处难见，究属非主任之药，不如牡蛎取净粉用之，摄纳固下而亦清利湿热，颇有实效。

《本事方》清心丸

戴元礼曰：有经络热而滑精者，此方最妙。大智禅师云：腰脊热而遗者，皆热遗也。

黄柏　冰片

盐汤为丸。

徐曰：亦有阴亏之极，致腿足腰脊肝肾部位作热而遗者，又宜填阴固涩，以敛虚阳，非可妄投清火，宜详辨脉证。

笺疏： 冰片大寒，非热证不可用。且分两不可过多。许白沙方，为相火不藏者立法，是实证。徐氏则言虚甚而火反外浮者，病情天渊。然脉症必有不同，孟英所谓凡勘一症，有正面必有反面治，医者胡可以心粗气浮。

导赤散

李濒湖曰：一壮年男子，梦遗白浊，少腹有气上冲，每日腰热，卯作酉凉，腰热则手足冷，前阴无气，腰热退则前阴气动，手足温。又旦多下气，暮多噫气，时振逾旬必遗，脉弦滑而大，偶投涩药，则一夜二遗。遂用此方大剂煎服，遗浊皆止。

生地　木通　甘草梢

笺疏：东壁所述正在壮年，明是相火太亢，郁极而泄。少腹气冲是肾火之上奔，正与《伤寒论》之奔豚证为肾中寒水上溢者，一水一火两相对峙，而其属于肾气上奔则一。又是孟英之所谓同症，而一正一反者。腰热卯作酉凉又是实热见症，故盛于日中阳气正旺之时。其手足冷者，热聚于里而四末反寒，亦即热深厥深之义。而前阴气定则其热别有所注也。腰热退而手足温，前阴气动，亦是此往彼来，但气运作用未易说明其实在理由耳。且腰是肾之部，此部独热，非肾热而何脉弦滑大，情状昭著，涩之则郁热反盛，肾肝愈郁则疏泄之力愈甚，所以一夜二遗。木通苦泄宣通，以治火亢郁热，恰合分寸，大剂灌沃，尤为力专任重，是方是症，大有心思，此条见症颇与上条所主之病相近，然上方较呆，此方灵活，在木通一味以通为用故也。

王孟英曰：任脉虚而带下不摄者，往往滋补，虽投而不能愈，余以海螵蛸一味为粉，广鱼鳔煮炼杵丸绿豆大，淡菜汤下，久服无不收效，真妙法也。

笺疏：虚不能固，滋填收涩最无近功，良以奇经滑泄，草木无情，故未易奏全绩。孟英此法，血肉有情，竹破竹补，别有会心，虽奇而不离于正。妙在丸以缓治，方能渐入下焦。视叶派竟以海味作汤药之腥腻难咽者，自有泾渭之别，颐尝以海金沙真者合川柏末两味，用鲜生猪脊髓打和丸，治阴虚有火之浊带多效，亦引清理之药，直入肾任者也。

求　子

《素问》：女子二七而天癸至，任脉通，太冲脉盛，月事以时下，故有子。七七而任脉虚，太冲脉衰少，天癸竭，地道不通，故形坏而无子。

沈尧封曰：求子全赖气血充足，虚衰即无子。故薛立斋曰：至要处在审男女尺脉，若右尺脉细或空大无力，用八味丸。左尺洪大按之无力，用六味丸，两尺俱微细或浮大，用十补丸。此遵《内经》而察脉用方，可谓善矣。然此特言其本体虚而不受胎者也。若本体不虚而不受胎者，必有他病。缪仲淳主风冷乘袭子宫，朱丹溪主冲任伏热，张子和主胞中实痰，丹溪于肥盛妇人主脂膜塞胞，陈良甫谓二三十年，全不产育者，胞中必有积血，主以荡胞汤。诸贤所论不同，要皆理之所有。宜察脉辨症施治，荡胞汤在《千金》为妇人求子第一方，孙真人郑重之。

笺疏：生育之机，纯由天赋，本非人力之所能胜天，更何论乎药物。惟能遂其天机，而不以人欲乱性，断无不能生育之理。世之艰于孕育者。大率皆研衷过度自损其天真者，欲求孕育，惟有节欲二字。善乎！袁简斋之引某理学家答其门人，问求子者谓汝能学鸟兽则有子矣。乍聆此论，岂不可骇？须知鸟兽之合，纯是天机，不妄作为，应时而动，所以无有不生，而亦无有不长者。简斋更为之申一说曰：行乎其所，不得不行，止乎其所，不得不止，即生乎其所不得不生，是岂草木根荄所能代天宣化者。《素问·上古天真论》谓：任脉通，太冲脉盛，则有子。任脉虚，太冲脉衰少，则无子。虽为女子言之，亦岂仅为女子言之？冲脉、任脉，阳施阴受，胥由此道。尧封气血充足四字，固已包举一切，则反是以思行乎其所不当行，天癸那不早竭，地道不通，形坏无子，又岂必俟乎七七八八之龄耶！立斋审察尺脉，一言其理，不可谓不切，而八味、六味、十全三方，岂是确当之药。若沈所谓本体不虚，而不受胎，则不虚即实，子宫必有所蔽，故不能感诸贤持论，未尝不极其理想之能事。然生理之真，亦未必果与诸家所论尽能符合，所以如法用药，纵使脉症近似，亦必不能一索而得。而《千金方》之主破瘀，张戴人之主荡涤，尤恐不顾其后利未可得而弊即随之，学者必不可孟浪从事。

荡胞汤

朴硝　丹皮　当归　大黄　桃仁生用，各三铢　厚朴　桔梗　人参　茯苓　桂心　甘草　牛膝　橘皮各二铢　附子六铢　虻虫　水蛭各十枚

上十七味，㕮咀，以清酒五升合，煮取三升，分四服，日三夜一。每服相去三时，更服如前。覆被取微汗，天寒汗不出，着火笼之，必下脓血，务须斟酌下尽，二三服即止。如大闷不堪，食酢饭冷浆，一口即止。然恐去恶不尽，忍之尤妙。

孟英曰：子不可以强求也。求子之心愈切，而得之愈难，天地无心而成化，乃不期然而然之事，非可以智力为者。惟有病而碍于孕育之人，始可用药以治病。凡无病之人，切勿妄药以求子，弄巧反拙，岂徒无益而已耶。纵使有效，而药性皆偏，其子禀之非夭札，即顽悖，余历验不爽。

笺疏：孕育之事，无所为而为，岂有人力可以矫揉造作之理。所谓夫妇之愚，

可以能知能行，而圣人有所不知不能者，如谓金石草木，可以强无为有是直以人欲胜天理使造物退处于无权，吾知虽有高贤，断不敢作此无端之梦想，而俗子偏能为此说者，止以逢迎富贵，为衣食计，当亦智者所共谅。不意，孙氏高明《千金方》以妇人居首而求嗣，又为妇科之开宗明义，第一章一若药石无情，果有挽回造化之能力，盖亦未脱方士习气。孟英谓：非可以智力为顶门一针，吾知求方者、与方者闻此不啻冷水浇背，默尔而息，快人快事，揭尽俗子丑态，那不曲踊三百。又谓有病而碍于孕育者，始可用药以治病，须知所以不得不用药者，止是为治病计，实非作蓝田种玉想，然后知《千金方》求嗣一门绝非医家分内之事。颐恒见艰于子嗣者，不悟其丧失之多日，以求方求药为当务之急，而医家工于献媚，乐为处方，抵掌高谈，莫不自谓，果有奇术，令人一索，可得究竟，罗列温补兴阳数十味，欲以搜括老人垂竭之脂膏，妄冀背城借一。纵令如愿以偿，而先天既薄，又以燥烈之药石助之生儿，必多胎毒，奇病百出，长育极难。颐已屡见之而苦不敢为乃翁说明原始，以重伤垂暮之心。孟英更说到顽悖一层，正是阳药刚烈之余焰，有以成其禀赋，此理之常，无足怪者。彼痴心梦想之流，读此当亦可以废然返矣。

孟英又曰：荡胞汤虽有深意，其药太峻，未可轻用，惟保胎神祐丸善舒气郁，缓消积血，不但为保胎之良药，亦是调经易孕之仙丹，每日七丸，频服甚效。余历用有验，最为稳妙（方见下卷）。

笺疏：荡胞汤，以荡涤胞中恶瘀取义，其意盖谓妇人无不生育之理，其所以不孕者，由瘀毒积于胞中故耳。颐谓此是理想，

已不足据，而许多荡涤走窜之物，足以扰乱之而有余，果用是方，必犯孟英所谓岂徒无益之弊，虽是古方，断不可信。惟孟英所称之保胎神祐丸，亦极平常，且每服止桐子大之七九，何能有效，乃孟英颇推重之，谓有殊功，极不可解，岂聊以徇求方种子者之意，姑以和平淡泊，万全无弊者应之耶，此亦仁人之用心，惟恐俗子谬服毒药反以为祸耳。若曰果为调经之仙丹，颐敢断其必无是事，惟谓其善舒气郁，庶几近之。

孟英又曰：世有愚夫愚妇，一无所知，而敏于生育者，此方灵皋。所谓此事但宜有人欲而不可有天理也。观于此，则一切求子之法，皆不足凭。况体气不齐，岂容概论有终身不受孕者，有毕世仅一产者，有一产之后逾十余年而再妊者，有按年而妊者，有娩甫弥月而即妊者，有每妊必骈胎者，且有一产三胎或四胎者，骈胎之胞有合有分。其产也，有接踵而下者，有逾日而下者，甚有逾一旬半月而下者，谚云：十个孩儿十样生。是以古人有宁医十男子，莫医一妇人之说。因妇人有胎产之千态万状，不可以常理测也。世之习妇科者，不可不究心焉。

笺疏：孕育纯是天然，即胎前状态亦复万有不齐，莫名其妙，脉不足凭，证不可据，阅历愈多而所见愈奇，孟英谓：千态万状不可以常理测，真是从见闻广博得来，非浅学者所能道只字。

孟英又曰：古人五种不男，曰螺、纹、鼓、角、脉，而人多误解。余谓螺乃骡字之讹。骡形之人，交骨如环不能开坼，如受孕必以产厄亡。纹则阴窍屈曲，如螺纹之盘旋。碍于交合，俗谓之石女是也。后人不知骡形之异，而改为螺，遂以纹之似

螺者，有混于鼓。鼓者，阴户有皮鞔如鼓，仅有小窍通溺而已。设幼时以铅作梃，逐日纴之，久则自开，尚可以人力为也。角则阴中有物，兴至亦有能举者，名曰二阴人，俗云雌雄人是也。脉则终身不行经者，理难孕育。然暗经亦可受胎。钱国宝云：兰溪孙篾匠之妻，自来无经，而生四子一女。故五种之中惟三者，非人力所能治，而纹、角二种并不可交也，特考定之以正相传之讹（骡形之女，初生时稳婆技精者扪之，即知其可男可女之身，名人痀亦角类也）。

笺疏：此所谓不男者，言妇女不能与男子相接者也。王谓：螺当作骡，是骡不生育，惟以交骨不能开坼之故。妇人禀此则受孕，而必不能产。颐所知者，有一人尝两次受孕，其先则由接生婆用锋刃将小儿劈割而下。其后又妊身弥月，则到沪上医院中，经西医剖腹取儿，仅保残喘，然后知天地之大，果有此诡异之事。至所谓角者，并有时而可男，正史五行志中咤为人妖，实亦禀赋之自然，但不恒有，故世以为怪耳。

受胎总论

李东璧曰：《易》云男女构精，万物化生。乾道成男，坤道成女。褚澄言：血先至裹精则生男，精先至裹血则生女，阴阳均至非男非女之身，精血散分骈胎、品胎之兆。《道藏》言：月水亡后一三五日成男，二四六日成女。东垣言：血海始净一二日成男，三四五日成女。《圣济》言：因气而左动阳资之则成男，因气而右动阴资之则成女。丹溪乃非褚氏而是东垣，主《圣济》左右之说，立论归于子宫左右之系，可谓悉矣。窃谓褚氏未可非，东垣亦

未尽是也。盖褚氏以气血之先后言，《道藏》以日数之奇偶言，东垣以女血之盈亏言，《圣济》丹溪以子宫之左右言。各执一见，会而通之，理自得矣。盖独男独女可以日数论，骈胎、品胎亦可以日数论乎？史载一产三子四子，有半男半女，或男多女少，或男少女多，则一三五日为男，二四六日为女之说，岂其然哉！褚氏、《圣济》、丹溪主精血子宫左右之论为有见，而《道藏》、东垣日数之论为可疑矣。叔和《脉经》以脉之左右浮沉辨所生之男女，高阳《脉诀》以脉之纵横逆顺，别骈、品之胎形，恐臆度之见，而非确论也。

王孟英曰：《阅微草堂笔记》云：夫胎者两精相搏，翕合而成者也。媾合之际，其情既洽，其精乃至。阳精至而阴精不至，阴精至而阳精不至，皆不能成。皆至矣，时有先后，则先至者气散不摄亦不能成，不先不后而精并至，阳先冲而阴包之则成男，阴先冲而阳包之则成女。此化生自然之妙，非人力所能为。故有一合即成者，有千百合而终不成者。愚夫妇所知能，圣人有所不知能，此之谓矣。端恪后人沈君辛甫云：胎脉辨别处诚医者所当知，若受妊之始，曷以得男，何缘得女？生化之际，初无一定，诸家议论虽奇，无关损益，置之可也。

笺疏：孕育之理，天然生化，既非人力所能作为，又岂理想可以推测。濒湖所引诸说，无非凭空结撰，虽竭尽理想之能事，终是扪烛扣槃，殊可不论。纪文达天资聪颖，理想尤精。《阅微草堂笔记》一节，托之神怪，本是小说家体裁，所论较之从前诸家，确是高出一层。究竟亦是笔上生花，粲莲妙舌，何可认作实事。沈辛甫一律置之不问，真是快刀斩乱丝之无上

妙法。

辨 胎

《素问》：妇人足少阴脉动甚者，妊子也。

沈尧封曰：足少阴肾脉也，动者如豆厥厥动摇也。王太仆作手少阴，手少阴脉应在掌后锐骨之后，陷者中，直对小指，菲太渊脉也。必有所据。全元起作足少阴，候尺中。经云：尺里以候腹中，胎在腹中，当应在尺，此为近理。

笺疏：气血结滞，脉象应之而不条达，故其形如豆如珠，一粒突起，指下厥厥动，因谓之动。所以大痛之病，于脉为动，以痛则气血交结，脉亦结而不舒也。妊娠之初，胎元乍结，正是阴阳凝合之时，其应在脉，于是亦呈凝聚之态。《素问》脉动主妊一条，其理极精。而注家似未有能申明其真义者，但必在结胎数日之间，乃有此象。若日久则胎孕已有明征，生机洋溢，何致更有结塞之态形之脉上？此所以脉滑亦主妊身，即是生气盎然之朕兆。故滑脉必于一月后始可见之。盖动之与滑，一为蕴蓄不行，一为活泼爽利，形势态度，适得其反，而以论妊子固是各有至理，必不可诬。惟足少阴当从全元起本为是，聆结下元，自宜应之于尺，启玄本误足为手，必不可通。

又曰：阴搏阳别，谓之有子。

沈曰：王注：阴，尺中也，搏谓搏触于手也，尺脉搏击，与寸迥别，则有孕之兆也。

笺疏：搏是应指迫迫有力，而形势分明。与动甚妊子之意相合，但是于阴分之尺部与阳分寸部显然有别，正其阴阳团结之初，当有是象。启玄注：此亦知以尺中

立论，则动甚妊子一节，作手少阴者，岂非讹误。

又曰：何以知怀子之且生也。曰：身有病而无邪脉也。

笺疏：身有病者，谓妇人不月，岂非病状！且多有食减呕恶之证，亦是病征。但以脉察之，则调而有序，不见其病，是为怀子无疑。凡恶阻之甚者，食减神疲，病状昭着，然脉必无恙，临证以来确乎可据，始知经说之精。

《难经》曰：女子以肾系胞三部，脉浮沉正等，按之不绝者，有妊也。

笺疏：三部脉浮沉正等，按之不绝，是即活泼流利之滑脉，故知有妊。

沈尧封曰：妇人三部脉浮沉正等，以手按之不绝者，孕子也。妊脉初时寸微，呼吸五至，三月而尺数也，脉滑疾，重以手按之散者，胎已三月也，脉重手按之不散，但疾不滑者五月也，此即阴搏阳别之义。言尺脉滑数，寸脉微小，尺与寸脉别者，孕子也。

笺疏；三月尺数，三月滑疾而散云云，不确。

辨男女胎

王叔和曰：妊娠四月，其脉左疾为男，右疾为女，俱疾为生二子。

笺疏：疾即滑利之意，左脉滑应男胎，右脉滑主女胎，自有确征。

又曰：左尺偏大为男，右尺偏大为女，左右俱大产二子。大者如实状，即阴搏之意，尺脉实大与寸迥别，但分男左女右也。

又曰：左脉沉实为男，右脉浮大为女。

笺疏：沉实亦即阴搏之义，亦当于尺征之。右脉浮大为女，则不知其意何在？然理不可通，不足信也。

娄全善曰：按丹溪云，男受胎在左子宫，女受胎在右子宫。推之于脉。其义亦然。如胎在左，则气血护胎必盛于左，故脉左疾为男，左大为男也。胎在右，则气血护胎必盛于右，故脉右疾为女，右大为女也。亦犹经文阴搏阳别谓之有子，言胎必在身半之下，气血护胎必盛于下，故阴尺鼓搏与阳寸迥别也。

笺疏：天地之气左升而右降，升属阳，而降属阴。故左为阳，而右为阴。且南面而立，左在东，而右在西，东主升而右主降，故东为阳而右为阴。男女胎之分主于左右脉，即是阴阳升降之气为之确有征验，而亦自有至理。丹溪以左右子宫受胎为分别，却非生理之实。读西学家言，子管子核确有左右两处，而子宫则有一无二，此是实在形骸，不可信笔写来，惟吾所欲者也（卷末附英医合信氏《全体新论》可征）。

《千金》云：令妊妇面南行，从背后呼之，左回首者是男，右回首者是女。又女腹如箕，以女胎背母，足膝抵腹，下大上小故如箕；男腹如釜，男胎向母，背脊抵腹，其形正圆，故如釜也。

沈尧封曰：《内经》妊娠数条，惟阴搏阳别尤为妙谛。《素问》诊法上以候上，下以候下，气血聚于上则寸脉盛，气血聚于下则尺脉盛。其势然也，试之疮疡无不验者。况胎在腹中，气血大聚，岂反无征验之理！胎系于肾，在身半以下，故见于尺部，但人脉体不同，有本大者，有本小者，即怀妊时有见动脉者。然尺中或疾或数，总与寸脉迥然有别，细审自得，即左右男女亦然。受胎时偏左成男，气血聚于左则左重，故呼之则左顾便，脉必形于左尺；受胎时偏右成女，气血聚于右则右重，呼之则右顾便，脉必形于右尺。此一定之理也。至若丹溪男受胎于左子宫，女受胎于右子宫，此是语病，犹言偏于子宫之左，偏于子宫之右耳，原非有二子宫也。惟左男右女指医人之左右手言，恐未必然。

笺疏： 左顾右顾之说，殊属不确。尧封偏左偏右亦是空话。子宫惟一，教他偏到何处去？此非《礼记》月令之九宫，可以左个右个择居其一者也。

王孟英曰：诸家之论皆有至理，而皆有验有不验。余自髫年即专究于此，三十年来见闻多矣。有甫受孕而脉即显呈于指下者，有半月一月后而见于脉者，有二三月而见于脉者，有始见孕脉而五六月之后反不见孕脉者，有始终不见于脉者，有受孕后反见弦涩细数之象者，甚有两脉反沉伏难寻者。古人所论，原是各抒心得，奈死法不可以限生人纸上谈兵，未尝阅历者，何足以语此。惟今春与杨素园大令谈之，极蒙折服，殆深尝此中甘苦也。忆辛丑秋，诊周光远令正之脉，右寸关忽见弦大滑疾，上溢鱼际之象，平昔之脉未尝见此，颇为骇然，及询起居，请无所苦，惟汛愆半月耳。余曰：妊也，并可必其为男。继而其父孙际初闻之，诊乃女脉，曰：妊则或然，恐为女孕。余曰：肺象乎天，今右寸脉最弦滑且见上溢之象，岂非本乎天者亲上耶！孙曰：此虽君之创解，然极有理，究不知后验何似耳。迨壬寅夏果举一男，聊附一端，以为凿凿谈脉者鉴。

笺疏： 孟英有验有不验之说，以阅历得之，最宜真谛。古人所论或凭理想，或偶然符合，而自以为确。究竟禀赋不齐，各如其面，岂可执板法以谈天然之生化，故孕脉最难凭。颐亦留心二十余年，而始敢为此说，若门外人闻之，必嗤为脉理之不精矣。知凡百学问，必亲自体验，潜心默察而后能于板法中参活法，彼笃信好古，常在故纸堆中求生活者，何足以语此。然亦止可为知者道，不足为俗人言也。王论用氏夫人一证，弦滑上溢而断为妊，且断为必男，必无真切理由可说，本乎天者亲上一句空空洞洞，何可为训！然竟协征兰之兆，此正颐之所谓偶然符合，而自以为确者，请教后人，更从何处学步！然即此更可征孕脉之变幻无穷，万不能刻舟求剑，按图索骥矣。

妊妇似风　孟英曰即子痫证

沈尧封曰：妊妇病源有三大纲。一曰阴亏，人身精血有限，聚以养胎，阴分必亏；二曰气滞，腹中增一障碍，则升降之气必滞；三曰痰饮，人身脏腑接壤，腹中遽增一物，脏腑之机括为之不灵，津液聚为痰饮。知此三者，庶不为邪说所惑，妊妇卒倒不语，或口眼歪斜，或手足瘈疭，皆名中风。或腰背反张，时昏时醒，名为痉，又名子痫。古来皆作风治，不知卒倒不语病名为厥，阴虚失纳，孤阳逆上之谓。口眼歪斜，手足瘈疭，或因痰滞经络，或因阴亏不吸，肝阳内风暴动。至若腰背反张一证，临危必见戴眼，其故何欤？盖足膀胱从太阳之脉起于目内眦，上额交巅，循肩膊内夹脊抵腰中。足太阳主津液，虚则经脉时缩，脉缩故腰背反张。经云：童子高者，太阳不足，谓太阳之津液不足也，脉缩急则童子高，甚则戴眼。治此当用地黄、麦冬等药滋养津液为主。胎前病阳虚者绝少，慎勿用小续命汤。

王孟英曰：阴虚气滞，二者昔人曾已言之，痰饮一端，可谓发前人之未发，因而悟及产后谵妄等症，诚沈氏独得之秘，反复申明，有裨后学之功，不已多乎。

笺疏：妊身阴虚，以精血凝聚下元，无暇旁及，致令全身阴分偏于不足，至理名言，必不可易。颐因此而悟及子痫发痉，即从此阴虚二字而来，盖痫症痉厥猝然而作，亦可倏然而安，近人脑经病之真理，早已发明，已是万无疑义。颅脑神经之所以为病者，无非阴不涵阳，孤阳上逆，冲激震荡，扰其神经，以致知觉运动顿失常度。若产后得此，明是阴夺于下，阳浮于上，其理易明。独妊脉之时真阴团结，必说不到阴虚二字，何以而阳亦上浮？至于此极今得尧封精血有限聚以养胎，阴分必亏三句为之曲曲绘出原理，乃知阳之所以升浮者，正惟其团聚于下，有时不得上承，遂令阳为之越发生是证。然究属阴阳偶尔乖离，非真阴大虚者可比，则阳气暴越，能升亦自然降，所以子痫病自动亦即自安，不为大患，亦与其他之癫痫发作有时，恒为终身痼疾者不同。尧封阴虚失纳，孤阳逆上，及阴亏不吸肝阳，内风暴动四句，说明痫痉根源，早已窥透此中謷结。惜乎当时脑神经之病情尚未传播，遂以卒倒不语、口眼歪斜、手足瘛疭等症仅能以痰滞经络解说，尚是未达一间而论。腰背反张、临危戴眼亦不得不从足太阳经起于内眦，上额，交巅说入引作确证。岂知反张戴眼亦是脑经变动，必与足太阳经无涉，经谓童子高者太阳不足，乃指平时无病而言，不能援为猝然戴眼之证，而足太阳主津液一说，则经言膀胱者，津液之府本属可疑，亦复可笑（膀胱储尿，原是应当排泄之废材，何得谓之津液），抑且治反张戴眼，猝然为变者，必以潜降为主，摄纳浮阳，决非地黄、麦冬滋养津液所能有效。况尧封既以歪斜瘛疭反张等症作为痰滞经络，则

地黄、麦冬宁不与痰饮一说自相矛盾？总之气火既浮上冲激脑者，必挟胸中痰浊，随气而升，所以痫病发作之时无不口涌冷涎者，滋腻养阴之药必不可投。何以沈氏附会，津液不足而谓常用地黄、麦冬等耶？末谓弗用小续命汤，则所见最真。凡吾同道不可不书，诸神无论昏愦、歪斜、不仁、不遂、痉厥、瘫痪、癫痫、谵妄，苟投续命，必为催命之符，此则颐之所敢断言者。孟英谓痰饮一端，沈氏独得之秘，洵是确论。子痫痉厥产后昏冒，类多由此，其实皆虚阳挟痰上逆，所以沈氏蠲饮六神一方最多奇效。然则地黄麦冬更不可不谓智者之一失矣。

沈尧封曰：钱鹄云正室饮食，起居无恙，一夜连厥数十次，发则目上窜，形如尸，次日又厥数十次，至晚一厥不醒。以火炭投醋中，近鼻熏之不觉。切其脉，三部俱应，不数不迟并无怪象。诊毕，伊父倪福增曰：可治否？余曰：可用青铅一斤，化烊倾盆水内，捞起再烊，再倾三次，取水煎生地一两、天冬二钱、细石斛三钱、甘草一钱、石菖蒲一钱，服。倪留余就寝书室，晨起见倪复治药，云昨夜服药后至今止厥六次，厥亦甚轻，故照前方再煎与服，服后厥遂不发。后生一子，计其时乃受胎初月也，移治中年非受胎者亦屡效。

笺疏：猝厥一症，总是阳气上浮，冲激脑经，所以顷刻之间能失知觉运动。其脉有变，有不变，有伏，有不伏，其肢体亦有冷有不冷，病情与痫症大同。但猝厥者无涎沫，痫必有涎沫，故治痫必兼涤痰，治厥可投滋腻养阴，兼顾其本，而必赖潜阳镇坠之品始克有济。则是症必无二治，其脉之不皆伏亦以脑经为病，本与血管无涉。大抵脉不伏而肢温者，其症尚轻，脉

伏绝而肢冷者，其症为剧，是其神经之激动尤甚。更进一步，即《素问》之所谓气不返者死矣。尧封此案虽不能识破脑神经病，而以青铅水煎汤正合镇定气火，使不升腾之意。所以覆杯得效，如鼓应桴。此症之发于初结胎时者，固以真阴凝聚于下，不暇他顾，致令孤阳无宅，俄顷，飞扬既得青铅摄引而复，峻养真阴，标本双顾，所以定厥，而并无碍胎之虑，宜为子痫猝厥之无上神丹，自谓屡效，必非虚语。

吴门叶氏治一反张，发时如跳虫，离席数寸，发过即如平人。用白芍、甘草、紫石英、炒小麦、南枣煎服而愈。捷径方载一毒药攻胎，药毒冲上，外证牙关紧急、口不能言、两手强直、握拳自汗、身有微热与中风相似，但脉浮而软，十死一生，医多不识，若作中风治，必死。用白扁豆二两生去皮为末，新汲水调下即效。

笺疏：叶氏此案，石英镇纳，合甘、麦、枣、芍柔润养液，与上条尧封用药异曲同工，真是双璧双珠，无独有偶，读此可悟。善学古人者，止当师其意，而不必拘其方，若必依样葫芦描写一遍，则抄书胥矣。至捷径方所述亦即此症，生扁豆末何以必效，恐是謷言，吾斯未信。

沈尧封曰：痰滞经络，宜二陈加胆星、竹沥、姜汁。

笺疏：痫虽皆有痰，然特其显而易见者耳。其实病在脑，经气升为本，痰为标，尧封此条是未知脑经为病，尚觉隔膜。

初娠似劳

沈尧封曰：钱彬安室人内热咳呛涎痰，夜不能卧，脉细且数，呼吸七至。邀余诊视，问及经事，答言向来不准，今过期不至。余因邻近，素知伊禀怯弱，不敢用药，

就诊吴门，叶氏云：此百日劳，不治。归延本邑书浦亭疗，投逍遥散不应，更葳蕤汤亦不应。曰：病本无药可治，但不药必骇，病者可与六味汤聊复尔。尔因取六味丸料二十分之一煎服，一剂咳减，二剂热退，四剂霍然，惟觉腹中有块，日大一日，弥月生一女。母女俱安，越二十余年女嫁母故。后以此法治怀妊咳呛涎痰，或内热，或不内热，或脉数。或脉不数，五月以内者俱效，五月以外者，有效有不效。

笺疏：素禀本弱，而又结胎，则阴不上承，虚火燔灼，致为咳呛涎痰、内热诸症，六味本可以养阴，而亦摄纳清热，投之极轻，不嫌呆笨，正是恰如地位。王孟英曰：亦有劳损似娠者。盖凡事皆有两面也。

喘

丹溪曰：因火动胎逆上作喘急者，用条芩、香附为末，水调服。

笺疏：此节以胎前言之喘，是气逆而上奔，寻常治法，皆宜开泄抑降。然在有娠，则重坠之药皆有堕胎之虑，不可不防。故丹溪止以条芩香附治胎火，则反是以思，如有寒饮泛溢之喘逆，自当举一反三，不能仅以黄芩为定喘之主药，亦自可悟。但喘逆甚者，开肺肃降亦不必忌，正以有病则病当之，适可而止，未必开泄皆致堕胎。观上文尧封用青铅一条，胎元乍结之时，尚不为害，其故可思，但不可大剂，金石只止镇压耳。

吕沧洲曰：有妇胎死腹中，病喘不得卧。医以风药治肺，诊其脉气口盛人迎一倍，左关弦动而疾，两尺俱短而离经，因曰：病盖得之毒药动血，以致胎死不下，奔迫而上冲，非外感也。大剂芎归汤加催

生药，服之下死胎。其夫曰：病妾有怀，室人见嫉，故药去之，众所不知也。

笺疏： 此胎死而气迫上冲，非下死胎必不可救。然亦有子悬重症，母命危在旦夕，苟再顾护胎元，势且母子莫保，则急用大剂镇逆，不遑保胎，亦是两害相权，处其轻者而已。下文子悬条有旋覆代赭汤胎堕得生一节，正合此旨。颐十年前荆人两度子肿，寒水上溢，喘急危极，皆投真式汤合旋覆代赭，俱胎堕而后即安，实迫于事势之无可奈何。如其为他人处方，似不当，为此背城借一之计，即使幸而得安。容或有以胎堕为口实者设。或元气不支，俱伤两败，则悠悠之口更当如何？然为医家，事实上思之但求吾心之所安，成败听之天命，则当危急存亡之秋，亦不妨用此法，盖舍此必无可以两全之策，无宁放胆图之，尚有一线生机。惟必以此中理由，先为病家说明，听其自主可耳。

沈尧封曰：外感作喘，仍照男子治，故不录，他病仿此。王海藏《医垒元戎》曰：胎前病唯当顺气，若外感四气，内伤七情以成他病，治法与男子同，当于各证类中求之。惟动胎之药切不可犯。

恶 阻

《金匮》曰：妇人得平脉阴脉小弱，其人渴不能食，无寒热，名妊娠。于法六十日当有此证，设有医者治逆，却一月加吐下者，则绝之。

沈尧封曰：娄全善云恶阻谓呕吐、恶心、头眩、恶食、择食是也。绝之者，谓绝止医药，候其自安也。余尝治一二妊妇呕吐，愈治愈逆，因思绝之之旨，停药月余自安。

笺疏： 恶阻是胎元乍结，真阴凝聚，不得上承而虚阳上越，故为呕吐、恶心、头眩、恶食等证。但阴结于下，阴脉当沉实，而不当小弱，《素问》谓少阴动甚，亦是有力搏击之状，即证以阅历所得，必尺部有神而后敢信为妊兆，如其两尺微弱即未必是妊。而《金匮》乃谓阴脉小弱者为妊娠，殊不可晓。即谓六十日当有此证，亦觉太泥。凡恶阻早者，珠胎乍结，才十余日而即有见症，其迟者，亦有发见于两三月后者，亦有连举数胎而不知不觉者，大率强壮之体，皆无此症。其恶食、择食、呕吐、泛恶者，皆柔脆者也。而治之应否又各各不同，其应手者三五剂即有大效，其不应者，虽竭尽智能，变尽方法，而呕不可止，则又本乎其人之性质，非药石所能为力。医者必不能自恃才力，可操胜算，停药一说，虽似有理，其实停药而不能自安者，亦正不少。

朱丹溪曰：有妊二月呕吐眩晕。脉之左弦而弱，此恶阻因怒气所激，肝气伤又挟胎气上逆，以茯苓半夏汤下抑青丸。

笺疏： 呕吐，皆肝气之上逆，纵无怒气激动，其病亦本于肝，是方主治所以多效。

《千金》半夏茯苓汤

治妊娠阻病，心中愦闷，空烦吐逆，恶闻食气，头眩、体重，四肢百节疼烦沉重，多卧少起，恶寒汗出，疲极黄瘦。

半夏　生姜各三十铢　干地黄　茯苓各十八铢　橘皮　旋覆花　细辛　人参　芍药　川芎　桔梗　甘草各十二铢

上十二味，㕮咀，以水一斗，煮取三升，分三服。若病阻，积月日不得治，及服药冷热失候，病变客热烦渴，口生疮者，去橘皮、细辛，加前胡、知母各十二铢。若变冷下痢者，去干地黄，入桂心十二铢。

若食少，胃中虚，生热，大便闭塞，小便赤少者，宜加大黄十八铢，去地黄加黄芩六铢。余依方服一剂得下后消息，看气力冷热，增损方更服一剂汤，便急使茯苓丸，令能食便强健也，忌生冷醋滑油腻。

笺疏： 是方开泄、降气、化痰、定逆，而以旋覆斡旋乾运，参地固护真阴，又加细辛以通中州阳气，则脾之消化健运，而痰浊自退，呕吐可定。但川芎太升、甘草太腻，是可减之，或谓细辛气味俱雄，古人谓其直透巅顶，是升腾之势，较之川芎殆将倍蓰，如谓眩晕呕吐不宜于升，似当先除细辛，而后再议川芎。颐则谓细辛质坚而细，气虽升而质则降，用以开中州郁窒而化痰浊，尚无不可，惟川芎形质气味无一不升，呕恶必非所宜，是有至理，非臆说也。

《千金》茯苓圆

服前汤两剂后服此即效。

茯苓　人参　桂心（熬）　干姜　半夏　橘皮各一两　白术　葛根　甘草　枳实各二两

上十味，蜜丸梧子大，饮服二十丸，渐加至三十丸，日三次。

徐曰：《肘后》不用干姜、半夏、橘皮、白术、葛根，只用五物。又云妊娠忌桂，故熬。

王孟英曰：雄按胎前产后，非确有虚寒脉证者，皆勿妄投热剂，暑月尤宜慎之。

又方

青竹茹　橘皮各十八铢　茯苓　生姜各一两　半夏三十铢

上五味，水六升，煮取二升半，分三服。

《千金》橘皮汤

治妊娠呕吐不下食。

橘皮　竹茹　人参　白术各十八铢　生姜一两　厚朴十二铢

上六味，水七升，煮取二升半，分三服。

沈尧封曰：费姓妇怀妊三月，呕吐饮食，服橘皮、竹茹、黄芩等药不效，松郡车谓津用二陈汤加旋覆花、姜皮水煎，冲生地汁一杯，一剂吐止，四剂痊愈。一医笑曰：古方生地、半夏同用甚少，不知此方即《千金》半夏茯苓汤，除去细辛、桔梗、川芎、白芍四味。又曰：呕吐不外肝胃两经病，人身脏腑本是接壤，怀妊则腹中增了一物，脏腑机括为之不灵，水谷之精微不能上蒸为气血，凝聚而为痰饮窒塞胃口，所以食入作呕，此是胃病，又妇人既娠，则精血养胎，无以摄纳肝阳，则肝阳易升。肝之经脉夹胃，肝阳过升则饮食自不能下胃，此是肝病。《千金》半夏茯苓汤用二陈化痰以通胃也，用旋覆高者抑之也，用地黄补阴以吸阳也，用人参生津以养胃也。其法可谓详且尽矣。至若细辛亦能散痰，桔梗亦能理上焦之气，川芎亦能宣血中之滞，未免升提，白芍虽能平肝敛阴，仲景法胸满者去之，故车氏皆不用斟酌尽善，四剂获安有以也。王孟英曰：发明尽致，精义入神。

沈尧封曰：蔡姓妇恶阻，水药俱吐，松郡医用抑青丸立效。黄连一味为末，粥糊丸麻子大，每服二三十丸。

又曰：肝阳上升，补阴吸阳，原属治本正理，至肝阳亢甚，滴水吐出，即有滋阴汤药亦无所用，不得不用黄连之苦寒，先折其太甚。得水饮通，然后以滋阴药调之，以收全效。

王孟英曰：左金丸亦妙。

沈尧封曰：沈姓妇恶阻，水浆下咽即

吐，医药杂投不应，身体骨立，精神困倦，自料必死，束手，医亦束手。一老妇云：急停药八十日当愈。后果如其言。停药者，即《金匮》绝之之义也。至八十日当愈一语，岂《金匮》六十日当有此证之误耶？不然何此言之验也。

笺疏：恶阻甚者，每每百药不效，有至八九月而渐安者，亦有直待分娩而始平者，停药者有之，亦未必皆安，老妇所谓八十日当愈者，想亦屡验，而始有此说。然终是偶尔巧合，不必一概皆然也。

沈尧封曰：朱宗承正室甲戌秋，体倦吐食，诊之略见动脉，询得停经两月，恶阻证也。述前治法有效，有不效，如或不效，即当停药录半夏茯苓汤方与之，不效，连更数医。越二旬复邀余诊，前之动脉不见，但觉细软，呕恶日夜不止，且吐蛔两条，余曰恶阻无凝，吐蛔是重症，姑安其蛔以观动静。用乌梅丸早晚各二十丸，四日蛔止，呕亦不作，此治恶阻之变局也，故志之。

笺疏：呕之甚者，即不吐蛔用乌梅丸亦佳，以酸收合苦辛，发中有合斡旋枢机，最有妙理。呕字从区，正是枢关之失于运用，乃有此症。颐治呕吐，习用川椒、红乌梅炭，或少加细辛，效者不少，功在左金丸之上。椒红至多不过十粒，乌梅、细辛各三四分，皆不可多，少则神应，重则辛烈太过，大耗津液，不可不知。

子烦　妊妇烦名子烦

丹溪曰：因胎元壅郁热气所致。

沈尧封曰：子烦病因，曰痰、曰火、曰阴亏。因痰者，胸中必满。仲景云：心中满而烦，宜瓜蒂散，此是吐痰法。妊妇禁吐，宜二陈汤加黄芩、竹茹、旋覆花；

阴亏火甚者，仲景黄连阿胶汤最妙。

笺疏：烦是内热心烦，闷闷不乐，亦以阴聚于下不得上承，总是阴虚火扰。但挟痰者，十恒七八，黄连温胆汤、蠲饮六神汤皆佳。瓜蒂吐法不独妊身不宜，即常人亦不可用，以其本是痰热上壅，更与激越，适以引动其气，是助虐矣。

《医方集解》汪讱庵有竹叶汤一方，治妊娠心惊、胆怯，终日烦闷，名子烦。因受胎四五月，相火用事或盛夏君火大行俱能乘肺以致烦躁胎动不安，亦有停痰积饮滞于胸膈，以致烦躁者。

麦冬半钱　茯苓　黄芩一钱　人参五分
淡竹叶十片

竹叶清烦，黄芩消热，麦冬凉肺。心火乘肺，故烦出于肺，茯苓安心，人参补虚，妊娠心烦固多虚也。如相火盛者单知母丸，君火盛者单黄连丸，神不安者，朱砂安神丸，切不可作虚烦用栀豉等药治之。一方茯苓为末，无人参有防风。一方有防风、知母无人参，有痰者加竹沥。

笺疏：妊身心烦，果是虚火无痰，是方极合。然挟痰者，十之七八，参麦胡可妄投？讱庵方下谓亦有停痰积饮，滞于胸膈，是渠亦未尝不知有此一症，而乃并列于本方之下，一似此方并可治停痰积饮者，岂非大谬！方后且谓人参补虚，妊娠心烦固多虚证，云云。又与停痰积饮一层两不照顾，汪氏书之颠预模糊，最易引初学入重雾中，皆此等骑墙两可之说，误人实是不浅。又谓不可作虚烦用栀豉等药，颐谓栀子清心而不大苦大寒，心家有火，胡不可用？且香豉质松，本治心中烦热之药，惟今之江浙市肆中以麻黄汤制过，用为发汗之药，则非心烦者所宜耳。方后既曰心烦多虚，而又曰切不可作虚烦，出尔反尔，更是可笑。

子　悬

严氏紫苏散　许叔微曰：治怀胎近上，胀满疼痛，谓之子悬。陈良甫曰：妊至四五月，君相二火养胎，热气逆上，胎凑心胸，腹满痞闷，名曰子悬。用此加黄芩、山栀之类，一方无川芎名七宝散。许叔微云：六七月子悬者，用之数数有验，不十服便近下。

紫苏一两　腹皮　人参　川芎　橘皮　白芍　当归三分　甘草一分，锉

分三服，水一盏，生姜四片，葱白煎，去渣服。

徐蔼辉曰：去川芎因避升提之故。

汪讱庵曰：治胎气不和，凑上胸腹，腹满，头疼，心腹腰胁皆痛，名子悬。因下焦气实，相火旺盛，举胎而上，上通心胸也，每服止用苏叶一钱，当归七分，腹皮以下皆五分，甘草二分，无葱白。心腹痛者加木香、延胡。

陈来章曰：芎、归、芍药以和其血，苏、橘、大腹以顺其气，气顺血和则胎安矣。既利其气，复以人参、甘草养其气者，顺则顺其邪逆之气，养则养其冲和之气也。

徐蔼辉曰：延胡动血，恐未可用。

笺疏：子悬是胎元之上迫，良由妊妇下焦气分不疏，腹壁逼窄，所以胎渐居上而胀满疼痛乃作。《济生》紫苏饮用苏叶、腹皮、橘皮、芎、归疏通下焦之气，再加姜葱亦是通阳作用，不可认作发散通套。程钟龄《医学心悟》解释保生无忧散一方，谓全用撑法，故使易产。颐谓严氏此方，亦是撑法，令其腹壁开展，而胎自安于故宅。惟其分两甚轻，故疏展而无扰动之虑。陈氏不用川芎，徐蔼辉谓其嫌于升提，洵

是确论。但本方止用三分开展气机，亦无不可，若不知此理，而重用之则大谬矣。讱庵所谓相火旺盛，认症未切，须知方中并无清火之药，并不为火旺而设。总之汪氏书中议论不少，总觉肤浮，甚则溢出题外，所以徒授俗子简陋恶习，而北道乃愈趋愈下。又谓心腹痛加木香、延胡。则运行气滞尚是正着，徐虽谓延胡动血，惟恐碍胎，然止是行血中之气，俗虽谓其破血，其实气体旺者尚可无妨，惟柔脆者忌之。陈来章说解亦极浮泛，是汪讱庵之流亦非能阐发医理之实用者。

赵养葵有命门虚寒，胎下凑心就暖一说。

沈尧封曰：此是百中仅一，非实是虚寒脉证，热药不可尝试。

笺疏：养葵此条纯是谬想，心虽属火，而位居膈上，岂胎能凑得其暖气者。且腹中岂无热度，命门虚者将全腹寒，止有其心独暖耶？响壁虚构而不顾，其理有难，安养葵之谬一至于此，尧封采之得毋失检。

沈又曰：郁姓妇怀妊九月，偶因劳动，遂觉腹痛，胎渐升至胸中，气塞不通，忽然狂叫咬人，数人扶持不住，病名子上撞心，即子悬之最重者。用旋覆花代赭汤去参枣，连灌两剂，胎堕得生。又一妇证亦如之，服前药胎堕而死。

笺疏：此诚是子悬之重症，上逼太甚，竟致神志为蒙，此非重剂镇坠复有何药可以救急？胎之堕否本已不暇兼顾，即使堕胎而母命难全，亦止有尽人力以听气数而已。颐谓代赭石入煎剂尚非末子冲服可比，亦未必皆堕胎，果有急症，不妨借用，此时母命极危，更不当疲药塞责，并此一线可生之机而绝之也。案中升至胸中四字，终是言之太甚，胎在腹部，必不能撞破膈

膜直犯心主，此是古人下笔之不慎，读者不可误认。

沈又曰：陆检修正室，子上撞心，江稳婆教磨代赭汁服，遂产两子。一子在上横于心下，一子撞着上子，故经一昼夜不至撞心得不死，产下遂安。

笺疏：此条一子在上横于心下，一子撞着上子三句，亦是理想而云。然谁能入其母怀，认得清楚如是。

葱白汤

治胎上逼心烦闷，又治逼动困笃。本草云：葱白通阴安胎。娄全善曰：此方神效，脉浮滑者宜之。葱白二七茎浓煮汁饮之，胎未死即安，已死即出。未效再服。

笺疏：葱白是根茎，故以达下焦而通阳气。此亦颐之所谓撑法，其阳气宣通，腹壁不窄，则胎自安矣。

陈良甫曰：治一妇孕七个月，远归，忽然胎上冲作痛，坐卧不安。两医治之无效，遂云：胎已死矣。用蓖麻子研烂和麝香贴脐中下之，命在呼吸。召余诊视，两尺脉绝，他脉和平。余问二医作何证以治之，答云：死胎。余问：何以知之？曰：两尺沉绝，以此知之。余曰：此说出何书，医无答。此子悬也。若是死胎，却有辨处，面赤舌青，子死母活，面青舌赤吐沫，母死子活，唇舌俱青，子母俱死。今面不赤舌不青，其子未死，是胎上逼心。宜以紫苏饮连进至十服，而胎近下矣。

笺疏：子死而舌青者，以胎死则阴寒之气上乘，故舌无华采而现青黯之色。

李氏曰：子悬证火盛极一时，心气闷绝而死，紫苏饮连进可救。若两尺脉绝者，有误服动胎药，子死腹中则增寒，手指唇爪俱青，全以舌为证验，芎归汤救之。

笺疏：子悬本非火盛之证，所以苏叶

葱白皆能桴应。李氏此言真是臆说。

王孟英曰：戊申秋荆人妊八月而患咳嗽，碍眠，鼻衄如射，面浮指肿，诸药不应，谛思其故，索属阴虚内火自盛，胎因火动上凑心胸，肺受其冲，咳逆乃作。是不必治其嗽。仍当以子悬治之，因以七宝散去参芍生姜，为其胸满而内热也，加生石膏以清阳明之火，熟地黄以摄根蒂之阴，投匕即安。今年冬仲，亦以八月之娠而悲哀劳瘁之余，胎气冲逆眩晕、嗽痰、脘胀、便溏，苔黄口渴，予蠲饮六神汤去胆星、茯苓，加枳实、苏叶、大腹皮以理气开郁，黄芩、栀子、竹茹以清热安胎。一剂知，二剂已。凡子悬因于痰滞者，余每用此法，无不应如桴鼓。

笺疏：此症是阴虚有素，气火上升，为咳为衄，为面浮肤肿，尚非胎元之上逼。然凡胎之能逆上者，亦无非气升使然。病状虽殊，其理则一，故治法皆同。且凡所谓子悬者，本是气升为多，亦不必其胎之果能上升也，七宝、六神只是顺气化痰，所以不致碍胎，若使投以大剂重坠之药，亦将有伤胎之变。

妊娠肿胀

沈尧封曰：妊妇腹过胀满，或一身及手足面目俱浮，病名子肿，或名子气，或名琉璃胎。但两脚肿者，或名皱脚，或名肥脚。名色虽多，不外有形之水病与无形之气病而已，何则？胎碍脏腑，机括不灵。肾者，胃之关也，或关门不利，因而聚水，或脾不能散精行肺，或肺不能水精四布，此有形之水病也。又腹中增一物，则大气升降之道窒塞，此无形之气病也。病在有形之水，其证必皮薄色白而亮，病在无形之气，其证必皮厚色不变。说见《内经》

胀论，细玩自明。更有痰滞一证，痰虽水类，然凝聚质厚，不能遍及皮肤，惟壅滞气道，使气不宣通，亦能作肿，其皮色亦不变，故用理气药不应，加化痰之品自然获效。

笺疏：妊身发肿，良由真阴凝聚以养胎元。而肾气不能敷布则肾中之输尿管无权，遂致水道不通，泛溢莫制，治当展布肾气，庶几水行故道，小溲利而肿胀可消。此惟仲景肾气丸最为正治。但附子最是碍胎，苟非症势危急，慎弗轻率援用，以贻口实。其头面肿者，则肺气不降，上源不清，而水道亦不利，则当开宣肺气，复其肃降之常，面即不浮。

徐蔼辉曰：《灵枢·水胀论》曰：水始起，目窠上微肿，如新卧起之状，其颈脉动，时咳，阴股间寒，足胫肿，腹乃大，其水已成矣。以手按其腹，随手而起，如裹水之状，此其候也。肤胀者，寒气客于皮肤之间，訇訇然不坚，腹大，身尽肿皮厚，按其腹，窅而不起，腹色不变，此其候也。愚按：于肤胀言皮厚色不变，则水胀之皮薄色变可知矣。存参。

《千金》鲤鱼汤

治妊娠腹胀，胀满，或浑身浮肿，小便赤涩。

沈按：此治有形之水也。以腹胀满为主，身肿溺涩上加一或字，乃或有或无之词，不必悉具。

陈良甫曰：胎孕至五六个月，腹大异常，此由胞中蓄水，名曰胎水。不早治，恐胎死，或生子手足软短，宜《千金》鲤鱼汤。盖鲤鱼归肾，又是活动之药，臣以苓术姜橘，直达胞中去水，又恐水去胎虚，佐以归芍使胎得养，真神方也。

当归　白芍各一钱　茯苓一钱五分　白术

二钱　橘红五分　鲤鱼一尾，去鳞肠

作一服，白水煮熟，去鱼用汁一盏半，入生姜三片，煎一盏，空心服，胎水即下。如腹闷未尽除，再合一服。

《金匮》葵子茯苓汤

治妊娠有水气，身重小便不利，洒渐恶寒，起即头眩。按此滑利之剂，亦治有形之水。

葵子一斤　茯苓三钱

为散，饮服方寸匕，日三服，小便利则愈。

笺疏：葵子滑而下行，近人有伤胎之说，虽是古方，必须慎用。

天仙藤散

治妊娠自三月成胎之后，两足自脚面渐肿至腿膝，行步艰难，喘闷妨食状似水气，甚至足指间出黄水者，谓之子气。此元丰中淮南名医陈景初制也，本名香附散。后李伯时更名天仙藤散。按：此理气方也，脚面渐肿至腿膝，并足指间黄水出，是水与气同有之证，不得即谓之气病，必皮厚色不变，方是气病，用此方为对证。

天仙藤即青木香藤，洗略焙　香附炒　陈皮　甘草　乌药　木香

等份锉末，每服五钱，加生姜三片、紫苏五叶水煎，日三服，肿消止药。

笺疏：是方专从气分着想，意谓气得通调而肿可自愈。然方下则谓三月成胎之后，脚肿至膝，甚至喘闷妨食，足指间出水则水之泛溢甚矣，岂仅理其气所能有效？沈尧封谓：必皮厚色不变方是气病，用此为对症乃是认症要诀。

齐仲甫曰：妊娠八九月，见脚肿不必治，当易产，固胎中水血不多不致燥胎故也。若初妊即肿者是水气过多，见未成体

恐胎伤坏。

笺疏：妊至八九月而始有脚肿，尚是常事。其症本轻，既不上升大肿，则娩后自消，固不必治。非若妊身三四月而即肿者可比也。

脚肿主男胎，宋少主微行，徐文伯从，见一妊妇不能行，少主脉之曰：此女形也。文伯诊之曰：此男胎也，在左则胎色黑。少主怒，欲破之。文伯恻然曰：臣请针之，补合谷，泻三阴交，应手而下，男形而色黑。

笺疏：此节出于正史，似乎必有此事，然言其然，而不能言其所以然。虽针刺家书言之凿凿，曲为附会，成推徐氏仁心妙手。颐窃谓文士言医，不谙此中真理，每每侈诩新奇，而实无理可喻。二十四史方伎术中，十九难信，更何论诸家文籍及郡县志乘，而此外之小说家言益可知矣。江氏、魏氏《名医类案》不知芟薙，以多为贵，可笑者不知凡几。又《图书集成》医部之末数卷，搜辑医术名流列传，专采省县志书奇奇怪怪，复叠重累，依样描摹者，甚至前后十余条如出一手，文人之笔，鄙俚一至于此，颐戏为之集成一编，名之曰《古今怪案》，可为医界中一部笑史。文伯此条亦其一耳，必不可信。

薛立斋案云；一妊妇腹胀小便不利，吐逆，诸医杂进温胃宽气等药，服之反吐，转加胀满凑心，验之胎死已久，服下死胎药不能通，因得鲤鱼汤。其论曰：妊妇通身肿满，或心胸急胀，名曰胎水。遂看妊妇胸肚不分，急以鲤鱼汤三五服，大小便皆下，恶水肿消胀去，方得分娩死胎。此证盖因怀妊腹大不以为怪，竟至伤胎，可不慎哉！

笺疏：水既洋溢，胎浸其中，安有不坏之理？必二便畅行而死胎始下，亦是至理。

妊娠经来

王叔和曰：妇人月经下，但少师脉之，反言有娠，其后审然，其脉何类？曰：寸口脉，阴阳俱平，营卫调和（沈注：寸口脉阴阳俱平，自然营卫调和也），按之则滑，浮之则轻（沈注：重按之以候阴分，则滑是有余之象，浮取之以候阳分，则轻是不足之象。窃谓此即阴搏阳别之义）。阳明、少阴各如经法（沈注：冲隶阳明，主血，任隶少阴，主精。各如经法，精血无损，是有娠而不堕之象），身反洒淅，不欲食，头痛心乱，呕吐（沈注：诸症经所谓身有病而无邪脉，妊子也），呼之则微，吸之不惊，阳多气溢，阴滑气盛。滑则多实，六经养成，所以月见（沈注：呼出之气微数，吸入之气舒徐不惊，是阳气多溢于外。今阳气不足于内，阴脉滑则阴血内盛，所以月见经来，六经养成句无解，尚须查详）。阴见阳精汁凝胞散，散者损胎（沈注：若阴分虚而阳精乘之，胞中必散，方是胎堕，然胞中若散，脉必散而不滑，今脉滑无虞也）。设复阳盛双妊二胎，今阳不足故令激经也（沈注：设阴阳俱盛，必双胎，今气不足而血有余，非双胎，乃激经也）。

笺疏：此节出《脉经》第九卷。考《脉经》一书，单行佳本极不易得，金山钱氏《守山关丛书》有之。光绪十七年，皖南周澄之亦刻入《医学丛书》中，则据嘉定黄氏道光周校刻本，颇与钱本微有出入，兹据周本校沈氏所引此节，录其同异于下，以备考究。但本节文义亦颇有不甚明了者，吾国极古，医书多有此可疑之处，本不能勉强注释，强求真解，亦不容自吾作古，妄诩聪明，姑付阙如，以俟贤者。

考异：月经下，周本作经月下。但少，作但为微少。娠作躯。何类周本下有何以别之四字。按之则滑，周无则字。不欲食，周本下有饮字。呕吐，周本作呕哕欲吐，呼之则微，周作呼作微数。吸之不惊，周作吸则不惊。散者损胎，周作散者损堕。

《产乳集》曰：妊妇月信不绝，而胎不损，问产科，熊宗立答云：此妇血盛气衰，其人必肥。既妊后月信常来而胎不动，若便以漏胎治之，则胎必堕，若不作漏胎治则胎未必堕。宗立之言，诚为有见。然亦未必因血盛者荣经，有风则经血喜动，以风胜故也。则所下者，非养胎之血。若作漏胎治，投以滋补是实实也，胎岂有不堕？若知是风，专以一味风药投之，经信可止，即不服药，胎亦无恙。然亦有胎本不固，因房室不节，先漏而后堕胎者，须作漏胎治，又不可不审也。

沈尧封曰：妊娠经来与漏胎不同，经来是按期而至，来亦必少，其人血盛气衰，体必肥壮。漏胎或因邪风所迫，或因房室不节，血来未必按期，体亦不必肥壮，且漏胎因不尽风邪，房室更有血热、肝火诸证，不可不察脉辨证。风入脉中，其脉乍大乍小，有时陇起，所云一味治风药是举卿古拜散（沈注：即华佗愈风散，荆芥略炒为末，每服三钱，黑豆淬调服）。血热证，必五心烦热，治以黄芩、阿胶凉血之药，肝火内动，脉必弦数，并见气胀腹痛，治以加味逍遥散。房劳证脉必虚，宜人参，或虚而带数，宜六味汤。

笺疏：《产乳集》，今未见此书，考《四库书目提要》：《产育宝庆方》二卷，系从《永乐大典》录出重编，尝引《产乳备

要》，似即此书，乃宋人旧本。颐谓荣经有风一层殊不可信，荆芥一味非可浪投。尧封所谓血热、肝火二者，其症最多，可师可法。房室不节，扰动冲任，尤为堕胎半产之根萌，则必有腰酸等症，亦不仅脉虚二字足以概之。并非人参所能有效，六味太泛亦非必需之药。

虞天民曰：或问妊妇有按月行经，而胎自长者，有三五个月间其血大下，而胎不坠者，或及期而分娩，或逾月而始生，其理何欤？曰：按月行经而胎自长者，名曰盛胎。其妇气血充盛，养胎之外其血有余故也。有数月之胎而血大下，谓之漏胎。因事触胎，动其冲脉，故血下而不伤子宫也。然孕中失血，胎虽不堕，气血亦亏。多致逾月不产，曾见十二三月，十七八月，或二十四五月生者，往往有之，俱是气血不足，胚胎难长故耳。凡十月之后未产者，当大补气血以培养之，庶无分娩之患也。

笺疏：花溪老人此论分别有余不足，甚是明析，谓逾月不产，因于不足，宜用培养一层，洵是要诀。纵使其人本未漏胎，而既以逾期不生，母气不旺，亦复何疑。

李氏曰：胎褥自人门下血，尿血自尿门下血。

笺疏：此胎漏与溲血之辨别处，一由精窍，一由溺窍。此惟患者有能知之，非善问不可然。闺中人羞于启齿，即问之亦不易得其详，则下条萧氏一说，尤握其要。

萧赓六云：胎漏下血，频出无时；尿血，溺时方下，不溺则不下。

沈尧封曰：尿血小蓟饮子妙。

笺疏：溺血多膀胱蕴热，清热利水是也。然在妊身则伤胎之药宜避。

王孟英曰：怀孕屡漏之后，气血耗伤，有迟至三四十月而生者。若妊娠带下，多

主生女，亦大不然也。吴酝香大令五令媳素患带，婚后带益盛，继渐汛愆，医皆以为带所致也，久投温涩无效。余诊之脉甚滑数，以怀麟断清其胎火而愈，及期果诞一子。

笺疏：带下属热者，多是必有脉症可凭，俗子辄认为虚，本极可笑。

终

沈氏女科辑要笺疏　卷中

沈文彭尧封先生原辑
徐政杰蔼辉先生补注
海监王士雄孟英先生参
嘉定张寿颐山雷甫笺疏

子淋　转胞

徐蔼辉曰：此淋字与俗所云赤淋，淋字不同，彼指赤带言，系女精，此系指小水言也。

笺疏：小便频数短涩热痛，乃谓之淋。妊妇得此是阴虚热炽、津液耗伤者为多，不比寻常淋痛，皆由膀胱湿热郁结也。故前人治此多于毓阴之中，参以清泄，非一味苦寒胜湿、淡渗利水之比。转胞之症，亦是小溲频数，不能畅达，但不必热，不必痛，则胎长而压塞膀胱之旁，膀气不得自如，故宜归芪之升举。窃谓此症与子悬正是两两对峙，彼为胎元之太升，此是胎元之太降，则子淋与转胞似不可认作同类，但就病状言之，约略相似耳。徐谓赤淋赤带，则确与子淋不同，彼出精窍，即不小溲，而亦时时自下，此则惟小溲时作痛，不溲亦必不痛。

妊妇淋曰子淋，小便不出曰转胞。子淋，小便频数点滴而痛，转胞频数出少不痛。淋属肝经阴亏火炽，转胞因膀胱被胎压住。膀胱止有一口，未溺时，其口向上，口端横一管，上半管即名下焦，下半管即搦孔。未溺时膀胱之底下垂如瓶状，其口在上，与下焦直对，溺从下焦渗入，故曰下焦者，别回肠而渗入膀胱焉。欲溺时大气举膀胱之底，如倾瓶状，其口向下，从溺孔注出，故曰气化则能出矣。转胞一证，因胞大压住膀胱，或因气虚不能举膀胱之底，气虚者补气，胎压者托胎，若浪投通利，无益于病，反伤正气。徐蔼辉曰：汪讱庵又谓胞系转戾，脐下急痛，为转胞。溲或数或闭，二说小异。

笺疏：淋则痛，转胞则不痛，辨症甚是。胎大压住膀胱，气虚不举，亦是确论。浪投通利无益，于病至理名言，有如皎日。若谓膀胱止有一口，不溺则其口在上，云云，以转胞二字，造出许多怪语，那不令人笑死。须知近人绎泰西生理家言，膀胱明有上源，岂有频频倒转之理，此即古人转胞之名，有以误之，此等臆说，扣槃扪烛，实是中医之绝大污点，何可不正！汪讱庵胞系转戾四字，亦是盲人谈天，最为得意之笔。

子淋方

生地　阿胶　黄芩　黑山栀　木通　甘草

水煎服。

丹溪治一妊妇，小便不通，令一妇用香油涂手自产门入，托起其胎，溺出如注，即用人参、黄芪、升麻大剂煮服。又治一妇转胞，用参归煎服，探吐得愈。

沈尧封曰：诇庵载其方名，参术饮。盖当归、熟地黄、川芎、芍药、人参、白术、留白陈皮、半夏、炙甘草加姜煎，空心服。丹溪论曰：窘胞之病，妇人禀受弱者，忧闷多者，性躁急者，食味厚者多有之。古方用滑药鲜效，因思胞不自转，为胎被压，胎若举胞，必自疏水道自通矣。近吴宅宠人患此，脉似涩，重则弦，予曰：此得之忧患。涩为血少气多，弦为有饮。血少则胎弱不能举，气多有饮中焦不清而溢，则胎避而就下。乃以上药与饮，随以指探喉中吐出药汁，候气定又与之而安。此恐偶中，后治数人皆效。

笺疏：清阳之气不举，以致胎压膀胱，小溲不畅，其理可信，故宜川芎、黄芪、升麻等药。丹溪书中竟谓令人手入产门，托起其胎，岂不知产妇不到临盆，交骨不开，安有可以伸入人手之理！此荒谬极端之妄想。全不知从实际上稍稍体会，可骇，亦最可杀，而乃出于堂堂正正丹溪之书，则人皆信以为真，竟不为之思索一番，一盲群盲，大为可怪。尧封胞不自转一句说得尚是模糊。盖古人命名，用一转字，本是大误，须知膀胱之腑，位在腹中，决非能自翻覆之物。惟被压于胎一层，断为至当不易之理。尧封所谓胎若举则胞必自疏、水道自利之说，最是明白晓畅，拔重雾而见青天矣。吴宅宠人案中涩为血少气多一句，亦蹈古人之误。要知气为血帅，血随气行，两者并辔而驰，本无须臾可离之理，乃古者竟能创为滑脉血多气少，涩脉血少气多两言，必以气血二字判分畛域，宁非琢句之失检，而读者偏能不假思索，奉若南针，抑亦过矣。

丹溪又谓中气不清而溢，措词亦未妥。

仲景云：妇人本胎盛，今反羸瘦，胞系了戾，但利小便则愈，宜服肾气丸，以中有茯苓故也。地黄为君，功在补胞。又法将孕妇倒竖，胞转而小便自通矣。

笺疏：《金匮》转胞不得溺一条，谓为胞系了戾，主以肾气丸，病情药理不甚明白，止可存而不论。尤氏《心典》以缭乱乖戾为了戾二字注解训诂，可谓积切。然细审病情，胞即膀胱，假令其系果致缭乱，岂肾气丸之功用可以整齐之？且所乱者，在系而不在胞，何故遂致小便不利，此中真相殊不可知。况《金匮》妇人篇，本条原属不甚可解，而沈引此条，本于丹溪又与《金匮》不符者耶！又谓将妊妇倒竖，使胞转而小便自通，虽似言之有理，实亦事不可行。窃谓似此谈医，皆是魔道，不必存也。

沈尧封曰：汪昂采《本事》安荣散，治子淋，心烦闷乱。云：子淋，膀胱小肠虚热也。虚则不能制水，热则不能通利，故淋。心与小肠相表里，故烦闷，方用人参、甘草之甘以补虚，木通、灯草之渗，滑石之滑以通淋闷。肺燥则天气不降而麦冬能清之，肾燥则地气不升而细辛能润之，血燥则沟渎不濡而当归能滋之也。亦有因房劳内伤，胞门冲任虚者，宜八珍汤或肾气丸。

笺疏：小溲淋闭而兼心烦闷乱。是热盛于上，水源枯涸，非仅胞中之病，方用参麦滋润肺金。探河源于星宿之海，其旨可见。汪诇庵只知心与小肠相为表里，所见甚浅。实是模糊之语。须知小便之变，自有肺燥失其清肃之职，右降不及一层断非从小肠而来。喻西昌羽族之证，所谓无肺者无溺，有肺者有溺，最为精切。此非汪氏所知。又按：安荣散方出自《准绳》，非许白沙《本事》方中所有。汪氏《医方集解》不知何所据而云然。此知切庵之言，殊不可信。房劳内伤，宜用八珍或肾气丸云云，亦是汪氏旧说。颐谓真液耗伤之病，药用八珍，虽曰滋补，尚嫌呆笨不灵，且津液枯矣，自当滋养肾气中之桂附亦非必需之药，而苓泽丹皮淡渗利水，夫岂所宜此，皆浮泛之语，貌似相合，实则多所膈膜，毫厘千里之谬极。颠顶浪用古人成方，必有貌合神离之弊，初学最宜猛省。一涉此境，终身必无清醒之日。颐窃谓切庵之书，恒蹈此弊，学者胡可囫囵吞枣。

《本草纲目》：妊娠下利，用鸡卵一个，乌骨者尤妙，开孔去白留黄，入漂铅丹五钱，搅匀，泥裹煨透，研末，每服二钱，米饮下。一服效是男，两服效是女。

沈曰：曾试过有效有不效，然利即不止，而腹痛必缓。

笺疏：此下利是滞下非泄泻，沈举腹痛一症，可知《纲目》此条乃单方。凡滞下，总是肠中瘀积，所以下不爽而痛频，仍鸡子黄烧灰可以荡涤秽垢，故能去滞止痛。又是血肉之品，不嫌峻利则无害于妊身。然又谓一服效是男，两服效是女，则其理安在？恐不足凭。沈谓腹痛必缓，此灰能涤滞之明征也。

薛立斋云：一妊妇久利，用消导带理气之剂，腹内重坠，胎气不安。又用阿胶、艾叶之类不应，用补中益气汤而安，继用六君子痊愈。

笺疏：此条明言久利过用消导理气，以致胎气重坠不安，则积滞已轻而气坠为急，故东垣补中升清之法可效。非谓凡是妊身滞下，不问有滞无滞，皆投是药也。

又云：妊身利下黄水，是脾土亏损，其气下陷也，宜补中汤。

王孟英曰：此下利乃泄泻自利之证，若滞下赤白之痢证，仍当别治。

笺疏：利下黄水则无黏滞秽垢矣，故曰脾亏。然仍当凭脉症治之。王谓此是泄泻自利。诚然。又谓滞下赤白仍当别治，则以滞下终是湿热瘀积，不可误补，养痈贻害。即在休息久痢，正气已伤者，亦必余垢未净，虽曰宜补，尚须参用疏通导滞以消息之，益气补中均非正治，不以妊身而独异也。

妊娠腹痛

《金匮》曰：妇人怀妊，腹中疞痛者，当归芍药散主之。

当归三两　芍药一斤　茯苓四两　白术四两　泽泻半斤　川芎三两

上六味为散，取方寸匕，酒和，日三服。

又曰：妊脉腹中痛为胞阻，胶艾汤主之。

川芎　阿胶　甘草各二两　艾叶　当归各三两　芍药四两　干地黄六两

上七味，水五升，清酒三升合煮，取三升去渣，纳胶令消尽，温服一升，日三次。

徐蔼辉曰：严氏用治胎动、漏下、经漏、腰痛、腹满、抢心短气，加黄芪。切庵亦谓：妊娠下血，腹痛为胞阻，主此汤。又曰：又方阿胶一斤，蛤粉炒艾叶数茎，亦名胶艾汤。治胎动不安，腰腹疼痛，或胎上抢心，去血腹痛。

笺疏：《金匮》胶艾汤为真阳不足，虚寒气滞之神丹，补阴和血，行气温经，选药精当，不仅专治妊娠之腹痛，凡气血不足，滞而作痛者，无往不宜。尤在泾《金匮心典》谓：妇人经水淋沥及胎产前后下血不止者，皆冲任脉虚而阴不能守也。是惟胶艾汤为能补而固之。有芎归能于血中行气，艾叶利阴气，止痛安胎，故亦治妊娠胞阻。胞阻者，胞脉阻滞血少，其气不行也。颐按血液虚寒，而气行不利，故有淋沥腹痛等病。是方温和流动，补而不滞，尽人所知。而腹之所以痛者，亦由阴气耗散所致。在泾阴不能守四字，大有可味，芍药纯阴，能收摄溃散耗乱之阴气，故治淋沥下血，非仅为血虚家定痛之良剂，宋人《局方》四物汤，世咸知为女科通用要药，岂非即从此方脱化而来。颐则谓川芎升发之性甚烈，古用阿胶恐其太滞，故以芎之灵通疏散者相辅而行，颇有妙用。若四物汤既去阿胶，则芎性太走，最宜斟酌。而世俗不知裁度，甚至芎归地芍呆用等份，则徒读父书弊多利少，真是笨伯。徐氏所引后人之胶艾汤，独用阿胶艾叶亦是太笨，不足法也。

又曰：怀妊六七月，脉弦发热，其胎愈胀，腹痛恶寒者，少腹如扇。所以然者，子脏开放也。当以附子汤温其脏。

附子　人参　白术　芍药　茯苓

笺疏：此妊身内藏受寒腹痛之症治，然附子堕胎为百药长，必不可轻试，即当温养中下，亦自有善治之法。古书之不可拘泥者，今本《金匮》，本未出方，说者谓即《伤寒论》少阴篇之附子汤。尧封所录即《伤寒论》方。本条病情，尤氏《心典》注文极为明白，并录之。脉弦发热，有似表邪而乃身不痛而腹反痛，背不恶寒，而腹反恶寒甚至少腹阵阵作冷，若或扇之者，然所以然者，子脏开不能合，而风冷之气乘之也。夫脏开风入其阴内，胜则其脉弦，为为气而发热，且为格阳矣。胎胀者，胎热则消，寒则胀也，附子汤方未见，然温

里散寒之意概可推矣。

《大全》云：妊娠四五月后，每常胸腹间气刺满痛，或肠鸣，以致呕逆减食。此由忿怒忧思过度，饮食失节所致。蔡元度宠人有子，夫人怒欲逐之，遂成此病。医官王师复处以木香散，莪术、木香、甘草、丁香，盐汤下，三服而愈。

笺疏：此忧郁气滞，肝络郁滞而为腹痛之症治方，是行气温中之法。其呕逆必于中寒，故用丁香。若肝郁有火，炎上作呕者，不可妄用。

沈尧封曰：夏墓荡一妇丰前乔章氏女也，己卯夏，章氏来请，云：怀孕七个月患三疟痢疾。及诊病者，止云小便不通，腹痛欲死，小腹时有物垄起，至若痢疾，昼夜数十起，所下无多，仍是粪水。疟亦寒热甚微。予思俱是肝病。盖肝脉环阴器，抵小腹，肝气作胀，故小腹痛。溺不利，胀甚则数欲大便。肝病似疟，故寒热。予议泄肝法，许其先止腹痛，后利小便。彼云：但得服此即活，不必顾胎。予用川楝子、橘核、白通草、白芍、茯苓、甘草，煎服一剂，腹痛止，小便利。四剂疟利尽除，胎亦不堕。以后竟不服药，弥月而产。

笺疏：此亦肝家郁滞之腹痛症，然属阴虚内热，故宜清肝，与上二条症绝不相同。尧封选药醇正可法，善学古人者，参此数则，举一反三，无难治之病矣。

王孟英曰：徐悔堂云：秣陵冯学园之内，久患痞痛，每发自脐间策策动，未几遍行腹中，疼不可忍，频年。医治不一其人，而持论各异。外贴膏药，内服汤丸，攻补温凉备尝，不效，病已濒危，谢绝医药，迨半月后，病热稍减，两月后，饮食如常。而向之策策动者，日觉其长，驯至满腹，又疑其鼓也，复为医治，亦不能愈。

如是者又三年，忽一日腹痛几死，旋产一男，母子无恙，而腹瘕消。计自初病至产，盖已九年余矣。此等异证虽不恒见，然为医者不可不知也。

笺疏： 此人当初瘕痛，腹中遍动之时，原是病不是胎，频年医治必是不得其法，故百不一效。迨至谢绝医药，病渐减、饮食如常之后，策策动者，日觉其长，颐谓此时方是有身，惟终以抱病有年，气营未足，所以胎元不旺，不能如期长成，竟至三年乃产。若谓乍病腹动即是怀胎，积至九年之久而始达生，殆不其然。

妊娠腰痛

《大全》云：妇人肾以系胞，腰痛甚则胎堕，故最为系要。若闪挫气不行者，通气散。肾虚者，青娥不老丸，总以固胎为主。

通气散方：破故纸瓦上炒香为末，先嚼胡桃一个烂后，以温酒调服。故纸末三钱空心服。治妊妇腰痛不可忍，此药最神。

王孟英曰：故纸性热妨胎，惟闪挫可以暂用，或但服胡桃较妥。

笺疏： 腰痛多肾虚证，故最易堕胎。凡肝肾阴分素亏，及房室不慎者，颇多此症，胎最难保。善养身者，宜知此理，非医药之所能治。若闪挫伤气之痛，尚是轻症。凡妊娠腹痛漏红，胎元坠滞，势将半产者，腰不酸痛，胎尚可安，一有腰痛腰酸，则未有不坠者矣。

薛立斋云：腰痛因肝火动者，小柴胡汤加白术、枳壳、山栀。

沈尧封曰：腰之近脊处属肾，两旁近季胁者属肝。

笺疏： 肝火既动，理宜柔肝清火，而以小柴胡升提之，岂非助桀为疟。立斋惯

伎，最是欺人，滥用古方，误尽后世，学者依样葫芦，不效而反以增剧，则且归咎于古方。相戒不敢复用，并可使古人制方精义淹没失传，那不可叹！

妊娠腹内钟鸣

《大全》用鼠窟前后土为细末研，麝香酒调下立愈。

笺疏： 是症是方据《准绳》，系出《产宝方》。云：治小儿在腹中哭及孕妇腹内钟鸣，用空房鼠穴中土，令孕妇噙之即止。或为末，麝香少许，酒调二钱。李濒湖《纲目》土部鼢鼠壤土条中，亦有此症治则。据陈藏器说，谓是田中尖嘴小鼠阴穿地中之鼠穴。则较空房之鼠穴为洁。然妊妇腹中何故钟鸣？其鸣声究竟何若？及是土之何能治验？实是百思而不得其理，但据《产宝》与小儿在腹中哭并为一条，则仍是腹内之儿鸣，或鸣声之较大者耳。病情药性俱不足征，存而不论可也。

腹内儿哭

《产宝》云：腹中脐带上疙瘩，儿含口中。因妊娠登高举臂，脱出儿口，以此作声。令妊妇曲腰就地如拾物状，仍入儿口即止。又云：用空房中鼠穴土，同川黄连煎汁饮亦效。

沈尧封曰：相传腹内钟鸣，即是儿哭。今人治此，撒豆一把在地，令妊妇细细拾完即愈。此是妙法。

王孟英曰：此謷言也。王清任曰：初结胎无口时，又以何物吮血养生！既不明白，何不归而谋诸妇，访问的确再下笔，庶不贻笑后人。此说甚精。余尝谓身中之事，而身外揣测，虽圣人亦不免有未必尽

然之处。故拙案论证，但以气血寒热言之，固夸陋，实不敢以己所未信者欺人也。今春与杨素园大令言及，从来脏腑之论殊多可疑。杨侯叹曰：君可谓读书得间，不受古人之欺者矣。因出玉田王清任《医林改错》见赠，披阅之下竟将轩岐以来四千余年之案，一旦全反，毋乃骇闻然。此公征诸目击，非托空言，且杨侯遍验诸兽，无不吻合。然则昔之凿凿言脏腑之形者，岂不皆成笑柄哉！然泰西《人身图说》一书，流入中国已二百余年，所载脏腑与王说略同，而俞理初未见《改错》，过信古书，于《癸巳类稿》内沿袭旧讹，谓中外脏腑迥殊，且云外洋人睾丸有四枚，尤属杜撰欺人。

笺疏：儿在母腹，虽已成形，然在未离胎盘之时，当无自能发声之理。孟英所谓謷言洵然。惟妊妇腹有啼声确是，时或遇之，撒豆于地，令妊者俯身拾取，其声可止。颐虽未亲见，然亦尝闻之凿凿，则在王清任又何以解？此颇似《产宝》儿含疣瘰一说。庶几近似孟英谓身中之事，不能身外揣测，洵是至理名言。惟王清任之《改错》，欲据暴露尸骸之兽食残余，及刑场剑子抓在手中之剖出脏腑，以论生前之若何部位，若何运化，则仍是揣测而已。陆九芝谓：教人于义冢地上，及杀人场上学医，其言已极堪发噱。若古书中所言之形态，诚不免以讹传讹，然终是辗转传抄，鲁为鱼而帝为虎，决非上古之不是，清任之说不过拾得西人绪余，而讳言所自，借异说以欺人。孟英反谓西学与王说略同，是已堕清任术中而不悟。颐窃谓能据解剖之真，以正从古相承之谬则可，欲据清任之言，以废遗传之旧，必大不可。昔人有咏鹦鹉句，曰：齿牙余慧才偷得，便倚聪

明学骂人。清任之学是其类耳。

养 胎

徐蔼辉曰：《金匮》云：怀身七月，太阴当养，以此见十月养胎之说，其来久矣。

徐之才曰：妊娠一月名始胚，足厥阴肝脉养之；二月名始膏，足少阳胆脉养之；三月名始胞，手少阴心主胞络脉养之；四月始受水精以成血脉，手少阳三焦脉养之；五月始受火精以成气，足太阴脾脉养之；六月始受金精之气以成筋，足阳明胃脉养之；七月始受木精之气以成骨，手太阴肺脉养之；八月始受土精之气以成肤革，手阳明大肠脉养之；九月始受石精之气以成毛发，足少阴肾脉养之；十月五脏六腑皆具，俟时而生。

徐蔼辉曰：人镜经惟手太阳小肠与手少阴心脉二经不养者，以其上为乳汁，下主月水也。

王孟英曰：此亦道其常耳。有每妊不足月而产者，有必逾期而产者，有先后不等者亦不为病也。惟产不足月而形有未备，或产虽足月而儿极委小者，皆母气不足为病，再有身时，须预为调补，自然充备。余邻家畜一母鸡，连下数卵，壳皆软，邻以为不祥，欲杀之。余谓此下卵过多，母气虚也。令以糯米、蛇床子饲之，数日后，下卵如常。推之于人，理无二致。

笺疏：徐之才逐月养胎之说，《千金方》妇人门载之甚，详《巢氏病源》尤为繁琐。盖六朝时相承之旧，未必果为徐氏所发明。试寻绎四五六七八等月，受五行之精以成血脉筋骨等说，均是架空立言，想当然之事，于实在生理无从证实。而九月始受石精之气以成毛发（《巢源》作成皮毛），独于五行之外添设一个石字，尤非医

理之常，益可证为凭空结撰，必不足征。则所谓某月某经脉养胎云云者，不过随意分配。佛氏所谓一切幻境皆由心造，庶几近之。而隋唐以后视若圣经贤传，无不依样葫芦，借撑门面。静言思之，殊堪发噱。颐明知此等旧说，相沿悠久，习医者方且资为谈助，以诩博闻，一旦陡然驳斥，嗜古者必嗤为师心自用，蔑视前人。究竟问其如何分经而养之理，则据《病源》谓肝主血，一月之时，血流涩始不出，故足厥阴养之。尚似言之成理，然血发于心，而附会肝经已是牵强，又谓二月之时儿精成于胞里，故足少阳养之，则不知胎孕于子宫之中，何以与足少阳胆发生关系？抑且儿精成于胞里一句，似是实非，胎结子宫，岂可与膀胱之胞并作一物（中医本无子宫之名，实是生理学中一大缺典）！至三月则谓手心主者，脉中精神内属于心能混神，故手心主养之，云云。直是不成文理，尤其可笑。四月则谓手少阳三焦之脉，内属于腑，四月之时儿六腑顺成，故手少阳养之。五月则谓足太阴脾之脉主四季，五月之时，儿原支皆成，故足太阴养之。六月则谓足阳明胃之脉主其口目，六月之时儿口目皆成，故足阳明养之。七月则谓手太阴肺脉主皮毛，七月之时，儿皮毛已成，故手太阴养之。八月则谓手阳明大肠脉主九窍，八月之时儿九窍皆成，故手阳明养之。九月则谓足少阴肾脉主续缕，九月之时儿脉续缕皆成，故足少阴养之。云云。可笑者不一而足，明是浅人附会，假托之才以售其妄。窃谓徐氏累世名医，断不荒谬至于此极。徐蔼辉所引入经之说，亦为古书所蒙，殊不可信。王孟英略而不道，固亦有见于此。孟英所论，母气不足一节，至理名言，洞见癥结。

巢元方曰：妊娠受胎七日一变，堕胎在三五七月者多，在二四六月者少。三月属心，五月属脾，七月属肺，皆属脏，脏为阴，阴常不足，故多堕耳。如在三月堕者，后孕至三月仍堕，以心脉受伤也。先须调心。五月七月堕者亦然，惟一月堕者人不知也。一月属肝，怒则多堕。洗下体，窍开亦堕，一次既堕肝，脉受伤，下次仍堕。今之无子者大半是。一月堕者非尽不受胎也。故凡初交后，最宜将息，勿复交接以扰子宫，勿令劳怒，勿举重，勿洗浴，又多服养肝平气药，则胎固矣。

笺疏：巢氏此说不见于今本《病源》，并不见于《千金》，《外台》未详。尧封出于何本？七日一变四字最不可解。谓三五七月属脏，阴多不足故多堕，尚是泛辞，不能征实。惟堕胎者固多在三五七月之时，实在何由，殊不可推测其真相。又谓如在三月，五月堕胎，则其后怀身仍有届时复堕之事，又确乎有之，则子宫中之作用必有其真。但谓三月属心，五月属脾，补心补脾必无枰应。又谓一月堕者最多，尤为至理名言。盖子宫初感，凝结未固，房事洗涤，俱易震动，而此时儿尚无形，堕亦不觉。观合信氏《全体新论》，两精交会，由子管而入子宫，且在数日之内，尚非顷刻间事，则宜乎乍结之易于暗堕，而本人且毫不能知矣。此节最宜将息一层，夫妇之愚，皆当铭之肺腑。而古人一月肝脉养胎之臆说，亦可不辨自明。颐恒谓吾国医学发源于五帝以前，而失传已在周秦之际，下逮魏晋六朝，颇多凭空结撰，决不能与上古之学一线师承。观于此类议论，即可得其真谛，而更以西学说之得于解剖者，一一佐证其实在，则孰是孰非明白晓畅，固已拨云雾而见青天。彼泥古之儒，尚欲据二千年内相承之讹，以为笃信好古之护符，亦只见其识力之未到耳。

丹溪曰：阳施阴化胎孕成，血气虚损不足以荣养其胎则自堕。譬如枝枯则果落，藤萎则花堕。或劳怒伤情，内火便动，亦能动胎，正如风撼其树，人折其枝也。火能消物，造化自然，《病源》乃谓风冷伤子脏而堕，未得病情者也。有孕妇至三四月必堕，其脉左手大而无力，重取则涩，知血少也。止补中气使血自荣，以白术浓煎。下黄芩末数十剂而安。因思胎堕于内热而虚者为多。曰热，曰虚，当分轻重。盖孕至三月，上属相火，所以易堕，不然黄芩、熟艾、阿胶何谓安胎妙药耶？

笺疏：六朝以前谈医之士，极少江南人物，论病多寒证，正以中原之地高旷多寒，不比大江以南多温暖而少冷冽也。《巢源》谓胎堕，为风冷伤子脏，本是时固有之症，丹溪南人未之思耳。然人体不同，各如其面，黄芩亦未必是千人必用之药。丹溪亦自谓熟艾是安胎妙药，则艾岂寒凉，可见丹溪亦恒用之矣。

方约之曰：妇人有娠则碍脾，运化迟而生湿，湿生热，丹溪用黄芩、白术为安胎圣药。盖白术健脾燥湿，黄芩清热故也。但妊娠赖血养胎，方内四物去川芎佐之，为尤备耳。

笺疏：因湿生热，正为吾侪地土言之。若至黄河以北，此说必不可通。

张飞畴曰：古人用条芩安胎，惟形瘦血热，营行过疾，胎常上逼者相宜。若形盛气衰，胎常下坠者，非人参举之不安。形实气盛，胎常不运者，非香砂耗之不安。血虚火旺，腹常急痛者，非归芍养之不安。体肥痰盛，呕逆眩晕者，非二陈豁之不安。此皆治母气之偏胜也。若有外邪，仍宜表散，伏邪时气，尤宜急下。惟忌芒硝，切不可犯。

笺疏：相体裁衣，本是医家真谛，亦岂仅为妊身而言？奈何一孔之见，意以黄芩、白术安胎圣药八字作为自始至终一成不变之局，亦只见其不知量耳。伏邪时气尤宜急下两言含浑不清，弊亦不小。

王孟英曰：条芩但宜于血热之体，若血虚有火者，余以竹茹、桑叶、丝瓜络为君，随证而辅以他药极有效。盖三物皆养血清热而息内风也。物之坚强莫如竹皮。《礼》云：如竹箭之有筠是也，皮肉之紧贴亦莫如竹。故竹虽筱而皮肉不相离，实为诸血证之要药。观塞舟不漏可知矣。桑叶蚕食之以成丝，丝瓜络质韧子坚，具包罗维系之形，且皆色青入肝，肝虚而胎系不牢者，胜于四物阿胶多矣，惜未有发明之者。

笺疏：芩治血热，其理固显而易知，然王所谓血虚有火者，貌视之似与血热无甚区别。然彼是实火，自当苦寒，此是虚火，亦非黄芩、白术可以笼统疗治。孟英所谓养血清热泛言之，亦仍是血热治法，然此中情实同异若何？苟非孟英，恐未易有此批郤导窾明析之笔，虽自谓未有发明，然经此一番剖解，其发明不已多耶。

王海藏曰：安胎之法有二，如母病以致动胎者。但疗母则胎自安。若胎有触动以致母病者，安胎则母自愈。

笺疏：治病必隶其本，固是至理名言。

丹溪云：有妇经住或成形未具，其胎必堕。察其性急多怒，色黑气实，此相火太盛，不能生气化胎，反食气伤精故也。

笺疏：此是火旺，确宜黄芩。然仍宜参王孟英竹茹一条治法，方能恰合分寸。

又曰：有妇经住三月后，尺脉或涩或

微弱，其妇却无病，知是子宫真气不全，故阳不施阴不化，精血虽凝，终不成形，或产血块或产血泡也，惟脉洪盛者不堕。

笺疏： 此经虽阻，而非妊之脉症，为病为胎，必以尺脉之流利不利、有神无神辨之，不在乎脉形之大小及有力无力间也。

胎动不安

血虚火盛，其妇必形瘦色黑，其胎常上逼者，宜条芩、阿胶。

徐蔼辉曰：前张飞畴说，谓形瘦血热宜条芩，血虚火旺宜归芍。此似将上二条并为一治想，须在胎上逼与腹急痛上分别，未知是否。存参。

王孟英曰：审属气虚欲堕者，补中益气法甚妙。

笺疏： 肥白之人未有不形盛气衰者，断不可与苍黑伟硕之体同日而语。胎常下坠，即是大气不能包举之明征，色苍体伟者，必无是虑，此证补之未必有效。若用升举又恐葱流弊，惟人参滋补而不浊腻，自能固气而无升提之害。尧封持论必不可易，孟英谓可用补中益气，在清阳下陷者诚是相宜，如以体伟气弱致胎滞坠，而非脾胃清气下陷者，浪投升柴，亦有动胎上逼之虑。

形气盛，胎常不运者，宜香砂。

笺疏： 此气滞不能流利，故宜行气，香附乌药流动气机而不失于燥。亦是疏达之良剂。

痰气阻滞，体肥呕逆，眩晕者，宜二陈。

笺疏： 肥人多痰，二陈温胆最是要药。半夏虽曰碍胎，而今之市品俱已制过，可不避忌。但胆星宜轻。左金丸亦佳，稍加川椒、乌梅止呕尤捷。

怒气伤肝，加味逍遥散。

笺疏： 逍遥治肝，为木不条达，郁滞窒塞者而言，故以柴胡春升之气，助其条畅，非能驯养肝气之横逆者。既曰因怒伤肝，则必以清养肝阴为上。逍遥反以扰动其气，流弊不小，此薛立斋之故智，断不可师。

毒药动胎，白扁豆二两生去皮为末，新汲水下。见厥逆门，须合参以辨其证。

笺疏： 此是单方，白扁豆虽能安胃，然生末永调服不如煎汤稍凉饮之为佳。惟所谓毒药者，种种不同，一味单方，殊不足恃。

交接动胎，其证多呕，《产宝百问》载，《纲目》方饮竹沥一升有验，人参尤妙。

笺疏： 此动胎之最厉者，百脉弛张，为害极巨，岂一眯单方所能补救？此方见李氏《本草纲目》慈竹沥下，但曰困绝不言多呕，注明出《产宝》。此条补出多呕二字，盖阴泄于下，而气逆于上，竹沥下气止呕。

筑磕着胎，恶露已下，疼痛不止，口噤欲绝，用神妙佛手散探之。若不损则痛止，子母俱安。若损胎立便遂下，即川芎汤治伤胎，多神效。

笺疏： 归芎温和流动，而俱有升举之力。故胎元受伤，震动欲坠者，得其升举而亦能安。若已大损则活血行血，脉络疏通，而已坏之胎自不能留，效如仙佛，手到成功，此佛手之所以命名也。

胎动下血不绝，欲死，《本草纲目》用蜜蜂蜡如鸡子大，煎三五沸，投美酒半升，服立瘥。冯云：神效，蜡淡而性涩，入阳明故也。

王孟英曰：怀妊临月，并无伤动，骤

然血下不止，腹无痛苦者，名海底漏，亟投大剂参芪，十不能救其一二。此由元气大虚，冲脉不摄，而营脱于下也。

笺疏：蜂蜡虽涩，然和以美酒即是行血有余。既已下血不绝，似不可用此，亦单方之神验者，具有不可思议之妙。而药理则在可知不可知之间，若非亲自经验，未可轻信，每有姑妄试之而适以速祸者。颐亦屡闻之矣。吾辈从事医药，当以病理药性两相符合，始为正直荡平之路，眩异矜奇所不敢取。王孟英所谓胎元不伤，而骤然大下，且腹无痛苦者则是脱症，诚非独用参芪能救，此当以暴崩例之，急投大补大固如参术阿胶龙牡之类，庶或有济。

王叔和曰：胎病不动，欲知生死，令人摸之，如覆盆者男，如肘颈参差起者女也。冷者为死，温者为生。

笺疏：此以腹之冷暖辨胎之生死，太嫌呆相。至谓腹如覆盆者为男胎，如肘颈参差者为女胎，以男胎向后，女胎向前故也。此是中医旧说。盖见男儿多背面而生，女儿多仰面而生。盖是习儿之事，遵谓男胎在腹亦必背面，女胎在腹亦必仰面。《四言脉诀》谓男腹如箕，女腹如釜，亦即此意。然合信氏《全体新论》已言其不确。彼中剖解极多，所见必不妄，知吾国理想旧说，未必可恃。

《圣济总录》云：胞衣不下急于胎之未生，子死腹中危于胎之未下。盖胎儿未下，子与母气通其呼吸。若子死腹中，胞脏气寒，胎血凝冱，气不升降，古方多以行血顺气药，及硝石水银硇砂之类。然胎已死，躯形已冷，血凝气聚，复以至寒之药下之，不惟无益而害母命也多矣。古人用药深于用意。子死之理有二端，用药寒温各从其宜。如娠妇胎漏血尽子死者；有坠堕颠仆内伤子死者；有久病胎萎子死者，以附子汤进三服，使胞脏温暖，凝血流动，盖以附子能破寒气坠胎故也。若因伤寒热证温疟之类，胎受热毒而死，留于胞中不下者，古人虑其胎受热毒，势必胀大难出，故用朴硝水银硇砂之类，不惟使胎不胀，且能使胎化烂副以行血顺气之药，使胎即下也。

笺疏：朴硝、玄明粉可下死胎，诸书多载之，而莫有言其理者。惟此节借附子下胎之理，为之两两对勘，一寒一温，适得其反，而各有真谛，益人智慧不少。盖无论何症，必有寒热虚实之不同，自当先辨此四字，而后用药，始有门径。固未有呆执一物，而曰此是治某症秘用之药者，然古今之方书能为之，而一孔之医生能用之，医药真理那不扫地净绝？近世有最普通之《验方新编》一书，穷乡僻壤无不风行，但言其功，不详其理，杀人尤不可胜数，而有力好事之家，乐为印送，辄嚣嚣然自号于众，曰：吾以此广行方便，积莫大之阴功也。庸讵知为祸之烈乃至于此，岂劫运为之耶！硇砂水银可下死胎，古虽有此说，然必不可试。

热病胎死腹中，新汲水浓煮红花汁和童便，热饮立效（《本草经疏》）。

妊病去胎，大麦芽一升，蜜一升，服之即下（《千金》）。

齐仲甫曰：坠胎后血出不止，一则因热而行，一则气虚不能敛泻。血多者必烦闷而死，或因风冷堕胎，血结不出，抢上攻心烦闷而死。当温经逐寒，其血自行。若血淋漓不止，是冲任气虚不能约制故也，宜胶艾汤加伏龙肝散。

王孟英曰：有无故堕胎而恶露全无者，此血虚不能荣养。如果之未熟而落，血既素亏，不可拘常例而再妄行其瘀也。

笺疏：半产后之治法，本与正产后无异。怀胎之后月事不行，留此以为胎元涵养之资，积之日多，在子宫中半成瘀浊，故初产之时即宜随胎而去。古人名以恶露者，正以瘀浊积秽，故宜露而不宜藏，惟所失太多，则不仅瘀浊之秽恶，而并经脉中固有之血不自收摄，随波逐流而去，岂是细故。齐氏所述血热妄行及气虚不固两端已握其要，热者宜清而固之，虚者非大封大固而助以大补之参芪，必不济事。昔贤所谓产后宜大补气血为主者，盖为此症而设。而近今世俗方且谓新产后必不可用人参，正不知何所见而云。然如其恶露全无，则苟为瘀结不行，必有胀痛可证，自当宣化泄导，如无瘀滞脉症，则孟英所说自有此理，亦非可妄投攻破者。而俗医又以生化汤为必需之品，则皆耳食之学知其一不知其二者，亦何往而不偾事耶。

问：何以知胎死？曰：面赤舌青，母活子死；面青舌赤，子活母死；面舌俱青，子母俱死。死胎坠胀瘀痛，亦与常产不同。

笺疏：胎死舌青确乎有据，然必胎坏日久而后现于舌。盖阴霾之气上乘，而苔为变色，是宜温通活血以下之者，非朴硝玄明粉所可妄试也。

王孟英曰：吴鞠通云死胎不下，不可拘执成方，而悉用通法。催生亦然。当求其不下之故，参以临时所现之脉证若何，补偏救弊而胎自下也。余谓诸病皆尔，不特下死胎也。

又曰：《寓意草》有用泻白散加芩桔以下死胎之案。可见人无一定之病，病非一法可治，药无一定之用，随机应变，贵乎用得其常也。

笺疏：凡百症治，皆无一定扳法，虽曰见症治症，然症固同而其因万有不同，

必求其故四字真是无等等咒，然环顾古今。能求其故者，亦必不可多得矣。

孟英又曰：许裕卿诊邵涵贞室娠十七月不产，不敢执意凭脉，问诸情况，果孕非病，但云：孕五月以后不动，心窃讶之，为主丹参一味，令日服七钱，两旬余，胎下已死而枯。其胎之死，料在五月不动时，经年在腹，不腐而枯，如果实在树败者必腐，亦有不腐者，则枯胎之理可推也。余谓此由结胎之后，生气不旺，未能长养，萎于胞中，又名僵胎。亦有不足月而自下者，并有不能破胞而自落者，余见过数人矣。若胎已长成，岂能死于腹中，而不为大患，至年余而始下哉！惜许君言之未详也。丹参长于行血，专用能下死胎。凡胎前皆宜慎用，世人谓其力兼四物，以之安胎，因而反速其堕，而人不知之，余见亦多矣。

笺疏：枯胎一说虽似奇谈。而实有至理。颐尝见有孕已九月，而腹不膨然者，为之调和气血而胎即堕。长仅二寸余而不腐朽，此妇白晰而癥瘕，亦枯胎也。

孟英又曰：凡大毒大热及破血开窍重坠利水之药，皆为妊娠所忌。《便产须知》歌曰：蚖（青即青娘子）蟹（螯）水蛭与虻虫，乌头附子及天雄，野葛水银暨巴豆，牛膝薏苡并蜈蚣。（三）棱莪（莁）赭石芫花麝（香），大戟蛇蜕黄雌雄。砒石（火芒芽）硝（大）黄牡丹桂，槐花（子同此药，凉血止血，何以孕妇禁服，盖能子宫精浊也）牵牛皂角同。半夏（制透者不忌）南星（胆制，陈久者不忌）兼通草，瞿麦干姜桃（仁）木通。钢砂干漆蟹爪甲，地胆茅根与䗪虫。《本草纲目》续曰：乌喙侧子羊踯躅，藜芦茜（根厚）朴及薇衔，榼根兰茹葵花子，赤箭茵草刺猬皮，鬼箭红花

苏方木，麦蘖常山蒺藜蝉，锡粉硇砂红娘子（即葛上亭长），硫黄石蚕并蜘蛛，蝼蛄衣鱼兼蜥蜴，桑蠹飞生暨樗鸡，牛黄犬兔驴马肉，鳅鳝虾蟆鳖共龟。余又补之曰：甘遂没药破故纸，延胡商陆五灵脂，姜黄葶苈穿山甲，归尾灵仙樟（脑）续随，王不留行龟鳖甲，麻黄（川）椒（神）曲伏龙肝，珍珠犀角车前子，赤芍丹参益（母）射干，泽泻泽兰紫草郁（金），土瓜（根）滑石（自犀角至此，虽非伤胎之药，然系行血通窍之品，皆能滑胎。凡胎元不足及月分尚少者，究宜审用。余性谨慎，故用药如是。设有故无殒不在此例）及紫葳（即凌霄花）。又《外科全生集》云：娠妇患疮疡，虽膏药不宜擅贴，恐内有毒药能堕胎也。夫外治尚宜避忌，况内服乎！故妇人善饮火酒者，每无生育，以酒性热烈能消胎也，附及之以为种玉者告。

笺疏：妊娠药忌自有至理，习医者固不可不知所避，否则易滋口实。然病当吃紧关头，不急急于对病发药，则母命必不可保，遑论胎元？岂有母先亡而胎元可保之理。如阳明热实，则硝黄必不可缺，客有大腑通调而胎不碍者，即使堕胎亦是两害。取轻当为达人所共许，惟俗子不知此中缓急，则必明告之，而听其从违而已。若不明言于先而欲权术，以冀得一当则必有窃议，于其后者且亦有胎先堕，而母命随之者，更必授谤愚者以口矣，此守经行权各有其分，尤行道者之所必不可忽者也。

附英医合信氏
《全体新论》诸说

女子尻骨盆内，前为膀胱，中为子宫，后为直肠。膀胱溺管长约一寸，其下为阴道，即产门也。产门肉理横生，可宽可窄，其底衔接子宫之口，阴水生焉。

子宫状若番茄，倒挂骨盆之内。长二寸，底阔一寸三分，内空为三角房，一角在口，两角在底，分左右。底角有小孔，底之外有二箸带悬之。此带无力，即有子宫下坠之忧。子宫于受胎之后，积月渐大，妊娠三月，渐长四寸，妊娠五月，底圆如瓢，妊身七月，胀至脐上，渐长六寸，妊身九月，直至胸下，长尺有另，重四十两，圆如西瓜，娩后复缩小。

子宫之底，左右各出子管一支，与小孔通，长二寸半，垂于子核之侧，不即不离。子核者，在子宫左右，离一寸，向内有蒂与子宫相连，向外有筋带与子管相系，形如雀卵。内有精珠十五粒至十八粒不等，内贮清液，是为阴精。女子入月之年，精珠始生，至月信绝，其珠化为乌有。

男精入子宫，透子管，子管罩子核，子核感动，精珠迸裂，阴阳交会，自子管而入，在管内渐结薄衣为胚珠，是为成孕。由是子管渐大，胚珠渐行，数日之内，行至子宫，又生胶粒以塞子宫之口，是谓受胎。

王孟英曰：有子宫不受男精者，事后必溢出，终身不孕，殆即核无精珠故耶。

子核之内裂一珠，成一孕，裂双珠即孪生。若子宫受病，子核有恙，子管闭塞，核无精珠者，皆不受孕。

受孕而胚珠生，十二日生毛，内涵清水，有两小物浮其中，一圆一长，长者人也，积日弥大，圆者养胚之物也，积日弥小，胎盘生，此物即无矣。二十日胚形如大蚁，三十日如牛蝇，长四分，身骨可辨，且有眼模，三十五日脐带生，四十二日胚有口，四十五日初见四肢，六十日手足全，骨点始生。上有耳鼻，下有肛门，是为受形之始，长一寸。六十五日始生脏腑。九十日见全形，男女可辨，长二寸，胎盘成。至四月内外皆备，长四寸。五月胎动，六月长六寸，发甲生。七月长八寸，骨节粗成。八月长尺一寸，睾丸由腹落至肾囊。九月目始开，长十二寸。十月胎足。

婴儿在胎，肺小肝大，不须呼吸地气。故血之运行与出世不同，妊胎二十日，心已成模，初见一管渐分两房，渐成四房，两房有户相通（此出世后不通）。胎儿之血来自胎盘，由脐带入，一半入肝，肝运入心，一半入回血总管，上达心。右上房即过左上房（此出世后不通）。而落左下房入血脉总管，先上两手头脑之内，由回管返心右下房，即自入肺管透血脉总管之棋（此出世后不通），然后落下身两足。儿必上大下小，以上身先受赤血也，于是复出脐带，而达胎盘，改换赤血，轮流不息。盖以胎盘为肺用也，出世后呱呱以啼，肺即开张呼吸，而心左右两通之户即闭。若不闭，紫血与赤血并，儿即死，而身青矣。

王孟英曰：《人身图说》云：胎居子宫，以脐带吸取母血以养之，有如树木以根吸取土湿。

胎盘俗名胞衣，乃胚珠外之毛粘连子宫内膜而生，其毛渐变为血管，三月成盘形，圆径五寸，厚一寸，其体半为孕妇血管，半为胎儿血管，孕妇脉管甚大，衔接胎儿血管，渗泄精液以养之。脐带一头连胎盘，一头连儿脐，中空成管，外有两脉管绕之。儿生之后，母子血管截然分张，或有胎盘未离，血管半断，则血暴下。乳者赤血所生，乳头有管渐入渐分，如树分枝，行至乳核即与血脉管相接，乳汁由是化成月水，乃子宫所生之液，以备胎孕之需，非血也。

王曰所言非血者，言非灌轮脉络荣养百骸之常血，故无孕之时，可以按月而行，然亦藉气血以生化，故气血衰则月水少，若月水过多，则气血亦耗也。

禽不雄而卵，伏而不孵，蛙蛤之属，当雌出卵，雄出其精以护之，身负而行，精不入腹，蚯蚓雌雄相交，两皆成孕。草木以中心为雌花，须为雄。风吹须粉。散落于花心，胶液接之，乃能含仁结子，去其须即不实。

王曰：腾蛇听而有孕，白鹭视而有胎，造化之理无穷，总不外乎气相感而成形也。中外之人貌有不同，而脏腑气血无不同者。且说理最精，并非虚揣空谈，爰录如上，以稽参考。惟产育有不止十八胎者，其精珠之数，似未可泥。

笺疏： 西学以解剖为专职，显微有镜，所见最真，而习之既久，遂并其运行化育之途，亦能渐渐明白其说，固自不妄合。信氏之书成于咸丰之初，犹为彼学中之古本。彼中之学重在知新，不在温故。每注意于新发明，而薄古书为无用。然近令译书渐多，取而读之，名辞繁赜，未尝不粲然具备。然只见其复沓重累，而期期艾艾不甚可解者恒居其半。盖译笔不能条达，恐非彼中真本果皆如此，而合信之旧颇觉直捷了当，明白如话，知此君兼擅中文，尤为可贵。是篇所录，证以元本尚在，裁节移缀者数处，但于文义不致矛盾。姑仍旧贯以存是书之真，惟亦有删节数字，而辞旨彼此悬绝者则殊非合信氏之真旨，爰照元本改正以复庐山之面目，若此中生理，则尚有不易详析者，此必不可以空言悬解，自谓得之，姑附缺疑以俟能者。

产 脉

徐蔼辉曰：《济生》产经曰：胎前之脉贵实，产后之脉贵虚。胎前则顺气安胎，产后则扶虚消瘀，此其要也。丹溪云：产后脉洪数，产前脉细小涩弱多死。怀妊者脉主洪数，已产而洪数不改者，多主死。

笺疏：此言其大要耳，若别有见症则仍以脉症相合为吉，相反为凶。如体质素弱，则胎前之脉亦必不大；体质素强，则新产之脉亦必不小。皆不可遽谓败象。又如胎前宜实固也，然使邪实脉实亦岂吉征？产后宜虚固也，然使正脱脉虚宁是佳象？是必不可一概论者，惟在圆机之士，知其常而达其变耳。

杨子建《十产论》，一曰正产，二曰伤产，未满月而痛，如欲产非果产也，名为试月。遽尔用力是谓伤产。三曰催产，正产之际悉见而难产，用药催之是谓催产。四曰冻产，冬产血凝不生。五曰热产，过热血沸，令人昏晕。六曰横产，儿身半转，遽尔用力，致先露手，令稳婆徐推，儿手使自攀耳。七曰倒产，儿身全未得转即为用力，致先生露足，令稳婆推足入腹。八曰偏产，儿未正而用力所致。九曰碍产，儿身已顺不能生下，或因脐带绊肩，令稳婆拨之。十曰坐产，急于高处系一手巾，令母攀之，轻轻屈足坐身可产。十一曰盘肠产，临产母肠先出，然后儿生。产后若肠不收，用醋半盏，新汲水七分，和匀喷产母面，每喷一缩，三喷尽收。

笺疏：是论原文颇长，此其删节者，节之太简，颇有不甚明了者。其坐产一条，原谓儿将欲生，其母疲倦，久坐椅褥，抵其生路，急于高处系一手巾，令产母以手攀之，轻轻屈足，坐身，令儿生下，非坐

在物上也。云云。盖谓坐草已久，产母力疲，故以巾带助其援力。今以此节言不达意，须从原本为佳（《济阴纲目》有全文）。

颐按：凡是难产，多由心慌意乱，急遽临盆所致。苟能忍痛静卧，耐之又耐，瓜熟蒂落，安有危险！乡曲稳婆。不耐静守，言多庞杂，催促临盆，最多误事。《达生编》一书所录各方，未必可恃，而论忍耐之法，至理名言，无出其右。甚且谓私生者无难产，惟其畏而能忍也。尤其勘透入微，所谓六字诀者，确是产妇房中第一箴言。

孕妇止腹痛未必产，连腰痛者将产，胞系于肾故也。腹痛试捏产母手中指中节，或本节跳动方临盆即产。

王孟英曰：中指跳动亦有不即产者，更有腰腹不甚痛但觉酸坠而即产者。

笺疏：中指节末本有动脉，但平人脉动甚微，几于不觉。产妇临盆，此指尖脉形分明，顷刻分娩，确是多数。孟英谓亦有未必即产者则偶然耳。亦有腹竟不痛，但觉腰酸异常而即产者，此其达生之极易者，最不可遇，而亦尝屡闻之。皆孟英之所谓十个孩儿十样生也。

儿未生时，头本在上，欲生时转身向下，故腹痛难忍。此时妇当正身，宽带仰卧，待儿头到了产户方可用力催下。若用力太早或束肚，倚着儿不得转身，即有横生、逆生、手足先出之患。

许叔微曰：有产累日不下，服药不验，此必坐草太早，心惧而气结不行也。经云恐则气下，恐则精怯，怯则上焦闭，闭则气逆，逆则下焦胀，气乃不行，得紫苏饮一服便产（方见子悬门）。

笺疏：学士亦以坐草太早为戒，可见《达生编》六字诀之必不可少。心惧而气结

不行亦是不能忍耐之咎，恐则气下胀而不行自有至理，紫苏饮只为疏达气滞立法，川芎能升似不相宜。然果是恐则气下，则又不可少，且分量甚轻，可以无虑。其临盆累日，胞浆沥净，致令气血枯涩者，非大剂养血不救。王孟英曰：难产自古有之，庄公寤生见于《左传》，故先生如达，不坼不副，诗人以为异征，但先生难而后生易，理之常也。晚嫁者尤可必焉。然亦有虽晚嫁而初产不难者。非晚嫁而初产虽易，继产反难者，或频产皆易，间有一次甚难者，一生所产皆易，一生所产皆难者。或由禀赋之不齐，由人事之所召，未可以一例论也。谚云十个孩儿十样生，至哉言乎！若得儿身顺下，纵稽时日，不必惊惶，安心静俟可耳。会稽施圃生茂才诞时，其母产十三日而始下，母子皆安，世俗不知此理，稍觉不易先自慌张，近有凶恶稳婆故为恫哧，妄施毒手，要取重价，商而出之，索谢去后，产母随以告殒者有之，奈贸贸者尚夸其手段之高，忍心害理，惨莫惨于此矣！设果胎不能下，自有因证调治诸法。即胎死腹中，亦有可下之方，自古方书未闻有商割之刑，加诸投生之婴儿者。附识于此，冀世人之憬然悟而勿为凶人牟利之妖言所惑也。但有一种骡形者，交骨如环，不能开坼，名锁子骨，能受孕而不能产，如怀娠必以娩难死，此乃异禀，万中不得其一。如交骨可开者，断无不能娩者也。方书五种不孕之所谓螺者，即骡字之讹也。盖驴马交而生骡，纯牝无牡，其交骨如环无端，不交不孕，禀乎纯阴，性极驯良而善走，胜于驴马，然亦马之属也，易曰坤为马行地无疆利牝马之贞，皆取象于此之谓也。人赋此形而不能安其贞，则厄于娩矣。

催产神方

治胞浆已出，胎不得下，或延至两三日者，一服即产，屡有神效。

当归四钱　人参一钱　牛膝二钱　川芎一钱　龟甲三钱　赭石三钱，研　肉桂一钱。去皮　益母二钱

水煎服。

王孟英曰：此方极宜慎用，夏月尤忌，必审其确系虚寒者始可服之。通津玉灵汤最妙，余用猪肉一味煎清汤服，亦甚效。

笺疏：胎浆已破，迟久不产，胞门有枯燥之虞，非滋养津液，何以救涸辙之鲋，参归补血活血，牛膝、龟甲、赭石引以下行，立法亦不谬，实即佛手散之加味。芎虽能升，然程钟龄之所谓撑法亦自有理（程解保生无忧散，谓催生妙药纯是撑法，解得极奇而亦极是，盖即疏通气机、流动血液耳，说见《医学心悟》保生无忧散方下）。且合以牛膝、龟甲、赭石，亦不虑其升举，方固可用，惟肉桂实不可解，岂欲其温以行之耶！若无寒证，何可概施？孟英之评，必不可少，通津一方果佳，见下卷末页。今吾乡恒以龙眼肉拌人参，或别直参西洋参久久饭上蒸透，作临产必须之助，即此方之意。但吾乡俗见谓非儿头已见，不可早服，则大谬之说。如果沥浆不可不用（胞浆先破而久不产者，吾乡谓之沥浆生，亦曰沥胞生，皆俗语也），猪肉清汤吹去面上浮油，确是妙品。但宜淡服，如胃气不旺似不妨，轻用清盐，此是孟英心得，弗以平易而忽之。

如神散

路上草鞋一双，名千里马，取鼻梁上绳洗净烧灰，童便和酒调下三钱，神验。武叔卿《济阴纲目》云：于理固难通，于

用实灵验。按千里马得人最下之气，佐以童便之趋下，酒性之行血，故用之良验。此药不寒不热，最是稳剂。

王孟英曰：催生药不宜轻用，必胎近产门而不能即下始可用之。又须量其虚实，或助补其气血，或展拓其机关，寒者温行，热者清降，逆者镇坠，未可拘守成方而概施也。

笺疏：前方单方也，以理言之，未必皆验。孟英谓不可拘守成方，岂独为催生一法言之耶。

《妇人良方》曰：加味芎归汤入龟甲，治交骨不开。醋油调滑石，涂入产门，为滑胎之圣药。花蕊石散治血入胞衣，胀大不能下，或恶露上攻。蓖麻子治胎衣不下。佛手散治血虚危证。清魂散治血晕诸证。失笑散治恶露腹痛，不省人事。平胃散加朴硝，为腐死胎之药。

徐蔼辉曰：佛手散亦下死胎，胎死宜服，此不伤气血，服此不下，次用平胃朴硝可也。

笺疏：《良方》诸条固皆熟在人口者，但蓖麻子治胎衣不下，岂用以内服耶。仅能滑肠且缓不济急，必不足恃。下有头发塞口，取恶即下一条极便极验。朴硝下死胎，则上卷《圣济总录》一条已言之矣，非恒法也。

冻产治验　刘复真治府判女产死，将殓，取红花浓煎，扶女于凳上，以绵帛蘸汤盦之，随以浇帛上，以器盛之，又暖又淋，久而苏醒，遂产一男。盖遇严冬，血凝不行，得温故便产也。

笺疏：此妄语也。人已死矣，且至将殓，其时间必相去稍久，安有复生之理！古人志乘传记中所载医家奇验，甚有称见棺中血出，而知产妇未死者，齐谐志怪皆好事之人，不明医理者为之，无一非痴人说梦耳。

逆产，足先出，用盐涂儿足底。横产，手先出，涂儿手心。

徐蔼辉曰：盐螫手足，痛便缩入，俗乃谓之讨盐生也。

笺疏：此亦临盆太早，强力迫之使然，若守《达生编》六字要诀，必少此患。

胞衣不下

急以物牢扎脐带，坠住使不上升，然后将脐带剪断，使血不入胞，萎缩易下。若未系先断，胞升凑心必死。

徐曰：《保生录》觉胎衣不下，产妇用自己头发塞口中，打一恶心即下。切须放心，不可惊恐，不可听稳婆，妄用手取，多致伤生。又以草纸烧烟熏鼻即下。

芒硝三钱，童便冲服立效。俞邃良先生目睹。

松郡一老稳婆包医是证，自带白末药一包，买牛膝二两同煎去渣，冲童便半杯，服立下。白末药定是元明粉，元明粉即制朴硝也。

笺疏：芒硝太成寒，必非通用之品，童便、牛膝可法。

产后喜笑不休

一老妪云：产后被侍者挟落腰子使然，用乌梅肉二个，煎汤服立效。嘉郡钱邻哉目睹。

笺疏：腰子是内肾，岂有坠落而可救之理！此阴脱于下，而气火冲激于上使然，即西人所谓血冲脑经病也。乌梅酸收则气不上冲，而神经之知觉复矣。颐谓童便亦服亦可。否则即用潜阳镇逆之法，当无不应。

恶露过多不止

伏龙肝二两，煎汤澄清，烊入阿胶一两服，如不应加人参。

笺疏：新产恶露过多，而鲜红无瘀者，是肝之疏泄无度，肾之闭藏无权，冲任不能约束，关闸尽废，暴脱之变，大是可虞。伏龙肝温而兼涩，土能堤水，真阿胶激浊扬清，本是血崩无上圣药，重用独用其力最专，其功最捷，尚在大剂独参汤之上，必无不应之理，如果不应，则更可危，再加人参亦非重用不可，而龙牡救逆亦所必需。

恶露不来

轻则艾叶及夺命散，重则无极丸。寒凝者，肉桂、红花等药，并花蕊石散。

王孟英曰：产后苟无寒证的据，一切辛热之药皆忌。恶露不来，腹无痛苦者，勿乱授药饵，听之可也。如有疼胀者，只宜丹参、丹皮、元胡、滑石、益母草、山楂、泽兰、桃仁、归尾、通草之类为治，慎毋妄施峻剂，生化汤最弗擅用。

笺疏：产后无瘀，本非概用攻破之症，苟其体质素薄，血液不充，即使恶露无多而腹无胀痛之苦者，即可轻投破血之药。如囿于俗见，则耄糠窘油，势必损伤冲任，崩脱变象，岂不可虞！惟有瘀滞不行之确症者，则桃仁、玄胡、归尾、乌药、青皮等行滞导气已足胜任，亦非必须辛热。孟英谓无寒证者即忌热药。盖新产阴伤。孤阳无依，已多燥火，再与温辛，岂非抱薪救火，而世偏有产后喜温恶清之说，印入人心，牢不可破，惨同炮烙，然是可怜。

生化汤诚非必用之方，然炮姜尚是无多，故《达生编》风行一时，生化二字几于妇孺咸知，尚不甚觉其弊害。其新产发热，亦是阴虚阳越，并有因蒸乳而生热者，生化汤能和阴阳，寻常轻热，一剂可已，惟温热病原是大忌。孟英温热专家，所见产后大热者必多，故深恶此方，不为无见。益母草虽曰去瘀生新，而苦燥有余，亦不应太过，吾乡俗尚，产母饮此，多多益善。硌以四斤五为则，大锅浓熬，大碗代茶，日灌十余次。嫌其苦则以红砂糖和之，故产中至咸皆以砂糖为投赠之品，产母亦必服数斤，虽曰尚是和血良品，究竟苦者太苦，甘者太甘，一则助燥而舌茧舌焦，一则滋腻而易致满闭。若在炎天流弊不小，此是颓风，当思有以变通之。

九窍出血

裴补云：九窍出血，死证恒多。惟产后瘀血妄行九窍出血，有用逐瘀之药而得生者，不可遽断其必死。此是阅历后之言，不可忽略，虽无方药，其法已具。

笺疏：此是虚阳上冒，气逆血涌，其势最炽。平人得此尚难急救，况在产后！然急急泄降镇逆，亦自有可生之理。

黑气鼻衄

郭稽中云：产后口鼻黑气起及鼻衄者，不治。盖阳明为经脉之海，口鼻乃阳明所见之部，黑气鼻衄是营卫散乱，营气先绝，故不治。薛立斋云：急用二味参苏饮加附子，亦有得生者。

笺疏：此亦气逆上冒之候，口鼻黑则肺胃之气已绝，法固不治。然急与开泄降逆，亦或可治，薛立斋谓用参苏已觉不切。

笼统方药何能救此？危急万状之症，又用附于，则鼻黑唇黑岂皆属于阴寒者！此公庸愚而偏喜著书立说，巍然者一大部，竟是各科咸备，而实绝少心得，昔人谓如折袜线，如僧剃发，无有寸长。颐于此公亦云，而俗子无知，奚辨良窳喜其简而易记，卑而易行，可以造成无数庸俗市医而杀人，乃不可限量，真一大劫哉。

眩晕昏冒

去血过多者，宜重用阿胶水化，略加童便服。

去血不多者，宜夺命散。没药去油二钱，血竭一钱，共研末，分两服，糖调酒下。

二条宜与前恶露过多二条参看。

沈尧封曰：钱姓产后发晕，两日不醒。产时恶露甚少，晕时恶露已断。伊夫向邻家讨琥珀散一服约重二钱许，酒调灌下即醒。其药之色与香俱似投药，大约即是血竭没药之方。

又曰：庚辰春吕姓妇分娩次日患血晕，略醒一刻又目闭头倾，一日数十发。其恶露产时不少，今亦不断，脉大左关弦硬，用酒化阿胶一两，冲童便服。是夜晕虽少减。而头汗出，少腹痛有形，寒战如疟，战已发热更甚。投没药、血竭夺命散二钱酒调服，寒热腹痛发晕顿除，惟嫌通身汗出，此是气血已通而现虚象。用黄芪五钱，炒归身二钱，甘草一钱，炒枣仁三钱，炒小麦五钱，大枣三个煎服，汗止而安。

王孟英曰：恶露虽少而胸腹无苦者，不可乱投破瘀之药。今秋周鹤庭室人新产眩晕，自汗懒言，目不能开，乃父何新之视脉虚弦浮大，因拉余商治。询其恶露虽无，而脘腹无患，乃投以牡蛎、石英、龟甲、鳖甲、琥珀、丹参、甘草、红枣、小麦之剂，覆杯即减，数日霍然。此由血虚有素，既娩则营阴下夺，阳越不潜。设泥新产瘀冲之常例，而不细参脉证，则杀人之事矣。

笺疏；眩晕昏冒，无一非阴虚于下、阳越于上。况在新产，下元陡虚，孤阳上越，尤其浅而易见，浅而易知。即《素问》之所谓上实下虚为厥癫疾者，此癫字即颠顶之颠，在古人未尝不知。其病本于脑，所以调经论又谓血之与气交并于上则为火厥，厥则暴死，气反则生，不反则死。已明言气血上冲，甚至暴死，可见西国医学家血冲脑经之名，虽是彼之新发时，未尝不与吾国古书若合符节，无如中古以降。久昧此旨，只知为痰迷神昏，而于《素问》癫疾两字，则群认为癫狂、癫痫之一定名词，不复细考其字义之何，若此医学之空疏，断不能为汉魏以下讳者而在上古造字之初，即从颠顶取义，且用其声又是一望而知，其识颠顶为病，此字学之所以不可不讲。然唐宋以降，则古之小学，几成绝学，而医之不识是病，亦正坐小学荒芜之故。苟能识此病源，皆是气火升浮，则摄纳虚阳，抑降浮焰，即是无上捷诀，无不覆杯得效，应手有功。尧封此节以血虚血瘀分作两层，乃一虚一实，一闭一脱，辨症之两大纲。阿胶禀济水沉重之质，直补下焦肝肾真阴，以招纳浮耗之元阳返其故宅，自然气火皆潜，功成俄顷。更以童便之直捷下行者为之向导，则其力尤专，其效尤捷。其血竭、没药虽似为破瘀而设，然亦止泄降下行，以顺其气，尚非攻逐峻剂。惟酒气升腾大是禁忌，必不可用。在制方者，欲以为流通瘀滞之计，而不悟其不利于潜降一层，虽古人于昏眩之症，尚未知是脑经为病，然气升火浮亦已尽人能知，犹用酒引终是误会，不可不正。尧封治吕氏产妇一条，恶露不少，已非瘀滞，而脉大弦硬有阳无阴，诚是虚候。阿胶童便本极相宜，然效不显而头有汗，尚是酒之误事，再投夺命散而即大效。则腹痛者气必滞，前之阿胶腻补，必不能吹嘘气机，服此散而沈谓气血已通，即是气药之得力处。然此妇之晕，已是虚证，不可误认瘀血上冲，夺命散仅能降气，亦非大破之比。盖新产无论血去多寡，下元必虚，孟英谓不可乱投破瘀，最是至理名言。王沈两案其症实是大同，然治法则沈尚呆板，而王则灵活。同有自汗一证，沈必黄芪归身，大刀阔斧，谓是固表补血，谁曰不宜！抑知归芪皆含有升发气象，对此虚火外浮尚非切当，何如梦隐之牡蛎、石英、龟、鳖两甲潜阳摄纳、镇定浮嚣之丝丝入扣耶！王谓营阴下夺，阳越不潜，亦岂专为血虚有素者而言？见理既真，选药更允，自在尧封之上，后生可畏，非孟英孰能当之。盖凡体质较弱之人，初产昏眩甚是常事，固不在乎瘀露之通塞，亦非是恶血之上冲，潜阵浮阳，镇摄气逆。孟英此法无往不宜，即在昏瞀最急时先服童便，止啜一口立觉醒翻灌顶，耳目清明，最是神丹。他药皆不可及，以其下行最迅，是其熟路。气阵而脑不受激，即《素问》之所谓气反则生者也。

发狂谵语

恶露不来者，是血瘀，宜无极丸。恶露仍通者是痰迷，宜六神汤，半夏曲一钱，橘红一钱，胆星一钱，石菖蒲一钱，茯神一钱，旋覆花一钱。水煎滤清服。

沈尧封曰：成衣妇产后半月余发狂，打骂不休。其夫锁之磨上，余付无极丸六钱，分两服酒下，服毕即愈。越四五日复发，又与六服，后不复发。

又曰：丁姓妇产后神昏谵语如狂，恶露仍通，亦不过多。医者议攻议补不一，金尚陶前辈后至诊毕曰：待我用一平淡方吃下去看。用杜刮橘红、石菖蒲等六味，一剂神气清，四剂霍然。此方想是屡验。故当此危证，绝不矜持，归语舍弟赓虞答曰：此名六神汤。余未考其所自。

又曰：甲戌孟春钱香树先生如君产后微热痞闷，时时谵语，恶露不断。余用理血药不应，改用六神汤，四剂病去如失。

笺疏：产后昏狂，语言伦次，如其恶瘀无多，谓为败血冲心，其恃似亦甚确。然瘀凝不行，何能直达膈上，蒙犯心君？则仍是阴虚阳浮，升多降少，气火上腾，冲激脑之神经耳。无极丸破血导瘀，无非泄降平逆，下行为顺，即六神汤半夏、胆星、菖蒲、旋覆，亦仍是开泄宣通治法，则痰迷二字，尚属想像得之，非果是痰涎之能蒙蔽性灵也。颐谓即用大剂沉坠镇摄之方，亦必有桴应之理。盖昏眩之与狂谵病状，虽有动静之殊，而病源则同此一辙。孟英上条案语已握其要，似不必分作两条，转有多歧之虑。

不能语

武叔卿曰：热痰迷心使然，胆星一钱，橘红一钱，半夏一钱五分，石菖蒲一钱，郁金一钱，水煎入竹沥一调羹，生姜汁三小茶匙服。

沈尧封曰：神昏不语，有虚有实，当参旁证及脉。

笺疏：此即上条昏冒中之一端，《济阴纲目》此方亦与尧封所用之蠲饮六神汤同。

更不必另出一条，徒多骈拇支指。

声 哑

属肾虚，补肾之中，宜兼温通，元生地四钱，茯苓二钱，山药一钱五分，炒归身二钱，肉桂五分，远志肉五分，炒，水煎眼，

笺疏：音瘖之症，其源不一。尧封谓是肾虚，乃指肾藏阴阳之气，暴脱而无气以动。哑不能声者，即经所谓少阴不至之厥，河间之地黄饮子，嘉言之资寿解语，皆为是症而设。徐洄溪治沈又高一案是也。产后真阴下脱，当有是症。尧封此方即从地黄饮得来，然非能通治各种之音瘖，此条言之未详，读者不可误会。

呃 逆

虚脱恶候，人参送黑锡丹，十全一二。

徐蔼辉曰：姜用米莘一册，载黑铅乃水之精，入北方壬癸。凡遇阴火冲逆，真阳暴脱，气喘痰鸣之急证，同桂附回阳等药用之，立见奇功。即经云重剂是也。

又曰：姜又载何惟丹先生呃逆治验方，云：伤寒呃逆，声闻数家者，用刀豆子数粒瓦上煅存性为末，白汤调下二钱，立止。又《本草纲目》云：病后呃逆，刀豆连壳烧服。姜云：此方宜入旋覆代赭汤。

笺疏：呃逆一证，诸书皆谓胃气欲绝，最为危候者，是指阴脱于下，孤阳无根，逆冲激上者而言。凡虚者、老者、久病者之呃忒气短不续，有出无入皆是。则惟《本事方》黑锡丹镇定气逆，摄纳元阳，最有捷验。喻嘉言极推重之。他如丁香、柿蒂、刀豆子等皆为此证而设。亦有胃火痰热上壅作呃，则是阳盛，不可与虚脱者一

例论治，宜清而镇之，旋覆代赭为此而设。纵在产后亦有热呃，且不可以不辨，如其真阴已虚而胃火尚盛，则加人参。此今人盐山张氏《衷中参西录》之心得也。

喘

沈尧封曰：喘有闭脱二证，下血过多者是脱证，喉中气促，命在须臾。方书虽有参苏饮一方，恐不及待。恶露不快者，是闭证，投夺命丹可定。如不应，当作痰治。此皆急证。更有一种缓者，娄全善所云产后喘者多死，有产二月洗浴即气喘，坐不得卧者，五月恶风，得暖稍缓，用丹皮、桃仁、桂枝、茯苓、干姜、枳实、厚朴、桑皮、紫苏、五味，瓜蒌煎服即卧，其疾如失。作污血感寒治也。按此亦是痰证，所以能持久，痰滞阳经，所以恶寒。方中着力在瓜蒌、厚朴、枳实、桂枝、茯苓、干姜、五味数味，余皆多赘。

笺疏：喘证本分二候，实者是肺气之壅塞，痰饮蟠结，则宜开宣肺气，泄化其上。虚者乃肾气之上奔，真元无根，则宜摄镇专治其下，亦惟黑锡丹尚能救急，此非大剂不能及，喻嘉言谓宜吞百丸者是也。产后暴喘，有虚无实，参苏和缓，诚不及待。

发 热

沈尧封曰：产后发热所因不同，当与脉证参看。感冒者鼻塞，亦不可过汗，经有夺血无汗之禁，只宜芎归汤。

停食者，嗳腐饱闷，宜平剂消食。血虚发热无别证者，脉大而芤，宜归、芪。阴虚者，烦渴脉细，宜生地、阿胶。更有一种表热里寒，下利清谷，烦渴恶热，脉

微细者，此少阴危证，宜四逆汤。

王孟英曰：暴感发热，可以鼻塞验之。苟胎前伏邪，娩后陡发者，何尝有头疼鼻塞之形证乎？虽脉亦有不即露者，惟舌苔颇有可征，或厚白而腻，或黄腻黄燥，或有黑点，或微苔舌赤，或口苦，或口渴，或胸闷，或溲热，此皆温湿暑热之邪内蕴。世人不察，再饮以糖酒生化汤之类，则轻者重，而重者危。不遇明眼人亦但知其产亡，而不知其死于何病，误于何药也。我见实多，每为太息。其后条之乍寒乍热，亦当如是谛察，庶免遗人夭殃也。

笺疏：新产发热，血虚而阳浮于外者居多，亦有头痛，此是虚阳之升腾，不可误谓冒寒，妄投发散以煽其焰。此惟潜阳摄纳，则气火平而热自已。如其瘀露未尽，稍参宣通亦即泄降之意，初不必过与参芪，反增其壅。感冒者必有表证可辨。然亦不当妄事疏散，诸亡血虚家，不可发汗。先贤仪型早已谆谆告诫，则惟和其营卫，慎其起居，而感邪亦能自解。盖腠理空疏之时，最易感冒，实是微邪，本非重恙，自不可小题大做，一误再误，又有本非感冒，新产一二日间蒸酿乳汁，亦发身热，则活血通乳亦极易治。沈谓宜用胶地者，则虚甚之外热，必舌光无苔，其宜用四逆者，则阴盛之格阳，必唇舌淡白，或颧赤之戴阳，虽皆不常有之症，而在血脱之后变幻最多，固非心粗气浮率尔操觚者所能措置裕如矣。王谓胎前伏邪，娩后陡发之症，实是其人本有蕴热痰湿，分娩而正气骤衰，病状乃著。辨之于舌最是秘诀。则惟治其湿热痰滞，挟去病根，切弗效明人治热只知表散，产后误事，必较之平人尤其捷见。孟英长于温热，最恶生化一方为暑热湿热令中剀切功戒，诚是至理名言。砂糖酒尤

其肇祸，此因江浙间之恶习，不可不改者。若在寒天，生化砂糖少用之，亦不为大害，惟酒则不可不戒耳。

乍寒乍热

武叔卿曰：血闭于阳经，荣卫行之不通则寒，血闭于阴经，荣卫动之不通则热。必瘀通而后寒热自已。

仲景曰：病有洒淅恶寒而复发热者，阳脉不足阴往乘之，阴脉不足，阳往乘之。

沈尧封曰：前条是瘀血，后条是阴阳相乘，甚则俱有战栗者，治瘀血宜夺命丹，调补阴阳，轻则归芪建中，重则桂附八味。

笺疏：乍寒乍热亦当如上条发热各证一例论治，不必另为一门，反滋眩惑。武氏血闭于阴阳之经一说，只是故为深文，实觉无谓。至引仲景一条，亦不过正气之不充耳。

头 汗

王海藏云：头汗出至颈而还，额上偏多，盖额为六阳之会，由虚热熏蒸而出也。

沈尧封曰：汗出不止属气血两虚。黄芪五钱、炒白芍三钱、酒炒归身二钱、枣仁二钱、炒甘草一钱、炒小麦三钱、炒南枣肉三钱，煎服神效，与眩晕内吕姓妇一案参证。

笺疏：自汗已是虚阳之外浮，但头汗出，尤为阳越之明证。尧封固表涵阴，立法诚是，颐谓尚宜加潜敛，则龙牡芡肉皆不可少。人参亦佳。滋阴即以涵阳，勿谓参是甘温也。

泄 泻

沈尧封曰：乙亥初夏，傅木作妇产时

去血过多，随寒战汗出，便泻不止。余用大剂真武，干姜易生姜，两剂战少定，而汗泻如故。又服两日，寒战复作，余用补中汤无人参加附子两剂。病者云：我肚里太热，口渴喜饮。然汗出下利寒战仍不减，正凝神思虑间，其母曰：彼大孔如洞，不能收闭，谅无活理。余改用黄芪五钱、炒北五味四钱、捣白芍二钱、炒归身一钱五分、炒甘草一钱五分、炒茯苓二钱、大枣三个，一剂病减，四剂而愈。

王孟英曰：观此案则可见气虚不能收摄者，宜甘温以补之，酸涩以收之，不可用辛热走泄以助火而食气也。

笺疏：寒战利下加以自汗，真武汤元是针对。乃反里热渴饮而汗利寒战俱不应，此中玄理未易，寻思改授甘温，转变灵通，至不可少。孟英辛热走泄四字剖解入微，参透三味医学中危微精一心传，岂易领悟，此最上乘禅也，学者皆当熔金祀之。

尧封又曰：邹氏妇产后便泄，余用参附温补，药未效。新城吴敬一诊云：虚寒而兼下陷，用补中益气加熟地、茯苓、桂附，应手取效。以是知方论内言下虚不可升提，不尽然也。

笺疏：产后下虚不可升提，以拨动肾根，本是至理名言，必不可易。然泄泻滑利，明是气虚下陷，东垣成法正为是症而设。言岂一端，各有所当，况升柴本是极轻，藉以扶助参芪振作元气，自当应手成功，此非浪投柴葛者所可藉口也。

尧封又曰：陆姓妇产后三日发疹，细而成粒，不稀不密，用荆芥、蝉蜕、黏子等药，一剂头面俱透，越一日渐有回意，忽大便溏泄数次，觉神气不宁。问其所苦，曰热，曰渴，语言皆如抖出，脉虚细数有七，至我师金大文诊之曰：此阳脱证也，属少阴。用生附子三钱，水洗略浸切片，煨如炒米色。炮干姜八分，炒甘草一钱．炒白芍一钱五分，水煎冲入尿一调羹、青鱼胆汁四小茶匙。服毕即睡，觉来热渴俱除。续用黄芪建中汤加丹参、苏木，二剂而安。

笺疏：疹属肺有风热之邪，法应辛凉轻散。荆芥、牛蒡等本是正宗，惟在产后正气必虚，牛蒡轻散皮毛，虽非猛剂，然最易滑泄大便，以子能下行，肺气既疏而表里相庚，大肠亦为之不固，故凡大便不坚实者，本宜避之。连得溏泄而语言振振，虚脱之状固已昭著，加以脉之虚细则热也，渴也，俱非真象，附子理中当为必用之剂。此其外有凛寒，及唇舌之色应有虚脱确证可察，而乃用胆汁之法意者，尚有格阳戴阳、真寒假热之证在，否则附理中直捷爽快，何必多此一层。惟颐窃谓仲师白通加胆一法，尚是古人思想之不灵活处，盖白通欲其通阳，而以苦寒和之，终是混冰炭于一炉之中，岂不续缚贲育之手，病者之热甚，假胆汁之寒，不是假于实用上必难梓应，何如后人热药冷服之为的当乎。

尧封又曰：产妇恶露不行，余血渗入大肠，洞泄不禁，或下青黑物，的奇散极验。荆芥大者四五穗，于盏内燃火烧成灰，不得犯油火，入麝香少许研匀，沸汤一两，呷调下，此药虽微，能愈大病，慎弗忽视。

笺疏：洞泄不禁不可谓是血证，且恶露非肠中之瘀，何以而渗入大肠？以生理学言之，殊难符合。此盖是古人理想之辞，不无误会，荆芥炭本可治便血，所谓大便青黑者，实即是大肠之血病耳。

《千金》胶蜡汤

治产后利。

黄蜡二棋子大　阿胶二钱　当归二钱半

黄连三钱　黄柏一钱

陈米半升煎汤煎药服。

笺疏：此是湿热瘀积之滞下，非泄利之利，故用黄连、黄柏。以在产后，故用当归、阿胶、黄蜡收涩，防其虚陷。然产后滞下为虚为实。种种不同，仍当辨证，用药必不可胶执成方，反多流弊。

便　秘

《金匮》云：亡津液胃燥故也。

沈尧封曰：当用当归、肉苁蓉、生首乌、麻仁、杏仁，不应用麻仁丸四五十丸。

笺疏：新产津液必伤，便燥是其常态，宜以养液为先。一味润肠防有滑泄之变，苁蓉亦只可暂用，而麻仁之类不足恃也。

头　痛

沈尧封曰：阴虚于下，则阳易升上，致头痛者，童便最妙。褚侍中云：童便降火甚速，降血甚神，故为疗厥逆头疼之圣药。若血虚受风，宜一奇散，即芎归汤也，不可不辨。

笺疏：阴虚而气火升浮，法宜潜阳涵阴为主。童便本是新产神丹，不仅可已头痛，且无误用之弊，果有风寒外侵，归芎未尝不了然，一降一升，正相对照，辨证胡可不慎。

薛立斋案：一产妇头痛，日用补中益气已三年。稍劳则恶寒内热，拟作阳虚治，加附子一钱于前汤中，数剂不发。

笺疏：头痛安有可日用益气至三年之理？更何论乎产后！纵使果是清阳下陷之病，亦必升之，又升逆出泥丸宫去恶寒虽可谓是阳虚，然内热独非虚乎？明是伪造之案。而敢欺人，如是夫己氏之荒谬已臻

极步，且以误尽初学，实属罪不容诛，尧封采此，受其愚矣。

胃脘痛腹痛少腹痛

沈尧封曰：有血瘀、血虚、停食、感寒、肝气之异。手按痛减者，血虚也。按之痛增者，非停食即瘀血。停食则右关脉独实，且有暖哺气，瘀血则所下恶露必少。得热即减者，感寒也。至若厥阴肝脉抵小腹挟胃，又为藏血之脏，血去肝虚，其气易动，一关气恼陡然脘腹大痛。治法：血虚宜归芪建中消食，惟楂肉最妙，兼和血也。消瘀宜夺命散。感寒者轻则炮姜艾叶，重则桂附茱萸。肝气作痛，养血药中加川楝、橘核，苦以泄之，重则乌梅辛散，酸收苦泄并用。

笺疏：产后胃脘痛，古有败血抢心一说，然子宫中之瘀垢何以直攻到心，此是理想之谈，误人不小。纵使恶瘀不多而为胃痛，不过降少升多，肝胆气滞耳。用破瘀之法，而病亦相应者，正以泄降则气自不升，其理亦浅而易见，非径以破上焦之血，然终宜和肝行气为允，破瘀必非呆板之法。腹痛少腹痛初产之时甚少，俗谓之儿枕痛，此多瘀血犹存，或临蓐时未免稍受寒凉，苟非盛夏炎天，生化汤最宜，正治炮姜、桃仁，本是无瘀不能皆为害，又如泽兰、艾叶、茺蔚皆所必需。但川芎主升，不可妄用，楂肉极妙，非仅消食，亦能和血，砂糖未始不可服，但不必太多，而最不宜于炎天耳。孟英书中深恶于生化砂糖，盖有为而言，然亦不必因噎废食，如在既产数日之后，则苟非痰食，多属血虚而气为之滞，尧封养血二字最佳，川楝、乌梅、橘核无一非柔肝必需之品。

徐蔼辉曰：一妇产后腹痛，令其夫以

手按之，小腹痛尤甚，下恶露而痛仍不减，知其非瘀，乃燥粪也。予药一剂，大便润下而愈。姜用川治验。

炮姜五分　丹皮二钱　归身三钱　川芎一钱五分　山楂二钱　炒枳壳一钱五分　炒麻仁二钱，杵烂　桃仁泥二钱　生地二钱　炙甘草四分

加研烂松子仁五粒。

笺疏：大便不通，固亦腹痛中之一症，产后津伤尤多便秘，此必问而知之，而辨证辨脉尚在其次。

萧赓六曰：下血过多，肝经血少腹痛，其脉弦者以熟地、萸肉为君，加白芍、木瓜、蒺藜一剂可止。有难产久坐，风入胞门致腹痛欲绝，其脉浮而弦，续断一两，防风五钱，服之立愈。

笺疏：血虚而用熟地、萸肉是也，其风入胞门一说，殊不可信。产后中气必虚，脉浮固所当有，何得认作风之确证，且腹痛病是在里，脉又必不应浮，防风大剂岂新产时所可妄试。

腹中虚痛胸项结核

薛立斋案：一产妇腹中有物作痛，投破气行血药尤甚，肢节胸项各结小核，隐于肉里，此肝血虚也。盖肝为藏血之脏而主筋，血虚则筋急而挛，于肢节胸项者，以诸筋皆属于节，而胸项又肝之部分也，用八珍、逍遥、归脾加减治验。

笺疏：血虚筋急，关节间结成小粒，不痒不疼，是宜养血以舒筋者，薛主逍遥。盖谓疏肝即所以舒筋。然新产阴伤，浪投柴胡，必有流弊，八珍归脾，俱是呆板，立翁惯伎，终少灵通，无甚可取。

小腹痛瘀血成脓

薛立斋案：一产后小腹作痛，行气破血不应，脉洪数，此瘀血成脓也。用瓜子仁汤二剂痛止，更以太乙膏下脓而愈。产后多有此证，虽非痈，用之神效。脉洪数已有脓，脉但数微有脓，脉迟紧但有瘀血尚未成脓，下血即愈。若腹胀大，转侧作水声，或脓从脐出，或从大便出，宜用蜡矾丸、太乙膏及托里散。凡瘀血宜急治，缓则化为脓难治。若流注关节，则患骨疽，失治多为坏证。

笺疏：此阳痈也，必有形块，痛不可按。产后瘀滞不行，留于经隧，固有此症。然治法，止有行气导瘀。未成可消，已成可下，如在皮里膜外则成脓，亦必外溃不能，皆从大肠而下。其内服之药，除行气行瘀外，尚复有何妙用？凡肠痈少腹痈之治法，皆是如此。况在产后瘀血，尤其显著，乃薛谓行气破血不应，必用瓜子仁汤而痛止，太乙膏而脓下。抑知瓜子仁汤方，惟蒌仁、桃仁、薏仁、丹皮四味（薛氏之《外科发挥》有此方），功力尚不能行气行瘀，乃谓可使痛止，已是欺人之谈。《金匮》大黄牡丹皮汤谓治肠痈，当下脓血，力在硝黄，乃去此二味而加薏苡，岂有脓成而可止痛之理！此误会古书而大失其神髓者。太乙膏本为外科薄贴之通用，古人虽亦有作丸内服之说，则是宋金以降内外分科，治内科者全不知外科理法，谬谓既可外贴，即可内治，不知黏腻之极，既作丸子则坚凝不化，直入胃肠，仍从大便囫囵解出，何能有效？且谓虽非痈亦可用此，则太乙膏岂可为产后腹痛之通用品？既不能知肠痈之实在治法，而又不能治腹痛拾古人无谓之唾余，以售其欺妄，可鄙孰甚？

又谓脓从脐出，则惟小肠痛之成脓者有之。俗谓是盘脐肠痈最为难治，十不全一。然产后纵有血瘀，仅在下部，当不至此，蜡矾丸本非有用之方，黄蜡之黏、白矾之涩，能令血失流行之常，有害无益，而谬谓可以护心护膜，使痈毒不致内攻，实是制方者之臆造，而痈科书中无不依样葫芦，照抄一遍。吾国痈医之陋久已，不可复问。薛又谓宜用托里散，则脓已出矣，而尚可托，岂嫌其成脓不多而欲令泄尽血肉，此皆痈医家之乱道语而掇拾写来，自矜妙用，无一非薛氏之不学无术，不值一叹，而尧封采之，盖尧封亦苦不知治痈，不能识破其剿说之完全无用，此实内外分部之一大弊也。

王孟英曰：《古今医案按》载一妇，产后恼怒，左少腹结一块，每发时小腹胀痛，从下攻上膈间，乳上皆痛，饮食入胃即吐，遍治不效。叶香岩用炒黑小茴一钱，桂酒炒当归二钱，自制鹿角霜、菟丝子各一钱五分，生楂肉三钱，川芎八分。水煎送阿魏丸七分，八剂而愈，次用乌鸡煎丸原方半料，永不复发。

又云：消积之方如桃仁煎，用大黄、虻虫、芒硝，东垣五积丸俱用川乌、巴霜，《局方》圣散子三棱煎丸俱用硇砂、干漆，此皆峻厉之剂，用而中病固有神效，若妄试轻尝，鲜不败事。试阅叶案积聚门，并无古方狠药，如《千金》硝石丸，人参硝黄并用。丹溪犹以为猛剂。学者但将丹溪治积聚诸案细绎，自有悟处，而黑神丸生熟漆并用，尤勿轻试，每见服之误事，因思漆身为癞之言，则飞补之说其可感乎？

笺疏：叶氏是案确已将为肠痈，然因恼怒而起，仍是肝络郁结为患，但必有寒证，故可用桂酒及小茴至一钱之多，非凡是小腹结块胀痛，皆当投以此方。读者必不可误认俞谓峻剂，不可妄投，确是见道之言，平人皆应谨慎，亦不仅为产后言之生漆最毒，闻其气者尚能发肿，甚且皮肤腐烂，岂可以入胃肠不解？《本草经》干漆何以列入上品，且谓生者久服轻身耐老云云，殊觉可骇。岂古之漆，非今之漆耶？读古书者，胡可为赵奢之子。

腰　痛

《大全》云：产后恶露方行，忽然断绝，腰中重痛下注，两股痛如锥刺入骨，此由血滞经络，不即通之必作痈疽，宜桃仁汤，五香连翘汤。

沈尧封曰：前方不稳，不若用桃仁、红花、地龙、肉桂、没药、当归为妥。

如神汤，治瘀血腰痛，延胡、当归、肉桂等份水煎服。

沈尧封曰：腰痛不见前证者，多属肝肾虚，宜当归、杜仲、补骨脂之类。

笺疏：产后腰痛，虚证最多，宜滋肝肾真阴。前人多以瘀血立论，专就一面着想耳，即《大全》所谓两股痛如锥刺者，亦未必无虚证，临证时皆当令四诊参之，自有确据，不可徒于补骨脂堆中搜寻方法。

遍身疼痛

薛云：以手按之痛甚者，血滞也，按之痛缓者，血虚也。

笺疏：遍身疼痛，痛在络脉，皆无一定处所。病人自己且无从摸索，如何可以寻按。薛立斋乃如此说法，真是按图索骥，此公庸愚，说来无不发噱。此证多血虚，宜滋养，或有风寒湿三气杂至之痹，则养血为主，稍参宣络，不可峻投风药。

浮 肿

沈尧封曰：产后浮肿，先要分水病、气病。水病皮薄色白而亮，如裹水之状。气病皮厚，色不变。经云：肾者，胃之关也，关门不利，聚水生病。盖产后肾气必损，胃底阳微不能蒸布津液，通调水道。此聚水之由也，宜肾气汤丸。是证皮薄色白，可证人身营卫之气，通则平，滞则胀，顽痰瘀血皆能阻滞气道作肿。是证皮厚色不变，以脉弦者为痰，脉细而或芤者为血分证，分别论治用药。更有一种血虚而致气滞者，其肿不甚，色淡黄，宜归身为主，佐以白术、陈皮、茯苓之类。

笺疏：凡肿均宜如是辨证，亦不仅为产后而言。有肺气不肃，面目浮肿者，则宜轻疏开肺，一二剂即效。

咳 嗽

沈尧封曰：一妇妊七八个月，痰嗽不止，有时呕厚痰数碗，投二陈、旋覆不应，用清肺滋阴愈甚，遂不服药，弥月而产，痰嗽如故，日夜不寐。三朝后二陈加胆星、竹沥，吐出厚痰数碗，嗽仍不止，更用二陈加旋覆、当归少减，稍可吃饭。因嗽不减，痰渐变薄，加入生地四钱，食顿减，嗽转甚，通身汗出，脉象微弦，用归身三钱、茯苓二钱、炒甘草一钱、紫石英三钱，因汗欲用黄芪，因嗽又止，推敲半响，仍用炒黄芪三钱，一服汗止，而嗽亦大减，十剂而安。

笺疏：咳嗽是杂病中之一大门，产后胎前本亦无甚大别，皆随症治之。明辨其寒热虚实四字而已。惟有痰而舌腻者，终不可轻用清肺滋阴之药。徐灵胎批《指南》

早已言之谆谆。尧封此条两度转甚，可为殷鉴。惟间亦有肾虚水泛而为痰，浮阳冲激而作嗽者，则属下虚。法宜摄纳滋填，涵敛其上浮之冲气，嗽自减，痰自少。产后阴阳更多是症，蓐劳怯损即此根萌。但知清肺化痰，皆是制造虚劳之无上秘诀。

口眼㖞斜

丹溪云：必须大补气血，然后治痰，当以左右手脉分气血多少治之，切不可作中风治，甩小续命汤治风之药。

笺疏：但有口眼㖞斜，尚是类中风之轻症。如在初产，则深闺闭藏之时，试问何致外风猝袭？小续命汤古法本当为杀人之利器，颐终不悟古人何以有此奇病奇治，今则气血冲脑四字久已熟在人口，则阴虚于下，阳越于上，气升火升，激动脑之神经，失其功用。实是浅而易知，显而共见。产后有此亦固其所。丹溪大补气血一语，盖亦见于阴虚阳越之至理，然必以左右分别气血两门。颐终嫌其说得太呆，几以此身气血两者划分界限，一如从前官僚站班，文东武西，必不可越雷池一步者，人身中那得有此奇局。丹溪何至不通如此！然即使大补气血，参以治痰，亦尚是笼统说法，未必有效。如能潜镇浮阳以泄降上升之虚火，是证甚轻，呈效必捷，此古人之疏远，不逮近人之密，而局外人犹谓中医之学，千百年毫无进步，真是梦话。

腰背反张

薛立斋云：产后腰背反张，肢体抽搐。因亡血过多，筋无所养使然。大补气血多保无虞。若发表驱风，百不全一。武叔卿云：寒主收引，背项强直，寒在太阳经也。

诸家皆主续命汤，此古法也。郭氏不问产后虚实，邪之有无，概用续命，似觉偏一。至薛氏专主亡血过多，非十全大补不可，是或一见乃夷坚志。按以大豆紫汤、独活汤而愈，亦主于风矣。是续命固不为妄也。但本方有麻黄、附子，气血两虚人不可轻用，而郭氏论又嘱人速灌取汗而解，偏不以麻黄为忌，何也？二说俱不可废，临诊时详之。

沈尧封曰：仲景论腰背反张为痉，无汗者为刚痉，主以葛根汤。有汗者名柔痉，主以桂枝加葛根汤。桂枝汤乃治中主方，故有汗之痉属风，葛根汤中用麻黄，麻黄乃散寒主药，故无汗之痉属寒。仲景治少阴伤寒未见吐利之里证者，用麻黄附子细辛汤、麻黄附子甘草汤微发汗，盖寒邪乘少阴之虚，而欲人急以附子保坎中之阳，而以麻黄散外感之寒，真神方也。小续命汤虽非仲景之制，方中用此二味，正见攻守相须之妙。而叔卿反云麻、附二味，气血两虚者不可轻用，假使除却麻黄，何以散客寒？除却附子，何以保真阳？特不可用于有汗之柔痉耳。有汗柔痉更有两种，一则因虚而受外来之风，一则血虚则筋急并无外感之风。有风者，虽汗出必然恶风，主以华元化愈风散。只血虚而无风者，必不恶风，纯宜补血。

又曰：人身气血之外，更有真阳真阴藏在坎中，亦立命之根基，胎系于肾，肾司二阴，产儿之时下焦洞辟，坎中阴阳有不大损者乎？况背后夹脊两行，俱太阳经脉，太阴之里，即是少阴脊里一条，是督脉亦隶少阴，此脉急缩，与少阴大有关会，此用麻兼用附之深意也。使置此不讲，徒执气虚血虚以治产后百病，业医亦觉太易矣。

笺疏：痉直强急，甚则腰背反张，其形如弓，俗书遂谓之角弓反张。小儿急惊风病多有之，而产后亦间有之。类中风证及时病热甚伤阴者，亦时有痉直强硬、腰脊不可动之症。但不致如幼孩。产妇弯曲之甚，竟如弓状。是证在仲景书中《伤寒论》《金匮要略》皆有痉之专篇，大同小异。但《金匮》有方药，而本论无之，专以太阳病立论，固谓太阳行身之背，其经脉两行直下，寒入太阳则经缩而短急，因为反张，说理亦甚精当，所以主治之药，《金匮》则栝楼桂枝汤、葛根汤，而六朝以降则皆主续命。即在产后亦复如是，或则大豆紫汤、独活汤、豆淋酒，或则荆芥一味之愈风散，无一不从表散寒风立法。颐不敢谓古时必无此对药之病，惟以所见之症言之，则多是阴虚阳越、气火上升之脑神病。如小儿之急惊风，纯属内热，尽人能知。而时病中之抽搐痉直，又皆在热久伤阴，津液耗竭之时，所以肝风陡动，变生诸幻，产后阴脱于下，阳焰上浮，气火上升，攻激犯脑，亦固其所。窃恐古人续命紫汤等法对此病情未免南辕北辙，且痉直者必更有手足牵掣诸症，更迭而来，谓背属太阳，犹之可也，然手足并非太阳，则一例掣动者，又将何以说之？古来治小儿急惊，未闻有主续命表散者，何以产后之痉，悉属寒风？而热病中之痉直瘛疭者，又将何治之？薛立斋专主大补，盖亦有见于此，惟十全一汤呆笨有余，镇摄不足。且归芎芪桂亦温亦升，治此气血上冲仍是有害无益，则立斋用药因惯于浑仑吞吐，不辨滋味者，亦当存而不论。尧封前于发狂谵语一条，能知是热痰上冒，而不知此之痉直仍是气血上奔，止以脑神经之说，古所未闻，遂不能触类旁通，悟此原理，而徒以太阳少阴高谭玄妙，见解虽高，终非此症真谛。

小续命汤

治产后中风，身体缓急，或顽痹不仁，或口眼㖞斜，牙关紧急，角弓反张。

防风一钱　麻黄去节　黄芩　白芍　人参　川芎　防己　肉桂各七分　附子炮　杏仁各五分　甘草四分，炙

加生姜，水煎服。

笺疏：中风之身体缓急，口眼㖞斜，牙关紧急，角弓反张，皆是内动风阳，气血冲脑，扰乱神经之证。即《素问》调经论之所谓血之与气，并走于上，则为大厥。厥则暴死，气复反则生，不反则死。生气通天论之所谓血菀于上，使人薄厥。金元以降，已明知其为火、为气、为痰，病本内因，故谓之为类中风。所以别于汉唐人专用辛温升散之真中风，然犹无一人不教人用小续命汤，实是大惑不解。而产后血虚，仍可用此防风、麻黄，岂不知仲景有亡血虚家不可发汗之禁耶？惟此误已久，遍国医书靡不依样葫芦描摹一过，非数十百言所能说明者，颐别有《中风斠诠》一书专论之，兹姑从略。惟尧封于上文产后之发狂谵语，及下文金姓之口眼㖞斜，手足不举，能知是痰阻经络，而独于此条，仍蹈古人之误，认作外风，岂不自矛自盾。

华佗愈风散

治产后中风口噤，牙关紧闭，手足瘛疭，如角弓状。亦治产后血晕，不省人事，四肢强直，心眼倒筑，吐泻欲死。此药清神气通血脉如神。

荆芥

略炒为末，每服三钱，黑豆淬酒调服，童便亦可。口噤，撬开灌之，或吹鼻中。

李濒湖曰：此方诸书盛称其妙，姚僧垣治验。方以酒服，名如圣散。药下可立应效。陈氏方名举卿古拜散。萧存敬方用古老钱煎汤服，名一捻金。许叔微《本事方》云：此药委有奇效神圣之功。一产后睡久，及醒则昏昏如醉，不省人事，医用此药及交加散。云：服后当睡，必以左手搔头，用之果然。昝殷《产宝方》云：此病多因怒气伤肝，或忧气内郁，或坐草受风而成，宜服此药。戴氏《证治要诀》名独行散。贾似道悦生随抄呼为再生丹。

笺疏：此亦治外风之法，惟荆芥炒黑，亦能下瘀，故尚可用，但酒必不可服。萧氏用古钱煎汤者，是重坠之义，以镇气火之上冲耳。昝殷既知怒气伤肝，忧气内郁，则病属内因明矣，何以又谓之受风？吾国医学家言，每每若明若昧，乍是又非，最令人昏昏欲死。此习医之所愈觉其难也。

沈尧封曰：丁丑三月，练塘金虞旬第四媳产后变证，伊郎来请，先述病状，云：上年十月生产甚健，至十二月初旬，面上浮肿，驱风不应，加麻黄三帖，通身胀肿，小便不利，更用五皮杂治，反加脐凸，更用肉桂、五苓，小便略通，胀亦稍减，续用桂附八味，其肿渐消，惟右手足不减。忽一日，口眼歪斜，右手足不举，舌不能言，因作血虚治，变为俯不得仰。数日后吐黑血盈盂，吐后俯仰自如。旬余，复不能仰，又吐黑血而定。投以消瘀，忽然口闭目开如脱状，伊母一夜煎人参三钱灌之，得醒。醒来索饭，吃一小杯。近日又厥，灌人参不醒，已三昼夜矣。余遂往诊，右手无脉，因肿极不以为快，左脉浮取亦无，重按则如循刀刃。余曰：此是实证，停参可医。遂用胆星、半夏、石菖蒲、橘皮、天虫、地龙、紫草，水煎入竹沥、姜汁，

一剂知，四剂手足能举。不换方十二剂，能出外房。诊脉诸病悉退，惟舌音未清。仍用前方而愈。金问奇病之源，余曰：人身脏腑接壤，受胎后腹中遂增一物，脏腑之机括为之不灵，五液聚为痰饮，故胎前病痰滞居半，《千金》半夏茯苓汤所以神也。至临产时，痰涎与恶血齐出，方得无病。若止血下，而痰饮不下，诸病丛生。故产后理血不应，六神汤为要药。此证视起不过痰饮阻滞，气道作肿，血本无病，用五苓、肾气肿减者，痰滞气道得热暂开故也。久投不已，血分过热，致吐血两次。至若半身不遂，口眼㖞斜，舌络不灵，俱是痰滞经络见证。即厥亦是痰迷所致，并非虚脱。故消痰通络，病自渐愈，何奇之有？

王孟英曰：此等卓识，皆从阅历而来。朱生甫令郎仲和之室娩后患此，医治不能除根，再产亦然。延已数年，继复怀妊，病发益频。余甩大剂涤痰，药服月余，产后安然，病根竟刈。

笺疏：口眼㖞斜，手足不举，舌不能言，甚至昏厥，岂非《素问》之所谓血菀于上，使人薄厥？脑神经病，灼然无疑。重用豁痰降逆，则气不上升，所以有效，则上节犹犹称麻黄附子何耶？

沈尧封曰：震泽一妇产十余日，延我师金大文诊视，余从。据述新产时证以虚脱，服温补药数剂，近日变一怪证，左边冷右边热，一身四肢尽然。前后中分冷则如冰，热则如炭，鼻亦如之，舌色左白右黑。师问曰：此是何病？用何方治？余曰：书未曾载，目未曾睹，不知应用何方。师曰：奇证当于无方之书求之。经不云乎，左右者，阴阳之道路也，阴阳者，水火之征兆也。败血阻住阴阳升降道路不能旋转，

阳盛处自热，阴盛处自寒，所以偏热偏寒用泽兰、楂肉、刘寄奴、苏木、桃仁、琥珀等药，两剂病热减半，继服不应，遂更医杂治，以至不起。由今思之，此证不但血阻，必兼痰滞，我师见及阻住阴阳升降道路，病源已经识出。特跳不出产后消瘀圈子耳。倘通瘀不应，即兼化痰，或者如前案，金妇得起未可知也。此时彭尚初学，我师见识过人，特未悟彻痰滞一证，惜哉！

笺疏：此是奇证，诚不能勘破其真相。升降阻塞，于理甚是，破瘀豁痰，洵可以备一说，然必曰能收全绩，亦正难言。

薛立斋案：郭茂恂嫂金华君产七日不食，始言头痛，头痛已又心痛作，既而目睛痛，如割如刺，更作更止，相去无瞬息间。每头痛欲取大石压良久渐定。心痛作则以十指抓臂，血流满掌，痛定目复痛，复以两手自剜目，如是十日不已。众医无计，进黑龙丹半粒，疾少间，中夜再服，乃瞑目，寝如平时，至清晨，下一行约三升许如蝗虫子，病减半，已刻又行如前，痛尽除。

黑龙丹

治产难及胞衣不下，血迷血晕，不省人事，一切危急恶候垂死者，但灌药得下，无不全活。

当归　五灵脂　川芎　良姜　熟地各二两，锉碎入砂锅内，纸筈盐泥固济，火煅过　百草霜一两　硫黄　乳香各一钱　琥珀　花蕊石各一钱

为细末，醋糊丸，如弹子大，每用一二丸，炭火煅红，投入生姜自然汁中浸碎，以童便合酒调灌下。

笺疏：此药入火煅红，则止有花蕊石、硫黄尚存余质，此外尽为灰烬，复有何用？而谓大有神灵，于理难信。薛案仍是瘀血

耳，谓为下如虫子，盖亦言之太过。

小便不通

《产乳集》用盐填脐中令平，葱白捣铺一指厚安盐上，以艾炷饼上灸之，觉热气入腹内即通，最灵。

沈尧封曰：此法不效，必是气虚不能升举，黄芪补气之中已寓上升之性，用以为君五钱。麦冬能清上源，用以为臣一钱五分。白通草利水达下，用以为佐八分，水煎服一剂可效。

笺疏：沈所谓之气虚不升，是中州清阳之气下陷，反致膀胱窒塞不通，即所谓州都之气化不行者。黄芪补气，能升举清气，而不致如升麻之轻迅，即在产后亦可无弊，重用固宜。谓麦冬能清上源者，肺气不宣则小水闭塞，麦冬润肺，是滋其源。然尤宜先通肺气，紫菀、兜铃、桑白皮、路路通等俱为通泄小水极验之药，而桂枝能通太阳之阳气，下元阳虚者宜之。颐编医案评议，太阳腑证中有张洛钧治案一条，颇可法也，又通关系，滋肾丸亦佳。

尿 血

《大全》云：产妇尿血、面黄、胁胀、少食，此肝木乘脾土也，用加味逍遥散、补中汤。

笺疏：此症虽在产后，必有虚实之殊。虚者中州之气陷，逍遥补中洵可以备一法；实者则膀胱蕴热，亦必清理，非蛮补可愈。而升清又在禁例，亦当与平人一例论治，不以产后而有异。

尿胞被伤，小便淋沥

丹溪曰：尝见收生者不谨，损破产妇尿脬，致病淋漓，遂成废疾。有一妇年壮难产得此，因思肌肉破伤在外者，皆可补完，脬虽在里，谅亦可治。遂诊其脉虚甚，予曰：难产之由，多是气虚，产后血气尤虚。试与峻补，因以参、芪为君，芎、归为臣，桃仁、陈皮、茯苓为佐，以猪羊脬煎汤，极饥时饮之，但剂小率用一两，至一月而安。盖令气血骤长，其脬自完，恐少缓，亦难成功矣。

产时尿胞被伤，小便淋沥，用二蚕茧烧存性为末，服一月可愈。缪德仁治验。

笺疏：此固产后时有之症，破伤是也，大补真阴可愈。

《女科辑要笺疏》卷之中终

沈氏女科辑要笺疏　卷下

沈文彭封尧先生原辑
徐政杰蔼辉先生补注
海盐王士雄孟英先生参
嘉定张寿颐山雷甫笺疏

产后玉门不闭

薛立斋云：气血虚弱，十全大补汤主之。

笺疏：新产而产门不能收合，下焦无固摄之权，诚是虚证。然所以治之者，仍当随其他兼见之证而量为滋补。尤必以收摄下元为主，十全蛮方何足以尽活泼灵通之变化，且其中有肉桂，惟有寒证者为宜。若在炎天，或其人多火，即为鸩毒。立斋呆汉，只为呆用成方，只知方名十全大补，当然无一不全、无一不补，何其陋耶！此证虚弱之人时有之，初胎者，尤宜留意。故新产后，必正卧而紧并其两足，防此患也。有家者，皆宜知之。

玉门肿胀焮痛

薛云：是肝经虚热，加味逍遥散主之。

坐草过早，产户伤坏，红肿溃烂，痛不可忍，用蒸包子笼内荷叶煎汤洗，目三次，两日可愈。缪德仁治验。

笺疏：此证难产者多有之。初胎亦必有，痛甚者，外用疡科肿痛之敷药治之。若内服药则仍随其他之兼症而定，加味逍遥是不知足而为屡之说，但知其不为黉耳。

立斋只能为此笺统话，庸医之尤四字确是此公铁板谳法。

阴　脱

陈无择云：产后阴脱如脱肛状，及阴下挺出，逼迫肿痛，举动房劳即发，清水续，续小便淋沥。

硫黄　乌贼骨各二两　五味子二钱半

为末糁之，日三次。

笺疏：此即子宫之下坠，治宜补益固摄。若使立斋治此，则必曰十全大补、加味逍遥矣。外治法固亦可备一说，但硫黄非通用之药。

子宫下坠

丹溪云：一产子后阴户下一物，如合钵状，有二岐。其夫来求治，予思之，此子宫也，必气血弱而下坠。遂用升麻、当归、黄芪几帖与之。半日后其夫复来，云：服二次后觉响一声，视之已收。但因经宿干着，皮上破一片如掌心大在皮，其妻在家哭泣，恐伤破不复能生。予思此非肠胃，乃脂膏也，肌肉破，尚可复完，若气血充盛，必可生满。遂用四物汤加人参与百帖，三年后复有子。

治子宫下，黄芪一钱半、人参一钱、当归七分、甘草二分，作一帖，水煎食前服，外用五倍子末泡汤洗。又用末傅之，如此数次，宜多服药，永不下。

笺疏： 此确是子宫，所谓两岐者，正合西学家说，所谓子宫之底外有二筋带悬之。此带无力，即有下坠之忧者是也。此证虚弱者时有之，产后任劳亦有之，正是下元无力所致。归芪参术稍加升举，洵为正鹄。至其黏著皮上而脱一片，丹溪断为脂膜，亦是至理，补养可复完说亦可信。但四物百帖未免太呆。则丹溪之，书本是浅者为之所以笔下谬陋如此，五倍子固涩洗敷自佳。

产户下物

丹溪云：一妇年三十岁，生女二日后，产户下一物如手帕。下有帕尖约重一斤。予思之，此因胎前劳乏伤风，或肝痿所致，却喜血不甚虚耳。其时岁暮天寒，恐冷干坏了，急与炙黄芪二钱、人参一钱、白术五分、当归一钱半、升麻五分，三帖连服之，即收上得汗通身方安。但下翳沾席处，干者落一片，约五六两重，盖脂膜也。食进得眠，诊其脉皆涩，左略弦，视其形却实，与白术、白芍各半钱，陈皮一钱，生姜一片，煎二三帖以养之。

笺疏： 此与上条本是一事，方亦与上条一辙。但传之稍异，遂使字句少有不同，兑封两收之，未免失检。术芍陈皮一方不如参术归芪升麻远甚。凡古医籍中似此泛而不切者，皆当删除净尽，否则苗莠同畴，徒乱人意。

水道下肉线

一产后，水道中下肉线一条，长三四尺，动之则痛欲绝。先服失笑散数帖。次以带皮姜三斤研烂，入清油二斤，煎油干为度，用绢兜起肉线屈曲于水道边，以煎姜熏之，冷则熨之。六日夜缩其大半，二六日即尽入，再服失笑散、芎归汤调理之。如肉线断，则不可治矣。

笺疏： 此岂即西学家所谓子宫底之筋带耶？然长至三四尺，岂有此理，言之太过，亦是吾国医书之一大弊窦。总之医家所见太小，好求眩异，自以为奇，而不顾有识者之窃笑于其后。失笑散及姜熨法均不妥，不如上条用五倍子洗敷为佳。

乳汁不通

涌泉散，山甲炮，研末，酒服方寸匕，日二服。外以油梳，乳即通。见《经疏》。

陈自明《妇人良方》曰：予妇食素，产后七日，乳汁不行，赤小豆一升，煮粥食之，当夜即行。

一妇乳汁不行，煎当归八钱服即通。

王不留行、白通草、穿山甲是要药。

笺疏： 产而无乳，气血虚也。甲片、通草、留行等走窜固佳，然不揣其本而齐其末，若在瘦弱之人，终是督糠打油手段非徒无益，惟壮实气滞者可用耳。当归活血犹彼善于此。吾乡通用木通、猪蹄煮汤饮之通乳固捷，然以此二物并作一气，大觉不伦，亦是可笑。须知鲜猪蹄汤滋液助血，确是佳品，只此一味淡煮清汤啜之，已是有余，何必更以木通苦之？是为恶作剧。凡乳妇寻常饭膳多，饮猪肉鲜汤助乳极佳，但宜淡味不宜咸，咸则耗血。又必忌辛辣，忌五晕，皆足以耗血。且令乳汁有晕臭，亦非爱子之道也。

回 乳

无子吃乳乳不消，令人发热恶寒，用大麦芽二两，炒为末，每服五钱，白汤下。

笺疏： 丹溪此法固佳，凡消食之药，无一不灵，楂肉、神曲等皆是。治乳妇病者，亦当留意此一层也。

乳头碎裂

丹溪：老黄茄子烧灰傅之。《纲目》：丁香末傅之。

笺疏： 此有因发痒而搔碎者，稍有滋水，是肝胃湿热，宜清肝而少参化湿。有干裂作痛者，甚至血溢，是肝燥有火，宜养液而并滋肝肾。乳房属足阳明经，乳头实肝经主之，故凡是乳病无不系于肝者，胀痛皆然。而外疡其尤著也。外治法当依疡科例择药，燥者宜润，挟湿者，宜清凉收湿。丁香温燥，大非所宜，单方之不可呆用如此。

吹 乳

缪仲淳云：妒乳、内外吹乳、乳岩、乳痈不外阳明、厥阴二经之病，橘叶最妙。又用生半夏一个研末，生葱头一段研裹，左右互塞鼻，神验。又于山中掘野芥菜（去叶用）根，洗净捣烂，无灰酒煎数滚，饮一二次，即以渣遍患处。凡乳痈未成，或肿，或硬，或胀痛者，无不立消，屡治经验。野芥菜，一名天芥菜，又名鹦哥草，似芥菜而略矮小。其根数出如兰根，用以治乳，想其形似乳囊也，故用有验。

春圃附载

笺疏： 未产前生乳痈，名内吹风；乳子时生乳痈，名曰外吹风。皆由理想而得其名。谓小儿吮乳，口鼻之风吹之犹可说也。乃儿在胎中而亦能吹风，何其可笑！一至于此，吾国外科之学鄙陋已极，外疡一切病名，可鄙可嗤，十而八九。医学空疏，真是惭愧欲死，宜乎！当此开明之世，后生小子乍得一知半解者，亦得窃笑于其侧，空穴来风，固有自取之道，殊不足为若辈责也。妒乳之名，亦是可笑，不如经称乳痈，岂不正大光明，名正言顺。仲淳不外阳明、厥阴二经之病，洵是至当不易。橘叶固佳。但乳岩根深蒂固，万不可与乳痈同论。总之胎前患此，多是肝火，止宜清肝，少参消散。产后患此，多是积乳，先当消乳，早投煎药，可退十之六七。惟胎前得之，其火必盛，产后得之，乳积更多。加以畏痛，不敢使儿吮乳，则愈积愈肿，所以成溃。皆是极易，不比其他外疡之易于消退，二三日间，无不成脓。若新产旬日之间，阴虚未复，狂焰陡然肿大，且坚如瓢如瓮者，其势甚急，非羚羊角不能稍杀其毒，俗名乳发。其害犹炽。其较轻者，则川楝、蒲公英、地丁、银花、丹皮、栀子、黄芩、连翘、山楂、神曲、麦芽等足以了之。不能顾及回乳一层。盖非此不能釜底抽薪，俗子不知，犹用归芎、通草之类，自谓活血行乳则助之腐也，生半夏有毒，塞鼻不安，野芥菜不知何物，然有芥之名，必有辛散作用。此证必有心火，亦外治，用蒲公英、地丁、马齿苋、木芙蓉叶、忍冬藤等捣敷皆可。然此类皆清凉有余，火盛势炽，红肿蔓延者宜之。轻证嫌其太凉，遏抑气血，反致坚硬难化。疡科书中有如意金黄散，清热而兼有辛散，以治寻常之阳发痈肿正合。但选药尚未尽纯粹。颐习用之桃花丹敷此有效。其不甚大者，形块如桃如栗，则千槌膏消肿最验。

二方见拙编《疡科纲要》，皆非古之成方。

乳痈红肿方发

活小鲫鱼一尾，剖去肠，同生山药寸许，捣烂涂之少顷发，屡验。无山药，即芋艿亦可。

笺疏：此单方也，鲜山药、鲜芋头生捣多浆汁，沾人肌肉，其痒异常。洵能通利血脉，故可消毒散肿。然惟小证可用，若形块较巨者，少敷则不足以减其势，多敷则皮肤极痒，发泡且腐，而肌肉之坚肿如故，反多一层皮肤病，未尽美善，不如颐所恒用之桃花丹、千槌膏远甚。

乳痈已成

胡桃膈上焙燥研末，每服三钱，红糖调匀，温酒送下三服，无不痊愈。

又方：用玫瑰花五七朵，干者亦可，醇酒煎服，烫酒极热冲服亦可。即以花瓣摘散铺贴患处，三两次可愈。即已成硬块者，亦可消散，曾经治验数人。陈载安附识。

笺疏：既曰已成，则内有脓矣。非针之使溃，尚何有退消之法？此条二方仍是单方耳，轻证初起成能小效，必曰可退，断不足恃，且更有一大弊。在乳痈皆是阳证，成溃最迅，酒之通经活血，能使外疡消肿软坚，止可治以阴发坚硬木肿之证。若阳发，饮酒是为厉阶以治乳痈，尤其抱薪救火。吾乡俗传，治此证尚有一单方，用生鹿角研末，热陈酒冲服，或谓鹿角霜。皆是温散治法，万无可消阳发之理。而传者皆言其神妙，用之者乃无一成，无一不溃，而亦无一不大痛三四日。所见所闻，不可偻指，当与是条二方鼎足成三，彼此

辉映。实则此等方法，乃治乳核、乳癖坚硬木肿者，彼是凝痰结滞，其来以渐，核小而坚，初起不知不觉，实即乳岩之小证，而亦乳岩之初基。故宜用温和行血之品。此三方皆出一派，惟无乳汁者，有此证。而内外吹两者，形似相同，情实相反，万不可一例论治。而传者不悟，总因内外分科，治内科者，遂绝不知有外疡理法，最是内科诸书一大缺陷。且彼之结核，虽似阴发，而病在厥阴之络，内含木火，温经太过，亦必助其发扬，恐有不可收拾之虑。盖乳房生痈，惟内外吹易溃而易愈。癖核虽小，溃则甚难收口。虽与乳岩绝症稍有轻重之分，然溃后纠缠延成痨怯者，颐见之已屡。且结核渐巨，即是成岩。异病同源，胡可漠视。王鸿绪《外科全生集》大夸其阳和一方，妄谓是乳岩瘰疬，必用良药。颐授经师李牟云：先生次女，本患结核，误于阳和汤十六帖，两月而乳岩成，又三月而溃腐盈尺，渗遭非命，即是殷鉴。又吾嘉秦骥云：制一末药施送，说治乳痈、乳癖、乳岩，一服必减，三服必瘥。用石首鱼背上鳍生剥撕下，贴壁上，阴干积久，炒研末，每一两，对以小青皮末一两，每服三钱，热陈酒调服。实不过宣通经络，殊不足以疗大证，而亦不可以治乳痈阳发，适以使其宣达成脓，单方之不可靠如是。又二十年以前，吾乡有人患疝气痛，闻传说大茴香末酒服有验，乃购大茴香二十文研末，温酒一次服完，半夜七孔流血而绝，则又单方之最可骇者也。

乳 岩

坎气洗净，切薄焙燥研末，日吃一条酒下，约二十条效。缪德仁治验。半年以内者效。

又狗粪、东丹、独囊蒜三味，捣匀摊布上，勿用膏药，令黏贴上，微痛数日可愈。沈尧封曰：乳岩初起坚硬，不作脓，其成也，肌肉叠起，形似山岩。病起抑郁，不治之证。方书云：桃花开时死，出鲜血者死。余见一妇患此已四年，诊时出鲜血盈盂，以为必死，日服人参钱许，竟不死。明年春桃花大放，仍无恙，直至秋分节候方毙。此妇抑郁不得志，诚是肝病。然不死于春，而死于秋，何哉？岂肝病有二？其太过者死于旺时，其不及者死于衰时耶？此证本属肝病，谬以坎气补肾而愈，亦理之不可解者。外有方附后疡科方选中。

笺疏：乳岩初起，止是一个坚棱，不胀不肿，虽重按之，亦不觉痛。但块坚如石，与其他疡证不同，故不能消散。苟能养血调肝，开怀解郁，止可保其不大不胀。经数十年终身不为患者所见已多。若多劳多郁，则变化亦易，迨渐大而知作胀，已难治疗。若时作一抽之痛，则调经更是棘手，虽能养阴，亦多无益。断不可误投破气消克，及软坚走窜之药。尝见误服甲片、皂刺，应手焮发，速其胀裂，最是催命灵符。其溃也，浮面发腐，其中仍如巉石嵌空而坚，止有血水，并不流脓，且易溢血，必无带病延龄之望，坎气亦是单方，恐未必果有效力。蒜头涂法必令发痒，如其浮皮一破，即是弄假成真，必不可试。总之此症无论何药，断无能令必愈之理。沈谓外有方附后，今亦未见，岂传抄有脱佚耶？然纵使有方，亦无效果，阙之可耳。

王孟英曰：吴鞠通云当归、川芎为产后要药，然惟血虚而热者，断不可用。盖当归香窜异常，甚于麻辛，急走善行，不能静守，止能运血，衰多益寡。如亡血液亏、孤阳上冒等证，而欲望其补血，不亦愚哉！川芎有车轮纹，其性更急于当归，盖物性之偏长于通者，必不长于守也。世人不敢用芍药而恣用归，何其颠倒哉！余谓今人血虚而热者为多，多产后血液大耗，孤阳易浮。吴氏此言深中时弊，又论《达生篇》所用方药未可尽信，皆先得我心之同然者。详见《解产难》，医者宜究心焉。

笺疏：当归善行，川芎善升，血虚火动者当为禁药。而俗予误以为补血之专品者，只缘四物汤方泛称补血，遵不辨菽麦而浪用之耳。鞠通此说确不可易。

热入血室

仲景《伤寒论》云：妇人伤寒发热，经水适来，昼日明了，暮则谵语，如见鬼状者，此为热入血室，无犯胃气及上二焦，必自愈。

又妇人中风，发热恶寒，经水适来，得之七八日，热除而脉迟身凉。胸胁下满如结胸状，谵语者，此为热入血室也。当刺期门，随其实而泻之。

又妇人中风七八日，续得寒热，发作有时，经水适断者，此为热入血室，其血必结，故使如疟状，发作有时。小柴胡汤主之。

沈尧封曰：论言勿犯胃气及上二焦者，谓不可攻下，并不可吐汗也。然有似是实非之证，不可不辨。

笺疏：发热而经水适来，有适逢信期者，亦有不及信期而热逼经行者，昼日明了，暮则谵语，以热入阴分，故日暮阴气用事而神愦也，法当破瘀，其应甚捷。仲景谓无犯胃气及上二焦，以此之谵语非阳明证，恐人误认阳明，妄投承气，故为叮咛，又谓无犯上二焦，则必治下焦可知。陆九芝解此最是明白，胸胁下满是血滞而肝络不疏，故宜泻期门，则推之药理，亦必泻去血滞可知。其小柴胡汤一条明言经水适断，此为经净自断者而言。以经行既尽，则血室空疏，而邪热乘之陷入下焦，乃是虚证。故以柴胡提其下陷之气，而参甘大枣方为对病，非凡是热入血室，皆用是方。亦有经行未净，热盛瘀结，因而适断者，更当破瘀通经，尤非小柴胡之升举补中所可妄试。揆之药理，盖亦可知。则本论小柴胡汤条中，其血必结四字，颐疑是上二条之脱误。非然者血已瘀结，而更可投柴之升提、参枣之补，仲景安有此理！然古今之为本论作注者，竟谓小柴胡一方为通治热入血室，宁非大误。徐洄溪伤寒类方于暮则谵语，如见鬼状条下，尚谓用小柴胡汤，亦是误认。尧封谓有似是实非之证，亦指小柴胡一方不可妄用。下文医案三条皆用是方而增剧，盖本是热病，不问理由，而辄以柴胡升之，参甘大枣补之，谬妄尚何待言。读古人书，岂可如此呆板。

陈良甫曰：脉迟身凉而胸胁下满，如结胸状。谵语者，当刺期门穴，下针，病人五吸，停针良久，徐徐出针。凡针期门穴必泻勿补，肥人二寸，瘦人寸半。

笺疏：期门穴，在两乳直下，右当肝脏部位。何可刺入寸半及二寸。古书皆云可刺四分，而陈良甫独为是说，必有讹误，不可不正。

许学士治一妇病伤寒，发寒热，遇夜则如见鬼状，经六七日，忽然昏塞涎响如引锯，牙关紧急，瞑目不知人，病势危困。许视之曰：得病之初曾值月经来否？其家云：经水方来，病作而经遂止，后一二日发寒热，昼虽静而夜则见鬼。昨日不省人事。许曰：此是热入血室证。医者不晓，以刚剂与之，故致此。当先化痰，后治其

热。乃急以一呷散投之，两时许，涎下得睡，即省人事，次投以小柴胡汤加生地。三服而热遂除，不汗而自解。

笺疏：此见《本事方》。夜则谵语，确见热入血室。然至昏瞀痰鸣，牙关紧闭，已是气升火升，血冲脑经之症。许谓医以刚剂与之，当指温升辛散诸药，故为此病。许先化痰，诚是泄降正治。一呷散方未见必是涤痰法，次谓小柴胡加生地。许书中有是方，谓治妇人室女伤寒发热，或发寒热，经水适来，或适断，昼则明了，夜则谵语如见鬼状。亦治产后恶露方来，忽尔断绝。云云。虽是仲景本论固有之法，其加生地者，古称地黄能破瘀也。然以适来适断并为一谈，已非仲师真旨。且谓可治产后恶露方来，忽尔断绝。则凡是血瘀，皆主柴胡，已觉不可为训。而此病直是气血上冲，脑经受病，而柴胡升扬，参甘生地皆是腻补，姑不论古人不知脑神经病，或有误认。然痰涎壅塞之后，又岂此药可愈？恐是臆说，不敢信也。

又一热入血室证，医用补血调气药治之，数日遂成血结胸，或劝用前药。许以小柴胡已迟不可行矣，刺期门则可请善针者治之，如言而愈。或问：何为而成结胸，许曰：邪气乘虚入于血室，血为邪所迫，上入肝经则谵语见鬼，复入膻中则血结于胸中矣。故触之则痛，非药可及，当用刺法。

笺疏：此亦见《本事方》。谓血结膻中，似亦未可深信。

沈尧封曰：一妇热多寒少，谵语夜甚，经水来三日，病发而止，本家亦知热入血室，医用小柴胡数帖，病增舌色黄燥，上下齿俱是干血。余用生地、丹皮、麦冬等药，不应，药入则干呕，脉象弱而不大。

因思弱脉多火，胃液干燥，所以作呕。遂用白虎汤加生地、麦冬二剂，热退神清。唯二十余日不大便为苦，与麻仁丸三服，得便而安。一室女发热经来，医用表散药增剧，谵语夜甚，投小柴胡汤不应，夜起如狂，或疑蓄血，投凉血消瘀药亦不应。左关脉弦硬搏指，询知病从怒起。因用胆草、黄芩、山栀、丹皮、羚羊角、芦荟、甘草、归身等药煎服，一剂知，四剂愈。

笺疏：两证皆是热入血室，而皆用小柴胡增剧，妄升妄补，无一非热病鸩毒，呆读古者此其殷鉴。惟胃火脉当滑大而反弱者，津干液耗，脉反无力耳。沈谓弱脉多火，大有语病。此两条沈皆凭证用药，非热入血室之通治法。若执此两条以通治经来谵语，又是呆汉矣。

沈又曰：张仪表令爱，发热经来，昏夜谵语，如见鬼状，投小柴胡增剧。询其病情，云：醒时下体恶寒，即惯时亦尝牵被敛衣。因悟此证平素必患带下，且完姻未久，隐曲之事未免过当，复值经来过多，精血两亏，阴阳并竭。其恶寒发热由阴阳相乘所致，非外感热邪深入也。误投发散清热。证同亡阳。《伤寒论》云亡阳则谵语。《内经》云脱阳者见鬼是也。因用肾气丸，早晚各二钱，神气即清，随以苁蓉易附桂数剂，痊愈。此即前所云似是实非之证，不可不辨者也。尧封自记。

笺疏：血虚而浪投柴胡，乃至不醒人事，升提虚阳，为祸固是甚捷。但此是阴虚阳浮之候，法当滋填镇摄者而用肾气，甚不可解，或传写者失其真耶？

咽 哽

《金匮》：妇人咽中有炙脔，半夏厚朴汤主之。《千金》所云咽中帖帖，如有炙肉，吐之不出，吞之不下是也。

半夏一升　厚朴三两　茯苓四两　生姜五两　苏叶二两

水煎分四服，日三夜一。

笺疏：此痰气互阻之证，尤在泾谓凝痰结气阻塞咽嗌者是也。

脏 躁

妇人脏躁，悲伤欲哭，象如神灵所作，数欠伸，甘麦大枣汤主之。

甘草三两　小麦一升　大枣十枚

水煎分三服。

笺疏：此血少而心气不安，神虚气馁，故多悲伤，此方极验。近人医案有之。颐已录入医案平议神志门。尤氏《金匮心典》解此甚明白，今录于后。尤在泾曰：此证沈氏所谓子宫血虚，受风化热者是也。血虚脏躁，则内火扰而神不宁。悲伤欲哭，有如神灵而实为虚病。前五脏风寒积聚篇，所谓邪哭，使魂魄不安者，血气少而属于心也。数欠伸者，经云肾为欠为嚏，又肾病者善数欠，颜黑，盖五志生火，动必关心，脏阴既伤，势必及肾也，小麦为肝之谷而善养心气，甘草大枣甘润生阴，所以滋脏气而止其燥也。

阴 寒

《金匮》：凡阴寒，温阴中，坐药蛇床子散主之。蛇床子末以白粉少许，和合相得，如枣大，绵裹纳之自温。

笺疏：此外治法，然亦不必呆守蛇床一味。善学古人者，亦可自知变化。

阴 吹

《金匮》：胃气下泄，阴吹而正喧，此

谷气之实也，猪膏发煎导之。

猪膏半斤　乱发如鸡子大，三枚

膏中和煎之，发消药成，分再服。

王孟英曰：阴吹亦妇人恒有之事，别无所苦者，亦不为病。况属隐微之候，故医亦不知耳。俗传产后未弥月而啖葱者必患此，惟吹之太喧，而大便艰燥，乃称为病。然仲圣但润其阳明之燥，则腑气自通，仍不必治其吹也。

笺疏：此是隐曲之微恙，不足为病。现仲景法，通阳明而兼有导瘀性质。盖因有瘀滞，经隧不利，故为此患。则用药之理，可想而知，亦不必拘拘于古人之成方也。

阴　痒

善邑西门外三里，有妇人阴中极痒难忍，因寡居无人转述。医者莫知病情，治皆不效。至苏就叶天士诊，微露其意。叶用蛇床子煎汤洗，内服龟鹿二仙胶，四日而愈。阴蚀有用猪肝煮熟，削如梃，钻孔数十，纳阴中，良久取出，必有虫在肝孔内。另易一梃纳之，虫尽自愈。亦良法也。

笺疏：此湿热下注，叶氏此法蛇床子汤外洗，尚是尽人所能。其内服二仙胶者，必其人真阴素虚，清气下陷，而稍挟湿热，故用药如此。若湿火偏盛，则必非龟鹿温补所宜，药岂一端，各有所当，弗谓叶老此方为专疗是症之唯一秘诀。阴蚀成疮，湿热生虫，坐药亦其一端，然必须洗法而兼服导湿清热以疏利之。

王孟英曰：尚有阴挺一证，用飞矾六两，桃仁一两，五味子、雄黄各五钱，铜绿四钱，末之炼蜜丸，每重四钱，即以方内雄黄为衣，坐入玉门，重者二次必愈。

笺疏：此亦湿热为患，此间极少是症。

闻南方闽广及北地燕齐多有之。南方则地温而土湿，北方则席地而坐，夜卧火炕，皆湿与热交互为患。孟英此方固是燥湿杀虫，导瘀涩敛，法极完善，当能有效。但病由渐起，甚者经年累月，必谓两次可愈重症，似亦未免言之太易。

王宇泰《女科证治准绳》序云：妇人有专治方旧矣。史称扁鹊过邯郸，闻贵妇人即为带下医，语兼长也。然带下直妇人一病耳，调经杂证怀子，免身患苦百出疗治万方，一带宁遽尽之乎？世所传长沙《杂病方论》三卷，妇人居一焉，其方用之奇验。奈弗广何。孙真人著《千金方》特以妇人为首。盖易基乾坤诗首关雎之义，其说曰：特须教子女学习。此三卷，妇人方令其精晓即于仓卒之秋，何忧畏也。而精于医者，未之深许也。唐大中初白敏中守成都其家，有因免乳死者，访问名医，得咎殷备集验方三百七十八首以献，是为《产宝》。宋时濮阳李师圣得产论二十一篇，有说无方，医学教授郭稽中以方附焉。而陈无择于《三因方》评其得失详矣。婺医杜玫又附益之，是为《产育宝庆集》。临川陈自明良甫以为诸书纲领，散漫而无统节，目简略而未备，医者局于简易，不能深求遍览。有才进一方不效，辄束手者；有元方可据，揣摩臆度者。乃采摭诸家之善，附以家传验方，编葺成篇，凡八门。门数十余体，总三百六十余论，论后列方。纲领节目，灿然可观，是为《大全良方》。《良方》出，而闺阁之调将大备矣。然其论多采《巢氏病源》，什九归诸风冷，药偏犷热，未有条分缕晰，其宜否者，近代薛氏新甫始取《良方》增注，其论酌寒热之中，大抵依于养脾胃，补气血，不以去病为事，可谓救时之良医也已。第陈氏所葺多上古专科禁方具有，源流本末不可没也，而薛氏一切以己意芟除变乱，使古方自此湮没。余重惜之，故于是编附存陈氏之旧，而删其偏驳者，然亦存十之六七而已。至薛氏之说则尽收之，取其以养正为主，且简易易守，惟女子学习无难也。若易水潆水师弟则后长沙而精于医者。一方一论俱掇是中，乃他书所无。有挟是而过邯郸，庶无道少之患哉！其积德求子与夫安产藏衣、吉凶方位，皆非医家事，故削不载云。

笺疏：王肯堂此序，历叙女科书源委甚详，可谓是科之纪事本末。肯堂之《女科准绳》固即本此数家而掇拾为之，未尝不罗罗清疏。独薛新甫治案专用成方，绝少裁剪于病情曲折，往往不能精切而授学者，以因陋就简之法。自薛氏之书盛行，而习医乃极为易事，然粗枝大叶，似是实非，医学之疏乃益，不可问肯堂，反喜其简而易守，毋乃不思之甚，清乾隆时有武叔卿之《济阴纲目》，亦从《准绳》，撮其大要方论，皆稳妥可学。有志于妇女专科者，循此诸家法守而融会贯通之，亦自足以名世矣。

王孟英曰：带下直妇人一病耳，未必人人病此。何以扁鹊闻贵妇人即为带下医，缘带下本女子生而即有之事，原非病也。后人以带脉不主约束一言，遂以女人之遗浊，称为带下之证。然则扁鹊为之带下医，犹今之幼科自称痘医也，痘虽幼科之一证，而亦人人必有之事，且世俗无不贵小儿者，所以人多乐为痘医耳。

笺疏：孟英解带下为妇女科之通称，言虽奇而理实确。否则自淫仅百病中之一种，而扁鹊遂以之自号，最不可解。此盖古时自有此名称，然不可以行之于今者也。

《集方》 论中所列各方，有彼此互见

者，集录于此，以便简阅。其专治者不复赘。门类及分两炮制，半参汪讱庵《医方集解》所录。

补 养

六味丸（钱仲阳）

治肝肾不足，真阴亏损，精血枯竭。

地黄 砂仁酒拌、九蒸九晒，八两 山茱肉酒润，四两 山药四两 茯苓乳拌 丹皮 泽泻各三两

蜜丸空心盐汤下，冬，酒下。

六味地黄汤

治同上。

前方煎服。

八味丸

崔氏。

前方加肉桂、附子各一两，名桂附八味丸。治相火不足，尺脉弱者，宜之。亦治妇人转胞。

前方加黄柏、知母各二两，名知柏八味丸。治阴虚火盛，尺脉旺者宜之。

笺疏：自薛立斋、张景岳、赵养葵辈滥用六味地黄，而世之医者无不视六味为滋阴补肾必需之品。须知六味之方，本于八味肾气。崔氏立方之旨，原为肾气不充，不能鼓舞真阳而小便不利者设法，故以少少桂附温养肾气；萸肉固摄肝肾而重用；地黄峻滋阴液；即以丹皮泄导下焦湿热；茯苓、泽泻淡渗泄水，通利小便；其用薯蓣者，实脾以堤水也。观仲景凡用是方，多有小便不利一句，则是方真谛全从利水着想，显而易知。方名肾气，所重者在乎气字，明非填补肾阴肾阳之意，惟《金匮》消渴门，饮一斗，小便亦一斗，主以此丸。似乎渴而且消决非通利之意，然此亦为肾

阳无权，不能气升于上，所以上焦反渴，乃消症中之不多有者。原与肺胃燥火之消渴皎然不同，其所以渴者，乃因阳虚不能蒸气化液，所以不得不饮。然饮一斗而小溲亦是一斗。瘦不加多，又明与下焦有火之饮一溲二大异，则小水虽未必不利，然尚不加多。故茯苓、丹泽不嫌渗泄，而桂附、萸肉温养肝肾乃为适合。至钱仲阳于肾气丸中减去桂附，止用六味以治小儿肾虚为之说者，辄曰小儿纯阳，不需温肾。然中之丹皮、苓、泻，岂填补肾阴之药？颐谓仲阳制此六味丸方，盖谓病后轻描淡写作用，可助真阴，可泄余热，必无甚病症者，乃可用之。亦未必遽以为大补之品，奈后人不学，一见仲阳补肾二字，遂谓大补滋填，竟是无出此方之右，绝不知细心体会，一思丹皮、泽、苓，究竟功用奚若？此立斋、养葵之简陋，本属医界之最不可问者，而景岳只知推崇熟地，遂亦随声附和，不辨真味。至近今之浪用六八味者，则皆中薛、赵、景岳之毒者耳。最可笑者，汪切庵《医方集解》竟列六味补养方中首屈一指。俗学见之，那不宝若无价之珍。而方下谓治肝肾不足，真阴亏损，精血枯竭等凡七十余字丛杂繁芜，可鄙已极。汪氏书中大都如此，毫无辨驳价值。颐亦不屑为之妄费笔墨，可惜尧封于此乃亦截取其肝肾不足之十二字，作为六味主治，则果是精血枯竭，而可以丹皮泽苓清凉渗泄。毋乃不思之甚耶！

肾气丸

《金匮》。

桂附八味丸加车前、牛膝剂，用地黄四两，山药以下皆一两，茯苓三两，附子五钱制。

徐蔼辉曰：《金匮要略》用桂枝，无车前、牛膝，治妇人转胞，此名加味肾气丸，系治水肿。

笺疏：此严用和《济生方》也。为导水计，故于八味方中加以车前、牛膝。严氏本以附子为君，而减少地黄治水肿。肾阳衰者，以地太腻而减其半，亦自有理。薛立斋又改用茯苓为君。汪氏《医方集解》录之于利湿门中，名曰加味肾气丸，犹可说也。而于六味条下又白桂附八味丸，加车前、牛膝名肾气丸，而注之以"金匮"二字，一似《金匮》，此方本有车前、牛膝者，何以谬戾至此。然汪氏之书，世皆喜其卑而易行，遂人人心目中皆知《金匮》肾气丸方即此十味，而市肆中亦皆以十味者称之为《金匮》肾气丸。一盲群盲，医药之学每况愈下，皆汪氏始作之俑，何尧封亦复沿讹袭谬，如此真不可解。

青娥不老丸

《集解》只名青娥丸，未知是一是二。治肾虚腰痛。

补骨脂十两，酒蒸为末　胡桃肉十二两，去皮研烂　杜仲一斤，炒去丝　生姜炒　蒜各四两　蜜调为丸。

又丹溪青娥丸止用补骨脂四两，杜仲四两，炒生姜二两半，炒胡桃肉三十个，蜜丸桐子大，每服四五十丸，盐酒下。

笺疏：青娥丸出《和剂局方》，专入肾家温润固涩，颇有意味。腰痛多是肾虚，经谓腰者肾之府，转摇不能，肾将惫矣，此方温养滋填，且能封固，洵有奇功。但是服食之法，必久久不懈，方能有效。

黑锡丹

治阴阳不升降，上盛下虚，头目眩晕。

黑铅二两　硫黄二两

将铅熔化，渐入硫黄，候结成片，倾

地上出火毒，研之无声为度。

笺疏：是方治肾气不摄，群阴用事，寒水上凌，几欲汩没微阳者。其证则水泛为痰，喘促气急，不能安寐，故以黑铅之重，合硫黄纯阳之精，直入肾家收摄元气，洵为虚寒喘嗽之要药。但单用二味，犹嫌犷悍不醇，未尽美善。不如《局方》为佳，而《本事方》不用阳起石，尤为驯良。然是方专为阴气上乘、阳虚欲绝而设。《局方》为之升降阴阳，已是大有语病，而汪讱庵之《集解》竟谓治阴阳不升降，究属是阴？是阳？是升？是降？语气浑仑，最不可晓。又谓上盛下虚，头目眩晕，则一似肝胆火升，阳浮于上者，正与此证之阴寒上逆者一阴一阳适得其反。汪氏愦愦，本不足道，而尧封乃亦依样葫芦，不为纠正，何其疏耶。

参苓白术散

治脾胃虚弱，饮食不消，或吐或泻。

人参 白术土炒 茯苓 甘草炙 山药炒 扁豆炒 薏仁炒 莲子肉去心，炒 陈皮 砂仁 桔梗

为末，每三钱，枣汤或米饮调服。

笺疏：此亦和剂局方，乃平补脾胃之主药，不偏温燥，最为驯良，凡能食而不易消化，及饥不思食，或纳谷无味者宜之。

八珍汤

治心肺虚，气血两虚。心主血，肺主气，四君补气，四物补血。

人参 白术土炒 茯苓 甘草 当归酒洗 生地 芍药 川芎

笺疏：四君、四物合为八珍，按之药理功能，可谓四君气药能助脾阳，四物血药能养脾阴。一属气，一属血，只可专主脾胃讲，决不能泛泛然谓四君补气，四物

补血。然汪讱庵何知药物真理，但认得一个气字即曰肺主气，而遂谓四君即是补肺药；又认得一个血字，即曰心主血，而遂谓四物即是补血药。其《医方集解》之八珍汤下，竟曰治心肺虚损，气血两虚，而又恐他人不能知其何以可治心肺，则又注之曰：心主血，肺主气。云云。于是八珍汤之专补心肺乃为确切不移。此则汪氏独有之药物学，而其他方书之皆不谓然者。究竟此八物之实在功用奚若？何一味可以补心补肺，分而审之？宜悟物理之真，合而参之，当识调剂之妙。

讱庵盲瞽，安可与语。且其他方书言之亦详，何以尧封独取汪氏，岂所谓卑之无甚高论耶！然其谬甚矣。

十全大补汤

八珍再加黄芪以助阳固表，加肉桂以引火归元。《金匮》虚者十补勿泻之是也。

笺疏：八珍以外加之芪桂，盖为脾肾阳衰者设法。东垣制此即从保元汤得来，本是温养之意，惟中气虚寒及阳虚于下者宜之。诸书有谓升阳滋阴，已是大谬。而汪讱庵且能谓肉桂是引火归元，几欲以治虚阳上浮之证，则阳已露矣。而更以归芎升之，芪桂温之，其祸乃可翘足而待。

补中益气汤

东垣治一切清阳下陷，中气不足之证。

黄芪蜜炙，一钱半 人参 甘草一钱 炙白术土炒 陈皮钱半 当归五分 升麻 柴胡三分 姜三片 枣二枚

煎。

笺疏：此惟脾胃气虚，清气陷于阴中而肢体无力，面目萎黄。饮食无味，脉弱不起者为宜。所谓阳虚下陷者是矣。若阴虚于下，根本不坚者，得此害如鸩毒。昔

贤谓脾胃之虚，利于升举，肝肾之虚，必不可升。学者当须识得清楚。

归脾汤

《济生》治心脾受伤，不能摄血，致血妄行，及妇人带下。

人参　白术土炒　茯神　枣仁炒　龙眼肉二钱　黄芪一钱半　炙当归酒洗　远志一钱　木香　甘草五分，炙

姜枣煎。

四物汤

治一切血虚及妇人经病。

当归酒洗　生地黄　芍药各二钱　炒川芎一钱半

笺疏：四物出于《和剂局方》，实从《金匮》胶艾汤来。即以原方去阿胶、艾叶、甘草三味。方以地黄养五脏之阴，而以芍药收摄耗散之气，是为补血正义，特微嫌其偏于阴分，无阳和之，气以懊煦之，则滞而不行，不能流动，乃以当归之辛温润泽者，吹嘘而助其运行，又以川芎升举之使，不专于下趋，而后心脾肝肾交得其益。四物之所以专为补血者，其旨如是。若夫临证之时，随宜进退，病偏于阳者，宜减归芎。病偏于阴者，宜减地芍。化裁之妙本非教人拘守此四物一成不变，则王海藏之许多六合汤支支节节而为之，终未免尚有挂漏矣。

奇效四物汤

治失血内崩。

当归酒洗　熟地黄　芍药炒　川芎　阿胶　艾叶　黄芩炒，各一钱

笺疏：失血成崩，虚实寒热，病非一致。奇效四物本于《准绳》，以胶地补血，芍药摄阴，并用归芎升举陷下，而以艾叶调气滞，黄芩理血热，本为偏于阳盛者立

法，则归芎艾叶宜轻，而腻补之胶地必当随其虚实而量为增损。元方七物并用一钱已属降非，然元方下明言治肝经虚热，血沸腾而久不止，则药理颇能精切。何尧封于此仅以失血内崩浑沦言之，非制方者之本意矣。

芎归汤

治产后血虚头痛，胎动下血，服此即安。子死腹中，服此即下，催生神效，亦名当归汤。若腹疼，加桂；若腹痛自汗，头眩少气，加羊肉。

当归三五钱　川芎二钱

若为末，名佛手散，又名一奇散。又名君臣散。

笺疏：芎归二物，有阳无阴，有走无守。抑且川芎疏泄之力极迅，惟气血交滞不利遄行者，可暂用之，以助运动。故可以试胎（古书谓：经阻三月，莫测是娠是病者，以芎归试之。是胎则服汤能动，非胎则不动。则此方流动之力何等迅疾。颐谓胎本安也，而无端扰动之，弊亦不小。如体质柔脆者，且恐有堕落之虞。究竟是胎是病，必有见证堪凭，何必冒险妄探，或以贻祸。此盖浅者为之，高明之士必无取乎此），可以止痛（脘痛腹痛之气滞血凝者，轻症此方亦效，而重亦非二物能尽其妙），可开交骨，可下胞衣，可催生胎，可下死胎，力量何若？而是方之下，竟谓以治产后血虚头痛，则血既虚矣，孤阳上僭而为头痛，又何可以升举之归芎助其激越？此抱薪救火之谬说，孰谓尧封能为之耶。

加味芎归汤

川芎　当归各一两　自死龟甲一具，酥炙　生过男女妇人头发一握，烧存性

治分娩交骨不开，或五七日不下，垂

死者，每用一两水煎服，良久自下。

笺疏：此治首胎交骨不开之良法。归芎本有开泄之力，而以炙酥龟甲之下行自解者助之。又合以血余炭之攻破，故其效颇捷。

当归芍药散

《金匮》治怀妊腹中疠痛。

当归三两　芍药一斤　茯苓四两　白术四两　泽泻半斤　川芎三两

上六味，取方寸匕，酒和，日三服。

笺疏：此脾土卑监而寒水泛溢为病，故以白术培土，芍药敛阴，而当归和血，川芎举陷，更以苓泻渗泄水道，非能治气滞不行之痛。赵注：《金匮》竟为芍药独多，所以泻肝，似非立方本旨。

胶艾汤

《金匮》治妇人冲任虚损，经水淋沥，及血虚下痢，并妊娠腹痛为胞阻各证。

当归三两　芍药四两　干地黄六两　熟川芎二两　艾叶三两　阿胶　甘草各二两

上七味，以水五升，清酒三升，合煮，取三升去渣，纳胶令消尽，温服一升，日三次。

笺疏：此血少而阳气亦衰，不能流利运行，致为经事淋漓不断，或下痢腹痛等症。故以是方补血温养，固摄下焦。非能治血热妄行之淋漓，及湿热积滞之下痢。

方下所谓血虚下痢，则本非寻常之肠澼可知。

黄连阿胶汤

仲景治伤寒少阴病，得之二三日以上。心烦不得卧。

黄连四两　黄芩一两　芍药二两　阿胶三两　鸡子黄二枚，生用

徐蔼辉曰：此阴气为阳热所灼也，用此以收摄其欲亡之微阴。故沈谓子烦，阴虚火甚者，宜服此。

笺疏：此心血既虚，而阳邪干之，因烦热而卧寐不安，仲景此条之少阴病，似以手少阴心立论，非足少阴肾家虚火。故以阿胶养心液，鸡子黄宁心神，而芩连泻其实热，芍药收摄阴气。惟肾阴虚，而相火扰之，亦足以使其心烦不卧，则此固两少阴热炽之主方，阿胶、鸡子黄益阴，即所以制阳亢。尧封谓子烦为阴虚火甚者，亦未始非两少阴同有之病也。

祛　寒

大建中汤

《金匮》治心胸中大寒，痛呕不能饮食，腹中寒气上冲，高皮起，出见有头足，上下痛而不可近者。

徐蔼辉曰：心为阳，寒为阴，寒乘于心，阴阳相激，故痛。寒乘于脾，脾冷不消水谷，心脾为子母之脏，为邪所乘，故痛而呕，复不能饮食也。

蜀椒二合　干姜四两　人参二两

煎去渣，入饴糖一升，微煎温服

徐蔼辉曰：阳受气于胸中，阳虚则阴邪得以中之，阴寒之气逆而上冲，横格于中焦，故见高起痛呕、不可触近之症。蜀椒辛热，入肺散寒，入脾暖胃，入肾门补火；干姜辛热，通心助阳，逐冷散逆；人参甘温，大补脾肺之气；饴糖甘能补土，缓可和中。所以大祛下焦之阴，而复上焦之阳也。

笺疏：此中气大虚而寒邪泛滥之证。阴霾之气上乘清空汨没微阳几于灭绝，此非大辛大热之椒姜，何以折服群阴而复离照。然非得人参之大力者扶持正气，亦恐

小人道长、君子道消，不易立极奠鳌阳光复辟。故三物鼎峙，颠扑不挠，而更以饴糖甘温缓微大辛之燥烈，此建立中州阳气之大有力者，固非彼桂枝芍药之小小建设者所可同日语也。

小建中汤

仲景治伤寒，阳脉涩，阴脉弦，腹中急痛。伤寒二三日，心悸而烦，通治虚劳，悸、衄，里急腹痛，梦遗失精。

徐蔼辉曰：三阴下痢而腹痛者，里寒也，宜温也，四逆汤、附子理中汤。肠鸣泄泻而痛者，里虚有寒也，宜小建中散。中散寒悸者，阳气虚也，烦者阴血虚也。与此汤先建其里。倍芍药者，酸以敛阴，阴收则阳归附矣。喻嘉言曰：虚劳病至于亡血失精，精血枯槁，难为力矣。急宜建其中脏，使饮食进，而阴血旺。故但用稼穑作甘之味生其精血，而酸辛咸苦绝所不用，舍是无良法也。

桂枝　生姜三两　甘草一两，炙　大枣十二枚　芍药六两

入饴糖一升，微火解服，此即桂枝加芍药汤。但桂有厚薄耳，其不名桂枝加芍药汤而名建中，以饴糖为君也。今人用建中者，不用饴糖，失仲景遗意矣。不去姜桂，所以散邪。吴鹤皋曰：桂枝味薄，用以解表，桂味厚，用以建里。

笺疏：仲景此方为中阳虚馁、阴气散漫无制而设。阳脉涩则阳纲不振可知，阴脉弦则群阴用事，将有汩没阳光之虑。古人以弦为阴脉者，其旨如是。此与肝胆阳强、弦数有力之弦脉不同，惟其阴盛，故腹中急痛。方即桂枝汤而倍芍药，则阴药为主能引桂枝入阴，故一变其御外寒、和荣卫之作用，而以建立中州之阳气。且芍药能收摄散漫之阴气，则桂枝既能温中，

而又得芍药以收拾阴霾，故治腹痛。况又有甘枣饴糖甘温以和缓之乎。其又治心悸而烦者，则烦非热烦，悸而挟有水气，是中阳虚而肾水上冲，故心悸而烦。仲景书中凡言悸者，多挟寒水之邪，皆以桂伐肾水。如发汗过多，其人叉手自冒心，心下悸欲得按者，桂枝甘草汤主之。发汗后，其人脐下悸者，欲作奔豚，茯苓桂枝甘草大枣汤主之。以及欲作奔豚，气从少腹上冲心者，与桂枝加桂汤，皆以桂枝治悸，其义可知。则小建中之治心悸，可以类推。其虚劳而悸者，亦中气虚寒，水邪上泛也。盖古之虚劳，多属虚寒，乃阳虚之证，皆是阴虚火炎者，绝端对峙，故兼有里急腹痛，其为中阳无权又可知，则衄亦虚寒，而阴不能守所致。其淫梦失精，皆属阳虚，皆与令人相火不藏之虚劳相反。若阴虚阳越为衄、为遗，则涵敛养阴、摄纳浮火犹虞不及，何可再以桂枝辛温扰动之！此临症时所当辨别病情，而万不可效颦。西家谬谓吾能学古者也。喻嘉言论虚劳、亡血、失精，仅谓甘能生血，尚是浑沦吞枣，胡可为训。

黄芪建中汤

《金匮》治虚劳诸不足。《准绳》血不足而用芪，芪昧甘大能生血，此仲景之妙法。盖稼穑作甘，甘能补胃，胃为气血之海，气血所从生也。即补血汤芪五倍于当归之义。

即前方加黄芪两半。黄芪易当归，名当归建中汤，治产后虚羸不足，腹中痛引腰背，小腹拘急。若崩伤不止，加地黄、阿胶。

笺疏：此治虚劳皆虚寒也。若今人虚火而妄用之，即是抱薪救火。当归建中之产后虚羸者亦然。而今之产后，又多阴虚

阳亢，得此无殊鸩毒。

理中汤

仲景治伤寒太阴病，自利不渴，寒多而呕，腹痛粪溏，脉沉无力，或厥冷拘急，或结胸吐寒蛔，及感寒霍乱。

白术　陈壁土炒，二两　人参　干姜炮
甘草一两，炙

每服四钱。本方等份蜜丸，名理中丸。

附子理中汤

治中寒腹痛，身痛，四肢拘急，即前方三两加附子一枚。

补中汤　治泄泻。泻不已者，加附子。

理中汤加陈皮、茯苓。改加青皮、陈皮，名治中汤。治太阴伤寒，腹满痞闷，兼食积者。

笺疏：此三方皆中气虚寒之正鹄，其理中治寒之吐泻轻证，而近年多直中三阴之真寒霍乱，非大剂四逆汤不能挽回一，则必非古法所能疗，亦读古书者之不可知。王孟英、陆九芝两家在同治初元，治霍乱时疫，皆言是热霍乱，九芝且谓属热者十之九，属寒者十之一。然颐三十来所见是症，几无一不属于真寒者。此可知时运迁移，仅三十余年而症情实已大异。颐不敢谓九芝所见之偏，若在近今之霍乱，岂孟英论中之蚕矢汤、驾轻汤等数方可能胜任耶？东垣别有补中汤，乃升麻、柴胡、当归、苍术、麦芽、泽泻、黄芪、甘草、五味子、神曲、红花，与此大异。

四逆汤

仲景治三阴伤寒，身痛，腹痛，下利清谷，恶寒，不汗，四肢厥冷，或反不恶寒，面赤烦躁，里寒外热，或干呕，或咽痛，脉沉微细欲绝。

附子一枚，生用　干姜一两　甘草二两，炙

冷服。面赤者，格阳于上也，加葱九茎以通阳。腹痛者，真阴不足也。加芍药二两以敛阴。咽痛，阴气上结也，加桔梗一两以利咽、止痛。脉不出，加人参二两以助阳、补气血。呕吐，加生姜二两。以散逆气。上皆通脉四逆汤加减之法。

笺疏：此三阴之真寒，腹痛、下利、四肢逆冷之主方。附子生用，欲其力大而专，故不炮制，以缚贲育之手足。其用甘草者，本以调和其燥烈之气焰，但阴霾太盛汨没微阳者，即宜独任姜附而除甘缓，庶可犁庭扫穴，直捣中坚。而呕吐者，甘药尤为大禁。方中注以冷服二字，本非仲景所固有，盖以为上有假热者立法。如下利足冷而反有咽痛、齿痛、面热、颧红诸症者，是若无假热，即当温服。其面赤者，是为戴阳，乃阴阳之气格拒不入，故亦称格阳。加葱茎之辛散者，以通达气机，则姜附之善守者，亦藉其气而周流不滞。腹痛是阴气散漫，故加芍药以涵敛之。此脏阴之耗散，故以阴药同类相求，恢复真气，非以芍药治中下之寒。若谓腹痛，是阴寒之邪，则何得反投阴药可以止痛？此药理精微之最易误会者，不可不察。咽痛亦是格阳于上，阴阳二气不相融洽，桔梗苦泄宣通，藉以调和阴阳杆格，乃开泄腑脏之格拒，以沟通阴阳于里者，正与葱茎疏达脉络之格拒，以沟通阴阳之表者，各尽其妙。故面赤咽痛，同是格阳，而一表一里，病情不同，则引导之药，亦复大异。古人选药如是，其至精至当，实非后人所能探索而说者。仅以桔梗利咽止痛，尚觉浑仑吞枣，未知真味。若如洁古张氏竟谓仲景甘桔治咽，而谓桔梗是升浮之药，且曰譬如舟楫载药上浮，诸药中有此一物，则药力即专治其上，不能下沉。云云。试以通脉四逆加桔梗之理思之，咽痛已是格阳在上，若果桔梗能载姜附上浮，岂不助桀为虐？《本经》具在，奚有此说？洁古之言，宁非大误！颐所以谓金元诸大家议论多有未可恃者，无如俗人寡陋，喜其卑而易行，简而易记，反以此等无稽之言，作为鸿宝，甚且无一人不深印脑经，永为法守，宜乎此学之日以颓败矣。利止而脉仍不出，是大泄之后，阴液耗竭，腑脏干枯。故脉络空虚，不能自起，此非人参之大力能补五脏真阴者。不能充血液而复脉，非以其阳犹未回。而以人参作回阳用。且方中本以姜附为主，已是回阳上将，古方精义其旨可寻。而此条方后竟日加参补阳，是踵明人之陋。陈修园谓仲景诸方，凡用人参皆在既汗既下之后，惟其阴液已伤，故用参以滋津液。参是阴药并非阳药。云云。是深得古人真旨者，细绎邃古，用药之理确乎不易，奈何自明以来，群谓参能回阳气于无何有之乡，果尔则古人四逆正方何以反无人参耶？呕吐是寒气上逆，四逆汤之姜附能守不能走，温中有余，降逆不足。生姜散寒而降逆上之气，自与姜附不同，仲景治呕无不加此一味。然惟寒邪为患及挟寒饮者，宜之。若今之呕吐，则多胃热气涌之证，不可不审。如谓仲师圣法可以通用，则赵括之亚矣。

真武汤

仲景治少阴伤寒腹痛，小便不利，四肢重，疼痛，自下利者，此为有水气。或咳或呕，小便利，及太阳病发汗，汗出不解，仍发热，心悸头眩，筋惕肉瞤，振振欲擗地，气寒恶寒，此亦肾中阳虚见症，仍属少阴。方名真武，盖取固肾之义。

附子一枚，炮　白术二两，炒　茯苓三两　芍药三两，炒　生姜三两

水寒相搏，咳者加五味子、细辛、干姜；小便利，去茯苓；下利，去芍药，加干姜；呕，去附子，加生姜一倍。

笺疏： 真武乃水神之名，少阴病而腹痛下利，小便不利，四肢沉重，疼痛，是寒水不安其位，泛溢上凌，几有匝地滔天、坏山襄陵之势，此非得水家神将坐镇北方，何以砥柱中流、奠安巨浪。附子辛温刚烈，断推镇摄阴霾之上将，直入肾脏固护元阳。即以白术实脾堤水，而又重任芍药作阴分之向导，以收摄其散漫之阴气。乃佐以茯苓渗泄下趋，导之去路，则水归其壑，而肾阳复辟锡玄圭以告厥成功，是亦神禹锁蛟巫支祁之绝大作用也。

太阳病，发汗过多，伤其心液，引动肾中寒水，泛滥上潜，水气凌心，故为心悸。阴居阳位，故为头眩。群阴用事，心阳无依，故为筋惕肉瞤，振动不息。此其病状与上条各各不同，而其为寒水之邪则一，故亦主以是方。于此可知治病之法，但当于病理中求其真诠，则披大郄导大窾，无不迎刃而解。彼徒于见证上支支节节而为之者，又何足以知此。

附子汤

仲景治少阴病，身躯痛，手足寒，骨节痛，脉沉者，及少阴病得之二三日，口中和，背恶寒者，前方去生姜加人参二两。

笺疏： 此证又皆少阴寒水之邪，故治法仍与真武汤方无甚出入。

乌梅丸

仲景治伤寒厥阴证，寒厥吐蛔。伤寒脏厥者死。脏厥，脉微而厥至七八日，肤冷发躁，无暂安时也。蛔厥者，蛔上入膈则烦，须臾入复止，得食则呕而又烦，蛔闻食臭复出也，此为脏寒，当与此丸温脏

安蛔。亦治胃腑发咳，咳而呕，呕甚则长虫出，亦主久利。

乌梅三百个　细辛　桂枝　人参　附子炮　黄柏六两　黄连一斤　干姜十两　川椒去汗　当归四两　苦酒醋也

浸乌梅一宿，去核蒸熟，和药蜜丸。

笺疏： 厥阴为三阴之尽本是阴分，自多寒证。而阴之尽，即是阳之初，阴阳递嬗之交，即生生不息之机寓焉。且风木之脏，涵有相火。故厥阴之动，又多阳病。乌梅丸专治厥阴寒厥，自必以姜辛桂附川椒之辛温刚燥为主，而即佐之以连柏苦寒互用，温凉最是别开生面。此中机栝如可寻思，又以将军之官，性情刚暴辛燥之药，恐助横决，则更以乌梅苦酒之酸收者，柔驯之一剂之中，而刚柔寒热参错其间，治厥阴病者，均可以此化而裁之，量为增损，无余蕴矣。蛔亦感风木之气化而生，故为厥阴之病。大辛大苦均是杀虫利器，而古人必谓之安蛔，不肯说出一个杀字者，皆误认蛔虫是吾身必有之物，似乎不当聚而歼之者。究竟此非应有之物，所谓虱生于吾，而吾非虱父母，虱非吾之子孙者，何有不可歼灭之理。此方治蛔，本以杀虫安于何有？其亦治呕甚及久利者，呕固厥阴之气上逆，久利亦厥阴之疏泄无度。辛温摄纳而苦以坚之，中枢有权，庶不上泛下泄，惟病家体质虚实寒热各有不同，则亦不必呆守成方，是在临证时消息而量度之，古人固未尝不许，吾斟酌而损益之也。

祛　风

小续命汤

《千金》治中风不省人事，神气溃乱，半身不遂，筋急拘挛，口眼㖞斜，语言謇涩，风湿腰痛。痰火并多，六经中风，及刚柔二痉，亦治产后中风，论见前。

麻黄去节　杏仁去皮尖，炒研　桂枝　白芍酒炒　甘草炙　人参　川芎　黄芩　防己各一两　防风两半　附子半两，炮去皮脐

每服三钱或四五钱，加姜枣煎，温服，取微汗。

筋急语迟脉弦者，倍人参去芩、芍，以避中寒。服后稍轻，再加当归。烦躁不大便，去桂、附倍芍药，加竹沥；热，去附子，入白附子亦可。如不大便，日久胸中不快，加大黄、枳壳。如脏寒下利，去黄芩、防己，倍附子，加术；呕逆加半夏。语言謇涩，手足战掉，加菖蒲、竹沥；身痛发搐加羌活；口渴加麦冬，花粉。烦渴多惊，加犀角、羚羊角；汗多去麻杏加白术。舌燥去桂附加石膏。参《丹溪心法》。

笺疏： 中风一证，自《金匮》以后无不以外风立论。且无不以为肃杀之寒风，故《千金》《外台》两书续命场方多以百计，无一不麻、桂、羌、防、姜、辛、乌、附者。然既用大辛大温为主，而又多合以清凉之药，甚至犀、羚、石膏恒与桂、附、乌、雄杂然并列，已是莫明其妙。而金元以来，说到西北有真寒，东南多湿热痰一层，乃有真中、类中之分，始稍稍判一界限。然所言治法，仍惟以续命等方推为前列，药不对症，将谁适从。所以二千余年凡论是症，莫不扑朔迷离，无可究结。终未见一明白了解可以起而能行，行而有效者。直至近今，西学家有血冲脑经之说，始知《素问》所谓血菀于上，使人薄厥。又谓血之与气并走于上，则为大厥诸条早已露其端倪。而张伯龙《雪雅堂医案》惟以潜降镇摄为治者，始有捷效。则病本内因，且是风火，而自古迄今，恒以外风、

外寒论者，宁非大谬！古人治案尚称投以续命而获效者，更是何说？颐未尝久居西北，领略彼方风土，虽不敢谓伊凉燕赵之域，必无此大寒大风为患，而以二十余年所见之症参之，则固无一非内因病也。已专辑《中风斠诠》一编，备论原委，而如是方之下所述诸症，溃乱不省、半身不遂、筋急拘挛、喎斜、謇又涩，无一非气血冲脑，扰犯神经，失其知觉、运动之病。而谓疏表温中可以得效，其何敢信？且药则麻防附桂，而曰可治痰火并多，更不知为此说者持何理由？岂以方中自有芩芍，遂可不问桂附，所以景岳已谓水火冰炭，道本不同，纵有神功，必不心服，尚觉稍分泾渭。至古今各家，皆谓此方通治六经中风。云云。则自《金匮》有在经、在络、入腑、入脏之区别，而后之说者，莫不以中经络、中腑、中脏分为三纲。见续命方中有麻桂芍芩，有似于伤寒之太阳阳明条理，遂谓是方可治在经之风，而洁古老人且有六经加减一似圣经贤传，确不可易，究之昏乱不省、不遂、不仁、口眼喎斜、言语謇涩诸症，何者有合于六经之一，而续命汤中诸药又何者可治不省、不遂，謇涩、喎斜之病，一为说破，当必瞠目而莫明，所以抑且三因百病，固不能跳出六经范围，而惟此则病在脑经，却不可拘于六经恒例。易老逐经加减，冀求弋获，实是无此病情，添足画蛇，未免辜负他一番苦心孤诣。而彼此梦梦，依样葫芦，譬犹群盲谈天，手舞足蹈，那不令人笑倒。至若刚柔二痉，亦皆脑经震动为病，必不能强以太阳之经，妄为比附。古人麻桂葛根之法，万万不能适用，而在产后得之，则阴虚阳越，又即《素问》之所谓上实下虚为厥颠疾者，亦岂麻、附、防风之所堪妄试

者耶？

独活汤

丹溪治风虚瘛疭，昏愦不觉，或为寒热。

独活 羌活 防风 细辛 桂心 白薇 当归 川芎 半夏 人参 茯神 远志 菖蒲各五钱 甘草二钱半，炙

每服一两，加姜枣煎。

笺疏：此亦古人误会之成方。苟非真有寒风，此法皆不可妄试。然方下却谓风虚。云云。则又似因虚而风动者，是即阴虚于下，而阳越生风，似此温燥辛升，何一非虚家鸩毒。

愈风散

华佗治产后中风口噤，角弓反张。亦治血晕不省人事，四肢强直。见产后角弓类，名如圣散。

笺疏：荆芥治风，固亦为外风言之，然既炒成炭，复有何用？古人虽皆曰神奇，而按之药理，病情断不能符，则又何敢轻信？

化　痰

二陈汤

《局方》治一切痰饮为病，咳嗽，胀满，呕吐，恶阻，头眩心悸。

半夏姜制，二钱 陈皮去白 茯苓一钱 甘草五分

加姜煎，半夏、陈皮贵其陈久则无燥散之患，故名二陈。

笺疏：此为治痰通用之成方，二陈化痰，人尽知之。茯苓本为疏涤痰饮之主药，唯市肆中物，皆是培植而生，故鲜实效。加生姜者，亦涤饮也，惟甘草甜腻，正是

相反，此当去之。

半夏茯苓汤

《千金》治妊娠恶阻，烦闷，吐逆，恶食，头眩，体重，恶寒，汗出等症。

半夏　生姜各三十铢　干地黄　赤茯苓各十八铢　橘皮　旋覆花　细辛　人参　芍药　川芎　桔梗　甘草各十二铢

车氏只用八味去细辛、川芎、桔梗之升提，芍药之酸敛，尤为尽善。

上十二味，㕮咀，以水一斗，煎取三升，分三服。若病阻积月日不得治，及服药冷热失候，病变客热烦渴、口生疮者，去橘皮、细辛，加前胡、知母各十二铢。若变冷下利者，去地黄，入桂心十二铢。若食少胃中虚生热，大便闭塞，小便赤少者，宜加大黄十八铢，去地黄加黄芩六铢。余依方服一剂得下后，消息看气力冷热，增损方更服一剂汤，便急使茯苓丸，令能食，便强健也。忌生冷、醋滑、油腻。方论见恶阻门。

笺疏：恶阻皆气逆挟痰，甘地腻滞，必不可投细辛升阳，惟胃寒者宜之，痰热不用。

茯苓圆

《千金》。

茯苓　人参　桂心熬　干姜　半夏　橘皮各一两　白术　葛根　甘草　枳实各二两

上十味，蜜丸梧子大，饮服二十丸，渐加三十丸，日三次。《肘后》不用干姜、半夏、橘皮各一两，白术、葛根。止用五物。又云：妊娠忌桂，故熬。

笺疏：古人多寒证，故方中有姜桂，非今人所宜。葛根升举胃气，亦与呕家相反。善学古者，必不可囫囵吞枣。

又方　此在《景岳全书》名竹茹汤。治孕妇呕吐不止，恶心少食，服此止呕清痰。

青竹茹　橘皮各十八铢　茯苓　生姜各一两　半夏三十铢

上五味，水六升，煮取二升半，分三服。

笺疏：此乃热痰互阻，泛溢嗽呕之专剂。

橘皮汤

《千金》治妊娠呕吐，不下食。

竹茹　橘皮　人参　白术各十八铢　生姜一两　厚朴十二铢制

上六味，水七升，煮取二升半，分三服。附参。

《金匮》单用橘皮汤，又橘皮三升，竹茹二升，人参一两，甘草五两，炙，生姜半斤，大枣三十枚，名橘皮竹茹汤，均治哕逆。后人又因《金匮》加半夏、赤苓、枇杷叶，亦名橘皮竹茹汤，治虚人呕逆。

笺疏：此即上方之所自出，胃虚有热而上逆者宜之。

六神汤

治产后痰迷，神昏谵语，恶露不断者，甚或半身不遂，口眼㖞斜。方论见前产后案中。

杜刮橘红　石菖蒲　半夏曲（半夏亦可）　胆星　茯神　旋覆花各一钱

水煎清服。

笺疏：此方专于化痰降逆，而能治产后神昏谵语，甚至不遂、㖞斜者，竟能捷于影响。岂非降其逆上之气火，而神经自安。观此前之录小续命者，益可知是古人旧法，必不适用。

理　气

紫苏饮

严氏治胎气不和，凑上心胸，腹满痛

闷，名为子悬。怀胎至四五月，君相二火养胎，热气逆上之故。

紫苏一两　腹皮　人参　川芎　橘皮
白芍　当归三分　甘草一分

锉分三服，水一盏，生姜四片，葱白煎去渣服。一方无川芎，名七宝散。汪切庵《医方集解》载此苏叶止一钱，当归七分，甘草二分，余皆五分。

笺疏：此古今治子悬之主方，论已见前。

天仙藤散

陈景初制，本名香附散。治子气肿胀。

天仙藤即青术香藤，洗略焙　香附炒　陈皮　甘草　乌药　木香

等份锉末，每服五钱，加生姜三片，紫苏五叶，水煎，日三服，肿消止药。汪本无木香，有木瓜三片。

笺疏：此治气胀而无水者。然肿胀必挟积水，以络中无水，亦不大胀，则必以开肺气、通小水为主，专用气药，究竟鲜效。

木香散

王师复治妊娠四五月后，胸腹间气刺满痛，或肠鸣呕逆减食，此由忿怒忧思。饮食失节所致。

莪术　木香　丁香　甘草
盐汤下。

笺疏：此治中气虚寒之法，故有丁香，非胀痛者，必以此为主药。

抑气散

丹溪治妇人经将行而痛，气之滞也。
四物加胡索、牡丹皮、条芩。

笺疏：痛在经前，必不可腻补，此方非良法。

又抑气散

严氏治妇人气盛于血，变生诸证，头晕脘满。

香附四两　陈皮一两　茯神　甘草
研为末，每服二钱。

笺疏：所谓气盛，气之滞也。故用药如是。

抑青丸

大泻肝火，治左胁作痛，妇人怒气伤肝，胎气上逆，致呕逆水饮不能入。

黄连一味，吴萸汤浸一宿为丸。

笺疏：此惟肝胆火炽者宣之。方名抑青，所主在是，然非有宣导气分者佐之，亦嫌过郁，不能灵通。

代赭旋覆汤

仲景治伤寒发汗，若吐，若下，解后心下痞硬，噫气不除，感邪虽解，胃弱不和，虚气上逆故也。

又周扬俊曰：余每借以治反胃噎食，气逆不降者，神效。《活人》云：有代赭旋覆证，气虚者先服四逆汤，胃寒者先服理中汤。后服此方为良。

旋覆花三两　代赭石一两　人参二两　甘草三两　半夏半升　生姜五两　大枣十二枚

笺疏：此斡旋中州气滞，而镇摄其上鬒之逆，最能桴应。仲景本治汗吐下后之噫气，故有参甘大枣。若在虚人杂病中参固宜也，惟有痰窒，则须去甘枣耳。

旋覆花汤

《金匮》。
旋覆花　葱　新绛

笺疏：此疏达肝家结滞，通络和血之方。尤在泾谓：旋覆花治结气，去五脏间寒热，通血脉。葱主寒热，除肝邪，绛帛入肝，理血者也。

逍遥散

《局方》治血虚肝燥，骨蒸潮热，口干便涩，月经不调。

柴胡　当归酒拌　白芍酒炒　白术土炒　茯苓各一钱　甘草炙，五分

加煨姜、薄荷煎。本方加丹皮、栀子，名加味逍遥散。

笺疏：此为肝络郁结，窒塞不宣，变生诸症。故以柴胡疏泄郁气，经所谓木郁达之者，故名逍遥。肝木既滞，窒而不通，则必郁而化火，故加味丹皮、栀子。若肝胆气火横逆，势已猖狂。而复用此则教猱升木，为害尤烈。

小柴胡汤

仲景治伤寒中风少阳证，往来寒热，胸胁痞满，默默不欲食，心烦喜呕，或腹中痛，或胁下痛，或渴，或咳，或利，或悸，小便不利，口苦，耳聋，脉弦，或汗后余热不解，及春时嗽，发疟寒热，妇人伤寒热入血室。小柴胡在经主气，在脏主血，故更能入血室。

柴胡八两　半夏半升　人参　甘草　黄芩　生姜三两　大枣十二枚

笺疏：仲景以此为伤寒少阳经之主方。本为寒邪外束，少阳之气郁遏不宣，故为寒热往来。其寒之不已者，正其表邪未解之明征，则邪已传少阳，而仍当升散解表。柴胡禀少阳春升之气，宣达木郁，见其专职，其症则口苦，耳聋，目眩，胸胁痞满，默默不欲食，心烦，喜呕，或胁下硬满而痛，或腹痛，无一非肝胆之气为寒邪所郁，故以此升而达之。斯少阳之气得宣，而诸证可解。若至温病热病则本非寒邪而为。此诸症又皆少阳相火有余，横决肆虐，此则清泄宣通犹虞不及。而谓可以柴胡升散，

助其发扬，吾知仲景处此必不若是。此古今病情之绝不相同者，虽见症亦复无异，而病理适得其反。奈何宋金以逮元明，恒以柴葛等方通治温热之少阳经病，则功不补患为祸，且有不可胜言者，读近人治案，为利为弊，凿凿可据，是亦读古书之必不可不变通者。况乎今之胸胁满痛，默默欲呕者，更无一非痰热交肆其虐，而复以柴胡升之，参甘大枣腻之，其害更捷于眉睫。而笃信好古者不悟也，不亦怪哉！又按：疟之为病，挟痰挟积者，十而八九，惟开泄化痰最为捷效。然嗜古者，亦必曰小柴胡乃治疟圣法，弊又不可胜言，惟虚人发疟，其发日晏而汗多，无痰，舌苔清楚者，则为阳陷入阴，非柴胡升举之不可。此则东垣补中益气成方重加首乌，投之即应。而舌腻胸满者，又是相反，此岂可一例论者。而近今作家，或如徐灵胎辈则曰非柴胡不可治疟，而宗叶天士者，又谓必不当用柴胡，是两失之矣。妇人伤寒，热入血室，其可用小柴胡者，尤其百不得一。然徐洄溪犹未知此理，更何论乎自檜以下尧封是书，前录数案，皆以小柴胡而变剧者，岂非殷鉴，而于此尚复糊糊涂涂，直抄仲景原文是何，可食而不知其味者，后有好古之士，尚其慎思而明辨之。

理血

小蓟饮子

治男妇下焦热结，尿血淋漓。溺痛者为血淋，不痛者为溺血。论见妊娠经来类。

小蓟　蒲黄炒黑　藕节　滑石　木通　生地　栀子炒　淡竹叶　当归　甘草各五分

笺疏：此血淋、溺血通治之方。清血热、通水道虽无甚深意，以治湿热蕴结，

颇有捷效。

导赤散

钱氏治小肠有火，便赤淋痛。论见带下类。

生地黄　木通　甘草　淡竹叶

等份煎。

笺疏：小水热赤，本是膀胱蕴热，与小肠无异。此方木通、竹叶只以清导膀胱之热，而方名导赤者，制方者意中非以导去小便之黄赤。盖谓小肠属火，而清导之。古人无不误认小便从小肠而来。故方下径曰治小肠有火，实是大误，不可不正。

血极膏

罗谦甫治妇人污血凝滞胞门，致成经闭。论见经闭类。

大黄一味为末，醋熬成膏，服之，利一二行，经血自下。

笺疏：大黄本是逐瘀破血之猛将，一味独用，其力尤足，将军固专阃材也。

荡胞汤

《千金》治二三十年不产育，胞中必有积血。论见求子门。

朴硝　丹皮　当归　大黄　桃仁生用，各三铢　厚朴　桔梗　人参　赤芍　茯苓桂心　甘草　牛膝　橘皮各二铢　附子六铢虻虫　水蛭各十枚

上十七味，㕮咀，以清酒五升，水五升，合煮，取三升，分四服，日三夜一，每服相去三时。覆被取微汗，天寒汗不出，着火笼之，必下脓血，务须斟酌下尽，二三服即止。如大闷不堪，可食酢饭冷浆，一口即止。然恐去恶不尽，忍之犹妙。

笺疏：《千金》求嗣门，调经诸方治妇人多年不育，每用攻血破瘀之品。以为不孕之故，必有积瘀停滞胞门，若有非去其垢不可者，然在丰年壮实之体，固有停痰积瘀一症，对病用药本无不可。若在柔脆瘦弱之人，本以坤道不厚，不能载物，亦胡可一概而论？是在临证时，消息求之，虽不能孟浪从事，要亦必因噎废食也。

夺命散

治产后恶露不行，眩晕昏冒。论见产后眩晕门，及恶露不来。

没药去油，二钱　血竭一钱

共研末，分两服，糖调酒下。

笺疏：产后恶瘀窒而不行，以致地道不通，气火上冒，而为眩晕昏愦，自宜攻破下行，庶可奠定其上升之逆方。用没药、血竭二味，尚是和平中正之药。惟引用砂糖，虽能活血导瘀，尚嫌腻滞，所当审慎。如在炎天更为禁品。王孟英尝再三言之，亦产母房中不可不知之诀。而酒能上升，更非所宜。制方之人仅欲其通经迅速，而不悟眩晕气升者，得之为害，将不可设想。

按：产后瘀血名为恶露，由来旧矣。初不知何以而得此命名，盖露乃取发见于外之义，此是瘀垢，可去而不可留，则不宜藏而宜于露。故新产用药，必参用攻破导瘀之品，其所去无多，而本无蓄滞者，终是少数。此等方即非昏眩，亦尚可投，惟亦有去血已多，而阴虚阳越之昏冒，则必以潜阳镇摄为治。大虚者，且非补不可，亦非此二味之可以无往不宜者也。

夺命丹

《良方》治瘀血入胞，胀满难下，急服此，即消胞衣，自下。

徐蔼辉曰：似与前论恶闭致喘证未对，姑列此以俟再考。

附子炮，半两　干漆碎之，炒烟尽　牡丹皮各一两

上为细末，另用大黄末一两，以好醋一斗同熬成膏，和前药丸桐子大，温酒吞五七丸。一方有当归一两。

笺疏： 是方惟以逐瘀为主。然干漆终嫌有毒，以治胞衣不下，非稳妥之法。徐谓与前论瘀阻作喘一证不对，确是两不相符，但破瘀之意亦尚不通。

花蕊石散

治血入胞衣，胀大不能下，或恶露上攻，或寒凝恶露不行。

花蕊石四两　硫黄一两

研细，泥封煅赤，服一钱，童便下。

又葛可久花蕊石散

治略同上。

花蕊石

煅存性，研如粉，以童便一盏，男人入酒少许，女人入醋少许，煎温，食后调服三钱，甚者五钱。能使瘀血化为黄水，后用独参汤补之，非寒凝者不宜此。

笺疏： 花蕊石专于破瘀，《和剂局方》已有成例，乃温通之峻剂也。

无极丸

治恶露不行，发狂谵语，血瘀之重者。

锦纹大黄一斤，分作四份。一份用童便两碗，食盐二钱，浸一日切晒。一份用醇酒一碗，浸一日切晒，再以巴豆仁三十五粒同炒，豆黄去豆不用。一份以杜红花四两，泡水一碗，浸一日切晒。一份用当归四两，入淡醋一碗，同浸一日，去归切晒

为末，炼蜜丸梧子大，每服五十丸，空心温酒下，取下恶物为验，未下再服。

笺疏： 是方出李濒湖《本草纲目》引《医林集要》云：此武当高士孙碧云方也。治妇人经血不通，赤白带下，崩漏不止，肠风下血，五淋，产后积血，癥瘕腹痛，男子五劳七伤，小儿骨蒸潮热等症，云云。

本是专为通经逐瘀而设，其带下、崩漏、肠风下血等症，亦必有恶瘀积滞者，始可用之。非以概治虚不能摄之带下、崩漏、便血。可知若五劳七伤、骨蒸潮热，则虽是虚劳，而经络之血已为热势灼烁，尽成瘀滞，古人多用宣通破瘀之法，正以瘀不去，则新不生，除旧乃所以布新，固非畏虚养痈者所可同日而语。然亦必其人正气未泯，足以胜任，方可背城一战。若不量体质而贸然投之，则适以速其绝矣。尧封以治产后瘀滞发狂，正以瘀结甚炽，气火极盛。非此猛将，急投不能去病，或有阴虚阳越。并血因瘀阻者，亦当审之。

失笑散

《局方》治恶露不行，心包络痛，或死血腹痛，不省人事。

蒲黄　五灵脂净者

等份炒为末，煎膏醋调服，或用二三钱，酒煎热服。

笺疏： 此方治瘀血心腹痛甚有捷效，而产后作痛，尤为合宜。

如神汤

治瘀血腰痛下注，两股如锥刺。

延胡　当归　肉桂

等份，水煎服。

笺疏： 此温通行瘀之法，与无极丸、血极膏之苦寒治证各别，惟在善用者，临证择之。

二味参苏饮

人参　苏木

此亦新产行瘀之一法，正气已衰而瘀滞未去者宜之。

清魂散

严氏治产后恶露已尽，忽昏晕不知人，产后气虚血弱又感风邪也。

泽兰叶 人参各二钱半 荆芥一两 川芎五钱 甘草二钱

上为末，用温酒热汤各半盏，调灌一二钱，能下咽即眼开，更宜烧漆气淬醋炭于床前，使闻其气。

笺疏：恶露已尽，而忽昏冒，此真阴大耗而孤阳上越，冲激脑经也。故方用人参，然此是阴虚之内风陡动，非可误作外风，荆芥已非所宜。而乃妄用辛升之川芎，酒以助其浮越，最是古人误认内风为邪风之通病，于严用和何尤然在今日脑神经病之原由昭然共晓，则古方中似此之类，不可不一律划除净尽。

伏龙肝散

治大小产，血去过多不止。

伏龙肝

笺疏：产后血去过多不止此非大补真阴，而大封大固不可救急者。此方一味虽亦可以温中固涩，然力量甚薄，安得有恃无恐？病重药轻，而令病人不起，亦何尝非医者杀之，能肩大任之人，当不以此言为河汉。

黑龙丹

亦名琥珀黑龙丹。治产难及胞衣不下，血迷、血晕、不省人事，一切危急恶候垂死者。但灌药得下，无不全活。亦治产后疑难杂证。案见奇证中。

当归 五灵脂净者 川芎 良姜 熟地各二两，锉碎，入砂锅内纸箸盐泥固济，火煅过 百草霜一两 硫黄 乳香生，二钱 琥珀 花蕊石各一钱

为细末，醋糊丸如弹子大，每用一二丸，炭火煅红投入生姜自然汁中浸淬，以童便合酒调灌下。

笺疏：此又温通逐瘀之一法。瘀积而

不宜苦寒者用之。

外 科

托里散

治一切恶疮发背、疔疽，便毒始发，脉弦洪实数，肿甚欲作脓者。亦治产后瘀血将成脓。论见前。

金银花 当归二两 大黄 朴硝 花粉 连翘 牡蛎 皂角刺 三棱 黄芩 赤芍二钱

每五钱，半酒半水煎。

笺疏：此方在疡科书中，每以为消毒退肿适用之方。其实疡患之属寒、属热，万有不齐，安有预定一方，可以通治百病之理！且人体虚实，又复各别。是方清热为主，可以治实热之重症，然用酒煎，又为热疡之大害，惟方下所谓治疔毒，而脉弦洪实数，欲作脓者，数言庶可近似。乃又杂之以发背一症，则须知始发一粒如黍粒，而渐以坚肿肩背板滞者，方是背疽，万无可用凉药之理！方中诸味直同鸩毒，而又杂之以亦治产后瘀血将成脓一句，则产血败瘀入络，诚有坚肿为疡之一候。治之之法，只有通经行瘀，而参之以温和熨煦则可消散，误授清凉适以助其凝结。况乎硝、黄、翘、芩一派大苦大寒，而可以妄试乎？且产后瘀血成痈，亦不应有弦洪实数之脉，如有之则为坏症。尧封于疡科初无经验，故有此枘凿不入之门外语。然岂不知产后之脉，静者为吉，躁者为凶耶！是何可以不正。

蜡矾丸

治一切疮痈恶毒。先服此丸护膜托里，使毒不攻心。或为毒虫蛇犬所伤，并宜服之。

黄蜡二两　白矾一两

先将蜡熔化，候少冷入矾和匀为丸，酒下，每服十丸、二十丸，渐加至百丸则有力，疮愈后服之亦佳。

笺疏：此丸亦向来疡科所谓护膜解毒之良方。谓毒邪甚盛，恐其内陷攻心，及脓成皮里膜外，恐其溃深穿膜者，此丸皆可以保之。矾取其涩，蜡取其滞，看似未尝无理，实则蜡最碍化，矾燥且涩，大伤胃气，而毒果甚者反以助其坚凝，又安有清解之可说？且脓成膜外，药走胃肠，又何缘而能护膜？乃谓可服至百丸之多，其谬已极。而疡科书中，皆盛称之一似必不可无之要药，则多是理想之谬。要之蜡矾黏涩，非能如缝者之补缀，圬者之画像，可以直黏心膜而保护之，斯真耳食之见矣。

太乙膏

丹溪治瘰疬子疮神效。

脑子一钱，研　轻粉　乳香各二钱，研　麝香三钱，研　没药四钱，研　黄丹五两

上用清油一斤，先下黄丹熬，用柳枝搅，又用憨儿葱七枝，先下一枝熬焦，再下一枝葱尽为度，下火不住手搅，觑冷熟得所，入脑子等药搅匀，瓷器盛之，用时旋摊。

笺疏：此即今治疡家通用之薄贴。溃也未者，可另加退消药物为消毒用；已溃则另加药物为提毒去腐用，至毒尽新生，脓水已净时，则即不另加药，亦可生肌收口。盖丹粉乳没俱有黏组之力，本能生新，惟脑麝太多亦甚无谓，而不能贫富共之，即减去十之七八，亦无不可。但此是治外之法，而古书中竟有用作丸服，以治肠胃生痈者，能泄导脓瘀，极有奇效。则黏腻之质，适与攻瘀相反，且非肠胃本性之相习，必不可信。疡医家言常常有此怪不可

识之议论，多与病理自相矛盾者，此颐所以恒谓通行之疡科，各书无一善本也。

润　下

麻仁丸

仲景治便难脾约。

大黄四两，蒸　厚朴　枳实即大承气无芒硝也　麻仁一两一钱　杏二两二钱，去皮麸炒　芍药

蜜丸梧子大，每服三五十丸，温水下。丹溪书名仁脾约丸。

麻仁丸

丹溪治同上，兼治风秘。

郁李仁　麻子仁各六两，另研　大黄一两半，以一半，炒　山药　防风　枳壳七钱半，炒　槟榔　羌活　木香各五钱半

蜜丸，梧子大，服七十丸，白汤下。

笺疏：两方润燥滑肠，功力相近。至途时则多用前。明吴兴陆氏之所谓润字丸，其药味效用，亦约略相似。方见陆氏三世医验。近绍兴新出之《广温热论》亦有之，但医验所载之治案，文字浅陋，于病理亦时时矛盾，且最多剿袭雷同之弊，本非佳作，则其方亦不甚可信。故《广笔记》已言传之不真，或陆氏当时自制此方，而秘不肯传，亦可见当时医界所见之小矣。

平胃散

《局方》治脾有停湿痰饮，痞膈，宿食不消，满闷，溏泻，加朴硝善腐死胎。论见产类。

苍术泔浸，五斤　厚朴姜制炒　陈皮去白，各三斤　甘草三十两，炒

上为末，每服五钱，加姜三片，枣一个，煎入盐一捻，沸汤点服亦得。见丹溪书。

笺疏：此本燥湿之佳方，以胃有湿痰则运化疲，而不思纳。苍术、厚朴善于除湿而醒胃气，名曰平胃。所以振动其消化之作用也。乃女科家每谓以是方加朴硝，能使死胎腐化而下，则服药以荡涤肠胃，岂能腐到肠胃以外之胎？其说已不近情用，胎之所以死者，具有种种原因，岂一味朴硝所可概治。前卷引《圣济论》子死腹中一条，已明言其故矣。

胎 产

安胎方

黄芪蜜炙　杜仲姜汁炒　茯苓各一钱　黄芩一钱五分　白术生用，五分　阿胶珠一钱　甘草三分　续断八分

胸中胀满加紫苏、陈皮各八分。下红加艾叶、地榆各二钱。并加多阿胶，引用糯米百粒，酒二杯煎服，腹痛用急火熬。

笺疏：胎动不安，多由于内热扰之。而土德不健，失其坤厚载物之职，亦其一因。故丹溪有言，黄芩、白术安胎圣药，是方即本此意。而以黄芪、阿胶养血而举其气；杜仲、续断黏韧以固其基。制方之义简而能赅，确是安胎之善法。但临用时，亦当相其人体质之寒、热、虚、实而增损之。尚非可以一概而施。方后谓胸中胀满加紫苏、陈皮，即治子悬之法，则方中之芪必非所宜，下红加艾叶、地榆甚是，惟引用糯米嫌其腻滞，且失之柔。又用酒煎，则更非稳妥之道矣。

保胎神佑丸

此方屡验，一有孕即合起，每日服之。凡易滑胎者自无事，且易产。

白茯苓二两　於术一两，米泔浸一日，黄土炒香　条芩一两，酒拌炒　香附一两　童便浸炒

延胡一两，米醋炒　红花一两，隔纸烘干　益母草净叶去梗，一两　真没药三钱，瓦上焙干去油

上为末，蜜丸，桐子大，每服七丸，白滚水下。若胎动，一日可服三五次，切不可多服一丸。至嘱。

徐蔼辉曰：胎滑自是血热动胎之故，方中红花行血，延胡走而不守，恐非保胎所宜。况已有香附行气，气行血自不滞，何取动血之品，宜去之为稳。王孟英曰：每服七丸，故有奇效而无小损也，毋庸裁减。

又曰：神佑丸兼能调经种子，大有殊功。

笺疏：方用芩术，仍是丹溪成法，内热者宜之，而肥白气虚者，亦不必泥。延胡虽曰能走，然运动血中之气亦与香附相近，世皆以为破血行血猛药，殊觉言过其实，尚可无虑，惟红花未免无谓。盖富贵之家，一觉成孕，即万分谨慎，毫不动作，而怀胎十月，妊娠惟有安坐高卧，一身气血迟滞何如，故其中香附不已，又是延胡、红花，盖即为若辈不运动者设法。而寒素之家，井臼亲操者，固亦无须于此。服法亦奇，仅仅七丸，其力不失之峻，固无妨于常服。若孟英所谓奇效，恐未必然，又谓能调经种子，则即其通调气血之功用耳。

保胎磐石丸

怀山药四两，微炒　杜仲去粗皮净，三两，盐求炒断丝　川断续二两，酒炒

共为末，糯米糊为丸，如绿豆大，每服三钱，米汤送下。方虽平常，屡用屡验，乃异人所授也。凡胎欲堕者，一服即保住，惯小产者，宜常服之，或每月服数次，至惯半产之月，即服之，无不保全。

笺疏：杜仲、续断皆有补伤绝续之功，是保胎之无上妙品。而君之以薯蓣培土为

主，又是坤厚载物之微旨，立方纯正，最稳而验，尚在前二方之上。但糯米糊丸，似嫌太腻，不如水法丸之灵动，此可多服。必无流弊。

银苎酒

治妊娠胎动欲堕，腹痛不可忍，及胎漏下血。

苎酒二两　纹银五两

酒一碗，如无苎之处，用茅草根五两加水煎之。

笺疏：本草言苎麻性滑，而根又下行，且银能重坠，按之无力，颇与胎元有碍。然世多用之，而未言其害，此药理之不可知者。且用酒煎，尤嫌其动而不守，岂以酒能上行耶？升举之义耶？惟茅根代苎，则清凉滑润又是下行，妊家皆以为禁品。而此方用之，则不敢信耳。

紫酒

治妊娠腰痛如折。

黑料豆二合，炒熟焦

白酒一大碗，煎至七分，空心服。

笺疏：腰痛本是肾虚，黑豆补肾，酒能引之，是可法也。

回急保生丹

仙传此方得之神感，效验异常。

大红凤仙子九十粒　白凤仙子四十九粒　自死龟甲一两，麻油涂炙通梢　怀牛膝三钱　桃仁一钱五分　川芎五钱　白归身五钱

凤仙子研末包好，临产时将余药称明分两，为末配入，临盆时米饮，调服二钱，迟则再服一钱。交骨不开者，即开。难产者不过三服。临盆一月内本方去凤子，入益母膏二两，每日早米饮，调服二钱，则临盆迅速（胎元不足者勿服）。产后瘀血不净，变生病者，或儿枕痛，于本方内加炒

红曲三钱，酒炒马料豆二合，共为末，用童便半杯，陈酒半杯，调服二三钱即愈。惟凤仙子临盆时用。

笺疏：此为催生之法。凤仙子本名急性，下行极速，惟见抵产门而离产时间或可用，治交骨不开者亦佳。若谓弥月之时，已可预服，则龟甲、牛膝、桃仁皆嫌太早，欲速不达，胡可妄试！所谓天下本无难事，而庸人自扰之，为害必有不可言言者。若在产后，则芎归殊难通用，吴鞠通已备言之矣。近传催生方，以保生无忧散为佳。貌视之，方极杂乱，而程氏《医学心悟》解之极妙，用之者亦恒应验，但非临盆时，必不可早投，而《达生编》中竟以为安胎之用，适得其反，误用之无不堕者。颐见之屡矣。然达生一编，无家不有，害人真是不小。无忧散在《达生编》中名保胎神效方，真是大谬。

通津救命玉灵丹

仙传治裂胞生及难产数日，血水已干，产户枯涩，命在垂危者。

龙眼肉去核，六两　生牛膝梢一两

黄酒浸捣烂，将龙眼肉煎浓汁，冲入牛膝酒内服之，停半日即产。亲救数人，无不奇验。

孟英曰：龙眼甘温，极能补血，大益胎产，力胜参芪。宜先期剥去净肉，贮瓷碗内，每肉一两加入白砂糖一钱。素体多火者，并加西洋参片，如糖之数幂，以丝绵一层，日日放饭锅内蒸之，蒸至百次者良。谓之代参膏。较生煎者功百倍矣。婉时开水瀹之，其汁尽出。如遇难产，即并牛膝酒共瀹，更觉简便。凡气血不足，别无痰滞便滑之病者，不论男妇，皆可蒸服，殊胜他剂也。

笺疏：裂胞生者，吾乡相传作沥胞。

谓胞光破而连日不生，胞水沥枯，产门干涩，致于难产。此非峻补真阴，养其津液，情殊可虑。龙眼肉甘温多液，洵为补血上品，名为通津救液，尤无愧色。合以牛膝长梢直达下焦，制方之意大有作用，且是万无流弊之良法。然何以托名仙传，反蹈小家伎俩。孟英以糖霜、洋参蒸制，可备急用，亦是妙谛。今吾乡常用此法，预先蒸透，以待临时应用。即非难产亦可服之，以助津液。但乡间俗传，谓不可早服，反致补住气血，不易达生，必俟见到产门，方可饮之。又谓产后亦不宜服，颐愚则谓新产真液大伤，正宜倍养，苟有外感及痰食实邪，亦何不可补之，有此等俗说，必不可信。为洋参则价重而无甚功力，今多用别直参同蒸，颐谓可用辽参须，取其下行为顺，催生乃产后亦是无往不宜。

《女科辑要笺疏》卷下终

鲙残篇

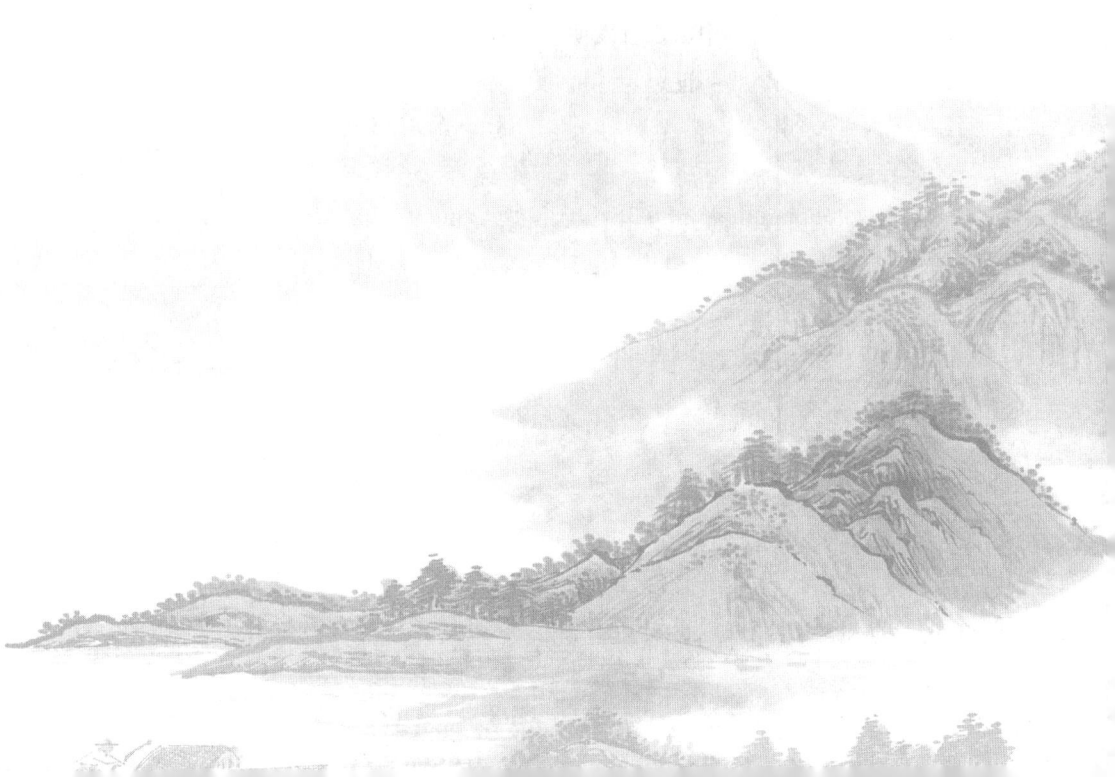

内容提要

　　《鲙残篇》一卷，会稽沈萍如著。市上极少传本，本社主任裘吉生君藏书中之秘笈。论说传记十有七篇，或论药品，或谈病理，或辨伪讹，或释古方，胥能发掘心得，成一家言。自云：幼客江宁，因水土变迁，屡婴疾病，卧床兼旬几弊者，屡守中医而获愈。既愈，留心医学，欲为却病计，非敢存医人志也。可见，其于此道探讨有素矣。中医之有发明者，辄在小部书籍，读此可为吾言一证。

目　录

鲙 残 篇

会稽沈萍如著
绍兴裘庆元吉生校刊

秘授药方须审察论

孟子曰：居移气，养移体。《素问》曰：东方滨海，食鱼而嗜咸，其人黑色疏理，病多疮疡，治宜砭石；西方陵居，风多而土刚，其人华食肥脂，病生于内，治宜毒药；北方地高，风寒而冰冽，其人野处乳食，病多藏寒，治宜灸焫；南方地下，土弱而雾聚，其人嗜酸致理，病多挛痹，治宜微针；中央地平湿，其人杂食而不劳，病多痿蹶，治宜导引按跷。《家语》曰：坚土之人刚，弱土之人懦，垆土之人细，息土之人美，耗土之人丑。观此则人之形质皆由水土饮食之所变生，而于起居服食可不慎所择哉？故枸菊之乡多寿，而酒色之戕致夭。五行更迭，生克乘除，有常道焉。亢则害，承乃制，不可偏倚也。是以肾气过强则妨心，而惊悸怔忡生；心气过旺则戕肺，而咳嗽烦冤生；肺气过实则伤肝，而目眵涕泪生；肝气过盛则克脾，而飧泻䐜胀生；脾气过满则害肾，而痿蹶重腿生。皆亢害而失其平易也。圣人制为药饵、针灸、按摩、导引、祝由以平治之，救其偏也。至于汤液之方，创于伊尹，盛于长沙，后贤递兴，则有七方十剂之等差，君臣佐使之配合，而尤当审其反畏恶欲之性以剂之，始可以为方。方之所以为方者，使之方向而不违，平易大方而雅俗共赏也。故

其表表于医籍者，桂枝、麻黄、青龙、白虎、三承气、四泻心之祛邪返正也；四君、八物、十全、六味、五子、七宝、建中、补中，以及虎潜、河车等之培元扶弱也。药品不多于十味，对症取效于顷刻。亦何曾探奇搜异，必致力于赤箭、青芝、牛黄、狗宝方形神效也？乃今多有聚集鳞介毛倮中一切臊膻热涩，如䐐脐、狗肾、海马、蛤蚧、全蝎、红铅之属，辅之以桂、附、椒、茱、脑、麝之类，辛香臭腐数十种杂为一方，亦不问其反畏恶欲、君臣佐使之谓何，艳称其名号，可夺造化，极赞其功能克转乾坤。一藉捷劫之性，取效片时，畅人欲志，不顾流祸于隐微，积久而大患突起，骇人闻见而不遑救者多矣。总由术士之眩惑，贵介之乐闻，而不察天地有常道，圣人有至论。所谓五谷为养，五菜为充，五果为助，五行相生，五脏以安，顾其天常，安其地利。而必欲强其词曰、人定可以胜天者，殊不知服全鳖丸久，而腹生小鳖以戕躯，饵龙骨粉多，而肠腑生痈以毙命，前人已受害者矣。夫子曰：未达不尝。所谓达者，非徒达药而已，意必达药性之良劣，与吾身之宜否，而后敢服。讵可不察吾身之固有，而漫为尝试？致犯虚虚实实之禁，失其平易而生偏胜之灾，甚至亢火消阴，变幻非常者有之。经曰：芳草发狂，石药发癫。可不慎诸？况恬淡

虚无，真气从之。黄帝养生之妙决可师。肉食者鄙，未能远谋。曹刿论战之快谈堪取。苟能毋摇尔精，毋劳尔神，起居有节，自可长生。是故气足则不饥，神足则不睡，精足则不淫。克宝吾身之宝，亦何有于外物哉？然而天地之间，土为万物之母，人身之中，胃为水谷之海。语云：节饮食者，却病之良方；理脾胃者，医中之王道。脱欲绸缪于未雨，请从事于脾胃。庶饮食强而谷气化精，则神气不期足而自足，又何籍于药饵之扶吾也耶？附诗：

寒夜无聊遗漏长，挑灯起坐读岐黄，至人精论皆金石，术士夸谈属老庄，咀嚼素灵非好辨，挪榆朱紫慎推详，蠡斯自古称西伯，不见流传种子方。

养生当以养阴为首务论

天地之间，阳行健，阴德静，体也；阳常有余，阴常不足，用也。然而阳更为阴之用，阴实为阳之体也。故阳无阴不生，阴无阳不长。观既济之交可见，而习坎之义不可不察与。昔丹溪独主滋阴，后人訾其药尚寒凉，易伐生气，而崇补火之法，乃不循本源之奥，而徒知肤浅之论矣。夫药用寒凉，乃泻火非养阴也。养之之义谓何？勿使阳之亢燥而消烁真阴，保其天一之本源也。今水被火侮，而斯病乌得不壮水之本以制阳光，藉北方苦寒之味以救之，而守习坎之义哉？人非水火不生活，是二者之不可偏废，亦不可偏胜，更当知阳易回而阴难养为首务。试以水火论日用寻常，藉火者暂而约，藉水者常而博。盖火易发而速，水难致而缓。十日之霖，不敌三日之曝。藏火于灰，久而垂灭，益之以薪，顷刻而炽，为力易而致用速也。贮水于器，逾旬而减，经月而涸，无可以生，凡物皆

能耗之。是非存养之胡能经久而泽耶？人身精血，水也，阴也，日以万应儿，何而不耗且尽也。是则存养之功，可不一日而三致思焉？水本静，静极而动生。故曰：肾藏智。智者乐水也。知觉生而运动随之。故少阳乃胎于太阴，是阴实阳之体。少阳甲木之气发生，万物运动而出，则阳乃阴之用而已。讵今人喜于补火，且有以吕仙号纯阳而得道为说，殊不察其采阴补阳之谓何，而北极有龟蛇配合之妙，圣人有夜气以存之训与？历观服热药金丹者，轻则痈疽，奇疾叠出，甚则真阴耗绝而暴亡者，比比是。故既济之防终乱，而习坎之获有孚，信矣。养生者，岂可忽于养阴之道不急务，而惑于补火之浮言哉？且凡物体实而用斯宏，未有体去而能用者矣。

附子吴茱萸干姜论

经曰：大毒治病，十去其五；无毒治病，十去其九。二者相形，而时尚何多惑焉？盖直达少阴，祛寒救败，谁如附子；善走厥阴，燥湿定痛，莫过吴萸；散表温中，快脾利膈，更尚干姜。此三者诚三阴斩关夺命之将也。然于诸热药中为最烈，过剂误施必有动血僭上之患迹，其功能直朱家郭解游侠之流言，信行果急人之急，捐躯赴难，可存亡生死而收效旦夕者耶？然一不善取，未免以武犯禁，而取笑同类矣。盖其气雄性毒走疾而悍，或气味俱厚，偏阳少阴。故附得姜而愈热，得桂而善走；萸得姜而益散，非以甘缓监之，难免疾驰衔橛之变也。故八味丸用桂、附以消阴翳，不过全料中之十一；左金丸用吴萸以开肝郁，而黄连五倍之。王好古有补火须防涸水，乌、附非身凉肢厥脉沉迟者不可擅投之，戒其慎始要终之道欤。然古人亦有终

身饵乌、附、椒、英而年登耄耋无恙，此又禀赋之殊，偶有之事，不可以为训。昔子产论政，以水懦弱，虑民玩而多死；今之用药反狎玩猛烈之火，至噬脐而弗悔，何哉？其必曰：砒礜鸩鳄方为毒，而不思中病即止之戒与。

黄芩天花粉传

山草黄芩者，蜀之秭归产也。味苦，性寒，气厚，味薄，阳中之阴，色青，专行少阳而兼入肺胃，可升可降，尝与黄连、厚朴、柴胡善，而恶葱实，畏藜芦、丹砂、牡丹皮。其相与游而协济以成功者，则得酒上行，而消上焦积血，清痰利膈；得猪胆汁除肝胆火，而祛脾胃湿热；借柴胡退寒热之往来；同白术为安胎之圣药；佐桑皮泻肺火，而须旧根枯片，即别名腐肠妒妇者；与芍、连、枳、朴除下利脓血。腹痛后重必选细实新根，即俗称子芩、条芩者。仲景伤寒方治心下痞满泻心汤，凡四方皆用之。又如太阳证下之，利不止、喘而汗出者，有葛根黄芩黄连汤；太阳少阳合病下利，有黄芩汤；少阳证下后，心下满而不痛，有泻心汤；少阳证之小柴胡汤，则本经药也。迨张元素称其功用有九。而李东垣、朱丹溪多阐发其妙，盖火靖气宁而胸膈畅，湿除滞化而肠胃通，上焦治则二便利。血闭痰凝，痈疽烦懑，清热以澄其源。因势利导，故事半而功倍，顺病之情，不烦奇异，而效斯捷，审寒热，慎予夺，故曰：药贵中病，医之宝也。大暑炎熇，三黄、白虎不足以为暴，何独于芩而斯惧哉？至蔓草中又有天花粉、栝楼根者，秦之弘农所出也，甘微苦酸，微寒，清润降下之品，金玉君子之质，除消渴，清暑热，通小肠，散痈肿疮疖，排脓止痛，消瘀生肌，其为肺与阳明药也，最宜虚热人。仲景用其实以治胸痹，痛引心背，咳唾喘息及结胸满痛，乃取其甘寒不犯胃气，能清上焦之火，使痰行气降而治矣。若栝楼散之治乳痈，其根下乳汁，拔箭镞，及针入肉，退痘后目瘴，其以纯粹之质，而能定仓猝乖戾之疾，其功可以想见矣。故其使枸杞子恶干姜，畏牛膝，反乌头，亦物以群分云尔。

萍如子曰：黄芩、花粉，《农经》中品，日用恒需之药，以治四时常有之疾，不可一日废也。乃世人好奇异，矜诡秘，竞事玉扎、丹砂之贵重，侈谈空青、狗实之无几，何异舍菽粟、水火而他求养生具哉？天食人以五气，地食人以五味。无虚虚，无实实，掊有余，补不足。是在人为之，而有至理存焉。察理真则施用，当可免偏胜之患，讵可因施之不当而弃物之性，不亦冤乎？然尽信书，则不如无书，亦不可不察。若李之才云：山茱萸、龙骨为黄芩之使，得五味子、牡蛎令人有子之说，则吾未之深信。黄芩苦燥而寒，其于湿热、疮痍、疟痢、血热等证，实能勘乱定祸，因便乘势以成功。管夷吾之流，而亦得桓公任之，当而能尽其才也。天花粉甘寒而润，大宜虚热人，其能出箭镞，退目瞖。殆乎仲在庄公之世，而处崔杼之乱也。吾故仿龙门管晏传而为芩粉传。《诗》云：呦呦鹿鸣，食野之芩。又云：果蓏之实，亦施于宇。睹二诗，可以窥二物尚矣。

马齿苋记

马齿苋者，以叶似马齿而得名。叶青，茎赤，花黄，根白，子黑色，具五行，又名五行菜。鲜者烈日爆之不易干，其汁流凝成水银，得汞之不死，故义名长命草。

性寒滑而味微酸，其功用则入厥阴血分，散血消肿，兼润肠脏，而去留滞者也，且可预禳瘟疫。于六月六日采，存至次年元旦，瀹熟，盐醋拌食之。俗又有安乐菜之名。唐武相国元衡患胫疮，妳痒痛楚，三年不愈，厅吏白以鲜者捣敷之，数易而愈。《海上方》用干者一斤，鲜二斤，同五加皮八两，苍术四两，煎汤澡浴。一切风湿气、杨梅毒，及妇人月家病，以致筋骨疼痛者，亦取其滑可去涩，而宣通血脉也。其杀寸白虫，敷拔疔根，滴聤耳，疗甲疽，灭瘢痕，点目眯、目翳，理痔漏、带下，又其余事耳。此物本菜类，而食者少备药料而肆不收，随在俱产而摘采易，可应急需而不难购，人多忽而不用，余甚惜之。因述其功能而特为之记，以告诸同志。

芜菁说

芜菁者，一名九英菘，即蔓菁也。南北随地可莳，而北方为多。《毛诗》为之葑，其性易生而滋长。故武侯行军，教士卒种之以备饥，蜀人呼为诸葛菜。马毁毁携入南中猺獠，今犹呼为马王菜。而蒙古则称为沙吉木儿。其叶似芥，阔大而厚，茎短而粗。夏初起台，开黄花，四出结角，子似芥子，而色紫赤，匀圆根，如萝卜，青白而圆长。六月种者，根大而叶蠹。八月种者，叶美而根小。惟七月初种，则根叶俱佳。京师人家以瓶腌藏，名闭瓮菜，差似撇兰耳。其性苦平，利气消食，治嗽通淋，殆清热祛滞之品。其子大能明目，而榨油然灯又损目，此物理之变幻也。李时珍称其可升可降，能汗能吐，能解蜘蛛毒，其根解酒止衄，拔疔根，消阴肿如斗。亦日用恒需之药，非特仅于疗饥而已。且于立春后庚子日，捣根汁，合家以次温饮

之，可辟时疾。其有裨于世，非浅鲜用为之说，以扬其功用云。

附：治青盲方　但瞳子不坏者，十可疗九。用蔓菁子六升蒸之，气遍合甑，掇下，以釜中热汤淋之，乃曝干，如是三蒸三淋三晒，杵为末，食后清酒服方寸匕。

又方　常服能洞视脏腑。芜菁子三升，苦酒三升（苦酒，醋也），煮熟晒干为末，以井华水服方寸匕，日三服。尽一斗，夜视有光云。

煮蔓菁菜作食，先用水炸熟。漉出，另用冷水浸一宿，去水加油盐炒食之，否则味苦不堪食。

山阴倪涵初先生疟疾三方疏释

第一方

治夏秋暑湿时疟初起。平胃除湿，理气化滞，有疏导开先之功。受病轻者，一二剂即愈。

制半夏　广橘皮　云茯苓　威灵仙各一钱　茅苍术　紫厚朴　柴胡　黄芩各八分　青橘皮　广槟榔各六分　炙甘草三分　生姜一钱

河井水各一盏煎，空腹温服，如头痛加白芷八分。按此方合小柴胡、平胃散、青皮饮三方为一，而以槟榔易草果之辛烈，加威灵仙，通行十二经络，彻内外面透邪出表，故奏效捷而成功伟也。盖人身中水湿有形之阴邪，每留着于肠胃，多化为热；中暑热无形之阳邪，每游溢于经络与湿相搏，遂化为疟痢。暑邪初中，不为湿所羁留，而即病自当从暑治，香薷散等方，表散之而外出是也，既化为疟痢，则当从疟痢治，犹米已成饭，不可以出汁，须由里而和之，使外出是也。故治疟发表非治法

也。尽用麻、桂、羌、防，几曾见一汗而愈者？疟邪之汗，犹之瘟疫同法，必里气和而表自解。倪先生此方，专以疏利留着之湿邪为主，而以和胃化滞为佐。独黄芩一味，堪清游溢经络之暑热，可与疫证达原饮同调，不藉香茹之发表，而况麻、桂、羌、防，散太阳风寒之品，可浪施乎？至若但热不寒之瘅疟疫疠，传变之温疟，自有白虎、承气在，但寒不热之牝疟，则又有附子理中、大小建中在，亦非徒恃发表可愈也。

第二方

治疟发三四次后，痰滞稍减，正气渐亏，一二剂即可止住。即极弱之人，缠极重之症，十剂后无不奏效。

生何首乌三钱　醋炙鳖甲　知母各二钱　白术　当归　威灵仙各一钱　白茯苓　黄芩　柴胡　广橘皮各八分　炙甘草三分　生姜一钱

河井水各半。煎，加无灰酒一盏，再煎数沸，空心温服。按此方妙在补泻互用，虚实得宜，不用人参、黄芪之骤补，屏去常山、草果之峻削，平平无奇，却神有效。慎勿混行加减，即无效矣。盖疟舍于营，邪伤血分，表邪稍解，当顾营血。方中首乌、鳖甲、当归正为血分药也。

第三方

治久疟虚弱并虚人患疟，扶正祛邪大有神效。

人参（或以玉竹代之，沙参无益也）炙黄芪各一二钱　白术钱半　当归一钱　柴胡　橘皮各八分　升麻四分　炙甘草三分　生何首乌二钱　大枣一枚　生姜八分

渴加知母一钱，热甚加青蒿八分，胃口不和加麦芽一钱。在半饥时服。

《素问》疟论，黄帝问曰：痎疟皆生于风，其蓄作有时者，何气使然？岐伯对曰：阴阳上下交争，虚实更作，阳并于阴，则阴实而阳虚。阴胜寒生于内，阳虚寒生于外，故中外皆寒极，则阳回而外出。阴并于阳，则阳实而阴虚，阳盛则外热，阴虚则内热，内外皆热，故喘而渴，欲饮冷也，此皆得之。夏伤于暑，热气盛，藏于肌肉之内，肠胃之外，此营气之所舍也。令人汗孔疏，腠理开。因得秋气，汗出遇风，及得之浴，水气舍于皮肤之内，与卫气并居。卫气者，昼日行于阳，夜行于阴。此气得阳而外出，得阴而内薄。内外相薄，是以日作其间。日作者，由邪气内薄于五脏，横连于募原，其道远，其气深，其行迟，故间日发也。至间数日发者，邪客于六腑有时，与卫气相失，故数日乃作也。

按经文则疟为先伤暑湿，后感寒风，构煽而起，其病根于肌肉之内，营气界分。不比风寒，骤感之在皮毛，不与营气相涉，可用麻、桂、羌、防发表，一汗而愈也。故治法必求之营气，用药必遵夫和解，由半表半里之间，导之使出。半表半里者，少阳之分也。少阳为枢，开阖必经之地也。虽刺疟篇有三阴三阳五脏及胃腑十二疟形状，乃邪走空窍，游溢于虚隙之处而现症，究其受病之原，乃舍于营分及募原皆半表里也，惟间数日者，则舍于六腑而更深入。然求其外出，亦必由少阳之枢辟，而后甫能达之皮毛。故小柴胡为治疟要药，奈今人因李士材有疟非少阳者，慎用柴胡一语，寒邪在太阳者，柴胡投早引入少阳等语，举世畏柴胡如虎，而治疟有终始弃置不用者。讵不思非少阳者，固不可用，在少阳者，非此不达也。前贤垂训，原欲人辨证而施药，试思寒热往来之为少阳证也，千古不易。既见寒热往来而犹畏柴胡，甘事

麻、桂、羌、防，能不偾败乎？且士材所云疟非少阳，宁非指瘅疟、牝疟乎？奈何泥于一而不通乎？概遂致因噎而废食，岂不可叹！因疏倪先生方，而并拈经旨以印之，为同道共商榷焉。且风寒在表之恶寒发热，人虽恶寒而肌肤已热。疟疾之恶寒，内外俱寒，及其发热，绝不恶寒矣。风寒得汗，退热即解。疟疾自能作汗，而退热次日仍复。如是可见其病在里而不在表，非可求汗而解，必里清而表自清。强表徒伤正气，而疟必淹缠。故疟疾有汗者，及其无汗即愈；无汗者，及其有汗即愈。疟之为汗，乃其所自为也，非可强发也。故曰：里气和，汗自出，里和而表从之矣。

瘅 疟

经曰：瘅疟者，肺素有热，气盛于身，厥逆上冲，中气实而不外泄，因有所用力，腠理开，风寒舍于皮肤之内，分肉之间而发，发则阳气盛而不衰，不及于阴，故但热不寒，气内藏于心，外舍于分肉，令人消烁脱肉。

按：此则治瘅疟主于肺热，实者白虎汤，虚者竹叶石膏汤，或君以知母，佐以人参，但二味更专功也。

湿温如疟论

原夫疟疾多端，《内经》详论已备。后人体认不真，每舍少阳不治，徒事发表攻里，往往贻误。不知疟之关于少阳，犹咳之不离乎肺也。纵有十二经之兼症，不过兼药以治。若舍少阳而治疟，犹舍肺而治咳也。疟为少阳证，小柴胡为少阳药，舍小柴胡其孰用耶？少阳证忌汗吐下，此仲景之格言也。舍和解其又孰从之耶？今乃有湿温如疟一证，亦少阳病也。而又若似乎非疟，湿邪郁蒸而成，而又若似乎温疫，其初起也，先觉身体懒倦，神思困顿，微觉怯寒，而又不甚畏风寒，似将发热，而又不觉其大热，三五日间，似饥非饥，欲食不食，渐渐加热，非若伤寒之猝然洒淅，恶寒而发热，非若温疫之陡然蒸热而昏迷也，每热则渴，欲饮水而不甚贪，太阳或痛，筋骨或酸。或现少阳一二症，口苦而不胁胀，胁胀而不耳聋，耳聋而不作呕；或兼阳明一二症，两目微胀鼻干，不干时或眠，不眠更或腰脊强痛；又似太阳证状。然而种种杂出，俱随热轻重而增减，且不恶寒而反爱凉，热时手心甚于手背，一日之内，平旦前后，必有一二时辰安静，头颈以上若似有汗而润泽，摸之黏手，而实无可拭之汗，及至巳午以后，热甚则肤腠干燥，似睡非睡，呓语如谵，唤醒则清，而非若谵妄之不知人事，舌苔白滑，中或微黄，口糙无味，脉则两关滑数，少阳更弦，浮部不足，沉部有力。此湿温时气杂合所致，脾胃虚弱之人多成此证，乃少阳、阳明而兼涉太阴之候也。因其非风寒之邪，故不恶寒，而但作热。因其似疟，故不若伤寒之恶寒发热，头痛无休，不若疫证之大热熇然，神昏志乱也。因是湿温，故但热不寒，而渴不贪水。不若冬伤于风，至春作疟之先热后寒而为温疟也；不若夏伤于暑，秋必为疟之先寒后热而为寒疟也。但其作止有时，轻重有候，即同疟证，邪由湿温内发，干涉太阴，是以难汗发。从少阳、阳明，当用柴平散以葳蕤代人参和解之法治之。且此证更多自肘至腕之臂，自膝至踝之胫不热可征，其兼太阴而外验诸四肢也，其手足心更热者可征，其邪在少阳而内热甚也，人见其但热不寒，而又

川黄连　条黄芩　白芍药　山楂肉各一钱二分　枳壳　桃仁去皮尖研，一钱　厚朴　槟榔　青皮各八分　当归　甘草　地榆各五分　红花酒炒，三分　广木香二分

如单白者，去地榆、桃仁，加橘红四分，倍木香，滞涩甚者酌加酒炒大黄一二钱。

按：痢之为病，由于手太阳小肠、手阳明大肠二经而来。盖小肠为受盛之官，水谷腐焉。大肠为传导之官，槽粕行焉。若二经外受暑风湿蒸之气，内伤生冷油腻之物，受盛失职，不能分消传导，失度不能递送，故其作也里急后重，变为脓血，大小腹痛，旋解旋作，皆壅滞不通之状。古名滞下，今则为痢，实乃不利之谓也。其色白者，大肠受病，庚金白而肺相表里，病于气也。色红者，小肠受病，丙火赤而心相表里，病于血也。总缘湿热为患，并无红白以分寒热之说。惟日久气虚以致脱滑者，则需参、术、诃、粟以固之，无用温补，治痢之法也。须知痢与泻属两途，痢属肠病，泻属脾病，迥不相谋。泻有寒热之干，痢惟湿热之患。泻多虚寒之证，痢惟久暂之异。虽古称有大瘕、肠澼、滞下、刮积之名，而实为湿邪壅滞化热所致，直至日久不止，变为虚寒者有之。若初起误投补涩之药，贻患匪轻。倪先生治痢三方，咸以芩、连清热，楂、朴消积，归、地、桃仁、红花以清血滞，枳、橘、木香、槟榔以清气滞，生白芍除后重而约脾，按日照方，无不百投百效也。

第二方

治痢十日外者，用生熟料各半法也。

黄芩　黄连　白芍各炒六分，生四分　楂肉一钱　橘红　青皮　槟榔　地榆各四分　当归五分　桃仁六分　红花三分　木香二分

甘草炙三分，生二分

第三方

治久痢经月，脾胃弱而虚滑者。

黄芩酒炒　黄连酒炒，各六分　白芍酒炒，四分　当归五分　人参五分　白术土炒，五分　炙甘草五分　橘红六分

以上三方皆以芩连为主，而补泻随宜，乃今治痢者绝不用芩连，何哉？成以泻法治痢故也。殊不知苦以燥之，即热泻亦何避芩连耶？

资生丸方

王肯堂曰：余初识缪仲淳时，见袖中出弹丸咀嚼，问之，曰：得之秘传，名资生丸，饥者服之饱，饱者服之饥。因疏其方，而犹不信其消食之功。已于醉饱后顿服二丸，径投枕卧，夙兴无停滞，始信此方之神。先恭简年高脾弱，食少痰多，余龄葆摄全赖此方，因特著此与世共之。

白术泔浸黄土拌蒸，晒九次，去土切片，焙干，三两　薏苡仁淘净炒黄色，三两　人参蒸熟焙干，三两　山楂肉蒸焙干，二两　神曲炒，二两　橘皮浸洗去膜，焙干，二两　白茯苓去皮，水飞去筋膜，人乳拌蒸，一两半　干山药炒黄，一两半　麦芽粉一两半　芡实去壳蒸，一两半　白扁豆去皮炒，一两　莲子去心蒸，一两　炙甘草五钱　桔梗米泔浸蒸，五钱　藿香五钱　白豆蔻三钱半　川连姜汁炒，三钱半　泽泻蒸，三钱半

妊娠以砂仁易泽泻，炼蜜为丸，每服二钱，淡姜汤细嚼下。亦可作细丸。无力用人参者，以洋参代之，党参不如也。

《医宗金鉴》罗谦甫曰：此方始于缪仲淳，以治妊娠脾虚及胎滑，盖胎资始于足少阴，资生于足阳明。故足阳明为胎生之本。一有不足，则元气不足以养胎，又不

足以自养，故当三月正阳明养胎之候，而见呕逆，又其甚者，或三月或五月而堕，此皆阳明气虚，不能固耳，古方安胎类用芎、归，不知此正不免于滑，是方以参、术、茯、草、莲、芡、山药、扁豆、薏苡之甘平以补脾元，陈皮、曲、柏、砂、蔻、藿、桔之香辛以调胃气，其有湿热以黄连清之燥之。既无参苓白术散之补滞。又无香砂枳术丸之燥消，能补能运，臻于至，和于以，固胎永无滑堕。丈夫服之，调中养胃，名之资生信不虚矣。

余于辛卯回越中，值母姨卧疾数月矣。时年七十有八，每夜起更衣三四次，昼如之所进食数次，共不及一盂，腹中时痛不休，肌肉瘦惫，起坐维艰，语言无力。医者无非用补火生土之法，右归、四神之类，辄不应，余因谓脾胃之疾不宜汤液，年高之人碍于峻补。盖脾胃不能健运厚味饮食，大补之药亦犹之厚味饮食，徒困塞脾胃运枢。不若用资生消补之法，遂进此丸，数日后而腹痛渐减，泄泻渐除，旬日后饮食加进，弥月而愈。于今七载，服丸未尝间断，现在八十四龄，每饭可两碗矣。可见肯堂先生前论之不诬，亦培后天以补先天，女娲炼石之法也。用揭此方以公同好。乾隆丁酉萍如谨识。

左 金 丸

川黄连炒，六两　吴茱萸滚汤泡炒，一两
水跌为丸。

《医宗金鉴》胡天锡曰：治肝之法有数种，水衰而木无以生，用地黄丸，乙癸同源是也。土衰而木无以植，用参、苓、术、草，缓肝培土是也。本经血虚有火，用逍遥散清火。本经血虚无水，用四物汤养阴。至于补火之法，亦下同于肾。而泻火之法，则上类乎心。左金丸独用黄连为君，从实则泻子之法，以直折其上炎之势。吴茱萸从类相求，引热下行，并以辛燥开其肝郁，惩其捍格，故以为佐。然必以本气实而土不虚者，庶乎相宜。左金者，木从左而制从金也，特治肝藏实火左胁痛者。

按： 时下凡遇胁肋胀痛、肝脾不调之证，动辄以左金投之，是未察左金之义也。《金匮要略》有云：见肝之病，以先实脾。若脾虚，为肝木所乘。再用黄连以泻心火。但知泻肝之子，不顾泻脾之母乎？当衡其轻重缓急而施治，慎勿偏任也。

石斛非肝药

石斛生于水石之间。秋月开花，皮黄肉白，甘淡微咸。故入心肾脾胃四经，能强阴益精，除热疗痹。气薄味厚，阳中之阴也。时人竟以为肝经药，殊不知何所据？夫五色、五味、五气入五脏，千古不易之理也。肝属木而色青，味酸气燥。凡物品如是者则入肝胆，未有黄白甘淡者而入肝也。然肝苦急，急食甘以缓之。石斛甘淡用以缓肝，为辅佐之品则可，若藉以为平肝之药，则未之察也。因论左金治肝法，故连类而及之。

羊毛疹子辨论

余客金陵四十余年，舟车经游十一省，所交四方知医之士不下百什人，从未闻所谓羊毛疹者。乾隆辛卯壬辰间，有客医倡是说以语人，用荞麦面搓人胸背而治之，金陵逾甲老医亦未曾见是症是治也，故疑信相半。客医乃援《证治准绳》疗疮门所载羊毛疔，及《医宗金鉴》疗疮门注释所述，并《说铃谈往》所纪三条以示人，在明理者虽未之全信，然不能诘其原以究其理，好事者乃从而和之，稍稍昌炽其说矣。余甚慨焉，因即其示人书逐条明辨之，非余好为揶揄其说也。盖恐亥豕鱼鲁之不分，将以为人生性命之患，然犹未敢自信为所辨诚是也，特引经据理而疏述之质诸。

考古君子定其然否，知我罪我，弗遑顾焉。

王肯堂《证治准绳》疔疮门载濮阳传云：万历丁亥，金台有妇人遍以羊毛鬻于市，忽不见。继而，都下人身生泡瘤，渐大痛死者甚众。瘤内包有羊毛，后一道人传方，用黑豆、荞麦为粉，涂擦之，毛落而愈。

《说铃谈往》云：崇祯癸未，京师时疫，病起必有红点在背中，包羊毛一缕，无得活者，疫死无算。

《医宗金鉴》疔疮注释下云，有羊毛疔证，身发寒热，状类伤寒。但前心后心有红点如疹形，视其斑紫黑者为老，淡红者为嫩。宜蟾酥丸汗之，五昧消毒饮汗之。愚按以上三条，一则为天行疫疠之成疔者，一则为灾疫毒发于背而似斑疹之类者，一则为疔疮中有红点发于前后心如疹形者，并未实指为疹也，况有可救者，有必死者，有以药汗之而可愈者，轻重奇恒之阶判然，岂可不逐一明辨之而混曰羊毛疹子为四时常有之疾乎？盖首条有妇人鬻毛于市而生泡瘤，痛死毛现，此之谓天行疫邪也。况泡瘤状大，发无定处，内包有毛类于羊毛，名之曰羊毛疔犹近似也。原未曾曰羊毛疹也，然亦必在春秋行疫时有之。万历丁亥偶有之，前乎此后乎此未之闻也。次条乃疫疠极甚，毒发于背，红点似疹，含毛，此之谓灾眚怪证，呼曰羊毛疫可也，未可呼曰羊毛疹也。且法无可治而必死，否则

万历时道人方为时未甚远，岂人尽不知而一试治之？若谓疔可治疹不可治，则今之荞麦，又何益耶！第三条乃疔疮中兼见前后心发红点者，并未指明毛在疔抑在点，当去毛与否。盏《金鉴》乃御纂书，太医秉笔，因《准绳》等书载有前条，不敢遗又不敢信，故于注释内载此数语，要知吴太医亦未尝经见是症也，意其发于膻中背俞之分，故示人以汗解之，亦只曰羊毛疔而未曰羊毛疹也。总而论之病有奇恒，时有治乱，事当寻理。疔与疹悬殊也，疔痛疹不痛，疔大而疹细，疔无定处，疹及遍身，岂得以疔有羊毛之症而浑曰羊毛疹乎？即据《说铃》所纪，红点发于背而病疫生毛。《金鉴》所述红点发于前后心而患疔生斑，可见独发于此而不及他处者，始可断曰羊毛疫，羊毛疔亦未曾直书曰羊毛疹也。今若以肺经郁热咳嗽而发疹亦遽曰羊毛疹可乎？若伤寒热干阳明而发斑亦是红点，亦概曰羊毛疹乎？若然，则凡痧麻瘾痤其中皆有羊毛乎？倡是说者固非凿空无本之谈，然察理欠明，不当以明季灾异之怪症而侈谈为盛世常有之疾病，致使痤疹痧麻咸混羊毛之说，惟以去毛为治，滋害深矣。明理者当慎察之。查《本草》大豆条下云：能制牛马瘟毒。《夷坚志》云：靖康二年春京师疫，有异人传方用黑大豆二合，炒熟灸甘草一钱，煎汤时时饮之立愈，可见大豆能治天行瘟疫之毒也。又荞麦条下云：苦荞性寒能脱人须发还生，亦稀道人用此二物，一以治毒，一以去毛，拯一时之灾也。今客医见人胸背偶有痱痤之类，辄教以荞面，连旬累月而搓擦之，宁不毫毛随面而黏落，遂指人身之毫毛为羊毛，妄矣！然毛疹固屑牵混，而毛疔、毛疫之灾究何自生，查《宋太史书》云：山林之人毛而

瘦，得木气多也，《素问》云：毛虫属木，则毛之为灾乃少阳木气强盛，得湿热蒸溽而生，譬如罨酱曲于夏暑少阳主时之候，不数日而毛生，气变矣。经又云：肝胆属木，其气臊，则毛秉木气而生，是羊毛疔疫之患为少阳经病，木邪侮金发于肺部之膻中背俞之分，生毛而气臊，有类于羊，而名之。岂人之身而真有羊毛耶？且夫少阳为枢，太阳为开，阳明为阖。枢运而外辟达于太阳，可汗而愈。毛其化矣。枢滞而内闭归于阳明，入于腑脏，昏冒惑乱，人死而毛见矣。假遇是证，理应达木郁，疏肺邪。初感为浅者，荆防败毒散加豆豉之类汗之。日久而深者，防风通圣散表里双解之。若果皮破毛现，时气咸若，即道人方原不可废。总之为疔为疹咸疫也，不可与凡百常病同视也。谓疫疠中有此毛疔毛疹之证，则可谓疹证中常有，羊毛之证则不可也，又查五常政大论曰：敷和之纪，木德周行，云云。其虫毛。委和之纪，是谓胜生，生气不治，化气乃扬，其虫毛介，其病支废痈肿疮疡，眚于三。发生之纪，是谓启敕，土疏泄，苍气达，其病怒，太角与上商同（上商、阳明司天），其虫毛介。又曰厥阴司天，毛虫静，羽虫育，介虫不成。在泉，毛虫育，介虫耗，羽虫不育。少阳司天，羽虫静，毛虫育，倮虫不成。在泉，羽虫育，介虫耗，毛虫不成。

气交变大论曰：岁金太过，燥气流行，胸痛引肩，岁金不及病，内舍膺胁，外在皮毛。又曰：有德有化、有政有令，有变有灾，而物由之而人应之也。又曰：以道留久，逆守而小，是谓省下；以道而去，去而速来，曲而过之，是谓省遗过也；久留而环，或离或附，是谓议灾与其德也。

按：木平曰敷和，不及曰委和，太过

日发生，灾病曰眚，留守曲环星象，省察分野，审德罪而降灾福也。故木平岁，其虫毛，得木气专而静也，不及则毛介，介乃金属，金来兼化而介虫同生也。太过亦毛介者，木盛凌金而齐化，毛介并生也。寻绎各经文，则木邪无不关于金也，症未有不发于胸背部分也。若盛朝熙皞之际，岁气纵有灾侵，德化可以消弭，此留守曲环之所以遗省者也。如丁亥乃委和之纪，金兼木化，岁运丁壬化木，司天厥阴风，木运与天符二木，比助转委而强，接交春分二气，后太徵，火客运来，临木火过强，金受其制，胜复之作痂疹盛行而生，毛疔木之眚也。妇人鬻毛亦岁运灾星之脱化，岂真有妇人耶？泡瘤肿痛即经所云痛肿疮疡也，瘤内有毛即经所云眚于三，三乃木之生数，而见灾异病也。迨后癸未乃小逆之岁，立春初气主客同为厥阴，木春分二气，主客同为少阴火，岁运戊癸化火，木火相生而炽。至小满三气客气湿土，临主气相火之上，湿热蒸溽而痂疹起，均岁运节气之所致。当明季末运，尚有何德化而弭此灾变也耶？至于运气，虽六甲一周而灾祥乃因时而变，前此之丁亥癸，未曾未闻有此毛疔毛疫也。后此之丁亥癸未，又屡更矣，而熙皞承平更末知有痂疹，乃者忽倡为异说以惑人，其不审也甚矣。值此德化，覃敷万邦，和洽编氓，隐瘼久被，南熏之解愠，何业医者不守常而好异是为哉？

天行时疫，本不常有，索隐行怪者偶倡惑世。诬民之说，知医者少，以讹传讹，始则妄指怪证，继则妄投谬药，为害不浅矣。萍如先生哀之，条晰明辨，洒洒千言，洞若观火，如秦人照胆镜，表里明彻。吾知心不正者，见之却走，为功斯世，岂浅

鲜哉？亟劝付梓，俾户诵家弦，齐登寿域，胜刻《太上感应篇》《文昌阴骘文》千百纸也。

乾隆癸巳落灯后三日同学弟古渔陈毅跋。

加减参苏饮

治四时感冒、风寒、头痛、发热、憎寒、咳嗽、涕唾、稠黏、胸膈满闷、脉弱、无汗并停滞饮食、腹痛、欲作泻痢等症。歌曰：苏葛前胡合二陈，枳香甘桔共云苓，人参特为虚人设，加减推详要性灵。

紫苏　葛根　前胡各二钱　陈橘皮　制半夏　枳壳各一钱　广木香　炙甘草　桔梗各八分　茯苓钱半　人参酌用，连须　葱头三个生姜六七分，随时增减　红枣三枚

按：风寒感在太阳膀胱经，则能传经以其主一身，极表浮阳之地。故递传三阳而病阳行速也。古法用桂枝麻黄二汤，发营卫之汗，不使再传者。以桂麻辛甘发散纯阳之品，寒邪客于太阳寒水之经用此纯阳迅速之药，以气相从而奏效捷也。若已传他经者投非其时，即祸不旋踵。故后人以九味羌活汤、人参败毒散代之诚详慎矣。若风寒感在太阴肺经则不传经非太阳之可比。盖肺主气，经云：邪之所凑、其气必虚，气虚之人不拘四时，易于感冒。不与伤寒时行之际强弱均受者同日而语也。此方于发散药中，用参、苓、草以固气，即冲和汤中，用生地以养血，同意知非可徒恃峻表而愈也。况应用桂麻之证，而用苏、葛、柴前失之不及，犹无伤害。若只须苏、葛可疗而过，用桂麻为害多矣。方中苏、葛、前胡，清热解肌；陈、夏、枳、香，利痰疏气；苓、草安胃和中；桔梗载药。上浮直达胸中表里兼行，若形体素弱或年

高久病之人，则人参临时酌用。总之肺为太阴燥金，清肃之地宜于清散。不同太阳寒水之经，可施辛温猛悍之药。经络不同当详识之，且此等证候，最多切勿小题大做。

加减法

伤饮食、胸胁胀满、嗳气不舒者，加山楂肉、麦芽、神曲、倍木香；大便难者加杏仁泥；血虚而大便秘结者，加归尾、桃仁泥；小便少者加泽泻、倍茯苓；头痛因火者加甘菊花，因血虚者加当归、川芎。如一二剂后，表解热除而咳嗽不止，喉干舌燥者，加百合、天花粉或贝母，除去半夏、木香、葱、姜、枣，本方除去人参、前胡，用川芎、柴胡、名芎苏饮，则入厥阴少阳而宜于血虚火盛者，减参恐其助气而动火也。本方除去人参、半夏，加芎、归治新产后，感冒、发热、头疼及虚损吐血人。感冒、发热、咳嗽、无汗者，养血则汗作也。半夏有三禁：产后、汗后、血家，俱不可投。其他如玉竹、荆芥、薄荷，俱可量加。利热则栀子、连翘，亦可择用。

乡村旅次乏医之处，偶值微疴照方拣投，最为稳妥，用疏之以公诸世，亦方便之一端耳。

集虫说

巢元方《病源》云：人腹有九虫：伏虫长四分，群虫之主也；蛔虫长五六寸至一尺，发则心腹作痛上下，口喜吐涎及清水，贯心则死；白虫长一寸，色白头小，生育转多，令人精气损弱，腰脚疼，长至一尺，亦能杀人；肉虫状如烂杏，令人烦闷；肺虫状如蚕，令人咳嗽，成劳杀人；

胃虫状如蛤蟆，令人呕逆喜哕；弱虫又名鬲虫，状如瓜瓣，令人多睡；赤虫状如生肉，动作腹鸣；蛲虫至微，形如菜虫，居胴肠中令人生痈疽、疥癣、病疬、痔瘘、疳慝、龋齿诸病。诸虫皆依肠胃之间，若人脏腑气实。则不为害，虚则侵蚀变生诸疾也。又有三尸虫，名彭质、彭矫、彭琚，与人俱生，为人大害，其状如犬马尾，或如薄筋，依脾而居，三寸许有头尾，每于庚申日，上天奏人过恶，故道家有守庚申之说，凡服补药必须先去此虫，否则不得药力。凡一切癥瘕痞久皆成虫，紫庭真人云：九虫之中，六虫传变为痨瘵，而胃、蛔、寸白三虫不传。其传变者或如婴儿、如鬼形、如蛤蟆，如守宫、如蜈蚣、如蝼蚁、如蛇、如鳖、如猬、如鼠、如蝠、如虾、如猪肝、如血汁、如乱发乱丝等状。凡虫在腹，上旬头向上，中旬向中，下旬向下，服药须是月初四五日五更时则易效也，并须先以炙胾含口内，咀汁勿咽，引其开口而服药。

张子和云：巢氏之衍九虫详矣，然虫之变不可胜穷，要之皆以湿热为主，虫得风气乃生，得雨气乃化，岂非风木主热，雨泽主湿耶？故五行之中皆有虫，诸木有蠹，诸果有蟱，诸菽有蚜，五谷有螟螣蟊蟘，麦朽蛾飞，栗破虫出，草腐化萤，皆木之虫也。烈火有鼠，烂灰生蝇，皆火之虫也。穴蚁墙蝎，田蝼石蜴，皆土之虫也。蝌蚪、马蛭、鱼鳖、蛟龙，皆水之虫也，昔冶工破一釜见其断处白中有一虫如米，虫色正赤，此则金中亦有虫也。

沈萍如曰：前人所序论诸虫，详且伙矣，独于治法则未之晰焉。观今人患痨症濒危时则有飞蛾出者，岂非肺虫如蚕而化蛾也。又如胃虫如蛤蟆，能令人呕逆善哕者，则反胃膈食未始非此虫之为患也。烦闷因乎肉虫，多睡缘乎弱虫，肠鸣乃由赤虫，虽未经人常道而蛔出于胃，而厥则心痛寸白蛲虫之为病乃恒有者也。求仙必先杀三尸，乃人所常谈者也，他如疥癣之有虫蛇缠疮之如蛇形，人面疮之能食肉，医药俱必用硫雄砒麝。先杀其虫，而疥癣疮痍获愈，是则病由于虫者，急当除之，奈何惟治痨与膈，则未有以去虫为务耶？张子和言：虫之所生，由于风湿热固也，犹未透发其理，虫之托始，固根于湿热而使之化生，则专一于风，盖风能生万物，今观藏物于器密封不透则无恙，若一进风则湿热始化而为虫。如枝元果壳及蜡函丸药一破而虫斯生，则可见非风不能使湿热化虫也，盖虫之生也，根乎湿与热并而后萌，由于饮食杂进而后滋，更必因乎风气鼓扇而后能动。夫五行在天为风，在地为木，在人为肝，是必脾胃土衰而湿热滞，肝胆木盛而风动，然后虫生而变为疾病，则治虫之法，必先培土燥脾、抑肝去风，而澄其源，勿使滋蔓，庶得治虫之要领矣。若徒杀之，而勿澄其源则随杀随生，亦何益哉？然而如三尸虫之本乎先天，人人难免，非修真炼神不能制。若蛔蛲等虫之生于后天，饮食所化者，则消除之法，其权在我，可以寻其本而治之也。

《绘残篇》终

重订喉科家训

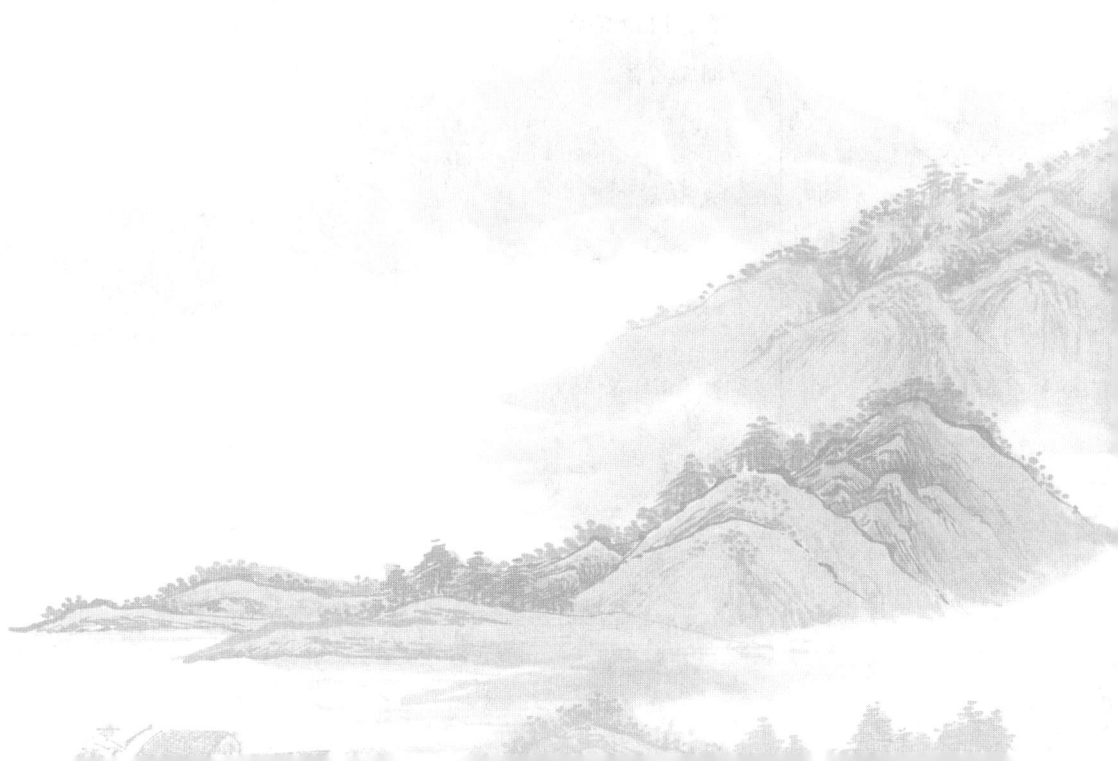

内容提要

　　喉痧为急性传染病之一，治疗极难，近世专科大都只解针刺，不谙方治，亦非尽善。本书为刁步忠遗著，哲嗣质明，复加编辑，首取《内经》精义，发明三阴三阳、运气胜复、脏腑经络，以明其原；次叙诊断识经，辨虚实，决生死，以识其症；又次详述内外治法，以致其用，其丸散传自先世，尤为可贵；末言白喉喉痧之各异，而于喉痧讨论尤详。全书分四卷十二章，简明赅备，洵属名著。

序　一

医之为技，深且奥者也。《孟子》曰：人而无恒，不可以作巫、医。即人而无学问，无经验，不可以为医也。且医之为业，科目繁多，约言之，不外内外两科，喉科者内科可，谓外科亦可，总以徒见外面固可称曰外科，而又兼之内容又不得不称之曰内科也。然则喉科既兼内外两科，则谓喉科之难倍于内科可，倍于外科亦无不可。夫喉科之所以难者，以饮食从口入，言语从口出，喉而有病则饮食不便，言语亦难，甚至饮食不可，言语不可。以名称言，喉科既难于他科，以实际言，喉科亦难于他科，故专门喉科者所以少，专门喉科得以传名者更少，专门喉科得以传名而能著书者尤少。同学习君守愚祖传内外科，其先君步忠公于研究医书外，有暇惟好古乐，与余住居附近，余时方在求学时代，心悦而喜和之。公亦不弃，谬许为后生可畏者。公之物故距今已十七年矣，时君亦已能继志悬壶行世，今则远近驰名矣。溯君与弟同学，高夫子门下时，君之聪明过于几倍，余之疑字难句赖君多矣。既乃分别，肆业他校，成家后君就医业，余亦权宜当教。君之长处口碑载道曰：指到回春，妙术如神也。即余赖君之术亦不少，且余患喉蛾之症，一劳即发，得秘丸后愈已八载，并无一发。余乃知君之喉科，固得祖传秘诀，而独擅其长如是也。一日，君赴敞校，而以新著喉科书见告，曰：余之喉科．素有祖传秘诀，今连心得出版流传，索序于余。余笑曰：君真问道于盲矣。余不知医，安能序耶？虽然亦有言也，尝见世人有秘传者不肯传，有心得者不肯传，以图自己之名利，子孙之名利也。今君乃宣布秘传，披露心得，则君之利固不欲专矣，而君之名则传于一邑，传于一省，传于一国，传于全球，传于后世也。且君之所以成此书者，我不曰君之能、公之能也，以君之秘诀、公之秘诀耳，君之心得从公秘诀而得耳。显亲扬名，君得其处，可谓孝子矣，且君索序于余时，余曰此书当寄至书坊，一经审定，便可值洋若干，版权所有，岂不善乎，而君竟不以利为贵，而以名为贵，愿投稿于三三医社，不为卖品，以与同志者交换知识，尤为近世所难得者也。至内容之奥妙，内容之精晰，已有沈光汉详言之，予可不言矣。

民国十三年夏正十一月崇明县第六初级小学校长杨汉春序于戚家念佛室

序　二

喉者属肺，阳气之所，呼吸上下也。咽者属胃，饮食之所，咽纳运化也。故凡咽喉二道，人身之要会，出入之门户，可邈视乎！而少阳少阴无事则已，有事必借途于肺胃而上熏咽喉，肿塞疼痛，碎烂臭腐，呼吸不利，气闭喘促，饮食不下，烦冤壮热，败症百出，其势汹涌，则朝生而暮死，可判焉。宜不可犯，犯之孰不畏首畏尾，以生命存亡视乎咽喉之瞬息。而其症七十有二，悉因六淫外侵，七情内扰，即喉蛾痈痹乃作也。此际苟非良医为治，则关门固守，力难抗衡，然则虽庸夫俗子知其患之不浅也。故余尝以不忍之仁心，欲为一援手，无如古少传书，今乏妙术，大可痛恨！幸余师守愚，家学森森，以喉科彰著，岂知家藏秘本有年，一旦复以三十余年之见解，苦心壹志，遂删补旧章，定修新论，以司天运气太过不及，表里寒热虚实盛衰，洞明阴阳，究察造化，为处方关键。通关针穴，钓痰荡涤，化腐生肌，为外治大纲。分订两卷，复以白喉、喉痧证治又为两卷，以成全豹，庶无余蕴矣。命名家训，意夫子上不负先祖之功程，下不苟子弟之倦诲，中以保存人命。呜呼！厥功伟矣。余少游其门，而夫子披肝露胆，不以我为愚，盖知我之慎也，故日得光明，胜义如坐春风之中，仰沾时雨之化，悉奉衣钵真传。他若修己之长，促人之短，欺名图利者，莫我若也。愿后生小子勉之，汉也不敏，聊为我心，说衷而已。

时在丁巳岁次仲秋朔日弟子沈光汉谨识于家居之草庐

自 序

　　咽以咽物，喉以候气，乃呼吸之门，水谷之窍，斯为最要之地也。而最要之处，若被六淫上侵，七情蕴结，一旦染疾，气道遂闭，呼吸困难，痰塞气逆，肿腐痛甚，而身形拘急不舒，憎寒恶热，是病之险象百出，莫能止也。当此之时，虽有外科之专门而不用内服煎剂，内毒何能透解？内科之专用汤药而手术不施，上窍仍阻，药难下咽矣。前哲云，咽喉诸病介乎内外之间，择医务欲内外精详可以起死回生，庶不愧为专门家也。愚受先君之传略，知内外原因，阅历二十年矣，临证经验以虚实二字为宗旨，辑成《喉科家训》一书，皆依先君之传，兼取古今学说及己所心得，悉登是集，流传于世，俾初学之辈略知喉科法门，临证医治庶不致南辕北辙之弊耳愚愧不能扬吾父之志也。

　　中华民国七年阴历六月十有七日江苏崇明外沙中医刁质明守愚氏自题于延寿医室

诗

余年十七甫成冠，翻阅家书愈见难，

深羡古人荣誉处，惯常日夜不能安。

不为良相愿良医，书意昏迷似半痴，

审得喉科无善卷，纷繁散乱总难知。

喉科秘诀祖遗风，家父流传使我宗，

表里阴阳虚实证，内伤外感在其中。

中华民国十三年阴历十一月之望孙继冲咏于延寿医室

凡　　例

是书术言首取《内经》精义，发明三阴三阳、运气胜复、脏腑经络发生咽喉等症，以使学者有源有本。

咽喉一科头绪纷繁，古有七十二证之名，今删繁就简，以诊断识经，辨证手术。其证不外急慢喉风、喉蛾、痛痹，治疗以虚实二字为宗旨，表里寒热亦尽在于斯也。

此书虽治咽喉诸症，然外之痛毒，内之四时温热温毒之证亦已赅括，可谓内外合治法。

诸方或宗古方增损者，或由时方译述者，及自制新方俱实验而录之，并非杜撰以欺人。

此书分为四卷。第一卷精制丸散手术之法，先君已藏有年，第内服之方，尚非完美，愚参究前哲之书，兼之己所心得，复撰一卷，又集白喉证治为第三卷，喉痧证治为第四卷，是为尽美尽善之书。

是书本系秘不示人，近因民国成立，交通时代烟火盛行，日渐熏灼脏腑，瘟疫流行，时令不正，六淫上受，色欲过度，苍生所以喉患渐多，余特出吾家之训，以补同志不足云尔，故名《喉科家训》。

仲景先师以甘桔治咽喉红痛为必用之药，桔梗开提肺气，甘草守中解毒，咽喉肿痛自愈也。后贤谓桔梗载药上升，甘草守补中宫，咽喉之病切勿投之，此违圣之言，不足为训。惟喉痧一证，一则畏其升散太过，毒凝上焦；一则防其甘药壅滞，不得外达，故忌之，余外初起为通用之佳品也。

本书不过便自己诵读起见，愿不欲问世，兹因良友规劝，故投稿于三三医社，祈诸道长审定可也，且字句韵语未妥之处甚多。

牙口舌症及喉症图形证治已详前哲诸书，兹不再赘。

目　录

重订喉科家训　卷一

崇明刁步忠惠三遗著

男　质明守愚编辑
　　守　先录存

门人沈光汉参阅
孙继冲愚幼汇订

第一章　《内经》咽喉精义

咽喉各证头绪粉繁，《内经》三阴三阳任督皆有喉证。今先以经义述之于前，再以疗法书之于后，庶几临证稍有把握；经云足阳明之别上络头项，舍诸经之气下络喉嗌，其病气逆喉痹瘁喑；足阳明其支循喉咙，其病颈肿喉痹；手阳明为病颈肿口干喉痹；手阳明少阳厥逆发喉痹嗌肿。喉痹不能言，取足阳明，能言取手阳明三焦手少阳也。是动则病嗌肿喉痹。邪客于手少阳之络令人喉痹舌卷口干，少阳司天三之气，喉痹目赤善暴死。少阳司天客胜则丹疹外发喉痹颈痛嗌肿。胆，足少阳也，肝中之将也。取法于胆，咽为之使。手太阳脉入缺盆循咽丁膈，为病有嗌痛。太阳在泉，寒淫所胜，民病嗌痛颔肿。足太阴之脉上挟咽连舌本，为病有舌本强，舌本痹痛。太阴在泉嗌肿喉痹，太阴之胜喉痹项强。厥阴所谓甚者咽干。热中者阴阳相薄而热，故嗌干也。足厥阴之脉循喉咙之后，为病有嗌干。足少阴之脉循喉咙挟舌本，为病有口热舌干咽肿嗌干及痛。手少阴脉出心系上挟咽，为病有嗌干。少阴司天嗌干肿上嗌干口中热。如爆，取足少阴，邪客于足少阴之络。令人嗌痛不可纳食，无故善怒。冲任之脉起于胞中，循背内为经络之海，循腹上行会于咽喉，络于唇口。督脉为病嗌干。三阴三阳及奇脉俱有咽喉之疾也。十二经中惟太阳行脑后由背上行，其余各经皆络于咽喉也。

《内经》独取心与三焦为主者何也？盖心为火脏。少阴君火属之。诸疮痛痒无不由于心也。三焦即网油也，少阳相火属之。上连心肺中兼脾胃肝胆，下连肾膀胱大小肠，又为水之道也，五脏六腑其油膜无不贯通，且左咽胃也，右喉肺也，肺为制节，五脏之气开窍于鼻，又主皮毛，胃为谷海，职司出纳，乃九窍六腑之长，开窍于口，又主肌肉，所以风热犯上，瘟疫流行之症以四经为宗旨也。肺胃为咽喉之部位，心与三焦二脉共络于喉也。故《内经》谓一阴一阳结而生痹，或外感六淫或内伤热蒸，其始由于气热故结痹于处也。气热结而血不行则肿胀阻气难以呼吸，此喉痹之所由名。而喉闭、缠喉、锁喉、乳蛾等名皆痹之谓也。

第二章　咽喉脏腑统宗

　　咽喉其窍则一其路两歧。经曰咽喉者，水谷之道也。咽喉小肠者，传送也。喉咙者，气之所以上下者也。又云天气通于肺，地气通于嗌，喉为肺之系，咽为胃之系。天之风寒暑湿燥火从喉入肺，地之腥焦香腥腐从咽入胃也。以此悟之，喉者，主气之上下，由肺入心，由心入脾，由脾入肝，由肝入肾，贯通五脏，藏而不泄，使呼吸者也。咽者，水谷之道路，由咽入胃，由胃入小肠，化糟粕泌水谷，分入膀胱大肠，贯通六腑泄而不藏，使传送者也。由此观之，咽喉显然两途也。

第三章　三阴三阳
主在少阴少阳

　　《内经》云：一阴一阳结谓之喉痹之训，余细思之少阴君火一阴也，少阳相火一阳也，因指火而言之也。君火者，少阴离宫之火也。相火者，龙雷坎宫之火也。手少阴心脉挟咽，足少阴肾脉系喉咙，三焦为水火之道路，君相二火假道相通。坎离既济，水火平匀，咽喉本无疾病，二火独胜，气热火结，三焦道路闭塞，阴不能上承，阳不能下降，气热则结，结则肿，肿则痹，痹甚则不通而危矣。此咽喉经义，三阳三阴取法则在少阴少阳之谓也。

第四章　诊断简明

　　喉证外治但观形象，施方疗治必求脉舌。如右寸洪紧，肺家感风也。两关浮数胃火肝风。弦滑风痰也，缓滑湿痰也，左

寸浮洪心火也，右寸沉迟肺家寒也，右寸沉细肺蕴热也，右尺洪大三焦火旺也，左尺浮洪而有力肾虚火炎也，红肿而脉洪风火也，烂而不肿脉象沉实结毒也，细数而浮者虚火也，细而缓者虚寒也，此诊断之大略也。舌乃心之苗也，凡病俱现于舌，能辨其色症自显。然舌苔白腻客邪未化热也，又主湿蕴痰滞，苔黄主热，焦黄热甚，燥黑热极，务须视其有津无津，有津而无憎寒恶热，但觉神疲，手足有时作冷，乃下元龙雷之火上升，忌投凉剂，宜以引火归原之法；无津而热甚，神志模糊，手足瘛疭，禁用热药宜以滋液化火息风之法。总之无论何气袭人，身中必次第传变，临证之时察形穷原，对症施药自然可愈。《内经》云：神圣功巧不过望闻问切，细心推详方可无误也。此望舌之大略也，尚祈明师裁政之。

第五章　喉部识经

　　咽喉二孔，左能纳食，消化之关也；右能纳气，吸引空气之所也，乃肺胃二经之部位也。先哲云乃一身百节之窍，呼吸出入之处也。方寸之地受病最速，若不识经辨证而乌能施方疗治乎。如上腭属胃阳，下腭属脾阴，舌中心也，四围脾也。舌根属肾，小舌名蒂丁，属胃，喉之左右舌根属肝，外两耳垂下亦属肝，牙齿属肾，牙龈上属胃，下属脾。上唇属脾，下唇属胃，此喉部识经之大略也。如有未到之处，祈高明政之。

第六章　喉证虚实宜辨

　　咽喉一科先哲有三十六、七十二种之

谓也。但名目虽多，治法不出虚实二字。余细思之，不必多立病名，徒乱心目也。若外感之邪为实即风热犯上，瘟疫流行，治之在急，缓则伤人。外来暴热若不倾盆暴雨，热势难消。治法不出乎辛凉。内生之火为虚寒气凝结，真阳闭郁，虚阳雷电上腾，若不离照当空，阴霾不能消散，龙雷断难潜伏，治法故以热药导之也。有余之火为实，由于酒湿熏蒸，肝气郁遏，厚味壅热，皆有余之火也。祗能因其症而择用疗治。不足之火为虚，水亏火旺津液被伤，精血枯耗，治宜甘缓滋降。此辨明虚实原因之大意也。

第七章　决断生死看法

　　昔贤云喉证有生发二端。生者指一处而言，发者言全身皆病也。生者轻而发者重也。临证用药生死最速，医者不可怀希冀之心，故意延挨，病者不可起懈怠之念，以致决裂。古云走马看咽喉，不待少倾者，此之谓也。审其病由，参之时令，诸法中酌择内外方法疗治之后，痰少肿退为妙。已溃用药之后越二日自能饮食，三日后可收全功。喉癣疗治之后，患处贵变红色，能知痛痒，有津液润泽可治。轻症固先视喉，重症先由诊断，定其脉舌吉凶，后观患处深浅。若脉微欲绝，七怪相类，则已毋须用药矣。因毒已入腹，采薪之机也。如虚弱之人病势猛烈，务使旁人扶好诊视。或通关，或探吐，或针穴，或吹药，因症治疗。内法如风热散之，火症清之，甚者下之，阴寒温之。若热证而用温剂灼烁津液，症必致变。寒证而用凉剂则上热未除，中寒复生，其邪乘虚而入，喘喝不休，死不治矣。又有昏迷痰多，气喘，水谷难入，

发热不退，牙关紧闭，脉形微弱，难治也。人事不醒，痰气上冲，声如雷鸣，呛食眼张，天柱倒陷，面黑苔焦，鼻如烟煤，张煽不定，目睛突出，汗出如雨，咽喉干痛声哑无痰，手足麻至膝盖，喘喝及呃，脉象如丝，不治之症也。又如缠喉风及弱症喉癣二症最险而难治，至危而不易识。缠喉风内外无形，其患在关内，上面红丝缠绕，如未入心，尚可疗治，已入心则不治也。遇此务须早治，不过十二钟头，即毙命也。若质弱之人及小儿，在于六点钟之数也。弱症喉癣形有青白点子，高低大小状如暑天痱子，其症虽危，延日最久，多则一年半载，少则一月半月而死。初起治之得法，十症可愈八九。如遇夜晚看症，即用刀针宜倍加细心，否者虽肿塞难咽，只可用药针法，恐误别处要穴也。凡针舌下两边青筋，血红可治，血黑难医。药宜清膈化痰解毒之剂，又看病人强壮可用猛药荡涤，病后或禀赋质弱，治宜平和缓剂。此喉科决断生死看法之秘旨，务须仔细研究，可以临证无误也。

第八章　咽喉外治各法

　　咽喉诸症如内虚所发则宜煎剂，治之稍佐吹药。若外感各症不得不用外治。今将外治各法条例于后。

一通关

　　喉证闭塞不通，痰阻孔窍，呼吸困难，先以刻欢丹吹入鼻中，使其喷嚏，通其气管，开其关窍，俾牙关稍松为首务也。

二针法

　　喉证风痰上升，气血闭塞，结为热毒肿胀，牙关紧急，筋脉拘挛，难以开阖，

急针大指内甲角少商穴，以通气道，食指外甲角商阳穴，即肺之腑也，中指中甲下中冲穴行其心包之血络，无名指内甲角关冲穴能利三焦水道，小指内甲角少冲穴即心之腑也，俾气血流通，风痰自散，虽有诸方调治而神速莫如气针，诚诸药之先锋，喉家之妙法也。

三探吐

通关针法之后，以待牙关稍松，略能开阖，即用捺舌，捺至舌中，视其喉间形象，分其关之内外，或两旁红肿，或不肿而腐，或肿腐并作。如痰涎上壅，速行探吐，轻法以消清散少许放杯中，再以浴喉荡涤水二十滴调匀，用鹅毛醮之向喉中搅去。痰涎重法以元明月石制牙皂研匀以酸醋和之，名酸粉液，亦如上法，吐去毒涎为上。

四喉针法

喉证红色肿痛，汤药难咽，视之已近小舌，呼吸不利，用喉枪轻手刺破紫血或脓，令病者呕净，即以浴喉荡涤水使患人漱入口中，仰天摇荡，洗去毒涎为妙。随症择以对病吹药，一切咽喉病肿胀痛甚，水谷难入，将用何法治之乎？此际惟针法可用，其法已申不必复赘，但见近世医士观症咽喉肿已胀塞之时，彼云此症切不可针，若针破之后常发不已，试问当此险时不宗放脓之法，待其毙命即永久不发之说也，良可叹也。吾见此辈甚多，实系无有师承，自己手术不能也，学者究之。

忌针之地不可不知，咙化、哑门、两拗上、舌下筋，此四处刀针不可犯也，切记之。

五用钳法

一切喉证腐烂成块，或白条，或肿，或不肿，用喉钳轻手接去腐肉，务要仔细接净。若单肿用喉针已见上条。

六噙漱

咽喉之症红肿痛甚，用冰梅丸漱之，能消肿解毒、生津退炎，再用导痰救苦丹服之，能荡涤脏腑气血之毒火，消诸经壅滞之痰气。腐烂臭秽始终可用浴喉荡涤水频频漱之，能收解秽化毒除腐之功也。

七提泡

咽喉无病，喉外两筋柔软，有病则两筋坚强。宜用薄荷油搽上，提拔二十余回，再用异功散，如豆大置膏中贴于喉外。十二点钟吸下，如有水泡，以银针挑破，用三妙膏贴上。如外腮坚肿，用新方吸毒膏贴之，或用如圣围毒药敷之，冀其肿退或令速溃为上。

八吹散

吹药务宜凭症而用，虽云外治亦不可笼统治之。一切咽喉肿痛，吹以消清散或玉钥匙散；腐烂不肿或有肿腐，吹以珠黄散；结毒腐烂吹以十宝丹；喉痧腐溃锡类散或以喉痧门三种吹之。牙疳腐烂赤霜散吹之。咽喉口舌统治夺命猴枣散吹喉，赛珍丹中白散俱可择用。若内虚咽痛则宜紫珍八宝丹、凤衣散吹之，又如夺命红枣丹塞鼻孔之一法亦为上策也。

附：喉外结肿说

经云：三焦与少阳同司相火，故有咽喉肿胀或致白腐，何以喉外亦肿坚成毒哉？因思三焦络于咽喉，兼之少阳胆经，或受疫疠之气，或受风热湿毒势必循经上冲，气滞血凝不得流通之故耳。《内经》又云：营气不从，逆于肉里也。治宜清火败毒息风为主，结肿之形色红润而聚肿者，生也。

平塌色淡者，难治也。平而不红麻痒不疼，或痛甚上连耳与太阳，下及颈项，不治之症也。

附：探吐太过有宜不宜说

探吐去痰前条已详，不必再赘。实痰上壅，故用之以为善。然探痰不宜太过，过则津液伤尽。现虽似好，不时即加喘喝毙命。余见甚多，慎勿因循误事，后学审之，内虚勉之。

第九章　医士临证备急卫生药库

刻欢丹

治一切咽喉急症、痰厥气闭及时行痧胀诸般急症。

真关黄一分　原寸香一分　三梅片一分　闹羊花三分　真蟾酥一分五厘　猪牙皂三分　北细辛二分　灯草灰一钱　真金箔十张　真川芎一分共研极细末，瓷瓶收贮，遇急症吹鼻取嚏

消清散

治一切咽喉红肿作痛，能消肿毒，治风痰，杀微生退炎热。

马牙硝一钱八分　真蒲黄四分　制僵蚕一分　制牙皂一分　三梅片一分

上药以牙硝蒲黄先研，次下僵蚕、牙皂，共研如鹅黄之色，再入冰片研极细末听用。

荡涤水

治一切咽喉腐烂臭秽不堪，能辟秽解毒。

香白芷二钱　三奈片二钱　广藿香三钱　地骨皮三钱　二宝花四钱　北细辛三钱　荆芥穗二钱　川柏片三钱　青防风三钱　生甘草二钱　苦参片三钱

上药放吊锅内蒸水用之。

酸粉液

治咽头喉头各症肿痛痰多，有退炎消肿除痰之功。

元明粉五钱　西月石四钱　制牙皂二钱

共为细末，以酸醋一两和匀用之。

冰梅丸

治十八种喉毒，噙漱能退炎消肿，化痰生津。

鲜南星二十五个　元明粉四两　猪牙皂四两　白明矾四两　食盐四两　玉桔梗一两　青防风四两　西月石一两　山豆根二两　梅子一百个

上药先将盐硝入水浸梅子，漫漫一指为度，过一日将各药为末，入水拌匀，同梅子再浸七日，取出晒干，再浸以药水尽为度。方将梅子入罐收之，日久梅子起白霜更妙。用时以薄绵包裹一枚噙口，令噙出液徐徐咽下，病可霍然。一丸可治三人。

导痰救苦丹

治伤寒瘟疫，不问传经过经俱可服之，及大头瘟、目赤咽肿、烂喉丹疹、斑毒并效。

锦纹大黄四两酒拌蒸晒干　制牙皂二两

上为细末糊丸如绿豆大，每服五六十丸，冷绿豆汤送下，以汗为度。

玉钥匙散

治喉风、蛾痹、咽闭、痰涎壅塞、牙关紧急、汤水难下。

元明粉一两五钱　西月石五钱　三梅片二分五厘　制僵蚕二钱　飞明雄二钱

共研细末，吹患处。去痰涎，此玉钥匙多一味雄黄，名金钥匙散也。

珠黄散　治烂喉痧及喉痹喉肿。

广尖黄五厘　灯心灰五厘　三梅片三厘　象牙屑二分　明珍珠二分　人指甲一分　薄荷叶一分　人中黄一分　人中白一分　西硼砂一分　净青黛三分　壁蟢窠三十个共为末吹患处

又方治烂喉疳肿腐，汤水难入者，并治远年烂喉结毒腐去蒂丁及幼孩口疳口糜等症。

真犀黄一分　飞辰砂一钱　滴乳石一钱　大梅片一分　孩儿茶一钱　原寸香三分　上珍珠三分　飞雄精一钱　西月石一分五厘　人中白一钱五分

共为细粉，临证用之，最为神效。

十宝丹

治一切口舌白腐或肿痛，并治喉蛾痈痹喉内腐溃等证，吹之神效。

薄荷末一两　生甘草五钱　孩儿茶二两　滴乳石四钱　真琥珀三钱　雪梅丹一两　上水片四钱　真血竭三钱　明珍珠三钱　犀牛黄一钱

上药共研极细末，临时照症应用。

锡类散

专治一切咽喉肿腐及烂喉丹痧，吹之如神。

真犀黄五厘　人指甲五厘　上梅片二厘　壁蟢窠二十个　净青黛六分　上珍珠三分　象牙屑三分

共研极细末收贮备用。

猴枣散

治喉蛾痈痹时疫喉痧喉风，不论红白皆效。

真猴枣一分　原寸香八厘　真关黄一分　明珍珠一分　薄荷末三分　三梅片一分　煅中白三分　粉儿茶二分　元明粉三分飞　辰砂四分　西月石三分　九制甘石三分

上药共研细末以备应用。此方除珠、黄、麝、枣、甘、石易煅石膏名喉科八宝丹，又名喉口八珍散，统治一切咽喉轻微等症，不论表里虚实，吹之神效。

赛珍丹

治喉痹、缠喉风、双单乳蛾、喉痛、喉疮、阴虚咽痛，吹之效如仙丹，故名赛珍也。

上犀黄一钱　真珍珠一钱　滴乳石五钱，劈　辰砂一钱　灯草灰三钱　大梅片一钱　孩儿茶五钱　香白芷二钱，片　黄柏三钱　苏薄荷七钱　净青黛三钱　上血竭三钱　生甘草三钱

各研细末，照药秤准分量和匀，再研极细无声，瓷瓶收藏勿令泄气。

中白散

治长幼走马牙疳，并咽喉疼痛腐烂红赤、舌肿龈臭映血、牙床溃腐等症极效。

人中白一钱　粉儿茶一钱　净青黛一钱　薄荷末五分　元明粉五分　轻马勃五分　三梅片二分

共研细末。如病重者加犀黄一分、珍珠五分其效最速。

凤衣散

治喉痈喉癣口疳。

凤凰蜕三钱　粉儿茶三钱　胆南星三钱　橄榄核三钱

共研细末。每药一钱加冰片五厘，研匀备用。如胃脘阻隔不能饮食，再加月石、蒲黄、明雄黄各一钱、青黛五分研匀吹之，即能进食。

又方：青果炭二钱　川黄柏一钱　川贝母一钱　粉儿茶一钱　薄荷叶一钱　三梅片五分　凤凰衣五分

共研细末。治白喉之圣药。

冰硼散

治慢喉风、哑瘴喉风、一切咽喉口齿肿痛及悬痈重舌、钻牙疳等症。

西硼砂五钱　元明粉五钱　上冰片五分飞朱砂六分

研细应用。去朱砂、元明，加胆矾五分，灯心炭一钱五分，治白喉痰壅亦名冰硼散。

夺命红枣丹

专治喉风痹双单乳蛾等症极验神效。

原寸香一钱　三梅片一钱　杜蟾酥一钱巴豆霜一钱　西月石二分　山豆根五分　老姜粉三分

上药照方拣选研细，称准收藏贮瓶。临用时以红枣一枚，切蒂去核，外皮幸勿损伤，入药黄豆许大，将枣切蒂，一头塞入鼻孔，即闭口目避风，少顷得嚏。喉渐通快。凡左蛾塞左，右蛾塞右，双蛾更换塞之，必得一周时方效。

雪梅丸

治喉癣用以纳口咽津。

三梅片一分　犀牛黄一分　山豆根二钱西官硼八分　飞明雄八分　胆矾三分　孩儿茶八分

共研细末，另用盐梅三个打融入药和匀，丸如龙眼大，临卧纳口，过夜即愈，十丸除根。

玉液上清丸

治口舌生疮咽喉肿痛，止嗽清音，宽膈化痰，其效如神。

玉桔梗一钱　春砂仁一钱　西硼砂二钱元明粉一钱　诃子肉一钱　三梅片一分　百药煎八钱　薄荷叶一两一钱　生甘草一钱

上药共末，炼蜜为丸，如圆眼核大噙化。

如圣围毒膏

治喉外红肿焮痛风毒发颐疖腮温毒疫炎诸毒。

三梅片一钱　川黄柏一钱　生蒲黄一钱生中白一钱　生甘草五钱　元明粉五钱　西月石五分　川黄连一钱五分　薄荷叶一钱五分净青黛五分　枯白矾四分

共为细末，以蜜水调如膏，围敷患处，令其渐消。兼治丹毒，以靛青水调敷此方，玉枢活血加上更妙，如丹毒不必用之。

太乙吸毒膏

治一切痧后留滞热毒，并治咽喉发炎肿胀，贴之自消，借治痈疽发背。

炮山甲九钱　金银花一两　生大黄九钱全当归四钱五分　上广皮四钱五分　天花粉三钱　西赤芍三钱　大生地四钱五分　薄荷叶三钱　青防风三钱　香白芷三钱　大贝母三钱制乳香三钱　制没药一钱五分　甘草节三钱皂角刺六钱

麻油熬黄丹收，随症摊贴。

外治异功散

治法详于白喉门喉科救急膏条下。

上梅片六分　真血竭六分　制乳香六分制没药六分　大元参六分　淡全虫六分　原寸六分　班毛四钱

共研细末备用。

补遗应用玉枢丹

治瘴气虫毒，解恶药性，服砒毒菌、河豚、死牛马肉、狐狸鼠蟒之毒、蛇犬恶虫所伤，一切痈疽发背，疮疹赤肿诸瘤，不服水土，莫不应手取效。

山慈菇二两，焙　文蛤三两　红芽大戟一两五钱　千金子三钱　原寸香三钱

上药上三味先研末，再入千金寸香研匀，和糯米浓饮木臼内杵千余下，分为四

十锭，宜端午七夕重阳净室斋戒修合，每用一锭姜汁薄荷汤送下，孕妇不可服用。

第十章 药品选真，
制法须知

药之治病务须选真，选真而制法不善亦不能决其实效。犀黄透甲为上，珍珠宝光为佳，原寸必选当门，三梅须视牙色，猴枣紫黑光亮，指甲瓦上存性，朱砂明如铜镜，水飞三次，僵蚕，细直水洗，须炒断丝，孩儿茶炒去油液，铁儿茶研末水飞，人中黄乃甘草末塞入竹筒，浸于坑内，冬浸而春出，晒露四十九日。中白俗云坑砂，多年溺器用刀铲取出，放于银罐裹煨。血竭红紫为良，闹羊生晒研粉，蒲黄行血消肿，炒黑止血。青黛染坊本靛为上，洋靛有害。滴乳石轻薄如鹅翎管，碎之如爪甲，光明为真。凤衣晡鸡已出蛋壳，取膜，须瓦炙乌骨为上，蟾酥自取为佳，薄荷生晒研粉，生草、桔梗、元参、川芎须选片以晒研。牙皂坚小，去蛀角筋，务炙光亮以为末。橄榄核瓦上煅存性，雄黄精研末水飞妙。龙骨要选五花，必经火煅炼。巴豆去壳研末，纸包砖拥去油。班毛去翅足焙干研末。大黄酒拌匀，日晒研粉。川贝须选尖头，马勃务要轻浮，姜粉以老姜切片晒研，蟢窠墙取瓦炙黄色。细辛豆根生晒研末，月石明矾生煅随方，银花或炒或生，砂仁务须去壳，山甲同炒发透，南星放猪胆阴干，灯草塞入竹筒，泥裹煨透，甘石尿淬七次，三黄九次。黄连晒干研粉，全虫漂去咸味，乳没每斤用灯心四两同炒，

大戟去附枝，水制去骨切晒，文蛤即五倍子捶破洗焙，慈菇名金灯笼，去皮焙干。千金子即续随子，去壳研去油取霜，金箔镇心药为衣如神，川黄柏须择厚大。荆草煎汤浸浓取出，瓦上炙黄，加之蜜汤漉一次，晒干为粉。百草霜须烧茅柴，取其近锅底者，先括去浮面一层，止取中间一层。近铁不用梅矾，即是雪梅丹。取青梅披下圆盖去核，将白矾末塞实在内，仍以原盖覆上，以竹签钉好，过夜明晨用炭火煅之，取其梅内之矾，轻白如腻粉为妙。硝矾俗名玉丹，先用生矾打碎，入银罐内文炭火入炉煅烊，以箸入罐搅无块为度。再以牙硝打碎，投下十分之三，再下白硼砂十分之三，再入生矾候烊尽，照前投硝硼少许，逐层渐投，直待铺起罐口。烧至干枯，以净瓦盖罐一时，将牛黄冰片和调以匙超滴丹上，将罐入火烘干，用碗覆洁净地上，七日收用，轻松宜用，僵硬不化不堪用。制硝择其明净，纹理枪枪者佳。次甲长白厚大名马牙硝，温汤蘸过，绵纸挹干，仍用纸包好，放灶上六日，湿气自干，白如霜雪。应用焰硝萝卜各二斤，以萝卜打烂绞汁，再加清水二三碗，同硝武火煎烊，夜置露天。如有雪者，埋在雪中，黎明收取硝上吊起竖霜，仍将吊过之硝仍照上法再吊再收半月。收完余者无用所取之霜，同装瓷瓶固封听用。但此药务于严冬之际法制为妙，若非此时，终难成功。故古人所谓一味金丹之名也，此是医家秘制亦后学之津梁，惟宜贵重功何不彰。

《重订喉科家训》卷一终

重订喉科家训　卷二

崇明刁步忠惠三遗著

男　质明守愚编辑

　　守　先　录　存

门人沈光汉参阅

孙继冲愚幼汇订

第十一章　咽喉症状疗法

咽喉诸症宜分急慢治之。急者治标，慢者治本。外治手术治症之急者也，内服方药治症之慢者也。喉嗌立时闭塞，牙关紧闭，甚至两腮猝然肿而流攻，痰涎上壅，呼吸喘喝声如拽锯，此际内外关扁桃腺液膜及淋巴腺处皆肿，滴水不能下咽或有喉部不肿气闭，又如蛇缠之状，骨节胀闷，寒热大作，精神顿废，锁喉、缠喉、弄舌、喉痹、吹舌、内肿、闭喉之类是也。此皆急性病，早不及夕之症也。务须外治精密，然后继以牛蒡宣肺汤，凭症加减。服之如外治内服不应者，则难为力矣。如咽头或喉头红色觉痛，或发剧烈之痛，扁桃腺黏膜肿胀，形寒恶煞，头痛身疲，脉浮舌白，辛凉宣表汤主之。此风热喉痈、喉蛾壅肿之类也。如失治，增进液腺皆肿，且有星星白点及成块腐烂，甚至连及蒂丁难咽水谷，痰多，腮肿结核，胸脘不畅，呼吸不利，骨节烦蒸，胃不嗜食，即欲食而难咽，脉弦洪数，舌腻转黄，辛凉宣表汤加羚斛银花主之。此肿烂喉风、烂喉痹、连珠喉蛾、烂沙喉之类也。若失治，再增满喉白

腐，或咽喉已得清爽，但上至脑膜，碎有黏液则鼻窍不通，用滋阴清肺法尚可疗治，下至食管、气管液腺内关，略观并无形象，惟用压舌片压至舌根，吊恶始见白色假皮，山汤药点滴难咽，神志模糊，痰塞清窍，呼吸或兼喘喝，身热如焚，或昏迷难言，魂魄无主，脉怪舌燥而毙命也。即神清气爽尚属难疗，此慢性病失治致急者也。不得已，勉立犀角三鲜汤，以尽人事，愿嘱病家，即有精工疗法贵慎于始也。

四时疗法

昔贤云：外感不外六淫，民病宜分四时，此系内科之条规也。咽喉一科介乎内外之间，其病最险，其变至速，内服方剂表里寒热风寒暑湿燥火皆能致生喉证。余所以辨晰四时，喉证仿内科疗法为宗旨。景和先生云，学外科，必须先究内科，有诸内而形诸外者，此之谓也。喉风、喉痹、喉蛾、喉痈等症，春时发生，风热犯上，风温化火，风火上升，温毒上熏之原因也。如因于风热，辛凉宣表汤主之。因于风温，清温解肌汤主之。因于风火，清喉宣解汤主之。因于温毒，滋清解毒汤主之。夏日炎暑，内热烦蒸而上逼清道，致生喉部诸

症者，清暑息风汤主之。务须临证加减为至要也。秋时发生，湿温化热。湿火上攻，湿痰上泛之原因也。如因于湿温，辛芳辟温汤主之。因于湿火，化湿清火汤主之。因于湿痰，降气涤痰汤主之。又有风燥咽痛，清燥利咽汤主之。冬日严寒，水冰地冻，风寒感于上焦，气机不快，血凝而发，各种喉证者，辛温解表汤主之。肾伤寒咽闭下利者，半夏甘桂汤主之。无论四时咽喉未复而两腮结核红肿，风毒也，息风败毒汤主之。实邪喉证原因不外淫感经络，不越肺胃焦胆四经，余少见闻不过胸中，稍有心得特立数方，仍祈同志裁政增补为后望也。

喉部内虚证疗法

外感已详，内因当知，心肾久虚，内火上升，咽舌干燥，精神困疲，二便如常，脉象微细而数，舌苔淡无荣。原因由于平时饮酒太过，阴液被伤，或情怀抑郁，又有色欲过度，致精血伤而津液耗，龙雷兴而火炎生，内虚喉证由此而生也。如阳虚之元麦四君汤，阴虚之加味四物汤，精伤液耗之六味地黄汤，弱证喉癣之化癣润喉汤，内虚喉疳之滋阴清火汤，石蛾肿坚之清肝化痰煎，虚烂喉风之六味清喉煎，劳碌喉风之新方清咽汤，骨槽风之当归连翘煎，杨梅喉癣之清热凉血汤，死蛾核之连附甘桔汤，双单死蛾之舒郁降火汤，梅核气之济阴化痰饮，妙法不多，千金一得，是在学者之大纲领也。

第十二章　喉证六淫方诀

咽喉原来由何生，风寒暑湿火之因，兼有痰郁厚味凝，清咽加减自然灵。风木

司令风热壅，辛凉宣表可奏功。时痧寒热汗少者，是方增损妙无穷。恶寒发热汗又无，痰气上升喉咙阻，宣肺化痰汤速进，外佐手术症易妥。风助火势性上升，火借风威病渐增，清喉宣解为主剂，君火司令立法神。身疼寒热汗虽有，恶风咽疼风温凑，主方清温解肌汤，兼有时痧亦可瘳。但热不寒且有汗，相火司令病来端，暑热风性上升者，清暑息风服之安。湿酿成温胸脘闷，发热身疼汗蒸蒸，辛芳辟温加减用，湿土司令方最灵。湿热化火上逼喉，舌黄溺赤烦热究，化湿清火水煎服，管教一服可能瘳。湿痰上泛困咽喉，呼吸不利兼痰嗽，舌腻有汗脉弦滑，宜以涤痰降气谋。形寒恶热头或痛，燥金司令风邪蒙，清燥利咽为主方，内燥清金养阴宗。寒水之令喉患生，发热增寒及头疼，汗少身疼脉浮紧，辛温解表法最灵。肾伤寒证属少阴，咽喉闭塞下利频，证系脏寒忌投凉，半夏甘桂得回生。若是风毒生两腮，息风败毒效是神，以上六淫时邪感，化火化燥亦须知。失于疏达邪入里，热入心包昏不知，急进泄热通络饮，临时加减审病情。化燥灼津侵荣分，解毒提班候佳音，昏痉谵语时或笑，救阴平肝或能好。斑疹痉厥神昏冒，息焚救液听命方，七二条目知其要，何患咽喉不安康。

诸方主治条诀

清咽散

治一切咽喉肿痛，或红或白，形寒恶热，头疼身痛，汗少不得宣达，风痰壅塞，汤饮难咽神效。

甘草　桔梗　荆芥　防风　牛蒡　枳壳　薄荷　前胡

煎服。

郁热痰多加川贝、蒌仁，食滞不快加神曲、谷芽，呕逆加橘络、竹茹，便泻加葛根、荷叶，血热加丹皮、栀子，热甚加黄芩、黄连，火毒加银花、连翘，便秘加青宁、明粉，溺赤加赤苓、木通，胸下痞闷加川朴，咳嗽加杏仁、杷叶，秽浊加佩兰去甘草，痉厥动风加羚羊、钩藤。

诗曰：详甘桔荆防，枳荷蒡前胡，同上成妙方，喉蛾痛痹风痰壅，临证加减机要。

辛凉宣表汤

治风热上壅，喉蛾痛痹，寒微热甚，头痛而眩，或汗多，或咳嗽，或目赤，或涕黄，舌白带黄，脉浮数，此汤主之。

荆芥　防风　桑叶　薄荷　象贝　绿衣　山栀　连翘　生草　桔梗　淡竹

煎服。

痰滞加枳壳橘红，目赤加杭菊蒺藜，咳嗽加杏仁川贝，神昏痉厥加钩藤羚羊。

诗曰：辛凉宣表荆防翘，桑荷栀子同桔草，竹叶贝母绿豆衣，风热上犯凉解讨。

宣肺化痰汤

治锁喉缠喉，痰涎上升，呼吸短促，形寒烦热，骨节胀闷，脉弦紧数，舌黄尖绛，朝不及夕之危症也。

牛蒡　连翘　防风　薄荷　生草　竹沥　荆芥　杏仁　蒌仁　元参　枳壳

煎服。

诗曰：宣肺化痰牛蒡君，荆防翘荷杏蒌仁，枳壳元草竹沥等，镇喉缠喉风为灵。

清喉宣解汤

费氏云：风助火势，其性上升，面红目赤，口燥咽肿，法当清解上焦，风火息而烦热咽痛自愈。此方主之。

牛蒡　前胡　连翘　山栀　花粉　桔梗　元参　薄荷　银花　生草

煎服。

脘闷加枳壳，郁热加芍药，燥痰加川贝，液少加麦冬、细地，去前胡。

诗曰：清喉宣解蒡前参，甘桔银翘栀荷粉，风火咽喉红肿痛，疏风清火解毒性。

清温解饥汤

治风温咽痛头疼，恶风身热自汗，咳嗽口渴，舌苔微白，脉浮而数者，此方为主。

防风　牛蒡　杏仁　前胡　蝉衣　豆豉　荆芥　葛根　桔梗　淡竹

煎服。

诗曰：冬寒隐藏春感风，汗少发热咽痛红，荆防前桔杏蒡豉，粉葛蝉衣竹叶同。若是温毒发咽痛，雷氏清热解毒宗，加上甘桔绿豆衣，除却洋参效如龙。

清暑息风汤

治热病风暑发热汗出，口渴心烦，不恶寒而反恶热，咽喉红痛或白腐肿甚，脉来洪大，舌黄或燥。乃三焦相火升腾上窍，阳明热甚之证。此方主之。

元参　麦冬　石膏　丹皮　薄荷　桑叶　川贝　鲜地　银花　六一散

煎服。

如发疹加荷叶、牛蒡，发斑加栀子、绿豆衣，谵语、昏狂加紫雪丹，热极生风加羚羊、钩藤，呕逆加竹茹、橘络，角弓反张、牙关紧闭去石膏、六一，加犀角、羚羊、钩藤、连翘，竹叶。

诗曰：君相之火上侵喉，清暑息风方法优，白虎六一元麦贝，丹地银翘桑荷瘳。

辛芳辟温汤

治湿温咽痛，始恶寒后但热不寒，汗

出胸闷，舌苔白或黄，口渴不引饮，脉洪或细缓，此汤主之。

佩兰　云苓　橘红　萎皮　焦栀　砂壳　米仁　牛蒡　芦根　丝通

闷乱烦躁，身热神昏，痞难透达，加薄荷、鲜菖、青蒿，另用玉枢丹磨服。如内陷化燥，津液伤而脉实，舌干黄者，以清暑息风汤随症加减。

诗曰：湿酿成温喉病生，辛芳辟温汤如神，兰蒡萎苓栀子并，橘通砂苡芦根成。

化湿清火汤

治湿热风火上熏喉窍，咽痛身热，微汗烦渴，脉来浮缓或细数，舌苔黄腻，小便短赤，宜用此方。

薄荷　连翘　川贝　元参　云苓　银花　苡仁　焦栀　淡竹　荷叶　六一散
煎服。

诗曰：化湿清火六一苓，银翘荷贝栀苡仁，元参淡竹鲜荷叶，湿郁化火是法灵。

降气涤痰汤

治素有痰饮或受雾露潮湿，内蕴太阴，脾不运化而生痰，兼之风火上犯，痰气交阻，壅塞上焦，痰多咳嗽，咽喉肿痛，服之神效。

苏子　前胡　杭芍　生草　桔梗　浙贝　连翘　毛红　云苓　法夏　元参
煎服。

诗曰：降气涤痰用二陈，苏子前胡桔元参，连翘浙贝杭白芍，湿痰火郁水煎吞。

清燥利咽汤

治头疼眩晕，形寒恶热，咽喉肿痛，舌苔薄腻微黄，乃风燥上犯之证也。

元参　杏仁　川贝　桔梗　连翘　牛蒡　薄荷　焦栀　绿衣　生草　细地
煎服。

按主治条下眩晕二字是误载若有见此当加桑叶滁菊。

诗曰：清燥利咽参杏贝，翘荷甘桔生地随，焦栀绿衣水煎服，秋燥咽疼第一推。

辛温解表汤

治客寒协风性传入太阴，恶寒发热，头疼身痛，脉浮紧，舌苔白，咳嗽无汗，咽喉肿痹，乃寒凝气滞，血络结痹，壅阻上窍者宜之。

防风　苏叶　广皮　桔梗　荆芥　姜夏　枳壳　生草
煎服。

诗曰：辛温解表荆防苏，甘桔广皮枳夏扶，咽喉肿疼因风寒，疏风温解用之妥。

息风败毒汤

治发颐、疰腮、痧毒、喉肿因于风热结毒者，此方主之。

连翘　赤芍　元参　银花　滁菊　草节　淡芩　花粉　归尾　薄荷　冬桑
煎服。

诗曰：息风败毒翘赤银，归芩花粉参草增，桑菊薄荷流水煎，风毒肿痛效力能。

半夏甘桂汤

治少阴伤寒咽痛下痢，脉沉细舌白不渴，以此加减为主。

桂枝　半夏　茯苓　桔梗　米仁　骨脂　干姜　泽泻
煎服。

诗曰：伤寒暇痛下痢频，半夏甘桂得回生，茯苓米仁补骨脂，干姜桔梗泽泻停。

清热宣络饮

治风毒上壅阳络，身热咳嗽口渴，胸痞头目胀大，面发泡疮者神效。普济消毒饮亦佳。

荆芥　薄荷　连翘　元参　牛蒡　马

勃　青黛　银花

煎服。

诗曰：清热宣络翘荷荆，马勃青黛蒡元参，银花同上水煎服，普济消毒亦神灵。

解毒提斑汤

治风温温毒时行热邪深入阳明荣分，口渴、咽痛、目赤、唇肿，气粗烦躁舌降齿燥，痰咳甚至神昏谵语下利黄水，用之以冀万一。

犀角　连翘　葛根　元参　赤芍　丹皮　麦冬　紫草　川贝　中黄

煎服。

诗曰：解毒提斑犀角先，丹芍葛根参贝添，冬翘紫草中黄并，温毒内陷必须煎。

泄热通络饮

治湿温时毒内陷，化火灼烁津液，肺胃荣分被扰，逆传心包，热极动风，手足瘛疭，口渴痰咳，身热昏愦，状若惊痫，不语如尸厥，脉弦数舌苔焦燥，咽痛碎腐者出一救治之法。

犀角　羚羊　尖贝　青蒿　连翘　知母　麦冬　双钩　菖蒲

另加至宝丹一粒，开水化先服，再以煎服之药继用。

诗曰：泄热通络犀羚蒿，知贝连翘麦冬讨，双钩菖蒲至宝丹，湿温热灼或可好。

救阴平肝汤

治温热极甚，壮热口渴，舌黄或焦红，发痉神昏谵语，或笑，邪灼心包，荣血已耗，宜用此方。

犀角　连翘　菖蒲　鲜地　元参　羚羊　双钩　银花

煎服。佐以至宝丹先服。

诗曰：救阴平肝即通络，当去知贝及青蒿，生地银参增入用，清神救液用之妙。

息焚救液汤

治湿温、温热、风温、咽喉肿腐，壮热烦渴，脉洪数，舌焦红，斑疹隐于肌肤，内陷不达，胸痞自利，神昏痉厥，热邪流注表里，三焦乃大危之候，用此以冀万一。

犀角　羚羊　生地　元参　银花　紫草　菖蒲　丹皮　连翘　薄荷　石斛　麦冬　金汁

煎服。

诗曰：息焚救液犀羚参，丹地紫草连翘银，冬荷石斛菖蒲等，加上金汁望佳音。

喉证内虚方诀

阳虚津衰脾弱症，元麦四君方法灵。阴液虚少血不足，加味四物法最神。水虚火旺诸虚损，六味加减效力能。喉癣由于虚火腾，肺金太旺气相蒸，红丝点粒如芥子，化癣润喉立法神。欲识喉疳所以生，肾虚火旺沸腾腾，上腭喉间生白点，滋阴清火自然宁。石蛾生发有两层，有原不足有胎生，肝火痰结与风热，清肝化痰妙方增。虚烂喉风虚火炎，鲜红上下白斑全，痛烂不肿脉细致，加味清喉力回天。劳碌喉风肝肾虚，发于关内满喉齐，红根白点血腥味，新方清咽水煎驱。骨槽风起太阳经，因于郁怒致伤筋，思虑伤脾肌肉结，当归连翘效如神。杨梅结毒癣由生，片白喉中秽气闻，白色变黄才可喜，清热凉血急追寻。喉内肿如桃李形，或左或右单蛾名，不痛日久死蛾核，连甘桔附频服应。双单死蛾生喉边，胎郁胞垢怒伤肝，郁火痰结幼儿是，舒郁降火服之安。回食单名梅核风，一名电气入喉中，郁气根由妨碍食，济阴化痰二陈宗。以上虚火犯咽喉，不与六淫治相同。

诸方主治条诀

元麦四君子汤

治阳虚津衰，上午咽痛神疲食减脾胃不足，脉形濡数，舌薄而干，肢体痿弱，日久不愈者神效。

润元参　剖麦冬　西党参　焦白术
生甘草　云茯苓　化橘红　薄荷梗　玉桔梗

水煎服。

诗曰：阳虚元麦四君汤，参术苓甘元麦当，桔梗橘红薄荷梗，神疲食减喉痛康。

加味四物汤

治阴虚液少，午后咽痛。喉燥，舌干，无苔。一切贫血症，经久不愈，此方主之。

蒸熟地　杭白芍　西归身　真川芎
生甘草　黑元参　剖麦冬　白桔梗　制香附

水煎服。

诗曰：加味四物妙难言。午后咽痛贫血见，芎归地芍元麦草，桔梗香附流水煎。

六味地黄汤

治肝肾不足，真阴亏损，精血枯耗，五痨七伤，虚火上炎，舌燥咽疼，乃壮水制火之妙方也。

蒸熟地　粉丹皮　片云苓　山萸肉
怀山药　建泽泻

水煎服。尺脉旺而龙雷升腾者加肥知母、川黄柏；尺脉弱而火力衰者加淡附片、安南桂；阴液不足加乌元参、提麦冬；降火益源加桔梗以清上源，老人虚人咽痛自愈也。

诗曰：肾阴久虚火上升，咽疼齿痛口燥宁，药苓丹地山萸肉，元麦泽泻水煎吞，或加知柏或桂附，壮水益火临证分。

清金化癣汤

治虚火上炎，肺金太旺，咽喉燥痒，红丝点粒缠绕，饮食阻碍微痛，久则喉哑失音而不可救矣。

润元参　剖麦冬　白苏子　东白薇
生甘草　炙紫菀　牛蒡子　白芥子　蒸百部

水煎服。

诗曰：肾火烁金喉癣生，元麦苏芥白薇增，紫菀蒡草百部并，清金杀虫效如神。

润喉汤

治喉癣服化癣汤三四剂之后，用此方调理。

蒸熟地　剖麦冬　生苡仁　大生地
炙桑皮　山萸肉　川贝母　生甘草

水煎服。

诗曰：润喉汤用生熟地，桑贝苡仁山茱萸，麦冬生草煎成服，养阴清金喉癣。

滋阴清火汤

治喉疳因肾虚火旺升腾上窍，上腭及扁桃腺内外黏膜红白细点，平坦无刺，声不哑，不咳嗽，两尺脉虚者宜之。

大生地　粉丹皮　焦山栀　乌元参
奎白芍　女贞子　玉桔梗　南薄荷　云茯苓　生甘草

水煎服。尺脉旺加知母、黄柏，俱宜盐水炒，男加龟甲，女加鳖甲。

诗曰：喉疳肾虚火上炎，滋阴清火丹栀桔，苓芍地草贞元荷，男龟女鳖加法全。

清肝化痰煎

治石蛾但肿不痛，因胎生本原不足，乃肝火老痰结成恶血，凡遇辛苦或受风热即发。忌用刀针，先用甘、桔、荆、薄、牛蒡、防风、冬、地、贝母、木通服之，后用此方。

大生地　粉丹皮　京川贝　牛蒡子
玉桔梗　剖麦冬　潼木通　苏薄荷　生甘
草　灯心

水煎服。初起形寒恶热加荆芥防风。

诗曰：清肝化痰丹地草，蒡贝桔梗木
通讨，麦冬灯心薄荷循。肝火老痰石蛾好。

加味清喉煎

治虚烂喉风，本原因不足虚火上炎，
喉间白斑痛烂，连扁桃腺及内外黏膜视之
不肿，六脉细数，宜以此方。

润元参　大生地　粉丹皮　荆芥穗
玉桔梗　焦山栀　天花粉　牛蒡子　生甘
草　南薄荷　青防风

水煎服。尺脉旺去荆防加知母黄柏。

诗曰：加味清喉丹栀粉，甘桔荆荷蒡
元参，增上生地水煎服，虚烂喉风效力能。

新方清咽汤

治劳碌喉风，肝肾两虚，发于扁桃腺
内黏膜红點根白不肿，常有血腥之气，宜
用此方。

乌元参　女贞子　大生地　剖参冬
潼木通　粉丹皮　枣杞子　生首乌　大连
翘　生甘草　南薄荷

水煎服。

诗曰：清咽汤与散殊异，元麦丹地女
贞杞，木通首乌荷翘草，劳碌喉风神效奇。

当归连翘煎

治忧思郁虑，邪毒交乘结聚太阳经络，
或恼怒伤肝致筋骨紧急，思虑伤脾致肌肉
结肿，膏粱厚味致脓多臭秽，其状于耳项
皮肤间隐隐有核渐如桃李，便觉肿痛。初
则坚硬不消，久则延烂难愈，甚致齿牙堕
落，牙床腐秽。初起用蛾翎探吐风痰，次
以陈艾灸耳垂下五七分，再用煎药骨槽风，
不过如此治法。

全当归　大连翘　焦枳壳　大生地
牛蒡子　二宝花　西赤芍　制胆星　京元
参　元胡索　淡条芩　粉丹皮　射干片

水煎服。

诗曰：当归连翘著方名，骨槽风症务
须吞，丹地枳芍元蒡胆，元胡银芩射干成。

清热凉血汤

治杨梅喉癣，因棉花疮毒未尽而结于
咽喉，其状周围紫晕渐至腐烂，烂上则鼻
平陷，烂下则饮食难进，多至不救。初起
不觉，或十日半月始知。当以清热凉血补
脾佐吞百宝丹二三十服，若体弱痰多嗽重
声哑者不治。

木生地　天花粉　淡条芩　杭白芍
牛蒡子　川黄柏　粉丹皮　金银花　元参
青防风　皂角刺

水煎服。体弱加茯苓，嗽重加山药、
苡仁、知母、杏仁、蒌仁，热甚加犀角、
黄连服十剂之后，另服犀羚贝母膏。

诗曰：喉癣烂而侵脑经，号曰杨梅不
虚名，地芍芩粉丹柏银，防风角刺元蒡能。

犀角贝母膏

羚角八钱　犀角八钱　丹皮八钱　当归五
钱　元参五钱　黄芩三钱　黄柏三钱　防风三
钱　射干三钱　荆芥三钱　牛蒡八钱　连翘六
钱　枳壳六钱　花粉五钱　苡仁五钱　土贝母
一两　士茯苓五钱

煎汁约四大碗，滤渣将汁再熬稀糊，
纳炼蜜半斤，收贮瓷罐，日服四次，卯巳
未亥四时每次半盅，以灯心汤调和送下。
忌生冷发气之物。体弱者去黄连、花粉加
白芍、陈皮、石斛。恶心，砂仁汤送下。
如合丸去黄连、羚角、荆、防，日进二次，
每次二钱。

百宝丹

牙皂一两　银花三两　朱砂五钱

研细末，每服六分，以冷饭块三两。

水三碗煎至碗半，分作二次服，须在巳午二时，必二十余服方能见效。食时多服猪油、麻油以滑肌肤脏腑。忌茶酒牛羊肉面食葱蒜等物。

连附甘桔汤

治死蛾核，因胃中有实火，膈上有稠痰，或气郁火生，核硬色白。

细川连　制香附　苦桔梗　淡条芩上广皮　焦枳壳　京元参　生甘草

水煎服。

诗曰：连附甘桔枳壳增，元参广皮及黄芩，死蛾但肿不作痛，清火利气化痰灵。

舒郁降火汤

治双单死蛾风，因胎郁胞垢或怒气伤肝兼之火郁痰滞，一边为单，两边为双，小儿生者是，大人者非。

制香附　大连翘　广陈皮　淡条芩川黄柏　川黄连　天花粉　生甘草

水煎服。

或用牛蒡子汤亦神效。方用青皮、黄芩、陈皮、麦冬、栀子、连翘、当归。

诗曰：痰气滞郁结于喉，双单死蛾不痛究，翘草陈粉芩柏连，香附舒郁降火求，更有牛蒡汤亦宜，青芩陈麦栀连归。

济阴化痰饮

治阴虚火灼，忧思郁虑致成喉生梅核气之候。

大生地　金银花　京元参　上广皮川尖贝　远志肉　川柴胡　玉桔梗　云茯苓　生甘草

诗曰：济阴化痰梅核气，参贝陈银甘桔地，柴胡云茯远志肉。加减治病总相宜。

加味二陈汤

治梅核气。

云茯苓　法半夏　广陈皮　老苏梗制川朴　焦枳壳　阳春砂　六神曲　生甘草

引生姜，水煎服。

诗曰：二陈汤以橘红君，半夏为臣甘草苓，苏朴枳砂六神曲，引姜三片水煎成。

《重订喉科》卷二终

增订喉科家训　卷三

崇明刁步忠惠三遗著

男　质明守愚编辑

守　先　录　存

门人沈光汉参阅

孙继冲幼愚汇订

白喉治法

夫咽喉乃一身总要，呼吸出入处也。咽以咽物，喉以候气，为肺胃水谷之道。《内经》云：一阴一阳结而为痹。此指风痰火郁上凝清窍而言。故用甘、桔、荆、防、蚕、薄等品加减主之。前贤已有成法，不必阐述。今之所谓白喉者，肺肾阴虚之证也。以少阴经脉挟咽，太阴经脉属喉。肾阴久亏，虚火上炎，灼烁肺经，上熏咽喉，遂现白点，不肿但红，或有肿腐。其症微寒、恶热，自汗，骨节烦闷，按脉细数而浮，舌色薄黄底绛或喉燥津干之象。治宜养阴清肺汤，一二剂可愈。如阴虚之中复感外邪，恶寒汗少，先以除瘟化毒汤清解之，或前方加荆防亦可治之；如阴虚火旺之体误投表药，内热化火，饮水即呛，眼红声哑，牙紧气逆，口出臭气，咽喉肿烂，身热如焚，脉来数疾，舌色焦黑无津，症已难治，急用神仙活命汤清火败毒，间有生者；如脾土难以运化，呕吐泄泻者，宜以兼顾脾胃为主，养阴和中煎、养阴固土饮择而用之。

圣　言

仲景云：少阴病心烦咽痛白烂，用猪肤凉润法。可知白喉亦属少阴内热熏蒸，故用一派凉润之品，是乃猪肤汤之功臣，可与仲景书并行于世。

白喉治法五门

清　解

《内经》云：冬伤于寒，春必病温。以冬受微寒之气，伏于少阴，少阴肾水不足，寒化为热，至春，风邪用事，新凉外袭，受于肺胃。初起形寒发热，汗少心烦，咽喉红痛，脉来浮数，舌苔底绛薄白。此时伏热未发，速投除瘟化毒汤，清解肺胃新感之气为要。

歌云

白喉证本轻，以及风邪侵，只许清解药，除瘟化毒灵。

粉葛根　忍冬花　霜桑叶　薄荷叶
生甘草　川尖贝　小生地　童木通　枇杷

叶　淡竹叶

加药法

大便闭者加瓜蒌仁二钱、郁李仁二钱；胸下胀闷者加焦栀壳一钱五分、炒麦芽二钱；小便短赤者加车前子三钱、灯心一钱。

除瘟化毒白喉初，轻而未白服此多，葛根金银冬桑草，荷贝地通枇竹临。

养　阴

前言清解肺胃新感之气，但可施于初起。若热多寒少有汗，咽喉已现白象，脉数苔黄或细数而浮，骨节烦闷，此系肾阴久亏，伏寒化热，与肝阳之性上烁肺金之故耳。当此之时宜以养阴清肺汤滋阴生津，平肝熄风，可云痊愈。如有外感，加入荆防疏解可也。

歌云

养阴清肺汤，始终要守方，随症酌加味，连服效如彰。

麦冬　白芍　生地　粉丹皮　京元参　薄荷叶　川尖贝（生加药法）甘草

喉间肿甚者，加煅石膏；大便燥结，数日不通，加青宁丸、元明粉；胸下胀闷，加神曲、焦楂；小便短赤，加木通、泽泻、知母；燥渴者加天冬、马兜铃；面赤身热或舌苔黄，加忍冬花、大连翘。

养阴清肺麦冬芍，生地丹皮元参酌，荷贝甘草此方用，方外变通临时加。

降　火

少阴病肾亏火旺，并无外感，误投表散开达之品，以致肝肾之火直冲肺胃，咽痛难咽咽下即呛，眼红声哑，大热烦躁，脉来三部有力，舌色燥黄尖绛，或谵语神昏，已属不治，急以神仙活命汤可冀万一之计。

歌云

若遇极重症，或被表散误，神仙活命汤，冀可得生路。

龙胆草　润元参　马兜铃　板蓝根　瓜蒌仁　生石膏　杭白芍　川黄柏　大生地　生栀子　生甘草

加药法

如舌有芒刺，谵语神昏，加乌犀角；大便闭塞，胸下满闷者加川朴、枳实；便闭甚者再加莱菔子、生大黄；小便短赤者加肥知母、福泽泻、车前子。

神仙活命用元参，龙胆兜铃板蓝根，石膏栀子川柏片，地草瓜蒌芍药增。

和　中

脾胃为后天根本，运化谷食，虽病无害。白喉乃少阴内热熏蒸，兼有呕吐泄泻。明是脾胃不足，不能泌清别浊，宜以顾脾胃为急务。养阴和中煎、养阴固土饮因症施用可也。

歌云

白喉未服药，呕泻和中煎，服后如吐泻，养阴固土全。

养阴和中煎

润元参　花提冬　湖丹皮　大生地　炒麦芽　南薄荷　广藿香　缩砂仁

养阴和中元麦冬，丹地麦芽薄荷同，藿香砂仁水煎服，尚未服药吐泻宗。

养阴固土饮

广藿香　阳春砂　酒生地　肥麦冬　奎白芍　川尖贝　焦麦芽　生甘草

养阴固土香砂仁，生地麦冬甘芍临，川贝麦芽流水煎，服药之后吐泻宁。

善 后

白喉愈后元气已虚，余毒未清，宜以银花四君子汤培土清毒，以防后患。如纳食运化，先天未复，腰膝无力，津枯咽干者，治宜养正汤固本而消余毒，此善后之妙法也。

歌云

银花四君汤，善后培土方，更有养正汤，肾虚急兼尝。

忍冬花四君子汤

潞党参　制於术　生首乌　忍冬花生甘草

白喉善后脾胃虚，银花四君最为宜，参术首乌金银花，生草加上患可离。

养正汤

生玉竹　生地黄　熟地黄　天花粉怀山药　云茯苓　制首乌　麦门冬　杭白芍　女贞子　西归身　生甘草

养正汤用二地黄，山药玉竹麦苓当，花粉首乌甘芍等，更有女贞服之康。

此以上乃治白喉之要法，又有手法针少商，药水搅痰法，通关开喉法，外吹散药法尚未言明，再列于后，以便应用之计。

白喉未兼温邪，牙关不紧，外法不可用也。如有外邪夹杂，不得不用外法兼治。

外 治 法

如口噤，先针四穴，鼻中吹以通关散，再以鹅毛蘸药水探吐痰涎，后以温水漱之，再以三种吹药认证择用为妙。

第一种吹喉冰硼散

梅花冰片三分　真西硼砂一钱　选真胆矾五分　精烧灯心灰一钱五分

共研极细末吹之。

第二种吹喉凤衣散

青果炭二钱　川黄柏一钱　川尖贝一钱孩儿茶一钱　三梅片五分　薄荷叶一钱　凤凰衣五分

共研细末吹之。

第三种吹喉瓜霜散

西瓜霜二钱　上辰砂四分　上冰片二分煅中白二钱　明雄精二厘

共研极细吹之。

喉科救急膏　治一切喉证肿痛腐烂，用此膏贴喉外，五六时揭去，有水泡以银针挑破之。

班毛四钱　真血竭六分　制乳香六分　制没药六分　淡全虫六分　原寸六分　大元参六分　上梅片六分

班毛去头翅足，糯米拌炒，以米色黄为度。去糯米，除血竭外，共研极细末，再以另研血竭和匀，每用如小黄豆大一团，放膏中贴之。

按：水泡挑破之后，外以三妙膏贴上，以免感风发肿之虑。

喉科通关散（秘方）

皂角炭　真川芎　灯草灰　三梅片真金箔　原寸

共研极细末，用少许吹之鼻中。

喉科药水各处药房皆有。

《重订喉科家训》卷三终

增订喉科家训　卷四

崇明刁步忠惠三遗著

男　质明守愚编辑

守　先　录　存

门人沈光汉参阅

孙继冲愚幼汇订

白喉喉痧相似不同义

　　白喉，咽喉腐也。喉痧亦咽喉腐也。何以相似不同也，是属难辨。谁知白喉由以肾虚火旺，里证也。咽喉虽腐，有汗发热，其势缓，自下焦而至上焦。喉痧为厉疫之气，由于口鼻传入，表证也。咽喉肿腐，发热无汗，其势急，自上焦而至下焦。一属阴虚，一属阳邪，不可不知。今医治白喉未能治喉痧，治喉痧不能治白喉。余今会通者，治白喉即能治喉痧，治喉痧亦能治白喉，即此二证，古书虽未畅论，大意有之，惟仲景云：少阴病心烦咽痛白烂用猪肤凉润法。今之白喉书亦从圣书套出。并非新出症名也。所称白喉者，以咽喉白腐也。即如喉痧一症，仲景有阳毒咽痛之文，叔和有温毒之号，然其治法未详，后贤论证处方者无数，有用辛温表散法，又有辛凉解肌法，又有寒凉抑火法，论症虽详而方法各异也。吾今考其原因，辛凉透表最属近理，初起连剂并进，无不汗畅痧透。若过于辛温表散，仍恐汗多亡阳，火热莫制，且疫痧烂喉挟温者多，不得纯用温散。吴淮阴云："温者热之渐，热者温之

极也"。斯言是也。学医者辨明表里虚实寒热之旨，考古酌今，灵机活泼，非但二证可治，即一切之证皆可治也。

喉痧明证说

　　喉痧由厉毒内伏，其未发之先，必五内烦躁，手掌心热，渐渐咽痛憎寒，发热胸闷口渴，有痧者热势必壮，用大红纸卷成条，蘸菜油点火照看头面颐项，见有痧点隐隐及周身肤腠通红者，无论咽喉红与不红，肿与不肿，腐与不腐，但觉咽痛或曾痛过，发热后反不甚觉痛者，均属疫痧。急宜照后各方畅为透达，既透方清，层次不可搀越，转掗不可果钝。盖从来风火之重，变幻之速无有过于此症者。一落呆相便多贻误，亦有偶然感触，内本无邪，仅见咽痛寒热，热不甚壮，肤腠不红，胸闷口渴亦微者，但须乘其初起之时，照方疏解，不至发痧，热退痛定可愈。至于失治邪陷。则有腮肿颊车不开，唇口紧小，肢体肤黑欲脱，舌绛喉腐，痧点半隐不透，驯至神昏谵语，气喘腹泻，鼻煽鼻煤，音哑痉厥不可为矣。喉痧发于肺胃，初起憎寒发热，为肺邪欲泄之象，所以必现咽喉

肿痛者，咽喉为肺胃道路。顾氏为热淫浮越者是也。其琐碎小粒为痧。痧者，沙也。红晕如尘沙而起，属肺。其成片如云，头突起者为疿。疿者，丹也。或隐在皮肤之间，多起于手足身背之上，前贤为属脾，以脾主肌肉故也。余则以为此正。胃腑之热淫外越耳。盖阳明亦主肌肉也，有一见即化者，有痧透后始化者。其如疙瘩块者，发者多麻木而痒。此系其人肝热而兼湿痰，药宜佐以泄肝化痰渗湿之品。至于失治邪陷，初陷则在少阳阳明耳，前后肿陷之深则颊车不开，唇紧肤黑，阳明风毒极盛也。其舌苔黄而底白者，犹在气分，至舌绛则直逼营分矣。营分受邪则逼入心络，再陷则神昏谵语，毒陷益烈，恶候并见，不转瞬而风火交煽，痉厥立至，鼻煽音哑，肺阴告绝，顷刻云亡。其气喘腹泻鼻煤之症，微者可治，甚者不可治，当以后立各门中求之。

喉痧先宜疏表说

古来治喉痧者莫不重于咽喉而忽于痧疹，早进寒凉遏伏疫邪之故耳。凡厉疫之气，由口鼻而入于肺胃，发必由肺胃而出于肌表。热淫上升，咽喉必痛，所以必先透痧为要，痧透之后，再议治喉，此一定之理也。是症之源流，痧疹为本，咽喉为标，苟非洞开毛窍，何以泄其毒而杀其势，此开手所以用透表法也。俾汗畅而丹痧外达，至无恶寒壮热之象，则外闭之风寒已解，内蕴之毒火方张，寒凉泻热初起是所忌投，既透之后又不得仍用辛散也。

解秽发散疏风疏肺说

时令不正，天阳之气及地质秽浊之气由口鼻而入，弥漫于无形，势必芳香以解之，如卧龙丹、太乙丹、辟瘟丹之类是也。

属痧阳腑经邪，初起必从发散。疫痧受邪重于时痧，尤宜即与开达，如荆、防、豆豉之类是也。

疫痧每发于火旺风胜之年，且必触时令之毒风而发，故疏风为必需之品。若已成火化者，桑菉可参用也。

疫痧疏肺者，以肺主皮毛，肺气开则皮毛亦开，自无壅滞不透之患，且肺主一身之气化，清肃下行，诸气受治，疫痧亦因而自溃，故蒡、前、杏、贝、桔梗循经速达，皆为斯证之妙品，临证宜细审也。

疫毒两腮结肿说

疫邪郁于少阳阳明之经络，凝结上焦，遂致两腮结肿，今之所谓痧毒。古云鳗鲤瘟是也。当用柴胡、葛根、防风、蒺藜。颊车开阖不利，只用防风、蒺藜加于主药中可也。口唇紧小，肤黑欲脱，秦艽、蒺藜加之以上痧未透清之治法。又有痧疹透后结核肿痛，未成脓者用消风化痰，活血解毒以散之。如桑叶、蒺藜、牛蒡、前胡、杏仁、贝母、甘草、桔梗、赤芍、制蚕之类治之。

望 舌 说

舌苔白腻而滑，表有风寒。白而厚腻，内挟秽浊不正之气。微黄渐从火化，黄甚痧火烁气也。尖绛邪热入心，纯绛色鲜泽，边尖生刺，痧已透为营热外泄未透。紫绛而干，根边多带黄白厚腻，此表邪未透，痧火已烁及营分，为难治。中心焦黑，舌短缩，干绛而硬中心焦，神昏者，皆不治。

善后说

喉痧愈后，须善自保卫，以复太和。其余热须清泄净，尽可加培养，宜薄滋味，节饮食，谨嗜欲，一切腥膻发物及房室俱宜远戒，否者痧后余波变怪百出，慎勿轻身尝试。

喉痧顺逆治法论

夫喉痧一证，疫邪由口鼻而入于肺胃。盖肺主皮毛，开窍于鼻，胃主肌肉。挟口环唇。西医云，人吸空中养气而活。所谓养气即天阳之正气也。如吸正气，何病之有？今之疫邪者，乃天阳时令不正及地质秽浊之气与养气相浑而入于肺胃二经。故必由肺胃之经络而发于咽喉，初起憎寒发热，身疼无汗，遍身丹痧，咽喉肿痛，斯时即进辛凉解散汤引痧出外为妙。又有初发即神昏谵语，疫邪侵袭神经，毒素流行三焦，辛凉宣透法主之，使丹痧透达不致内窜可也。此一二日大概情形也。如初起误投寒凉，表邪未透，内郁化火，壮热烦躁，痧隐肌肉，面红目赤，骨节疼痛无汗，咽喉肿痛腐烂，乃一阴一阳之火乘威上亢。销烁肺金，由是音哑鼻塞并见也。速投疏达以开其毛窍，清里以化其毒火，吹以化腐丹，使疫邪不上焰，毒火不内射，可望转机之理。此三四日之情形也。主方以清凉解毒汤可也。至五六日热势更甚，汗少痧隐，神昏谵语，喉腐且臭，唇燥舌干而绛，气机不利，津液枯涸，此系初时失于透表或误进苦寒逼其疫毒内陷，自肺胃营分逆传心包，竟成难疗之候。治仿犀角地黄合清宫汤，佐以紫雪丹，和入金汁，外

吹珠黄散，清凉解热，芳香逐秽，冀侥幸于万一。如痧尚未达，壮热无汗，内火已炽，大便干结燥实，腑气不通，治以表里两解凉膈散加荆防主之，使其痧透火清而大便通行为妙。又有汗出痧透，液伤燥结便秘者，滋阴清肺中加元明粉、生军养液润燥可愈。如误治或失治，至七八日咽喉腐烂，汗出漫热，音哑无声，气逆喘急，苔色绛干，此阴阳俱亏，疫毒内陷，津液灼耗，痰涎冲激致令肺气不能降，肾气不能纳，内闭外脱之象。姑以扶正涤痰汤尽人力以待天命而已。愈后调理以生津养液加减滋阴清肺汤为主。总之此症肺胃二经为受病之根本。先散后清为治法之宗旨，先哲云，骤寒则火郁而内溃，过散则火焰而腐增。此二语至理名言，卓然不拔。若初起而骤用清滋化火而妄投表散，其不致偾事者几希，可不慎欤。拙见如此，祈高明裁政，余之获益无既苍生亦共被福泽也。

喉痧治法五门

疏 达

疫邪自口鼻而入于肺胃，病必由肺胃而见于咽喉。初发之时胸膈之间蕴积毒邪致生风痰，壅滞不散发为咽喉之病。先是红肿，继而白腐疼痛，寒热，汤水难入，遍身丹痧隐隐等症，斯时也。若不疏邪达表，而但用滋清之剂则恐深入脏腑，败症百出，莫可挽回，必须用辛凉解散，使疫邪外透不致内窜为妙。吹以喉痧妙药散为首务也。

歌云

辛凉解散汤，疫痧初起尝，因症宜变

化，汗出方为康。

薄荷叶　净蝉衣　大力子　焦山栀　大连翘　冬桑叶　淡竹叶　荆芥穗　青防风　象贝母　淡豆豉　生甘草

水煎服。呕加橘络、竹茹；泻加葛根；衄加丹皮。

辛凉解散蝉荷蒡，栀翘桑竹荆防良，贝草豆豉水煎服。喉痧初起立法详。

清　散

疫邪不由外达，内郁化火，汗泄灼热不退，口干欲饮，咽喉肿腐日甚，脉数舌黄，乃一阴一阳之火乘威上亢，销烁肺金，势必见音哑鼻塞之恶象。速进清火透解，清凉解毒汤是也。外以吹喉化腐丹，吹之俾火毒清而汗畅痧透，可云向愈之理。

歌云

若遇症已重，汗少热邪壅，内清外透法，清凉解毒宗。

羚羊角　川尖贝　大连翘　鲜金钗　焦山栀　苏薄荷　冬桑叶　淡竹叶　荆芥穗　青防风　二宝花　生甘草

水煎服。使疫邪不上焰，毒火不内射，可望转机。

清凉解毒羚贝翘，斛草栀荷桑竹交，荆防二宝流水煎，疫邪化火服之好。

清　化

疫邪内陷，热势颇甚，咽喉腐烂，神识昏迷，语言错乱，痧不透达，脉弦劲数，此疫毒火炽，逼入心包络，神明无主，甚为险恶之候。急用清凉解疫汤，佐以紫雪丹，外吹珠黄散，清凉解热芳香逐秽，冀侥幸于万一。

歌云

疫邪内陷症，喉腐神迷临，清凉芳香法，冀可望生因。

甘中黄　冬桑叶　鲜生地　忍冬花　大连翘　润元参　真川连　焦山栀　川尖贝　潼木通　薄荷叶　陈金汁

水煎服。先以紫雪丹三分，开水化下，后服煎药。

清凉解疫中黄先，参地银翘木通连，栀贝桑荷陈金汁，痧隐喉腐热甚煎。

救　液

雷少逸云：温病最易伤阴，当保阴生津为要。今疫疠喉证转机之后，其阴液未必不伤，舌绛而干，喉虽清爽，燥痒无津，脉仍数象，是症之明验也。此系肺胃余热未清，肾阴不足所致，滋阴清肺汤治之。

歌云

滋阴清肺汤，将愈是妙方，临证欲知化，连服保液彰。

鲜生地　鲜金钗　京元参　剖麦冬　霜桑叶　川尖贝　湖丹皮　生甘草　枇杷叶　甜梨汁

水煎服。

痧透热退喉渐清，肺胃余热用滋阴，冬地元斛桑贝枇，梨草丹皮服之宁。

救　治

烂喉痧日数已多，咽喉烂甚，汗出漫热，音哑无声，气逆喘急，此阴阳俱亏，疫毒内陷，津液灼耗，痰涎冲激致令肺气不能降，肾气不能纳，内闭外脱之象，危在旦夕。勉用扶正涤痰之法，尽人力以待天命而已。

歌云

喉痧日数多，肺脏气欲无，勉用扶正法，未知后如何。

西洋参　润元参　霍山斗　川尖贝　黛蛤散　大花提　大生地　生甘草　瓜蒌皮　甜杏仁　淡竹沥　珍珠粉　顶猴枣

水煎服。

扶正涤痰西洋参，元参石斛贝杏仁，生地蒌草黛蛤散，竹沥珠粉猴枣成。

附经验方案一则

脉形浮洪，舌色薄腻，神迷呕恶，时欲谵语，痧隐肌肤，喉痧毒素已走全身疫邪。

自肺胃流注三焦，攻冲心包，姑以芳香宣窍佐以疏解透泄以冀转重为轻，可愈此症。

荆芥穗　青防风　大力子　粉葛根　冬桑叶　鲜菖蒲　川尖贝　薄荷叶　润元参　广藿梗　淡竹叶

水煎服。

辛凉宣透桑竹君，荷贝葛根荆防临，菖蒡元参广藿梗，喉痧攻冲用之宁。

以上治喉痧之法，大旨已备，所有前贤治验条例及吹散等方并例于后，以俟学后临证详审施用可也。

前贤条治

丁甘仁曰：喉痧表邪未解，大便燥结，腑气不通，脉实有力，治仿釜底抽薪，引火下行之法，凉膈散主之。如舌苔厚腻，内夹食积，可加消食之品除其有形之食，则无形之热自解。

焦山栀　大连翘　淡涤芩　薄荷叶　生甘草　元明粉　生大黄

水煎服。挟食加楂、曲、川朴，恶寒加荆防。

凉膈散治膈热甚，栀翘芩薄草硝黄，食积楂曲川卷朴，疏表荆防神效方。

顾玉峰曰：疫痧失于透解，最易内陷心包。痧虽透而未能尽透，色紫或赤，脉弦喉烂，舌绛心黑，口渴谵语，痉毒化火，流注三焦，内而脏腑，外而肌肉，势属大危之候，勉以犀角地黄合清宫汤佐以紫雪丹化服。古贤云，小舟在洋，收帆未定也。

乌犀尖　鲜生地　杭白芍　粉丹皮　润元参　剖麦冬　莲子心　连翘心　淡竹叶

水煎服。

犀角地黄芍药丹，清宫莲子元翘传，竹叶麦冬成一剂，神昏谵语服之安。

加减法

热痰盛兮加竹沥，梨汁同添各五匙，咯痰不清蒌皮入，热毒中黄金汁施，渐欲神昏须早救，银花荷叶石蒲治。

叶天士云：烂喉痧一证，发于冬春之际，不分老幼，遍相传染。发则壮热烦渴，斑密肌红，宛如锦纹，咽喉疼痛，肿烂一团，火热内炽，医家见其火热之甚，投以犀羚芩连栀膏之品，辄至隐伏昏闭，及喉烂废食，延挨不治，或便泻内陷，转眼凶危，医者束手，病家委之于命谁知。初起之时，频进解肌散表温毒外达，多有生者。荆防葛根汤加减可也。

荆芥穗　青防风　粉葛根　冬桑叶　鲜菖蒲　薄荷叶　大力子　大贝母　淡竹叶　净蝉衣

水煎服。

此方即前经验方案之辛凉宣透法减藿香、元参也。恶心呕吐仍加藿香为妙。

高锦庭云：烂喉丹痧系天行疫疠之毒，故长幼传染者多。外从口鼻而入，内从肺胃而发，其始起也，脉紧弦数，恶寒头胀，肤红肌热，咽喉结痹肿腐，遍身斑疹隐隐，斯时即宜疏达，治以牛蒡解肌汤。如有挟食，加以消食之品为主。

牛蒡子　薄荷叶　荆芥穗　青防风
焦山栀　大连翘　粉丹皮　霍山斗　润元参

水煎服。

牛蒡解肌用荆防，元斛薄荷丹栀翘，

风火疫毒喉痧证，疏表清里煎服好。

曹心怡曰：冬燠春寒，邪郁肺胃，运水令火结而为痹，咽喉红肿而痛，或但痛不肿不红，憎寒发热或壮热或不甚热或乍寒乍热，微者饮食如常，甚者胸痞咽阻不能食，脉形弦数，或濡数，或沉数或沉弦不数，或右寸独大，或两寸并沉，或左部兼紧，皆邪郁未伸之象也。舌白不渴，或微渴而苔滑腻，或渴甚而苔仍白滑，邪在表分也。荆防麻豉汤主之。胸痞咽阻先以太乙救苦丹化服。

荆芥穗　青防风　炙麻黄　大力子
玉桔梗　杏仁泥　大贝母　甘中黄　西河柳

痰湿盛舌白腻加紫菀；衄血加桑皮；腹痛泻甚加粉葛根；挟食加枳、楂、麦芽；经水适来及男子夺精加紫芍以除四肢厥冷；舌黄去荆加桑叶；黄甚燥渴加霍山斗；耳前后掣痛或肿加紫葛白蒺；颊车酸痛加白蒺藜；唇口紧小焦黑芫蒺同用。

按：此方过于散表，菲冬令严寒水冰地冻之时未可轻用。麻黄专司冬令寒邪头疼，发表之力甚大，加以荆、防、豆豉、牛蒡之疏风透表，桔梗载药上升，虽有杏仁之润肺，贝母、中黄之凉化，河柳又是

发汗之品，究竟升散太多，非质弱之人主方也。疫疠喉痧体质强者未能传染，今之临证气虚多而气实者少也。世医执此施治岂能无误。今仍条治冬令喉痧，气实无汗可以暂用。

冬令染疫烂喉痧，荆防麻豉效可夸，

兼用牛蒡杏贝桔，中黄河柳水煎可。

痧透喉宽，苔黄尖绛，脉转洪数，桑防白膏汤主之。

桑叶　防风　豆豉　牛蒡　桔梗　前胡　杏仁　土贝　中黄　霍斛　河柳

愚按：此方痧疹未透，苔虽黄底白，用之外透表而内清化之剂，主治条下，痧透喉宽，苔黄尖绛，脉洪数，曹心怡以为佳方，吾不信也。

痧点逗留不化，舌色纯绛鲜泽，尖上起刺，羚羊黑膏汤主之。

羚羊　豆豉　鲜地　桑叶　白疾　牛蒡　桔梗　前胡　杏仁　十贝　中黄

愚按：是方减去前桔、杏、豉、中黄加滁菊、霍斛、甘草、薄荷为稳。热甚生风加钩藤。

痧回热退，舌化脉和，余邪未净，时时手足心热，桑丹泻白散主之。

桑叶　丹皮　桑皮　地骨　牛蒡　前胡　杏仁　土贝　甘草

愚按：痧回热退，舌化脉和，余邪未净，法宜滋清息邪。此方似乎不合。肺之气液已衰，有桑皮之泻肺，痧回热退复用牛蒡、前胡之疏解，姑仍之不过有是法耳。

痧后肺胃余风未清，牛蒡前胡汤主之。

牛蒡　前胡　桑叶　白蒺　杏仁　蒌仁　杷叶

愚按：不如用桑叶、滁菊、蒌藜、薄荷、杷叶、钩藤、芍药、甘草为稳。当瘥后胃燥，霍斛元参汤主之。瘥后肝胃之阴

不复者，参乌汤主之。

霍斛　元参　杏仁　蒌仁

煎服。

西洋参　制首乌

煎服。

此二方不如用养阴法加味为妙。

痧后燥结用五仁丸

火麻仁　柏子仁　叭杏仁　瓜蒌仁

郁李仁

为丸服。

吹 药 类

第一种喉痧**妙药散**

真尖黄　提濂珠　三梅片　西月石

银粉霜　天竺黄　飞朱砂

共研极细末吹之。

第二种吹喉**化腐丹**

煅月石　煅中白　西瓜霜　飞明雄

天竺黄　真尖黄　大濂珠　三梅片　飞

朱砂

共研极细末吹之。

第三种吹喉**珠黄散**

真犀黄　飞朱砂　净珍珠　上滴乳石

西月石　真原寸　飞雄精　粉儿茶　煅中

白　大梅片

共研细末吹之。

以上治喉痧大法已全。又有卧龙丹、玉枢丹、太乙救苦丹等方，当于卫生鸿宝书中求之。

《重订喉科家训》卷四终

外科学讲义

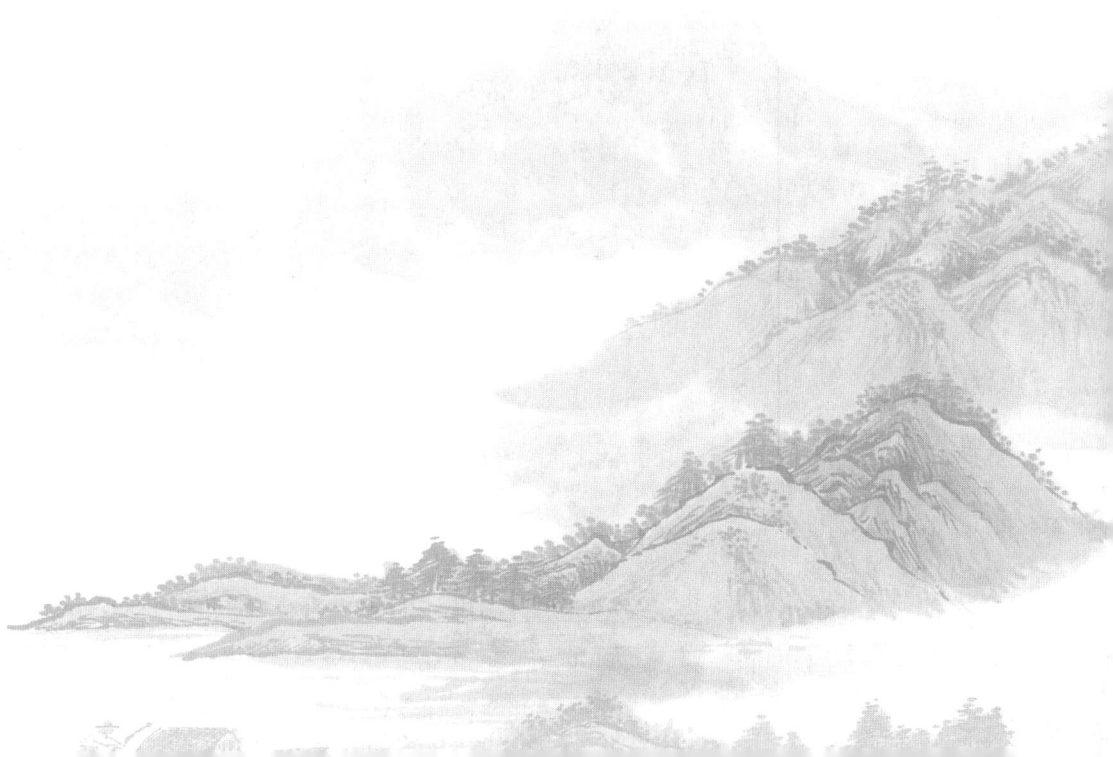

内容提要

　　外科为十三科之一，自来颇鲜善本，惟徐批陈著之《外科正宗》、窦氏之《疮疡经验全书》堪称名著。然是私家著述不合学校之用，京江刘吉人前哲，殚精医学，内外兼长，清端督考医，先生名列优等。本社曩刊《察舌辨症新法》业已一再毁版，即系先生大著。是书独撼心得，精选众长，外科应用之学详述无余。外此，若疔毒、霉毒、疥疮、痔疮。论列尤精，末附小儿丹毒各方，颇便病家。

目　录

外科学讲义

刘丙生吉人编辑

裘庆元吉生校刊

外科心法要诀

凡看初起之毒，看其颜色有晕无晕，如有晕分几色者重症也，有头高起根脚不过一寸者疖也，阳毒之小者易治，溃脓则愈矣。如夜间痛甚，不可小视，其来虽小，其患则大。每有变为疽者在背部，更宜慎之。根脚红坚，有二三寸大者，虽高起有头，痈也，虽系阳毒，其来源深远，难治。若脚根散漫，平肿无头，日痛轻、夜痛重者阴疽也。如系紫泡，颜色灰暗，疔毒也。在手足指节平肿无头。

无泡者，如颜色灰黑，脱疽也。四边硬、中心软者，将溃之兆也。如颜色红紫，与皮平等，不肿而痛者，红痰也。颜色淡白，与皮平等，不肿而软，按之酸痛者，白痰也。皮色如常，皮内坚硬，如鸡卵形圆者，恶核也。连皮坚硬，按之如石，皮色如常者，石疽也。此以上皆初起之看法也。

已溃之毒，一孔有脓包兜，挤之脓出者，痈疖也。无孔或孔多平烂，横开蔓延，根脚散大，颜色紫暗者，疽也。溃如烂柿者痰也。翻花起肛口者. 误用升丹也。颜色由紫转红者，吉兆也。由红变白灰者，欲腐烂也红。腐之外有白色一围，白色之外有灰色一围者，此乃不保身命、犯淫念色欲之戒所致也。有脓由稀而变稠者，顺症也。有脓由稠而变稀者，逆证也。由脓而变成水者，败症也。用药当则水变为脓，由稀而稠，收功自易也。用药不当，则稠脓变为稀水，收功必难。颜色红活，淡若牙龈，形中榴子者，此名新肉芽，收功之象也。形若坍塌江岸，坡口向里者，此将崩溃陷象也。形如新涨沙滩，坡脚向中攒聚者，此将长肉之兆也。总之，断无紫暗、流水，收功之外症。若用药之后，色变紫暗灰暗，所出清水，医者切宜猛省，别求良法，方免错误。此以上皆溃后之看法也。

痈疽分治总纲心法要诀

痈疽者，外证之总名也。其小者为疖（大不过一寸之径），大者，为痈（二三寸大者高起有头）。高起有头，溃脓有包，挤之脓出者，为痈；平肿无头扁塌不起，尖顶溃后平烂横延者为疽。亦有高起如覆杯、如小馒，首不起尖顶，根脚如有绳收束，头上平圆如大围棋子小豆饼，溃后中心深凹，四围起肛口者也，亦阴疽也。疖，阳毒也，其根浅，其来源少。易治（内服清凉之剂，外用陈升丹、九一丹，贴太乙膏、万应膏，脓头出，自易收敛，此指根脚在一寸径之内，高起尖顶有头者而言，若平而有头疽也）。痈，亦阳毒也（根脚坚肿在二三寸以外，有头高起尖顶，若平肿不起尖顶，虽小亦疽也），根深，其来源远大，难治。《内经》有初传热中，末传寒中之文，故有始实终虚者，亦有毒实人虚者，有始末皆虚者（未溃已虚，既溃更虚，脉芤血虚，脉涩弱气血两虚，脉细弱气虚，法当甘补、甘温益气），有半阴半阳者（湿热相兼平等，治宜平剂，内用《金鉴》《正宗》活命饮、八珍汤等法，外用忌疔散、擒王散、万应膏等法），有全阳者（如脉数、舌宣红肿，有头初起，宜清解，溃后防虚宜兼扶正），有阳毒发于阴部位者（如囊痈、横痃、鱼口痔疮、海底漏、骑马痈，大脚内侧腹下胸腹等处是也），有兼阴毒而发于阳部位者（如伏兔疽、环跳疽等类部位则阳，而病则有兼寒湿痰凝、气血凝滞者）。疽，阴证也有气血凝滞而发者（如范增因恚忿发疽而死），有淫痰凝结而发者（如红痰白痰痰核等是也），有气血不足死气而发者（如石疽脱营等症是也），（诸书有以红白辨阴阳虚实、分别痈疽治法者，然予每见有初起不红之疽，因治不得法而变为红紫平烂者。甚有紫暗灰暗色者，彼已经误治，颜色已变，将又从何分别乎？法当问其初起之颜色、形状以定之。盖白疽误用凉散之药，冰凝气血，其色必改变红紫灰暗矣，法当用阳和膏或小散阴膏贴之。如石疽脱营之症，其脉多弦细紧涩，按之如引绳，如循刀坚而不移，往来不利，法当内外温补，虚甚用血肉有情填补之法），有介乎痈疽之间，实因内证不解发于外而为病移者（其外证形势介乎不痈不疽之间传变证候亦不与古人痈疽定论相合，必先问其外证未起之前曾有他病否，但此种病移之外证，多由阳明当下不下证传变而来，但有暑热燥淫之异耳，治之之法务在得其内证之根由，对证施治除尽病根方愈，外亦勿用痈疽古法末药敷掺之，但用温和膏药贴护其外，慎毋用凉血败毒提脓之法，若外用凉药遏其内邪外解之势，则绵延难愈，横烂浸淫，脓水多稀，累月经年，杳无痊愈之日矣）。

痈疽所发部位分别难治易治论

痈疽发于大肉间部位不在紧要穴道者易治，发于紧要穴道者难治，如伏兔疽、环跳疽、偏脑疽、井泉疽，肾俞发、肺俞发、膏肓发、心俞发、肝俞发、膈愈发（即心胞络俞也）、腨肠痈、鱼口便毒、囊痈、悬痈、腋下核、天府云门核、百会疽等类，治法稍差，每易致命。其外仍有由内痈外溃者，如肝痈、胃痈、肺痈、肠痈、缩脚肠痈，或发于背俞，或发于腹募，皆难治，治法稍乱，即无痊愈之时，夭枉者多矣，医者不可不慎。

此外，又有一种难治之症，虽不致命，而治法稍差，亦有损伤肢体成废之患。如胫踝生七眼疽、脱脚疽、手足指生脱疽、足心生涌泉疽、膝前生犊鼻疽、膝后生委中疽、皆有令人成废之患，医者亦不可不慎。若在妇人更有乳痈、乳核、乳岩之证。乳痈易治，乳核宜速消散，若溃则难治；乳岩则郁抑之气所发，积久而成，如先富后贫，气血亏虚，则与石疽、脱营之症无异，不能化软、消散无形，溃即成岩壑之状，每多不治，温补之或有二三收功者，医者不可不知。男子横痃，生于胯下，名曰疝筋初起如新张弓弦，坚硬横亘于毛茎之侧，《全生集》止有角针煮粥一法，然有因阴虚而发者，药犯攻伐之品则变成坚硬如胁骨状，惟补之则消；若误用刀针、升降散药，溃即难敛，每多殒命。此证古书多不载，且无补法。瑞曾经历治数人，用补获效，消化硬骨于无形，始信药当如神医者，贵在善于化裁，能于无法之中思得妙法，以补古人所未备，斯可以为良医而造福于后世矣！大凡痈疽生于足太阳、足阳明经穴者，其来势虽小，其长大则易，以二经气血俱多，一有停滞，壅塞最易，其来源涌猛，故其膨胀力最大，法当预防之，以针刺其上下青脉管令出血以分消之，无使充塞一处则易治矣。

治法总论

凡治毒初起，即归一人，顺手医去，自易见效。如毒患已久，曾经数人，治不得法者，必须考究其初起伺因，是何颜色形状，一向所服何药，外用何药，孰效孰不效，仔细问明，辨清阴阳、虚实，兼诊脉、察舌，辨清面色，吉凶，方可着手。用药当分初、中、末三传之异。如阳毒初传，宜散热解毒，通经络，以图消散，中传宜排脓托毒，调和气血，以图逐毒成脓；末传宜温补外托，以图易于收功。若纯阴之毒，则始终皆宜温散温补，一切清凉寒凝之药不可轻投，并忌外敷凉药、冰凝气血，致妨消散长肉之功。

刺法开刀论

凡刺毒必须待脓透熟时方可刺，若开刀太早则泄气，反痛甚。凡刺毒必辨清有脓无脓，如皮色绉黄，用手按之，随手而起者有脓；按之手起而不复者，无脓，不可刺。重按乃痛，脓之深也；轻手按之即痛，脓之浅也。至于开刀手法，刀口不嫌阔大，深则深开，浅则浅开，如开鱼口便毒、背痈、脐腹痈等宜浅开之，若遇肉厚处宜深开之。

开处宜就下，勿使兜脓难愈。《内经》

有燔针劫针刺以刺大痛脓之深者，有剑锋针以刺深脓，三棱针以刺浅，用刀不若用针者，易于收敛也。

痒痛论

凡毒痒者有湿痒，有风痒，有虚痒，有血行之痒，有长肉之痒。初起之毒，血行之痒易消，溃后之毒，长肉之痒易敛。初起之痛，有实痛，有虚痛。实痛者，风、寒、湿、热、痰、血壅滞而作脓也。虚痛者，日轻夜重，气血虚不胜毒也。坐久而痛者，血不行也。行久而痛者，气血虚也。下午痛者，血虚也。寅时痛者，肺气虚也。有薄衣压之，觉重而痛者，大虚也。

臭气论

阳毒有臭气常也，阴毒有臭气必流血，乃气血大败之候，多不治。阳毒有臭而生蛆者须用生猪油，捣寒水石末，贴之；或用清油调杏仁末，涂之；海参焙研末，掺之。

疮溃无脓论

凡疮口无脓，有干湿二种。其干而无脓者，有气血皆虚不能化脓者，治宜补托，以有脂膏血肉有情之物润之。有风湿寒气闭塞而无脓者，其人必无汗、脉紧涩。法当用辛甘温药小和之。有误服白术闭塞毒气而至无脓者，四边必坚硬，宜清热泻火，通经活血。凉润之药以解之其湿而无脓者（谓有水而无脓），此阳气虚犯阴湿之气而然，宜四君、八珍等汤内服，外用温和膏药贴掺之（阴疽易犯此弊，一经误治即有水无脓矣）。阴疽之干而无脓者，止可外用海浮散以引之（散以去油乳没为之，善收疮口，却能引脓）。阳痈无脓而疮口干燥者，可以生肌玉红膏外搽以润之。亦有将愈之时无多脓者，纵有脓亦不过黏于膏药上，随膏而起，疮口现粉红色，则将结长真皮之候，收功易在旦夕矣。

胬肉翻花起肛口论

凡痈疽结核溃后疮口有胬肉者，多因开刀太早或挤脓太早、用力过猛以致伤其好肉所致，亦有毒将愈时未避风水、新肉僵结而成胬肉者，需用大力子草膏、乌梅膏贴之，自可平复。翻花起肛口者（谓中心凹，四围起罗圈、扩坟起，其色有淡紫），有因误用市上所卖坏升丹而起者，有因阴疽误用痈法治之而起，有因过服补涩药而起，有因多上生肌玉红膏而起。如肛口紫硬黑暗，乃闭住瘀血故也。阳毒用《全生集》洞天鲜草膏贴之，阴毒用《全生集》阳和解凝膏贴之，即可化软、化平，生肌收敛矣。惟足大指旁爪甲缝中生甲疽努肉、挤出如蟹眼者，需以乌梅炭敛之，法用乌梅肉煅炭存性，退火气，研细干掺之。

溃后疮口流血论

凡痈疽溃后疮口流血不止者，有血败而流血者，有气血两虚而流血者，皆危候也。法当以蒲黄炭、乌梅肉炭，研细干掺之，或发灰、陈棕灰亦可，降香灰亦佳，惜难得。便用须预先藏储之。内服大剂归脾汤。亦有误针而出血者，宜内服托里散，外以明矾、枯矾末掺之。

溃后疮口紫黑红白论

痈疽溃后疮口如变紫黑者，无他坏证，

必是过用铅粉、黄丹所致。如面部曾用之者，长肉之后皮色必黑，甚不雅观故面部尤忌。若久患不敛，不因丹药而变为紫黑者，败证也，急宜补托，宣通气血，令转红活，外用温和膏药贴之。亦有因触污秽而致者，檀香末掺之。

湿热毒发，红肿坚紧，按之有指印，纯湿者皮色不变，气虚者不甚红紫，按之有指印，当补中益气。疮口四围白色，腐肉未尽也。围红白相间，色如牙龈者，将愈之象也。

脓出形色气味论

脓出有宝光者，顺证也；脓出无光，暗若淀粉稀糊者，气血被毒气熏灼，郁久而出也，此项脓必有秽气。脓出黄白成条，拉之难断者，吉兆也，元气精血尚旺，能胜毒也。有挟花红色，有黑如紫血条者，但有光润之色皆顺证也。气味重浊，阳毒常有，阴毒则忌。总之脓宜干稠，不宜稀薄，若流黄水、清水或如桐油者，轻则成漏生管，延绵难愈；重则崩陷随之宜急补托为要。故曰：得脓者生。脓实气血所化，以御毒气外出者也。如内证得汗能排泄邪气由皮毛管而出同一理也。脓稠厚者，气血旺；稀薄者，气血衰。观出脓、出水，即可知其证之难易、吉凶矣。

化管去多骨填久漏法论

疮本无管，因不自重生命，遗精滑泄等弊，秋金燥气袭入疮孔之巾，致脓老成管，或一孔或二三孔。如有管，孔之四围必有白线圈，隐见于红肉之中，此方是有管之的确证据。如无白线圈，虽久漏之孔，亦不得以有管目之，但补漏可耳。占法如降丹线、三品一条枪等法，皆不可用。因此药陈者难得，人不堪其痛苦。瑞曾亲见数人误用此法，因疼痛不止，因而抖战全身震动而死者。故引以为戒，别求良法以治之，治用鼻涕虫，身上稠黏涎，用熟石膏末洒虫上，然后用筋刮之，刮下，乘其潮润，用人发染之，染白，悬而阴干之。收藏待用。遇有管之证，先以发通之，探其深浅，如其分寸剪染过白发，插入管中，则人不觉痛，而管自化为脓从孔中出矣。此涎有腐烂性，纸布等物着涎则易腐烂，瑞故因而用之，有效。去多骨亦以此涎干之为末，干掺之，深者以自来风吹入，如难化难入加豆桔灰少许，甚效。豆桔灰有腐物刺激性，多用则痛，然其性易过解之易耳，得脓水流出则痛止矣。陈者尤佳，此法较稳于古法也。古有用蜣螂炭去管去多骨者，然亦有疼痛之患当预藏储以待，勿临时煅炭乃可用之，但收藏待用，须加冰麝少许，否则生虫而无用矣。一方用蜣螂炭一钱，干姜末五分、配合研细如飞面，收贮待用，名曰推车散。去管、推多骨、皆可用之，疮孔久不合者，为漏孔。如其人饮食操作如常，此必由病移而发，留此一孔以出病气者也不必补之。补塞之后反不能食，虽漏无妨。如其人面色白洁，或色妖艳，或无血色、精神困惫、饮食少进，不补必将成瘵症矣。法当用炮透山甲，研极细末，每服一方寸匙，鳝鱼羹下，若在下部海底者，兼用猪腰汤下，海底漏更加龟鹿二仙胶烊化服。此乃任督交接之所，非此不补，用二胶补任督使内气充足，由内长至外，较之但补其外者功效虽缓，而无崩溃反复之变。故补塞其外，不若先补塞其内者之稳固也。古有金枣丹一法，用红枣去核实，以红信阴阳瓦焙烟尽存性，

闷息去火，气收贮听用，填塞久漏之孔，有效。惟海底至阴之地未敢轻易一试也。

生肌长肉有干长湿长二法论

干长者，不贴膏药，但以末药干掺之，令其结痂，痂落自愈。但此痂必听其自蒋，如被衣物挠绊，内未收干则必须重长，再结痂矣。此干长一法于不可贴膏处用之，如耳鼻窍内及呆肉之上，可以收功。若在活肉有摺纹不时伸缩运动之处，则断断不能收结矣，于是有湿长一法，凡活肉有横纹之处，非湿长不能收功。湿长者，用膏药贴之，贴至红肉生、白皮、嫩白皮、变成与各处皮色一样，然后去之，则无疤痕形迹矣。今世俗之人谬谓：贴膏药有疤痕破象不肯贴者，实非贴膏药之故，乃去膏药太早之故也。去膏药太早，仍需结痂干长，若再损坏碰去，其痂重结则必有不满之处而疤痕成矣。瑞故谓干长不如湿长之平复也，彼有外症形迹存留者，但问其结痂，未结痂便知愚见不谬矣。彼去膏药太早，以致结痂落痂太早以致不能平复，如旧而反归罪于贴膏药，相习成风，以讹传讹，亦中国民智之不开，无研究事实之能力也。安得为医者人人能破其惑焉。今著论于此，亦止有厚望于同学诸君耳。

生肌长肉内托药有温补平补滋补三法论

小毒、人实者，原无取乎补托。若大痈、大疽所出之脓水既多，虽少壮之人，亦必取资于养料，况年老衰弱者乎？此补托之法不可不急于研究也。阳痈之毒生于湿热、火热，血中炭氧二气大多凝聚于一处则生火毒之痈。血中氮炭氧三气太多，

凝聚于一处则发湿热相兼之阳毒，毒既成矣，消散已迟，于是蒸灼血液，变坏筋肉之组织纤维而成脓矣。脓成停蓄瘀积不去，新肉不生，故须穿溃之脓出则虚，身中之白血球，变化为赤血球以补其空罅，重行组织筋肉纤维以弥缝其缺陷，皆白血球之功能也。此白血球即中医所谓之营气以司经营组织之天功也，营气亏者，收功必难。此补托之法首重养营也，赤血球者卫气也。赤血之中有纤维如透明之肉线，所以组织肌肉皮肤以御外侮者也，排毒化脓全赖其力而助之者。则有氮气排泄火毒之功能，则全仗痰气也，排泄湿热之毒全仗氮氧二气也。中国平补之药皆取其富于氮氧二气也，滋补之药皆取其富于氮氢二气者也。氧为少阳，身中有形之定质，皆氧气为之；氢气为少阴，身中有形之流质，皆氢气为之也。至于阴疽须用温补者，以氮炭聚于一处变化不速，血流太缓凝结而成阴疽。温补之药富于炭氧能发热力，可使血行加速，使凝结者速行解散，腐败者速行变化组织、速补其缺陷也。植物之补品，不如动物之捷速。植物所含之滋养料，与人身之滋养料化合是间接之化合也。动物之滋养料，与人身之滋养料化合是直接之化合也。故中医有用血肉有情填补之大法。人身之滋养料属于阳者，如铁、硫、磷、钙、氧、淀粉质，所以培补有形之定质，发温度热力之阳气者也。属于阴者，如蛋清质、氢、氧、糖所以补有形之流质，以养阴气者也，故阳和汤内用鹿角胶，补阳者用鹿茸，补气者用富于淀粉质之人参，补血球发温度者用铁或用富于铁质之何首乌，补磷质者用鹿角霜，补硫磷钙用血余炭，补蛋清汁者用玉竹鸡卵，补氢气用富水素冬地，补糖质用甘草，皆中医不言化学，而自有暗合化学之妙用也。至于外用生肌等法，如三仙丹、西名汞氧氢粉、西名汞绿二九一丹，即熟石膏合三仙丹，乃阳毒普通所用之药而最有效验者也，亦取其培补。钙氧使速于变化，脱腐生肌耳，如山莲散用鲫鱼羊屎。牙疳，用狗屎猪头骨。补漏，用陈年旧琉璃。阴疳，用狗牙、白胡椒。阳毒生蛆，用猪油、炉甘石，取其动物所含铁硫磷氧以增长其肉芽生发之力耳。阴疽，用桂附末、炮姜炭等，外掺之，亦增长温度，使速其变化耳。其所以外掺亦等于内服者，亦以皮肉有吸收外气之力，故得补益之功效等于内服也。兹将血肉有情动物补品开列于后。

平补气血，补漏攻脓外出，鳝鱼去血，洗净白水，煨之食羹。

微温兼称气血，羊肉汤，能化石疽，令软散托脓。

滋补气血，体热者，用猪肤汤、猪蹄汤、猪腰子汤、鸭羹燕窝。

平补不寒不热，海参、鸡卵流质。

大温补气血，鹿茸、鹿角胶霜。

大滋补，龟肉汤。

外用生肌长肉药亦有温补平补滋补三法论

滋补之药，如黄蜡膏、玉红膏之类是也。温补之药，如参茸膏、象皮肤等类是也。平补之药，如大补延龄膏、参芪膏、八珍膏等类是也。干掺之药，如八宝丹，平补者也。附桂散温补者也。珠黄散滋补者也。此以上皆气血衰亏久不收口补之，以图速于长肉，生肌肉免成漏崩陷者也。虽然外补终不若内补之功，从内补者，气血渐渐生长自内达外所长之肉，皆结实而无崩溃反覆之。虞外补者，终恐其内气空虚，时或有壅塞崩开之变，故治外者必先实其内，清其源勿徒塞其流也。业疡科者须三复斯言。

新增内外阴阳互用心法论

《外科正宗》《金鉴》二书方法夹杂，多寒热牵制之方，王氏《全生集》始别阴阳、痈疽分治，用热则内外皆热，用寒则内外皆寒，近时又有传治阴疽法，内服用温热，外贴用清凉者。瑞因此而悟得一法，觉大痈之毒虽属纯阳，火毒自内向外，而考其来源深远，根深蒂固，内连脏腑。甚至大热如火灼，红紫光亮如炙焦，口渴、脉洪振指有力，舌黄起粒，热势显然。若外用清凉消散解毒之膏药敷掺，是犹车薪杯水，非物无济于事，而且有害，病重药轻之故也。所用清凉解毒之区区者，岂能深透入脏腑哉？亦徒遇其火毒外攻之势，反致横延腠理、糜烂脏腑耳！法当内用清凉，逼火毒速向外达，外用温热，使火毒易于同气相求。如此变化古方而改为内寒外热之治，收效者累矣。彼执定古法外用痈药治之者，瑞亲见其害而绝未见其利也。前车之覆，后车之鉴，瑞故用心省悟而得此法焉，敢以公诸同道。

新增平补滋补二心法论

古外科痘科惟有温补一法，其方多以参芪为君，补血惟以归身鹿胶为主，然当火毒方盛之时，误用外科清凉之末药掺之，每有变成腐烂下陷之弊。若此时不补则陷者固无由托起，补之则热邪上亢，甚有呕吐呃逆之虞。此仪恃参芪归胶为补药耳，故有两难之弊。参芪甘温益气，填中助热，在所不免，参芪呆滞，归鹿太温，诚不合

拍。瑞因此思得一法，改用动物平补益气、托毒外出，刚莫若鳝鱼羹之最善矣，鳝鱼蠕动之物灵于参芪，可免呆滞之弊，且鳝鱼之力善攻土成窟，以之补托毒陷之孔虽深不见底者，服一二日，即可托之使平，其效累试累验，诚能有参芪之功，而无参芪之弊者也。至于滋补一法，古方惟恃生地熟地等类，然遇阴疽之证，如服温补过剂以及体热阴虚之人，补托之功效尚未能全收，燥渴之烦热忽然又现，当此之时，不补则不能收长肉之功，温补则不敢犯以热济热之忌，生地、熟地又嫌其呆滞而伤阳；枸杞、山萸，尚恐其药轻而效缓。因思得一法，改用血肉有情之动物，如龟肉汤、海参汤、猪腰子汤、燕窝汤等类，可以滋润，血液自得以资生，绝不寒凉，性质无殊于平补，阴疽用之无害，阳毒通用咸宜，是诚于两难无法之中增一从权补救之法，立功累矣，敢告同人。

新增外科禁忌心法要诀

凡患外证者，无论其毒之大小，皆切忌遗精、滑泄、妄动色念，犯之重证者，立时有崩陷腐烂之忧，每多不救。虽小毒疮粒亦必耽延时日而后收功，过七日元气来复，方能生肌长肉。慎之戒之。

凡患外证者，无论其毒之大小，皆切忌饮酒，犯之则气血泛涨，发红流血，复肿复疼之弊蜂起矣，不可不慎。

凡患毒者，忌食五辛、以其发散、耗损气血故也，疔毒尤忌。

上身患毒，切忌用白术，犯之干燥无脓，气闭作痛。委中、腨肠生毒，切忌用黄芪，犯之则足不能伸，致成残废。

伤寒时毒，切忌用芪术，犯之头项肿大。

开口之毒，切忌用角针，犯之恐有翻花起肛之患。面上切忌用黄丹，犯之恐有黑斑难去。

皮薄肉消之处，切忌用升降二丹，犯之痛甚，易生胬肉。

腹部鱼口皆空而无骨之处，切忌用降丹点头，犯之最易深陷伤膜；用甘草、黄芪切忌炙用，犯之动湿热疮口，最易红肿浸淫。

患疮痈疽大毒者。切忌郁怒，怒则有崩裂之变，郁则气血凝滞，妨碍生肌长肉，化腐排托之功。凡掺上末药，切忌多少不均，法当用蓬笔头干染于笔毫之上，敲之去其多者，至敲振落下如微尘式方对疮口，敲之务使敲落之末药厚薄平均，无过厚不到处，方易收效。

凡掺上末药，切忌研工不足，微点太粗，化合不易，且有令人疼痛之弊，务必研之极细状若飞面，以手指研之觉细腻无物，甚于腻粉，方易奏功。否则粗而无用之质，点不能与人身皮肉化合，徒劳皮肤吸收之力而增其痛也。

凡贴膏不可太小，不可太大，需照疮之形状大小略加一围，贴于外圈好皮之上，则安贴稳固，不致移易他处矣。切忌时时揭开，时时更换，反觉徒劳而无益也。盖人身之生肌长肉，以及生毛发须眉等件，均在子午二时，重证日换二次，须子午二时前一时换之可也，当子午二时，切忌揭开换膏上药，反致妨碍生长之功。

凡用升丹切忌用市间所卖者，火力未过必有疼痛翻花起肛之患，须自己收藏地下年久者，方可乳细收功。降丹亦忌新者，总之以不用降丹为佳，《全生集》王氏之法，无一用之者。可见其弊多利少，为良医者所不取也。

凡患痈疽初忌食黄鱼（又名石首鱼），犯之断难活命，内痈疽尤忌，虽愈后十年二十年犯之，即复发。不可不信，《全生集》有终身忌食之说，慎之！慎之！

外科脉候

浮数之脉，应当发热，反恶寒者，痈疽之症，若有痛处，痈疽所在。

洪大之脉，血实积热，痈疽洪大，病之进也。

未溃痈疽，不怕洪大，已溃痈疽，洪大可怕。未成脓者，洪大可下，脓溃之后，洪大难医。若兼自利，必损其躯。

数脉主热，浮表沉里，诸脉紧数，应当发热，反恶寒者，痈疽之证。数脉不时，必生恶疮，肺脉数者，亦必疮疡，诸疮洪数，必有脓浆。

痈疽脉实，得此可下，初病不忌，下之则愈，溃久人虚，大不相宜，咬牙寒战，邪实正虚。毒气攻里，必损其躯。疮口吐沫，危在旦夕。

滑脉多阳，或热或虚，痈疽得此，血液有余，未脓可消，已溃托里。

散为血虚，有表无里，洪滑粗散，疮家大忌，疼痛烦渴，肢体沉重，正气已虚，必然难治。

长脉有余，阳气充实，伤寒得之，自汗而解。长而兼缓，胃气之脉，痈疽得之，是为吉兆。

芤主血虚，血已化脓，已溃得之，脉病相应，但补其血，可保无虑。

弦为肝脉，弦洪相搏，内寒外热，欲发痈疽，血已凝结。

紧脉主积，气血凝结，痈疽得此，其痛必剧。

短脉主虚，气血不足，痈疽脉短，寿

命必促，滋补填补，庶几可续。

涩主血虚，气不流通，痈疽得此，滋补收功。

沉脉为阴，毒气在里，痈疽得此，其根深远。

迟为虚寒，阳气不足，痈疽脉迟，阳和补托，溃后脉迟，温补自愈。

缓脉和平，为有胃气，缓而兼长，痈疽易治，缓而兼短，补托为是。

弱脉无力，溃后不忌，气血两虚，补托是宜。

微主真微，气血虚极，气复者生，邪胜者死，痈疽溃后，亦有微脉，微而和者，将愈之象。

细主不足，宜细分别，浮细而数，阴虚内热，迟细而沉，必变阴证。

虚似谷空，软而无神，已溃未溃，皆宜八珍，补气补血，以保其真。

牢脉紧强，阴亏之象，瘰疬结核，必难消散，石疽脱营，必难收效，溃后见之，更不必治，病脉相反，大逆之象。

促脉为阳，痈肿是宜，阴疽见此，必是病移。

结脉为阴，阴疽初结，阳痈见之，病移可决。

当用补托，不可妄用攻泻，无待言矣。即如浮、滑、弦、洪、结、促等脉，此中最有疑似，亦不得以全实论治，必须详审精确，或攻，或补，或温散，或凉泻，庶不致误。齐氏曰：疮疡之证，若不诊脉，何以知其阴阳勇怯，气血聚散，吉凶生死，是脉学，亦是外科，断不可不深究者也。

又曰：脉洪而数者实也，细微而数者虚也。

薛立斋曰：痈疽未溃而脉先弱者，何以生肌长肉，收敛必难，非补托得法，断

难收效。

外科忌见诸症

凡患外证者，最忌饮食不香，呕吐，呃逆，咬牙，寒战，抽搐，手指蠕动，妄言妄见，大汗不止，烦躁口渴。疮口如蟹吐沫，脓溃之后，将生肌之时，忽发寒热，疮口忽然流血，舌短、神糊、有一，必非吉兆。

上外科脉二十二种，大凡微弱、虚细、迟缓、短涩者，必气血皆虚，精神不足，俱以上忌见诸症，共十五种，见有一二样，即难存活，医者不可不慎。

外证部位所属经络论

凡毒见于背中行与胸部者，属督脉。见于背之两傍离脊椎中行一二寸者，属足太阳经。见于鬓之两旁及耳前耳后者，属手足少阳经。见于眉际者，属手足太阳经。见于颐颊绕口者，属手足阳明经。见于腮额，属手阳明经。见于颧，属手太阳经。见于颠顶，属督脉与心经。见于穿裆者，属督冲任三脉聚会之所。见于腿之外侧，属足三阳，内侧属足三阴。见于手背外侧上至肩，属手三阳经。手心内侧白肉，属手三阴。见于胸中行，属任脉。乳内，属阳明。乳外侧，属少阳经。乳头，属厥阴肝经。逐部推求，经络穴道无误，治疗自验。

又腹部属大肠、小肠，右胁属肝，脐上心蔽骨下折中之处，属胃。中脘、乳上三肋间，属肺。两乳内稍下，属心。手大指，属肺。食指，属大肠。中指，属心胞络。无名指，属三焦。小指内侧，属心。外侧，属小肠。股腿后面腨腘后跟，属膀

胱。前面外侧在大骨之外者，属胃。大骨之内者，属肝。腿内相并处，属脾。腿外侧，属胆。

又，五脏六腑之俞穴在背，募穴在胸腹，若有毒发本脏之痈疽也，喜其外溃，亦有内溃者，皆可治愈。所忌畏者又不外溃，又不内溃，而溃于腠理层次之中者。必致周身痛肿而死，百无一活。

今以背俞言之，背上三椎下两旁各开一寸半者，肺之俞也。五椎下两旁各开寸半者，心之俞也。四椎下两旁各开寸半者，厥阴心胞络之俞也。七椎下两旁各开寸半者，血之所会，名曰鬲俞，亦心胞络之俞也。九椎下两旁各开寸半者，肝之俞也。十椎下两旁各开寸半者，胆之俞也。十一椎下两旁各开寸半者，脾之俞也。十二椎下两旁各开寸半者，胃之俞也。十三椎下两旁各开寸半者，三焦之俞也。十四椎下两旁各开寸半者，肾之俞也。十六椎下两旁各开寸半者，大肠之俞也。十八椎下两旁各开寸半者，小肠之俞也。十九椎下两旁各开寸半者，膀胱之俞也。诸俞云者即转输之输，输送紫血中之炭气外出之所也。古时字尚未多，故以俞作输，古书借用之字，如此类者，甚多。四书五经之中，多用假借之字，不可不知。凡见毒之起点起于何穴，即知何脏何腑所发，对证施治，经络脏腑无误，自易奏功。若已长大，蔓延数穴者有之，又当以其中心点论穴，方能有效。

再论胸腹之各募穴，乳上三肋间陷中去胸中行各六寸，穴名中府，又名膺俞，肺之募也。心蔽骨下一寸，穴名巨阙，心之募也。人字骨下心蔽骨尖，穴名鸠尾，膏肓之原，心胞络之募也。直乳下一寸半，二肋骨间，再横量间乳外一寸半穴名期门，

肝之募也。季肋端肘尖尽处，穴名章门，脾之募也。季肋下尽处，带脉上一寸八分，去脐中行七寸半，穴名京门，肾之募也。腋下三寸复向前一寸，三肋端去心蔽骨七寸五分，穴名神光，亦名辄筋，胆之募也。阳明胃经挟脐下行，行至当脐中心两旁各开二寸，陷中穴，名天枢，又名（长溪谷门）魂魄之舍，大肠之募也。心蔽骨下，脐心之上，折中之处，穴名中脘，胃之募也。脐心下一寸，穴名阴交，又名横户，当冲在少阴之会，三焦之募也。脐下二寸，穴名石门。又名丹田。命门亦三焦之募也，禁针灸，犯之绝孕。脐下三寸。穴名关元，小肠之募也，禁针，针之堕胎，以三阴任脉之会也。脐下四寸。穴名中极，又名气原（玉泉），亦三阴任脉之会，膀胱之募也。诸募云者，即募化之募，取资养之料，由此吸收赤血管内之养汁，由此吸入各脏腑以荣养脏腑诸组织者也，凡见毒之初起占于何穴，即知何脏何腑所发，对证施治，认辨无误，自易见功，但恐医者不明经络穴道耳。

以上部位经络穴道皆见于铜人、针灸诸书。此实中国古时生理解剖之学术，为医者必需之元素也。无如今之业医者，教者学者皆不以此学术为重，以为不习针灸科，可以不学。殊不知医者本源根本之学在此，无论内外各科，皆不可不熟习于心者也。今中医腐败达于极者，皆以此等根本之学，尚未会研究之故耳。本源未清，其流必乱，无怪动手便错，贻笑于人，而诸书考究穴法者亦祇有散见于各经络，而无总会之明文，其所指之部位、取定穴道之法，又不言简而易明，瑞欲力矫时弊，故将诸家考正之语磨炼简洁而明白易于记忆，又将五脏六腑十二经之俞、募各穴，

汇聚于一篇，诚为后学之津梁，可以收事半功倍之效，若精于针灸之术者，原可无需瑞另费笔墨矣。

外证对经用药论

手太阴肺经各部位，用桔梗、薄荷、升麻、白芷、葱白为引经之药。平和取桔梗；凉散取薄荷；温散取白芷、升麻、葱白；收敛用五味子、诃子；内补用北沙参、潞党参；润用麦冬、玉竹。

手阳明大肠经各部位，用葛根、白芷、升麻、石膏为引经。平和用葛根；温散用升麻、白芷；凉散用石膏；泻热用大黄（须酒炒）；凉血用槐、芩、地榆。

足阳明胃经各部位，用药同手阳明。凉血用知母、侧柏叶；润用玉竹、生甘草；补用潞党参、生黄芪。

足太阴脾经各部位，用升麻、桂枝为引经。补脾阴用酒炒杭白芍、山药；补脾阳用甘草、干姜运脾化痰；去饮用桂枝、茯苓、陈皮、半夏、神曲。

手少阴心经各部位，用石菖蒲、川黄连、细辛为引经。平和用石菖蒲；凉泻用川连、莲子心、连翘；温通、温散用细辛；败火毒用犀角、牛黄、灯心、竹叶；败湿毒用川黄连、黄芩、黄柏（皆酒炒）；补用朱砂阿胶鸡子黄；温补用龙眼肉、酸枣仁（炒香）。

手厥阴心胞络用药同心经，亦可与厥阴肝经参用。

手少阳三焦经各部位用青蒿、佩兰梗、柴胡、黄芩、山栀、丹皮、赤芍、地骨皮。上部上行柴胡、青蒿；下部下行兰青皮；凉用栀、芩、丹、芍；温用故纸、胡桃、苁蓉。

足少阳胆经各部位，上行用柴胡；下行用青皮；寒泻用龙胆草；温补川芎、当归、酸枣仁、山萸肉。

足厥阴肝经各部位，上行用柴胡；下行用青皮；和解郁抑用制香附；温补用川芎、归身、酸枣仁；凉泻用羚羊角、杭白芍、丹皮、青果。

足少阴肾经各部位，温用羌活、独活、附子、细辛、肉桂；凉用地骨皮、细生地、犀角、败龟甲、知母、川黄柏；补用猪腰子、羊肾、海参；泻用木通、泽泻。

足太阳膀胱经各部位大致同肾经，但上达颠顶用石菖蒲、藁本、羌活；下达腰际用杜仲、牛膝、木瓜。

手太阳小肠经各部位，温用藁本、羌活、葱白；寒用细木通、赤苓、滑石、黄芩。

督脉各部位，温用鹿茸、鹿角胶霜；寒用猪脊髓、大黄。

任脉各部位，温用小茴香、甘草梢；寒用败龟甲、龟胶；头部宜加藁本、石菖蒲；项部宜加白芷；胸部宜加橘络、桔梗；胁部宜加制香附、橘络、青皮、柴胡、金橘叶；腰部宜加杜仲、桑寄生；手部宜加桂枝；手指宜加桂枝尖、忍冬藤；腹部宜加橘络、制乳香、制没药；足部宜加牛膝、木瓜。皆宜少用一钱，以为投使引经之用，合阳阴二毒之治法者重用，不合者亦少用，几分以约入病所，神而明之，存乎其人。

此篇若深于研究药物之性者，原可不必另费笔墨，无如后学未曾深究，今欲其速成不可不标明其大概也。

以上皆外科各门通用之法，且活泼灵便，无胶柱鼓瑟之弊，学者诚能融会于心，辨证用药，自可得心应手，此下则各专门之治法，此症之法不可以移治他症者，故曰专门，如疗疮、梅疮、疥疮、火丹、牙痔、下疳、瘰疬、结核、骨槽、风阳、痈阴、疳喉、症痘毒、癣癫等类，皆有专门秘诀，专门经验之学术者也，兹特条分缕晰罗列各门以飨后者。

疔疮总论

疔毒乃外科迅速之症，倘治之不急，多致不救。疔者，言其状如铁钉之在肉腠，其形虽小，其根则深，其患则大，其走散膨胀之力杀人最速，其疮最恶，其毒最烈，皆由于恣食膏粱厚味，积热而成。或感中蛇虫及疫死牲畜之毒所致。毒有深浅之殊，部位形色尤有缓急之别。凡疔毒所发有二种类，一为火毒独发，一为兼火兼湿而发。单火毒者，色红心黑；湿火兼气所发者，紫暗灰色、有泡。其发于手足少阴经穴者，极重。两厥阴两阳明经穴者，次之。如少冲穴、涌泉穴、大敦穴、劳宫穴等处，皆有红丝。人中、虎口、眉心、颧骨、口角，凡阳明经过之处，皆易散大，若不指明分别之法，恐人多疏忽，贻误为害不小。生头项胸背者最急，生手足骨节者稍缓，一疔之外别生小疮名曰应候；四围赤肿而不散漫者，名曰护杨；四旁多生小疮者，名曰满天星；有此三种者势缓，无此三种者势急。又看初起时至三五日间，由白色而至青紫色，疔头溃脓似蜂窝，内无七恶等症为顺；若初起之时，似疔。非疔灰色顶陷，形如鱼脐，青紫黑泡软陷无脓，内见七恶等症为逆，此辨疔之大略也。总之，凡患疔毒贵乎早治，内忌服辛热之药，恐反助其毒势也。外面忌敷寒凉之药，恐其逼毒内攻也。膏药不宜早贴，需在将溃已溃之时贴之，取其呼脓长肉以御风寒。压力棘刺而已。初溃忌用生肌药，恐毒气未尽、反增溃烂之痛苦也。溃后不宜补早，

虽见其虚，亦只可平补而已，尤须斟酌。忌食姜、酒、椒、辛、鸡、鱼、鹅、羊、牛、马、海参、荤腥、辛辣、煎炒、油腻、生冷、猪肉等发物。切戒气怒、房劳、臭秽、行经妇女等项，犯之必至反覆，绵缠难愈，慎之！慎之！

五疔分别诊断法

五疔者，即心肝脾肺肾五脏所发之毒也。一曰火焰疔，多生于唇口及手掌心指节间少冲、劳宫、中冲等穴，初起止一点红黄小泡，痒痛麻木，甚则寒热交作，头晕、眼花、心烦、发燥、言语昏瞆，此属心经之火毒而成也。二曰紫燕疔，多生手足骨节及腰胁筋骨之间，大敦穴之毛际，生者其痛最剧，初生便作紫泡，次日即破流血水，串筋、烂骨、疼痛苦楚备至，重则眼红目昧，指甲纯青，舌强神昏，睡语惊惕，此属肝经之火毒而成也。三曰黄鼓疔，多生于口角、腮颊、眼胞上下，及太阳正面之处，初生止一黄泡，光亮明润，四围红色缠绕；如牛痘之灌满稠浆，发时便作麻痒绷急，硬强似铁重，则恶心、呕吐、肢体木痛，寒热烦渴，此脾经之火毒而成也。四曰白疔，多生于鼻孔及两手臂膊之处，及太阴肺经所过之地，初生仅一白泡，顶硬根突，麻痒疼痛，破流脂水，易腐易陷，重则腮肿、咽焦、咳吐痰涎、鼻煽气急等症，皆见此属肺脏火毒而成也（治法同鼻疔）。五曰黑靥疔多生耳窍牙缝之间，及胸腹腰肾偏僻之软肉、脚心等处，初起仅生一黑斑，小泡紫暗色，毒串皮肤，渐攻肌肉则顽硬如钉，痛彻骨髓，重则手足青紫，惊悸沉困，软陷而成深孔，目睛透露，此属肾脏火毒而成也，治法同耳疔。

红丝疔治法

此疔多生于手足诸骨节间及跗踝掌背之处，初起形如小疮，渐生红丝，红线红气如带，上攻手膊、腿膝，寒热交作，甚则恶心、呕吐，迟治必攻至心腹，不可救矣。急寻红丝尽处。用针挑断出血，再将初起疮粒上亦挑破出血，即用蟾酥丸擦入，以万应膏盖之，如轻者用拔疔散搽之，亦可内服黄连解毒汤，加生大黄一钱五分、葱白五个煎服，再将头上发中寻觅见有红发一根，即行拔去以绝其根株，免致贻患。

羊毛疔治法

初起恶寒发热，状似伤寒，当看其前心后心，起有紫黑斑点，或如疹子者，急用针挑破，刮出如羊毛，方是疔苗，前心后心共挑数处，用黑荞麦研末涂之，内服五味消毒饮取汗解，次服化疔内消散，轻者外用拔疔法，重者再用疔毒内治要诀各方选用。又羊毛疔急救法，初起一小黑点，其迹颇微，内有长毛数茎，即发寒热，心中极不好过，烦燥懊憹，其毒最易攻心，往往一晕而死。其现症之初，颇似伤寒，若误投发散之药，即无救矣。慎之！慎之！治法用磨亮铜镜一面放胸口扑打三四下，即取竖起即有长毛二三茎，随镜光而出，即可愈矣。如不得铜镜，仍有一法可用，酒坛上泥头，如无即用黄泥亦可，用酒和泥，令干湿得，所以不沾手为是，搓成团，如鸡蛋式将泥蛋在胸口上，滚擦往来数次，其毛即随泥滚带而出，剥开泥团看有毛，再滚数次，以毛尽为度。再用紫花地丁草一两水煎服，渣敷患处。

鱼脐疔治法

其症四面发赤，中央黑色，取丝瓜叶连须、葱、韭菜等份，同入石钵内，研烂取汁热酒和服，以渣敷贴患处，如疔在左手贴左腋下，在右手贴右腋下，疔在左脚贴左胯，疔在右脚贴右胯，疔在中贴心脐用帛缚住候肉下，红线处皆白，则毒散矣。如有潮热，亦用此法须令人抱住，恐其颤倒则难救矣。

又鱼脐疔，黑皮已破，黄水流出，四围浮浆，用蛇蜕烧灰，存性研细，鸡子清调敷，极效。又法用银朱和为丸，如芡实大，每服一丸，温酒下。

血疔治法

凡疔疮血出不止者，此为血疔，用真生麻油一杯服下，即止。外用百草霜，黑鱼鳞各一钱焙研末，以掺之，或黑鱼鳞三片贴之。

蛇头疔治法

生十指头用小泥鳅一条或蜻蜓虫捣烂敷之，又白及研细末一钱，蟾蜍三分，和均用鸡子清调涂之。

暗疔治法

未发之先腋下，忽然肿硬散漫无头，次肿及阴囊睾丸，突兀状如筋头，身发寒热，筋脉拘急，肿处焮痛，此暗疔也。治法忌用针灸，先以蟾酥丸含化，令尽，以冷水漱去毒涎，再用三粒，以葱白三寸嚼烂裹之黄酒送，盖被取汗，如无汗，饮热酒催之若仍无汗，出系毒热结滞，急用霹雳火法取大石子火上煅红，放桶中以醋淬之，将患处覆桶上厚衣密盖，熏之勿令泄气，热气微再加添烧红石子，加醋淬之，务使热气熏蒸至汗出，其毒减半，再用大黄一两、白芷三钱、共研细末为丸，每服三四钱，葱头三个，酒煎作汤送下，盖被取汗，大便行，通其毒即解。

内疗治法

先发寒热，渐次腹痛数日，间忽有一块肿起，如积聚痞块者，是内疗也，治法同暗疗。

凡暗内二疗，人所易忽本属难辨，慎勿，误作伤寒杂病治之，若遇初起时，即牙关紧闭者，急用蟾酥丸三五粒，葱白煎汤研化，丸药徐徐灌之。凡人暴死者，多是暗疗内疗之火毒使然，宜急取灯遍照暴死之身，若有小疮一点，即是其毒所在，宜急灸之，急以夺命丹或蟾酥丸研化水调灌之，亦有复苏者，再照前法以清解余毒。

附录：《千金方》载疗毒十三种

一曰麻子疗，肉上起头，大如黍米，色稍黑，四边微赤，多痒，忌食麻子，衣麻布衣，及入麻田中行。

二曰石疗，其状皮肉相连，色乌黑，形如黑豆，硬甚刺之不入肉，内阴微疼，忌瓦。

砾砖石之属。

三曰雄疗，其状皰头黑，似螺厣，四畔仰，中心窝，疮皰浆起，胀溃有黄水出，孔大如钱孔，形高，忌房事。

四曰雌疗，其状疮头稍黄，向里厣，亦似灸疮，四畔起，浆皰心凹，色赤，大如钱孔，忌房事。

五曰火疗，其状如汤火烧灼，疮头黑厣，四边有浆施，又如赤粟米，忌火灸烁。

六曰烂疗，其状色稍黑，有白斑，疮溃有脓水流出，疮形大小如匙面，忌沸热食、烂臭物。

七曰三十六疗，其状头黑浮起，形如黑豆，四畔起，大赤色，今日生一，明日生二，至三日则生三乃至十数，若满三十六数，则非药所能治矣。如未满三十六数者，尚可治。俗名黑皰，忌嗔怒、蓄积、愁恨。

八曰蛇眼疗，其状疮头黑，皮上浮，形如小豆，状似蛇眼，体硬。忌恶眼人看之，并妒嫉人，见及毒药。

九曰监肤疗，其状大如匙面，四边皆赤，有黑粟粒起，忌咸食。

十曰水洗疗，其状大如钱形，或如钱孔大，疮头白，里黑厣，汁出中硬，忌饮浆水、洗浴、渡河。

十一曰刀镰疗，其状疮形如韭菜长一寸，左侧肉黑如烧灼，忌铁器、刀针刺之，可以药治之。

十二曰浮沤疗，其状疮体曲圆少许，不合长而狭如韭菜，内大黄外黑，黑处刺之不痛，黄处刺之则痛。

十三曰牛狗疗，其状肉皰起，掐不破。

上十三种疗疮，初起先痒后痛，先寒后热，热定则寒多，四肢沉重，头痛，心惊眼花，若太重则呕逆，呕逆者难治。其麻子疗，一种始末惟痒，所录忌者不可触犯，如触犯者，即难救治。其浮沤疗、牛狗疗，二种无所禁忌，纵不疗治亦不能杀人，其状寒热与诸疗同，皆以此方治之，万不失一。欲知触犯与否，但见脊强疮痛不可忍者，即是触犯之证据也。

治十三种疔方

以春三月上建日采枸杞苗叶，夏三月采枸杞枝梗，秋三月采枸杞子，冬三月采枸杞根。皆用四季月上建日，如春三月建辰，即用上旬甲辰日为上建；夏三月建未，即用六月上旬未日；秋三月建戌，即用九月上旬戌日；冬三月建丑，即用十二月丑日。上建者，亦交节之后第一建日也。取苗叶枝梗子根，皆曝干，若得五月五日和合大良，如不得依法采者，但得一种亦可修合，用绯绢一片以裹药，取匝为限，用乱发鸡子大一团，牛黄梧子大一粒，反勾棘针二十七枚为末，赤小豆七粒为细末。先于绢上薄铺乱发一层，再将牛黄末等铺发上，即卷绢作团以发作绳十字缚之，熨斗中急火热之令沸，沸定后自下即刮取，捣作末绢筛以一方寸匕，取枸杞四味末，合捣绢筛取二匕，和合前药末一匕合令相得，又分三分，每早、中、晚，空腹服一分。

治疗毒通用方
（齐州荣姥所传者）

白姜石一斤，嫩黄色者　牡蛎九两，烂者
枸杞根皮二两　钟乳二两　白石英一两　桔梗一两半

上六味各捣末绢筛之，合和令调匀，先以伏龙肝九升为末，以清酒一斗二升搅令浑浑然，然后澄取清者二升，和药捻作饼子大，径六分厚二分，其浊滓仍置盆中，铺饼子于笼上以纸一张盖盆上，将笼放盆上，以浊酒之气蒸之，仍数数搅盆内浊酒令气散发，经半日药饼子干，乃用瓦坛收贮之，一重纸一重药饼铺垫好，勿令药饼相连，著密以泥封坛口，三七日干后以纸袋贮之，干处悬挂之。用时以针先刺疔疮中心，深至疮根，并刺疮之四围令血出，以刀刮取药饼细末如大豆许，纳疮上。若病重困者日三次、夜一次，其轻者日上一二次。轻者半日一日即可将疔根烂去，重者需二日根始烂。出当看疮浮起之候，勿停药仍上之，此药甚为平稳，能令生肌长肉易于平复。如其疔疮在口咽、胸腹中者，其外必有肿异之相，寒热不快，疑是此证，即刮药饼末如二杏仁许，以饮或清水和服之，日三服、夜一服，自然消烂，或以物剔吐根出，即愈，若不出亦能自愈。当看精神自觉醒悟爽快者，便可勿药。

修合此方以五月五日、七月七日、九月九日、腊月腊八日、皆可修合，如急需用不拣日亦可，但不及以上良日所合者之功效神速也。

合药时需清洁焚香，不得触秽污、产妇、行经妇女、孝子、残废、笃疾、五官肢体不全之人，及六畜鸡犬等物见之为要，忌房事、猪、鸡、鱼、牛、生蒜、葱、芸苔、胡荽、酒醋、面、葵等物，若犯诸忌而发动者，取枸杞根汤和药服。

赵氏治疗方

姜石二十五两　牡蛎十两（崔氏方止用七两）枸杞根皮四两　茯苓三两

上四味各研末筛和合，先取新鲜枸杞根皮切六升，水一斗半煎取五升去渣，内白狗屎末二升，搅令调匀澄取清者，和前药熟捣，捻作饼子，阴干听用，遇病者先刮取药饼末以待用，两尖针或三棱针当疗头直刺疮根，疮痛彻拔出针，以刮好药末塞针孔中，拔针出即纳药，勿令歇气并遍封疮口上，疮起胀后用针挑疗根出，重者半日以上即出，或已消化无形，不出亦愈，勿忧其不出也。

其疗在内者，外当有肿处相应，恶寒发热疑是内疗，以水半盏，刮取药饼末如梧桐子大五枚，和服之，日三服、夜一服，即自消矣。若须根出，服药一日，即以鸡羽剔吐，即随吐而出若不出疗根，亦自消烂矣。

外疗日敷药三次根出，后仍敷此药生肌长肉收功。若犯诸忌而发者，取枸杞根皮切碎三升，以水五升煎取二升去渣，刮药末一钱和枸杞汁一盏服之，日二三服，并单饮枸杞汁两盏，更妙。又以枸杞汁搅白狗屎末，澄清取汁服之，更良。所言白狗屎者，即狗食骨后消化而出，故其屎色白如石灰状，直言狗屎白可也。依前法，择日修合者尤有神验，曾有一人忽患喉中痛，乍寒乍热者，用此药治之即愈，用治痈疽亦效。

治麻子疗犯禁即死方

用胡麻、独烬、针砂各等份为末，醋调敷之。

又方：用针遍刺四边及中心涂雄黄末于上可立愈。

又方：马齿苋二分　石灰三分　二味同捣烂，加鸡子白和敷之。

又方：铁衣末和人乳汁，敷之立愈。

又方：以小豆花为末敷之。

又方：以人屎尖敷之立愈。

又方：以四神丹一枚当头安上经宿即根出矣（方在第十二卷中录载于后）。

一切疗肿方

取苍耳根茎苗子，但取得一样即可，

烧为灰，醋泔淀和如泥，涂上，干即易之，不过十度即拔出疗根矣，神良。余以正观四年，忽口角上生疗，求甘子振母为帖药，经旬不愈，余得此方涂之，得效。后常合此药以救人，无不愈者，故特记之，后世疗肿之方殆有千数皆不及此，虽齐州荣姥方亦不胜此，以此物造次易得，且价廉易于修合也。

又方：以面和腊月猪脂，封上立愈。

又方：取蒺藜子一升烧为灰，酽醋和，封上经宿便愈，或针破头，封之更佳。

又方：以艾蒿一担烧作灰，贮于竹筒中，淋取汁以一二合，和石灰如面浆，以针刺疮中至痛，即以浆点之，点三次其根自拔，亦大神验。正观中治得三十余人，皆效，故录之。

治鱼脐疗法

疮似新火针，疮四边赤，中央黑色，用针刺之，若不大痛者即杀人。方用。

腊月鱼头灰和发灰等份，以鸡溏屎和傅上，此疗见之甚小，而能杀人。医者不可忽略。外治方不用发灰，但以鸡子清和涂。

又有一种鱼脐疗疮，头白色似肿而痛不可忍者，须先以针刺疮上四畔作孔，捣白苣汁滴入孔中。

治赤根疗方

用白粉熬黑，蜜和涂之，良或捣马牙齿末或烧灰，用以腊月猪脂和傅之，即可将根拔出。

治犯忌疗疮方

用芜菁根（俗名诸葛菜）、铁锈。上二

味各等份和捣，以大针先刺疮作一孔，复削芜菁根如孔粗细，染铁锈于根上，插入孔中，再将所捣者敷上，仍以方寸绯帛涂贴之，有脓出即换之，须臾根出立愈，忌油腻、生冷、醋酒、五辛、陈臭、黏食。

又方：烧蛇蜕灰，以鸡子清和涂之愈，再蛇蜕如鸡子大一围，以水四升煮三四沸，去渣顿服之，立愈。

又方：取苍耳苗捣汁，饮一二升，渣傅上即瘥（以上皆采录《千金方》）。

附录治疗验方

取苍耳梗内之虫，于立秋后五日内提取者更妙，不拘多少捣极烂，再用士贝母细末，看虫之多少酌量加入，再捣如泥令干湿得所，捻为丸如绿豆大，临用捏扁贴疔上，外用膏药盖贴，次日疔根即拔出，随膏药起矣。

又方：用牛粪晒干研细，水调敷疔上，其毒即渐消，不走入脏腑矣。

又方：用陈梅干一个　荔枝肉一个　银朱一钱

共捣烂敷之。

又方：用陈年粪坑内黑砖数块带水磨细末，同生甘草汤和服，服后大便下黑水即愈。

治疗疮胬肉凸起者方

用乌梅肉煅灰存性，研末掺之即收。

治疗疮误食猪肉
走黄者法在不治方

急捣芭蕉根自然汁服之可救。

治疗疮走黄急救方

乡僻无药处，急取鸡溏屎涂肿处，可暂保无虞，再以药对症治之。或令人饱食饮酒数杯，口含凉水向针破疔头上吮出恶血，水温即吐之，再含凉水再吮如此数次，至痛痒方止，此治疗绝妙之法也。

治疗毒走黄经验方

凡患疔毒者，如手足暴冷，六脉暴绝，不省人事者，是走黄毒气攻心，闭塞元气，不能宣通也。仍宜蟾酥丸汗之，再进煎药。

煎方用犀角片三钱、羚羊角片二钱、此二味先煎脓汁，再加入桃仁、金银花、连翘、黑山栀、当归、生甘草、赤芍各三钱、川连一钱五分、苏子、防己各一钱、生大黄一两，弱者止用八钱入前二味浓汁内，再煎一沸服，服后取下血水或黑紫血者可救，如无血者不治。

治疗疮不破则毒气内攻方

其症手足不住，烦躁发狂，呕吐欲死，急用甘草节、绿豆粉、朱砂各等份为细末，每服三七钱，开水调下，即安。

又方：用蝉蜕研末，蜜水调下一钱，仍以津调和蝉蜕涂之。

疗疮内治活法要诀

五疗虽属五脏，要皆纯火之症为多，兼湿者少，内治之法惟在审其轻重，汗之、泻之、清之、解之、消之、散之而已，但用药必须从脉、从证。脉浮数者，散之。脉沉数者，清之、下之。表里俱实者，解表攻里两用之。麻木或不痛或大痛不止者，宜灸之，更兼攻毒不可颠倒混施，无太过不及也。凡疗疮初起，先宜汗之，若误用他方发汗，非徒无益，反有走黄之害。故惟用蟾酥丸为疗毒之汗剂（见十一卷痈毒诸方）如法取汗，汗未透者再以葱酒催之。毒重者，可再进一服，如得汗后，毒气未尽解，恶寒壮热仍作者，五味消毒饮治之，方用银花三钱，野菊花、蒲公英、紫花地丁、紫背天葵子各一钱五分，酒水各半煎服，再取汗。如发热、口渴、便秘、脉沉实者，黄连解毒汤治之，（方见十一卷备用门）加生大黄一钱五分，葱头五个清之。

疔疮外治要诀

书云疔疮先刺血，内毒宜汗泻、禁灸不禁针，怕绵不怕铁。又云：治疗贵及早汗泻，无颠倒，下灸上宜针，阴阳须熟晓，凡针入绵软不知痛者，为逆证。

凡疗生项以上者，三阳经受毒，忌用灸法，初起急用挑疗法，令出恶血，疗根脱出为妙。如项以下生者，三阴受毒，可用艾灸，以杀其势。火日不可灸，如灸之不痛，亦须针刺出血，以蟾酥丸擦之，如旁肿顽硬，推之不动，用针遍刺顽硬处，令多出恶血，外涂金箍散，否则必致走黄。

束疗金箍散方 治疗疮针刺后，余毒走散作肿，用此围敷。方用：

郁金 白及 白蔹 白芷 大黄各五钱 黄柏 绿豆粉各三钱 轻粉五分

共研细末，生蜜调如膏后，涂疗肿周围，箍束余毒顶上，插后方。

立马回疗散
（治阳毒生疗走黄）

干蟾酥 白丁香 硇砂 轻粉各一钱 乳香六分 雄黄 朱砂 麝香各三分 炙焦蜈蚣一条 金顶砒五分（炼法详丹药门）

共研细末，面糊拌为丸，如麦子大，先用银针挑破，当顶出血，拭干，浆丹插入孔内，疗自枯烂。

挑疗法

凡挑顶疮，须用铍针，取其尖锋平正，先要当头刺开十字口，搽上拔疗膏少顷，疗必发长，再将铍针当顶直刺入，以到根上好肉知痛为度，针入坚硬如铁者，顺证也。再挑疗根用细毫针或缝衣针，取其尖小利便也，先出紫黑血，再挑至鲜血出，务要挑断疗根以知痛为止，随填入拔疗散，上盖万应膏，过三四时拨出旧药，再换新药，倘药干无水不作痛者，此挑法未能断疗根也，再深挑之不留根，必以上药知痛药入水流为挑尽也，至三四日后疮顶干燥再换贴琥珀膏，待疗根脱出换九一丹掺之，四围涂黄连膏外盖，贴白膏药生肌收口，无后患矣。

拔疗散方
（治诸疗针破之后即用此搽之）

用硇砂、朱砂各一钱另研细末、食盐、白矾各一钱五分，研匀放锈铁刀上将刀烧红待盐矾二味煅枯，择丁日午时合硇砂、朱砂、盐矾共研细末，研至极细无声，收贮听用。每用时，取少许搽疗针孔上。

拔疗饼子
（可以拔疗根浆疗根除去）

用蓖麻子一粒去油、滴乳香一分去油共研细，用枣肉泥拌捣成大饼再捏为小饼，贴疗上，外以膏药盖之三四时，即将疗根拔出。

又方：用鲫鱼鳞，用手刮下不可见水，阴干收贮听用。用时以银针拨开疗头，将鳞一片贴上，以清凉膏药盖之，过一宿揭开其疔即连根拔出，再用九一丹或生肌散收功。

拔疔膏方
（治一切疔毒）

用去油乳香　没药　血竭　人言　儿茶　飞净青黛　蟾酥　象皮　焙燥各二钱　麝香六分　冰片四分

共为极细末，再乳至无声用枣肉泥拌和诸细末，捣槌千下拌和极均匀，然后为丸如芡实大，朱砂为衣，瓷瓶收贮听用。每用时取一丸，加蜜少许，调均匀如膏，涂于疔毒顶孔上，以膏盖之，一宿即消。如毒盛，明日再涂一次，如有寒热口渴等症，内服梅花点舌丹数粒取汗，无不立效。

拔疔红膏方

银朱三钱，水飞晒干　蓖麻仁二钱　嫩松香五钱　黄丹一钱　晒干轻粉五分

共捣成膏，以银针挑破疔头用红膏一小团，安膏药破头处贴之，疔即拔出或富贵人畏痛者不挑破亦可，并治无名肿毒已成、未成、已溃、未溃皆效。

又方　用蜓蚰虫五钱　银朱一钱　雄黄八分　冰片一分

共捣如泥，搽患处，可立消。另以菊叶汁饮之，极效。

神验疔毒回生丸

雄黄三钱　研大黄三钱　研巴豆去心皮三钱

以上三味共和一处，用石臼石杵椿捣如泥，以飞罗曲陈醋煮糊，同药捣极细极烂，为丸如凤仙子大。病重服二十三丸，轻者二十一丸，再轻者十九丸，总以单数为率，放舌上，热水送下。服后打哕则愈，如腹泻更好。待泻三四次，以井花凉水饮

一杯则止。如病重不省人事，将二十三丸用热水化开，从口角边灌入，服后将病人扶起端坐，令药入腹中，片刻即便醒苏。至轻者可以不服。初服药时勿饮凉茶、凉水、生冷凉物，恐解药性，不得泄泻也。忌鸡、鱼、葱、蒜、牛、羊、犬肉并煎炒、烤炙、辛热、饮酒、房事百日。

治猪嘴疔法论

姚理堂曰：疔疮一症，《外科正宗》论之最详，以五疔五色分为五脏所发，而主方惟一黄连解毒汤，在平常之疔未尝不效，独有一种疔，发唇部，其唇肿若猪嘴，坚硬无脓，唇之内外又细粒黄泡无数，作寒作热，神气不定，七八日间七恶之证叠见而不救者屡矣。吾每见此症，医家但知用黄连解毒汤及犀角地黄汤治之，百无一活，惟用追疔夺命汤及雄麝汤二方者有救，此二方为治此疔之妙药，遵而用之屡见奇效。

追疔夺命汤方

蝉蜕　青皮　泽兰叶　羌活各一钱　防风一钱五分　黄连二钱　细辛三分　僵蚕二钱　鲜首乌二钱　草河车　藕节各一钱五分

加葱姜少许，用水煎，入酒一杯和服，服后盖被取汗愈。如大便闭结者，加生大黄二钱。

雄麝汤方

地丁根即大蓟，黄花紫花全用，洗净，二钱　白芷　牡蛎　牛蒡子　金银花　山栀　僵蚕　芥穗　青木香　茜草根以上各二钱　甘草一钱

用酒水各二碗和煎至一碗，去渣，再加入雄黄末、乳香末各一钱，麝香末二分，和均服。如大便闭结，其人体气壮者，再加生大黄二钱，芒硝一钱，此方孕妇忌服。

夺命丹方

治疗疮发背诸大恶症。

蟾酥酒化 轻粉 麝香各五分 枯矾 寒水石煅 铜绿 乳香 没药各一钱 朱砂三钱 蜗牛二十个

诸药研细末，同蜗牛捣成泥。加酒糊为丸，绿豆大。每服二三丸温酒送下，或葱汤下，无论麻木、呕吐、昏愦、病重者服之，立可回生。不痛者知痛，痛甚者即减痛，昏愦者即苏醒，呕吐者即止，已成者即溃，未成者即消实，有夺命之功。诚外科之至宝也。

蟾酥丸方

真蟾酥酒化 轻粉 铜绿 枯矾 寒水石烂 制乳香 制没药 雄黄 胆矾各一钱 朱砂三钱 麝香七分 蜗牛二十一个

各药研细末，同蜗牛捣烂如泥，为丸绿豆大，每服三丸，用葱白五寸，令病人嚼烂，吐于掌心，男左女右，将丸裹于葱白内吞之，热酒送下。盖被取汗，如过一小时无汗，意再进一服，以热酒催之。修合宜五月五日，忌妇人鸡犬见之。

黄连解毒汤方

用黄连、黄芩、黄柏、山栀各等份，水煎服。

梅花点舌丹方

治疗毒、阳痈，喉、齿、口、舌热毒及小儿急惊，惟阴疽，慢惊不可用，孕妇忌服。

制乳香 制没药 真硼砂 明雄 真熊胆 真血竭 葶苈 真沉香 上梅片各一钱 当门子 朱砂 犀牛黄各二钱 破大珍珠三钱

以上共为细末，另用真蟾酥二钱，以人乳化开和匀，捣诸药末成泥，共为五百丸，如绿豆大，金箔为衣蜡壳封固。每用一丸，入葱白内，打碎，酒送下，盖被取汗三个时辰，毒消而愈，外敷亦可。

杨梅疮毒总论

痘毒自于父母先天相火而生，杨梅则因本人后天相火而成。中国古时无此二症，及汉时马伏波将军征南，凯旋时兵士染二症者多，始入中国，其毒盛行粤省。由粤省传来，故又名梅毒曰广疮。杨梅者，以其疮形似杨梅之颗粒之大，故又呼为大疮。今西医译名曰"花柳毒"，云有二种，一曰"软性"，又曰"慢性"，一曰"硬性"，又曰"急性"。言其传染，有毒菌二种为传染之媒介，一种微菌形似杆状，有形似球杆、亚铃者，此硬性，急性之菌也。一种微菌形似毫毛，或似柔丝者，此软性，慢性之菌也。其实硬性者，即中医所谓少阳相火、火毒一气所发也；软性者，即中医所谓湿热相兼、兼火兼湿二气合病也。今将瑞二十年经历之症诊断之法，及治法条分于后。

杨梅疮诊断及治法

此毒有因宿妓传染而来者，有祖父遗传而发者，有因衣被等物传染者，有因大小便时传染者，其症有因相火一气不兼湿毒者，有因相火热毒兼挟湿毒者，有因妄治妄泻、克伐太过、伤及元气、津液、精血而成内陷者，有因误服轻粉、三仙丹甘汞等劫药而成结毒者。何谓结毒？曰：梅毒属阳，轻粉、兰仙丹、甘汞等劫药，皆水银制成，水银属阴毒之品，阴毒阳毒二气凝结一团，清之不可，温之不可，故曰结毒。杨梅虽重易治，结毒虽轻难治。其脉数大有力，鼓指有相火一气之火毒也，舌苔黄厚而腐，颗粒如鱼子，虽体无完肤易治。以增液承气汤加土茯苓下之。其脉数大而软如绵包者，此兼湿气与相火合病也，宜加苦寒以泻之。苦辛以和阳气，淡渗以通水道。其脉芤虚涩者，元气阴血不足也，宜先以清补滋益之，以防内陷托毒外出。其脉弦细而数，兼紧涩或劲者，恐已误服轻粉等劫药，阴阳二象并见。如有饮食不香，筋骨酸痛，肌肉麻痹，如蚁行瑟瑟之处者，必已误服轻粉、甘汞等劫药，而成结毒之症无疑矣。治结毒之法惟有用物类相感之理，收水银法而已。以轻粉、三仙丹、甘汞，西名"各息的"，皆用水银制成甘汞者，东洋名词也。"各息的"西洋名也，皆用生水银同石粉制成中国轻粉。三仙丹皆用水银与火硝、明矾煅炼而成，水银、硝、矾三味煅炼而出，颜色红黄，故名三仙，红者名曰"红升丹"黄者名"黄升丹"。若三味再加食盐煅炼之，其色即白，故名曰"轻粉"，若水银、硝、矾、盐再加入硫磺煅炼之，则颜色正红，名曰银朱，皆水银之变化而成也。中国下流人物多用此四物，以为治毒之秘方，便称毒门专科，以诈人财物，而下愚之人喜其价廉而功效甚速，虽遍身破烂，七日便可收功，竟有明知其害而甘用之者。只顾目前之速效，罔恤将来之倒发。有颓筋坏骨之惨祸，并能遗传人种，贻祸子孙、外孙。而以此方渔利者，亦必得阴谴恶报之结果。我辈殷鉴昭然，绝不敢妄用，以坏心术慎之、戒之良，以水银纯阴之性，虽火煅炼百次，亦能复还原质，本性极难消灭。故有隔代杨梅之说，父传子不发，子传孙而复发者，盖其所服之劫药有轻重，故其倒发之期有近远。服之轻者发作之期近，服之重者有终身不发，发作即死。世有暴死

之速者，心中稍觉难过即死，死后身上皮色青白，如银灰色者，针之不入，即此劫药毒发所致也。所生子女难免遗传，治之之法，轻者可愈，重者难医。法用开口花椒去子，或十四粒或二十四粒开水送之，如吞丸状。次日便出，看之花椒合口而下是已，服劫药之凭证也。由是每日吞之，或三十粒、五十粒，多寡听病人自酌。服至花椒便出不合口而止，外以金针取穴道，深内，针久留之，引水银气吸针上，徐出针，缓缓间日针之，取尽水银气方止。凡服劫药者，牙龈必肿，口必流涎。一二日其气深入阳明经，可知凡病传入阳明，即不再传他经。用金针取穴之法，亦惟有取二阳明经穴而已。

治梅疮通用疏风解毒汤

治初起结肿筋骨疼痛

土茯苓二钱　白鲜皮　炙焦皂角子　金银花　防风　木通　木瓜　苡仁各二钱

水煎，加酒一杯和服。血虚者加归、身，气虚者加黄芪。

化毒散

治遍身破烂，臭不可近者，兼筋骨疼痛，毒气方盛者。

大黄一两　炮山甲　归尾各五钱　炒僵蚕三钱　蜈蚣炙焦一条

共研细末。每服二钱，酒调送下，日三服。

保命败毒丹（治梅毒攻咽喉，遍身肿痛溃）

烂浸淫成片，臭不可近者。用蜒蚰虫二十条，加入白糖捣烂，再加青果末拌如泥为丸，芡实大。每服三丸，井水冷和化服。无须另用他药，诚有起死回生之功，不可轻视。

五宝圣灵丹

朱砂　明雄　珍珠　琥珀　滴乳石各等份　冰片少许

研细，研时先用飞罗面入乳钵中。研将乳钵孔隙泥住，后入药乳至极细无声。然后收贮，每服一刀圭土茯苓汤下。

八宝圣灵丹

即于前方加西牛黄　犀角尖　羚羊角各等份乳细服同前方。

简易圣灵丹

治杨梅初起无力服前方者

用羊角、核桃壳二味烧灰存性，取等份研细末。每服一钱五分，用酒调下。早晚各一服，服至四日后，毒从大便出，如血如脓。半月毒尽后，量人虚实，虚者即以八珍汤调理，以善其后。

金蟾脱壳酒

用大虾蟆一只，口内入明雄黄末三钱，陈酒五斤，共入瓦瓶内。封固勿令泄气，隔水煮三炷香，取起随量温服。盖被取汗，避风七日，汗衣汗被皆能传染，急取新者换之。将汗衣、汗被送入长流水中，勿遗害于人也。

鹅黄散外治方

用轻粉、熟石膏、川黄柏各等份，加梅片少许，乳细无声，收贮听用，用时先以生黑豆、生甘草节各等份，煎浓汤去渣。先熏后洗，洗净以此散掺之，或用麻油调涂之。如翻花杨梅再加入明雄末和乳掺之。

凤退散

治杨梅下疳溃烂腐臭者。

用孵退鸡子壳一钱　轻粉四分　黄丹一钱　梅片三分

共乳极细频频干掺之。

搜毒五虎丹

用全蝎三个、蜈蚣一条、斑蝥三个皆去头足、露蜂房一个、蛇蜕一条，共煅存性，研细末。加生大黄末，并面糊和为丸如绿豆大。每服一钱五分，酒下取下恶物。此方能搜剔骨髓筋骱之毒，毒重者用之内服，以泻之。

红枣丸

红枣三斤，以杉木作柴煮之，煮熟剥皮去核，取烧过杉木柴桴炭，磨细末和枣肉捣均为丸。如弹子大，每日任意食之不可间断。虽疮毒满身，或服过轻粉、甘汞等劫药，及一切丹石隐药致成结毒倒发者，虽毒穿顶、额、鼻梁，溃烂不已，多年不愈者，服之大有奇效。此至稳、至当，治杨梅毒第一方也。愈后再服一两月，以绝其根。忌醋、酒、辛、疏发物半年。

大黄汤

大黄一两　穿山甲　川厚朴　白芷　大风子仁　花椒　甘草各三钱

水煎和酒一杯，服令毒气从大便出，七日痊愈。

铅壶酒

治误服轻粉、甘汞等劫药以治杨梅者，收效虽易，然其毒引入经络、骨骱，或口齿破烂，或筋骨酸痛、挛缩，久而溃烂，经年累月甚至终身不愈，致成残废者。用黑铅六斤打成壶，内盛好烧酒十五斤、土茯苓半斤　乳香三钱　封固隔水煮一日一夜埋土中七日出火毒，早晚随量饮之。用瓦盆接小便，看有如粉出者为验，服至筋骨不痛乃止。

疥疮总论

疥有三种，有干疥、湿疥、脓窠之异。

干疥颗粒密而小，色红，多隐于皮内，摸之棘，搔破有血。此君火之气所发也，肺胃、肝肾、心胞、血分热也，其脉细数、沉数，舌质红，治宜清凉血分。湿疥粒如珍珠，光亮有水，湿热平等者。亦有红盘湿气独发者，根无红盘，脉缓滑而大，治宜甘辛淡法，从太阴脾经主治。脓窠亦有红盘者，亦有无红盘，亦如上法分别治之，其颗粒较大如豆式者，则兼阳明胃经肌肉之分。其根较深于干、湿二疥矣，若大如龙眼，如杨梅者，则当从杨梅疮治法。如用一扫光合掌丸治之者，其效虽速，必变他症。有疮愈而变为疟痢者，有变为疮蛊、浮肿者，有变为大痈疽者，不可不知。

其变为疮蛊者，周身浮肿。古有蟹黄酒发之之法，疮发肿消而愈。但此法遇脉滑而不芤涩者，可用。若其人阴血已虚，脉已变为细数芤涩，是热已伤阴，营血已耗，岂堪再用此破血之蟹乎？蟹为介虫，属金，得燥金之胜气最足。故当西北风起，九月菊黄之时，则正是蟹肥之候。以治湿热相兼，湿热平等之疮蛊则诚是有利而无弊。若以治火热之疮蛊，则恐有竭阴之弊，兹改用增液承气汤加薄荷、麻黄，微辛以开其表，不致冰凝内陷，足矣疮发去之。

治疮之法重在治内，毋徒治其外。清其源，毋徒塞其流也。试观痘疮重症而能如期收结者，以发毒托浆之力也。若如治疥疮之法，外用败毒之药敷掺，遏其毒气外出之路，有能生活者乎？今人治疮但期速效，用药搽洗，内服防风通圣散等法。往往服数斤延至一年、半年不愈者，皆坐此弊。此无他弊，皆毒气留连肌肉之间，不往不来。欲外解而不能，欲内泻而不可。何也？疮本由表外解之症，轻而易愈之物，譬如贼逾墙欲逃。乃内服通圣散、大黄、

芒硝等药下之。内由六腑而走，是将逾墙之贼拖下，由内宅开后门使出也。其难易平险不待智者而可决矣。今之医疮者不先以扫清内毒为急务，而但令病者忌发物。是欲以纸包火，掩耳盗铃欺人欺已之计也。今瑞将瑞之心法为后学正告之，诸疮皆由于湿热酝酿而成也。病气已达于微丝血管、真皮、假皮之间，在表之邪即在表逐之，使出则事半而功倍矣。古法多云疮家忌汗，汗之则痉者，此汗之之法，是专指伤寒太阳证诸汗剂而言。若温热湿温门中所用辛平、辛凉、辛寒、辛温等法，则有可以采用者甚多。如审其湿重者，则藿香正气散即可以汗之，以逐其肌表湿气。若湿热平等者，麻杏石甘汤、翘荷汤亦可用。活法在人，善治温病者不烦赘述矣。或湿热交重者，非煎剂数帖所能胜任，则有正治之蟹黄丸法存焉。或用蟹煮食，或以蟹炸油，如弄菜作面饺食不惟不忌蟹，且重赖之，以治湿热。初食七日内，虽觉疮重，再七日则自然收结，亦如痘疮之如期而愈矣。瑞于久疮不愈皆以此法治之，可收计日成功之效。阴虚者以海参和食如作菜状，虽多食无害。盖一补一泻，治湿热不伤阴，补阴不助湿一法，而两善备矣。

再蟹之一物其凉而燥，且富于淡轻三之原质，能令湿热之气由毛孔而出。古人用治疮蛊大有功效。惟其性燥故不宜血虚之人，今以补血滋润之药，配之使燥去湿热，而补其所耗之血，去瘀滞污秽之血，而复生新血。故治疮毒无不愈者，且愈后无复发之患也。其正本清源之法，莫过于此。但需说明先发后净之理，令病者慷慨乐从而后用之，以决其疑而坚其信耳。

洗疥疮诸癣方

取生乌头十枚，切片煮汁，洗之即瘥。

出《千金方》。

治恶疮乌头膏

乌头雄 黄川芎 升麻各五钱 杏仁十四枚 胡粉一分 巴豆仁七枚，去皮 黄柏五钱 防己三分 黄连五钱 松香 乱发各如鸡子大一团

上十二味，切以猪油三斤，急煎令乱发化尽，去渣停火，待稍冷以乳、细珍珠末加入，以箸搅之令和匀，听用。

用时先以温酒泔水洗疮，拭干乃敷之，敷过再以赤石脂、黄连末干掺之，治诸恶疮皆有效。

痔疮总论

痔疮之因，多由于阴气不足而后湿热之毒气方能乘之。不然，湿热为人人多有，疾何处不可生疮，而独入于此至阴之地乎？肛前、肛后乃任督二脉交会之所。肛左、肛右乃督脉、精道分歧、夹走前阴合一之所。又稍外，少阴肾与膀胱经所经之地。肾气不虚、任督充足者，焉得患此？患此者，皆好色之徒，肾气亏虚、任督二脉来源缺乏，则湿热乘虚注之。今之人又加烟酒二物为痔疮之先导，此痔病之所由来也。其痔疮亦分三种：一曰内痔，外面无形，可见而生于直肠之内，每有脓血自肛门而下。二曰外痔，生于肛门前后左右，甚者环绕肛门，孔粒甚多，故俗有九头鸟肛之目。三曰不内不外，半在肛内，半在肛外，每当便时，督脉括约以助司收放，则肛门几撮时，则疼痛异常，最难忍受者也，端当二十五时，会亲身尝此痛苦，苟无的确良方以速收其效。则必致痛伤胃腑，饮食难进，故以补肾为主，不必治毒。但使肾气足，自将毒气排泄于他处，而痔患自可不期愈而自愈。瑞亲自治验，由己及人，

罔不应手，故敢以公诸同学。

诊断及治法

凡脉象洪滑而数者，易治；古方多可采用。脉象弦细而涩者，难治；古方清热治湿之法多。不见功，必重用血肉有情，填补肾经精血，而后有效。盖清热治湿败毒之法，但能治有余不能治不足。彼既脉已弦细，而涩精血不足，阴虚之象已显。若再清热利湿败毒，用苦寒之品未有不竭其阴者。阴虚正气不能排泄，正气不来助药，药焉能治病乎？反适足以伤人耳，脉象如此正虚邪陷可知故必重补其阴使正胜邪却，而后能有效也。已溃者固尝如是，而孰知未溃者，欲消散之，亦莫不如是补之。然后能消也，愈坚愈硬，愈肿大者，愈欲补之而后能软小也。此理在初学，原不易明晰，即身亲之而后知学问。必须由经历实验，而后得也。凡人九窍中，有小肉突出为痔。故有耳痔、鼻痔、牙痔等名，不独肛门一处为痔也。凡肛门之痔，有数种状，亦不一。其未破者曰"痔"，已破之不收功者曰"漏"，故有痔漏并称者。

肛门生数疮，肿而突出，脓溃即散者曰"牝痔"。

肛门边突出小肉粒如珠、如鼠乳时流血脓者，曰"牡痔"。

肛口颗粒累累，且痛且痒者，曰"脉痔"。

肛肉结核，有血或发寒热，每遇大便必脱肛者，曰"肠内痔"。

酒醉后即肿痛、流血者，曰"酒痔"。

犯走泄后即肿痛、流血者，曰"色痔"。

每逢大便后，即流血不止者，曰"血痔"。

肛门肿痛，遇怒即发者，曰"气痔"。

《千金方》亦有五痔之名，一曰"牡痔"、二曰"牝痔"、三曰"脉痔"，四曰"肠痔"、五曰"血痔"，又有寒温劳湿气五种、五痔之名，遇寒温劳湿气五者，即发。治以蛇蜕主之。牡痔生肉如鼠乳出肛门中，妨碍大便，以鳖甲主之。牝痔从肛门孔中起，外肿五六日即溃出脓血，以刺猬皮主之。肠痔每大便即挺出，久乃缩入，以母猪左足悬蹄甲主之。脉痔大便时出清血水，露蜂房主之。五药各等份研筛极细，随其病加主药三倍之，每早以井花水服送半方寸匕，病甚者旦暮服之亦可。

凡痔疮皆禁走泄、冷食生鱼肉菜等，百日愈后，亦需禁忌百日，方不反复。外用野葛烧灰，一刀圭搽之，忌食纯菜。

通治五痔槐子丸

槐子　干漆　吴茱萸根　白皮各四两
秦艽　白芷　桂心　黄芩　黄芪　白敛
牡蛎　龙骨　雷丸　丁香　木香　蒺藜
附子各二两

上十六味为末，蜜丸梧子大，每服二十丸，米饮下日三服。

又方：桑耳作羹，空腹饱食之，三日效，槐耳亦效。

又方：取槐树根煎水洗浴之。

又方：用熊胆涂之。

又方：用鼻涕虫捣和陈京墨涂之。

痔疮痒极不可忍者，全蝎不拘多少，烧烟熏之。

痔疮痛极不可忍者，木鳖子磨汁涂之初觉痛甚少顷即痛止，肿消。

内痔不出用唤痔散方，用草乌细末，口津调，点肛门上，痔即翻出，然后乃可用药掺之。

内痔肿痛用猪大肠六两，蚯蚓十余条，同煮融，去蚓食肠，极效。

枯痔散

专治内痔大如茶杯形如一菌，粪从菌心而出。极痛，上面如盆，四边高、中心凹，下如菌根。粪后用温水洗净，以洞天鲜草膏，摊如菜碗大，中剪圆孔，将一边剪开，如小儿所带围嘴式套于齿根麟向下贴于菌根四围好肉上。将好肉围护，免沾药汁，用此散二三分以口津调稀，用笔圈于菌之四围，菌心凹处即肛门之孔，不可沾药，沾则大痛难忍，日夜圈二次。

方用红砒放旧瓦上，火煅至白烟将尽取起。每一料用净末一钱、枯矾二钱、真乌枚炭二钱、净珠砂三分，共研极细末，收贮听用。初用不肿，五六日后出臭水，水出尽，痔即干枯，停药。轻者七八日愈，重者半月收功。无不神效，慎勿以有砒毒而不敢也。

消管丸

方用

苦参四两　酒炒川连二两　当归　荜澄茄　槐花各一两　五倍子五钱

各研细末用小鳖二个、约重八九两者，真柿饼四两，二味共烂煮，去骨蒂核，同前药末捣为丸，如梧子大。每早空心服四钱，开水送下，其管自能退出。以上二法，乃林屋山人经验方也。

胎元七味丸

专治痔漏，无论久近通肠，不通肠者，皆能除根。

方用

男孩脐带三个瓦上焙干存性　陈棕七钱，数十年者佳，烧灰存性　西牛黄三分　槐角子五钱，肥大者瓦上焙干、存性　刺皮三钱，酥炙　象皮四钱，酥炙　地榆三钱，晒干

共研细末，酥油和为丸，如麻子，若

不成丸，糯米粥少许即可为丸。每服七分，开水送下，三日化管、止痛，七日平满，血清脓止，十日除根，可不复发，真奇方也。

退管丸

方用

当归　川连　真象牙末　槐花各五钱　川芎　滴乳香各二钱　露蜂房一个，槐树上者极佳，榆树上者次之，煅存性

共研细末，黄蜡溶化二两和之，为丸如梧子大。每早空心服三钱，漏芦煎汤送下，至五日漏孔内退出肉管，二三指长，剪去之。再服，再出，再剪，管尽肌生而愈，真神方也。

补漏丸

方用

夏枯草八两　甘草节四两　连翘四两，去子为末　金银花二斤

煎浓汤法丸，每晨空心服，三钱淡盐汤送下，初起者一料痊愈，年久者两料除根。

还原蛋

方用

白煮鸡蛋蘸真象牙末，空心食之。每日二个，分二次食之（假象牙不效），有人患痔漏多年，服至半月除根。

洗痔方

用臭梧桐根煎水，用瓦罐盛之，乘热先熏后洗，数次亦可除根。此物叶大如桐而厚，上面青黑而光，叶背紫色而毛，气味极臊，六七月开小紫花，簇叠盘缠成丛阴湿处多有之。

外搽痔疮膏

方用

槐皮　楝实各五两　甘草　白芷各一两

当归三两　桃仁六十枚　赤小豆二合

各药捣成粗末，以炼成猪油一斤，微火煎至白芷黄色，去渣再煎成膏，摩搽疮上，日二次。

腿面廉疮论

凡小腿前面有刀口骨，此骨棱上皮薄肉薄，如有破烂，极难治愈。以其上至足三里穴，下至下廉、条口穴，故有廉疮之名，俗名小腿前面骨为廉骨。其成疮之因不一，有生小颗粒抓破成疮者，有因生紫泡而成者，有因生紫泡长一寸，宽如韭菜之刀镰疔溃后而成者，此种极重，难治。有不因生疮而被物划破而成者，亦有因撞碰跌打而成者，此二种初起无湿热之毒。其因撞碰跌打而成者，则有热血瘀滞凝结，切忌用清凉败毒之药，以致冰凝难愈。亦有因内症病而成者，如胃病当下不下，变为病，移生于小腿者，此则不可求其速愈，愈则胃病而不能食矣，当下去病根，疮则留之，以泻病气，缓缓听其自然收功，不可勉强治之，以求速效。其因血瘀者，但用温和活血散瘀膏药贴之，不可上药，因药多不合用故也。如用药则可以浮海散掺之。其被物划破者，始则无毒，继则湿热乘之下注，亦绵缠难愈。若再误用提毒升丹，此处肉薄之所，易于翻花起肛，色变红紫。亦有用丹石散者，虽愈之后皮色有黑斑，用桐油敷者亦有黑斑难退。凡患此者，切忌久行久立，犯之则湿热随气血下注，更加难愈，此症虽不杀人害命，而久患多年者颇不乏人，实缠绵之证也。

此证切忌手抓，水烫走泄，欲速愈者，不可犯之，宜忍耐痛痒，严守禁忌方易收功，犯酒色二字者，倍加痛苦，不可不慎。

白油膏

专治数十年，廉疮、并坐板疮秃疮及

一切诸疮久不愈者，皆效百发百中真神方也。

方用

桐油二两　防风　白芷各一钱五分

放生油内泡一夜，入锅内慢火熬枯，去渣，将油再入锅内，熬至欲沸时，用熟鸡蛋一个去壳，放油内炸至深黄色，去蛋用油，再慢火熬炼，待油极明时，能照见人须眉，入白蜡六分、黄蜡四分熔化，赶紧用竹纸十余张，乘热浸油内，拖过提起，一张一晾，晾干于冷风处，令毒火吹尽，然后贴之，贴上顷刻脓黏满纸，再换再贴，如此十余次，数日脓尽，肉满生肌而愈。如脓多者再合一料，则改用黄蜡六分、白蜡五分，不得稍有增减，增减则不效。

黄香膏

治廉疮如神，并治一切痈疮皆效，久不收口，亦能成功。

方用松香二斤，白水煮透取出，放冷水内，接洗数十下，再煮再洗九次，倾于石上，待冷取起。每用一两，加轻粉三钱，银朱一钱，研细。白蜜少许，炼老成珠，加菜油少许其上倾热搅匀。看疮之小大，捏作饼子，贴疮上，用绸条缚之，一周时取下。用滚水泡之，搓洗极净，再翻转贴之，周时再取下，再洗再贴，只须一饼直贴至疮愈，不必更换，疮好之后，此饼洗净收存，遇别人患此疮仍可与贴。仍照前洗净，再贴。疮愈仍可洗净收存，再用。若一饼医过三人者，此饼更有效验。治过十人其效更速真神奇矣。

夹纸膏

专治廉疮。

方用

樟脑三钱　铜绿一钱

用猪板油和药，捣烂如泥，以油纸夹之，贴患处一二日，翻转贴之，三四日脓尽而愈。如四日后脓尚未尽，再换一贴，无不愈者。

治腿足浮肿破烂似廉疮而非廉疮者

方用生黄豆一把，自己将口漱净嚼烂，敷之数日痊愈。

治廉疮浸淫多孔方

方用凤仙草全株，煎水洗之。

治人面疮方

此疮生于两膝或两肘尖，形如人面，眼口能动。

方用：雷丸三钱　轻粉　真茯苓各一钱

共为细末敷上即愈，石室方也。

又方：用贝母末敷之亦效。

凡患此者，必有冤孽恶报，宜令悔过，以赎前愆，而后可以治之，否则不必传方也。

秃头疮治法

头为诸阳之首，生疮虽是热毒，忌用冰凝气血之凉药敷掺之，其干而无脓者，用凤退散治之。

凤退散

方用孵退杂子壳，烧灰存性，研至极细无声，用麻油搽之。

千层疮治法

此亦秃疮之类，生在头面，愈而复发，生生不已。故名千层，以其白痂如白癫皮也。方用橄榄核烧灰和鸡蛋，油敷极效。

香黄散

专治癞痢疮，并治头面下颏黄水疮，皆效。

方用松香二两研末，入葱管内用线扎

定，水煮融化，取去葱再研细，加黄丹一两，无名异一钱，炒，宫粉一钱，炒，轻粉三分，炒，共为细末，香油调搽。

下颏羊须疮治法

用小红枣烧枯存性，研细，麻油调搽甚效，或旧棉絮、胎发烧灰，麻油调搽皆效。

耳外湿疮治法

鸡腰膏敷之神效鸡腰膏方

方用

大雄鸡腰子一对蒸熟去皮　枯矾三分　头梅片一分

共捣融，敷之，能治小儿胎毒，旋耳疮、秃疮，并治一切湿疮。

取鸡蛋油法

用煮熟鸡蛋干黄入铜锅煎焦，以滚水沃之。则油浮于水面，取起待冷，退火气听用。

治阴痒生疮方

雄黄　矾石各二分　麝香半分

三味共研细掺之。

男子阴蚀疮方

用猪肉煎汤洗溃之，用黄柏、黄连末涂之。

洗阴下生疮方

用地榆、黄柏各四两，煎浓汤洗之，亦佳。

流火游丹总论

此证皮内忽起红色，且痒且肿，焮然如火灼，皮内或如热水浇，或如虫蚁行，皆血热为之也，血中炭氧成分过多，则发此症病。气达于微丝血管，而由皮毛而出。俗名起火，有大头火、蜘蛛火、蛇缠火、马蚁火等名。俗有用红纸燃，点着收火之法，轻者亦有效，重者则非符咒所能愈。

在小儿则名之曰"游丹"，医家亦称之曰"流火"。《千金方》名之曰"丹毒"。瑞之岳母曾起大头火三次，初二次皆以符咒红纸燃点着收之效。愈后十日又起，至第三次用符咒红纸燃点着收之不效，复更数人收之亦不效，头面肿大如斗，目闭不能开。瑞诊其脉数大有力振指，用爱增液承气汤下之，加地骨皮，服至四五剂，大黄用至八钱，乃出黑粪一大堆，如牛屎。然后能消肿渐有效验，此证肿极之时恶寒特甚，初下仅出稀水，加重乃转溏粪，用大黄至八钱，黑粪下，方有效，可见头面肌肉属于阳明也。

《千金方》论丹毒一名"天火"，肉中忽有赤如丹涂之色大者如掌，甚者遍身，有痒有痛，且无定色。有血丹者，肉中肿起，痒而且痛，微微虚肿如吹状。瘾疹起也。有鸡冠丹者，赤色如鸡冠色者，而肿起大如连钱，小者如麻豆粒状，肉上粟粟如鸡冠，明理一名茱萸丹。又有一种水丹者，遍身热起，遇水湿搏之结，丹晃黄赤，色如有水在皮中，喜著股及阴处，此虽小疾，不治亦能令人致死，治法用。

升麻膏

方用

升麻　白蔹　漏芦　连翘　芒硝　黄芩各二两　蛇蜕　枳实各三钱　蒴藋四两　栀子四十枚

上十味微捣末，水三升浸半日，滤去水以猪油五升煎令水气尽，去滓再熬一滚，即成膏，以敷治诸丹毒皆用之，日三敷之。并治一切诸疮痈疽皆效。

治丹毒单用各药

水苔　生蛇蜕　生地黄　生菘菜　芸苔叶　护火草　五叶藤　豆叶　浮萍

以上但以一味单捣涂之。

又方：大黄末　栀子末　黄芩末　芒硝

以上但以一味水和涂之。

又方：用沟渠中水藻菜，捣烂敷丹上，厚三分，干即易之。

又方：用芸苔菜捣烂，厚敷之，随手即消，如余热未尽，再敷三日以绝其根。

五色油丹（俗名油肿，若犯者多致死，不可轻视）

方用牛屎涂之，干即易。缚母猪枕之卧，片刻效。

赤流丹肿毒方

方用榆根白皮细末，鸡子清和敷之。蒲席灰，鸡清敷之亦可。

治小儿丹毒方

捣马齿苋一握，取汁饮之，渣敷之。

又方：浓煮大豆汁涂之良，亦无瘢痕。

又方：用腊月猪脂和釜下墨敷之。干即易之。

治小儿五色丹毒方

用猪槽下泥敷之，干即易之。

治小儿白丹

用猪屎干之烧灰，鸡子清和敷之。

治小儿赤丹方

用芸苔菜汁服三合，渣敷，或芸苔子研末，鸡清和敷之。

治小儿赤丹斑驳方

用津唾和胡粉，从外向内敷之。

又方：用铜铁屎研细，猪油和敷之。

又方：用屋内灰尘和腊月猪脂敷之。

治小儿火丹赤如朱走皮中方

以醋和豆豉末敷之。

又方：以鲤鱼血敷之。

又方：猪屎水和绞汁，服少许良。

治小儿天火丹、肉中有赤如丹色者，大者如手，甚者遍身或痛或痒或肿方。

用赤小豆二升研细末，鸡子清调如泥，敷之。干即易之，并治一切诸丹毒皆效。

又方：用生麻油涂之良。

治小儿透骨火丹方（此丹多生于足踝者是，能烂肉见骨）

用大蒜捣烂厚敷之。

治小儿殃火丹方（此丹生于两胁及腋下者是）

用伏龙肝细末和油敷之，干则易之，若入腹及阴，以护火草取汁饮之。

治小儿尿灶丹方（此丹初从两股而起及脐间，下走入阴，龟头皆赤）

用桑白皮煎水浴之。

又方：李根烧灰，田中水和敷之。

治小儿朱田火丹方（此丹初从背起，渐至遍身，一日夜即成，疮如枣大，正赤色）

用棘根煎汁，洗之。已成疮者，用赤小豆细末掺；未成者，赤小豆末、鸡子清和敷之。凡方中用鸡子清者，皆取破损鸡子，完全不破者反不效。

治小儿天灶火丹方（此丹从髀间起，小儿未满百日犯行路灶君）

则搽下流，令阴头赤肿血出。

用伏龙肝细末，鸡子清和敷，日三次。

治小儿野火丹方（此丹遍身皆赤）

用青黛和麻油调敷，甚效。

《外科学讲义》终

医　余

内容提要

　　《医余》三卷，东医尾台逸士超著，分命数、养生、疾病、治术四篇。自汉史至诸子百家、有言涉医者，分类选录，遇会意处，加以评语，附以笺注。不但为医家必读之书，亦系儒家参考之籍。曩昔医儒本不分途，即降至近世，如徐灵胎、陈修园辈，胥于文学具有根柢，盖胸无点墨者决不能读岐黄、仲景之书，不读岐黄、仲景之书，讵可悬壶问世？然则吾同道乌得屏儒家言而不寓目哉？

序 一

自吉益东洞唱我医复古之学，而世医肇知用长沙之方法矣。夫复古之学实发于周汉之医说，周汉之医说得复古之学而后其义益明，是东洞所以曩有占书医言之著也。尾台士超继之撰《医余》三卷，周官汉史以至诸子有言涉医者靡不钞录，每遇会意处辄加评语、附笺注，士超过古人之学，行古人之术，老而益勤，学与术化，故周汉之医说，即士超之医说、世之目无简册、护拙古方者，与夫一知半解捏造成篇者，闻士超之风可以省悟矣。闻士超之师传岑氏之业，岑氏出于东洞之门，此其学术渊源所由。及业之成，乃有蓝青冰寒之称，盖不诬也。初予与浅田识，此黑田子友，为文字交，因二子以知士超识此子友，少于予数岁，士超年次最长而毫无衰惫之气，近日西洋医方盛行于世，唱古方者寥寥鲜闻，而士超雄视于其间，矫不相下，殆所谓岿然鲁灵光者也。予则老惫日加，不能复读书作文，视三子勤励不已，各有撰述，能无愧于怀乎哉？而士超不以为无状，嘱序于予，固辞不得，乃弁詹言云。

文久二年壬戌季秋中浣拷拙者多村直宽识

序　二

　　今之所谓医者，我知之矣，华其室屋，丽其门墙，使望之者谓由扁仓之技以致，朱顿之富出则赍篮舆盛傔从，东奔西驰，来往如织，使观之者谓技售术行，日不暇给；问其业则曰：医者意也，学古读书俾拘而不通，运用之妙存于一心，蠹简奚为师？以此自欺，弟子以此自便，习以为俗，恬莫之异。盖都下业轩岐者不下数千万人，而为此言此态者十居八九焉。以我所识尾台士超则不然：士超北越人，本小杉氏，弱冠来江户学医于尾台浅岳，以师命嗣其家，时家道尚微，士超尝辛茹苦，拮据经营方启，处之不遑而偷闲以读书，未尝张望侈观以钓虚誉，今则郁然成大家，余力所及有《医余》一书，是编搜罗经子百家言涉医理者，分为四篇，间附评语，以阐其蕴，发新意于文字之外，裁古义于今日之用，不拘泥不执滞。以意达志，如燧取火，如汤灌雪，使各书异条，意志相发，经纬贯通。至其钩章棘句，训诂以释之，考据淹博，折衷的确，有学究专门不易及者焉。余与士超交也晚，不及知其少壮之时，尝闻其同窗友之言矣，某曰：吾与士超学于龟田氏，钻坚钩深，议论出人意表，嚼秀咀华，落毫成章，医而儒者也。某曰：士超精神满腹，其读书老而益强，学追年进，术随学长，可谓学术合一矣。吾观于此书，以信某某之言，因将鸣诸天下，而运用之妙，自问出学，有士超之学，然后士超之术可得而致焉。世之张望侈观、不学自欺者，其亦知所敬矣哉。

　　　　　　　　　　　　　　文久二年壬戌秋八月中浣江门盐谷世弘撰

目 录

医余 卷一

尾台逸士超著

裘庆元吉生校刊

命数篇

何谓命？何谓非命？子夏曰：商闻之矣，死生有命，富贵在天。盖举夫子言也。孔子曰：君子修道立德，不为困穷而改节，为之者人也，生死者命也。是夫子语正命也。孟子曰：无之为而为者天也，无之致而至者命也，夭寿不贰，修身以俟之，所以立命也。君子行法，以俟命而已矣。是孟子语正命也。孔子曰：人有三死而非其命也，己自取也：夫寝处不时，饮食不节，逸劳过度者，疾共杀之；居下位而上干其君，嗜欲无厌而求不止者，刑共杀之；以少犯众，以弱侮强，忿怒不类，动不量力，兵共杀之。此三者死非命也，人自取之。若夫智士仁人，将身有节，动静以义，喜怒以时，无害其性，虽得寿焉，不亦宜乎？孟子曰：知命者不立于岩墙之下，尽其道而死者正命也，桎梏而死者非正命也。是孔孟语正命与非命也。杨子云曰：或问命曰，命者天之令也，非人为也，人为不为命，请问人为？曰：可以存亡，可以生死，非命也，命不可避也。或曰：颜氏之子，冉氏之孙。曰：以其无避，若立岩墙之下，动而征病，行而招死，命乎！命乎！就此数言观之，则天命非命之义了然明矣，

《书》曰：惟天监下民，典厥义，降年有永、有不永，非天夭民，民中绝命（高宗肜日）。孔安国曰：言天之下年与民有义者长，无义者不长，天非欲民夭，民是不修义以致绝命，世之不中绝命者能有几噫？

《大戴礼》曰：人之生百岁之中有疾病焉，有老幼焉（曾子疾病篇）。

百岁曰上寿，《列子》杨朱篇曰：百年，寿之大齐（齐限也，杨朱篇曰：不知崖畔之所齐限）。盖人寿短长皆天也，非人之所得而能也，不由贤愚，不系圣凡，不为尧舜长，不为跖跷短，彭祖颜渊之相去，谁知其故，唯能修身养性，以终天年，谓之正命也。若自酿疾病而致短折，行暴逆而招祸害，谓之非命。故曰形和则无疾，无疾则不夭（《汉书》公孙弘传）。

《论语》曰：伯牛有疾，子问之自牖，执其手曰：亡之命矣。夫斯人也而有斯疾也（雍也篇）。

此杨子所谓无所避者。

又曰：季路同事鬼神。子曰：未能事人，焉能事鬼。敢问死？曰：未知生，焉知死（先进篇）。

圣人通死生之故，幽明之变，立神道以设教，其于天道、性命、鬼神，岂有所

不知乎？然其所谓教者在日用彝伦之间、学问修为之上也。《论语》曰：子罕言利，与命与仁（子罕篇）。夫子之言性与天道不可得而闻也（公冶长篇）。务民之义，敬鬼神而远，不可谓智矣（雍也篇）。是夫子之所以不告也。

《史记》曰：高祖击布时为流矢所中，行道病，病甚。吕后迎良医，医入见高祖，向医曰：病可治。于是高祖谩骂之曰：吾以布衣持三尺剑取天下，此非天乎？命乃在天，虽扁鹊何益。遂不使治病（高祖本纪）。

高祖起于编户，以马上取天下，非天命岂能然乎？是其死生固系于天，非人力所能。如高祖可谓能达天人之理矣。

《孔丛子》曰：夫死病不可为医（嘉言篇）。

又曰：死病无良医（报节篇）。

《盐铁论》曰：扁鹊不能肉白骨，微箕不能存亡国也（非鞅篇）。

《后汉书》曰：良医不能救无命，强梁不能与天争。故天之所坏，人不能支（苏文传）。

国之存亡，人之死生，有系乎天者，有由乎人者。系乎天者无可如何，由乎人者犹可挽而回之。扁鹊曰：越人不能生死人也。是当自生者，越人使之起耳。自得于心者，其言皆同。

《战国策》曰：良医知病人之死生，而圣主明于成败之事（秦策）。

知死生，知治不治也。

《荀子》曰：人主不能不有游观、安燕之时，则不得不有疾病、物散之变焉（君道篇）。

疾病、物故者，人之所必有也。然游观无节、安燕过度，以速疾病死亡，非正命也。富贵之人尤宜慎也。按死亡曰故。《汉书·苏武传》曰：士马物故。注曰：不欲斥言死，但言所服用之物皆已故。《索隐》曰：魏台问物故何义？高堂隆答曰：物，无也，故，事也。言死者无所复能于事也。此说难从。

《说苑》曰：民有五死。圣人能去其三，不能除其二。饥渴死者可去也，冻寒死者可去也，罹五兵死者可去也。寿命死者不可去也，痈疽死者不可去也。饥渴死者中不充也，冻寒死者外胜中也，罹五兵死者德不忠也，寿命死者岁数终也，痈疽死者血气穷也。故曰：中不正，外淫作。外淫作者，多怨怪。多怨怪者，疾病生。故清净无为，血气乃平（说丛篇）。

三死者，贤君犹可得而去之，不俟圣人。至数已尽，虽和扁安能起之哉？如痈疽，使良医蚤从事，未必死也。至血气既穷，精神已竭，假令处疗得当无验，不特痈疽也。外淫怨怪，即六淫惑蛊也。

《潜夫论》曰：与死人同病者，不可生也；与亡国同事者，不可存也。岂虚言哉？何以知人且病也？以其不嗜食也。何以知国之将乱？以其不嗜贤也。是故病家之厨，非无嘉馔也。乃其人弗之能食，故遂于死也。乱国之官，非无贤人也，其君弗之能任，故遂于亡也。夫生饫秔粱、旨酒甘醪以养生也，而病人恶之，以为不若菽麦、糟粕欲清者，此其将死之候也。尊贤任能，信忠纳谏，所以为安也，而暗君恶之，以为不若奸佞、榻茸谗谀者，此其将亡之征也（思贤篇）。

国非贤能忠谏不治，人非谷肉果菜不能活，其理一也。故国君不任贤能，国必亡，病人不欲谷肉，命必殒。《关尹子》曰：人将病也，必先不甘鱼肉之味。太仓公曰：安谷则过期，不安谷则不及期。可以见矣。欲清疑澹泊之意，榻茸无才能之称。见贾谊传。与死以下四句，见《韩非子》孤愤篇。《淮南子》说林训作：与死者同病，难为良医，与亡国同道，难与为谋。《文子》上得篇作：难为忠谋王符。盖衍其义也。

《吕氏春秋》曰：恒公曰：常之巫审于死生，能去苛病，犹尚可疑耶。管仲对曰：死生，命也。苛病，失也。君不任其命、守其本而恃常之巫，彼将以此无不为也（知接篇）。

不任命，贰乎夭寿也。不守本，不知修身也。而欲恃巫觋以全躯命，岂不左乎？《白虎通》曰：死之为言澌也，精气穷也（崩薨篇）。

人之所以保持性命者，独以有精气也。精气者，谷肉果菜之所生也。《素问·金匮真言论》曰：精者，身之本也。经脉别论曰：精气生自谷气。平人气象论曰：人以水谷为本，故人绝水谷则死。《灵枢·刺节真邪论》曰：真气者，所受于天，与谷气并而充身也。人之所以保持性命者，岂非以碍精气乎？故虽平人绝水谷即死，以精气澌也，况病人乎？

《论衡》曰：天养物，能使物畅至秋，不得延之至春；吞药养性，能令人无病，不能寿之为仙（道虚篇）。

《素问·五常政夫论》曰：药以祛之，食以随之。苟如此则庶可以毕天数矣。仙岂药食所能为乎，况避谷长生乎。苏东坡曰：药能治病而不能养人，食能养人而不能医病。亦至言也。

又曰：子夏言：死生有命，富贵在天。闻历阳之都，一宿沉而为湖。秦曰起坑。赵卒于长平之下，四十余万同时皆死。万数之中，必有长命，未当死之人，遭时之衰微，兵革并起，不得其寿。人命有长短，时有盛衰。衰疾病，被灾蒙祸之验也。宋卫郑陈同日并灾，四国之民必有禄盛，未当衰人，然而俱灾国祸陵之也。故国命胜人命，寿命胜禄命。又曰：历阳之都，长平之坑，其中必有命善禄盛之人。一宿同填而死，遭逢之祸大，命善禄盛不能欲也（命义篇）。

仲任之论可谓纤悉矣。然《孟子》无之为而成者天也，无之致而至者命也之言尽之。

又曰：慈父之于子，孝子之于亲，知病不祀神，病痛不和药。又知病之必不可治，治之无益。然不肯安坐待绝。犹卜筮以求祟、召医和药者，恻痛殷勤，冀有验也。既死气绝不可，如何升屋之危，以衣招复悲恨思慕，冀其悟也（明雩篇）。

和，齐和也；危，屋栋也。《礼》丧大记：升自东中屋履危。疏曰：践履屋栋高危处。《史记》赵谓魏曰：杀范痤，吾献地。魏捕痤。痤上屋，骑危曰：以死痤市不如以生痤市（赵世家）。衣服，精神所寓，故以此招魂也。悟、寤通，觉也，转为苏醒之义。

又曰：命尽期至，医药无效（顺效篇）。

此《孔丛子》所谓死病无良医也（报

节篇）。

又曰：良医能治未当死之人命。如命穷寿尽，方用无验也。故时当乱也，尧舜用术功终不立；命当死矣，扁鹊行方不能愈病（定贤篇）。

又曰：贤君能治当安之民，不能化当乱之世。良医能行其针药，使方术验者，遇未死之人得未死之病也。如命穷病困，则虽扁鹊末如之何。夫命穷病困之不可治，犹夫乱民之不可安。药气之愈病，犹教导之安民也，皆有命时不可令勉力也（治期篇）。

至必死之病，虽良工不能救。若夫凡工不能救可救者，往往毙人于非命。故术不可不慎且修也。程子曰：病而付之于庸医，比之不慈不孝。医家病家不可畏且慎耶？

又曰：夫死者，病之甚者也（论死篇）。

又曰：人病不能饮食则身羸弱，羸弱困甚，故至于死（同上）。

病之甚者自不能饮食，是以精气减耗、胃气衰弱，不能运布药气以抵排邪气，故方用无效，其穷必至于死，是死病之常态，不可如何也已。

又曰：人之所以生者，精气也。死而精气灭。能为精气者，血脉也。人死血脉竭，竭而精气灭，灭而形体朽，朽而成灰土，何以为鬼（论死篇）？

而，犹则也；灭，犹绝也。此条与东方朔骂鬼书其意略同。阮瞻郁离子亦不信鬼。是皆好智而不好学之弊也。夫圣人有庙兆之设、祭祀之礼，鬼神何可诬蔑？王充于《解除篇》反复谈鬼。此篇谓无鬼，

此何言之矛盾。鬼之为祸福，历历有征。子产曰：鬼有所归，不为厉。可谓知言矣。

王隐《晋书》曰：郭文举得疫疠危困，不肯服药。曰：命在天，不在药（太平御览引）。

命在天不在药固矣，然不服药而委命，过矣。世之愚者多类此，可叹。

《文子》曰：老子曰：人有三死，非命亡焉。饮食不节，简贱其身，病共杀之；乐得无已，好求不止，刑共杀之；以寡犯众，以弱凌强，兵共杀之（符言篇）。

此必泗洙之遗言。王肃剽袭，入于《家语》中。然其辞不如《文子》之简。

养 性 篇

养性由于修身，修身在于守道。凡人之所以致疾病、罹夭横，未尝不因失此道也。盖不修身养性，徒从其心情，则放僻邪、恣淫溺，惑乱无所不至。故圣人设立礼义以制心情，作为音乐以宣导堙郁。使人修身养性，无亏殒夭年者，经传所载诸子所述，历历可见矣。今援其十一，略解文义，以发其意。与圣人之旨同其归者，虽道家之言亦收之，不以人废言也。然至虚无清净、恬澹无欲之说，一切无取焉。

《易》曰：需于酒食，贞吉（需九五）。象曰：需于酒食，贞吉，以中正也。

人而贞，其于饮食自无有过失。夫饮食者，人之所资以生也。然如失其节，不特困乱致中伤取死亡，其害不可胜言也。故圣王立飨食饮酒之礼，以教之所以导中正也。奉遗体者可不慎乎？

又曰：噬腊肉遇毒（噬嗑六三）。象

曰：遇毒位不当也。

王弼曰：处下体之极，而履非其位，以斯食物，其物必坚，岂唯坚乎。将遇其毒，噬以喻刑人，腊以喻不服，毒以喻怨生。如王氏所解，是语不过譬喻耳。然准而言之，人有幼稚、老壮，而资质之与腑脏，又各有强弱。故腊脯虽非毒，而或受其害。食之可慎如此。

又曰：君子以慎言语、节饮食（颐象）。

王弼曰：言语、饮食，犹慎节之，况其余。

又曰：有孚于饮食，无咎。濡其首，有孚，失是（未济上九）。象曰：饮酒、濡首，亦不知节，也。

不知节则有孚犹失，是况不孚乎。

《书》曰：训有之，内作色荒，外作禽荒，甘酒嗜好，峻宇雕墙，有一于此，未或不亡（五子之歌）。

孔安国曰：迷乱曰荒。嗜甘无厌，足此六者，弃德之君，必有其一。有一必亡，况兼有乎？可移以为养性之法矣。

又曰：惟兹三风十愆，卿士有一于身，家必丧；邦君有一于身，国必丧（伊训）。

三风十愆，大之丧国家，小之亡性命。何可不猛省。

又曰：天降威我，民用大乱，丧德亦罔，非酒惟行，越小大邦，用丧亦罔，非酒惟辜（酒诰）。

孔安国曰：天下威罚，使民乱德，亦无非以酒为行者。言酒本为祭祀，亦为乱行于小大之国，所以丧亡，亦无不以酒为罪也。夫百礼之会，非酒不行酒焉。可恶唯留连沉湎，遂至于此耳。诰瑟之言，其

意深哉。

又曰：惟耽乐之从，自时厥后，亦罔克寿（无逸）。

孔安国曰：过乐谓之耽。惟乐之从，言荒淫以耽乐之，故自是其后，亦无克寿者。世之淫溺惑乱。以死非命者，无不自耽乐训致者。圣人之言著龟不啻，读者思之。

又曰：出入起居，罔有不钦（冏命）。

圣人之于修身，虽一事之微，其严如此。

《韩诗外传》曰：能治天下者，必能养其民也。能养民者，为自养也。饮食适乎藏，滋味适乎气，劳佚适乎筋骨，寒暖适乎肌肤。然后气藏平，心术治，思虑得，喜怒时。起居而游乐，事时而用足。夫是之谓能自养者也（卷三）。

佚，不劳也；适，犹安便也。欲养其民者，必当先为自养，犹欲治国家者，先修其身也。养生如此，疾病祸害，将安从来？

《周礼》曰：食医，掌和王之六食、六饮、六膳、百羞、百酱、百诊之齐（六食，食音嗣。下食齐食同。齐，才细反，下同）。

郑玄曰：和，调也。按六食以下并膳夫所掌医食调和而已。六食、六谷，稌黍稷粱麦苽也。六饮，水酱醴酏医酏也。六膳、六牲，牛羊豕犬雁鱼也。羞出于六牲及禽兽，以备滋味，调之庶羞。羞，进也，酱，醢、醯也，膳夫，职醢人，共醢六十瓮，醢人共醢六十瓮。八珍、淳熬淳母炮豚炮牂捣珍渍熬肝也。王昭禹曰：齐者，调和其味，使多寡厚薄，各适其节也。又

按：六膳，膳夫职。《礼记》内则并有马无鱼。凡食齐眡春时，羹齐眡夏时，酱齐眡秋时，饮齐眡冬时。

郑玄曰：饭宜温，羹宜热，酱宜凉，饮宜寒。温热凉寒通四时为言，眡，犹比，言四时之齐和比四时也。王应电曰：五谷，食之主，故宜温。羹所以调食故宜热。酱所以致滋味，故宜凉。饮解渴，故宜寒。

凡和春多酸、夏多苦、秋多辛、冬多咸，调以滑甘。

郑玄曰：各尚其时，味而甘以成之，犹水火金木之载于土。贾公彦曰：木味酸，属春；火味苦，属夏；金味辛，属秋；水味盐，属冬。各尚其时味者，多一分者也。必多其时味者，所以助时气也。中央土味，属季夏。五行以土为尊，五味以甘为上。滑者，通利往来，所以调四味。故曰调以滑甘。王昭禹曰：春令发散，多酸以收之。夏令解缓，多苦以坚之。秋令收敛，多辛以散之。冬令紧栗，多咸以软之。

凡会膳食之宜，牛宜稌、羊宜黍、豕宜稷、犬宜粱、雁宜麦、鱼宜苽。

郑玄曰：会，成也，谓其味相成。郑司农云：稌，粳也。《尔雅》曰：稌稻苽雕胡也。贾公彦曰：凡会膳食之宜者，谓会成膳食相宜之法。王应电曰：凡物性有同类以助其生者，有相待以泄其过者，合食则能益人；有相反而为忌者，合食则能害人。

凡君子之食恒放焉（食医职）。

郑玄曰：放，犹依也。贾公彦曰：上六食、六饮一经，据共王不通于下。凡食春多酸已下，至鱼宜苽已上，齐和相成之事，虽以王为丰，君子大夫已上亦依之。

故云恒放焉。盖饮食之于人所系至重，故立食医之职，以掌其事。酒正有酒人、酱人、笾人、醢人、醯人；膳夫，有庖人，亨人。内饔外饔，各守其职，以谨其制。如内则所记齐和制造之法，亦可谓详而悉矣。是不特为礼数之备焉，苟齐和失宜，以必有害于性命也。

《礼记》曰：礼仪也者，人之大端也。所以讲信、修睦，而固人之肌肤之会、筋骸之束也（礼运）。

人不由礼义则放逸惰慢、淫惑溺乱，其不致疾殒生者殆希。

又曰：仲夏之月，君子斋戒。处必掩身毋躁，止声色，毋或进，薄滋味，毋致和，节嗜欲，定心气（月令）。

月令，一岁十二月之政令。视时候以授人事也。郑玄曰：掩，犹隐翳也；躁，犹动也；进，犹御见也；声，谓乐也；薄滋味、毋致和，为其气异此时伤人。节嗜欲、定心气，微阴扶精，不司散也。

又曰：仲冬之月，君子斋戒。处必掩身，身欲宁，去志色，禁嗜欲，安形性，事欲静，以待阴阳之所定（同上）。

郑玄曰：宁，安也；声，谓乐也。慎起居声色，节饮食嗜欲，修身养生之道莫切焉。四时皆当如此，而特言之仲夏仲冬者，举其要也。

《左氏传》曰：夫礼，天之经也，地之义也，民之行也。天地之经而民实则之，则天之明、因地之性，生其六气用其五行。气为五味，发为五色，彰为五声，淫则昏乱，民失其性，是故为礼以奉之（昭二十五年）。

淫者，过也。淫则失其性，故制礼

防之。

《春秋繁露》曰：君子察物之异，以求天意，大可见矣。是故男女体其盛，臭味取其胜，居处就其和，劳佚居其中，寒暖无失适，饥饱无过平。欲恶审，度理动静，顺性命，喜怒止于中，忧惧反之正，比中和常在乎其身，谓之得天地泰。得天地泰者，其寿引而长；不得天地泰者，其寿伤而短。短长之质，人之所由受于天也。是故寿有短长，养有得失，及至其末之大卒而必雠于此，莫之得离。故寿之为言，犹雠也（循天之道篇）。

物之异者，谓物之异于常情也。如男女应迫其盛壮，室家之念方动而合之。其或过年，或不及年均为异常。非欠生育则因致疾病，非天地生物之意必矣。他臭味、居处、劳佚、饥饱皆得中和，无有过不及。夫人寿长短，固有定分。然养得其道，短者或可引而长，养失其道，长者亦可伤而短。若持其身如董子所论，中和常在乎其身，不但尽定分或可以延乎其外矣。其末之末，读如召。诰王末有成命，《中庸》武王末受命之末指人之末年。雠，犹报也、应也。《诗》曰：无言不报。《左传》曰：无丧而戚，忧必雠焉。杜注：雠，对也。人能养性节欲，则必有报应，天意大可见矣者是也。

又曰：供设饮食，候视疚疾，所以致养也。委身致命，事无专制，所以致养也（天地之行篇）。

供设饮食，选设与疾病相得者也。委身致命，修身俟命也。事无专制，守礼义、秉中和也。专制与《吕览》尽数篇擅行同。此条与《荀子》修身篇《申鉴》俗嫌篇并观其义，益明。

《论语》曰：食不厌精，脍不厌细。食馑而餲，鱼馁而肉败不食，色恶不食，臭恶不食，失饪不食，不时不食，割不正不食，不得其酱不食，肉虽多不使胜食气，唯酒无量不及乱，沽酒市脯不食，不撤姜食，不多食（乡党篇）。

精，精凿也。食馑而餲，饭伤热湿而味变也。馁、烂也、败腐也。色恶、臭恶，虽未败而色臭已变也。失饪、失烹调，生熟之节也。不时，谓物非其时也。酱，古者有数种，各有所宜，若不相得恐有害，故不食也。量，限量也。主客酬酢之间，或不得为限量。然以醉为节，不至困心志丧威仪也。沽酒市脯，恐有酝酿不正、制造不洁，故不食也。不撤姜食不多食，人性各有好恶，如屈到嗜芰，曾晳嗜羊枣，但不纵其所嗜，所以为夫子也。一说：撤，敢误；姜，强误。言其所不好，固不敢强食。虽所嗜亦不多食也。按姜，本作强，以字形似误乎。《吕氏春秋》曰：凡食无强厚味，无以烈味重酒。凡食无饥无饱，是之谓五藏之葆。夫饮食能养人亦能伤人，故圣人致慎其严如此。

《史记》曰：音乐者，所以动荡血脉、通流精神而和正心也。故宫动脾而和正圣，商动肺而和正义，角动肝而和正仁，徵动心而和正礼，羽动肾而和正智。故乐所以内辅正心而外异贵贱也（《乐书》）。

礼乐者，所以养人之德，和人之心志，导之中正也。至汉代礼乐崩坏，不可得而详。子迁搜索遗言，作礼乐二书。然如此条，以五声配五脏，恐非三代之旧也。

《前汉书》曰：桑间汉上，郑卫宋赵之

声并出，内则致疾损寿，外则乱政伤民（礼乐志）。

孔子曰：关雎乐而不淫，哀而不伤。左氏曰：淫则昏乱，民失其性也。淫声之可惧如此。

《国语》曰：原味实腊毒（《周语》）。

韦昭曰：厚味，喻重禄也；腊，亟也，读如庙。昔酒焉味厚者，其毒亟也。按：《周礼》酒正昔酒。郑注曰：今之酋久白酒。贾疏曰：《晋语》厚味实。昔毒，酒久则毒也。又《郑语》毒之酋腊者，其杀也滋速。韦昭曰：精熟为酋腊，极也。《周语》注极作亟。

《荀子》曰：凡用血气志意思虑，由礼则治通，不由礼则勃乱提慢。食饮，衣服，居处动静，由礼则和节，不由礼则触陷生疾（修身篇）。

又曰：人莫贵乎生，莫乐乎安。所以养生乐安者莫大乎礼义。人知贵生乐安而弃礼义。辟之是欲寿而殇颈，愚莫大焉（修身篇）。

勃与悖通。提，缓也。慢与漫同。触陷，触刑，陷祸也。荀子以礼义为修身之要，其论精确、深邃。有味后儒以性恶一言概乎排之，非通论也。

又曰：强本而节用，则天不能贫；养备而动时，则天不能病；修道而不贰，则天不能祸。故水旱不能使之饥渴，寒暑不能使之病（天论篇）。

《荀子》天论至言尤多，非后儒所及也。

《管子》曰：滋味动静，生之养也；好恶喜怒哀乐，生之变也；聪明当物，生之德也。是故圣人齐滋味而时动静，御正六

气之变也（戒篇）。

滋味适可，动静以时，所以养生也。六情无节，必至于淫。淫则沉溺，惑乱疾病随生焉。聪明当物则不失中和，所以为生之德也。御控御也。六气，气，犹情也。《盐铁论》曰：手足之动，腹肠之养也（忠贵篇）。

手足之不动者，必溺于酒肉，淫于声色。《吕览》以酒肉为烂肠之食。《韩非子》亦曰：香美脆味、厚酒肥肉，甘口而疾形（扬榷篇）。与此言相发。

《说苑》曰：君子以礼正外，以乐正内。内须臾离乐则邪气生矣，外须臾离礼则慢行起矣（修文）。

汉去周未远，三代教法犹有存者。于今得窥古圣之道者，汉儒之功为多。后儒目以训诂之学，可谓冤矣。

《申鉴》曰：或问曰：有养性乎？曰：养性秉中和，守之以生而已。爱亲爱德爱力爱神之谓啬，否则不宜，过则不澹。故君子节宣其气，勿使有所壅闭滞底，昏乱百度则生病。故喜怒哀乐思虑必得其中。所以养神也。寒暖盈虚消息必得其中，所以养神也。善治气者由禹之治水也，若夫导引蓄气历藏内视，过则失中，可以治疾，皆非养性之圣术也。夫屈者以乎伸也，蓄者以乎虚也，内者以乎外也，气宜宣而遏之，体宜调而矫之，神宜平而抑之，必有失和者矣。夫善养性者无常术，得其和而已矣。邻脐二寸谓之关，关者所以关藏呼吸之气，以禀授四体也。故气长者以关息，气短者其息稍升，其脉稍促，其神稍越。至于以肩息而气舒，其神稍专。至于以关息至气衍矣。故道者常致气于关，是谓要

术。凡阳气生养、阴气消杀，和喜之徒其气阳也。故养性者崇其阳而绌其阴，阳极则亢、阴极则凝、亢则有悔、凝则有凶。夫物不能为春，故候天春而生，人则不然，存吾春而已矣。药者疗也，所以治疾也，无疾则勿药可也，肉不胜食气，况于药乎？寒斯热，热则致滞，阴药之用也。唯适其宜则不为害，若已气平也则必有伤。唯针火亦如之，故养性者不多服也，唯在乎节之而已矣（俗嫌篇）。

爱亲，疑爱身误，历，犹练也，内视，心不外驰也，矫，擅也，促，数也。论虽似道家之言，非剿袭也。药者，疗也，以下与吾古疾医道全然相符，实为确论，足以破魏晋以降药饵补养之说矣。

《韩非子》曰：天有大命，人有大命。夫香美脆味、厚酒肥肉，甘口而疾形，曼理皓齿说情而捐精，故去甚去泰，身乃无害（扬摧篇）。

小软易断之谓脆，曼，泽也，理，肤理也，饮食男女，人之大欲存焉，民中绝命、职此之由。《周语》曰：厚味实腊毒，养生之术亦莫善于寡欲。

又曰：嗜欲无限，动静不节，则痤疽之爪角害之（解老篇）。

以痤疽比猛兽，故曰爪角也，《博雅》曰：痤，痈也。

《吕氏春秋》曰：肥肉厚酒，务以相强，命之曰烂肠之食（本生篇）。

举梃拟面则按剑而应之，以其将害已也。烂肠之害，岂啻举梃拟面哉？然务以相强则喜以为爱已，嗜欲之溺人如此？

又曰：圣人深虑天下莫贵于生，夫耳目鼻口，生之役也，耳虽欲声，目虽欲色，鼻虽欲芬香，口虽欲滋味，害于生则止，在四官者不欲；利于生者则不为。由此观之，耳目鼻口不得擅行，有所制，譬之若官职不得擅行，必有所制，此贵生之术也（贵生篇）。

口鼻耳目所以养性命之具也，嗜欲无厌则以其所以养者反害其生，故欲全其生必先节四者之欲，欲节四者之欲必先制其心，仲虺曰：以义制事，以礼制心是也。

又曰：天生人而使有贪有欲，欲有情，情有节，圣人修节以止欲，故不过其情也。俗主亏情，故每动而亡败，耳不可赡，目不可厌，口不可满，身尽府肿，筋骨沉滞，血脉壅塞，九窍寥寥、曲失其宜，虽有彭祖犹不能为也（情欲篇）。

七情者性之欲也，纵之则昏乱百度以败亡躯命；故圣人立礼义之教以节制之。亏者毁也，府肿与腑肿同，病毒贯盈之状，寥者空也，九窍寥寥，九窍失职不为用也，曲犹悉也，为犹治也，言虽有彭祖之寿不可治也。

又曰：天生阴阳寒暑燥湿，四时之化，万物之变，莫不为利，莫不为害，圣人察阴阳之宜，辨万物之利以便生，故精神安于形而年寿得长焉。长也者非短而续之也，毕其数也。毕数之务在于去害，何谓去害？大甘、大酸、大苦、大辛、大咸，五者克形则生害矣。大喜、大怒、大忧、大恐、大哀，五者接神则生害矣。大寒、大热、大燥、大湿、大风、大霖、大雾，七者动情则生害矣。故凡养生莫若知本，知本则疾无由至矣（尽数篇）。

五味失和，偏嗜任欲，害形体；五情无节，六气触冒，必害精神。务去其害，则疾病无由生，能毕其数，此之谓知本也。

又曰：凡事之本必先治身，啬其大宝，用其新、弃其陈，腠理遂通，精气日新，邪气尽去，及其天年，此之谓真人（先己篇）。

大宝，性命也。节饮食慎起居则腠理宣达，九窍通利，新陈代谢，精气日新，邪气不能留滞焉。及者，至天数之限也。

又曰：昔陶唐氏之始，阴多滞伏而湛积，水道壅塞，不行其原，民气郁闭而滞著，筋骨瑟缩不达，故作为舞以宣导之（古乐篇）。

湛，沉也；原，本也。《淮南·坠形训》曰：黄水三周复其原，瑟缩，拘急不自如也，舞者所以节八音而行八风也，滞塞可通，瑟缩可畅，不曰乐而曰舞，亦足以观其世矣。

又曰：饮食居处，适则九窍百节千脉皆通利焉（开春篇）。

又曰：凡人三百六十节，九窍、五脏六腑、肌肤欲其比也，血脉欲其通也，筋骨欲其固也，心志欲其和也，精气欲其行也，此则病无所居而恶无由生矣。病之留、恶之生也，精气郁。故水郁则为污，树郁则为蠹，草郁则为蒉。国亦有郁，主德不通，民欲不达，此国之郁也。国郁处久则百恶并起，万灾丛至矣（达郁篇）。

比，密也；通，宣也；固，坚也，和，犹安也；行，流也；恶，慝也。人苟精气流行，支体坚固，病毒无由生。蒉义未详，《亢仓子》则作草郁为腐，按《淮南子·原道训》曰：坚强而不鞼。张湛曰：音贵，折也。蒉疑鞼之讹也。此条疾病之原由、治乱之胚胎，议论适切，实为至言。

《淮南子》曰：喜怒者，道之邪也；忧悲者，德之失也；好憎者，心之过也；嗜欲者，性之累也。人大怒破阴，大喜坠阳，薄气发喑，惊怖为狂，忧悲多恚，病乃成积，好憎繁多，祸乃相随。是故以中制外、百事不废，中能得之则外能收之，中之得则五脏宁、思虑平、斤力劲强、耳目聪明、疏达而不悖、坚强而不鞼（原道训）。

心术正而思虑平者，情不妄动，故无有大怒以下之失，所以无祸疾也。中者，心也；外者，情也，鞼折也。

又曰：起居时、饮食节、寒暑适，则身利而寿命益，起居不时、饮食不节、寒暑不适，则形体累而寿命损。

又曰：养生以经世，抱德以终年，可谓能体道矣。若然者血脉无郁滞，五脏无蔚气（俶真训）。

血脉无郁滞、五脏无蔚气则精神内守、肉腠外拒，虽有厉风苛毒不能侵之，虽道家之言亦至论也，《家语》蔚作郁，文字作拆。

又曰：圣人胜心，众人胜欲，君子作正气，小人行邪气。内便于性，外合于义，循理而动，不繁于物者正气也。重于滋味，淫于声色，发于喜怒，不顾后患者邪气也。邪与正相伤，欲与性相害，不可两立，一置一废。故圣人损欲而从事于性，目好色、耳好声、口好味，接而说之，不知利害，嗜欲也。食之不宁于体，听之不合于道，视之不便于性，三官交争，以义为制者心也。割痤疽非不痛也，饮毒药非不苦也，然而为之者便于身也。渴而饮水非不快也，饥而大餐非不赡也，然而弗为者害于性也。此四者耳目鼻口不知所取，去心为之制，各得其所。由是观之，欲之不可胜明矣。凡治身养性、节寝处、适饮食、和喜怒、便动静，使在己者得，而邪气因而不生，岂若忧瘕疵之与痤疽之发而豫备之哉（诠言训）。

此修身养性之至言要道也，胜，任也，尽也。

又曰：今夫道者，藏精于内，栖神于心，静漠恬淡，讼缪胸中，邪气无所留滞，四肢节族，毛蒸理泄则机枢调利，百脉九窍莫不顺比，其所居神者得其位也，岂节拊而毛修之哉（泰族训）。

寡欲而循理者皆然，非独道家而能也。讼，容也；谬，静也。讼缪，《文子》道原篇作悦穆，似长。

又曰：立明堂之朝，行明堂之令，以调阴阳之气，以和四时之节，以辟疾病之灾（同上）。

又曰：神清志平，百节皆宁，养性之本也。肥肌肤、充腹肠、供嗜欲，养生之末也（同上）。

寡欲则神志不期而自清平，百节无有昏乱，若夫养小体者为知养生之道乎。

《列子》曰：晏平仲问养生于管夷吾，管夷吾曰：肆之而已，勿壅勿阏（杨朱篇）。

肆者，缓也。肆之而已，心性舒缓则形体安和，故精气自不壅滞阏郁也。按《书》大诰曰：王曰呜呼肆哉。孔安国曰：肆，放也，欲其欲放而不畏缩也，是亦舒缓之意。晏与管相去殆百年，《列子》成于伪撰，此不必辨。

又曰：周谚曰：田父可坐杀晨出夜入，自以性之恒，啜菽茹藿，自以味之极，肌肉粗厚，筋节峚急，一朝处以柔毛绨幕，荐以粱肉兰橘，心疒体烦，内热生病矣。商鲁之君与田父侔地则亦不盈一时而惫矣（同上）。

峚音媿，筋急貌，峚急犹云强劲，疒音渊，烦郁也，通作悁，又忧也。侔，均也；惫，羸困也。

又曰：若触情而动，耽于嗜欲则性命危（同上）。

氓之蚩蚩，不触情而动，任欲而招害者，盖希其得寿者幸已非数。《亢仓子》曰：始生之者天地也，养成之者人也，草郁则为腐，树郁则为蠹，人郁则百疒并起。

《孟子》曰：夫人必自侮，然后人侮之；家必自毁，而后人毁之；国必自伐，而后人伐之（离娄篇）。信矣。

《庄子》曰：平易恬淡，则忧患不能入，邪气不能袭（刻意篇）。

又曰：君将盈嗜欲、长好恶则性命之情病矣。君将黜嗜欲、𢳍好恶则耳目病矣（徐无鬼篇）。

平易恬淡，则心志安和，忧患不入，然非圣人之道也，人固不能断欲，俱以礼义治心情则自然寡欲，圣人之教为然，如虚无恬澹，槁木死灰之教，非所以施于人间也。𢳍音悭，郭注：𢳍，牢也，按《正字通》音愆，牵去也，与黜字相对，郭注恐非是。

《文子》曰：老子曰：万物之总皆阅一孔，百事之根皆出一门，故圣人一度循轨，不变其故，不易其常，放准循绳，曲因其直，直因其常。夫喜怒者，道之邪；忧悲者，德之失也；好憎者，心之过也；嗜欲者，心之累也（道原篇）。

喜怒以下，修身之要决，而养生之道寓焉。虽言出于道家，不宜一概废之。又曰老子曰：古者之圣人仰取象于天，俯取度于地，中取法于人，调阴阳之气，和四时之切，察陵陆水泽肥墝高下之宜，以立事生财，除肌寒之患，辟疾疢之灾（同上）。

墝，垓、硗通，瘠土也。此条与《淮

南子》泰族训其义略同。余著命数养性二篇者，欲人之全性命以终天数也。人情无不爱生恶死者，而舍彼取此，嗜欲害之也，若奉圣贤之教，守道以修身，则焉有疾疢横夭之灾耶？夫人与天地参，岂不知所以永保躯命而共天职、报天意而可乎？

《医余》卷一终

医余 卷二

尾台逸士超著

裘庆元吉生校刊

疾 病 篇

疾之为物，有得于天者焉，有成乎人者焉，成乎人者常多，得于天者常少。虽得于天者，要亦多人之所自致，其义已于命数、养性二篇论之。凡古人论病源，其说纷纷，无有归一，今略辨说其义，以仰来哲是正云。

《韩诗外传》曰：人主之疾十有二发，非有贤医莫能治也。何谓十有二发？痿、厥、逆、胀、满、支、膈、盲、烦、喘、痹、风，此之谓十有二发。贤医治之何？曰：省事轻刑则痿不作，无使小民饥寒则厥不作，无令货财上流则逆不作，无令仓廪积腐则胀不作，无使府库充实则满不作，无使群臣纵恣则支不作，无使下情不上通则膈不作，上材恤下则盲不作，法令奉行则烦不作，无使贤伏匿则痹不作，无使百姓歌吟诽谤则风不作。夫重臣群下者人主之心腹支体也，心腹支体无疾则人主无疾矣。故非有贤医莫能治也。人皆有此十二疾而不用贤医则国非其国也。诗曰：多将熇熇，不可救药，终亦必亡而已矣。故贤医用则众庶无疾，况人主乎（卷三）？

良相治未乱，良医治未病，其事虽异，而理则同。此条论政事得失，形病原病状处，譬喻极切极妙。上材，一本作上振。国非其国，所以深戒之也。人皆之人，人主也。

又曰：太平之时，无疣跛眇尪蹇侏儒折短，父不哭子，兄不哭弟，道无襁负之遗育，然各以其序终者，贤医之用也（同上）。

使天下之民熙熙如登春台者，非得明君贤相之燮理，安能致之哉？

《礼记》曰：孟春行秋令，则其民大疫（郑玄曰：申之气乘之也，七月初杀。高诱曰：木仁金杀而行其令，故民多疫疾也），季春行夏令，则民多疾疫（郑玄曰：未之气秉之也，六月宿直鬼为天尸，时又有大暑也。高诱曰：行夏炎阳之令火干木，故民多疾疫），仲夏行秋令，则民殃于疫（郑玄曰：大陵之气来为害也。高诱曰：非其时气，故民疾疫），季夏行春令，则民多风咳（郑玄曰：辰之气乘之也。未属巽辰，又在巽位，二气相乱为害。高诱曰：春木王，故民多风咳上气也），孟秋行夏令，则寒热不节，民多疟疾（郑玄曰：疟疾，寒热所为也。高诱曰：夏火王而行其令，金气火气寒热相干不节，使民疟疾. 寒热所生。今本《礼记》疟疾作疾疫），季秋行夏令，则民多鼽嚏（郑玄曰：未之气乘之也，六月宿直东井，气多暑雨。高诱曰：火金相干，故民鼽窒鼻不通也。鼽，读曰怨仇之仇），仲冬行春令，则民多疥疬（郑玄曰：疥疬之病，孚甲象也。《吕览》作疾疬。高诱曰：水木相干，故民多疾疬）。季冬行春令，则民多固疾（郑玄曰：生不充性，有久病也）。

政令有失，则脏气必致沴，故圣王重之。盖圣人之道，法象天地。礼乐刑政，以至凡百之事，无非奉天道者，使天下之民得免夭昏札瘥者以此也。

又曰：成子高寝疾，庆遗入请，曰：子之疾革矣，如至乎大病则如之何？（檀弓篇）

革者，亟也，急也，变也。檀弓曾元曰：夫子之疾革。郑玄曰：革与亟同，谓病进亟也。

又曰：秃者不免，伛者不祖，跛者不踊，非不悲也。身有锢疾，不可以备礼也（问丧篇）。

铸铜铁以塞隙，谓之锢也，以譬病毒闭塞之状。月令篇作固疾，《新书》大都篇《西京杂记》并作痼疾。锢痼皆从固，病毒固结，沉滞不动之义。《左氏传》曰：晋公疾病，求医于秦，秦伯使医缓为之。未至，公梦疾为二竖子，曰彼良医也，惧伤我，焉逃之。其一曰：居肓之上、膏之下，若我何？医至曰：疾不可为也，在肓之上膏之下，攻之不可，达之不及，药不至焉，不可为也（成十年）。

居肓膏之间，谓病之入深，犹言在骨髓也，非可攻治。故曰不可达者，以针砭达之也不至者，药力不及也为治也。《申鉴》曰：夫膏肓近心而处阨，针之不达，药之不中，攻之不可，二竖藏焉，是谓笃患。

又曰：叔豫曰国多宠，而王弱国不可为也。遂以疾辞。方暑阙地下冰而床焉，重茧衣裘，鲜食而寝。楚子使医视之，复曰：瘠则甚矣，而血气未动（襄二十一年）。

人罹疾病则血脉乱，而诸证见焉。《论衡》别通篇曰：血脉不通，人以甚病。《中论》考伪篇曰：内关之疾云云，期日已至，血气暴竭，遭之者不能攻也。今诊之，以血气未动，知虽瘠其非真病，非良工而岂能然哉？按扁鹊传曰：赵简子疾五日不知人。扁鹊曰：血脉治也，而何怪？其意正同。阙与掘通，穿也，复，反命也。

又曰：臧孙曰：季孙之爱我疾疢也，孟孙之恶我药石也，美疢不如恶石。夫石犹生我，疢之美其毒滋多（襄二十三年）。

药石，毒药砭石也，美疢即疾疢。其谓恶石者，对美疢云尔。

又曰：晋公有疾，郑伯使公孙侨如晋，聘且问疾，叔向问焉，曰：寡君之疾病，卜人曰实沉、台骀为祟，史莫之知，敢问此何神也？子产曰：此二者不及君身，山川之神则水旱疠疫之灾，于是乎禜之。日月星辰之神则雪霜风雨之不时，于是乎禜之。若君身则亦出入饮食哀乐之事也，山川星辰之精又保为焉。侨闻之君子有四时，朝以听政，昼以访问，夕以修令，夜以安身，于是乎节宣其气，勿使有所壅闭，湫底以露，其体兹心不爽，而昏乱百度，今无乃壹之则生疾（昭公元年）。

祟《说文》曰：神祸也。《正字通》

曰：凡国家物怪人妖，皆曰祟。江充传曰：祟在巫蛊，由乖气致戾，人自所召，非神出以警人也。禜，永定切，音咏，祭名。《正字通》引《左传》此文曰：《周礼》《春秋》禜亦如之。今以子产之言观之，晋侯之疾，百度昏乱，精气壅闭，湫底之所致也，是乃美疢不如恶石者，岂禜祭之所与乎？湫集也，底滞也。露，谓形体羸瘠，筋骨呈露。《列子》曰：口形甚露是也。爽，明也。《正义》曰：节宣以时节，宣散其气也。节即四时是也。凡人形神有限，不可久用，神久用则竭，形大劳则敝，不可以久劳也。神不用则钝，形不用则痿，不可以久逸也。固当劳逸更递，以宣散其气。朝以听政，久则疲，疲则易之以访问。访问久则倦，倦则易之以修令。修令久则怠，怠则易之以安身。安身久则滞，滞则易之以听政。以后事改前心，则亦所以散其气也。

又曰：晋侯求医于秦，秦伯使医和视之。曰：疾不可为也是谓近女室，疾如蛊，非鬼非食，惑以丧志，良臣将死，天命不佑。公曰：女不可近乎？对曰：节之。先王之乐，所以节百事也。故有五节，迟速本末以相及，中声以降，五降之后，不容弹矣。于是乎有烦乎淫声，慆堙心耳，乃忘平和，君子弗听也。物亦如之。至于烦乃舍也，已无以生疾，君子之近琴瑟以仪节也，非以慆心也。天有六气，降生五味，发为五色，征为五声，淫生六疾。六气曰：阴阳风雨晦明也，分为四时，序为五节，过则为菑。阴淫寒疾，阳淫热疾，风淫末疾，雨淫腹疾，晦淫惑疾，明淫心疾。女阳物而晦时，淫则生内热，惑蛊之疾。今

君不节不时，能无及此乎。出告赵孟，赵孟曰：谁当良臣？对曰：主是谓矣，主相晋国。于今八年晋国无乱，诸侯无阙，可谓良矣。和闻之，国之大臣荣其宠禄，任其大节，有菑祸兴而无改焉，必受其咎。今君至于淫以生疾，将不能图恤壮稷，祸孰大焉，主不能御，吾是以云也。赵孟曰：何谓蛊？对曰：淫溺惑乱之所生也。于文皿虫为蛊，谷之飞亦为蛊。在《周易》女惑男，风落山，谓之蛊。皆同物也。赵孟曰：良医。厚其礼而归之（同上）。

蛊，心志惑乱之疾，昏狂失性皆是也。凡贵人之疾，非饮食劳佚之失，则淫溺惑乱之由，为古今之通患。要皆因大臣苟固禄位而不纳规谏，阿谀逢迎以成其恶焉耳，其罪安归？医和之言，真医国之论也哉。慆，慢也；堙，塞也。烦乎淫声以慢塞心耳，所以忘平和也。按《书》汤诰曰：凡我造邦，无从匪彝。无即慆淫。孔安国曰：慆慢也，无从非常，无就慢过，禁之。

《论语》曰：父母唯其疾之忧（为政篇）。

孝子之事亲，无所不至，父母将何忧？唯疾乎，不能保无死，此所以遗父母之忧也。为人子者，如曾子之临终，而后可以无憾矣。

又曰：子之所慎：齐、战、疾（述而篇）。

齐，所以事鬼神也，不可不极其诚敬；战，国之存亡系焉。故曰：国之大事在祀与戎，而疾疢也者死生之所判。此夫子所以尤致慎于三者也。

《释名》曰：疾病者，客气中人，急，疾也；病，并也。客气并与正气在肤体中

也（释疾病篇）。

客气，邪气也。谓客气与正气并居，要亦一偏之解耳。

《史记》曰：若君疾，饮食哀乐女色所生也（郑世家）。

饮食哀乐女色能害人杀人，毕竟自取之耳。

《国语》曰：偏而在外犹可救也，疾自中起是难（晋语）。

外谓外表四肢也，疾虽重剧犹可瘳矣。中谓腹心，其病系于九藏，重剧则难救治。

又曰：平公有疾，秦景公使医和视之。出曰：疾不可为也。是谓远男而近女，惑以生蛊，非鬼非食。惑以丧志，良臣不生，天命不佑。若君不死，必失诸侯。赵文子闻之曰：武从二三子以佐君，为诸侯盟主，予今八年矣，内无苛慝，诸侯不二。胡曰良臣不生，天命不佑？对曰：自令之故。和闻之，曰：直不辅曲，明不规暗，榣木不生危，松柏不生埤。吾子不能谏，惑使至于生疾，又不自退，而宠其政八年，谓之多矣，何以能久？文子曰：医及国家乎？对曰：上医医国，其次疾人，固医官也。文子曰：子称蛊，何实生之？对曰：蛊之慝谷之飞实生之物，莫伏于蛊，莫善于谷，谷与蛊伏而章明者也。故食谷者，昼选男德以象谷明，宵静女德以伏蛊慝。今君一之，是不飨谷而食蛊也，是不昭谷明而皿虫也。夫文、虫皿为蛊，吾是以云（晋语）为治也。远男而近女，远师传近女色也。鬼，鬼神也。食，饮食也。惑于女以丧其志曰蛊。和闻之四句，盖古语也。西山经其阴多榣木。郭璞曰：榣木，大木也，危高险也，埤下湿也。此二句以喻文子不能

久保宠禄也。止其淫惑，故曰医国官犹职也。慝，恶也。蛊害谷，谷为之飞，犹女色惑人，人生疾疢也。物莫伏于蛊，以下言平公荒淫致疾以终其义，与《左传》文异而意互相发。孔颖达曰：志性恍惚不自知。者其疾名蛊以药药人令人不自知者，今律谓之蛊。

《管子》曰：思索生知，慢易生忧，暴傲生怨，忧郁生疾，疾困乃死。思之而不舍，内困外薄，不蚤为图，生将选舍（内业篇）。

思之而不舍，过虑之谓也，与思索不同。太史公曰：使圣人预知微，能使良医得蚤从事，则疾可已，身可活也。亦此章之意也。

《潜夫论》曰：历观前世贵人之用心也，与婴儿等。婴儿有常病，贵人有常祸，父母有常失，人君有常过。婴儿常疾伤饱也，贵人常祸伤宠也，父母常失在不能已于媚子，人君常过在不能已于骄臣。哺乳太多，则必制纵而生痫，贵富太极，则必骄佚而有过（忠贵篇）。

孙思邈曰：痫者，由乳养失理，血气不和，风邪所中也。病先身热瘈纵，惊啼叫唤，而后发痫。凡婴儿之疾，多由乳食失节，不独痫也。按常病之常犹曰必有也。又《管子》曰：食常疾收孤寡，《庄子》上有大役支离，以有常疾不受功，此谓沉痼废疾。与此条常病，其义自别。

《申鉴》曰：膏肓纯白，二竖不生，兹谓心宁，省阙清净，婴孽不生，兹谓政平。夫膏肓近心而处陋，针之不达，药之不中，攻之不可，二竖藏焉，是谓笃患（杂言上篇）。

人君心正则国家治平，心不正则国家坏乱。嬖孽，即二竖也。人君宠嬖孽，则其国必亡。荀悦之言，真人君顶门之一针，禁中曰省，禁门曰闼。

《中论》曰：斯术之于斯民也，犹内关之疾也，菲有痛痒烦苛于身，情志慧然不觉，疾之已深也。然而期日既至，则血气暴竭，故内关之疾，疾中之，中夭而扁鹊之所甚恶也，以卢医不能别而遭之者，不能攻也（考讹篇）。

此论与越绝书请籴内传其义全同，诚人君其意深矣。内关之疾，见《史记》仓公传。

《易林》曰：六艺之门，仁义俱存，镃基逢时，尧舜为君，伤寒热温，下至黄泉（蹇之否）。

伤寒之名见于儒书，此为始，《汉书》崔实传曰：熊经鸟伸，虽延历之术，非伤寒之理。人或以此为始者，误也。热温，热病湿病也。

《墨子》曰：墨子病洗鼻。问曰：先生以鬼神为明福善祸恶，今先生圣人也，何故病？墨子曰：人之所得于病者多方，有得之寒暑，有得之劳苦，今有百门而闭其一贼，何处不入（公孟篇）？

病有受于外，有发于内，二者皆有感应于已者而发为万病，为感应者，非郁毒则精虚也。

《吕氏春秋》曰：流水不腐，户枢不蝼，动也。形气亦然，形不动则精不流，则气郁。郁处头则为肿为风，处耳则为捐为聋，处目则为瞒为盲，处鼻则为鼽为风窒，处腹则为张为府，处足则为痿为蹷。轻水所多秃与瘿人，重水所多尫与躄人，甘水所多好与美人，辛水所多疽与痤人，苦水所多尫与伛人。凡食无强厚味，无以烈味重酒，是以谓之疾者，食能以时身必无灾。凡食之道，无饥无饱，是之谓五脏之葆。口必甘味，和精端容，将之以神气，百节虞欢，咸进受气。饮必小咽，端直无戾。今世上卜筮祷祠，故疾病愈来，譬之若射者，射而不中，反修于招，何益于中。夫以汤止沸，沸愈不止，去其火则止矣。故巫医毒药逐除治之，故古之人贱之也，为其末也（尽数篇）。

肿，头疡也；风，头风也。聋，《释名》云笼也，如在蒙笼，以听不察。捐，土㾪也，义与聋同。瞒，目不明也，义与眛同。鼽，齆鼻不闻香臭也，窒鼻塞不通也。张，膨胀也。府与腑同，水肿也。尫与尰㾪尰同，足肿也。痤，痈也。尫曲胫也。伛，伛偻也。疾首犹曰病原也。葆，古宝字。《史记》鲁世家母坠天之降葆命，葆命即宝命也。《素问》有宝命全形论，宝命全形相对谓宝重其命。和精，调和精神也。端容，端正容仪也。将，养也，又奉行也。受气之气，谓神气，神气即精气也。招，标的也。夫卜筮祷祠，所以避祸求福也。然修养之不慎，徒务卜筮祷祠，果何益。精郁则为毒，毒之所在病必生焉。其发也，或自外而触冒，或自内而感动，病之已成千状万态，不可端倪，然如其大，本不外于此，实千古不易之论，组以水之轻重甘辛论疾，不足信据。

《论衡》曰：痈疽之发亦一实也，气结阏积聚为痈溃为疽创，流血出脓，岂痈疽之所发，身之善冗哉？营卫之行适不通也（幸遇篇）。

营卫，气血之别称也，气血留滞，郁阂必成废瘀，为痈为疽，势之所必至也。痈者，毒外漏，故曰溃。疽者，毒内陷，故曰创。二者固为大患，然毕竟郁毒致溃败者，以故治法中肯綮则可转祸为福，此方伎所以为生生之具也。

又曰：人伤于寒，寒气入腹，腹中素温，温寒分争，激气雷鸣（雷虚篇）。

腹中素有寒饮者，或自外而感，或自内而动，必为雷鸣，为腹痛，为逆满呕吐，为痞硬下利。如拟其治，属寒者附子粳米汤、人参汤、大建中汤之类，属热者半夏泻心汤、生姜泻心汤之类，宜随其证。今仲任以此直为寒气入腹之所致者，误矣。

又曰：气不通者，强壮之人死，荣华之物枯。血脉不通，人以甚病。夫不通者，恶事也（别通篇）。

血脉流通，和煦如春，精神内守，则病无由生。百疾千病，皆自精气亏虚。菀阂生，其穷至血脉闭塞，以致死。若悟此理，可以养性，亦可以除病。

《西京杂记》曰：高祖初入咸阳宫，周行府库，有方镜广四尺，高五尺九寸，表里有明，人直来照之影则倒见，以手扪心而来则见肠胃，五藏历然无硋人，有疾病在内，掩心而照之，则知病之所在（卷三）。

扁鹊传：言疾之所在。《素问·三部九候论》曰：何以知病之所在。调经论曰：其病所居随而调之。《灵枢·卫气失常》曰：候病之所在，古人疗法以诊得病之所在为要。《西京杂记》伪托葛稚川者也，然古言间存可喜，历然明貌。

《列子》曰：秦人逢氏有子，少而惠，及壮而有迷罔之疾，闻歌以为哭，视白以为黑，飨香以为朽，尝甘以为苦，行非以为是。意之所之，天地、四方、水火、寒暑无不倒错。杨氏告其父曰：鲁之君子多术艺，将能已乎；汝奚不访焉？其父之鲁过陈遇老聃，因告其子之证（周穆王篇）。

《太平御览》引此条。惠，作慧，惠慧通。汤问篇曰：甚矣，汝之不惠。《论语》曰：好行小惠。《越绝书》曰：惠种生贤，痴种生狂。《汉书》昌邑王传曰：清狂不惠。陆机吊魏武文，知惠不能，去其恶。韩非《说林》惠子作慧子，可以征矣。慧，晓解也，正者为德慧。早见事，几者为智慧，任机械者为小慧，迷罔失心也。此固寓言耳，然犹足见古人疗病专随证以为治矣。仲尼篇，龙叔谓文挚曰：子之术微矣，吾有疾，子能已乎？文挚曰：唯命所听，然先言子所病之证亦是。

治术篇上

医之为术，自古有其法，仲景氏搜罗论述以立规矩准绳。学者，变而通之，活而运之，则可制万病于掌握矣。如经传诸子言，医事不过假以论国政、谈养性耳，然其言古奥深邃，与后世医流浮空烦琐之论判然不同矣。学者诵而则之，化而裁之，则裨益吾道盖非浅少也。

《易》曰：无妄之疾，勿药有喜（无妄九五）。象曰：无妄之药，不可试也。

王弼曰：药攻有妄者也，而反攻无妄，故不可试也。药攻有妄，可以见古者疗病之法矣，试用也。

又曰：损其疾使遄，有喜无咎（损六

医 余

四）。

王粥曰：疾何可久，故速乃有喜，损疾以离其咎，有喜乃免，故使速乃有喜，有喜乃无咎也。《楚语》曰：谁无疾眚，能者蚤除之。亦此意也。

《书》曰：若药弗瞑眩，厥疾弗瘳（说命）。

《说命》本属伪书，然《楚语》一引之《孟子》，再引之王符，三引之则为古《尚书》之文明矣。按《申鉴》曰：或问厉志曰：昔殷高宗能茸其德，药瞑眩以瘳疾。药瞑眩以瘳疾即厉志以修德也。茸，《说文》曰修补也。

又曰：树德务滋，除恶务本（泰誓）。

孔安国曰：立德务滋长，去恶务除本。言受为天下之恶，本此剽窃《左传》伍员之语者，然养性疗疾理亦如此。

《周礼》曰：医师掌医之政令，聚毒药以共医事（天官冢宰下）。

郑玄曰：毒药，药之辛苦者，药之物恒多毒。孟子曰：若药不瞑眩，厥疾不瘳。刘彝曰医之政谓物产之宜，采取之候，治炼之方，攻疗之制，悉预知之，然后可以共医事。

逸按： 药者偏性之物也，偏性之物皆有毒，毒虽有酷薄大小，要无非毒者，毒即能，能即毒。毒者药之性也，能者药之才也。其能万不同者，以毒万不同也，毒万不同者，以性之偏也。故勿论草木金石，凡可以供治疾之用者，总谓之毒药，不特辛苦物也。毒药，字见于《素问》异方法宜论、移精变气论、宝命全形论、汤液醪醴论、藏气法治论、示从容论、疏五过论、《灵枢》九针十二原篇、论通篇，又见于

《墨子》《鹖冠子》《吕览》《淮南子》、刘子《新论》《史记》《前汉书》等，其义详于拙著《橘黄医谈》。

凡邦之有疾病者，有疕疡者造焉，则使医师分而治之（同上诸本脱下有字，今从唐石经及宋王与之订义本）。

郑玄曰：疕，头疡亦谓秃也，身伤曰疡。分之者，医各有能。

方苞曰：疾医职曰：凡民之有疾病者分而治之，而此职曰邦，盖虽统万民而以王宫百官府为主也，以是推之则王，后世子公孤六卿之病，必医师亲治可知矣。

逸按： 职虽分四，食医唯掌饮食，其职近于膳宰，兽医不与人相干，毕竟疾疡二科耳。至治疗之法，虽疾医不可不通疡科之伎，疡科亦不可不知疾医之术，然各修其业，以守其职，故分而治之耳。贾公彦云：疾医知疾而不知疡，疡医知疡而不知疾，泥矣。

岁终则稽其医事，以制其食，十全为上，十失一次之，十失二次之，十失三次之，十失四为下（同上）。

郑玄曰：食，禄也，全犹愈也，以失四为下者，五则半矣，或不治自愈。

王安石曰：郑氏谓全犹愈也，人之疾固有不可治者，苟知不可治而信则亦全也，何必愈。

王昭禹曰：晋候有疾。医缓曰：疾不可为也，在肓之上膏之下。公曰：良医也。晋公果卒。

逸按： 稽医事、医师，通考疾医、疡医等终年之案记，观治疗议论之当否、失得以制食禄也，疾医职云死终则各书其所以而入于医师是也，十全非治十得十也，

谓治法十全无失误也。夫治之与不治，虽由伎之巧拙，病有难易，时有得失。且死生命也，虽良工不能起死者，苟治法十全而死，是《孟子》所谓尽其道者，非非命也。程伊川曰：周官医以十全为上，非谓十人皆愈为上，若十人不幸皆死病则奈何，但知可治不可治者，十人皆中节即为上。

上三节言医师职掌政令。

又曰：疾医掌养万民之疾病，四时皆有疠疾，春时有痟首疾，夏时有痒疥疾，秋时有疟寒疾，冬时有嗽上气疾（同上）。

郑玄曰：疠疾，于气不和之疾。痟，酸削也。首疾，头痛也。嗽，咳也。上气，喘逆也。五行传曰：六疠作见。

逸按： 流行之疾，古称之疠疾、疫疠。疾疫，此条特就其多者言之，非谓年年四时如此也，读者宜不以辞害意矣。郑玄曰：痟，酸削也。而不释其状。贾疏王解亦不解其义。子别有考。六疠，六气之诊也。

上一节论疠疾所以行。

以五味、五谷、五药养其病（同上）。

郑玄曰：养，犹治也。病由气胜负而生，攻其赢，养其不足者。五味，醯酒饴蜜姜盐之属。五谷，麻黍稷麦豆也。五药，草木虫石谷也。其治合之剂，则存乎神农子仪之术云。

逸按： 人之生疾感邪，或由精气郁遏或因精气亏虚。散精气充盈宣通者，瘀浊不生，癥癖不结。是以内患无由而生，外邪不能得而侵焉，与《孟子》所谓人必自侮，然后人侮之，家必自毁，而后人毁之，国必自伐，而后人伐之。正一理也。至疾病已成，则精气益致衰亡。《素问·评热论》曰：邪之所凑，其气必虚。玉机真脏

论曰：邪气胜者，精气衰也。是故假饶以药攻病。不饮食养之，精气焉得保续旺复乎？五常政大论曰：药以祛之，食以随之。脏气法时论曰：毒药攻邪，五谷为养，五果为助，五畜为益，五菜为充。可见药食相须而后病可得而治，精可得而复矣。是经文所以养字括之也。郑玄特云：疾由气胜负而生者。误矣。药不止五类，而云五药者，其概耳。

以五气、五声、五色眡其死生（同上）。

郑玄曰；三者剧易之征，见于外者。五气，五脏所出气也，肺气热，心气次之，肝气凉，脾气温，肾气寒。五声，言语宫商角徵羽也。五色，面貌青赤黄白黑也。察其盈虚，休王吉凶，可知审用此者，莫若扁鹊仓公。

逸按： 气谓气息亢脱盛衰，色谓面目四体润泽惨悴，声谓言语声音清浊低昂正错。三者剧易之征见于外者，可以断吉凶推生死矣。眡犹察也，不曰知而曰眡，古义为然。《素问·玉机真脏论》曰：形气相得谓之可治，色泽以浮谓之可已。阴阳应象大论曰：善诊者，察色按脉，先别阴阳，审清浊，而知部分，视喘息、听声音而知所苦，观权衡规矩而知病所主。郑玄云：五气，五藏所出。五色，青赤黄白黑。五声，宫商角徵羽。泥矣。凡如云五味、五谷、五药、五毒，亦皆概举大略耳，不可拘执。

两之以九窍之变，参之以九藏之动（同上）。

郑玄云：两参之者，以观其生死之验。窍之变，谓开闭非常。阳窍七，阴窍二。

脏之动，谓脉至与不至。正脏五，又有胃、膀胱、大肠、小肠。脉之大候，要在阳明寸口。能专是者，其秦和乎？歧伯、榆柎则兼彼数术者。

逸按： 两参之者，气色与声其候在外，如九窍之变，证涉于表里。九藏据于胸腹，故至九藏之动，其候一于里，起毕系于此，治不治判于此。盖气色、声音、九窍之失常，皆疾病扰乱九藏之所致也。故已验之表，又征之里，回互错综，而后控制救治之术，可得而施矣，此医之所赞化育也。阳明，冲阳，一名跗阳，寸口太渊切按，可以决腑脏动否矣。张湛曰：疼疴结于脏腑，疾病散于肌体者，必假脉诊以察其盈虚，投药石以攻其所苦。亦此义也。

上四节言疾医治法。

凡民之有疾病者，分而治之，死终则各书其所以而入于医师（同上）。

郑玄曰：少者曰死，老者曰终，所以谓治不愈之状也。医师得以制其禄，且为后治之戒。

逸按： 疾医、疡医各录其治疗无效之状，而入于医师，医师观施设之精粗得失而进退之教，督之以勉砺之也。所以，所为也。详见《经传释词》。

上一节复言医之政令以结之。

又曰：疡医掌肿疡、溃疡、金疡、折疡之祝药、劀杀之剂（同上）。

郑玄曰：肿疡，痈而上生创者。溃疡，痈而含脓血者。金疡，刃创也。折疡，跌跌者。祝当为注，读如注病之注声之误也。注，谓附著药。劀刮去脓血。杀，谓以药食其恶肉。

逸按： 肿疡，谓肿痛含脓者。溃疡，

谓溃烂腐蚀不止者，如附骨疽瘘疮结毒是也。金创，折伤，亦有成脓者，故又谓之疡。疡、创、疮义同。郑玄曰：注，谓附著药。按附著之药，有消散漫肿者，有柔和嫩痛者，有围固疮边者，有食恶肉破顽毒者，敷药膏皆然。意者古昔治法亦当然也，而不言者含在中耳。

凡疗疡以五毒攻之（同上）。

郑玄曰：止病曰疗攻治也。五毒，五药之有毒者。今医方有五毒之药作之，合黄堥置石胆、丹砂、雄黄、矾石、慈石其中，烧之三日三夜，其烟上著，以鸡羽扫取，以注创，恶肉破骨则尽出。

逸按： 此条专就脓溃者、腐蚀者言之。

以五气养之，以五药疗之，以五味节之（同上）。

郑玄曰：既劀杀而攻尽其宿肉，乃养之也。五气当为五谷，字之误也。节，节成其药之力也。

逸按： 上条言外施之术，此条言内治之治，祛病养精之道尽矣。

上三节言疡医治法。

凡药以酸养骨，以辛养筋，以咸养脉，以苦养气，以甘养肉，以滑养窍（同上）。

郑玄曰：以类相养也。酸，木味，木根立地中似骨。辛，金味，金之缠合异物似筋。咸，水味，水之流行地中似脉。苦，火味，火出入无形似气。甘，土味，土含载四者似肉。滑，滑石也，凡诸滑之物，通利往来如窍。

王昭禹曰：《素问》酸收辛散咸软苦坚甘缓。夫肉以骨为体，骨收则强，故以酸收之。肉以筋为节，节散则不挛，故以辛散之。脉所以行血，脉软则和故以咸软之。

气所以充体，气坚则实，故以苦坚之。肉缓则不壅，故以甘缓之。窍利则不滞，故以滑利之。此说似优。

上一节言疾医、疡医用药之法。

《韩诗外传》曰：扁鹊过虢，侯世子暴病而死，扁鹊造宫，曰：吾闻国中卒有坏土之事，得无有急乎，曰：世于暴病而死。扁鹊曰：人言郑医秦越人能治之。庶子之好方者出应之曰：吾闻上古医曰弟父，弟父之为医也，以莞为席，以刍为狗，北面而祝之，发十言耳，诸扶舆而来者皆平复如故。子之方岂能若是也？扁鹊曰：不能。又曰：吾闻中古之为医者曰俞跗，俞跗之为医也，搦木为脑，芷草为躯，吹窍为脑，死者复生，子之方岂能如是乎？扁鹊曰：不能。中庶子曰：苟如子之方，譬如以管窥天、以锥刺地，所窥者大，所见者小，所刺者巨，中者少。如子之方岂足以变童子哉？扁鹊曰：不然。事故有昧投而中虻头，掩目而别白黑者。夫世子病所谓尸蹷者，以为不然，试入诊世子股阴当温耳，焦焦如有啼者，声若此者皆呵活也。中庶子遂入诊世子，以病报，虢侯闻之，足跣而起，至门曰：先生远辱，幸临寡，先生幸而治之，则粪土之息得蒙天地载长为人，先生弗治则先犬马填壑矣。言未卒而涕泣沾襟。扁鹊入，砥针砺石，取三阳五输，为先轩之灶八拭之，阳子同药，子明灸阳，子游按磨，子仪反神，子越扶形，于是世子复生。天下闻之，皆以扁鹊能起死人也。扁鹊曰：吾不能起死人，直使夫当生者起。死者犹可药而况生乎？悲夫！罢君之治，无可药而息也。诗曰：不可救药，言必亡而已矣（卷十）。

与《史记》扁鹊传所记颇有异同，其义则于扁鹊传解之。死者犹可药，以下韩氏伤时政之言也。

《礼记》曰：君有疾饮药，臣先尝之。亲有疾饮药，子先尝之。医不三世，不服其药（曲礼下）。

饮，服也。尝，犹试也。孔颖达曰：父子相承至三世，是慎物调剂矣。吴大伦曰：医三世治人多矣，用物熟矣，功已试而无疑，然后服之，亦谨疾之至也。方悫曰：医之苟非祖父子孙传业，则术无自而精，术之不精可服其药乎？逸按：古者巫医世业而又有医师督课黜陟之故，传世久者其业必精。且古无医籍，其有者，父以传子，以传孙，故世业至三。可知其技之精，不特医《周礼》保章氏冯相氏等，阴阳星历之类，凡以技成家者，皆令世其业，不三世不服其药，以此也。后世医籍日多，故虽非世业亦有独造之人。人或因疑此条，未深考耳。

又曰：凡执技以事者，祝史射御医卜及百工。凡执技事上者，不二事，不移官，出乡不与士齿（王制）。

凡百技术非自少至老，一意专心攻其事，不能至其极，所以不移官也。然人之才能各不同，有长于彼。有短于是，有巧乎此，而拙乎彼者，是以相传之技不必巧，首唱之业不必拙，要在其人，夫子所以畏来者也。

《左传》曰：树德莫如滋，去疾莫如尽（哀公元年）。

树，树植也。言欲树德者，当务蕃滋，犹欲去疾者，期于除尽。其理相反而意反切，与下条"使医除疾而曰必遗类焉者，未之有也"，其义相发。

又曰：吴将伐齐，越子率其众以朝焉，王及列士，皆有馈赂，吴人皆喜。唯子胥惧曰：是豢吴也夫？谏曰：越在我，心腹之疾也，壤地同，而有欲于我，夫其柔服求济其欲也，不如早从事焉，得志于齐犹石田也，无所用之，越不为沼吴其泯矣。使医除疾而曰必遗类焉者，未之有也（哀公十一年）。

外顺内忌，饵之以利，曰豢腹心之疾，虽轻不可忽也，况其重者乎？石田硗确也。

《春秋繁露》曰：子曰人而不日，如之何日如之何者，吾末如之何也已矣，故匿病者不得良医，羞问者圣人去之（执贽篇）。

有匿病者，有忍疾者，是不特终身不能脱，病患或至于死，岂不愚乎？楚语曰：谁无疾眚，能者蚤除之。

《论语》曰：康子馈药，拜而受之。曰：丘未达，不敢尝（乡党篇）。

孔安国曰：未知其故，故不敢尝，礼也。物茂卿曰：馈毒于人令死，古者谓之馈药焉，是所以无馈药之礼也。孔子之时，礼失俗变，贵人问疾，或馈之药时，人亦必尝之。依赐食之礼也，皆非礼也。

《方言》曰：凡饮药传药而毒，南楚之外谓之癞，北燕、朝鲜之间谓之癆，东齐海岱之间谓之眠，或谓之眩，自关而西谓之毒癞痛也（卷三）。

药也，逐病也，无不眠眩，此其所以为药也。后人惧眠眩甚于疾病，而笃癃大患，尚且欲以平淡泛杂之剂治之，终使可生者毙，可不深思耶？

《史记》曰：毒药苦于口利于病，忠言逆于耳利于行（范睢传）。

《前汉书》淮南王传、张良传并同《家语》六本篇、《韩非子》外储说传《说苑》敬慎篇俱作良药。良以药能言，毒以药性言，毒即能，能即毒，以毒药攻病毒，所以眠眩而疾愈也。三代医法为然，秦汉以降，道家长生延年之说，混于疾医，始有不老久视之方，补虚益气之药，千岁之下，往而不返，虽卓绝之士，尚不能脱，其窝窟可不叹哉。

又曰：语有之矣。貌言华也，至言实也，苦言药也，甘言疾也。夫子果肯终日，正言鞅之药也（商君列传）。

此即上条毒药利于疾之义，与藏孙美疢恶石之言，其意正同。

又曰：扁鹊者，勃海郡郑人也（徐广曰：郑当作鄚，鄚，县名，今属河南），姓秦氏，名越人，少时为人舍长，舍客长桑君过，扁鹊独奇之，常谨遇之。长桑君亦知扁鹊非常人也，出入十余年，乃呼扁鹊私坐，间与语曰：我有禁方欲传与公，公毋泄。扁鹊敬诺，乃出其怀中药予扁鹊，饮之以上池之水三十日，当知物矣。乃悉取其禁方书，尽与扁鹊，忽然不见，殆非人也。扁鹊以其言饮药三十日，视见垣一方人，以此视病尽见五脏癥结，特以诊脉为名耳（重其授受以贵其方法，神其人以奇其术，方技方术诸传皆然，是史家常态，注家欲实其事，回护旁搜，为说可谓迂矣）。为医或在齐或在赵，在赵者（者犹曰）名扁鹊。当晋昭公时，诸大夫强而公室弱，赵简子为大夫专国事，简子疾五日不知人，大夫皆惧，于是召扁鹊入，视病出，董安于问扁鹊，扁鹊曰：血脉治也，而何怪？昔秦穆公尝如此，七日而寤，寤之日告公孙支与子舆曰：我之帝所甚乐，吾所以久者，适有所学也，吾我晋国且大乱，五世不安，其后将霸，未老而死，霸者之子，且令而国男女无别，公孙支书而藏之秦策，于是出夫献公之乱，文公之霸而襄公败秦师于肴，而归纵淫。此子之所闻，今主君之病与之同，出三日必间，间必有言也。居二日半，简子寤，语诸大夫曰：我之帝所甚乐，与百神游于钧天，广乐九奏万舞，不类于三代之乐，其声动心，有一熊欲援我帝命，我射之中熊，熊死。有罴来，我又射之中罴，罴死。帝甚喜赐我二笥皆有副，吾见儿有帝侧，帝属我一翟犬，曰：及而子之壮也，以赐之。帝告我晋国且世衰七世而亡，嬴姓将大败周人于范魁之西，而亦不能有也。董安于受言书而藏之，以扁鹊言告简子，简子赐扁鹊田四万亩（扁鹊传）。

此条文士修节之言，不足为模范也。唯血脉治也而何怪七字，可以疾医之规则焉。夫人身不过气血也，故气血之宣闭治乱，可以断疾之轻重，治不治矣。《左传》襄公二十一年，楚子使医视叔豫复曰：瘠则甚矣，而血气未动。《论衡·别通篇》曰：血脉不通，人以甚病。是可以见其义矣。虢太子破阴绝阳之色已发，脉乱犹且得活，故血脉治者，虽笃患必生。诊处之间，可痛着眼于此以下手。

又曰：扁鹊过虢，虢太子死。扁鹊至虢宫门下，问中庶子喜方者曰：太子何病，国中治穰过于众事（正义曰：中庶子，古官号也。《后汉书》百官志云：太子，中庶子六百石。注职如侍中。方，方术也。治

穰，修禳祀也。说文磔禳祀，除疠殃也。徐曰：禳之为言攘也。《左传》昭公二十六年，齐侯禳彗，晏子曰：天之有彗，以除秽德也，君无秽德，又何禳焉。若德之秽，禳之何损。《史记》齐世家，彗星见，晏子曰：百姓愁苦以万数，而君令一人禳之，安能胜众口乎）？中庶子曰：太子病血气不时，交错而不得泄，暴发于外，则为中害，精神不能止邪气，邪气蓄积而不得泄，是以阳缓而阴急，故暴蹶而死（变错，犹言错行也。郁毒抑遏则气血不能错行，故邪气侵入，而精气不能拒止邪气，邪气蓄积，内外郁闭，以发暴蹶也。阳缓阴急，犹云外虚内实也。蹶蹷、厥、瘚，义同，气逆也。《韩诗外传》作阙。曰：无使小民饥寒则阙不起）。扁鹊曰：其死何如时（何，如犹曰几何，其可生，不可生盖在于此）？曰：鸡鸣至今。曰：收乎？曰：未也（收谓棺敛）。其死未能半日也（扁鹊于是决其可生）。言（言使中庶子报虢君也）：臣齐勃海秦越人也，家在于郑（按：郑当作鄚），未尝得望精光侍谒于前也（精光，颜色也。精光之上当添拜字看）。闻太子不幸而死，臣能生之（扁鹊闻中庶子言，知其可救，是不出千里而决者）。中庶子曰：先生得无诞之乎（诞，大言也，谓欺之）？何以言太子可生也？臣（臣，《说苑》作吾）闻上古之时，医有俞跗（应邵曰：黄帝时医也）治病不以汤液醴醯（汁滓相将曰醴，而去滓漉曰醯），镵石挢引，案杌毒熨（镵、石针，砭针也。挢，挢误，挢，矫跷通。挢引，矫揉强急而导引之也。杌，杌误，抏，动摇也。《诗》小雅正月篇：天之抏我。毛苌曰：抏，动也。案抏，按摩闭

滞而动摇之也。《素问·异法方宜论》曰：其病多痿厥寒热，其治宜导引按跷。《太素》作按矫毒熨。见《素问·寿夭刚柔》，以毒药熨帖病处也），一拨见病之应，因五脏之输（拨谓开衣，见犹曰知应病之表候也。《灵枢·九针十二原》曰：睹其应而知五脏之害是也），乃割皮解肌，诀脉结筋，搦髓脑，揲荒爪幕（诀，决通。搦，按也。揲，阅持也。或曰：荒，肓同，膈也。爪荒之下体误分也。幕，膜同。《说苑》作束肓莫。肓膜见《素问》痹论。割解诀结搦揲六字，形容譬谕极奇。下文湔浣漱涤练易，亦然。）湔浣肠胃，漱涤五脏，练精易形（《素问·汤液醪醴论》曰：疏涤五脏，故精自生，形自盛，骨肉相保，巨气乃平。是虽非急病治法，理则同肠胃，五脏，互言耳）。先生之方（方，方术也）能如是，则太子可生也。不能若是，而欲生之，曾不可以告咳婴之儿终日（曾，乃也。咳读为孩。不可终日，谓暂时被厌苦。言婴儿无知，犹喻其诈也）。扁鹊仰天叹曰：夫子之为方也，若以管窥天，以郄视文（以中庶子之论为管隙之见，所以夺其胆也）。越人之为方也，不待切脉、望色、听声、写形，言病之所在（切，诊脉之阴阳虚实也。望，观血色之荣枯浮沉也，听，闻声音之清浊盛衰也。写，照形体之虚实肥瘠也。《灵枢·荣卫失常》曰：无阴无阳，无左无右，候病之所在。夫切望听写，固诊候之枢要也，然至术如扁鹊，有不必待四诊而决病证者。待，竢也，假也。《庄子》逍遥游曰：虽免于行，犹有所待，可见有待者，未足言其极矣），闻病之阳，论得其阴，闻病之阴，论得其阳。病应见于大表，不出

千里决者，至众不可曲止也（闻阳得阴，闻阴得阳，闻彼知此，闻此察彼也。故虽来诊太子，中庶子一言之下，已知其可生。此所以不出千里决者至众也。曲，犹小也。言吾术如此，不可以小见而止之也）。子以吾言为不诚，试入诊太子，当闻其耳鸣而鼻张，循其两股，以至于阴，当尚温也（阴脉上争，故有耳鸣鼻张之应，阳脉下坠，故有股阴尚温之征）。中庶子闻扁鹊之言，目眩然而不瞚，舌挢然而不下，乃以扁鹊之言入报虢君）瞚与瞬同。《说文》曰：瞚，开阖目数摇也。挢然，舌举貌）。虢君闻之大惊，出见扁鹊于中阙。曰：窃闻高义之日久矣，然未尝得拜谒于前也。先生过小国，幸而举之，偏国寡臣幸甚，有先生则活，无先生则弃捐填沟壑，长终而不得反，言未卒，因嘘唏服臆，魂精泄横，流涕，长潸，忽忽承睫，悲不能自止，容貌变更（中阙，宫门也。举之，犹曰不弃之也。董份曰：寡臣，太子也。弃捐填沟壑，甚言死也。嘘唏与歔欷同，悲泣气咽貌。服与愊膈通。方言臆，满也。郭扑注愊：臆，气满也。泄横。谓魂精失守之状也。《索隐》曰：长潸，长垂泪也。忽忽，通潈潈，水涌貌。睫，睫也。承睫，谓泪垂于睫也。止，禁也。《灵枢·论勇》曰：失气惊悸，颜色变更，虢君以下，极言渴望推将之意，言未卒以下，写尽哀痛惨怛之状，极妙）。扁鹊曰：若太子病。所谓尸蹶者也（尸蹶谓蹶而如尸也）。夫以阳入阴中，动胃（中，内也。血气不错行，邪气闯入，内扰动胃腑，是上文暴发于外，为中害者）蹶缘，中经维络，别下于三焦膀胱（蹶缘谓邪气缠绕也。中犹穿也，别

医 余

下言更入），是以阳脉下遂，阴脉上争，会气闭而不通（遂，坠也。阳脉下坠，阴脉上争，故血气乖乱，致会气闭而不通。会气，元真也。《金匮要略》曰：五脏元真通畅，人即安和，客气邪风中人多死。又曰：不遗形体有衰。病则无由入其腠理，腠者，是三焦通会元真之处，为血气所注理者，是皮肤脏腑之文理也），阴上而阳内行，下内鼓而不起，上外绝而不为，使上有绝阳之络，下有破阴之纽，破阴绝阳之色已废脉乱，故形静如死状，太子不死也（阴上而阳内行，覆说阳脉下遂阴脉上争也。鼓，疑破误，纽亦络也，上下内外拒格绝不能振起，又不能相使也。破绝二字，形容之语，不可做实字看。废，徐广曰：一作发是也。血色已变，形如死状，然脉动末绝而生机尚存，所以云不死也）。夫以阳入阴，支兰脏者生（太子之病是也）。以阴入阳，支兰脏者死。凡此数事，皆五脏蹶中之时暴作也。良工取之。拙者疑殆（以阳入阴，上文所谓以阳入阴也。支，挂也。兰，遮也。脏即五脏，腑在其中，邪气横惊，遮挂腑脏营运之机，是以会气郁闭，不得通畅，郁极而蹶暴，数事谓上件诸证暴蹶所由而发也。取谓刺取血。见《素问·疟论》《素问·刺疟论》《灵枢》等，泄郁通闭，使气血循环流通之术）。扁鹊乃使弟子子阳，厉针砥石，以取外三阳五会。有间，太子苏（厉砥皆磨石也。针，铁针也。石，砭针也。三阳五会，《甲乙经》以为百会一名。《肘后方》亦曰：尸蹶刺百会。盖发泄郁闭，宣通阳气之法）。乃使子豹五分之熨，以八减之齐和煮之，以更熨两胁下，太子起坐，更适阴阳，但

服汤，二旬而复故（五分之熨，疑摺布为厚五分浸八减之齐以熨之也。或曰：减，咸通。咸味八物和合以煮之也。更熨，更互熨两胁也。复故，复旧也。阴阳是一篇主意。曰闻阳得阴，闻阴得阳，曰以阳入阴，曰阳脉下遂，阴脉上争，曰阴上而阳内行，曰破阴绝阳。曰以阴入阳，曰适阴阳，以阴阳立论，以阴阳终论，条理井然，文辞绝妙）。

此事又见于《韩诗外传》、刘向《说苑》，而稍有异同。司马迁因《韩诗外传》，更搜索异闻，润色铺张，作扁鹊传，然裨益医事犹此条而已。如赵简子、齐桓公事，不足为医家之典型也。

又曰：扁鹊过齐，齐侯客之（扁鹊，齐人。不可言过齐。疑是别一扁鹊，司马迁以为秦越人耳）。入朝见曰：君有疾在腠理，不治将深。桓侯曰（侯当作公，下皆同。《新序》可证）：寡人无疾。扁鹊出，桓侯谓左右曰：医之好利也，欲以不病者为功。后五日，扁鹊复见，曰：君有疾在血脉，不治恐深。桓侯曰：寡人无疾。扁鹊出，桓侯不悦。后五日，扁鹊复见曰：君有疾在肠胃间，不治将深。桓侯不应。扁鹊出，桓侯不悦。后五日，扁鹊复见，望见桓侯而退走。桓侯使人问其故（故，事因也。《左传》隐公元年，颍叔考曰：敢问何谓，公语之故）。扁鹊曰：疾之居腠理也，汤熨之所及也。在血脉，针石之所及也。其在肠胃，酒醪之所及也。其在骨髓，虽司命，无奈之何（《天官书》曰：文昌官六星，四日司命。《索隐》曰：《春秋元命包》曰：司命，主害咎也。张衡《思玄赋》：死生错而不齐兮，虽司命其不晰）。

今在骨髓，臣是以无请也。后五日，桓侯体病，使人赋召扁鹊，扁鹊已逃去，桓侯遂死。使圣人预知微（微。几微也），能使良医得蚤从事，则疾可已，身可活也。人之所病病疾多，而医之所病病道少（病，患也。言人患疾疢之多，医患治法之少）。故病有六不治。骄恣不论于理，一不治也（凡事循理必治，不论于理谓不循于理）。轻身重财，二不治也（所谓忘躯殉物之类）。衣食不能适，三不治也（适，当也，中也。《灵枢·师传》，《难经·十四难》可并考。衣食不能适。多在贫困，然亦有纵情肆欲，自失其适者）。阴阳并，脏气不定，四不治也（《素问·调经》曰：血气未并，五脏安定，阴与阳并，血气以并，病形以成）。形羸不能服药，五不治也（形神羸惫者，胃气已困极，故假令能服药，不能运布药气，是亦多不治）。信巫不信医，六不治也（歆望巫祝者，固也；委付凡医者，亦足以取死）。有此一者，重难治（有一于此则轻者亦至难治也，况有二有三者，何以得治之）。扁鹊名闻天下，过邯郸，闻贵妇人，即为带下医（邯郸，赵都，其俗贵宠妇人，故为带下医。带下，腰带已下，经血诸疾也。以下文例推之，闻下恐脱赵人二字）。过洛阳，闻周人爱老人，即为耳目痹医（周重养老尚齿之礼，余风犹存。痹，病毒凝闭不通之义。疑耳聋目暧之证）。来入咸阳，闻秦人爱小儿，即为小儿医（明板《太平御览》作颅囟医，与上文带下、耳目痹同类，似可从。中古巫方立《小儿颅囟经》，见《病源候论》。《四库全书总目》载《颅囟经》二卷，论颅囟之义甚详）。随俗为变（伎之妙无所不能，非钓

名射利之为）。秦太医令李醯自知伎不如扁鹊也，使人刺杀之（人之有伎，娟疾以恶之，是圣贤所深戒也。醯盆何者，至敢行杀，吾于是乎知世医妒忌排挤之不足怪也噫）。

此事本出《韩非子》喻老篇，古人假医事论国家，治乱成败，讽谕君相者甚多。如夫事之祸福亦有腠理之地，故圣人蚤从事焉（《韩非子》）。使圣人预知微，能使良医蚤从事，则疾可已，身可活也（本传）。其意可见矣。人之所病以下，司马迁补葺以成传之体耳，世医以腠理骨髓之言为扁鹊真诀，或以三条年世隔异为疑者，抑末传中惟尸蹶一条为扁鹊真面目，其治术卓绝，自有不可磨灭者，可以为家之宝典。夫若神而明之。在其人耳。

又曰：太仓公者，齐太仓长，临菑人也。姓淳于氏，名意。少而喜医方术。高后八年，更受师同郡元里公乘阳庆（公乘、官，阳姓，庆名），庆年七十余，无子，使意尽去其故方，更悉以禁方予之（故方，仓公旧所学之方也）。传黄帝、扁鹊之脉书，五色诊病，知人死生，决嫌疑，定可治及药论，甚精（《周礼·疾医职》曰：以五气五声五色眡其死生，《素问·移精变气论》曰：余欲临病人，观死生，决嫌疑。《说文》曰：嫌，不平于心也，一曰疑也）。受之三年，为人治病，决死生多验。然左右行游诸侯，不以家为家，或不为人治病，病家多怨之者。文帝四年中，人上书言意，以刑罪当传西之长安（传驿递也）。意有五女，随而泣，意怒，骂曰：生子不生男，缓急无可使者（缓字带说，意在急。袁盎传曰：一旦有缓急。游侠传曰：缓急，人

之所时有也）！于是少女缇萦伤父之言（伤痛也），乃随父西，上书曰：妾父为吏，齐中称其廉平（初为太仓长，故曰为吏廉不贪也），今坐法当刑。妾切痛死者不可得生，而刑者不可复续，虽欲改过自新，其道莫由，终不可得。妾愿入身为官婢，以赎父刑罪，使得改行自新也。书闻，上悲其意，此岁中亦除肉刑法。意家居，诏召问所为治病（为去声，为人治病也）死生验者几何，人主名为谁？诏问故太仓长，臣意（已去官故曰故）方伎所长，及所能治病者，有其书无有，皆安受学几何岁？尝有所验何县里人也？何病医药已其病之状，皆何如？具悉而对曰：自意少时喜医药，医药方试之多不验者，至高后八年，得见师临淄元里公乘阳庆，庆年七十余，得见事之。谓意曰：尽去而方书，非是也（而汝也，是犹善也）。庆有古先道遗传黄帝扁鹊之脉书，五色诊病，知人死生，决嫌疑，定可治，及药论书，甚精，我家给富，心爱公，欲尽以我禁方书悉教公。臣意即曰：幸甚，非意之所敢望也。臣意即避席再拜谒（谒，请也），受其《脉书上下经》《五色诊》《奇咳术》（《素问》示从容

论，雷公曰：臣请诵《脉经》上下篇。咳，歌开切，音该，与侅胲该通。《说文》曰：奇侅，非常也。《方言》曰：非常曰侅事。《汉书》艺文志有《五音奇胲用兵》二十三卷，《五音奇咳刑德》二十一卷。《淮南子》兵略训曰：刑德奇赍之数，赍即赅。张注；奇赍，奇秘非常术也。廖百子曰：咳当从赅，讹作咳，未可谓从，与胲同），《揆度阴阳外变》（医和所称六淫之类），《药论》《石神论》（疑当作《药石神论》），《接阴阳禁书》（或者以为房中术书），受读解验之，可一年所（所，许也，年也）。明岁即验之。有验，然尚未精也。要事之三年所（要，约也，受读以来约略三年也），即尝已为人治，诊病决死生，有验，精良（尝，试也，或曰已，以也，此说难从）。今庆已死十年所，臣意年尽三年，年三十九岁也。

仓公所受阳庆脉书、药论、禁方书等。不一存，是以治验数十条，病论治法，其义不可得而详，故今不载录。

《医余》卷二终

医余 卷三

尾台逸士超著

裘庆元吉生校刊

治术篇下

《前汉书》曰：医经者，原人血脉、经络、骨髓、阴阳、表里，以起百病之本，死生之分，而用度箴石汤火所施，调百药齐，和之所宜，至齐之得，犹慈石取铁，以物相使。拙者失理，以愈为剧，以生为死（艺文志）。

医经七家合二百十六卷，今皆不传。晋皇甫谧以《素问》九卷、《针经》九卷合为《内经》唐王冰以《素问》九卷、《灵枢》九卷为《内经》。然二家之说皆无据证，说详于拙著《橘黄医谈》。

又曰：经方者，本草石之寒温，量疾病之浅深，假药味之滋，因气感之宜，辨五苦六辛，致水火之齐，以通闭解结，反之于平，及失其宜者，以热益热，以寒益寒，精气内伤，不见于外，是所独失也。故谚曰：有病不治，常得中医（同上）。

经方十一家二百七十四卷，亦不一存焉。通闭解结，反之于平，古昔治法要归此二语，可谓至言矣。人以精气为本，故其受伤尤致意焉，不可深思乎哉？有病不治，常得中医。汉代之盛，乏良医尚如此，使盂坚见今世之所谓中医者，将谓之何？

本草石之寒温，疑药书名，本草义亦如之。

又曰：方技者。皆生生之具，王官之一守，大也。古有岐伯、俞拊，中世有扁鹊、秦和，盖论病以及国，原诊以知政，汉兴有仓公，今其技术晻昧，故论其书，以序方技为四种（同上）。

观班氏言：今技术晻昧，益知良工不世出，不独后代也。虽曰分方技有四种，其实不过医经、经方二家，如房中、神仙，不与疾医同道，故今不采录。

《后汉书》曰：郭玉者，广汉雒人也。初有老父，不知何出，常渔钓于涪水，因号涪翁。乞食人间，见有疾者，时下针石，辄应时而效。乃著《针经》《诊脉法》传于世（诊候也）。弟子程高，寻求积年，翁乃授之，高亦隐迹不仕，玉少师事高，学方诊六微之技（六微，字见于《金匮》脏腑经络先后篇，义似不同），阴阳隐侧之术（侧，测通），和帝时为太医丞，多有效应。帝奇之，仍试令嬖臣美手腕者，与女子杂处帷中。使玉各诊一手，问疾苦，玉曰；左阴右阳，脉有男女，状若异人（异，别也），臣疑其故。帝叹息，称善。玉仁爱不矜，虽贫贱厮养，必尽其心力，而医疗贵人，时或不愈，帝乃令贵人羸服变处，一针即瘥（羸，困也。羸服，犹曰贷服也）。召玉诘问其状，对曰：医之为言，意也。腠理至微（腠者，三焦通会元真之处，为血气所注。理者，皮肤脏腑之文理也），随气用巧，针石之间，毫芒即乖。神存于心手之际（神犹言妙。际，交会也），可得解而不可得言也。夫贵者处尊高以临臣，臣怀怖慑以承之。其为疗也，有四难焉。自用意不任臣，一难也。将身不谨（将，行也，率也），二难也。骨节不强，不能使药（举骨节，身体在中），三难也。好逸恶劳，四难也。针有分寸，时有破漏（斐松之曰：破漏日有冲破也，未知是非），重以恐惧之心，加以裁慎之志（裁节也），臣意且有不尽，何有于病哉？此其所以为不愈也。帝善其对，老卒官（郭玉传）。

《说文》曰：医，治病工也。郭玉曰：医之为言意也。是特就针术言之耳。唐许胤宗亦曰：医者，意也。是亦脉理为言者，固非本义也。说详于拙著《橘黄医谈》。四难之弊，不独尊高人，虽卑贱者亦有之。医人脱重糈之念，希是以阿媚容悦，甘言巧辞，以求售假饶，不怀怖慑恐惧，不遑尽心于治疗，何以得至精妙之域。世之不出良医，不亦宜乎。

又曰：华佗，字元化，沛国谯人也。一名旉（音孚，《三国志》斐注曰：古旉字与佗相似，写字者多不能别，寻佗字元化，其名为旉也）。游学徐土，兼通数经，晓养性之术，年且百岁而犹在壮容（数经，疑术数之书，犹，《魏志》作貌）。时人以为仙，沛相陈珪举孝廉，太尉黄琬辟，皆不就。精于方药，处剂不过数种，心识分铢，不假称量，针灸不过数处。

若疾发结于内，针药所不能及者，乃令先以酒服麻沸散，既醉无所觉，因刳破腹背，抽割积聚。若在肠胃，则断戡湔浣（戡，截本字，断也），除去疾秽，既而缝合，傅以麻膏，四五日创愈，一月之间皆平复。

佗尝行道，见有病咽塞者，因语之曰：向来道隅有卖饼人，萍齑甚酸（《三国志》萍作蒜），可取三升饮之，病自当去。即如佗言。立吐一蛇，乃悬于车而候佗。时佗小儿戏于门中，逆见，自相谓曰：客车边有物，必是逢我翁也。及客进顾视，壁北悬蛇以十数，乃知其奇。

又有一郡守笃病久，佗以为盛怒则差，乃多受其货而不加功（《三国志》功作治），无何弃去，又函书骂之。太守果大怒，令人追杀佗，不及，因瞋恚吐黑血数升而愈。

又曰：病者诣佗求疗。佗曰：君病根深，因当剖破腹（《三国志》作当破腹取），然君寿亦不过十年，病不能相杀也（《三国志》无相字。下有君忍十岁寿俱当尽不足故自刳裂之十四字）。病者不堪其苦，必欲除之。佗遂下疗，应时愈，十年竟死。

广陵太守陈登，忽患胸中烦懑，面赤不食。佗脉之曰：府君胃中有虫，欲成内疽，腥物所为也。即作汤二升再服，须臾吐出三升许虫，头赤而动，半身犹是生鱼脍，所苦便愈。佗曰：此病后三期当发，遇良医可救。登至期疾动，时佗不在，遂死。曹操闻而召佗，常在左右。操积苦头风眩，佗针随手而差（《三国志》针下有鬲字）。

有李将军者，妻病，呼佗视脉。佗曰：

伤身而胎不去（《三国志》伤身作伤娠，身、娠通）。将军言问实伤身，胎已去矣。佗曰：按脉胎未去也。将军以为不然（《三国志》然下有佗舍去三字）。妻稍差，百余日复动，更呼佗。佗曰：脉理如前，是两胎，先生者去血多，故后儿不得出也。胎既已死，血脉不复归，必燥著母脊（《三国志》脊下有故使脊痛句）。乃为下针，并令进汤。妇因欲产而不通，佗曰：死胎枯燥，执而不生（执、势通），使人探之，果得死胎，人形可识，但其色已黑。佗之绝技皆此类也。为人性恶难得意，且耻以医见业，又去家思归，乃就操求还，取方因托妻疾，数期不反（《三国志》数下有乞字）。操累书呼之，又敕郡县发遣。佗恃能厌事，犹不肯至。操大怒，使人廉之（廉，察也。《三国志》作往捡）。知妻诈疾，乃收付狱讯，考验首服，荀彧请曰：佗方术实工，人命所悬，宜加全宥（《三国志》全作舍）。操不从，竟杀之。佗临死出一卷书与狱吏，曰：此可以活人。吏畏法不敢受，佗不强与，索火烧之（《三国志》有佗死后。太祖头风未除，太祖曰：佗能愈此。小人养我病，欲以自重，然吾不杀此子，亦终当不为我断此根原耳。乃后爱子仓舒病困，太祖叹曰：吾悔杀华佗，令此儿强死也。六十五字）。初军吏李成苦咳，昼夜不寐（《三国志》有时吐脓血，以问佗，佗言：君肠痈，咳之所吐非从肺来也五句。无"佗以为痈句"）。佗以为肠痈，与散两钱服之，即吐二升肿血，于此渐愈。乃戒之曰：后十八岁疾当发动，若不得此药，不可瘥也。复分散与之，后五六岁有里人如成先病，请

药甚急，成愍而与之，乃故往谯，更从佗求，适值见收（《三国志》值下有佗字），意不忍言。后十八年成病发，无药而死。广陵吴普、彭城樊阿，皆从佗学，普依准佗疗，多所全济。佗语普曰：人体欲得劳动，但不当使极耳。动摇则谷气得消，血脉流通，病不能生。譬犹户枢终不朽也。是以古之仙者为导引之事，熊经鸱顾（熊经，若熊之攀枝自悬也。鸱顾，身不动而回顾也。《庄子》曰：吐故纳新，熊经鸟伸，此导引之士，养形之人也），引挽腰体，动诸关节，以求难老。吾有一术，名五禽之戏：一曰虎，二曰鹿，三曰熊，四曰猿，五曰鸟。亦以除疾，兼利蹄足，以当导引。体有不快，起作一禽之戏，怡而汗出（《白虎通》曰：禽，鸟兽总名，言态人，禽制也。《三国志》怡而作怡沾濡），因以著粉，身体轻便而欲食。普施行之，年九十余，耳目聪明，齿牙完坚。阿善针术，凡医咸言背及胸藏之间不可妄针，针之不可，气过四五分，而阿针背入一二寸，巨阙胸藏乃五六寸，而病皆瘳。阿从佗求方，可服食益于人者，佗授以漆叶青黏散。漆叶屑一斗（《三国志》斗作升），青黏十四两。以是为率。言久服去三虫，利五脏，轻体，使人头不白。阿从其言，寿百余岁。漆叶处所有，青黏生于丰城、彭城及朝歌间（青黏一名地节，一名黄芝，《三国志》丰城作丰沛间下有云字。华佗传）。

华佗之伎，古今称卓绝。然其治法奇异，颇难可依准。皇甫谧谓华佗存精于独识者，殆是欤。《魏志》方伎传，其文与本传有少出入，今查对抄取，补入行间。《魏

志》更有治案八条，此不收录。

又曰：桓帝元嘉元年，诏举独行之士。涿郡崔实，至公车不对策而退，著《政论》，其略曰：昔孔子作《春秋》，褒齐桓，懿晋文，叹管仲之功夫，岂不美文武之道哉？诚达救弊之理也。故圣人能与世推移，而俗士苦不知变，约以为结绳之约，可复理乱秦之绪，于戚之舞足以解平城之围。夫熊经鸟伸，虽延历之术，非伤寒之理，呼吸吐纳，虽度纪之道，非续骨之膏。盖为国之法，有似理身，平则致养，疾则攻焉。夫刑罚者，治乱之药石也。德教者，与平之粱肉也。夫以德教除乱，是以粱肉理疾也。以刑罚理平，是以药石供养也。

攻疾以毒药，养精以谷肉果菜，其义见《素问》脏气法时论、五常政大论。亦曰：药以祛之，食以随之。是古昔养生治疾之大经，法千岁不可易者。崔实之论，信而有征。唯养生者养误其法，攻疾者攻不得其方，则殒身杀人，故术不可不慎也。崔实与张仲景同时人，汉季虽医道陵夷，古法尚存，故张子之书如彼崔实之论。如此后之以药石议滋补者，皆道家之支流余裔耳。熊经鸟伸，见《庄子》刻意篇，《淮南》精神训。又华佗传有熊经鸱顾之语。

又曰：是为痈疽伏疾，留滞胁下，如不诛，转就滋大（段颖传）。

《逸周书》曰：伐乱伐疾代疫，武之顺也（武称解）。

渎武则逆，故曰顾也。上条曰诛，此条曰伐，古者治疗之法，其义可见矣。按《灵枢·脉度》曰：盛而血者，疾诛之。

又曰：公货少，多赈赐穷士，救瘠补疾，赋均田布（允文解）。

救瘠补病，给恤之谓也，菲以药物补之也。注曰：主施赦，布政也。可以见其义矣。

《东观汉记》曰：太医皮巡猎上林还，暮宿殿门下，寒疝病发。时训直事闻巡声，起往问之。巡曰：冀得火以熨背。训身至太官门为求火不得，乃以口嘘其背，复呼同庐郎共，更嘘至朝，遂愈（邓训列传）。

边境僻地之民，卒发腹痛、背痛、腰痛、恶寒等，则不问感冒、疝瘕、积聚、霍乱、蛔痛、血气痛，直热火，剧烘腹背发汗取愈。其效甚速。邓训与同芦郎更嘘其背，匆卒之际，机警敏捷，洵可叹赏矣。蹙唇吐气曰吹，虚口出气曰嘘。吹气出于肺属阴，故寒。嘘气出于丹田属阳，故温。

《战国策》曰：医扁鹊见秦武王，武王示之病。扁鹊请除左右，曰：君之病在耳之前，目之下，除之未必已也。将使耳不聪，目不明。君以告扁鹊，扁鹊投其石，曰：君与知之者谋之。而与不知者败之，使此秦国之政也，则君一举而亡国矣（秦策）。

《盐铁论·相刺》曰：扁鹊不能治不受针药之疾，贤圣不能正不食谏诤之君。石，砭石也。使此秦国之政，言使秦国之政如此也。

《越绝书》曰：苦药利病，苦言利行（外传计倪）。

苦药即毒药。

《荀子》曰：良医之门多病人，檃栝之侧多枉木（法行篇）。

又见于《说苑》杂言篇下有砥砺之旁多顽钝七字。又《庄子·人间世》曰：医门多疾。

《孔丛子》曰：宰我使于齐而反，见夫子，曰：梁邱据遇虺毒，三旬而后瘳，朝齐君，齐君会大夫众宾而庆焉。弟子与在宾列，大夫众宾并复献攻疗之方。弟子谓之曰：夫所以献方，将为疾也。今梁邱已疗矣，而诸夫子乃复献方，方将安施？意欲梁邱大夫复有虺害当用之乎？众坐默然无乱。弟子此言何如？夫于曰：汝说非也。夫三折肱为良医，梁邱子遇虺毒而获疗。犹有与之同疾者，必问所以已之之方焉。众人为此，故各言其方，欲售之以已人之疾也。凡言其方者，称其良也。且参据所以已之之方优劣耳（嘉言篇）。

为，治也；疗，愈也。廖百子曰：良医三折肱，谓历病痛多，以喻人经历事变也。按《左传》定公十三年，齐高疆曰：三折肱知为良医。又《说苑·杂言》曰：孔子曰：语不言乎三折肱而成良医，陈蔡之间、丘之幸也。二三子从丘者，皆幸人也。因是观之高疆、孔子，皆诵古语也。按《楚辞》惜诵篇作九折臂而为良医兮。售与仇通，仇、对也，又度量也。《韩非子》曰：主雠法则可也，注较量可否也。又按：校勘书籍曰雠比，言两本相对，覆如仇也。售之谓比较众方，以选其良据按也。参据即参考耳。

《新语》曰：制言者因其则，服药者因其良，书不必起仲尼之门，药不必出扁鹊之方。合之者善，可以为法（术事篇）。

孔子，圣之圣者也。越人，医之圣者也。能合孔子之言，符越人之方者，虽古无之，亦可以为法。

《新书》曰：失今弗治，必为痼疾。后虽有扁鹊，弗能为已。悲夫（大都篇）！

《楚语》曰：谁无疾眚，能者蚤除之。忧国脉衰废，其意深矣。

《盐铁论》曰：扁鹊抚息脉而知疾所由生，阳气盛则损乏而调阴，阴气盛则损乏而调阳。是以气脉调和而邪气无所留矣。夫拙医不知脉理之腠，血气之分，妄刺而无益于疾，伤肌肤而已（轻重篇）。

误药滥投，其害甚于妄刺，而天下不胜拙医之多，所以横夭载途也。乏。疑当作之。

又曰：用针石调均有无、补不足，亦非也。上大夫君与治粟都尉管领大农事，灸刺稽滞，开利百脉，是以万物流通而县官富贵（同上）。

百病皆生于郁毒稽滞，血气不和，药石针焫无非排达开利之用，如后世滋补之方，何以得能拔病根，反之于平乎？

又曰：药酒苦于口而利于病，忠言逆于耳而利于行（国病篇）。

又曰：药酒，病之利也。正言，治之药也（能言篇）。

以上二条即毒药利于病之意，古者治疾以酒醴，故有此语。

又曰：所贵良医者，贵其审消息而退邪气也，非贵其下针石而钻肌肤也（申韩篇）。

消，减也。息，犹增也。谓审阴阳气血之增减而祛邪气也。又有斟酌之意，故药剂、饮食、衣服用度，各适其宜，亦谓之消息。《公羊传·昭公十九年》曰：乐正子春之视疾也，复加一饭则脱然愈，复损一饭则脱然愈，复加一衣则脱然愈，复损一衣则脱然愈。何休曰：脱然，病愈貌，言消息得其宜也。按：消息与将息同，医书始见于《伤寒论》。盖消息之于医事所系不小，故医而疏于消息，疾必不治也。《晋书》曰：张苗雅好医术，善消息诊处。又史脁善诊处，明消息（王隐《晋书》《太平御览》引）。古人重消息可以见矣。

又曰：扁鹊攻于腠理，绝邪气，故痈疽不得成形。圣人从事于未然，故乱原无由生。是以砭石藏而不施，法令设而不用。断已然，凿已发者，凡人也。治未形，观未萌者，君子也（大论篇）。

治疾治国，其理一也。故古人多假以发其义。盖以譬喻之言易入也。攻绝谓药治，断凿谓针刺，凡人、凡医也。

《新序》曰：扁鹊见齐桓公，立有间，扁鹊曰：君有疾在腠理，不治将恐深。桓公曰：寡人无疾。扁鹊出，桓公曰：医之好利也，欲治不疾以为功。居十日，扁鹊复见曰：君之疾在肌肤，不治将深。桓公不应。扁鹊出，桓公不悦。居十日，扁鹊复见曰：君之疾在肠胃，不治将深。桓公不应。扁鹊出，桓公又不悦。居十日，扁鹊复见，望桓公而还走。桓公使人问之，扁鹊曰：疾在腠理，汤熨之所及也。在肌肤，针石之所及也。在肠胃，火剂之所及也。在骨髓，司命之所，无奈何也。今在骨髓，臣是以无请也。居五日，桓公体痛，使人索扁鹊，扁鹊已逃之秦矣。桓公遂死。故良医之治疾也，攻之于腠理，此事皆治之于小者也。夫事之祸福，亦有腠理之地，故圣人早从事矣（杂事篇）。

立，侍立也。文与《史记》扁鹊传有异同，录以备校证。末段六句，子政假以讽政事也。腠理，解见上篇虢太子尸蹶条。

《说苑》曰：今夫辟地殖谷，以养生送死，锐金石杂草药以攻疾（建本篇）。

嘉谷养生，药石攻疾，古之道也。锐金石，磨针砭也。杂草药，作方剂也。

又曰：吾闻病之将死也，不可为良医；国之将亡也，不可为计谋（权谋篇）。

可与《论衡》定贤篇、治期篇参考。

《潜夫论》曰：凡治疾者，先知脉之虚实，气之所结，然后为之方，故疾可愈而寿可长也（述叙篇）。

审脉之虚实，视精气之留滞与邪气之结涩而为之措置，则疾病可得而治，横夭可得而寿矣。

又曰：扁鹊之治疾病也，审闭结而通郁。虚者补之，实者泻之（实边篇）。

闭结谓邪气闭结，郁谓精气郁阏，邪气闭结则精气必郁阏。疾医之治疾，无非通郁阏、解闭结者。班固曰：经方者，本草石之寒温，量疾病之浅深，假药味之滋，因气感之，宜辨五苦六辛，致水火之齐，以通闭解结，反之于平是也。泻之补之，即《素问》药以祛之，食以随之之义也（五常政大论）。

《中论》曰：夫恶犹疾也，攻之则益悛，不攻则日甚（虚道篇）。

悛，改也。疾之不可不攻，其义益明。

《韩非子》曰：扁鹊之治疾也，以刀刺骨；圣人之救危国也，以忠拂耳。刺骨，故小痛在体而长利在身；拂耳，故小逆在心而久福在国。故甚病之人，利在忍痛。猛毅之君，以福拂耳。忍痛故扁鹊尽方，拂耳则子胥不失寿安之术也。病而不忍痛则失扁鹊之巧，危而不拂耳则失圣人之意。如此长利，不远垂功，名不久立（安危篇）。

拂，犹戾也。上言圣人之救危国也，而下引子胥所以为韩非也。

又曰：夫良药苦口，而智者劝而饮之，知其入而已己疾也。忠言拂耳，而明主听之，知其可以致功也（外储说传）。

劝，悦从也。已，愈也。

又曰：夫弹痤者痛，饮药者苦。为苦惫之故，不弹痤饮药，则身不活，病不已矣（六反篇）。

针刺者，必先以指弹之，故曰：弹痤痛也。

又曰：慈母之于弱子也，爱不可为前。然而弱子有僻行，使之随师；有恶病，使之事医。不随师则陷于刑，不事医则疑于死。慈母虽爱无益于振刑，救死则存者非爱也（八说篇）。

弱子，稚子也。爱不可为前，谓爱之甚。注曰：不可先以爱养也，恐非。恶病，谓险恶之病，死生不可几，故曰疑于死。辞婉而妙存者，所存于心也。

《墨子》曰：譬之如医之攻人之疾者，然必知疾之所自起焉能攻之，不知疾之所自起则弗能攻（兼爱篇）。

疾之所自起，其根本也。能视病根则虽奇怪万变，治法不惑。

《鹖冠子》曰：积往生跂，工以为师，积毒成药，工以为医（环流篇）。

又曰：卓襄王问庞暖曰：夫君人者，亦有为其国乎。庞暖曰：王独不闻俞跗之为医乎？已成必治，鬼神避之。楚王临朝为随兵，故若尧之任人也，不用亲戚而必使能；其治病也，不任所爱必使褒医。楚王闻传暮讟在身，必待俞跗。卓襄王曰：善。庞暖曰：王其忘乎，昔伊尹医殷，太

公医周武王，百里医秦，申麋医郢，原季医晋，范蠡医越，管仲医齐，而五国霸，其善一也。然道不同数。卓襄王曰：愿闻其数。暖曰：王独不闻魏文侯之问扁鹊邪？曰：子昆弟三人，其孰最善为医。扁鹊曰：长兄最善，中兄次之，扁鹊最为下。魏文侯曰：可得闻邪，扁鹊曰：长兄于病视神，未有形而除之，故名不出于家。中兄治病，其在毫毛，故名不出于闾。若扁鹊者，镵血脉、投毒药、副肌肤间，而名出闻于诸侯。魏文侯曰：善。使管子行医术，以扁鹊之道曰桓公，几能成其霸乎？凡此者不病，病治之无名，使之无形，至功之成，其下谓之自然，故良医化之，拙医败之，虽幸不死创伸股维。卓襄王曰：善。寡人虽不能无创，孰能加秋毫寡人之上哉（世贤篇）。

治未病易，治已病难。至俞跗，虽已病必治之，故鬼神惧而避之也。楚王临朝为随兵，楚王每临朝，以俞跗为随兵，以备疾病也。闻传至在身，文义不明，必有讹谬。卓当作悼，此赵悼襄王也。申麋，疑申包胥原季赵衰，《国语》曰：晋文公使原季为卿是也。数，术也。副，剖也。《韩非子·显学篇》曰：婴儿不剔头则腹痛，不揊痤则浸益。注：痤，痈也。以小儿喻愚民，当揊剔以除其疾，勿姑息使养痈滋毒也。《正字通》曰：副、揊、疈、擘通。曰桓之曰：疑衍。伸，引也，犹言增，维牵挛也。此书错误殊多，殆不可读。韩昌黎读《鹖冠子》曰：文字脱谬，为之正三十有五字，乙者三，灭者二十有三，注者十有二字。自唐至今，传写不知几何，所以讹谬益多也。

《吕氏春秋》曰：若用药者然，得良药则活人，得恶药则杀人。义兵之为天下，良药也，亦大矣（荡兵篇）。

药者，凶毒也。兵者，凶器也。善用则为良药、为义兵，不善用则为恶药、为不义之兵。后之为医者，其思之。

又曰：治国无法则乱，守法而不变则悖，悖乱不可以持国，譬之若良医，病万变，药亦万变，病变而药不变，向之寿民，今为殇子矣（察今篇）。

方随证者也，故不察其转机而为之治，不特疾不愈，亦使轻者重，重者毙。仲景氏曰：随证治之，至哉！

《淮南子》曰：天下之物莫凶于鸩毒，然而良医橐而藏之，有所用也（主术训）。

又曰：物莫所不用，天雄、乌喙，药之凶毒也，良医以活人（同上）。

良工用毒药，犹明主驱使奸雄，王良驾驭，捍马其能尽才，能立大功，正在兹。

又曰：大戟去水，葶苈愈胀，用之不节，乃反为病（同上）。

用药之道，节度不得宜，反受其害，不特戟、苈。

又曰：良医者，常治无病之病，故无病。圣人者，常治无患之患，故无患也（说山训）。

又曰：治未病治未乱，治之至者。病者寝席，医之用针石，巫之用糈籍，所救钧也。狸头愈鼠，鸡头已瘘，虻散积血，斫木愈龋，此类之推者也（同上）。

糈祭，神米也。籍，祭籍也。鼠，鼠咬也。瘘，颈肿也。鸡头，鸡壅也，一名雁头，即茨也。虻虫，治瘀血。积血，即瘀血。此条与《庄子》徐无鬼一意。

又曰：病热而强之餐，救暍而饮之寒，救经而引其索，拯溺而投之石，欲救之反为恶（同上）。

又见于人间训及《文子·微明篇》，文有小异。

又曰：譬若旱岁之土龙，疾疫之刍狗，是时为帝者也（说林篇）。

又曰：蝮蛇螫人，傅以和堇则愈，物故有重而害反为利者（同上）。

物得其用为贵，庄叟所谓鸡壅豕苓，时为帝堇及桔梗，互为宰也。

《论衡》曰：夫百草之类，皆有补益。遭医人采掇，成为良药（幸偶篇）。

药物之祛疾，犹嘉谷之养生，此其所以补益于人也。与道家补虚益气之旨，其义自同。

又曰：古贵良医者，能知笃剧之病所从生起，而以针药治而已之。如徒知病之名而坐观之，何以为奇？夫人有不善，则乃性命之疾也，无其教治而欲令变更，岂不难哉（率性篇）？

人之为不善，必有所惑。能审其所惑而后教，可得而施焉。病之于人亦然。必有原由，故非诊得病由病情，病决不可治也。变更迁善，改过也。

又曰：道家或以服食药物，轻身益气，延年度世，此又虚也。夫服食药物，轻身益气，颇有其验。若夫延年度世，世无其效。百药愈病，病愈而气复，气复而身轻矣（道虚篇）。

精气为病毒所抑遏，则百患萌生，能除病毒，则精气宣流，爽然脱苦患。

又曰：病作而医用，祸起而巫使，如自能案方和药，入室求祟，则医不售而巫不进矣（程材篇）。

能养性命者，无待于巫、医矣。

又曰：子路使子羔为费宰，孔子曰：贼夫！人之子皆以未学不见大道也。医无方术，云吾能治病，问之曰：何用治病？曰：用心意。病者，必不信也。吏无经学，曰：吾能治民。问之曰：何用治民？曰：以材能。是医无方术，以心意治病。百姓安肯信响而人君任用使之乎？

方术，谓方术之书也。《汉书·平帝纪》曰：始元五年，举天下通知方术本草者，楼护传：护少诵医经、本草、方术，数十万言。《伤寒论》序曰：精究方术，皆是也。不学方术而为治疗，犹不由圣经而行政治，安得乎？

又曰：医能治一病谓之巧，能治百病谓之良，是故良医服百病之方，治百人之疾，大才怀百家之言，故能治百族之乱。扁鹊之众方，孰若巧之一技（别通篇）。

扁鹊之方虽善，其得效取验，犹在运用巧拙，犹文武之道，存乎其人服用也。

又曰：天地之有湛也，何以知？不如人之有水病也。其有旱也，何以知？不如人之瘅疾也。祷请求福，终不能愈。变操易行，终不能救。使医食药，冀可得愈。命尽期至，医药无效。尧遭洪水，春秋之大水也，圣君知之，不祷于神，不改于政，使禹治之，百川东流。夫尧之使禹治水，犹病水者之使医也。然则尧之洪水，天地之水病也，禹之治水，洪水良医也（顺鼓篇）。

感虚篇曰：旱，火变也，湛水异也。明雩篇曰：一湛一旱，时气也，湛，霪也。瘅，《素问·脉要精微论》：瘅成为消中。

王冰曰：湿热也，消中之病，善食而消食饮也。奇病论：脾瘅。王冰曰：瘅谓热，食药饮药也。《汉书》曰：于定食酒一石。

又曰：微病恒医，皆巧笃剧，扁鹊乃良（恢国篇）。

轻微之病，夫人皆能奏功，故凡医似巧。至笃癃剧患，非绝技不能起之。

义曰：夫圣贤之治世也有术，得其术则功成，失其术则事废。譬犹医之治病也，有方笃剧犹治，无方甿微不愈。夫方犹术，病犹乱，医犹吏，药犹教也。方施而药行，术设而教从，教从而乱止，药行而病愈。治病之药未必惠于不为医者，然而治国之吏未必贤于不能治国者，偶得其方，适晓其术也。治国须圣以立功，亦有时当自乱，虽用术功终不立者；亦有时以自安，虽无术而功犹成者。故夫治国之人，或得时而成功，或失时而无功。术人能因时以立功，不能逆时以致安。良医能治未当死之人，如命穷寿尽，方用无验矣。尧舜用术，功终不立，命当死，扁鹊行方，不能愈病（定贤篇）。

虽有知慧，不如乘势；虽有镃基，不如待时。医事亦然。值顺境则恒医粗工犹能取效。苟遇逆境，虽达练之士不能立功。况于命当死者乎？甍疑才误。状留篇曰：才微辄停。惠，慧通，说见于疾病篇。

又曰：夫贤君能治当安之民，不能化当乱之世。良医能行其针药使方术验者，遇未死之人得未死之病也。如命穷病困，则虽扁鹊未如之何。夫命穷病困之不可治，犹夫乱命之不可安也。药气之愈病。犹教导之安民，皆有命时，不可勉力也（治期篇）。

《神异经》曰：南方有甘蔗之林，其高百丈，围三尺八寸，促节多汁，甜如蜜，咋啮其汁，令人润泽，可以节蛔虫。人腹中蛔虫，其状如蚓，此消谷虫也。多则伤人，少则谷不消，是甘蔗能减多益少。凡蔗亦然。

《晋书·顾恺之传》曰：顾恺之啖蔗，自尾至末，云渐至佳境。郑樵《通志》曰：蔗有三种，赤昆仑蔗，白竹蔗，亦曰蜡蔗，小而燥者荻蔗，又曰竹蔗，似粗竹长，其汁为砂糖。《通雅》曰：甘，蔗亦曰藷蔗、曰都蔗、曰诸蔗，或作旰蔗。《正字通》肝字条曰：小说假作肝蔗。按蔗有数种，故曰凡蔗亦然。谓蛔消谷虫，殊非理也。

《尸子》曰：有医竘（音驱王反）者，秦之良医也。为宣王割痤（音在戈反），为惠王疗痔，皆愈。张子之背肿，命竘治之。谓医竘曰：背非吾背也，任子制焉。治之遂愈。竘诚善治疾也。张子委制焉。治身与国亦犹此。必有所委制，然后治（《太平御览》引）。

病者之于医，有自用不委制者，有眩死生不委制者，受治如张子而后医能尽其术矣。

《关尹子》曰：圣人大言金玉，小言桔梗、芣苜，用之当，桔梗、芣苜生之，不当，金玉毙之（九药篇）。

与《庄子》、徐无鬼、《淮南子》说林训一意。

《列子》曰：宋阳里华子中年病忘，朝取而夕忘，阖室毒之，谒史而卜之弗占，谒巫而祷之弗禁，谒医攻之弗已。鲁有儒生，自媒治之，华子之妻子以居室之半，请其方。儒生曰：此固非卦兆之所占，非祷请之所祷，非药石之所攻（周穆王传）。

张湛曰：疹疴结于脏腑，疾病散于肌体者，必假脉诊以察其盈虚，投药石以攻其所苦。若心非嗜欲所乱，病非寒暑所伤，则医师之用宜废也。王充曰：有痴狂之疾，歌啼于路，不晓东西，不睹燥湿，不觉疾病，不知饥饱，性已毁伤，不可如何。前无所观。却无所畏也（《论衡·率性篇》）。至失心如此，非药石所治也。

又曰：龙叔谓文挚曰：子之术微矣。吾有疾，子能已乎？文挚曰：唯命所听。然先言子所病之证。龙叔曰：吾乡誉不以为荣，国毁不以为辱，得而不喜，失而不忧，视生如死，视富如贫，视人如豕，视吾如人，处吾之家，如逆旅之舍，观吾之乡，如戎蛮之国。凡此众疾，爵赏不能劝，刑赏不能威，盛衰利害不能易，哀乐不能移，固不可以事国君、交亲友、御妻子、制仆隶，此奚疾哉？奚方能已之乎？文挚乃命龙叔背明而立。文挚自后向明而望之，既而曰：嘻！吾见子之心矣。方寸之地虚矣，几圣人也！子心六孔流通，一孔不达，今以圣智为疾者，或由此乎。非吾浅术所能已也（仲尼篇）。

又曰：吴楚之国有大木焉，其名为櫾，碧树而冬青，实丹而味酸。食其皮汁，已愤厥之疾，齐州珍之。渡淮而北，化为枳焉。

櫾与柚同，审其所说，是橘非柚也。《书》禹贡：扬州厥包橘柚。孔安国曰：小曰橘，大曰柚，以其同类，略言之耳。愤，胸中气满也。厥，气逆也。橘皮能利膈下气消痰。观仲景氏用橘皮诸方而可见矣。橘皮枳实生姜汤曰：胸痹，胸中气塞，短气。橘皮汤曰：干呕哕，手足厥者。橘皮竹茹汤曰：哕逆者。茯苓饮曰：心胸间虚，气满不能食。可以证矣。

又曰：鲁公扈、赵齐婴二人有疾，同请扁鹊求治。扁鹊治之既同愈。渭公扈、齐婴曰：汝曩之所疾，自外而于腑脏者，固药右之所已，今有偕生之疾，与体皆长，今为汝攻之如何（同上）？

又曰：季梁得疾七日大渐，其子环而泣之，请医季梁，谓杨朱曰：吾之不肖如此之甚，汝奚不为我歌以晓之。杨朱曰：天其弗识，人胡能觉匪祐？天弗孽，由人？我乎？汝乎？其弗知乎？医乎？巫乎？其知之乎。其子弗晓，终谒三医。一曰矫氏，二曰俞氏，三曰卢氏。诊其所疾，矫氏谓季梁曰：汝寒温不节，虚实失度，病由饥饱色欲，精虑烦散，非天非鬼，虽渐可攻也。季梁曰：众医也，亟屏之。俞氏曰：女始则胎气不足，乳湩有余，病非一朝一夕之故。其所由来渐矣。弗可已也。季梁门：良医也，且食之。卢氏曰：汝疾不由天，亦不由人，亦不由鬼，禀生受形，既有制之者矣，亦有知之者矣。药石其如汝何？季梁曰：良医也，重贶遗之。俄而季梁之疾自瘳（力命篇）。

《列子》以无为自然为宗旨，故并举三氏之论，以归重于卢氏，自固寓言耳。然古人论病源，非如后人烦琐，亦可想见矣。湩，乳汁也。

《庄子》曰：夫子曰：治国去之，乱国就之，医门多疾，愿以所闻思其则，庶几其国有瘳乎（人间世篇）。

又曰：古之真人得之也牛，失之也死。得之也死，失之也生。药也，其实菫也，桔梗也，鸡壅也，豕零也，是时为帝者也，何可胜言（徐无鬼篇）？

物当其用则可以制命，故曰是时为帝者也。菫即毛芹，一名毛茛，有毒。或曰乌头苗。鸡壅，芡实也。豕零，猪苓也。当与《关尹子》九药篇、《淮南子》说林训参看。

又曰：静然可以补病，眦灭可以休老（外物篇）。

补犹养，又治也。《礼》丧服：四师苴衰不补。注，补，犹治也。林西仲曰：眦灭，一说以手按目四眦，令眼神光明，老形之兆发于目眦皱纹，此可以沐浴老容。

又曰：先生既来，曾不发药乎？彼所小言尽人毒也（列御寇篇）。

发，宣也，乃不宜发石之言乎，怪而问之也。《列子·黄帝篇》：发作废，废置也。亦通。张湛曰：曾无善言，以当药石也。

又曰：秦王有病，召医，破痈溃痤者，得车一乘。舐痔者，得车五乘。所治愈下，得车愈多。子岂治其痔耶？何得车之多也，子行矣（同上）。

医之谀媚贪利，古尚有如此者。《韩非子·备内篇》曰：医善吮人之伤，含人之血，非骨肉之亲也，利所加也。呜乎！今之钓名贪利者，亦独何心乎。

《医余》卷三终

跋　一

岳武穆论兵曰：运用之妙，存乎一心。医亦然。吾友台尾士超笃信仲景，其用方也，如良将行兵，神机妙用，不失分寸。非得运用之妙者，岂能然哉？此编业余所为，凡经史百家，言涉医事者，采择无遗。每条加评骘，以示运用之方。至如其论命、说摄生，又可谓能补仲景之缺焉耳。读者细嚼回味，足以见士超有灵心独得以能运用其所读之书矣。若徒称其淹博，恐非知士超著作之意者也。

文久二年壬戌仲冬素行黑田惟孝识

跋 二

　　尾台士超辑《医余》四篇，首以命数。命有正有非，数尽期至，越人不能使之起。而天下毙于非命者十九。虽庸医之或令误，然其所以致之，皆因任情纵欲，不能啬其大宅，故次以养性。圣人设教，大而体乐，小而日用事为，无非，具养性葆和之至理。而或忽之于是，灾祥生焉，疾疢作焉，故以疾病治术终焉。世未尝无良医，而甜舐痔者五车，世道之所以日降，士超所感盖深矣，岂独《医余》云乎哉？

　　　　　　　　　　　　文久二年岁次玄黓阉茂宿月栗园田惟常

伤风治证约言

内容提要

　　《伤风约言》，东医后藤省仲介著，书分伤风名义，六经辨解，伤风大意，浅证治例，深证治例，闭证治例，脱证治例，脉论八章，门分类别，意正辞达，风证专著，当之无愧。特所谓风者，即寒是也。盖风寒本系一气空气，流动则生风。风生则空气转寒。后人严为分析，徒见其谬。至风之伤人，初袭于经，继逆于腑，讵有六经之别？后藤洞明斯义，毅然有《伤风约言》之作，持论虽辨，理想实正。

序

  大凡医法在迩在易，而求诸远与难者皆《素》《灵》《八十一难》，有以羁縻之而终不能使其出头焉。其所由来者渐矣，岂唯一朝一夕之故也哉！是以近代四方。诸生未医之前，先学运气六经而其已，还乡为医之后，至于诊察病证、辨识药石则向之运气六经遂为无用赘言。譬如市中处女未嫁之前，先习筝与三弦，而其已结悦为嫁之后，至于料理家务、计算谷金则向之筝与三弦遂为无益间物。何者？张机亦不知其假名托言之为书，遵守之、珍藏之以唱阴阳六经之说，惜哉！功罪相等，淄渑相混，未免通此而碍彼之陋弊也。晋王叔和撰次，宋成无己始注其书，一出而后至于今日，天下伥伥然莫之能折衷，是故方有执、喻昌、程应旄、张思聪、张璐辈又互论注脚，欲务上于人，回护调停，多属剩语，况其他涉庞杂者乎？承平百年文化不阐，闽商吴舶竞输异典，虽然学之不明，术之不精，皆坐吾人入耳出口未尝徵诸其身故耳。呜呼！养老慈幼之家，欲为良手乎？欲为庸工乎？不可不自辨其志焉。方今虽有世务相妨，亦须破冗日相规，切，洗垢、摩钝，以来新知。然则临疾处方，才略机发，各适其可，固不待言。此可以推类而通其余矣。窃又谓苦口丁宁不止张机而诸子百家其劳亦钜焉，则似乎未可全摈斥之也。每就日用医事之实，稽之千古以取其则，敢加鄙见，著为一书，题曰《伤风证治约言》虽使数十其卷，帙数万其纸叶，伤风变状岂能尽哉？斯书言简，不用文采，亦将怀挟随身以防不虞也耳，予也不肖，日侍亲闻口授面命，仅了大义，若二三同志不以予言为迂，则庶乎向之所求不远不难，或有造端进步处也，请其过约而不尽义者则指摘疵评，明者审焉。

享保壬子正月八日椿庵后藤省仲介甫书

凡　例

是书属草，固非定说，今姑命诸剞劂，氏者动以缮本失真故耳。若予后来有所发明，则又何惜毁版乎？所谓方法不在此限稍覆一篑。切告同志，然病家须要择侍养看守者为第一义，而医疗则多落乎第二义也，何者？食衣灸药，进退有节，是以看病矜式，亦于大意治例中可概见矣。

治例后谓一方者，即自制药方也。常用施人，每每奏效，然方本不足尚且恃焉，苟非有活法以处之，则方终无日于相中也。是故张机方中仅择其善者，而予亦举一二方，但顾类推，何如尔临事制宜皆存乎其人矣。

篇中所举药下谓大圆匕、中圆匕、小圆匕者，古米量法多难遵用，故吾门始以银口造匕三等，其式古之方寸匕上更加方寸，四片围成方匕有嘴属柄。如孙思邈称药升者，后或圆围平底，阔上窄下，同其入实，命之曰大圆匕，其半者曰中圆匕，又其半者曰小圆匕。用是抄药持柄微动，令上平调如施斗格，乃知某匕容某药几钱，某药几分，而后得合剂，各药不差铢分也。此邦医家常用木叶样匕者，似便不便，容受难定，毕竟吾门造用圆匕者，人间事冗，不烦等子耳。然若其微者，非用等子则不尽善矣。

大略四五钱药，用水二合煮取一合为率。陶匠所作药盏有大小无定准，此方今幸有升合者从之可也。且药一品单方之外，或四五品，或七八品，并力奏效，全系才能。然汤味亦不适口，则颇失和羹之意，惟要服药者不恶味气之偏耳。又诸药煎时不假布囊，先倾一剂之药，投之滚汤罐中煎了。如法纱漉去渣，直取清汁，令顿服之。日夜随证，尽三五剂，至其分温再服、三服，则但恐性味耗散，不堪为用，实与茶汤气味过时损脱而不美者一般。是以予犹不贵张机再煎之法，而况今之头煎、贰煎，沿习成俗者乎！殊不知头煎、贰煎之法，本肇于孙思邈为贫家而设焉，医人徇俗，吁亦愚矣！夫人偶有嗜丸散汤药者，或伤风、中暑，烦渴引饮及霉疮、疳疮、便毒、脓淋、结毒等病，当时肠胃充裕无恙，则大剂汤汁虽至浓稠，而分温久服多饮亦不忌焉。若夫有疝毒蛔虫者，动致胸满不食之患，虽使剂重水多亦至其分温数服者，则不如剂轻水少而顿服之，气味有力，且病人口腹之易消受也。然则药水多少宜从其病，医人不分轻重妄以大剂为事，必有牛刀割鸡、长殳刈荠之弊，况乎务投小剂稀汤欲治剧险危笃之证者，则皆吾门所可戒慎也。

方书言伤风寒则脉亦有阴阳运气分配等说也，故予尝著脉论，言其梗概，今复校勘以备搜览。

目　录

伤风治证约言

后藤省仲介著

裘庆元吉生校刊

伤风名义

风本气也，静则气，动则风，亦犹静则水，动则波。此气分之则一阴一阳也，而风之为阴为阳亦彰彰然，皆可以不言而喻焉，岂非与天地日月相终始者哉？其使人为病也，上下内外无所不至，故《素问》云风为百病之始。尔后医人崇信奉承以冠于方书辨证之首，而坊间婴儿不知其语之欠莹，亦能脍炙于口矣。毕竟风者大气激发之假名，四时外伤之前驱耳。今推其风之为风者，自是风中有寒，而寒即风之帅也。审辨深义以征予言之非妄矣。原夫夏之流辉也，炎炎赫赫，沙煎草焦，矮屋湫隘，如坐甑笼，人皆将裸袒而解愠焉。当是之时，执扇持翣，左扬右挥，要有其风之透衣，而少去郁蒸之气耳。而况消暑涤烦、战叶鸣条、微微拂拂、自天上来者乎！唐殿可以联句，陶窗足以高卧，是虽此热之甚，而得风频冷频憩，则果非寒而何？若乃冬之猛威也，凛凛冽冽，雪深水坚，熊席狐裘，如着铁石人，皆将密沉而拥炉焉。当是之时，塞牖下帷，重衾温食，惟惧其风之过隙，而多负昼光之暄耳。而况呼地号天，飞砾扬尘，黯黯剪剪，自云边发者乎！武卒可以堕指，壮士足以悲吟，是虽此寒之甚而得风愈严愈肃，则果非寒而何？呜呼！风寒之戕人也，其害固有不

可胜言者矣。善哉！张机犹似以轻重分风寒，故首条揭出中风伤寒，而其于取裁阴阳营卫三焦等尤为可惜焉。至晋王叔和亦谓，伤寒之病从风寒得之。其后戴思恭、徐汝元总谓之伤风寒。然可指风为寒，而不可寒为风矣。以予观之，非时伤风，呼为伤寒，则与冬时名中寒者（医家所谓正伤寒也）相混，而呼中风，亦与痱证误为中风者相紊也。或谓热病，（《素问》）、寒疫（张机《伤寒论》）、横病（孙思邈《千金方》）、汗病（陈无择《三因方》）、霜露之疾（屠隆《文苑》），此等名目犹未稳焉。而况于伤寒上加正字或类字，亦岂异于头上安头乎？吾门通以伤风称之，实未敢必其当否矣。盖尝思之风者四时常有之物，而不可独以春及肝木为之分配焉。春夏秋冬之间，动生凶邪沴气，而使其流行，搞虚者则唯风势也已。凡人感召之初，不必以疫呼之，由病致死，病气、死气满于一室，无隙可避，沿门阖境，互酿之气，上搅苍天清净之气，下败水土物产之气，人在其中，亲上亲下，长幼传染相似，谓之天行时疫（或云天行时气），即是伤风中之一证也。如《素问》所谓岁气之说，及虞抟固执少阳、阳明为因者，琐屑支离，终无认真，此邦医家以其轻者名时疫，重者名伤寒。病家亦从此言，不可不改正焉。天疫之来，自古有之，故《周礼》方相氏

傩以逐疫，而孔夫子朝服亦不得已也。夫人受疫素无定体，必有表里上下之差，其邪之流脉自似有小大者，大邪中强人则重而易治，大邪中虚人则急而难治，小邪中强人则轻而易治，小邪中虚人则缓而难治。若豆疮者，虽一奇邪，亦当假风，况乎痢疾、痄腮、麻疹、水疱等病，皆属于外邪，而其实在风中矣。盖疫名分类繁文无要，古今华人滔滔皆是，约而言之。则不出于疡疫、肿疫之二也。又王叔和云：中而即病者，名曰伤寒；不即病者，其寒毒藏于肌肤，至春为温病，至夏为暑病（朱肱为之晚发伤寒，非也），全是纸上空谈，决非实诣。其误肇于《素问》，而与王海藏谓新邪唤出旧邪者一般。若其寒毒延至秋冬，则变生何病何证乎？予未能预定其病机矣。既而有沽名网利者曰：某年某月，当患某病，某重而死，某轻而愈，汤药一得，偶中饰言，要誉昧者称奇，妄诞欺人，此良以道自任者之所忧也。又《八十一难》以温暑嵌在乎伤寒有五之中，而沿习至今，回护分疏，俗谚所谓，一盲引众盲。吁！遂无不与之俱陷溺者鲜矣！近世称瘟病者，本就温字或省水旁从广曰瘟，转为疫病之义。故有大头瘟、蛤蟆瘟、瓜瓤瘟、疙瘩瘟、绞肠瘟、软脚瘟等证（详见于喻昌《尚论篇》。又陈言云：狱温、伤温、墓温、庙温、社温、山温、海温、家温、灶温、岁温、天温、地温等，名愈多愈乱，竟无要领，皆杜撰之谬言而未切认其因也耳）。虽其立名异状，要之本唯邪风耳。所谓温病，亦春月之伤风，而医籍别立瘟疫一门，非也。若孙允贤台而论之，先得我心之同。然又中暑者，烦闷卒倒及自汗、口热、神思倦怠等症，即中热也，史云暍是也。仍为中寒相对之名，而于风

湿毫无与焉。若夏暑、冬寒，犯之必中，不犯不中，譬犹火水犯之，必得焚溺，皆以非邪气而为本时之令也。张机所谓中暑，皆是夏月伤风湿之证，而浑与张洁古、李杲辈之见奚择哉？又富贵安逸之人外苦炎燠，内啖生冷，多见怕热、腹痛、吐泻、霍乱等候，均是谓之中暑。然其因不一，尚有兼证则非真中暑也。况有吴括苍所谓冬天伤暑者乎！凡自温至热，自凉至寒，自是春夏秋冬之序，予其温热凉寒之外，天常有阳热。地常有阴寒，人皆居地，而不居天，则虽夏月亦当有寒湿之患，何独于四季十八日始见中湿者耶？是以伤风中或有带山岚瘴气者，或有被雨露水湿者，或有野狐精物亦乘虚以凭者，虽然病名概之举风之一字者，则以其从外入内莫有专于此者也。由是考之，邪气所中，已亦不知暗袭潜侵，若有若无而后随见表里诸证之类，今之风疫比比而有。然则初起无洒淅恶寒者，四时通称伤寒，恐不允当，故吾门始以拟名伤风，学者宜再思之。

六经辨解

一元气之在全躯也，表里上下玑璇轮转，其保续之者即水谷是也。水谷入胃，元气并力，腐熟之，熏蒸之，而其气之淳精华滋者无处不到，到于血分则赤变以生养其血，到于液分则白变以生养其液。皮肉筋骨，亦能一本，而阴阳之道行于其间，此乃生生自然之天则也。原夫背部为阳，腹部为阴，古今雷同之说，未尝有悛改者也。以予观之，则其所取象似相违矣。夫人南面而立，则东西南可见，而北犹不可见；取之一身则左、右、前可见，而后独不可见。是岂非腹部为阳，背部为阴之明验乎？且人之一身，总而言之则左右、前

后一气贯之。而血液相与活泼运行，其所动者为阳，故耳、目、口、鼻必开于前，胸腹肉薄近于胃腑。而蒸腾之气输也强矣。譬诸春之相生也，虽一草一木抽茎甲、吐花蕊，多自南以及北。是《老子》所谓万物之抱阳也。其所静者为阴。故脊膂肩胛必峙于后，背腰肉厚远于胃腑，而蒸腾之气输也弱矣。譬诸冬之相贼也，虽高山深林陨霜雪改，柯叶多自北以及南，是《老子》所谓万物之负阴也。故语云君子不以言举人，不以人废言，非但《老子》之言，虽出杨墨之口，若其言之善者，则犹可取焉耳。大凡背者表气易虚，则初当触风寒也，而何为阳之部位耶？腹者表气难虚，则初当逸风寒也，而何为阴之部位耶？若夫一切山精水怪阴分为之，扬氛起焰而至于其阳分，则尽莫不潜伏屏息矣。不可妄别阴阳、营卫以说风寒先入之事而。腹背手足表气不充，则风寒乘虚袭入者，此其必然也。于是乎，太阳、少阳、阳明、太阴、少阴、厥阴，手足十二经等说，附之好运气数学者，而旁途捷岐不可惑矣。何者？四象配四时则可言，而配五藏则不足，故言六气，水即太阴，而谓之太阳寒水，火即太阳，而谓之少阴君火。木未厥阴，金何阳明？加之任督二脉、奇经六脉等，名迂怪虚谈，愈出、愈乱，全非实际得力之论。而无益乎医事者也。毕竟人身一经络耳，其中大经、小络条理秩然，而上下、内外，左右支别，殆不异乎老丝瓜之缠纽如织者也。固无阴阳易位、腑脏倒置之理，则不可每经有始终根结而止矣。故风寒一日受之，热气已成，吾身之一统，然则谓之传足不传手，伤足不伤手而可乎？抑又有刖足保命之人，则其身当无足六经，而患风寒乎？《灵》《素》作俑，惑世诬民，

后来诸家局于见闻，而不过持循讲习于此耳。惜哉！戴思恭、赵继宗等一二人仅有所疑，而终莫为之平反也。予亦以其所久惯呼，难猝勇革，务为风寒类证之暗号也，已有年矣。然张机，犹似诡遇获禽者焉，况后世承其口气从事于此，而绝无六经传变之可言，则其法不正其治多误耳。故予今不敢为牛后，姑设浅、深、闭、脱四证，岂好辨哉？予不得已也。盖倡明此道，实乏其人。即党分处，诸侯之国，亦不免调高寡和，反为俗人所嘲焉。若以好辨之嫌，而遂辍不言，则因循苟且，必不能自拔而日新也，弥以振起家言，君子其或不罪乎？

伤风大意

风寒之伤人也，背腹手足必无规定，而华佗独立风寒渐入之说者，此为稍近理。是故病证未见，有单经挨次相传者，而况于李东垣、王海藏所谓传本巡越、得度首尾等例乎。刘草窗则谓传足不传手。陶节庵则谓伤足不伤手。均是五十步笑百步之类，而殊不知人身本是一经络也（又吴缓所谓阳邪，传阴邪，传及虞转引至人传云，传经专经即病，郁病等名目，亦皆可谓凿，且悖理矣）。夫人行住坐卧之间，若正气、邪气卒然豆凑，直有正气之所才蹶，则邪气乘之排冲散漫，以见缓急轻重之候矣。盖伤风者，须要明辨三证，精察疗体焉。一曰经证，此乃邪气初入之门，分而言之，则有浅深二证也。其浅证，古谓之太阳病（又与通体太阳不同），非也。此邪气袭击表气而里气将愤激之时，必见恶寒无汗，头痛脊强等候，宜用峻发之剂，即桂枝汤、麻黄汤之类是也。其深证，古谓之少阳病，或半表半里，非也。此邪气

滚动表气而里气已郁蒸之时．必见寒热、呕吐、耳聋、胁痛等候，宜用和解之剂，即青龙汤、柴胡汤之类是也。二曰闭证，古谓之阳明病，或胃家实（一曰脾约，或曰入腑），非也。此本元气有余之证，而热爚势乱表气逆聚里气则肠胃中之燥结者，必见怕热、烦渴、谵语、发狂、尿赤、屎硬等候，宜投汤药，早以疏窕元气之将闭者，即白虎汤、承气汤之类是也。譬如亢旱之烧空也，时亦甘雨，沛然一下，则谒水之民解愠开颜，忽至嘉润，再起枯苗矣。三曰脱证，古谓之太阴病、少阴病、厥阴病。（一曰传经阴证，或曰直中阴证），非也。此本元气不足之证，而热势减陷表气、攻夺里气则肠胃中之，疲乏者，必见目昏、面煤、舌卷、囊缩、厥冷、自利等候，宜投汤药，早以充张元气之将脱者，即理中汤、四逆汤之类是也。譬如劲兵之破垒也，时亦救将惘然一走，则罢散之，卒崛起溃围，忽至凯旋再得粮道矣，然脱证多是不治，而其闭证，间有可治者。焉意其人之为体也，一个壳子包著腑脏，若从壳子上论之，则头面、手足、腹背，以至耳、目、鼻、口、皮肉、筋骨皆是属表，而从近壳子处论，则咽喉及膀胱肠中亦出表之路也，其直称里者，五脏精神所居，乃去壳子俱远，而不可令外邪深入耳，故经证轻者为表之表，必有憎风，喷嚏，面色光浮声重。鼻塞时，流清涕者，俗呼谓之冒风（又云感冒），即伤风中之至浅者也。经证重者兼里之表，多见咳痰、呕吐、饮食难进、自利秘结、小水赤涩等一二证，此不可妄谓，邪气人里也。又闭证者，里之表，面热之猛势多，是吐下通剂之，可治者也。又脱证者，邪气在内，深窥奥堂肠胃亦虚。难吐难下，绝无邪气可驱之去路，则难治之证，自可知也。喻昌一人已论此理，颇近予之，所尝忆矣。然则风寒最宜临轻早治，若非但讳病失宜，及有赖药，侵风以得再感者也。如夫近世之人，不问长幼男女固有疝癥，为之加工何也，腑脏之间各有脂膜络绎接近，而元气血液融活透彻者，此其人身内景之常资也。若脂膜中间，一生空气聚散来去，如云如风，或宿上则为噫，嵌下则为屁，全非腹里固有之物，潜消默化不复存迹，有时怒张走痛无常，就其形样，称疝称痞及瘕痃，别名而实一物也。又脂膜之外，瘀汁垩浊，日凝月积，成癥成癖，随其隙地，形样不一，城狐社鼷，不可妄攻，皆是腹内祸胎之著且大者也。当时腑脏无恙，反被元气过化。畏缩连窜无复出头，既而邪气中经，腹气多易震骇，疝癥乘势左右，上不支撑厌汤，敝障气隧，是以经证或有似闭证者，或有似脱证者，或脱证有似闭证者，或闭证有似脱证者，后人于此等处漫不加察。治方一差，暗伏危机，邪气纵使侥幸退舍，荏冉时月，遗热损体，渐成坏证。夫坏证者，多据医药误治，是王纶所谓伤药之类也（韩祗和以坏病别为一证，用羊肉汤，误矣。戴思恭谓坏伤寒，亦名义不稳）。或变痢、变肿，有死者，有生者，或日夜久咳，漏气、精血，失所凭持，肉削骨立，恶寒、晡热，自汗盗汗，吐痰、咯血，有酿成痨瘵者，岂可不慨叹哉？故有疝癥、虫豸、瘀血、癥毒之人，其势内外环攻夹击，此非伤风本来之病，则表里上下俱见异状，名谓之党证，亦可又有兼痫证，哮证及滞食宿酒者（朱震亨云杂合耶，戴思恭云夹食伤寒，皆此之类也）。当由病家傍人详问：有他所害来路也否乎，然后针灸药石权以裁之。则自无一定不变之弊也，若欲从张机求如式见证，虽历数千人之，多而恐首尾内外不相合焉。殊不知望、闻、问、切及腹背看法，一概施治以托，外邪实博者之，孤注耳斯亦危矣，今之患伤风者，多系七分内伤三分外感，是即内势已成之后，微邪扇动早以启行者也。故初病脉细数，或腹皮急陷中央或弦，或腹皮虚松脐下无力，或颤神倦畏寒喜暗，或面唇青白闭目懒言，皆是耽酒好内元气虚惫之人，又在目语额瞬旦夕名利之辈。而医家呼为挟虚伤寒，或劳力感寒者，亦此类也，于是乎食养（凡谷菜外鸡卵、鳗鲡、海参、干鲣、鳟鱼等物，烹饪盐梅不可乖方，尤忌生冷泥滞，即时难消者，故古有食医，今委度外。呜呼！世人何不悟耶）保城为一良策，不专以外邪为竞主，喻诸墨汁着染糊绢，虽使汤澣速除墨痕，而绌薄绢地揉摩擦破，遂为无用之弃物矣，又伤风寒病多有咽膈生痰者，必见咳喘干呕等证，犹疝瘕郁窒所致焉。其吐如墨、如脓、如破絮、如桃胶、如蚬肉然。《素问》仅有咳涎呕沫、出青黄涕等语。张机《伤寒论》，亦称涎沫不用痰字，《金匮要略》已出痰饮二字，全为肠间蓄水，而非近世所谓稀清为饮，稠浊为痰者也。晋时淡痰通用，不为炎上之义至，宋渐指口中所吐之物耳，此古今之一疑城，盖古少而今多耶。又孕妇伤风甚则为热所动，拒食呕饮，终至并胎俱毙，必勿拘以重身反害其母，有故无殒，何可惧乎，产后伤风多有兼证，或恶露未尽，少腹频痛（俗云儿枕痛），或蒸乳发热，或身见紫疹，或经筋拘挛如痉状者不可轻视，以为常候也。又在小儿，则风寒易感易解而晋以来有谓变蒸者，非斯乳食虫癖之所致，则伤风寒也，岂复有此先彼后如，一变生肾志，二变生

膀胱，每变三十二日及暗变等之理乎，后世谓八岁以下无伤寒者，亦医家妄言，不足深责焉。大凡风气新解之后，不欲饮食，稀吐痰沫羸瘦蓐卧他无所苦，研米粥时，少吃至于粳饭呕恶不纳，或死或复旧者，极在蛔虫积瘕之人，熊胆黑丸可择用之，强用汤药反助逆动，不用而死，虽用亦死，须不治以待其自宁而可也。又愈后之伤处元气犹未健行，熟路逐旋因邪易入而有其绵夹单衣脱不慎者，则汗窍开泄非但再感，或令邪风数次袭之，而损亏元气以陨躯命，诚不可稍有疏虞矣，否则口淡无味，需物消间。梳沐酒色，只管犯禁，有小才智不能自克，食复（或云发哺，《素问》云：病热少愈，食肉则复，多食则遗，此其禁也）、劳复（又有女劳复者，此非张机所谓阳易阴易之类），比比皆然，故古人云，病加于小愈，岂虚语哉？《灵》《素》以来论风寒者，或以营卫三焦牵合焉，或以日数药品决裂焉，且驾合病、并病，再经过经两感传属等，说而其甚者，则落乎马宗素运气无稽之术矣。呜呼！诡计左道莫此为甚，索治之人未有不因之而毙者也。学者若能以意隔反类推，则杂病等法亦思过半矣。

浅证治例

凡经证浅者，宜峻发，不拘日数多少，不凭时令寒暑，恶寒、恶风、头疼、身痛、腰脊俱强，或发热，脉浮紧而无汗者，频进汤剂，衣被厚覆，早取津津微汗，以严太过之戒一时间许，周身相润，而目眦微黄者，邪气无不消散矣。得汗之后，气爽脉静，必停后服，当防再感。《素问》所谓衰其大半而止是也。若汗多者，用扑粉方。

汗后壮热，尤为凶候（《素问》云阴阳交之类也）。其服汗剂人，汗不出而风围自解者亦间有之，若一时强汗之，致使如淋如洗，则胃气反驰之于表，分而津液随漏，饮食随减，筋惕肉瞤，卧起不安，且恐卒然亡气，以见寒慄沉昏，叉手冒心等证，此非速用参姜汤，或参附汤，则元气外去，而不能内返也。盖桂麻二汤总驱外邪，其中有少不同者，如桂本为解肌，不问有汗无汗，必治恶风脉浮数者。而麻则为恶寒无汗、头疼项强、脉紧而喘者设焉，桂麻服法各啜热粥以助药力可也，何止桂乎？陶华云：春分后忌桂麻。而以张洁古九味羌活汤代之者，吁亦过矣。其始出于韩庞辈，谓张机之法，宜于昔而不宜于今等语也。凡怔忡短气、舌干、咽痛、脉细数无力者，不可任意发汗。多是三分外感，七分内伤，宜与柴桂合剂及顺气加减方。又表证初兼吐泻者，多在其人平素易下及滞食者，不可妄谓邪气入里也。又表证一衄，谓之红汗，衄乃解者，不过少解其烦瞋未能解深入之邪。若其邪，有沉滞未尽者，则早须用汗药，而免其再衄矣。又冒风轻证，宜生姜酒，不饮酒人，顺气剂，外一味辣茄汤、一味生姜汤、连啜数瓯，汗流彻体亦良。若邪入稍深，则嚏止、涕干、伸欠不作，头痛顿退，故有得是证者，则为邪未深入。若鸠尾之下，左右有动气者，邪气未解，宜施治方，病魔虽已消散，汗孔尚然疏豁，须在避风之处，静养三五日俟腠理致密。特忌：上厕便利，室中宜，用亵器惟以衣衾遮护，肩项及膝为要。病者汗后，性急事冗起坐，衣服不顾调节，且侍养无人，不言其非旋即冲风能致复感，《灵枢》云：避风如避矢石者此之谓也。凡瘥后，十数日或一月许，终不惺惺者，皆由疝癥瘀血相碍，相激而里气未得遽宁也。又口唇发小疮，或身见风瘖瘰者，余热解时，间亦有之。又病人虽大汗透寝，具亦有一时而止者，则反易解散不可必以濈濈微汗为度。如夫近世所谓搖脚接汗火攻蒸法，中寒之证临机应焉。

桂枝汤

桂枝二大圆匕　芍药同上　生姜七分

上三品以水二合，煎取一合去滓顿服，中病即止。凡处剂之时，邪气易解者，小阔。其间难解者，小促。其间令药势相及耳。

予尝有言，此汤今去甘枣二种者。本以桂皮中带甘味也，但偏嗜甘味者，加甘枣亦无妨。不问男女老幼多有疝癥蛔虫强用味甘者，则恐胃中泥滞，或间致呕吐不食之患焉。且如酒客病胸中满逆则甘物不可用也。

麻黄汤

麻黄二大匕　桂枝同上　杏仁七个

上三品，以水二合，煎取一合（去甘草如桂法）

生姜酒（今时之人感冒，必以姜酒取汗，其法生姜擦烂，酒浸，温服，是即。戴思恭为蛮法者孙对微，呼谓之神仙粥也。又此邦有呼为味噌酒者，此比之生姜酒味和气香，尤为有验。其法，味噌、椒二品以擂盆能擂了，放火烧锅炒上二品，入清酒三五盏，以调和之者也）。

一方（主治老幼男女伤风轻证）：

茯苓　半夏　芍药　桂枝　厚朴　橘皮　甘草　生姜

上八品水二合煎去一合（藿香、葛根、升麻，随证出入加减，热多加黄芩。烦渴或咳去桂朴加果赢。咽痛去桂朴加桔梗。痰喘加紫苏子、罗卜子、杏仁、枳实、皂荚、竹沥类。一二品小儿只小剂耳）。

深证治例

凡经证深者，宜和解。若自浅入深，则里已近灾，未可宴然称无病也。今之伤风，多见此证。邪气正气排笼相持，各无进退胜负，苟非和解则难求成矣。故后世赵继宗论伤寒不必传经者，此为稍近理焉。惜乎！取用和解，禁吐、汗、下三法，其遗祸至今，犹未息也。元气有余者，必变闭证。元气不足者，必变脱证。毕竟初起峻发不彻之为耳。或寒热、痰咳、耳聋、胁痛或口苦、舌干、不欲饮食或渴，不渴，呕，不呕或胸中烦，心下悸，或舌苔白黄，语声嘶败，或每日如疟状，脉自弦者，即是和解之证。宜用小柴胡汤。其间随证以消息之，不可妄投大柴胡汤，将闭之时，此汤主之。若寒热不解，喘咳，干呕，或心下有水气者，只宜和之以小青龙汤类。若恶寒、无汗，如烦躁者，即酿成闭证之时，须用大青龙汤。汗中兼折逼内热势矣，盖舍汗下，吐药之外，均属和解之剂。乃令袭人之邪潜消嘿夺，今时动辄有党证虚证者，必顾中气以托外邪为佳。如拒药恶食者，宜参姜汤送下，黑丸。凡浅深二证解后不了了者，灸为善着，膏肓、痞根、及背九俞以下至十四俞，随宜取以灼之，又疝瘕气逆，手足易冷，腹中急痛，恶味苦者，先灸足三里等，兼用小建中汤，若有呕则非建中汤所宜也。

小柴胡汤（柴胡　半夏　黄芩　人参　甘草　生姜）

大柴胡汤（柴胡　黄芩　芍药　半夏　枳实　大黄　生姜　大枣）

小青龙汤（麻黄　桂枝　芍药　五味子　半夏　细辛　干姜　甘草）

大青龙汤（麻黄　杏仁　桂枝　石膏　甘草　生姜）

小建中汤（桂枝　甘草　生姜　芍药　胶饴　大枣）

一方

大麦二大匕　半夏　茯苓各一大匕　芍药　橘皮各中匕　生姜七分

上六品以水二合，煎到一合。

凡伤风寒，半解之后，疝瘕伺隙以进其身，故体疲脉小，他无所苦，恶食，吐痰，屎多为闷，后世用补剂者，宜以此方治之。惟开胃散结，则余症自退耳。有热加芩，有泻去芍，若拒药汁者，亦多无不消受焉。

闭证治例

疏窕剂中，白虎主烦渴，承气主燥屎，此其大要也。古人皆因脉证，多辨里热里结而不如予之以手按腹，直决疏窕矣，何者？先以手指重按病人腹皮，其里有热者，如火烘炙透于指中，而表热者，举身有热按处暂散也。若夫里结，必有里热硬粪多少阻住去路，脐下底如着饼，或如杏核，鸡卵状者是也。此证白虎承气可用之无畏焉。若热势漫无可御，必有躁扰不宁，则伤烂肠之里面皮理而圊血自泻下也。虽使许水亦新汲井中者，频与之无妨，且欲饮一碗，只与半碗，常以不足为善。不宜一饮而极意也，遂令病人恣饮过度，则为咳、为喘、为呕、为泻、为肿、为悸、为水蓄疼、为水结胸。故后世所谓：以水噀面浇身，或置病人于水中等法，皆是医中之操霸术者欤？又大渴谵语，骂詈，善恶不避亲疏者，宜以辰砂，加入水中饮之。西瓜梨浆糖水亦良，其引饮者，嫌冷喜热。多属虚证，不可妄投白虎汤类也。或目赤眵凝，舌苔焦黑（甚则芒刺干裂如炭）或口疳，气臭，鼻如烟煤，或紫斑赤疹，爪甲色红，或上气喘促，烦渴狂言，或弃衣揭被，扬手掷足，或逾墙上屋如见鬼状，或腋下掌心漐漐汗出，或周身无汗，剂颈而还，或小水赤涩如红苋汁。或脉细数无力者死，或迟缓或沉而有力，其上兼证者，早议疏窀攻击之法则十全之功可自得矣。苟或当下而不下，则热毒随剧，津液随枯岂可一以下药，宜迟为说乎。然屡屡欲后，而弩睁伤气者，则勿用承气及大柴胡汤类，先用红夷所来导器急射温蜜，则肠中自得润滑，而燥屎因是易下，诸证一时俱解。张机蜜煎导法，或近来香油导法亦可。此邦今有做红夷法，以□铜造之者，若无此器，则未用烟管。留其吸嘴，刺入患人肛门三四分，乃去大头处，稀蜜微温，加皂荚末口含用力直吹送之，则津回肠润，久积之物必尽出矣，极良法也。若坚满，曾无上厕之意，则于肠之下际，为燥屎未逼者是，以蜜兑无益下药，为捷服后转矢气者仍以炒盐（烧垗并温石能暖之亦同）纳夹绢袋于其病人腹上，款款熨之，则药气通透而屎自易便。故下后，神清气爽，身凉，思食皆愈之兆。如及腹满，身热，谵语不食，唾卧不宁，并发紫黑斑点，此当汗不汗及已汗而热不散，当下不下及早下而热乘虚之患也。而粗工动辄不知病人稍涉虚证，认其数日不更衣者，妄投驶剂，以致初硬，后溏之证。贻害非细甚可畏也。一种闭中稀粪水自下者，此结粪外之傍流而，非胃虚肠虚之泻，即肠胃外之宿水，

偏渗于肠胃中，而融化燥粪之外面者也。故下物色焦，放屁酸臭耳，宜投小承气加减。方脉证既决又何难焉？凡如此者，多由误治。且诸所欲下者，必曰先与小承气则恐有大下伤人也。又屎尿如常，少腹硬痛，其人喜忘者有蓄血桃仁承气汤类。须量性禀施之，又宿食、凝痰胸中作苦恼者，并宜吐之，熊胆汁、瓜蒂散、淡盐汤、参芦汤与之。以指或鸡翎探喉中，即吐出也。又伏饮之证，与五苓散其人至于坏证。烦渴渐为水胀，须以吾门鲤鱼煮汁治之。若恶其臭味，且不能多饮者，竟非此物能治也。元气强者宜十枣汤，或大黄、商陆、茅苣、通草、牵牛子、赤小豆等药，随证择用亦得其效。又白睛黄者热势淘汰弥漫，将发身黄，于五苓散方内加茵陈蒿或丹青树叶，则黄从尿去下也。若皮肤薄绐茶褐色者，多者难治矣。大凡腹中时满，时减或腹胀，接之易软，或脐左右有动气，或小水清白数少，或连日不食脐腹，坦然无壅滞不通之状者，皆不可下也，只戒其诛伐无过之害耳。

白虎汤（石膏　知母　粳米　甘草）

小承气汤（大黄　厚朴　枳实）

大承气汤（大黄　厚朴　枳实　芒硝）

桃仁承气汤（大黄　芒硝　桃仁　桂枝　甘草）

五苓散（茯苓　猪苓　术　泽泻　桂枝）

十枣汤（芫花　甘遂　大戟　大枣）

脱证治例

考张剂中，四逆主厥冷，理中主自利。此其大要也。详言兼证，或畏寒喜暗，只

懒见人，或语声轻微，颜色青白，或头重手颤，神倦气怯，或眼陷鼻突，舌卷囊缩，凡兼如此数项，生机尚存一线。故舍灸及参附等，更无他法当籍者，但得手足渐温，自利随止，脉微出者乃可生也。或反目上视，瞪目直视，或面煤唇紫，爪甲青黑，或尿屎失禁，粒米不入，或拈衣摸床，两手撮空，或闭目蜷足，瘁瘁不省，或口唇颤摇，频呕频哕，或气喘痰潮，脉细欲绝，此即脱之死证。或精神昏瞆，头面喜扇，或无热无渴，舌结黑苔，或肤冷，脉道独见热势，或短气汩出，面腹虚满，或在妇人，则产后日近，乳缩股慄者，皆是危笃之证，不可治也。凡泻不但粥饮直出，药汁才吞入咽，汩汩从肠奔下如箭者，今用理中原不为过，其水泻之益剧者，则须投五苓散及利水药，反利膀胱不化之气，譬犹通支河水道以御急奔之势。若小水淋涩，两足浮肿，按之没指，甚可畏焉。又戴思恭所谓利肠者挟热自利，粪色赤黄，及下肠间津汁垢腻，宜用顺剂，尤禁涩药。然至吴绥所谓漏底则元气暴脱，亟以固肠为要。否则转气趋下，少腹自利漫无止期，即桃花汤及赤石脂禹余粮汤类可也。又蛔厥者，时烦时止，未为死候，乌梅黑丸诸杀虫圆，宜以参姜汤送下之。若至胃中无谷气，则谓脏结亦同而不可治也。又除中者元气奔散，将假谷气，急哺卒啜，自取暂快耳，若脉细数，眼中无精彩，而暗浊惨淡者，则一团元气留连未断，为之少延残喘，必当属缠以待殁矣。

四逆汤（干姜　附子　甘草）

理中汤（人参　白术　干姜　甘草）

桃花汤（赤石脂　干姜　粳米）

赤石脂禹粮汤（赤石脂　禹余粮）

脉　论

脉者，四诊中之末而其言不竢赘也。汉唐以来，方书取其一舍其三，而一又未明，讹承掩藏，不肯勇革，是以本邦医人，亦皆移于浮辞可深叹哉！凡四诊之于病机也，彼此参伍，不可欠一，吾门于四诊上，非惟加之，按腹候背手足看法，且以鼻嗅知病人臭恶之气，此可谓详补古今，未言及之缺典者矣。于是乎，邪之浅深，久近证之轻重缓急，断然无复可疑者也。夫脉元是血气活泼充灌之势，内非各开三口，沸腾而出，则一脏一腑，一阴一阳之患，更无显于两手掌后之理，而况有运气支于分配，假托之可言者乎何也？有一病人，于兹暗坐室中，穴壁出手，嘿然不谓形色、性情，试使历几医人，切其脉道，而预以辨识何病、何证者，则予未之或闻也，意其持脉，即验轻重，生死之一事而绝无。某病见某脉之定规也，略可知矣。先以中指探掌后，高骨上为关，得其关位，然后齐下盐禁二指，若人臂长则疏排其指，臂短则密排其指。轻手得之曰举，重手得之曰按，不重不轻、委曲求之，曰寻。所谓三指停稳者，自然之行也。二指不足、四指有余，仍执其中焉耳。古不称关，总寓尺寸，故《素问》似以中附为关位，关之前，去鱼际为一寸，而盐指之所下，因名曰寸。关之后，去尺泽为一尺，而禁指之所下，因名曰尺。原其关名，肇于《八十一难》。此以三指揣按之，次犹两州昼首之设一门也。又秦越人虽无明文，而不主喉傍跗上，独取两手掌后者，其见卓矣。盖病脉之来，多不单至，然全属大小，浮沉，迟数六脉，而不大不小，不浮不沉，不迟不数，调匀和缓，意思欣欣，难以名状者，谓之平脉。故紧、弦、细、伏、促、结等脉，今之病者，虽多有之，亦无不自六脉而推焉，其他华人妄立脉名，图形韵语以便记诵，而卤莽减裂，实不能自知者也，就其分呼，愈添蛇足，皆使后人，以启好异之心矣。方书论脉，非但七表、八里、九道之谬名，而如《素问》之鼓搏喘横，张机之慄卑荣章，纲损纵横、逆顺及奇经、太素、天和、真藏、关格，妊娠五连、六绝、七独等脉，皆是无用，饾饤不堪其烦也。毕竟脉者，惟察数，与不数耳，脉数，俗呼谓之脉进，即病进也。殆可以一言蔽矣。不问男女、老幼，不别外感、内伤，若指下脉数，或兼见沉细，则轻者必重，重者必危，危者必死，甚可畏焉。又有脉傍行者，谓之反关，或有一手反关者，或有两手反关闭，或有反关得病，则顺行复原位者。至于其六脉之见则一也，此得之于有生之初，而不可必为病脉矣。大概有证脉相符者，有脉证相左者，或元气顿虚之证，其初脉病也多，或元气渐虚之证，其初脉病也少，故后世舍三取一之人，如夫脉之不始病者，飘然自外，而遂致笃证矣，呜呼！学者，朝研夕考，翻悟前迷，则可免乎，连代沿习之岐蹊也。

《伤风约言》终

解围元薮

内容提要

　　《解围元薮》四卷，明沈之问辑，黄乐亭参订，为疯癞二病之专书，分疯三十六种，癞十四种，集方二百四十九。条分缕晰，明白畅晓，疯、癞二病可无忧矣。本书为越州某老医所藏，视如拱璧，曹炳章君以重资向某医购得，而毁于火，未克流传。嗣某医老病缠绵，呻吟床第，资财已尽，病亦垂危，请何廉臣先生诊视，竟以此书为酬。本社以他种书籍向何氏换得，亟付梨枣，以供同好。

目　录

解围元薮　卷一

明沈之问先生辑
锡山黄钟乐亭甫参订
绍兴裘庆元先生校刊

风癞论

四时酷烈暴悍贼邪风也，为病最甚，残害最剧，古人称疬为恶疾之首，患之变败形质顽固不知所之。

酷，恶毒也；烈，凶猛也；暴，速也；悍，刚也。皆风之质也。春夏多有旋风，秋令多有飚风，冬有严寒，皆煞疬之邪气也。经云：冬至之日有疾风从东南来者，名曰贼风，最能伤人，犯之不可解，俯仰动作不可得矣。按之应手而痛，烙熨则爽，时刻抽掣，击剥疾火，冲荡气血，轻者结为瘰疬，重者聚为偏枯。若遇热郁抟凝，则变为附骨痛疽。如寒湿凝滞深入脏腑，久则积成风疬。人皆不知：阴阳和平，寒暑适时，则疾病不作；若天地变驳，风湿舛逆，是为不正之气，则人感而病焉。《说文》云：虫入几中曰风。故风动而虫生，虫无风而不育。诸虫皆八九日而化，感八风之邪气而成形也。《灵枢》云：从东南来者曰弱风，其伤人也，内舍于胃，外在肌肉，其气主体重。从正南来者曰大弱风，其伤人也，内舍于心，外在于脉，其气主热。从正西来者曰刚风，其伤人也，内舍于肺，外在皮毛，其气主燥。从正北来者曰大刚风，其伤人也，内舍于肾，外在骨与肩背之膂筋，其气主寒。从西南来者曰

谋风，其伤人也，内舍于脾，外在肢腋，其气主弱。从西北来者曰折风，其伤人也，内舍小肠，外在手太阳之脉，脉绝则溢，脉闭则结而不通若死，其气主关格痿恶。从东北来者曰凶风，其伤人也，内舍于大肠，外在两胁肋骨下及肢节，其气主强劲洞泄。从正东来者曰婴儿风，其伤人也，内舍于肝，外在筋纽，其气主经。乃煞疬之邪气，非时暴悍酷烈之毒；中于人身，即生诸虫，滋蔓为害。自古圣贤避色如避寇仇，避风如避矢石，鲜有大病。而人不畏避，妄肆纵欲荒色内虚，恶风乘假而入，故多疾病。黄帝云：八风之毒，百花犯之无色，百谷伤之不实，草木触之枯瘁，禽兽中之颠獗。水御之狂越，土蓄之崩裂，人中其邪，则成麻疬。虫生脏腑，啖肌髓，飧血液，形态丑恶，神思昏迷，遍身疮秽，先儒曰疬，即此候也。中古分为风、疬二名，内驻曰风，所感深；外著曰疬，所感浅。风甚于疬，而疬轻于风，形气本源则一类也。又曰风入脏腑，久注脉络，数年之后，发于肌表，由渐而变疬，一伤人即发疮秽，至见败形。故风疾发迟死速，疬病发速死迟，大害皆然。江北燕冀，呼疬为炮疮，南人拟其名而曰杨梅疮，又曰广东疮。盖闽广间有室女过疬，即生蛲虫，发为恶疮，秽毒极盛，其气易于传染杀人，

因此滋蔓于世，相感而生。

充塞脉络之内，输散分肉之间，荣卫不利，肌腠䐃膜，气聚不通，使血瘀不流，筋骨弛缩，肤体腐烂，脓秽淋漓，眉须脱落，手足痿痹，趾指堕折，寒热麻痒，或如棰楚如掣，掌如挛如缚，如拶如夹，瘫瘘肿酸，荼毒疙瘩，百恶对骈，集得之所由，有五充贮而满也。分肉，腠理也；输，运纳也；䐃，结滞也；膜，胀闷也；瘀，凝寒也；弛，涣散也；缩，拘急也；秽，污浊也；淋漓，黏污也；秏，败脱也；痿，半边罢软不举也；痹，顽痛也；指，手指也；趾，足指也；麻，不知痛痒也；棰，击刑也；掣，牵绞也，掌以木为刑床，杰住不容转动也；挛，筋缩也；缚，绳缚也；拶，刑其手指；夹，刑其足踝，此皆痛而难忍者，言风疠有此异常之恶候也。瘫，手指屈倒，不能执物也；瘘，肌肤枯槁也，肿高起也；酸，骨节麻痛难动也；疙瘩，颗块也，此言风疠之形势也。足少阳胆，其荣在须；足少阴肾，其荣在发。冲脉、任脉，为生经之海，谓之血海。其别络上唇口，血气盛则荣于头面，须华发美。若血气衰则脉络虚耗，不能荣润，故须发颒落。风入荣卫，关节壅闭，气血不舒，皮肉不仁，肤腠浮肿虚胀，自觉如坚厚之状，痛痒不知，故曰大麻风。《病源》曰：风疠之相感，皆由恶风寒湿、房劳嗜欲、醉饱露卧变驳所成，二者病源无异，患害之由五条明列于左。

一曰风水阴阳所损

地脉方向、吉凶之理曰风水，星历盈虚曰阴阳。如修筑安葬，竖造开凿，植伐之类，皆有年命相问，神煞禁忌，犯于幽冥，测然致病。巫人之本命元辰为害，遍身酸痛，走注痿痹。金神七煞为害，偏枯，口眼歪斜，半身不遂，软弱痿困。白虎为害，浑身块瘰，肿痛臭恶，浓血淋漓。天罡大煞为害，蛊胀满塞，迷闷瘫痪。八煞将星为害，奔走狂越，逾垣上屋，嗷号悲笑，无伦暴恶，持刀斗勇。五土猖鬼为害，噤晕昏迷，腹大肢软，痈疽疫疠。太岁月将时日星辰为害，变异不测，无所防禁，俗之风水、阴阳所损，不可医抬，其谬之甚！夫阴阳神煞，不可渎其无而辟慢之，亦不可信其有而谄媚之，皆惑于偏也。且妖邪之祟，若触犯于人，不过一时之间，岂有终身随而为祸之理？亦因人气血不正，受其邪气而病生焉。若调其气血，清其思虑，则神正面复元，使邪气渐消而安矣。故云燮理阴阳以和元气，大道君子也。医家十三科之内亦有祝由一科以符水咒诀禳辟邪魅妖氛，而归揖正气。巢元方云：脉遽迟伏，或如鸡啄，或去或来，此邪物也。若脉来微弱，绵绵迟伏，不知度数，而颜色不变，此邪病也。若脉来乍大乍小，乍短乍长，为祸脉也。若脉两手浮泛细微绵绵不可知者，但阴脉亦细，此为阴跷阳跷之脉也。其家会有患风病死者，乃若恍忽亡人为祸也。若脉洪大弱者，社祟也。若脉来沉沉而涩，或四肢重，土祟也。若脉来如飘风，从阴趋阳，风邪也。若脉一来调、一来速，鬼邪也。若脉有表无里，邪祟为害也。以寸为表脉，以关为里脉，有表无里者，乃两头有而关中无也，曰隔绝不至之脉也。若尺脉上半不至关为阴绝，寸脉下半不至关为阳绝。故曰阴绝而阳微，死而不治，此名妖怪之脉，乃气血神思受邪而见于脉也。然皆虚妄之谈，亦《巢氏病源》并诸典籍考究者，姑书之以补不足之论。

二曰源流传染所袭

人禀父母精血而成形，受天地造化而为用，故触天地不和之气则病焉。若父母素患恶疾，必精血有毒，交感于胚胎，传至于儿女。凡风劳病人，皆有恶虫于脏腑，代相禀受，传染源流，鼓曰传尸须于幼年未曾发病之先，预常服药，使蛲虫内死，不得长养，滋蔓延育为害。若至长大婚配，耗散精神，亏损气血，病作而难治矣。今人焉肯于未病之先，延医调治哉！故使病剧无疗，临危措手，咎在微时不治之故。若其人未染恶疾之时，所生儿女必无传疰。若既生恶疾之后，所生儿女，定难免之。先君谕之曰：吴中有一富翁，患疠病，吾治愈，久生一女，适人不久，其夫染大风，其妻终身无恙，而毒气遗疰于夫，实大异也。又有一人风病而死，其妻无病，再适于人，其后夫即患前夫之疾无异，数年而死。其毒不遗于妻，而妇人受毒在脏腑，于交感之中，移疰男子以受害。想其毒初在交感淫欲中来，原在交感淫欲中去，可不畏哉！又有一人风疠而死，生三子一女，皆患风而死。又有一风病人之女无恙，适于人生一子，幼即患风者。不传于女，而传于甥也。古云：世有恶疾不娶，信可警哉！又有一徽商，三代痨病而死，第四代之子于髫龀时，即随母舅往两广为商，并不回家，其父在家痨瘵，既死之后半月，其劳虫飞至广内，到其子店中，其子偶出赴席，其虫迳入房门上锁内，有一老仆窃见此虫，即以物塞其锁门，急报主人忙将湿泥厚固锁上，连门枢撬下，烈火焚之，木皆成灰，锁已进开，其虫犹活，取出捣烂煅之，后方免祸。其传尸之恶如此，宜预防之。姑录以告将来君子。

三曰气秽蛊疰所犯

他人之毒，传之此人曰疰，因其秽恶之气触感而成也。若人血气虚，脾胃弱，偶遇恶疾之人，闻其污气，或对语言，而病人口内之毒气，冲于无病人之口鼻，直入五内，则发为病。又如恶疾人登厕之后，而虚弱人或空腹人随相继而圊，则病人泄下秽毒之气未散冲上，从无病人口鼻，直入于脏腑。其如清晨未饮食之时，犯之祸不旋踵，百难逃一。如汗气相传、痢疫相染者，亦一类也。闽广之间，造成蛇蛊、符水、魇痈之毒，最能害人。有患恶疾之人乍死，毒虫皆从七孔中出，一遇生人，则飞蛊潜伏为害。昔人从古墓经行，内葬恶疾之人，已久死骸腐化，其虫疰人，发为大疠而死。故有九疰之说，皆由体虚而受飞蛊传尸之毒，或风寒暑湿之邪客于荣卫，注于经络，阴阳失守，随气游行，而成大害：一曰风疰，乃人死三年之外，神魂化作飞尘，著人成病，皮肉掣振，游变不定，一年之后，毛发落，颈项痛，骨立肉解，目痛鼻酸，齿蚀，发为蚝风则顽痹，或如蚝螫，或痒或痛。二曰寒疰，心腹满闷，懊痛呕沫，三年之后，大便出血，青白色，腰脊强，发为绝风，则不觉绝倒。三曰气疰，如失神机，妄言谵语，百日之后，体重乍来乍去，一年之后，体满，失颜色，二年之后，变吐作虫难治，发为颠风则披发狂走，打破器物，或发狂风则嗷干语哭。四曰生疰，心胁转痛无常，三日后，体痛移易，牵掣冲绞心胁，一年颜赤目红，二年吐逆不利，变虫难治，发为列风则身生疮，眉毛脱落。若发罩风则举身战动，或口鼻㖞斜。五曰凉疰，心下乍热乍寒，一年四肢重，喜卧，噫酸，体浮肿，皮肉黑瘦，生瘀目黄，爪甲唇青，发为害风则口噤面㖞，肢软。六曰酒痄，体气重，热气从胸胁上下，无处不痛，一年四肢重，喜卧，善哕噫，体酸面浮肿，往来不时，发变大风则脑肉裂，目系痛，恶闻人声。七曰食痄，心下鞕（音报）痛，懊侬彻背，一年羸瘦，皮肿体黑，从脚而起，脐内时常绞痛，发为水风，唉食眠卧汗出。八曰水痄，手足肿，百日体黄发落，两目失明，一年难治，三年身大水盛，生虫不治，发为湿风则头痛欲却中，发为柔风则手足眼鼻游肿。九曰尸痄，体痛牵掣非常，肉白血䴏（音衃），喉如吞物，发为汗风则骨节痛强。此九痄之病，乃癞风毒之根，华佗、东垣诸先圣皆论之，惟巢元方最详，故纂著于卷帙。

四曰保养失度所发

忍饥劳役，醉饱入房，纵欲毒怒忧愁思虑，妄想贪嗜，邪毒蕴积，秽浊外荡，乐佚内耗真元，以致火热之邪冲激脏腑。凡烙肉、生菜、怪昧之物，入腹皆变为虫。水土不服，沙冰岚瘴，皆为留毒，久而不散，积成麻疠发则变形。养生禁忌云：醉卧露湿，必生癞疾，又云鱼无腮者，食之五曰生癞。夫人为万物之灵，生于天地之间，宜惜身命，保养元神，永延长命，古之圣贤，以道德奉天寿，至百岁为常；后世之人，以六欲七情为事，故多夭折殇殂，忤违天地赋生大恩矣。巢氏云：凡病四百四种，总而言之，不出五种风毒所成：一曰黄风，二曰青风，三曰赤风，四曰白风，五曰黑风。人身中有八万尸虫，共成人身，若无八万虫，人身不成不立复有诸恶病横诸风生害人。身所谓有五种风生五种虫，皆能害人黑风生黑虫，黄风生黄虫，余皆仿此。此五种恶气生五种毒虫，害于人身名，曰疾风入于五脏，蚀人脏气其虫无数，

在人身中食骨髓，来去无碍。若食人肝，眉睫堕落；食人肺，鼻梁崩倒；食人脾，语声变散或哑；食人肾，耳鸣啾啾沿生疮，或如雷声；食人心，膝虚肿，足底穿烂，难治。夫心乃君主之位，不受邪触，故应死。其脉来徐去疾，上虚下实，是其候也。

五曰感冒积郁所生

风寒暑湿燥火之气，为天地之六淫，若不避忌，感其郁蒸，或逞勇悍，乘汗渡河，踏冰履霜，醉饱当风，房劳入水，露卧湿席，或时炎暑，喜卧藤竹，漆床凉簟，柳木台几，湿冷之气，逢迎汗液，入于肌肤，邪毒渐深，克剥荣卫，初起麻木久变尸虫，蠹啮肌体，则风癞生焉。皆人自轻身命，纵性妄为，轻犯天地阴阳，五运六气，积成大病。不惟煞疠之气宜避，即四时敷和之气，亦宜谨守。若纵房劳，气血弱而复犯之，即发为害。巢氏云：汗出入水，冷透肌体，或饮酒而卧湿地，或当风坐卧树下，及湿草上，或身痒搔之，以乘疾风迅泾，渐生疮痞，经年不瘥，即变风癞。病机云：八方氤氲，鼓邪害人，若客经络，久而不去，与血气相击，则荣卫不和，湿邪散溢，面色败，皮肤伤鼻柱坏，须眉落。八风者西北乾方，尊之曰老公，乃乾称父之意也，名曰金风。一曰黑风，二曰旋风，三曰风。其发病之由，奄奄忽，忽不觉得之，七年后眉毛堕落。东北艮为少男，名曰石风。一曰春风，二曰游风，三曰乳风。遇中此风，体顽肉坚，斑白如癞，十年后眉毛堕落。正东为震长男，名曰青风。一曰终风，二曰冲风，三曰行龙风。若中此风，手足生疮，来去有时，朝发，夕发五年后眉毛堕落。正北坎为中男，名曰水风。一曰面风，二曰瓦风，三曰敖风。偶着肌体，春秋生疮，淫淫习，习类

如虫行，游走无定，十年后毛堕落。西南坤为老母，名曰穴风。一曰阴风，二曰胪风，三曰脑风。初受此风不知痛痒亦不生疮渐成白癫，十年后眉毛堕落。东南巽为长女，名曰角风。一曰因风，二曰历节风，三曰膀胱风。此风有虫，三色，头赤，腹白，尾黑，三年后眉睫堕落，虫出可治。南方离为中女，名曰赤风。一曰大风，二曰摇风，三曰抖风。若中此风，身体游游奕，奕心不安宁，肉色变异，十年后眉睫堕落。西方兑为少儿，名曰淫风。一曰缺风，二曰明风。三曰清风。此风发时百日后，体肉蒸热，眉发堕落。皆由内伤七情，真元失耗，气血衰弱者感之，如调养固密，何由致此哉？

受病所在经络

先中于手太阳、足阳明胃经，其次延及手足太阴，不发病者何也？盖肺主皮毛，而遇风寒，足太阴脾主肌肉，而逢湿热，百骸流注。六经传遍，皆因三焦相火热甚制金，不能平肝木，肝独胜而生风，故相克侮，以致肺金脾土皆亏，风热寒湿诸毒化生九虫，钻啮脏腑。手阳明大肠之络，环交口，挟鼻孔，出于迎香，贯于齿缝，而下肺膈。足阳明胃之络，亦在鼻额，齿中而行，挟脐气冲，风气皆由出入，故先中焉。手太阴肺，其窍在鼻。主一身之皮毛。足太阴脾，其窍在唇，主一身之肌肉，亦风气之门户，故风病多见唇鼻烂坏也。是以金燥而恶寒，土卑而忌湿，故寒热作也。风湿内扇，诸火皆动，金气有亏，木无所制，木旺而侮土，脾乃受伤，而肺无滋养，子母俱弱，则风木独旺，心火炎，炎血热妄行，其所积秽恶邪毒，风湿火相扇，化生九虫，吃蚀脏腑，则为癞风。食肝毛脱，食肺鼻崩，食脾声变，食肾耳鸣，食筋节解，食肉痛痒，食皮顽裂，食脂起疱，食心而死。《内经》备言肠胃为市，无物不受，无物不包。饮食不谨，朝伤暮损，积久成热，湿热相积，诸般奇虫，各从五行之气而化生. 亦如腐肉生蛆，腐草化萤之理。《外台秘要》载有九虫，食人脏腑：一曰伏虫，长四寸许，为诸虫之首。二曰蛔虫，长尺许，人常生之，多则贯心杀人。三曰白虫，长四五尺，子母相生，形势转大，亦能杀人。四曰肉虫，食人之肉，令人烦闷。五曰肺虫，其状如蚕，令人咳嗽。六曰蛔虫，状如蛤蟆，令人呕吐，逆善哕。七曰弱虫，又名肠虫，状如瓜瓣，令人多吐。八曰赤虫，状如生肉，令人肠鸣。九曰蛲虫，状如菜虫，形至微细，居广肠内，即胴肠也，多即为痔瘘，甚则为漏澼，剧则为风疬。因人疮处已发，痈疽癣痿，瘑疥蟥蚀。若元气壮实，未为大害，稍有虚损，遂侵蚀随之。其虫动而变生多病，如嗝噎、痨瘵、癫风、蛊胀之类。又有鼷鼠、应声虫奇怪之类，未易悉举。虫之为害大矣哉。

中于手少阴，面目舌赤，翕翕然发热，暗不能言，久乃生虫，蚀心则足底穿，膝虚肿，浑身溃烂，涎脓腥秽者，荣血先死矣。

舌乃心之苗，君火妄动，必舌枯无津液也。火气燥金，故音哑而发热。虚火下流，热毒注肾，直出涌泉，故肿痛，循膝节而至足底穿烂，无可救疗。心主血，火炎内泛，则浑身肿腐，皮肉伤残，不能聚敛。毒入于心，血泛无制，七年不治。中于足厥阴，面目多青，恶风自汗，左胁偏痛，久乃生虫，蚀肝则眉发焦髠，满身生黑斑。若指肿挛瘲堕折者，筋死矣。

木泛形色于外，肝气已败，湿土无制，故恶寒、自汗，其络循阴器，布胁肋，上入颃颡，肝脉见左关，故左胁偏痛。眉发焦脱者，血不滋养，气不充润。如木无水灌而枝萎叶落也。生黑斑者，乃肾水泛上也。指屈耻烂者，如术朽、根枝死也。瘪挛者，正谓肝木干枯也。肝病多痒痛，风木动摇故也。三年成大患，筋死不荣．为病已剧。

中于足太阴，四肢怠惰，皮肉瞤动，身体虚黄，久乃生虫，蚀脾则音哑肤瘪。若麻木不仁者，皮死矣。

脾络注心循臂，故四肢倦。土败不能安堵，故肉瞤动振跳也。气弱不磨谷食，故怠惰不思食味，或食息则四肢不收。血液阻涸，不能周济，故哑而瘪。脾属土恶湿，其气既败，不能运动矣，故发麻木。然麻乃不仁与平常皮肉不同，按之如隔一纸。木乃肉内唧唧然，不知痛痒而酸楚之至也。盖麻是气虚木是湿痰、死血为病。既麻又木，乃气虚湿聚，血络枯涸，昼夜不行，绝不充润于皮肤也。经言湿生痰，痰生热，热生风。丹溪云：湿热必生风，风甚则生虫。正如腐草化萤，湿热之气乘风也病人于脾，则肿胀多水，非是湿热生风。因有湿热在内，则风乘隙而入也。六载病成，十五年不治。中于手太阴，面颊浮白，口燥喘急，久则生虫，蚀肺则鼻梁崩塌，若眼断、唇翻、失音者不治，乃骨死矣。

金性燥，故口干。火热熘之，故发声喘急。其窍在鼻，虫蚀肺，故山根崩折，剧则鼻柱烂落。金败不能生水，肾气必虚，故目暗干枯，皮急棚而吐。痰气泛漫于脾中，故唇厚而翻。热气聚于会厌，故失音声也。如金器碎，则无音律。骨属金，故髓枯而骨死。病入肺经，皮枯不仁。三年之后难治。

中于足少阴，面耳黧晦，腰脊引痛，小腹隐隐不利，久则生虫蚀肾，则耳鸣啾啾，沿聍生疮，或痒或痛。若割切不知痛者，肉死矣。

肾水泛上，故变色，或灰或黑。耳乃肾之窍，水枯精乏，故耳热生疮。腰脊引痛者，虚极也。津液既绝，为病酸麻不知痛痒。肾邪最速，一年即成大患矣。

中于足阳明，额多汗，膈塞不通，餐寒则哕唊（音噎僭），久乃生虫蚀胃，散蠹周身，则皮痒浮游。若欲歔蒙昧。食减倦惫者，气死矣。

胃络循于目之上下，故额多汗。脾胃气弱，五谷不消，膈臆填满，上逆呕吐。气血不通，皮肤自痒。神魂离散，臆满则欲歔不爽。肠气既败，疲倦恶食也。经云肠胃为市，无不包藏，热积于中，必泛形于外，胃腑受毒，势由虫瘴，肤体胀肿虚浮，二十年不治。

癞风之害根于六淫中，于六都发为六邪，部各六种，症名三十有六。

六淫，即风、寒、暑、湿、燥、火，乃天地六欲不正之气也。六部，即心、肝、脾、肺、肾、胃也。六邪，即痛、痒、麻、烂、胀、惫之六病也。胃居脾之下，为受盛之司，藏纳五味，故多受毒与五脏同。风癞异名，六部每各六种，故有六六三十六件，由八八有六十四卦也。

天时毒气，脏腑混淆，互伤舛症，变证源当。然肺病则痛，胃病则痒，肾病则麻，心病则烂，肝病则挛，脾病则脓。

金之气燥，故作痛。土之气湿，遇阳乘之，则为沙尘，故痒。遇阴乘之为泥淤，则软水之气寒，阳荡之则麻，阴凝之则木，皆不知痛痒也。君相二火，能败诸物溃烂。风木之性，动摇牵引，缩伸为挛，其五脏六腑，荣卫肺络，充贯人身，联络相继，淫邪中人，则周身沿蠹，岂有止于一脏而别经不伤之理？其先中之经络与后中者，在轻重之间耳，但一脏受病则余脏难免其伤。且如麻木、肾病也，殊不知麻乃风气乘之，木乃湿兼寒也。外虽不知痛痒，而骨肉间反知痛痒者，乃肾病重而肺病轻也。麻而软痿无力者，脾肾相殊也。麻而足长短手挛者，水不滋木肝受病也。麻而溃烂者，水火不相济，上犯于心也。又痛乃肺病，如痛久而瘫者，母不能顾子，脾气害也。痛而麻木者，母弱难扶其子，肾气亏而受毒也。痛而觉痒，搔之则痛极难忍者，胃气虚而毒气入深也。痛而溃烂者，肺不能生水以制火，而金火相刑也。余可以此例推。

感于不测，贮于无稽，曰癞曰风，异种类聚。

心主血，肝脏之毒伤血分，则心肝发病。肺主气，凡风疬皆因气闷而生。肾藏精，色欲房劳为害。脾胃通连而藏谷气，其醉饱、五味之伤在此。故风之为病，惟在心、肝、脾、肺、肾、胃之六经受邪，其余六经不能容受，不被所伤，无所干犯，故风疬不由此而起。手少阳三焦乃无形之腑，厥阴包络乃附系之经，阳明大肠、太阳小肠，为出入之门户，足太阳膀胱，僻居下元，少阳胆乃清净幽闲之司，邪毒之气皆不伤犯而藏蓄。况肺之窍在鼻，气从而入，脾之窍在唇，味从而入病始之由多是气味之感，故先见于皮毛之间。《病源》曰：六部各有风病六种，共三十六种，皆由六欲七情、寒湿风热邪毒之气传疰肤体，周流百节丝络交错。凡中伤者，非在一经，

非发一症，故治法方药浩汗弥常，取效者惟灵宝大药，名平分家产方，最为王道，治三十六种风皆有全功。其次止东华玉髓水制黄香丸，又名黄龙丸，小还丹等数方而已。亦能治诸风，其余一方止治一症，若以他治，如水浇石，罕有取效者。而大风之外，又有癫疮十四种，后世因其病势颜色之多端而巧立名色以惑人，上古止言风瘫，并无奇异繁名。凡言脏腑如此，特其先惑之由耳。若病一发，譬诸风水，随处充满，流荡百骸，各经传遍，无不至焉。

三十六疯六经分属

其大麻、蛇皮、脱跟、鱼鳞、邪昧、血风、发于心经。

大麻风

夫大麻风者，乃诸风之长，初起时发于身手，按皮肤如隔一纸，洒淅不仁，或遇阴雨或至夜间，则肌肉之内如漉漉然或痛或痒，渐至皮肉坚顽，剜切不知，身体虚肿。此证最易穿烂，手足拘挛，臭恶废弛，由于纵意妄为，不避风寒暑湿，六欲七情，使荣气虚、卫气实，邪入于肌肉，气血滞而不通也。此症以大麻汤并夺命丹、神仙换骨丹、珠云散、夺命还真丹等药治之。又云大风者，初则体气熏热，气从胸中上下，无处不痛，四肢重喜卧，善哕噫酸，体面浮肿，往来不时，久而脑胀，肉裂，目系痛，恶闻人声，危矣！

蛇皮风

此证起于手臂股腿之间，皮肤进裂，形如蛇腹之纹，隔寸乔断，流出血水，或痛或痒，蔓延遍身。此证最速，势迅而凶，若不即治禁戒，十难救一，皆由性悍逞勇，暴妄太甚，触冒风湿，蓄之不散，致犯心

火，焰焚肺窍，遍败五脏，耗伤元气用火龙散、奇效良丹等方治之，兼以大补之剂，大料紧服之。如妄行点刺、熏蒸，即死无逃矣。

脱跟风

此证初起脚后跟并两踝下发水泡，或皲裂迸开，或生小疮，或痛或痒，或生肿蹇，久而穿烂，延至足底，俗曰草鞋风。遂至延于足趾头上下及趾丫内，生疮，痛痒淫烂者，俗曰鱼腮风，即一类也。与漏蹄风不同，此由酒色太过，不避寒湿，败伤气血，或辛苦之人，寒湿凝滞，酿成热邪，以致心火泛流肝肾，风邪毒痊脏腑，用苦参丸、大消风散、大龙散等药，禁戒酒色，大补气血，免成漏蹄之害。

鱼鳞风

此证初起于遍身干白，浮痒麻木渐生小疮，变成梅花大片，如刀刮鱼肚之皮，或如蛇背之纹。痒而搔之则痛，或出黄滋水。冷热皆怕，或如榆树蜕皮，大小不一，俗又称为榆皮风。则延烂成疮，浑身腥溃，脓血黏秽，皆由耗散气血。元阳虚败，寒湿风邪，漫流肢体。又遇暴勇、忿怒、房劳、五味乘其侮而深入脏腑，最能害人。宜以大消风散、一粒金丹。火龙散等药治之。此乃心经毒痊腑之害也。

邪魅风

此证初时偶尔好悲、如醉狂言、惊怖、向壁悲啼、错词、歌笑或不言语。梦寐喜魇或与鬼交，乍寒乍热，心腹满闷，气短不食，古云气痊，又名狂风。走入神庙妄言谵语，时号嘻笑，体满失色，久而瘫痪，身痛危顿。此由风水、阴阳所损，偶为鬼魅、妖邪、惊恐触心，或忧思妄想，以致邪迷心窍，损败心液耳。速用搜风顺气丸，

疏风散气，镇心补血，安养元神，兼以内助，扶救气血可愈。

血风

此证初起于皮肉之间，如血灌周身，充满肌肤，如被杖之状，或生血泡浮肿，或朝夕来去，阳气乘之则早盛暮平，阴气乘之则晚凶早减。或衄血、吐血、咯血，或喜卧、哕哕、噫酸，或齿缝中时，流血、面肿、目疼、脑裂，或生红片如钱，麻痛或肿处穿，即流血不止，或大便出血，血亏则手足挛鳖，血乏则形变，神焦渐死。乃心毒流于肝经火炎血泛邪热太甚，风湿外驰。由于乘风行湿，醉饱房劳，好勇斗狠入水迎风，或忿怒饮酒，或忍饥竭力，以致邪毒攻击，疲困倦软。宜以补旧汤、铅汞膏、二八济阳丹等件。散邪降火，清气养荣之饵救之免死。

其鹅掌、鼓槌、血痹、糙糕、痛风、癫风发于肝经。

鹅掌风

此证先于手心并指丫间生紫白癣，麻痒顽厚，抓之有白皮鳞屑，搔后又痛又痒，汤沃则爽，每于汤中爬破，或苍，或红，曰乖癫。其形俨如鹅鸭脚皮，故以名之。或生于足面及穿鞋处，混如鞋面而生，俗云鞋带疮，又名鞋套风，其实即此风也。久则穿溃、秽烂、脓臭、延及遍身败、恶弥甚，乃因劳心焦思，饥饱肆欲汗露，纵力，风湿，伤血，或暴怒冷餐，火邪入肝、心、肺戕害，日渐虚损。发于肝家，故先起四肢、四末，次伤及根本也，不可轻视，最耗真元。以大消风散、二八济阳丹、小枣丹，用心调治，另有一种指甲浮薄，隐隐如见血痕，不痛而作拘急不爽，名曰鹅爪风。久则烂去爪甲，指头脱落，大害难

救。每日清晨未梳洗，取自己眼脂涂之，久则自愈.名曰还神丹。内治以清阳、散风、摄血之药，久服可愈，除此再无他法。

鼓槌风

此证初起于肘膝间，酸痛，怕见寒湿、风冷，行步艰难，俗医皆认为寒湿脚气。久则肢胫屈弱，骨节大痛，腿肉渐去、渐小，膝踝胀大，趾指酸麻、痛烂、堕落，或皮肉紫黑，形如鼓槌，故有此名。由感冒、雨露、劳倦、卧湿、恣食生冷、丧败气血，风湿无制，邪伤荣卫，肝血无拘流注，脾、肾液竭精枯致，使筋骨不荣也。以神仙换骨丹、独圣丹、枣灵丹等药治之。另有一种怪证，四肢节骱如脱止，有筋皮相连，不能举动，此名筋癣风。风病之，内或多杂之以黄藜芦酒浸一宿，焙燥研末。名独胜散。每服三钱酒送下，久服自愈。

血痹风

此证初起时，常疲倦汗出，卧寐不时摇动，形体如被风吹，淫奕倦怠或时攻击而痛。久渐发出紫块、肿胀，痛极则痒，酸软而麻，痒极则痛，或时穿烂臭恶，跛挛败形，日夜叫号。乃由体虚而风邪深入阴分，气血为风邪所击，肌肤弛缓，皮腠疏开，风邪暴侵，肝家受病，至心气煏郁，脾湿并痊，故生毒虫，蠹蚀肌肉也。以补旧汤、铅汞膏、二八济阳丹等剂，治之庶免变传无治。

糍糕风

此证初起于眉棱骨上，或起面类间，发生痦瘟穿，烂为疮，开大如钱，或遍身先发小疮，遂变为烂，其证但有脓水流出，变成干堆黏污，结秽积厚甚，腥汗流涎黏沾着之处，即烂为疮。从首至足，身癫、眼坍、鼻折、唇翻，又名眉风。由贪酒、好色、不避风湿，肝血凝结，心火泛蒸，阳气堕散也。急以补旧汤、苦参丸、大消风散等药服之，外用淋洗、擦药，大补气血为主。

痛风

此证初起于身肌骨节间，游变抽掣疼痛，昼夜无所休息。手足不能屈伸，坐卧不能转侧，或筋缓无力，或伏床瘫痪。阳气虚则夜静昼极，阴气弱则日轻夜重。病久则衣被不能着体，湿气盛则汤沃稍爽，但浴一次则病增一分，风气胜则火煏而略缓，离火更凶。病久则加浮肿，或哕哯不食，或疮烂不能收敛。乃由房劳太过，忧思妄想，六欲七情日损气血。风湿邪毒伤惫肝液，邪传脾胃，荣卫枯涸，以致精髓败绝。或郁蓄私念不得发泄，激荡气血而成，或勇怒、饥饱、伤感、疾风、迅雨、逆塞充漫四肢、经络，为之行痹也，其痛转展不定，又名旋风。治以大定丸、意通圣散、阳起圣灵丹、神酿丸等药服之，则可。

癫风

此证为狂病也。狂妄不情，筋挛作振，肢体牵掣，号叫不已。或屋檐骇走，或歌舞哭笑，毛瘁色败，皮肉肿胀，寒热交作，或哕呕、咳吐、气痊。云颠风一发，跳入神庙，妄言神鬼，披发狂走，打破器物。百日之后变吐作虫，手足痿躄、屈曲、痛麻，变症百出。经云：凡人身之气血为正、为内，天时之风寒为邪、为外。若居处失宜，饮食不节，使脏腑内损，气血内虚，风邪则外伤之矣。肝藏血主魂，悲哀怵忡则伤魂，惊恐忿怒，积郁狠毒，气血败亡矣。以夺命还真丹、四魔丹等药主治，再以养神摄血为要。

其半肢、软瘫、紫云、干风、刺风、痒风，发于脾经。

半肢风

此证上下酸疼，或左或右，注于身之半边。如酸、如痛、如麻、如木、如困、如痴、倦怠废弛，或虚肿，或作挛拳，或骨髓抽掣，或遍身游变，或振抖若惊，或痿败。若瘫在左则死血凝滞，在右则痰涎淤膜，或曰偏枯，或曰痿痹。久则眼痛、唇歪、背偻、肢软，叫号而死。乃寒湿痊于骨节，风邪克败脾土，肺肾无根，贼邪自胜也。以救苦回生丹、二八济阳丹，兼以大补元阳，养血调气壮本，则愈。

软瘫风

此证初如痛风之状，或作寒热，或麻痹不仁，精神疲惫，渐渐肢节倦败，怠惰困乏，骨节痛缓，手足无力，身如柔绵，或肿或瘦，拘缩挛急，或节间鸣响，或怕风寒，遂成瘫痪。水痊云：手脚游肿作痛，四肢不收，古称骨痿，即因痹也。由风冷贼邪中伤髓液，脾土不固，五脏无本，以致血气亏乏。以神仙换骨丹、搜风顺气丸、二八济阳丹等选治。

紫云风

此证世多有之，身生紫赤黑斑如钱，延晕如云雾之状，非疥非癣，形似麻癫，或稍作痒，人不为怪，视之如常。久而肿起，微见形状，渐觉麻痒，抓之则痛，或有皮起，手足捉硬，嘴唇微厚，眼胞微肿。或日日羸瘦，或时肠游隐隐，口眼歪斜，肢困力倦，皮肉浸淫，不时跳动，间或几处剧切，不知毫毛脱落脉络闭涩，痿软瘫痪挛曲，变成烂麻难治。盖缘危败迟而人不为异耳。初起时，又有错认为汗斑，忽而不治。由七情蛊痊，元气损伤，感冒秽毒，积久虫钻五内，酒色财气，郁忿暴怒，风寒暑湿，煎酿成之。脾、胃、肝、肾精血衰败也。以搜风四七丹、二八济阳丹，久服有效。

干风

此证身无痛处，惟生灰白斑点，与常皮肉略异，肌肤干燥，手心足底发热，身体渐瘦，血液干枯。初视轻易不治，久则气消、血枯、倦困、气短、减食、无精，若周身干瘦，皮肉不仁，已难治矣。由大怒、大忿、大勇、大怯、战兢、惊恐，或酒色过度，或抱怨不舒，风湿不知而自中，寒暑不避而暗伤，妄餐、努力、忍饥、劳神，以致脾土败坏，闭塞元神也。以神仙换骨丹、二八济阳丹、神效追风丸、救苦回生丹、升天脑麝散等方，与紫云风一般选用。此种又可用蒸、洗之法，须行气、补血、大养元神，以活肤腠。

刺风

此证皮肉间不时蓦然如锥刀所刺，霎然掣痛，寻摸则不知。甚则如割剜皮肉，淫跳振跃，闪然走痛，流注不定，或骨节间如火烧熨烙，酸痛难忍，久则不能动摇、行履，甚则衣被不能着肉，眠卧不能翻身，若经转侧刺痛几死，挛困而惫，由体虚腠开则暴风入里，邪气与正气交争，风湿击驳。急服迅药，逐去邪毒，则愈。若少懈怠，则大病成矣。不治，宜以一粒金丹、小枣丹等方，择治。

痒风

此证浑身淫痒，蜉蝣不息，犹如腐木细虫行于肌肤，皮肉跳动，搔之不止，汤沃不息。久则气血衰败，津液耗竭，痒入骨髓，搔破成疮，弥烂方止。又曰淫风，曰蟏子风。内有细虫着人，其痒不见其形。

由不挥居处，不节饮食，湿热自炽，风邪并蛊，脾胃亏乏，化生九虫，钻啮肺、肝，泛伤脾胃。以大消风散、六神辅圣丸、二八济阳丹、防风通圣散选治。另有一种遍身皮里，浑浑如波浪声，痒不可忍，搔之即血不止，乃风气复遇，火热而奔走肤腠，名曰气奔。用人参、苦杖、青盐、细辛各一两，水二碗煎数沸饮之，连进愈止。又有血不荣于腠理，以致体虚作痒，火煽汤沃少息，复作丹溪，以凌霄花末一钱，水萍末七分，四物汤加黄芩煎汤调服，其白癜、载蚝、历节、壁泥、疹风、哑风，发于肺经。

白癜风

此证初无痛处，但皮肤麻木，生灰白斑点。久如涂垩、顽愈，又变亮、赤色，即曰紫癜。患之不治，亦有终身无害惟，形状怪异者，又多有损败气血，遍身皆然，神瘁精疲，减食，憎寒壮热，怫郁困怠而死者，由淫毒伤肺金。气泛于外以克肝血，毛发枯萎也。以枣灵丹、玉枢丹选治。又有夏日身生紫白斑点。汗出则痒，秋凉少息，年复增之赤，曰紫癜，名汗斑也。酗酒，房劳，感受风湿，邪热搏于皮肤，血气不和而发，又名疿疡，又名汗黦，皆一类也。以雄鸡内肾调麝香，浴出敷之，用新青布衫紧着睡一夜，大汗出，明早热汤沃之，其斑俱脱在汤内，不发矣。

载蚝风

此证偶然把搔误触皮肤，卒然极痛难忍，正如夏洞载蚝螫人之状。久则转侧动摇之间皆痛，走注游变如斜刀割刺肌肉，叫号不已，若及遍身，无可救矣。由乘汗入水，踏冰履霜，不惧寒湿以致心火泛焚，肺经毒注脾络，以致毫毛不舒，荣气挛缩

毛尾拳曲倒插肌肉，以大消风散、枣灵丹等方治之。风疰，云人死三年之外，人魂代作飞尘，着人成病，皮肉掣振，游变不定，发落、颈项痛、骨立、鸣解、目疼、鼻酸、齿蚀，顽痹如载蚝螫也。

历节风

此证于腰膝、腿肘、肩膊之间，麻冷酸渐，渐觉走、痓，抽掣疼痛，肢节肿大、挛瘪、举足不能，甚则手指、足趾节节酸痛，俗名鬼箭风。祷祀求神，养成大病。皆由妄性肆欲，保养失节，感冒所致。六淫荡败，血枯气衰之故。肺主皮，肝主筋，肺、肝受伤，血气不运，亦曰白虎风。多发于肘、膝、臀、胻之间，人唤为鹤膝风。惟在节骱间病也，又曰缠肢风。其在肢节间病也，大人称为着痹。宜以定风散、驻车丸、救苦回生丹，选之。

壁泥风

此证身生灰白色片如陈壁土状，呆燥无光，无所痛痒，人不惊心。殊不知肉死不荣矣。乃素性矫暴，或郁忿动劳不惜保养妄冒六淫，寒湿风毒滥伤诸脏，虚火竞起克伐肺金，泛形于外，以致皮毛枯槁，形容憔悴，血液不运，手足软瘫也。若遍身皆然而死，此为风证之恶疾。故凡风之白色者，皆不易治，以补旧汤、奇效丹等方治之。

疹风

此证初生瘾疹形如麻豆疥癣之状，或痛或痒乃暴勇之时，或微醉之际，乘风露卧，或浴后肌肤疏畅，即被风邪所犯。复有邪毒不正之气并寒湿相乘，注于肌中，则邪热之气结于腠理，逢阴雨即凶，晴暖少缓，屡瘥屡发，久则连片穿烂，使肺毒并心戕贼气血，以大消风散、小枣丹、玉

枢丹等方治之。又有一种面上风癣，初起瘖瘟，似疥非疮似癣，非癣多感于春秋之时，或痒或痛，或作寒热，渐成细疮，黄脓腥秽，滋水滴流，黏处即变成疮，延蔓倏息，名曰吹花疮，又曰吹花癣。妇女多生之，此乃肺受火炎，蕴积风热毒秽之气，阳邪上升，故发于面部。如在眉头间起者凶，但飘逸俏俐爱洁者，偏生之。或暴妄偏执骄傲者，或阴毒固感戚者，或醉卧乘风御湿者，或恣食糕果油腻炙煿者，皆患之。倘又使阳火贼风冲激，则势愈盛，若不速治，被风火湿邪袭之，妄为疬风，延入发内，则不能治矣。急以清心顺气，散肺火祛风解热，而止淫邪，方可除根，否则虽愈必发。

哑　风

此证音哑无声，肺气者音声，五脏清明之气皆贯于窍而为五音，若温融和润则阳气调匀，真声通畅，若风湿阴邪抟于阳分，凝滞津液，使气道不调，清声闭塞。会厌是音声之门户，悬雍为发音声之关节，若风邪触于关户，囊钥闭塞，激动痰火，轻则声嘶而喉破，重则语哑而失音，五火皆动，肺金伤败。以救苦回生丹、夺命还真丹，兼以凉血生津，降火祛邪，养气和肺之药服之则可。

其冷麻、漏蹄虾蟆、核桃、风水风、热风发于肾经。

冷麻风

此证初时麻木，久渐坚顽，剜切不知，或冷痛，或节骱酸痛，怕见霜露，不能入水汗液不出，或遇秋冬愈觉抽掣不能动履，血闭不流则生水疱穿烂成疮，手足软曲，肌肤弛缓，筋骨懈惰。由酒色过度，肾水枯竭，或劳怒之时不避寒湿，风邪中深，

内气不固，毒从外寇，病极则瘫痪，痿败憔悴而死。以奇效丹、二八济阳丹、六神辅圣丹等方选治，再以收湿补血之剂佐之。

漏蹄风

此证于当脚底中央踏不着实处，乃是涌泉穴内生小水寒，淫痒搔破则流黄水，疑是水寒疥疮，视为微疾，久渐成疮，内生蠹蚀，烂秽不敛，渐至对脚背上穿烂流脓，一身之气直注下流，无所关阻。津液气血下败不收，俗名穿心脚底风，死者多，而活者少，因初不速治之咎也，由劳役太过，风湿乘袭；色欲太盛，肾水耗竭，愈伤心主。妄想纵肆，贪淫无厌，忧思克念，气血难聚之故，以苦参丸、奇效丹、火龙散等方选治之。

蛤蟆风

此证身生瘰块大者如拳，栗小者如弹丸，凸起高低，麻冷疼痛，肘后酸劲，或癣癞小疮，紫黑肿胀，形似蛤蟆之状，俗名癞麻风，穿即成疮，流脓臭秽。由酒色荒淫无度，伤败肾水，又遇水湿寒邪聚损脾络，周身败坏。以班龙八帅丹、夺命还真丹、神效追风丸择而治之，生痒云名曰纠风，使心胁转痛，体疼移易，牵掣冲激心胁，目赤吐逆，眉发髡脱，身生毒疮，皮黑痞瘰，形如癞蛤蟆之状，南方呼为疬斯蟆也。另有一种头面遍身肉内发起肿块，如蛇盘之状，名曰盘核，用雨湿砖上青苔药细末，水调涂之。

核桃风

此证初起疙瘩，高低块瘰红紫垒垒，大者如栗，三五连串，小者如槐实，色如葡萄之状颗粒皮间，乃忧思过度，房劳太甚，邪伤肾水神无资助，风湿妄肆于肤络之表。急用火龙散、枣灵丹、升天脑麝散

救治。若仍不禁戒色欲，则腰背屈曲，手足痿顿，指膝挛毁，口面腐败，鼻崩、眼坍、骨蒸、发脱而多汗，体常牵掣而强直，皮肉隐痛喉如吞物者，害则甚矣，又名汗风，亦名葡萄风。又有一种或于手掌、指膊，或足腕股腹胁胁之间，或颈胲头面之上生细黑块瘰，若天明气朗则隐而不见，遇阴雨湿蒸则发之，或乎日不见，一交酉戌之时则发淫痒，抓搔则痛，或天气晴明其色鲜红或浮白作痒，阴雨则晦黑紫痛者，名曰妒痴疮，郁火风邪荡注脏腑也，速以祛风养血、调气清阳之剂治之，不尔则成大风矣。

水风

此证初起如水臌，四肢浮肿，饱闷痿惫，后渐周身发疱灌水，穿则为疮，脓滋腥污，霎时溃烂。若于肢节间发，则软瘫不能行动，发眉为脱，手足挛折鼻崩唇翻，趾掌毁堕，又曰烂风。若脐中时常绞痛，饮食、坐卧、汗出渐渐羸瘦，若肿从脚起者，害甚急矣，由酒色暴勇，性狠偏狂、怒忿气郁，荣卫败坏，精液枯涸，又被湿毒寒邪，伤损五脏，亏耗脾肾，或怒入水湿滞凝留之故。此种多是风水阴阳所损，年命神煞为祸，以搜风顺气丸、苦参丸、升天脑麝散，兼以祛邪调气、养正扶神之剂方愈。

热风

此证初起目脱、恶风、寒战，鼻中常流黄浊涕，或咳吐脓血，鼻崩、眼坍、耳塞，而气闭不通，救迟则死又《水疰》云：热风，即湿风体黄发落两目失明，三年身大，水盛生虫内蚀五脏津液，由劳役太过肾水枯竭，肌肤不固，暑湿、风热、暴火之气先从毛皮而入，后伤气道，肺液受亏，五火乘邪而起，此等正谓保养失节所致也。

以搜风顺气丸、枣灵丹、神效追风丸等方治之，兼服大补元阳之剂。

其雁来、疙瘩、鸡爪、蝼蝈、泄蛊风发于胃经。

雁来风

此证每起于七八月间，作时则手足乖癞、燥痒，形如蚀癣，或白或紫，或顽厚如牛领之皮，搔破则血水流出，疼痛无时，交春则愈，交秋则发。按年如是，故曰雁来风，感受非时也。然疠之邪毒蠹肺金，五火交作，风湿乘之则发矣，若雁去时不愈，四季皆然则成大风矣。以奇效丹、六神辅圣丹、升天脑麝散治之。南人呼此曰社风疮，盖雁乃春社去而秋社来也。又有一种湿癣，名历疡疮，亦于春二月秋八月雁去来时发于四肢，软而渐大热痛，亦名雁疮，荆汉人多患之，与雁风同治。另有一种，每至秋冬则手指或遍身发红点作痒，乃寒气攻于腠理，阳气闭绝不能发越，拂郁而作，亦名雁风，治以人参败毒散解其表，补中益气汤实其里则愈。又有一种每于二三月乃手足生疥癣之类，名痹疮，形如雁风，交秋风变则愈，名曰燕疮或发于颈项之上与雁风同治。

疙瘩风

此证初发痞瘰，五色瘾疹，遇热则痒，逢寒则痛，搔之成疮，久则寒热交作。虫，啮肌体形如蚤虫瘢痕隐，隐在内复感寒湿则斑烂瘫挛难治。若发于脚背并趾头后跟，连片紫白，其脚面大胻（音行）骨俱无，名曰鞋带疮，又曰草鞋风。由寒湿风邪客于皮肤，渐入荣卫，肺金受制，脾胃空虚土衰水贼，又遭霜露触之即发。巢元方云：初生斑癞隐隐如癣，或红或紫，或黑或白，渐大变形，或肿或瘪，或痒或痛久成疮，筋骨酸痛，冷热抽掣，脓涎臭秽，肢体败烂而死。乃酒色太滥荒淫无度，或阴毒傲慢含蓄郁气伤肝，乏力劳神复败肾水，又遇风湿注损胃络遍延脏腑致成大病，以六神辅圣丹、苦参丸、神效追风丸治之，如发白燥癣疮从手足起者，名曰四末风最难治。

鸡爪风

此证手足自摇振抖无力，不能持物，举动艰难，牵引挛缩，霎时僵直或节骱麻木大痛，腿肘转筋，乃秽毒过伤也。肝胃太薄，湿热已极，血涸骨枯肺肝损坏，亦有地理阴阳所损成患，以大麻汤、真方夺命丹、大消风散等方治之，兼补气血清阳养元为上。

蝼蝈风

此症渐生块瘰，三五连串，大小相贯，肘膝先见者轻，颈项胁肋先见者重，渐大成串，延长如土狗虫钻入地穴。身之病形或作实热或痛或痒，俗医认为栗子，治之反速其祸，久则周身穿烂而死。乃犯恶毒臭秽不正之气，暴触胃腑，大毒伐脾，五内皆空，泛走肤络，气血亏弱，恶邪外鼓，九疰之虫毒蠹于肌表。须班龙八师丹、苦参丸、真方夺命丹、玉枢丹等方治之，再加熏洗方愈。又有一种浑身火泡如甘棠梨样，破则出水，内有石一片如指甲大，穿则石出方愈，其泡复生不已，抽尽肌肉则死，以蓬术、三棱各五两为末，作三服温酒送下则愈。

弹泄风

此症或肘不觉强劲，晕倒，手足无物，或舞踏牵掣，或挛拳伸缩，肢冷卧地，俗名打鸟风即此也。寒疰云：即名绝风，心腹内闷、懊痛。呕沫久则大便出血，吐涎青白色，腰脊强时不觉绝倒在地，与癫证相似。盖人以胃气养内灌溉经络肌肤，若肆欲醉饱，房劳忧怒，使胃气衰竭，以致

经络虚耗，则筋肉懈惰，肢体弛纵不能取摄，风邪渐搏气血涣散，困乏痿顿以一粒金丹、夺命还真丹、真方夺命丹、四魔丹，兼以祛风、降火、消痰、调气之，剂治之免成大风，穿烂，瘫痪难治。

蛊风

此证初起腹大肢瘦，形如蛊毒，眼赤唇翻，久则浑身胀肿，皮内紫黑，浮大虚肿，毛发先落，形貌丑陋，后则腐烂危困，或身动战口眼歪斜挛屈，又称为毕风。势恶危速而易于传染害人，乃气血虚损，以致九疰毒虫入于胃腑流蠹五脏也，或因寒湿太重，血滞脉络虚火击搏而成。以救苦回生丹、搜风顺气丸、四魔丹选治。此种亦有邪祟不正，阴阳所损之故。又有一种面上生疮如猫儿眼睛，不放光生彩亦无脓出，冬天自退头背皆然，名曰寒疮，亦怪症也，由多食鸡鱼蒜韭之故，用温补之剂自愈。

夫历节、截蚝、疙瘩、鸡爪、刺风，皆痛风之类也；鱼鳞、鹅掌、雁来、疹风、干风皆痒风之类也。

病症之类最多如走疰而痛者，风与邪气流行也。痛在一处定而不动者，死血聚也。抽掣游变霎然如刀锥刺，寻之不知其所者，乃湿流关节也。夜剧昼静者阴邪侮阳也，暮苏旦甚者，阳邪侮阴也。如遇阴雨或至隆冬严寒则发者，寒湿传凝也，似痛非痛洒渐不知其处者，劳伤气血湿痰散走也。皆邪气伤于内与脏腑传应而作也。若痒则不然，皮肤之上浮游淫痒者，血虚火气乘之也，外虽痒而内觉痛者，邪在表而毒注内也，烙之以火，沃之以汤，则爽者，劳伤瘀血凝滞而不散也，痒而搔之又痛者，血虚热气聚也。痒生见阳则肿者，元气虚败诸火布于腠理也。古云痛无补法，

又云痒麻虚宜补，疼痛实宜泻，又诸痛无补，诸痒无泻。实乃邪气充灌经络，补则助邪为害矣，虚乃正气亏乏，泻则引邪深入而无救矣。

紫云、白癜、大麻、核桃、哑风，皆冷麻之类也；脱跟、糙糕、蛇皮、漏蹄、血痹、热风，皆烂秽之类也。

凡似痛非痛，似痒非痒，或抓刺剜切不知，或按于肌肤如隔一纸之状，或酸淅顽痴之类，皆曰木，笃而麻也，凡疮痒穿溃脓血淋漓，浊水滋黏迸裂皲破，皮内腐恶，皆烂坏之属也。

蛤蟆、蝼蝈、血风、水风、蛊风、颠风皆肿胀之类也；邪魅、鼓槌、软瘫、壁泥、半肢、弹泄泻，皆痿惫之类也。

凡身体虚浮腹大如鼓，手足头面肿大，皮肉如瘫而不穿凹凸不定，或胸臆闷塞胁肋膜愤，气不升降，神不舒爽，皆肿胀之类也；凡手指挛瘸，腿趾跛蹩，腰背伛偻，口眼歪斜，身体痿软疲困，左瘫右痪，干瘰僵直废弛，行步艰难，皆惫坏之类也。

《解围元薮》卷之一终

解围元薮　卷二

明沈之问先生辑
锡山黄钟乐亭甫参订
绍兴裘庆元吉生校刊

六经三十六疯总论

若夫岚瘴蒸袭日月霾光

岚瘴乃山川郁薄、沆瀣之气，天道乖违，则弥漫充塞于六合之内，则日月蔽其光彩。如患疠风之人，湿热邪毒之气蒸袭，或服热毒之药久，则眼目昏暗，翳障注烂，自然失明也。

龙虎骄腾波澜泛涌

云从龙，风从虎，乃阴阳物理之道。若龙虎失职，暴厥逞威，则风云倏陡，电雷交掣，淫雨滂沱，飙飓嘘吼，其波涛涌跃，泛滥狂越矣。如风疠之人不惜身命，冒犯贼邪，则气血由之而荡败，恶证由此而变更，大病既成，将何救治？

火炎昆岗兮英华凋落

火炎昆岗，则玉石俱成灰烬矣。烟焱狂洋，草木岂能抵受？枝叶焦坠，根本伤残。如风病之人邪火内盛，则毛发须眉焦燥败脱，髓液干枯，面貌不荣，肌肤黄瘁不泽矣。

神离元牝兮空谷传声

《老子》云：谷神不死，是为元牝。又云：元牝之根，众妙之门。人之泥丸、丹田，元神守之，如元神不守，则精气离散，病将生焉。神既不守于宫，精神涣散，元气无依矣。则声何从而响应，神气之音，元神有亏，囊籥关节危败，则音声变异矣。如风病之人邪火焰盛，致精神散乱，气血败亡，囊籥会厌无从摄养，则语言错杂，音哑呆噤之病变，更健忘颠倒也。

蜂蠹花心而不实

草木果粟之实由花以结成，花之精灵乃心上之簇粉也。若花之粉箱有损，则不结实矣。如花发时被蜂蝶之蠹残蚀其心，则不成实，总结亦难肥大。由此，知人之元神在于精气，元神全以肾水所钟，若风病之人不惜身命，恣贪色欲，败损精液，如花之损心，则性命不能延永。

鹰馁鶡戕而烂肠

鹰含诸禽之肉以养生，不食草木之类。宋王养一鹰甚爱之，意其食肉则肥健，日令庖人剐百鸟之肉剁成团而喂之，姿其过饱，肉内又以椒辣之味和之使其香而美也，鹰食过甚，不久肠嗦腐臭而死。如风病之人宜节饮食，澹滋味，菜蔬调养，若不谨戒而馋食肥甘香辛美味，犹鹰食鶡饼，非惟不能养生，岂得苟延残命？

色如随锦流霞邪充五内

浑身遍发斑驳红肿，赤色黑色，五色之纹者，乃寒湿风邪，毒气流注，充满于五脏，泮涣于脉络百骸，病势已剧，内形于外矣。

形似熏煤磊石血溢六经

人赖气血局流充润，故肌肤滑泽，容貌光华。若面色如烟熏昏暗，或似煤炱晦黑，或块垒高低，黧败灰尘之状，此则气血不守，内液枯焦，元气泛伤于外，精神败蠹离脱，荣卫大病已剧。若不速救，则夭折之患立至矣。风病之质，不过痛、痒、麻、烂、瘛、胀六种也。

古云头面起者曰顺风，腰足起者曰逆风。上部先见者上必盛，下部先见者下必多。

人身十四经枝络丝系，皆环于颠顶，交于百会，气血周流，旦夕不息。五脏之窍，皆达于面。故面乃诸阳之会，独能耐寒。诸气相逼，故脏腑受病先见于头面，气血皆向上，领毒上出也。若于腰胯之间先发者，则气血凝毒搏滞关格，上下不舒，腿股厚实之处不能藏蓄，若先见病，则气血引毒垂下，而日益深沉，药力难至，不易驱伐。经云：身半已上同天之阳，身半已下同地之阴。从上发者，阳中之阳，气从上出而为顺，攻之易散；气反下行为逆，伐之难于奏效。上部先病邪聚于上，下部先发邪并于下。丹溪云：气受之则上多，血受之则下多。盖气之性冲上，血之性流下也。故上多病者气必虚，下多病者血必竭。风本属阳，疬本属阴，故疬疮于下部先见易治，在颈面起者必凶，又有遗毒之患。阳明胃与大肠无物不受，曰百纳之仓廪，风毒之气皆蓄于此，而发如布囊盛物，一有穿孔，皆从而泄之。风在人身亦然，如有穿烂者，则不能速敛，毒气渐出也。

导痰去湿，利气清阳，针委中，刺肿块，耗泄毒血，治要之捷，万类千方，不过如此。风湿中人，虚火随起，痰因火动，气滞不清，肿处则毒凝聚，针之使散。且如有治紫云肿块者，以小艾炷灸之，火气透入皮肤，摄引邪人走路也。委中穴在两足对膝后腘中央、曲脉两筋中，即血郄穴也，三棱针出血妙。八风八邪穴，在手足指趾本节背后交叉中，虎口内直针入三分，泻多，不灸，经络与膀胱经之委中同治疬风麻痹不仁，挛曲无力之症。

蝤附、轻粉、砒霜切忌不可妄投，参、芪、白术、芎、归尚且宜择，而用祛风、泻火、杀虫、排毒为先，补血、壮元、导滞、坚筋相济。血足风自消，气清风自散，是圣贤确论，万古之下岂能改乎？

世有妄医，用八将追魂方，内有砒霜与土狗、蜈蚣等件。又有一等粗人，妄用乌梢、赤蟍等蛇煅灰，暗投药中，与病人服，乃云以毒攻毒，其害甚大。古有醉仙散，以轻粉为主，服之或见苟愈，必使毒留脏腑，百节铸痛，至死不已。又使肿块痿顿，盖毒犯心经，则肘膝肿大溃烂，筋节脱落；毒犯肝经，则眉发脱落，皮色放光不泽；毒犯脾经，则贪嗜馋食音哑，眼皮坍垂失明，肉坚块瘰，口喎头晕疼痛；毒犯肺经，则痰涌喉痹，鼻毁臭烂，手足挛曲；毒犯肾经，则腰跛膝蹩，骨节酸痛，脑裂，阴茎烂落；毒犯胃经，则浑身疙瘩，脓秽腐臭，瘫痪胀满，或脾泄泻痢腹痛，终身为害。风疬之人其热必盛，故血液干燥，皮毛枯脱，若加附子、川乌等热药，犹抱薪救火。人之眼毛扇扫尘埃，使不入目故常闪霎那动。若燥热脱落，则尘埃无所祛扫，飞入目中必常揩拭，渐致眼红坍烂而成大害。且虚火暴虐则真水必衰，若又以乌、附谬言补阳，岂不助火邪而燥其阴，肾水干涸，欲火炽盛，以速其死？又谬云用蛇蝎等药以毒攻，毒欲劫病于一时以诱财，不知癞风由毒积成，又遇毒药以火济火，如寇遇伙类聚混淆，反助贼邪，钻透骨髓，蠹戕元命，岂可用乎？盖风病血虚，即阴虚，庸医拟以大补为主，用人参、黄芪，不知黄芪乃补气之剂，服之反助阳邪而耗阴血。经云：血虚服气药则血愈亏，病必日增，过多则死。如水在沟潭，风卷必涸，故血虚忌用气药。人参益气，生津和中，病后仅可服之，又助太阴之火，故肺热者宜忌，况多服必有参毒发喘涌痰，总不如元参摄血归元，祛五脏之游火，为风科之要剂。白术调脾去湿，川芎为血中之气药，行血滞于气分；当归为血中之主药，活血各归于其经，始治必用之为纲领。古云：医风须补血，血足风自灭。又云：医风须理气，气清风自去。极有旨趣。壮元可不痿，坚筋可不挛，豁痰则气自清，降火则血可养，此治风三要也。

须戒嗜欲绝女色，禁食一切动风、伤血、败气腥鲜、辛甘、瓜果、粉面，方可延生，否则虽愈必发。

风病之人不忌毒食，乃加重之端；不戒女色，实速死之兆。故丹溪言：治五人，止一贫妇淡薄且寡，得永天年，禁戒之专也。余皆不免再发，不守禁戒之咎也。孙真人治四五十人，终无一人免于再发，非真人不能治，盖无专心守戒者也。其猪肉、羊肉动气发风，牛肉、驴肉，沉疴顿起，烧酒动火，面食动湿，肥甘美味皆宜忌之。惟鸟鱼功并，蚶、蛇、鳗、蜊杀虫最胜，乌鸭凉血补元，食之又助药力，凡椒、芥、葱、蒜、姜、茄，大能发病，犹当绝之。若不严戒，虽愈必寻毒而生，疥癣蚀癞之类渐滋举发，为丧命之机。

药病总说

三十六种风证不过痛、痒、麻、烂、肿、憊之类，一百八道方药皆排毒、杀虫、补血、壮元、理气之剂。诸贤秘论，各擅门墙，自古圣贤遇病立方议论参详各据一理，疠风多种所由不一。且如北人刚勇而地高燥，南人风气柔弱而地卑湿，闽广多有岚瘴虫毒之气，江淮常受海水寒冰之伤，海岛风涛，山溪妖魅贻害无穷。丹溪专攻外感，理气清阳，利于南方；东垣端理内伤，导痰去湿，利于北方；孙真人、王好古、许旌阳、抱朴子等，或以杀虫排毒，或专补血壮元，或惟调气清神，各有大意，而制方无不验然。诸家各有秘旨，后人若能辨证用之，自有效验，须博览各家之术，约而选之，定合符节。如得一方便夸能治，必无皆验之理。且如五龙丸有斩关夺帅之功，千年药有起死回生之妙，痈烂败绝者非东华玉髓不能复其原，斑烂舛错者舍冯夷琼浆乌能扫其迹。若合其宜如弩发机，若违妄用如水浇石。

黄龙丸，即水煮黄香丸，能治三十六种大风危症。乌龙丸治风证内热痰火上攻，并周身乖癞燥痒作痛。白龙丸，又名捕龙丸，治上半身痛风极凶者。花龙丸又名浑元丹，治腰半以下腿膝大痛者。赤龙丸即一粒金丹，治痛风遍身抽掣日夜叫号者。千年药乃祖师邈邈张真人遗下平分家产方，又曰灵宝千年大药，治三十六种大风，十四般大疠，无所不效。东华玉髓乃大风子油膏，治烂风疮瘆者。冯夷琼浆，又名推云酒，治五色疙瘩云颜麻木者，若对症用之无不奏效，若乱投妄用则不见功。

必须脉药相配，诊视相参，对症施治，随手获功，执方胶固，弥索何灵？

凡有一般证候，自有一般脉色。辨诊不同，古有形诊、声诊、色诊、脉诊之条。欲观其形而诊验吉凶，如头为清明之府，若倾视则神将夺矣；背为胸臆之府，若胸曲肩垂则气将坏矣；腰为肾之府，若转摇不能则神将竭矣；骨为髓之府，若不能久立、行动振掉则骨将败矣；筋络为血之帅，若挛曲不舒则血将枯矣。此为望形之诊也。欲听其音声而诊验吉凶，如语先轻后重、高厉有力则外感有余也；若语先重后轻沉困无力，内伤不足也。此为闻声之诊也。欲观其色而诊吉凶，如青者欲如苍璧、不欲如蓝，如翠羽者生，如草滋者死；黄者欲如罗裹雄黄不欲如黄土，如蟹腹者生，如枳实者死；赤者欲如绵裹朱砂、不欲如赭，如鸡冠者生，如衄血者死；白者欲如鹅羽、不欲如盐，如豕膏者生，如枯骨者死；黑者欲如重漆、不欲如地苍，如鸟羽者生，如煤炱者死。此为颧色之诊也。《脉经》云：疬脉阳浮弦（关上也），阴实大（关下也），两寸浮而紧或浮而洪，浮缓者易治，洪大而数或沉实者难治。脉若沉者病反在上，浮者病反在下，皆不治。此为切脉至而诊吉凶也。故曰阴阳配偶，方脉参详，此理通彻则药对症，何忧治而不愈哉？若执一死方以治诸症，非惟无益，反害于人。

然导痰去湿，如苍术、白术、南星、半夏、贝母、皂荚、茯苓、阿胶、厚朴、元明粉、瓜蒌仁、胡黄连、青礞石、银柴胡之类。

湿而膨胀痰结者非厚朴不消，元明粉止可为丸服，不宜入汤液。湿痰成块者阿胶专主为末服之，若水煎服则臭而无功。皂荚打痰从大孔出甚速，银柴胡治肺热之神药，疬风声浊痰臭者必用之，止入丸散，

不入汤液。若骨蒸寒热者，一见胡黄连即愈，亦不入煎剂，煎则无功矣。

利气清阳，如沉檀、麝脑、乳没、木香、缩砂、豆蔻、益智、远志、升麻、犀角、珍珠、丹砂、牛黄、柴胡之类。

气闭则阳微，气结则血匿，诸香皆能开导幽微隐僻之郁。通达关窍气滞，非提不起，必须升麻、柴胡之属。牛黄、珠粉等件香剂能消气聚之块，止宜丸散不入汤液者，以火炒水煎则味愈苦，令人呕吐哕踠，况有诸香不宜见火之说。

祛风散邪，如羌活、麻黄、荆芥、紫萍、苦参、风藤之类。

病以风名，皆由风湿寒暑之感，若不发散邪气，何能消溶？羌活之类皆不可缺，苦参最杀风疬之虫、疮癣皮肉之虫立死，服之五脏蛲虫立去，必用药也。补血生津液，如当归、元参、红花、茜草根、紫草、血竭、鹿茸、夏枯、草桑、螵蛸、原蚕蛾、生地黄之类。

元参去五脏之游火、摄血归元，红花去死血、生新血，为治风必用。戴元礼云：夏枯草为血虚所宜，桑螵蛸之补阳填精比于人参，有霄壤之功。晚蚕蛾有再生精髓之捷，血竭乃去积瘀血作痛之卒徒，故多用之。

荡涤积滞，如代赭、皂荚、雷丸、蜂蜜、人牙、千金子、人中黄之类。

油腻脂胶之积瘀肠胃，非皂荚不去。代赭石名血师，专排血积瘀凝，善活血不使挛曲。雷丸去积杀虫，止可用于男子，妇人服之必胀闷腹痛、发昏，甚则颠呆，痰涎涌塞。故男子用雷丸，妇人用皂荚。

劫杀蛲虫，如锡灰、黄芽、雄黄、鹤虱、梟实、鹅翎灰之类。

黄芽粪中蛆也，于四月内未食茄子之

前收者方好，以浓茶卤养淘炙香，方无油泛，专祛虫积。鹅翎灰最杀风疮中蚀虫，若皮内疮疥虫，非此不除。麻癣瘫痪、如菖蒲、天麻、萆薢、防己、秦艽、豨莶、胡麻、香蛇、漏芦、石斛、苍耳草、白蒺藜之类。

血枯必痛，血凝必麻，须用补血逐血之剂，故萆薢之补阳，菖蒲之升阳，豨莶草乃风病元气亏乏之圣药，非止瘫痪者用之。

筋挛肢软，如苡仁、牛膝、杜仲、续断、狗脊、葳蕤、白生蛇、仙灵脾之类。

风注四肢，非葳蕤不能上下左右搜逐又能消烁诸般毒物。阳痿筋挛，非仙灵脾不能兴起，乃大补元阳之药，实救本之妙药也。

爱食瓜果者须倍麝香，耽嗜面糵者必求枳椇，曾服汞粉，定用铅磁。若进毒药，急行和解，参芪之性不及升柴，此特大略，博而约之。

治风之法，先散寒邪，次攻虫毒，次调元气，次养阴血，待风散虫死，血足气清之候，再拔疮秽，舒其筋而伸其挛，滋生毛发则病愈不发，补益之药终身服之不可止，乃不刊之秘论也。若欲速不分次序，则随得随失，变驳反掌，非惟无益，必反害之。如升麻能使浊气从右而上散，柴胡能合清气从左而上达，参芪惟能助气而反附阳邪以损阴血，风癞以养血清阳为要，故参芪不及升柴之提散调达，开导肌表也。麝香能消诸瓜果之毒发渴者，乃瓜果之积用之即消。枳椇即金钩树子，能祛酒毒，好酒之人宜服之。黑铅磁石花椒专收轻粉水银之毒，恐庸医暗投，故宜服之以免发毒。此用药之大略也。

近世专用大风子为良方，不知此药性猛大热，有燥痰劫血之迅力，制炼不精则病未愈而先失明也。

大风子即海松子，又名丢子，因其专能治风而名也，生于东海日出燥炎之地，故性大热，能直入肌骨杀虫祛湿，夷人称为丢子，当果食之以治百病，盖海岛之俗食生物者腹多蛲虫之毒，服此以荡涤之，如闽广人食槟榔以御风瘴也，其肉上白膜最能损目，其油最能败血，如生食之伤人脏腑，其性怕酱，见酱物即消之无用，故服此者必忌酱。若得麻腐与之同服则功愈胜，须专门用之，制度有法则功胜于诸药，若无传授而道听妄用，非惟无功反生他害。丹溪云：大风子有燥热之毒，能败血动痰，损人之目，信不诬矣。且据富翁陈善长患风年久，求予先君治之先君思善长耽于酒色，日不间断必难治，固辞不药。善长密贿予家老奴，盗传制大风子之法，善长依法制度三年，共食大风子肉七十余斤，其病脱去，绝无他患。一日持礼币至予家，谓先君曰，昔年求治力辞何也？先君甚赧颜，厚谢老奴而去，始知盗方之弊，想风病损目难归咎于大风子，盖世之不食大风子而瞽者甚多，后人不可泥于纸上之语。

始以汤药宣畅，次以膏酒灌融，丸散调护，王道之常。

风癞之药，煎剂奇方最能速效，逐散风邪，通畅脉络，无留毒之患。第恐荡败脾胃，故不宜久服。一见病势稍缓即进丸散以厚脾胃，其豨莶、苦参、苍耳、八宝、归术，丁公藤等膏捷于却病补养，但恐传授无修炼之法，其药酒虽人喜服切不可施于初病之时，且风疾初起，病尚点滴块瘰，未曾散漫，若即用药酒追排气血，领毒遍透脉络，则遍身皆病难治矣。须待病愈之后，防其再发，宜药酒使药力钻透肢体，把截毫窍，基固神坚，邪毒不能再犯也。其脑麝、牛黄、金石、香料不入汤液，又忌见火，惟和丸散，服之功力合宜而顺。故治风者先须汤液，次用丸膏，愈后方进药酒，为治法之序。

世有妄徒盗习火劫蒸烧之术。愚人争赴戕害，深可痛也。夫风病根于脏腑，既发于外，其势已减，何又煨逼使毒气复入，假火为祸暂虽少爽，祸不旋踵。

风癞之病秽积毒先伤脏腑，延注筋骨，譬如寇入驱出，即祸减，追上为上何故又加蒸熨劫之，复令毒气回伏肤腠，潜入肌脉，假火郁之势，流蠹既开之孔窍，仍伤脏腑耶？且人身毫发孔窍，一见火气，百孔皆开，何气不入？旧邪未息，新邪又入，初则毒气御，火暂离肌表，必然皮毛颜色顿改，骨节酸折，疑是愈而爽快，愚人喜以为美，非吉兆也，乃新旧邪毒入钻之，故为加病之渐耳。夫病人血气已弱，再犯火毒，则气愈败、血更衰、津枯骨燥，若至二七日外火熨，湿热之气在内寻注经络，充蠹脏腑，必使皮肉坚硬而酸痛，瘦弱无力，精乏目暗，肢软足蹩步涩，再不避风寒、戒酒色，必至腐烂失明矣。宜速解救，以免大害。且风虫因内热而生，复得火湿，愈加滋蔓，仍伤髓液，至一百二十日后，其火郁湿热之气流遍周身，病势反凶于旧，急宜用解药扫拔祸根，多有气血衰弱者随蒸而毙，人犹不畏何哉？若未曾服药，便用蒸熨，则驱毒气深入骨髓，淆荡血液；若已服药既攻毒气欲散，乌再复邀郁聚？初治行之使毒气胜于正气祸又旋踵，后治行之使毒气入于新元，祸仍僭乱，急则急危，缓则缓害，戒之！戒之！故丹溪云：必先杀其虫，泻其火，然后生。盖凉血祛风、通滞、降阳升阴，虽治法颇多，大都

不外乎此。夫丹溪云尚如此，后人何可用蒸烧之劫而害理殃人乎？

点刺锋镰惨楚，何益针灸、熏洗、缓泄还宜。

凡风疠所起之处每难痊愈，欲其痊愈必追毒并归于此，然后以药点之使烂而可迹熄根灭也。若病未愈不可周身涂点，其点药之性热过于火毒过于亢，若点遍身则热毒围攻，焉能当之？又每有妄徒以针刺破皮肉，用醋墨涂之使烂，妄言拦阻病势，不知病根铸于肠胃，年深发见于肌表，先从髓液透出，岂可于皮外刺烂而能阻之乎？空受痛苦而结痂痕疙瘩使形丑貌陋，其病反加，未见毫厘效验。其或湿痒酸麻、肿块皮肉胀大、血死溃实者，可以锋镰败泄。如紫云、白癜、血癣等症，可以小艾炷团围灸之，使艾火引毒渐泄，虽疼痛一时亦能提散毒气。若干风痹燥之证，气血尚且不足，乌可又行锋刺，愈加耗竭。肌肤之间全凭血液转使，筋枯力乏，手足不能运用，其皮肤麻痹者，乃血液亏损之故。内频服药，外频熏洗，内外应施，引其经络之间新血充足气脉，渐渐荣活而愈矣。切不可骤用点刺、锋镰，暴虐惨酷，剥害肤体。况风癞非一时可愈者，总不如令其服药，缓缓奏功为上。且风癞之人气血必衰，治风癞之药无非克伐，迅剂治之将半即宜用补剂扶其根本，不可伐尽气血，致津液干枯，形神憔悴而损遐龄，用药尚然，岂可妄下针镰霸道之毒手以速其死乎？

癞证一十四种六经所属

大风证名，考究诸书悉无遗失，《病源》云：风、癞一证，轻重之别耳，其害则一也。癞愈形犹可复，风愈元气难全。癞死者少，风死者多，大都皆非善证辙迹

一类。

曰火曰蟋蟀，心之癞也。

火 癞

此证初起如火妁之疮，大小不一，或如癣皮裂断肢趾，愈又复发，由心脏受毒七年，病根方盛，眉睫落，大势成手足瘵。又有一种遍身点滴红紫，生于皮肤之上，形似瘢痕之状不过十数日渐自散去，或五六日亦自散，复结心毒生疮，不能速愈，亦能传注于人。

蟋蟀癞

此证乃火癞之后余毒内结变成，形如蟋蟀，虫纹内泛钻啮百节，诸窍皆欲出血，额烂鼻朽，口唇毁断，齿牙脱落，瘫痪难动，或时惊跳战兢，多惧或眼赤烂泪疼，乃心火焰烈也。

曰木曰风，肝之癞也。

木 癞

此证初起如虫癣之状，大小不一，其色赤白不一，或连钱高低不定，俗称棉花疮，久则连片腐烂腥秽，眉睫落，面目痒，愈而又作，或去或来无时，定息三年，始成大害，肝败难治。又有一种如棉花之核，其粒高起硬痞者，火变成蚀癣不愈。

风 癞

此证乃木癞之后，毒蓄肝经，则四肢骨节筋骺掣痛，甚者叫唤，不能转侧，皮毛枯槁，肘膝大小状如鹤膝白虎风，腐秽瘫痪，声变形异，或结于胁肋腹肚，上烂至肠胃，或烂去耳硝，皆癞之毒也。

曰土曰蛔，脾之癞也。

土 癞

此证初生块瘰，先发渐热，或呕吐，或黄肿，大如鸡卵，小如弹丸，或如麻豆，穿即成疮，脓滋腥秽，由脾受贼邪，炙煿毒味禽兽鱼鳖，久而成之。急治则可，若至六年，病成祸速，人闻其气息即染成病，遗害甚大。

蛔 癞

此证乃土癞之毒潜注脾脏，流于四肢，则垂重难举，手足肘膝腐烂，脓血臭秽，或指趾毁落，肿大如车轴，瘫痪注烂，直见筋骨，痛惫而死，或发于胸臆肋背，先肿如痞，后又穿烂，日久叫号刺痛而死。

曰金曰面曰白，肺之癞也。

金 癞

此证初发如杨梅之状，上无盖壳，内泛碎内，出紫赤色烂花，凸起俨若杨梅，由毒入肺经，不久眉睫脱落，三年鼻柱崩倒，眼翻唇断，此乃天付之咎，阴空神祟之祸，定有遗毒，久治方可挽回。天意不比他种，可以速愈。

面 癞

此证乃金癞既愈，余毒难消，蠹存肺脏，致生如面细虫，举体艾白，斑驳周身，或如痹癣，俨如泥壁风状，惟外加熏洗，则能取效。

白 癞

此证乃寒暑湿热之气，邪毒酿袭，弥漫肺窍，积生恶虫，蠹啮肺管，使声破目暗，肢体顽痹骨骺，中如火燃，心胸燥热，手足背脊拘紧，肉如剁劈，以致身体手足瘾疹，鼻生息肉，气塞不通，浊涕流涎，山根高肿，脑门时痛，或目生白翳无光，多为鼻痛，外不发疮，人皆不识此癞，故治之无效。

曰水曰雨曰乌，肾之癞也。

水 癞

此证必先得水病，因而停留，又为风

湿触激，或生阴茎疳蚀。或阴囊两傍发起肿块，涨泮腿腰，形似横痃，寒热交作，胀痛难举，上下渐大，如溃即变成疮，遍身腐烂，一年眉发落，病剧难治。

雨癞

此症乃水癞愈后，余毒在肾，以致生虫，其毒泛注周身，生五色斑点，乖癞眉发脱落，阴茎酸烂，或阴囊破损，或阴茎蛀干，皮肉流脓，渐渐烂去，轻则为下疳、鱼口等疮，久则唇鼻睁皆烂毁，腐腥臭与广症同。

乌癞

此证乃邪毒入肾，变生恶虫，餐啮精髓，下虚无救。若胸胁肋腿臀股间，生如李奈桃梅状颗块，软泡穿烂腐臭，难治。或如漏疮，或瘾疹赤黑，手足顽痹，针刺不知，或脚不能踏地，或饮食时则开口而鸣，或两肘如绳缚，或穿处则腐烂流脓，黏着即生腐疮，或皮内淫痒，怕见风湿，或平时骨间渐渐酸响，皆当大补气血。

曰酒曰麻，胃之癞也。

酒癞

此证因酒色之时，汗出体虚，迎风入于胃腑，遍身生疮，大者如钱，小者如豆，不赤不白，灰黄变形，脓靥黏堆。或有不饮酒之人，素受寒湿风邪，微见酒气，汗出迎风，亦然。或有好刚性急躁，暴色欲过度之人，多犯此证，久则眉发脱落，令人惶惧，惟难治。

麻癞

此证由酒癞之后，毒留胃腑，遍生毒疮如癣疥，淫痒难忍，或手足掌背顽痹不仁，黑白不等，形如雁来鹅掌风之状，或如牛皮血癣，时痛时麻，虫蚀脾胃或发内痔，头硬而碎形如蟮头，遍身皆然，触之

则大痛、冷汗，一二时而息。

疠证总论

大治疠之方与风少异，丸散点擦各有秘传，切忌熏镰轻粉。

凡患风癞，决非一种，或二三种者有之，甚至有四五种者，先伤一脏，则注各经。故年久者面色变驳，病势愈甚。且如风病先染冷麻而变紫云黑色者有之，先染痛风而成半肢软瘫者有之，先染火癞肿大穿烂、手足废弛、筋骨痛痿者有之。故治难以一定方药，不能骤攻，愈一症而他症变驳，反见其势凶也。又有风癞同患一人者，若先染风病后患癞证，曰风癞；先患癞症致成风病者，曰癞风，等最多，风则先治其癞，癞愈方治其风，风癞则用治风之药，后加治癞之剂，此是大意。治至半愈，即服解毒大补气血元阳之剂，勇进三年方可。

经云：逐五脏之邪，鬼门开方死；泻膀胱之浊秽，净腑始洁。倒阳绝欲，勉强矫揉。内养静修，仙机妙运。

魂魄尸神之窍曰鬼门。扫荡脏腑之秽恶，则清气得以升降，运育自然，形容润泽。若秽浊之滓沉滞下元，则九窍不清，十四经晦塞。祛涤其秽，则源清流还，阳气舒畅，而精神爽悦，上下清明矣。故制乌龙丸之剂，一进以靖内污之浊。风癞之人五火俱盛，阳事易举，若不爱命而近女色，则服药无功效。欲其不举，不得已以药倒之，病虽可愈，又恐断人生育之根。阴阳相关，若已有子者，则全现在之命，绝其丧命之端，未为不可；若未有子嗣，则宗祀为大，切不可行之。然倒阳之秘，有用药者，有用功者，妙在心传，此理非庸人可知。若病人聪达，授以元门内事静

修导引之功，使内固丹基，外安神役，再进药力并攻，则其寿无疆。此方得英敏之士方可行之，若愚妄利徒，非惟不能尽术，反使冒渎圣贤。再针灸之法前后无忌，热药止可用于愈后除根，点刺之端始终不可用，若锋镰一有不当则刀口引风入内，令人残痿枯败，戒之！戒之！

吁！医司民命，药有良毒，不读方书，懵然无据，生死关系，阴阳非轻。患风癞者，当保惜天赋，毋从爱憎毁誉之口，自宜拣择医之良拙。治风癞者，当敬畏天谴，毋贪欺诈苟且之财，害人之命。

人患风癞，命悬旦夕。求医调治，死生攸关，务得高明仁厚之人，方可倚托。往往见人不择医工之精粗，但见其自称矜今夸，不读方书，盗袭死方，欺罔狂佞，惟贪轻任，或情人妆拔荐点巧誉之言，即从而治之，岂不杀人乎？且风癞之科，一症有一方，其人止学得一二方，岂能悉治诸症？如紫云之药不能治烂风，痛风之药不能治痒麻，漏蹄之方若治瘫挛则反为害。庸俗何知之？病者既欲延生而求医，若不拣选实轻命也。痛哉！惜哉！夫癞风乃十三科之首，此论亦十三科中妙诀，反覆精研，不为不备，后之，君子得之则了然无所窒碍矣。

夫城池受困于寇，即如人身受蠹于风癞，形质一也。以兵攻贼，如以药攻病，筹猷一也。寇不退则城池崩陷，风不消则元命伤残，患害一也。欲救城池必运神机，欲救人命必行妙术，妙用一也。所论风癞之理皆明，是书所治风癞皆备，此外更无遗隙。然用药如用兵，保黎如救命，疗人之病以复元命，能解城之围以活苍生。轻重之殊，实元元之妙法，深渊之火泽也。故曰《解围元薮》云。

《解围元薮》卷二终

解围元薮　卷三

明沈之问先生辑
锡山黄钟乐亭甫参订
绍兴裘庆元吉生校刊

六经汤丸秘方

心风先传肺经，外证损目。

煎方一

防风　细辛　南星　白茯苓　薄荷
大茴香　桔梗　山栀各二两　当归　首乌
羌活　牛膝　牙皂　蝉蜕　枳实　元参
川芎　附子各一两

加姜枣，水煎服十剂，如有痰，再加
薄荷一两，均作十服。

丸方二

羌活　防风　黄连　柴胡　独活　全
蝎去头足用土炒　白芷各一两　当归　谷精
地骨皮各二两　白茯苓　芍药　熟地　茯神
远志各一两五钱　乳香　没药　檀香各六钱
细辛七钱　僵蚕八钱　麝香三钱　甘菊二两
诃子肉八两　风藤二两

上为末，蜜丸或黄米泛丸，如桐子大，
飞朱砂为衣，每服三钱，用前煎药送下，
日服三次。

肝风先传脾经，外证发紫泡。

煎方三

防风八两　元参　当归　牛膝　柴胡
芍药　蝉蜕各一两　胡麻　草乌各四两　白芷
官桂各一两五钱

有痰加干葛二两均作十服。

丸方四

防风　荆芥　葛根　丢子各四两　胡麻
当归　草乌　元参　麻黄　附子各一两　白
蒺藜　干姜　皂角　桔梗　牛膝　川芎
羌活　甘草各二两　全蝎一两五钱　苦参五两

上为末，蜜丸桐子大，青黛为衣。

脾风先传肾经，外证遍身顽癣，或时
刺痛。

煎方五

防风　当归　风藤各三两　元参　川芎
甘草节　枳实　陈皮　白芷　桔梗　枳壳
乌药各一两五钱　木香一两

有痰加半夏一两五钱，均作十服。

丸方六

元参　枳实　当归　陈皮　白芷　胡
麻　干姜　厚朴　滑石各二两　防风八两
川芎　甘草　僵蚕　芍药　麻黄　草乌
蝉壳　羌活　全蝎　木香各一两

上为末蜜丸，用郁金黄柏末为衣。

肺风先传肝经，外证眉须鬓发焦脱。

煎方七

元参　川芎　知母　滑石　半夏　蒺
藜　牙皂　黄芩　牛膝　胡麻　羌活　干
姜　桔梗　木香　当归各二两

有痰加防风三两。上均作十帖。

丸方八

当归　牛膝　防风　蝉退　独活各四两
羌活　胡麻　石膏　首乌各三两　荆芥六两
僵蚕　全蝎　南星　白芷各二两　元参五两

上为末蜜丸，滑石半夏末为衣。

肾风先传心经，外证脚底穿烂。

煎方九

甘草　麻黄　防风　羌活　薄荷　茯
苓　桔梗各一两　川芎　当归　厚朴　半夏
知母　黄柏各二两　独活　大黄　苦参各四两
滑石五两

有痰加石膏三两，均作十贴服。

丸方十

桔梗　川芎　白术　丢子各四两　当归
甘草　川朴　木香　干葛各一两　牛膝八两
人参　干姜　白芷　全蝎　麻黄各二两　天
麻一两五钱　白花蛇五两

上为末蜜丸，用百草霜为衣。

胃风遍传五脏，外证浑身溃烂。

煎方十一

羌活　泽兰　藿香各二两　蒺藜　柴胡
防风　细辛　白芷　薄荷各三两　荆芥四两
独活　木瓜　牛膝　连翘　黄芩　生地
山楂各二两五钱　菖蒲　枳实　陈皮各一两
麻黄一两五钱

有痰加象贝母、石膏各一两，均作十
剂服。

丸方十二

荆芥二两　蒺藜　天麻　白及各一两五钱
独活　柴胡　羌活　木瓜各三两　风藤　皂
荚　厚朴　前胡　象贝母　苍耳子　金银
花各一两五钱　麝香二两　乳香　檀香各三两
紫背浮萍四两

上为末，蜜丸，甘草大黄末为衣。

风疬各方

通经和窍汤十三

三十贴，按日服之，风疬初服药起，
须以此开经络。

第一日

大黄　荆芥　桔梗　归尾　黄芩各一钱
羌活　防风　连翘各一钱二分　防己　白芷各
八分　牛膝七分　甘草五分

第二日

大黄　羌活　防风　桔梗各一钱　白芷
防己　归尾　独活　荆芥　牛膝各八分　甘
草五分

第三四日

羌活　桔梗　防风　黄芩各二钱　白芷
荆芥　防己　独活　牛膝　归尾各八分　甘
草五分

腹中有积作痛，加制大黄一钱，心痛、
大肠不利，则甩生大黄一钱。

第五六七八日

羌活　独活　防风　荆芥各一钱　归尾
芍药　防己　连翘　黄芩各八分　甘草五分

如腹痛大便不利加大黄一钱。

第九日

大黄　荆芥　羌活　独活　防风　川
芎各一钱　当归　牛膝　黄芩　白芷　桔梗
各八分　甘草五分

十日至十八日同，惟大黄用二钱。

十九日

大黄　黄柏　连翘　羌活　苦参　荆
芥　黄芩各一钱　黄连　防风　防己　甘草
当归各八分

第二十日如有白虫从大便出，药与十
九日同。如无，再加白丑末，虚弱者不加。

二十一二日

黄柏炒　大黄蒸　苦参　羌活各一钱
连翘　防风　黄芩　牛膝　防己　独活各八
分　甘草五分　黄连一钱五分

二十三四日

芍药　羌活　黄芩　荆芥　牛膝　白
芷　大黄　连翘各一钱　独活　当归　防己
桔梗各八分　甘草五分

二十五日

元参　连翘　独活　当归　防己　桔
梗　牛膝　芍药各八分　防风　大黄各一钱
黄连七分　草乌一钱　川芎　甘草各五分

二十六七日同上

二十八日

草乌　芍药　羌活　荆芥　防己各一钱
川芎　当归　桔梗　牛膝　白芷　苦参
防风各八分　甘草五分

二十九三十日同，服此倘痕色不退，
再服此方三四剂。

上药三十贴，俱水煎，早晚服，温酒
同下。如肠涩加大黄一钱。

白玉蟾遗方十四

治痹麻诸风、瘫痪、烂、挛、肿、危，
并大麻鸡爪弹曳、蝼蝈、冷麻等症。

防风　黄连　黄柏　苦参　牛膝　草
乌　麻黄　紫风藤　荆芥穗　蔓荆子　升
麻　川芎　大黄　当归　藁本　山栀

上水煎服，大剂十服，内窍俱通，其
外油光，紫黑疙瘩皆退，随服丸方。

白玉蟾丸方十五

胡麻　川牛膝　木瓜　山栀　黄柏
苍术　明天麻　白蒺藜各五两　五加皮　风
藤　羌活　苦参　当归各十两　水银　水飞
朱　车米面包煨　麝香三钱　香蛇一两　代
赭石醋煅，二两　新鲜丢子肉四十两，此即大风
子肉

先将大风子肉，用水二十碗，煮至二
三碗滤干，入白捣烂，以朱、汞、赭、米
四味共研，不见星，收瓷器内，用香烛花
果供于八仙元檀神前，忌妇女、鸡、犬触
污，再将各药末称准，以煮大风子汁，加
陈米糊丸，如桐子大，于卯午酉时各服三
钱，酒送下。疾轻者只服二钱或一钱五分，
至四五日反觉病凶，口内齿根麻木，精神
恍惚. 过后渐痊，面色红润，再不沉重。
惟要戒守则永不发。

白玉蟾末药方十六

治瘫痪、软痿、冷麻、困痹，大有
奇功。

草乌　白术　朱砂　细辛　雄黄　白
芷　防风　苍术各五两　麻黄八两　川乌一
大个

上为末，每服一钱，用葱白头七枚，
陈酒一碗，煎滚送下。重者用之，先以药
汤洗，再进此药，临卧服，汗避风。

白玉蟾浴汤方十七

将各药烧汤洗涤，如烂者日洗一二次。

苍耳子　防风　马鞭子草　紫苏　苦
参　金银花　白芷　遍地香　泽兰

白玉蟾蒸法十八

先以汤药洗涤再用苍术一斤煎酒五六
碗，将地铺稻柴，再用藁荐砻糠四五斗，
米醋十余杓，拌匀，蒸热，铺在荐上，用
席盖糠，令人睡之上，以棉被盖之，待出
臭汗，毒气已尽，渐去衣被，须于无风处
蒸之。

白玉蟾擦药方十九

白芷　草乌　南星　半夏　丢子　杏
仁　白及　白蔹　蛇床各等份

上为末，手足及遍身有肿块成疮或冷
麻者，以生姜蘸药擦之，待皮活病退方止。

当先用洗法次服末药，次又行汗法，随时擦之。隔三日再洗再汗再擦，一连五六次，如病不减，不得已方行蒸法却之，但丸方要服数年。

大瓢李遗丸方二十

治哉蚨蛇皮刺风、痒风、鸡爪、疙瘩、历节等风，并麻木冷痛、手足屈折痛痒、不知痿怠、瘫痪、腐烂、危笃等症。

琥珀五钱　天麻一钱　真珠　冰片　朱砂　胆星　血竭　僵蚕各二钱　蝉蜕　细辛各四钱　川芎　羌活　防风各六钱　远志五钱　茯神八钱　犀角三钱五分　菖蒲六钱五分　铁粉三钱六分　雄黄　牛黄各五钱六分　蛇含石醋煅四钱六分　白附子五钱二分　半夏四钱四分　麝香　芦荟　乌梢蛇各五钱五分　牙皂一两　丢子霜八两　青礞石煅四两

上为末，酒糊丸桐子大。每服一百丸，空心酒送下。如觉恍惚困倦，麻木委厥者，以豨莶、苍耳、金银藤炼膏服之。

大瓢李末药方二十一

治男妇疠风，瘫痪、口眼歪邪、面如虫行、身痛如切，或皮肉淫痒难忍，久而手足反张。

当归　防风　川芎　白芷　细辛　麻黄　荆芥　全蝎　天麻　藁本　雄黄　羌活　甘草各五钱　朱砂　人参　白花蛇　大茴香　两头尖各三钱　香蛇七钱　川乌　草乌　苍术各四两

上为末，每服五六分，渐至一钱，临卧以无灰酒调服，忌一切热物、或有汗，麻木身痒，乃药力至也。服此后，用凤仙花梗煎汤洗浴，汗出为度。

人参固本丸二十二

治手足挛痛，昼静夜剧，历节大风，腰腿痛，口眼㖞邪。

白术四两　没药　沉香各五钱　天麻一两　青皮一两　人参一两　白芷一两　苍耳子二两　乌药三两　紫苏一两五钱　甘草五钱

上为末，酒糊丸桐子大，每服百丸，用后方煎药送下。

煎方二十三

白术　桂心　防风　人参　柴胡　甘草　川乌　当归　芍药　赤茯苓
姜枣煎服。

孙思邈真人煎方二十四

治核桃紫云等风。

防风　苦参　薄荷　芍药　黄芩　连翘　山栀　知母　柴胡　大黄　麻黄　天麻　半夏　花粉　甘草　紫苏　香附　白芷　当归　羌活

加细茶一撮，煎服五六贴退斑，十服效临，卧服忌见风。

孙思邈真人丸方二十五

此方甚妥，尚可量症加药。

牙皂　苦参　蒺藜　防风　当归　荆芥穗　蔓荆子　牛旁子　胡麻各一两　黄柏三两　白花蛇　丢子各四两　麝香二钱

上为末，黄米泛丸，桐子大，朱砂为衣。每服四十丸，日服三次，清茶送下，忌食盐物止食淡鸭妙。

邋遢张真人灵宝千年大药二十六

治三十六种大风，后人称平分家产方。

羌活　苍术　乌药　风藤　防己　白芷　防风　大黄　五加皮　独活　藁本　桔梗　草乌　柴胡　黄芩　明天麻　细辛　甘松　蔓荆子　白蒺藜　川续断　芍药　南星　大腹皮　皂角刺　薄荷各三两　槐角　荆芥　升麻各五两　紫萍　闹羊花各二斤　麻黄十斤　天雄一斤　当归八两　苦参皮二斤　红花　元参各六两　仙灵脾　草薢各三两　草

乌头四两

用阴阳水各一桶，春浸五日，夏三，秋七，冬九，煎去渣，炼成膏。

人参 白术 沉香 川芎 木香 乳香 牛膝 红花 磁石醋煅七次 没药 香蛇 血竭 松脂 姜蚕 檀香 安息香 云母粉 降香 鹅管石 苁蓉各一两 茯苓 雄黄 砂仁 青磁石 葳蕤 胡麻各二两 蟾酥 麝香各五钱 冰片二钱 花蛇一条 人牙炙黄香五两

上为末，以前膏和丸，弹子大，朱砂为衣，金箔包裹。远年病服十丸，近年病七丸，用麻姑酒磨服，汗出则病愈。方中若加桑螵蛸、原蚕蛾末各一两五钱尤妙。

神效夺命还真丹二十七

治三十六种风，如疬麻、弹曳、大麻、哑风、疬风，立效。

全蝎 僵蚕 黄芩 陈皮 熟地 肉桂 生地 蔓荆子 地骨皮 黄连 甘菊 防风 茴香 芍药 知母 枳壳 柴胡 甘草 石膏 当归 半夏各一两 明天麻 木香 川芎 藁本 兔丝子 白术 人参 独活各一两五钱 羌活三两 桔梗 麻黄 薄荷各二两五钱 细辛五钱 蛤蚧一对酥炙 茯苓二两

上为末，蜜丸，弹子大，金箔为衣。每服一丸，细嚼。中风、瘫痪、大风、疬病，茶酒下。遍身筋骨痛及心气痛不省人事，热醋汤下。头风、暗风，茶下。惊痛、口吐涎，温酒下。妇人胎前产后，经水不调，香附汤下。冷风寒湿，气顿抽掣，走注叫号，日夜不安，黑豆炒焦烹酒下。

又有一方加麝香牛黄冰片更妙。

车华玉髓二十八

尹蓬头真人传，以丢子油为君，丢子

生东夷岛故以此名。

大风子依法取油四两 没药 滴乳 血竭各二钱 牛黄五钱 麝香五分 阿胶一钱 琥珀 珍珠各三钱 雄黄五钱 地龙火炙去土七钱 冰片三钱 芒硝八分

上研末，隔汤化油，药搅匀，每服一钱。内热者柿饼汤下。内寒者花椒汤下。平常者温酒下。其大风紫黑、痿痹、瘫痪、挛屈、喎邪、臭烂危笃者，不过一料痊愈。须绝欲，戒性，避风，忌一切腥鲜盐物，五辛诸毒，只宜食淡，方能见效。（紫云风）去牛黄、芒硝、加血竭一钱，乳没各四分。

（云颜成形不退肿起）以艾作小炷，四围团团灸。每灸五七团，泄其气即愈。（蛇皮风、鱼鳞风）加白花蛇末一钱，冰片二分，有细疮乖疬同治。（漏蹄、白癜风）加牛黄三分。（臭）加水飞雄黄末三分五厘。（冷麻风）加羌活、独活、归尾各五分。（瘦弱者）去芒硝，加人参五分，地骨皮、柴胡各一钱。（内热者）加川芎、白芍、黄芩、山栀各二钱，归尾一钱五分。

（烂疮）用枯矾四两，硫黄、信石煅，各一钱，花椒三两，生矾五钱，蛇床二两，共为末，用猪油调敷。

（手腿大烂不收敛）用黄蜡一两，东丹五钱，腻粉二钱，乳香、没药、车米各三钱，桐油调油纸摊贴。（烂疮）用芦甘、石钱、龙骨三钱，乳香、没药、雄黄各五钱，研细干掺。（风癣）用蛇床子、雄黄、砒等份为末，醋调青布包之，重重频擦。（痒块）用车米、硫黄各一钱，大风子一两，樟、冰、雄黄各二钱为末，以生芝麻二合炒黑，研和如泥，以生布包擦块上，四五日愈。烂者不用。其破者，皆属脾经毒已从破处出，内服追毒，则自愈。（起泡者）用蛤粉、车米、石膏、乳、没等份，研末敷之。（眉落者）用荆芥、防风、白芷、蝉壳、天麻、首乌、羌、独活各五钱，丢子肉四两，牛旁子、大黄各六钱。（眼赤）加菊花五钱。（两眼痛）去大风子二两，加全蝎七钱，蜜丸桐子大，临卧以方中止去大风子，将各药锉剂煎之，送下五七十丸。（生眉）用牙皂炒，加麝香少许，鸡蛋油调，生绢包，擦眉棱上，二十日可出。（黑斑）用牙皂、鹿角屑、白附子等份为末，姜汁调，惟涂久脱常妙。吴氏亦以此方得名，每油四两，用乳没六分，血竭二钱，芒硝八分，牛黄三分，服之虽效，总不如前方有奇功。如夏暑油不肯冻，不能成羔，以米仁炒熟研末，加入为丸服。余时以药放酒盏内，每日在饭上炖化服，以助胃气，服至十日，其毒必追至手足处发出。或肿或疮，即将蓖麻子、巴豆、丢子打成膏贴之，其臭水倘出滋延，败恶不可闻。以菖蒲草根炒末，罨上即干瘪。如臭水流尽则愈。急服补气血药三年方保全生。

神效追风丸二十九

治癞、麻、疙瘩、热风、干风一切危笃等症。

当归 麻黄 羌活 白术各五钱 荆芥二两五钱 白芍 黄芩 僵蚕 川芎各一两 人参三两 蒺藜 胡麻 防风各二两 没药 乳香各二钱五分 麝香四分 苦参皮六两 大风子肉两

右为末，黄米粉酒糊丸，桐子大。每服五七十丸，早晚温酒下。

搜风四七丹三十

治紫云、白癜、紫癜等风。

防风 川芎 当归 芍药 麻黄各五钱 黄芩 山栀 连翘 白术 甘草 薄荷 桔梗 全蝎 蝉壳 羌活 独活 胡麻 干葛 升麻各六钱 荆芥一两 人参三钱五分 牛膝 滑石各一两五钱 木香七分五厘 麝香五分 石膏八钱 大风子肉半斤

上为末，黄米粉糊丸，桐子大。每服五十丸，空心酒下，茶亦可。

神仙换骨丹三十一

治鼓槌软瘫干风瘴瘟麻木痿困倦败等症大黄。

白芷 槐花 川芎 防己各一两 乳香 没药 木香 沉香各三钱 苍术二两 细辛 苦参各一两五钱 紫萍三两 麝香五分 草乌五钱炒，三钱生，三钱炒黑，共一两一钱

上为末，用去节麻黄半斤煎膏，加蜜丸，弹子大，约重二钱，朱砂为衣。每服一丸，临卧葱酒磨，服，避风。又一方，去苍、麝，加当归、防风、花蛇、术鳖子。

大消风散三十二

治鸡爪、痒风、脱跟、鱼鳞、鹅掌、糙糕、哉蛎、疹风等症。

防风 蒺藜 荆芥 苦参各十二两 乳香 没药各二两 麝香五分 当归 黄柏各八两 黄芩 胡麻各十两 丢子肉一斤，煮一昼夜

先以一料，去丢子、没、麝、乳，均作十贴煎服。再用一全料，不见火为末，酒米糊丸，桐子大。辰、午、戌时各服三钱，温酒下。（如面上病重）加白芷、风藤、蝉壳各四两，升麻五钱。（口眼㖞邪）加白僵蚕四两。（四肢重）加羌、独活各四两。

如服此药，须用细辛、苍耳草、豨莶草、遍地香、马鞭子草煎汤，不时洗浴，待汗透神爽方止，久则脱愈。

救苦回生丹三十三

治历节、半肢、紫云、哑风、蛊风、干风、走注、遍身寒湿、麻痹、瘫痪等症，及中风不语，口眼㖞邪。

乳香　没药　当归　川芎各一两五钱　五灵脂　檀香　松香　自然铜醋煅　威灵仙各一两　虎骨炙　地龙　草乌各五钱　天麻七钱　全蝎二钱　麝香三钱　荆芥　白芷　苦参各一两二钱　番木鳖三十七个，炙　冰片三分　京墨一块　黑豆二合炒　闹阳花五钱　僵蚕六钱

上为末，糯米泛丸，如龙眼大，朱砂为衣，金箔飞裹。薄荷酒磨下。一丸，如昏迷则病愈。若妇人血晕经闭，胎衣不下，用炒焦黑豆淋酒服之，如神。

班龙八帅丹三十四

治蝼蝈、虾蟆、瘫肿等症。

僵蚕炒　花蛇炙　香蛇炙　蜈蚣炙　蜂房炙　川山甲炙　全蝎炙　蝉壳　鹿角煅

上各等份为末，每服三四分，酒下。或以此药加在各方丸散中，服之无不立效。

奇效良丹三十五

治雁来、漏蹄、冷风、壁泥、蛇皮一切大风，服之皆效。

胡麻　木瓜　山栀　黄芩　牛膝　苍术　五加皮　天麻　苍耳子　风藤　羌活　独活　细辛　黄柏　蒺藜各五两　苦参　当归各十两　麻黄　紫葳蕤　防己　僵蚕　草乌各三两　甘松　蝉壳　紫萍各四两　乳香　没药　香蛇各二钱　代赭　磁石各二两，醋煅　荆芥八两　川芎一两五钱　丢子十二两　麝香一钱五分

上为末，蜜丸，桐子大，朱砂为衣。每服五十丸，酒下。

一粒金丹三十六

又名赤龙丸，又名一锭金。治遍身䠑曳、鱼鳞、刺风、远年寒湿，手足痿痛、走注叫唤者。

麝香二钱五分　乳香六钱　没药　当归各七钱　地龙　白檀香各二两五钱　木鳖子五钱　草乌　五灵脂各二两　京墨　线胶麸炒　紫萍各二两五钱

上为末，用去节麻黄二两煎汁煮，为末，泛丸龙眼大，朱砂为衣。每服一丸，酒下。至黑汁从足底出乃为验，日进二服。

搜风顺气丸三十七

治软瘫风、邪魅风、热风、蛊风，并腰腿腹痛、气闷冷热、寒湿，脚膝少力，男妇怯弱。此能和三焦，润五脏，厚肠胃。中风者服之大有功。

制大黄　麻仁　山萸　山药　槟榔　菟丝子　枳壳　防风各三两　牛膝二两　郁李仁　独活各一两　车前子二两五钱

上为末，蜜丸桐子大。每服百丸，或酒或茶下。壮精神，消百病。瘫痪肠风并效。

保真丸三十八

治大麻、邪魅、半肢、软瘫等风，麻痿酸疼不能动止者。

人参　川芎　草乌　川乌　白芷　当归　槐角　羌活　五加皮　独活　紫背浮萍　防风　荆芥　首乌　枳壳　连翘　风藤　乌药　杜仲　桔梗　肉桂　干姜　僵蚕　石楠藤　甘草　芍药　升麻　虎骨　花蛇　防己各一两五钱　乳香　没药　沉香各五钱　麻黄二十斤去节

上为末，用麻黄煎膏丸，每丸重五钱，酒磨，服一丸，神效，避风为妙。

二八济阳丹三十九

治软瘫、疬麻、血风、痒风、干风、冷麻、半肢、血痹、鹅掌、风血枯气败

等症。

元参半斤酒浆浸晒三次 苦参一斤姜汁酒浆各浸一夜晒炒末半斤 犀角 当归 蒺藜 熟地 白芷姜汁炒 独枝防风 全蝎去足土炒 牛蒡子 乳香 没药 石楠藤 红花各二两 甘草五钱 僵蚕炒去丝足嘴一两五钱

此药前二味各八两，后十四味二十八两，共十六味，故名二八丹。共为末，蜜丸桐子大。每服四十丸，陈酒下，日进三次。

六神辅圣丸四十

治疙、瘯、雁来、冷风、痒风、麻痹、痛风。

草乌一斤白嫩者佳 麻油一斤 甘草半斤 荆芥 羌活 紫苏 风藤各四两

用无灰酒煮一昼夜，另用一锅煎滚汁浸之，方可挤去乌皮，如用冷酒浸，则乌皮挤不脱矣。将草乌挤净捣烂为丸，每服二十丸，温酒下。

四魔丹四十一

治癣曳、颠风、蛊风、瘫痪、委顿者神效。

败龟甲煅白 番木鳖麻油煮三沉三浮 闹阳花酒拌九蒸晒各二两 苍耳子一斤炒 白蜜一斤。

上为末，炼蜜和匀，入竹筒内，挂当风处。七日后初次服五分，三四日服六分，渐加至一钱，空心烧酒下。

火龙散四十二

治脱跟、蛇皮、鱼鳞、漏蹄、核桃、瘫烂、麻木、委败等症神效。

人牙一两五钱 雄黄 辰砂 大黄酒蒸 代赭石醋煅，各一两

共为末，每服三钱，临卧用防风、荆芥煎汤洗浴，热酒送下即睡，则皮内毒虫迫出肌肤，然后用雄黄、硫黄、朱砂、代赭石、车米各等份，研末，香油调熏，擦遍身捷愈。

枣灵丹四十三

治核桃、壁泥、哉蚝、白癜、鼓槌等风。

丢子一斤半 防风 荆芥 牛蒡子 苦参 首乌 风藤各三两 桔梗 枳壳 川乌 草乌 香附 大黄 黄芩 木贼草 白附子 角刺 两头尖 白芷 槟榔 乌药 石膏 薄荷 滑石 山栀 芒硝 葶苈 木通 木香 没药 胡黄连 车前子 黄柏各一两 甘草 蒺藜 羌活 天麻 白术 柴胡 菖蒲 藿香 蔓荆子 天花粉 僵蚕 厚朴 陈皮 藁本 威灵仙 远志 麻黄 枸杞 甘菊 蝉壳 血竭 乳香各二两 胡麻四两 梧桐皮泪 黄连 花蕊石 辛夷 麝香 青皮各五钱 牛黄一钱 冰片五分

上为末，枣肉丸绿豆大。每服五七十丸，春白，夏茶，秋盐汤，冬酒下，忌油腻生冷。

小枣丹四十四

治鹅掌风、刺风、疹风。

防风 僵蚕 首乌 全蝎 羌活 独活 芍药 生地 威灵仙 蔓荆子 牛蒡子 苦参 胡麻 大黄 黄芩各二两 枸杞子 薄荷 南星 天麻各一两 荆芥 柳枝 山栀各四两 炙甘草五钱 白术一斤 丢子肉一斤 两头尖一钱，要大者为佳

上为末，枣肉丸，桐子大。每服六十丸，薄荷汤下。

守中丸四十五

治雁来、鼓槌、核桃、紫云、水风，此系山西张守中所用故名之。

防风　荆芥　苦参　连翘各二两　当归
胡麻　牙皂　蔓荆子　蒺藜　牛蒡子各三两
白芷　甘草　朱砂各五钱　羌活　独活各一两
五钱　陈皮　黄芩　胡黄连　山栀　升麻
天麻各一两　乳香　没药各三钱　牛黄一钱
麝香三分　冰片三分

上为末，米糊丸。每服三钱，盐汤下。

祖传玉枢丹四十六

治白癜，蝼蝈、疹风。

苦参皮　荆芥穗　当归　元参　苍术各
八两　乌药　羌活　川胡麻　藁本　白芷
防风　白蒺藜　川芎　独活　麻黄　苍耳
子　甘草各四两　红花　牛蒡子　天麻　僵
蚕　风藤　薄荷各三两　草乌　半夏　贝母
桔梗　大黄　葳蕤各一两　麝香二钱　牛黄
木香　檀香　沉香　乳香　没药　血竭各
一两五钱　琉璃灰二两烂者再加　桑螵蛸一两
银柴胡不见火　蚕脱各二两　元明粉　秋石
苏木　夏枯草　虎骨　旱莲草　犀角各二
两　仙灵脾一两五钱　大风子肉四两

上为末，陈米糊丸，桐子大，朱砂为
衣。用后煎药，送下百丸，早晚服。如怕
服煎药，以酒代之，在密室中，睡三四时，
方可行动。

煎药方四十七

水煎送前丸药。

黄芩　大黄　羌活　独活　防风　防
己　连翘　黄柏　桔梗　荆芥　当归　山
栀　木通　白芷　甘草　半夏　紫苏　薄
荷　升麻　麻黄　川芎　乌药

补旧汤四十八

又名救苦汤。治糙、糕、壁、泥血痹、
血风。

苦参皮一钱五分　牛蒡子　人参　首乌
山栀各一钱　僵蚕　白鲜皮　防风　连翘

天麻　蔓荆子　黄芩各五分　全蝎　黄连
甘草各四分　薄荷　羌活　独活　荆芥各三分
干葛　黄柏各七分　威灵仙　蒺藜各八分　仙
灵脾怯弱者加五分

先用酒煎，十贴服。再用水煎，须尽
量饮酒服。至百贴其眉须复生、肿块渐退，
手足痿顿者有力。须戒色省劳，避风忌口，
方能有功。再以每味加十倍为末，再加乳
香、没药、血竭、沉香各一两，冰片、牛
黄各一钱，麝香二钱，用米仁糊丸，桐子
大，朱砂为衣。每服百丸，酒下，三年身
固绝根。临服时，每服加威灵仙末三分，
效速。

神酿丸四十九

治历节、痛风、筋骨走痛。

苍术八两　草乌三两　杏仁　川芎　白
芷　半夏各二两

上锉片，用姜二斤葱一斤捣汁拌湿，
以药铺入瓶内，封好埋土中，春三夏五秋
七冬九日取出，晒干，加猴姜、木香、牛
膝、红花各二两，当归、草薢、茄根各四
两，共为末，老酒糊丸，桐子大。每服六
十丸，酒下，日进三次，神效。又一方。
有乳香、没药、麝香、地龙各五钱，尤奇。

神守散五十

治蛇皮、鱼鳞、邪魅、痒风、颠风，
一切危重之症。

番木鳖用铜刀刮去粗皮，将麻油入瓦
罐内煎滚，渐投下术鳖煎之，待三三沉三
浮发泡焦黄，取出晒干，为末。每服一分，
临卧白汤下，避风，待汗干方可起。服至
百日，眉生指直，斑退肿消疮敛。如病热
反增，乃内毒发出，甚妙。此方亦治痰火，
服之则痰从两胁滚下。又治癫痫，量人强
弱服一方，药末一两，加甘草末五分更妙。

如药力凶，以黑豆汤解之，绿豆汤亦可（制法未佳，必须照《全生集》方尽善。此方可名独胜散，各风以此为主方，量加白花蛇、地龙、麝香、蚕蜕、蝉衣、僵蚕、当归等品尤妙）。

黄雄漆丸五十一

严漆一两　蟹黄五钱

拌匀，晒。渐去面卜汗水，待尽，又加水飞雄黄、牙皂末各五钱，为丸，不可见日，晒则不干，每服三分，温酒下。

参翎丸五十二

隔年纯白鹅一只，男用雄，女用雌，寻其毛不可失一根，炒为末，用苦参皮一斤，酒煮为末，黄米酒糊丸，桐子大。每服百丸，空心酒下服，病愈。

吴氏苦参丸五十三

此方胡僧传于车塘吴氏今以养生，一料共三十六斤，治三十六种风病，不知其由。

苦参十斤　草胡麻九斤　防风　荆芥蒺藜各五斤　丢子二斤，俱生

用为末，酒水为丸。每服一二合，日进三次。似觉伤人脏腑，姑集之，以备参考。能治漏蹄、蝼蝈、糙糕、脱跟、疙瘩等风。惟黑色痿烂并初起年少者，服之方好。若久病血衰气弱老年，俱不宜服。

调荣丸五十四

治大麻、疬麻、鲜曳、哑风、颠风诸癫。

川芎　苏木　丹皮　蒲黄　乳香　没药　草乌　血竭　乌药　菖蒲　黄芩各一两　益母草　生地　败龟甲　熟地　夏枯草　枸杞　当归各四两　阿胶　苦参　苁蓉各二两　知母　地骨皮　人参各一两五钱　琐阳五钱　牛膝　银柴胡　藁本　升麻各三两　桃仁

芍药　柴胡　红花各一两五钱

上为末，蜜丸桐子大。卯午酉时各服百丸，乳酪汤下。

大定风丸五十五

治痛风、麻痹、寒湿、走注、疼痛。

南星　白芍　木瓜　官桂　甘草　荆芥　川乌　僵蚕　白芷　牛膝　当归　槟榔　天麻　人参　首乌各一两五钱　羌活　桔梗　独活　白术　防己　全蝎　木香　半夏　厚朴　杜仲　黄芩各二两　陈皮　枳实　麻黄各三两　白附子　防风各二两五钱　苍术一斤　川乌一两　乳香　没药　沉香　血竭各五钱

上为末，酒糊丸桐子大。每服七十丸，酒下。

驻车丸五十六

治历节、痛痹、寒湿、脚气、抽掣。

独活　川乌　沙参　生地　蒺藜　白芷　木瓜　海桐皮各五钱　米仁　羌活　防风　细辛　甘草节　牛藤各一两

上为末，用五加皮浸酒煎汁，为糊丸，桐子大，每服七十丸酒下。

如意通圣散五十七

又名麻黄赤芍汤。治白虎、历节、痛风、寒湿、手足不能举、浑身走注、抽掣叫号等症。

罂粟壳　丁香　麻黄　赤芍　防风　荆芥　当归　川芎　羌活　独活　白芷　甘草　黄芩　威灵仙　草乌炒黄色　桔梗　葛根各二钱五分　人乳香　没药末各三分

煎热服，盖被取汗。如病在肩背上。加白芷末二钱，如用乳、没、芷末，待煎好冲服。

八将驱邪散五十八

即八将追魂丹，又名三厘散。治大风、

瘫、烂、败症。

麝香三分　川山甲炙一两　蜈蚣炙去头足三钱　土狗炙　地龙去土炙　番木鳖酥炙　金鼎砒　雄黄各五钱

上为末，每服三厘，温酒下。服七日，停七日，服退药一月又服之。如人素弱，三服三日，就服退药五日，服补药三日，再服之。不然使人牙齿浮烂，昏溃疲败，饮食不进，几于无救矣。

退药五十九

乳香　没药　血竭　朱砂　当归　元参　胡麻　桑寄生　牛黄　沉香各等份

为末，蜜丸服。

补药六十

桑螵蛸　晚蚕蛾　银柴胡　仙灵脾　牛膝　防己　红花　破故纸　柏子仁　天冬

上为末，蜜丸，桐子大。每服五十丸，酒下，日进二次。

阳起圣灵丹六十一

治痛风不举伏床者。

当归　枳壳　川芎各四钱　虎骨酥炙　牛膝　木瓜　生地　桑寄生　补骨脂　天花粉　乌药　麻黄　陈皮　山药　苍术　自然铜各二钱　赤芍　僵蚕　白芷　桔梗　黄芩　红花　黄芪　甘草　阳起石　龙泉香各三钱　防风　荆芥　连翘　风藤各一两

上为末，用不见水，鹅掌二双，酒煮焙干，又用狗蹄四只烧灰，用鹅血煮酒各半碗，不见水，狗血一碗，加面少许，为丸，桐子大，用葱酒送下，七八十丸，早晚服，一月痊愈。

铁魔丹六十二

治诸般风症。

大风子一斤用麻黄闹羊花各四两酒煮一昼夜　苦参皮酒拌九蒸晒一斤　荆芥穗净末一斤　白蒺藜微炒一斤　狗虱　胡麻微炒，净末一斤　（春）加柴胡　草麻　升麻　川芎　藁本各四两　（夏）加桔梗　黄芩　半夏　银柴胡各四两　（秋）加石膏　甘草　元参　当归各四两　（冬）加知母　生地　五加皮各四两　（心经）加茯苓　朱砂　远志　山黄　蒲黄　当归各四两　（肝经）加荆芥　白芷　风藤　羌活　白芍　甘草　地黄各四两　（脾经）加荆芥　白术　陈皮　苍术　独活　乳香　没药　血竭各四两　（肺经）加天麻　桔梗　半夏　贝母　柴胡　沙参　巴戟　胡麻各四两　（肾经）加黄柏　知母　茯苓　当归　升麻　草乌　甘草各四两　（胃经）加枳壳　藿香　苍术　半夏　厚朴　柴胡　益智　草果　白豆蔻各四两

上为末，酒糊丸，桐子大，每服百丸，温酒下，日进三次。

保命丹六十三

苦参皮　荆芥穗　羌活　蒺藜　胡麻　明天麻　风藤　元参　独活　连翘　白芷　厚朴　紫萍　牛膝各四两　苍术　乌药　藁本　麻黄　甘草　红花　苍耳子　川芎　升麻　薄荷　半夏　牛蒡子　木瓜　僵蚕　桔梗　大黄　蒲黄　巴戟　防风　草薢　蝉壳　牙皂　全蝎　续断　蔓荆子各三两　石斛二两　甘松　猴姜　菖蒲　草乌　贝母　木香　檀香　沉香　银柴胡　柏子仁　朱砂　乳香　没药　远志　元明粉　血竭　雄黄各一两　麝香钱半　牛黄一钱　秋石一两五钱　黄芽二两　（手足挛痛）加葳蕤半斤　香蛇一条（阳痿）　加仙灵脾六两（身浮肿）加白花蛇一条　紫萍八两　（黑斑）加广陵香　地骨皮　血见愁各四两　（眼赤烂）加珠粉　知母　胡黄连各四两　破音加

木通十二两　诃子六两

上为末，用甘草膏和陈米糊丸，桐子大，每服八十丸，酒下，日进三次。

搜风无价丸六十四

治诸癞风。

全蝎四两　苦参三两五钱　防风　当归　川芎各三两　蝉壳　荆芥　羌活各二两五钱　柴胡　独活　牙皂各二两　丢子十两

上不见火为末，早赤米糊丸，桐子大，上朱砂为衣，每服五十丸，茶酒俱可下。

八仙丹六十五

治新久一切大风。

巨胜子　麻黄　苦参　荆芥　防风　独活各十二两　大风子肉八两　蒺藜四两

上晒为末，赤米糊丸，桐子大，上朱砂为衣。每服七十丸，茶下。

射老丸六十六

治癞风变形败体一切恶症。

蝉壳　当归　柴胡　荆芥各二两五钱　苦参三两　防风三两　全蝎四两　川芎一两五钱　独活一两六钱　羌活二两

上晒为末，每药末，一两加大风子肉一两六钱为末赤米糊丸，桐子大，西洋珠为衣，每服八十九，白汤下，日进三次。三日后其腿下黑紫块上污皮渐好，十日后即服利药一次，每月利三次。

利药方六十七

江霜一钱　牙皂末三钱

泛丸，葡子大，每服二丸，白汤下。

小还丹六十八

治癞风、眼烂、昏花、眉发、脱落、鼻梁崩倒、肌肤疮癣、秽破臭恶、瘫烂势危不救者可用。

皂角刺三斤，酒拌，经大火蒸半日，取出晒干

白鹅毛一只，微火炒　苦参酒浸一日夜，打去皮，半斤

上为末，用大黄煎酒，打糊丸桐子大。每服三十丸，酒下。服至旬日，眉发生，肌肤润，眼目明，一料痊愈。

六和定风散六十九

治瘫痪、风寒、湿痹、历节、白虎等风。

苍术四两　草乌二两　杏仁一两一钱去尖皮　当归　牛膝各四钱　乳香　没药各一钱

以生姜、胡葱捣自然汁各一碗浸苍术，待苍术泛白晒干，又加去节麻黄末一两，每服三四分，酒下。重者五六分，其病根从元府汗中，泄尽愈。

辘轳丹七十

治大风恶癞手、足筋挛、屈曲瘫痪者。

细辛　川芎　黄芪　防风　金毛狗脊　菖蒲　独活　丹皮　牛膝　米仁各一两　山药　苍耳实　当归　巴戟　秦艽各一两五钱　藁本　漏芦　牛蒡　天麻　虎骨各一两　葳蕤三两

上为末，酒糊丸，桐子大。每服五十丸，酒下，以粗药末加柴胡，煎汤浴。

长春丸七十一

治风瘫困顿者。

苦参　独活　荆芥　豨莶　紫萍　苍术　风藤各六两　木通三两　草乌二两　大风子一斤　巨胜子十二两　仙灵脾四两俱不见火

上为末，水滴丸，每服五十丸，茶下。

固命丹七十二

又名飞步丹。治风癞既愈之后气血亏败，过服克伐药，未免神枯阳痿，憔瘁昏倦，腰腿脚酸软，四肢不畅，服此可使如旧。无病人五十以外者，若常服延龄却病，行步如飞，妙难尽述。

人参　熟地各四两　枸杞　麦冬各六两
白茯苓　当归各一斤　仙灵脾取叶一斤，去毛，
酒拌蒸

上为末，蜜丸，桐子大，每服四十丸，
米汤、酒俱可下。如阳痿不起，加真阳起
石、原蚕蛾各四两，甚妙。

五子芥风丸七十三

治大风证。

胡麻子　蒺藜子　车前子　澄茄子
大风子　荆芥　防风各二两

上为末，酒糊丸，桐子大，每服百丸。
或茶或酒下。

顺气散七十四

治风疬之人元气枯滞，郁闷不宁，常
服之清爽。

陈皮　桔梗　白芷　甘草　枳壳　川
芎各二两　僵蚕　麻黄　干姜　乌药各一两

上为末，每服三钱，姜枣汤下。

二九还元丹七十五

治风疬危笃恶症。

胡麻　苦参　荆芥各八两　防风　羌活
升麻　独活各二两　风藤　木通　当归　黄
柏　白芷各四两　柴胡三两　僵蚕一两五钱
蝉壳　川芎各一两　蒺藜二两五钱　大风子十
二两

上为末，酒糊丸，桐子大，朱砂、麝
香为衣，每服五十丸，温酒下，日进三次，
避风，戒色。

二圣丸七十六

治疬风痿烂。

大粉草　大柴胡各等份

为末，每服三钱，或酒或汤下，日进
三次，服至百日，自然病愈。

戒止丸七十七

治秽烂黑肿，臭恶疬风。

荆芥　白芷　防风各十二两　苦参一斤
丢子八两　蒺藜　胡麻　牛蒡子各十两　当
归　红花　川芎各四两　闹羊花四两酒蒸晒
二次

上为末，酒糊丸，桐子大，每服百丸，
早晚茶下，腹中响动不安，两三时即定。

参灵丸七十八

治大风、肿烂、瘫痪、抽掣、困顿，
大有奇功。

苦参一两　荆芥　防风　牛膝　威灵仙
各四两　蒺藜　胡麻各一两　丢子八两　闹羊
花五钱

上为末，黄米糊丸，桐子大，每服六
十丸，白汤下，日进三次。

乌龙丸七十九

治癞风。遍身疮癣疡疥，肿烂臭恶。
服此消风散热，利膈化痰。又治肺气不和，
能推陈致新，去肠垢，涤脏腑秽毒有大功。
肥皂角刮去皮筋子，水浸槌烂，绞去渣，
取汁入瓦器，煎膏，用黑丑末，共捣为丸，
桐子大，每服五十丸，白汤下。如气虚者，
服二三十丸。无病之人气若实，服一两利，
用三五次不伤正气，身体轻健，肌肤光泽，
永无风痰疥癣。

洞虚丹八十

治恶风、麻木、走注、抽痛者。

藁本　天麻　川芎　细辛各一两五钱
牛膝　羌活各三两　大风子四两　蝉壳　胡
麻　防风　独活　僵蚕　荆芥　苏木　风
藤　石膏　蒺藜　山栀　芍药　菖蒲　石
蚕　黄芩　连翘　草乌　紫萍　升麻　红
花　麻黄　白芷　石斛　当归　威灵仙各
二两

灰为末，酒糊丸，桐子大，每服百丸，
用羊踯蝎草根一斤四两打碎，以酒二十斤

煮，去渣，每以一杯送下，一月病愈，忌食盐物。

清平丸八十一

治大风、中风、跌仆、打伤、咽瘀等症。有歌为证。

天生灵草无根幹，

不在山间不在岸，

始因飞絮逐风飘，

泛梗青青浮水面，

神仙一味去沉疴，

采时须是七月半，

癫麻疼痛立时消，

寒热疮痍及瘫痪，

任从癫癫暴中风，

些小微风都不算，

黑淋酒化服三丸，

铁汉头上也出汗。

七月上旬采河中紫背浮萍，晒干为末，每斤加草乌、葳蕤、风藤、麻黄各二两、麝香二钱。

共为末，蜜丸，弹子大。以草乌煎，酒磨，服一丸。重者以乌头煎，酒磨下。轻者以黑豆炒香，烹，酒磨，服。

豨莶丸八十二

治肝肾风气，四肢麻痹，骨节酸疼，腰膝无力，癫风痿烂，湿痰中风，口眼喎邪，手足屈曲瘫痪等症。

于五月五、六月六、七月七等日采豨莶草叶，拭去毛沙土，曝干，以老酒拌蜜酒层层和洒，以柳木甑蒸透，晒干，共九次，加乳香、没药、沉檀、降木、真麝等香，当归、血竭各等份，共为末，蜜丸，桐子大，每服三钱，无灰酒下，神效。

胡麻丸八十三

治大风、大疠、中风，乃风科之妙方。

胡麻一斤 苦参皮五斤酒浸七日 荆芥穗四斤 豨莶草叶净三斤 苍耳草叶净三斤 紫背浮萍二斤蒸透晒干

先将豨、苍二味蜜拌，蒸一伏时，晒干，后共为末，酒糊丸，桐子大，朱砂为衣，每服百丸，茶酒俱可下，日进三次。

独圣散八十四

治鼓槌风、手指挛瘸、足趾肿烂脱落、腿肘曲折肿痛难忍。

蓖麻子肉二两碎者不用 黄连二两

同贮瓶内，加水浸之，春五夏三秋七冬九日取出，每晨朝东南方，以瓶中水一盏吞蓖麻一粒，渐加至四五粒，若微泄无妨，如手指足趾节间肿疼，诸病即愈，戒食动风辛辣毒物。

跨鹤丹八十五

治鸡爪风。

五加皮 海桐皮 川乌 川芎 赤芍各五钱 干姜 肉桂各一钱

上为末，每服三钱，用水二盏，将青钱一个入青油浸三日，同煎服。

灵芽芷珠八十六

治烂风痿顿，臭恶疙瘩。

人蛆以水养净，再以浓茶养三日夜，炙香为末，每两加麝香一钱，酒糊丸，弹子大，每服一丸，热酒磨下，眩瞑周时自醒，病若脱去，重者五七丸痊愈。

雄漆丸八十七

治烂风疮秽臭恶者。

透明雄黄水飞净八两 怀熟地八两 干漆灰一两

上为末，醋糊丸，桐子大，每服七十丸，酒下，服药一料痊愈。

蓬莱枣八十八

治瘫痪痿烂，臭恶困顿者。

北红枣一斤，取肥大不破者　五台草取自然汁十碗，一名猫耳眼，又名浓灌草　透骨草即马鞭草　左缠藤即金银花　夏枯草　透天龙即茜草　土风藤即九龙草　蒲公英各取汁一碗　黄花根一两

上各草于二月中旬收采，加白酒浆二碗，入砂锅内文火慢煎，汁尽用千年叶、川椒煎汤，洗去枣上泥，阴干。如病人手指挛瘫屈倒，五年者服二斤，十年者服四斤，二十年者不治。服时要在静处避风，端坐养神。先吃一个，三日外增三枚，五日外增五枚，常服之，仍以扁柏川椒汤洗手，外用沉香、麝香末为衣更妙。其煮过枣汁，为疮疽围药极好。或以会银花藤蒸晒为末，和丸，外科服之甚妙，风科服之亦好。

圣散子八十九

治诸风痿困挛曲，臭恶危烂者。

闹羊花根老酒拌九蒸晒　缸岸即坑坯，要多年露天者，醋煅三四次各一两　人牙炙黄雄黄水飞，各八钱　牛黄一钱二分　蟾酥三钱　朱砂五钱　麝香一钱

上为末，每服四分，砂糖调温酒下。

花龙丸九十

又名混元丹。治风湿，腰背以下腿股瘫痪，寸步不能，日夜抽掣，伏床不起。

苍术四两　黄柏酒，浸炒　灵壳酥炙　牛膝　当归　蓖麻　防己　茄根皮各一两

上为末，酒糊丸，桐子大，每服百丸，姜盐汤下。

白龙丸九十一

又名辅龙丹。治风湿，腰跨以上肩背大痛，肘膊僵软，匙筋难举，伛偻脊高。

乳香　没药　川乌　草乌　地龙　南星各等份

上为末，酒糊丸，每服四十丸，或酒或荆芥汤下，服至四两除根，外以石楠叶煎汤洗沃。

香身汤九十二

治大风。腥臭秽人不能近者。

白芷　香附　当归　桂心　槟榔　益智　甘松各三两　檀香二两　麝香　韶脑各五钱　木香　沉香　松子各一两五钱　香蛇二两

上为末，甘草膏丸，桐子大，临卧含化五丸，大能祛症。

大衍丸九十三

治诸风。瘫痪变形，胀肿困败者。

羌活　当归　白芷　防风　粉草　连翘　熟地　牛蒡子　僵蚕各二两　蒺藜六两　元参半斤酒拌晒
苦参皮一斤酒浸九蒸晒

上为末，酒糊丸，桐子大。每服百丸，滚汤下，日进三次外用。

甘草　黄柏　荆芥　苦参　槐头　椿头　防风　大风子壳

葱煎洗浴。

仙花膏九十四

治大风恶症神效。

闹羊花八两酒蒸九次　苍耳子八两炒　败龟甲煅白如霜，二两　番木鳖醋炙，二两

右为末，用蜜一斤熬去水气，调之。入竹筒内挂当风处。病人初起酒服五分，弱者服一二分，不饮者砂糖调下。

水制黄香丸九十五

又名黄龙丸，治诸风危困，无药可治，将毙者。舶上硫黄，黑色者曰雌，黄色者曰雄。各半打碎，滴花倾入酽醋内，取出里面之油。取净者一斤，用竹筒一个削去青，入硫在内。以蜡封口，投入无水粪坑中。浸一年取起。放长流水中四十九日。

明亮松香溶化加烧酒煮六七沸，倾入冷水内抽扯去，内苦黄味，再煮再抽，一连七次，拔净，细白无脚，方用三两　茅术米泔浸去粗皮，用白净者一斤　紫檀香　茅香俱不见火　白胶香　川乌泡去皮　川芎各四两　恶实头末　草乌炮去皮　明天麻各三两　一方加地龙二两名黄龙丸。

上为末，陈皮糊丸梧子大。每服五十丸，滚汤下。如皮肤发热，加番木鳖五钱，以麻油煮熟，忌猪肉，房事。

治鹅掌风雁来风方九十六

银杏肉打烂，搓擦如干，扑去渣，不可水洗，再加冰片、麝香各三分，研匀。桐油调涂上，以艾火熏之。

又方

用真平胃散、桐油调涂，于炭火上熏之。频涂频熏。

又方

用乌骨白鸡，勿使犯雌，另畜一处。收其粪晒干，加入蛇床子末，煎汤入瓶内，熏之。待温即洗。一方加雄黄皮硝尤妙。

又方

用苍术、艾煎汤，瓶内熏之，俟温洗之。

又方

水银三钱　铅二钱化开　投入水银为末，

用硫黄三钱研细，将茄蒂蘸擦。一法以滴卤洗，二三次则愈。

白癜风方九十七

用麻油半斤，生柿椗两个，打烂和匀入锅内，熬黑去渣点在患处自变好肉。

三分散九十八

治诸恶风、痿困、瘫烂危笃者。

闹羊花酒拌九蒸晒　用生漆每两加樟冰二钱　雄黄二钱　搅匀隔汤炖化，拌蒸晒干。又以茜草根捣汁，拌蒸晒干为末，每两加雄黄三钱　麝香五分　蟾酥二钱　研匀，每服三分，砂糖调，温酒下。半日不可见风。

四物汤九十九

川芎　当归　白芍　大生地

人参败毒散一百

人参　羌活　独活　前胡　柴胡　荆芥　防风　桔梗　川芎　枳壳　茯苓　生甘草　生姜　大枣

补中益气汤一百另一

升麻　柴胡　人参　绵黄芪　当归　茯苓　白术　炙草　姜枣

《解围元薮》卷三终

解围元薮　卷四

明沈之问先生辑
锡山黄钟乐亭甫参订
绍兴裘庆元吉生参订

参术遇仙丹百另二

治三十六种大风诸恶危症。

人参　白术各一两　川芎　皂角刺　藁本　蝉壳　天麻各二两　羌活　独活　细辛　紫参　丹参　沙参　知母各三两　元参　当归　荆芥穗　红花　苍术各四两　川山甲　僵蚕　蜈蚣　漏芦　草薢　石斛　秦艽各一两　乳香　没药　血竭各七钱五分　麝香五分　木香二两五钱　地龙八钱　苦参皮半斤

上为末，蜜丸桐子大。每服五十丸温酒下，忌牛、羊、猪肉、野味、鸡、鹅、烧酒、房事，避风为上。

子和方百另三

五经风症少人知　金肺伤风损两眉
肝木不仁身紫色　土脾受湿癣斑皮　火心传遍伤双目　水肾生灾漏两蹄　识透五般风病症　才堪世上作良医
又云
虫入肺经先落眉　虫人心经手拳　虫入脾经身麻木　虫入肾经穿脚底　虫入肝经眼目反　虫入胃经将痒皮

第一神效散百另四

黄柏末　皂角灰各三钱

研匀作一服，温酒调，空心服。晚勿食，至二三更必下虫。大小长短者甚多。

第二清气散百另五

枳壳　槟榔　青皮　陈皮　厚朴　泽泻　半夏　茯苓　猪苓　当归

水煎服。

第三大皂丸百另六

皂角二十，刮去黑皮，酒炙黄，研末。另以十片捣取汁炼膏丸梧子大，空心酒下三十丸。

第四消风散百另七

白芷　全蝎　人参各一两

上为末。每服一钱空心温酒下。

第五顺气散百另八

苦参皮二斤　乌药　防风各四两

上为末，每服三钱酒下。

大风丸百另九

治眉目遍身秽烂者。

大风子肉三十两　防风　川芎各十两　蝉壳　羌活　细辛　首乌　独活　苦参　当归　牛膝　全蝎　黄芪　薄荷各二两　白芷　狗脊　牛黄　血竭各五钱

上为末，米糊丸，桐子大。每服十五丸，茶下空心服，日进三次，外以桑条灰二斗。滚汤淋汁，洗头面有疮者，以汁调灰涂之，或用黑豆、绿豆浸取豆浆三日，煎汤浴一次，仍频洗脚。

大麻三方百十

治一切大麻风危者大有功效。

当归　川芎　熟地　桃仁　防风　荆芥　紫苏　薄荷　芒硝　连翘　赤芍　桔梗　紫萍　麻黄　红花　苏木　犬黄　白术　厚朴　山栀　黄芩　丹皮　石膏　甘草各一钱　滑石一钱五分

水煎服十剂，重者加全蝎，上部加升麻，下部加木瓜、牛膝、麝香、独活。发热加干葛、柴胡。面部加白附子，气滞加木香磨酒冲服。

发表攻里散百十一

老人牙灰四个　牛虱三十个焙　桑虫四条焙　川山甲　虎骨酥炙　鹿角灰各一两　蜈蚣十条炙　败龟甲炙　蜂房炙　官桂各一两　麝香五分　牛黄三分　蜒蚰四条　血余灰　鸡鹅卵壳煅,各一两

上为末，每服三钱酒下。

丸方百十二

苦参皮一斤酒浸一夜晒　皂角八两　花椒四两

上为末，酒糊丸桐子大。每服五十丸，空心温酒下。

夺命丹百十三

苦参　桔梗　升麻　当归　白芍　连翘　荆芥　防风　羌活　苍术各四两　独活　茯苓　黄芩　川芎　蛇床子各二两　薄荷　大黄　白芷各五两　陈皮　半夏　干葛各三两　枳壳一斤　甘草一两　山栀半斤　芒硝三两

上均作十贴水煎服。

丸方百十四

防风　当归　牛蒡　荆芥各四两　蒺藜　胡麻各二斤　荆子　苦参各一斤　大风子肉六斤　血竭八两　牛黄三钱　麝香六钱　冰片一钱五分　辰砂七钱

上为末，蜜丸梧子大。每服八十丸，空心酒下

擦方百十五

丢子三钱　杏仁二十粒　蛇床子　槟榔　防风　荆芥　苦参　风藤　川槿皮　威灵仙　茅香　藁本　菊花　藿香　甘松　麝香　细辛　水银　车米　硫黄　枯矾　白芷各一钱

共研末擦之。

洗方百十六

荆芥　防风　菊花　枳壳　金银花　大风子　蔓荆子　苦参　元参　沙参　煎汤洗之。

上方治心、肝二经受病，其色青、遍身紫、绿色或有泡初起，眉毛未落，面目瘙痒，如虫行之状者神妙，若加桃柳楮桑槐嫩枝在内，煎汤洗更妙。

远年大风煎方百十七

升麻　川芎　枳壳　陈皮　天麻各三两　黄连　黄芩　前胡　连翘　地骨皮各四两　麻黄五两　全蝎　薄荷各二两　本香三钱　丢子一斤　（眼昏）加菊花　黄柏各一两　（麻木）加木通　滑石各一两　（烂疮）加雄黄　苦参各一两　（紫泡）加红花　苏木各一两　（身痛）加羌活　防风　苍术各一两　（面痒）如虫行加白附子一两

上均作十贴水煎服。

丸方百十八

防风六两　羌活　升麻　菖蒲　连翘　牛蒡子　前胡　槟榔　厚朴　苍术各四两　苦参八两　胡麻　花粉　蒺藜各一两　僵蚕　枸杞　木瓜　天麻　菊花　川芎各二两　丢子一斤　（如紫色）加朱砂五钱　（脚软）加牛膝　防己各二两　（脚肿）加木香五钱

（疮烂）加雄黄二两　（遍身烂）加白花蛇一条（身痛）加羌活　独活各二两

上为末，米糊丸桐子大。每服百丸白汤下，日进三次。

洗方百十九

首乌　荆芥　防风　槐枝　苦参　马鞭草　金银花　枫树皮

煎汤服下。

末药西江月百二十

雄黄　南星　半夏　川芎　草乌　朱砂　更加一味白天麻　每服半分酒下　七味皆为细末　分两称准无差　浑身出汗住疼麻　万两黄金无价。

草方百二十一

荔枝草　箭头草　黄花地丁草（蒲公英）忍冬藤草各等份，晒干为丸酒下。

既济丹百二十二

治三十六种危恶大风。

白砒二钱绿豆腐煮半日　人中白六两醋煅七次　明雄黄五钱　朱砂四钱

上为末，每服半分以大黄、黑牵牛，各五分煎汤空心下。七日后追出异虫从大便出，用荆芥汤洗澡，则虫皆坠缸底。如身上觉痒，将白及煎汤，服药二七日，则面黑肿皆退。如愈后即服下除根方。

除根方百二十三

白砒一钱　地骨皮　丹皮　当归　生地各一两

上为末，蜜丸卜子大。每服十丸或酒或茶，下日进三次，则永不发。服此之后，要服苏骨丹一年。

苏骨丹百二十四

汉防己三两　风藤四两　甘草二两　松香一斤

酒煮一日，倾水抽扯五七次，白净细腻俟冷共为末，米糊丸桐子大。每服七十丸，白汤下，则筋舒血足矣。

又方百二十五

水银　胆矾　明矾各等份。

上研至不见星，以三分擦手足心，先服前末药，五七日再服。苏骨丹三五日，然后擦二三日，又服末药，如此间行之。

药酒方百二十六

石六轴子四两　乌蛇一条　当归四两　甘草八两

先以水六碗，煮甘草汁三碗，方入烧酒一斤，并三味药隔汤煮三炷香，埋地七日，每早饮一杯。

黄白丹百二十七

治大风挛毙败绝危困者。

白：松香水煮淘五七次，又以黄酒或火酒煮。曰：占各等份为末红枣肉丸，每服百丸酒下。

漱风散百二十八

甘草　石斛　藁本　麻黄　乳香各一两　当归　苍术　细辛　荆芥　川芎　全蝎去硝泥炙　牙皂　两头尖　升麻　白芷　川乌　胡麻各三两　草乌三两六钱　川乌二个各重一两童便浸煨。

上为末，每服五七分酒下。麻木者三四服即愈。

养龙汤百二十九

治大风瘫挛眉收毟。

归尾　白芷梢　全蝎　僵蚕　蝉壳　风藤　菖蒲　木瓜　苦参　荆芥　甘草　薄荷　红花　生地　连翘　蔓荆子　首乌　米仁　角刺　牛蒡子　白蒺藜　威灵仙　金银花　五加皮　胡麻虱　养骨龙　水煎

加乳香没药服。

脱胎丹百三十

治三十六种风证。

红砒四两　羌活　独活　黄连　山栀皮各五钱　硇砂　甘草各三钱五分　丢子半斤　大皂荚六两　共研匀水煮一昼夜，微火炒干，加樟、水各一两五钱，入罐封固。打火三炷香，取升起灵药四两，用青布包之以童便浸。山栀皮捣为饼，包药七日，取出研末，听用每药三厘用姜一片，荆芥一撮，泡汤下，七日后身发痒，煎白及汤饮之则止，再服苦参丸收功。

苦参丸百三十一

苦参三斤锉片，童便浸七日。以长流水漂净晒干，加甘草、黄连、山栀各三两，共为末水法丸。每服百丸酒下，日进三次。

定风酒百三十二　治痛风寒湿痿困诸症。

檀香　羌活　防风　牛膝　杜仲　芍药　当归　木瓜　天麻　白芷　川芎　麻黄　陈皮　荆芥　半夏　黄芩　官桂　苍术　首乌各一两　沉香　木香　乳香　没药　血竭　红花各五钱

上均作三贴，用无灰酒一坛入药，一贴封固。隔汤煮五七沸，不拘时随量饮。

碧霞浆百三十三

羌活　独活　白芷　川乌　细辛　菖蒲　苍术　风藤　苦参　当归　防风　升麻　藁本　蒺藜　荆芥　木瓜　薄荷　茄根　防己　天麻　川芎　射干　麻黄　水萍　胡麻　葳蕤　首乌　木香　檀香　沉香　仙灵脾　威灵仙　蛇床子　枭实　金银花　羊踯躅花各五钱　酒浆一坛入药五两，隔汤煮透俟冷。每饮一杯，避风二时，朝夕饮。

无忧酒百三十四

治湿痹诸般肿痛。

防风　牛膝　羌活　鳖甲炙　虎骨炙　松节　蚕沙　白术各二两　草薢　当归各三两　秦艽四两五钱　苍耳子　枸杞各四两　茄根皮八两　杜仲一两五钱　红花　藁本　香蛇各一两

酒浆一坛入药四两煮熟随量饮。

甘醴百三十五

治麻痹不省人事。

羊踯躅花一两　北红枣五十枚　风藤二两　烧酒五六碗　共入坛内，糠火煨，饮半小杯，令人昏迷一周时，酒未完而病已脱。

神仙酒百三十六

治痛风遍身僵肿及半身不遂并外广疮寒湿皆效。

闹羊花根三斤　生姜四两　红枣六两　醇酒二十碗　酒浆十碗　将药浸入酒内，煨熟去渣，卧时服一小杯。

乌茶酒百三十七

治痛风、痹症、疠风、疙瘩、黑肿、瘫痪等症。

乌茶草即七叶连根草　当归　五加皮　川芎　生地　芍药　升麻　白芷　防风各二两　甘草五钱　元参　苍耳子各三两　乌药　羌活　独活　前胡　秦艽　金银花　闹羊花根各一两　千金草（即坂草九首头香糙米菊回回草）二两　好酒一坛入药，隔汤煮透，随量饮，醉醒痛止。

推云酒百三十八

又名冯夷琼浆，治紫云、疙瘩、挛困、麻木、剜割不知者。

川乌三两泡　苦参　羌活　防风　胡麻　甘菊　荆芥　风藤　连翘　粉草　白芷

黄连　当归　川芎　黄芩　芍药　牛膝
独活　僵蚕　蝉壳　生地　首乌　威灵仙
金银花各五钱

上均作二贴，用酒浆一坛入药，一贴密封蒸之。每日三进，每进一杯，重者四坛痊愈。轻者一料，饮酒时以药汤频浴为妙，药汤方备下。

浴药方百三十九

菊花　干荷叶　藿香　白芷　甘松
麻黄　沙参　各等份为末每水一桶，入药末三钱，加桃柳枝各一把，煎四五沸，睡时于无风处热洗久出。忌猪羊肉、房事、劳役、惟鳗鲡、乌鱼、白鸭，啖之方效。

治冷痛麻风百四十

闹羊花根四两　北红枣一斤　烧酒五斤
上药酒共入坛封固煮。一日每饮一小杯，一周时醒顿愈。

苦参膏百四十一

治大麻风瘾疹挛痪等症。

新鲜苦参十斤锉片，老酒一坛浸之。春五、夏三、秋七、冬九日取出，晒干为末。加紫萍五两，用苍耳草自然汁十碗煎熟，加白蜜五六斤同炼成膏，入参萍末和匀，瓷瓶收贮，每用一匙以白汤或酒化下。

仙黄花膏百四十二

三四月间收羊，踯躅草连根捣取自然汁，煎炼加白蜜成膏，量加麝香、冰片、松香，收贮瓷瓶。每服一匙，酒下昏沉一二时，醒后自觉爽快。其风疬、麻痛顿愈。

豨莶膏百四十三

六七月间收豨莶草，水洗净拭去毛刺，捣取自然汁，文火慢熬，不住手搅之。勿冷黏底，加白蜜煎炼，熟加当归　苏木
红花　乳香　没药　血竭　木香　沉香

檀香　麝香　葳蕤　各等份为末炼成膏，瓷瓶收贮，每用一匙白汤下　一方取苍耳汁对分煎之亦好。

铅汞膏百四十四

治风癞血、枯手足、僵挛身、内千燋、骨瘦如柴者。苏木十斤研碎，以水三四桶煎试，滴水不散，去渣加紫草二斤。当归、红花各一斤锉碎入内，再炼去渣，再加乳香、没药、血竭、沉香、檀香、香蛇、人参、麝香各等份为末，白蜜二斤同煎炼成膏收贮任服。

百花膏百四十五

透骨草　忍冬藤　蒲公英　鹤虱草
九龙藤　野天麻　旱莲草　半枝莲　地杨梅　豨莶草　苍耳草　紫地丁　地锦草
旱辣藜　大小青　薄荷叶　灵芝草　鱼腥草　见肿消　血见愁　淡竹叶　南天竹
枸杞头　橘树头　枳椇叶　五加叶　接骨木　石楠头　地蜈蚣　蓄草　马齿苋
野芥菜　蛇床叶　长青草　慎火草　太湖葱　各等份，捣汁煎加蜜，炼成膏。

再加沉香、檀香、冰片、麝香各等份为末，入内收贮瓷瓶，勿泄气。每服一匙酒下，日进三次。候合时，忌妇女鸡犬见。

乌饭膏百四十六

治大风挛曲者。

南天竹即（名乌饭时山人呼为一丈虎）春夏收其枝叶秋冬取其根皮水熬成膏服。

太乙神浆百四十七

治诸风疬大症。

肥蟹十二只，雌雄各半，去垢净刷，烂入瓷瓶，内好严漆三十六两入内，念咒六遍。以云鹤马，包封埋阴地，喜神方向七七日取出，日饮一杯。咒曰：天灵地灵

天地清宁　神仙和合　万气本根　祛邪疗病　永保长生，吾奉太上老君天医使者敕令。

四圣膏百四十八

治手背挛曲不舒，节间疼痛，摊在纸上贴之，渐渐痛止伸直。

姜汁　葱汁各二碗　线胶四两

同煎炼，再入草乌末四两为膏，如无葱汁，须加火酒，再入乳没各一两。

五灰膏百四十九

桑柴灰　毛竹灰　豆箕灰　栗柴灰　荞麦灰各五升　淋取浓汁文武火炼俟凝加明碱一块　矿灰一块　硇砂　白丁香　白附子　巴豆　附子　斑蝥　各等份为末，和匀收贮，如冷麻、大风、肿块，并手足拘挛者以刀刺破皮肤涂之，烂去恶肉，以除毒根。

黑云膏百五十

大风大疠，紫黑肿块，疮癣恶形，涂之旦夕脱光。

当归　川乌　川椒　飞盐各二两　赤芍　白芷　羌活　木香　僵蚕　杏仁各五钱　黑豆一升半　芝麻二升　蓖麻子一百粒　苍耳子半升　白附子一两五钱　各为末，和匀，以槐花油四两拌之，入磁罐内筑实。以青槐枝数条插内通底，生布包瓶口。将地掘一穴，埋一阔口，矮瓶在内，将药瓶倒入，瓶内盐泥封固上面，以棉花核二斗堆在瓶上，以桑柴二百斤烧半日，去柴留炭，火煨至午间，则油滴在下瓶，内俟冷取出加　雄黄　乳香　没药　血竭各五钱　牛黄一钱　麝香二钱　共研末加入。

通天膏百五十一

凡大风疠疮痒疼干烂疥癣涂之立愈。

大风子四斤　川胡麻　蓖麻子　土木鳖　杏仁　山棘各二两　芝麻四合

上捣烂入瓶内筑实，以柳枝三四根插着瓶底，掘地潭埋一大罐，外以水灌泥潭将药瓶合在上口，上以炭火打三炷香煏油下溜。

九子油膏百五十二

蛇床子　瓜蒌子　牛蒡子　棉花子　木鳖子　蓖麻子　胡麻子　大风子　苍耳子各等份。

上捣和入，瓶内倒转，炭火煏油加雄黄、麝香、樟脑末涂癣疮。

长肉膏百五十三

如风疮烂潭，以浓茶洗净，将膏塞入，不日长平。

银朱　云母粉　象牙末各等份

以鸡子清调之。

坎离膏百五十四

凡大风乖疠，久烂无皮，以甘草汤洗净，搽之三四日即愈。

血竭三钱　冰片一钱　轻粉　水银各二钱　大风子肉一两　白占五钱。

上研至不见星，加熬熟香油，调加麝香一分、冰片二分，如治鹤膝风，再加闹羊花根二两、川山甲末六钱。

三白膏百五十五

凡风疠、癣疮、乖烂，涂二三次即愈。

大风子肉　冰片　水银　车米

和研不见星。

小春膏百五十六

凡痛风寒湿大风肿块贴之如神。

桐油一斤，煎滚即下黄丹四两，随下川山甲一两，又下蜈蚣十条，渐投白鹅毛二两，血余五钱化尽倾水内俟冷收杯内，隔汤化开，入乳香、没药、血竭、车米、韶粉等份，各一两。

青白膏百五十七

用白松香、青葙子各等份，以葱头同打为饼，塞入烂潭，即生好肉长平。

三圣膏百五十八

风疮烂潭深久者，以浓茶同甘草煎洗净。用杏仁七十粒，半夏半粒，同捣细塞，俟肉长平，用掺药收用。

雁来风百五十九

黄占　川山甲炙　车米　大风子肉

研细，菜油调涂，日易。

佛手膏百六十

治诸风黑紫疮核并手足肿大，恶疮胀湿，久烂者。

斑蝥七个　巴豆七十粒　杏仁二十粒　砒一钱　盆硝一两　红娘子十四个　黄占　韶粉各五钱　硫丹各三钱　沥青　腻粉各一两　绿豆一合　槐角三条　清油四两　血余五钱

上以油煎发化，次下红娘子、巴豆、槐角等逐件俟，焦枯漉出方下硫硝丹粉，不住手搅滴水成珠为度，先将针刺破肿块，以膏贴之二三日愈。

千捶膏百六十一

治大风肿胀黑疮手足胀大者。

杏仁　江子　蓖麻子各六十粒　铜青　松香各四两

先将前三味捣千杵，加后二味再捣成膏，如干加香油少许，放水中忌见火。

呼脓膏百六十二

蓖麻子、大风子白肉各一百粒，捣千杵加松香再捣成膏，加乳香、没药、血竭、车米、麝香各少许，贴之。

水成膏百六十三

治诸风破烂及面手足污疮能令生肉。

陈皮八两炒黑　陈米半升炒香　藿香　马蹄香各一两　麝香一钱

上为末，冷水调敷，有脓处如破。用槐枝汤洗净敷之。

升平散百六十四

紫萍　黑豆　升麻　麻黄各等份

上为末，酒糊丸绿豆大，每服五十丸，酒下，临卧服取汗，三日再服，三次愈。

云翎散百六十五

白鹅毛炒铁色为末．老酒下三钱，再饮酒以醉为度，取汗必滋黏者，三日后肿块渐退。

雨霖丹百六十六

当归　川芎　沉香　甘松　木香各一两　乳香　没药各五钱　槐实　紫萍　白花蛇一条去皮头足炙　麻黄十斤去节根求煎膏

上为末，麻黄膏丸弹子大。每服一丸，麻黄酒磨下卧半日避风。

雪公散百六十七

如服丢子丸当常服此，以免害目。

雷丸二钱六分　丢子肉一两五钱　槟榔一两六钱　无名异二两五钱　锡灰五钱

上为末，每服五钱酒米糊亦可。壮人半月一泻，瘦人二十日一泻。

牙霜丸百六十八

牙皂末一两　巴霜三钱五分

泛丸绿豆大，白汤下二丸，利下黑物。

红玉散百六十九

东丹　象牙末各五钱　乳香　没药各一钱　孩儿茶　车米　韶粉　赤石脂　炉甘石煅　寒水石煅，各二钱　白占一钱　血竭三钱

研末轻掺。

珠云散百七十

云母粉　珍珠粉　败龟甲煅白　乳香　寒水石　象牙末　坏子粉

研细末用。

轻蛤散百七十一

五倍子　车米

等份，研末用。

半夜散百七十二

用末生毛，小鼠捣烂，搭在壁上风干，焙黄香研细，土鳖虫灰、钻粪虫灰、白占各五钱，掺之一夜长平。

四魔粉百七十三

硇砂　斑蝥　江子　银油

和为细末，凡风症高肿、紫黑成块，坚顽者将楮叶擦损苦皮，以药擦上，贴膏即烂去。

香皂粉百七十四

麝香一分　儿茶五钱　冰片六分　轻粉胎骨灰各二钱

研细，掺臭烂深潭妙。

香珠散百七十五

治大麻风足底穿烂者。

木香　朱砂　车米　赤石脂煅　东丹各等份

研细先以茶叶川椒煎汤洗净掺上，外用绵纸用面糊贴上，七八层不数日内长平。

四圣散百七十六

牛黄二钱　麝香三钱　胆矾四钱　明矾五钱　上为末，香油调如，上身病重，以二分擦手心一分擦足心。下身重，反是每度以四次均擦，三四日则吐出臭黑水，七日不可吃盐荤，二七日以雄鸡约一斤半重，一只煮熟酱拌食之，其汁煮饭吃，三七日用防风、荆芥、苍术、石斛、蛇床、羌活、白芷煎汤洗浴，四七日服蜡矾丸半升，病愈。

香蒲丸百七十七

治大麻风，诸药不效者服此除根。

松香二十两水澄化七次　草乌八两　光乌四两　此二味用水二桶煎浓汁去渣，沉去泥脚鲜菖蒲三斤煎浓汁去渣　防风　荆芥　苍术甘草各四两　用水一桶煎浓汁去渣沉去泥脚先将二乌汁煮松香干，次将防风等汁煮松香干，又将菖蒲汁煮松香干，又将好醋一碗煮松香干，熬入鳅眼，看火候持起，俟冷浸水，内出火毒，再以火微溶取起，晒干捣研末。上部用陈米醋丸，下部用面糊丸。起初三日每服一钱五分，次三日每服二钱，五分日进二次，第七日再起用而复始空心酒下。

五死加减。

皮死麻木不仁加天麻二两属脾。

肉死刀割不知加首乌四两属肾。

血死臭烂成脓加当归四两属心。

筋死手足指落加荸荠四两属肝。

骨死鼻梁崩塌加骨碎补二两属肺。

五经受病，加减。

肺经受病面如紫蓝，加僵蚕一两。脾经受病，遍身红癣，加苍术四两。肝经受病，骨络筋缩，加皂角六角去尖。肾经受病，足底穿烂，加乳香、没药各五钱。心经受病，目中流血，加黄连一两。虚弱人加人参和前加减用酒煮药？吞前丸药，上身用黄芪三钱，下身用牛膝七钱，疼痛不止加乳没各三钱，水四碗煎二碗服。

擦方百七十八

阿魏二钱　樟脑三钱　轻粉四钱　大风子一两净肉　花椒末一两

生桐油调布包药擦。

生眉方百七十九

治落眉。

皂角焙　鹿角煅灰

等份为末，用生姜捣匀，频擦眉棱骨

上，则眉渐生。

治口眼㖞邪神效方百八十

大全蝎酒洗净盐焙干为末七钱　白僵蚕末七钱　竹节白附子末七钱

称准，和匀。每服一钱五分，酒调服，至三日加五分。

附雄散百八十一

歪附子一只生捣　雄黄　白附子　樟冰各二两　白芷　杏仁　草乌　南星　半夏　牙皂　蛇床子各五钱　白及　白蔹　川椒各一两　川乌　车米　山慈菇　五倍子各七钱　蝎尾　僵蚕各一两二钱　蟾酥三钱

上为末，以姜蘸擦斑剥肿块，上须于密室内擦，如见风触之则病反凶。如手指足趾皮肉麻木，用药末一两，白及一两和匀，先以秦椒透骨草煎汤拿洗麻处，再用柏叶熏蒸，方用火酒调药，炖为膏子，搽上渐平复。

扫云丹百八十二

治遍身不可忍者。

用草乌末生姜捣汁，调麻布包擦自愈。

白雄散百八十三

雄黄一两　白附子五钱　皂荚炙去皮，弦筋，三钱

共为末如黑肿，斑块赤癣，以老姜蘸药一两擦　若鹅掌雁来等风，用燥姜蘸药擦。如烂风疮，用蟹黄调涂极妙。

红玉散百八十四

文蛤　白芷　当归　白及　大黄　草乌一两　乳香　没药　儿茶　血竭　雄黄　韶粉　东丹各三钱

上为末如痒块斑肿者香油调，黑块顽顿者，姜汁调擦极妙。

消斑散百八十五

去面上一切斑驳。

白附子　花蕊石　川椒　南星　五倍子　牙皂　山慈菇　各等份为末姜汁调临卧涂之。

飞白散百八十六

用老姜切开作片，将砒末夹在内，以线紧缚，定用山黄泥封固晒干。入火煨候，内姜收尽砒末取出，将斑蝥末乘湿揩拭于上，病人浴出以穿山甲刮去块上苦皮，用此姜重擦则成疮，忌见风七日脱光，重者三次除根。

消毒丹百八十七

又名太白散。治牛皮癣疮更妙。

明矾十两　白砒五钱　蛇床子七合，炒　硫黄五两　海螵蛸五两

各研末，先将砒矾渐掺入锅内，俟矾化枯收起，又将些掺下如此，待枯尽，方同下三味和研细。如血风臭秽，成片湿肿，黄水淋漓，或脓血黏溃太重，加核桃壳灰一两，以菜油调涂，四五日脱光。

舒挛汤百八十八

治手指挛曲者。

薜荔枝叶梗每斤加川椒三两，侧柏叶四两，煎浓汁久洗，自然伸直。又名过水龙须，古桥上生者。

虎跑泉百八十九

虎杖草　豨莶草　苍耳草　防风　升麻　荆芥　金银花　紫苏　鹤虱草
煎汁洗浴。

兰汤百九十

大风子壳　白芷　防风　荆芥　苦参　首乌　苍耳子草　麻黄　川椒　葱
煎汤久洗，取汗避风。

乌龙汤百九十一

苍耳子一斗　乌鱼一个，重二斤者

二味同煮，取鱼食之。以汤洗浴，病重者二三十次即愈。歌曰：仙苗苍耳野园中，非比寻常草类同，治风用此如神效，救人真有大奇功。

仙授方百九十二

凡风疠恶疾，多因嗜欲劳伤动气，血热汗泄，不避邪气，使淫气与卫气相并，则肌肉不仁，腑热不利，故色败皮痒鼻崩坏，或自不仁，极恶之业所致，久则身白皮脱，如蛇皮之状，用桑枝灰一斗，热汤淋汁洗头面，次用大豆及毛豆浆添热水，三日一浴，一日一洗，外用侧柏叶蒸，晒干白胶香等份，蜜丸梧子大每服三十丸，白汤下，日进三次，随浴随服。

五草六木汤百九十三

歌曰：椿槐桃柳干茄柯，桑谷天麻酒一锅，苍耳金银藤辣蓼，久年风疠自消磨。

湿风痛风汤百九十四

石楠叶　马鞭草　辣蓼

煎汤浸洗即愈。

三宣汤百九十五

麻黄根　地骨皮　草乌头各二两　加朴硝二两

研匀上，每用一两，水一桶，椒一合，葱三十根，艾一两，煎十数沸，加入米醋一碗，去渣，于密室中，先以蜕巾拖搭四肢，候冷，即澡洗之，令汗透，身面如珠就于室中睡一时，汗解方出，五日一浴。

八叶汤百九十六

桑叶　荷叶　地黄叶　皂角叶　苍耳叶　薄叶　菖蒲叶　首乌叶

各晒干，烧存性，淋汁揩洗。

倒阳方百九十七

又名石蚕散。凡大风肿，斑黑顿消，必须戒色，方可保命。

用石蚕生研为末，酒下一钱，阳茎即痿软不举。

蚺蛇油百九十八

用蚺蛇油涂在阳茎上，即痿软不举。

败猪血散百九十九

腊月内取杀猪流血尽时滴出者，贮阴自干为末，以猪脑调为丸梧子大，飞盐酒下三钱，则一月不举。

生瓜散二百

又名败花散。

诸果皆先开花而后结实，惟丝瓜则先结实而后开花，若开狂花则连瓜烂去，若好花则花谢瓜长，看其蔓上若有狂花谢下，即采此瓜干之，名败花果，以此为末与人服之，则阳事不举，非惟丝瓜，但是先生本身而后开花之物，服之皆可痿阳。

蒸法二百另一

将地上掘一深坑，长六尺，阔三尺，深二尺，以桑柴火或炭火烧通红，酒糟拌袭糖各五斗，先于甑内蒸热，乘热投于坑内铺平即用，扁柏叶铺厚，上以草荐盖之，再摊一席，令病人卧在席上，以被盖厚，勿使通风，睡一二时，底下火气透过糟糠煏其柏叶，自然出臭汗，遍身通泰，半夜后渐去被，待汗自干方出，至明日于无风处以草木汤浴洗，去其汗秽。如病人强壮可服防风通圣散一二碗，或青风藤膏一二钱，方入蒸也，甚妙如虚弱者，不可服药，只蒸可也。

熨法二百另二

用晚蚕沙和盐炒热，布包，但有肿块处，乘热熨之，冷即易，以醋拌炒尤妙。初起者即退。如无蚕沙，即太湖沙泥或珠子，无名异醋炒熨之亦好。

洗熏法二百另三

川椒　川乌　胡葱　草乌

煎浓汤加雄黄、石黄末浸洗挛指一日，用侧柏叶、松节、辣蓼烧烂熏半日，将乳香、没药、血竭、硇砂、川乌、草乌、麝香、樟冰、白及为末，减水调煎一二沸，涂在挛指上，七日不可见汤，其皮自然退下，再熏二三次即愈。

治疠疮法二百另四

洗方

威灵仙　首乌　菖蒲　甘草　防风荆芥　刘寄奴　苦参各一两三钱

上锉碎入瓮，满水煎浓汁，清晨令病人饮食略饱，将药汤放缸内，病人坐于缸上，架子安稳，令汤气熏之，如冷以烧火大砖投下，使热气冲上。如此三四次，方入汤中洗澡，须在小密室不通风处方好，早晨浴至午间方止，即以擦药五钱，半于两手心擦摩，半于两足心擦摩，以上摩左，以左摩右，手足频易摩之。午间浴罢，摩至申酉时，手心足底如火热，用纸条捆缚两手足底心紧包，以免散气。即吃煎药一大碗，如此缚定三日，不许解开，亦不吃盐酱，不可见风，如见风则久不肯变色，亦不肯退斑痕，止吃煎药一碗，第四日以生鸡汤开腥守戒。七日痊愈。

擦方二百另五

水银一钱七分　胆矾　明矾各八分半

和研不见星，用麻油调厚，再久擂之，如泥。

煎方二百另六

防风　荆芥　山栀　羌活　独活　连翘　前胡　川芎　当归　木瓜　花粉　黄连　风藤　白芷　皂刺　冷饭团各等份

姜枣水煎服，三服，分三日服之。

双根沙皮饮二百另七

治初疠疮，又治结毒下疳蛀斡。

荆芥根二两　麻黄根二两五钱　晚蚕沙五钱　白鲜皮　五加皮各三两　防风　当归　大黄各一两　牙皂九斤　天花粉　连翘各一两五钱　羌活　独活各七钱　土茯苓一斤

上均作五贴，水煎，加酒一半，温服，先服十贴。

丸方二百另八

金银花　荆芥穗　防风各四两　旧琉璃灰二两

共为末，熟地四两，酒煮捣烂，再加冷饭团十两，捣成糊方加药末为丸，桐子大。以煎药送下五十丸，其冷饭团取白肉为妙。

煎方二百另九

当归　防风　风藤　生地　熟地　荆芥　木通　甘草　天麻　米仁　蜂房烧黄香　桑寄生　赤芍　皂刺　金银花　白鲜皮

大剂每贴加冷饭团一两，水煎，送丸药下。如头面，多加川芎；身上，多加升麻、藁本；手臂，多加五加皮；脚腿，多加牛膝、木瓜。

七圣散二百十

金银花四两　杏仁十四粒　皂角子七粒　牙皂七片　僵蚕十四条　蝉蜕二钱　土茯苓一斤

水四碗煎二碗，作二三次服，轻二贴，重三四贴，愈。

白通汤二百十一

白术　木通　木瓜　前胡　柴胡　羌活　独活　花粉　金银花　风藤　牛膝　甘草　陈皮　角针　蒺藜　薄荷　米仁　苍耳子　皂角子各等份

每贴加土茯苓一两，姜枣水煎服。

荆神饮二百十二

治疔疮初起。

荆芥穗四两，水五六碗，煎去三之二，滤清服。又以一斤煎汤先熏后洗，不过三四次即愈。无毒不发。

火珠浆二百十三

治初生疔疮。

用蛇卵草取自然汁，冲酒温服数碗，一连四五次，脱愈。

黄龙髓二百十四

治疔疮初起。

取白颈蚯蚓，于盆内捣烂，加水研淘澄清，取其清水，日服一次，二三日即愈。

杞头汤二百十五

治疔初起，即服败毒散三四贴。

以枸杞头二三斤，煎浓汤熏洗二三次，愈。

番白饮二百十六

此真方也，并可治霉毒（家严注）。

番白草　紫花地丁　当归　木通　皂刺　风藤　皂角子　牛蒡子　蛇床子　僵蚕十二个　桑皮　米仁

每贴加土茯苓四两，水酒各半，煎服十贴，病愈。

八仙汤二百十七

兼治疔疮结毒。

人参三分　米仁二钱　花粉一钱二分　皂刺廿一个　蜂房七孔　浮麦一握　冷饭团三两　琉璃灰七分半

水煎温服，七贴病愈。

三川神应汤二百十八

川芎　牛膝各五分　川黄连　土黄连各一钱

先以饭团一斤半，将竹刀刮去皮，止用白肉，不用黄色，打碎不见铁器，用水四大碗，煎至二碗去渣入药，再煎取一碗，又用雄猪夹肝煎油三匙入内，服三四贴，止。

三分散二百十九

治疔风初起。

用黄花酒拌，九蒸晒为末。温酒送下一二分，酒尽量饮，麻木一昼夜，随服补中汤三贴，第四日照前又服三分，又服补中汤三贴，如此三次，初服发疮，二服出水尽干，三服脱光，永不再发。

黄白大丹二百二十

治同上。

用槐花半斤，以滚汤泡去石灰，焙干为末。加白矾四两，酒糊丸桐子大。每服五六十丸，酒下，日进三服，服尽病痊。

坎离丹二百二十一

明雄黄一两　明矾二两

共为末。每服五分，热酒下，如难服，用黄米糊丸，桐子大。服三七日，痊愈永无毒发。

枣灵丹二百二十二

败龟甲灰　马瓢草　地骨皮各一两　槐实　川椒　油胡桃各一两

如疮大加桦皮末一两，上为末。北红枣丸，梧子大。每服三十丸，茶下，七日愈。

三母五子丹二百二十三

益母草　知母　贝母　槐子　苍耳子　蔓荆子　皂角子　牛蒡子

等份为末，每一两加虎胫骨一钱，煅存性和白酒糊丸桐子大，每服一二十丸温酒下。

定痛饮二百二十四

治筋骨疼痛久不愈者。

茜草　麻黄　乌药各一钱　细茶芽三钱　槐子炒焦　川椒各五钱　鱼鳔肠三钱米粉和炒成珠　乳香一钱　姜五片　葱五根

煎服三剂痊愈。

七神汤二百二十五

蜂房三钱　僵蚕二钱　角子五个　淡竹叶二十片　灯心七寸长二十根　土茯苓四两

用蛤蟆一只，刮去腹中垢，风干，切四块，每贴下一块煎服。如服蛤蟆左前足则愈左手病，服左后足则愈左足病，右亦然。一二贴发起，三贴势定，四贴收功。

岁桃浆二百二十六

治疬疮初起。

用核桃按岁一枚取白肉，竖排炒锅内，每桃上放细茶一撮，以酒煎，嚼桃饮酒，速愈。

胡麻饭二百二十七

大枣二十一枚去核，每枚入宫粉填满，每日以三枚和米半升煮饭食之，七日枣完，疮愈。

蜡矾丸二百二十八

闹羊花酒拌九蒸晒　草乌酒浸炒　白矾黄占溶化，各等份

上为末，加蜜少许，丸卜子大。每服五六十丸，酒下。

糖岸散二百二十九

缸中岸半斤，煅　黑砂糖半斤

拌匀分三次服。又以雄黄研飞发灰，枯矾各五钱，共为末，每服三钱，酒下。

天尘丹二百三十

头垢择妇人者　雄黄各二钱　朱砂五分

均打作十八丸，先服一半，七日退光，不愈，再服，完则定好，酒下。

保真饮二百三十一

精羊肉四两，煮烂，取汁六七碗，入蝉壳四两，麻黄春秋用一两五钱，夏用一两，冬用二两，再煮存四碗，旋服完，吃羊肉取汗，昏沉一日，醒后三日皆退尽，无毒。如筋骨痛者，加上好点红川椒一两，不痛不必加。

虚鸣汤二百三十二

蝉壳四两　仙遗粮即土茯苓半斤　荔枝草一两　麻黄春夏用七钱秋冬用一两五钱

作一贴水三碗煎一碗，服三四日脱光，疮多凶者不过三服，即愈不发，无毒。

乳酥汤二百三十三

精羊肉一斤，用水八碗煎至一半取起以酒送下，肉存汁，加蝉壳四两，川芎一两，威灵仙一两，麻黄春用九钱，夏用六钱，秋用八钱，冬用一两，煎至一碗温服即换衣穿之，以帛包裹头必出臭汗，用荆芥汤洗浴，其疮俱发出不过三四日脱光无毒不发。

胡麻饮二百三十四

金银花　赤茯苓　明天麻　胡麻各一两　防风　荆芥　羌活　独活　僵蚕　连翘　五加皮　地骨皮　当归　黄芩　黄连　杜仲　牛膝　黑牵牛　米仁　角刺各五钱

均作十贴，加土茯苓一两。

肉核油二百三十五

防风　荆芥　首乌　花粉　苦参各三两　冷饭团一两　肥皂核肉四两　猪脂油四两

水一碗煎至半，作五六服，如疮多不效，再一服，痊愈。忌铁器。

治结毒方二百三十六

朱砂五钱　雄黄　硫黄各七钱　乳香

没药各二钱

共为末，以黄占一两溶化为丸，卜子大。每服四厘，土茯苓四两煎汤下，日进三次。

又方二百三十七

白砒四钱（宜减十成之八）　雄黄一两　黄占一两　牛黄三钱

共为末。作丸，重一分半。空心土茯苓煎汤下，一丸。

雷公散二百三十八

即再造散。

郁金　木香各五钱　大黄　朴硝　白丑半生半熟　角刺各一两

上为末，每服五钱，清晨面东酒下量人虚实病势轻重缓急用之，服此之后或虫如鱼脑鱼肠恶异之物而出，忌食一切毒味发风动气鲜腥盐物，半月其牛、马、驴、骡、雁、雉、禽、兽、糟食熏炙之类，终身忌之，惟鹿麝可食。

醉仙散二百三十九

胡麻　牛蒡子　蔓荆子　枸杞子各一两　白蒺藜　苦参　防风　瓜蒌仁各五钱　荆芥二两　蛤粉　全蝎　藿香各七钱　麝香　乳香　没药各六钱　车米一两二钱　丢子半斤

上为末，每服二钱，酒下，日进三服。先服再造散，次服补剂，元气复还，然后复此。忌盐、酱、油、醋、鱼、椒、果子、烧炙之物，止可食淡粥、时莱。尤忌茄芥，惟乌梢蒸食最好。服之身如醉，齿中出血或臭水，乃见功。

神仙紫花丸二百四十

服前二方完，即服此方，三年方保无虞。

白花蛇一两　首乌　威灵仙　荆芥各四钱　麻黄二钱　胡麻一钱　蛇床子二钱

将六味锉碎，共蛇用无灰酒一大碗浸一夜，去蛇皮骨，通晒乃还原酒内，再浸再晒，酒尽方止，为末。加人参一两，木香、沉香各三钱五分，当归七钱五分，天麻、牙皂各五钱，麝香三钱，乳香、没药各一钱，雄黄、辰砂各五钱，肉豆蔻一个，定风草二钱五分，还瞳子一两，俱不见火为末、防风、羌活、甘草、细辛、川芎、独活、苍术、芍药、枇杷叶、蒺藜、金银花、五加皮、白芷、苦参各五钱，胡麻、麻黄、牛膝、草乌、川乌、白附子、菖蒲各三钱五分，各为末，用丢子二斤去壳入瓶内，以酒拌湿箬纸密包，隔汤煮一日夜黑烂杵成膏，分作二分，每分入第一号药末六钱，第二号药末八钱，第三号药末一两五钱，和匀糯米饭捣胶丸桐子大，每服二十丸加至五六十，鸡鸣午夕三时各一服，茶下。忌劳碌、房事、盐醋糟鲜、海味、水果、辛辣之物。

芥朱丸二百四十一

治紫黑瘫烂等症。

青萍　荆芥　苦参　土朱　白花蛇各四两

上为末皂荚熬膏，丸桐子大，每服六十丸，茶下毒从毛孔中出。

夺命丹二百四十二

又名九龙丹。治诸大风。

草乌　首乌　没药　黄芩　禹余粮　威灵仙　蒺藜　菖蒲　天麻　蓖麻子各一两　雷丸　川椒　荆芥　胡麻　麻黄　牛蒡子　白花蛇　赤芍　全蝎　乌梢蛇各一两　乳香　车米各三钱　蜈蚣一条　羌活　凤藤各五两　木鳖子一两五钱　苍术　丢子各半斤　皂荚一斤，锉碎

无灰酒，浸一夜去酒以新汲水一碗探取汁，银瓷器内熬膏丸，桐子大，每服六

十丸，茶下，面足觉痒乃药力至，不日痊愈。

活血丹二百四十三

治筋骨痛甚。

木香 乳香各一两 麝香 皂角各三钱 大风子四两

上为末，饭为丸芡实大，每服五十丸，茶下。加至七八十丸。

羌活愈风汤二百四十四

治肝肾虚败，筋骨软弱，语言謇涩，精神昏倦，大能安养精神，调理阴阳。

羌活 甘草 防风 川芎 细辛 枳壳 熟地 人参 麻黄 薄荷 甘菊 当归 知母 黄芪 独活 白芷 杜仲 秦艽 柴胡 半夏 厚朴 防己 前胡 地骨皮 枸杞子 蔓荆子各三分 黄芩 茯苓 芍药各四分半 石膏 苍术 生地各六分 桂枝一分五厘

水二盅煎八分，天阴加生姜五片，欲利加大黄三钱，欲汗加麻黄一钱、姜五片，春冬加半夏，夏加知母石膏，秋加白术。

防风通圣散二百四十五

川芎 当归 荆芥 芍药 苍术 大黄 芒硝 滑石 山栀 石膏 桔梗 甘草 黄芩 薄荷 麻黄 连翘各等份

共为末，每服三钱酒下，如饮片姜枣煎服，以渣晒干，煎汤洗浴。

加减通圣散二百四十六

病甚者服之。

防风 川芎 桔梗 枳壳 石膏 柴胡 黄连 羌活 连翘 生地 熟地 芍药 当归 薄荷 甘草 麻黄 滑石 黄芩各三钱 芒硝一两 角刺二两 风藤三两 荆芥穗五两

上药分作八服，每服用水二大碗，煎八分，空心服，日进三服，五六日后，方服紫花丸。

乌药顺气散二百四十七

初起先服二十贴。

麻黄 陈皮 乌药各一两 僵蚕 川芎 枳壳 甘草 桔梗 白芷各一两二钱 干姜五钱

为粗末煎服，为细末姜汤送下三钱。

五积散二百四十八

不拘前后皆可服。

苍术一斤半 桔梗十二两 枳壳 陈皮 麻黄各六两 厚朴 干姜各四两 半夏二两五钱 芍药 白芷 川芎 当归 白茯苓 甘草 官桂各二两

共为末，每服三钱，姜汤下。

小续命汤二百四十九

麻黄 人参 黄芩 芍药 防己 桔梗 川芎 当归 附子 杏仁 甘草 石膏各七分 防风一钱 （如中风无汗）倍麻黄 防风 杏仁 （中风有汗恶风）倍桂枝 芍药 杏仁 （中风无汗身热不恶寒）倍黄芩加干葛 桂枝 （中风无汗身凉）倍甘草 附子 加干姜 （中风有汗不热）加桂枝 倍甘草 附子（中风六经混淆或枝节挛痛麻木）加羌活 连翘

丹溪脉诀指掌

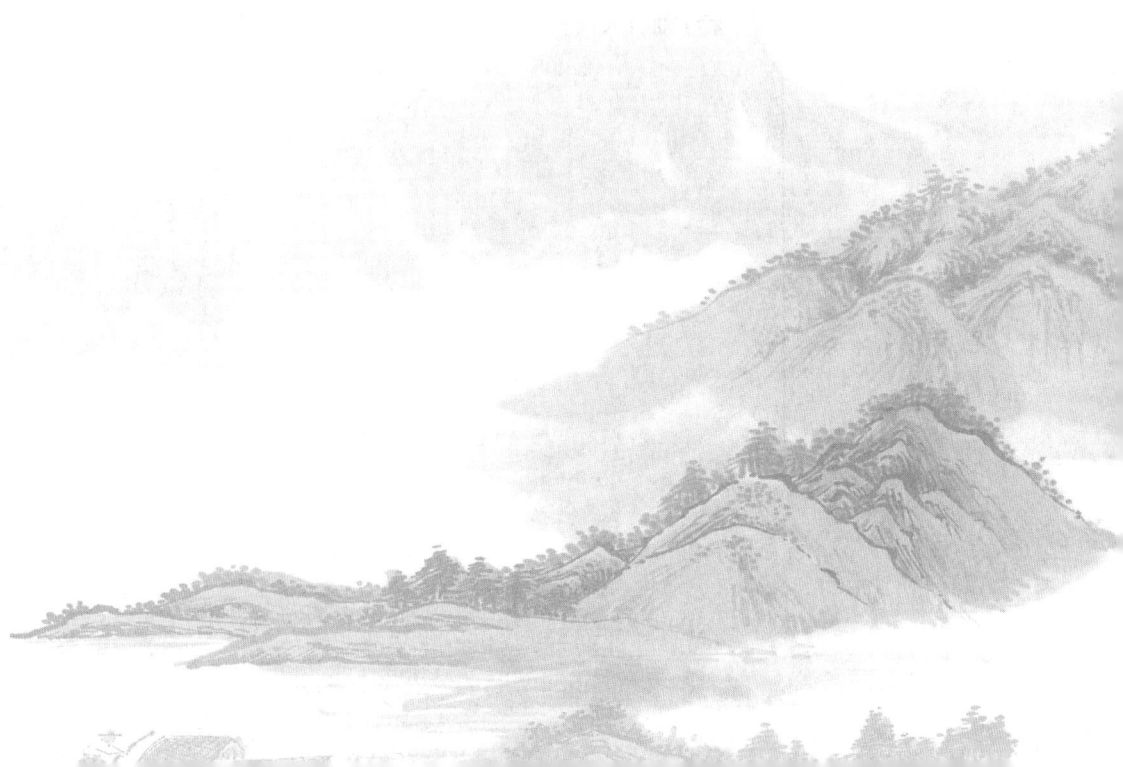

内容提要

　　医师治病，首重诊断，诊断既确，对症发药，效如桴鼓。中医诊察方法，向以望闻问切为指归，而脉学为尤要。盖凭脉断症，确切不移，按脉知病，夫岂讹言？特是吾国医籍纵有汗牛充栋之誉，而精详切用之脉学专书不甚多见。本社有鉴于斯，前曾刊行《玉函经》及《诊脉三十二辨》，际兹三集开印，特再精选《丹溪脉诀指掌》一种。系京江刘吉人前贤校正，选录内容精美，读者自知。

目　录

丹溪脉诀指掌

京江刘吉人校正选录

绍兴裘吉生校刊

右手足六经脉

尺：手少阳三焦脉洪散而急，手厥阴胞络脉沉弦而散。

关：足阳明胃脉浮长而滑，足太阴脾脉沉软而滑。

寸：手阳明大肠脉浮短而滑，手太阴肺脉涩短而滑。

左手足六经脉

尺；足太阳膀胱脉洪滑而长，足少阴肾脉浮濡而滑（一作沉濡）。

关：足少阳胆脉弦大而浮，足厥阴肝脉弦细而长。

寸：手太阳小肠脉洪大而紧，手少阴心脉洪而微实。

此阴阳六经脉之常体。及其消息盈虚则变化不测，运动密稀与天地参同，彼春之暖为夏之暑，彼秋之燥为冬之怒，四变之动、脉与之应者，乃气候之至脉也。

辨五脏内伤七情于气口说

右手关前一分为气口者，以候人之脏气郁发与气兼并，过与不及。乘克传变必见于脉者，以食气入胃，淫精于脉，脉皆自胃出，故候于气口。经曰：五脏皆禀于胃，胃者五脏之本。气不能自致于手太阴，必因胃气而至，邪气胜胃气衰则病甚；胃气绝，真脏脉独见者则死。

辨七情郁发五脏变病法

春肝　弦　肝病　弦

夏心　洪　心病　洪

假如长夏脾脉濡，濡多胃少曰脾病，但濡无胃气者死。

秋肺　涩　肺病　涩

冬肾　沉　肾病　沉

天地草木无土气不生，人无胃气则死，胃气脉者利缓不迫之状也。

春涩　秋涩

夏沉　冬沉

若其（乘克相胜虽有胃气）而长夏有弦脉，微见者春必病，弦甚者为令病。

秋洪　长夏洪

冬濡　夏濡

辨五脏过不及之为病

观夫太过不及之脉之大要，迫近而散不可失机，审而调之为上士矣，学者不可不察也。

春肝脉合浮细而长，太过则实强令人善怒，心忽、眩冒、喘疾；不及则微而虚，令人胸痛引背胁胠满。

夏心脉合洪而微实，太过则来去皆盛，令人耳热、肤痛为浸淫；不及则如鸟之喙，令人九窍不通，名曰重强。

长夏脾脉合沉而濡长，太过则如水之流，令人四肢不举；不及则来不盛去盛，令人心烦、上咳唾、下泄气。

秋肺脉合浮而短涩，太过则中坚旁虚，令人通气，背痛愠愠然；不及则毛如微，令人呼吸少气、喘有声。

冬肾脉合沉实而紧，太过则有如弹石，令人解㑊，㑊背脊痛、少不能言；不及则来去如数，令人心悬如饥，䏚中清、脊痛（少腹满、小便涩）。

辨五志脉

人之五脏以配五行金木水火土，以养魂神意魄志，而生怒喜思忧恐，故因怒则魂门不安（弛张），木气奋激（克土），肺心乘之，脉见弦涩涩者金也，应于（气口左关）。

喜则神廷融溢火气赫羲，肾水乘之，脉见沉散沉者水也，应于（气口左寸）。

思则意舍不宁，土气凝结，肝木乘之，脉见弦弱弦者木也，应于（气口右关）。

忧则魄户不闭，金气涩紧，心火（克水）乘之，脉见洪短洪者火也，应于（气口右寸）

恐则志室不遂，水气旋却，脾土（克火）乘之，脉见沉缓者缓土也（或濡，濡亦土也），应于（气口左尺）。

此盖五情以不正侮所不胜，经所谓不恒其德，恃其能，乘而侮之，甚则所胜来复侮，反受邪，此之谓也。凡怒则魂门弛张，木气奋激，侮其脾土，甚则土之子金、乘其肝之侮土之隙虚来复母仇、克其肝木，是侮反受邪，肝脉反涩者金也，是犹吴王、夫差之争盟，侮楚空国，而出精锐悉行越王乘其虚而伐之，遂以破吴，吴本侮楚，反为越破，侮反受邪即此义也，脉应于气口左关弦涩。

其金木水火土皆仿此解。

凡悲则伤肺，故肺脉自虚，经曰：悲则气结脉虚，心火来乘，金气自虚，故悲则泪下，或因风寒、饮食之气上逆，留于胸中，留而不去，久为寒中，或曰肺金乘肝木而为泪，故悲则右寸脉虚。

凡惊则气乱，惊则肝气散乱，乘其脾土，故小儿惊则泻青，大人惊则面青者，肝血乱而下降，故青。其肝脉亦乱，一曰惊则肝气乘心，故大惊者，心脉易位，向里惊气入心者，多尿血也。脉应于气口左关散乱。

传授胜克流变，又当详而论之，故经云：五脏受气于其能生，传之于其所胜，气舍于其所生，死于其所不胜，如：

肝受气于心，传之于脾，气舍于肾，至肺而死。

心受气于脾，传之于肺，气舍于肝，至肾而死。

脾受气于肺，传之于肾，气舍于心，至肝而死。

肺受气于肾，传之于肝，气舍于脾，至心而死。

肾受气于肝，传之于心，气舍于肺，至脾而死则知。

肝死于肺，候之于秋，庚日笃，辛日死，舌卷囊缩，申酉时绝。

心死于肾，候之于冬，壬日笃，癸日死，面青如黑，子亥时绝。

脾死于肝，候之于春，甲日笃，乙日死，肉满唇反寅卯时绝。

肺死于心，候之于夏，丙日笃，丁日死，皮枯毛折，巳午时绝。

肾死于脾，候之于（四季长夏），戊日笃，己日死，（齿长而枯，发无润泽），于（辰戌丑未）时绝。

凡一日之中又分五时，以别死时之早晏。如脾病，甲乙日、寅卯时死，以脾为土，死于属木之时也，木克土也。此内伤病之传次也，暴病不拘于此，或传化不以次入者，乃优恐悲思喜怒惊七情并伤，于令不得以次传也，所以令人暴病暴卒也。此五脏传变之指要，学者不可不知。

辨六淫外伤六经受病于人迎说

左手关前一分为人迎者，以候天之寒暑燥湿风火，中伤于人，其邪自经络而入，以迎纳之，故曰人迎。前人谓感邪皆自太阳始，此说似乎不然，考寻经义，皆言风善伤肝，自少阳胆经而入；热善伤心，始自手太阳小肠而入；湿善伤脾，自足阳明胃经而入；燥善伤肺，自手阳明大肠而入；寒善伤肾，自足太阳膀胱而入；暑善伤心胞络，自手少阳三焦经入。凡此皆同气相求、物以类聚之理，先表后里，先腑后脏，由浅及深也，以是知病所从来也。经云：

修己以俟天，所以立命也。上古之人，调其脏气，而淫邪不入；今之人，七情扰其脏气，而六淫乘虚以伤之，故先列七情内伤之脉于前，而列六淫外感于后也。

足太阳伤寒脉，人迎与左尺皆浮紧而盛，浮者足太阳脉也，紧者伤寒脉也，盛者病进也。其症头项、腰脊痛强，无汗，恶寒。

足阳明伤湿脉，人迎与右关皆涩细而长（一作濡缓）。涩者足阳明胃脉也，细者伤湿脉也，湿伤气也，长者病实盛也。其症关节疼痛，重痹而弱，小便涩秘而黄，大便飧泄。

足少阳伤风脉，人迎与左关皆弦浮而散。弦者胆脉，浮者伤风脉也，散病至也，风气疏散腑气也。其症身热，恶风，自汗，项强，胁满。

足少阴伤寒脉，人迎与左尺皆沉紧而散。沉者肾脉，紧、伤寒脉也，数者病传也。其症口燥舌干而渴，不恶寒反发热，倦怠。

足太阴伤湿脉，人迎与右关皆濡细而沉。濡者脾脉，细者湿伤气化也，沉者病着也。其症身热足弱，关节酸痛，头痛身倦，四肢不举，冷痹胀满。

足厥阴伤风脉，人迎与左关皆弦弱而急。弦本肝脉，弱缓风脉也，急者病变也。其症自汗恶风而倦，少腹急痛。

手少阳伤暑脉，右尺与人迎皆洪虚而数。洪，三焦相火脉也；虚，暑热伤气也；数，病增也。其症身热恶寒，头痛状如伤寒，烦渴。

手厥阴伤暑脉，右尺与人迎皆沉弱而

濡。沉，心胞络脉也，弱者伤于暑也；缓，病倦也。其症往来寒热，状如疟状，背寒面垢。

此以上分布六经外感六淫之脉也，余邪另叙，外此四气分列于左，以为宗兆，使学者易见了然。若其传变，自当依其六经别论详究，所伤随经说症，对症用药，施治以平为期。或燥热伤肺，心亦当依经推明理例调治。如四气兼并，六经交错，亦当随其脉证审处别白，或先或后，或合或并，在经在络入表入里，四时之动、脉与之应，气候以时、自与脉期，微妙在脉，不可不察，察之有法，从阴阳始，脉之有经，从阴阳生，此之谓也。

吾尝观洛书，火七在西方，金九在南位者，则西南二方为燥热之气明矣。离为兵戈，兑主杀伐，平治之世，生气流行，雨旸以时，兆民安乐，恶有是气？惟淆乱之世，生气消息，燥热逆行五谷不登，山川焦旱，灾疫繁兴，予目壬辰首乱以来，民中燥热之气者，多发热，痰结咳嗽，医又不识时变，投半夏、南星等以益其燥热，遂至咳血、肾涎逆涌、咯吐不已、肌肉干枯而死者多矣！平人则两寸不见，两尺脉长至半臂，予于内外伤辨言之详矣，今略具数语以足成书，为六气全图。

手太阴伤燥者脉，右寸与人迎皆沉涩而数。沉者即上所谓两寸不见也，岁运使然。涩、燥气伤血脉也，数者热也，燥热兼甚而灼煎其肾水，故尺长大至半臂也。

手少阴心伤热者脉，左寸与人迎皆沉数而短。沉者如庚子岁北政少阴司天阳明在泉两尺当沉细不见，两寸当浮大易见，反为两寸沉细不见、两尺至半臂浮大而易见也。数为热也，短、肺脉，燥金之象也，血气为燥热所伤，故短而不及本部也。其症前已详言之。

愚按：以上燥热二脉，乃丹溪指当时兵燹荒之年而言，若庚子岁北政少阴司天之年如此则为寸尺相反，经云尺寸反者死. 其病必不可治，即未经治误，尺脉未长至半臂、但寸脉沉者，已寸反，亦必难治。若在卯酉之岁北政少阴在泉阳明司天之年，或南政子午岁少阴司天之年方为不反，果不反则病亦轻矣。前论丹溪指明壬辰岁乱之后，又以燥热并论，必在兵火烷旱之时，变乱之际。若平治之世，燥热分开。则热为火燥，为凉为清为次寒，为西北方之风气，此燥之本气也。未从热化者也。其受病之脉又当何如？惜丹溪止言其变，而未平列六淫外伤十二经之脉象、证病也，故另列心肺二经，并言燥热二气，而无小肠大肠之说矣。

人迎外感六淫，脉诀：浮盛伤风，紧盛伤寒，虚弱伤暑，沉细伤湿，虚数伤热，短涩燥，牢为寒燥。气口内伤七情，脉诀：喜则脉散，怒则脉激，忧则脉涩，思则脉结，悲则脉紧，恐则脉沉，惊则脉动。

辨不内不外五用乖违病症脉说

察脉必以人迎、气口分内外伤之因者，乃学诊脉之要道也。所以脉赞云；关前一分人迎主之，然有三因，有内因外因，有不内不外因，故不可不详考之，于理自备。且如疲极筋力，尽神度量，饥饱失时，叫呼走气，房屋劳伤，金枪踒折，虎狼蛇虫，毒蛊鬼痊，客忤鬼厌等溺水等症，外非六淫，内非七情，内外不收，必属不内不外。虽汉儒论曰：人迎紧盛为伤寒，气口紧盛为伤食。殊不知饮食入胃，能助发宿蕴，其所以应于气口者，正由七情郁发，因食助见，本非宿食能应于气口也。且如宿食，阳则脉见（浮大而微涩），阴则脉见（数而滑实），宿食不化，脉则沉紧，成瘕脉则沉重，皆伤胃也。宿食窒塞，则上部有脉，下部无脉，其人当吐不吐者死。此等名症何曾应于气口？又如疲极筋力，其脉弦数而实，筋痛则脉动，皆伤肝也。凝思则脉滑，神耗则脉散，皆伤心也。吟诵耗气则脉濡而细，叫呼气走、脉散而急，皆伤肺也。房劳失精，两脉浮散，男子遗精，女子半产，弦大而革，皆伤肾也。言列明文，气口何与？况脏寒蛔厥，脉自微浮。及为肾滑，胃虚不食，其脉必缓亦有微濡。五饮停伏，浮细而滑。久蓄沉积，沉细而软，形虚自汗，脉皆微濡。挥霍变乱，脉沉伏僵。僵仆坠下，脉则浮滑跌。折伤损，瘀血在内，疝瘕癥癖，五内作痛，脉皆弦紧。中寒癥结，脉则迟涩。五精六聚，饮食痰气，留伏不散，隧道积滞，脉则促结。三消热中，尺脉洪大。癫狂神乱，关上洪疾。

气实脉浮，血实脉滑。气血相搏，脉亦浮实。妇人妊娠，脉亦和滑。

邪祟脉说

凡为鬼祟附着之脉，两手皆见乍大乍小、乍长乍短、乍密乍疏、乍沉乍浮。阳邪未见，脉则浮洪；阴邪未见，脉则沉紧。鬼痊客忤，三部皆滑，洪大溺，溺沉沉泽，但与病症不相应者，皆属五尸鬼邪遁痊之所为也。又如遁尸、尸痊，脉沉而不至寸或三部皆紧而急。如诊得此等脉，证虽与人迎气口相应亦当分数推寻三因交结，所谓俾内俾外，不内不外，亦内亦外，亦不内亦不外，脉理微妙在脉，艺虽难精，学然后知所因，此之谓也。然形于脉兆，堕于义数，未有不学而能者，未有学而不成者，宜留心焉。人如忽见异象，惊惑眩乱，脉多失次，急虚卒中，五脏闭绝，脉不往来，譬如堕溺，脉不可察。与夫金枪蹉折，顿走气血，脉无准者。学者当看外证与足三阴之动脉，不必拘于手之脉也。

辨脉形名状

浮者按之不足，举之有余，与人迎相应则风寒在经，与气口相应则营血虚损。沉者举之不足、按之有余，与人迎相应则寒伏阴经，与气口相应则血凝腹藏。迟者应动极缓，按之尽牢，与人迎相应则湿寒凝滞，与气口相应则虚冷沉积。数者去来促急，一息数至，与人迎相应则风热烦燥，与气口相应则阳盛阴虚。虚者迟大而软，按之豁然，与人迎相应则经络伤暑，与气口相应则营卫失本。实者举按有力、不疾不迟，与人迎相应则风寒贯经，与气口相应则气血壅脉。紧者转动无常，形如索绁，与人迎相应则经络伤寒，与气口相应则脏腑作痛。缓者浮大而软、去来稍迟，与人迎相应则风热入脏，与气口相应则怒极伤筋。洪者来之至大、去之且长，与人迎相应则寒壅诸阳，与气口相应则气攻百脉。细者指下寻之，往来如线，与人迎相应则诸经中湿，与气口相应则五脏凝涩。滑者往来流利，形如转珠，与人迎相应则风痰潮溢，与气口相应则涩饮滞留。涩者三五不调，如雨沾沙，与人迎相应则风湿寒痹，与气口相应则精汗血枯。弦者端直劲长，如张弓弦，与人迎相应则风走疰痛，与气口相应则积饮溢痛。弱者按之欲绝、轻软无力，与人迎相应则风湿缓纵，与气口相应则筋力痿弛。微者极细而软、若有若无，与人迎相应则风暑自汗，与气口相应则阳虚脱泄。芤者中空旁实、如按葱管。与人迎相应则邪壅吐衄，与气口相应则荣虚妄行。动者在关，如豆厥、厥动摇不行，与人迎相应则寒疼冷痛，与气口相应则心怯胆寒。

伏者沉匿不出、着骨乃得，与人迎相应则寒湿痼闭，与气口相应则凝思凝神。长者往来流利、出于本位，与人迎相应微则邪自愈，与气口相应则脏气治平。短者举按似数、不及本部，与人迎相应则邪闭经脉，与气口相应则积遏脏气濡者轻手乃得，如按漂绵，与人迎相应则寒湿散漫，与气口相应则飧泄缓弱。革者芤弦实大、如按鼓皮，与人迎相应则中风暑湿，与气口相应则半产脱精（一作芤弦虚大，牢脉方实）。

散者有阳无阴、按之满指，与人迎相应则淫邪脱泄，与气口相应则精血耗败。结者往来迟缓、时止更来，与人迎相应则阴散阳生，与气口相应则积阻气节。促者往来悉数、时止复来，与人迎相应则痰壅阳经，与气口相应则积留胃腑。代者藏绝中止、余藏代动，无问所因，见此必死。

牢者沉伏而坚，弦长实大，与人迎相应则寒结疝瘕，与气口相应则木水乘脾。

愚按：丹溪止言革脉，不言牢脉，故以革为沉伏实大，将牢脉误作革脉，试思其又言革如鼓皮，可知革非沉伏而实者矣。夫如按鼓皮者，言浮大而按之则虚空之象也，故为失丧阴精营血之病。失血者脉必空虚，阴虚者脉必浮大。《内经》、仲景已前论之，故仲景以芤弦相合之脉，名之曰革。若牢脉则牢固而坚，按之有力挺指，沉伏实大之象无疑矣，故病主寒邪凝结、燥屎内藏、疝瘕水气为痛之象。若失血伤精之病而见牢脉沉实之象，则病脉相反，必死。

辨七表脉病证

浮为在表，人迎应风，气口为气，浮数主热（风热），浮紧为痛（风寒），浮迟为胀（中风）为喘，寸浮为呕为厥，右寸浮紧为满不食浮实为内结，浮大为塞鼻，浮缓为痹不化，浮大而长为风眩癫疾，浮滑而疾为宿食为痰，浮大而涩为宿食滞气，浮短为肺伤气短，浮滑而缓为痰饮嗌痛，浮细而滑为伤饮心悸，浮滑紧疾为百合病，浮数为大便紧小便数，浮紧为淋为癃闭（浮而有力表实，无力表虚，浮迟中风，浮数风热，浮虚伤暑，浮芤失血，浮洪虚热，浮散劳极，寸浮风眩，风在胸，关浮土衰木旺，尺浮二便不通）。

芤脉主血，寸芤为吐血，微芤为衄血，关芤大便出血或为肠痈，尺芤小便出血为下部血虚脱血，芤弦为半产漏下，左寸芤为伤暑热气血为邪伤，寸芤咯血咳血或为积血在胸，尺芤、赤淋、赤痢、赤白带下、血崩，三部芤、久病生，卒病死。

滑为阴气旺为痰，滑溢为吐为喘满，滑数为热咳嗽，沉滑为伏痰留饮，上滑为吐，下滑蓄血，尺滑为血盛，女脉调则为胎不调则经闭，滑数为经热先期月行二次又为渴痢癫淋，关滑肝脾热痰血热，滑短宿食，沉滑食痰，浮滑风痰，滑数痰火，弦滑痰饮胁痛，滑散湿痿痛，软滑实胃热数则热结，滑而浮大小腹痛，滑弱阴中小便痛，滑而大小不均、必吐，为病进为泄痢，寸滑、痰在膈、吐呕、吞酸舌强、咳嗽，右寸滑过部则溏泄、滑精、白浊、漏下，三部皆滑为鬼疰为湿痰流注、内疽。

弦为肝脉，弦数肝热，弦迟为寒，弦动为痛，为胁下饮，为疟脉，为水气，为中虚、营虚、土虚，为厥逆，为拘急发搐，为寒癖；弦紧为恶寒，为疝瘕，为带癖，为瘀血；双弦为胁下急痛，弦而钩为胁下刺痛，弦长为积随左右上下。

寸弦、头痛，膈多痰；左关弦，寒热癥瘕；右关弦、胃寒、心胸腹痛；尺弦、阴疝，脚拘挛。弦，为木盛之病；浮弦，支饮外溢；沉弦，悬饮内痛，疟脉自弦弦数多热，迟主寒，弦大为虚细拘急，阳弦头痛，阴弦腹痛，单弦饮癖，双弦寒痼。若不食者为木盛土衰，水反克土难治。

实为气塞，寸实为呕吐，为痛，为咳嗽，为喘满、大便不禁；实紧为阴不胜阳，为腰痛；实浮为阳火郁结，狂言频吐，阳毒发斑，伤食便秘，气疼；寸实而热，风火咽痛，舌强，气填胸闷；关实，脾热中满；尺实，腰痛肠结，为一切太过之脉。

血实气实则脉实兼数状为火，兼涩燥屎，兼浮上溢，在寸则为欲吐，兼沉弦则为牢脉、主有寒积，不可误为实脉，作热证治之。实脉当用寒下，牢脉当用温下。关前寸实为邪在上，当探吐，即上实下虚脉，为厥逆上部有脉、下部无脉，为宿食填胸，其人当吐不吐者死之类不可知。

紧为寒脉，为头痛身痛筋骨肉痛为咳为喘满，浮紧为肺有水，浮紧而滑为蛔动为宿食为吐逆紧急为遁尸，紧数为寒热，浮紧似弦沉紧似牢，又紧为寒将热缚之脉，故人迎紧、伤寒，太阳气郁而发热头痛。气口为伤食，食郁脾阳则手足心发热，浮紧表寒，沉紧里寒，寸紧风寒喘咳、风痫吐痰饮，关紧、肝脾气结、心腹冷痛，尺紧、少腹痛阴寒疝瘕、奔豚、腰胁以下诸痛、中恶，浮紧、咳嗽，沉紧皆主死。

洪为阳脉，为热为烦，为气壅胀满、喘急烦渴，洪紧为痈疽，洪实为癫，洪大为祟，洪浮为阳邪来见。洪为阳盛阴虚、泄痢、失血，久病者大忌血亏火旺、胀满胃翻，寸洪、心火灼金、喘咳气壅、痰凑，关洪、肝火胃热、痰涎涌出，尺洪、肾水虚、相火盛，洪即大脉满指，经曰形瘦脉大、多见气者死，又曰脉大则病进。

辨八里脉病证

微为虚甚为弱证，为衄为呕为泄，为大汗亡阳、盗汗伤液，为拘急、血脉不荣，为少气寒中、阳虚自汗、外寒、血虚内热，阳微恶寒，阴微发热，虚汗、劳热骨蒸、崩中，日久为白带、漏下，多时骨亦枯，为久虚之象。寸微气促心惊，关微胀满、脾虚肝血亏，尺微精血脱、消瘅、虚痛、胁腰以下虚疼喜按，足痿不用。

沉为里为阴，为寒为水，为癥瘕。沉而有力为实为积聚在里，沉弱为寒热，沉细为少气、肩臂不举，沉滑为风水，为实，重，沉紧为上热下寒，沉重而直前绝者为瘀血，沉重而中散为寒食成瘕，沉重不至徘徊者为遁尸，沉紧为悬饮，沉迟为痼冷，沉重为伤暑湿发热。又沉数为里热，沉迟为里寒，有力里实，无力里虚，沉则为气，又主水蓄，沉迟痼冷，沉数内热，沉滑食痰，沉涩气郁，沉弱寒热，沉缓寒湿，沉紧冷痛，沉牢冷积，沉结寒痰、凝癖，寸沉痰水停胸、气郁，关沉中寒、胸腹痛，胁痛尺沉遗浊、泄痢、肾虚腰足下元虚冷、湿痹，缓属脾胃，浮大而软，三部同等无所偏盛为平，四季之脉形宜从容和缓，不疾不迟，为缓之平脉。即胃为气。若非其候，即为病脉。

缓为在下为风为寒，为弱痹，为疼为不仁，为气不足，为眩晕。缓滑为热中，缓迟为虚寒相搏，食冷则咽。又缓为营衰卫有余或风湿脾虚，上缓项强下缓痿痹，分别浮沉、大小形状，以断病症。浮缓为风，沉缓为湿，缓大风虚，缓细湿痹，缓涩脾虚，缓弱气虚。寸缓风邪在表，头项背拘急痛，关缓风眩胃虚，尺缓风秘足弱，缓脉主土，在卦为坤（缓为卫盛营虚，缓大而慢）。

涩主血少气郁，为伤液亡汗、热郁、气不足，为逆冷为下痢，为心痛，涩紧为寒湿痹痛，涩细为大寒，涩为伤精、反胃亡阳、汗雨寒湿入营血痹，女人有孕为胎病，无孕为经闭瘀滞，寸涩心虚胸痛，关涩胃阴伤胁痞，尺涩精血俱伤、溲淋、肠结下血，涩脉独见尺中，形同代者死。

迟为寒脉主阴病，为冷痛。迟涩为癥瘕、咽酸，迟滑为胀，迟缓为寒湿。迟脉为阳不胜阴，三至为迟，有力为缓，无力为涩，有止为结，迟甚为败。迟为阴盛阳衰，迟主脏病，有力冷痛，无力虚寒，浮迟表寒，沉迟里寒，迟滑多痰，寸迟上寒，关迟中寒，胸胁腹痛，尺迟肾虚腰痛脚重、溲便不禁、疝瘕（迟小而实）。

伏为霍乱，为厥逆呕吐，疝瘕腹痛，为宿食停滞、老痰蓄饮，水气积聚、气冲痛疝、毒脓胀痛一切疼痛。甚者又有单伏双伏之别，有为火邪内郁，而伏者阳极似阴，阴缚阳、水凌火之象也，寒里热之症也。寸伏食郁胸中、欲吐不吐、兀逆不止，关伏腹痛，尺伏疝瘕、泄痢。又有六脉沉伏、阴邪发厥、四肢逆冷者，亦有阳邪发厥、上实下虚者，亦有霍乱转筋、禁口腹痛者，有格阳之伏，格阴之伏。

弱为虚脉，为风热自汗，为阳虚气陷，又为阳陷入阴，为恶寒内热，筋劳骨痿蒸汗，心惊神怯。寸弱阳衰气馁，关弱肝脾两亏、胃气虚，尺弱阴虚两肾不足。脉弱兼滑为有胃气。弱即濡之沉者，弱主筋，沉主骨，阳浮阴弱、血虚筋急，气虚则脉弱，弱而兼涩则久虚。

濡为亡血、阴虚、丹田髓海不足，为无根本之脉，为自汗骨蒸、内热外寒、血崩带浊、下重、久痢湿痹、脾着、肉伤、暑湿。寸濡阳微自汗，关濡脾胃湿困、气虚中寒、血少，尺濡精血败耗、下元虚冷。

久病濡主血虚、伤湿、痹痿。

辨九道脉症

细为气血两亏之脉，又为湿气阴邪伤里，主病在内，为诸虚劳损、七情所伤、忧劳过度、神怯，为腹满、伤精汗泄，为虚寒泄痢，为积。细紧癥瘕积聚刺痛，细滑为僵仆、为痰热、为呕吐，细数为虚热，细迟虚寒，细而止隧道空虚、痰结走痛，细涩血枯精竭。寸细呕吐反胃吐衄咯血、肺气虚喘、心虚怔忡，关虚细胃虚腹胀、脾虚中湿、血不荣筋、骨蒸劳热，尺细丹田虚冷、脱阴遗精、泄痢。为久病必虚，有虚证脉细为顺，无虚证之象脉细则为逆。外感暴病皆不宜细，若细者气血已为邪伤也，邪盛正虚亦为逆，温热脉细为阴伤，亦为逆。

数为阳脉为热，有力实热，无力虚火，或为吐泄，为热痛。为烦渴、烦满，为阴不胜阳、火旺水亏、火热刑金。肺病秋浮，脉不宜数。浮数表热，沉数里热，气口数实为肺痈，虚数为肺痿，滑数痰火，涩数为气郁火结阴血伤、大便燥结、下血、小便赤浊、淋闭、热痹。寸数君火克金咳咯、吐脓血、吐衄血、口渴口舌生疮、咽喉痹痛、痛肺伤，关数肝脾胃火尺数相火不静、肾水阴虚。数极为热入心胞、狂热烦躁。实数胃中热、热结燥屎谵语神糊。有止则为促脉。

动为阴阳相搏，阳动汗出，阴动则发热。阳虚则阳动，阴虚则阴动。动为虚，为形寒畏冷，三焦气伤，欲作战汗，为痛为惊，为痹为泄，为恐为痢，为筋病拘挛，为男子亡精，女子崩漏。妇人手少阴脉动甚者妊子也。阴虚阳搏谓之动。

虚为虚为寒，劳热骨蒸，脚弱筋骨痿，为身热伤暑、自汗怔忡惊悸，为阴虚发热、阳虚畏寒，为痿痹。寸虚血不荣心、神怯失眠，健忘失志，关虚脾不统血、血不归肝、脾困食不消化、腹胀不舒，尺虚骨蒸、痹痿，伤肾精血耗亡。

促为阳结、数中有止热中有滞，或为气滞，或血滞，或为饮蓄，或食滞，或为痰滞，或为痈脓阻滞不行、血脉隧道阻滞难行、不能流利，故脉促促，促者将发斑。

结为阴滞、迟中有止，寒中兼滞，亦为气血、饮食、痰滞、积聚疝瘕、癥结、阴疽痰核凝结、湿痰流注痹痛、浮结，外有痛积。沉结内有积聚结微则积微，结甚则积甚。脉结者恐阴毒发斑促结二脉，其因相同，惟促为阳热，结为阴寒，浮沉主病当参观之。

散为气血皆虚、根本脱离之脉，产妇得之则生易，孕妇得之则死易，诸病脉代散者死，散脉独见则危，肾脉软散则死。心脉浮大而散、肺脉短涩而散为平。若心脉软散则怔忡，肺脉软散则汗脱，肝脉软散为溢饮，脾脉软散为胕肿，尺脉软散为死脉，久病软散为绝脉。散大而软，按之无有，散而不聚，去来不定，至亦不齐，若散珠之无拘束。

代为绝脉，一脏气绝不至则止，须臾他脏代至，因而又动，止有定数，故为死脉。五十至一止者又为平脉，五十之内止者为代。平人见之必危，如病腹胁诸痛、泄痢吐泻、霍乱、中宫气塞、下元虚脱、气血暴损、不能自续者，代为病脉。凡脉当代者，或有可救，如伤寒心悸脉代者，腹脉汤主之，又孕妇脉代、其胎三月、虽代无妨。代脉亦有生死之别，不可不知。

革为虚寒相搏，为亡血失精，为女子崩漏、半产，男子脱血营虚、梦遗泄、金枪暴损、房劳精脱，产后脱血、虚晕发厥、带浊日久、下元虚脱。又三部脉革，久病必危。

牢为寒积里实，为腹胁胀痛，为水气，为木旺乘脾，为癫疝癥瘕，为阴病肠结燥屎，为寒凝血瘀，为伤寒里结，为寒湿痹痛，失血阴虚，脉牢不治。

长主有余，大小均平，迢迢自若为平脉，如引绳长竿则病胃经实热、阳毒发斑、癫痫痰气。长则身强木旺，为肝脉属木主春令，春木弦长柔细。

短为不足，为阴中伏阳，为三焦气壅，为宿食不消。寸短而滑数，为酒伤神，浮短血涩，沉短为痞。寸短头疼，尺短腹疼，关短寸尺不通，为阴阳绝脉。短为肺实属金，主秋气，秋脉浮短而涩。

以上皆本圣经，学者当熟读，令心开眼明识取体用，然后交结互究与夫六淫外感、五脏内伤。参以四时旺相、六气临岁南政北政，依各部推寻所因，必使了然无疑，方为尽善。其如随病分门诸脉证，尤当参对详审，如是精研，方可为医门本分之一。否则倚傍圣教，欺妄取财，轩岐之贼臣幸祈勉焉。按以上无长短牢三脉证，考李《濒湖脉学》以补之。

七表八里九道脉歌

浮芤滑实弦紧洪，名为七表属阳宫，

微沉缓涩迟与伏（一作濡），细弱为阴八里同（一作濡），细数动虚促结代，散革同归九道中，在经在腑并在脏，识得根源为上工。

关前关后分阴阳诗

掌后高骨号为关，傍骨关脉形宛然，次第推排寸关尺，配合天地人三元，关前为阳名寸口，尺脉为阴在关后，阳弦头痛定无疑，阴弦腹痛何方走，阳数即吐兼头痛，关微即泄腹中吼，阳实应知面赤风，阴微盗汗劳兼有，阳实大滑应舌强，关数脾热并口臭，阳微浮弱定心寒，关滑食注脾家咎，关前关后别阴阳，察得病源为国手。

定息数至分迟数诗

先贤切脉论太素，周行一身五十度，昼则行阳自阴出，夜则行阴自阳入。昼夜各行二十五，上合天度为常则，血荣气卫定息数。一万三千五百息，此是平人脉行度，太过不及皆非吉，一息四至平无他，更加一至身安和，三迟二败冷为甚，六数七极热生痈，八脱九死十归墓，十一十二魂先去，一息一至元气败，两息一至死非怪，我今括取作长歌，嘱汝心通并志解。

六极脉诗　又名六绝脉

雀啄连来四五啄，屋漏半日一点落，弹石来硬寻即散，搭指数满如解索，鱼翔似有一似无，虾游静中忽一跃，寄语医人仔细看，六脉见一休下药。

辨男女左右脉法及脏腑所属

昔炎帝之拯民疾参天地、究人事，以立脉法，嗟乎！脉者先天之神也。故其昼夜出入，莫不与天地等。夫神寤则出于心而见于目，故脉昼行阳二十五度，寐则神栖于肾而息于精，故脉夜行阴亦二十五度。其动静栖息，皆与天地昼夜，四时相合。且以天道右旋而主施主化，故男子先生右肾，右属阳为相火，三魂降真气赤以镇丹田，故男子命脉在右手尺部；地道左迁而主受主乎成物，故女子先生左肾左属阴为血为天癸，为七魄降真气，黑以镇子宫，故女子命脉在左手尺部。若男子病，右尺命脉好，虽危不死；女子病，左尺命脉好，虽危亦不死。天之阳在南而阴在北，故男子寸脉盛而尺脉弱，阳在寸、阴在尺也；地之阳在北而阴在南，故女子尺脉盛而寸脉弱，阳在尺、阴在寸也。阳盛阴弱天之道也，非反也，反之者病。男得女脉为不足，女得男脉为有余。左得之病在左，右得之病在右。男左女右地之定位也，非天也。盖人立形于地，故从地化。楚人尚右者，夷道也，地道也。故男子左脉强而右脉弱，女子则右脉强而左脉弱。天以阴为用，故人之左耳目明于右耳目；地以阳为使，故人之右手足强于左手足。阴阳互用也，非反也。凡男子诊脉必伸左手，女子诊脉必伸右手。男子得阳气多故左脉盛；女子得阴气多，故右脉盛。若反者，病脉也。男子以左尺为精腑，女子以右尺为血海，此天地之神化也。所以别男女、决死生者也。苟不知此则男女莫辨，生死茫然。

故曰：男子命脉在右尺而以左尺为精腑，女子命脉在左尺而右尺胞络为血海。

肝为乙木，胆为甲木，王于春，色青，性喧主仁，音角，味酸，臭臊，其华在目，养筋，液为泣，声呼，气为嘘，不足则悲，有余则怒，平脉弦，贼脉涩，死于庚申、辛酉日，绝于秋（《内经》肝之华在爪）。

心为丁火，小肠为丙火，王于夏，色赤，性热主礼，音徵，味苦，臭焦，其候于舌，养血液为汗，声笑气呵，主言，不足则忧，有余则笑不止，平脉洪，贼脉沉，绝于冬，死于壬子、癸亥日。

脾为己土，胃为戊土，王于长夏，四季，色黄，性暑湿平和，主信而谦静，音宫，味甘，臭香，其华在唇，养肉，液为涎，声为歌，气呵不足则痢，少气，有余则喘满、咳嗽，平脉缓，贼脉弦，绝于春之甲乙、寅卯日。

肺为辛金，大肠为庚金，王于秋，色白，性燥凉，主义，音商，味辛，臭腥，候于鼻，养皮毛，液为涕，声哭，气咽，不足则息，有余则涨溢，平脉浮短而涩，贼脉洪数，绝于夏之丙丁、午未日。

肾为癸水，膀胱为壬水，王于冬，色黑，性寒，主智，音羽，味咸，臭腐，候于口齿，养骨，液为唾，声呻，气吹欠，不足则厥恐，有余则肠泄，平脉沉滑，贼脉缓涩，绝于长夏四季，戊己巳午日。

论五脏浮沉迟数应病诗
（左手心肝肾，右手肺脾命）

心脏脉

沉数沉迟热梦腾，浮迟腹冷胃虚真，

沉数狂言兼舌硬，沉迟气短力难成。

肝脏脉

浮数风温筋搐抽，浮迟冷眼泪难收，
沉数疾生常怒气，沉迟不睡倦双眸。

肾脏脉

浮数便热兼劳热，浮迟重听浊来侵，
沉数腰疼生赤浊，沉迟白带耳虚鸣。

肺脏脉

浮数中风兼热秘，浮迟冷气泻难禁，
沉数风痰并气喘，沉迟气弱冷涩停。

脾脏脉

浮数龈宣兼盗汗，浮迟胃冷气虚膨，
沉数热多生口臭，沉迟腹满胀坚生。

命脏脉（即心包络）

浮数精泄三焦热，浮迟冷气浊阴行，
沉数浊多小便数，沉迟虚冷便频频。

诊脉截法断病歌

心脉迢迢却似弦，头疼心热数狂颠，
男子腾空女惊跌，肾弦气满小肠疝。心脉
频频来得实，其人烦闷并气急，若还止代
更加临，壬癸死期是端的。心脉微微嘈似
饥，泻心补肾却相宜，若其肝微能左瘫，
医人调理不须疑。心脉迟迟须呕吐，沉加
怒气痛牵连，斯人偃息虽无恙，医者能调
便与宜。肝实眼翳能生疔，腹痛尤加手足
酸，更被醋酸来犯刺，调和补药便能安。
肝微内瘴共筋挛，失血吞酸头更旋，洪应
大肠能酒痢，肾微足冷定相连。肝经带缓
气须疼，食拒心头更刺酸，止代庚申辛酉
死，良医调理亦难安。肝脉浮洪偏眼赤，
刺酸盗汗定相随，脉数更加潮热至，断然

反胃定无疑，肾微血脉不调匀，脚疼卫气
不能升，带下肝阴精不禁，肝微血败小便
频。肾缓腰疼尤腹痛，小便白浊色如霜，
止代若迟时戊己，其人必定命倾亡。肾洪
白浊耳蝉鸣，脚热尤加血不匀，虚热作生
虚且瘴，沉腰浮主血虚人。肾脉沉弦小便
赤，头旋肠痛数兼淋，血气不调浮腹胀，
肝微兼应浊带行。肺缓虚邪闭塞时，失声
飒飒好情疑，缓带浮迟能吐泻，沉迟怒气
痛难支。肺洪劳倦兼痰热，潮热尤兼吐泻
来，大数中风兼鼻塞，丙丁止代已焉哉。
肺脉若来弦主嗽，寒痰气急喘呼呼，更加
头痛身潮热，此是沉疴大可虞。肺实痰嗽
胸中痛，劳伤寒热内痛形，浮数大便能秘
结，浮迟冷痢更来浸。脾脉浮洪水积储，
睡魔酣鬼每相如，倦怠更加潮热至，其人
脾困药能除。脾脉迟弦主冷凝，朝朝食睡
睡难醒，浮在肺中应腹胀，沉弦有积腹中
疼。脾实胃经应热结，脾伤寒热困相浸，
胃翻酸水频频吐，才吃些儿便逼心。脾脉
微微胃不生，朝朝饮食拒心疼，微涩脉来
因腹胀，甲寅止代定归真。命门弦大渴来
浸。浊带男见即赤淋，实脉转筋兼带浊，
脉洪虚汗渴将临。命门微细便频频，缓必
膀胱冷气侵，沉缓腰疼浮缓渴，数渴迟微
小便频。

诊暴病歌

两动一止或三四，三动一止只八朝。
以此推之定无失。暴病者，喜怒惊恐，其
气暴逆致六淫所侵，病生卒暴，损其胃气
也。胃气绝则死有日矣。两动一止者，乃
胃将绝矣。三动一止，胃气将欲尽矣。犹

待数日者，谷气绝尽方死也。

阴阳相乘覆溢脉关格脉辨

《难经》曰：脉有太过不及，有阴阳相乘，有覆有溢，有关格者，何谓也？丹溪曰：阴乘阳则恶寒，阳乘阴则发热，关前为阳分，关后为阴分，阳寸阴尺也。阴上入阳分，尺上至寸部为阴乘阳曰溢脉，为外关内格，死。阳下入阴分，寸下至尺部为阳乘阴，曰覆脉，为内关外格，死。

盖关前为阳脉，当见九分而浮，过者曰太过，减曰不及。太过、不及皆病脉，遂上逆至寸为溢，为外关内格，此阴乘阳之脉也。经曰阴气太盛则阳气不得相营于阴，阴遂上出而溢于阳分，为外关内格，病因外闭而不得下，阴从而出以格拒其阳，此阴乘阳之理也。脉曰溢者，由水之满而溢于外也，关后为阴脉。当一寸而沉，过与不及皆病脉，遂下入于尺为覆，为内关外格，此阳乘阴也。经曰：阳气太盛则阴气不能相营于阳，阳遂下陷而覆于阴，尺之分，为内关外格者，内闭而不上，阳从外入以格拒其阴，此阳乘阴之理也。脉曰覆者，如物之由上而倾于下也，溢主阴邪格阳，覆主阳盛格阴。

真脏脉见，不病而死。

四季人迎寸口脉
（寸口即气口）

《甲乙经》云：人迎主外，寸口主中，两者相应俱往俱来若引绳而大小齐等，春夏人迎微大，秋冬气口微大，曰平脉。

《素问》六气主令气至脉
（见至真要论）

前岁十二月大寒至二月春分为初气，厥阴风木主令至，其脉弦（软虚而滑，端直以长，为弦之平脉，实强则病，微亦病，不直长亦病，不当其位亦病，位而非弦亦病）又云沉短而散。

春分至四月小满为二之气，少阴君火主令至，其脉钩（来盛去衰，如偃带钩为钩之平来衰去盛则病，去来皆盛亦病，来去皆不盛亦病，不如偃带钩亦病，不当其位位而不钩皆病）。

小满至六月大暑为三之气，少阳相火主令至，其脉浮大（浮、高也，大谓稍大于诸脉也，大浮甚则病，但浮不大、大而不浮皆病，不当其位、位而不浮大皆病，又云乍疏乍数、乍长乍短）。

大暑至八月白露为四之气，太阴湿土主令至，其脉沉（沉、位下也，按之乃得，沉甚则病，不沉亦病，不当其位、位而不沉皆病）又云紧大而长。

秋分至十月小雪为五之气，阳明燥金主令至，其脉短涩（往来不利为涩，往来不远为短，短涩甚则病，不短涩则亦病，不当其位、位不短涩亦病）又云浮大而长。

小雪至十二月大寒为六之气，太阳寒水主令至，其脉大而长（往来远为长，大甚则病。长甚亦病，长而不大、大而不长亦病，不当其位、位而不大长皆病）。

六气交变南政，北政脉

（甲乙二干为南政甲己土运也，
丙丁乙戊辛壬癸庚为北政，
乙庚金运丙辛水运，丁壬木
运，戊癸火运也，皆合化也）

（南政）子午岁少阴司天厥阴在左，太阴在右，当两寸沉细不见，两尺浮大易见，反者死（反谓寸尺相反，浮大者反沉细，沉细者反浮大）。

（南政）卯酉岁少阴在泉，太阴在左，厥阴在右，当两尺沉细不见，两寸浮大易见，反者谓寸尺相反，死。

（北政）子午岁少阴司天厥阴在左，太阴在右，当两尺沉细不见，两寸浮大易见，尺寸相反者死。

（北政）卯酉岁少阴在泉，太阴在左，厥阴在右，当两寸沉细不见，两尺浮大易见，尺寸相反者死。

（南北）丑未岁太阴司天，少阴在左寸，少阳在右尺，沉细不见，右寸左尺浮大易见，左右交反者死，少阴在左而交于右也。

（南北）辰戌岁太阴在泉，少阳在左，当右尺沉细不见，左尺浮大易见，少阴在右当左寸沉细不见，右寸浮大易见，左右交反者死，少阴在右而交于左也。

（南北）寅申岁厥阴在泉，少阴在左，当左尺沉细不见，右尺浮大易见，太阳在右，当右寸沉细不见，左寸浮大易见，左右交反者死，少阴在左而交于右也。

（南北）己亥岁厥阴司天（太阴太阳在左，当右寸沉细不见，左寸浮大易见），少阴在右，当左寸沉细不见，左寸浮大易见，左右交反者死（少阴在右而交于左也）。

以上录丹溪法，惜其辰戌丑未寅申，但有南政图说而无北政左右间气。南北相同，但颠倒先后言之耳。恐有舛错，不能无疑，须当考究他本，因本版错误者，多不能了然。

《内经》以南政三阴在天，寸不应，在泉尺沉不应，少阴则皆不应，厥阴则右不应，太阴则左不应（皆言司天）。

以北政三阴在泉，寸不应，在天尺沉不应，少阴在泉则左右不应，厥阴在泉则右不应，太阴则左不应。

视少阴，间在左则左不应，右则右不应，南政则凡少阴所在皆不应，北政则少阴在下，寸不应，在上、尺不应，在者应、不在者不应也。又尺之不应，左右同寸之不应，诸不应者，覆手诊之则见矣。凡三年一差。

以上由大部旧本中选录，其本版残缺，吉人考正补之。

按西洋医生云，考究人身筋骨气血，据人一身之中大小骨共二百五十块，大小筋共五百条，大小肠共长三十二英尺，头脑重四十五安士，心高六英寸半，围大四英寸，皮有三重，毛窍共二百五十万孔，毛管长一英寸四分之一，以全身毛管接续一气应长九十英里。

每一点钟时呼吸一千次，大人周身血重三十镑（乙磅，准中国称十一两），每一分时血从心出入者得两安士半，计一日夜血由出入共七吨三苏古，约三分钟之久血能周身行满，以十六安士为一磅。

动脉由于心脏左下房发出，即发血管与心左下房之扩张力逼赤血逆射于动脉管内，以指按人手腕头部颈部之脉，则知动脉之扩张，指头感其冲突之力则知脉搏之数迟、脉力之大小。其平均之数一分钟得七十二动，脉动之数与心房扩张收缩之数及发血管之弹力数皆相等。然其数亦有种种变动，如惊愕恐怖诱起精神之感动，则使脉搏急速。又幼儿之脉，一分钟常达于百四十动，老人之脉常减之六十动。呼吸次数，初生小儿一分时大约四十四次，少长二十六次，成人十六次，老十六次。平常人呼吸空气之量，大约五百立方仙迷（合日本尺三分三）。若强力呼吸可加三千二百立方仙迷，合共三千七百立方仙迷，谓之肺活量。小儿至长成浙渐加增三十五岁达于极点，老则渐渐减少，男子恒多于女子，此外有因业而异。

以上皆医学所当知故，附录于此，刘吉人识。

五脏脉过宫图说

心经过宫图

心属火，故本宫脉洪。

微主心嘈饥，宜泻心补肾。若与肝同弦微，主左手不举。

数主心经烦热、头痛、夜狂言，舌强。与肾同弦，主小肠气痛。紧数主中风之证。

滑主呕吐，沉缓主胸胁怒气痛不利，大便滑。

实主烦闷气急，有止代者，壬癸日死。

弦脉

| 实脉 | 本宫脉洪 | 微脉 |

滑脉

肝经过宫脉图

其本脉属木，故本脉弦。

微为内瘴，其筋挛，胆虚失血，吞酸，头旋。与肾同微，主脚微冷。

浮洪数，目生赤。沉数，目赤痛赤，主痛风，刺酸，盗汗，潮热，反胃。

实主刺酸，数主反胃，窍热眼赤，盗汗，腹痛，手足酸。止代，庚辛日死。

缓主气疼，食拒心，刺酸肠腹。止代，庚辛、申酉日死。

洪脉

| 缓脉 | 本宫脉弦 | 微脉 |

实脉

脾经过宫脉图

脾属土，故脉缓濡。

洪滑，女得之主孕平和，又主倦怠、潮热、脾困。

实数主胃热、口臭、脾困，拒心刺酸，反胃，潮热潮寒。

微胃气不生，饮食不思，气胀不消，微涩腹胀。微止代，甲乙死。

弦主脾寒、好睡、浮弦腹胀，沉弦有积痛。止代，甲乙、寅卯日时死。

实脉

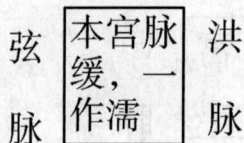

实脉
弦脉 ┃本宫脉 ┃ 洪脉
缓，一
作濡
微脉

肺经过宫脉图

肺属金，故脉涩。

弦主嗽喘，浮数而弦，主头痛，气急，喘满，身热。

缓主虚邪鼻塞，浮迟吐泻，沉迟怒气痛。

实主寒热、痰涎、冷嗽、劳倦、胸痛。浮数秘结，浮迟泻痢。与肝同实数，或有伤痈。

缓脉

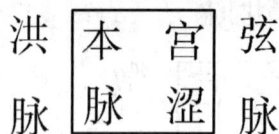

缓脉
洪脉 ┃本宫 ┃ 弦脉
脉涩
实脉

洪主劳倦、潮热、痰嗽、吐泻。浮洪消渴，洪数中风、鼻塞。

肾经过宫脉图

肾属水，故脉实（一作滑）。

缓主腰腹痛，白浊。沉缓主吐，浮缓头痛，止代戊已日死。

洪，女得之主平和男孕。洪数，赤白浊、耳鸣、脚热、血脉不调。浮洪吐血，沉洪腰疼、虚热。

弦主小便赤，小肠气痛，头疼。数主热淋，浮数肠胀。与肝同弦微，劳浊，带下，位长为梦泄。

微主血脉不调，血带，阴汗湿，遗精不禁，卫气不升，脚冷痛，小便多。与脾同微，败血不止。

洪脉

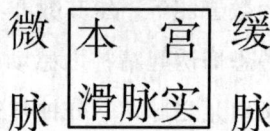

洪脉
微脉 ┃本宫 ┃ 缓脉
滑脉实
弦脉

包络过宫脉图

包络为相火，故脉实。

弦主赤浊，带下。弦实数主赤淋，小便不通。

缓浮小便多，数主渴，沉缓腰痛、带下，数赤，主渴。

虚主转筋，白浊。

洪数主渴，虚汗。

弦脉

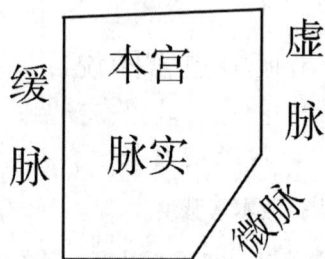

弦脉
缓脉 ┃本宫 ┃ 虚脉
脉实
微脉
洪脉

洪数主渴，虚汗。

医学体用

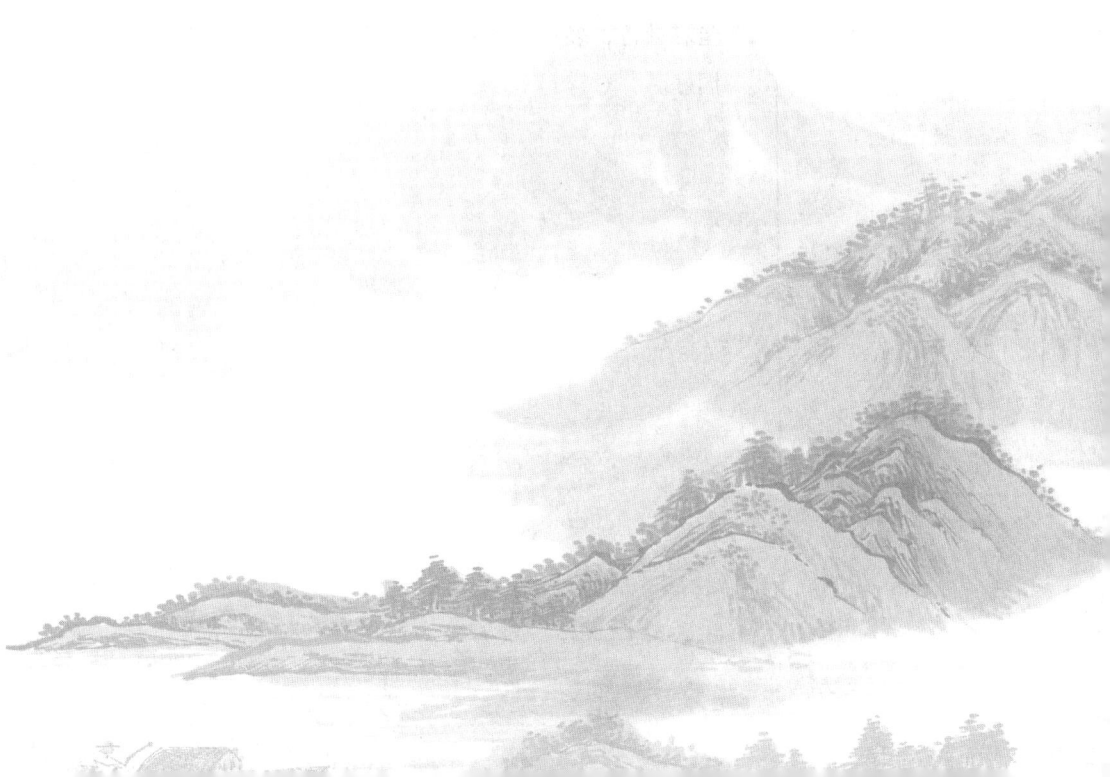

内容提要

　　中国医学可分二派：一、专事著作而鲜临证；二、专门行医，乏暇著述。故汉唐以后之书，善本固多，而纯凭理想，人云亦云者亦不鲜也。本书系四明王香岩先生临证四十年之经验方法，由弟子笔述而成，共二十余篇。每篇论一证，每证先述因证脉舌，次处方，次方义，明白畅晓。如饮上池，学理经验冶于一炉，诚名著也。承沈伸圭君录寄，多年因循未刊，爰亟编入本集，以供同好。

弁 言

欧西医学分为二派，一则专门研究学理，以期发明新法，一则专门运用成法，不必尽明学理。以言中医，何独不然？著书者每不能治病，治病者每不能著书。惟吾国事事无共同的研究，所谓闭门造车、不合时宜。著作家发明之学说，恒与事实不相符合。是故中医今古载籍，虽可汗牛充栋而欲期法法经验、方方见效者，恐无几焉。业师王香岩先生，博览群书，得其精髓，行道武林，垂四十年，盖合学理经验而为一也。曾将平生心得、屡试辄效之方，命同砚诸子笔述成书，都二十余篇，纵一鳞半爪、全豹未窥，但说理之精到，处方之恰当，与近日盛行之《衷中参西录》无二致也。爰录副本，邮视袠公，请其编入《三三医书》，以供同好云。

民国十三年十二月中旬受业沈仲圭谨书

目 录

医学体用　卷上

四明王普耀香严甫述意

杭县沈熊璋仲圭笔录

绍兴裘庆元吉生校勘

三消证论治并方义

夫人之一身水火二者而已，水火不得其平，《经》所以有亢则害，承乃制之说。若火盛太过，势必燔燎消烁，而三消之症作焉。至于三消之症皆缘燥火烁金，良由胃热亢盛，以及嗜欲太过，阴精亏耗之人而致此疾。以上消主肺，肺热化燥，渴饮无度，是为消渴。《经》所谓心移热于肺，传为膈消也。中消主胃，胃热善饥，能食而瘦，是为消谷。《经》所谓瘅成为消中也。下消主肾虚，阳烁阴引水自救，溺浊如膏，精髓枯竭，是为肾消。《经》所谓肾热病，苦渴数饮而热也。其治上消，大都皆滋肺金之燥，方人参、白虎为主。治中消清胃热之燔，宜宗甘露饮为法。此治上消、中消然也。若下消则金匮有饮水一斗，小便一斗，肾气丸主之一法，而阴亏太过，阳药不受者喻氏尚有服六味地黄汤，至百帖之治。然则三消之症，水亏火旺有明征也。今将上消中消下消之症，分别言之，列其见症于左，赘其方论于后，而有可曲引旁证，以畅其说者，不得不发明其义焉。

（上消）之病属于肺也。《经》曰：心移热于肺，传为膈消。肺本燥金，心复以热移之，消烁津液，饮不解渴，膈上焦烦，遂成上消。因渴而饮，饮而仍渴，愈渴愈消，愈消愈渴，此皆属于热也。又曰：心移寒于肺，为肺消，肺消者，饮一溲二，死不治。经训煌煌俨。然示后人，以消证亦有属寒之，理噫嘻！何其症之难治，若此与然其症虽难治，而经文则有可绎，盖肺主气，其能通调水道者，赖有心君火以温煦之，则肺之津液，得以散布而自润其燥金，故肺之合皮，其主心也。若心火不足而反移以寒，寒与金合，则金冷气沉，降不得升，犹之下有沟渎，上无雨露，饮一溲二，肺气枯索。论肺金之枯，则当用润，论心火之衰，则当助火扶阳，用药相背治多掣肘，死阴之属，症成不治。所以自来。论上消者，多以清烦热，解郁蒸滋肺金之燥为治。若（中消）则多属胃，胃与脾相表里，饮食入胃，脾气散精上输于肺，今胃热亢盛，消烁胃汁，脾气无从输布肺，即不能通调水道，于是胃热极盛，大便燥结，已食如饥，形肉消瘦，《经》曰：二阳结，谓之消。二阳者，足阳明胃、手阳明大肠也。大肠主津，胃经主液多血，津与血俱结而不行，郁而生热，消谷善饥，中消之症成矣。又云瘅成为消中，此属肥贵人膏粱之疾。平日醇酒厚味不节，久之饮食酝酿成热，求救于水，始则水入尚能解渴，继则愈消愈干，便结不行，能食不为肌肤参之。《金匮》曰：趺阳脉浮而数，浮即为气，数即消谷而大坚。气盛则溲数，溲数则坚，坚数相搏即为消渴。夫气者，热气也。何以知之？下文曰气盛则溲数。夫气有余便是火，太过之气，即为火气，火气无不藉资于水，特以胃中干燥太过，全不受水之浸润，转从火热之气，急奔膀胱，所以溲数，溲愈数则便愈坚，坚数相搏，遂成消中，以此类推，中消一证，其由胃热亢盛，胃液被夺可知也。故（肾消）者实即上中消之传变肺胃之热入肾，火势大盛，势必劫夺真阴。或其人平日以药石耗其真，女色竭其精，阳强于外，阴不内守肾水枯涸，相火独炽，渴饮善溺，小便浑浊如膏。《经》云：肾者胃之关，关门不利，则水无输泄也而为肿满。关门不闭，则水无底止而为消渴。以是言，下消似宜壮水之主以制阳亢，而《金匮》之用肾气丸，岂无深意哉？经云：君火之下，阴精承之，阴精有余，足以上承君火，则其人寿。阴精不足，心火直下，肾中阳精所降，则其人夭至。肾气丸一法，乃为阴精未耗者，立方温养肾中之真阳，蒸动精水，上以承君火，下以举陷入之阳气，此非通天手眼，不能轻施。若阴精已耗桂、附适助相火而燎原莫救，所以喻氏独辟蹊径，以抑阳而救阴。下消之症，不能刚克，而犹可柔调者此也。综合三消，后学何敢妄参末议，惟是引经据典，遵古融今，参合适中之治，有可枚举其症，引用其方，如肺热气燥之，可用黄芩汤，方用芩、栀、麦、归、芍、地、花粉、葛根等味。如膈消之可用麦冬饮，方用麦冬、知母、甘草、人参、花粉、茯神、竹叶等味。中消胃热之，可用兰香饮子。方用石膏、知母、甘草、人参、连翘、半夏等味。润燥养阴之，用藕汁、膏、人乳、生地汁、黄连、花粉、白蜜等味。下消之，用元兔丸、菟丝子、五味子、茯苓、莲肉、山药打丸等味。摄精之用秘元

煎，方用远志、山药、芡实、枣仁、金樱子、白术、茯苓、炙草、人参、五味子等，均可选用以待有道之教正者。如（上消）渴欲引饮，皮毛枯焦，烦而不寐。

西洋参　淡竹叶　川石斛　肥知母　生石膏　瓜蒌皮　麦冬　粳米

上消之症即前所云，心移热于肺，传为膈消，膈居上，故曰上消。心既留热，势必传肺，是侮其所不胜也。盖肺为金脏，外合皮毛，心主君火，火盛刑金，肺液枯燥，致引饮不能解渴，火势燎原，皮毛为之焦枯，甚至心烦懊憹，昼夜不能安寐，于是消渴之症显然。考古人之治法，以人参白虎汤加减，易人参，为西洋参。以西洋参得西方庚金之气，能养肺而生津，乃同气相求之义。石膏气味甘寒，手太阴气分之药，泻其大热，解其烦渴。知母味苦气寒，上清肺金之火，下保肾水之阴，俾得金水相生，可免母子同病。粳米气味温和，禀容平之德，作甘稼穑，得天地中和之气，同造化生育之功，善疗烦热，益气和中，加以麦冬之甘平微寒，补心气而清火，养肺胃之阴而解燥热之甚，济一身津液之衰，使气道散而不结，津液生而不枯气血利而不涩，则病自已矣。

（中消）已食如饥，饮食不为肌肤，形肉消瘦，大便燥结。

淡天冬　筧麦冬　大生地　元参　川石斛　生甘草　黄牛乳　甘蔗汁

枇杷叶中消之症，即《经》所云：二阳结，谓之消。二阳者，阳明也。阳明居太阳、少阳之间，两阳合而为明，是多血多气之经，无论六淫之火，五志之阳，以及辛热炙煿之气，都聚集于阳明，聚久不散，郁而化火，火结于胃，销烁其津液，名曰中消。故中消者，因火热之势日盛，火上升，则消谷，已食如饥，食得下则被

烁，致肌肤不能充长，形神日见消瘦，火下迫则肠中。血液枯槁，大便为之燥结，良由痹成，为消中。胃经之热极深，胃经之火极炽，胃经之液被火销烁，所以见症如斯也。治之之法，特仿甘露饮之意，以天麦二冬为君。盖天冬能治燥结，以滋肾阴，免受土来侮水。麦冬养肺生津，解烦清热退火邪，以保残金。生地、元参气薄味厚，滋阴液而能降凉血清火之要药。川石斛乃清胃之妙品。黄牛乳养血液，补胃阴，可谓佳味。蔗汁有天生建中之称，利大肠而泻热。生甘草颇有泻火之能，与枇杷叶同行得下气之功，更胜。气下则火降，如饥之症，若失食下不被火焚，肌肉自渐充血液得和，则肠中之滋膏自润，大便何愁燥结。夫地气上而为云，然后天气下而为雨，是故雨出地气，地气不上天能雨乎？故亟升地气以慰三农亟养胃液，以溉三焦，此皆事理之必然者乎。（下消）伤肾，肾水枯涸，相火独炽渴饮善溺，兼下膏淋。

　　大熟地　女贞子　金石斛　炙龟甲
怀山药　陈萸肉　白茯苓　粉丹皮　左牡
蛎　筧麦冬　五味子

　　盖下消者，肾消也。夫肾为藏精之脏。主封藏者也。今人不知持满，以酒为浆，以妄为常，醉以入房，以情欲而竭其精，或以药石耗散其真，肾阴日衰，相火偏炽，灼烁津液，故渴而求水自救。然饮入于胃，游溢精气而上，则肺通调水道而下。今高源之水为暴疟所逼迫，建瓴而下注。至于饮一溲一，饮二溲二，愈消愈渴，愈渴愈消，则阳强无制，阴不内守，而小溲浑浊如膏，真精遂泄，下消之症成矣。治之之法，仿钱氏六味，当以熟地为之君，天一所生之源也，能生精血滋养肾水。辅以五味之酸咸，能敛滑脱之精，益髓强阴之用。山药、麦冬俱补脾肺之功，肺得补，金能

生水。脾得健，输运有权。龟甲为阴中至阴之物，同牡蛎以益肾填精而治膏淋，合之金石斛，救津液并治小便之不禁。粉丹皮退营热而清血中之火。女贞子和血固精，白茯苓分利清浊，故汇集诸般之灵品，诚为消渴之良方，故古人虽以上焦属肺，中焦属胃，下焦属肾。皆从火治，而不知三焦之火，多有病本乎肾，而无不由命门者，夫命门为水火之宅，水亏而为消渴者，以水不济火，则火不归源。故有火游于肺而为上消，火游于胃而为中消，火烁阴精，而为下消者，是皆真阴不足，水亏于下之所致也。

水肿肤胀论治并方义

　　经云：肺移寒于肾为涌水，为至阴，其标在肺，其本在肾，其制在脾。肾虚则关闭其水，必逆而上泛，脾不能制而反为水所渍，故肌肉浮肿。肺不能化反，为水所凌，故气息喘急。然水始起也，目窠上微肿，如新卧起之状。其颈脉动时咳，阴股间寒，足胫肿，腹乃大其水已成矣。以手按其腹，随手而起，如囊裹浆水之状，此其候也。又曰三阴结为之水。盖三阴者手足太阴脾、肺二脏也。胃为水谷之海，水病莫不本于胃经乃以属之脾，肺者何耶？使足太阴脾，足以转输水精于上，手太阴肺，足以通调水道于下海不扬波矣。惟脾、肺二脏之气，结而不行，乃胃中之水，日蓄浸灌表里无所不到，是则脾、肺之权不伸，足以酿成水肿矣。然其权尤重于肾，肾者主水，胃之关也。为至阴之舍。至阴者盛水也。气不化精而化水，水不归经则逆而上泛，阴气太盛则关门不利，水气结而不通则肌肤为之浮肿。脾者土也，职司运行散输津液，通调水道。土虚不能制水，则寒水来侮脾土，土无堤防，水气泛滥无

所出路，滔滔扬溢，水势日增以致遍身浮肿，腹满，肠鸣，濯濯身体沉重，二便塞涩，皮肤㿠白，水邪干肺，肺失通调水道之权，迫而上逆，气息为之喘急，时时咳嗽，甚至气逆不得平卧，颈脉动惕，皆缘脾、肾阳衰，高源寒侵，寒水内逆，外溢。《经》文，以肾本肺标，相输俱受为言，然则水病以肺、脾、肾为三纲明矣。诊脉必沉濡而迟。《脉经》云：沉则为水。迟则为寒，濡为湿盛，阳衰之征，舌苔灰白而滑，以脉参症，正为邪侵。难期速效慎防喘逆之变，拟崇土制木，扶正化邪。王太仆所谓益火之源，以消阴翳。宗仲圣，真武，合利水渗湿为主。附方于下，质诸高明。

熟附片　东壁土炒於术　新会红带皮　茯苓　杭白芍　福泽泻　汉防己　大腹皮　淡干姜　车前子　生米仁　禹余粮丸　椒目

此壮肾阳消阴翳，治脾湿。真武汤，合二陈加味法，为土虚水泛，水肿肤胀之温剂也。用附子、於术为君者，盖附子大辛大热，禀天地真火之气，其性走而不守，动而不息。盖水体本静而泛滥者，即水之气动耳。用此壮肾中之元阳，消阴翳而伐邪水。盖离照当空，阴霾自消也。於术出自于潜，有天生之号，其得山脉土精之气，独厚，功能除湿燥脾，用东壁土炒者，盖脾主土，土虚水泛，有同气协和，扶正伐邪之义也。且土本制水，乃脾阳既弱，而水反侮土。此由坎中阳衰，少阴枢机失职，州都气化不行，阳不制阴水气，横逆泛滥于中州，而上溢高原为患，赖此培土健脾，御邪制水，使土有堤防。白芍药酸苦，以收炎上之气，能敛脾肺耗散之阴，刚中有柔，相济者，此也。干生姜辛温，散四肢

之水，行阳气而驱阴邪，则皮肤中之水气得发泄而化矣。带皮茯苓，性本甘淡，以走皮肤，甘以补中，淡以通阳渗利水道，而邪水自得下泄矣。椒目辛热，禀南方之阳，受西方之阴，治寒水射肺作咳，故入脾而理湿，其气下达入肾以益命门之火，守邪之神有权，而呼吸之门有橐籥也。用二陈为臣者，广皮苦以降逆，辛温而主顺气，则水、气不上逆而脾肺得输化之权矣。法制半夏，辛温以理脾，和胃而祛水，温肺以止咳，乃东流砥柱之殊品耳。防己得土中之阳而感乎秋燥之令以生，故为消腰以下至足寒湿作肿之将领也，大腹皮通膀胱腑气，有降逆消肿祛水利湿之纯性。车前子通利溺道，其子多精，而不伤精尤启上闸开支河，导湿下行，以为出路。生米仁，清肺理脾并为渗湿，启水之下流。泽泻泄，水以消，留储则便溺，得利，而土气主运，清气上行，天气清明在躬矣。经曰水郁折之，谓水上泛折回，而使之下也。此方以真武命名者，盖真武北方水神也，故其治阴水弥漫滔滔，扬溢有专功也。如元阳得壮水显顿，除决渎有权，壅渠既去，沟浍流行，肿胀自消，盖谓洁净府者，无过此也，惟体气壮盛，病阳水者，可宗去宛陈莝，纯用开泄化邪法。大橘皮汤方用五苓合六一散加陈皮、木香、槟榔，导水；茯苓汤，方用赤苓、麦冬、泽泻、白术、桑皮、紫苏、木瓜、木香、大腹皮、陈皮、砂仁、槟榔、灯心，水煎，二方亦无不效。若病阳虚水肿，中年后气体本弱或误治过服劫夺药，则薛立斋加减肾气汤，亦可宗法，而景岳论之详矣，兹不复述。

《医药体用》卷上终

医学体用　卷中

四明王普耀香严甫述意
杭县沈熊璋仲圭笔录
绍兴裘庆元吉生校勘

论湿温化热证治

湿为六淫之一。其有从温而化热者其证最多，其变亦速。盖缘长夏湿，土司气霉雨、浸淫、暑邪逼受，酝酿熏蒸，病以时作名曰湿温，夫湿为重浊之邪，温乃化热之渐。其邪之来，每多由于口鼻吸受其病之应，则必归于肺胃，以鼻为肺窍，咽为胃系，从鼻入者首先犯肺，从口入者必传阳明，必其人脾气欠运。内湿素盛，复感时令、暑湿之邪，热得湿则郁遏而不宣；湿得热，则蒸腾而上逼无形之热挟动有形之湿，两邪相合其病遂发。其证治浅深约略举之，可分为四焉。

初微寒，发热、头痛、胸闷、便泄、溺赤或渴或否。脉或濡滑数，舌苔或白或黄乃为太阴、阳明之受病也。夫太阴湿土之区，阳明湿热之薮，缘肺经吸受暑邪，暑得湿则依附于其间，而微寒、发热、头疼、胸闷，诸疾俱作，宜以连翘、薄荷、山栀、黄芩、郁金等辛凉以清膈热，藿香、豆豉、橘、蔻芳香以开泄中焦，滑石、通草、淡芩以清湿热。此即启上闸开支河治，湿温在卫，分不易之理也。

继则由湿化热，邪扰阳明，身热、口渴、胸闷、呕恶、骨节酸痛、苔黄而腻，脉滑而数，或痧疹郁而不达或疹。瘰发而不透，宜连翘、象贝、牛蒡以清疏肺气，仍由肺经为出路。杏仁、竹茹、青蒿、郁金化痰宣郁、解肌、泄热。豆卷、山栀疏经络之湿而清三焦之热。芦根、薄荷清轻透表，痧疹藉以外达此。其邪犹在气，分治法从叶氏甘露消毒丹脱化而出也。

若热久不解邪火内燔，陷入营分，灼烁胃液，逆传心包，其征则神昏不清、邪热上扰，清窍为蒙，耳聋无闻，舌绛而燥，脉弦而数。宜以羚角、银花、丹皮、鲜石斛、竹沥、石菖蒲加入万氏牛黄清心丸以清营泄热，泄痰宣窍为治。

至热迫心营，痰火内闭，木火同气，热甚风生胃阴将涸，肝风旋动，其征则神昏，谵语舌焦，短缩，脉得弦涩促数，手足瘈疭痉厥之变，危在顷刻，则必参用紫雪、丹犀角、地黄之类，藉芳香灵通之品宣窍入络，可以直达心宫而开内闭大剂，息风救液或者尚有挽回之机。他如寒湿、泄泻、霍乱、黄疸、水肿、脚气、湿痰、疟痢之类，湿之为病，繁多不及细论。兹先举湿、温、化热一症，顺传逆传之候，从轻从重之治，剖析详辨，顺传者每治必验，逆传者症属危险，得此治法，或有生者兹将临证试验之方，略举四端，质诸□高明。

秋燥时气伤肺证治（并方论）

《内经》脱秋伤于燥一条，后人不敢畅发议论，惟喻氏独开生面著有《秋燥论》一篇。后有石芾南论燥气一节。二公著论可谓精深透辟，尚何须后人之赘述乎。惟燥之一症具有始终本末而可引申触类以尽其义者。如经云：西方生燥，燥生金，金生肺，肺生皮毛。故天以五行化五气，以生寒暑燥湿风，各有主时。喻氏提论秋燥者，即三秋之时气焉。凡秋分以后，燥气日盛，西风凛冽，万物渐凋，枝叶渐落，干劲皴揭，斯乃燥气行令之征也，凡人有血虚液衰之症，未有不触发者故始伤于人也。头痛、鼻塞、微畏、寒身，有微热、肤燥、肌疼，其脉形微浮而涩治以辛凉收解，斯时正气未伤，易于化解。失时则传舍于气，分其燥热之势，渐炽身热、口干、胸闷、鼻息不宣，肺之病已进一层。金气外见，故舌苔薄白，脉见浮数，邪既入深，津液枯燥，邪气鸱张。故见证肌肤灼热、咽干、头痛、微汗出而热，仍不得解，加以气逆、口渴欲饮、咳吐白沫、舌苔燥白，斯乃燥火刑金，正气渐伤，胃火已盛，求救于水，滑脉见浮滑或见虚数非投，清燥救肺不足以清其势，至若胃津被涸化源，欲绝咳喘、气逆、诸痿、喘呕、皮肤销铄，所见危殆诸症，虽投益阴、生津、润肺、救燥，势有鞭长莫及之虞，此止秋燥而言。其他或因火势过胜则金气被夺，而风生矣。盖风淫必燥，热能耗液而为燥者，此燥从火化。由燥而热乃燥之本，气燥热为燥气之常焉，非清火不愈也。更有素体阳实阴虚，其风热胜于水湿而为燥者，此燥从热化焉非济阴不愈也。每有严寒之时水冰地坼，破腘、裂肤、鼻干、咽疼、咳嗽而为

燥者然非辛润不可，此燥从寒化，因寒而燥，乃燥之化气，寒燥乃燥气之变也，然症势可以推源而索于治。故综论燥证必条分缕晰，而病情治法始无遗蕴耳。

初起秋燥时，气袭肺，先伤于卫，见证头痛、鼻塞、身有微热，外应皮毛肤燥，肌疼（头痛者以头主天，气鼻塞者，以鼻为肺窍，燥气袭之，上焦先伤，肺气不宣，故头为之痛，鼻为之塞，身有微热者，卫分郁遏使然。肤燥、肌疼，则以肺之外，应在皮毛，肺病而肌肤为之燥疼也）。脉形微浮而涩（浮为肺之本，脉微而涩者，以燥气初伤，而肺气之往来不得流利也）。宜以

经霜桑叶　薄荷　前胡　北桔梗　苦杏仁　象贝　炒牛蒡　淡豆豉　橘红　连须葱白

此宗桑杏汤意而加减者也。经霜桑叶、薄荷为君，桑叶、薄荷有横纹像肺，能入肺络，桑得箕星之精，以经霜者独得金气之厚，而与肺同类相求之义，薄荷辛凉，辛能散邪。凉可祛燥，入肺达皮毛，开腠理能祛燥邪。故以之为君。臣以前胡、牛蒡、淡豆豉。前胡味苦，微寒入肺经，宣化气机、除风痰之要品。牛蒡，辛平入肺经，宣肺气，能透肌肤之燥邪。淡豆豉，味甘苦，微温入肺、脾经，能解肌表，宣化寒热。此三味，皆肺经药，而有宣化之功。合经霜桑叶、薄荷以解肌表之恙，头痛、鼻塞、身疼诸症靡不应手而瘥，故以之为臣。象贝、杏仁、橘红为佐。杏仁味苦甘性温，入肺大肠经，能宣肺气而解肌、化痰。贝母辛苦微寒，入心肺二经。出浙江象贝山者性较温，功专散肺卫之表而豁痰。橘红乃陈皮去白，味辛性温入肺脾二经，职掌疏通去痰、利膈。此三味者入肺，

而祛痰理气，气宣则行，而燥可化，而热可愈，故以之为佐。使以桔梗、葱白。桔梗，味苦性辛，专入肺经。引诸药以上至高之分而成功。葱白味最辛，入肺解散之功居多，隐隐有合于《内经》燥淫于内，治以辛凉，佐以苦温，或酸或辛之旨相合。盖泻则佐辛，补则佐酸。始起之症，不宜敛补，故惟酸味不用，而余则皆遵经旨以立方也。如治不得宜，其邪不解则卫邪传于气分，身热不畏寒，口干、咳嗽、胸闷、鼻息不宣（不畏寒者，邪已得离卫分。身热者，燥渐化热，内灼气分。口干者，口虽为脾窍，而呼吸则肺主之，内热而口为之干，咳嗽则肺病也。燥气袭之，清肃失司，有时无痰则咳，有痰则嗽。胸闷，胸为肺之部分，气滞而闷，鼻息不宣，肺气不利也），舌苔薄白（白为在表主气，薄者初传气分），脉浮而数（浮为肺脉，数则燥已化热）。宜以

经霜桑叶　鲜竹茹　薄荷　枇杷叶去毛　瓜蒌皮　黑山栀　连翘去心　川石斛　黄甘菊

此宗桑菊饮意而加减者也。经霜桑叶、薄荷为君，方解如前，其余则改。苦温为辛，平佐以微凉，以燥渐化热。故以连翘、石斛、瓜蒌为臣。连翘味苦性寒，入心、胃经，去心则专清胃经，且一茎直上，翘然独秀，虽凉而性非沉降，仍为上焦之药。瓜蒌味甘、微苦，性凉，能清上焦之火，使痰气下降，为治嗽要药，一升一降胸闷自宣，而咳嗽之恙可廖益。以川石斛，味甘性平，清胃除热，而身热口干，可疗以之为臣，谁曰不宜？佐以黄甘菊、黑山栀。栀子易于涌吐，炒黑则得水色，能清屈曲之热而下行。味苦性寒，入手太阴肺经，引上焦火邪屈曲而下。黄菊味甘、微寒，

菊具四气，饱经露霜，入肺、肾二经，祛热宣风，独禀金气之厚，能制风木以燥气袭之，金不平术，肝火每每窃发，以二味为佐，三焦之火下行，肝经之火不炽。合之经霜桑叶、薄荷、连翘、石斛、瓜蒌共成辛散凉解之剂，故以之为佐。使以杏仁、橘红、枇杷叶，杏仁味苦、甘，性微温入肺、大肠经，利胸中逆气而止嗽。竹得清音之性，味甘微苦，入心、胃二经，茹则如人之皮革，能化痰理气，兼走皮里膜外，搜除痰热也。枇杷叶味苦，性平入肺、胃二经，消痰定嗽。三味皆祛痰，涤热。且杏仁、枇杷叶皆肺经专药，以之为使引诸药，以祛气分之燥热，功用殆不爽云如延久。

不解则燥热烁肺、头痛、咽干、肌肤灼热、微汗、汗出，而热不撤，气逆口渴，欲饮咳吐白沫（缘燥气蕴，久灼烁肺金，悉化为热，津液耗伤，而清肃之气不行，犹之天气不得下降，壅遏于上而头为之痛，液既耗伤，其咽之干也。可必燥热伤肺，肌肤焉得不为之灼热。微汗，汗出而热不撤，以非风寒可一汗而解。气逆者，肺气之壅也。即《内经》所谓诸气膹郁皆属于肺者，属于肺之燥也。口渴欲饮者，引水自救也。白沫，为肺之液燥，热蒸逼肺气，不得下降而上涌，《内经》所谓逆秋气则太阴不收，肺气焦满，其务于燥也明矣），舌苔燥白（以邪始终在肺一经，故虽燥而色仍白），脉形浮滑，右寸虚数（右寸为肺之部分，虚而且数燥，热耗液之候，其余部之浮而滑者，以肺津虽伤，此时胃汁尚未劫夺，故有是脉）。宜以

西洋参　冬桑叶　鲜石斛　笕麦冬

整川贝　天花粉　冰糖水炒石膏　苦杏仁
枇杷叶　淡竹茹　甜水梨皮

此宗清燥救肺汤意而加减者也。此时，
燥尽化热，苦温之法已不可施。即辛平凉
解之剂，已嫌不及，宜用甘寒生津一法，
故以西洋参、麦冬为君。西洋参产法兰西，
独得西方金气，味甘、微苦，能入肺经，
清热以生津。麦冬以产浙江笕桥者为最佳，
味甘、微寒，入心、肺二经，能清烦热、
止渴，生津燥热、内蒸之际，非此不解，
故以之为君。臣以鲜石斛、天花粉、冰糖
水炒石膏。石斛，甘平入胃、肾二经，鲜
则功用更大，专清时邪胃热。天花粉即栝
楼根，味苦、性寒，入心、脾二经，止渴、
除烦。石膏味辛、大寒，入肺、胃二经。
白虎汤以之为君，用冰糖水炒者，取其润
以制燥，不碍于胃也。合之西洋参、麦冬
以成甘寒之剂，此时咽干、肌热、汗出、
气逆、口渴之恙，殆可以疗复。以竹茹、
川贝、枇杷叶、梨皮为佐。竹茹甘寒、微
苦，入心、胃二经，能祛痰。整贝母辛苦、
微寒，入心、肺二经，川产者更能润肺、
除痰。故燥证宜之。枇杷叶，味苦、性平，
入肺、胃二经，功专化痰、理嗽。梨味甘
辛兼酸性，寒取其皮者，以肺主皮毛，治
病各从其类藉。此祛热除烦，功无与匹，
以之为佐，而咳吐之白沫，可渐冀其肃降，
使以冬桑叶、杏仁。桑叶至冬，经霜始枯，
独得秋金之气，味甘、性寒，入肺而有祛
风、清热之功。杏仁苦甘、微温，入肺、
大肠经，下气理嗽，二味领以直入肺经，
清燥涤热，而头痛咽干诸恙或者可疗，津
液或不至尽劫，此其所以为救肺也。

不解则肺津、胃液被夺，清肃不行，
化源欲绝。咳嗽、气逆、肌肤销铄，口渴
欲饮，甚则汗出，不摄肺气欲脱（盖以人

之一身，全赖肺金生水，化出高源，以
行清肃之令，燥火灼烁，肺津被夺，复
盗母气，以益其虚，而胃液亦劫，肺津
胃液，同就干涸，尚何有肃之行哉？化
源之绝，不言可知，而其绝之见证，则
必咳、喘气急，肺主气，其变动为咳，
肺为燥烁，气不下行，所以为喘、为逆。
脾主肌肉，肺主皮肤。脾与胃为表里，
肺津、胃液俱伤，肌肤焉得不为之销铄？
口渴欲饮者干涸之征也，甚则汗出，不
摄肺气，欲脱汗，虽为心液，心主火燥，
热引动心火上升而肺金不能生水以制之，
是以汗出，盈溢气随汗脱），脉象促数
（数而时止，为促津液，灼伤胃气，垂败
之象），舌苔光脱（焦燥燔烈之余有何津
液）。宜以

吉林人参须　整川贝　叭哒杏仁　原
笕麦冬　甘蔗汁　栝楼根　霍山石斛　秋
梨汁　生蛤壳　北沙参　官燕根

此宗麦冬合五汁饮而加减者也。病至
此极，非甘润、平淡佐微咸以益气生津，
不足希冀万一。故以吉林人参须、麦冬为
君。吉林为王气所钟，所产人参，味甘、
微温，入肺、脾二经，须力稍薄，主扶元
益气而能下降。津液虽伤，究属燥邪外感，
用须以补之。而不嫌其峻。麦冬味甘、微
寒，入心、肺二经，降火除烦，止渴生津。
合参须以两补气液而已，涸之津或者可回，
故以之为君。臣以北沙参、霍山石斛、栝
楼根、官燕根、生蛤壳。沙参体轻，产北
方者，味甘苦、微寒，入肺、肾二经，清
热生津。石斛甘平，入胃、肾二经，产霍
山者多，滋液而能润燥。天花粉甘寒，入
心、脾二经，止渴、除烦。燕窝味淡、微
咸，入肺滋肾得海水之漂荡，有口之津液，

能入人身，益津润燥之功。生蛤壳味淡、咸，入肝肺二经，性能润下而生津。得此甘润诸品以益化源而复清肃之令。其必以微咸者，咸能下降入肾。金不能生水，藉此以培养其子气，肾真不绝，肝火不至，上燔合参麦以培其化源，或者汗出可敛而咳、喘，气逆之恙可平。佐以甘蔗汁、秋梨汁者。甘蔗味甘、性寒，入肺、胃二经，甘为稼穑之化，独禀地脉之冲，和能培土生金，除热止渴。王摩诘诗云：饱食不须愁内热，大官还有蔗浆寒。其品之见珍如此。梨性寒，味甘微酸，入心、肝、脾三经。丹溪云梨者利也，流利下行之谓也，其能消痰清热降气，可知二味。用汁取其滑润下行，以复津液，故以之为佐。肌肤虽不能遽泽，或者口渴可以逐减。使以叭哒杏仁、川贝者，津液虽已被劫，而咳喘、气逆之际，必有痰火以窒塞其间。叭哒杏仁，味甘、性平，入肺、大肠经，功专止嗽、润燥、祛痰，与苦杏仁性质不同。贝母川产者味辛微苦，性微寒，入心、肺二经，消痰止嗽，领诸药入肺经，以祛痰、润燥、益气、生津，万死一生之际，或者可以挽回。此所以于无法之中，而仍出一方，以救治要之论症，已揭大纲立方，亦分次第，非妄为杜撰。皆搜罗前说汇集成方，仍是述而不作之意，谫陋之愆，知不能免还望有道进而教之。

吐血论治

诸血证火病也。盖血生于脾、统于心、藏于肝、宣布于肺、根于肾、灌溉一身。吐血，阳亢阴虚之候也。症有三因：外因系火、风、暑、燥之邪，内因系肝、肾、心、脾之损，不内外因系坠、跌、努力、烟、酒之伤。外因者火灼风温之呛血，暑瘵、燥咳之伤血，邪在肺卫心营。理肺卫，宜甘凉肃降（如沙参、麦冬、贝母、花粉、玉竹、石斛），治心营，宜轻清滋养（如生地、元参、丹参、连翘、竹叶、茯神）。以此二法为宗，随症加减，火灼则加入苦寒（如山栀、黄芩、知母、地骨皮），风温则参以甘凉（如蔗汁、芦根、羚羊角、桑叶），暑瘵入营，则兼清润（如银花、杏仁、鲜地黄、犀角），燥咳在气则佐纯甘（如天冬、梨皮、阿胶），别有内热外寒吐血者（宜薄荷、参苏饮主之），此治客感吐血大略也。内因者怒动肝火，宜苦辛降气（如苏子、郁金、降香、丹皮、山栀、瓜蒌、橘白），郁损肝阳（宜仿逍遥散法），郁损肝阴，宜甘酸息风（如阿胶、鸡蛋、黄金橘、白芍、生地），思伤心脾，甘温益营（如归脾汤加减法），房劳伤肾，其阴虚失纳者，宜壮水镇阳（六味饮加青铅、牛膝、童便），阳虚不摄者，宜导火归窟（肉桂、七味丸加童便），夺精亡血，急固真元大填精血（如人参、海参、熟地、阿胶、杞子、五味、紫石英），此治内损吐血大略也。不内外因者坠跌血瘀，上泛先须导下（复元活血汤代抵当汤，或用韭白汁散之），再用通补（《元戎》四物汤或当归、郁金、牛膝、白芍、三七）。若努力伤血，调补忌用凝涩，宜和营通络理虚（当归建中汤，旋覆花汤或六味饮加牛膝、杜仲）。若烟酒伤肺（烟辛泄肺酒热戕胃，皆能助火动血），呛血（改定紫菀茸汤去术加芍），饮多伤胃失血（六君汤加葛花、白茅根、藕节），此治不内外因大略也（以上参用指南）。凡血来如潮涌，喘息未定（饮还无水立定），吐血乍止（用燕窝、冰糖各四钱煎服七日自效），可不复发。血出汪洋，不即凝者，烦劳动胃火也（犀角地黄汤加桃仁、藕汁、童便）。血出散漫不聚者，烦劳伤肺失血也（宜二至二甲合参麦、茯苓、山药）。胁痛吐血者，肝气逆也（化肝煎去青皮加黛蛤散）。神劳吐血者，心气损也（仿天王补心汤法）。龙焰升，则吐衄骤加，宜潜阴火（海参、龟甲心、茯神、熟地，入淡菜、苋子熬膏，秋石汤下）。元海空则行动喘促，速固根蒂（人参、核桃、坎气、杞子、牛膝、旱莲、草沙、苑子、茯苓、人乳）。胃纳少，则中宫乏镇，须扶胃阳，切勿清嗽（人参建中汤、归芪异功散）。胃络虚，则厥阳易犯，急调胃阴可免升逆（生脉散加白扁豆、沙参、玉竹、石斛、茯神或《金匮》麦门冬汤去半夏，加杏仁）。仁斋所谓血证经久，多以胃药收功也。

虚损痨瘵论治

夫虚劳之病，皆由内伤而无外邪也。经言：精气夺则虚，凡营虚、卫虚、上损下损，不外精与气而已。精气内夺则积虚成损，积损成劳，甚而为瘵，乃精与气虚惫之极也。《素问》论五劳，谓久视伤血；久卧伤气；久坐伤肉，久立伤骨，久行伤筋。《金匮》论五劳：肺劳损气，心劳损神，脾劳损食，肝劳损血，肾劳损精。越人谓自上损下者：一损肺（劳嗽），二损心（盗汗），三损脾（食减），四损肝（郁怒），五损肾（淋漏）；过胃则不治。自下损上者一损肾（遗浊经闭），二损肝（胁痛），三损脾（胀泻），四损心（惊悸不寐），五损肺（喘咳）；过脾则不治。诚以脾胃与精与气，生化之源也。故治虚劳以能食为主。考《难经》治法：损其肺者益其气（如保元汤入绵芪、麦冬、甘草等），损其心者调其营卫（如养心汤、参、术、归、芍、枣仁、地黄等），损其脾者调其饮食，适其寒温（如四君异功等汤）；损其肝者缓其中（如牛膝、杜仲、菟丝饼、苁蓉、沙蒺藜、桂心、白芍、归身等）；损其肾者益其精（如金刚丸、杜仲、猪腰子、苁蓉、杞子、茯苓等），此固治损之要矣。尤必先辨其阳虚、阴虚。经曰：阳虚生外寒，阴虚生内热。凡怯寒、少气、自汗、喘乏、食减无味、呕胀、飧泄，皆阳虚证，此脾、肺亏损也。怔忡、盗汗、咳血、吐衄、淋遗、崩漏、经闭、骨蒸，皆阴虚证，此心、肝、肾亏损。由君相火炎，精髓枯竭也。惟补心三才、六味、大造、固本诸汤，宜之。又若肾中真阳虚者（右尺必弱），宜甘温益火之品，补阳以配阴（如八味丸），所谓益火之源，以消阴翳也。肾中真阴虚者（右尺数细），宜纯甘补水之品，滋阴以配阳（六味丸保阴煎加杞子、鱼鳔），所谓壮水之主以镇阳光也。阳虚不复，久则吸短、偏卧、脉弱、阳痿（宜参、术、归、芪、杞子、山药、胡桃、龙眼、莲、枣、沙苑子、骨脂、人乳、鹿茸、鹿胶、羊肉、羊肾、海参等选用）。阴虚不复久，则咽疮、音哑、色悴、肌赢（宜麦、味、杏、贝、熟地、首乌、苁蓉、燕窝、乌鸡、龟胶、阿胶、淡菜、秋石、猪羊髓、白蜜等选用），而痨瘵成矣。由是火炎于上为嗽血（如五汁膏、琼玉膏），为潮热（如青骨散、青蒿、鳖甲、银胡、石斛、知母等）。火动于下而为遗浊（如龙齿丸、人参、茯神、远志、菖蒲、知母、川柏、坎板），而为泄泻（宜三白广生汤），而治疗难矣。夫水为万物之元，孙真人所以云：补脾不若补肾土，为万物之母；许学士所以云：补肾不若补脾。然喜燥者脾，喜凉者肾，欲补肾易伤脾，欲补脾易伤肾。不知土为金母，金为水母，痨瘵至阳虚泄泻，宜温以补脾，然补脾须不碍肺；痨瘵至阴虚嗽热，宜润以滋肾，然滋肾须不妨脾（补脾佐以山药、杞子，滋肾佐以莲实、砂仁）。而不得偏用辛温以助火（桂附之属），亦不偏用苦寒以戕胃（知柏之属），且虚劳以受补，为可治；不受补，为不治。如汪缵功云：虚劳之症，是肾水真阴虚，极水不摄火，火因上炎，误用引火归元之法，是抱薪救火，致上焦愈热，而咳喘、燥渴益甚，咽喉糜痛诸症至矣。又曰：参芪助火之误，盖虚劳之可受参芪者，肺必无热，肺脉按之而虚，必不数者。故有土旺而生金，勿拘拘于保肺之说。古人每用之而奏功，如火已烁而咳呛矣，火蒸津液而化浓痰矣，君相火之亢，甚而血随上逆，犹引阳生阴长，虚火可补之说。漫用参芪，因之阳火愈旺，金愈受伤，所以王好古有肺热还伤肺，节斋有食参芪必死之叮咛。故其自制保阴煎（方用生熟地黄、天麦门冬、山药、茯神、玉竹、龟甲、人乳、桂圆、牛膝、石斛煎汤代水），甘平填补肾水，滋养真阴，而治损之法，已无余蕴矣。

斑疹痧㾦痦
五种分别论治

夫外感六淫者：风、寒、暑、湿、燥、火也。其六淫之邪，风伤卫，寒伤营，暑伤气，湿伤阳。惟燥与火易伤阴，为患尤烈。经谓邪之所凑，其气必虚。阴虚者阳必凑之，阳虚者阴必乘之。里虚则表不固，一切时邪疫疠皆易感受，受之即发。其病轻而浅，受之不即发。其病重而深，热深者为斑、为㾦、为疹，浅者为痧、为痦，五种之传变，要不容混而视也。

考发斑之源，有阴阳之别，阳斑者皆属伤寒、瘟疫诸症。往往初起，失于宣解，余邪逗留胃腑走入营，分发于肌肉之间，或稠如绵纹或稀如蚊迹，成点成片为多，急与清胃（宜化斑汤加牛蒡、薄荷、连翘、羚羊角之属），降火（如黄芩、山栀、银花、花粉等）。不宜温燥升阳（禁用参术半夏等）。阴斑者先伤于暑，再食生冷，纳凉过度，伏寒在下，迫其无根，失守之火上灼肺、胃，而发斑者或布于胸腹，或见于四肢，宜乎升阳达表（如六和汤、芎、芷、夏、藿、甘、桔、橘皮、砂仁等），不宜苦寒清里（禁用黄芩、山栀、花粉等）。

发㾦之证，有虚实之分。虚㾦者气阴已虚，郁邪未泄久之，自内达外，所发之㾦，其色枯白或如麸壳，邪虽外出而气液内枯，治以扶正之中默寓化邪之意（吴鞠通加减复脉汤，去姜桂加石斛沙参）。实㾦者由湿热郁蒸，肺胃自里达表，其色明亮，润如水晶者为轻，粗如含浆者为重，用药清解之中，必兼化湿之品（宜羚羊散、银翘散，加芦根、荷钱、石斛、蔗汁）。考㾦之隐现，每随汗之出没，汗由湿蒸，㾦由湿郁。有屡发数次者，亦有瘗。后发出白㾦者，凡油腻荤腥之属，皆能助湿生痰，故戒口为第一要义。苟中宫肃清内湿不生，虽有外邪势成孤立，庶几热退津回，肤痒脱皮不为反复，此治㾦之要略也。

试舍㾦而论疹：疹即火之苗，火即疹之根，疹之出也。由于肺气不清，冬温太过，吸受非常之气郁于脏腑之中，经络之间。当春夏发泄之时，亦随气流行，所以春发者为冻疹（形似鱼子而色白宜消风散加减），夏发者为痱疹（形如米粟，色红。外科书谓之暑复，宜清暑解毒，如银花、青蒿、荷花、露荷梗等或苦参汤洗之）。风客皮毛曰风疹（由脾虚血热，感受风邪、色淡红，成点、成片为多，宜调中汤加减，不可专以风药，酌加凉血之品）。湿游肌表曰瘾疹（由脾家蓄热，更兼风湿，隐见肌肉。古人称曰：瘾疹宜消风散治之）。邪在气分则发白疹（因血不足，宜养血益营汤；因虚寒，宜辛温解肌扶正法），邪在血分则发红疹（宜化斑汤）。惟温病门中，红白疹发者较多，余皆似疹非疹，实疹之别类也。考斑疹之形色，总以鲜明红润为轻，紫赤晦暗为重，黑为胃烂（宜犀角解毒汤，大青丸法），色青不治。

若夫有头粒而带尖刺者即痧之名也。痧与疹本属相类，或谓南方之痧，即北方之疹，二者异路，同归名。虽殊而理则一，大于痧者为疹，小于疹者为痧。究其受邪之处，不外上、中二焦。由外袭风温，内蕴湿热，郁久不解而发。从气分出者，色淡红，其邪较浅，从营分出者，色深红，其邪较深。治法首以辛凉透发（宜防风解毒汤加减），继以清热化湿（如石斛、元参、知母、连翘之属）为宜。

更有痧之一种：在大人疫病为多，亦有丹毒，背起潦浆水泡者；在小儿胎毒为盛，即赤游丹之属。痧之吉凶，在顺逆，从肚腹而达四肢者为顺，从四肢而归肚腹者为逆，顺者可治（治法详见《颅囟经》《千金方》诸书），逆者皆不可治。

然五种之分治，大略如此。总之，斑疹轻重在形色，痧之轻重在顺逆，瘟之轻重在虚实，痧之轻重在浅深。医者能兼参吴坤安先生《伤寒指掌·斑疹门》中论治诸法，条分缕晰甚属精良，并天时寒暄燥湿，湿邪在足经手经，气分营分或纯然外感兼挟内伤，更察脉之盛衰而详辨之，随症施治，自无余蕴矣。

论猝中口眼㖞斜不能语言痰涎上壅

经云：诸暴强直，皆属于风。又曰：邪之所凑，其气必虚。《金匮》云：正气引邪，㖞僻不遂，盖肝主筋脉，脾主四肢，二者血虚无以荣养筋络。外风引动，内风所以猝然，肢体废弛，遍身筋络拘急，神识不清。缘肝阳挟动外风，乘隙袭凑空窍，痰热无从宣泄，以致涎沫上壅，不能语言。即经所谓邪风之至，疾如风雨。盖邪中阳络，阳明之脉，夹口环唇，以致口面㖞斜，痰涎壅塞窍络、气不往来、语言謇涩，所以见症如斯也。诊得脉象，左三部弦急而长，右寸关郁滑不调。以脉参症，症属血虚，内火招风，风中肝脾之经，正不敌邪，甚为棘手，势虑抽掣，痉厥之变。姑拟息风宣窍、涤痰通络。一则冀其转机，附方候政。

羚角片　真涤菊　橘络　蝎尾　陈胆星　淡竹沥　法半夏　煨明天麻　冬桑叶　鲜石菖蒲捣汁　白茯苓　纯钩　《圣济》大活络丹

此法治猝中风痰、宣窍通络之要剂也。用羚角、胆星、桑、菊为君者，以羚角性灵，有息外风而靖肝阳之功；南星制以牛胆为涤痰宣络之主宰，桑得箕星之精，菊具四气轻清之品，为散隧络之虚风而能清火。佐以竹沥、菖蒲二味为臣者，盖竹沥通络豁痰，善开舌窍；得菖蒲用鲜捣汁者，为斩关夺门之将。橘络、法半夏为祛太阴湿热，生痰和中之妙品。茯苓保守脏气，为渗湿热之淡味，得蝎尾色青属肝，为祛风而通舌窍，正舌散之古剂也。使以天麻、钩藤，轻可去实，为宣发清阳之用。复加大活络丹者，有安内攘外之主师。搜风、涤痰、开窍，则上来诸症，可一鼓而除矣。

论虚劳咳血形瘦便溏

经谓：正气夺则虚，又曰阴虚者阳必凑之。《金匮》云：脉极虚为劳。良由真阴久亏水不涵木，木火上凌肺金，金受火刑，肺失治节之权。咳嗽气逆伤络见红，纠缠不已，盖肺为娇脏，又为五脏华盖而朝百脉，肺之化源内戕，清肃无权，肝火上冲，颧红面赤，脾气下陷，枯瘦日增，以脾乏生金之资。自上损及中下，大便鹜溏，谷食少纳，阴虚阳浮，五内烦热，盗汗不摄，火烁金伤，津液默耗，是以口舌干燥、渴饮、咽痛、声嘶不扬、形肉羸瘦、神疲体惫、肺痿渐形。火炎于上，则咳唾痰血，脾不约束，则大便鹜溏，缘脾为生化之源，其关键失守，以致元虚困顿，诸症蜂起矣。诊得脉象，左三部虚数近弦，右寸关虚细而芤。舌光如镜，色红。以脉参症，明是阴虚火炽，诚为劳损，重候难治何疑？然肺喜清润，而凉润之品不利于脾；脾喜香燥，而温燥之剂不利于肺。是症润燥，难于兼施，殊属棘手。勉拟清金保肺，扶元培土，益阴平肝。一则冀其久延而已。附方请政。

西洋参　冬虫夏草　生地炭　陈阿胶　筧麦冬　杭白芍　怀山药　炙冬花　白百合　川贝　官燕根　京杏仁　臞仙琼玉膏

此法治虚劳咳血，保肺益阴，调理之善剂也。用参、麦、百合为君者。盖西洋参禀西方庚辛之气，故能养肺生津，乃同气相求之义。麦冬强阴益精，滋补胃络，脉气清金保肺，为益金生水之资。白百合得土金之气，自百脉一宗为补中扶肺之元勋。佐冬虫夏草、白芍、贝、地为臣者。盖其冬化为虫，夏乃生草，得天地变化之

精，上能敛耗散之肺气，下足补枯涸之肾阴，岂非虚劳咳血必需之药乎？白芍色白属金，功兼和脾，能收阴气而和血脉，保中元而止溏泄，乃手足太阴调和之味。川贝性禀清肃之令，为治虚劳咳逆之功臣，生地用炭者生得甘寒之性，用烧炭以和营阴，乃引血归经之使，致无外溢之患。山药色白，补中而培脾厚肠，且多滋液为扶元之妙品。根出自海中，性本轻浮，得燕含之精，且受水浪飘荡，补肺而益脏阴。阿胶系河井泉水，用驴皮以煎胶，借血肉之品，能养金水二脏，此所谓精不足者补之以味。炙冬花得杏仁为使，治肺虚而利劳咳，降气之要品。复以琼玉膏有安和脏阴，为劳乏咳血第一神方也。比之国家贫乏将败，得政治之有道，则劝耕薄赋固城自守，或可挽江河于日下，而复增气象于将来。即人病此虚劳、羸瘦、便溏诸症。得此清补调养之剂，则能渐爽其精神，以得延年之一助耳。

论气鼓胸满腹胀青筋外露

经云：饮食起居失节则阴受之，入五脏为腹满䐜胀。夫胀者皆在脏腑之外，胸腹乃脏腑之郭，脾胃为仓廪之官。平素操劳、情志怫逆、郁怒伤肝，肝气横逆，张肝叶撑张。结思伤脾，脾不输精，脾阳困顿，肝脾两伤，中焦失运化之权，胃中清阳之气不司健运，水谷之湿浊生痰，生饮聚而不散，痞结中焦则中州之地久窒其四运之轴，而一身之气失输化之机，清阳不升，浊阴上逆，互相结聚，牢不可破。实因脾气之衰微，生化之源内戕，肝凌及脾土，以致胸胁痞痛，痛引少腹，饮食少思，纳谷运迟，肠中辘辘作鸣，大便乍难乍易，甚且四肢倦怠，动则气逆，难于从事，腹

胀连胸，青筋外露。盖肝主筋，木动必克土，故筋急而露于外也。以脾主四旁，为后天之本，脾土为肝木所贼，阳不化气，气馁浊阴聚结于中，将有单鼓难治之候。按脉左小弦而涩，右弦而迟，盖脉出双弦，乃肝木乘脾，迟涩、小兼见为脏寒阴气内阻之征。舌尖边光润，中后兼有白腻之苔。以脉参症，正虚邪滞。治之之法补泻两难，偏任惟有刚中兼柔，培土温中，以运四旁，抑木制肝而化浊阴为法。

潞党参　熟附片　吴茱萸拌炒真川连　麸炒枳壳　米泔制茅术　上安桂心　金铃子　白茯苓　淡干姜　东白芍　沉香曲　新会皮

此附子理中加减辛通苦除法。为崇土制木，治气鼓、腹胀、筋露之宣剂也。用参术姜附为君者。盖党参出自潞安之地，得中土之和，性禀甘平，以补中和，脾中气健运，则脾胃不致困顿，使中焦输化有权也。此证乃脾、胃阳气虚弱。盖脾虚则不磨食，胃弱则不能食。此味补中调气以益后天之化源。而茅术性本苦温，其功能除湿解郁，疏滞宽中有彻、上彻下升、清阳降浊阴之巨功，用米泔制者，是强胃理脾之妙用。干姜辛温、益脾胃之元气，温中祛湿以运四旁转输之轴，行阳散寒则中焦不致痞窒。附子治虚寒腹胀，退阴霾而益阳气，有鼓舞元阳之勋。经云：浊气在上，则生䐜胀。浊气者，浊阴地气上腾也。盖阳不化气而阴邪窃踞。且脾阳弱则中州皆阴寒之地，用此辛热温中，以壮五脏阳气，则浊阴得炎阳而自消矣。更用桂、芍、连、茱、金铃为臣者。盖桂心出自安南，得南方正阳之气，而性温助命门。有补火生土之功，所以治中下虚寒，蒸变无权，结聚作胀，宣气机之阻滞，以通筋脉，开

郁而利关窍，其消胀破结有殊功也。白芍收阴气，泄肝安脾为治。脾虚肝木凌土，青筋显露，腹胁痞痛之妙质。川连苦寒主降，佐吴茱萸辛热主散，其治肝气喜疏泄，有同气相求，左金以平木，刚中兼柔相济者也。此为浊阴不降，厥气上逆，阴寒痞塞阳气不得宣，布以致胸满腹胀如鼓。用收泄肝邪而降逆气，则清浊无阻隔之弊，气下而胀消痛自止矣。金铃子苦降浊阴，为治脘腹结聚，肝气横逆，可得此而平矣。沉香苦、辛而温，调中以养诸气，同助右肾命门，而理脾胃元气，上而至天，下而及泉，有解郁开结之能，造而为曲者以治蕴酿之疾也。枳壳本属苦酸，得麸炒之温和，能宽胸膈而消结气，为默运之佐。茯苓甘淡，运脾湿而和中，畅心气，宽胸怀，为舒情志之使。新会皮，通运一身之气机，以敷布五脏，则输化有权而浊阴无壅滞之患矣。所谓理中者理中焦也，中焦乃腹之主，腹者至阴之所，用此苦降辛通温运诸品而消䐜胀，清阳得升，浊阴既降，气逆咸平，胀满自除。若得脏气运行，则上来诸症，焉得不缓瘳乎？且药力之功，有拨开云雾之势。至古方原载此证五不治：唇黑伤肝，缺盆平伤心，背平伤肺，脐突伤脾，足底平满伤肾，见此五者不可治矣。此法非为不可治症而设，惟温中理脾，抑木制肝。虽五脏见有不治之症，而能治愈者尚多，非臆说焉。

论噎膈碍食肌瘦二便不利

《内经》云：脾胃为仓廪之官，脏真高于肺，肺居膈上，平素操劳，三者气阴默耗，脾运不及，生化之源受戕，脾不能为胃行其津液，则水谷之精微日衰。盖胃主肌肉，胃中之津液，为人生天真之气，胃

脘之阳不敷布于五脏，肝木来侮，肝胆合为表里其气皆刚，志主谋虑，谋虑动肝，肝胆内寄之相火扰中，中脘之液不使宣布，阳气内结阴血内枯，遂患噎膈。经谓：一阳发病其传为膈。又云：三阳结谓之膈。此由情志不适，忧郁日久，木火生痰，痰气交阻，胃脘窒塞不通，气则上而不下，以致妨纳饮食，食则还出，或时梗塞、胸中懊侬不安、呕吐、涎沫、脘腹嘈杂食则不能受纳，胁肋隐痛，形肉羸瘦，肌肤枯涩、不泽，大便燥结，登圊不爽，小便短赤，神疲肢倦。自觉气从左胁逆上，明是木失调畅，胃汁枯槁，致成噎膈之候。夫脾为肺母，水出高源，脾虚不能输津。即经又云：饮食入胃，游溢精气上输于脾，脾气散精是以上归于肺，通调水道下输膀胱，今肺之气化失司，脾之默运无权，胃失敷布之职，故阳气结于上，阴液衰于下，噎膈所由成，肌肉为之瘦，二便随之不利也。诊脉虚数近弦，右寸关细数而沉，按之三伍不调。盖脉以胃气为本，弱虚细数为胃液精气内弱，兼弦兼数不调者，乃气郁血枯、术火内炽之征也。舌苔光红中糙白，以脉参症，恐成关格之虞，治法一切酸收腻滞之品，有碍中州，殊非所宜。又不可燥热、渗利，恐妨津液，甚属棘手。姑拟平肝镇逆和中救液，以养气阴，一则冀其安谷转机录方质，诸□明眼酌政。

吉林大参　黄秫米　紫石英　甘蔗浆　钗石斛　白茯苓　椿杵头糠　生藕汁　仙半夏　旋覆花　黄牛乳　川郁金磨汁　老姜汁少许

此大半夏汤合五汁饮增减法，为补助胃气、滋养胃阴、镇肝阳，治噎膈肌瘦、胃汁枯槁、恢复元气之润剂也。用吉林人参，性甘微温，以大补元气而助胃脘之液。

盖此证为胃阴久耗，脾运不及，输化无权，肝阳上扰，致噎膈碍食之候也。用此以滋益元气，培养真阴，则后天之化源藉以此恢复，而天真之气，得此输布有权也。钗石斛色正黄，其汁多津，为辅助胃气，运化精微，输津于五脏，洒陈于胃腑。津液足则肌瘦可充，神形得有膏泽矣。半夏得露透精制之法，俗呼为仙露半夏，味甘平微辛，阳中阴也，大和胃气以通阴阳之结。秫米甘润，肺之谷也，所以利大肠者，盖大肠乃肺之合也。此味能清肺而润肠，以通上下阴枯阳结，养胃而滋谷气者也。茯苓，补心益脾，理噎气，开胸膈，以宣上焦阳结而平卫逆，且与人参、石斛、半夏、秫米同行，有协和安胃之妙用。旋覆花咸温而能降逆，故仲景用治伤寒解后，心下痞，噎气不除。后贤借治噎膈反胃，喻氏《寓意草》中治膈气碍食屡奏奇绩，为其降气理膈间痰涎。平胸中功也，逆上之气有专功也。紫石英，味甘而温，其性重而镇，其气缓而补，故能镇肝阳之上扰，以平逆气。彼用代赭，症成于急而治宜速；此用石英，症成于渐而治宜徐。自调处监制之法，实阳郁阴衰之有济也。椿杵头糠得甘温之性，为治噎气膈塞、饮食碍下喉间、吞咽不爽之要味耳。黄牛禀中土之正畜，乳乃血肉之精液所化，其滋补胃液，润燥养血，为充身泽肤之主品也。蔗浆甘平，以助胃气，利大肠而益脏阴，畅便溺之蹇涩，以润血液之枯槁，有天生复脉之号也。藕汁清胃除烦，滋枯燥之阴液，润肠以养营血，有醒胃安谷之殊功。郁金磨汁用者，有解郁气，以平肝胆内寄之相火，调阴血之内结而清膈热。姜汁温胃和中，解上结之噎气，以宽胸膈。此方须用八味水煎，去渣，和五汁扬之千遍，再煮一日，沸滚热频服，以鼓舞胃气，而通调上下之枯结，有融和五脏，洒陈六腑，为阳生阴长之巨功，虽百中图一之危症，预参彻土以绸缪，赖此法早当图治，元气恢复，津液充溢，胃安谷纳，噎膈诸恙，靡有不瘳者耶？

论冬温风燥酿痰咳嗽

凡霜降以后，天道当寒，不寒乃更温暖。人在气交之中，风为阳邪，燥自天降，温从热化，邪由口鼻吸入，则上焦先受，感其气而发者，即冬温时邪也。经谓肺主天气，开窍于鼻，温邪从口鼻吸受，先伤手太阴肺经。而肺胃为温邪必犯之地。盖风燥外搏，肺胃内虚，是清肃不行，治节失司，津液酿痰，痰阻气机，气不主宣，始起微寒，继则身热咳嗽，气逆咯痰不顺，胸胁窒疼，头痛，清窍不利，鼻塞声重，口渴欲饮，神烦少寐，津液内伤，唇干口燥，胃钝便闭，即经所谓燥胜则干，皆缘肺津与胃液被温燥所耗，故见症如是也。诊得脉象浮数而滑，右大于左，舌苔薄白，尖红且燥，以脉参症，证属冬温热邪。治之之法，清热宣肺为主。但辛温发表、香燥耗液之品，皆在禁例。仲景云：风温为病脉，阴阳俱浮，自汗出，若误汗之身重，多眠睡，鼻息必鼾，语言难出，以温邪先伤手太阴法，宜清轻以存津液为首务云。

冬桑叶　净银花　炒牛蒡　象贝　连翘　川石斛　枇杷叶　白杏仁　瓜蒌皮　橘红　薄荷　鲜竹茹

此辛凉宣解法，为治冬温燥邪，清热宣肺，不伤元气之平剂也。用桑叶、银、翘为君者。盖桑叶得春而生，经霜之后其叶虽落而色不变，禀天之清凉之性独存。故其治时感风、燥在上焦，伤肺卫之气，有专功也。银花色白，禀金之余象，金乃肺之脏体，其花轻清，性本纯阴，故能解肺之邪热，而宣肺卫，化燥伤气，为治热胜神烦之善品。连翘味苦辛平，苦以降逆，辛以散邪，寒以驱温，所以为上焦客热之主用。佐以石斛、牛蒡、杷叶为臣者，盖石斛功在输化，存津液以输胃气，化温邪而能燥热以行清肃之令。牛蒡子能润肺，宣气，散邪结，祛风燥，化热为外达，上受肺邪而从清窍开出。枇杷叶临冬不凋，具受四气之备，其禀清肃肺金之令独优，肺清则燥解，气顺则火降，火降则痰自失，而胸闷肺热、酿痰之咳嗽，焉得不应手而平乎？白杏仁乃手太阴之本药，其功长于散结润燥，降气机之膹郁而治痰阻咳嗽之要味。得橘红为降逆顺气，以解皮毛挎束之时邪。象贝开肺降痰，为治头疼、鼻息不利、时气烦热、邪留肺胃之妙品。瓜蒌皮能清涤胸膈中郁热之痰浊，外解皮肤风燥之感邪而止咳逆，有清内散外之殊功，并治便闭、解燥止渴之要品。薄荷能散皮膜之风邪，上清头目而宣解腠理之寒热。鲜竹茹者，盖其冬伤于温，风为阳邪燥从热化，热则气耗，乃邪入肺经，清肃不行。竹得天地雨露风霜之涵养，其气独清，茹似人身之皮革。其性善清气热，热清则气调，其豁痰、宣肺、理络之功更可知矣。如气机得宣，邪热外撤，咳平痰清而元气不伤，则诸症一击而平靖，厥功岂浅鲜哉？

论春温热入心营神昏谵语红疹隐约

经云：冬伤于寒，春必病温。又云：冬不藏精，春必病温。缘肾阴素亏之质，春时木火司令，天时温风过暖，感其气而发者，即春温也。风邪受自口鼻吸入，先伤上焦，然风邪外搏肺卫，心营受病。始起身热，微有咳嗽、头疼、胸闷、筋络、酸痛、口渴、懊憹，继则身热神烦，渴欲引饮，邪由肺卫陷入心营，化火化痰，逼乱神明。盖心主营，为空灵之窍，心经受其客热则痰热内闭，致神昏谵语，烦躁不寐。红疹现于肌腠，隐约不得宣达，盖疹为火之苗，火即疹之根。热邪为火毒所郁，清被浊蒙，所以见症如斯也。诊得脉象，左寸关大而郁数，右三部滑数，兼见舌苔深紫。以脉参症，证属春温时邪，热入心营之候。能以红疹宣达、热退神清，方是转机。否则邪热深陷，致有内闭外脱之虞，姑拟清营泄卫，透达邪热，佐以涤痰，一则附方请政。

犀角屑　丹皮　川郁金　淡竹沥　羚角片　炒牛蒡　川贝　天竺黄　带心连翘　银花露　青蒿子　细石菖蒲　万氏牛黄清心丸

此清营透邪达热法，为治春温邪入心营之要剂也。用犀、羚、丹、翘为君者，盖犀出于西番，窠居山林，得棘木为食，然棘为木之有毒者，其入阳明血分，为解邪热、清营分之火毒，可知春得风木之太过以化温邪，用此以清春温之邪而撤热，以犀角得精英之聚，禀天之清寒，功力专主于透达内蕴之邪热，而清扰乱之神明，比之逐反寇以外退、安明主于内殿，而谵语躁扰、逆传之变，可得而平矣。挟羚羊角，同清寒之性，为驱火邪之佐师，而开虚灵之心窍。丹皮行血内之伏火，盖心主血，血属营，血之所患者火也，得此清营分蕴热而解客邪。连翘辛凉，解诸经之邪热，轻清宣通，其形象心，用带心者，其中有仁，仁含生气，乃芳香以逐秽也。佐牛蒡、银花为臣者，盖牛蒡辛散宣发，其邪热之内结，而透红疹于外显则蕴热之伏

毒自解。银花甘寒，性本清火邪，解热毒之味，更用露者，为蒸腾清润之气，尤用阴和阳之既济，则火不自梦而阳不自亢，至懊憹烦渴可赖此而除矣。郁金善解郁火，凉心经则烦热不生而痰浊得泄，则胸闷内闭之弊，乌得不外解乎？和川贝以解心肺郁结之痰火，而咳嗽烦热岂不自除哉？青蒿散风热，内入能引邪外出，尤救阴退阳之妙用。竹沥、竺黄皆得竹之精气，功能化痰火，而清昏昧之神灵。石菖蒲益心气以开郁道，驱邪热而归清明。复以牛黄清心丸为治痰火闭结，神识不清，为强主逐寇之助也。如火邪宣达，心营内清，热退神静，则诸症之平有如桴鼓之应响，其回天之功岂不伟哉？

论中暑热入心包壮热神昏不语邪窜三焦激动肝风

《金匮论》云：太阳中热者，暍是也。且古人虽分动而得之谓中暍，静而得之谓中暑。然暍即暑，暑即热也。凡夏令酷暑炎灼之时，君相二火主令，天之暑热一动，地之湿浊自腾，体本伏热内盛，复中其暑热之气，则少阴心主受病，乃暑为阳邪，最伤心包，致身热、口渴、心中烦憹、头重、身痛，甚至热邪销铄阴津，酿痰化火，邪不外解，逆传心主之包络，扰乱神明，盖膻中为空云之所，开窍于舌，舌乃心之苗，清窍为暑邪所蒙，痰火内蔽，是以壮热如灼，渴不知饮，神识不清，汗出而热不撤，唇干舌焦，躁扰不安，语言不出，阴液内涸，则暑热鸱张，遂致少阳相火因而煽惑走窜三焦，激动肝风，遍体经络抽掣搐搦，不省人事，喉间痰鸣，以木火同气相感也。皆由暑伤元气，血液内夺，热极生风，所见见症如斯也。诊得脉象左寸

关浮数而洪，右脉滑数兼弦。舌边绛红焦燥，而卷短难伸。以脉参症，内闭外脱，痉厥之变，火势已成，勉拟清暑救阴，息风宣窍，透达邪热，一则附方请政。

犀角尖　生石膏　青蒿子　川郁金
鲜生地　肥知母　白荷花露　淡竹沥　鲜细石　菖根一钱，捣汁和冲　粉丹皮　带心连翘　银花露　鲜石斛　元参　紫雪丹

此清暑达热、开窍救焚法，为治暑热内闭，阳邪袭入心包，变端危恶险症之峻剂也。取犀角尖者，以尖生透达心营包络之邪火而靖内动之肝风。至地黄用鲜者，得天地生生之阴气，为清热存阴、熄焚救液之妙品。丹皮清心营之火以凉血，则心无内焚之患矣。同白虎汤之石膏、知母，盖石膏得石之精英，性兼甘寒，禀金水之正气，能治酷暑火热，若中暑壮热之险症，岂非此味为主药乎？知母泻邪火，清阳明独胜之热，而解心烦躁闷之神品。名曰白虎者，以白虎乃西方之神，虎啸风生，金风骤起，炎暑顿消，如登清凉之界，饮上池之水矣。带心连翘清邪热而解火毒，入心包而救内焚。元参治阳毒，以育阴气，消酷暑而止烦恍。鲜石斛其得阴气独厚，以输化脏阴而制其亢阳，乃阳盛阴耗之要剂也。青蒿子、白荷花露，其得炎夏而存性独清，且兼含液之品，故为清热消暑之要味。银花露、郁金乃清凉达热，为解毒之使。竹沥佐以菖根汁，以轻清荡涤痰热、宣窍通蔽为善，治神昏不语，方中会集清灵含液之精品，以复其神灵。并藉紫雪丹，功能窜经入脏，攻热消毒，清三焦之道路，而开内陷之邪火。此方不特为中暑、阳邪之要剂，即温热诸热邪内陷心包，邪窜三焦之坏证，皆可取此化裁而治焉。其效之敏捷，有去死回生之神功也。《孟子》所谓

药不瞑眩，厥疾不瘳。信斯言也。

论湿温身热恶寒体重胸闷关节疼痛

《难经》云：伤寒有五，湿温乃其一端也。盖湿为重浊之邪，热乃熏蒸之气，凡长夏初秋，湿土主令，湿郁生热，素体多湿，复感其时邪之气，由口鼻吸受，布散上焦，湿热相搏而发者，即是湿温。所谓湿温者，湿蕴久而从时令之感，以化热也。夫湿为阴邪，其气弥漫，然湿与温合，太阴阳明受病，所以身热、憎寒、湿热郁蒸而蒙蔽于上，气不主宣则头胀、呕恶，以胸中为阳明之府，关节为阳明之表，湿阻清阳则胸中窒闷，湿蕴化热，渴不欲饮，湿邪留连经络，身体沉重，关节疼痛，即《金匮》所谓湿家之为病，一身尽疼发热。湿郁热蒸，气为邪伤，所以见症如斯也。诊得脉象：右寸关濡数而浮，舌苔薄白微黄兼腻。以脉参症，明是湿温时邪，扰于肺胃，使然耳。治之之法，邪在上焦，法宜轻清，辛平开气，甘凉淡渗，以宣肌表，不致入里，变幻他端，拟方于左，请政。

飞滑石　薄荷　黑山栀　西秦艽　连翘　青蒿子　广藿梗　橘红　淡豆豉　活水芦根　川郁金

此法轻清，开宣肌表，为治湿温之首剂也。用滑石、连翘、豆豉为君者，盖滑石淡渗宣窍，外走肺胃，开毛腠之窍，下输膀胱，以走便溺之窍，而散湿邪之专司也；连翘清上焦邪热，为祛诸经湿热之妙品；淡豆豉本黑豆，性属苦平，得蒸制之气而变温，故以苦温发表助汗则湿邪外着肌表得有出路矣。薄荷为滑石之佐，盖薄荷辛凉发散，同宣肌表、开腠理，而使湿温之邪早有出路，则经络中留连之湿热，

得其气味之宣通而外解矣。青蒿、芦根为连翘之佐，青蒿以驱内蕴之湿热。芦根甘寒，升清降浊，以开阳明之热气而解烦闷，清阳得宣，湿浊得降，则身热畏寒之弊自然退矣。山栀为豆豉之佐，升清阳而降屈曲之郁热，阳明之腑气既开，则身体尽重，关节疼痛不利之患藉此而除焉。藿梗芳香之品，以逐内蕴之湿邪，而散外感之时热，则头胀、呕恶之症得此而疗矣。郁金为开郁，清气之使，湿热得解而清气自宣矣。秦艽为治湿邪阻留肌表，肢节酸痛，并治阳明外束湿邪之佐也。橘红宣化气机，主和升降，如清阳得宣，湿邪外解，则以上诸症可藉此而除矣。

论秋燥寒热气液受伤之候

经曰：夏暑汗不出者，秋成风疟。时在秋分以后，渐至新凉，阳明燥金主气，清气抟束，燥乃行令。燥从天降，首伤肺金，先受暑气内蕴，复感秋燥风邪，袭于肺胃，即病寒热咳嗽者，所谓秋伤于燥之候也。以燥热为燥气之常，燥火烁金，先伤上焦气分。盖肺为轻虚之娇脏，主一身之气化，肺气为燥邪所郁，清肃失司，肺气不宣，始起微有憎寒，寒从背起，寒已即身灼热，汗出而热不撤，口渴，神烦，咳嗽而胸胁牵痛，咯痰不爽，干呕，头晕，便坚溺赤，继则热伤气液。即《内经》云：金位之下，火气乘之，燥从金化，燥热归于阳明，肺津与胃液皆被燥邪所耗，遂致胃气不清，肺气不肃，所以见症如斯也。诊得脉象，右寸关浮数而涩。经云：浮则为风，数则为热，涩乃肺伤燥邪之征也。舌苔燥白微黄。以脉参症，证属燥耗伤肺津、胃液之候，而治之之法，香燥耗液之品尤在切禁，非可与张太守小柴胡汤，邪入少阳半表里证之比也。拟以甘寒，宣解风燥，清肃肺胃，佐存津液，培养气阴，一则冀其松机。

甜水梨汁　北沙参　冰糖水炒石膏
肥知母　川贝　霜桑叶　金石斛　青蒿子
白杏仁　淡竹叶　枇杷叶　粉丹皮　白通草

此清燥肃肺、解热养液法，为治秋燥寒热、伤津存阴之润剂也。其用淡竹叶，清胃润燥，撤热存阴。石膏本清阳明燥金之邪热，加冰糖水炒者，有保肺生津不妨胃气之功。北沙参养气阴以肃肺金而泄热，热泄则清肃行令，而气机流畅矣。金石斛功力，宛如胃腑，敷布脏阴输化津液，摄耗伤之气液。桑叶治寒热，理咳嗽，宣肺络以驱燥邪，而清解郁热。枇杷叶清肺热、解暑邪、润肺阴而滋气液，则口干、干呕诸逆冲上之恙自除。知母清胃热以解燥渴，为治虚烦内热，火盛烁金之妙品。青蒿、丹皮，以治营卫。气分伏留之暑邪，二味入营则已寒，出卫则泄热。川贝、杏仁乃肃肺润燥、化痰已嗽、宣气之清味。通草色白而气寒，味淡而体轻，通调肺胃之水道，引热下降而利小便，盖水出高源，水精四布，清肃行令，溺道赤涩之证自清。甜梨汁者，梨成于秋，花实色白，其汁自然得西方之阴气，独存有天生甘露饮之称，治贼风暗袭，为救肺润燥之使，则气分宣通而便溺坚涩之患焉得不痊乎？如寒热得撤，风燥既解而津液得养，则上来诸症自然安静矣。此方不第为秋燥新凉引动伏热内发所宜服，即如冬温燥热酿痰咳嗽之症，亦可与此法互相为次第浅深、去取而酌用耳。

《医学体用》卷中终

医学体用　卷下

四明王普耀香严甫述意
杭县沈熊璋仲圭笔录
绍兴裘庆元吉生校刊

论寒饮咳嗽遇寒气喘频发

经云：形寒饮冷则伤肺。又云：饮入于胃，游溢精气，上输于脾，脾气散精，上归于肺，通调水道，下输膀胱。缘脾肺气虚，输化失常，以肺为五脏华盖，下通水道，敷布精液之源，脾为散输水津之本，而肺不通调，寒饮阻气，脾不散精，聚湿生痰。以脾为肺之母，痰饮以脾湿为母，脾中之湿浊内蕴，肺经寒饮停蓄，据为山险，另辟窠囊，缘膻中大气不得展布，由巨阳之气不得吸引，病经有年，遇寒咳嗽气逆，痰喘频发，发即痰随气升，呼吸不利，喉间如水鸡之鸣驯，且不得平卧。每交寅卯之时，气逆益甚，背脊恶寒、筋络酸楚、胸胁引痛、咳逆倚息，即经又谓：咳逆上气，厥在胸中是也。良由水饮挟寒邪，内袭于肺，壅遏肺气，气失肃化之权使然耳。诊得脉象，右寸关弦缓而滑，以弦为饮，滑则为痰，缓则气虚之征，舌白而腻。以脉参症，明是脾、肺气虚，寒饮内射为患。治之之法，《金匮》有云：病痰饮者，当以温药和之。先拟宗仲景小青龙汤法，外散寒邪以温肺气，内蠲痰饮以理脾湿，而捣窠巢。附方于下，请政。

清水炙麻黄　法半夏　淡干姜　旋覆花　嫩桂枝　杭白芍　清炙甘草　白杏仁

北细辛　北五味　白茯苓　橘白　炒白果

此小青龙汤加味法，为散寒温肺、消痰蠲饮，治寒水在胃，久咳肺虚之古剂也。用麻黄、桂枝为君者，盖麻黄以清炙之，轻清而浮，辛温以散寒，其形中空，能去上焦风寒郁遏，宣清阳以驱肺经风寒，开毛孔，而通腠理；桂枝辛甘而温，禀天之阳气，而得土金之味，能解肌表寒邪。其证为客邪外袭、水饮内蓄、阻留脾肺、酿成痰饮，结为窠囊，以致痰喘咳逆，触寒频发。此阴气太盛，阳气不布之候也。借麻桂内通阳气，外散阴邪，治水之动而不居，故备举辛温以散水耳。用细辛、姜、夏、芍、味为臣者，以细辛治寒饮上逆温中下气，开胸中之滞结，破停水之凝痰；法制半夏，辛以消胸满之咳逆，苦以燥脾湿而和胃故其形寒饮冷、寒湿酿痰之症，此味殊有夺功也；五味收肺气耗散之精；干姜行阳散寒，温肺以消痰；白芍健胃而安肺，合桂枝则外解形寒，内和营卫之善品。并用酸苦以安肺一散一敛，培其化源也。甘草散邪扶正，炙则温脾、肺而和中，有协力安内攘外之监制。白茯苓生于古松之下，感水土之气而成，补脾以渗湿，通利痰水。痰水者即寒饮之源也。盖痰饮之源正在脾湿，湿去而痰无所生，此所谓治病必求其本也。旋覆花性温、味苦，祛痰水而止咳嗽，理上焦之寒饮降肺中之逆气。杏仁、橘白为开肺豁痰、降气平喘之佐。白果性本收敛，为定喘、安肺、清金之使，故往哲定喘汤中有合而用之。如内之水饮既蠲，脾、肺得输化之权而外之客寒顿解，则遇寒喘咳气逆之症，赖此方即可平定矣。

论热痰咳嗽气喘自汗触劳而发

经云：诸痿喘呕，诸逆冲上，皆属于热。热为熏蒸之气，痰由热熏津液所化。又云：劳风为病，发在肺下。肺朝百脉，为五脏之华盖。肺受热蒸，咳出青黄浓浊之痰，缘体质金水两禀不足。肺失布气，肾失纳气，气阴偏虚为病之本也。脾中之湿热素多，胃中之壮火素盛。二者交煽而互蒸结为浊痰，久结不散，透开肺膜，窈踞山险，结为窠囊，使熏蒸之热，有形之痰镠辖其间，致肺气不输，胃气不清，水谷之饮食酿化浊痰而为病之标也。气直不利上奔于肺则为咳嗽气喘，外溢皮肤则为自汗溱溱，触劳而发，发即痰随气升，气逆痰滞，咯吐不爽，鼾鼾有声，喘促呼吸不利，自汗神疲，饮食改减，不得平卧，每交寅卯之时，咳逆憎剧，皆缘热痰结成窠囊为祟，所以见症如斯也。诊得脉象，两关弦滑，寸数尺短。以脉参症，本虚标实，求痊非易，而且汗病之又进一层矣。慎防喘厥之变，姑拟肃肺清胃、豁痰平喘降逆法，以捣窠囊而刈根株。附方请政。

粉沙参　川贝　淡芩　淡竹沥（姜汁一匙和冲）　炒苏子　冬瓜子　生蛤壳（青黛四分拌打）　天花粉　白杏仁　白茯苓　左牡蛎　浮海石　陈海蜇　荸荠

此清肃肺胃、降逆平喘法，为治窠囊痰结咳嗽之妙剂也。用粉沙参，甘淡微寒之性，以行清肃之令。盖肺主气，肺气清则周身之气翕然从之下行，此味能肃化肺经结热，为治咳嗽之首品。炒苏子降气消痰、开结，肃肺而平喘逆。川贝、杏仁涤热润肺，平胸胁之逆气，定喘止咳，宣气机之阻滞而蠲肺膜隧络之结痰。白茯苓感天地太和之气化，不假根而成性，淡渗理脾兼守脏气，开胸益肾，使胸中痰浊由巨阳吸引而化，合之沙参，有助肺、胃布纳之功，勋因此证为本虚标实之制也。冬瓜子甘平有土金合德之义，能清肺金止咳而治胸中痰热。盖其瓜瓠瓤烂而子存，性独清，为清肺开胃之功独优。牡蛎收浮越之正气，潜阳救逆而固腠理则自汗可敛矣。淡芩性本微寒而苦，为泻肺清脾胃、湿热壮火之殊品。盖脾土为肺金之母，而脾湿为生痰之源，浊痰阻气皆脾胃湿热所为也。此味清胃火、理脾湿以涤热痰，降肺清金而利气机，投于是症，尤为辅佐专味。生蛤壳佐以青黛，咸而微寒，咸能软坚，寒以泄热，为治咳逆上气喘息烦满、涤浓浊之结痰、化熏蒸之热气。淡竹沥甘寒佐姜汁辛温者，寒因热用，热因温引，取此以消胸中结聚之浊痰，有驱寇捣巢，迅不掩耳之巨功也。天花粉气禀甘润，为治烦热咳嗽、脾肺蕴热之使。浮海石咸平，能化老痰结块，以逐寇贼山险之窈踞而消肺膜镠辖之结痰。海蜇荸荠汤，名雪羹，盖海蜇得夏雨和阳之气以生，赖海水咸凝之味而成，随波逐浪，质性清洁，能消窠囊之浊痰而灌去其肺膜之留巢；荸荠甘寒而滑，以化胸中之热结，而清上焦之胶痰。二者得水湿之气而成形质，用此味以治湿热蒸痰结窠之痼疾，岂非针锋相对以刈根株？不致触劳而发喘咳诸苦，如肺胃既得肃清则热痰自化，无湿不生痰，无痰不成窠囊，囊消咳止，气机得降，喘定汗摄，肺肾得布纳之职，则诸恙皆平。所谓驱贼逐寇、绝其根源，除暴安良、折标扶本，自为良治。

论喉痹咽烂红肿结痛身发丹疹痰涎上壅

经云：一阴一阳结，为之喉痹。盖一阴为厥阴，主乎风木，一阳为少阳，主乎相火，其脉上循咽喉。又云：喉主天气，咽主地气，以咽喉系络肺胃。其经为风火阻郁，风为阳邪，袭伤清窍。火袭风威，君相火炽，结痹咽喉。夫君火犹人火，相火犹龙火。且人火之焚木也，其势缓；龙火之焚木也，其势速，速风火相煽，痰壅为肿，肿甚则痹，痹则糜烂。所以见症口渴欲饮、韧痰不易咯吐、大便热结、小便短赤、身热神烦、咽疼喉痛、红肿糜腐、胸闷，遍体红疹粟起，满布颈项。以痧疹为火之苗，而风火郁结于上。肺主一身之气，失其顺降之机，邪热无从宣泄，遂致痰涎上涌，壅结清窍，骎骎乎有燎原莫遏之势。诊得脉息：右大于左，滑数兼见，以大则病进，滑数为风火、痰热兼盛，始起脉见隐伏者，被火邪逼勒所致也。舌绛而红。以脉参症，诚为烂喉丹痧，阳毒重候，匪可藐视，慎防痰升内闭之忧。然宜仿普济消毒饮出入，以清火散风、涤痰解毒为治，冀其转机。附方质诸高明斧政。

元参　炒僵蚕　京贝　板蓝根　射干　马勃　川郁金　白莱菔汁　炒牛蒡　净银花　连翘　鲜橄榄　山豆根　薄荷　锡类散（外吹入）

此清上泄热、散风涤痰解毒法，为治烂喉丹疹之妙剂也。用元参以散浮游之风而清上炎之火。盖咽喉主天地出入之气而为呼吸之要道，此味乃枢机之主宰，管领诸品，司清气行令者也。射干性凉味苦，辛凉以泄热，辛以散结，苦以降逆，此咽喉之患为君相之风火煽动上焰之势莫遏，阻清窍之出入，致肺气不得清宣，红肿而结痛。火盛为毒，毒流而为糜烂，此味能静内逆之相火而散上受之风热，为救燎原而熄焚焰之势。牛蒡至秋而成，得天地清凉之气以生，有辛散热结、消毒宣窍之功，上通清气则喉痹痰涎自消，外宣肌表而丹疹风瘰自达。炒僵蚕味辛微温散结肿以通痹喉，消疹毒而化糜烂，祛风逐痰以宣清窍为治喉风之妙品。马勃辛平，体轻散毒、清肺泄热，为轻可去实之要味。银花解毒、清热。薄荷辛凉发散，为上行之药，上能清利咽喉，外得宣泄瘾疹。京贝宣肺，以消风痰，则痰涎上涌之害自除。郁金除热毒而降火，开郁通痹，通其痹则不结痛矣。连翘清热化毒，治气痹火炎，为上通清窍发散之轻品。板蓝根苦寒以降热熄焚而澄清，为治喉痹、天行、热毒险症之要质。山豆根性苦甘而寒，感冬寒之令以生，有和毒除热之功，故为解咽喉肿毒、清热之上药。莱菔色白，化手太阴外来之风热，而清肺金之气，用汁者，以消经隧痰涎之功为更捷也。橄榄色青，清平厥阴内寄之风火而靖其上腾之焰。复以锡类散吹之此药，专去糜腐以生肌，吐出恶涎而利窍，为外治烂喉痧疹之神方也。如风火得散，丹疹喉痹咽烂适解，热毒既清而肿痛诸症自除矣。若见症火邪阳毒大盛者，则王晋三之犀角、地黄等法。皆可参入此方，不第为烂喉痧痧之妙剂，即时行热痰伤于上焦、天行大头、颊颔耳腮结肿等症，亦可取此变化而酌用焉。

论目瞀神蒙通宵不寐得之惊恐

经谓五脏六腑之精气，皆上注于目，为精明之窍，水之精为志，火之精为神，目者心之使也。神者心之所藏也。惊则心无所依，神无所归。平素操劳过度、情性躁急，加以惊恐、激动，肝阳与心火相为煽惑，五志阳升，心无主张，水火不济，阳不交阴，彻夜不寐，心火挟动，肝阳上僭清窍，则目不交睫。盖惊则气乱，郁火生痰，痰火二者阻蔽肝胆包络之间，清明之气被痰火所蒙，阴阳之气，魂魄之精，营卫之行，从此交乱。所以目瞪神呆、语无伦次、起卧不安、心绪纷纭、神识乍清乍蒙、唇焦舌绛、渴饮、筋脉振惕、大便燥结不解，缘厥气客于脏腑，则卫气独行于阳，不得入于阴。阴虚阳亢，故目不瞑矣。盖肝藏魂，谋虑出焉，心藏神，为神明之府，二者神失守舍，舍空痰聚，致肝阳化风，心火鸱张，所以见症如斯也。诊得脉象，左寸关弦滑而大。以脉参症，恐防癫病、痉厥之变，姑镇肝风、清心火、宣窍涤痰，一则冀其退机。附方请政。

紫丹参　陈胆星　元参　朱茯神　真川连　淡竹沥（鲜石菖根汁一匙和冲）橘红　甘菊　苍龙齿　天竺黄　金石斛　石决明　粉丹皮　珠黄散

此法定神安魂、镇肝清心，为治志意惚乱之要剂也。用丹参、川连、龙齿为君者，盖丹参色紫以治肝经热胜风生，而和血理肝定悸，丹参正以宁心，心宁则神清，肝心为神魂之主而藏血者也，神舍失守，心无主张，血乏荣养则心火、肝风因而上越，以此味为息风清火、安主平惊之妙品；川连降心主宫城、上焦之实火而达蒙蔽之明主，其功岂不巨哉？苍龙禀乎东方之神，

苍为肝脏之本，色以龙性最善于变化，其齿为骨之余，兼固肾阴而敛浮阳，为安神定魂、治惊惕之主宰。佐胆星、竹沥、竺黄为臣者，盖胆星收肝胆之浊痰；竹沥少佐菖根汁者，使通心络以豁有余之痰火，而魂魄之精，营卫之行，从此可交矣；天竺黄出自南海，受天地之精气，结成黄质，且心主南方火位，天竺黄正得南海大竹之精英，故能凉心经，以清壮热，即利窍隧而豁痰迷。元参功在滋肾阴，清浮游之火，得橘红为降逆、利气之使。石斛能敷精于肝阴，淫气归筋膜，及从心而和脉络。茯神而用朱砂拌者，益心气以清神，既济水火，有护心主之外郭，保守宫城之御军，使心火不张也。石决明靖内风而熄妄动之浮阳，聪明耳目以安神志，乃平肝之妙品。菊备四气，饱经露霜，共安内动之虚风而靖君相之浮火。丹皮性禀芬芳，泻血中经隧之伏火，为用阴和阳之清味。复加珠黄散者，有安内清宫节制之功臣也。如肝风得平，心主安靖，脏腑之厥气顿驱，浮阳痰火肃清，精血得养，神归其室。阴阳互交，则惊悸上来之症，乌有不瘳乎？

论肝气犯胃脘痛呕吐酸水

经云：肝为将军之官而主谋虑。又云：肝所生病，胸满、呕逆。脾胃为仓廪之官，主纳水谷之本，其用主降，良由平素谋虑过用，情志不适，郁怒伤肝，肝木横逆。夫肝与胃乃脏腑相对，一胜则一负，肝善升而胃少降，中焦失输化之权，则清阳不升、浊阴上逆，脾不为胃行其津液，胃脘之阳气交阻，窒塞不通，以致胸胁引痛，呕吐，涎沫，饮食碍下。盖肝从木化，其吐酸水，乃曲直作酸，土虚木实，生化之源受伤而水谷之精微日损。此证虚则虚于

胃之阴，实则实于肝之阳。肝气上冲，扰动胃中湿浊，是以呕恶、吐酸，以呕吐出于胃。而主病之由在肝，胃气受侮，使肝气愈横而无制，胃上口为脘，司纳水谷，肝木肆逆于中，遂致呕吐、妨纳、胸腹痞闷、酸水上泛，自觉气从左胁逆上，脘中作痛。所谓痛则不通，明是肝升太过、胃降不及之征。若非亟治，恐肝木鸱张不靖，胃气内戕。即如《金匮》所云：胃气无余，朝食暮吐，变为胃反之候。今诊脉象，左寸关弦涩而急，右关微弦而细。舌苔边紫、中白。以脉参症，证属肝气犯胃，夫复何疑？一切酸敛腻滞之品既碍中州，而过于温燥等味转恐涸其胃液，皆在禁例。拙拟平肝镇逆、和胃通阳，一则是否如斯。附方请政。

代赭石　橘红　白茯苓　炒竹茹　旋覆花　瓜蒌　左金丸　金铃子　法半夏　炒薤白　生姜　金石斛

暑疟与寒疟所因不同见证亦异治法当何区别试详论之

经云：夏暑汗不出者，秋成风疟。又云：夏伤于暑，秋必痎疟。可知夏日不知卫生或贪凉以取快，或冷浴以适体，致阴暑伏于荣分，不得汗解，至秋复感凉风，暑风合邪，则痎疟于是成矣。夫痎者皆也，总疟之称也。疟者，虐也，凌疟之义也，故有暑疟、风疟、寒疟、湿疟、温疟、瘴疟、瘅疟、牝疟、痰疟、食疟、疫疟、鬼疟、虚疟、劳疟及久疟不愈而成疟母。邪舍三阴而为三日疟之区别，治之者须辨其所因而施以对症之药，庶可药到病除，不致妄投贻害也。兹就暑疟、寒疟二症，别其症状而详其治法焉。

暑　疟

因夏感暑邪，藏于荣分，至秋加新凉外束，与卫气并居。夫卫气日行于阳，夜行于阴，一日一夜周于身。故邪因之一日一作也。其症壮热烦渴、不恶寒、渴欲引饮，脉弦而数。宜以连翘、竹叶、山栀、丹皮、西瓜翠衣，清其内伏之暑热。淡豉、葱白，散其在表之凉邪，兼用青蒿以降暑疟，则热除表解，疟自止矣。

寒　疟

寒疟者，由阴寒伏于肌腠，复感风邪而发也。经云：夫寒者阴气也，风者阳气也。先伤于寒而后伤于风，故先寒而后热也。病以时作，名曰寒疟。故症见寒长热短、头痛、微汗或无汗，脉象弦紧有力。宜以古方柴胡桂姜汤加减。盖外邪之袭人也，必先伤太阳之表，寒疟有风在表，更宜用辛散之品。故治寒疟，以柴胡桂姜汤为主也。

疟病多端，古法以宗《金匮》柴胡桂姜汤治寒疟，后贤竹叶石膏汤治暑疟，桂枝、白虎治温疟，银胡清骨饮治劳疟，青蒿鳖煎治虚疟，兼治瘅疟。盖瘅疟古无治法，以饮食消息之，后贤增拟五汁饮为治。牝疟之用牡蛎散，疟母之用鳖甲煎丸。治疟之法，于是备矣。至于瘴疟，用达原饮、藿香正气散。食疟之用保和丸、半贝丸等方，皆有效也。盖六气为病，皆有类疟之变，学者宜细心体察，活法在人，治疟之法，思过半矣。

暑湿热痢伤于何经应何见症将何法施治试详论之

暑湿乃天地夏秋司令之常气，人受其浸淫之气，抑或起居不慎，饮食失节，感触其邪，害人脏腑而致热痢之症。盖痢证多端，约举之而风寒湿热皆能致痢，分其病名，各有噤口、休息、五色之别。风痢者，似肠风下血而有痛坠，即经所谓春伤于风，夏生飧泄，肠澼是也。寒痢者，下稀水而清腥，腹中痛甚。热痢者，如鱼脑而稠黏，窘迫而痛。湿痢者，色如豆汁，胸闷腹疼。噤口痢者，下痢不食，或呕不能食也。伤食成痢者，糟粕脓血杂下也。休息痢者，下痢不休也。五色痢者，五色脓血相溷而下也。此皆发于秋，非伏气为病也。至于暑湿热痢证，即通常时见之痢也。因夏伤暑湿之邪，复恣食生冷瓜果、沉寒诸物，阻其腹中之阳气，于是腹中滞痛，里急后重，或赤或白，黏腻不爽。所伤在肠胃者，治法宜以消暑化湿为妥，苟夏令不发，至秋而痢，则暑伏既久，所受之湿亦化为热。宜以白头翁汤为主，治更佐化热清暑之品，如黄芩、竹茹、青蒿、丹皮、扁豆花之类，治之为当。要之疟因贪凉取快，不避风寒所致；痢由不节饮食，多饮生冷而成。苟夏日能慎此二者，则疟痢自无由生耳。

寒湿泄泻伤于何经以
何药施治试详论之

经曰：湿多者成泄。则泻之属湿也明矣。然所兼有风热、寒湿之异，故症有飧泄、溏泄、惊泄、滑泄之别，又有濡泄者，脾湿自甚，即经所谓湿胜则濡泻也。飧泄之症，完谷不化，脉弦肠鸣。乃因春伤于风所致。溏泄之症，脉数溺赤，痛一阵，泻一阵也。濡泻之症，身重肠鸣，所下多水，脉缓而腹不痛也。滑泄之证，洞下不禁，脉微气脱，湿兼虚也。至于惊泄之证，缘因感受寒气，内袭于脾，脾胃受寒则阳

虚，阳虚则不司运化，清阳之气不主上升而下陷，遂致便泻，如鸭惊之粪，澄澈清冷、腹中绵痛，脉现迟象。治宜温中化湿，如生米仁、广藿梗、制川朴、赤茯苓、广皮、半夏曲、泽泻、官桂、炮姜、广木香、苍术、车前子之类，以燥湿祛寒、兼升阳止痛、利便止泄以治之，则诸症自除矣。

泄泻之证，所因虽殊，而寒湿为病泄泻者，总宜温中化湿，胃苓汤、藿香正气散、六和汤是其治也。有积加消导，有滞加运化。随证施治，无不效耳。

肝火冲肺当见何证何脉
将何药施治试详述之

夫肝脏内寄有余之相火，肾常缺不足之真阴。盖为乙木位居东方，应春日而为火之母也。苟七情不节，郁恐伤肝则肝火上冲，肺金受戕，清肃不行，一身之气，失其顺降之机，而咳嗽咯血之证成矣。盖肺为五脏之华盖，又为娇脏，畏热畏寒，今为火扰，焉得不病？曰火能克金，为肺所畏，是以肝火冲肺，或病咳嗽，或病失血，诸恙蜂起矣。

咳　嗽

夫咳嗽之证，亦多端矣。有因于外邪者，有因于内伤者，有因于内外合邪者。内邪肝火冲肺，肺金被烁，以致咳嗽不安者，宜清肺平肝以为治。如沙参、苏子、燕根、川贝、杏仁、橘白、冬瓜子、枇杷叶、旋覆花、冬桑叶、甘菊、蛤壳之类，如嗽甚伤，络痰中夹红或火升鼻衄者，佐以茅根、藕节、竹茹等味。如声哑不扬者，益以凤凰衣、马兜铃之品。凡有兼证，以平木清金为主，而随证加减可也。脉象必见弦浮，盖弦为肝强之征，浮乃肺病之

脉耳。

咯 血

夫血藏于肝，生于心，统于脾，宣布于肺，根于肾，以灌溉一身者也。今为木火所冲，肺络伤而血外溢矣。治宜以丹参、小蓟炭、茜根炭、旱莲草、川贝、蛤壳、茅根、藕节、生地、竹茹之类，以清肺、平肝、理络为妥，又宜禁食辛辣、炙煿、烟酒诸物，而节怒尤为首要。盖怒则动肝，为木旺之人所切忌也。至脉象必弦而芤，以弦为肝旺之脉，芤乃失血之征耳。

湿霍乱病起何因当见何症何脉将何法施治试详论之

《内经》云：阴阳易位曰霍，升降失常曰乱。《伤寒论》云：呕吐而利，名曰霍乱者，夏令湿盛，人感其气，蕴蓄中焦，复吸暑秽，或停饮食遂致浊逆于上，清陷于下，阴阳混淆，挥霍撩乱，病状之凶，受证之速，无以过之。

其见证必上吐下泻、腹痛胸闷、肢冷、口渴或不渴，脉或伏或深，缓甚则转筋入腹，而为危殆之候。

治法总宜激浊扬清，和中化湿，如米仁、厚朴、苍术、茯苓、藿香、半夏、山栀、晚蚕沙、左金丸、车前子、大豆卷、宣木瓜之类，治之为宜。盖霍乱原系清浊不分，湿气为病之候，故宜是方主之。

至上不得吐、下不得泻之干霍乱，有郭氏之外治法，在兹不具论焉。

治热呃验案

应下（初诊）肝气犯胃，胃气失降，纳食呕呃，呃逆频频，脉象浮滑而大，治拟清胃平肝。

南沙参　广皮　黑山栀　淡竹叶　法半夏　冬瓜子　生石膏　柿蒂　刀豆子　枇杷叶　方通草　川贝　白杏仁

应下（二诊）《内经》云：诸气膹郁，皆属于肺。诸逆冲上，皆属于火。火盛刑金，清肃不行，遂致呃逆频频，前拟进竹叶石膏法，诸恙皆平。惟痰热内蕴、气络不宣、胸次窒闷，脉象虚滑，治拟清肃上中。

南沙参　金石斛　橘白　枇杷叶　笕麦冬　川贝　冬瓜子　方通草　淡竹叶　法半夏　黑山栀　刀豆子　柿蒂

《医学体用》卷下终

订正素问脉位图　（录《金鉴》）

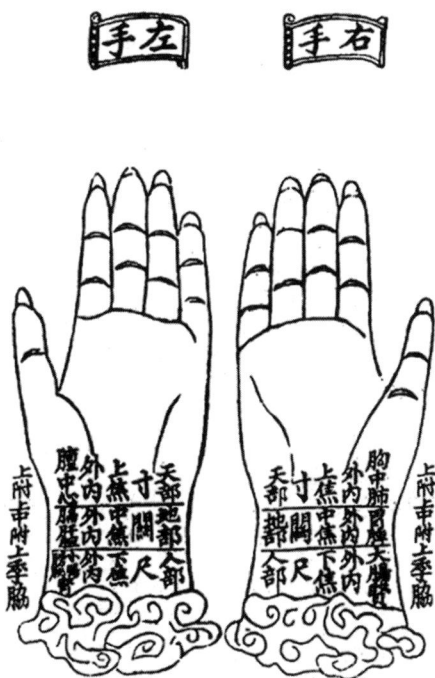

手左　　手右

(手部脉位图，标注寸、关、尺及天部、地部、人部，上焦、中焦、下焦，外内分部等脉位)

左手：天部地部合部　寸　上焦中焦　外内外内分　關　尺　下焦　膻中心肺胃膈肝肾　上附上附上季胁

右手：胸中肺胃膈天膻中　天部地部人部　寸　上焦中焦　外内外内分　關　尺　下焦　上附上附上季胁

订正《素问》脉要精微论一则备考（录《金鉴》）

尺内两傍则季胁也，尺外以候肾，尺里以候腹，上附上左外以候肝，内以候膈，右外以候胃，内以候脾，上附上右外以候肺，内以候胸，中左外以候心，内以候膻中，前以候前，后以候后，上竟上者，胸喉中事也，下竟下者，少腹、腰股、膝胫足中事也。

内外二字，前人有以足尺部一脉，前半部脉后半部脉为训者，有以内侧曰内，外侧曰外为训者，皆非也。盖脉之形浑然纯一，并不两条，亦不两截，若以前半部、后半部为是，则视脉为两截矣。若以尺内侧、尺外侧为是，则视脉为两条矣。故知二说皆非也。熟玩通章经文自知，其为传写之误，岂有独于脾胃则曰右外以候胃，内以候脾者耶？盖外以候腑，内以候脏。《内经》脉书，确然可考。故当以"外以候胃，内以候脾"之句为正。其尺外之外字当是里字，尺里之里字当是外字，中附上左右之内外字、上附上左右之内外字，当受改之。故不循旧图所列，以符外候腑、内候脏之义也。前以候前，谓关之前寸也；后以候后，谓关之后尺也。上竟上者，谓上尽画除也，下竟下者，谓下尽尺泽也。

疝癥积聚编

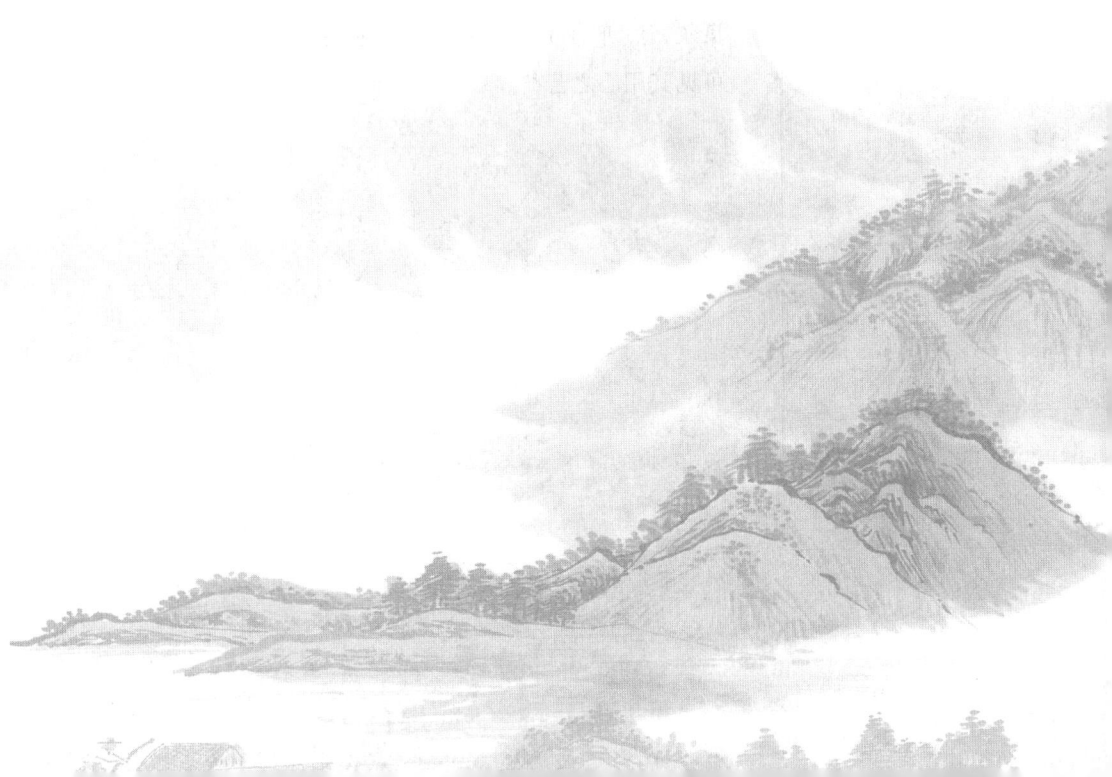

内容提要

　　《疝癥积聚编》一卷，张州海西大桥著。内分疝作诸证说、诊疝法、诸疝、诸积、治验、寒疝诸方、积众治方论、药说八节，为疝证之专著。而末节辟下剂，治积聚之非，尤有心得。海氏少时肄业于京师驹御医，生平治验，奚啻千万，尤精疝症，爰著此书，以诏来学。其自序云：《外台》之石疝、盘疝等症，即今之腹痛，照法治之良效，然亦有不除根者，乃自制专方治之得愈，可见其用心之苦矣。

序

　　夫世有病腹痛者，诸药无验，遂为痼疾连绵，常苦不知其由也。予尝用心考究之《外台》有石疝、盘疝等说，《要略》有寒疝之论，就阅之今之腹痛，多其症也。余因此治之而得效甚多矣，实似得其术，然犹未为得也，何则？痛愈后经百日或越一年有复发者，然则不可谓绝根竭源之法也。彼积聚之症，病根难断，世医或欲以下剂断之，非其治也。今余论疝亦类之，虽非可果断者，然若果不治则何一治乎？能一治则不可无治，是未得其真故尔。然欲一治之，亦不可得其法则难治，假令再发，复以其法，则足凌痛楚矣。有用古方不治者，余新制方，施之屡得效矣，徭此终身不发者不鲜也。今编集其论其方得奇效者以为一卷，至使其病果不再发之治者，俟后之良工耳。

安永七戊戌春三月张州海西大桥尚因著

凡　例

　　诸书谓疝者多矣，然其深痼者，或似他症疝之真者，古人言不尽意，故初论之。其论与古言照则诸疝可见吾言可信也，故录古人所谓疝之诸症，又七疝之名，彼是不同有同名而异状者，有名状俱异者，以此见之，则疝不止七，各以其所见命名者乎，故录诸症以令知疝之万殊耳。

　　谓积、谓癥、谓疝，不知其形则易混同，而误治则无效，故委举诸形尔。

　　诸方者，余用之而得效之方而多古人之方也，其古人方而难治者，余别制方以疗之，其方则称家方，以附录焉。

　　全类他病而吾为之疝者，记其治验以证焉。

　　世医有以下剂治积者，吾为之撰论以辨惑，故不记方。知其法，则于众书中自可采用也，惟于疝之方，试之奇者，特录此耳。

目　录

疝癥积聚编

张州海西大桥尚因著

绍兴裘庆元吉生氏校刊

疝作诸症说

大凡治病，先当正其名，不正其名者，犹缘木而求鱼也。病欲治之者，先当论其因，正其名，盖有积聚癥瘕腹痛诸症，历数年不愈者，吾能见之，疝病十居八九，然人不知而治之，何得愈矣？盖不正其名，不论其因故也。疝之诸症，虽古人所言许多，然心腹痞硬如盘，或如袋盛瓜；或痛或不痛，经数年而不愈者；心下痞硬而呕吐清水，或年年吐食似反胃者；或小腹微疼，泻利不止，其病绵连者；小便淋沥，阴茎痛而出脓血者；腰脚麻痹，或脚弱走痛难久立者；腹中不和，懒言语动作，身体羸瘦，不欲饮食，五心烦热似虚劳者；或腹中卒如臌胀昏倒，四肢逆冷欲死者；或恶寒发热，舌上有白苔，不入谷食，四肢拘挛者；午后发热，蒸蒸汗如流，上逆目眩者；或游走胸背；或暴呕吐；或卒恶寒战栗咬牙，顷刻而止者；或痛甚而为角弓反张者；或腰足痿不动者。此等诸症，皆疝之所为，而古人所不言也。至如此者，世医不知何病，猥与药，或中脘久痛则曰脾胃虚，胸膈痛则曰痰，腰卒痛则曰风湿相搏，虽偶知之，药非其药，以此疾愈盛，连年不愈，遂为不治，而服饵都废，束手俟死者甚多矣。夫疝者，阴病而发动者也，其主则肝肾也。其患先起于肝而入肾，遂成二脏病。其主二脏，而先谓肝者何也？肝易动难静，婴儿无心亦动者，惟肝而已矣。故肝者，寒湿易侵易客也，而非无依热者，虽然其热非温柔之阳气，故寒又易客也。虽元属热极则为寒是其常也，伤寒硝黄之症亦有久而用姜附者，诸积久而为疝，则其寒不可全无也。其诸积变为疝何也？肝急速而能动矣，故走而接之，遂为已病，肾、膀胱、小肠为之所迫。自病则盘肠气等症起焉。肝以他之病者，譬如侠客之救他之斗以他之敌为已之敌也。疝之为诸症，肝惟动，故所蓄之寒冷结气横行腹中，冲上至心下则痞硬呕吐，下降至小腹则疼痛泄痢矣。塞气则如痨瘵，塞膀胱则为淋沥。肝主筋，故挛急，或筋缩屈伸不便。又其肝肾二脉病则为麻木痿弱等症，外以经脉谓则起于足大指，交出大阴后，循股入阴中，抵小腹，属肝，络胆，上贯膈，布胁肋，连目系，上出额，与督脉会于巅，是肝之所循也。肾又起于小指之下，循内踝之后，别入跟中，出腘内廉，上股内，贯脊，属肾，络膀胱。其直者，从肾上贯肝，上膈入肺中，循喉咙。如此其经从足至头，则其元虽在腰腹而脚腨项背之病争起可知也。疝之所成，惟寒而已也，故非乌附以败癥散寒，栀子以行结气则难治矣。世人偏用木香、槟榔、乌药、香附、青皮、枳壳等，不问寒热新久，一例施之，彼槟乌之辈，何足败癥散寒？是以累年不愈者，盲惑众盲故也。医者岂可不选哉！汉高得三杰而兴矣，蜀主得孔明而安矣，凡患疝者，得以乌附治者，应自安矣。唯有麻木挛急五心烦热等证，则他病而何谓之疝？果见有疝之诸疝所为而后可以疝治之，故以诊疝之法别书之。

诊疝法

诸积各有部位，惟于其疝也，虽无有定位，然多皆绕脐动气，肠间奔鸣，惟似蛙鸣者也。或自岐骨至横骨如建竿，或自胸下至小腹大筋一条相贯者，或脐傍一块奔突钩痛者，或其元在脐而胸胁苦满心下痞硬者，或睾丸连小腹急痛者，或结聚脐腹则腰痛上冲胸胁则彻背痛，或腹痛则脚挛急及转筋，此等诸状，非有常者，朝见此症，夕见彼症者也，是此诸症皆疝之候也。虽无显然其形而必有动者，有鸣者，皆此疝也。其元如此而虽有似痿痹及反胃者为疝无疑，药饵如法，可自愈也。虽似他病皆疝之所为也，以此诊察则是非明也矣。

诸 疝

水疝，囊肿如水晶，或囊痒而流黄水，阴汗自出，小腹按之作水声。

筋疝，阴茎肿胀，或挺长不收，或痛痒。

狐疝，状如仰瓦，卧则入小腹，如狐书出穴而溺，夜入穴而不溺。

尸疝，心腹厥逆不得气息，痛达背膂。

石疝，心下坚痛，不可手近。

寒疝，脐下坚痛，得寒冷食辄剧，或绕脐痛，若发则自汗，手足厥冷，或腹中

痛及胁痛里急，或身痛手足不仁。

盘疝，胁下坚痛，大如手，时出见若不见。

脉疝，小腹胀满，引膀胱急痛。

气疝，上连肾俞，下及阴囊，或难于前后溲而溺，赤病见寒气则遗溺使人腹胀。

牝疝，在脐下，上连肺。

血疝，脐下结痛，女人月事不时，或如黄瓜在小腹两傍矣。予按：李挺曰：如黄瓜在小腹两傍，俗曰便毒，疮家之一病而与疝不同。便毒不日而脓溃，或又其部位不限腿胯小腹间，其症虽不速脓溃，然非无脓溃者，虽非无其溃与便毒之溃不同，治方又不同。便毒之未脓溃者，与下剂则辄愈，至血疝之症者难以下剂治，与疝之以诸剂自愈者甚易辨，何混而谓之乎？然其书之意令人易知耳。为易知则可也，谓俗曰便毒者，而实非便毒，则岂如斯书之说乎？如斯书之说，则雅名血疝，而俗名便毒也。便毒与血疝二病，元不同，李子之言不分明矣。

盘肠气，肠中奔气作声成痛。

膀胱气，小腹阴囊手按作声而痛。

小肠气，小腹脐傍一硬块升上钩痛。

肾气，小腹下注上奔心腹急痛。

肠癫，外肾偏坠肿痒或痛。

印癫，玉茎肿硬引脐绞痛，甚则阴缩肢冷，囊上生疮。

气癫，素有湿热，因怒激起相火昏眩，手搐如狂。

水癫，外肾肿大如斗如升，或不痛不痒。

木肾，睾丸肿痛，或坚硬顽痹不痛。

偏坠，阴子偏大偏小也。

癫疝，在妇人则为阴户突出。

诸 积

肝积，名曰肥气。在左胁下如覆杯，有头足。

心积，名曰伏梁。起脐上大如臂，上至心下。

脾积，名曰痞气。在胃脘，覆大如盘。

肺之积，名曰息贲。在右胁下，覆大如杯。

肾之积，名曰奔豚。发于小腹，上至心下，若豚状，或上或下，无时矣。予按：八门曰：有积聚成块不能移动者曰癥，言坚硬顽固也。或上或下，或右或左者曰瘕，然则积之甚者谓瘕，其移动者，谓瘕，与积聚无异，如鳖癥鳖瘕，以其形名者也，岂依吃鳖邪。如米瘕，岂因吃米哉！凡有积聚癥瘕者，其脏腑必不平，故偏好一物耳。世病积者，有好吃果实，有好吃蔬菜，以米癥等说名之则可，称果实癥、蔬菜癥是不因吃米可知也。如应声癥腹中虽为人语，然吾未见之。古人谓之则虽非决无，然不知其真，故不论。此又诸癥瘕与积同类，故不论列。

治 验

丁未之春，予右足大指痛，物触之痛甚，强踏亦难忍，择方服之无验，以药贴之，以药汤熏洗之，犹无寸效矣。自谓缓风湿痹等症将发乎，然用治风痹方无验，则非其病可知也。一日疝上充塞心下疼痛剧矣，即服桂枝加附子汤三帖，而腹痛止指痛亦去矣。后历数月复发，治之如初，而指痛忽止，于是痊愈，始知疝之患，亦及四末，盖以疝方治其病，故记载以为后助矣。

一妇人吐食甚众，医皆以为翻胃，身体羸瘦，起居转难，十有五年，犹未治，诸医俱束手。予诊脉以为寒疝，根在脐腹，大如覆杯，此痛令人吐者也，是众医所过也，与家制半夏汤五帖便止。止而又下痢，盖寒邪逐水饮上奔则吐也，下行则下利，今也实下行矣，宜先治泻，因与家制苓术羌附汤泻果止矣。而后以古栀附汤攻病源，不过五七剂而痊愈病。妇曰：百年之患为君失矣。傍人又曰：起虢之妙也。

同袍牧子圭过予曰：吾母病心腹痞满疼痛，不饮食，日吐水数升，骨立倦怠也。他医为留饮治之，无验。其年七十余一，以喜其寿一以惧此病。吾子愿治之，予往诊其脉，告曰：寒疝也。病得之寒矣。病母曰：君之言是也，吾一日严冬冒风忽为恶寒，无几此病发。予曰：一朝之邪，何至此乎？是元有疝，外感之邪相促，以使然也。即为之作茯苓汤饮之药，入腹吐即定，又与桂枝加附子汤平其疝，而病方已。子圭又来曰：曩阿母疾病矣，药治无验焉，仆不胜其忧，足下为吾惠药以起其废深苛，大德何日忘之。

一男子有患天行病者，恶寒发热，头痛烦躁谵语，予治之而病颇愈，虽然犹未了了，腹或微疼，饮食不进，间又发热头痛，余邪似来尽，然无有邪脉，将是劳复乎？用其方无验，用诸调理之剂无有寸效。再诊之心下，有所结聚，按之暗然，有冷气时鸣动矣，是果寒疝也。呜呼！过矣，诸所为非其治，参芪虽尊，非其症，何得其效！遂转方治其疝，五七帖而颇安，继与之，诸症豁然，其方则桂枝加附子汤也。

森村生晚秋患痢疾，甚而口燥溺涩下痢，昼夜二百余行，里急后重，腹硬满疼痛，不欲饮食，予以承气汤等下之，病渐已。虽然，惟精神未复，饮食未进，起居劳倦矣，自以为其脉代也，疲甚矣，恐关性命邪。傍人又曰：攻击之弊，遂成之邪。即迎予令诊脉，予曰：经曰，脉去来时一止无常数名曰结，无常数与脏腑亏损之代不同。是结脉也，结是积也。应有积，便诊腹，则果有矣，按之为蛙鸣，是疝也，与补肾汤，病已，脉又平也。

一男子，严冬之日，卒恶寒战栗，手足逆冷，近火恶寒不止，半日渐退，而心腹胀满疼痛，腰脚挛急，下利不食，舌上白黄苔，众医皆以为卒中寒。予诊脉曰：寒疝也。补肾汤加附子与一剂，病颇缓，继与之，诸症豁然。此病岂卒中寒为之，旧冷相积以使然也。所以知其病者，其脉紧而结紧寒也。结，积也。腹鸣，似蛙鸣是余所以为疝也。

一老翁，手臂疼痛，自以为痰。予诊脉曰：疝也。他日心腹痞硬，或腹中应拘急。翁曰：然。予曰：臂与腹其本同矣。与桂枝加附子，汤病已。

一男子患腰痛三十日，不能起，药饵针灸皆无验。一日迎予请治，诊其脉滑而急，予曰：是积之脉也，非有积邪病者。曰：无有矣。予曰：如疝痛则虽其形不显，然或引睾丸，或脐边有动气，或为腹中雷鸣耳病者。曰：然虽无引睾丸等症，时雷鸣，或以积在腰下。予曰：果疝也。疝伏而不显，反著腰以令痛，与补肾汤，其病寻已。

予曩客蓬北有人过予之旅馆曰：吾久患下利，众医皆经为脾胃虚治之，数年而无愈，愿吾治之。予诊脉曰：脉无虚候，岂为脾胃虚乎？若果虚，则数年之病形体何不衰乎？其人小腹有块雷鸣。予曰：是寒疝也，吾能可治之。即制剂与之果验，其方家制苓术羌附汤是也。

有人患心痛三年，百药无有验，予诊之曰：石疝也。痛甚故痛及心也。痛者，殆虚不可攻击，以建中汤养中焦加附子以和疝，继与苍术汤和心下，不过十帖全已。

一妇人病，众医为臌胀，治之无效，予诊其脉曰：疝之湿证也。先与三白汤，下如豆汁者数升，胀颇愈。继与桂枝加附子汤，痊愈。所以知其病者，臌胀则无消长，今病缓则消焉，盛则胀焉，时腹鸣响是所以为疝也。

松山生者患淋疾十余年焉，一日大发，茎中疼痛，小便脓血，小腹有块，牵引胁下，予诊之曰：盘肠气也。便血虽似血淋有块痛者，难为血淋，设使为血淋，亦当利肠气，即作四味茴香散与之，卒痛止血淋痊愈。

一男子，腹中绕脐有块，为鸣动，一日卒得腰脚痿弱不能动，予诊其脉曰：寒疝也。此病寒邪客肝肾二脏，令然其经，亦为寒邪所关，故为此证耳。非乌头以治疝，附子以行经不可治。即与乌头煎一剂，瞑眩甚矣，病夫曰：药增苦楚不堪服。予曰：是将愈之候也。药不瞑眩，其病不瘳是也。曲喻之，强服之，病略愈，再与栀附汤加味豁然。

一妇人有病，接予诊其脉，疝症也。与大黄附子细辛汤下其寒，再与桂枝加附子汤病已。予未往诊时以五心烦热，心气不乐，羸瘦倦怠，众医为虚劳，予独以为疝瘕何者，心下显然有块，按之有冷气而为鸣动也。劳症之邪在脾者，或虽似之，然劳之痞块，何有鸣动冷气乎？疝亦从七情起，则心热不乐，亦疝之候也。此人果劳，则治劳之剂何不效乎？吾以为疝不亦宜乎。

一老翁，小腹痛，腹鸣血痢，日数十行，自以为痢，尤甚者也。予诊之曰：疝也。夫疝病属肝，肝藏血，正邪相搏，伤其血，故下血也。邪伤血而利则可与血利同治，虽然是病元自疝来，不治其本不可也，即与补肾汤病愈。

一妇人，患心痛五年，诸药针灸无有效，予诊脉曰：心下痞硬，正是积也。然非五积，部位虽殆如盘疝，然其位高，则难为盘疝，极知疝客心脾，邪正相争奔腾，故上冲心下而痛也，先与桂枝加附子汤和其疝，疝和而后以手法拈散，余邪心脾痛全已。

一男子，常苦疝证，一日大发腹硬满疼痛，予诊之其脉沉紧而伏，傍人皆为死证，予曰：积聚癥瘕之病，不致卒死，何足恐哉！即与神保丸，十五丸药下咽，病卒已。

寒疝主方

桂枝加附子汤

治寒疝心腹疼痛手足逆冷身体拘急方。

桂枝　芍药　附子各六分　甘草　大枣
生姜各三分

水煎服。

补肾汤（家方）

治寒疝，肝腹疼痛，泄泻胸满，痞塞，或虚火上攻舌苔不食方。

附子　人参　白术　茯苓　黄芪　木瓜各五分　羌活　干姜　沉香各二分　紫苏
川芎　甘草各二分

上水煎服。

苓术羌附汤（家方）

治寒疝，小腹疼痛，泄泻不止，甚则交血利者方。

茯苓　白术　羌活　附子　甘草
大枣

上水煎。

甘草干姜汤（家方）

治诸疝泄利者方。

甘草　干姜各五分　蜀椒　附子各三分

上水煎。

茯苓汤（家方）

治诸疝呕吐不止，饮食不纳方。

茯苓五分　陈皮　附子　白术各二分
半夏　吴茱萸各一分

水煎，临服入姜汁一匙，温服。

生姜半夏汤（家方）

治同前方。

生姜六分　半夏　吴茱萸　附子各三分

上水煎。

姜椒汤（《外台》方）

治胸中疝积，呕吐饮食不纳方。

半夏　茯苓各三分　桔梗　陈皮各二分
桂枝　附子　蜀椒　甘草各一分

上水煎，临服入姜汁一匙，温服。

乌椒汤

治心胃时痛时止，经年月不止。

乌头　蜀椒各六分　干姜　桂枝各四分
大枣一枚

上水煎服。

半夏干姜汤

治心胃痛不可忍方。

干姜　桂枝　半夏　苍术　生姜各等份

上水煎服。

苍术汤

治诸疝心痛，时痛时止，久不已。

苍术八分　藁本五分

上水煎温服。

十味苍柏散

治诸疝肚腹疼痛方。

苍术　黄柏　香附各七分　青皮　玄胡　益知　桃仁各五分　茴香　附子　甘草各三分

上水煎温服。

古栀附汤

治寒疝入心腹卒痛，及小肠膀胱气疝刺，脾肾气攻挛急，极痛难忍，腹中冷，重如石，自汗不止等方。

栀子　附子等份

上水一盏，酒半盏，盐一撮，入煎服，即方也。

乌头（《千金》方）

治诸疝腹痛方。

干姜八分　桂枝六分　芍药四分　乌头　甘草　大枣各二分

上水煎温服。

蜀椒汤（《外台》方）

治寒疝心腹如刺，绕脐腹中尽痛者方。

蜀椒　干姜　附子　半夏　甘草　粳米　大枣

水煎服。

茯苓桂甘汤（伤寒方）

治疝作奔豚方。

茯苓八分　桂枝　甘草各四分　生姜少许

水煎服。

四味茴香散

治疝作淋沥，囊茎抽痛方。

乌药　良姜　青皮　茴香等份

上为细末，温酒调服。

三白汤（家方）

治疝作腹胀满方。

白丑三分　桑白皮　白术　木通　陈皮　茯苓各五分　大枣一枚

上水煎，临服入姜汁一匙，温服。

厚朴七物汤（《要略》方）

治疝腹痛甚而为胀满者。

厚朴八分　甘草四分　大黄三分　大枣　枳实　桂枝　生姜各二分

上水煎服。

大黄附子汤（《要略》方）

治疝腹胀满痛甚欲绝者，以此方不为下利者不治。

大黄　附子各六分　细辛四分

上水煎温服。

心疝汤

治绕脐痛，上支胁，心下大痛方。

芍药　蜀椒　桔梗　细辛　桂枝　干姜各六分　附子二分

上蜜少入水煎，温服。

良姜汤（家方）

治诸疝心腹绞痛如刺，两胁支满，烦闷不可忍方。

良姜五分　当归　桂枝各三分　厚朴　附子各二分

上水煎温服。

姜桂汤（家方）

治寒疝心胃痛不可忍方。

干姜　桂枝　苍术　半夏　附子　生姜各等份

上水煎温服。

饥疝汤

治饥则心胃痛，得食则痛止者方。

龙胆　附子　黄连各等份

上水煎温服。

奔狲汤

治寒疝，手足厥冷，上气腹满绞痛欲绝方。

生姜九分　半夏　桂枝　吴茱萸　人参
甘草各二分

上水煎温服。

硫荔丸

治寒疝上冲塞心，脏痛甚，手足厥冷
欲死者方。

荔枝核　陈皮　硫黄各等份

上为细末，以饭为丸，梧子大，每十
四丸，温酒送下。

手拈散

治疝塞心下痛甚方。

玄胡　没药　甘草　五灵脂各等份

为细末，每服三钱，温酒送下。

当归茴香散（家方）

治寒疝小腹痛方。

当归　茴香　附子　良姜各等份

上水煎温服。

神保丸

治诸积气痛，项背注痛，宣通脏腑
之方。

全蝎七个　巴霜十个　木香　胡椒各五分

上为末，蒸饼丸，麻子大，朱砂为衣，
每五七丸用。

乌头煎方

治暴疝闭塞诸方不应者。

乌头二钱

水一盏、蜜半盏，煎一盏取用。

抵当乌头桂枝汤

治暴疝腹痛逆冷，手足不仁，若身痛
灸刺，诸药不能治方。

方要略见寒疝下。

积众治方论

人有五积六聚，有疝、有癥、有瘕，
同腹中有形之病而异名者甚多矣，是何因
而得之？积聚者，宿食痰瘀血以成块者也。
癥瘕者，脏腑虚弱，饮食不消化而结聚也。
疝者，湿热凝滞于肝经令然也。是皆古人
之论，而非无是理，然痰瘀血宿食则利下，
可以治已，利下而不愈，则似难为痰瘀食。
予按：是皆一气凝滞结聚而令然也。故
《难经》曰：气之所聚名曰聚，气之所积，
名曰积，是之谓也。故气之所不平者，则
邪之所以相集也。虽言相集，然积聚之地，
其邪相依托而已，非其物成病，故气不和
则虽攻，其块不消，见其不消者，为痰瘀
食。治则至害人命，故恬淡虚无，而理心
者无有此患焉。故饮酒人有积者少矣，其
气不凝滞故也。是以虚女不出闺门者而患
积聚，则百药不治，嫁则自消和矣，其气
舒故也。是其相集者标，而其气为本可知
也。不治本而治标，非真治也。故节思虑，
养性情者，何积之有？然顽愚妇女辈，何
以行之，故酒以忘忧，或假丝竹以荡之。
如此而不愈者，药不可不以治之，欲治之
者，以术、苓、半夏、厚朴、生姜、枳壳、
橘皮、木香、槟榔等药，下气行气，解胸
腹痞塞郁气结聚。或有热者，和解之；甚
者，小通利之；痰食托之为害，则消化之
剂并治之自愈也。又疝之症有久而吐泻者，
惟此证与诸积不同，客寒内沉，故邪正争
而使吐下也。其吐水者以术、苓、生姜；
吐食者，以附、吴、半夏；下利者，以羌、
附、术、苓；腹痛者，桂、甘、芍、附。
或寒客之深者，以温下之，药少下之，则
病虽深痼无不治矣。五积之症，猥以竣下
之剂，则反至生他变，世医往往有用下剂
者，真救缢而引其足也，可不戒哉！惟女
人血块，虽可攻之，然有气和自消者，则
不攻亦可也。诸积虽行气之剂可以治，一

忧一虑，复正发如初也。故欲断病本先断思虑可也，使之能节思虑者，非医之所能，其不能节者，无如之何。

药 说

病有寒热，药有温冷。非寒病多而热病少，又非热病多而寒病少，故周而不比，不可不节温冷，然而，温冷之药以何为主，是各有其功，优劣难分。然非无优者，参、附、姜、桂、硝、黄、芩、连是优者也。以此物为胜何也？百病不能离寒热之二焉，寒热二病不能离此药，此余虽有温冷之药，以此诸药为最也，故特为尊之而已。为治者，宜分此二品，然此证亦有难分者，表热里寒潮热之症，反宜温药也；里热表寒，四肢厥冷之症，反宜寒药也；内伤夹外邪壮热者，有宜温药者，非徒是也；似寒不寒，似热不热者，屡有之，一药违则大害生，是此八物甚难用矣。其余诸药虽间有违失，非忽告变者，只此八味之药最难使焉。若可与姜、附者，反以硝、黄，则其害不少也。以一匕之药害人之性命，为医者不可不慎。然恐其猛者，而徒用其劣者，则无有验，然古今医人治方有各不周者，或有偏寒者，或有偏热者，如斯则一寒一热不得无过，故分八物之性，寒温不偏，而能治之，可谓良工，君子医其偏者，为下工小人医。凡行医者，无为小人之医。每临百病以八品之药为主，加之以温凉之良药，五六品出入，能用之则其病无不愈，而自达治虢之妙境耳。

《疝瘕积聚编》终

跋

　　海西桥氏为世良医，以其居边徼人不之知也。已少时入京，受业于驹御医。既还，病者麇至，今年七秩其间，所治药者，不知几千万也。最用心于疝瘕一症，奏效最捷，其法其方，世医所不企及也。余曾闻诸门人玄节尔桥生，一日来谒于余，曰：仆生来用工夫于疝瘕一症，似粗有所得者，可谓愚者一得也，唯恐其法其方芜没于后世而无有识者也，因著《疝癥积聚编》一卷，方将梓之，以传播人间，愿先生赐一言以嚆矢之。余取读之，文字虽固陋而似有所见者也。因语之曰：余观近世方书，犹歉岁之玉，虽美于目，无益于饥也，如吾子斯书，犹丰年之谷，虽为人所贱，而不可一日无之耳，果使其方有益于世邪，何问文字之工拙哉！吾子欲梓之，余何惜一言，遂题其后还之。

安永七年龙集戊戌夏五月张藩医官滕惟寅撰

医易一理

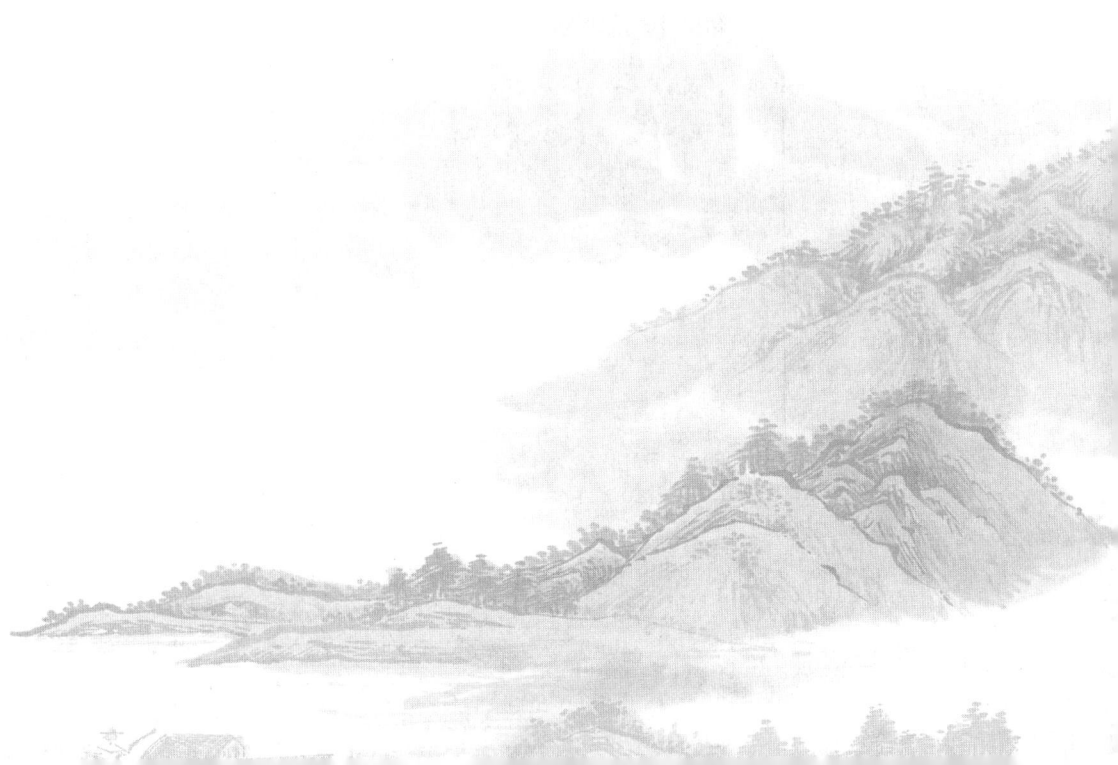

内容提要

　　欧西医学恐基于科学之上，中土医学恐基于哲学之上，而哲学实以易为鼻祖。本书系江夏邵葆丞先贤著作，周毅人社友惠寄，以易理解释医理，故曰医易一理。内容于五脏六腑气血阴阳多所论述，而太极两仪四象八卦配五脏周身图说，太极两仪四象八卦督任呼吸天根月窟人身图说，二篇尤为推阐尽致，学者能于此究心，复参考西籍则于气化形迹两得之矣。

叙 一

伏羲画卦而不言医，医即在卦中也。神农知医而不衍卦，卦即在医中也。羲、农一心也，故医、易一理也。后世离而二之，非也。是以文王知其一也，故于复象言出入无疾；周公知其一也，故于损爻言损其疾；孔子知其一也，故于无妄小象传言无妄之药不可试。迨至关闽濂洛诸大儒皆邃于易，虽不言医而保身养心之道，靡不暗与医合。康节先生说：易至千万言，且旁及草木飞走之性情，亦得神农尝药遗意。吾姻友邵葆丞刺史，少读易，长工医，晚年神而明之，作《医易一理》一卷，将人之全体配合八卦绘图贴说，简而明精，而当补前人所未及。且葆丞之为人舍热官而不为，甘心济世，每半日送诊而不以为疲，存心若此，真不愧康节后裔也。书成示余，余读数过，喟然叹曰：此伏羲氏之人欤！神农氏之人欤亦安乐窝中人欤！

时光绪戊戌季秋姻小弟王景彝拜撰

叙　二

　　仲儿芝诰好言《易》，需次于鄂，得交隐君子焉，实为江夏邵子葆丞刺史，每省予于湘，辄以邵子志高尚弃官而济人，以医称道弗置口，盖邵子邃于易，精于医者也。辛丑夏，予将之晋，适足疾，侨寓汉皋，因延视之疾，良已，间与言医，则所出著书一册示余，曰《医易一理》，盍为我识？数语读既竟，客有谓余曰：善乎，邵子艺也，而进乎道矣，独惜明其体而未达其用也。予曰：不然。信如子言，则是举诸图说皆体也，非用也。夫邵子固明明以脾胃为太极者，言其体；以中宫为太极者言，其用矣。所谓大匠诲人，能与人规矩，不能使人巧也。世之学者，引而申，触类而长，变而通之，以尽利，神而明之存乎其人，则是书之津逮来兹者，夫岂浅鲜？客曰：善。因书以复邵子。

　　　　　　　　　　　　光绪辛丑七月朔郁平六笙陈璃谨序于汉皋客次

自　序

　　道咸之间，余年始壮，仲弟楚白方髫龄，在学业未成，旋丁兵乱，家本儒素，世习岐黄，愚兄弟读书之暇，兼肄《灵》《素》《金匮》《千金》诸书，于医学源流稍窥门径，惟古人所论脏腑形象蓄疑已久，后见《医林改错》，又疑人亡气散，血脉不行，其脏腑形象未必仍如生前。遍览诸书，惜无有发明此义者。今年逾七旬，幸复粗适一弟一子，需次浙中，余退老家居，无所事事，辄取周邵诸子《参同契》诸道书泊各医家著述，旁参互证，始于脏腑疑团涣然冰释，而后知医之理即《易》之理，《易》之用，即医之用，贯通比附，不爽纤毫。今夫造化，一阴阳也，太极两仪，阴阳所由分也；四象，阴阳之太少也；八卦，阴阳之上、中、下也。譬之人身脏腑、五官、呼吸、生育皆应深求其当然之理，所谓乾道变化，各正性命也。余故于内景之与《周易》相配合者，分别图说，一图以脾胃为太极者，明其体，言主宰之理，先天也；一图以中宫为太极者，明其用，言流行之气，后天也，名曰《医易一理》。蠡测管窥，未敢自信，因朋侪怂恿付梓，故叙其缘起如此。愿以就正有道，指其谬误，何幸如之。

　　　　　　光绪二十三年岁次丁酉孟冬上浣郑城四九居士自叙于小安乐窝中

目　录

医易一理

江夏四九居士葆诚氏邵同珍述注
胞弟楚白氏同珩编次
绍兴裘庆元吉生校刊

太极两仪四象八卦配五脏周身说

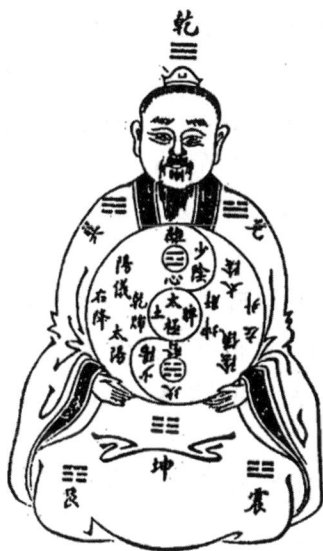

太极两仪四象八卦配五脏周身图

六十四卦配人身图，《周易参同契》已详论之。盖天地一大太极，人身一小太极，即两仪四象八卦，人身亦具焉。脾土色黄，居中，主静，藏意，为诸藏资生之本太极也。肝属木，居下为地，主血，藏魂，为果敢之主，木性上浮，为升气之主，木居东方，其气从左而上升，是阳育于阴，于两仪为阴仪，于四象为太阴也。肺属金，居上为天，主气藏魄，司清肃之令，金性下沉，为降气之主，金居西方，其气从右

而下降，是阴根于阳，于两仪为阳仪，于四象为太阳也。心属火，居上为日，藏神，主性。性者，神之未动，在肺之中，为灵明之府，阳中阴精于四象为少阴也。肾属水，居下为月，藏精，主命。命者，精之未动，在肝之内，为化育之主，阴中阳精，于四象为少阳也。此五脏配太极两仪四象之义，乾为首，为肺；坤为腹，为肝；离为火，为心；坎为水，为肾。四卦配诸四脏，兑为左手，巽为右手，震为左足，艮为右足。四卦又为脾土，土居四维，脾主四肢，此太极生两仪，两仪生四象，四象生八卦之义。盖以人身脏腑气血之升动静言之也。至于易之取象于身，则八卦又各有其义存焉。乾，健也，为首，阳尊，居上也。坤，顺也，为腹，阴广，容物也。坎，陷也，为耳，阳聪于内也。离，丽也，为目，阳明于外也。兑，说也，为口，折开于上也。巽，顺也，为股，两垂而下也。艮，止也，为手，折如指垂也。震，动也，为足，刚动在下也。是以《易》之为书，一卦一辞，皆藏身体之形意，一象一爻，咸寓尊生之心鉴，故圣人立像以尽意，设卦以尽情，系辞焉以尽言，变而通之以尽利，鼓之舞之以尽神，虽不言医而意尽在其中矣。

太极两仪四象八卦督任呼吸
天根月窟配人身说

盖人身全赖中宫真元为之主宰，中宫在震卦之前，艮卦之后，坤卦之上，离卦之下，圣经之致中和，天地位，万物育。禅家之金鼎玉炉，胎息之所，皆谓此也。内藏真火，化精化体，生气生血，贯脊注脑，

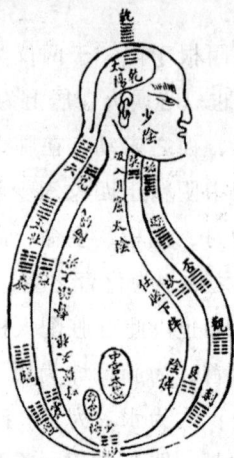

太极两仪四象八卦督任呼吸天根
月窟配人身图

资养脏腑，化神生智，无形，而生形为人生性命之本太极也（真火系气血交感，精神会聚，呼吸鼓煽，气甚即火也）。人身脑精脊髓，系先天之阳精，如树之枝干，根生于脑，灌注五官百体，内充脏腑，外绕周身，无微不到。不到即不能知觉矣。寿夭强弱，聪明记忆，悉本乎此。为人身天柱之根，于两仪为阳仪，四象为太阳也。人之心脏系先天之阴精，心与脑精相连相应，神本无形，以脑为神之本，心为神之宫，人身血脉之管根生于心，亦如树之枝干，百体内外一气流通有感，即应为人身资生之本，于两仪为阴仪，四象为太阴也。耳目口鼻居首之面，为神明之府，视听言动皆脑气之所发，亦心神有感而应阳中阴

精，四象为少阴也。化育延嗣精聚于命宫，心经之气动，阳生血脉，与脑脊之气全到，以为施受之奉阴中阳精，四象为步阳也。此太极两仪四象之义，呼从天根督脉之尾骶，于八卦为震卦。震者，动也。吸入月窟任脉之唇下，于八卦为巽卦。巽者，入也。止于艮卦，艮者，止也。圣经之止于至善，知止亦如此也。呼吸起于此，止于此，蕴蓄于此，纳清吐浊，橐籥生气，鼓助真火，熏蒸饮食，资养周身，悉本于此也。邵子诗云：耳目聪明男子身，洪钧赋与不为贫，因探月窟方知物，未蹑天根岂识人？乾遇巽时观月窟，地逢雷处看天根，天根月窟间来往，三十六宫都是春。是以君子窒欲养元精以培元气。元精即元气所化，精与气一也。神即火也，气即药也，注意规中混沌一气，以火炼药而成丹，以神驭气而得道也。今之人专以百计苦营则伤心神，恣情纵欲则伤肾精，百年瞬息，不知节爱，岂不惜哉？

人身脑气血脉根源脏象论

太极动而生阳，静而生阴，阴阳二气，各有其精。所谓精者，天之一，地之六也。天以一生水，地以六成之，而为五行之最先。故万物初生，其先皆水，如果核未实犹水也，胎卵未成犹水也，以及昆虫草木无不皆然。即凡人之有身，系二五之精，妙合而凝，其凝之在上者为脑，其凝之在下者为心。脑之精气如树之枝干，根生于脑，缠绕周身，五官百体，无微不到。心之血脉，根生于心，亦如树之枝干，百体内外，一气流通。脑之精气，心之血脉，互相环抱，如果核初生之二瓣，鸟卵之内黄白也。人形从此渐成，脏从此渐具矣。

脑底生九对，脊髓左右共生三十一对

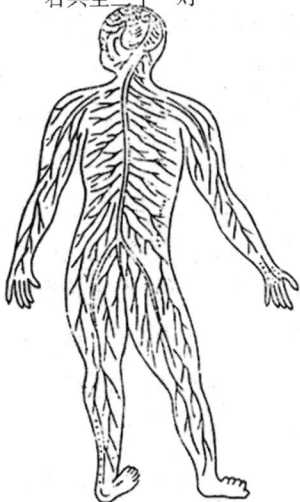

周身脑气筋图

脑 脏 论

经曰：脑者人身之大主。又曰：元神之府，脑。精气居头顶之上，前齐眉，后齐颈，左右齐耳，中系六瓣。中二瓣名曰大脑，前曰前脑，后曰后脑，背行较多，分九对，脑气筋入五官脏腑以司视听言动，故曰：目无脑气筋则不能视，耳无脑气筋则不能听，鼻无脑气筋则不分香臭，舌无脑气筋则不知甘苦。脊髓者，由脑直下，为脑之余，承脑驱使，分派众脑气筋之本也。脊柱二十四节，凑叠连贯，互相勘合，而成共成脑气筋。三十一对，由筋分线，由线分丝，愈分愈细，有绕如纲者，有结如球者，以布手足周身，皮肉筋骨，无微不到。人身能知觉运动及能记忆，古今应对万事者，无非脑之权也。

心 脏 论

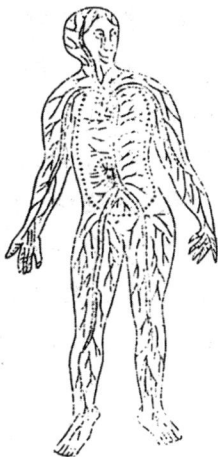

心经全体血脉管图

经曰：心者，君主之官，神明出焉。心居诸脏之上中，卦象九五之位，外体圆滑内空如囊，中有横直肉间隔，如户如房，正君之宫，神之户主，运行血脉。人身血脉管根生于心，如树枝干，百体内外，一气流通，面行较多，左右上行至脑，中行至手，下行至足，内行脏腑，外行皮毛，无微不到。神本无形，寤则以脑为神之体，心为神之宫，寐则神归于中宫，性命混合为一也。于五行属火，为日为性，主藏神，为脏之君，以应万事，亦司视听言动也。

肺 脏 论

经曰：肺者，相传之官，治节出焉。肺位诸脏之上，上接气管、会厌、体窝，向内左二叶右三叶，中央是心，质轻而松，外面皮实无窍，为心之华盖，司呼吸，为气之橐籥，为脏之天。于五行属金，金居西方，金性下降，为降气之主，为脏之相，司清肃之令，主藏魄。魄者，附形附血之阴神也。

肾 脏 论

经曰：肾者，作强之官，伎巧出焉。男子外肾、内肾、命宫，总曰肾脏。内肾传脑脊之气于命宫，外肾生精转于命宫。血脉管注于命宫，命宫，即经云精神之舍，男子藏精，女子系胞之所，俗名曰肾肠。妇人曰子宫，子宫内有子核，又名精珠，男精泄于子宫，精珠迸裂，内有阴精与阳精交合，渐结薄衣，是为成胎。于五行属水，为月为命，主藏精，为化育延嗣之经也。

肝 脏 论

经曰：肝者，将军之官，谋虑出焉。肝四叶，胆附于肝右第二叶，向上圆满，贴承隔肉下锐披离外凸内窝，其中血脉管甚多，胆汁系肝经回血所化。二经司血脉，为血脉周流之主，为脏之地。于五行属木，木居东方，木气上浮，为升气之主，为脏之将，司果敢之气，主藏魂。魂者，附气之阳神也。

脾 脏 论

经曰：脾主消磨五谷，形如刀镰，在十肋骨内，居胃之左。又云：形如竖掌，外边丰圆，向胁内边深窝，向胃，其中有回血管，出水道，主生津液，化饮食。于五行居中，属土，藏意，为诸脏资生之本也。

胃 腑 论

经曰：胃者，仓廪之官，五味出焉。其形纤曲如袋横，居隔下左方，肋骨护其半，头大向左上，连食管，曰贲门。尾小向右，下接小肠。其体三层，外层上下有养血管四肢分布，小支密缠于内，因胃接血，比他脏尤多。中层之肉有经纬两纹斜交，故能舒缩拥动，以匀转食物。内层牙色软滑多摺叠纹，周围有小穴以生津液。胃体内外有脑气筋散布之。胃之本热有限，全赖中宫真火熏蒸消化，有食之之时，其热较烈，胃津味酸，色如白沫，主消化食物。无食之时，津不生食，至则渐生，以化之。若食多津少，物不易化，或不合所食，或坚滞之物，亦不易化。不化，即为积聚矣。茶水入胃，消化较食物易快，然胃有微丝血管甚多，能摄吸茶水，以入回血管，由回血管过肝脏，升入心经，运行周身，由肺升出为气，由皮肤渗出为汗，余入内肾，转出膀胱为溺矣。

小肠腑论

经曰：小肠者，受盛之官，化物出焉。周回叠积，长三，身有六，上口通胃曰幽门，外皮光滑，内皮摺叠其纹，纹上有尖粒甚密，即吸管之口端。吸管者，吸取食物精液之管也。吸后百脉千支散布，各管化精化气化血矣。

大肠腑论

经曰：大肠者，传道之官，变化出焉。上口与小肠横接曰阑门，又名回肠，长二，身有四分。上中下三回，上回由右胯骨侧行而上，中回在肝下横过胃底，下回从左软胁斜至肛门。上中二回犹有精液，管吸其余液渣滓递至下回，而出肛门矣。

膀胱腑论

经曰：膀胱者，州都之官，水道出焉。

位居两胯骨盘正中，即前阴交骨之里，体圆如盘，舒缩自如。无溺则缩，溺至则舒，积溺太多，则涨至脐内。底有小孔，斜接溺管，其口与前阴相联。少壮气足，可积至满，老人虚人，则气提不住，有即溺矣。

悬雍咽喉会厌论

经曰：悬雍者，在口之内，舌之上，俗名小舌。两旁有薄肉如帘，帘有二层三层者，为口之界，遮掩鼻底两孔，免饮食误入鼻中。凡食物入口，内有六核生津以润。六核者，两核在牙板后，若耳门之下腮颊之内管口，与上大牙相对；又两核在下牙板内侧；又两核在舌底，皆有管透出舌下，以出津液。若无津液，舌即不知味，且难吞咽矣。故人思食则津生者此也。悬雍之后曰咽，咽以咽食。前曰喉，喉以候气。两旁又有两大核生津液，以润咽喉。舌根之后，形如半舌反搭向下，曰会厌，遮掩气管，免食物误入其中，人之食管在后，气管在前，食管之下曰胃，气管之下即肺经矣。

目视耳听论

《易》说卦云：离，丽也，为目。坎，陷也，为耳。夫耳目之能视听者，惟赖脑之精气贯注于其内。养脑之精气者，又赖心经之血脉，脑之精气，心之血脉，尤全赖中宫之真火，真气有以生之化之也。目有黑白珠，其白珠为收光之区，其黑珠系照物之镜，各物之像透之于目。至于黑珠中之小珠，名瞳仁者，得脑之精气，秉知觉灵敏之权者也。世有近视者，因黑珠凸出小珠较远，故艰于远视，用镜宜凹透光于外也。老人精气衰弱，水渐枯缩，故视

小不明，用镜宜凸，放光使大也。此目之一征也。耳分外中内三窍，外窍接声，气入中，中窍传声，气入内，又有气管通气入喉内窍，有半圈骨管，亦传声气，有螺纹骨，又名耳鼓骨，感动脑气筋，得以辨别声音者也。老人虚人耳鸣者，精血大亏，虚气感动而鸣，声之兆也，肝肾邪火耳鸣耳聋者，间亦有之。此又耳之一征也。

鼻臭并呼吸舌味并声音论

《易》说卦云：艮为鼻，巽为臭，兑为口舌。鼻之于臭也，舌之于味也，皆全赖脑精气之灵敏觉悟为之主宰也。鼻准系脆骨相合而成，内外皆两孔，内孔阔大，透出悬雍之内，以通肺气而司呼吸。两孔之上，另有水泡骨，俱有软皮，以通于脑，脑气筋分布其上，鼻之能审辨鼻气者，以此病者，窍闭取嚏者，亦如此。肺之呼吸，全赖鼻孔。鼻之两孔，为气出入之门。呼出浊气，吸入清气也。舌乃数肉相合而成，舌面尽是小粒如刺，内粒大于外粒，皆属脑气筋密布其内，以分别五味。然须六核生津以润之，否则不能知味矣。人之声气出于中宫，达之于肺，中宫为气之根本，肺为行气之主，由肺循行气管，传于会厌，辨之为音，别之于舌，而成言语矣。凡人受风寒声嘶者，皆肺与气管会厌受邪，则气郁不宣而嘶也。痨证声嘶者，皆金燥木亏，肺与气管会厌不利而然也。

气 血 论

经云：肺主气，心主血，肺之一呼一吸以行脏腑之气，心因之一舒一缩以行经络之血，肺金清肃，其气下行，肾则纳之，归于中宫，助真火，蒸饮食，化精微，以

为生元气之根本。呼吸由此而起，声音由此而出，人身之强弱寿夭悉本乎此。心脏舒出紫血之浊气，缩入赤血之清气，赤血即受肺吸入清气，生气由心运行血脉管，滋养周身之精血也。紫血即受脏腑经脉浊气，毒气改变之血由回血管复运行肺内，待呼吸出浊气，得吸入之清气，则紫血复变为赤血，仍流布周身之内，以养身命。人身之血脉运行周而复始也。

明 理 论

孙真人云：不知易，不足以言太医。夫易具阴阳刚柔动静消长之理，医之为道，系气血虚实寒热表里八者，二者一也。易之阴阳，即医之气血也。易之刚柔，即医之虚实也。易之动静，即医之寒热也。易之消长，即医之表里也。易具医之理，医得易之用，医不可以无易，易不可以无医，易之变化出乎天，医之运用由乎我，易之千变万化即医之千病千态、万病万态，医之易学精深，见理必真，以我之一理一心，视病者之一本一病，则千病万病总不外气血虚实寒热表里八者而已。八者不误，则是气是血，或虚或实，从表从里，宜寒宜热，运用之妙，具于一心，是即易之所谓：神以知来，知以藏往，可以易危为安，易亡为存，致心于元境，致身于寿域，气数可以挽回，造化可以转移，固无往而非医，亦无往而非易。易之与医岂有二哉！

阴 阳 论

太极之初，只是一气混沌，阴阳未分，水火不变。即分之后，清气上升为阳，浊气下降为阴，阴阳二者为易道之变化，实为医道之纲领，不可不深思细察也。盖证有证之阴阳，脉有脉之阴阳，药有药之阴阳。以证而言，则表为阳，里为阴；气为阳，血为阴；热为阳，寒为阴；实为阳，虚为阴；上为阳，下为阴；背为阳，腹为阴；动为阳，静为阴；多言者为阳，无声者为阴；喜明者为阳，欲暗者为阴；阳病者不能俯，阴病者不能仰。以脉而言，则浮大滑数皆阳也，沉微细涩皆阴也。以药而言，则升散者为阳，沉降者为阴；辛热者为阳，苦寒者为阴；行气分者为阳，行血分者为阴；性动而走者为阳，性静而守者为阴。此皆医中之大法也。至于阴中复有阳，阳中复有阴，疑似之间，辨须的确。但两气相兼，则此少彼多，其中更有变化，一皆以理测之，自有显然可见者。若阳有余而更施阳治，则阳愈炽而阴愈消；阳不足而更用阴方，则阴愈盛而阳斯灭。诚能明彻阴阳，无毫厘之失，则《易》所谓刚柔动静、消长盈虚之理，于医可略会其微矣。

先天神气论

《内经》云：粗守形，上守神。又云：得神者昌，失神者亡。皆以先天无形之神气为重也。今之医但以脑气血脉脏腑为言，此特后天有形之阴阳耳。至若先天无形之阴阳，则阳曰元阳，阴曰元阴。元阳者，即中宫无形之火，以生以化神机是也，性命系之，故亦曰元气。元阴者，即命宫无形之水，以长以立化育是也，强弱系之，性命亦系之，故曰元精。元精元气者，即生化精气之元神也。生气通天，惟赖乎此。今之人多以后天劳欲戕及先天，今之医只知有形邪气不知无形元气，夫有形者迹也，盛衰昭著，体认无难。无形者神也，变幻倏忽，挽回非易。嗟乎！又安得有通神明，而见无形者，与之共谈斯道哉！

阴阳虚实，经曰：阳虚则外寒，阴虚则内热，阳盛则外热，阴盛则内寒。又曰：阴胜则阳病，阳胜则阴病，阳胜则热，阴胜则寒。又曰：阳脱则白昼见鬼，阴脱则朝旦目盲。又云：寒极反汗出身冷如冰，此阳脱之候也。

仲景曰：发热恶寒发于阳，无热恶寒发于阴。

《中藏经》曰：阳病则旦静，阴病则夜宁，阳虚则暮乱，阴虚则朝争。盖阳虚喜阳助，所以朝轻而暮重，阴虚喜阴助，所以朝重而暮轻，此言阴阳之虚也。若实邪之候则与此相反。凡阳邪盛者，必朝重暮轻，阴邪盛者，必朝轻暮重，此阳逢阳旺阴得阴强也。

阴根于阳，阳根于阴。凡病有不可正治者，当从阳以引阴，从阴以引阳，各求其属而衰之。如求汗于血，生气于精，从阳引阴也。如引火归元，纳气归肾，从阴引阳也。此即水中取火，火中取水之义也。

《医易一理》终

觇后方

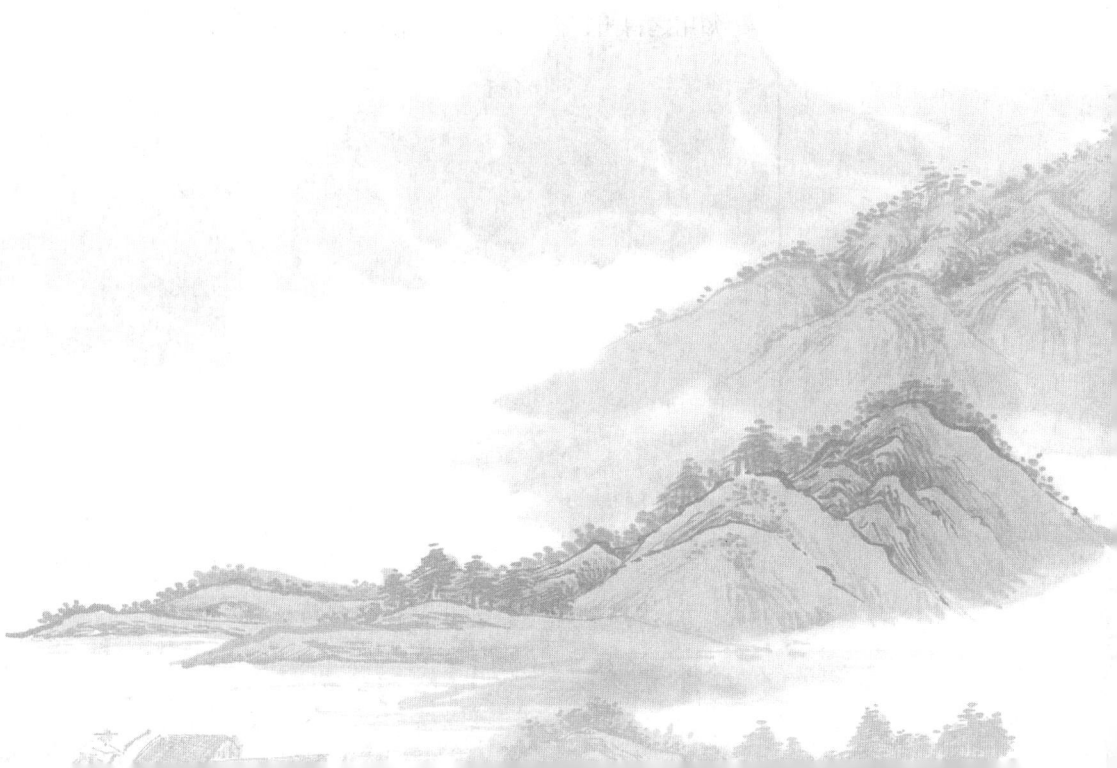

内容提要

　　《咙后方》一卷，喻正之大令传。喻公从政夙有清水明镜之誉，复怜贫病困顿，乃出斯篇流播。书虽不分类，而普通病症大略粗具，灵验成方，亦皆选入，穷乡偏壤马背船唇得此一帙，裨益多矣。周序谓：喻公侍其尊人疾，精思旁索，猝遇异人，传以是书而愈。则知此篇必为明医所辑，断非他种验方可拟。今之医士辄鄙之不寓目，庸知用之得当，覆杯而愈，有胜于经方、时方者矣。

序

郡伯喻公，下车问民所疾苦，旋定安集之，不匝月而声称旁魄。乃犹深念夫箐壑岩洞之叟，悃愊款启之民，能亲诣吾堂下者有几？万一疴困之呻吟，不啻冤抑之靡控也。床第之辗转，不啻狴狱之罔逾也。于是出《虺后方》付之梓人，以广其传，譬之舍利子除一切苦厄，真实不虚，而贫者可立辨于咄嗟，愚者可谛验于证态，则其功尤传焉。故中衢致尊，过者各以其分，多少斟酌，不足以拟其普遍也。流不虞，一壶千金，不足以拟其简要也。使君之为政，荡垢剔秽而公平乐易，大率类此。昔殷中军妙解经脉，中年都废，后一愈人百岁母，便悉焚经方，渊源褊态固尔。此诚不足道。即狄梁公以一灸立起赘庞之富人，子麾千金不顾，斯真相度，然方书不少概见，卖剑者必无独知，不知梁公何辞以解耳。惟孙思邈护昆明弟子，要取龙官方行于世，老燹心切矣。又不若使君所布方，则从侍其尊人疾，精思旁索，猝遇异人，而后得之异人天所启也。向既已起其尊人于几殆，而又秘之帐中。诗曰：孝子不匮，永锡尔类。其喻使君之谓乎？异日之相业直出狄梁公上，复何疑？

西陵周之夫序

目　录

尰 后 方

南昌正之喻政辑
绍兴裘庆元吉生校刊

佛点头

寸浮腰腿胸头痛，沉细浑身骨节疼，脾胃脉微艰饮食，肺大应知水泄真。尺浮无力梦渺漠，尺大水火涩难行，人迎洪大应先汗，气口脉洪下即轻。心数肾涩痨病也，纵是卢医救不生，就中迟缓犹堪救，急数如弦活不成。六部俱安肝独小，明春一定见阎君，伤寒六日一传变，脉缓何愁药不灵。右三脉小左浮紧，此是伤寒受痛因，脾中浮紧亦同断，六脉紧浮痈毒深。伤感风寒并隔食，脾浮又紧是明征，肺若紧兮为受湿，肝如弦紧疟来侵。心经浮散因伤暑，春月心浮不用惊，六部乍长又乍短，鬼邪伏肺自无凭。女寸若无月家病，肝肺俱浮胸膈疼，若是两关沉细紧，三更腹痛到天明。如何两尺全无气，此病分明是闭经，赤白淋漓长带下，小肠涩痛刺如针。如何两尺忽然涩，此是经来可放心，肝大肺小应有孕，肺大肝小孕不成。眼见火星腰肾痛，孩儿十月离娘身，药王大法谁人会，佛也点头说有灵。

四季正脉

春贵肝弦心贵浮，肺微脾缓肾宜濡，夏心当大脾微缓，肺短肝长肾似珠。秋肺当微肝贵小，心微肾伏候脾虚，冬月肾沉肝要紧，脾肺心经濡有余。春肝切忌涩濡浮，心脉濡沉见夏忧，脾土独忧弦与急，肺经洪大忌三秋，严冬诊得肾脉缓，十死无人到白头。

收药法

人参须和细辛，冰片必同灯草，麝香宜蛇皮裹，硼砂共绿豆收，生姜择老沙藏，山药用干灰窖。沉香真，檀香甚烈，包纸须重。辛烈者，免走泄。甘美者，无蛀伤。

制药解

酒制升提，姜制发散，入盐走肾脏，仍仗软坚。用醋注肝经且资住痛；童便除劣性降下；米泔去燥性和中；乳制滋润回枯，助生阴血；蜜制甘缓难化，增益元阳；陈壁土制窃真气，骤补中焦；麦面皮制抑醋性，勿伤上膈；乌豆汤甘草泡溃曝，并解毒，致令平和；羊酥油、猪脂油涂烧，咸渗骨容易脆断。有剜去瓤免胀，有抽去心除烦。

煎汤药解

加酒煎去湿，加生姜煎补元气，加大枣发散风寒，加葱白去膈病，加蜜止痛。

为 丸 法

凡丸药用蜜，每药末一斤，用蜜十二两，文火煎炼，掠去沸沫，令色焦黄，滴水成珠为度，再加清水四两和匀，如此匀成，庶可曝干，经久不烂。

凡药末入蜜和匀，须令力士于石臼内杵捣千百下，自然软熟容易丸成，不然，或散或黏。

凡通大便丸药，或有巴豆，或加硝黄。丸成者，必用川蜡熔化为衣，取其过膈不化，能达下焦，方免伤脾胃，诚为良法。如人体气壮实，毋以此拘。

凡丸药或用朱砂末，或用金银箔为衣饰者，必须丸成乘湿粘上。

服 药 法

凡病在胸膈以上者，先食后服药；在心腹以下者，先服药而后食；病在四肢血脉者，宜空腹而在旦；病在骨髓者，宜饱满而在夜。在上者，不厌频而少；在下者不厌顿而多。少服则滋荣于上，多服则峻补于下。

明火候法度口诀

眼疾者前弦性火　用鼻吸气满足口猛出气。

头眩作痛者坎宫神火　鼻吸气满足气从耳出。

上下筋骨疼痛者后弦精火　鼻吸气满足气从马口出。

上下皮肉生疮者五脏火　鼻吸气满足气从肛门出。

睡卧不安饮食少进心恍惚者中央意火鼻吸气满足气从脐出。

口疮牙痛者阳明火　口猛吸气满足鼻微出气行数十次。

五积散

治阴阳两感，内伤生冷，外伤风寒，头疼呕吐，满身拘急，腹痛憎寒发热。

肉桂　干姜　当归　白芍　半夏　枳壳　桔梗　白芷　麻黄　川芎各等份

上咀片，姜、枣、葱下。

治伤寒发狂

用好玄明粉二钱　朱砂一钱　为末冷水调服。

救济丹

救四时瘟疫之症。

黄芩乙庚年为君，黄栀丁壬年为君，黄柏丙辛年为君，黄连戊癸年为君，甘草甲巳年为君。

此方自制于冬至日，修合此五味，各随运气，为君者多，用一倍余，四味与香附子、紫苏为臣者减半。上七味皆生用，为末，用锦文大黄三倍，煎浓汤，去渣，成膏和匀，如鸡子大。用朱砂、雄黄各等份为衣，金箔贴之，每用一丸，取泉水浸七碗，可服七人。天行时气，有力之家舍施，阴德无量。

人马平安散

一切时瘟。

川乌草乌一枝梅（一个乌梅），猪牙皂角狗头灰（即狗头壳灰存性以上各一钱），硇砂止许一分儿，麝香少许任君加，张牙骨眼点眼角，草结须用鼻中吹，瘟猪二分吹鼻子，男女小儿只点眼。

疫疾神效

雄黄一钱　冰片一分

共研末，麻油调之，点眼四角。再服

姜汤一碗，一身汗出即好。此一料可救五六十人。

不染瘟方

用光明雄黄细研，以笔浓点鼻内两傍中，则疫气不能入。亦辟诸恶怪梦。

时常感冒伤热头晕，心中烦闷，口苦，饮食无味者，只宜服益元散加石膏三钱。滚水泡匀，俟冷服，除胃中邪热。传变后不可服。

霍乱

用芦粟壳煎汤服。

绞肠痧

樟木　陈皮　陈壁土各等份

煎汤服，立止。

熏洗远年近日风湿筋骨疼痛等症

陈皮　花椒等份

煎水熏。出汗即以水洗，频频加向东桃桑枝共煎。

风寒湿气，左瘫右痪，三五年不能动履，如手拈效

苍术一斤　羌活四两　独活半斤　牡丹皮四两　黄芩四两　地茶半斤

各药成片，用袋盛药水一担，封煮三香，令患者坐盆内先蒸，汗出，候水温和，下手洗完，方贴后膏（蒸时四周用席围住盖密方汗出）。

膏药方

牛皮胶一斤　姜汁半斤　瓦上白霜二两　苍耳草汁一碗，共熬成膏。布摊贴。

内服散

苍术四两　草乌　川乌各五两　细辛　防风　羌活各二钱半　白术三钱

共为细末，调服一钱五分。取汗忌风。

风痰牵引手足，或致不仁俱可服

嫩桑枝，每遇节候于四更时向东采，如三月三日清明，即于三月二日四更时去采，采来寸断，砂锅中炒过，黄色香气为度。每一两加杉木节三钱，老茄子子三钱，炒过，桂枝三钱，煮酒，加童便服。

中风不省人事急用此通关

大黄一钱　干姜五分　巴霜五粒，去油

煎汤灌下，上即吐，下即泄。

中风不省人事，及痰厥，四肢气闭隔塞

白矾一两　牙皂角五钱

为末，每服一钱，温水调下。

又方

明矾二钱，为末，用生姜自然汁调下。

龙蛇换骨丹

治半身不遂，风瘫骨疼，麻痒不仁等症。

生草乌半斤，去皮、尖，切片；生姜半斤，切片。共入锅内，焙炒干，共为细末，加麝二分，加白荆皮研末，与前药等份，平对每服六分，酒调下。如伤风寒，不对白荆皮末。每服三分，俱卧时，酒调服。忌风取汗为度。

中风，麻木不仁，半身不遂等风痰皆治

青藤根一两　五加皮三钱

白酒煎服。忌风取汗极效。身作痒，勿怕过二三日，又一服。

治暴感风嗽

款冬花五分　鹅管石三分　白矾二分　甘草二分

上为极细末，以小竹筒吸入喉内，临卧时清茶送下，次早再服如法。此劫药只可服三分为度，虽久嗽亦可愈。服药后须数日断厚味。

化痰止嗽丸

寒水石四两，火煅，为末　朱砂五钱　玄明粉五钱

共为末，炼蜜丸弹子大，每噙化一丸，痰自化。

治咳嗽方

萝卜子—酒杯　生姜—大块

二味共捣烂，浆水煎，连吃二三碗，时咳立止。

噙漱方

蕲艾二钱　花椒二钱　黑豆二钱

连须葱七根，共水三碗，煎熟豆为度，温噙漱。

又方

乌药　炒栀子　石膏等份

水煎服。

齁疾神效断根

白砒五钱　用面四两作粑，包裹火煨干，以烟出为度，摇响是的去砒用面为末　贝母—两　苏子—两，炒

三味共末一处，再用生面打糊为丸，梧子大。初服二十丸，渐至三四十丸，滚白水送下。服完此料，全好。每服三日后，服绿豆粉一次，以解砒毒。

齁方

一斤重鲫鱼一个，抠出胆，入南星、半夏、贝母、白附子各四钱，为粗末，于内仍对鱼口用草筋泥固，炕加炭火煅，青烟尽白烟至即止火。取出研末，每服八分，苏子汤下，神效。

齁疾

乌梅肉四两　巴豆仁—两　同水煮三日，取起。有痰嗽者，乌梅肉二两　巴豆仁—两，去油、皮，共捣烂为丸，绿豆大，每服七丸，烧酒送下。无痰者，止用乌梅肉二两为丸，滚白水下七丸。一服十五丸，黍米大。

治痰迷心风

梳腻　桐油脚

二味等份为丸，指顶大，每用丸滚白水下。吐痰一盆即醒。

治痰卒发，或昏仆，或膈胀，或眩晕

生姜二两，取自然汁，合童子小便调匀，服之。姜能开痰，童便降火最妙，更入竹沥尤妙。

中风中痰急慢惊风

初伏一日，用健猪胆，每个加明矾，打碎入内，阴干。每用二分，姜汤送下。

惊悸化痰

生姜自然汁二倍　真麻油炼熟一部

调匀，无时服之，二日即好。

风痰痰火

大黄—斤　烧酒五斤　煮过，用车前草根捣汁，浸大黄，晒干。每一斤加沉香一两，炼蜜为丸，弹子大，每噙化一个。

眩晕者，宜服礞石滚痰丸。常时服六味地黄丸加人参、沙参，大抵真水衰不能制邪火耳。

礞石滚痰丸

大黄酒蒸　黄片芩酒先净，各八两　沉香五钱，水飞过　礞石—两，槌碎　焰硝一两，入小砂罐内，及硝盖之，铁钱练定，盐泥封固，晒干，火煅红，候冷取出

上为细末，水丸梧子大，每服四五十丸，量虚实加减，茶清温水任下。临卧食

后服。水泻、双身者，忌服。

二黄散退潮热

大黄一两　雄黄一钱

共为末，每服五分，夏天冷水下，冬天温水服，小儿减半。

吐血

童便二杯　韭汁半杯

用郁金磨之，再加无香京墨少许服，引血归经即止。

阴证方

用乌豆一酒杯　捣碎，将滚烧酒冲吃，极妙。

又方

用艾如黄豆大，灸小指外侧边头一节上，男左女右，其效如神。

种子助阳滋肾

黄柏半斤，盐水炒　山栀仁六两

俱生为末，炼蜜为丸，梧子大。每服七八十丸，酒送下。滋肾水，泻肾火。

治远年近日偏正头风，诸药不效，收功如神

白芷三两　川芎三两

上为末，黄牛脑子一个，搽药在磁器内，加酒熟，熟乘热和酒食之，尽量一醉，卧后酒醒，其疾如失。如无牛脑，猪脑子亦可。竹叶包罐煮熟，将药和丸，梧子大，每服三四十丸，酒下，食上服。

治头痛，茶调散

白石膏一钱　川芎一钱　白芷一钱

共炒为末，茶调服。

头痛神妙方

条芩一钱　大黄三分

共为末，酒调服。服完即梳头一百下

即止，神效。

洗面上酒刺赤面

枣肉　白果　蓖麻　白丁香　肥皂

共捣洗面。

眼科秘诀

气主昏朦不足，虚则珠泪生花，热则赤脉涩痛，风则肿痒便加，内瘴多因色欲，食毒脂瘴来遮，上下拳毛倒睫，脾胃风热堪嗟，攀睛弩肉出血，酒洗心肝伤邪。

论热主病

心热血灌瞳仁，肝热弩肉攀睛，胃热时时刺痛，肺热胗膜时生，膀胱热生倒刺，肾热睛痛肿疼，大肠热生赤膜，脾热胞肿不宁。

论凉主病

心冷目昏气闷，肝冷冷泪常流，脾冷目闭不开，肺冷睛气光莹，肾冷瞳仁大小，胃冷视物不明，膀胱冷常昏暗，大肠冷则昏沉。

明目丸

羊肝，鲜带血的，加百草霜捶为丸。每服三四十丸，水酒下，不拘时服。若干，加蜜为丸。

眼药方点三样眼

一起白炉甘石四两打碎　童便十碗　煮干为度，水飞研末，点风眼。

一起炉甘石四两打碎　用晚蚕沙四升　炒研末，水煮干，水飞，点瞖子眼。

一起炉甘石四两　用草决明　石决明青葙子　木贼　黄连　谷精草　蕤仁　菊各等份，煎水煮干，水飞研末，点火眼。

目黑珠坠落

病名肝胀，不可剪断筋脉。止用单羌活一味，煎汤服，即止。

又方

以山栀、枯黄芩为君，泄肝经之火；连翘、薄荷、荆芥、防风轻清之剂为臣，以除去目之热；桔梗舟楫之剂，载诸药而不下沉；甘草解毒，加药为佐使。再剂而安，而目珠属肝，诸痛皆属火，火太盛，故珠坠苦痛。

烂弦风眼

上好炉甘石一两　用银罐二个　仰覆盛之，炭火煅红，用三黄浓汤半杯淬在内，待干又煅，红用童便半杯，如此淬之，再煅红再淬，一黄汤一童便，如此各七次。每一两加枯矾六分，研极细末点之。

眼目晕并垂帘胀等症

川芎五钱　勿犯铁器石，打碎　草决明五钱　谷精草三钱　布包，悬胎煮公猪肝一付，汤淘饭肝食二服即安。

洗眼方　治时行害眼，并风眼有泪，及小儿痘内风眼，四边红赤诸症。

用皮硝六钱，水一瓯，煎七分，候冷澄清，收磁罐内，勿令染尘。又用杏仁三个，去皮、尖，铜绿七八厘，二味以铜器捣烂，后用新领白绢扎成弹子。井水一酒盅，浸一周日。临用先以皮硝水洗三四次，即用杏仁水亦洗三四次，每日四五次即效用。

暴发眼疾

黄连多用　当归梢　防风　甘草　枯矾水泡洗眼。黄连为眼科圣药，故以为君；佐以当归梢破热下流，防风除风，甘草解毒，枯矾清利目眵，亦解毒多效。

火眼药方

用皮硝一斤，用黄豆五升，打腐一团，平腰截作上下二块，中间安硝，上下盖合，腐入甑中，下安一大钵，火蒸之。其水落钵中，取起入瓦罐中，候冷。取硝，每两用明官硼砂三钱，用少许点火眼，神效。若点翳障，用乳香，去油一钱，用铜绿烧红，入童便中，淬过五七次，用少许，共为末，点之。

治火眼

黄连二钱　黄柏二钱　大半夏一个　杏仁七个，去皮尖　胶枣五个　用水一碗，煨至半碗后，滤去渣，澄下面末点。如备下，济人先以前药。或日晒，或火烘，成胶，临时以清水调点。

眼药

黄连　桑白皮少许，共浸水一日，去渣，次日用此水熬成膏，后用酒杯量有一杯　用雄胆三分　麝三分　调匀点之。

小儿害眼

黄连捣水敷脚心。

脑崩鼻息，乃风寒起也

用艾二两　将绢一幅　先将艾五钱　铺大碗一块　大用朝脑一两五钱

铺艾上，又将后艾一两五钱盖在上，将余绢包盖上面，安头顶中。绢外周围用面条围之，用索悬一茶壶滚水，坐药上。待鼻中艾香即止。如不香，水冷再换。滚水一次即好，两次断根。壶底要窝，神妙神妙。

又方

以甘草四两　煎汤用有嘴壶盛。以壶嘴向鼻嗅之亦效。

鼻血流不止

用暑袜带子一根，将手指逐节根下一

路捆住，独无名指犹加紧些，捆完捻拳下垂锥紧，即刻住止。左鼻捆右，右捆左。

鼻息肉

土木鳖二个　甘遂一分　共捣为丸，塞鼻中，嗅其气，息肉自化血水流出。自消觉喉中痛，去甘遂，止用木鳖捣丸，塞鼻，以消为度，效效。

口疳方

年久小便缸底有霜厚者，火煅过七钱黄连一两　共为极细末，口疳、鼻疳、口中生疮，以竹筒吹进，外则搽之。

口舌生疮

真胆矾五钱

入银锅内煅赤色，出火毒，次日细研，每以少许敷之，吐去酸涎水，一二次即好。

口中走马疳疮

雄黄　火硝各等份

先将米泔水洗净，拭干后，用药末搽之，神效。好后再用生肌药搽。

舌胀肿出口外

用蓖麻油蘸纸捻灯上烧取烟熏舌即消。一用雄鸡冠刺血盏盛，浸舌就咽下。又用冬青叶煎汁浸。

舌上疮及口疳

吴茱萸为细末，醋调，敷两足心，时刻见效。

牙痛试效方

大黄二钱　羌活一钱五分　薄荷一钱五分水煎漱口，吐出又漱。

又方

青盐　食盐　川椒　小蜂房一个　好烧酒四两煎。漱口，连漱即止不发。不可食下。

又方

朝脑一钱　朱砂三分　胡椒三粒　先擂椒次擂砂后擂脑，共为末。先以清水漱口，后用此药末擦牙，噙少时，吐去涎，又以水漱之，极妙。

牙痛

用樟脑为末，搽患牙根。仍用花椒煎水，温漱。如虫牙，用细辛煎水漱，不用椒。

牙痛内服神效

当归八分　生地黄酒炒，八分　牡丹皮去骨，一钱五分　黄连酒炒，一钱五分　黄芩一钱石膏二钱　细辛三分　防风四分　荆芥七分薄荷六分　细茶三钱　姜三片

水煎服。如火在上加升麻三五分。在下加大黄三五分。

又方

乌药　栀子炒　生石膏各等份
水煎服。石膏宜多些。

牙疼常用搽牙

雄鼠一个，去毛，去肚中肠杂，内以青盐填满，缝之，用草纸水湿包裹，仍用泥糊之，煅过，成末。加当归、熟地黄、细辛、甘松、三奈、煅过石膏各等份，共为末，搽牙吞之。

乌须固齿

地骨皮一两　川芎　白蒺藜各七钱　没石子四钱　香附子三钱，以上五味炒　青盐一两，用紫土罐瓦火煅. 不响为度　细辛三钱　旱莲草四两，二味炒黄，不犯油气

共为细末，每早擦牙咽下，至老不白，亦不落，极效。

一次散

治喉肿痛，并口舌生疮。

白矾一两，生熟各半，生矾烧枯熟者，用蓬砂三钱，共为细末，每末一钱，加冰片厘半，每用少许，以笔筒吹入（芦荻筒更好）患处，即愈。

双单蛾，风先以箸挑开上牙，按紧舌根，看疮有黄紫疱者，将筷子破开，藏针于内，露针杪一分，用线紧缚挑破疮疱。待血水尽，用梁上扬尘煎水数碗，吞漱恶水后，复用一次散吹之。

双单蛾缠喉风中风

牙皂七钱，去筋　玄胡索炒，一钱

共为末。滴水为丸，入筒内，又将水半茶匙湿之，男左女右，吹入鼻中，少顷吐痰即愈。

治喉闭

雷公胚（即螳螂子，如蚕茧样，禾稼上深草上时有之）用二三枚，火煅存性，温水调，灌服三四口，即愈。

喉风

大皂角一条，瘦者去子，用水煎取浓汁，入麻油半盏，同灌下，吐去痰涎，立效。

气头方舌尖散

海带　海藻　海昆布　牛掩骨　猪掩羊掩各二两　黄柏一两　甘草一两

共研末。每用少许，饭后放掌中舐食，每日二三次，不过一二两全消。

诸气散

治心胃腹痛等，兼治吐血，女人小腹痛。

大蓟一味，水洗净，刮去皮，晒干，为细末。每用一二钱，临痛韭叶煎汤，入炒盐少许，调服。或烧酒亦可，妇人红花汤下。

心气痛

茜草根三钱　煎酒服。取汗一身，或吐黄涎水数口即愈，且除根。

桃花散

治心气痛。

大黄末一两　风化石灰二合半

共炒红色，每七分，酒送下即止。又能撫有水疮。

又方

胡椒七粒　胶枣二个去核

入椒在内烧。纸裹数层，煨熟，研末，烧酒下，断根。柘树菰（树上生黄色者），磨，烧酒服，即愈。隔食亦如此服，痊愈。

治番胃

即饮食不得者。又治喉闭。

大面酒一斤　土牛膝草二两

煨酒至十二两，取出草根，以酒入土内一宿，次日温服。小盏日服三次。

香橘顺气愈胃汤

治翻胃

陈皮去白，八分　茯苓一钱　枳壳麸炒，五分　青皮麸炒，七分　半夏姜汁煮，四分　桔梗五分　香附童便炒，一钱　川芎四分　苍术米泔水浸炒，一钱　厚朴姜汁炒，五分　神曲八分　甘草炙，三分　茴香盐水炒，八分　引煨姜三片　胃脘痛加草豆蔻三分

胃气痛

七个乌梅七个枣，十个杏仁一处捣，端午为丸梧子大，盐酒一服立时好。乌梅枣俱去核，杏仁去皮、尖，端午日捣为丸，每服十二三丸，盐一匙调，酒送下。

又方

山栀子仁，以姜汁炒褐色，研末。细茶煎汤，每调二钱服，神效。

膈食方

厕缸中粪硝二两，用火煅过，用生姜自然汁一碗，煮干，每服二钱，烧酒调下。一服即能饮食，四五服痊愈。

肺痈

茵陈一味，切碎，一握，加大黄六七片为一服。水煎服。一服即效，二三服好愈。盛者五六服，先炒猪心肺与食。若食得者，其肺管不朽可治，如食不得不可治。

肺风

苦参一斤，切片，初用米泔浸一昼夜，晒干。次用童便浸一昼夜，三用好酒浸，四用好醋浸，晒干。又用火焙干。地上去火毒，为末，面糊为丸。每服四十丸，滚白水下。忌煎、炒、酒。

痰火痰革痢疾水泄心疼古灵丸

多年古樟石灰，愈久愈好，取来研末。醋炒，又烧酒炒，研碎，醋调，米糊为丸。每服三钱，淡米汤送下。心气疼，烧酒下一钱五分。外用，或黄丹、朱砂、青黛为衣。

遇仙丹

治邪热上攻，痰涎壅滞，翻胃吐食，十隔五噎，蓟哈酒积，虫积血积，气块诸般痞积，疮热肿痛，或大小便不利，妇女面色痿黄，鬼胎癥瘕，食吞铜铁银物悉治之。五更时用冷茶送下三钱，天明可看去后之物。药有积去积，有虫去虫，不伤元气，不损脏腑，功效不能尽述，小儿减半。孕妇勿服。亦可治痢。

白牵牛头末，四两，半炒半生　白槟榔一两　茵陈五钱　蓬术五钱，醋炒　牙皂五钱，炙，去皮　三棱五钱，醋炒

共为细末，醋糊为丸，绿豆大，行后随以温粥啖之。忌食他物。如前积不下，再以冷茶催之。

遇仙丹治蛊证并气膈胀食积等症

茵陈　槟榔　牙皂　三棱　莪术　枳壳　广木香各五钱　萝卜子一两　牵牛头末，四两，半生熟

大皂角煎水，打面糊为丸，每服三钱，茶送下。如血虫，先服桃仁承气汤后服此丸。红花　桃仁　三棱　莪术　桂枝　芒硝　大黄　甘草各等份，水煎。

凡看虫证，先将指按腹有垱不起者水蛊，按之随起者气蛊也，肚有红筋者血蛊。又酒蛊，用血见愁草，捣烂敷脐，吃汁少许，其水尿出，以消为度。

治痞积血瘕方阿魏丸

阿魏五钱　雷丸一两　天竺黄七钱五分　芦荟七钱五分　胡连一两　麝香一钱　牙皂一两　乳香三钱，去油　没药三钱，去油　硼砂三钱　朱砂三钱　钢砂一钱五分　大黄一两，酒蒸晒干

共为末。生鹅血为丸，梧子大，空心每服一钱，韭菜煎酒送下。外贴后膏。

痞积血瘕膏

麻油一斤　陀僧半斤

为细末，将油熬滴水成珠，取起，冷定后加末药：

阿魏四钱　麝香三分　僵蚕四两　蜈蚣四条　全蝎四钱，去头足　朝脑一两　甘松二两　白芷一两　草乌一两

共为末。入前膏内搅匀，用狗皮摊贴痞上，外以布条扎住。

痞疾服药神妙单方

莴蓝叶并根，即菜蓝，扬州、南京俱有，捣汁半酒杯，用广木香磨酒半杯，共和一处，再加谷精草末一茶匙，搅匀。如

痞形活者，用枣子塞两鼻，莫使他知闻其气，恐走别处，通口一服，其痞即落下。二日又服一杯，消一半；三日再一服，全消。

黄蛊症

广木香末一钱

捉一虾蟆，放香于口内，再用一猪肚。将虾蟆入于肚内，缝住，煮熟。去蟆食肚与汤，三四日即消如常。

肠胃燥涩秘结及风热瘾疹壅滞并皆治之

防风　川芎　当归　赤芍　大黄　麻黄　薄荷　连翘　芒硝各一分半　石膏　黄芩　桔梗各五分　滑石一钱半　甘草一钱　荆芥　白术　栀子各一分二厘半

上咬咀，作一服。水二盏，生姜三片，葱白一茎，豆豉三十粒，同煎一盏。去渣，热服。其大黄、麻黄、芒硝三味，对症旋入。自利，去大黄、芒硝。自汗，去麻黄。

化痞

野红壳豆藤一把，将半斤重小鸡公一个，竹刀杀死，勿犯铁器。去肚内物，入藤在内，铜锅水煮熟，去藤，食鸡并汤。小儿一只，大人二只，即好。

胆黄

用螺蛳不拘多少，捣烂，每茶盅入姜五钱，亦捣烂，以滚生酒冲之，去渣，服酒。数服即愈。

又方

苦瓜蒂为末，吹鼻中，流尽黄水为愈。

黄肿并吃茶一切黄者手酸脚软气急方

红矾五钱（以皂矾用荷叶包，糠火煅二日，以红为度，即红矾）　香附末一两，不制　无名异糠炒，三钱

醋打面糊为丸，梧子大。每日三次，水酒送下五十丸。吃茶叶者，加针砂三钱。

水肿

石干一钱　木香七分

共为细末。五更空心滚水调服，行三五次，立消。

治水肿大小便不通气逆极验

蛤粉一钱

和老蒜捣烂为九丸，量人虚实作一二次服。浸蒜醋下，或以粥汤下。

治肿神验方但下阴未肿破者皆可活

鸡粪一斗　用无灰酒十斤

同酒煎滚，去渣，渐次服。一泻其肿自消，但忌食盐四十日。即滴盐不可用，用盐复发不可为矣。

治腰痛

杜仲　姜汁炒　牛膝　破故纸酒炒　当归　川芎　荆芥各等份

用雄猪腰一对，将竹刀剖开，去内白膜，同生酒煎服。加菟丝子酒炒亦妙。

噤口痢

石莲子煨去壳，三个，姜汁浸　黄连三钱

以陈壁土炒干焦，共为末，绿豆面糊丸，酒吞，神效。

又方先服通利后用此

黄连五分　人参三分　甘草分半　莲子四十九粒，连心打碎　水煎熟，加姜汁一匙服。此治痢之神剂。

痢疾方

五倍子，不拘多少，为末。

醋炒黑色，醋打米糊为丸，梧子大。每服一二百丸，红者白滚水，白者砂糖或姜汤再红者，黑者或苦茶汤下，杂色者米汤下。噤口者，用乳香烧烟熏鼻，胃口自开。

赤白痢

诃子为末，每用七分，赤痢甘草汤下，白痢生姜汤下。

噤口痢

红木槿花，阴干为末，同面作饼，热服之。

又方

人参二钱　莲肉五钱　山药五钱　茯苓五钱，俱炒　老米陈者，半升

水浸湿，炒熟，共前药为末，加白糖四两和匀，每用一匙，挑入口嚼化，其胃即开。此一料可救十数人。

痢疾脾泄神效朴黄丸屡试屡效

用锦文大黄十斤，冷水洗净，全湿透，以竹刀切碎，入大砂窝内。将上好无灰酒浸满，用桑柴火慢慢煮三昼夜，干则添酒，俟黑烂成稠膏，取出。用川厚朴，去粗皮，锉碎，姜汁拌炒，磨成细末，筛过，取三斤足。又用广木香，石臼木杵捣细末，取三两，与厚朴末和匀，总入大黄膏内，务捣千余下，均匀，或膏或丸。任意用之。不拘男妇老幼，寒热，红白日久，脾泄重者服二钱，轻者服一钱五分，小儿一钱，淡姜汤下，一二服即痊愈。若酒食热痛，一次立见消。

粪后出血

青鱼胆草七根，洗净，用酒半盅，水半盅，煎熟，后下砂糖一匙，入内，温服即愈。

肠风下血

乌梅一个　艾叶五钱　用东流水煎，空心服。

又冬瓜皮阴干为末，每服二钱，空心酒送下。

脾泄

响糖四两　莲肉四两　锅粑皮八两

三味共为末，滚白水调一杯，每日三服，一二日即止。

水泄方

烧过石膏一两　枯矾六钱

为末。米糊为丸，如绿豆大，淡米汤睡时服四五十丸。如肚腹痛，加飞盐少许。

又方

黄丹不拘多少，胶枣捶为丸，胡豆大，每一丸用针穿灯上烧过，为末，姜汤送下即安（名烧针丸）。

治水泻兼可治痢

苦参　小甘草

各为细末。五月初五日均分相合，随将滚水或茶调服即愈。急用备之。

脱肛

牛屎内虫名推屎壳郎，炕焦为末，搽之即收。

又方

蜘蛛烧磨，搽肛口即收。

脱肛不收

用五倍子末三钱入　白矾一块

水一碗，煎汤洗之，立效。

矾砒丸

明矾半斤　白砒四两

二味共为细末。火煅过，烟尽为度，为末，滴水为丸。

痢疾冷水吞下七丸。水泄木瓜汤下七丸。胃脘痛炒栀子汤下。久患足上顽疮擂末搽之。笔圈癣皮略擦破用末搽之。九种心疼牡蛎粉冷水调下七丸，忌热物。疥疮用腊猪油调搽，又能搽坐板及黄水疮。忌搽头上疮。

疟疾方

桃仁七个　胡椒七粒　茄花七个

时酒半盅，水半盅，饭上蒸热，未来先服极妙。

疟疾不拘久近一服神效

常山三钱　陈皮一钱　槟榔一钱　甘草一钱

水半盅，酒半盅，煎七分。头夜先服一酒杯，次日早服一杯，来时又服一酒杯。忌生冷鸡鱼，一七极效，极效。

疟疾神效方

公猪胆一个　大龙爪葱三棵　雄黄少许

捣烂极细，加生面为丸，小指顶大，朱砂为衣。临来日早塞鼻，男左女右，端午日合炒。

又方

黄连五钱　体厚者八钱

无灰好酒二盅，煎至一盅，露过一夜，未来时温服。

小肠偏坠疝气等症

老君须四两　乌角沉香三钱

二味生白酒七斤，文武火煮二炷香，存三日，出火气，每日空心将酒热服，约重二两。年久者二七日好，年浅者三七日痊愈。

疝气

柑子核一钱，瓦焙　荔枝核一钱　小茴香一钱

共为末，酒调服。即一止痛，亦消肿。

又方

用杉树子，每岁一粒，酒送下，断根。

疝气方

茴香　胡椒　青盐

共为末。入猪腰子内，烧熟，空心同酒服，效。

治阴囊肿健并疝方

用陈艾于左脚内臁以手从脚板中心量至五寸处灸三壮，即愈。奇效（即复溜穴）。

气胞木肾

用黑黄豆、酒麸糟浸，加野芋头，同捣烂，敷患处。一次皮皱，二次全消。

遗精不收日夜不分者

莲肉一斤，去心　盐一钱

将滚水泡莲肉搓去粗皮，待莲肉胀，糯米饭上布盛蒸熟，取起，拌陈壁土，炒干，去土，为末。每服五钱，用鲜土茯苓煮猪蹄浓汤送下，日进三，服三四两，见效如神。猪蹄任食。

梦遗

补骨脂二两，炒为末

每服二钱，人乳空心调服，五六日即愈。

麻证

槐花二钱五分　车前子二钱　小茴香一钱五分　牵牛一钱

俱炒为末。每服一钱五分，水酒送下，空心服完即好。

治小便不利及里急后重

用瓦松洗净，捣烂，酒浸汁饮，即通。

小便不通

荆芥一两　大黄一钱

煎服即通。

又方

车前子新叶，自然汁饮之即通。

鹤膝风

用杉木烧着，将刀压在上，取刀上油，

旋擦旋消，神妙。

牛皮膏

专贴鹤膝风并湿气。

皮肤不拘多少，用生姜与葱取自然汁溶胶摊于布上，以热贴患处，要棉花包暖，神效。

柳条风气脚

青蒿一担，捣烂，童便一桶，入锅，熬去渣，待成膏，下皮硝一斤，慢火熬成膏。时取有瓦器盛之，油单纸摊，隔纸膏刺眼贴之，一日一换，极痒，取出汗即消。

瘦胎散

人参三钱　当归二两　川芎　白芍　赤茯苓　枳壳各一钱　香附米　紫苏叶　小茴香各五钱　大腹皮　陈皮各七钱　甘草二钱

每贴姜一片，以上均作七帖。看妇人受胎四个月二帖，至五个月二帖，至六个月二帖，至七个月一帖，方免临产之难。

催生

杏仁（一个去皮勿去尖勿破，一边写日，一边写月字），以黄蜡为皮，包裹成丸，男人用左手递与孕妇，用右手接用黄历头一页，烧纸灰调水送下，即产。其丸子手拿法。

又方

用黑黄牡尿，去头尾二节，只要中节，大半盏，加酒半盏，饮之即下。

治妇人生产已破水衣不下

陈皮三钱　苍术三钱，米泔水洗　厚朴三钱，制过者　甘草三钱　四味先煎，次下百草霜，即锅底灰三钱　芒硝三钱　碗内擂碎，和前药浸服。如不下，用原药煎，再加霜芒共六钱，服之即下。如死胎，去芒硝加焰硝三钱　以合成药，煎毕，递送妇人服，不得换手，引用灯草七根。

催生方

烂铁锁筒或铜的不用锁，须烧红，淬酒吃即下。

又方

知母去毛一两，生酒煎服即下。

又方

好酒一碗，蜜、香油各一小盏，同煎滚，温服。

产难方

巴豆三个　蓖麻子七个　麝香少许

同捣烂，贴脐上，即产下。胞衣尤速（或云三麻四豆）。

又方

用蓖麻子四十九粒，捶碎，成饼，贴于脚心即产。产后即忙洗去。若盘肠生者，烘热贴头顶心，其肠即收。

又方

用鱼鳔胶火烧存性，每岁一分，酒下。或用金物磨水服，立下。

又方

用石燕二枚，令产妇两手各执一枚，即下。

桑寄生散

桑寄生散除胎漏，经血妄行无止时，参术芎归胶续草，茯神香附寄生随。

安胎和气饮

安胎和气便虚滑，腹胀疼为胎冷因，白术丁香阿橘草，良姜芍药米须陈。

芩术散

安胎神效。

小条黄芩浸炒，一两　白术去芦陈壁土炒，去土，一两　砂仁炒，三钱

上为细末。每用米汤调下二三匙，每

日服二次。

安胎饮

安胎三月妊娠期，恶阻常憎饮食稀，胎动不安时下血，心神倦怠欲扶持。茯苓四物和甘草，白术阿胶地骨皮，更有黄芩煎共服，保全胎产及其期。

胶艾汤

胶艾汤医妊娠妇，或因颠仆动其胎，腰腹疼痛浑如产，此药和安救得回。芍药当归并艾叶，阿胶熟地草同偕，黄芪又与川芎配，养血安全十月胎。

生产胎衣不下

用生鸡子白三个，米醋调，灌下，即吐胎下。

横生逆产

蓖麻子 杏仁 半夏各七枚

一处捣，贴脐下。

妇人小产并常用

川芎八分 当归尾一钱二分，酒洗 熟地黄一钱，酒洗 生地黄一钱，酒洗 绵黄芪一钱六分，蜜炙 白术八分 甘草三分 丹参一钱二分，酒洗

上咀片，水煎，加童便一杯，酒半杯服。

妇人产后百病

四物汤加蜜炙黄芪煎服，即愈。

通乳方

用陈柑子核四十九粒，炕干，为末，空心生酒调服，其乳如雨濡。若呵乳者，用新柑核如前。

又方

铺地绵草煎酒服，妙。

回乳方

用乌龟壳一个，烧红，放地上，用碗，盖将水酒一碗在外充取起擂碎，上下碗盖，充水酒服之，去末。

乳肿痛（行经者可治，经断者不治）

瓜蒌一个，连壳研碎 当归五钱 乳香二钱 甘草节一钱五分 皂角刺三钱，去尖 青皮三钱

共一服，水二大碗，煎至八分，食后的服之。服时入酒半杯于药内，善者即散，恶者不成浓，止毒气化为黄水即愈，大小便俱臭。

乳肿内呵

玄参煮酒服，取汗，肿自消。不退再服。

又乳痈初发者

栀子仁去壳，用子灰面停对葱蜜捣成膏，敷之即愈。

妇人血气疼

白芍 吴茱萸 川芎 红花 归尾 白茯苓 广木香少许 玄胡索 粉草少许

上咀片，水一盅二分，煎七分，食远服。服完饮酒一二杯，不能饮者半杯，神效。

妇人郁结积滞腹痛等症

香附子一斤，四两酒浸，四两炒盐，水浸四两，醋浸四两，童便浸炒为末 枳壳一斤，水泡去穰，每个安巴豆仁二个，线扎，水煮三香，去仁，将壳晒干，为末 大皂角一斤，去筋丝，为末 乌药半斤，切片，酒炒为末

醋打面糊为丸，梧子大。每服十九丸，盛者二十五丸，或姜汤或酒送下。

白崩

棉花子，炒焦取仁，为粉。用酒打荞糊为丸，酒下三钱，数服即愈。

赤崩

单狗脑烧过三钱，酒调，空心服。

又方

四物汤加艾一钱、阿胶一钱即效。胶用蛤粉炒。

红崩

酒浸香附去毛，捣粉酒为丸，每日空心酒送下。

血崩妙方

乌胞茨根一二两，酒煎去渣服。重者不过二三服即愈。亦能治粪后红并肿毒。

赤白带

酸梅草取汁，用好酒调匀，红者白糖，白者黑糖，服之甚效。

白带方

金线重楼即蚤休，又名紫河车四两，为末　黄荆子为末，四两　红山楂根为末，四两

以上三味和匀，炼蜜为丸。每服三十丸，日进三服，神效。

棉花子丸

治血崩，白带，筋骨痛，脾泄。

棉花子炒焦取仁米，一升　香附子炒黑，三合　益母草末，三合　血崩用红椿树根皮末，三合　白崩用白椿皮三合

苦参粉少许，打糊为丸，梧子大。空心酒下六七十丸。筋骨痛者，单棉花仁粉每一两，生酒调服，醉，取汗即愈。脾泄者，单棉花仁末，荞粉为丸，酒下或米汤下。

妇人血崩

干莲房烧灰二钱　败棕烧灰二钱　百草霜二钱　共为细末。作二服，好酒调下，立止。

产妇血气冲心

陈艾煎汤，与醋均服，立效。

崩漏

用椿树角，不拘多少，烧灰存性，酒调服。

抱龙丸

治小儿实证惊风。

大南星一个，重一两以上者，更清水浸剖，开作两片，中间剜一小孔，内藏巴豆肉三个，合成线，扎定。外用：

防风一两　荆芥一两　薄荷一两

以清水煎煮南星，以南星无白点为度，取出去豆不用。将南星捣如泥，为丸，鸡头子大，朱砂为衣，每用淡姜汤磨服一丸。

脐风撮口

甘遂去筋，一钱　僵蚕去头足，五分　蝉蜕去头足，酒炒，三钱　雄黄一钱

共为末。每服三分，姜葱汤下。用棉絮封脐，并治盘肠惊。

小儿风寒潮热

将大人右手大指按小儿和心中雷门，勿使动，将左手侧上直骨自手从前后擦之，又于手侧下处自后从前擦之，又在各手指往前擦，擦后每节断筋即安（男左女右）。

万金散

治小儿发热口干惊掣。

嫩石膏五钱，煅过者　滑石水飞过，五钱　朱砂二钱五分　炙甘草二钱五分　金箔二十四片

共为细末。如热重薄荷汤调，热微荆芥汤调一匙服（当忌荤）。

免痘经验方

预先养乌骨鸡雄雌各一，不与他鸡相杂，待生下蛋，收起。每年自立春日始，将蛋顶上开一小孔，取蚯蚓一条，入内，仍用泥封固蛋孔，灰火中炙熟。去蚯蚓不用，将蛋与孩子吃尽。永不出痘。多食三

五个尤妙，二岁以后俱可。

水部郎同年景讳昉山西人传渠三世不出痘，皆此方之力。

稀痘方

纯阳草，又名兔儿一枝箭草，捣烂煎汁熬膏，或酒或滚水，调二三匙，服三四两，其痘止数粒。

制药方

三伏天烈日用大虾蟆一个，用板一片，钉四钉，缚蟆四足，头出板一指，朱漆盘盛水，入水银五钱在水内，令蟆看见。又用珍珠、朱砂各一钱，共为末，将醋调，每足各搽五分，烈日中晒之，待口内吐出白沫，水上浮之，取起四足药，各记明白，将前吐沫分四处，为丸。遇发热时，认定是痘，每服用人参一分五厘，同纯阳草煎汤送下前丸一分五厘。如右手先出服右前足药，则出右手不过五七粒，别处俱无。余仿此。

小儿喉口有痘不能饮食

用白苋菜根全连茎半节，烧灰存性，为末，每钱加冰片二厘，以荻管吹入患处，即思饮食。

痘科退潮热

生石膏五钱　滑石五钱　寒水石五钱，慢火煅　麝香半分　冰片三厘

共为末。每用一茶匙，竹叶灯心汤下，即退热。

小儿呕吐不定

五倍子二个，一生一熟　甘草一握

湿纸煨过，同研为末。每服五分，米泔调下。

小儿疳疾

风化石灰六两，水飞过　青黛一两

共为末，每一钱，调鸡蛋煎服，勿用盐，空心服，五六次愈。

治小儿牙疳

真胆矾一钱，匙上煅赤，去火毒，入麝少许，为末。敷龈上即效。

小儿口疳或破皮

荔枝一个，取一孔，入盐灌满，纸包，烧为末。将少许搽之，一二次即好。

金瓜丸

治小儿久患黄瘦，欲成疳疾，不思饮食，朝暮潮热往来，手脚无力，肚腹不宁，肠风下血，一切治之神效。先服金枣丹，每次半分，服至三分，后服此丸。

黄连一两　黄柏一两　青皮去穰，五钱　甘草四钱

共为细末。用牙猪胆数个，将末药和匀，入磁罐盛住，浮在水上悬胎煮六七滚，取起，放当风处吹一宿，加麝三厘，用米糊为丸，如黍米大。每服百丸，或五七十丸，量人大小用之，滚米汤或酒下。不拘饥饱，用之一月，令儿肥白唇红气壮。有痰者，加硼砂四钱、天竺黄二钱。

金枣丹

治一切外科破烂、寒伤流注等症。

雄黄一两　辰砂三钱　川乌去皮、尖，三钱　升麻三钱　蜈蚣三条　蟾酥三分　闹羊花三分　麝六分

共为细末。醋打面糊为丸，如大枣核，晒干，入罐收听用。遇疾葱包一丸，煨葱熟为度，葱酒送下一丸，尽醉发汗。忌风。不拘无名随肿者俱效。如至重者，肿或一块，再服二丸，不取汗，全消，神效。如久破烂者，每服半丸，不必取汗，数服自愈。

大麻风

苍术一斤，切碎　葱四两　姜四两，三味共捣烂入坛内，布扎口，覆在地上。春五夏三，秋七冬十日，生毛衣为度，取出晒干

防风四两　北细辛四两　白芷四两　草乌去皮净，四两　姜、甘草共入罐，水煮一日一夜，取出晒干。

上共五味，为末，酒打面糊为丸，梧子大。每服七八十丸，酒下。外用菖蒲根切片，晒干为末，撒席上睡，其虫即死。轻者一料，重者二料，即愈。

又方

全蝎半斤，用米泔汁浸一七，取起火焙　黄连二两　僵蚕三两，炒去丝黄色　黄芩二两五钱　蝉蜕二两五钱，净去土　明天麻三两　川芎三两　桔梗二两，去头　白芍二两　羌活三两　白术六两，去芦　滑石一两　防风五钱　石膏一两　荆芥一两　大黄六钱　当归六两，酒洗　栀子去壳，二两　细辛六钱　连翘去心，二两　黄柏一两　苦辛去梗用皮，一两五钱　人参去芦，一两　沉香一两

上二十四味，共为细末，听用大风子三斤，去壳，用肉十二两，如少再添，照后法煮。

煮风子药

牙茶四两　黄柏二两

共为细末。每用五钱，用瓦罐一个，水十斤，入罐内，煮滚。将风子入罐，加前药五钱，入内，大火煮，煮得风子如煮赤豆，开口方换水去油（法照后）。

换水去油法

用大缸一口，容三五担水的，用篾篮一个，放在水中，将煮风子的药连药连水倾在篮内，去油，取入罐又煮，照前法，

连煮二次。如煮烂饭为度，照依前法，换水去油，连煮三次，照依前，下药如糊黏为度，方可取起，照前去油，用水漂过一夜，去油，滤干，用石臼撬如面糊为度。用前二十四味药，入臼又撬以匀为度。将米粉一升，打干糊，入臼内同捣，取起为丸，如梧子大，晒干。早服二钱五分，中服三钱，晚服三钱用浓汤送下。忌酒、色、大荤、牛肉、蒜、韭薤。此药用尽三料，吃清肺散十服。

杨梅结毒粉毒

耳鼻落者，复生。肾茎溃卸依旧。

乳香　没药　雄黄　朱砂俱生用，各二钱　白矾用绿豆水浸一夜　硫黄　豆腐煮过各一钱，净

黄蜡四钱，溶化为丸。每服七厘，土茯苓四两，用水五碗，煎三碗，渣再用水二碗，煎一碗，共一处，用牙皂焙末三分，入汤内，早用此汤一碗，下药七厘，每日服四次。若疮势轻者，每服一分。重者，反服七厘。恐服多则易好留毒在内故也。服至一二日止痛，三四五日转痛，赶出腥臭脓水，直服至臭止水清。不服药，单用生肌药。若再服则生出凸肉矣。如此神异，若耳鼻落者，加人元末三钱，取上部的。若肾茎卸者，加人元下部者三钱。室女经布童便洗下，焙干一钱即复。原坠胎有形全者，即人元火焙过用。

又杨梅疮粉毒

白矾一两　硫黄一两　当归　地黄　川芎　芍药（女赤男白）

以上各一两共入罐，打火六香，三文三武，升盏者与坠底者各自用面糊为丸，俱绿豆大。疾在上，川芎升麻汤送下升盏者一粒，次日服坠者一粒。疾在中，归地

煎汤送下。疾在下，用牛膝木瓜汤下，或杂在当归地黄养气血丸内，每用一粒参服，免人疑亦妙。

治杨梅疮，杨梅风毒，及误服轻粉瘫痪，筋骨疼痛不能动履者，服此除根。永无后患效验如神

仙遗粮即硬饭团，湿者一两，干者七钱，白者佳，红者杀人　防风　木瓜　木通　薏苡仁　白鲜皮　金银花各五分　皂荚子捶碎四分　如虚弱者加人参　当归各七分

以上十味，用水盅半煎至一盅，空心一服，午间一服，晚一服，此三服止。用药二剂，二次头煎者，将二渣并煎一服，共成三服。病浅者十日，深者一月痊愈。忌牛肉、烧酒。

收口药

凡梅毒生肌药 撒将完止豆许大不收口者，必要乌梅烧存性，研末，上之即收。别样诸疮不收口者，用油头发烧灰，或蜈蚣烧过，上之即收。

治杨梅疮羊角散

羊角锉末炒焦，研末，每服三钱，夜间酒调服，出汗。次日服防风通圣散一剂，去芒硝、大黄加川山甲、金银花，隔三日再服羊散一服，取汗，再服通圣散，隔三日又照前服，三次即愈。出汗后其疮黑色为验，最妙。

棉花疮点药神方

白砒三钱　精猪肉七钱

以砒为细末，点水数点于砒上，将猪肉切碎，以砒拌匀，入阳城罐内，打火三香不封固，以烟尽为度，冷定取出为末，遇症用些须黑上，数日即愈。干者水调点。

治梅疮

土茯苓　金银花　紫草各三钱

白水煎，临服用酒一小盏，一日服。

便毒等症

槐花一碗，入锅炒焦，预先烧一秤锤，待槐花焦，将秤锤入锅内，上以大碗盏盖定，仍将水酒充，待水出碗弦则止，将此酒能饮服二碗，不能饮者服一碗，沾汗一身即消。

鱼口

蓖麻子肉三钱，研烂　松香五钱

先将松香煎化，后下蓖麻肉在内搅匀，取起，摊膏二个，左右各贴一个。又用大黄末五钱，空心好酒送下。又吃核桃一枚，即效。

下疳疮

轻粉七分　金箔二十二个　冰片半分

共为末。有水者干搽，无水者去壳搽之。外用乌金纸贴神效。

又方

海螵蛸火炮，去皮，一钱　水粉火烧过，黄色，五分　共为末，擦之。

又方

用猪骨髓和轻粉三分调擦。

又方

轻粉七分半　片脑三厘　磨镜锈一分　三味为细末，擦之三日，痊安。

便毒

用肥皂一个，去核，加雄黄末一钱，捣酒醋糟灌于皂内，外用滋泥糊一指厚，火煅捣敷，即溃。

铁箍散

专敷便毒等。未成头者即消，已成者即穿。大黄末、鞭蓉叶为末，用鸡蛋清调敷，即效。

白癜风

枇杷叶、芙蓉花各等为末，用白鳝油调。将苎麻根蘸油火共热擦之，白鳝蒸取油熬干水气用。

鹅掌风

用鱼腥草（即野荞麦最腥气）并葱二味，捣一丸，两手搓之，即愈。鼻闻其气，可治杨梅疮，极效。

熏鹅掌风方

红花一两　花椒五钱　香油二两

浸前二味，炒枯，擦掌上，火烘三五次，痊愈。

便毒痈疽等

甘草节一钱五分　大黄四钱　川山甲一钱，炒　金银花二钱

水煎服。泄去毒即止痛，后服防风通圣散数服。如要速好，用水胶三钱，酒煎神效。

生肌

鹿角一两，烧红，即研碎，加轻粉三钱，生肉妙。

肿毒发背顽疮任是极痛立时止

虎掌草晒干为末，纸为捻子，点烟熏。初起患处立刻止痛，比前又肿些，过半昼又熏一捻方消肿，又熏一捻立愈。若久不收顽破等疮，用草末一钱，加头垢六分，共为捻熏疮，其败肉尽落下，血变为脓，自生肌，甚妙。

发背

用团鱼壳烧存性，为极细末，真麻油调，将鸭毛搽疮四围，中留一孔，且勿搽药。待毒将裂，用飞过食盐浓茶洗之，方上前药。待一七有脓出，洗一次上一次药，待脓出尽方用生肌散。如毒胜药，外用铁

箍药。芙蓉叶、白及、大黄、天南星，烧纸包烧，过为末。用水缸下泥，淡淡醋调敷之。如未开，用虾蟆取皮贴患处即开，便用前药。

蟾酥丸

治发背乳痈疔疮止痛。

蟾酥一分，乳化开　麻黄末三分

同酥和调为丸，雄黄为衣，如黄豆大。每服三丸，真酥做者止一丸。酒送下，出汗即止痛散毒。其丸剩者，晒干可留。

发　背

扁竹根白黄花者为末，水洗搽上，又用作末，酒服五分。又凡诸疮已出未出者，俱用扁竹根捣碎取汁，和滚酒服，或切片煮酒服，神效。

又发背肉烂者，用虾蟆一个，破开去肠肚，伏着贴入患处，少顷，烂者尽旋生新肉，奇妙。

发背痈疽奇方（先看四种照法明白方能下）

取蚯蚓粪五钱，用桐油和匀，炒黑色，极枯，退火冷定，研末。再加羊油一两，和匀，研。用油纸卷成条，又入桐油内浸湿，将此点灯照看患者轻重。若疮暗黑，臭气冲鼻，难疗。四处红活，以药调治即痊。

药　方

铁甲将军二三十个，即蜣螂虫。焙干听用绿豆取皮三两，不炒，麻黄节三钱，炒黑色。共三味，放入大磁碗内，加人乳拌湿，浸过一夜，次日晒干，再研细末，每服一钱五分，白酒送下。令坐片刻，其痛即止。慢慢去黑败之肉，遂生新肉。每日猪蹄汤洗之。拭干，方上生肌药。

生肌药

黄蜂巢一两　鱼胶四两

二味锉碎，炒黑色为度，退火研细末，放地上，退去火毒一宿，次日取出，加冰片五厘，和匀。上药以填满为佳，重极者，亦只一月，必可痊愈。

金银花酒

治一切痈疽发背，疔疮乳痈便毒及喉闭乳蛾等症。

用金银花连茎叶捣烂取汁，半盏，和热酒半盏温服，甚者不过三五服，可保无虞。如秋冬时无鲜者，以收下干者一握，用水一盏，煎至五分，充热酒半盏，服之神效。

发背溃烂后方

五月五日采菖蒲根，不拘多少，晒干，临用将蒲截开作四条，用青布缠裹，蘸真麻油于烂处四下照即愈。

治痔方

蓖麻叶揉碎煎汤，先熏后洗，仍用有片眼药擦于四围，断根。熏时用罐着药水，微温，安在肛门周围，以绢绕罐口。

痔疮极效方

大黄半斤，切碎，水酒各半，砂锅煮二日，待半干，即搓成丸。每服三十丸，用腊酒一壶，黑铅四两，火化开，投入酒中。如此七次，将此酒空心送下，祇用一料，即可断根。

又牛奶外痔

胆矾　青矾　明矾　芒硝各等份

瓦焙枯，用少许擦于眼头上，二三次，水出自消。

外痔方

陈茶一握，蕲艾一握，煎水五六碗，先将五倍子七个，入盆内，以前煎水倾入盆内，将身坐上，用衣围住蒸之。待水温洗其疮，即断根不发。

痔漏退管生肌

白芷梢一钱五分　猬皮三钱，砂炒　蜣螂一个

共为末。分三服，空心酒调下，自然退管，极妙。

治面疔疮

蜗牛一个带壳　白梅肉半个　荔枝肉一个黄鸡膏银朱捣成膏贴。

诸肿毒

草乌　芙蓉叶二味，各等份，为末，水调，敷肿处即消。

瘰疬方

用夏枯草，不拘多少，洗净，研自然汁，熬膏。将连翘、枳实、桔梗、当归、金银花各一两，研为末，和匀，入牙猪脏内，两头用线扎定，将陈火酒煮三四时，取出，用药晒干再研，细末入草膏内为丸，如弹子大，晒干捣烂。又入膏为丸，晒，如此四五次，后为小儿丸，如桐子，早饭后七丸，午后十四，夜饭后二十一丸，俱酒送下。此方屡有神效。

瘰疬神效方

白马骨根（此草似木，高不过尺，对节开枝，对节开叶，叶如枸杞，花白微小之甚，花在节间，只丛生，如益母草）芫花

二味各等份，煎水待温，浸鸡卵。轻者十二个，浸二三日，方将药水煮食，每日一个，酒下，外贴草膏。

草膏方

荔枝草，一名长青，草又名雪里青，味极苦，多取煎浓汁，去渣再熬成膏，摊贴患处。不拘已穿、未穿俱效。若未穿将

先起的疮灸一艾，然后贴之。若已穿者，可不必灸。

瘰疬方

熟大黄一两　密陀僧五钱　黑牵牛五钱
葱白皮五钱　火硝五钱　土鳖子六七个，炙干

以上各味，共为细末，蜜为丸。早晨取无根水在静室不闻人言鸡犬之音处送下。忌发热生冷之物。半月病人少泻。此药作一服，如疮已破即敛口，如未破即消，一月自然痊愈。

瘰疬神效

土茯苓鲜者，用木器打碎，四两　防风八分
荆芥七分　蜂房七分　细辛八分　白僵蚕十六个　薏苡仁二钱　肥皂子仁九个　皂角刺疮已破者七八分，未成形者三分，引经而已

若破而将好者少用灯心三十根，水四茶盅煎二盅，食后服，每日饮土茯苓汤，数日一服，见效，忌牛肉茶并房事。

瘰疬方

白茅藤并根煎酒，晚服取汗后，每日服之即消，极效。

梅核气

薏苡仁根煎酒，服一二次即愈。

臁疮方名三白膏

水粉一两，为末　白蜡五钱　黄蜡一两
猪油二两

共熬成膏，照疮大小油纸摊贴。内用搽药方：

胡黄连一钱，为细末　片脑一钱　轻粉一钱

共擂极碎，搽疮上，二七痊。安臁疮久不收口，并顽疮。

银朱五分　韶粉一钱　松香一钱　冰片三厘　铜绿五分

俱为细末，用真正麻油煎一滚，取起

入前药在内，调匀，做隔纸膏贴之，极妙。

顽疮臁疮捧疮

古石灰研末，一斤，用韭汁和捣为饼，阴干，加煅过龙骨五钱　赤石脂五钱　轻粉三钱　麝一分　象皮切片三钱，砂土炒

共为细末，生桐油调，摊膏贴之，即好。

臁疮及一切顽疮久不愈者

银朱一钱　千年古石灰五分　松香五钱
为细末，香油一两，化摊纸上贴之。

又方

松香不拘多少，为细末。每末四两，加冰片一分，用真香油调匀，搽患处。外用软纸包裹。扎住，三日一换，即愈。先用盐茶水，或葱水洗净。

又方

黄蜡二两　桐油半盅　花椒三钱　真轻粉三分

共熬成膏，温热时用榆腊叶拖膏贴之，洗同前。

又方

黄蜡一两　溶化入银朱一两
搅摊纸上刺孔贴之，即愈。

腊梨方

南星　半夏　天花粉
三味各等份，为细末，桐油调搽。

腊梨癫方

枯矾五钱　松香五钱　轻粉三钱　香油调搽，妙。

又方

用甘柘炕焦末一两　轻粉三钱　油调。
臁疮方并一切顽疮。

治痔方

蓖麻叶揉碎煎汤，先熏后洗，仍用有

片眼药擦于四围，断根。熏时用罐着药水，微温，安在肛门周围，以绢绕罐口。

韭菜下蚯蚓粪，用火煅红，研碎为末。又用番木鳖数个，以清油煎去渣，即以此油调前粪末搽于患处即愈。搽时先将槐枝煎水，洗净。

臁疮血风疮

轻粉、百草霜，即锅底尘，各一半，和匀，细捣为末。以香油调摊油纸贴患处，包布，包上中下紧扎，一日三换，钞油纸长一块，上半用针穿眼无数，下半摊前药，不用针穿孔，验过立效。

又方（不收口用姜自然汁洗之，一次收一次，数次全收）

黄柏四两　蜜半斤

将蜜炙柏干又炙得老黄黑色，切片，为末，配后药　轻粉三钱　儿茶一钱，去油乳香去油　没药去油　血竭各五分　共为末，用蜜调饼，贴疮口，布扎，次日反覆贴之。轻者一个饼痊愈，重者不过二个。如贴肉不可动，愈自落，神效，神效。

又方

用累轻烧过窑灶黄土研极烂，入黄柏、赤石脂、黄丹、轻粉拌匀，以清油调稀，用油纸盛药，敷疮上，却以布绢缚定，纵痒不可以手开动，直候十数日后，疮愈却去之。再加没药、浮香以散瘀血更妙。

贴无名肿毒膏药

金星凤尾草一两五钱，如无鸭掌金星亦可水竹叶一两，凤尾竹叶尤佳

葱根连须头三十根　朝东侧柏叶一两二钱白芷一两二钱

上锉碎，用真香油一斤二两，浸药一日，用火熬，看白芷焦黄为度，用棉纸兜滤去渣，拭锅干净，方入锅。用火再熬，每油一斤，上好铅粉三两，用竹杖搅匀，文武火熬沸；看起黑烟，再入铅粉一两，用竹杖不住手搅；起黑烟又入一两铅粉，仍用竹杖如前；搅又看黑烟起，又投铅粉一两。如此四次为度，滴水中成珠不散，已成膏。取起连锅坐土凹中，搅去火毒任用。

肿毒敷药

五倍子末与小粉（小麦面澄洗粉）等份，共炒成团。凡遇毒取些研末，醋调敷之即好，神效。

诸疮膏

止痛散血生肌。

苦参半斤　商陆根半斤　桐油一斤，内加香油四两

将前二味入油，共慢火熬至药枯黑，去渣。再将纸托布滤去渣脚以锅拭净，入前药油再熬，加陀僧细末五两，陆续投下，频投频搅滴水成珠。取起出火，加黄白蜡各五钱，待将冷倾入水中，去火毒。

疥疮洗方

用苍术一勺　皮硝一勺　苦参一勺

煎水，洗二三次即好。有虫加黄柏。

疥疮

小麦一升　用硫黄二两　陆续投炒小麦外，用川椒二两　槟榔一两　苦参三两　藜芦根五两　番木鳖二十个

共为末，鸡蛋煎油调搽。

杏仁二十个　大风子四十九个　水银一钱朝脑三钱

共捣烂，为一大丸，两手搓药，以鼻嗅之二日即愈。搽亦可。

脓疱疮

大枫子三四十粒　朝脑二钱　水银一钱朱砂一钱

共为末，以油核桃仁捣前药末为一团，放于手中，搓之，复以鼻闻之，又以药团于疮上滚走，即愈。

缠蛇丹　龙缠疮

口嚼糯米浆搽之即好。小儿面疮亦好。

坐板疮

凉砂泥水搽洗之即好。

用胡麻嚼烂连津贴上即好。

又方

飞矾一两　雄黄三钱　硫黄三分

共为末，擦之。

血风疮方　烟胶散

用硝皮锅上粑为末，将生桐油调油纸摊膏贴之，不十日即痊（小儿头疮用香油调搽）。

又方

用蚯蚓粪，桐油调搽即愈。

肾囊风痒

猪蹄壳烧灰存性，煎水，先洗患处，后将此药搽之，亦好。

又方

青矾煎水洗极妙（并坐板疮亦治）。

诸疮毒

槐角子一钱　白生矾三分

共煎，酒服即愈。

金疮神效方

石灰二斤　韭菜汁二斤　甘草二两

为末，和拌搭在壁上阴干成末搽之。

棒疮

石灰不拘多少，用冬青树叶取汁，加桐油少许拌，石灰搽上，待干，又照前三次。凡棒打任破烂，用热童便洗净，将药搽之，外用热豆腐片盖上，紧扎一夜，即

好如失，当时止痛。

血箭疮

此疮多起手足。起于手足者，起时即将绳匝定，勿令红筋过关，将金银针挑破头，用紫背浮萍嚼烂汁吞下，其渣敷患处即愈。又名红丝疮。如不匝定，红筋手至心足至腹即死。

生肌散

血竭　儿茶　乳香　没药

出过鸡的蛋壳共为末搽之。

血风疮

枯铅粉一斤　汞四两

共擂，不见星。每患脚止用一钱，入热豆腐浆内洗脚一次，黑水出来，用伞纸裹脚包紧，勿令透风。次日又将前水温洗，三日又洗，只洗鲜血出即愈。外再撒些生肌药更妙。

接骨丹

凡打碎跌仆刀断等者，先要好生着实拿正其骨，即于乳香内拣出小朱研碎，干掺于患处。即将杉树皮夹正，留一些缝，乃外用骨碎补、野芋头、白酒药（即曲）、干姜各等份，捣烂敷在杉皮之外扎正，内服活血酒即效。

又方

桑树根湿皮、柘树根湿皮，俱用小树，加生姜四两，三味捣碎。用真麻油一小盅，将前药入锅内，陆续入油拌炒，摊少温敷上，外用皮裹皮，外用木板夹住，当时止痛。对昼去药，不然则骨长大矣。

又方

红铜一斤，烧红，淬酒，一壶饮之尽醉，酒醒即行走，神效。

又方

上鳖一个焙干　自然铜五分　骨碎补一钱

共为末，每用七厘酒调服。

又方

李树皮四两　生姜四两　鸡毛一两

酒糟共捣一饼，包上日对昼去药。若多一时，恐另生骨。

跌伤

熟糯米饭一碗，酒曲半个，拌匀，敷包患处。待酒香即愈，极效。

损伤骨痛

老茄子子，微炒，酒煎服。

跌伤不能动者

用松树鲜叶捣烂，热醋调布包搽患处一二次即见效，五六次全好。

骡马打破皮

用茜草根为末，撚之一次收口。

接骨

用接骨虫，不拘多少，焙干，研为末。又用入土古铜钱，炭火上烧红，淬于醋内，以石椎杵擂碎。不碎者仍用火煅，醋淬，醋碎，如此四五次，以钱烂为度。将纸滤干，遇跌打损伤，将前药各等份，大人一份，小儿半份，酒调服，被盖卧，少取汗即愈。

体气

用大田螺数个，每个以水养活，俟吐开掩时，将筋夹定，用麝香、胆矾、冰片、巴豆各少许，点入壳内，将掩匼定，次日螺化成水。半夜时即以此水频搽患处，泻去恶毒，将恶毒埋于无人去处，勿令人见即愈。

体气

用自己小便洗一次，米泔水洗二次，自然姜汁每日搽千余次，一月之后可以断根。

又方

枯白矾　铅粉　松脂等份

上为末，搽之。

又方

苦荞面内用川乌、草乌为末，入面内为粑，蒸热，夹于两胁下，冷又换取去。用上好金墨搽胁下，夹定不动，待干，看有眼处将艾作小丸安于上烧之，连七次，结疤痕。其气不出，臭秽方止，多吃生姜。

又方

用阿魏子，每用一分酒调，食饱饮之，药尽即愈。

汗斑

用紫背浮萍捶烂，将酸浆草捣汁拌萍麻布包擦，待汗出，擦发热，洗澡一次痊愈。

又方

用自己小便洗之极效。

火疮

真麻油煎滚，入黄葵花鲜者十数朵在内，再煎一沸，用罐盛油藏土中一二日，去花留油。凡遇火汤疮，擦上油，一日即好。

又方

丝瓜烧过撚之妙。

火烧汤泡

好大黄为末撚之，如干，以香油调搽。

蜈蚣咬

用胡椒嚼碎，敷之妙。

蜈蚣虫伤

用香附子，口嚼烂敷之即愈。或鸡冠血搽亦可。

风狗咬

番木鳖一个，炭火煨脆，为末　生姜一两，打碎

煎汤一碗，调服，立吐痰涎，或不吐亦效。

又方

染水一碗（染布缸中水）及清水一碗，香油一碗，共调服，神验。

疯狗咬及鱼口神效

斑蝥虫去头、足、翅，或四五个糯米，炒黄色，止二分　牵牛一钱

二味和匀，酒下二分，只一服即安。

又方

用番木鳖磨水即愈。

治狗咬

用水一瓢，倾于上瓦流下。有土地上取湿土敷之，愈。

又方

用屋瓦一块，打二块，以打破处彼此相磨，以磨下灰淹之即愈。

癣方

硼砂三分　盐精三分　砒三分

共为末，外水黄芩根切片，醋浸。又用一长根亦浸醋中，取长者蘸前药末擦之。

又方

用水黄芩根微晒一两，砒七分，共捣烂，青布包，蘸醋擦二次即愈。

木虱方

荜茇　乌头二味各一两　雄黄二两

为末，加倍炼蜜为膏，作一炷香，临卧时燃一炷于床下，木虱自死。

又方

元宵夜用纸捻照床上各缝中自无。

彭祖炼脐法

能除百病。进饮食，长肌肤，健下元，妇人经水不调，赤白带下并效。

雄鼠粪五钱，两头尖者是　乳香　没药各制去油　广木香以上各一钱，为束　入青盐一两　五灵脂五钱　麝香一钱　针砂一钱

共为末，一处用苦荞麦面水和，做一圈围定脐，约八分厚，中空如钱大，内先用前灵脂等末填脐内一分厚，次将前鼠粪等末填满上，用半分厚槐皮去粗皮剪圆，如面圈口大，皮上针眼盖将药上，用好陈蕲艾将棉纸卷如大指大，切作一分厚饼子，四十九个，放槐皮上灸之，每饼烧尽，方上一饼，再灸，以四十九饼尽为度。灸至八九壮，觉肉热，即更换新药。新槐皮如欲炼时，先将磁石磨酒服三四杯方行。遇肚饥只管放下用饭，后又灸。此时忌油腻，酒服三四次。

灸日　四月八　五月五　六月六　七月七　八月半

崇祯甲戌秋日乌程闵齐伋遇五父

闵日观观我父同订

《虺后方》终

医津一筏

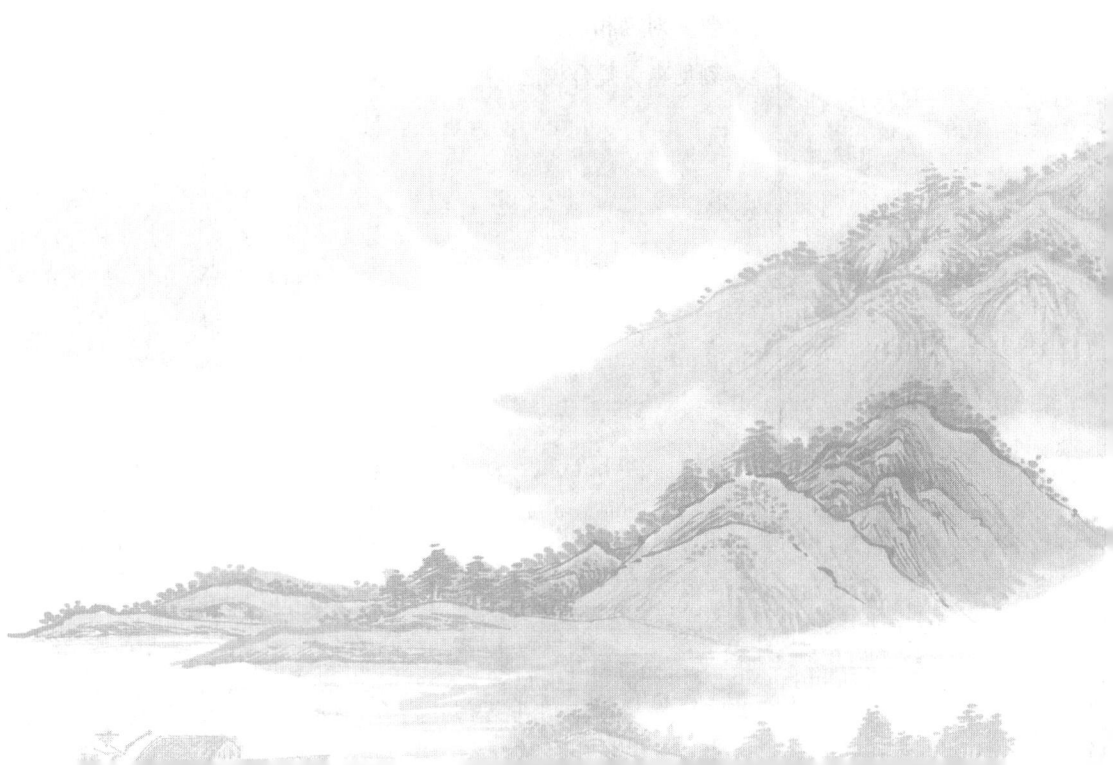

内容提要

　　《医津一筏》一卷，一名《医津筏》，国朝江之兰撰。以经文为主，而分条疏论于后，本社藏有别本，名《内经释要》，内容从同，惟自序末少九十字，及标题下无辑校者姓名，度系翻印时所改易删节，因第一集《医经秘旨》刊行后，有姚光祖君之考正，谓其文多出《医津筏》，故已辑入本集，以存真相，乃荷高思潜君，亦以《内经释要》对勘相示，复承张叔鹏君以《医津一筏》原刻见惠，爰合校之。

自 序

医以寒治热，以热治寒，以消导治积，以快药泄满，以补治虚羸，以涩固脱，以利下攻秘，以润治渴，以辛温散表，以香燥理气，以寒凉止血，以通止痛，以养血治不得眠，以补兼滑治脉迟涩，以清且敛治脉洪大，以下气清火治上逆，以利水通淋治水泛溢，以凉表治发热，虽在下愚，不难措手。惟是以寒治寒，如诸寒鼓栗如丧神守，皆属于火是也；以热治热，如发表不远热是也；以补治积，所谓养正积自除是也；以益气治满，所谓满用术、甘是也；以下治利，所谓通因通用是也；以提气治闭，如小便不利用补中益气是也；以泄水治渴，如五苓散治消渴是也；以寒散表，如四时感冒，怫热自内而达于外，药用苦寒、酸寒是也；以凉平理气，丹溪所谓气有余便是火是也；以温补止血，如黄土汤、桃花汤是也；以攻击治不得眠，如胃不和则卧不安，又痰在胆经，神不归舍是也；以利下治迟涩之脉，如脉迟而滑有宿食，又脉涩不减，为中焦实是也；以补中治洪大之脉，如内伤用补中益气汤是也；以温中治呕逆，如吴茱萸汤、大半夏汤是也；以固表和营治水，如水在皮中，四肢聂聂动，防己茯苓汤是也；以实表出汗，治太阳中风，如桂枝汤是也；以攻下及补益治发热，如表无热而里有热是也。如此之类，苟条分缕析，何可殚述，虽在上智，亦费推求。前哲非不深切著明，后人动手便错者，良由但知治法之所当然，而不知治法之所以然也。不揣疏略，谨将疑似难用之理，提纲挈领，本之《内经》，论其大概，俾业医者一举三反，触类旁通，所谓比类奇恒，或在于是。噫！医道之废也，久矣。在往古翰墨诸臣奉敕笺注医书，尚且随文顺释，颇多讹舛，况目不辨鲁鱼之人，不过藉以牟利，反能深惟其义乎？然其解嘲巧诋，则曰尽信书则不如无书。今天下稽古之士，凡奥旨鸿裁，正不当与若辈瞽见也。

张　序

　　一介之士，苟存心济物，于物必有所济，虽蓬累而行，与得其时，则驾者不可同年而语，而其志则足尚矣。吾友江子含微，顾影无俦，居东海之滨，喜读书，达通塞，其才如五石之瓠，不适于用，然济人利物之心，未尝去怀。蚤年善病，颇究方书，遂以天下之疲癃残疾为己任，视人之呻吟痛苦不啻若涉者之溺于渊，呼号求救，而思欲手援之。弹铗鼓琴之余，医门著述，满籯盈簏，《医津一筏》，第其中一则耳。今之著辑医书者，亦不乏人，但不过撷拾前人牙后慧，割裂补苴，攘为已有，以博名高，究之中无所得。苟逞其臆见，率意妄行，惟有载胥及溺而已。江子之书，则折衷诸家，参以己意，将疑似难明各种汇集成编，真古今所必由之理，实天下所未见之书，俾业斯道者引而申之，平时得之于心，临病应之于手，裨益苍生，殊非浅鲜也。

新安张潮叙

跋

有益于世者莫甚于医，然而难言之矣，读书欲多，析理欲精，从师欲众，临证欲广。书不多无以知理之源，然于理有未精，书虽多亦无益也。师各有所长，合众说而集其成，庶过偏之患，苟唯一先生之言是从，未必无所误也。临证不多，无以知某候即某书之某条，且无以验其症之同异轻重也。今有一医于此，治甲则验，治乙则否，非厚于甲而薄于乙，以甲之病适投其所长，而乙适值其所短也。又试举一医于此，初治之而验，久且渐不验，易他医而后瘳者，非前精而后疏也。病之初起，适与其术相投，病之渐减，又不可执其偏见为已验之方，故必改其道而后可也。又有服药已误，则当先治药，而后治病。有命将倾而药不可投，则当置其病而保其命。有病不利于速愈，速则反增他病者，此必精于理，而后可也。吾友江子含徵，工于医者也，吾虽不知其所从者几何师，所治者几何症，然吾则谓其读书必多，而析理必精也。于何知之？于其所著之书而知之也。

心齐张潮

自 跋

今人以方书赠人，人皆欲得而藏之，谓可以备不测也。若与之谈医理，如卫鞅说秦孝公以王道，闻之疲倦欲寐。殊不知理不明，虽有良方而不适于用，非方之不良也，用方者之不达理也。譬之匠氏檃括之不明，而徒从事于其器，器利矣，只足以血指染污，而无与于乌革翚飞之事也。然茫茫宇宙，岂无闻弦赏音之人，此香雪齐主人所不能秘耳。

目　录

医津一筏（一名《内经释要》）

歙县江之兰含征著

和县高思潜考正

吴县张炳翔叔鹏校录

治病必求其本

脾喜燥，伤于寒湿则不能消磨水谷，宜术附以温燥之。然脾阴不足而谷亦不化，又不可以温燥为治。

有思虑伤脾，脾虚不能统血而矢出者；有思虑伤脾，脾虚不能消谷而作泻者。此皆以回护中气为本，勿治其标。

有肺虚不统卫血，血溢妄行，随气出于鼻为衄。如动气在右，汗之令衄是也。脾虚不能行津于三阴，胃虚不能行气于三阳，气日以衰，脉道不利，其血悉皆中积，此而欲消，其留瘀当以参芪监之。

胎已数月，忽下血不止，有癥痼害者，当下其癥而胎始安。设不知此，但一味养血安胎，是为癥痼树帜也，胎可安乎？

刘澹庵曰：下癥安胎，必用驱逐峻剂，虽有故无殒。然不定其虚实而施之，恐非定法也。

火气逆上是肝肾之阴失其龙雷蛰伏之性而上逆者。至于胃中湿热下流，又是邪气乘其木而阴气反走于上，俾上焦之阳不伸而肺中治节之令不行，故见为鼻塞、胸满、涎溢、恶寒战栗之证。又咳嗽烦冤，是肾气之逆也，其所以上逆之故，亦有此二者虚实之异。推此则治痰莫先于降火，降火之法，亦须识此二者虚实之异。又平

脉云：少阴脉不至，肾气微，少精血，奔气迫促，上入胸膈。夫少阴脉不至，是先天元阴元阳受伤。肾者，先天也；脾胃者，后天也。先天既已受伤，则不能生乎后天，故脾胃之阴阳亦伤，不能运化水谷而生湿热，热下流则膀胱之气化不行，浊气因而上入，浊气上入，肺气便壅，脾气愈滞，于是为痰为饮而腹胀食滞之症形焉。其少阳生发之气郁而不得升，为周身刺痛，为呕逆吐酸。心主之阳，为浊阴所乘，则为心悸怔忡。是肾之一脏病，而五六脏腑皆为之不宁，故养身莫妙于节欲也。若不知此，而但以行痰利气为治则燥，痰伤其阴，利气伤其阳，不坐困乎？此又专主肾虚而言也。

心肾不足，小便浑浊，中气不足，溲便为之变；金衰则水涸，溺色变为黄赤。此皆正气虚而生邪热，当推原其本而补之，苟徒执水液浑浊皆属于火一语而施治，病安能愈？

饮食劳倦，损伤脾胃，始受热中，末传寒中，要知始受之热，因谷气不得升举，壅而为热又火，与元气不两立之热，非实热也。故在始受之时，已云劳者温之，损者温之矣。病久安得不为寒中耶？东垣谓冲任之火传之督脉，督脉挟太阳寒气逆克丙火，似失之凿。

子母情牵，仇仇肆虐，或胜克乘薄之不一，又本脏本脉其别者，或走他脏他脉，一脏病往往挟他脏而见证者。

邪之所凑，其气必虚。邪乘虚而入，是虚为本邪为标，故去邪不可不加以养正，此一注脚，人所同也。然亦有身体壮盛之人，暴受邪气。如外感风寒，内伤饮食之类，本气未必皆虚，受病之后，反显虚象，若营卫受邪，则屈伸不利，动作衰之；脾胃受邪，则四肢无力，恶食呕泄之类。此邪气既凑之后，其气亦必虚，是虚因邪而显，邪为本虚为标，斯时但当亟去其邪，而正自复，不必顾虑其虚，用药牵制，此一注脚，余所独也。

治病当知标本矣。然犹不可不知标中之标，本中之本，如脾胃虚而生湿热，是虚为本，湿热为标也。至湿热下流膀胱之气化不利，是湿热为标气化不利为标中之标。至气化不利逆而上行，嗌塞喘逆，又标中标之标也。推此而逆求之，则本中之本亦可得矣。

阳旺生阴，气不足亦令人口干而津液不通。

喘而短气，须别寒热虚实，分类治之。至于哮则素有之痰之火，风寒所束而发，但看其人之强弱，用药轻重可耳。

肺本金寒水冷之脏，然既已汗吐下损津液而成肺痿矣，岂清凉之品所能复其津液乎？此仲景之竟用桂枝人参姜枣所宜详究也。

火与痰本气与津液也，无病则为气与津液，有病则为火为痰。然致病之由，不过内伤外感，有余不足而已。求其本而治之，则痰消火灭，故曰见痰莫治痰，见热莫治热者以此。

内伤外感悉能致劳，苟不察其虚实，但施养阴清热之套剂，则虚者未必受补，而实者愈实矣。

失血证毕竟属热者，多世有用寒凉而反剧者，盖有气虚之火，有血虚之火耳。冲气上逆有上焦之阳不足而阴气上干者，有下焦之阴不足而阴火上逆者，有脾胃之湿热下流而肝肾之气不能固守于下者，俱挟冲脉故耳。

邪火内炽，阳事反痿，苦寒泻之，阳事勃然，火与真阳势不两立，如此世人以助火之剂，冀回真阳，非徒无益，而又害之。

所谓虚风者，似风非风也。然亦有阴阳之别，阴虚是热则生风，阳虚是阳气不能卫外。

卫为阳，阳虚不能卫外，故中风。风为阳邪，以类相召故也。但风为阳邪，既中之后，每多显阳热之症，此不可不推求其受病之本，而务从事于见病之标也。诸病皆治其本，唯中满与大小便不利当治其标，以证之危急，不暇为本计也。余谓果系实证，则不难消导之，通利之治其标可也。若涉虚证，其法可行乎？仍当治其本。

东方常实，有泻无补，其说有二。一者肝为将军之官，其性刚劲急速；一者木火同居，风乘火势，火助风威，皆毋赞其胜也。若言其本，则乙癸同源，养血与滋阴并急。

癫、狂、痫皆主于痰。癫是虚而致痰；狂是实而致痰；痫是风而致痰。虚实风为本，痰为标也。

痰在肺曰燥痰，又曰气痰，以肺为燥金而主气也。燥为本，气为标，其痰涩而难出见为证也。往往胸膈阻塞，关节不利，不知者以辛香燥热利其气，燥者益燥，气愈不利。

肺虚咳者何也？失其降下之令也。徒降其气，咳愈频矣，

黄昏咳多者，是火气浮于肺，此阴虚之火，故宜五味子敛而降之。

诸痿喘呕皆属于上，上者，肺也，不得以香燥利气。

湿胜则濡泄，当以燥剂治之，然逆秋气则伤肺，冬为飧泄，此肺移热于大肠之病。若以温燥治之，是益其病也。

渴固多热，然内外伤感悉能令津液不行，而渴须求其自。

三阴结是水之本，至肺气不利，发为浮肿、喘嗽、口干、小便涩、腹满、黄汗、身重不能转侧、阴肿。阴湿则又水之标也。

寒邪在标，郁热于经而令咳血、衄血，解表自愈，麻黄汤杏子汤是也。心肺有疾而鼻为之不利，不必主专于风寒也。

治病必求其本。本者，下为本，内为本。故上热下寒，但温其寒而热自降，表寒里热但清其热而寒自已，然须加以反佐之药，以免格拒，至于先伤于风而后伤于寒，先伤于暑而后伤于湿之类，又当相其轻重缓急而施治。

有者求之无者求之
盛者责之虚者责之

四肢无力，动作衰乏，虚也。然邪客营卫则出入之道废，中焦有阻则升降之机穷，亦能见证如此，故曰无者求之。

诸痛无补，言气逆滞也。虽然壮者气行则愈，怯者着而成病，真气虚乏之人，诸邪易于留着，着则逆，逆则痛。疏刷之中不可无补养之品，徒恃攻击，则正愈虚，不能送邪外出，邪愈着而痛无休止也。遇斯疾者，攻补兼施而不愈，遂宜摒弃一切，其要又在断厚味，远房帏，使邪无所助，

而正气日胜，然后佐以疏刷，击其惰归，病无不愈。但邪气方炽，病者正在呻吟痛苦之时，医者教之以如此，如此是犹子舆氏教滕君以强为善，鲜不以为迂阔而远于事情者也。又若脾胃亡液，焦燥如割，宜用真生苄脉汤。阳涩阴弦而腹中急痛，当用小建中汤。肝气不足，两胁下满筋急，不能太息，四肢厥冷，发呛，心腹痛，目不明了，爪甲枯口而青，宜补肝汤。房劳过度，肾虚羸怯之人，胸膈间多隐隐痛，此肾虚不能约气，气虚不能生血之故，气血俱虚则凝滞而作痛，宜用补骨脂之类，温肾苄归之类养血。又胸痹痛，有真阴虚而然者，有元阳虚地气上干而然者，头痛有气虚者，有血虚者，有肾虚者。皆不可不无补也（苄，地黄也）。

妇人因产，去血过多，腹中急痛，是肝木无血以养，宜当归建中汤，亦是痛而应补者。

妇人居经，血弱气盛，孤阳独呼阴，不能吸阴，为积寒。阳为聚热，故时发洒淅、咽燥、汗出，或溲稠数多，唾涎沫，其脉右浮大左弱涩，此当养其血，所见之证勿计也。

证象白虎，误服白虎汤必死，言治假以真也。

寒邪闭其营卫，当以升发之药散之。然素有痰热之人，遇此升发之药，痰随气上，闭住肺气，皮毛为之壅遏，邪愈不得泄，病反增据，又当以苦泄之。

心火不得越则郁于小肠，肺气不得泄则郁于大肠，小肠下口，即大肠上口故奔迫无度，里急后重而成滞下，此是风寒内缩使然。徒责之湿热，未能万举万当，所以治痢亦当与治疟，半表半里同法。

食积痰留舍肠胃之间，气行则出。有

似鱼脑，间以血丝，闭气滑肠，状如痢，利反快，不可作痢疾治也。

热则生风，痿痹不随，而有风象，医以风治之恐不免致痿也。

便泄肛门热有火热有阳陷二端。

先天者，无形之虚神而已矣。后天者，有形之实则气血也。治先天当以神治神，治后天当以形益形也。但神虚则气血不生，神乱则气血不宁，气血虚则神无以养，气血乱则神为之迁，此又当消息之耳。

张汉瓶曰：气血即神之窟宅，不治气血何由治神？以神治神立论，如此尚须着落耳。吾常谓谈医之道不可一语模糊，令人徒作天际真人想也。

天地阴阳，停匀方不崩不拆，人亦如之。禀界之后，嗜欲不节，起居无时，七情六淫所伤致，此阴阳有所偏损则偏胜，故见以为有余而实也。有余但治其偏损者，而有余自平。

形气有余，病气有余，泻之可也。形气不足，气病。气不足，补之可也。至若形气有余，病气不足，形气不足，病气有余，当责有无真假。东垣云：但补泻病气之有余不足，不必顾其形气之有余不足，似非确论。

幼科大便黄赤，属热是矣，其青白亦未可专以为寒。夫水谷入胃，入大小肠，肠胃无邪，则水谷以传次化者，清入营卫化精微，浊者下广肠成糟粕，粪为之变。设肠胃有寒，水谷不得热腐，故下利清白，完谷不化。然肠胃有热，水谷不得停留，亦下利清白，完谷不化，不得专以为寒也。

肾为先天之本，脾为后天之本固矣。然肺金不足，或不得其平，亦不能生水。心火不足，或不得其平，亦不能生土，徒责之脾肾无益，故病亦有治标而得者。百

病不离乎火。火者，天地所有之气，亦吾身所有之气也。从外入者，天地亢害之气，吾身中以类相感召，亦令此气为之亢害也。此伤暑受热是矣。至若七情，以及风寒燥湿动乱为火者，以火喜条达而恶遏抑，今以七情及风寒燥湿抑遏之，动乱为害，然发之、泻之、制之、克之可也。迨夫相火则其体藏于右肾之中，所以配左尺之水，俾此水得以彻于上下，周于四表，充肤泽毛，若雾露之溉，虽水为之，实火为之也。设使阴虚，此火失其窟宅，游行于四肢百骸，五脏六腑之间，而为大患。阳虚则此火无根而脱出，为患亦然。此不可以湿折水灭，唯当相其人之阴虚阳虚而补养之。独是体虚之人，易于受邪，或内外伤感，抑遏成火，则补虚之中，不可无泻实之药，若六味地黄丸加黄柏知母等方是也。审此则用药不难中肯綮矣。

张永孚曰：相火禀命于命门。真水，先天水火原属同宫，水以火为主，以水为原。下论曰：设使阴虚此，火失其窟宅，阴虚即水亏火脱，出即阳虚，岂六味加知柏反可平之者耶？

诸疮将结痂时，必极痒，盖痒为虚。先时邪盛则痛，今邪去则虚，虚则痒，邪去则痂。若痈疽初发便痒，是邪盛正虚也。

上有绝阳之络，下有破阴之纽，皆是气虚不能绁续故也，补之所以辑续之耳。但正气一虚，邪火便盛，又谷气不得升举，壅而为热。又气虚不续，而有留气，为喘、为满、为痛，往往见有余之证，令人异首畏尾，而不敢径行施补，迁延就毙者有之。

肺出气，肾纳气，所谓一呼天根，一吸地穴，循环无端，应刻而不疾徐者也。此气一虚，则断而不续，或短气不足以息，或壅而为满，虽云气不归原，其实只是气

虚也。若阴虚阳无所附，上见喘满，此则真是气不归元耳。

言而微，终日乃复言者，此夺气也。湿家短气，声如从瓮中出，此气为湿所持而然，然则有形之伤，悉能令气短，不能定以为夺气也。

诸痛皆主于气滞，但气滞之由，有虚有实，不得专主疏刷。

脚肿无非湿热，盖浊邪下先受之也。膏粱厚味之人，由湿热下流，田野耕凿之人，由寒湿外侵，是为实邪。中气素馁，土虚不能制湿之人，是为虚邪。二者虽有虚实之不同，然皆本于湿，唯是一种。形瘦多热，年老阴虚者，每至日午脚面浮肿，此何以故？予尝思之，阴虚而至暮年，阴愈虚矣。虚极之阴，便不能吸气归原，而升举其阴，于是阳独浮于上，阴独沉于下，而脚至暮浮肿也。

汗多亡阳，下多亡阴，言阳主外阴主内也。然岂无辛热而损盖覆之阴，岂无苦寒而伤闭蛰之阳？必以见证何等而参之以脉，方为不误。

刘澹庵曰：汗多亡卫外之阳，下多亡主内之阴，二者应之速。汗，不过一汗再汗；下，不过一下再下，而遂亡阳亡阴。辛热损阴，苦寒伤阳，则有渐积使然。

治风热燥火寒湿之中，尤必以真阴为先务。治寒湿温燥之中，尤必以真阳为先务。然风热燥火，亦有亡阳者，阴虚阳无所附也。寒湿亦有亡阴者，阳虚阴必走也。

厚味之人，不妨消导，然情欲过度，又宜慎之。藜藿之人，最忌消导，然淡食形盛，又在不禁。

凡病烦躁而愈者，以邪气盛时，正不能与之争，反相安于无事，及其正复而与邪争故烦躁也。以此知瘫痪不随之证，无

痛痒反难瘳，以正为邪并学而能复耳。

病有在下者，其见证反在上，蓄血发狂是矣。在上者，其见证反在下，肺气壅，大便频，肺气虚，小便数是矣。在表者，其见证反在里，如三阳合病下利是矣。里者其见证反在表，如热深厥亦深及面反戴阳是矣。

风温、温疟，得之冬，中于风寒，遇温而发，其气自内而达于外，故多汗。不比风寒外束，闭其营卫，当须发汗解肌也。故以发汗为逆，然其邪自内出。若因汗而骤加敛表之药，邪不得越，为害匪轻，务必相其人之虚实，清解得宜。

虚不受补，邪实也。实不受攻，正虚也。

气有余便是火，气焉能有余？惟是少一分之阴，便多一分之气，此一分之气，无所归宿，而为火矣。

张汉瓶曰：血阴气阳，二者属人，未见其有余。少一分阴，便多一分火。火有余则似气有余也。如此说方透。

阴阳有偏胜为病者，有偏负为病者，然偏胜之中，往往有偏负之假象，补之则益胜。偏负之中，往往有偏胜之假象，泻之则益负。

清气不升，浊气不降，七情六淫，气血饮食痰皆能为之，苟不求其本而但利其气，气之升降得乎。

疟疾无汗，要有汗固矣。至于有汗要无汗，此亦不可不斟酌也。虽疟邪有虚实之不同，其始未有不因暑邪内藏，阴邪外束所致，邪气乘阳则阳盛，阳盛则外热，热则腠理开。又暑为阳邪，阳邪多汗，故疟证往往多汗，数发之后，邪气渐衰者，亦以邪从汗解，所以疟疾虽众，不救者少，亦以此故也。岂可因其多汗，而遂加以固

表之药，邪无从解矣。故古人但言扶正为主，亦未尝言固表也。余谓汗少不妨更汗，若汗多不必更发汗，似为得之。

医家要明不可治之病，而后知有可治之病。不可治之病，真阴元阳虚极故耳。如形盛脉细，少气不足以息者，死。形瘦脉大，胸中多气者，死。世人徒读其文，而不绎其义，岂知形盛脉细，元阳虚也，少气不足以息，虚之极也，故死。形瘦脉大，真阴虚也，胸中多气，虚之极也，亦死。又如温病，穰穰大热，脉反静者，死。下利脉反大者，死。又皆正气虚，而邪气实也。正不胜邪，故死。可见，凡病之不可治者，由真阴元阳之虚，则其可治者可意会也。

邪气之所凑，其气必虚，故曰：不能治其虚焉。问其余，然亦不可执也。岂无壮年之人，违年之和，遇月之虚，及思虑应酬之间为虚邪贼风所乘，又因脾气健旺，过啖甘肥炙煿酿成胶痰实火，则发表攻里，如河间之推陈致新，有何不可？因循顾忌，则反累伤正气，所谓五虚死，五实亦死。又云：毋实实，毋虚虚。今又不论虚实，动手便用补益，自谓调元之手，亦胶柱而鼓者耳。

庸工但执热则流通，寒则凝滞二语。一遇诸腹胀大，痰气阻滞，与夫大小便秘，遂行温利之药，不知寒热虚实是病皆有。如诸腹胀大皆属于热，在心曰热痰。气有余便是火，热则燥涩为癃。此等可温利乎？夫水下二刻，一周循环，此阴阳相抱之气而然，偏阴偏阳能之乎？故曰气化则出，其旨深矣。

手足心热及夜热，有虚有实，不得执定阴虚。

鬼贼相刑，固为恶候，然于理为顺，微邪薄所不胜，由已之虚也。于理为逆，所以病亦有微邪而笃者，贼邪而愈者。

营卫之或疾或徐，脾胃之或寒或热，痰因之而中积，血因之而留止，不亟为开囊活血，陈者不去，新者不生，始因虚而致实，终因实而致虚，此攻击之品，不能无也。

肝欲散，急食辛以散之，肝之实也。肝苦急，急食甘以缓之，肝之虚也。推之他脏，亦然。

女人血结胞门，则上焦之阳不得入于阴，在下则小腹里急，五液时下，在上则孤阳独浮而为发热，为掌上烦，为唇口干燥，又宜先开痹破阴结引阳下行，不徒专恃滋阴。

小便少亦有肺热，不能通调水道者。

风湿证以去苍术加白术冲和汤为当。风寒证亦有风，有时开其腠理而自汗者。四时伤风，亦有自汗者，芪芍宜慎。

风火皆阳，能开其腠理，皆自汗多汗，一则桂枝，一则白虎，不可紊也。廉泉开有中焦郁热者，有中风舌纵者。

虚则不能运化精微，郁而为热，此阴黄之由。

紧敛劲缩，燥之体也，风胜反似之，兼胜己之化也。

营卫受气于中，中有所阻，则营虚发热。卫虚恶寒，故气血饮食痰皆能寒热者质此。

青筋证，面青唇黑，手足厥冷，气逆血冲使然。医者，意中不先有此一证，鲜不认作阴经伤寒也。

膈间有热痰，热气上蒸，脉道壅塞，故令人头风目昏。治以酒蒸大黄，自上抑之，所谓鸟集高巅，射而落之也。此证甚多，眼科未尝载，予每治验。

人身中有形之物皆属阴，故曰瘦人血虚。然肥人亦有痰生热，热生风，风生燥，燥则伤阴，往往亦有阴虚者，不可不知。

痰之汹涌上焦，结聚胸中，皆由于气。故治痰莫先于治气，治气又莫先于降火，破气清火则痰自消，此则言乎六淫七情，怫郁暴积之痰耳。若日积月累，老痰凝结，又当积渐以消释之，更当相其人之阳虚阴虚，助以调补。苟如前法，将见痰未降而气已消，为患不可胜言矣。医者晓得当汗而汗，当下而下不难。晓得当汗而不能汗，当下而不可下为难。仲景之可与不可，宜详玩。富贵之人，恣情纵欲，自揣不足。求补于味，不知肾虚则胃弱，不能消磨其厚味，不生津液而反为痰涎，中州不运矣，气愈弱矣。病者不察虚中有实，医者又不识实中有虚，攻之不安，补之无益，聊藉参芪，苟延岁月，一旦奄逝，自谓其命，宁不悲哉！

按之痛者为实，不痛为虚。夫按则气散，即实亦有因之而痛减者；虚则气壅而为痛，复按之气愈壅，即虚亦有因之而益痛者。正未可执此而定其虚实也。若以热手久按痛止为寒，不止为热，此则瘕可必耳。

七情所伤，动乱其火而伤阴，此易知也。七情所伤，动乱其神而损气，此难知也。要知神乃气之帅，神乱则气自损耳。

疏其气血令其调达而致和平

膏粱厚味之人，形盛气衰，以气不足以充故也。然气不足则生痰，以为气不足而补之，则痰气愈滞，胸膈不利，营卫不通，加之以肾元衰耗，厥气上逆，诸病丛生，故善治者补益之中不可不兼之伐痰。然端本澄源，又在远房帏，断厚味为先

务也。

五脏各有专司，六腑互为输泻，不啻百僚帅师矣。十二经以行于表里上下，十五络以络之奇经八脉，以藩蔽之，不啻金城汤池矣。然主不明则十二官危，土崩瓦解之势一朝而至。可见，善养生者，全在收摄此心。程子曰：心要在腔子里。朱子曰：必使道心，尝为一身之主，而人心每听命焉，则天地万物位且育岂但区区却病而已。

刘潜庵曰：人身别有一主，非心也。谓之君主之官，当与十二官平等，不得独尊心之官为主。若以心之官为主，则下文主不明则十二官危，当云十一官矣。此赵无闲所见甚超也。阴虚则阳无所附，气有升无降，法当以滋阴之药为君，敛降之药为佐，苟徒降其气则浊未必降，而清且随之矣。阳虚则此气中断，气有降无升，法当以补中药为君，升举之药为佐，苟徒升其气，则清未必升，而浊日随干矣。此治阴阳偏虚不易之理外，此或七情逆滞，或气血饮食痰阻碍中焦，妨其升降出入之路，其人元气未亏，不妨升之降之可也。

然以上悉指后天有形气血而言。若论先天元阴元阳，则阴虚阳必薄，阳虚阴必乘，此时但当峻补其阴阳，无暇为升降治标计也。

八珍汤固是阴阳平补之剂，然人禀受不同，岂无偏胜遍虚？则知少补一分之阳，不足以配阴；少补一分之阴，不足以配阳。多补一分之阳，则阴气耗竭一分；多补一分之阴，则阳气牵滞一分。此调理不足之症，最为棘手，况乎体虚之人，外淫易犯，内情易起，饮食易停，痰血易滞，尤不可仅责其所无而不求其所有也。

阴虽主降，然必欲从天而降，阳虽主

升，然必欲从地而升，方谓之阴阳相抱。故用苦寒以治火之王，辛温以治水之王，病未去而寒热反增。

邪正相搏则痛。若正不胜邪，不妨补之，然须佐以去邪之药。若正气太虚，又不妨纯补，俟其正复，然后加以去邪之药。兵法云：先为不可胜，以待敌之可胜。又曰：善战者，立于不败之地而不失，敌之所以败也。

虚痛虽有气血寒热之分，然皆主于气郁滞，气不滞则痛无由生。气虚则气行迟，迟则郁滞而痛；血虚则气行疾，则前气未行，而后气又至，亦令郁滞而痛。故气虚补气，血虚补血，俾阴中有阳，阳中有阴，反其漏下二刻一周，循环之常，痛自愈也。

适事为故

世间病之杀人者十三，而药之杀人者十七，皆由不知阴阳虚实之理也。如痨瘵未必遽死也。欲退其蒸，频用寒凉，则脾泄而不可救矣。膈噎未必遽死也，欲开其郁，频用香燥，则三阳结而津液竭矣。水肿未必遽死也，欲利其水，频用淡渗。则阴亡而成阳水矣。如此之类，未易枚举。操司命之权者，岂可不知中病即止之理！

反佐以取之

阳虚而见阳热之症，此是真火无根而脱出也。阴虚而见阳热之症，此阴虚阳无所附而然也。阳盛面见阴寒之症，阳盛拒阴也。阴盛而见阳热之证，阴盛格阳也。四者用药差讹，死生反掌。

阳虚阴必走，水无气以鼓之，不能周流循环，是以走也。故有阳虚失血者，然血本水类，水就下，既无气运之上行，则当从二阴之窍脱出。今阳虚之血，往往见为吐衄者何也？要知命门火衰之人，真阳脱出，浮游于上，阴血扰乱不宁，亦从而脱出也。海藏云：激而为吐血、衄血者有之，心肺受邪也；下而为便血、溺血者有之，肾肝受邪也。其言可想。

阴阳格拒，药用反佐，谓之反治可也。至于真寒而见假热，真热而见假寒，药用反佐，其实正治也。

血脱益气，是阴虚阳无所附，故不得不先补其阳，然后徐调其阴，此从权之治。寻常阴虚痨瘵，不得以之藉口，而以参芪为家常茶饭。

热则生风，虽有虚实之不同，然皆为假象也。只是古方养血清热之中，而以风药为佐，此不可不深推其义。夫风者，肝本之气，少阳之火系焉，喜条达而恶抑遏，火动风生，失其条达而抑遏也，佐以风药，以辛利之，而复其性耳。

黄连、苦参，久服而反热；附子、干姜，多饮而反寒，虽云久而增气，反招见化之尤。究不外寒之不寒是无水也，热之不热是无火也。

痉证在外，阳病者仰而不能俯；在内，阴病者俯而不能仰，此不易之论也。而海藏附子散方下云：治伤寒阴痉，手足厥冷，筋脉拘急，汗出不止，头项强直，头摇口噤。夫头项强直则非俯而不能仰也。奈何？阴病亦然。意者，阴盛格阳于外，阳经热盛，故如此。如厥阴经，热深厥亦深。亦舌卷囊缩，此又是热乘其本，而阴反走于外也。予曾见头项强直之证，有与寒凉而随毙者，盖未达此理故耳。

肾者，胃之关，从阳则开，从阴则阖。阳太胜则开而为消，阴太胜则阖而为水明矣。仲景治水肿，主之以肾气丸，而治消渴亦然。甯不与阳盛有乖乎？予谓：此之消是肾中阳虚不能收摄也，此之渴是肾虚引水自救也。俞嘉言谓：肾水下趋，故消；肾气不上腾，故渴。均用此丸，蒸动肾气，恐未必然。

上虚，固是阳虚，以身半已上同天之阳也。下虚，多是阴虚，以身半以下同地之阴也。然一阳根于地下，而水出自高原，阳虚则有降无升，或虚之极而真阳脱出，阴虚则有升无降，或虚之极而真阴四射，又不可不进求焉。

阳中不可无阴者何？无阴则不能降也。阴中不可无阳者何？无阳则不能升也。故曰：天以阳生阴长，地以阳杀阴藏。

渴而汗出，小便利，大便硬，似不宜更利小便，重伤津液也。然仲景又有宜五苓散者，此盖通因通用，其小便利乃是热邪偏渗于小肠，故行乘势利导之法，如下利之用承气也。

燥与湿不两立之势，然湿则郁，郁则热，热则燥生，有不得不然之理，亦湿位之下，风气承之，风生燥也。仲景诸黄猪膏发煎，茵陈五苓散，分治气血分之燥旨哉！

截疟劫嗽，本非王道，亦有不能不用。如疟邪已去八九，胸中有痰癖留恋，其邪斯时不暇，顾其余而直攻其痰，则邪无留恋之处而病自愈。设邪气方张，则驱邪之未遑，正气已脱，则补救之未遑，敢用截药乎？咳嗽邪已去八九，而肺气虚耗，虚则气逆，斯时亦不暇顾虑，其邪之未散，而直收涩之收，以止逆涩以固脱，则正气复而余邪自解。设邪未去八九，而虚邪逆上，敢用劫药乎？

从少从多观其事也

伤寒黄连汤，因其人本虚寒，阳邪传里，兴胸中之阳，两阳相合故为上热。下焦之寒则自若也，所以上热下寒，斯时已成，乖否之象，病可愈乎？是汤之不可缓矣。

六气相合，有差多差少，有真象有假象。真假之中，又复有差多差少，所以不可不知从治之法也。

阳虚易于受寒，阴虚易于受热，以身中之不足，感召外邪之有余，此流湿就燥之义，且无以御之之故也。然亦有阴虚中寒，阳虚受热者，其邪盖因虚而招致，不必同类而感召也。治热则恐亡阳，治寒则虑亡阴，最难为矣。

阴虚只当发热，不当恶寒，然亦有恶寒者，热胜反兼胜己之化也。气虚只当恶寒，不当发热，然亦有发热者，火与元气不两立也。

小便黄赤，多主于热。经又云：肺气虚则肩背痛寒，少气不足以息，溺色变。又冬脉不及令人胕清脊痛，溺色变。二者言肺肾虚寒而小便变，何虚实寒热相悬，而其病则同。若此要知肺虚则不能通调水道，肾虚则关门不利，皆能郁而为热，热则溺色变，是热则一第有虚实之不同耳。亦不可不知从治之法也。

张汉瓶曰：小便赤变有中寒，而如是虚人老人恒多。溺色变，热则一，未应说也。

必伏其所主而先其所因

丹毒之与发斑，亦有表里致病之殊。丹毒则系感触时行不正之气，滞于营卫，斑则由阳明瘀热而发于肌肉耳。二者虽宜清热，在丹毒不可不加以解散，在斑又不可不顾其虚，盖斑亦有亡阳于外者，如丹溪所治完颜小将军是也。又丹疹随出随没，系阴虚而虚火游行者。又身痒瘾疹，有因风湿及痰者。

风伤卫，卫伤则不能固卫津液，故令自汗。此说深得用桂枝汤之旨，表实则里虚，此一语人往往潦草看过，而不求其所以然。盖营卫受气于胸中，而脏腑亦受输于营卫，今营卫受邪而实，则失其转输之职，而里为之虚，亦医道之浅而易忽者。

张永孚曰：营卫受邪而实，当言卫受邪而实，则营失其卫而里为之虚，不然表实里虚一语，终欠明耳。

病有大相悬殊，而其理则同者。如肺痿之与痿躄肺痈之与痹病不同。然一本于阴虚，一本于阳实，其理则同，故学者不可不知比类。

人身中三阳经卫于外，三阴经守于中，原无胜负，第阳气喜舒而恶郁，郁则热生，七情六淫皆能令郁也。又天气作阳，厚味助火，又劳倦则阳和之气动乱为火，如是则火与热搏击于身形之中，未免伤阴，阴伤则阳旺，阳旺阴愈伤，以至偏胜偏虚，故丹溪发"阳有余阴不足"之论，世人读其言不精求其义，毋怪其有吠声。

太阴厥阴无热而少阴反有热者，缘少阴与太阳为表里，其经亦里之表，又少阴藏真阳，斯二者俱是反有热之故也。观其用麻黄附子细辛汤概可见矣。

胃偏于阳则消谷易饥。又曰：邪热不杀谷。盖消谷是胃阳发露，不杀谷是邪热耳。

《伤寒论》《金匮要略》岂每证治验，然后笔之于书哉！不过以正气与邪气相搏击在何经，又系何邪见证应作何等立其例，论其理耳。然却非杜撰，后人亦将此等理明白于胸中何难？因此及彼昔贤议论真筌蹄也。又《要略》者，是举其要而言扩而充之，存乎其人。

燥极而口噤，善惊数欠者，以木被金囚而不舒也。妇人脏躁喜悲伤，亦是此意。

寒之而热者取之阴热之而寒者取之阳各求其属

当天地不交之时，阳独治于上，无阴以盖覆之。阴独治于下，而填九窍之原明者，当于阳药中加以收敛降下之品，使阳归于阴，阴药中加以升腾生发之味，使阴加于阳。

过用阴精而阴脱于下，暴喜伤阳而阳脱于上，则各补其阴阳。其有亡阴而阳脱于上，亡阳而阴脱于下，则脱阴者当补其阳，脱阳者当补其阴。

阴虚阳亢，法当益水，或加细生甘草以泻火，此先天之阴阳也。阴虚而生湿热，法当滋阴，以泻湿热，如六味丸加黄柏、知母，此后天之阴阳也。阴虚而阳无所附，法当峻补其阴，以摄伏阳；阳虚而无所倚，法当峻补其阳，以承领其阴；阴阳两虚，则平补而各居其位。此后天之阴阳而并通乎先天之阴阳也。

相火有二，在少阴者，元阳也；在少阳者，生发之气也。皆须阴以养之。咳嗽大半是火来克金，谓之贼邪，故难愈。在实火固可泻，若虚火惟有壮水之主，然壮水岂常人之能事？又岂可以岁月程功？况乎阴虚于下则痰气壅于上，养阴之药又皆阻气留痰，亦未易仓卒取效也。

刘潜庵曰：此是内伤阴虚，火来克金之嗽。若风寒外入，肺邪未出失解者。久之，火亦克金，传变生痰，又在体认明白。

人有至冬寒时苦，足冷夜半，阳气渐生，其冷愈甚，此亦质壮秋冬，夺于所用病之轻者也。其人上焦必多热，盖两肾阴阳抱负，损一分之阴，即脱出一分之阳。既强力入房，夺其收藏之用，阴精纵未全亏，阳气亦难全藏，是以上焦每多热，下焦每多寒。至秋冬三阴气多，三阳气少之时，足为之冷矣。昼当阳气旺，或能入于阴，子后初生之阳，其气尚微，遂不能入于阴，而足愈冷也。比之夏至，一阴生而天气反热，冬至一阳生，而天气反寒，其理一也。矧脱出之阳，与上焦初生之阳，至此时，两阳搏击于胸中，未免痰气涸滞，此又阳不能入于阴之一义也。《内经·寒厥论》云：春夏则阳气多而阴气少，秋冬则阴气盛而阳气衰。此人质壮以秋冬夺于所用，下气上争不能复，精气溢下，邪气因从之而上也。人知秋冬夺于所用，谓秋冬夺于收藏之用，但不知收藏何物。岂知收藏者，指此阳气而言也。阳气至此时收藏肾中，正当思培养之计，为来岁生长化之用，奈何恃其质壮而以入房，遂夺此收藏之用，于是下焦之阳衰矣。衰则求救于上焦之阳，原赖于下焦之阳为之根，今下焦潜藏之阳既衰，而上焦之阳安能复也？阳不能持其阴精，而精气溢下，上下之阳俱虚，时令之寒挟下焦之寒从之而上，故寒厥耳。后人谓夺于所用是精竭于下，上争而求救于母气，肾所去者太过，肺所生者不及，故不能复，如此言则是阴虚之证不当见为寒厥，与阳气衰于下则为寒厥，及阳气衰不能渗营，其经络之旨大相背戾，此盖随文顺释之弊，后学无可适从耳。

肾虚水泛为痰，谓肾中阳虚也，阳虚故水泛溢。若阴虚则是有升无降，咳唾痰涎，二者相去径庭，治法迥别。

火之所以沉伏者，多本于阴虚，无以堵御。经谓：阴脉不足阳往乘之也。故养得一分之阴，即能托出一分之火。如疟疾邪微，正复将欲愈者，口舌反生疮。又伤寒口渴为欲愈是矣。

丹溪阴不足之论，诚为精确，是则当养阴矣。然道家又言纯阳，又是喜阳而恶阴，不知阴阳不可偏胜，亦不可偏负，其相得无间，便是真气元气，即生气也。人生动作不衰，皆赖此阳气，然养此阳气，又全赖此阴气。如鱼之有水，所以阴在内，阳之守也。然阴气匮乏一分，则阳气脱出一分，阴气全绝，则孤阳飞越而去矣。善摄生者，外邪不侵，内情不动，茹淡远帏，则火不作而阴全，阴全则阳气相抱，四肢百骸皆阳气充乎其间，故曰纯阳。苟不知此理，而一味养阳以求生，经曰：有阳无阴，谓之厥阳。厥阳可生乎？

疟之寒热，当知三者之别，一因有形之积留于中焦。夫中焦之气，主行营卫者也。为有形所阻，则营卫不能受气而虚，卫虚则恶寒，营虚则发热也。再则因暑邪为阴寒所束，在半表半里之间。一旦发动，薄阴则阴实而阳虚，薄阳则阳实而阴虚，阴虚则发热，阳虚则恶寒也。其三则因气血两虚，气虚则恶寒，血虚则发热也。凡病见寒热，总不越此三者。

张汉瓿曰：气血虚恶寒发热说，在疟之寒热条下宜分别。气不足则中焦之气断续而不行，凝结而为胀满痞塞。血不足则不能吸阳气于下，中焦之气亦断续而不行，凝结而为胀满痞塞于此。但当诊其脉症，察阴虚阳虚，而补益之，一切破气消导之药不可用也。夫四肢百骸皆受气于胸中，气血虚则周身浮肿，亦如中焦之气断续不行，留结而为胀满痞塞也。于此亦当审其气虚血虚而补益之，浮肿自消，一切消肿利水之药不可用也。

明知逆顺正行无间

呕衄血不止有当下之者。人皆知血出下窍为顺，故其法应施于妄逆之际也。不知血之妄逆皆因于火，治火必用苦寒，苦寒之药能令血凝不流，血不流则气逆呕逆岂能止乎？纵使得药而止，瘀血之患作矣。所以用苦寒下之，俾火降而瘀血不留，斯一举而两得也。

刘澹庵曰：呕衄用苦寒下之，是逐瘀血也。然不若慎用苦寒，无使血瘀不愈于下之乎。

推本阴阳

表之阳附于津液，大汗亡津液，故曰亡阳。里之阳附于肾水，房劳损阴精，故曰脱阳。不然，津液与精皆阴类，何以阳名？

温疟、风温，悉是冬不藏精之人，其寒直中少阴，至春因温而发病。虽有轻重之不同，而致病之由则一也。《内经》、仲景未详其治，而但有其论，后人因其论而仿佛其治，总不外甘寒以救肾，辛凉以祛温，独不思肾虚者，肾中之元阴元阳虚也。此法施之于阴虚之人则可，施之于阳虚之人其可乎？人但知冬不藏精，谓阴虚也，不思阴既虚矣，阳岂能安其位乎？况两肾中，一点真阳，命曰守邪之神，风寒直中少阴，多由神不能守，此等又可以前法治乎？安得起仲景于九原而细商至当不易之理也？

老人阴虚者，十常八九，阳虚者，百无一二，天地古今之理亦然。试观古人敦厚和平，阴之体也，今人尖锐躁急，阳之体也，世道渐漓亦指此，敦厚和平之阴气渐漓耳。审此则用古方治今病端有不可执者，至论进阳退阴，进君子退小人，若易之喜复而恶剥。此阳盖指生发之气，阴指肃杀之气，又非谓人身日用消长之阴阳也。

刘澹安曰：老人阴虚者固有，阳虚者更多。有服参、芪、附、桂而日不容已，始长年安保者，则何故耶？是说当论活些，勿执。

寒热，人身中之阴阳耳，治则为阴阳，乖则为寒热。

卫属阳，其气栗悍，故行速。营属阴，其气静翕，故行迟。疟邪之间一日及连二日发者，邪之着于营也，如周天之数，日行过之，月行不及，亦是阴阳迟速之分耳。生我者非他，五运之气也；死我者非他，亦五运之气也。故人有五脏，即具五行，及邪之所凑，或真气本虚，或他脏薄乘，则各呈现其象而为病。以脉言之，如真脏脉见，即与之决死期。

烧针益阳损阴，今时阴气渐漓，尽从火化，故烧针一法，多不效，匪无其传也，时世异也。即岐伯生于今之时，亦当舍烧针而从事汤液矣。治病有失之浅者，见病治病是也；有失之深者，诛伐过是也。推本阴阳，万举万当。

食养尽之毋使过之伤其正也

弦数者，风发也。以饮食消息止之，深得勿药之理。

神气相得，则生化之机不息，故养生家不能无为，而又不可使之有为，此便是天地无心而成化，圣人有心而无为之理。昧者为情欲所牵制而疾疢生，所谓吉凶悔吝生乎动也。此岂可以针砭药饵治哉！反观自养可耳。

要知邪气，即吾身中之正气，治则为正气，不治则为邪气，方知养正积自除之说不谬。

不澄其源而欲其流之清，不去其薪而欲其汤之不沸，不断厚味而欲其积之可消，此不可得之数也。

病之始起也可刺而已，其盛可待衰而已。读其文而不知其义，知其义而不详其法，皆不足以言治。请试论之，病之始起不过由于真气失守，邪气乘之。邪气者，内伤外感是矣。其初只是客病，不妨攻之使去，故曰：可刺而已。久则正虚而生邪热，既不能补，复不可攻，慑生者，此时当使之慎起居，俾阴精日生，退则余邪自退，此不治之治，故曰可待衰而已。示病者医者不识待衰之理与待衰之法，一则躁急以求治，一则杂药以妄投，不死于病而死于医者，踵相接也。

贫窭之人得剧病，多有不服药而自愈者，以其无服药之力，且无治邪之味也。医家以兵法治病，谓清野千里，是广服大药。予谓不然，要在断厚味，使邪无所助而自退，又不战而屈人兵之法也。

丹溪茹淡论最得调摄之法，然阴之所生，本在五味，一味茹淡，亦恐阴气不生。予谓甘肥之味，要在淡煮，使不生痰助火；至于蔬菜，不妨加以盐豉，益其味也。

张汉瓶曰：精不足者，补之以味。断厚味在看何病宜？何当忌则是。如肿胀食盐助邪，可类推矣。若一意教人淡食，则恐胃气日惫，精神顿消，而不可回者矣。若肥味淡煮，可谓得情。

微妙在脉不可不察

《内经》曰：血虚脉大。然气虚亦有脉大者。盖血虚气无所附，故脉大；气虚则邪火甚，故脉亦大。此种经旨皆有，但未尝明白指示，此道之所以常不明耳。

脉细小之类，为正气不足；洪大之类，为邪气有余。不足，正气不足而见细小之脉，可补而愈也。邪气有余，而见洪大之脉，可泻而愈也。唯是正气不足而脉反洪大，邪气有余而脉反细小，一则正虚邪胜，一则邪胜正虚，故皆不治。诊者先知此种大意，则不难迎刃而解。问病然后察脉，以病合脉，其脉得其病亦得。若以脉求病，则二十四脉每部各有寒热虚实，证候纷纠，何能一按了然？譬如浮脉，浮而有力为风；浮而无力为虚似矣。然中风脉浮而缓，缓之与无力相去几何？譬之沉脉，沉而有力为实，沉而无力为虚似矣。然中寒脉沉而微细，微细之与无力相去几何？又如弦脉，邪在少阳则脉弦。血虚脉弦，风家脉弦，支饮脉弦，苟不问其人之壮怯，及表里阴阳，有何痛苦，所谓猝持寸口，何病能中？况噤之以声息，蔽之以帷幄，此非瞀医，实自贻其咎耳。脉如车盖，如羹上浮，是阳气将绝也。如屋漏，如泻漆，是阴气将绝也。亦自本乎天者亲上，本乎地者亲下之义。

仲景脉浮当以汗解，假令尺中迟者，为营血不足，不可发汗。又曰：脉浮数者，法当汗出而愈，若下之身重心悸者，不可发汗，当自汗出乃解。所以然者，尺中脉微，此里虚须表里实，津液自和，便自汗出，愈。凡脉浮取之盛，按之不足，寸关盛，尺不足，其盛皆为假象，盖沉之与尺，犹树之有根也。故仲景于当汗之症，迟回顾虑，如此予更有说焉。夫浮以候表，寸以候阳。外邪初入，必先在表与阳分，表盛则里虚，上盛则下虚，此时似难以尺中迟微而误当汗之期，犹必须审其人之形气病气何如也。若其人无外邪，脉见沉候，与尺不足，此真是有阳无阴，枝叶虽茂，根本将拨，勿妄施攻击耳。

曰肾气独沉，曰肾气不衡，总是石而无胃，肾水不能上交于心，火之象也。

促为阳，紧为阴。然仲景又曰：伤寒脉促，手足厥逆者，可灸之。又曰：手足厥冷脉，乍紧者，邪在胸中，当须吐之。是又不能拘也。

有者为实，无者为虚。仲景又谓阳脉微者汗出而愈，阴脉微者下之而愈，虽曰极虚之处，便是容邪之地，然既极虚矣，汗下岂可轻哉！此亦人存政举之法，后学不得藉以为口实也。

刘澹庵曰：从症不从脉，正在此处要人下手，仲景非立是空头论而眩后人持两端也。

风湿相合，热湿相合，便牵制其善行炎上之性，脉证最难辨别。

色诊以明泽者生，沉夭者死，亦犹脉之有无胃气也。别则于阳者，知死生之期，言无胃气，弹石解索是也。

病之浅者，邪未入于经，病之深者，亦有兼化之象，脉亦难拘。

阳主煦之，阴主濡之。真气虚是阳不能煦，阴不能濡，脉或微而弱，或弦而紧，此一定之理。

色诊不论何色，俱欲其明泽，然光芒浮露之人，又非寿徵，是亦阳亡于外也。故善摄生者，其气深，其神藏，诸病皆有寒热虚实，断不可执己见以为凭。所可凭者，脉耳。然脉又有阴阳格拒之易惑，真假虚实之难明，与夫从脉从症之不可泥，

医道可易言哉！

《内经》三部候法，右寸以候肺及胸中，左寸以候心及膻中，此上附上一定不易之理。而叔和《脉诀》又云：右寸以候肺及大肠。左寸以候心及小肠。后人谓大小肠为下焦，传导浊秽之府，而诊于膈上，清虚之所，此理不伦，遂指《脉诀》为高阳生托叔和之名也。据兰谓《内经》《脉诀》两论，俱不可废。在《内经》是言身形躯壳内外，在上者诊之于上，而言叔和则以五行配合经脉相络而占何也？盖欲察病脉，先须知平脉，夫肺系足太阴，主金，大肠系手阳明，亦主金，脉之浮涩而短，金之体也，安有浮涩而短之脉，亦诊于右尺乎？心系足少阴主火，小肠系手太阳亦主火，脉之浮大而散，火之体也，安有浮大而散之脉，亦诊于左尺乎？况肺与大肠，心与小肠，确显声应气求，不可移易之证，又宁可以部位拘耶！叔和叙论仲景《伤寒论》，其可指摘处颇多。至于《脉诀》则不可谤矣。又相火藏于九地之下守，谓禀命，确宜诊之于尺，膻中虽曰咽喉之司，当诊于上，然不过为相火之虚位，亦不必于寸求其诊也。

张永孚曰：《内经》以脏腑上下分部位候诊，叔和则以脏腑相络而候诊，不妨并存其说，不为悖理。

必先岁气，无伐天和。

二分二至，病之轻者，可望其愈，病之重者，须防其笃，此阴阳互换，人气随之也。天地能鼓铸群品，人亦能范围天地，同在气交中，谁能逃两仪之侵薄？观圣人在位，天无疾风淫雨，非然耶，知此则养生即病之理唾可在手矣。

寒肃之气，为生发之本。不然，造物者，岂好为此戕贼哉！知此则知天地不可

无秋冬之令，吾人身中不可不保金水二脏。

升已而降，降已而升，两已字殊不妥贴。一边升便一边降，是升中有降，降中有升，升者自升，降者自降，奚俟其已耶！不观之二分二至乎？四时之春夏秋冬而配以木火土金水，治病须求其寒热温凉之宜，毋违时，毋伐化，用热远热，用寒远寒，宜矣。至于运气则有常有变，有主气有客气，有阳年有阴年，有南政有北政，有胜气，有复气，虽皆一本于乾支，然刚柔强弱，杂乱纷纠，何能按图而索？如土平运曰：备化不及曰卑监，太过曰敦阜。此可考也。少宫之岁而实与太角之岁同，则难可考也。况乎太阳之人，或遇流衍之纪，太阴之人，而遇赫曦之纪，强者有制，弱者得扶，又未可以流衍赫曦之，故而病寒热也。且古今异气，方隅异宜，安能比而同之？故施之于治，往往不可不知。

刘澹庵曰：古今异气，方隅异宜，主气或同，客气则定，有不同者，此在察其气，以知所感者何？属为多比而同施而治之，自不可也。

世有日用寻常之事，童而习之，白首不知其所以然者，如五行相克，水克火，火克金，固易明矣。至于金克木，岂斧斤，以时入仙之谓乎？木克土，岂草木蕃茂土因之而瘠之谓乎？土克水，岂水来土掩之谓乎？是不易明也。在箕子主质而周子主气，后人茫无所宗，予谓水克火，火克金，是言其质之与性；金克木，木克土，土克水，是但言其性。木之敷荣条达，固其性也，金气肃杀，则克之矣。土居中央，其性缓，木之性劲急，则克之矣。水之性寒，湿土之性温燠则克之矣。速其所欲，谓之泻，泻即克也。推此而言，相生之理，亦莫能外之格物致知之学，由浅入深，由粗入精，此等粗浅之处不

明，吻口而谈运气得乎！

化气必以五，故五行不可增之为六，减之为四，亦自然之理。

五运六气各具一体用，各具一太极，亢害承制，归于和平。和平者，阴阳相抱，无偏无倚，之谓千万法门，不过欲全此气耳。医有喜寒凉而恶温热，喜温熟而恶寒凉，均未谙此。

运气之说，若按图索骥，似堕马宗素术中。然不深求其理，安知人在气交中，五运六气太过不及，阴阳胜复内外合邪，皆能为病？

中庸之理，无往不宜。试以运言之太过不及，皆能致病。如土太过则水受克而火无制矣。土不及则不能生金，而木横肆矣。故曰：母能令子虚，子能令母实，是虚则补其母，实则泻其子之义也。又子逢窃气，母乃力争，母被鬼伤，子来力救之义也。不然造物既以生物为心，又杀之何也？盖理之不得不然者耳。

有毒，无毒固宜常制矣。

统而言之，天为阳，地为阴。分而言之，天有天之阴阳，地有地之阴阳，故治者，要知补益阴阳矣。尤不可不知补益阳中之阴，阴中之阳。补阳中之阴，甘寒而气厚味薄者是也；补阴中之阳，苦温而质重味厚者是也。

咸走肾，肿胀之却咸味，以防贼邪者，因脾胃虚不能运化水谷而生湿热，湿热下流，则膀胱之气化不行，小便不通。今使咸味引土邪入肾，肿满不能愈也。茶内着盐，便能消肾，亦是此义耳。

五味子味厚而酸，故能收至高之气以藏极下之地，譬之车轮焉，上者能下，而下者方能上。五味如大力者，将此车轮扳之使下耳。

能知桂枝开腠致津液通气，白术、茯苓之生津，则医学之上乘也。

方者，仿也。务必相时令之虚实与时序之寒温仿而用之。王宇泰云：小续命汤亦麻黄桂枝之变，麻黄不施于冬月即之伤寒，而泛施于温热之证，未有不杀人者，其可执乎？

夫辛能燥，以开窍走津液故也。然又曰：辛以润之，其义何居？不知燥气在里，则津液不行，而元府闭塞，故曰肾恶燥，急食辛以润之。开腠理，致津液，通气也。

风药治秘，盖本诸此。

有宜先攻后补，其功在补；有宜先补后攻，其功在攻。易医而治，毁誉生焉。殊不知后医之有功即前医无功者有以成之也，易时而治，皆无功焉。所谓客医之治热病，即旧医之乳药也，岂可以有毒为是，无毒为非，无毒为是，有毒为非乎？

《内经释要》终

跋

　　《医津一筏》一卷，《四库全书》存目中简称曰《医津筏》，清初江之兰撰。之兰字含徵（近人有称含微者误）。书凡十四篇，以《内经》数语为题，而分条疏论于后，说理精确，措词简明。此本乃江君同邑友辑，刊入吴江沈氏昭代业书一集者。沈氏刊书甚多，惜板烬于火，故印本罕见。今春偶检得此册，阅之似与去年《三三医书》第一集内《医经秘旨》相似，遂对校一过，方知《秘旨》前十篇全袭江书，而第一篇内，厕入盛君东宫一案，推本阴阳篇下，缺食养尽之四篇，而增脱阳、遗精等十二则，笔墨不同，体例亦不合，大约坊间射利之徒，因江君无鼎鼎大名，遂伪托盛、高、顾三名。医之名。而著作人之名，与书名均湮没矣。方拟将校勘表覆校缮正，并江书寄社重刊，因俗事鲜眼，因循未寄。近见医报有高思潜君《医经秘旨》校言，知高君藏有《内经释要》铅字本，乃光绪壬寅敏修斋所印，幸书名虽改，江君之名未改，高君亦考出伪托之证，且裘君又将《内经释要》拟重刊入《三三医书》三集中，自恨余之因循贻误，未早将此书寄社，依此原本重印。沈氏原本甚精，必较铅本少误，夺以彼易此，使书名及内容数百年后仍复江氏原书真面目，亦一快事。想高君闻之，谅亦赞成，因邮致吉生社长，未知能俯如所请否。

　　　　时民国十四年七月吴门张炳翔叔鹏氏跋时年六十有七

许氏医案

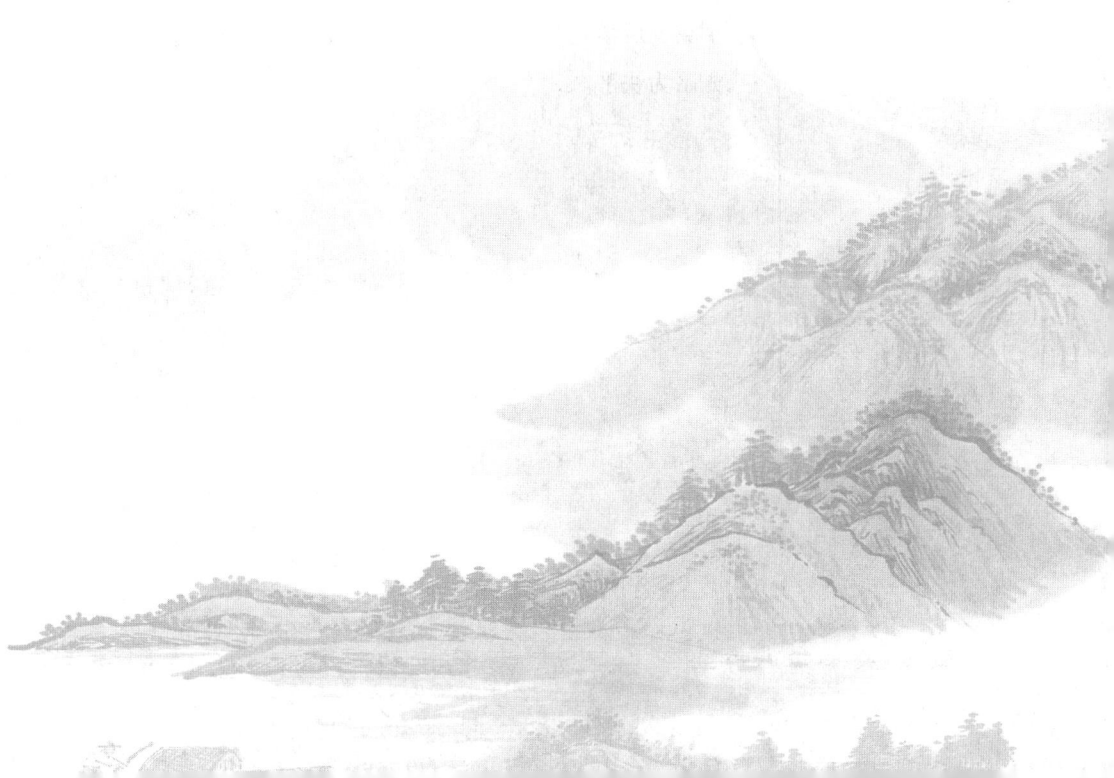

内容提要

　　方书所载之证治，与人以规矩；医案所记之验案，示人以活法。吾人习医固宜以《内》《难》《甲乙》筑其基，仲景及后贤治疗各书致其用，尤宜广阅名家医案，以明变化，不然，墨守成法，执方临病，岂能收覆杯之效哉！《许氏医案》一卷，许恩普先贤逐年之验案也。断证如折狱，处方若用兵，且言简意赅，一目了然，洵为医林之羽翼，后学之楷模，爰刊行世，想同道诸公亦必先睹为快乎。

许氏医案

祝其许恩普著

绍兴裘庆元吉生校刊

己丑年，京畿道胡贷青病剧，延余诊视，舌黑，谵语，不省人事，诸医均以为实热实结，拟用大承气汤。余诊脉，洪而无力，不渴，复以姜片擦舌即淡，症若伤寒，化为虚热，拟用人参竹叶石膏汤。一服便行见效，加减数剂而愈。后月余，舌退一壳，如枳壳，即书中所谓六十样舌中之镜甲舌，阴亏也。设症不辨虚实，则死生反掌矣。

己丑，工部员外杨味春夫人吴勤惠公小姐产时搐搦，不省人事，集医治，以肝风不效。适夫人嫡堂兄吴纯甫太守进京，引见与余，父子世交，延余诊视。脉虚，知为血晕非肝风也。先用韭菜根置两壶中加醋煮开，以壶两嘴对两鼻孔热气熏之，立时生男，苏醒，拟以当归参芪千金汤服之安。然继而胞衣不下者一日，合家惊惶，余着寻鸡头、菱叶，撕破，加炒皂刺三钱，同煎，服之。时许，胞衣随恶血分碎而下，安然无恙矣。

己丑，候选通判缪仲勉少君伤寒，他医误为瘟疫，重用凉药，以致病剧，卧床两月，痰喘欲绝。延余诊视，脉沉濡而滑相等，尚可挽回，拟以生脉散加半夏杭芍服之，见效。数服即能饮食，治理数月，两腿不能伸屈站立，其母祗此一子，不胜情急，询余曰废否？余曰：以脉缓和无力，不至残疾。即用十全大补汤加杜、牛膝，

下注三阴，并令捶打以舒筋血，又两月痊愈矣。

庚寅年，户部员外宝源局监督胡吕瑞少君瀹生礁尹壶相小产，胎不下者十余日，诸医均以攻代之药，胎更不下，而疼如绞，命在旦夕。延余诊视，脉濡，以体素弱，加以小产误服攻伐，重伤气血，以致血竭而胎不下。以十全大补汤加重以助气血，加朴硝一钱以化死胎。即下，去硝，用生化汤加参芪以扶气血，数服而愈。

壬辰，胡吕瑞部郎痢疾，昼夜百余次，汗出如流，年逾五旬，诸医均以年老气血就衰，将脱之象，重用参芪等药，而痢反剧。延余诊视，脉急有力，寒化为邪，照《内经》初痢用清，久痢用固之法，拟以黄芩汤加减，以扶正清热。胡不敢服，强而后可，一服见效，数服减轻。满月后用真人养脏汤加减，滋阴固摄之剂，数服遂愈。

辛卯，刘仲良太史夫人比部段少沦之胞妹，因观剧夜深，衣单卒中痰迷，齿脉均闭，便溺俱遗，心窝微存一息，针不出血，诸医束手。延余诊视，曰：症有七不论脉，此其痰闭之一也。系受风寒痰闭，便溺俱遗，亦非五脏绝也。手未撤，发未指，面未如妆，汗未如珠，尚可挽回。幸假至契，深信不疑，拟以小续命汤、三生饮、再造丸合参加全蝎等药，以扶正气，逐风化痰，行气和血。以口闭药不下咽，用乌梅擦牙，

竹箸启齿，小壶呷药，时许即呼妈矣。医治三日方苏，月余遂愈。

胡公度待御之仆，某年弱冠，在京出痘，色紫周身无缝，登屋狂叫。延余诊视，脉洪实有力，舌苔黑知为热邪。拟归宗汤加减，以去热邪燥粪遂安。复拟犀角地黄加减，清热透发，数贯脓结痂而愈，变为麻脸，非旧日面目矣。又有厨夫某，中风不语，他医误以瘟治病剧。延余诊视，脉细，知系卒中。拟以小续命加参芪一服，即大呼曰：何不早服此药也？又大同居东沈智泉中风，亦用此药加减而愈。又水部正郎杨紫沧中风，亦用此药加减而愈。又内务府科房王寿龄母中风，亦用此方加减，而愈。又给谏洪良品种风亦用此方加减，寿延二年。故后哲嗣鸿卿明府向云误信，人言以年老气衰，将余初拟方内羌活、独活、防风未用，以致病未除根也。其余贫民无名之人，不可胜道也。

唐春卿阁部堂于壬辰秋患背寒如冰，难以转动月余矣。延余诊视，少阳弦紧，太阴紧急，知系两经外感，汗未解澈之伏邪，拟以柴平散加减，以和解之。唐公以为体素虚弱，他医用参芪姜附重剂，尚不能愈，而以此和解，可乎？余曰：譬如盗贼伏于家中，不开门驱逐，害焉能除？请姑试之。一服见效。唐曰：十日后天坛当差，能否？余曰：可。复拟滋养之剂，数服大愈，果应差矣。

刘次方于庚寅年为巡街御史时，相召宴饮，余赴道谢，言未曾面，何见爱之深也？刘云：见余脉案，拟方真有道理，愿为疾病扶持之交。余以小道偶中，逊谢无何。刘患牙疼面肿，太阳筋跳如锥痛，诸药罔效，寝食俱废，延余诊视，脉数无力，知为虚热，气血相搏，邪火上蒸，内服玉

女煎加减，外以开水熏洗痛处，以和气血，又以热手巾焐之，再用烧酒以小指蘸滴耳内，如火外发，倾刻痛止，气血和矣。再用唾膏贴之。消肿，再用硼砂、冰片、细辛、蒲黄、黄柏、青盐共研细末，频擦牙龈，消肿止疼。内服滋阴以退虚热即愈。又水部张蔚如夫人，牙疼异常，饮食俱废，亦如法加减，治之遂愈。此虚火疼十之八九，若实火疼，宜用连翘、银花、绿豆皮、芦根等清凉之药。若虫牙疼用明雄黄、松香等药擦之即死。以上诸疼，七十方中，无此妙也。萨嘉乐太史夫人患牙疳，肿疼异常，已落一齿几于穿鼻透腮。延余诊视，脉洪有力，知为热毒。内服金银花散加减，外用硼砂、冰片、红枣烧灰、儿茶、人中白、陀僧、青盐、枯矾研细末敷，继用犀黄散加轻粉麝敷之。旬日，遂愈。庚寅张季端殿撰夫人体虚难眠，延余诊视，脉沉细，用温补药数服而愈。嗣后感冒风寒，渠以为旧症，用参芪等药服之以致沉重，复延诊视，脉紧无力，知为虚人外感，治以再造散加减，解邪和中之剂，服之寒战，似药不合，渠言奈何？余复诊之脉动，言时发汗以姜白糖水饮之助气。夫人胞叔杨子琛明府知医，信余力言不错，药邪相争，故寒战耳。张留余俟之至十点钟时，果汗而愈矣。又张次子二岁时，素患腿疼，不能行走，教人捶打，以重物压之方眠。余诊视脉弱极，两尺几无，知为先后天不足之故，拟用十全大补汤加杜仲、牛膝，下注三阴，数服遂愈。

甲午秋，戎部李星若夫人腹疼如绞，日久欲死。延余诊视，脉沉细，知系虚寒气结，他医误用凉药，以致病剧。余始拟以附子理中汤加减，一服而愈。旋因食抄绞痛如故，九日不便，诊脉虚细，系九结

中之秘结。不可攻下，拟以前方加润导之品便而愈。旋又风抄，九月初一日痛绝，齿脉俱闭，仅存一息，其胞兄内阁中书虹若言女初三日吉期，设无救奈何？余为情急，恐药饵不及，嘱星若亲灸章门、虎口、三里等穴，并将前方加山甲、牛膝、桂枝、木香、乌药等擦牙，以箸启齿，呷药，一时而苏，脉复。余出曰：包办喜事无虞。数服而愈。丙申年，来请，言夫人血崩晕绝。往诊脉扰急，知系小产，非血崩也。治以生化汤加参芪，去旧生新之品遂愈。马积生太史夫人亦患腹痛，如绞，数月病剧。延余诊视脉息腹痛相同。因体因症加减。拟方不敢服，以为与他医用寒药相反也。适曾任广州府冯端本太守寿日与马姻亲李星若亦姻娅同往，称礼，即马遍询同乡，可否服余之药？金云：可归即试服。次早请余，言病减半矣。深信不疑，连服数剂而愈。农部张馨庵屠逊庵亦河南人，两夫人亦患此证欲死，均为如法治愈。

徐颂阁侍郎三公子，于甲午岁淋证，他医误以血淋，苦寒之药，数月病剧，卧床不起，身不能动，将一年矣。延余诊视，仅存一息，脉沉细知为阴亏变色，非血淋也。诘其故，言无外务，以妻归宁浙省病年不归，思想而得。余曰：欲心一动，精却离舍成淋，久则阴亏变色，误为热淋，治以寒药，至于此极。拟以人参菟丝丸加减，大补之剂，以固心肾。一服见效，复诊加减数服，能食月余，痊愈。

李实之太史放甘肃主考时，夫人住京，系朱相国之孙女，湖北廉访之女，内阁章京伯平之妹，产后病剧。延余诊视，脉沉细，四肢拘挛，瘫痪溺黑，知受风寒化热为痹。拟以独活寄生汤加减见效，继为加减数服而愈。朱即请以夫人小产数胎为忧，

余诊视，脉沉无力，气血两虚。拟以泰山磐石散、千金保胎丸合参，令有孕时服三十剂，果胎安矣。连举二子。甲午农部李有荣之夫人，临产三日未落草，咸谓胎死腹中，夫人自期亦死。情急许稳婆百金下死胎，以保夫人之命。稳婆无策，延余诊视，脉缓舌苔面色均无青赤，知胎无恙。询之稳婆，向言尚未顺胎，知经人早浆破血竭，犹鱼在盆，无水不行，数日不生者多也。安慰夫人不要慌乱，静心安卧，包管无恙。即重用达生散加重参芪归芎各一两，外加葱头七个，黄杨脑七个。熊亦奇太史知医，斟酌意药太重，余言：非此重剂，不能壮气生血，毋疑。幸李素信余医，留坐茶点少待，服药时许，家人报喜生一少爷，母子均安然矣。

癸巳孙来山尚书小姐，因寒癥闭二日，腹胀如鼓。李山农方伯知医曾治尚书湿病而愈，兹治小姐不效，素信余医，代为荐诊。少阳脉弦，知为虚痞，拟以柴胡半夏茯苓汤加减，汗解溺畅遂愈。

京畿道徐叔鸿夫人胸胀大痛，世医误以经闭三月癥瘕，治之几危。延余诊视，六脉相等，阳搏阴别，孕兆也。徐公曰：生过三胎，知无孕。余曰：十样胎十样生。年近四旬，气血渐衰，正气不敌，胎气引动，素有肝气，故胀痛。拟以安胎养血、调和肝气之品请姑服之。以手试腹，如伏杂状，即知是胎非病。徐公如约，次早来请言，真医也，果胎跳矣。再拟数服痊愈。至秋举一子，即六少爷也。

乙未夏，京师霍乱转筋急症，顷刻无救，一月之间，死有十数万人。如前明崇祯六年之瘟疫相似也。余因刊有《辩瘟论霍乱论》，以行气活血针刮各法，施散数十万张，救活无算。适小妾亦得此证，如法

救活。其他如法救活更无算。惟龚鲁卿观察仆救活后，戒食，米食不听，食粥两碗，症发不治而亡。

乙未，比部正郎欧阳伯春病伤寒，世医误以为瘟，治以苦寒之药，不眠者三日，谵语揭被，狂叫大热，舌苔黑刺。延余诊视，脉洪无力，知为虚热。以姜擦舌即白，的为伤寒，非瘟疫也。虚火上炎，内无实热，拟以人参竹叶汤加减，引火归原之品，伊诸亲多不敢主，幸伊姑丈比部郭斡臣力主服之，遂安。四服痊愈。

甲午，王子捷太史令缓感冒风寒，理宜解表和中，汗澈即愈，而世医误以犀角、羚羊角等药，引邪入内，不能言语，病剧。延余诊视，脉沉紧，用羌活汤加附子肉桂去黄芩、生地，一服能言发，出疹子而愈。

甲午冬，黄慎之殿撰伤寒，时医以为冬瘟治，以元参论两等寒药二十余日，烦躁不省人事，三日不能合眼。延余诊视，脉数不及，知为胃气欲绝之象。拟以人参汤加减引火归原之剂，一服遂眠，至次午方醒。请余道谢，复诊脉，复依方加减月余，痊愈。

甲午，刘伯崇殿撰弟归感寒谵语，暴病惊人。延余诊视，脉浮数，知为风寒化热无汗，拟以羌活汤加减，一服汗解而愈。

甲午冬，程从周军门少君绍周太守患喉痹，时医误以温补治之，遂致喉肿水不下咽三日矣。延余诊视，脉沉细。余曰：此证肺胃肾虚，火上冲喉咙成痹。单者重而双者轻，最忌刀针，刺破喉咙，引毒入内不治，并忌温药助邪，散药发邪，凉药伏邪。误服温补助邪项肿，以致于此。余为先刺少商、商阳二穴，出黑血，以浅毒，贴金刚匙以拔毒，吹吴氏丹药以消毒，拟以滋阴清肺汤加减，以和解之。服药时许

饮水，晚间食粥，次日加托里透脓之品数服，外溃内消而愈。

福建陆路提督程魁齐军门年六旬伤寒，时医以年老气衰，重用参芪补药，固邪于内，痰喘不眠，病剧。延余诊视，脉紧数，知系闭塞寒邪，化热痰喘。拟以小青龙汤加减，解寒邪、疏通肺气化痰之品。金曰：年老气衰，不可服。余曰：有症无损，开门逐盗之法，姑试少服。其弟从周军门天姿过人，以为然，嘱先服半，咳喘顿减，终服大好，依方加减十日而愈。

京畿道胡岱青小姐年及笄时，腹痛如绞，时医均以受寒，重用姜附肉桂，其疼逾甚。延余诊视，脉涩无寒证，因言人腹中有蛔蚘、长、寸、线白等虫九种，长虫长一尺，不治。胡公言：曾便过尺长白虫。余嘱即买花榼饼一个，令服。再买榧子二斤，炒如粟子，令吃数日，便出长白虫数尺，长无算，遂愈。

王小岑洗马患目昏花不能视物，时医以为肝热，清风退火之药，病逾甚。延余视，诊脉沉细，知为气亏内障，拟以八味还晴散，去风药，重加参芪服三十余剂，遂能视书写字。适考试京察一等召见，简放襄阳知府。

陈紫蓬太守在京投供五年，与余契交，患脱肛肿痛，时医均为痔疮治之，肿疼逾甚。延余诊视，脉沉虚，年逾六旬，知为脱肛便血，急则治标。先以螺汁合梅片敷之，减疼，内服滋阴清提补药，顿缩；外用椅垫，日晒大热，轮换坐之；又以开水频洗，数日而愈。

李虹若小军机瘴疟误服他医凉药，病剧。延余诊视，脉紧，间日一发，先冷后热，谵语，四时方退，已二十余日，自谓五脏皆空，病将不治。余言包治，拟以清

脾饮加减。渠云：最忌柴胡。余云：此证必用柴胡和解少阳，姑试服之，过日又发。伊云：柴胡不效，定不服矣。余诊脉，见缓，知邪将解，复强令服。疟止。再以加减数服而愈，从此不信许济东大名医矣。

户部万锡珩夫妇咳嗽昼夜不止，痰吐成盆，时医用人参、鹿茸等药，痰咳逾甚。延余诊视。脉洪数，知系风寒闭于肺中，拟以二陈导痰汤加麻黄一服而愈。伊子书城黄疸秘结十数日不便，时医治以承气汤，余诊脉沉细，知系虚黄秘结，拟以茵陈润导滋养气血，使下焦气化而能出矣。饮以猪蹄汤，十四日便通黄退，遂愈。

冯霖汝明府夫人胎中漏血，合家惊慌。延余诊，脉和缓和，系胎漏而胎未动。拟以安胎养血之品，每月行血如经，十月而生，母子安然。

潘辉庭正郎令亲杨姓病狂上屋。他医均以犀角三黄汤。力主延余诊视，脉洪无力，知系风寒未解，虚火上炎，拟参苓甘露饮加柴胡和解等品。伊同乡多不为然，惟潘半信半疑，焚香拈阄，得余药方，嘱一剂，作三服，初服，次服，安眠，终服愈矣。

张书城侍御夫人病，每厥不省人事，诸医均以肝风治之不效。延余诊视，脉沉涩。知系郁结气厥，非肝风也。询夫人生育否？答以无。年几何？答以不惑。余曰：夫贵妻荣，何以气郁至此？夫人言理该如此，而事有不然者。余复询张公纳侧室否？张曰：今春买一妾。余曰：后妃能逮下而小星抱衾与裯乐，只君子有何郁处？及至书房，余诘张公，具以告实，寝妾处时多。余曰：谁家郎能被汝呼也？无怪气厥耳。遂拟以调气和血之方，劝张公常宿夫人房为引，数服而愈。后遇张公笑余，医外

医耳。

唐炳霖侍御小姐，年已及笄，病剧。延余诊视，脉涩，知为气郁。询以母氏，唐曰：故。余曰：俗语能从讨饭之母，不跟做官之父，小姐笑。复问兄嫂？唐曰：不和因得病。余曰：小组自有家耳，诸事忍让，何气为询，婿谁家？唐曰：待字。余曰：有高绍祥者，年弱冠宦家公子，才貌均佳，今科备中，堪为良偶。唐颔之，因拟以调气之品数服而愈。余与柳太守为媒，高允请命于兄，津江县知系查核病故事，寝旋说与某主政偕老矣。

祁子和尚书之孙君司马段少沧军机之婿夫人产后伤寒，谵语病重。延余诊视，脉紧有力，拟以葛根汤生化汤合参和解，一服汗澈而愈。

李有槭明府在京投供患疟数月，病势沉重，诸医罔效。延余诊视，脉沉紧，知邪伏于太阴少阳之间，拟清脾饮加减，略重草果以解两经之邪，外用胡椒末合蒜捣烂，置两钱于两关脉上，置椒蒜泥，用布条扎紧，一伏时拔出白疱，泄邪遂愈。

李筱垣太史患喉痹，甚重，如法治愈。遂信余医。过从有年每逢公馆眷属失调，延余诊视立痊，故情谊逾厚也。

兵部王镇珊夫人，胎中漏血，向言无孕，余以诊脉流利不绝，认定为孕，以安胎养血之品治之，迨四个月后胎动，夫人犹曰无孕，王怒曰：私子也，何讳为？夫人亦恚其言秽。余劝曰：夫妇均年不惑，无子，设他医误以病治，奈何？此情急之言，毋足怪。夫妇转怒为喜，后举一子，亲朋贺筵。余曰：私子也。众询颠末，具以告，咸大笑。

工部正郎杨枢孙暴受寒邪，上下气隔，汗出如珠，腹胀如鼓，诸药罔效，用稀涎

散吐出两大盆痰涎遂愈。此医道所以有汗吐下和四要法也。

张文和公孙联恩正郎夫人病剧，延余诊视，脉细，知为气虚中满，非实胀也。拟以补中益气汤，数服遂愈。

冯杰观察子茂才进京乡试，病痢。日厕无数，他医重用桂附论斤，病剧。延余诊视，脉数，知系热邪，拟黄芩汤加减，一服见效。月余，痢仍一日数次，改真人养脏汤数服，痊愈。

吴燮臣司业父刑部毓春公咳喘呃逆，延余诊视脉，七八至将绝之候，服殿撰陈冠生方石膏、黄连多日，以至此剧。余拟肾气汤加减，以救垂绝之阴阳，服之见效。次早来请，以为得手，至则见喘已轻，呃逆已止，精神大好，原可挽回。复依原方加以滋阴扶阳之品，适陈冠生至，持方连曰：火上添油也。余请示姓名，知为殿撰。曰：何知为热？陈曰：脉数曰浮数为风热，沉数为寒热，洪数为大热，数而有力为实热，数而无力为虚热。今数而无力，不及之象，犹灯油将尽，拍拍欲绝之候，添油犹恐不燃，若加滴水即灭矣。陈曰：脉之理微。曰：诚然，然优人胡琴二弦三指挑拨五音合调，君能之乎？陈曰：未习也。曰：以此即知脉理，未习故不知也。遂辞。燮臣司业送出，询以病势，余曰：若听陈君主政，预备后事，不出三日也。旋陈病自用苦寒之药亦亡。

王惠棠员外，四旬无子，不能寓内，为之拟方滋补之剂服数十帖。一日请诊视姨太太，脉阴搏阳别，左大右小，余曰：喜脉。弄璋之兆，按月请诊，果举一男，后连生子。

侍郎许筠庵胸脘绞痛，他医均为热证。延余诊视，脉沉知为新受寒邪滞气，胃脘作痛非心疼也，拟排气饮加减。公子樨筠内阁言素服肉桂，恐系受热，余以脉论，的寒非热，出诣李山农方伯，具以告，渠与许公郎舅至亲兼知医，急往请服余方，遂愈。

余往京十年，来往诊视名公巨卿随手而愈者，以举其人焉。周锡恩太史陈梅初，侍读吴祖农，太史冯孟华，探花蒯礼卿，太史陈桂生，侍郎陈桂溪，太史王茂庵，中书周葆，户部翁鼎臣，工部颜曾，州判韦笃臣，户部宋芸子，太史陈嵋，户部冯赓如中，国子监教授张拔臣，户部区德霖，吏部嵩润，御茶房总辨方芰塘，参议姚幼庵，户部李芝生，兵部彭积初，户部龚引生，刑部正郎龚怀西，太史刘蔼如，户部正郎李小出，户部邬质义，户部祁子和，工部尚书郭应中，工部徐乃秋，侍御陈顺镶，中书汤承庆，附监刘味齐，户部许孝生，中书陈瑶圃，军机郭之全，军机范子荫，户部杨莲甫，太史李牧之，军机张弟兄秋，太史左笏卿，刑部戴少怀，太史余鼎臣，总镇武克训，光禄寺觉罗炳成，考，宗室徐葆生，刺史杨蔚霞，中书仇涞之，户部左蘧生，司马伍兰荪，中书何小溪，刑部张蔚森，工部郑芷轩，光禄寺正卿何润甫，工部员外王集，礼部员外郑皋，刑部李文田，侍郎黎大均，刑部熊润南，吏部刘金榜，通判杨爵修，典史曹兆福，正郎谢启华，户部朱光黻，太史沈桐，内阁朱珩，助教万郎庭，户部范幼坡，太史江忠立，户部丁栻之，侍御徐仲阮，兵部冯立齐，广州知府曹颙枚，侍御李模皋，侍御李文辉，山西知县祥荫大挑，光禄寺评事郑廷襄，侍御郑黻门，侍御高袖海，知县徐本立，河南知县曾重伯，太史俞恪士，刑部邻兰樵，知县汤伯英，优贡周甲三，太史裴玉山，侍御张次山，侍御柏云卿，太史方德堃，四川合州知州陈香士，户部吴效曾，知府熊经仲，太史李钊，雷州知府魏时钜，太史王兆兰，河南开封知府徐道焜，侍御马吉璋，太史林贻书，太史陈兆文，太史丁道津，兵部黄书霖，知府彭向青，传胪王锦堂正郎赵芝珊，太史高理堂，侍御曾树椿，正郎孙筱园，刑部崇源，小祁校饶芝祥，太史陈香轮，侍御张畹农，军机郭清安，安徽副将濮紫泉，军机刘启翰，正郎王绍廉，太史徐古香，军机胡宝铎，军机章同知州杨知齐，海州知州徐寿衡，尚书吴渭滨，通州知州张弼臣，太史孙朝华，军机许介侯，太史翁庆麟，知县韦其廉，浙江知县韦鼎，乡试韦继贤，户部许凤文盐，过于大使张道宇，刑部刘光第，刑部朱益藩，太史凌文焕，广东知县黄儒荃，委署侍读吴平泉，安徽知县吴石卿，拣选知县许拔庵，内阁全芸轩，大使舒云亭，江苏知县魏学恒，绥阳县知县魏理云，柳州知府俞耕齐，山东知县陆赓卿，吏部毛筍陔，户部毛笃山，知府吴堪，知县尹缉庵，知府李灼华，太史杨觐圭，兵部罗炳熔，知县徐本华，知县李小研，大常寺卿尹瑝若，太史岑云楷，太仆寺卿汪叔蒂，内阁叶玉书，内阁关杏珌，正郎延清员，外藏济臣，洗马宫竹楼，山西平原知县洪禧，知县汪文衔，刑部昌顺，四品宗室冯文蔚，阁学梁翎远，太史白曾焯，刑部赵延璜，员外陈文锐，礼部景恩，宗室镇国将军黄珊庵，侍御朱云甫，太史张友鹤，北通州冯志先，同知杨望洲，知县杨艺芳，大名道郑芝岩，侍御京察，浙江粮道巢梦芝，知县赵心笙，南捕厅李新之，元亨金店叶铎人，太史王小航，礼部鲍印亭，记名道罗程青，四川定远县胡韵兰，举人王彦泉，太史杨树，内阁侍读汪春榜，兵部杨廷桂，守备湖南提塘周瑞銮，湖北东湖县知县孙启瑞，工科连总叔，军机王廷钰，宁津知县丁理堂，教谕陈金鳌，松藩总镇陈梓琴，知县袁葆生，兵部贾孝珍，山西知州徐子静，中允储冰芗，工部盖永贞，平泉州知州杨登甲，刑部孔樾，农部滕均，知县杨东皋，刑部杨维新，崇庆州钱开祐，户部王承陞，东河同知区海峰，刑部余鼎三，太史刘培元，福山总镇何庆涛，教习车诚一，内阁凌福彭，太史谢秀山，刑部魏学恒，山西河曲县知县曾纪隽，知县王庆提，教授王仲连，侍讲王季连，荫生王幼连，举人承荫，正郎周葆桢，县丞屠义容，昌平知州江瑞麟，知县曾景钊，刑部曾伯陶袭伯蔡学渊，户部何玉麟，知县陈嘉言，太史杨鼎，新甘肃知县关六生，军机张乐山，知县丁小春，同知县育甫，州判英心垣，小祁校徐芷帆，太史邻亨先，员外邹经甫，礼部鲍心增，吏部聂楫臣，礼部员外詹黻廷，礼部正郎杨觐宸，户部郭乔生，户部郭兰荪，观察汪范卿，宗人府主政袁葆生，兵部袁敏孙，正郎丁竹珊，中书黄笃瓒，中书朱梦霆，中书潜彝帆，中书林右臣，中书丁衡甫，吏部丁锡丞，吏部朱古科，刑部彭维镛，户部王承洛，司马陈虞延罗家玮，工科卞虞卿，花翎侍卫解兆鼎，金佐周沈兆，梁王治国马、少辅祁子修、徐寿干、张少山、张振邦，蓝翎侍卫许炳仪、秦辅亭、耿叙卿、叶少楼、饶居仁、马俊臣、严文卿、张玉卿、朱虎，员，武举朱犀员武进士。此均延余诊视相得者，其他平人，逐日送诊，不可胜记。是以医名噪于京师，自愧何敢言医，聊以小道济人为怀耳。

《许氏医案》终

医 经 读

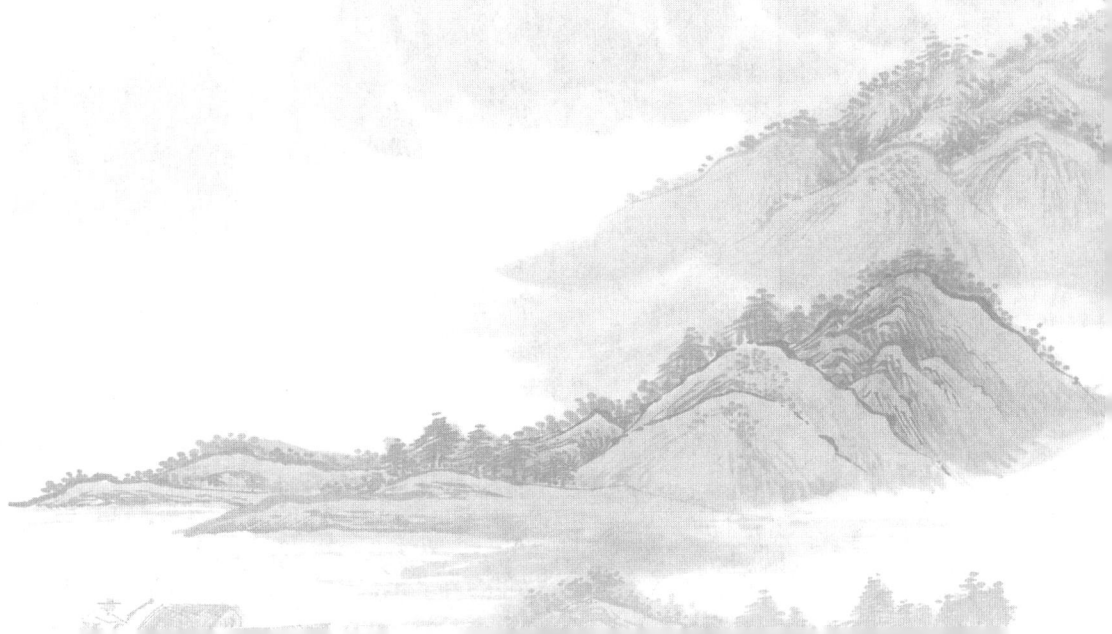

内容提要

　　《医经读》一卷，清嘉善沈尧封著。沈氏为王梦隐外舅，其《女科辑要》二卷，久已脍炙人口。本书系就《内经》分平、病、诊、治四集类纂，间附案语，多昔人未发之旨，足以阐明经义。所谓平集者，平人之生理也。所谓病集者，病人之病理也。所谓诊集者，诊断之方法也。所谓治集者，疗治之法术也。按《内经》分类编辑始于张景岳，继之者有薛雪、汪昂诸贤，然皆不如本书之具有科学思想。

自　序

　　《素问》《灵枢》旧传为战国时人所伪造，岂尽然哉？细读之，文气非出一手，其中伪者固多，而真者正复不少。第真伪杂陈，指归非一，前后自多矛盾耳。夫人身之脏腑气血，若何生，若何运，所司何职，所主何部，所藏所出何物，其病也见何脉，形何色，发何声，自有一定不易者。在人苦不能明，藉经以明之，而经复言人人殊则将何所适从耶？则读经复何益耶？生平窃叹古圣微言，往往沦没于俗儒肤词中，为可悼也！彭早年取是书，读之而即有疑，始则去其非以存其是，继则欲去其似是以存其至是。其间几历寒暑，独是去其非易，而去其似实难，盖既曰似是矣，又何以知其非真是？诚欲于是之中而严辨其为非，夫岂易易然。辨之久，而始知其实亦不难。彼扁鹊、仲景，非世所称医中之圣而去古未远者耶？其书具在，其所引用者皆可信，其所不引用者为可疑，其所不引用而复与其所引用者相背，定属后人添造，言虽津津，所谓弥近理而大乱真。用遵古人读书当具只眼意，概从而置之。年来抄本屡易，存者益少，虽不敢自诩为知言，然读之差觉所存者皆简而赅、确而当。外论天人感应之微理，内论脏腑气血之灵机，无不一二言道出，首尾相贯，绝无支离牵合之迹。试问战国时人其能伪造否耶？或曰：去者过多则存者不太略乎？然正不嫌其略也，即如《大学》经文不过二百余言，然自"格致"以至"治平"，其间内圣外王之学靡不包举，经岂多乎哉？不多也。若夫夸多斗靡，尘饭涂羹，尽行收录，要惟修辞以炫世者，欲藉此为典博，若诊病时即切要数端，尚恐仓卒遗漏，又何暇遍及其余乎哉？先圣云：以约失之者鲜。彭故就所考验，以存其真，而名之曰《医经读》，窃谓当读者此也。惜乎不得起扁鹊、仲景而就正之。

乾隆甲申岁一阳月中浣嘉善沈又彭识

目 录

医经读

嘉善沈又彭尧封钞订
绍兴裘庆元吉生校刊

平　集

医不知病，何由治病？医不知不病，何由知病？平，平人也，即不病人也。经有《平人气象》篇，盖取诸此。

昔在黄帝，生而神灵，弱而能言，幼而徇齐，长而敦敏，成而登天（《上古天真论》）。

乃问于岐伯曰：地之为下否乎？岐伯对曰：地为人之下，太虚之中者也。曰：冯乎？对曰：大气举之也。寒暑六入，故令虚而生化也（《素问·五运行》）。

寒暑六入，谓五气从上下四旁而入，非六气也。六气乃后人伪造，详辨于后。帝曰：天以六六之节，以成岁人以九九制会，何谓也？岐伯曰：六六之节，九九制会者，所以正天之度，气之数也。

按：六六之节，即三百六十日法也。九九制会者，用九九之法以推日月五星之会也。法具周髀经度者，所以测天之程也。天体环转不息，难以测度，圣人以星之明显者（即二十八经星也）识之，为限而后度乃生焉。譬以山川城邑识道里之远近耳。奇器图每度二百五十里，然天体如卵，度如柳叶，近极者狭，近赤道者广，难以一定拘也。气者，二十四气也。数者，盈虚之数也。日为阳，月为阴，行有分纪，周有道里，日行一度，月行十三度而有奇焉，故大小月三百六十五日而成岁，积气余而盈闰矣。

按：日行周天三百六十五日四分之一，月行疾，每日过十三度有余，约二十九日零退一周天。凡十二周天得三百五十四日零，较日行少十日零，所谓日月不齐之数也。圣人于是正岁年以别之。《周礼》太史正岁年注中数日岁，朔数日年，故岁必二十四气，全年则十二月。或十三月，乃以气之盈补朔之虚，每三十四月而适齐，六十六气故谓之闰。

立端于始，表正于中，推余于终，而天度毕矣。

按：《左传》作履端于始，举正于中，归余于终。《史记》作归邪于终。盖古人推历谓之步历，言日月转运于天，犹人行步也。履，即步也。日月之行，必有余分，履端于始者，必以日月全数，前无余分之日为上元历之端首也。举正于中者，中气不越本月，若盈本月，一策此月，即是闰月也。归余于终者，积余成一月而置闰也。

天有十日（十干也）日六竟而周甲，（六十日周一甲子也）甲六复（六甲子也）而终岁，三百六十日法也。五日谓之候，三候谓之气，六气谓之时，四时谓之岁，而各从其主治焉。五运相袭而皆治之，终期之日，周而复始，时立气布，如环无端，候亦周法。

汲冢周书时训解，立春之日，东风解冻。又五日蛰虫始振。又五日鱼上冰。此即五日谓之候也。其余节气仿此，不备录。

春胜长夏，长夏胜冬，冬胜夏，夏胜秋，秋胜春。

土分旺四季十八日，取万物生于土，归于土之义。究非土之定位，惟长夏乃其定位耳。特夏火方尽，秋金复至，长夏几为虚位，莫若遵六元正。纪五步为正大寒交初运木旺，春分后第十三日交二运火旺，芒种后十日交三运土旺，处暑后七日交四运金旺，立冬后四日交终运水旺，如此则五行各得其平矣。

求其至也，皆归始春未至，而至此谓太过，则薄所不胜而乘所胜也，命曰气淫。至而不至，此谓不及，则所胜妄行而所生受病，所不胜薄之也，命曰气迫。天食人以五气，地食人以五味（《素问·六节脏象论》）。

天有五行御五位，以生寒暑燥湿风，人有五脏化五气，以生喜怒悲忧恐（《素问·天元纪》）。

心者君主之官也，神明出焉。肺者相传之官，治节出焉。肝者将军之官，谋虑出焉。胆者中正之官，决断出焉。膻中者臣使之官，喜乐出焉。脾胃者，仓廪之官，五味出焉。大肠者，传道之官，变化出焉。小肠者，受盛之官，化物出焉。肾者，作强之官，伎巧出焉。三焦者，决渎之官，水道出焉。膀胱者，州都之官，津液藏焉，气化则能出矣。凡此十二官者不得相失也，故主明则下安，以此养生则寿；主不明则十二官危，使道闭塞而不通，形乃大伤（《素问·灵兰秘典》）。

彭按：膀胱止有一口，口端横一管，上半管即名下焦，下半管即是溺孔。未溺时膀胱之底下垂，其口向上，与下焦直对，故下焦别回肠而渗入焉。欲溺时大气举，膀胱之底则其口向下，从溺孔注出，故曰气化则能出矣。妊妇胎压胞门，小便不出，丹溪用托胎法，深得此意。

五脏者，藏精气而不泻也，故满而不能实。六腑者，传化物而不藏，故实而不能满也。水谷入口，则胃实而肠虚；食下，则肠实而胃虚。故曰实而不能满也（《素问·五脏别论》）。

五脏宜藏，六腑宜通（东垣语）。

阴中有阴，阳中有阳，平旦至日中，天之阳，阳中之阳也；日中至黄昏，天之阳，阳中之阴也；合夜至鸡鸣，天之阴，阴中之阴也；鸡鸣至平旦，天之阴，阴中之阳也. 故人亦应之。夫言人之阴阳，则外为阳，内为阴；背为阳，腹为阴；六腑皆为阳，五脏皆为阴。背为阳，阳中之阳心也，阳中之阴肺也。腹为阴，阴中之阳肝也，阴中之阴肾也，阴中之至阴脾也（《素问·金匮真言》）。

知此可以决病之间剧。

圣人南面而立，前曰广明，后曰太冲。太冲之地名曰少阴，少阴之上名曰太阳。太阳根起于至阴，结于命门，名曰阴中之阳。中身而上名曰广明，广明之下名曰太阴，太阴之前名曰阳明，阳明根起于厉兑，名曰阴中之阳。厥阴之表名曰少阳，少阳根起于厥阴，名曰阴中之少阳，是三阳之离合也。太阳为开，阳明为阖，少阳为枢。外者为阳，内者为阴，然则中为阴，其冲在下名曰太阴，太阴根起于隐白，名曰阴中之阴。太阴之后名曰少阴，少阴根起于涌泉，名曰阴中之少阴。少阴之前名曰厥阴，厥阴根起于大敦，阴之绝阳，名曰阴之绝阴，是三阴之离合也。太阴为开，厥阴为阖，少阴为枢（《素问·阴阳离合》）。

肺手太阴之脉，起于中焦。（直接中焦，中焦从胃通出外，对中脘穴，在心蔽骨与脐之中），下络大肠，还循胃口，上膈（胃口上心肺下有膈膜遮隔，浊气不使上侵，此系清浊分界，所以十二经由此上下，皆书之），属肺，从肺系横出腋下（肩下胁上曰腋），下循臑内，行少阴心主之前，下肘中，循臂内（肩下一节为臑，臑尽处为肘，肘下为臂，臂尽为腕，腕尽处直至指俱名手），上骨下廉（臂有两骨行臂内侧上骨之下廉），入寸口（即诊脉处），上鱼（掌骨之前，大指之后，肉隆起处为鱼），循鱼际（大指本节后穴名），出大指之端（少商穴，大指内侧去爪甲角如韭叶）。其支者，从腕后（列缺穴，两手交叉，食指尽处是也。太阴络从此别走阳明），直出次指内廉，出其端。是动则病肺胀满膨膨而喘咳，缺盆中痛（肩下横骨陷中），甚则交两手而瞀（迷乱也），此为臂厥。是主肺所生病者，咳上气喘，渴烦，心胸满，臑臂内前廉痛厥（四肢冷，掌中热气，盛有余，则肩臂痛。风寒汗出，中风，小便数而欠，气虚则肩臂痛寒少），气不足以息，溺色变。

大肠手阳明之脉，起于大指次指之端（商阳穴，在次指内侧去爪甲角如韭叶），循指上廉，出合谷两骨之间（合谷穴名，在大指次指岐骨陷中），上入两筋之中，循臂，上入肘外廉，上臑外前廉，上肩，出髃骨之前廉上，出于柱骨之会，上下入缺盆，络肺，下膈，属大肠。其支者，从缺盆上颈贯颊，入下齿中，还出挟口，交人中，左之右，右之左，上挟鼻孔（迎香穴，鼻下孔旁五分）。是动则病齿痛颈肿。是主

津液所生病者，目黄口干，鼽（清涕）衄（鼻血）喉痹，肩前臑痛，大指次指痛不用。气有余则当脉所过者热肿，虚则寒栗不复。

胃足阳明之脉，起于鼻之交頞中（山根），旁约太阳之脉，下循鼻外，上入齿中，还出，挟口环唇，下交承浆（任脉穴，在唇棱下陷中）。却循颐后下廉（腮下为颔，颔下为颐），出大迎（穴在曲颔前寸二分），循颊车（下耳八分曲颊端近前陷中），上耳前，过客主人（足少阳经穴在耳前起骨），循发际至额颅。其支者，从大迎前下人迎（结喉旁一寸五分动脉），循喉咙，入缺盆，下膈，属胃，络脾。其直者，从缺盆下乳内廉（从乳中过），下挟脐，入气街中（穴在脐下八寸去中行二寸）。其支者，起于胃口，下循腹里，下至气街中而合，以下髀关，抵伏兔（足之本节为髀，髀前膝上六寸起肉处为伏兔，伏兔后横纹中为髀关，髀内为股，髀尽处前为膝，后为腘，第二节为胫，胫尽处即内外踝，下为足），下膝髌中（挟膝筋中为髌），下循胫外廉，下足跗（足面），入中指内间。其支者下廉三寸而别，下入中指外间。其支者别跗上，入大指间出其端（厉兑穴在足大指次指之端去爪甲角如韭叶）。是动则病洒洒振寒，善呻数欠，颜黑，病至则恶人与火，闻木声则惕然而惊，心欲动，独闭户塞牖而处。甚则欲上高而歌，弃衣而走，贲响腹胀是谓骭厥（胫骨为骭）。是主血所生病者，狂疟温淫，汗出鼽衄，口喎唇胗，颈肿喉痹，大腹水肿，膝髌肿痛，循膺乳、气、街、股、伏兔骭外廉，足跗上皆痛，中指不用，气盛则身以前皆热。其有余于胃则消谷善饥，溺色黄。气不足则身以前皆寒慄，胃中寒则胀满。

脾足太阴之脉，起于大指之端（隐白穴在大指端内侧，去爪甲角如韭叶），循指内侧白肉际（白肉，三阴脉所经；赤肉，三阳脉所经。际，乃白肉尽处），过核骨后，上内踝前廉，上腨内（足肚），循胫骨后，交出厥阴之前，上膝股内前廉，入腹，属脾，络胃，上膈，挟咽，连舌本，散舌下。其支者，复从胃别，上膈注心中。是动则病舌本强，食则呕，胃脘痛，腹胀善噫，得后与气则快然如衰，身体皆重。是主脾所生病者，舌本痛，体不能动摇，食不下，烦心，心下急痛，溏瘕泄水闭，黄疸，不能卧，强立股膝内肿厥，足大指不用。

心手少阴之脉，起于心中，出属心系（心系上与肺通，由肺叶而下，曲折向后，贯脊髓，通于肾），下膈，络小肠。其支者，从心系上挟咽，系目系。其直者，复从心系欲上肺，下出腋下，下循臑内后廉，行太阴心主之后，下肘内循臂内后廉，抵掌后锐骨之端，入掌内后廉，循小指之内，出其端（少卫穴，在小指内侧，去爪甲角如韭叶）。是动则病嗌干心痛，渴而欲饮，是为臂厥。是主心所生病者，目黄胁痛，臑臂内后廉痛厥，掌中热痛。

小指手太阳之脉，起于小指之端（少泽穴，在小指外侧，去爪甲角下一分陷中），循手外侧，上腕，出踝中（腕下高骨），直上循臂骨下廉，出肘内侧两筋之间，上循臑外后廉，出肩解（脊两旁为脊，脊上两角为肩解），绕肩胛，（肩解下成片骨）交肩上，（上会大椎乃左右相交于肩上）入缺盆，络心，循咽，下膈抵胃，属小肠。其支者，从缺盆循颈上颊，至目锐眦（目外角为锐眦），却入耳中。其支者，别颊上䪼（目下为䪼），抵鼻，至目内眦（内角），斜络于颧。是动则病嗌痛颔肿，不可以顾肩似拔，臑似折。是主液所生病者，耳聋，目黄，颊肿，颈颔，肩臑肘臂外后廉痛。

膀胱足太阳之脉，起于目内眦（睛明穴为手足太阳、足阳明、阴跷、阳跷五脉之会），上额交巅（百会穴）。其支者，从巅至耳上角。其直者，从巅入络脑，还出别下项，循肩膊内（肩后下为膊），挟脊，抵腰中，入循膂，络肾，属膀胱。其支者，从腰中下挟脊，贯臀，入腘中。其支者，从膊内左右别下贯胛，挟脊内，过髀枢（捷骨下为髀枢），循髀外从后廉下合腘中（与前入腘中者合），以下贯腨内，出外踝之后，循京骨（足外侧赤白肉际小指本节后大骨），至小指外侧（至阴穴在小指外侧本节前陷中）。是动则病冲头痛目似脱，项如拔，脊痛，腰似折，髀不可以曲，腘如结，腨如裂，是为踝厥。是主筋所生病者，痔、疟、狂、癫疾，头囟项痛，目黄，泪出，鼽衄，项、背、腰、尻、腘、腨、脚皆痛，小指不用。

肾足少阴之脉，起于小指之下，邪趋足心（涌泉穴，在足心足屈卷指宛宛中），出于然谷之下（足内踝前起大骨下陷中），循内踝之后别入跟中以上腨内，出腘内廉，上股内后廉，贯脊（与督脉会长强穴），属肾，络膀胱。其直者，从肾上贯肝膈，入肺中，循喉咙，挟舌本。其支者，从肺出络心，注胸中。是动则病饥不欲食，面如漆，柴咳唾则有血，喝喝而喘，坐而欲起，目䀮䀮如无所见，心如悬，若饥状，气不足则善恐，心惕惕如人将捕之，是为骨厥。是主肾所生病者，口热舌干，咽肿，上气嗌干，及痛，烦心，心痛，黄疸，肠澼，脊股内后廉痛，痿厥，嗜卧，足下热而痛。

心主手厥阴心包络之脉，起于胸中，出属心包络，下膈，历络三焦。其支者，从胸中出胁（腋下为胁），下腋三寸，上抵腋下，循臑内，行太阴少阳之间，入肘中，下臂，行两筋之间，入掌中，循中指出其端（中冲穴，在中指端爪甲，如韭叶陷中）。其支者，别掌中，循小指次指，出其端。是动则病手心热，臂肘挛急，腋肿，甚则胸胁支满，心中憺憺大动，面赤目黄，喜笑不休。是主脉所生病者，烦心，心痛，掌中热。

三焦手少阳之脉，起于小指次指之端（关冲穴，在无名指外侧，去爪甲如韭叶），上出两指之间，循手表腕，出臂外两骨之间，上贯肘，循臑外，上肩而交出足少阳之后，入缺盆布膻中（两乳中间），散络心包，下膈循，属三焦。其支者，从膻中上出缺盆，上项系耳后，直上出耳上角，以屈下颊至𫐓。其支者，从耳后入耳中，出走耳前，过客主人前交颊，至目锐眦。是动则病耳聋浑浑焞焞，嗌肿喉痹。是主气所生病者，汗出，目锐眦痛，颊肿，耳后肩臑肘臂外皆痛，小指次指不用。

胆足少阳之脉，起于目锐眦（瞳子髎穴在目外去眦五分），上抵头角，下耳后，循颈，行手少阳之前，至肩，上却交出手少阳之后，入缺盆。其支者，从耳后入耳中，出走耳前，至目锐眦后。其支者，别锐眦，下大迎合。于手少阳，抵于𫐓，下加颊车，下颈，合缺盆（与前入者合），以下胸中，贯膈，络肝，属胆，循胁里，出气街，绕毛际，横入髀厌中（股与少腹之间陷中）。其直者，从缺盆下腋，循胸，过季胁（胁骨之下为季胁），下合髀厌中，以下循髀阳（循髀外行太阳阳明之间），出膝外廉，下外辅骨之前，直下抵绝骨之端

（外踝上为绝骨）。下出外踝之前，循足跗上，入小指次指之间（窍阴穴在小指次指外侧，去爪甲角如韭叶，足少阳脉至此而终）。其支者，别跗上，入大指之间，循大指岐骨内出其端（大指本节后为岐骨），还贯爪甲，出三毛。是动则病口苦，善太息，心胁痛，不能转侧，甚则面微有尘，体无膏泽，足外反热，是为阳厥。是主骨所生病者，头痛，颔痛，目锐眦痛，缺盆中肿痛，腋下肿，马刀侠瘿，汗出振寒，疟，胸胁肋髀膝外至胫绝骨外踝前及诸节皆痛。

肝足厥阴之脉，起于大指丛毛之际（大敦穴在大指端，去爪甲如韭叶为厥阴所出之井，针灸家皆用之。然经则明言起于丛毛之际，非指端也。今厥阴逆上腹痛，脉绝欲死者，灸丛毛，大验），上循足跗上廉，去内踝一寸，上踝八寸，交出太阴之后。上腘内廉，循股阴，入毛中，过阴器（左右环绕阴器），抵小腹，挟胃，属肝，络胆，上贯膈，布胁后，循喉咙之后，入颃颡，连目系，上出额与督脉会于巅。其支者，从目系下颊里，环唇内。其支者，复从肝别贯膈，上注肺。是动则病腰痛不可以俯仰，丈夫㿉疝，妇人少腹肿，甚则嗌干，面尘脱色。是肝所生病者，胸满呕逆，飧泄狐疝，遗溺闭癃（《灵枢·经脉》篇）。

别者，另分一支也。合者，本经两脉相合也。会者。与他经相会也。交者，或本经左右两脉相交或与他经相交也。加者，加于上不相通也。挟者，夹也。约者，约束也。环者，环绕也。散者，非一络也。循者，依傍而行也。贯者，穿过也。夫经络如织，营卫如环，而欲一一写出，纤悉无遗，不亦难哉！经独以数活字钩清之，宛似绘一生人模样，垂示来兹，较之禹贡

浚川图《史记》《天官》书，更胜一筹，非作者之圣，其孰能之？

治病犹治贼，必先识贼之所在，斯不劳而获。倘贼在此界，而反于彼境捕之，则披境无辜之民徒增扰动，而此界真贼且不治而日炽矣。十二经脉所经之处，即十二经所辖无异，省治之分界也。如某处痛，某处痒，某处热肿，某处寒栗，即可知何经受病，又宁有误治之虑哉！然则此篇经文，洵为大小内外诸科，一刻不可离之法也。

督脉者，起于下极之俞，并于脊里，上至风府，入属于脑。任脉者，起于中极之下，以上毛际，循腹里，上关元，至咽喉。冲脉者，起于气冲，并足阳明之经（今《内经》俱作少阴），夹脐，上行至胸中而散。带脉者，起于季胁，回身一周。跷阳脉者，起于跟中，循外踝上行，入风池。阴跷脉者，亦起于跟中，循内踝上行，至咽喉，交贯冲脉。阳维阴维，维络于身，溢蓄不能，环流灌溉诸经者也。阳维起于诸阳会，阴维起于诸阴交也（《二十八难》）。

阳维维于阳，阴维维于阴，阴阳不能自相维，则怅然失志，溶溶不能自收持。阳维为病苦寒热，阴维为病苦心痛，阴跷为病阳缓而阴急，阳跷为病阴缓而阳急。冲之为病逆气里急，督之为病脊强而厥，任之为病其内苦结，男子为七疝，女子为瘕聚（《内经》男子内结七疝，女子带下瘕聚），带之为病，腹满，腰溶溶如坐水中。此奇经八脉之为病也（《二十九难》）。

彭按： 奇经八脉，经文错乱，定系后人传写之误，越人时所读不若是也。故所述明晰，谨遵录之。

人焉受气，阴阳焉会，何气为营？何气为卫？营安从生？卫于焉会？老壮不同气，阴阳异位，愿闻其会。曰：人受气于谷，谷入于胃，以传于肺，五脏六腑皆以受气。其清者为营，浊者为卫，营在脉中，卫在脉外，营周不休，五十而复大会，阴阳相贯，如环无端。卫气行于阴二十五度，行于阳二十五度，分为昼夜。故气至阳而起，至阴而止，故曰日中而阳隆为重阳，夜半而阴隆为重阴，故太阴主内，太阳主外，各行二十五度分为昼夜。夜半为阴隆，夜半后为阴衰，平旦阴尽，而阳受气矣。日中而阳隆，日西为阳衰，日入阳尽，而阴受气矣。夜半而大会，万民皆卧，命曰合阴。平旦阴尽，而阳受气，如是无已，与天地同纪。壮者气血盛，肌肉滑，气道通，营之行不失其常，故昼精而夜瞑。老者气血衰，肌肉枯，气道涩，其营气衰少，而卫气内伐，故昼不精夜不眠。营出于中焦，卫出于上焦（刻本误作"下"），上焦出于胃上口，并咽以上，贯膈而布胸中，走腋循太阴之分，而行还至阳明至鼻（刻本误作"舌"），下足阳明，常与营俱行于阳二十五度，行于阴亦二十五度，一周也，故五十度而复大会于手太阴矣。中焦亦并胃中，出上焦之后，此所受气者，泌糟粕，蒸津液，化其精微，上注于肺脉，及化而为血，以奉生身，莫贵于此，故独得行于经隧，命曰营气。营卫者，精气也。血者，神气也。血之与气，异名而同类焉。故夺血者无汗，夺汗者无血。下焦者，别回肠，注于膀胱而渗入焉。水谷者，常并居于胃中成糟粕，而下于大肠，济泌别汁，循下焦而渗入膀胱焉。上焦如雾，中如焦沤，下焦如渎，此之谓也（《灵枢经·营卫生会》篇）。

彭按： 三焦即三个管子，非有名无象也。若果有名无象，如何并咽并胃？又按：卫气出于上焦者，水谷入胃，胃底之阳蒸气上腾，若雾露之溉，此即卫气也。由上焦出于胃上口，尚在膈膜之下，于是贯膈散布胸中，然后循太阴分肉之间，而行于脉外，故曰上焦如雾。经文本自明白，如果出于下焦，则清阳之气与便溺同出，有是理乎？越人读经未察卫出气于下焦之误，遂谓上焦主内而不出，几令卫气全无出路。

分肉腠理字义当晓，肉必丝丝成理，故谓之理，有数十百理，聚而为纵者，有数十百理，聚而为横者，有数十百理，聚而为斜者，或纵或横或斜，数块并作一块，其并处必有穴，从并处说到外面，谓之分，谓其肉，由此而分也。从外面说到并处，谓之腠，谓其数肉并腠也。脉在其中，卫即行乎脉外。《气穴论》云：肉之大会为谷，肉之小会为溪，肉分之间，溪谷之会，以行营卫，以会大气是也。循太阴之分而行之，"分"字当作是"解"。

其言上焦出于胃上口，并咽以上，贯膈，到此则上焦之管子已尽，卫气在膈上既出，上焦管子即散布胸中，此乃如烟如雾之物，逢空则走，故循太阴之分肉而行乎脉外，依次循手阳明至足阳明，是明明指卫气言。若云指上焦言，岂上焦直至足乎间，何以知上焦是管子？曰：若无管子则并咽以上者何物？何以知管子到膈上即尽？曰：到此不尽，卫亦行乎脉中矣。

手太阴脉从胸走手，手阳明脉从手走头，故曰还至阳明。

手阳明脉尽处上挟鼻孔，足阳明脉起于鼻之交颃中，故曰还至阳明，上至鼻下。足阳明刻本"鼻"字，误作"舌"字没解。彭擅改正。

营气出于中焦者，水谷在胃，渐渐腐化，如造酒然，有泡，微起其汁若酒浆者，即是营气从中焦上注肺脉。脉乃心火，主之营，在脉中藉心火煅炼成赤即是血，故曰中焦如沤。又曰：营卫者，精气也。血者，神气也。盖阳之精为神，而藏神者心，非藉心火煅炼而何？

下焦者，水之出路也。水谷在胃，渐渐变化，下至小肠，尚未分别，直至小肠下口，与回肠会处有一管，直对膀胱，即是下焦，水从此渗入焉。故曰下焦如渎。脐上一寸为水分穴，即是分水处。

卫气昼行于阳，夜行于阴，最为难解。其曰：营行脉中，卫行脉外，五十而复大会。又曰：常与营俱行阳二十五度，行阴二十五度，一周也。是营卫同行，固属无疑，但营出于中焦，由手太阴注手阳明，手阳明注足阳明，足阳明注足太阴，顺十二经之贯注，则阴经阳经相间而行。营既如此，卫亦宜然，岂有昼止行阳经夜止行阴经哉？然而，经则明明言卫气昼日行于阳，夜行于阴，其故何？彭谓：阴阳者，数之可十，推之可至百千万也。昼行阳，夜行阴，此阴阳非指经络言，乃指外内言也。盖脉在分肉之间，营行脉中，卫即行乎脉外，无论阴经阳经，卫气浮上而行者，即行于阳也。沉伏而行者，即行于阴也。行于阳则表实，故昼日体耐风寒；行于阴则表虚，故夜卧不耐风寒，此其验也。太阴为阴中之至阴，故主内；太阳为表，故主外。夫卫犹日也，营犹月也，虽日有黄赤道，月有四游仪，总不越乎东升西降之常耳。至若《灵枢·卫气》行一篇，手三阳经倒行，足三阳经无还路不可为训。

《素问·经脉别论》，论食气入胃一言，散精于肝一言，浊气归心。《灵邪客》篇论谷入于胃，宗气积于胸中，卫气先行皮肤。

与此论营卫同起于手太阴，迥然不同，则无容信为两是矣。但此篇越人、仲景俱各引用而别论邪客，从无一言论及，故皆不录。

女子七岁，肾气盛，齿更发长；二七而天癸至，任脉通，太冲脉盛，月事以时下，故有子；三七肾气均平，故真牙生而长极。七七任脉虚，太冲脉衰少，天癸竭，地道不通，故形坏而无子也。丈夫八岁，肾气实，发长齿更；二八肾气盛，天癸至，精气益泻，阴阳和，故能有子；三八肾气均平，筋骨劲强，故真牙生而长极。八八则齿发去，五脏皆衰，筋骨懈惰，天癸竭，故发鬓白，身体重，行步不正，而无子耳（《素问·上古天真论》）。

彭按： 天癸是女精，由任脉而来。月事是经血，由太冲而来。经言：二七而天癸至，缘任脉通期时太冲脉盛，月事亦以时下。一顺言之，一逆言之耳。故月事不调，不来及崩，是血病，咎在冲脉。冲脉隶阳明带下，是精病，咎在任脉。任脉隶少阴，盖身前中央一条是任脉，背后脊里一条是督脉，皆起于前后两阴之交会阴穴。《难经》明晰，《灵》《素》传误。带脉起于季胁，似束带状，入精脏于肾，肾系于腰背，精欲下泄，必由带脉而前，然后从任脉而下故经言任脉为病女子带下。

两神相抟合而成形，常先身生是为精。上焦开发，宣五谷味，熏肤充身泽毛，若雾露之溉，是谓气。腠理发泄，汗出溱溱是谓津。谷入气满，淖泽注于骨，骨属屈伸，泄泽，补益脑髓，皮肤润泽，是谓液。中焦受气取汁，变化而赤是谓血。壅遏营气，令无所避，是谓脉。精脱者耳聋。气脱者，目不明。津脱者，腠理开，汗大泄。液脱者骨属屈伸不利，色夭，脑髓消，胫酸，耳数鸣。血脱者，色白，夭然不泽，其脉空虚（《灵枢·决气》）。

肺气通于鼻，肺和则鼻能知臭香矣。心气通于舌，心和则舌能知五味矣。肝气通于目，肝和则目能辨五色矣。脾气通于口，脾和则口能知五谷矣。肾气通于耳。肾和则耳能闻五音矣（《灵枢·脉度》）。

人卧血归于肝，肝受血而能视，足受血而能步，掌受血而能握，指受血而能摄（《素问·五脏生成》）。

心恶热，肺恶寒，肝恶风，脾恶湿，肾恶燥（《素问·宣明五气》）。

五脏之精气皆上注于目，骨之精为瞳子，筋之精为黑眼，血之精为络，气之精为白眼，肌肉之精为约束，裹撷筋骨血气之精而与脉并为系上，属于脑，后出于项中。故邪中于项。因逢其身之虚，其入深，则随眼系以入于脑则脑转，脑转则引目系急，目系急则目眩以转矣。精散则视岐，视岐见两物。目者，五脏六腑之精也。营卫，魂魄之所常营也，神气之所生也。故神劳则魂魄散，志意乱，卒然见非常处（《灵枢·大惑论》）。

肝生于左，肺藏于右，心部于表，肾治于里，脾为之使，胃为之市，膈肓之上中有父母，七节之旁中有小心（《灵枢·刺禁论》）。

胃者，水谷之海。冲脉为十二经之海，膻中为气之海，脑为髓之海（《灵枢·海论》）。

唇至齿长九分，口广二寸半，齿至会厌深三寸半，舌长七寸广二寸半，咽门广二寸半，至胃长一尺六寸。胃纡曲屈伸之，长二尺六寸，大一尺五寸，径五寸，大容三斗五升。小肠后附脊，左环回周叠积，其注于回肠者，外附于脐上，回连环十六曲，大二寸半，径八分，分之少半，长三丈三尺，回肠当脐左（《难经》作"右"），环回周叶，积而下运环反十六曲，大四寸，径一寸，寸之少半，长二丈一尺。广肠传脊，以受回肠，左环叶积上下辟，大八寸。径二寸寸之大半，长二尺八寸（《灵枢·肠胃》篇）。

此同身寸也。不必疑为周尺。盖周以古之八寸为尺，中人长七尺五寸，故五尺之童，六尺之孤，皆言其小。同身寸者，屈本人中指中节横纹头为寸，十寸为尺。中人亦长七尺五寸，适与周尺相合耳。若果为周尺，则此经伪矣。

肝凡七叶，左三右四。心中有七孔三毛，盛精汁三合。脾扁广三寸，大五寸，有散膏半斤，主裹血，温五脏。肺六叶两耳，凡八叶。肾有两枚。胆在肝之短叶间，盛精汁三合。膀胱纵广九寸（《四十二难》）。

唇为飞门，齿为户门，会厌为吸门，胃为贲门，太仓下口为幽门，大肠小肠会为阑门，下极为魄门，此七冲门也（《四十四难》）。

《医经读》平集终

病　集

病得其因治之方效。若论病而不论其所以病，总属伪造，一概不录。

阴阳者，天地之道也，万物之纲纪，变化之父母，生杀之本始，神明之府也。治病必求其本。故积阳为天，积阴为地，阴静阳躁，阳生阴长，阳杀阴藏。阳化气，阴成形，寒极生热，热极生寒。寒气生浊，热气生清，清气在下，则生飧泄，浊气在上，则生䐜胀，此阴阳反作，病之逆从也。清阳为天，浊阴为地，地气上为云，天气下为雨，雨出地气，云出天气。故清阳出上窍，浊阴出下窍；清阳发腠理，浊阴走五脏；清阳实四肢，浊阴归六腑。水为阴，火为阳，阳为气，阴为味。味归形，形归气，气归精，精归化，精食气，形食味，化生精，气生形。味伤形，气伤精，精化为气，气伤于味。阴味出下窍，阳气出上窍。味厚者为阴，薄为阴之阳；气厚者为阳，薄为阳之阴。味厚则泄，薄则通；气薄则发泄，厚则发热。壮火之气衰，少火之气壮。壮火食气，气食少火；壮火散气，少火生气。气味辛甘发散为阳，酸苦涌泄为阴。阴胜则阳病，阳胜则阴病。阳胜则热，阴胜则寒，重寒则热，重热则寒。寒伤形，热伤气，气伤痛，形伤肿，风胜则动，热胜则肿，燥胜则干，寒胜则浮，湿胜则濡泻。天有四时五行，以生长收藏，以生寒暑燥湿风；人有五脏化五气，以生喜怒悲忧恐。故喜怒伤气，寒暑伤形，暴怒伤阴，暴喜伤阳，厥气上行，满脉去形。喜怒不节，寒暑过度，生乃不固。故重阴必阳，重阳必阴。故曰：冬伤于寒，春必病温；春伤于风，夏生飧泄；夏伤于暑，秋必痎疟；秋伤于湿，冬生咳嗽。东方生风，风生木，木生酸，酸生肝，肝生筋，筋生心。肝主目，其在天为玄，在人为道，在地为化，化生五味。道生智，玄生神，神在天为风，在地为木，在体为筋，在脏为肝，在色为苍，在音为角，在声为呼，在变动为握，在窍为目，在味为酸，在志为怒。怒伤肝，悲胜怒，风伤筋，燥胜风，酸伤筋，辛胜酸。南方生热，热生火，火生苦，苦生心，心生血，血生脾。心主舌，其在天为热，在地为火，在体为脉，在脏为心，在色为赤，在音为徵，在声为笑，在变动为忧，在窍为舌，在味为苦，在志为喜。喜伤心，恐胜喜，热伤气，寒胜热，苦伤气，咸胜苦。中央生湿，湿生土，土生甘，甘生脾，脾生肉，肉生肺。脾主口，其在天为湿，在地为土，在体为肉，在脏为脾，在色为黄，在音为宫，在声为歌，在变动为哕，在窍为口，在味为甘，在志为思。思伤脾，怒胜思，湿伤肉，风胜湿，甘伤肉，酸胜甘。西方生燥，燥生金，金生辛，辛生肺，肺生皮毛，皮毛生肾。肺主鼻，其在天为燥，在地为金，在体为皮毛，在脏为肺，在色为白，在音为商，在声为哭，在变动为嗽，在窍为鼻，在味为辛，在志为忧。忧伤肺，喜胜忧，热伤皮毛，寒胜热，辛伤皮毛，苦胜辛。北方生寒，寒生水，水生咸，咸生肾。肾生骨髓，髓生肝，肾主耳。其在天为寒，在地为水，在体为骨，在脏为肾，在色为黑，在音为羽，在声为呻，在变动为栗，在窍为耳，在味为咸，在志为恐。恐伤肾，思胜恐，寒伤血，燥胜寒，咸伤血，甘胜咸。故曰：天地者，万物之上下也；阴阳者，血气之男女也；左右者，阴阳之道路也；水火者，阴阳之征兆也；阴阳者，万物之能始也。故曰：阴在内，阳之守也；阳在外，阴之使也。天不足西北，故西北方阴也，而人右耳目不如左明也。地不满东南，故东南方阳也，而人左手足不如右强也。天气通于肺，地气通于嗌，风气通于肝，雷气通于心，谷气通于脾，雨气通于肾。阳之汗以天地之雨名之，阳之气以天地之疾风名之。暴气象雷，逆气象阳。形不足者，温之以气，精不足者，补之以味。其高者因而越之，其下者引而竭之，中满者泻之于内，其有邪者渍形以为汗，其在皮者汗而

发之，其慓悍者按而收之，其实者散而泻之。审其阴阳，以别柔刚，阳病治阴，阴病治阳，定其血气，各守其乡，血实宜决之气，虚宜掣引之（《阴阳大论》）。

彭按： 壮火，亢阳也，少火，微阳也。旧作君相解，欠稳。

又按： 仲景《伤寒论》自叙云，撰用《素问》、《九卷》八十一难、《阴阳大论》、《胎胪药》录四种，而不及《灵枢》。今《胎胪药录》不少概见，而《阴阳大论》一书，并入《素问》内，后人循名而论，自然《素问》是真，《灵枢》是假，及细读之《素问》内不乏浅陋之语，而《灵枢》中亦有神化之言，要之《灵枢》，即从《素问》内分出无疑。

夫天以阴阳五行，化生万物气以成形，而理亦赋焉。故天食人以五气，五气偏胜则病；地食人以五味，五味偏胜则病。人具五志，五志偏用则病，病变千端，总不能外此而生。其治之之法，不过以所胜平之，真所谓要言不烦，入理最深者也。此本是专书，并非《素问》中一旦夕咀含至味乃出。

太阴阳明为表里，脾胃是也。生病而异何也？曰：阴阳异位，更虚更实，更逆更从，或从内，或从外，所从不同，故病异名也。阳者，天气也，主外；阴者，地气也，主内。阳道实，阴道虚，故犯贼风虚邪者，阳受之；食饮不节，起居不时者，阴受之。阳受之则入六腑，阴受之则入五脏。入六腑则身热，不时卧，上为喘呼；入五脏则膜满闭塞，下为飧泄，久为肠澼。喉主天气，咽主地气。阳受风气，阴受湿气。阴气从足上行至头而下行，循臂至指端，阳气从手上行至头而下行至足，故阳病者上行极而下，阴病者下行极而上。伤

于风者，上先受之；伤于湿者，下先受之。脾病而四肢不用何也？曰：四肢皆禀气于胃，而不得至经，必因于脾，乃得禀也。今脾病不能为胃行其津液，四肢不得禀水谷气，气日以衰，脉道不利，筋骨肌肉，皆无气以生，故不用焉。脾不主时何也？曰：脾者，土也，治中央，常以四时长四脏，各十八日寄治，不得独主于时也。脾与胃以膜相连耳，而能为之行其津液，何也？曰：足太阴者，三阴也。其脉贯胃，属脾，络嗌，故太阴为之行气于三阴。阳明者，表也，五脏六腑之海也，亦为之行气于三阳。脏腑各因其经，而受气于阳明，故为胃行其津液（《素问·太阴阳明论》）。

仲景论中阳明病欲作痼瘕，是阳明转太阴也。转属阳明，是太阴转阳明也。与篇中更实更虚之说，正自相符，可信此为仲景所读之真经也。

东垣一生得力处，全在此篇。

三阴三阳，明明指十二经言也，但经脉自手太阴交手阳明，手阳明交足阳明，足阳明交足太阴，阴阳相贯，如环无端，断无越阴而专行三阳，越阳而专行三阴之理。末段问答，疑系后人所续。

又按：《神农本经》有"健脾"二字，而《素问》《灵》《难》缺焉不讲。彭偶见蜂之酿蜜，日则取花置窠，夜则张翅扇之，薨薨有声，花遂成蜜。因想脾在胃外，其中央以膜连胃，两旁悬空，如翅时时鼓扇，以助胃底真阳熏蒸消谷，则所谓健者，乃动而不息之意也。此第率臆而谈，尚未知有当否。

今夫热病者，皆伤寒之类也，或愈或死。其死皆以六七日之间，其愈皆以十日以上者，何也？曰：巨阳者，诸阳之属也。其脉连于风府，故为诸阳主气也。人之伤于寒也，则为病热，热虽甚不死。其两感于寒而病者，必不免于死。伤寒一日，巨阳受之，故头项痛，腰脊强；二日阳明受之，阳明主肉，其脉侠鼻，络于口，故身热目痛而鼻干，不得卧也；三日少阳受之，少阳主胆，其脉循胁络于耳，故胸胁痛而耳聋。三阳经络皆受其病，而未入于脏者，故可汗而已。四日太阴受之，太阴脉布胃中，络于嗌，故腹满而嗌干；五日少阴受之，少阴脉贯肾，络于肺系舌本，故口燥舌干而渴；六日厥阴受之，厥阴脉循阴器，而络于肝，故烦满而囊缩。三阴三阳五脏六腑皆受病，荣卫不行，五脏不通则死矣。其不两感于寒者，七日巨阳病衰，头痛少愈；八日阳明病衰，身热少愈；九日少阳病衰，耳聋微闻；十日太阴病衰，腹减如故，则思饮食；十一日少阴病衰，渴止不满，舌干已而嚏；十二日厥阴病衰，囊从少腹微下，大气皆去，病日已矣。治之各通其脏脉，病日衰已矣。其未满三日者，可汗而已；其已满三日者，可泄而已。病热少愈，食肉则复，多食则遗，此其禁也。两感于寒者，病一日则巨阳与少阴俱病，则头痛口干而烦满；二日阳明与太阴俱病，则腹满，身热，不欲食，谵言；三日少阳与厥阴俱病，则耳聋，囊缩而厥，水浆不入，不知人，六日死。五脏已伤，六腑不通，荣卫不行，如是之后，三日乃死，何也？曰：阳明者，十二经脉之长也其血气盛，故不知人，三日其气乃尽。凡病伤寒而成温者，先夏至日者为病温，后夏至日者为病暑，暑与汗皆出勿止（《素问·热论》）。

此论热病也。伤寒有五，热病乃其一耳。余俱散失，彭将《难经》补之，具于诊集中。夫痎疟皆生于风，其蓄作有时者何也？曰：疟之始发也，先起于毫毛，伸欠乃作，寒栗鼓颔，腰脊俱痛，寒去则内外皆热，头痛如破，渴欲冷饮，何气使然？曰：阴阳上下交争，虚实更作，阴阳相移也。阳并于阴则阴实而阳虚，阳明虚则寒栗鼓颔也。巨阳虚则腰背头项痛。三阳俱虚则阴气胜，阴气胜则骨寒而痛，寒生于内，故中外皆寒。阳盛则外热，阴虚则内热，外内皆热，则喘而渴，故欲冷饮也。此皆得之夏伤于暑，热气盛藏于皮肤之内，肠胃之外，此营气之所舍也。此令人汗空疏，腠理开，因得秋气，汗出遇风，及得之，以浴水气，舍于皮肤之内，与卫气并居者，卫气者昼日行于阳，夜行于阴，此气得阳而外出，得阴而内薄，内外相薄，是以日作。其气之舍深，内薄于阴，阳气独发，阴邪内著，阴与阳争不得出，是以间日而作也。其作日晏与其日早者，何气使然？曰：邪气客于风府，循膂而下，卫气一日一夜大会于风府，其明日日下一节，故其作也。晏下至骶骨，其气上行，故作日益早也。其间日发者，由邪气内薄于五脏，横连膜原也。其道远，故间日乃作也。先寒而后热者，先伤于寒而后伤于风，名曰寒疟。先热而后寒者，先伤于风而后伤于寒，名曰温疟。其但热而不寒者，阴气先绝，阳气独发，则少气烦冤，手足热而欲呕，名曰瘅疟。经云：方其盛时必毁，因其衰也，事必大昌。疟之未发也，阴未并阳，阳未并阴，因而调之，真气得安，邪气乃亡（《素问·疟论》）。风者善行而数变，藏于皮肤之间，内不得通，外不得泄，腠理开则洒然寒，闭则热而闷。其寒也则衰饮食，其热也则消肌肉，使人怢栗而不能食，名寒热。风气与阳明入胃，循脉而上至目内眦，其人肥则风气不得外泄，

则为热中而目黄。人瘦则外泄而寒，则为寒中而泣出。风气由太阳而入行诸脉俞，散于分肉之间，与卫气相干其道，不得使肌肉愤膜而有疡，卫气有所凝而不行，故其肉有不仁也。风气客于脉而不去，营气热胕，皮肤疡溃，其气不清，使鼻柱坏而色败，名曰疠风，或名寒热风。各从其门户所中，则为偏风。风气循风府而上则为脑风。风入系头，则为目风眼寒。饮酒中风，则为漏风。入房汗出中风，则为内风。新沐中风，则为首风。久风入中，则为肠风飧泄。外在腠理，则为泄风。故风者百病之长，变化无常也（《素问·风论》）。

风寒湿三气杂至，合而为痹也。其风气胜者为行痹，寒气胜者为痛痹，湿气胜者为着痹也。其风气胜者，易已；其入脏者，死（《素问·痹论》）。

肺热叶焦，则皮毛虚弱急薄者，著则生痿躄也。心气热则下脉厥而上，上则下脉虚，虚则生脉痿，枢折挈，胫纵不任地也。肝气热则胆泄口苦，筋膜干，筋膜干则筋急而挛，发为筋痿。脾气热则胃干而渴，肌肉不仁，发为肉痿。肾气热则腰脊不举，骨枯而髓减，发为骨痿。肺者，脏之长，为心之盖也，所求不得，则发肺鸣，鸣则肺热叶焦，故五脏因肺热叶焦发为痿躄也。悲哀太甚则包络绝，绝则阳气内动，发则心下崩，数溲血也。大经空虚，发为肌痹，传为脉痿，思想无穷，所愿不得，意淫于外，入房太甚，宗筋弛纵，发为筋痿及为白淫，生于肝使内也。有渐于湿，以水为事，肌肉濡渍，痹而不仁，发为肉痿，得之湿地也。远行劳倦，大热而渴，阳气内伐，热舍于肾，水不胜火，骨枯而髓虚，故足不任身，发为骨痿，生于大热也。肺热者，色白而毛败；心热者，色赤

而络脉溢；肝热者，色苍而爪枯；脾热者，色黄而肉蠕动；肾热者，色黑而齿槁。治痿独取阳明何也？阳明者，五脏六腑之海，主润宗筋，主束骨而利机关也。冲脉者，经脉之海也，主渗灌溪谷，与阳明合于宗筋，阴阳总宗筋之会，会于气街，而阳明为之长，皆属于带脉，而络于督脉，故阳明虚则宗筋纵，带脉不引，足痿不用也（《素问·痿论》）。

手屈而不伸者，其病在筋；伸而不屈者，其病在骨（《灵枢·骨痹终始》）。

营气虚则不仁，卫气虚则不用（《素问·逆调论》）。

肺心有邪，其气留于两肘；肝有邪，其气流于两腋；脾有邪，其气留于两髀；肾有邪，其气留于两腘（《灵枢·邪客》）。

血与气并走于上，则为大厥，厥则暴死。气复反则生，不反则死（《素问·调经论》）。

所谓人中为痛者，阳盛阴衰也。内夺而厥，则为痛痱，此肾虚也。少阴不至者，厥也（阴衰之阴传本误作"已"，音相近也。（《素问·脉解》）。

大怒则形气绝，而血菀于上，使人暴厥（"暴"传本误作"薄"，音相近也。《素问·生气通天论》）。

以上三节论厥病。厥者，逆也，下脉逆而上也。逆上则暴死。据经所论，一由于肝，一由于肾，初未尝及于风也。今人见此证俱称中风，而用风药，不知风药多升，益增其逆矣。至若《伤寒论》中所称之厥，乃手足逆冷，阴阳二气不相顺接之逆，与此不同。

起居不节，用力过度，则络脉伤，阳络伤则血外溢，血外溢则衄血。阴络伤则血内溢，血内溢则后血。肠胃之络伤则血溢于肠外，肠外有寒汁沫，与血相搏，则并合凝聚不得散而积成矣（《素问·百病始生》）。

久视伤血，久卧伤气，久坐伤肉，久立伤骨，久行伤筋，是为五劳所伤（《素问·宣明五气》）。

天有宿度，地有经水，兴有经脉，天地温和则经水安静，天寒地冻则经水凝泣，天暑地热则经水沸溢，卒风暴起则经水波涌而陇起。夫邪之入于脉也，寒则血凝泣，暑则气淖泽，虚邪（即风邪）因而入客，亦如经水之得风也。经之动脉，其至也，亦时陇起。其行于脉中，循循然。其至寸口中手也，时大时小，大则邪至，小则平，其行无常处，在阴与阳不可为度（《素问·离合真邪论》）。

怒则气上，喜则气缓，悲则气消，恐则气下，寒则气收，炅则气泄，惊则气乱，劳则气耗，思则气结。九气不同，何病之生？曰：怒则气逆，甚则呕血及飧泄，故气上矣。喜则气和志达，营卫通利，故气缓矣。悲则心系急，肺布叶举，而上焦不通，营卫不散，热气在中，故气消矣。恐则精郤，郤则上焦闭，闭则气还，还则下焦胀，故气不行矣。寒则腠理闭，气不行，故气收矣。热则腠理开，营卫通，汗大泄，故气泄矣。惊则心无所倚，神无所归，虑无所定，故气乱矣。劳则喘息汗出，外内皆越，故气耗矣。思则心有所存，神有所归，正气留而不行，故气结矣（《素问·举痛论》）。

人有逆气不得卧，而息有音者，是阳明之逆也。足阳明之脉下行，今逆而上行，故息有音也。下经曰：胃不和则卧不安，此之谓也。起居如故，而息有音，此肺之络脉逆也。络脉之病人也微，故起居如故也。有不得卧，卧则喘者，是水气之客也。肾者水脏，主津液，并主卧与喘也（《素问·逆调论》）。

五脏六腑皆令人咳，非独肺也。肺咳之状，咳而喘息有音，甚则唾血。心咳之状，咳则心痛，喉中介介如梗状，甚则嗌肿喉痹。肝咳之状，咳则两胁下痛，甚则不可以转，转则两胠下满。脾咳之状，咳而右胁下痛，隐隐引肩背，甚则不可以动，动则咳剧。肾咳之状，咳则腰背相引而痛，甚则咳涎（《素问·咳论》）。

此非空谈也。考《经脉篇》，肝络注肺，肾脉入肺，心脉连肺，除本经自病外，三脏阴亏不能吸阳，致虚阳射肺作咳者颇多，细察脉证自得。

水与肤胀、臌胀、肠覃、石瘕、石水，何以别之？曰：水始起也，目窠上微肿，如新卧起之状，其颈脉动，时咳，阴股间寒，足胫肿，腹乃大，其水已成矣。以手按其腹，随手而起，如裹水之状，此其候也。肤胀者，寒气客于皮肤之间，𪔀𪔀然不坚，腹大身尽肿，皮厚，按其腹窅而不起，腹色不变，此其候也。臌胀者，腹胀身皆大，大与肤胀等也，色苍黄，腹筋起，此其候也。肠覃者，寒气客于肠外，与卫气相搏，气不得营，因有所系，癖而内着，恶气乃起，息肉乃生，其始生也，大如鸡卵，稍以益大，至其成，如怀子之状，久者离岁，按之则坚，推之则移，月事以时下。石瘕生于胞中，寒气客于子门，子门闭塞，气不得通，恶血当泻不泻，衃以留止，日以益大，状如怀子，月事不以时下，皆生于女子，可导而下（《灵枢·水胀》）。

帝曰：其有不从毫毛生，五脏阳已竭也。津液充郭，其魄独居，精孤于内，气耗于外，形不可与衣相保，此四极急而动

中，是气拒于内而形施于外，治之奈何？岐伯曰：平治以权衡；去宛陈莝，微动四极，温衣，缪刺其处，以复其形，开鬼门，洁净府，精以时复，五阳已布，疏涤五脏，故精自生，形自盛，骨肉相保，巨气乃平（《素问·汤液醪醴》）。

肾者，胃之关也。关门不利，故聚水而从其类也。其本在肾，其末在肺，皆聚水也（《素问·水热穴》）。

面肿曰风，足胫肿曰水，目黄者黄疸，已食如饥者胃疸（《素问·平人气象》）。

阳引而上，卫外者也。因于寒，欲如运枢，起居如惊，神气乃浮。因于暑，汗，烦则喘喝，静则多言。体若燔炭，汗出而散。因于湿，首如裹，湿热不攘，大筋缩短，小筋弛长，耎短为拘，弛长为痿。因于气，为肿，四维相代，阳气乃竭。阳气者，烦劳则张，精绝，辟积于夏，使人煎厥，目盲不可以视，耳闭不可以听，溃溃乎若坏都，汩汩乎不可止。有伤于筋，纵，其若不容，汗出偏沮，使人偏枯。汗出见湿，乃生痤疿膏粱之变，足生大丁。受如持虚，劳汗当风，寒薄为皶郁乃痤。阳气者，精则养神，柔则养筋，开阖不得，寒气从之，乃生大偻。陷脉为瘘，留连肉腠，俞气化薄，传为善畏，及为惊骇。营气不从，逆于肉理，乃生痈肿，魄汗未尽，形弱而气烁，穴俞以闭，发为风疟。故风者，百病之始也。清净则肉腠闭拒，虽有大风苛毒，莫之能害，此因时之序也。阴者藏精而起亟（二字疑误）也。阳者卫外而为固也，阴不胜其阳，则脉流疾薄，并乃狂。阳不胜其阴，则五脏气争，九窍不通。风客淫气、精乃亡，邪伤肝也。因而饱食，筋脉横解，肠澼为痔。因而大饮，则气逆。因而强力，肾气乃伤，高骨乃坏。凡阴阳

之要，阳密乃固。阳强不能密，阴气乃绝。阴平阳秘，精神乃治；阴阳离决，精气乃绝（《素问·生气通天》）。

二阳（阳明）之病发心脾，有不得隐曲，女子不月，其传为风消，其传为息贲者死，不治。三阳（太阳）为病，发寒热，下为痈肿及为痿厥腨㾓，其传为索泽，其传为㿉疝。一阳（少阳）发病，少气善咳，善泄，其传为心掣，其传为隔。二阳一阴（厥阴）发病，主惊骇，背痛，善噫，善欠，名曰风厥。二阴（少阴）一阳发病，善胀，心满善气。三阳三阴（太阴）发病，为偏枯，痿易，四肢不举（《素问·阴阳别论》）。

彭按：二阳指阳明经言，不指脏腑言。二阳之病发心脾者，阳明为多血之经，而血乃水谷之精气，假心火煅炼而成忧愁，思虑伤心，困及其子，不嗜饮食，血即无以资生。而阳明病矣。夫前阴总宗筋之所会，会于气街，而阳明为之长，故阳明病则阳事衰而不得隐曲也。太冲为血海，并阳明之经而行，故阳明病则冲脉衰，而女子不月也。

心移寒于肺，肺消。肺者饮一溲二，死不治。肺移寒于肾为涌水。涌水者，按腹不坚，疾行则鸣，濯濯如囊裹浆水，气客于大肠也。心移热于肺，传为膈消。胞移热于膀胱，则癃溺血。膀胱移热于小肠，膈肠不便，上为口糜。大肠移热于胃，善食而瘦，谓之食亦。胃移热于胆，亦曰食亦。胆移热于脑则辛频。鼻渊者，浊涕下不止也，传为衄蔑瞑目（《素问·气厥论》）。

少阴气至则啮舌，少阳气至则啮颊，阳明气至则啮唇（《灵枢·口问》）。

泄凡有五。胃泄者，饮食不化，色黄（饮食入胃，从胃至小肠，渐渐变化。未及变化而出，知其病在胃。胃乃脾之府属土，故色黄）。脾泄者，腹胀满泄，注食即呕吐逆（即太阴病也。论云：太阴之为病，腹满而吐，食不下，自利益甚，时腹自痛）。大肠泄者，食已窘迫，大便色白，肠鸣切痛（大肠乃肺之腑，属金，故色白）。小肠泄者，溲而便脓血，少腹痛（小肠为心之腑，属火，故便脓血。溲谓小便不闭）。大瘕泄者，里急后重，数至圊而不能便，茎中痛，名曰后重（瘕，结也。谓有凝结而成此。独言后重，则小肠泄之不后重可知矣）（《五十七难》）。

狂疾之始发，少卧而不饥，自高贤也，自辨智也，自倨贵也，妄笑好歌乐，妄行不休是也。癫疾始发，意不乐，僵仆直视，其脉三部阴阳俱盛是也（《五十九难》）。

诸风掉眩，皆属于肝；诸寒收引，皆属于肾；诸气膹郁，皆属于肺；诸湿肿满，皆属于脾；诸热瞀瘛，皆属于火；诸痛痒疮，皆属于心；诸厥固泄，皆属于下；诸痿喘呕皆属于上；诸禁鼓栗，如丧神守，皆属于火；诸痉项强，皆属于湿；诸逆冲上，皆属于火；诸胀腹大，皆属于热；诸躁狂越，皆属于火；诸暴强直，皆属于风；诸病有声，鼓之如鼓，皆属于热；诸病胕肿疼酸惊骇，皆属于火；诸转反戾，水液浑浊，皆属于热；诸病水液澄澈清冷，皆属于寒；诸呕吐酸，暴注下迫，皆属于热（《素问·至真要大论》）。

此十九条乃业医之捷径也。历代名医无不熟读引用，河间刘氏尤奉为至宝，疏为《直格》。彭窃疑之，何则病同而虚实寒热不尽同，所以望闻问切不可偏废，既见一证，必须合诸现证而参观之，而后病之真情始得，若以"皆属"两字概之，则立十九方治之足矣。察脉辨证，俱为虚设，治病果若是之易易耶？即如诸胀腹大，实则为阳明属热，虚则为太阴属寒，何可云皆属于火？诸胕肿有水之始起属肾脏虚寒，更有气虚下坠，湿气外侵，何可云皆属于火？诸病有声，鼓之如鼓，如果皆属于火，何仲景于腹中雷鸣下利，偏用生姜泻心汤，寒热并施也？诸病水液澄澈清冷，如果皆属于寒，何仲景于下利清水，色纯青，口干舌燥者，且用大承气汤急下之也？诸呕吐酸一症，丹溪主火，东垣主寒，施之于病，各有应验，则皆属于热之说，亦良非定论矣。种种一偏之见，实出粗工伪造，彭细拈出，与有识者共商之。

《医经读》病集终

诊 集

病不出外因五气相感，内因脏腑偏胜，诊得其因方可论治。若云某脉头痛，某脉脚痛，不及病因者徒夸，不问知患暂骇人听，终无实效，概置不录。

尺内两旁，则季胁也。尺外以候肾。尺内以候腹，中附上左外以候肝，内以候膈，右外以候胃，内以候脾。上附上右，外以候肺，内以候胸中，左外以候心，内以候膻中，前以候前，后以候后。上竟上者，胸喉中事也；下竟下者，少腹腰股膝胫足中事也（《素问·脉要精微》）。

此分候五脏之定位也。其"内外"两字难解一说，诊脉其手，必伸当以近尺泽处为内，近鱼际处为外。若然则肝在膈下而云外以候肝，内以候膈，在膻中之下，而云外以候心，内以候膻中，则与"上以候上"，下以候下之说左矣。一说人之端拱则当，以近尺泽处为外，近鱼际处为内，若然则心肝两句与"上以候上，下以候下"适相合，而与"前以候前，后以候后"不相谋矣。彭窃以为内外者，即前以候前，后以候后也。盖人身背为阳，腹为阴，人垂两手以掌向前，则手之三阴在前，三阳在后，与腹背相应，近身后为外，其脉应在沉部，以沉脉近后故也。近身前为内，其脉应在浮部，以浮脉近前故也。如肾与腹中同在尺部上见，而肾在腹中之后，故尺之沉部候肾，尺之浮部候腹中。附上者，掌后寸许按之有高骨陇起是也，即名关上。肝与膈同在左附上见，而肝在膈之后。故左附上沉部候肝，浮部候膈。脾与胃同在右附上见，而脾在胃之前，故右附上沉部候胃，浮部候脾。上附上，即寸部也。肺近后胸近前，故右上附沉部候肺，浮部候胸中。心近后，膻中近前，故左上附沉部候心，浮部候膻中。如是则前后俱合矣。

独小者病，独大者病，独疾者病，独迟者病，独热（疑作"滑"）者病，独寒（疑作"涩"）者病，独陷下者病（《素问·三部九候》）。

此数语乃诊病之要诀。鄙者恐世尽知，竟以"寒热"易去"经文"二字，殊属无解。诸急多寒，缓者多热，大者多气少血，小者血气皆少，滑者阳气盛，微有热，涩者多血少气微有寒（《灵枢·邪气脏腑病形》）。

急，紧也，非弦也。仲景云：脉浮而紧者，名曰弦也。弦者，状如弓弦，按之不移也。脉紧者，如转索之无常也。缓者，弱也，非迟也，故主热。

尺寸者，脉之大要会也。从关至尺名尺内，阴之所治也。从关至鱼名寸口，阳之所治也（《二难》）。

尺寸分阴阳，仲景亦宗此法。

关之前者，阳之动也，当见九分而浮，过曰太过，减曰不及，上鱼为溢为外，关内格此，阴乘脉也。关以后者，阴之动也，当见一寸而沉，过曰太过，减曰不及，入尺为覆，为内关外格，此阳乘脉也，是真脏之脉不病而死也（《三难》）。

覆溢为真，真脏死脉，未必尽应，其尺寸应见长短，不可不知，故录之。

呼出心与肺，吸入肝与肾。呼吸之间，脾受谷味也。其脉在中，浮者阳也，沉者阴也。心肺俱浮，浮而大散者，心也；浮而短涩者，肺也。肾肝俱沉，牢而长者，肝也；按之濡，举指来实者，肾也。脾在中州，故脉亦在中。六脉者，浮沉长短滑涩也。浮滑长阳也，沉短涩阴也。脉有一阴一阳者，沉而滑；一阴二阳者，沉而滑长也；一阴三阳者，浮滑而长时一沉也，各以其经名病逆从也（《四难》）。

首四句乃人身机括灵动处，当细玩之。

脉有伏匿者，谓脉居阴部而反阳脉见者，为阳乘阴也，虽时沉涩而短，此阳中伏阴也。脉居阳部而反阴脉见者，为阴乘阳也，虽时浮滑而长，此阴中伏阳也。重阳者，狂；重阴者，癫；脱阳者，见鬼；脱阴者，目盲（《二十难》）。

初持脉时，如三菽之重，与皮毛相得者，肺部也。如六菽之重，与血脉相得者，心部也。如十二菽之重，与筋平者，肝部也。按之至与骨，举指来疾者，肾部也（《五难》）。

浮之损小，沉之实大，阴盛阳虚也。沉之损小，浮之实大。阳盛阴虚也（《六难》）。

春弦夏钩，秋毛冬石者，四时之脉也。春脉濡弱而长，故曰弦；夏脉来疾去迟，故曰钩；秋脉轻虚以浮，故曰毛；冬脉沉濡而滑，故曰石（《十五难》）。

春脉如弦。春脉者，肝也，东方木也，万物之所以始生也。其来濡弱轻虚而滑，端直以长，故曰弦。若来实而强，此为太过，病在外；其来不实而微，此为不及，病在中。太过则令人善忘，忽忽眩冒而颠疾；其不及则令人胸痛引背下，则两胁胠满。夏脉如钩。夏脉者，心也，南方火也，万物之所以盛长也。其来盛去衰，故曰钩。若来盛去亦盛，此为太过，病在外；其来不盛去反盛，此为不及，病在中。太过则令人身热而肤痛，为浸淫；其不及则令人烦心；上见咳唾，下为气泄。秋脉如浮。秋脉者，肺也，西方金也，万物之所以收成也。其来轻虚以浮，来急去散，故曰浮。若来毛而中央坚两旁虚，此为太过，病在外；其来毛而微，此为不及，病在中。太过则令人逆气而背痛，愠愠然，其不及则令人喘，呼吸少气而咳，上气见血，下闻病音。冬脉如营。冬脉者，肾也，北方水也，万物之所以合藏也。其来沉以搏，故曰营。若来如弹石，此为太过，病在外；其去如数者，此为不及，病在中。太过则令人解㑊，脊脉痛而少气，不欲言；其不及则令人心悬，如病肌胕中清，脊中痛，少腹满，小便变。脾脉者，土也，孤脏，以灌四旁者也。善者不得见，恶者可见。其来如水之流者，此为太过病在外；如鸟之喙者，此为不及，病在中。太过则令人四肢不举；其不及则令人九窍不通，名曰重强（《素问·玉机真脏》）。

春胃微弦曰平，弦多胃少曰肝病，但弦无胃曰死（脉弱以滑，是有胃气。出《素问·玉机真脏》）。胃而有毛曰秋病，毛甚曰今病，藏真散于肝，肝藏筋膜之气也。

夏胃微钩曰平，钩多胃少曰心病，但钩无胃曰死。胃而有石曰冬病，石甚曰今病，藏真通于心，心藏血脉之气也。长夏胃微软弱曰平，弱多胃少曰脾病，但代无胃曰死。软弱有石曰冬病，石甚曰今病，藏真濡于脾，脾藏肌肉之气也。秋胃微毛曰平，毛多胃少曰肺病，但毛无胃曰死。毛而有弦曰春病，弦甚曰今病，藏真高于肺，以行营卫阴阳也。冬胃微石曰平，石多胃少曰肾病，但石无胃曰死。石而有钩曰夏病，钩甚曰今病，藏真下于肾，肾藏骨髓之也（《素问·平人气象》）。

经言：见其色而不得其脉，反得相胜之脉者即死，得相生之脉者病。即是已何谓也？曰：五脏有五色，皆见于面，当与脉相应。假令色青，脉当弦而急；色赤，脉当浮大而散；色黄，脉当中缓而大；色白脉当浮涩而短；色黑，脉当沉濡而精，此为相应也。五脏各有声色臭味，皆当与脉相应。其不应者，病也。假令色青（肝木），其脉浮涩而短（肺金克肝木）；若大而缓（脾土肝木克之）为相胜，或浮大而散（心火乃肝木所生），或小而滑（肾水能生肝木），为相生也（《十三难》）。

十变言肝色青，其臭臊，其味酸，其声呼，其液泣。心色赤，其臭焦，其味苦，其声言，其液汗。脾色黄，其臭香，其味甘，其声歌，其液涎。肺色白，其臭腥，其味辛，其声哭，其液涕。肾色黑，其臭腐，其味咸，其声呻，其液唾（《三十四难》）。

肝主色，心主臭，脾主味，肺主声，肾主液（《四十难》）。

假令得肝脉，其外证善洁，面青善怒；其内证脐左有动气，按之牢若痛，其病四肢满闭，淋溲便难，转筋。有是者，肝也；无是者非也。假令得心脉，其外证面赤口干，善笑；其内证脐上有动气，按之牢若痛。其病烦心，心痛，掌中热，而碗。有是者心也；无是者，非也。假令得脾脉，其外证面黄，善噫，善思，善味；其内证当脐有动气，按之牢若痛。其病腹胀，满食不消，体重节痛，怠惰嗜卧，四肢不收。有是者，脾也；无是者非也。假令得肺脉，其外证面白，善嚏，悲愁不乐，欲哭；其内证脐右有动气，按之牢若痛。其病喘咳，洒淅寒热。有是者，肺也；无是者，非也。假令得肾脉，其外证面黑，善恐欠；其内证脐下有动气，按之牢若痛。其病逆气，小腹急痛，泄如下重，足胫寒而逆。有是者，肾也，无是者非也（《十六难》）。

心脉搏坚而长，当病舌卷不能言。其软而散者，当消环自己。肺脉搏坚而长，当病唾血。其软而散者，当病灌汗，至今不复也。肝脉搏坚而长，色不青，当病坠若搏，因血在胁下，令人喘逆。其软而散色泽者，当病溢饮。溢者，渴暴多饮而易入于肌皮肠胃之外也。胃脉搏坚而长，其色赤，当病折髀。其软而散者，当病食痹。脾脉搏坚而长，其色黄，当病少气。其软而散色不泽者，当病足胕肿，若水状也。肾脉搏坚而长，其色黄而赤者，当病折腰。其软而散者，当病少血，至令不复也。粗大者，阴不足，阳有余，为热中也。来疾去徐，上实下虚，为厥巅疾；来徐去疾，上虚下实，为恶风也。沉细数者，少阴厥也；浮而散者，为眴仆（《素问·脉要精微》）。寸口脉沉而横曰胁下有积，腹中有横积痛。脉急曰疝瘕，少腹痛。脉滑曰风，脉涩曰痹，缓而滑曰热中，盛而紧曰胀。尺脉缓涩谓之解亦安卧，脉盛谓之脱血，尺涩脉滑谓之多汗，尺寒脉细谓之后泄，尺粗常热谓之热中（《素问·平人气象》）。

结阳者肿四肢，结阴者便血。阴阳结斜多阴少阳曰石水，少腹肿。二阳结谓之消，三阳结谓之隔，三阴结谓之水，一阴一阳结谓之喉痹。阴搏阳别谓之有子。阴阳虚，肠澼，死。阳加于阴谓之汗，阴虚阳搏谓之崩（《素问·阴阳别》）。

阴搏阳别。王太仆云：阴尺中也。搏谓搏触于手也。尺脉搏击与寸脉迥别，孕子兆也。此为确论。盖胎在腹中，则气血护胎，自然盛于腹中，尺里以候腹中，尺独搏击，与寸迥别，理固然也。推之左搏为男右搏为女，理亦无二。而丹溪独云，以医人之左右手而言，则医人之手以左诊右，以右诊左。又是妊妇之左搏为女，右搏为男矣。想亦试验而云，然不敢妄以为非。

妇人足少阴脉动甚者，妊子也（《素问·平人气象》）。

动者大如豆粒，厥厥动摇也。王太仆作手少阴脉，在掌后，锐骨下陷中，直对小指，非太渊脉，谅必有所据。全元起作足少阴于尺内，求之尺里，以候腹中，尤为近理。

何以知怀子之且生也？曰：身有病而无邪脉也（《素问·腹中论》）。

女子以肾系胞，三部浮沉正等，按之不绝者，妊子也。

彭按：人秉不同，脉亦各异。娠妇有见动脉者，有不见动脉者，有见搏击者，有不见搏击者，总之尺脉坚实，与寸脉迥别为据耳。列有尺寸同等，而亦怀娠者，当于浮沉求之。其按之不绝者，肾实也。

人一呼脉再动，一吸脉再动，呼吸定息脉五动，名曰平人。一呼脉一动一吸脉一动，曰少气。一呼脉三动，一吸脉三动

而躁，尺热，曰病温；尺不热，脉滑，曰病风；脉涩，曰痹（温风痹三句俱顶三动来句句有数字在内）。一呼脉四动以上曰死。脉绝不至曰死。乍疏乍数曰死（《素问·平人气象》）。

经言：脉有损至，何谓也？曰：一呼再至曰平，三至曰离经，四至曰夺精，五至曰死，六至曰命绝，此至之脉也。一呼一至曰离经，再呼一至曰夺精。三呼一至曰死，四呼一至曰命绝，此损之脉也。至脉从下上，损脉从上下也。一损损于皮毛，皮聚而毛落；二损损于血脉，血脉虚少，不能营于五脏六腑；三损损于肌肉，肌肉消瘦，饮食不能为肌肤；四损损于筋，筋缓不能自收持；五损损于骨，骨痿不能起于床。从上下者骨痿，不能起于床者，死。从下上者皮聚而毛落者，死。损其肺者，益其气；损其心者，调其营卫；损其脾者，调其饮食，适其寒温；损其肝者，缓其中；损其肾者，益其精，此治损法也（《十四难》）。

东垣云虚损之疾，寒热因虚而感也。感寒则损阳，上损渐及于下，治宜辛甘淡，过于胃则不可治也。感热则损阴，下损渐及于上，治宜苦酸碱，过于脾则不可治也。损及于下，妇人月水不通，故心肺损，其色弊；肝肾损，则形痿；脾胃损，则谷不化。吴门叶氏前辈云：食少便溏损及中州，病已过半。此语尤为显快。

一呼三至，一吸三至为适。得病前大后小，即头痛目眩；前小后大，即胸满短气。一呼四至，一吸四至，病欲甚。脉洪大者苦满，沉细者腹中痛，滑者伤热，涩者中雾露（此四句俱顶四至来）。一呼五至，一吸五至其人当困。沉细夜加，浮大昼加，不大不小，虽困可治。其有大小者，

难治。一呼六至一吸六至者，死。沉细夜死，浮大昼死。一呼一至一吸一至名曰损，人虽能行，即当着床，血气皆不足故也。再呼一至，再吸一至人虽能行，不久死也，名曰无魂，又曰行尸（《十四难》）。

数者，腑也。迟者，脏也。数则为热，迟则为寒。诸阳为热，诸阴为寒（《九难》）。

伤寒有五，有中风，有伤寒，有湿温，有热病，有温病。中风之脉，阳浮而滑，阴涩而弱；湿温之脉，阳浮而弱，阴小而急；伤寒之脉，阴阳俱盛而紧涩；热病之脉，阴阳俱浮，浮之而滑，沉之散涩；温病之脉，行在诸经，不知何经之动也。各随其经所在而取之（《五十八难》）。

邪气盛则实，精气夺则虚。肠澼便血，何如？身热则死，寒则生。肠澼下白沫，何如？脉沉则生，脉浮则死。肠澼下脓血，何如？脉悬绝则死，滑大则生。肠澼之属，身不热，脉不悬绝，何如？滑大者生，悬涩者死，以藏期之。癫疾何如，脉搏大滑久自已，小坚急死不治。消瘅何如？脉实大，病久可治。悬小坚，病久不可治（《素问·通评虚实》）。

少阳之至，乍大乍小，乍短乍长；阳明之至，浮大而短，太阳之至，洪大而长；太阴之至，紧大而长；少阴之至，紧细而微；厥阴之至，沉短而敦，此非平脉，亦非病脉，皆王脉也。冬至后得甲子，少阳王；复得甲子阳明王；复得甲子太阳王；复得甲子太阴王；复得甲子少阴王；复得甲子厥阴王。王各六十日，六六三百六十日，以成一岁。此三阳三阴之旺时日大要也（《七难》）。

寸口脉平而死者，生气独绝于内，谓肾间动脉也（《八难》）。

上部有脉，下部无脉，其人当吐不吐者，死。上部无脉，下部有脉，虽困无能为害。人之有尺，犹树之有根，枝叶虽枯，根将自生。脉有根本，有元气，故知不死（《十四难》）。

经言：脉不满五十动而一止，一脏无气者，何脏也？曰：吸随阴入，呼因阳出。今吸不能至肾至肝而还，故知一脏者，肾脏也（《十一难》）。

数动一代者，病在阳之脉也，泄及便脓血（《素问·脉要精微》）。

有所惊骇，脉不至。若喑，不治自已（《素问·大奇论》）。

诸疟而脉不见，刺十指间出血，血出必已（《灵问·刺疟论》）。

病若闭目不欲见人者，当得肝脉强急而长，反得肺脉浮短而涩者，死也。病若开目而渴，心下牢者，脉当紧实而数，反得沉涩而微者，死也。病若吐血衄衊，脉当沉细，反浮大而牢者，死也。病若谵语妄言，身当有热，脉当洪大，而反手足厥逆，脉沉细而微者，死也。病若大腹而泄，脉当微细而涩，反紧大而滑者，死也（《十七难》）。

右胁有积气，肺脉当结，结甚则积甚，结微则积微，不见结脉，当得沉伏，其外痼疾同法。结者，脉来去时一止，无常数也。伏者，脉行筋下也。浮者，脉在肉上行也。左右表里皆相应，假令脉结伏而内无积聚，脉浮结而外无痼疾，或内有积聚而脉不结伏，外有痼疾而脉不浮结，是为脉不应病，病不应脉，死（《十八难》）。

男子尺脉恒弱，女子尺脉恒盛。男得女脉为不足，病在内，左得之病在左，右得之病在右；女得男脉为太过，病在四肢，左得之病在左，右得之病在右（《十九难》)。

真肝脉至，中外急，如循刀刃，责责然，如按琴弦，色青白不泽，死。真心脉至，坚而搏，如循薏苡子累然，色赤黑不泽，死。真肺脉至，大而虚，如以毛羽中人肤，色白赤不泽，死。真肾脉至，搏而绝，如指弹石，辟辟然，色黄黑不泽，死。真脾脉至，弱而乍数乍疏，色黄青，不泽，死（《素问·玉机真脏》）。

脉出于气口，色见于明堂（《灵枢·五阅五使》）。

明堂者，鼻也（脾土），阙者，眉间也（肝木）。庭者，颜也（额上心火）。蕃者，颊侧也（肺金）。蔽者，耳门也（肾水）。赤色出两颧，大如拇指者，病虽小愈，必卒死（颧属肺金，赤属心火，火来克金，故曰必死）。黑色出于庭，大如拇指，必不病而卒死（庭属心火，黑为水色，水来克火，故曰必死。此一隅之举也。余部可以类推。《灵枢·五色论》）。

瞳子高者，太阳不足（津液不足）。戴眼者，太阳已绝（《素问·三部九候论》）。

中盛藏满，气胜伤恐，声如从室中言者，是中气之湿也。言而微，终日乃复言者，此夺气也。衣被不敛，言语善恶，不避亲疏者，此神明之乱也。头者，精明之府，头倾视深，精神将夺矣。背者，胸中之府，背曲肩随，府将坏矣。腰者，肾之府，转播不能，肾将惫矣。膝者，筋之府，屈伸不能，行则偻附，筋将惫矣。骨者，髓之府，不能久立，行则振掉，骨将惫矣。阴盛则梦涉大水恐惧，阳盛则梦大火燔灼，阴阳俱盛则梦相杀毁伤，上盛则梦飞，下盛则梦堕，甚饱则梦与，甚饥则梦取，肝气盛则梦怒，肺气盛则梦哭，短虫多则梦聚众，长虫多则梦相击毁伤（《素问·脉要

精微》)。

出入废则神机化灭，升降息则气立孤危（《六微旨》)。

《医经读》诊集终

治　集

《内经》治法，详于针灸，略于药饵。然其所论气味，大体已具。若能触类旁通，用之亦觉不竭耳。

阴之所生，本在五味，阴之五宫，伤在五味。味近于酸，肝气以津，脾气乃绝；味近于咸，大骨气劳、短肌，心气抑；味过于甘，心气喘满，色黑，肾气不衡；味过于苦，脾气不濡，胃气乃厚；味过于辛，筋脉沮弛，精神乃央（《素问·生气通天论》)。

肝苦急，急食甘以缓之。心苦缓，急食酸以收之。脾苦湿，急食苦以燥之。肺苦气上逆，急食苦以泄之。肾苦燥，急食辛以润之。开腠理，致津液，通气也（《素问·藏象法时论》)。

肝欲散，急食辛以散之，用辛补之，酸泻之。心欲软，急食咸以软之，用咸补之，甘泻之。脾欲缓，急食甘以缓之，用苦泻之，甘补之。肺欲收，急食酸以收之，用酸补之，辛泻之。肾欲坚，急食苦以坚之，用苦补之，咸泻之（同上)。

辛走气，气病无多食辛；咸走血，血病无多食咸；苦走骨，骨病无多食苦；甘走肉，肉病无多食甘；酸走筋，筋病无多食酸（《素问·宣明五气》)。

多食咸，则血凝泣而色变；多食苦，则皮槁而毛拔；多食辛，则筋急而爪枯；多食酸，则肉胝䐃而唇揭；多食甘，则骨

痛而发落（《素问·五脏生成》）。

肝色青，宜食甘，粳米、牛肉、枣、葵皆甘。心色赤，宜食酸，小豆、犬肉、李、韭皆酸。肺色白，宜食苦，麦、羊、肉、杏、薤皆苦。脾色黄，宜食咸，大豆、豕、肉、栗、藿皆咸。肾色黑，宜食辛，黄、黍、鸡肉、桃、葱皆辛。辛散，酸收，甘缓，苦坚，咸软。毒药攻邪，五谷为养，五果为助，五畜为益，五菜为充，补益精气（《素问·脏气法时论》）。

君一臣二，奇之制也。君二臣四，偶之制也。君二臣三，奇之制也。君二臣六，偶之制也。近者奇之，远者偶之，汗者不以奇，下者不以偶。补上治上，制以缓，补下治下，制以急。急则气味厚，缓则气味薄。近而奇偶小其服，远而奇偶大其服。大者数少，小者数多。奇之不去，则偶之，是谓重方。偶之不去，则反佐以取之。所谓寒热温凉，反从其病也（《素问·至真要大论》）。

君一臣二，制之小也。君一臣三佐五，制之中也。君一臣三佐九制之大也。高者抑之，下者举之，有余折之，不足补之。寒者热之，热者寒之，微者逆之，甚者从之，劳者温之，结者散之，急者缓之，收者散之，损者益之，惊者平之。逆者正治，从者反治。热因寒用，寒因热用，塞因塞用，通因通用。必伏其所主，而先其所因。其始则同，其终则异。诸寒之而热者，取之阴；热之而寒者，取之阳。求其属也。

主病之谓君，佐君之谓臣，应臣之谓使，非上下三品之谓也（同上）。

此论治病之定法。其高者二句，更觉有味。前《阴阳大论》中，高者因而越之，下者引而竭之，治实邪法也。此高者抑之，下者举之，治虚气之升降也。喻嘉言云：

人身阴阳，相抱不离，阳欲上脱，阴下吸之，则不能脱；阴欲下脱，阳上吸之，则不能脱。故气虚之人多下陷，阴虚之体多上升，治之者，不特补气补血已也，当用灵动之药，升降阴阳为妥。高者其气多升少降，抑之者有镇坠一法，有潜伏一法，有纳气一法，有引阳归宅一法，何莫非抑之之义？下者其气多降少升，举之者有升提清气一法，有用大气举之一法，有用诸角本乎天者亲上一法，何莫非举之之义？读此觉东垣论升为春生之令主生万物降为秋冬之令主杀万物之说犹偏而不全。

病在上取之下，病在下取之上，病在中旁取之。治热以寒，温而行之；治寒以热，凉而行之；治温以清，冷而行之；治清以温，热而行之（《素问·五常政大论》）。

大毒治病，十去其六；常毒治病，十去其七；小毒治病，十去其八；无毒治病，十去其九。谷肉果菜食养尽之，无使过之，伤其正也。不尽行复如法（同上）。

热无犯热，寒无犯寒。发表不远热，攻里不远寒。木郁达之，火郁发之，土郁夺之，金郁泄之，水郁折之（《素问·六元正纪大论》）。

有病心腹满，旦食不能暮食，名为臌胀，治以鸡矢醴，一剂知二剂已。有治胸胁支满妨于食，病至先闻腥臊臭，出清液，先唾血，四肢清，目眩，时时前后血，病名血枯。此得之年少时有所大脱血。若醉入房，中气竭，肝伤，故月事衰少不来，以四乌鲗骨一芦茹二物并合之，丸以雀卵，大如小豆，以五丸为后饭，饮以鲍鱼汁，利伤中及伤肝也（《素问·腹中论》）。

此以下经未必真而方则古矣，用甚有验，故录之。

有病怒狂者，生于阳也。阳气暴折而难决，故善怒也，病名阳厥。夫食入于阴，长气于阳，故夺其食即已，以生铁落为饮，生铁落下气疾也。有病身热，懈惰汗出如浴，恶风少气，病名酒风。治以泽泻术各十分，麋衔五分，合以三指撮为后饭（《素问·病能论》）。

有病口甘者，此五气之溢也，名曰脾瘅，此人必数食甘美而多肥也。肥者令人内热，甘者令人中满，故其气上溢，转为消渴。治之以兰，除陈气也（《素问·奇病论》）。

刺寒痹药熨法用陈酒二十斤，蜀椒一斤，干姜一斤，桂心一斤，凡四种皆㕮咀，渍酒中，用绵絮一斤，细白布四丈，并内酒中，置酒马矢熅中，盖封涂，勿使泄，五日五夜出，布絮绵曝干之，干复渍，以尽其汁，每渍必晬其日，乃出干。干，并用滓与绵絮，复布为复巾，长六七尺，为六七巾，用生桑炭炙巾，以熨寒痹所刺之处，令热入至于病所。寒，复炙巾以熨之，三十遍而止。汗出以巾拭身，亦三十遍而止。起步内中，无见风。每刺必熨，此所谓纳热痹可已（《素问·寿夭刚柔》）。

足阳明之筋病，卒口僻，急者目不合，热则筋纵，目不开。颊筋有寒，则急引颊移口，有热，则筋弛缓不收，故僻。治以马膏，膏其急者，以白酒和桂以涂其缓者，以桑钩钩之，即以桑炭置之坎中，高下以坐等，以膏熨急颊，且饮美酒，啖炙肉。不饮酒者，强之为之，三拊而已。治在燔针劫刺，以知为度（《灵枢·经筋》）。

人目不瞑者，卫气行于阳，不得入于阴也。行于阳则阳气盛，不得入于阴则阴虚，故目不瞑。饮以半夏汤一剂，阴阳通，其卧立至。其方以流水千里外者，八升扬之万遍，取其清五升，炊以苇薪，火拂置秫一升，治半夏五合，徐炊，令至一升半，去滓。饮汁一小杯，日三，稍益，赤度。以知为度其病新发者，覆杯即卧；久者，三饮而已（《灵枢·邪客》）。

附运气辨

甲己之岁。土运统之；乙庚之岁，金运统之；丙辛之岁，水运统之；丁壬之岁，木运统之；戊癸之岁，火运统之（《天元纪》）。

天以六为节，地以五为制，君火以名，相火以位（同上）。

子午之岁，上见少阴；丑未之岁，上见太阴；寅申之岁，上见少阳；卯酉之岁，上见阳明；辰戌之岁，上见太阳；己亥之岁，上见厥阴（同上）（上见又名司天）。

厥阴之上，风气主之；少阴之上，热气主之；太阴之上，湿气主之；少阳之上，相火主之；阳明之上，燥气主之；太阳之上，寒气主之（同上）。

彭思正误，必先正名，名正而误自见。如三阴三阳，人身之经脉名也，以其行于手足之阳，故谓之手足，三阳行于手足之阴，故谓之手足。三阴内连脏腑，有形有质，非若老少阴阳空论理气，可以到处配合也。又如在天为风，在地为木，在脏为肝；在天为热，在地为火，在脏为心；在天为湿，在地为土，在脏为脾；在天为燥，在地为金，在脏为肺；在天为寒，在地为水，在脏为肾，此是医经妙谛，即运气篇中，亦尝引用，非以五行之气，天地人一线贯通有断断不可移易者耶！今乃云少阴之上，热气主之，则偏举其心，而遗漏其肾矣。又云：太阴之上，湿气主之，则举偏其脾，而遗漏其肺矣。若云阳明燥气，指大肠言，即所以言肺。太阳寒气指膀胱言，即所以言肾。若然则同一论五行，何以论风热湿，则以藏言？论寒燥，独以腑言？无非欲勉强配合三阴三阳而已。况五行之外，硬添一火，谓其火有阴阳二种也，不思火有阴阳，金木水土独无阴阳二种乎？何以绝不分举也？且中见一条，明明指脏腑表里言，然亦颇有误处。若一指出，立见其谬。何则？少阴与太阳为表里者，心与小肠，肾与膀胱也。今论太阳止曰寒气治之，中见少阴；论少阴则曰热气治之，中见太阳，则是心与膀胱为表里也。错乱如此，可谓经文乎？然历代名医，除扁鹊、仲景外，无不引用，故录而辨之。

上见厥阴，左少阴右太阳；见少阴，左太阴右厥阴；见太阴，左少阳右少阴；见少阳，左阳明右太阳；见阳明，左太阳右少阳；见太阳，左厥阴右阳明（五运行此司天之左右间气）。

厥阴在上，则少阳在下，左阳明右太阴。少阴在上，则阳明在下，左太阳右少阳。太阴在上，则太阳在下，左厥阴右阳明。少阳在上，则厥阴在下，左少阴右太阳。阳明在上，则少阴在下，左太阴右厥阴。太阳在上，则太阴在下，左少阳右少阴（五运行，在下即在泉，在泉亦有左右间气）。

少阳之右，阳明治之；阳明之右，太阳治之；太阳之右，厥阴治之；厥阴之右，少阴治之；少阴之右，太阴治之；太阴之右，少阳治之；此谓气之标也（《六微旨大论》）。

少阳之上，火气治之，中见厥阴。阳明之上，燥气治之，中见太阴。太阳之上，寒气治之，中见少阴。厥阴之上，风气治之，中见少阳。少阴之上，热气治之，中见太阳。太阴之上，湿气治之，中见阳明。所谓本也，本之下中之见也。见之下，气之标也。天枢之上，天气主之；天枢之下，地气主之；气交之分，人气从之（同上）。

应天为天符，承岁为岁直，三合为治（《天元纪大论》）。

木运临卯，火运临午，土运临四季，金运临酉，水运临子，所谓岁，会气之平也（《六微旨大论》。岁会即岁直）。

土运之岁上见太阴；火运之岁，上见少阳，少阴；金运之岁，上见阳明；木运之岁，上见厥阴；水运之岁，上见太阳，天与之会也（同上。天会即天符）。

天符与岁会合，此太乙天符也（同上）。

天符为执法，岁会为行令，太乙天符为贵人。中执法者，其病速而危；中行令者，其病徐而持；中贵人者，其病暴而死（同上）。

厥阴司天，其化以风；少阴司天，其化以热；太阴司天，其化以湿；少阳司天，其化以火；阳明司天，其化以燥；太阳司天，其化以寒，以所临脏位命其病也。地化同候，间气皆然。司左右者，是为间气主岁。纪，岁间气纪步（《至真要大论》）。

果如此，治病只看历日足矣，何须诊脉？

显明（春分）之右，君火之位也。君火之右，退行一步（小满），相火治之。复行一步（大暑），土气治之。复行一步（秋分），金气治之。复行一步（小雪），水气治之。复行一步（大寒），木气治之。复行一步，君火治之。相火之下，水气承之；水位之下，土气承之；土位之下，风气承之；风位之下，金气承之；金位之下，火气承之；君火之下，阴精承之。亢则害，承乃制（《六微旨大论》）。

按五行相生，木生火，火生土，土生金，金生水，水复生木。五行相克，木克土，土克水，水克火，火克金，金复克木。皆如环无端，此固天地自然之理也。自一火分为二火，五行变作六行，如环者断矣。五行旋转之余，忽赘君火之下，阴精承之，试问阴精下，又何物承之耶？

《六元正纪》一篇，以甲子排列年分，不异星卜选择之书，难以备录。约而言之，除天符岁直外，其论五运有三，曰大运、主运、客运。大运又名中运，主一岁之气，甲巳土运为宫，乙庚金运为商，丙辛水运为羽，丁壬木运为角，戊癸火运为征。阳年为太阴年为少。欲知主运客运，须明五运分步。大寒日交初运角（木），春分后第十三日交二运征（火），芒种后十日交三运宫（土），处暑后七交四运商（金），立冬后四日交终运羽（水）。阳年为太阴年为少。如甲为阳年，土运太宫作主，太少相生，则太角起初运少征，二运太宫，三运少商，四运少羽，终运已为阴年。土运少宫作主，则少涌起初运，太征二运，少宫三运，太商四运，少羽终运，此为主运。又如甲为阳年，土运太宫作主，即以太宫加初运，少商加二运，太羽加三运，少角加四运，太征加终运，此为客运也。

北政之岁，少阴在泉，则寸口不应；厥阴在泉，则右不应；太阴在泉，则左不应。南政之岁，少阴司天，则寸口不应；厥阴司天，则右不应；太阴司天，则左不应。北政之岁，三阴在下，则寸不应；三阴在上，则尺不应。南政之岁，三阴在天，则寸不应；三阴在泉，则尺不应。左右同（《素问·至真要大论》）。

诸气在泉，风淫于内，治以辛凉，佐以苦，以甘缓之，以辛散之。热淫于内，治以咸寒，佐以甘苦，以酸收之，以苦发之。湿淫于内，治以苦热，佐以酸淡，以苦燥之，以淡泄之。火淫于内，治以咸冷，佐以苦辛，以酸收之，以苦发之。燥淫于内，治以苦温，佐以甘辛，以苦下之。寒淫于内，治以甘热，佐以苦辛，以咸泻之，以辛润之，以苦坚之（同上）。

《医经读》治集终

摄养枕中方

内容提要

　　医药疗人于已病，摄养治人于未病。人能注重卫生，不敢斫伤，即废医药，庸何伤哉！本书系孙真人著，内分自慎、导引、行气。守一、太清存神炼气五时七候，各节其自。序云：余搜求秘道，略无遗余，自非至妙至神，不入兹录，诚信诚效，始冠于篇。可见其价值矣。按：思邈了道登仙，其所著录皆属道家秘旨，学者循序以进，延年却病，可操左券。爰亟付刊行世，以备卫生家之参考焉。

目　录

摄养枕中方

太白山处士孙思邈撰

崇明徐继高录校

绍兴裘庆元校刊

夫养生缮性，其方存于卷者甚众。其或幽微秘密，疑未悟之心，至于澄神内观，游玄采真，故非小智所及。常思所寻，设能及之，而志不能守之事，不从心术即不验，诚由前之误交，切而难遣，摄卫之道，赊远而易违，是以混然同域，绝而不思者也。嵇叔夜悟之大得，论之未备，所以将来志士，览而惧焉。今所撰录，并在要典，事虽隐秘，皆易知易为，以补斯阙。其学者，不违情欲之性，而俯仰可从；不弃耳目之玩，而顾盼可法。旨约而用广，业少而功多，余研核方书，盖亦久矣。搜求秘道，略无遗余，自非至妙至神不入，兹录诚信诚效始冠于篇，取其弘益以贻后代，苟非其道，慎勿虚传，传非其人，殃及三世，凡著五章为一卷，与我同志者，实而行之云尔。

自 慎

夫天道盈缺，人事多屯。居处屯危，不能自慎而能克济者，天下无之。故养性之士，不知自慎之方，未足与论养生之道也，故以自慎为首焉。夫圣人安不忘危，恒以忧畏为本营。无所畏忌，则庶事隳坏。经曰：人不畏威，则大威至矣。故以治身者，不以忧畏，朋友远之；治家者，不以忧畏，奴仆侮之；治国者，不以忧畏，邻境祸福之本，吉凶之元也。是故士无忧畏，则身名不立；农无忧畏，则稼穑不滋；工无忧畏，则规矩不设；商无忧畏，则货殖不广；子无忧畏，则孝敬不笃；父无忧畏，则慈爱不著；臣无忧畏，则勋庸不建；君无忧畏，则社稷不安。养性者，失其忧畏，则心乱而不治，形躁而不宁，神散而气越，志荡而意昏，应生者死，应死者亡，应成者败，应吉者凶。其忧畏者，其犹水火，不可暂忘也。人无忧畏，子弟为劲敌，妻妾为寇仇。是以太上畏道，其次畏物，其次畏人，其次忧身。故优于身者，不拘于人；畏于己者，不制于彼；慎于小者，不惧于大；戒于近者，不侮于远。能知此者，水行蛟龙不得害，陆行虎兕不能伤，处世谤讟不能加。善知此者，万事毕矣。夫万病横生，年命横夭，多由饮食之患，饮食之患过于声色，声色可绝之逾年，饮食不可废于一日。为益既广，为患亦深，且滋味百品，或气势相伐，触其禁忌，更成沉毒。缓者积年而成病急者，灾患而卒至也。

凡夏至后迄秋分，勿食肥腻饼臛之属，此与酒浆果瓜相妨。或当时不觉即病，入秋节变生，多诸暴下，皆由涉夏取冷太过，饮食不节故也。而或者以病至之日，便为得病之初，不知其所由来者渐矣。欲知此慎者，当去之于微也。夫养性者，当少思、少念、少欲、少事、少语、少笑、少愁、少乐、少喜、少怒、少好、少恶。行此十二少者，养生之都契也。多思则神殆，多念则志散，多欲则损智，多事则形劳，多语则气争，多笑则伤藏，多愁则心慑，多乐则意溢，多喜则忘错昏乱，多怒则百脉不定，多好则专迷不理，多恶则憔悴无欢。此十二多不除，丧身之本也。唯无多无少，几乎道也。故处士少疾，游子多患，繁简之殊也。是故田夫寿，膏粱夭，嗜欲多少之验也。故俗人竞利，道士罕营。夫常人不可无欲，又复不可无事，但约私心，约狂念，靖躬损思，则渐渐自息耳。封君达曰：体欲常劳，食欲常少。劳勿过极，少勿过虚，恒去肥浓，节咸酸，减思虑，损喜怒，除驰逐，慎房室。春夏施泻，秋冬闭藏。又鱼脍生肉诸腥冷之物，此多损人，速宜断之，弥大善也。心常念善，不欲谋欺诈恶事，此大辱神损寿也。

彭祖曰：重衣厚褥，体不堪苦，以致风寒之疾。甘味脯腊，醉饱餍饫，以致疳结之病。美色妖丽，以致虚损之祸。淫声哀音，怡心悦耳，以致荒耽之感。驰骋游观，弋猎原野，以致发狂之迷。谋得战胜，取乱兼弱，以致骄逸之败。斯盖圣人戒其失理，可不思以自勖也。

夫养性之道，勿久行、久坐、久视、久听，不强食，不强饮，亦不可忧思愁哀。饥乃食，渴乃饮，食止行数百步，大益人。夜勿食，若食即行约五里，无病损。日夕有所营为，不住，为佳，不可至疲极，不得大安无所为也。故曰：流水不腐，户枢不蠹。以其劳动不息也。

想尔曰：勿与人争曲真，当灭人寿算。若身不宁，反舌塞喉，嗽满咽液无数，须臾即愈。道人有疾，闭目内视，使心生火，以火烧身，烧身令尽存之，使精神如仿佛，疾即愈。若有痛处，皆存其火烧之，秘验。

仙经禁忌：凡甲寅日，是尸鬼竞乱精神躁秽之日，不得与夫妻同席言语面会，必当清静沐浴，不寝警备也。凡服药物，不欲食蒜、石榴、猪肝、犬肉。凡服药，勿向北方，大忌。凡亥子日，不可唾，减损年寿。凡入山之日，未至百步，先却百步，足反登山，山精不敢犯人。凡求仙，必不用见尸。又忌三月一日，不得与女人同处。仙道忌十败：一勿好淫；二勿为阴贼凶恶；三勿酒醉；四勿秽慢不净；五勿食父命本命肉；六勿食己本命肉；七勿食一切肉；八勿食生五辛；九勿杀一切昆虫众生；十勿向北大小便仰视三光。

仙道十戒：勿以八节日行威刑；勿以晦朔日怒；勿以六甲日食鳞甲之物；三月三日食五脏肉百草心；勿以四月八日杀伐树木；勿以五月五日见血；勿以六月六日起土；勿以八月四日市附足之物；勿以九月九日起床席；勿以八节日杂处。

仙家杂忌曰：夫习真者，都无情欲之感，男女之想也。若丹白存于胸中，则真感不应灵女，上尊不降，阴气所接，永不可以修至道，吾常恨此，赖改之速耳。所以，真道不可以对求，要言不可以偶听，慎之哉！

又曰：若有崇奉六天及事山川魔神者，勿居其室，勿飧其馔。右以上忌法，天人大戒，或令三魂相相嫉，七魄流竞，或胎神所憎，三官受恶之时也。若能奉修，则为仙材；不奉修失禁，则为伤败。

又曰：夫阴丹内御，房中之术，七九朝精，吐纳之要，六一回丹，雄雌之法，虽获仙名，而上清不以比德，虽均至化，而太上不以为高。未弘至道，岂睹玄闶！

勿亲经孕妇女，时醮华池，酣鬯自乐，全真独卧。古之养生，尤须适意，不知秘术，讵可怡乎？勿抱婴儿，仙家大忌。凡建志内学，养神求仙者，常沐浴以致灵气。如学道者，每事须令密，泄一言一事，辄减一算。一算三日也。凡咽液者，常闭目内视。别处一室，勿与人杂居，着净衣，焚香。凡书符，当北向，勿杂用笔砚。凡耳中忽闻啼呼，及雷声鼓鸣，若鼻中闻臭气血腥者，并凶兆也，即焚香，沐浴斋戒，守三元帝君，求乞救护。行阴德，为人所不能为，行人所不能行，则自安矣。

又曰：夫喜怒损志，哀乐害性，荣华惑德，阴阳竭精，皆学道之人大忌，仙法之所疾也。

导　引

常以两手摩拭面上，令有光泽，斑皱不生。行之五年，色如少女。摩之令二七而止。卧起，平气正坐，先叉手掩项，目向南视上，使项与手争，为之三四，使人精和血脉流通，风气不入，行之不病。又屈动身体四极，反张侧掣，宣摇百关，为之各三。又卧起，先以手内着厚帛，拭项中四面及耳后周匝热，温温如也。顺发摩顶良久，摩两手，以治面目，久久令人目自明，邪气不平。都毕，咽液三十过，导内液咽之。又欲数按耳左右令无数，令耳不聋，鼻不塞。

常以生气时，咽液二七过，按体所痛处，每坐常闭目内，视存见五脏六腑，久久自得，分明了了。

常以手中指接目近鼻两眦（两眦，目睛明也），闭气为之，气通乃止，周而复始行之，周视万里。

常以手按两眉后小穴中（此处目之通气

者也），三九过，又以手心及指摩两目及额上，又以手旋耳各三十过。皆无数时节也。毕，以手逆乘额上三九过，从有中始，乃上行入发际中，常行之，勿语其状，久而上仙。修之时皆勿犯华盖（华盖，眉也）。

行　气

凡欲求仙，大法有三，保精、引气、服饵。此三事，亦阶浅至深，不遇至人，不涉勤苦，亦不可卒知之也。然保精之术，列叙百数，服饵之方，略有千种，皆以勤劳不强为务。故行气可以治百病，可以去瘟疫，可以禁蛇兽，可以止疮血，可以居水中，可以辟饥渴，可以延年命。其大要者，胎息而已。胎息者，不复以口鼻嘘吸，如在胞胎之中，则道成矣。

夫善用气者，嘘水，水为逆流；嘘火，火为灭炎；嘘虎豹，虎豹为之伏匿；嘘疮血，疮血则止。闻有毒虫所中，虽不见人，便遥为嘘况我手，男左女右，彼虽百里之外，皆愈矣。又中毒卒病，但吞三九之气，亦登时善也。但人性多躁，少能安静，所以修道难矣。

凡行气之道，其法当在密室闭户，安床暖席，枕高二寸半，正身偃卧，瞑目闭气，自止于胸膈，以鸿毛着鼻上，毛不动，经三百息。耳无所闻，目无所见，心无所思，当以渐除之耳。若食生冷、五辛、鱼肉及喜怒忧患而引气者，非止无益，更增气病，上气放逆也。不能闭之，即稍学之。初起三息、五息、七息、九息而一舒气，更吸之能十二息，气是小通也；百二十息不舒气，是大通也。此治身之大要也。常以夜半之后，生气时闭气，以心中数数，令耳不闻，恐有误乱，以手下筹，能至于千，即去仙不远矣。

凡吐气，令人多出少入，恒以鼻入口

吐。若天大雾、恶风、猛寒，勿行气，但闭之为要妙也。

彭祖曰：至道不烦，但不思念一切，则心藏不劳；又复导引、行气、胎息，真尔可得千岁；更服金丹大药，可以毕天不朽。清斋休粮，存日月在口中，昼存日，夜存月，令大如环，日赤色，有紫光九芒，月黄色，有白光十芒，存咽服光芒之液，常密行之无数。若修存之时，恒令日月还面明堂中，日在左，月在右，令二景与目瞳合，气相通也。所以倚运生精，理利魂神，六丁奉侍，天兵卫护，此真道也。凡夜行及眠卧心有恐者，存日月还入明堂中，须臾百邪自灭，山居恒尔。凡月五日夜半，存日象在心中，日从口入，使照一身之内，与日共光相合会，当觉心腹霞光映照。毕，咽液九遍。到十五日、二十五日，亦如是。自得而关通畅，面有玉光。又男服日象，女服月象，一日勿废，使人聪明朗彻，五脏生华。

守 一

夫守一之道，眉中却行一寸为明堂，二寸为洞房，三寸为上丹田。中丹田者，心也。下丹田者，脐下一寸二分是也（出《黄庭经》——有服饰、姓名）。男子长九分，女子长六分。昔黄帝到蛾眉山，见皇人于玉堂中。帝请问真一之道，皇人曰：长生飞仙，则唯金丹，守形却老，则独真一，故仙重焉。凡诸思存，乃有千数，以自卫，率多烦杂劳人。若知守一之道，则一切不须也。仙师曰：凡服金丹大药，虽未去世，百邪不敢近人。若服草木小药，饵八石，适可除病延年，不足以禳外祸，或为百鬼所枉，或为太山横召，或为山神所轻，或为精魅所侵。唯有真一，可以一切不畏也（守一法，具在皇人守一经中）。

太清存神炼气五时七候

夫身为神，气为窟宅，神气若存，身康力健，神气若散，身乃谢焉。若欲存身，先安神气，即气为神，毋神为气，神气若具，长生不死。若欲安神，须炼元气，气在身内，神安气海，气海充盈，心安神定。若神气不散，身心凝静，静至定俱，身存年永，常住道元，自然成圣，气通神境，神通性慧，命注身存，合于真性，日月齐龄，道成究竟，依铭炼气。欲学此术，先须绝粒，安心气海，存神丹田，摄心静虑。气海若俱，自然饱矣。专心修者，百日小成，三年大成。初入五时，后通七候，神灵变化，出没自存，峭壁千里，去住无碍。气若不散，即气海充盈，神静丹田，身心永固，自然回颜驻色，变体成仙，隐显自由，通灵不变，名曰度世，号曰真人。天地齐年，日月同寿。此法不服气，不咽津，不辛苦，要吃但吃，须休即休，自在自由，无碍五时七候，入胎定观耳。

五时者，第一时，心动多静少思，缘万境取舍无常，念虑度量犹如野马，常人心也。第二时，心静少动多摄，动人心而心散逸，难可制伏，摄之动策，进道之始。第三时，心动静相半，心静似摄，未能常静，静散相半，用心勤策，渐见调熟。第四时，心静多动少摄，心渐熟，动即摄之，专注一境，失而遽得。第五时，心一向纯静，有事触亦不动，由摄心熟坚固准定也。从此以后，处显而入七候，任运自得不关于作矣。

七候者，第一候，宿疾并消，身轻心畅，停心在内，神静气安，四大适然，六情沉寂，心安立境，抱一守中，喜悦日新，名为得道。第二候，起过常限，色返童颜，形悦心安，通灵彻视，移居别郡，拣地而安，邻里之人，勿令旧识。第三候，延年千载，名曰仙人。游诸名山，飞行自在，青童侍卫，玉女歌扬，腾蹑烟霞，彩云捧足。第四候，炼身成气，气绕身光，名曰真人。存亡自在，光明自照，昼夜常明，游诸洞宫，诸仙侍立。第五候，炼气为神，名曰神人。变通自在，作用无穷，力动乾坤，移山竭海。第六候，炼神合色，名曰至人。神既通灵，色形不定，对机施行，应物现形。第七候，高超物外，迥出常伦，大道玉皇，共居灵境，贤圣集会，弘演至真，造化通灵，物无不达。修行至此，方到道源，万行休停，名曰究竟。今时之人，学道日浅，曾无一候，何得灵通？但守愚情，保持秽质，四时迁运，形委色衰，体谢归空，称为得道寥矣。此胎息定观，乃是留神驻形，真元祖师相传至此。最初真人传此术，术在口诀，凡书在文，有德志人，方遇此法，细详留意，必获无疑。贤智之人，逢斯圣文矣。

《摄养枕中方》终

灵药秘方

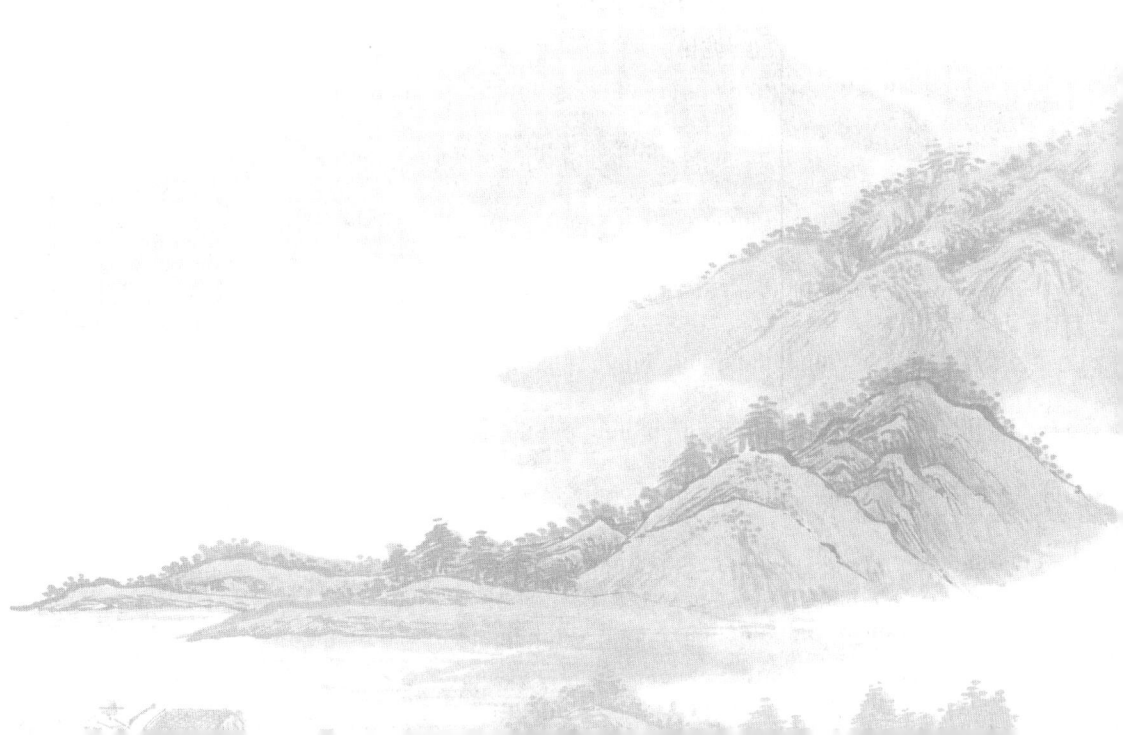

内容提要

　　吾国古时外科既精解剖，复具灵药，惜自秘太甚，失传于世，故世医所得不过升降数方而已。此书系蒲东师成子著，古歙方成，培订奇方秘论，皆世医所未闻。师成子康熙时人，幼习群书，长爱羲皇，因好仙道，云游四海，卒遇明师，道成而功行不足，乃壶中卖药，广济苍生，并将《灵药秘方》著之于编，嗣为方氏所得。其中分量皆为隐语，复细玩而订正之，盖与《鬼遗方》同其诡秘。

方　序

（上残）

　　废也。但古今来方士，口口相传，不肯轻泄，故世医所得，不过红升白降数方而已。此《灵药秘方》一卷，多至四十余，翻其中奇方秘论。皆世医之所未闻。康熙初年，有蒲东方士师成子者，不详其为何人。余于乾隆己亥，偶游广陵市中，获医方一卷，乃师成子手书也。读其自序，言壶中卖药，不过欲广益世人，为三千功行之助，而秘惜过甚，方中分两，皆为隐语，以一两为奇两，三钱为仁浅之类，惟恐人知，余细玩得其意而改正焉。因叹此书有裨于世而知之者绝少，癸卯夏，五来游汉皋以示汪生圯公，圯公欣然为付诸。刓氏又辑同人屡验之方为一卷，附诸后，以广其传。其利济之心有足多者，因弁言于简端。

天都方成培仰松氏题

原　　序

古有医道，通仙道之语，予始疑而未敢信，今乃知其言之果不谬。又思华陀、扁鹊，非不足控今古，岐、雷、广成，横于胸中，董奉、韩康，不异人意，而仙机隐隐，其欲动既见。夫草木之药，不足成回天之手，举凡二五之精，妙合而成者，复有灵药之选。于是，穷极乎乾阖坤辟，静专动植之理，水升火降，日出月纳之故，谓此待毙之躯，尚可之死之生、之危之存，况吾身素无疾病，服之何不可以长生？故名山观，历访白鹿之真人；神药躬求，寻苍牛之道士，炉火服食，遂日习而有事矣。未得，不谓其方之不灵，稍得，遽恃其术之已精。逮遇明师，始悔前非，因尽弃其所学，从事于金丹大旨，诚恐己之功行，不足以延登仙伴也。所以寄迹江湖，浪游城市，卖药壶中，广益世人，无非欲三千行满，八百功成，俾他年冲举，将拔宅而飞升；此日栖迟，能驻颜而返少，此之谓医道通仙道也。虽未见习医者皆欲仙，亦未见学仙者俱成道，而揆情度事，其理有如此者。予幼习群书，长爱羲皇。七步八斗。未敢夸耀于人；五金八石，窃尝讲究于心，冀得天河上之三传，以成夫陶公之十赍。无如紫府云遥，瑶池孔远，不遇待诏，不知昆明池底之灰，不逢麻姑，不记蓬莱阙前之水。今幸关西夫子，盛德咸仪，东角先生，清候日式，是以菖蒲炼出新芝，而鼎中胡以药转；云母蒸成香芋，而铛内何以云生？盖亦尝指而授之矣。敬承四十八方普济苍生，虽非若曼倩之桃、安期之枣，而神明变化，亦庶可窃比于《千金》《肘后》之列，至其脉络分明，条理洞悉，一方包数方，一本贯万散，殆亦犹之乎物物共一太极、物物各一太极也。故为序以待后之学者。

时康熙戊戌年春正月人日蒲东师成子识于广陵精舍

灵药秘方　卷之上

蒲东师成子书

古歙方成培订

绍兴裘庆元刊

灵药总论

灵者，先天一气，凝结于中，神明变化不测之谓也。古人云：有七十二般炉火，二十四品服食，诸凡五金八石，举皆一一采而用之者，诚有以见。夫草根树皮之药不灵，而金石煅炼之药斯灵也。奈何世人不察，徒知灵药之名，而不知灵药之实，无论不能以广微元奥，即有间执一方，亦必泥执一病，以为古人用药，不过如是，更不复求灵药之外更有加减，灵药之中复有转换，而谬成己见，以痼终身。嘻！此特谓之死药耳，何灵之有？尤可恨者，既不闻灵药之名，又不习灵药之事，而妄谓金石炼煅之不可轻服，而病者遂缘以深信而不疑，是以宁灭其身而无悟者，皆斯言害之也。殊不知古人立方，必胜后人，金石煅炼之不可服，古人何苦多列品类以误后人？玉导石髓、刘安余膏，何莫非金石煅炼而长房？思邀诸公，未尝以此见诮也。可见灵之功在会用与不会用，而会用与不会用在传之当与不当。故他方俱按味而求，而灵药必须过手而得，盖虽小丹作用而实系大。凡之头脑，因心制宜，变幻莫测，真如游龙之不可捉摸，学者岂可因其金石煅炼而忽诸！

灵药十例

一封口　他人但知盐泥封口，认为以盐水和泥，殊不知是二而一，一而二者也。如药入罐，先以盐块研碎，以滚水冲之，再以盐水和薄泥盖盏，不必用纸条，以泥涂盏遍合，上加梁缠紧，上放炭火，即以笔蘸盐水一转一转扫上，约指厚，再以薄泥封上齐盏遍，永不走失，石膏、石脂俱非。

二固底　药少底犹可薄固，药多必须泥罐时分外厚些，打一铁鑹兜住罐底，上至半罐，有两环勾上，上横梁，梁尾以铁丝向下缠数套，再以小钉捻上，务紧为度，即以小钉缕住，涂泥丝上。

三辨水银　汞，人谓水银，即汞。不识水银，系市中所售者是也。而汞乃朱砂中所取者。凡灵药俱当用汞、用水银者，取其便也。然水银亦不搀铅于中者，白色者佳，青色者有疵。

四取汞　用阳城罐一个，下钻一小孔，另用罐一个，着水，地下掘一坑，罐口齐上，以钻孔罐顿上合缝处，封固，罐内用稻草烧灰存性，铺底，以朱砂轻轻放上，封固。擦盏至半枝香，去水，以炭炙下，共用三香，俱要文火，火约半罐便住。

五辨土倭硫　灵药中所用俱是倭硫，

系外邦所产，微红者是。今俱用土硫，性烈有损。如必不得已而用，亦有死硫法，切不可用生硫。

六制硫土 硫不拘多少，打如豆大，先用黄泥水煮一日，二用醋煮一日，三用侧柏叶水煮一日，四用浮萍水煮一日，五用青苔水煮一日，六用萝葡水煮一日，七用豆腐浆煮一日，八用猪大肠头水煮一日，九用鸭子汤水煮一日。

七打法 世传升降二料足矣，未知有过桥打法。两罐并立，中有桥梁通气，有重胎打法，有两罐横放，串打法，有一罐之中先升后降打法，有一罐之中先降后升打法，有一罐之中隔作三四层打法。种种法则，不能枚举，姑存其概。

八火候 升药擦盏，降药不擦盏，此其常也。亦有升药不擦，但观其中之药性何如？火有俱用文火到底，俱用武火到底，有文中之文，武中之武到底，有半罐，有蒙头，内外俱红者，等等不一，在运用之妙耳。

九颜色 升者红，降者白，夫人而知无庸议。有升而白者，黑者，人所罕见。有青者，有如针者色，固不同，聊举一二，以见炉中造化，小可思议。

十制灵药 诚不可轻用，火性太燥，当知制法。其法不论服食与外敷，先用黄泥煮一二天，又用大白萝葡取空，放药入内，水煮一二天。又置土中埋七天，又放井中离水尺许悬七天，再以绿豆水、甘草水各煮一天，佩于人身半个月，其效更大。若外敷药，不必如此，只以甘草煮足矣。白降药依法制去，竟不大痛甚，是奇事。

上灵药之中细委曲折颇多，难以开载，特拈数项，以见全功。斯同亲切过手所传，并参以独得之秘，非真正得手者，不能领

此也。

五气朝元丹（此丹和丸药中服）

倭硫四钱二分　南铅七钱五分　北铅一两　雌黄三钱　雄黄三两

上先以北铅化开，再以南铅化开，投入一处，化匀打成如阳城罐底大大灯盏式，先放一个仰于罐中，后以硫雄雌三黄为末放上，再以一罐覆之，然后封固。打文火两炷香，武火一炷半香，俟盏中水滚，以小米置盏内，待米沉底即好。二转可加硫雄雌各二钱，三转以至九转俱加硫雌雄各一钱，取药听用。凭内外丸散中每斤加此灵药三钱和服，诸药皆灵。如一转亦可用，但无九转者佳。

九转灵砂丹

（此丹单服或加入丸中，主化痰）　朱砂八两　倭硫一两五钱

上先将滴醋煮朱砂一二时辰，取起，以倭硫末炒砂，频频添硫，入炒砂，黑为度，入罐封固。擦盏三文两武，约水十二盏为度，冷取药刮下，再以硫炒砂黑为度。如起火以醋喷之，研末，入罐仍以前打罐中药底研末，盖面封固，打火五炷香。如此打去，至五转俱是一样，至六转以醋煮砂，不用硫，炒入罐，仍以渣盖面，不用大罐，只用小罐，上约空三指，封固。还打五炷香，上用棉花浸水放盏上，冷取药看有无汞珠。如有珠，仍用硫炒，其醋煮转转如是，至七转，先从上打半炷香，慢慢退火，不可见风。从下再打五炷香，看罐口有无气味，如无，竟不用棉花浸水，候冷取药。再煮再打，照前七次降打七炷香为度。九转九炷香，五文五武，取药，磁罐收贮，封固。每用厘毫，入口立能化痰。凡丸药中俱可量入，神效。

二方系沈阳正然老师所秘，诚灵药也。

第一方　阳七贤散

黑铅七钱　汞一两　土硫二钱

上先将黑铅化开，入汞冷定，研细，同土硫末入锅内，慢炒作青筋头色，硫不必多加。外用明矾一两，火硝九钱，皂矾八分，食盐七钱，共研入锅炒干，带红色，取起。同上药共研，带青色入罐，如法封固，打火三文一武，武火擦盏，四炷香，冷定，取出。靠盏药如鹤顶色，或入生药，研末，炒干，又合研入罐，照前升打火候更妙。

第二方　阴六贤散

即前阳七肾散内中去土硫，不用其制法，分两火候加药。悉照前法。

凡阴毒不痛者，须六贤散；阳毒不痛者，用七贤散。此二药内证可服，外毒腐肉可敷。但外敷只厘许，而内服不过一二分为止。须依治例用之。

凡遇毒疮，先须究其阴阳，先与前散一二分，量人壮实用之，极能护心不致大害。

再配回生散，或三分或四分，共研末，炼蜜为丸，加乳香、没药、血竭为衣，服之免恶心、吐逆、泄泻等症。

药用紫草煎汤送下亦可。如病重，恶心，恶寒，欲彼吐泄，更加一服即吐泻矣。

凡治恶疔，前药加穿山甲、僵蚕、蜂房、角刺、蝉蜕、防风、银花、荆芥、羌活、归尾、桑皮、连翘、陈皮。

上部加桔梗，头上加川芎、藁本。

下部加牛膝、木瓜等份，防风为使。四法通之，寒热行之，加减量人。

疮疡，倘伤寒冒风，不能进饮食，陈皮、紫朴、苍术、银花、防风、荆芥、甘草、归尾、连翘等份，上下部同前加服。

心经燥，加黄连、黄柏、知母。

肺经面赤喘促，加黄芪。

脾经胃大肠热，加大黄、芒硝。

少阳胆证，加石菖蒲、蒌仁。

肝经加龙胆草、甘菊、黄柏、芍药。

凡一切疮毒痛者，只须回生散，加六贤散，依后六门法治之。

外点诸顽疮恶毒腐肉作脓，亦用并杨梅结毒，不必问其新久浅深，因时制宜用之，万无一失。

回生散（肿毒初起用，主发散）

番木鳖净末四两，用水泡透，去皮，净，咀片，少用麻黄炒紫黄色，以透为度，研细　川山甲一两，麻油，炒透　瓜儿血竭五钱，炙　乳香三钱，去油，净　没药三钱，去油，净

上共为细末，匀，收固。每服三分至五分，止。切不可多用。预嘱病者，倘晕麻发战，切勿惊疑，一时性过即安。服时忌风。若炼蜜为丸，可加六贤散，以乳、没、血竭为衣，服后麻战，饮热酒或姜汤一盅即止。此药与前六贤散并用之，乃治外之要药也。凡治外证，须分六门，治法先痛而后肿者，气伤形也。先肿而后痛者，形伤气也。喜怒伤气，热伤气，故先痛也。寒伤形，故先肿。阴阳应象，此其理也。《素问》论之无过，血证体热，气证体凉。精病虚，神病弱。阴病顽，阳病痛。痈疽肿毒，疮疖鱼口，便毒骑裆诸症，皆血热妄行之故，故火病回生散主之。如痛极或热甚，外加六贤散主之。

治一切恶毒初起者。本药三分加川山甲、僵蚕末各一钱，葱汤下。

治偏正头风、麻木不仁等症。本药三分加闹杨花，酒炒半分，僵蚕一分好，酒下取醉。

治风气遍身疼痛，四肢走注，指肿挛急，腰膝足腿酸痛麻木等症。本药三分，上部加桂枝、薄荷、羌活；下部加牛膝、木瓜；四肢俱痛加威灵仙、川乌、草乌炮各一分。共研末，每服好酒送下，尽醉。

浑身疥癞，皮肤俱烂。本药三分加白芷、荆芥末各五分，好酒送下，尽醉。

中风瘫痪，手足偏枯及麻风，皮毛脱落，口眼歪斜，遍身疯癞，不知痛痒。本药一两，加闹杨花、火酒制，草乌炮各一钱五分，天麻、僵蚕各三分。共研匀。每服五分，加麝香少许，好酒送下，取醉、大汗为度。

杨梅疮，不拘远近。本药三分加牙皂、银花等份，煎汤送下。出大汗外用消风败毒散，不数日愈。

杨梅癣、牛皮癣、顽疮疥癞，久远不瘥。本药配白鲜皮各等份，每服五分。

第三方　飞龙夺命丹

（兼治内外证，主败毒）

元精石　白矾　皂矾　火硝各二两　硼砂　硇砂各三钱

上六味，共研入，锅炒老黄色，取起，加汞二两，朱砂、雄黄各五钱，入罐，封固。如前火候，冷定，开取升药。又加生药入罐，打火四炷香，药俱同前，但分两不同。汞、砂、雄、硼、硇分两俱照前，惟元精、石皂、白矾各一两，硝一两五钱，照前炒，研细，入罐封固。火候俱同前。冷取升药，又加硝、皂、白矾各七钱，明雄一钱，共研。打火同前。取出升药，又照前配，打火三炷香，乃内外科之圣药也。

疮疡兼膈食翻胃吐逆等症。用本药三钱，加沉香、木香各一钱，白蔻仁、丁香各五钱，糊丸，绿豆大。淡姜汤下一丸，日进三服。

中满臌胀、水肿等症。本药二钱，加沉香、木香各一钱五分，土狗三枚，炙，去头足，糊丸，绿豆大。每日空心用白商陆砂仁汤下三丸，以平为止，次用调理之剂。

九种心痛，腹中冷气，久不效者。本药三钱加干姜、良姜、大椒各一钱，或末或丸，川椒汤下，或砂仁汤下三分。日三次。

风寒湿气流滞经络，筋骨疼痛。本药三钱加乳香、没药去油各三钱，鸦片、朱砂各五分，如无真鸦片，麝香少许代之，好酒糊丸，桐子大。每服一丸，用酒下，日三次。病久者先服黄金散取汗。

妇人月经不行，瘀血作痛，或癥瘕痞块。本药量加斑蝥、红娘子，用米同炒，去头足，每服八厘，空心红花酒下，日三次，以行为度。虚弱者，去斑、红，单取米用。

治外科诸般肿毒。本药、血竭各三钱，蟾酥五分，麝香三分，糊丸，桐子大。每服一丸，酒下，按上下部服之，日三次。

治痰核、马疔、结核等症。本药三钱，胆星、半夏、贝母各一钱五分，麝香三分，溃破加乳香、没药去油各一钱。糊丸，桐子大。每服一丸，日三次。

杨梅结毒，不拘远近。本药、朱砂各三钱，雄黄、银朱各一钱，黄蜡为丸，桐子大。每服一丸，土茯苓汤下。

下疳蛀杆，不拘远近。本药朱砂、雄黄各一钱，乳香、没药去油，血竭、龙骨各一钱，为末，掺之。

裙边湿毒泡疮久不收口者，本药乳香、没药去油各一钱，冰片三分，黄白二蜡化入麻油少许，熬膏贴之。

喉风十八症。本药五厘，好醋调匀，滴入喉中，吐去痰涎即效。破烂者，苦茶调敷，牙疳、口疮皆治。

诸风癣、顽癣、牛皮血癣。本药量加白砒、土硫黄为末，或醋，或油调敷。

第四方

即前第一方，药味同，惟打火盏内用水取升药照前第三方加助药之法，打火三次。每用药研极细，糕糊丸，麻仁大。每空心用人参汤或枣汤下一二十丸。

疮遇内证，痰涎壅塞，上盛下虚，有升无降，吐逆咳嗽，痰火喘急，膈食翻胃呕吐等症，陈皮汤下。

翻胃膈食，吐逆饱嘈，丁香木香汤下。

虚损欲成劳怯，生姜乌梅汤下。

偏正头风痛，久不愈，川芎葱汤下。

心腹肿胀，腿膝酸痛，蓬术汤下。

阴虚盗汗，小便过多，元阳不足，牡蛎汤下。

男女气血不和，小腹急痛，桃仁汤下。

湿气，脚气酸痛，木瓜汤下。

遗精，淋浊，白茯苓牡蛎汤下。

阴证厥冷吐逆不下，生姜汤下。

失心痴呆，神不守舍，辰砂汤下。

五痫昏厥不醒，生姜汤下。

五劳七伤，虚损已成，独参汤下。

第五方

即前第二方药味同，惟打火三转后，可用引药，专治外证。取本药雄黄、朱砂各一两，乳香、没药去油各二钱，当归、白芷、槐花各二两。如痛加丁香二钱等份，为末，老米糊丸，桐子大，听用。

凡杨梅疮漏发背瘰疬等恶疮，每服以牙皂一根，土茯苓四两，煎汤，初十日进五丸，中十日进六丸，后十日进七丸，服后如寒热，乃毒气出也，不必惊疑。

第六方

水银　枯矾　火硝各一两二钱　硼砂

硇砂各一钱二分

上药先共炒为细末，入罐封固打，火三炷香，加炉甘石一两二钱，共研入罐，再打火一炷香半，取出，童便拌药，共炒摊地上，如此炒摊七次，复为末，入罐封固。打火一炷香半，取出埋地内，一日夜，再为末，加乳香、没药去油各一钱二分。又将童便拌晒，加朱砂六分，过筛，研细，磁缸收固。每服土茯苓、牙皂煎汤下。

此散用法俱照前六贤散，主治医例，其效更神。

第七方　白雪丹

盐　矾　硝　皂矾各二两五钱

上共研入锅，炒九分，干加汞二两，朱砂五钱，共研，无星带青色入包酒瓶内按紧，上用布，如瓶口大，盖住。再用黄泥靠瓶遍周围按紧，中留一孔，依瓶口大，俟泥干，再用夏布一块，扎瓶口。用阳城罐一个，将药罐对口扎定，封固如法。再用大磁盆一个，盛水在内，将前药瓶倒立，空罐底立水盆内，其盆上用砖，如法隔之。先将罐内药圈记何处止，其火亦止，到药边为度，或过药一指，亦可药出上罐入下罐，即过分火候，其功效同，猛火亦可。先文后武，共三炷香，火足，冷定。取起。下罐内有水，不可横浸入水湿了上罐口药。开罐取出，其药松白色为妙，然不松白亦可用。

此丹，治一切肿毒。出脓用之，拔毒去其脓血；未出脓者用之，点起泡自破，出水，再用药纸贴之，自干而愈。

治未破者，用蒸醋少许，调点。如脓溃烂者，可用六贤散掺之。若误上白雪丹，痛不可忍，亦敷六贤散药纸贴之。

第八方　药纸

杭州高白油纸一百张　生甘草八两

先以净水十五碗，入甘草煎至六七碗，去渣，再煎至三四碗，浓。将纸分作四块，入锅，块块见汁，煮干为度。取起晒干，收好听用。

凡点白雪丹泡破出水后，用此纸照泡大小针刺白孔，津湿贴之，刺眼，以便出水候自愈脱。

白雪丹犯膏药，其口更开、更烂，贴此药纸最妙。

第九方　白粉霜

硼砂八钱　火硝　明矾各三两　甘草一两

上先将前三味共研，再用甘草煎浓汁，煮干，次用水银、轻粉各一两五钱，共研，无星。入罐封固，打火三炷香，擦盏，冷定，取升药。每一两加血竭三钱，乳匀，收固，听用。

此霜兼治内外证，大人止服一分三厘，小儿止可服七厘，须分上下部引药送下。

以上九方一气呵成，加减火候，可悉照其例，固有缺一不可者。

三花聚顶丹

明矾一两六钱　白硝一两四钱　水银一两

上三味，如法封固，文武火五炷香，擦盏冷定，开罐取药。配用极能去腐生肌退管。

生肌散

前灵药四钱　没药　乳香　儿茶俱去油，各二钱　珍珠一钱　或加冰片、人参更妙

上共为细末，掺疮上，去腐生新，其应如响。

真元会合丹

皂矾　白矾　水银　火硝　食盐各二两

上共研匀，结胎封固，文武火五炷香，降足，冷定，开罐取底下降药，制过，配用仙灵白雪饼。

前制降药一两　熟滑石水飞

上二味，用山慈菇末，滚水打糊，和成小饼，量疮大小，掐用此二方，立能去毒根，不致走散。

天月间来丹

焰硝六钱　白矾四钱　水银　食盐各二两　黑矾二两六钱

上共为细末，研至水银不见星为度，结胎封固。文武火三炷香，降足。取底下降药，制过配用。

如遇杨结毒，可将此药用面糊丸，如麦米大，初服二丸，次三丸，又次四丸。每早晚热黄酒下，视牙龈肿烂即止。其疮痂自落神效。

回生丹

真蟾酥　血竭各二钱　乳香　没药俱去油　胡黄连各一钱　天月间来丹六分　轻粉六分　麝香　朱砂　冰片各四分

上共为细末，生蟾酥为丸，如黍米大，每服一丸，葱白煎汤送下，发汗避风。如疮走遍身发肿，昏迷不省，仍用三丸研为末，葱白煎汤灌下，其肿立清，真起死回生之圣药也。

发背疔疮双蛾对口方

蟾酥一钱　雄黄　朱砂各四分　血竭　轻粉各六分　粉霜五分　冰片五分　乳香　没药　麝香各三分

上共为细末，丸如菜子大，朱砂为衣。每服三丸，喉蛾舌上噙化。发寒用葱白好酒送下。

百毒疮阳物烂下可保重生方

红粉霜一两　牛黄　钟乳粉各五钱

上共为末。如阳物烂，加妇人初行经红布裤裆烧灰五分。如百毒烂者，用粉霜一两，加洗过皂布烧灰一两。如鼻烂，加

壮实人修下脚皮三钱，研细掺之，效。难尽述。

梅花点舌丹（此丹治上部初起恶毒）

朱砂 雄黄 乳香 没药 血竭 硼砂 葶苈各一钱 沉香 牛黄 蟾酥 白灵药 冰片各五分 麝香 珍珠 熊胆各三分

上共乳极细，酒和为丸. 如莱菔子大，金箔为衣，烘干封固。加男胎乳尤妙。服用葱白酒送下三五丸，量毒之微甚加减，取醉。

十宝丹（此丹配灵药治诸症详见后）

牛黄五分 冰片三分五厘 归尾 阿魏各一钱 白芷 丁香 乳香 明雄各三钱 槐花一钱二分 没药二钱

上为末，加后药五钱，磁罐收用。

太保减巢丹　此丹系灵药。

汞一两五钱 火硝一两三钱 明矾 盐各一两 硼砂三钱

文武火三炷香升用。

打灵砒法

白砒四两，先用绿豆水、甘草水煮干。

上入罐封固，打火三炷香。取出。配前二料，米饮调丸，绿豆大。每服五丸，日三服，随症引用。

毒在腹。用丹一钱五分，砒一分五厘，川芎藁本白芷瓜蒌汤下。

毒在鼻。丹二钱，砒一分五厘，花粉共丸，山栀川芎煎汤下。

毒在耳。丹砒分两照前，花粉共丸，川芎石菖蒲汤下。

毒在喉。丹砒分两照前，花粉共丸，川芎汤下。

毒在背。丹砒分两照前，花粉五钱，共丸，川芎柴胡汤下。

毒在腰，上下两胁。丹四钱，重日五钱，砒二分半，牡蛎煅一钱，人参五分，共丸。黄芪牛膝花粉煎汤热送下。

毒在腿。丹五钱，砒二分半，花粉三钱，防己五钱，共丸，木瓜牛膝苡仁汤下

毒在脚底。丹六钱，砒三分半，花粉、沉香各五钱，共丸，木瓜牛膝汤下。

毒在下疳。丹三钱，砒一分半，牛膝猪苓汤下。

妇人并阴内上下年久烂见骨者，手足不能伸屈。丹八钱，砒三分半，花椒三钱，共丸，牛膝汤下。

阴囊作痒，抓破流水不干。丹四钱，砒一分半，地肤子牛膝苍术汤下。

鱼口。丹三钱，砒一分半，牛膝牙皂汤下。

筋骨疼痛，遍身红肿，不能行走，不论远近。丹八钱，砒二分，牛膝槐花汤下。

遍身作痒，水肿风疮，为血热风。丹五钱，砒一分半，花粉五钱为丸，牛膝川芎款冬花汤下。

癣毒，痘毒。丹五钱，砒一分半，花粉五钱，共丸，牛膝苦参汤下。

瘰疬穿烂，日久不愈。丹六钱，砒二分半，旧琉璃底共丸，夏枯草昆布海藻滑石花粉瓜蒌汤下。

湿痰流注，溃烂日久不愈。丹五钱，砒二分半，川芎白芷牛膝汤下。

发背痈疽疔疮肿毒。丹三钱，砒一分，蟾酥二分，共丸，川芎白芷山甲汤下。

毒在脑顶，烂见骨者。丹一钱五分，砒一分半，川芎藁本汤下。

以上诸症须用活法。看人老幼虚实，新久轻重浅深。重者不过一月，轻者不过半月收功。若虚者加人参、黄芪、白术、茯苓补之。如虚人服之，必发寒热喉痛头眩，是药所致，切勿疑忌，停一二日再服

可也。切忌酒色、煎炒、五辛、发味。服药先用五丸至七丸为止，日进三服如黍米大。

柱下遗佩丹

一名老君丹。

汞　食盐各一两　火硝　明矾　皂矾各二两

上共研匀，结胎封固。升三炷香，一文二武，冷定，取出，升药配后群药用。如升药三钱，外加蜈蚣酒、炙全蝎酒、炙僵蚕、炒防风、晒荆芥、晒川山甲、土炒三七、炙朱砂、雄黄、乳香、没药各一钱五分，合前药为丸，朱砂为衣，或花粉为衣。每日清晨空心服七厘，陈酒送下。重者土茯苓汤下四十九日。内忌羊肉、生冷等发味。如若口破，绿豆煎汤常漱口，停三两日再服，能治瘰疬未溃已溃，杨梅结毒，痈疽等恶疮。轻则十服，重则一月，愈。验如桴鼓。

《灵药秘方》卷上终

灵药秘方　卷之下

蒲东师成子著

古歙方成培订

绍兴裘庆元刊

神仙一剪梅

无为真人流传，乃济世之神方也。专治五经痰火，久咳气喘不止，吐血紫痰红色，诸药不效，难疗之症。此药一进，血自归经。三服见效，七服除根。

阳丹法

铅　汞　硼砂　明矾各一两　火硝二两

上先将铅化开，入汞搅匀，冷定，研碎，再入后三味，研匀，入罐封固。打火三炷香，开取盏上灵药。

阴丹法

汞三两　硫黄八钱

上共研为末，入杓内炒硬，倾地下，冷取起，再研，入罐封固。打火三炷香，取盏下药配用。

配法：阳丹二钱，阴丹八钱，再阴丹二钱，阳丹八钱，共配二两，听用。入没药，加药方。

辰砂　胡连　青黛　绿豆粉　白糖各一两　沉香　海粉　天竺黄　儿茶　冰片各三钱　熊胆　麝香　牛黄各五钱

上共为细末，再用嫩滑石一两，磨浓汁调丸，如桐子大。每服三五颗，照后各经病症用药，煎汤送下。

心经受病吐血成片，鲜红者。是用远志肉（甘草汤煮）、白茯苓（乳汁浸过）、石莲子、枣仁（炒研）、甘草煎汤送下五七丸。

肝经受病吐血，或紫檀色者。是用胆草（甘草煎煮过）、柴胡（炒）、白芍、青皮、甘草煎汤送下七丸。

脾经受病，吐痰稠黏不断，带血丝者。是用青皮、陈皮、白术（土炒）、甘草煎汤送下七丸。

肺经受病，吐痰黄白色作血腥者。是用知母、贝母、杏仁（去皮尖）、桑白皮（蜜炙）、甘草煎汤下七丸。

肾经受病，吐痰成块，如鱼冻者。是用知母（乳汁浸炒）、五味子、枸杞子、黄柏（盐水炒）、甘草煎汤送下五七丸。

以上诸方系山西超师金陵佴先生二人所授。

实宝丹

此药能治各症配药方。

乳香　没药　雄黄　丁香　朱砂　轻粉各一钱　当归　白芷　槐花各三钱

上共为细末，听用。配灵药。如毒在上，加升麻，在下，加牛膝，木瓜。随症引用。内中加牛黄更妙。

灵药方

制白砒　制土硫各四两

上共细末，入罐封固，打火四炷香。

取盏上药如琥珀色者佳。黄色不用。约有灵药六七钱，米糊为丸，重二三厘，遇病随引加减。

肺经面赤喘促，加黄芪。

脾经胃大肠热，加大黄、芒硝。

少阳胆证，加石菖蒲、蒌仁。

肝经，加龙胆草、甘菊、黄柏、芍药。

凡一切疮毒痛者，只须回生散，加六贤散，依后六门法治之。

外点诸顽疮恶毒腐肉作脓亦用，并杨梅结毒，不必问其新久浅深，同时制宜，用之万无一失。

回生散 肿毒初起用，主发散。

番木鳖净末四两，用水泡透，去皮，净，咀片，少用麻油炒紫黄色，以脆为度，研细　川山甲一两，麻油炒脆　瓜儿血竭五钱，炙　乳香三钱，去油，净　没药三钱，去油，净

上共为细末，研匀，收固。每服三分至五分止，切不可多用。预嘱病者，倘晕麻发战，切勿惊疑，一时性过即安。服时忌风。若炼蜜为丸，可加六贤散，以乳、没、血竭为衣，服后麻战，饮热酒或姜汤一盅即止。此药与前六贤散并用之，乃治内外证之要药也。凡治外证，须分六门，治法先痛而后肿者，气伤形也。先肿而后痛者，形伤气也。喜怒伤气，热伤气，故先痛也。寒伤形，暑伤形，故先肿。阴阳应象，此其理也。《素问》论之无过，血证体热，气证体凉。精病虚，神病弱。阴病顽，阳病痹。

治毒气流入大肠，痔漏，久治不愈，并流注恶症。用灵药一分加至三分。日二服，白汤或酒下。

杨梅结毒在头上者。宝丹一钱五分，重者三钱，灵药五厘，川芎、藁本各二钱，皂角一枚。煎汤服。

结毒在面上者。宝丹一钱五分，灵药一分，川芎二分，土茯苓四两。煎汤，食后服。

结毒在口鼻者。宝丹二钱，灵药一分，桂枝、川芎各二钱，土茯苓四两。煎汤，食远服。

结毒在脚上及脚底者。宝丹一两，灵药三分，天花粉一两二钱，沉香五钱，共为细末丸，粟米大，日进三服，每次一钱，土茯苓汤空心下。

结毒在两耳者。宝丹一钱五分，重者二钱，灵药一分，天花粉一两，川芎三钱。共研细为丸。每服三分，土茯苓汤下。

结毒在两臂者。宝丹三钱，灵药五厘。柴胡川芎土茯苓汤下。

结毒在腰胁者。宝丹四钱，加重五钱，灵药一分；若臭烂甚者，再加灵药一分，天花粉一两，杜仲、牛膝各三钱。为丸。每服五分，土茯苓皂角小麦煎汤下，日三服。

结毒在两腿者。宝丹三钱，灵药一分，牛膝三钱，天花粉五钱，土茯苓四两。煎汤，食前服。

结毒在小便上者。宝丹五钱，灵药二分，牡蛎煅一钱，白术一两，人参二钱，土茯苓三两。共为细末，蜜丸，绿豆大。每服一钱，土茯苓四钱五分，牛膝三钱，花粉五钱，煎汤，空心下。

以上结毒诸症，看人虚实。如虚者，皆可量加，人参黄芪白术煎汤补之。

治痈疽发背，毒烂不愈。宝丹四钱，灵药一分，蟾酥三分。为末，蜜丸萝卜子大。每服六七分，日三服，海藻昆布夏枯草煎汤下。

治痔疮。宝丹三钱，灵药一分，滑石一两，为丸。每服三钱，牛膝一两，土茯

苓三两，皂角一枚。煎汤。空心服之。

治串疬不愈。宝丹六钱，灵药一分，天花粉、滑石各一两。为末，米糊丸，如菜子大。每服五分，海藻昆布夏枯草煎汤，食后服。日三次。

治阴囊空烂。宝丹四钱，灵药一分，滑石一两米。糊为丸。牛膝三钱，土茯苓四两，皂角一枚。煎汤。空心服。

治身肿红色有风疮热疮者。宝丹三钱，灵药一分二厘，牛膝三钱，土茯苓四两，皂角一枚。煎汤。食远服。

治遍身筋骨疼痛，坐卧不安，行走不得远年者。宝丹五钱五分，灵药一分五厘，牛膝三钱，独活二两，土茯苓四两。共为末，丸，绿豆大。每服一钱，皂角煎汤下。

治远年臁疮。宝丹五钱，灵药一分五厘，牛膝三钱，木瓜一两二钱。共为末，蜜丸。每服五分，土茯苓四两，皂角一枚，煎汤下。日三服。

治咽喉肿毒。宝丹二钱，灵药一分，天花粉、桔梗、射干、山豆根各三钱。为末，蜜丸。每服一钱，土茯苓三两，煎汤送下。日三服。

治妇人玉门肿痛，或下膀胱手足不能动。宝丹五钱，灵药一分五厘，滑石一两，牛膝三钱。为末，米糊丸。每服一钱，土茯苓四两，皂角一枚，煎汤送下。日三服。

万宝丹

端治臌膈等症。

水银　密陀僧　白矾　食盐炒　火硝各一两　明雄黄五钱　朱砂五钱　滁州青磁器打碎，研细，二两

上先将水银磁末，共研，不见星。次下陀僧再研，再下矾盐硝雄砂共研匀。入阳城罐内，封口。升三炷香，取出灵药。二转加法，取前灵药又加水银一两，研不见星；又下火硝、盐矾各一两，明雄、朱砂各五钱，研匀听用；再取出山铅四两，打薄剪碎，放阳城罐底上；再放药末在上，封固，打三炷香，取灵药，配后药用。配药法：每前药一钱，用牛黄、狗宝各五分，珍珠、琥珀、直僵蚕、糯米、炒全蝎酒（洗去头足，糯米炒）、沉香、川贝母、硼砂、朱砂、雄黄、元明粉、木香、川连、吴茱萸、煮川芎、白芥子、萝卜子，以上各一钱，巴豆仁、甘草（水煮，去油）各五分，麝香三分，牙皂八分（炒），金银箔各三十张，五倍子一个，打一孔入大黄末，填满，塞紧，入多年瓦便壶内，封口，火煅候冷，取五倍子，大黄为末。与前诸药和匀，用小竹刮青煎汁，打糊为丸，萝卜子大，朱砂为衣。初服三分五厘，用雄鼠粪煎汤下。以后只用竹青煎汤，微加姜汁服。

郁金至宝起危散拔死灵丹

专治五痨七伤，极重极危，一切恶证。

青礞石　朱砂　雄精　明矾　磁石醋淬三次　南铅　北铅　雌黄各二两

上八味，于五月午日，用阳城罐封固，升打五炷香。冷取灵药，袋盛，埋东方净土内，四十九日取起，另配没药。

配药法

沉香、木香、乳香、没药、郁金、熊胆、牛黄、诃子各一钱，狗宝、冰片各五分，乳细研匀。每灵药七厘，配没药三厘，米糊成丸，金箔为衣。服时用蜜水化开。忌铁器。如服此药，病愈后，稍觉火气，用后煎方。

煎药方

黄芩　黄柏　知母　生地　白茯苓各一钱　甘草五分　栀子　陈皮各八分

上八味，白水煎，空心服。

九转灵丹

统治四时，伤寒五痨七伤，中风痰喘，隔食疟痢，痰嗽，男妇诸般病症，极其灵效。

灵砂　石菖蒲一寸九节者佳，各一两　生矾九钱　制辰砂　制雄黄各五钱

以上俱为细末，枣肉杵烂为丸，如粟米大，金箔为衣，阴干，收固。此药能固精添髓，壮颜补虚。每服二十丸，枣汤下。老人服之，精神不损，百病不生，终无隔食之患及多尿溺，亦无遗精、白浊、痨瘵、盗汗等症。妇人服之，无崩漏、赤白带下之病。按本方又云：此丹服之，百病皆除，欲求长生，终日安乐者，每晨空心枣汤下十丸，此真方士荒唐之说，不足信。培谓无病之人，断不可服也。

制汞法

先将硫黄入锅熔化，以益母草煎浓汁，投硫入汁中，七次取硫用，出山。北铅化开，投硫在内，此铅面上化开，遂取出入益母草汁中数次，以硫不腥臭为度，去铅不用，只用硫黄，佐汞煸炒成青筋头子。每汞十两，制硫二两五钱。煸毕，入罐打火五炷香，取出听用。将取出灵砂，每两制硫一钱，照前再煸打。至第七回，灵砂每十两制硫九钱，八回用八钱，九回用七钱，此九转之度也。

制砂法

每朱砂一两，用黄蜡五钱，同入锅内，熬化。微火半炷香，复以武火熬蜡干，将纸点火，放锅内，灼尽吹去蜡灰，取砂用。以砂紫色为度。

制雄黄法

用防己数两，煎汁，入明雄黄煮干。

制硫黄法

以前灵砂制朱砂，用青布做二小袋，将二味分盛袋中，采宝剑金星草生于松树上者。如剑有明星，多煎汁二袋悬胎煮至硫黄白色为度。按：金星草能去硫毒。培意以黄山云雾草代之，功似更胜也。

小九转灵丹

前制灵砂　芦荟各一两　前制朱砂　洛阳花各五钱。

上共为细末，用小铜锅入蜜少许，候花开，上用盏盖之。蜜熟即丸，如绿豆大，金箔为衣，随症照后引下，立刻见效，万无一失。

男子遗精白浊，每清晨灯心莲肉汤下三丸。

小儿急惊，木香研细末，姜汁竹茹汤调匀化下三丸，以痰降为度。

小儿急慢惊，人参、白术、当归、陈胆星、半夏、竹沥、姜汁化下三丸。

老人中风，防风通圣散煎汤送下三丸。如类中虚证，独参汤下。

结胸，大、小柴胡汤下三丸。

伤寒有汗者，桂枝汤下三丸。

阴证，附子人参肉桂炮盖汤下三丸或五丸。

痰嗽，半夏茯苓汤下三丸。

痰喘，当归竹沥汤下三丸。虚喘加人参。

脚气，防风当归木瓜牛膝羌活秦艽汤下三丸。

麻木不仁，黄芪天麻汤下三丸。

诸般疼痛，乳香没药汤下三丸。

黄疸，炒山栀茵陈汤下三丸。

诸虫积，桃仁、楝树根煎汤下三丸（楝树根要掘取向南者佳，朝北者不可用，

能伤人)。

耳病耳聋耳痛，黄柏生地石菖蒲汤下三丸。

口破及痛烂等症，山豆根黄芩骨皮汤下三丸。

三焦烦热作渴，人参白术麦冬知母汤下三丸。

赤淋白带，二陈汤下三丸。

诸般肿毒，人参麝香汤下三丸（按肿毒实证似不宜服此丹，若阴毒不红肿不知痛者则可用）。

癫证，蜈蚣乳香没药汤下三丸。

痢疾，好陈酒送下三丸。

疟疾，生姜汤送下三丸。

中风不语，握拳咬牙，闭目不省人事者，人参、黄芪、白术、附子各五分，川乌四分，甘草少许，竹沥、姜汁各三匙，大枣二枚，煎汤灌之。俟苏醒后，再用竹沥姜汁汤下三丸。

中风不醒，服前药后更进三丸，再用顺气散数剂，相其虚实，调理即愈。

钓瘰丹

治瘰疬未溃，内中有实核者。

食盐　明矾　硝各一两　汞五钱　皂矾春夏二钱，秋二钱三分，冬二钱五分

上称准，入罐，结胎炉内熏蒸三炷香，然后加升火二炷香，冷定，取盏底药，黄米饭研丸，粟米大，阴干收固。临用不拘何膏药，以一丸贴之。天寒五日一换，暑天三日一换，内核自然脱出。后即将七仙丹，轻轻指之，然后以生肌散一两，加七宝丹一钱五分，和匀，每用些须掺上以膏药贴之，渐渐生肌自满。

钓瘰褪管生肌丹

此丹专取瘰子。

硝　盐　矾　汞各三钱　皂矾五分　硇砂　金鼎砒各一钱

上共乳细，入罐封固。升取灵药，蜜丸，绿豆大，不拘何膏药护之，管核即从此出。破烂者，加蟾酥少许。不痛连生四五个者，不必俱贴，只贴一个，众病即从此出，出尽上生肌散七仙丹，愈。

痔漏退管生肌丹

此丹专治痔漏。

铅一斤　石黄四两　硫黄一两　汞二两　朱砂三两

上入罐封固，升打，文武火各三炷香，开取灵药，枣肉为丸。每服六厘，空心土茯苓汤下。忌煎炒。

又方

元精石一钱五分　朱砂　明雄　胆矾各三钱　枯矾八钱　硫黄四钱　汞　石黄各五钱

上八味，共研，不见星，入罐封固，水盏打。火五炷香，三文二武。开取灵药，配后末药用。

末药方

番木鳖去皮，香油炒黄脆　冰片　蜈螂　龟甲各二钱　川连　珍珠戴过，油，旧者，豆腐煮用　全蝎去足，酒洗　象牙各三钱　人牙煅存性　川山甲炒，各一钱六分　蜈蚣去头、足，三条

以上依制，共研极细。入前灵药二钱四分，再乳匀，外用上好净黄蜡八两，入皮碗，坐竹筒上，置锅内，隔水炖至蜡化。将药陆续投入象箸搅匀，丸如枣核大，每颗约重三分为则，看症轻重，少则一粒，多则五粒，空心黄酒下。忌房事煎炒炙煿之物。先以地榆苦参煎汤熏洗数日，然后服药，其疮将瘥，以轻粉药珠为末掺之。

荔奴丹

此丹专治杨梅结毒，并治大麻风神效。

人言三分　水银三钱　火硝　皂矾　明矾各六钱　雄黄一钱　铜绿五分　食盐一两二钱

上为细末，研，不见星。用银罐七八个，将药分贮罐内，约有三四分，深放风炉上，文火熔化，结胎。先要将各罐口磨平，俱覆于铜盆上，外用水一大盆，坐铜盆于上，加炭火，勿露罐，先文后武，一炷香即退火。取药，当时饭研为丸，如黍米大。每服一丸，或二丸，龙眼肉包住，外加豆腐皮裹之，盐汤吞下。饿一日，药行遍身方可饮食。此方不损元气，并治大麻风如神。服药后，大便要在空地深坑之处，以厚土掩之，勿令毒气传人。

一点消神方

统治一切大小疮毒，初起百发百中。

盐矾　硝　皂矾　汞各四两　砒四钱

上共研，不见星。入罐，微火结胎，用木棍恐实，冷定，覆于碗上，碗底放水盆一个，砖一块，放碗罐于砖上，加水至碗底八分，另以大砖隔住，砌百眼炉，上火下火看火到底即退火，冷定，取药收固。治毒时以米醋少许，灯草蘸点患处。毒小可点二三点，起出一二个白泡，即消毒。大者，多点几点，或多点几次，亦无不消。如遇顽阴之毒，服夺命丹一服，点之亦无不收功。

七仙丹

一名七宝丹。专治去腐肉，配生肌散用。

盐矾　硝　汞　皂矾各一两　鹅管石　朱砂各三钱

上共研细末，入罐封同，升三炷香，冷定，取药用。

生肌散

此散生肌退管，配灵药用。每一两，配七仙丹一钱五分，和匀，每用些须掺上膏掩，渐自生肌。

乳香　没药　儿茶　轻粉　石脂　龙骨　白蜡　朱砂　海螵蛸　川贝　自然铜煅

上等份，研细如面，收用。遇溃烂者，先将米泔水洗净，以此药轻轻拂上，膏药贴之。久患成漏者，以膏药捻成条子，蘸此散插入漏处，退管生肌。如毒重不效，须用前钓疬丹，钓去垒块之后，方可用此收功。

红粉霜丹

火硝　枯矾　硼砂　水银　皂矾煅，各一两

上共为细末，入罐内，烧酒拌匀，炒至黄色，再入朱砂五钱、雄黄三钱，封口，打火文武三炷香，约有灵药一两。配朱砂一两，乳匀，用绢包好，贴体带一月，再入瓶收固。每服五厘，不可多用，车前子煎汤下。此药能治大人小儿，一切风痰诸效。不效，此丹入口，有回生之功。

以上诸方系陕西杨先生所授。

痔漏大灵药

鹅管石三钱　明矾　雌黄　雄黄　铅矿石　倭硫黄　出山黑铅熔倾地上打如纸薄切作细丝，各五钱　辰朱砂一两　青盐　青礞石　芸香取黑色者用，各二钱

上共为细末，用大阳城罐一个，先护好，盛药封固。上火约香一炷，再以熟石膏周身护到，文武火共五炷香，取灵药收贮。每服三厘，加后润肠散七分，和匀，枣肉或米饭为丸，豆腐皮裹服，空心白滚汤或陈火酒送下。

润肠散

朴硝一斤，童便两碗，拌入锅内，炒干　雄猪大肠头尺许，晾取半干

上将硝研末入肠内，不拘多少，以塞为度。两头线扎紧，略晒片时，入锅内，炒焦黄色，研为细末。配前灵药服，外以纸捻蘸药插入管中。

三山拱岳丹

此丹退管去恶生新。

硝一两六钱　水银　明矾各一两

上共研，入锅，碗盖泥封，升一炷香，取药收用。化管用新米饭，打条插患处。

退管丸

露蜂房十个　鳖一个，重十二两，煅　野猪尾　茧退　人指甲　凤凰衣　蝉蜕各四两　牛黄三钱

上药除牛黄俱要酒洗，各煅成末，面糊为丸。每服三钱，空心酒下。量人虚实用。

鸿濛交盼丹

端治杨梅结毒，神效。

火硝二两五钱　食盐　明矾　皂矾各二两　水银一两　硼砂三钱　雄黄一钱　朱砂一钱

上先以明矾打豆大，入阳城罐内，后以诸药为末，入内，封固。炭火渐加，不过半罐而止，升三炷香，冷定，取药白色者佳。每药五分，配槐花炒末四钱，米糊丸，匀作四十，服土茯苓汤下。忌茶醋发味。

橘井流芳丹

此丹专去瘀肉。

水银　火硝　明矾　皂矾各二两　盐一两

上共为末，结胎，入银罐内，覆瓦钵中，绵纸固济，外用细干黄土打碎，盖寸许，露银罐，底加炭，烧三炷香，取起听用。有烂肉之功。

二转杏林丹

盐　矾　皂矾　硝　汞各一两

上共研，入罐，升打三炷香，取药。加入明雄、朱砂、硫黄各五钱，硼砂三钱，硇砂一钱，研匀，入罐，再打五炷香，取药，配入乳香、没药、儿茶、血竭各一钱，麝香一分五厘，枣肉为丸，绿豆大。收固用。

凡痔漏服十丸

小儿痞块服二三丸，肿毒杨梅服五丸，俱黄酒下，如搽一切疮毒，取药一两，入草乌末一钱，猪胆汁调搽，或鹅胆亦可。

黄灵药

此生肌长肉仙方也。

铅九钱　汞　雄黄各一两　火硝三两　枯矾二两　朱砂四钱

上先将铅化开，同诸味为末，入罐封固，升打三炷香，擦盏，火足，冷定，取药。每药一钱，加乳香、没药、海螵蛸、水煮珍珠各五分，血竭、象皮（煅）各四分，儿茶三钱，轻粉、赤石脂（煅）、龙骨（煅）各三分，黄柏、文蛤壳（煅）各二分，甘草六分，冰片五厘，麝香二厘，共为细末，乳匀，收固听用。

万应灵丹

此丹初起拔毒甚妙。

青盐　水银各五钱　皂矾一两　铅二钱五分　火硝一两二钱五分　白矾一两五钱　硼砂　白砒　雄黄各一钱五分

上先将铅化开，入水银和匀，待冷同各味研细末。用磁罐一个，将生姜遍擦罐外，火烘，又擦八九次为度，净药三分之一入罐，火上顿热滚，候干枯些，又加上，

照此顿法去候干枯色红为度。将罐口覆在磁盆内，盐泥封固，罐口周围用灰堆齐，罐底于罐底上放炭火四五块，待一炷香尽，又去灰火，随移下些，三炷香尽，去些灰，将炭火移下些，候一炷香为止，取灵药收用。其药雪白者佳。炼时罐盆外须放砒搁水浸著药方下降。

治疗疮用银针刺一孔，醋调灵丹三四毫，点上，外用膏药贴之。一夜全消，对口诸毒，俱照此法。初起一二日，日上药三次。

遇发背痈疽根盘大者。用灵丹二分，贝母末一钱，细茶卤半杯，调匀。新笔蘸药从外根扫圈至内，以药尽为度。过一二时，根盘上火热疼痛，即将冷水洗去，另用膏药贴之，过一夜揭看有一毛孔，即有一黄泡，用银针逐一挑去黄水，即愈。

云和化育丹

此丹生肌。

朴硝二两　陀僧　枯矾　水银各一两

上先将硝、陀、矾为末，均和匀，放粗磁碗内，中按一窟，以水银放窟中，用小碗盖上，盐泥封固，碗底上放水湿草一团，将砖压纸上，再以大铁钉三个，架搁粗碗外，造百眼炉，打火，以湿纸焦枯为度。开取灵药，用甘草汤浸过，再晒干收用。

五灵散

胆矾　朱砂　雄黄　明矾　磁石　水银各一两　或加硝一两更佳

上共研匀，入罐封固，打火三炷香，开取灵药，听用。此药能治一切肿毒，去瘀生新，其效如神。或加入外科诸药中，用之亦妙。

千金白雪丹

汞　盐各二两　硝五两　明矾六两　皂矾四两　黑铅一两　白砒　雄黄各六钱　硇砂研末　硼砂炒末，各一钱

上先将黑铅化开，入汞研碎，再将盐、矾、硝、皂入锅，炒六分，干，铅、汞、硇、硼、砒、雄共研，不见星，装入罐内，恐实，降三炷香为度，取出灵药。每两配入真蟾酥一钱，乳匀，收固。每用少许，点毒顶上。未成者，立即消教。已成者即起头。追脓而愈。如治漏，用麻黄煎膏作条子插入管内。

灵饼子

水银　青盐各一两　铅五钱　雄黄　金顶砒　硼砂　朱砂各三钱　硝二两五钱　皂矾二两五钱　明矾三两

上共为细末，入罐封固，打火三炷香，冷取灵药，每灵药七分，配蜗牛壳煅末二分，再以面一分，为糊做成小饼，用膏药盖贴，提毒如神。

炼金顶砒法

白砒二两　铅八两或一斤更妙

先将铅入罐内，炭火煅化，再投砒于铅之，上炼至烟尽为度。取起冷定，打开金顶，砒结在铅面上，取下听用。烟起时，宜远避之。

《灵药秘方》卷下终

药　征

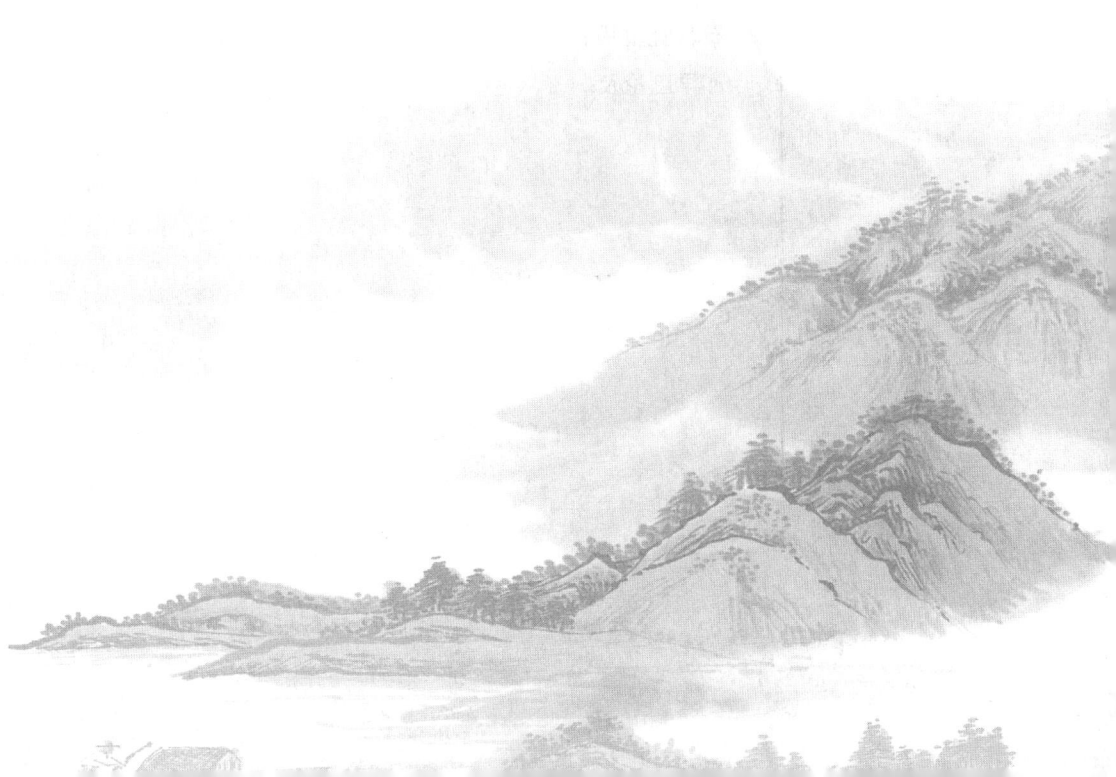

内容提要

　　本草始于神农，仅载气味主治，自陶宏景而后诸家著作日多，而经旨反晦，益穿凿附会，夸言功用，按之实际，岂能收效？东洞氏有鉴于斯，爰著《药征》，以征其失。书分三卷，品共五十有四，每品分考征、互考、辨误、品考四项，拈仲景之证，以征其用；辨诸氏之说，以明其误。且其所征皆为驱疾要药，有功斯道，洵非浅鲜，如石膏宜重用，忌煅用，为张君经验之言，而先生亦早已论及。

自 序

书曰：若药弗瞑眩，厥疾弗瘳。《周官》曰：医师掌医之政令，聚毒药，共医事。由是观之，药毒也，而病毒也，药毒而攻病毒，而攻病毒所以瞑眩者也。而考本草，有毒者有焉，无毒者有焉，为养者有之，不养者有之。于是人大惑焉，世远人泯经毁，虽欲正之，末由也已，今之所赖也，天地人耳。夫有天地，则有万物焉，有万物，则有毒之能也，有人则病与不而有焉，是古今之所同也。从其所同，而正其所异也，孰乎不可正哉！扁鹊之法，以试其方也，药之瞑眩，厥疾乃瘳，若其养与不养邪，本草之云，终无其验焉。故从事于扁鹊之法，以试其方，四十年于兹，以量之多少，知其所主治也。视病所在，知其所旁治也。参互而考之，以知其征，于是始之所惑也，粲然明矣。凡攻疾之具，则药皆毒，而疾医之司也。养精之备，则辨有毒无毒，而食医之职也。食者常也，疾者变也，吾党之小子，常之与变，不可混而为一矣。而本草也，混而一之，乃所以不可取也。不可取平，则其方也。规矩准绳，是故扁鹊之法，以试其方之功，而审其药之所主治也。次举其考之征，以实以所主治也。次之以方之无征者，参互而考次之，以古今误其药功者，引古训而辨之，次举其品物，以辨真伪，名曰《药征》也。犹之一物也，异其用，则异其功，是以养其生者，随其所好恶；攻其疾者，不避其所好恶。故食医之道，主养其精也。故撰有毒无毒，而随其所好恶也。疾医之道，主攻其疾也。故药皆毒而不避其所好恶也，而为医者不辨之，混而为一，疾医之道，所以绝也。夫古今不异者，天地人也。古今异者，论之说也。以其不异，以正其异，不异则不异，异则异也。譬如人君用人，率材则功，违材则无功矣。一物无异功，用异则功异，用养生乎？用攻疾乎？养生随其所好恶，攻疾不避其所好恶，不知其法，焉得其正？其法既已建，而后以其不异，以正其异，不异则不异，异则异。诗曰：伐柯，伐柯其则不远，是之谓也。盖今之为医之论药也，以阴阳五行，疾医之论药也，唯在其功耳。故不异则不异，异则异。然则治疾如之何，匪攻不克；养生如之何，匪性不得。吾党之小子，勿眩于论之说，以失其功实云尔。

明和八年中秋之月日本艺阳吉益为则题

东洞先生著述书日记

秦张已没，疾医之道熄焉，而阴阳五行之说炽也。家谈延命，户论养气，而各有所著。其言可闻，而其事不可行矣。先考东洞翁，生于千载之下，以复古为己任焉。而其所著述，凡若干卷。方术之上，往往视之，谓是直古疾医之道也。方是时私淑于先人，而唱古医之方者，不可胜数矣。故其书益见贵，惧后世妄造无根之言，假托先人之名，崇饰其书，以贪利买使，后进眩惑而大伤先人之志也，岂可不识乎哉！于是录其书目如下。

方极一卷

类聚方一卷

医事或问二卷

药征三卷

上四部既刊行者。

古书医言四卷

先命医事古言者后改之。

东洞先生遗稿三卷

先人固非文苑之徒也，所以集之不为文章，其言志辨惑，应问释疑者，关涉于医而有益于事，故辑之也。

上二部校已成刊行在迩。

医方分量考一卷

上一部，先人颇有所考而著之，以其未全备，故秘不刊行。

方选一卷

丸散方一卷

上二部，先人为平日调剂所编，故藏于家而不公之，但入门者，得誊写耳。以上凡九部，十七卷。

医断一卷

建殊录一卷

上二部，门人所著，而先人鉴定之，前既刊行。

天明五年乙巳之春男辰谨记

目 录

药征 卷之上

东洞吉益先生著

门人石见中村负治子亨校

绍兴裘庆元吉生刊

石 膏

主治烦渴也，旁治谵语、烦躁、身热。

考 征

白虎汤证曰：谵语遗尿。

白虎加人参汤证曰：大烦渴。

白虎加桂枝汤证曰：身无寒、但热。

以上三方，石膏皆一斤。

越婢汤证曰：不渴、续自汗出、无大热（不渴，非全不渴之谓。无大热，非全无大热之谓也。说在外传中）。

麻黄 杏仁 甘草 石膏汤，证不具也。（说在《类聚方》）

以上二方，石膏皆半斤。

大青龙汤证曰：烦躁。

木防己汤，证不具也。（说在《类聚方》）

以上二方，石膏皆鸡子大也。为则按：鸡子大，即半斤也。木防己汤，石膏或为三枚，或为十二枚，其分量难得而知焉。今从傍例，以为鸡子大也。

上历观此诸方，石膏主治烦渴也明矣。凡病烦躁者，身热者，谵语者及发狂者，齿痛者，头痛者，咽痛者，其有烦渴之证也；得石膏而其效核焉。

互 考

《伤寒论》曰：伤寒脉浮，发热无汗，其表不解者，不可与白虎汤。渴渴欲饮水，无表证者，白虎加人参汤主之。为则按：上云不可与白虎汤，下云白虎加人参汤主之。上下恐有错误也。于是考诸《千金方》揭《伤寒论》之全文。而白虎汤加人参汤，作白虎汤是也。今从之。

《伤寒论》中，白虎汤之证不具也，《千金方》举其证也备矣，今从之。

辨 误

《名医别录》言：石膏性大寒，自后医者怖之，遂至于置而不用焉。仲景氏举白虎汤之证曰：无大热。越婢汤之证亦云。而二方主用石膏。然则仲景氏之用药，不以其性之寒热也，可以见已。余也笃信而好古，于是乎，为渴家而无热者，投以石膏之剂，病已而未见其害也。方炎暑之时，有患大渴引饮而渴不止者，则使其服石膏末，烦渴顿止，而不复见其害也。石膏之治渴而不足怖也，斯可以知已。

陶弘景曰：石膏发汗，是不稽之说，而不可以为公论。仲景氏无斯言，意者陶氏用石膏，而汗出即愈。夫毒药中病，则必瞑眩也。瞑眩也，则其病从而除，其毒在表则汗，在上则吐，在下则下。于是乎，有非吐剂而吐，非下剂而下，非汗剂而汗者，是变而非常也。何法之为？譬有盗于梁上。室人交索之，出于右，则顺而难逃；

逾于左，则逆而易逃。然则虽逆乎？从其易也，毒亦然。仲景曰：与柴胡汤，必蒸蒸而振，却发热汗出而解。陶氏所谓石膏发汗，盖亦此类也己。陶氏不知，而以为发汗之剂。不亦过乎？

后世以石膏为峻药，而怖之太甚，是不学之过也。仲景氏之用石膏，其量每多于他药，半斤至一斤，此盖以其气味之薄故也。余尝治青山侯臣蜂大夫之病，其证平素毒着脊上七椎至十一椎。痛不可忍，发则胸膈烦闷而渴，甚则冒而不省人事，有年数矣。一日大发，众医以为大虚，为作独参汤，贴二钱，日三服。六日未知也，医皆以为必死，于是家人召余诊之，脉绝如死状，但诊其胸，微觉有烦闷状，乃作石膏黄连甘草汤与之。一剂之重三十五钱，以水一盏六分，煮取六分，顿服。自昏至晓，令三剂尽，通计一百有五钱，及晓，其证犹梦而顿觉。次日，余辞而归京师。病客曰：一旦决别，吾则不堪。请与君行，朝夕于左右，遂俱归京师。为用石膏如故，居七八十许日而告瘳。石膏之非峻药而不可怖也，可以见焉尔。

品　考

石膏　本邦处处出焉。加州、奥州最多。而有硬软二种，软者上品也。《别录》曰：细理白泽者良。雷敩曰：其色莹净如水精。李时珍曰：白者洁净细文，短密如束针。为则曰：采石药之道，下底为佳，以其久而能化也。采石膏于其上头者，状如米糕。于其下底者，莹净如水精，此其上品也。用之之法，唯打碎之已，近世火煅用之，此以其性为寒故也。臆测之为也，余则不取焉。大凡制药之法，制而倍毒则制之，去毒则不，是毒外无能也。诸药之下，其当制者详其制也，不制者不，下皆

效之。

滑　石

主治小便不利也。旁治渴也。

考　征

猪苓汤证曰：渴欲饮水、小便不利。

以上一方，滑石一两。

上此一方。斯可见滑石所主治也。滑石白鱼散证曰：小便不利。蒲灰散证曰：小便不利。余未试二方，是以不取征焉。

互　考

余尝治淋家，痛不可忍而渴者，用滑石矾甘散，其痛立息。屡试屡效，不可不知也。

品　考

滑石　和、汉共有焉，处处山谷多出之也。软滑而白者，入药有效。宗奭曰：滑石今之画石，因其软滑，可写画也。时珍曰：其质滑腻，故以名之。

芒　硝

主软坚也，故能治心下痞坚、心下石硬、小腹急结、结胸、燥屎大便硬。而旁治宿食腹满小腹肿痞之等诸般难解之毒也。

考　征

大陷胸汤证曰：心下痛、按之石硬。

以上一方，芒硝一升，分量可疑。故从《千金方》大陷胸丸，作大黄八两、芒硝五两。

大陷胸丸证曰：结胸，项亦强。

以上一方，芒硝半斤，分量亦可疑，故从《千金方》作五两。

调胃承气汤证曰：腹胀满。又曰：大便不通。又曰：不吐不下心烦。

以上一方，芒硝半斤，分量亦可疑。今考《千金方》《外台秘要》，此方无有焉。故姑从桃核承气汤，以定芒硝分量。

柴胡加芒硝汤证，不审备也。（说在互考中）

以上一方，芒硝六两。

大承气汤证曰：燥屎。又曰：大便硬。又曰：腹满。又曰：宿食。

大黄牡丹汤证曰：小腹肿痞。

木防己去石膏加茯苓芒硝汤证曰：心下痞坚云云。复与不愈者。

以上三方，芒硝皆三合。

大黄硝石汤证曰：腹满。

以上一方，硝石四两。

橘皮大黄朴硝汤证曰：鲙食之在心胸间不化、吐复不出。

桃核承气汤证曰：少腹急结。

以上二方，朴硝、芒硝皆二两。

硝矾散证曰：腹胀。

以上一方，硝石等份。

上历观此数方，芒硝主治坚块明矣，有软坚之功也。故旁治宿食腹满，少腹肿痞之等诸般难解者也。

互 考

柴胡加芒硝汤，是小柴汤而加芒硝者也。而小柴汤主治胸肋苦满，不能治其块。所以加芒硝也。见人参辨误中说，则可以知矣。

品 考

硝石 和、汉无别。朴硝、芒硝、硝石，本是一物，而各以形状名之也，其能无异，而芒硝之功胜矣，故余家用之。

甘 草

主治急迫也。故治里急、急痛、挛急。

而旁治厥冷、烦躁、冲逆之等诸般迫急之毒也。

考 征

芍药甘草汤证曰：脚挛急。

甘草干姜汤证曰：厥，咽中干，烦躁。

甘草泻心汤证曰：心烦不得安。

生姜甘草汤证曰：咽燥而渴。

桂枝人参汤证曰：利下不止。

以上五方，甘草皆四两。

芍药甘草附子汤证，不具也。（说在互考中）

甘麦大枣汤证曰：脏躁喜悲伤欲哭。

以上二方，甘草皆三两。

甘草汤证曰：咽痛者。

桔梗汤证，不具也。（说在互考中）

桂枝甘草汤证曰：叉手自冒心。

桂枝甘草龙骨壮蛎汤证曰：烦躁。

四逆汤证曰：四肢拘急厥逆。

甘草粉蜜汤证曰：令人吐涎、心痛发作有时，毒药不止。

以上六方，甘草皆二两。

上八方，甘草二两、三两，而亦四两之例。

苓桂甘枣汤证曰：脐下悸。

苓桂五味甘草汤证曰：气从小腹上冲胸咽。

小建中汤证曰：里急。

半夏泻心汤证曰：心下痞。

小柴胡汤证曰：心烦。又云：胸中烦。

小青龙汤证曰：咳逆倚息。

黄连汤证曰：腹中痛。

人参汤证曰：逆抢心。

旋覆花代赭石汤证曰：心下痞硬，噫气不除。

乌头汤证曰：疼痛不可屈伸。又云：拘急不得转侧。

以上十方，甘草皆三两。

排脓汤证。阙。（说在桔梗部）

调胃承气汤证曰：不吐不下、心烦。

桃核承气汤证曰：其人如狂。又云：少腹急结。

桂枝加桂汤证曰：奔豚，气从少腹上冲心。

桂枝去芍药加蜀漆龙骨牡蛎汤证曰：惊狂、起卧不安。

以上五方，甘草皆二两。

上历观此诸方，无论急迫，其他曰痛、曰厥、曰烦、曰悸、曰咳、曰上逆、曰惊狂、曰悲伤、曰痞硬、曰利下，皆甘草所主。而有所急迫者也，仲景用甘草也。其急迫剧者，则用甘草亦多；不剧者，则用甘草亦少。由是观之，甘草之治急迫也明矣。古语曰：病者苦急，急食甘以缓之。其斯甘草之谓乎？仲景用甘草之方甚多，然其所用者，不过前证，故不枚举焉。凡征多而证明者，不枚举其征，下皆效之。

互 考

甘草汤证曰：咽痛者，可与甘草汤不瘥者，与桔梗汤。凡其急迫而痛者，甘草治之。其有脓者，桔梗治之。今以其急迫而痛，故与甘草汤。而其不瘥者，已有脓也，故与桔梗汤。据此推之，则甘草主治，可得而见也。

芍药甘草附子汤，其证不具也。为则按其章曰：发汗病不解，反恶寒。是恶寒者，附子主之。而芍药、甘草则无主证也。故此章之义，以芍药甘草汤。脚挛急者，而随此恶寒则此证始备矣。

为则按：调胃承气汤、桃核承气汤，俱有甘草。而大小承气汤、厚朴三物汤，皆无甘草也。调胃承气汤证曰：不吐不下、心烦。又曰：郁郁微烦，此皆其毒急迫之所致也。桃核承气汤证曰：或如狂、或少腹急结，是虽有结实，然狂与急结，此皆为急迫，故用甘草也。大小承气汤、厚朴三物汤、大黄黄连泻心汤，俱解其结耳。故无甘草也，学者详诸。

辨 误

陶弘景曰：此草最为众药之主。孙思邈曰：解百药之毒。甄权曰：诸药中，甘草为君，治七十二种金石毒，解一千二百般草木毒，调和众药有功。呜呼！此说一出，而天下无复知甘草之本功，不亦悲哉！若从三子之说，则诸凡解毒，唯须此一味而足矣。今必不能，然则其说之非也，可以知已。夫欲知诸药本功，则就长沙方中推历其有无多少，与其去加，引之于其证，则其本功，可得而知也。而长沙方中，无甘草者居半，不可谓众药之主也，亦可以见已。古语曰：攻病以毒药，药皆毒，毒即能。若解其毒，何功之有？不思之甚矣。学者察诸，夫陶弘景、孙思邈者，医家之俊杰，博治之君子也。故后世尊奉之至矣。而谓甘草众药之主，谓解百药之毒，岂得无征乎？考之长沙方中，半夏泻心汤本甘草三两，而甘草泻心汤更加一两，是足前为四两，而误药后用之，陶、孙盖卒尔见之，谓为解药毒也。呜呼！夫人之过也，各于其常，故观二子之过，斯知尊信仲景之至矣。向使陶、孙知仲景误药后，所以用甘草，与不必改其过何也？陶、孙诚俊杰也，俊杰何为文其过乎？由是观之，陶、孙实不知甘草之本功也，亦后世之不幸哉！

东垣李氏曰：生用则补脾胃不足，而大泻心火；炙之则补三焦元气，而散表寒。是仲景所不言也。五脏浮说。战国以降，今欲为疾医乎？则不可言五脏也。五脏浮说，战国以降，不可从也。

品　考

甘草　华产上品，本邦所产者，不堪用也。余家唯锉用之也。

黄　芪

主治肌表之水也。故能治黄汗、盗汗、皮水。又旁治身体肿或不仁者。

考　征

芪芍桂枝苦酒汤证曰：身体肿、发热汗出而渴。又云：汗沾衣、色正黄如药汁。

防己黄芪汤证曰：身重、汗出恶风。

以上二方，黄芪皆五两。

防己茯苓汤证曰：四肢肿，水气在皮肤中。

黄芪桂枝五物汤证曰：身体不仁。

以上二方，黄芪皆三两。

桂枝加黄芪汤证曰：身常暮盗汗出者。又云：从腰以上必汗出、下无汗、腰髋弛痛、如有物在皮中状。

以上一方，黄芪二两。

黄芪建中汤证，不具也。

以上一方，黄芪一两半。

上历观此诸方，黄芪主治肌表之水也。故能治黄汗、盗汗、皮水，又能治身体肿或不仁者，是肿与不仁，亦皆肌表之水也。

互　考

芪芍桂枝苦酒汤、桂枝加黄芪汤。同治黄汗也。而芪芍桂枝苦酒汤证曰：汗沾衣，是汗甚多也。桂枝加黄芪汤证曰：腰以上必汗出、下无汗，是汗少也。以此考之，汗之多少，即用黄芪多少，则其功的然可知矣。

防己黄芪汤、防己茯苓汤，同治肌肤水肿也。而黄芪有多少。防己黄芪汤证曰：身重汗出。防己茯苓汤证曰：水气在皮肤中，此随水气多少，而黄芪亦有多少。则黄芪治肌表之水明矣。故芪芍桂枝苦酒汤、桂枝加黄芪汤，随汗之多少，而用黄芪亦有多少也。

黄芪桂枝五物汤证曰；身体不仁。为则按：仲景之治不仁，虽随其所在，处方不同。而历观其药，皆是治水也。然则不仁，是水病也。故小腹不仁、小便不利者，用八味丸以利小便，则不仁自治。是不仁者，水也。学者思诸。

防己黄芪汤，《金匮要略》载其分量与《外台秘要》异，为则夷考其得失《外台秘要》古，而《金匮要略》不古矣。故今从其古者也。

辨　误

余尝读《本草》载黄芪之功。陶弘景曰：补丈夫虚损、五劳羸瘦、益气。甄权曰：主虚喘，肾衰耳聋，内补。嘉谟曰：人参补中，黄芪实表也。余亦尝读《金匮要略》，审仲景之处方，皆以黄芪治皮肤水气，未尝言补虚实表也。为则尝闻之，周公置医，职四焉：曰食医、曰疾医、曰疡医、曰兽医。夫张仲景者，盖古疾医之流也。夫陶弘景尊信仙方之人也。故仲景动言疾病，而弘景动论养气，谈延命，未尝论疾病。后世之喜医方者，皆眩其俊杰，而不知其有害于疾医也。彼所尊信而我尊信之，滔滔者天下皆是也。岂不亦悲哉？夫逐奔兽者，不见大山。嗜欲在外，则聪明所蔽。故其见物同，而用物之异。仲景主疾病者也，弘景主延命者也；仲景以黄芪治水气，弘景以之补虚。夫药者，毒也。毒药何补之为，是以不补而为补，以不补而为补，是其聪明为延命之欲所蔽也。古语曰：邪气盛则实，精气夺则虚。夫古所谓虚实者，以其常而言之也。昔者常无者，今则有之则是实也。昔者常有者，今则无之，则是虚也。邪者，常无者也；精者，常有者也。故古所谓实者，病也。而虚者，精也。因病而虚，则毒药以解其病，毒而复其故也。非病而虚，则非毒药之所治也，以谷肉养之。故曰：攻病以毒药，养精以谷肉果菜。今试论之。天寒肌肤粟起，当此时服黄芪而不已也，以衣衾则己，以衣衾而不已也，啜粥而已，无他，是非病而精虚也。若乃手足拘急恶寒，是与衣衾而不已也，啜粥而不已也，与毒药而已也，无他，是邪实也。呜呼！仲景氏哉！信而有征，此孔子所以非法言不敢道也。甄权、嘉谟不言疾医之法言也，抑亦弘景祸之矣。言必以仙方，必以阴阳，此芪功之所以不著也。

品 考

黄芪 汉土、朝鲜、本邦皆产也。汉土出绵上者，以为上品，其他皆下品也。其出朝鲜、本邦者，亦皆下品也。今华舶之所载而来者，多是下品，不可不择也。凡黄芪之品，柔软，肉中白色，润泽味甘，是为上品也。锉用。

人 参

主治心下痞坚、痞硬、支结也。旁治不食呕吐、喜唾、心痛、腹痛、烦悸。

考 征

木防己汤证曰：心下痞坚。

以上一方，人参四两。

人参汤证曰：心中痞。又曰：喜唾、久不了了。

桂枝人参汤证曰：心下痞硬。

半夏泻心汤证曰：呕而肠鸣、心下痞。

生姜泻心汤证曰：心下痞硬、干噫食臭。

甘草泻心汤证曰：心下痞硬而满、干呕、心烦。又曰：不欲饮食、恶闻食臭。

小柴胡汤证曰：默默不欲饮食、心烦、喜呕。又云：胸中烦。又云：心下悸。又云：腹中痛。

吴茱萸汤证曰：食谷欲呕。又曰：干呕、吐涎沫。

大半夏汤证曰：呕而心下痞硬。

茯苓饮证曰：气满、不能食。

干姜黄连黄芩人参汤证曰：食入口即吐。

桂枝加芍药生姜人参新加汤证，不具也。（说在互考中）

六物黄芩汤证曰：干呕。

白虎加人参汤证，不具也。（说在互考中）

生姜甘草汤证曰：咳唾涎沫不止。

以上十四方，人参皆三两。

柴胡桂枝汤证曰：心下支结。

干姜人参半夏丸证曰：呕吐不止。

四逆加人参汤证，不具也。（说在互考中）

以上三方，其用人参者，或一两半，或一两，而亦三两之例。

附子汤证，不具也。（说在互考中）

黄连汤证曰：腹中痛、欲呕吐。

旋覆花代赭石汤证曰：心下痞硬、噫气不除。

大建中汤证曰：心胸中大寒痛、呕不能饮食。

以上四方，人参皆二两。

上历观此诸方，人参主治心下结实之病也。故能治心下痞坚、痞硬、支结。而旁治不食、呕吐、喜唾、心痛、腹痛、烦悸，亦皆结实而所致者，人参主之也。

为则按：人参、黄连、茯苓三味，其功大同而小异也。人参治心下痞硬而悸也，黄连治心中烦而悸也，茯苓治肉瞤筋惕而悸也，不可不知矣。

互 考

木防己汤条曰：心下痞坚，愈复发者，去石膏、加茯苓芒硝汤主之。是人参、芒硝分治心下痞硬之与痞坚也。于是乎，可见古人用药不苟也。盖其初，心下痞坚犹缓，谓之痞硬亦可，故投以人参也。复发不愈，而痞之坚必矣，故投以芒硝也。半夏泻心汤，脱"硬"字也。甘草泻心汤，此方中倍甘草。生姜泻心汤，加生姜之汤也。而共云治心下痞硬，则此方脱"硬"字也明矣。

吴茱萸汤、茯苓饮、干姜黄连黄芩人参汤、六物黄芩汤、生姜甘草汤，皆人参三两。而云治咳唾涎沫、呕吐下利，不云治心下痞硬。于是综考仲景治咳唾涎沫，呕吐下利方中，其无人参者，十居八九。今依人参之本例，用此五汤施之于心下痞硬，而咳唾涎沫呕吐下利者，其应如响也。由是观之，五汤之证，壹是皆心下痞硬之毒也矣。

桂枝加芍药生姜人参新加汤，其证不具也。其云：发汗后身疼痛，是桂枝汤证也。然则芍药、生姜、人参之证，阙也。（说在《类聚方》）

白虎加人参汤四条之下，俱是无有人参之证。盖张仲景之用人参三两，必有心下痞硬之证，此方独否。因考《千金方》《外台秘要》，共作白虎主之，故今尽从之。

干姜人参半夏丸，依本治之例，试推其功。心下有结实之毒，而呕吐不止者，实是主之，大抵与大半夏汤之所主治也。大同小异，而有缓急之别。

四逆加人参汤，其证不具也。恶寒脉微而复利，是四逆汤之所主，而不见人参之证也。此方虽加人参仅一两，无见证则何以加之？是脱心下之病证也明矣，附子汤证不具也。此方之与真武汤独差一味，而其于方意也，大有迳庭。附子汤，术、附君药而主身体疼痛，或小便不利，或心下痞硬者。真武汤，茯苓、芍药君药而主肉瞤筋惕，拘挛呕逆，四肢沉重疼痛者。

旋覆花代赭石汤，其用人参二两而有心下痞硬之证，此小半夏汤加减之方也。二两疑当作三两也。

辨 误

甄权曰：参补虚。误矣，此言一出，流毒千载。昔者张仲景之用参也，防己汤莫多焉。其证曰：支饮呕满、心下痞坚、面色黧黑。未尝见言补虚者也。又曰：虚者即愈，实者三日复发。复与而不愈者，去石膏，加茯苓芒硝汤主之。此其所由误者乎？则有大不然。盖汉以降，字诂不古者多矣，则难其解。古语曰：有为实也，无为虚也，故用防己汤。而心下痞坚已虚而无者，则即愈也。虽则即愈也，心下痞坚犹实而有者，三日复发，复与防己汤而不愈者，非特痞硬，即是坚也。非参之所主，而芒硝主之。故参如故而加芒硝、茯苓。由是观之，不可谓参补虚也。孙思邈曰：无参则以茯苓代之，此说虽误，然参不补虚，而治心下疾也，亦足以征耳。盖参补虚之说，始于甄权。滔滔者，天下皆是。《本草》终引广雅五行，记是参之名义，而岂参之实乎，学者详诸。

余读《本草》，至参养元气，未尝废书而不叹也。曰：呜呼，可悲哉！人之惑也。所谓元气者，天地根元之一气也。动为阳，静为阴，阴阳妙合，斯生万物，命其主宰，曰造化之神也。而人也者，非造化之神也。故人生于人，而神不能生人，况于元气乎？夫人之元气也，免身之初，所资以生，医家所谓先天之气也。养之以谷肉果菜，所谓后天之气也。虽然，元气之说，圣人不言，故经典不载焉。战国以降，始有斯言。鹖冠子曰：天地成于元气。董仲舒《春秋繁露》曰：王正则元气和顺。扬雄解嘲曰：大气含元气。孔安国《虞书注》曰：昊天谓元气广大。《汉书律历志》曰：大极元气，函为一。班固《东都赋》曰：降烟熅，调元气。此数者，皆言天是之元气，而非人之元气也。《素问》曰：天之大气举之，言系地于中而不坠也。又曰：三焦者，原气之别使。言皮肤毫毛之末，温缓之气也。此犹可言也。然论说之言也，于疾医何益之有？又曰：养精以谷肉果菜，是古之道也，未闻以草根木皮，而养人之元气。盖其说出于道家，道家所雅言延命长寿，故立元气以为极也。秦汉以降，道家隆盛。而阴阳五行元气之说，蔓延不可芟，医道湮晦，职此之由，岂可不叹哉！夫医术人事也，元气天事也，故仲景不言矣。养精以谷肉果菜，而人参养元气，未尝有言之。由此观之，其言养元气者，后世之说也，不可从矣。

东垣李氏曰：张仲景云：病人汗后，身热亡血，脉沉迟者；下利身凉，脉微血虚者，并加人参也。古人之治血脱者，益气也。血不自生，须生阳气。盖阳气生，则阴长而血乃旺。今历考《伤寒论》中曰：利止亡血，四逆加人参汤主之，李氏其据此言乎？然而加人参仅仅一两也。四逆加人参汤，更加茯苓，此为茯苓四逆汤，而不举血证，则人参之非为亡血也，可以见已，且也仲景治吐血、衄血、产后

亡血，方中无有人参，则益足证也，李氏之说妄哉！自后苟有血脱者，则不审其证，概用人参，亦益妄哉！

或问曰：吾子言仲景用人参治心下痞硬，而大黄黄连泻心汤之属，无有人参，岂亦有说乎？曰：有之。何子读书之粗也？大黄黄连泻心汤曰：心下痞，按之濡。其于人参，则诸方皆曰心下痞硬。"硬濡"二字，斯可以见其异矣。

品　考

人参　出上党者，古为上品，朝鲜次之。今也，上党不出，而朝鲜亦少也。其有自朝鲜来者，味甘，非其真性。故试诸仲景所谓心下痞硬，而无效也，不可用矣。源顺和名抄云人参，此言久末乃伊。盖本邦之俗，谓熊胆为久末乃伊，而亦号人参，则以其味名也。由是观之，本邦古昔所用者，其味苦也，亦明矣。今试取朝鲜之苗，而树艺诸本邦者，其味亦苦也。然则其苦也者，是人参之正味。而桐君雷公之所同试也，乃今余取产于本邦诸国者用之，大有效于心下痞硬。其产于本邦诸国者，五叶三桠，其于形状也，亦与所产于朝鲜同矣。产于本邦诸国者，于和州金峰者最良，去土气而锉用，谨勿杀苦也。

桔　梗

主治浊唾肿脓也，旁治咽喉痛。

考　征

排脓汤，证阙。

桔梗白散证曰：出浊唾腥臭、久久吐脓。

桔梗汤证曰：出浊唾腥臭、久久吐脓。

排脓散，证阙。

以上四方，其用桔梗者，或三两、或

一两、或三分、或二分。

上四方者，皆仲景之方也。而排脓汤，以桔梗为君药也，不载其证。今乃历观其用桔梗诸方，或肺痈，或浊唾腥臭，或吐脓也。而以桔梗为君药者，名为排脓，则其排脓也明矣。

互　考

排脓汤之证虽阙，而桔梗汤观之，则其主治明矣。桔梗汤证曰：出浊唾腥臭、久久吐脓。仲景曰：咽痛者，可与甘草汤；不瘥者，与桔梗汤也。是乃甘草者，缓其毒之急迫也。而浊唾吐脓，非甘草之所主，故其不瘥者，乃加桔梗也。由是观之，肿痛急迫，则桔梗汤。浊唾吐脓多则排脓汤。

辨　误

排脓汤及散，载在《金匮》肠痈部。桔梗汤及白散，亦有肺痈之言。盖肠痈、肺痈之论，自古而纷如也，无有明辨，欲极之而不能也。人之体中，不可见也。故谓无肺痈、肠痈者，妄也；谓有肺痈、肠痈者，亦妄也。凡吐下臭脓者，其病在胸也，而为肺痈。其病在腹也，而为肠痈，其亦可也。治之之法，不为名所拘，而随其证，是为仲景也。

品　考

桔梗　处处出焉。药铺所鬻者，渐而白洁，脱其气味也，不可不择焉。唯去其土泥，而不杀其真性，是为良也，锉用。

术

主利水也，故能治小便自利、不利。旁治身烦疼、痰饮、失精、眩冒、下利、喜唾。

考　征

天雄散，证阙。（说在互考中）

以上一方，术八两。

桂枝附子去桂加术汤证曰：小便自利。

麻黄加术汤证曰：身烦疼。

越婢加术汤证曰：一身面目黄肿，其脉沉、小便不利。

附子汤，证不具也。（说在互考中）

以上四方，术皆四两。

桂枝去桂加苓术汤证曰：小便不利。

人参汤证曰：喜唾。

桂枝人参汤证曰：利下不止。

茯苓泽泻汤，证不具也。（说在《类聚方》）

茯苓饮证曰：心胸中有停痰宿水、自吐出水。

以上五方，术皆三两。

甘草附子汤证曰：小便不利。

真武汤证曰：小便不利、四肢沉重疼痛、自下利。

苓姜术甘汤证曰：小便自利。

苓桂术甘汤证曰：小便自利。

苓桂术甘汤证曰：心下有痰饮，又云头眩。

泽泻汤证曰：其人苦冒眩。

枳术汤，证不具也。（说在互考中）

茯苓戎盐汤证曰：小便不利。

以上七方，术皆二两。

五苓散证曰：小便不利。

以上一方，术十八铢，而三两之例。

上历观此诸方，无论小便之变。其他曰饮、曰痰、曰身烦疼、曰喜唾、曰冒眩，亦皆水病也。凡小便不利而兼若证者，用术而小便通，则诸证乃治。由是观之，术之利水也明矣。

互　考

天雄散。《金匮要略》载在桂枝加龙骨牡蛎汤条后，而不载其证。而李时珍作

《本草纲目》曰：此仲景治男子失精之方也。然则旧有此证，而今或脱也。男子失精、女子梦交，桂枝龙骨牡蛎汤主之。下当云：天雄散亦主之。以余观之，时珍之见，而岂以术、附为治失精梦交乎？此则观于本草，可以知耳。夫失精梦交，水气之变也，故以术为主药也。

《金匮要略》白术附子汤，即《伤寒论》中桂枝附子去桂加术汤，而分量减其半也。盖术别苍白，非古也。故今称方名，从《伤寒论》焉。《外台秘要》术附汤，亦同方。而分量非古也，皆不可从焉。

附子汤证，不具也。此方之于真武汤，倍加术、附，以参代姜者也。而真武汤证，有小便不利，或疼痛，或下利。此方倍加术、附，则岂可无若证乎？其证阙也明矣。

枳术汤、桂姜枣草黄辛附汤，二方《金匮要略》所载。同其因与证，而不可别焉。今审其方剂，桂姜枣草黄辛附汤，其方合桂枝去芍药，及麻黄、附子、细辛也。而桂枝去芍药汤，主头痛、发热、恶风、有汗等症，而腹中无结实者也。麻黄附子细辛汤证曰：少阴病，发热。为则按：所谓少阴病者，恶寒甚者也。故用附子，附子主恶寒也。依二汤之证，推之心下坚大而恶寒。发热上逆者，桂姜枣草黄辛附汤主之。术主利水也，是以心下坚大而小便不利者，枳术汤主之。夫秦张之治疾也，从其证而不取因矣。因者，想像也，以冥冥决事，秦张所不取也，故其能治疾也。在方中其证矣，斯不知其方意，则未能中其证也。其知其方意，在知药能也，能知药能而后始可与言方已。

辨　误

《本事方》许叔微曰：微患饮澼三十年，后左下有声、胁痛、食减、嘈杂、饮酒半杯即止，十数日必呕酸水数升，暑月止右边有汗，左边绝无。自揣必有澼囊，如水之有科臼，不盈科不行。但清者可行，而浊者停滞，无路以决之，故积至五六日必呕而去。脾土恶湿，而水则流湿，莫若燥脾以去湿，崇土以填科臼，乃悉屏诸药，只以苍术麻油大枣丸，服三月而疾除。自此常服，不呕不痛，胸膈宽利，饮啖如故。为则按：仲景用术治水，而不云去湿补脾也；许氏则以术为去湿补脾，而不云其治水，何其妄哉？许氏之病水变，故得术能治也。人云许氏能治其湿痰，余戏之曰：非许自能治其病，而术能治许病也。何则？许氏之所说，以不可见为见，而以不可知为知也。空理惟依，古人则不然，有水声吐水，则为水治之。是可知而知之，可见而见之实事。惟为此谓知见之道也，故有许氏之病者，用术、附以逐其水，其效如神。呜呼！仲景之为方也，信而有征。由是观之，许之病已也，非许之功，而术之功也。

品　考

术　宗奭曰：古方及本经，止单言术，而未别苍白也。陶隐居言有两种，而后人往往贵白术而贱苍术也。为则曰：华产两种，其利水也，苍胜于白，故余取苍术也。本邦所出其品下而功劣也。锉用。

白头翁

主治热利下重也。

考　征

白头翁汤证曰：热利下重。又曰：下利欲饮水。

白头翁加甘草阿胶汤证曰：下利。

以上二方，白头翁皆三两。

夫仲景用白头翁者，特治热利，而他无所见矣。为则按：若热利渴而心悸，则用白头翁汤也，加之血证，及急迫之证，则可用加甘草阿胶汤也。

品 考

白头翁 和、汉无别。

《药征》卷之上终

药征　卷之中

东洞吉益先生著
门人石见中村贞治子亨校
绍兴裘庆元吉生刊

黄　连

主治心中烦悸也。旁治心下痞、吐下、腹中痛。

考　征

黄连阿胶汤证曰：心中烦、不得卧。

以上一方，黄连四两。

黄连汤证曰：胸中有热、腹中痛、欲呕吐。

干姜黄连黄芩人参汤证曰：吐下。

葛根黄连黄芩汤证曰：利遂不吐。

白头翁汤证曰：下利欲饮水。

以上四方，黄连皆三两。

大黄黄连泻心汤证曰：心下痞，按之濡。

泻心汤证曰：心气不足。

附子泻心汤证曰：心下痞。

以上三方，黄连皆一两，而亦三两之例。

上历观此诸方，黄连治心中烦悸也明矣。故心中烦悸而痞者、吐者、利者、腹痛者，用此皆治也。此外用黄连一两方多，其比余药分量差少，但举心胸之微疾，不足取而征焉，故不枚举也。

互　考

张仲景用黄连。其证与人参、茯苓，大同而小异。说在人参部。

黄连阿胶汤证曰：心中烦。此方黄连为君，而有心中烦之证，斯可以见其主治矣。

泻心汤证曰：心气不足，而吐血衄血者，泻心汤主之。既云不足，又云泻心，此后世论说之所由起也。然《千金方》不足作不定，斯仲景之古也。而不定者，烦悸之谓也。凡病心中烦悸、心下痞、按之濡者，用此汤皆治也。由是观之，所谓不定者，烦悸之谓也。

辨　误

夫万物生于天也，故天命之谓性。性唯一也，其能亦唯一也，谓之良能。然其有多能者，性之所枝而岐也，非性之本也，谓之赢能。人之眩赢能，而谓性多能者多矣。余尝读《本草》，举其主治甚多。夫主治也者，性之能也。一物之性，岂有此多能哉！今近取譬于人之多能乎？夫人之性也，有任焉者，有清焉者，有和焉者，有直焉者，虽圣人不可移易也。而有多能焉，有无能焉，多能求于天性之外而成焉，无能非求于天性之中而无焉。从其性而用之，则多能也。是善于用其性者也，非由天性而多能也。故天性任者，用而多能，则尽其性之任而已。任之外，无有其能也。清则清，和则和，直则直，从性之一而贯之，不可移易也。亦有学而修之，以成其多能者，若天性然，然非去性而然，亦与性成者也，此所以论于人之道，而非所以论于草根木皮也。善于用人性之能者若彼，而况于草根木皮乎？性之外，无有多能，而一草何多能之有？夫黄连之苦治心烦也，是性之为能也。张仲景用焉，而治心下痞。呕吐下利之证也，是性之所枝而岐也。故无心烦之状者，试之无效。加心烦者，其应如响。仲景治心下痞、呕吐下利，其方用黄连者甚多，斯亦可以征也。由是观之，黄连主治心烦也。本草之谬也明矣。黄连之能，多乎哉？不多也。

品 考

黄连 处处出焉，出于本邦越中者为上品，世所谓加贺黄连是也。贪利之贾，或以郁金色之，不可不择也。锉用。

黄 芩

治心下痞也，旁治胸胁满、呕吐、下利也。

考 征

黄芩汤证曰：自下利。

六物黄芩汤证不具也（说在互考中）。

干姜黄连黄芩人参汤证曰：吐下。

小柴胡汤证曰：胸胁苦满。

大柴胡汤证曰：心下痞硬、呕吐而下利。

柴胡姜桂汤证曰：胸胁满、微结、心烦。

葛根黄连黄芩汤证曰：利遂不止。

半夏泻心汤证曰：呕而肠鸣、心下痞。

以上八方，黄芩皆三两。

柴胡桂枝汤证曰：微呕、心下支结。

泻心汤证曰：心下痞。

附子泻心汤证曰：心下痞。

以上三方，黄芩或一两，或一两半，而亦三两之例。

上历观此诸方，黄芩主治心下之病也。若呕吐者，若下利者，有心下痞之证也，则得黄芩即治矣。其无此证者，终无效焉。无他，治心下痞也。

互 考

黄芩汤条曰：太阳与少阳合病，自下利者主之。盖六经也者，疾医之所不言也。而其有六经之言，则后人所搀入焉，故不取焉。以他例推之，心下痞、腹强急而下利者，此汤主之。为则每对若证，即用此汤，其应如响，学者审诸。

六物黄芩汤其证不具也。此方半夏泻心汤，而去黄连、甘草，加桂枝者也。张仲景用人参、黄芩也，于心下痞而硬者也。然则心下痞硬、干呕下利者，此汤主之。其无此证，则终无效也。学者审诸。

辨 误

世医笃信本草，以芩、连为寒药，其畏之也如虎狼焉，不思之甚矣。夫本草论药之寒热温凉，终不一定。彼以为温，则是以为热，甲以为寒，则乙以为凉。果孰是而孰非乎？盖医者之于用药也，譬犹武夫用兵，武夫而畏兵，不可以为武夫也。医亦然，毒药各有其能，各主一病，苟有其证者而不用之，则终不治也。所以不畏焉，此而畏之，则何以医为也。张仲景用黄芩也，治心下痞而已，无有他能。故心下痞，而呕吐下利，则用之即治矣。世医不深察，妄以为呕吐下利之主药，可悲也夫。

品 考

黄芩 处处出焉。出汉土者，此为上品也。出朝鲜者次之。出本邦者，下品也。锉用。

柴 胡

主治胸胁苦满也。旁治寒热往来，腹中痛，胁下痞硬。

考 征

小柴胡汤证曰：胸胁苦满、往来寒热。又云：腹中痛。又云：胁下痞硬。

柴胡加芒硝汤证曰：胸胁满。

柴胡去半夏如瓜蒌汤，证不具也。（说在互考中）

柴胡姜桂汤证曰：胸胁满、微结。又云：往来寒热。

大柴胡汤证曰：心下急、郁郁微烦。又曰：往来寒热。又曰：心下满痛。

以上五方，柴胡皆八两。

柴胡桂枝汤证曰：心下支结。

以上一方，柴胡四两而八两之例。

上历观此诸方，柴胡主治胸胁苦满也。其他治往来寒热、或腹中痛、或呕吐、或小便不利，此一方之所主治。而非一味之所主治也。为则按：《伤寒论》中，寒热、腹痛、呕吐、小便不利，而不用柴胡者多矣。胸胁苦满而有前证，则柴胡主焉。此可以见柴胡之所主治也。

互 考

柴胡去半夏加瓜蒌汤其证不具也。以渴，故代半夏以瓜蒌也。今试诸世所谓疟疾，胸胁苦满而渴者，甚有效焉。其无有胸胁苦满证，则终不知也。然则胸胁苦满证，其脱也明矣。

辨 误

《本草纲目》柴胡部中，往往以往来寒热为其主治也。夫世所谓疟疾，其寒热往来也剧矣，而有用柴胡而治也者，亦有不治也者。于是质之仲景氏之书，其用柴胡也，无不有胸胁苦满之证。今乃施诸胸胁苦满而寒热往来者，其应犹响之于声。非直疟也，百疾皆然。无胸胁苦满证者，则用之无效焉。然则柴胡之所主治，不在彼而在此。

品 考

柴胡　处处出焉，本草以产于银州银县者为上品也。本邦药铺所鬻者有二品。曰镰仓柴胡，曰河原柴胡也。盖河原柴胡者，非柴胡之种也，不可用焉。镰仓柴胡者尤佳，去须及头，以粗布拂试之，锉而用焉。雷敩、陈子承，称柴胡香气甚矣。而本邦之产，比诸产汉土者，形状则同，气味则薄，因稽诸说，嫩则香美也，老则不也。张元素曰：气味俱清，故今用镰仓柴胡也。

贝 母

主治胸膈郁、结痰饮也。

考 征

桔梗白散证曰：时出浊唾腥臭，久久吐脓。

以上一方，贝母三分。

仲景氏用贝母也，特此一方已然。考之本草，古人用贝母，主治郁结痰饮、旁治咳嗽、乳汁不下也。乃与仲景氏治浊唾腥臭，其归一也已。其功于桔梗，大同而小异也。

品 考

贝母　用自汉土来者也，锉用焉。今本邦间亦出焉，不异于汉土产也。

细 辛

主治宿饮停水也。故治水气在心下而咳满，或上逆，或胁痛。

考 征

小青汤证曰：心下有水气、干呕、发热而咳。

苓甘五味姜辛汤证曰：咳而胸满。

以上二方，细辛皆三两。

麻黄附子细辛汤证不具也。（说在互考中）

大黄附子汤证曰：胁上偏痛。

桂姜草枣黄辛附汤证曰：心下坚大如盘，边如旋杯。

以上三方，细辛皆二两。

上历观此诸方，其咳者，上逆者，胸满者，胁痛者，心下坚大者，胸胁心下宿饮停水而所致也，用细辛则水饮去，而其证已。可以见其所主治也。

互 考

麻黄附子细辛汤条，特云少阴病反发热，而不举余证。为则按：六经也者，是后人之搀入，而非仲景之古也。所谓少阴病者，踡卧、小便清利也。踡卧者，恶寒甚也。恶寒者，水病也。仲景氏之治恶寒也，其用附子者居多。又其言曰：术、附并走皮中，逐水气也。是观之，恶寒之为水气也明矣。其喘而恶寒，有痰饮之变者，此方主之。

桂姜草枣黄辛附汤，证不具也。说在术条下，故不复赘焉。

辨 误

今之为医者，其用药也，瞑眩则栗，遽转其方，何无特操之甚也。书曰：若药弗瞑眩，厥疾弗瘳。余每读书到于此，未尝不废书抵掌而叹。圣哲之言，信而有征也。仲景之为方也，亦有征矣，请举其一二。苓甘五味姜辛夏汤条曰：咳满即止，而更复渴，冲气复发者，以细辛干姜也。而仍用细辛干姜，此非审知此毒，而治此疾者，孰能之为？呜呼！仲景哉！术附汤条曰：其人如冒状，勿怪。即是术附并走皮中，逐水气，未得除故耳，此亦瞑眩之谓也。夫欲为仲景氏者，其要在知药之瞑眩，而疾乃瘳焉。而后就其方法，审其药功而已。为则从事于此，审试诸药。本草所谓大毒者，其不彻疾也，不瞑眩。所谓无毒者，亦中肯綮也，必瞑眩。瞑，眩也。疾斯瘳也。余未见药弗瞑眩，而疾之为瘳者也。呜呼！圣哲之言，信而有征哉！学者思诸。

品 考

细辛 本邦称云：真细辛者，即是也，洗去尘土，锉而用之。药铺间以杜衡充细辛也。不可不辨矣。

当归 川芎

仲景之方中，用当归、川芎者，其所主治，不可不知也。今不敢凿从成方而用焉，是阙如之义也。

辨 误

本草以当归、川芎治血，为产后要药。为则按：仲景氏治血方中，无此二药者多。而治他证之方中，亦有此二药。如奔豚汤、当归羊肉汤、酸枣仁汤类是也。由是观之，不可概为治血之药也。

品 考

当归 江州伊歆山所产。其味辛，同汉土所产。而和州所产味甘，此以粪土培养之者也，不可用矣。孙思邈曰：无当归，以川芎代之。今试尝和州当归，其味大不似川穹也。伊歇当归则似焉，故用之也。

川芎　出本邦丰后州者上品也。

芍　药

主治结实而拘挛也。旁治腹痛、头痛身体不仁、疼痛腹满、咳逆、下利肿脓。

考　征

桂枝加芍药汤证曰：腹满时痛。

小建中汤证曰：腹中急痛。

桂枝加大黄汤证曰：大实痛。

以上三方，芍药皆六两。

枳实芍药散证曰：腹痛烦满。

排脓散，证阙。（说在《类聚方》）

以上二方，芍药一方等份，一方六分。

芍药甘草汤证曰：脚挛急。

桂枝加芍药生姜人参新加汤证曰：身疼痛。

芎归胶艾汤证曰：腹中痛。

以上三方，芍药皆四两。

芍药甘草附子汤，证不具也。（说在互考中）

以上一方，芍药三两，而亦四两之例。

小青龙汤证曰：咳逆。

大柴胡汤证曰：心下满痛。又曰：呕吐而下利。

附子汤证曰：身体痛。

真武汤证曰：腹痛。又云：沉重疼痛、自下利。又云：咳。

桂枝汤证曰：头痛。又曰：身疼痛。

乌头汤证曰：历节不可屈伸疼痛。又曰：拘急。

黄芪桂枝五物汤证曰：身体不仁。

以上七方，芍药皆三两。

黄芩汤证曰：自下利。

柴胡桂枝汤证曰：肢节烦疼。

以上二方，用芍药，或二两，或一两半。而亦三两之例。

上历观此诸方，曰腹痛、曰头痛、曰腹满、曰咳逆、曰下利、曰排脓、曰四肢疼痛、曰挛急、曰身体不仁，一是皆结实而所致也。其所谓痛者，拘急也。若夫桂枝加芍药汤、小建中汤、桂枝加大黄汤，皆以芍药为主药，而其证如此。由是观之，主治结实而拘挛也明也。

互　考

小建中汤《伤寒论》不备其证。是以世医不获方意，以为补剂，故其所施也，竟无效焉。为则按：此方出白芍药甘草汤，故主治诸病腹拘急而痛者也，学者正焉。芍药甘草附子汤，其条特举恶寒之证，此附子之所主也，而脱芍药、甘草之所主治也。其用甘草者，治毒急迫也。其用芍药者，治拘挛也。然则拘挛急迫而恶寒者，此汤主之。

真武汤，附子汤特有生姜、人参之异。而所主治，则颇异也。真武汤，苓、芍为主。而附子汤，术、附为主也。二方所主治，斯可以见也已。

辨　误

朱震亨曰：产后不可用芍药，以其酸寒伐生发之气也。李时珍曰：白芍药益脾，能于土中泻木，产后肝血已虚，不可更泻，故禁之。夫酸寒之药，盖不少矣。何独避芍药之为？世医雷同其说，不思之甚矣。诸药皆毒，毒而治毒，毒而不用毒，何治之有？《金匮要略》曰：产后腹痛，枳实芍药散主之。《千金方》曰：产后虚羸、腹中刺痛、当归建中汤主之。此皆芍药，主药而用之于产后也。且也张仲景芍药甘草汤、芍药甘草附子汤、桂枝加芍药汤，皆以芍药为主，而于血证无毫关涉焉，特治结实而拘挛已。若乃酸寒伐生发之气，及泻木之说，此凿空之论，而非疾医之用也。

品 考

芍药 其种有二：曰木芍药也，曰草芍药也。木芍药是其真也，花容绰约，亦可爱也。余取之矣。服食家言，白花胜赤花，尝试其功，赤白惟均也。服食家之说，不可从矣。草芍药，世所谓宇多芍药也，不可用矣。

牡 丹 皮

仲景之方中，桂枝茯苓丸、八味丸、大黄牡丹皮汤，以上三方，虽有牡丹皮，而不以为主药也。如此之类，皆从其全方之主治而用之，如征姑阙焉，以俟后之君子也。

品 考

牡丹皮 和、汉同。

茵 陈 蒿

主治发黄也。

考 征

茵陈五苓散证曰：黄疸。

茵陈蒿汤证曰：心胸不安，久久发黄。

以上二方，茵陈蒿一方六两，一方十分。

上观此二方，茵陈蒿治发黄也明矣。

互 考

或问曰发黄之证，治之之方，其不用茵陈蒿者，间亦有之，如何？答曰：发黄、小便不利、或渴无余证者，茵陈五苓散主之。发黄、大便不通者，茵陈蒿汤主之。若乃一身尽黄、腹胀、大便必黑、时溏者，硝矾散主之。发黄、心中懊侬，栀子大黄豉汤。发黄、腹满、小便不利，大黄硝石汤。发黄、头痛恶风，自汗出，桂枝加黄芪汤。发黄呕逆，小半夏汤主之。发黄、胸胁苦满，小柴胡汤主之。发黄，腹中拘急，小建中汤主之。此皆随证而异方也。仲景氏之于茵陈蒿，特用之于发黄，无他病者而已。

辨 误

世之医者论黄疸为湿热，其以黄为土色也。无益于治，此不可从矣。

品 考

茵陈蒿 和、汉无别。

艾

仲景之方中，芎归胶艾汤用艾，而非君药也。是以其所主治也，不可得而知矣。芎归胶艾汤，主治漏下下血也，今从其成方而用之。

辨 误

《名医别录》曰：艾可以灸百病。后人不审其证之可灸与否，一概行之，故罹其害也，盖不鲜矣。医者见之，以为不候寒热之过也，不审可否，则固已失之矣。论寒热，亦未为得也。灸者，所以解结毒也。若夫毒著脊上，药之不知，下之不及，就其所著而灸之，其毒转而走腹，而后药之为达也。临其可灸之证也，我不终问其寒热，而未有逢其害焉。有灸而发热，是毒动也，世医以为灸误，非也。余于若证，灸而不止，其毒之散也，其热亦止，此即所谓瞑眩而瘳者也。凡艾之为用也，灸之与煎，其施虽异，而以其一物也。偶尔言及焉，灸家言，禁穴颇多，余家不言之，一从《灵枢》，以结毒为腧也。大凡灸不止一日，乃至五日七日，以多日为有效矣。一日暴之，十日寒之，我未见其能治者也。

品 考

艾 处处出焉。所卖者，杂它物可正焉。

麻 黄

主治喘咳、水气也。旁治恶风、恶寒、无汗、身疼骨节痛、一身黄肿。

考 征

麻黄汤证曰：身疼腰痛、骨节疼痛、恶风无汗而喘。

甘草麻黄汤证曰：里水。

麻黄醇酒汤证曰：黄疸。

以上三方，麻黄四两，或三两，而为君药。

大青龙汤证曰：恶寒、身疼痛，不汗出而烦躁。

越婢汤证曰：恶风、一身悉肿。

越婢加术汤证曰：一身面目黄肿。

越婢加半夏汤证曰：其人喘，目如脱状。

以上四方，麻黄皆六两。

麻黄杏仁甘草石膏汤证曰：汗出而喘。

牡蛎汤证，不具也。（说在互考中）

以上二方，麻黄皆四两。

葛根汤证曰：无汗恶风。

小青龙汤证曰：心下有水气，咳而微喘。

乌头汤证曰：历节疼痛。

以上三方，麻黄皆三两。

麻黄附子甘草汤，证不具也。（说在互考中）

麻黄附子细辛汤，证不具也。（说在互考中）

以上二方，麻黄二两。

上历观此数方，麻黄主治喘咳，水气也明矣。故其证而恶风恶寒、无汗身疼、骨节痛、一身黄肿者，用麻黄皆治也。

互 考

甘草麻黄汤、麻黄醇酒汤，唯云里水黄疸，而不审其证。为则按：黄家兼有喘咳、恶寒、骨节痛之证者，麻黄之所主治也。

牡蛎汤，此甘草麻黄汤而加牡蛎蜀漆方也，牡蛎治动气，蜀漆主逐水。然则世所谓疟疾，动气在上而喘者，此汤主之也。《外台秘要》特云特疟，而不举其证，茫乎如舟行无津涯矣。麻黄附子甘草汤、麻黄附子细辛汤二方，其条所谓少阴病者，恶寒甚也，而有无汗之证，故用麻黄也。

辨 误

甚矣，世医之怖麻黄也。其言曰：吾闻之麻黄能发汗，多服之则洒洒汗出不止，是以不敢用焉。恶是何育也？譬怯者之于妖怪，足未尝踏其境，而言某地真出妖怪也。为则尝试麻黄之效，可用之，证而用之汗则出焉。虽当夏月而无洒洒不止之患，仲景氏言服麻黄后，覆取微似汗，宜哉！学者勿以耳食而饱矣。

品 考

麻黄 本邦之产未闻，而亦有形状相似者，是木贼而非麻黄也。朱震亨、李时珍言其与麻黄同功，则学者试可乃已。甄权曰：根节止汗，试之无效也，不可从矣。仲景氏曰：先煮麻黄去上沫，今汉舶所载而来者，煮之无上沫，共诸药煮之而可也。锉用。

地 黄

主治血证及水病也。

考 征

八味丸证曰：小腹不仁。又曰：小便不利。

以上一方，地黄八两。

芎归胶艾汤证曰：漏下。又曰：下血。

以上一方，地黄六两。

三物黄芩汤证曰：在草蓐自发露得风，四肢苦烦热。

以上一方，地黄四两。

上历观此三方，主治血及水，而不及其他也。

互 考

芎归胶艾汤、三物黄芩汤、八味丸，皆以地黄为君药。而二方言血证，一方言小便不利。胶艾汤方中，除地黄之外，有阿胶、当归、川芎，均是治血药也。三物黄芩汤，去地黄，则其余无治血药品也。由是观之，古人用地黄，并治血证水病也，核焉且也，施治之法不别血之与水亦明矣。

辨 误

夫水之与血，其素同类也。亦唯赤则谓之血，白则谓之水耳。余尝读《内经》曰：汗者，血之余也。问曰：血之余，而汗白者何也？答曰：肺者，主皮毛也，肺色白也，故汗白也。此本于阴阳五行，而有害于疾医之道也。疾医之道，殆乎亡也？职之斯由，可悲也哉！夫汗之白也，血之赤也。其所以然，不可得而知也。刃之所触，其创虽浅，血必出也。暑热之酷，衣被之厚，汗必出也。壹是皆历皮毛而出者，或为汗、或为血，故以不可知为不可知，置而不论，唯其毒所在而致治焉，斯疾医

之道也。后世之医者，以八味丸为补肾剂，何其妄也？张仲景曰：脚气上入，少腹不仁者，八味丸主之；又曰：小便不利者；又曰：转胞病，利小便则愈；又曰：短气有微饮，当从小便去之。壹是皆以利小便为其功。书云：学于训乃有获。呜呼！学于古训，斯有犹药功矣。

品 考

地黄 本邦处处出焉。其出和州者最多，而与出汉土者无异也，充实为佳。藏器曰：本经不言生干蒸干。《别录》云：生地黄者，乃新掘鲜者是也。李时珍曰：熟地黄，乃后人复蒸晒者。诸家本草，皆谓干地黄为熟地黄。而今本邦药铺，以干地黄为生地黄非也。干者，燥干之谓，如干姜是也。生者，新鲜之名，如生姜是也。故古人言生地黄，则必言汁，言之顺也，岂有干而有汁者哉？仲景氏之所用，生干二品而已。其熟云者，后世之为也，不可用矣。

葶 苈

主治水病也，旁治肺痈结胸。

考 征

葶苈大枣汤证曰：肺痈、胸满胀、一身面目浮肿。

以上一方，葶苈捣丸如弹丸大。

大陷胸丸证曰：结胸。

以上一方，葶苈半升。

己椒苈黄丸证曰：肠间有水气。

以上一方，葶苈一两。

上历观此三方，一皆是主治水病也，而二方云水病，一方特云结胸。其所谓结胸者，用大陷胸丸，则水利而疾愈，然则葶苈之治水也明矣。

互 考

或问曰：葶苈大枣汤、桔梗汤、桔梗白散，同治肺痈，而异其方，何也？为则答曰：用桔梗之证，浊唾腥臭，久久吐脓者也。用葶苈之证，浮肿清涕，咳逆喘鸣者也。故因其见证而处方，不为病名所绊，斯为得也。

《淮南子》曰：葶苈愈胀。为则按：胀是水病也。

品 考

葶苈 有甜苦二种。而甜者不中用焉，本邦未出苦葶苈也。或曰：关以东间有之。

大 黄

主通利结毒也，故能治胸满、腹满、腹痛，及便闭、小便不利，旁治发黄、瘀血、肿脓。

考 征

大陷胸汤证曰：从心下至少腹，硬满而痛。

以上一方，大黄六两。

小承气汤证曰：腹微满，大便不通。

厚朴三物汤证曰：痛而闭者。

大黄甘遂汤证曰：少腹满、如敦状，小便微难。

大承气汤证曰：腹满痛者。

大黄硝石汤证曰：黄疸、腹满、小便不利。

桃核承气汤证曰：少腹急结。

大黄牡丹汤证曰：少腹肿痞。

大黄甘草汤，证不具也。

调胃承气汤证曰：腹胀满。又曰：大便不通。

以上九方，大黄皆四两。

大黄附子汤证曰：胁下偏痛。

抵当汤证曰：少腹硬满。

大黄黄连泻心汤证曰：心下痞、按之濡。

桂枝加大黄汤证曰：大实痛。

以上四方，大黄或三两，或二两、一两，而亦四两之例。

上历观此诸方，张仲景氏用大黄者，特以利毒而已。故各陪其主药，而不单用焉。合厚朴、枳实，则治胸腹满。合黄连，则治心下痞。合甘遂、阿胶，则治水与血。合水蛭、虻虫、桃仁，则治瘀血。合黄柏、栀子，则治发黄。合甘草，则治急迫。合芒硝，则治坚块也。学者审诸，仲景方中用大黄者，不止于兹，而以其用之之征，显然著明于兹，故不复游赘也。

辨 误

世医之畏大黄也，不啻如蛇蝎。其言曰：凡用大黄者，虽病则治乎，损内而死。切问而无其人，此承本草之讹，而吠声者也。非耶！仲景氏用下剂，其亦多矣。可见大黄攻毒之于莫也。今也畏其利，而用铅刀，宜哉不能断沉疴也。虽大下之后，仲景氏未尝补也，亦以见损内之说妄矣。凡药剂之投，拔病之未及以断其根，则病毒之动，而未能爽快，仍贯其剂也。毒去而后爽快，虽千万人亦同。世医毒畏下剂，故遽见其毒未去也，以为元气虚损，岂不亦妄哉！

品 考

大黄 汉土产，有两品，黄色而润实者为良，所谓锦纹大黄也。本邦近者，有种汉称大黄者也，其效较劣矣。锉用。

大 戟

主利水也，旁治掣痛咳烦。

考 征

十枣汤证曰：引胁下痛。又曰：咳烦。

互 考

淮南子曰：大戟去水。

品 考

大戟 汉产有两品，绵大戟为良也。本邦之产其效较劣。

甘 遂

主利水也。旁治掣痛咳烦、短气、小便难、心下满。

考 征

十枣汤证曰：引胸下痛、干呕、短气。又曰：咳烦。

大黄甘遂汤证曰：小便微难。

甘遂半夏汤证曰：虽利、心下续坚满。

大陷胸汤证曰：短气躁烦。又曰：心下满而硬痛。

以上四方，其用甘遂，或三枚，或二两，或一钱也。

为则按：芫花、大戟、甘遂，同是利水，而甘遂之效最胜矣。

品 考

甘遂 汉产为胜，本邦所产其效较劣。

附 子

主逐水也。故能治恶寒、身体四肢及骨节疼痛，或沉重，或不仁，或厥冷，而旁治腹痛、失精、下利。

考 征

大乌头煎证曰：绕脐痛，若发则自出汗、手足厥冷。

乌头汤证曰：历节疼痛、不可屈伸。

乌头桂枝汤证曰：腹中痛、逆冷、手足不仁。

以上三方，乌头皆五枚，而为君药也。

桂枝附子汤证曰：身体疼痛，不能自转侧。

桂枝附子去桂加术汤证曰：前证而小便自利。

大黄附子汤证曰：胁下偏痛。

天雄散，证阙。（说在术部）

以上四方，附子皆三枚。

桂枝甘草附子汤证曰：疼烦，不得屈伸。

附子汤证曰：背恶寒。又曰：身体痛、手足寒、骨节痛。

以上二方，附子皆二枚。

四逆汤证曰；下利清谷不止、身疼痛。又曰：手足厥冷。

真武汤证曰：腹痛。又曰：四肢沉重疼痛，自下利。

桂枝加附子汤证曰：四肢微急，难以屈伸。

桂枝去芍药加附子汤证曰：恶寒。

附子粳米汤证曰：切痛。

麻黄附子甘草汤，证不具也。（说在麻黄部）

麻黄附子细辛汤，证不具也。（说在细辛部）

附子泻心汤证曰：恶寒。

桂姜草枣黄辛附汤，证不具也。（说在术部）

以上九方，附子皆一枚。

上历观此诸方，其证一，是皆水病也。桂枝附子去桂加术汤条曰：一服觉身痹，半日许再服，三服都尽，其人如冒状，勿怪，即是术附并走皮中逐水气，未得除故耳。乌头桂枝汤条曰：初服二合，不知，即服三合，又不知，复加至五合。其知者，如醉状。得吐者，为中病也。此二者，言附子逐水瞑眩之状也。凡附子中病，则无不瞑眩，甚者脉绝色变，如死人状。顷刻吐出水数升，而其所患者，顿除也。余尝于乌头煎知之，附子逐水也明矣。

互 考

凡附子、大戟、甘遂之类，同逐水气，而其用之也，随毒所在。附子主水气，而骨节及身体疼痛不可屈伸者，大戟、甘遂则未必然矣。

桂枝加附子汤，附子一枚。桂枝附子汤，附子三枚。四肢微急、难以屈伸者，用附子一枚。身体疼烦，不能自转侧者，用附子三枚。随其痛剧，易附子亦有多少。则附子之功，可得而知也。

《本草纲目》曰：天雄散，治失精。其说曰：暖水脏益精，误矣。仲景以天雄逐水耳。精也，水脏也。造化之主，暖之，益之非人力之所及也。

辨 误

《本草纲目》曰：附子性大热。又云：大温。夫味之辛酸苦甘咸，食而可知也。性之寒热温凉，尝而不可知也。以不可知也为知，一测诸臆，其说纷纷，吾孰适从。夫仲景用附子以逐水为主，而不拘热之有无也。若麻黄附子细辛汤、大黄附子汤，其证岂得谓之无热乎？学者察诸。

孔子曰：名不正，则言不顺。有是哉？今所谓中风者，非古所谓中风也。仲景氏曰：头痛发热、恶风有汗者，名曰中风。今所谓中风，则肢体不遂者，而其说仿于《金匮要略》及《千金方》。于是世之医者，因《金匮》《千金》之方，治其所谓中风者故无效。王安道以其无效也，而设一论。更建曰：类中风。盖类也者，类似也。而

《金匮》《千金》之所谓中风，岂类《伤寒论》之所谓中风乎？不类也，宜其不得其治也。为则朝夕苦思，参考仲景氏之方，今所谓中风者，身体疼痛不仁，而往往附子之证也，今举一二而征焉。乌头桂枝汤证曰：手足不仁、身疼痛也。去桂加术汤证曰：身体疼烦、不能自转侧。桂枝加附子汤证曰：四肢微急、难以屈伸。今有此证而用此方，无一不中。中则瞑眩，疾乃瘳。吾故曰：今所谓中风者，非古所谓中风。而仲景氏用附子剂者也，不可不知矣。

品 考

附子 今用本邦之乌头也。出于奥州南部津轻松前者是为上品。今汉客来鬻者，盐藏而非自然之物也，其功能不与古人所论同也。李时珍曰：及一两者难得，但得半两以上者皆良。今汉客来鬻者，大及二两，小不下半两。本邦之乌头，与时珍所说其轻重秖同；而其效与古人之所用亦秖同也。于是乎，吾不用彼而用此也。《博物志》曰：乌头、附子、天雄一物也。《广雅》曰：奚毒附子也。一年为侧子，二年为乌喙，三年为附子，四年为乌头，五年为天雄。为则按：其效皆同，而后世辨别之不可从矣。锉用。

半 夏

主治痰饮呕吐也。旁治心痛、逆满、咽中痛、咳悸、腹中雷鸣。

考 征

大半夏汤证曰：呕吐。

以上一方，半夏二升。

小半夏汤证曰：呕吐、谷不得下。

小半夏加茯苓汤证曰：呕吐。又云：眩悸。

半夏厚朴汤证曰：咽中如有炙脔。

以上三方，半夏皆一升。

半夏泻心汤证曰：呕而肠鸣。

生姜泻心汤证曰：胁下有水气、腹中雷鸣。

甘草泻心汤证曰：腹中雷鸣。又云：干呕。

小柴胡汤证曰：呕。又云：咳。又云：心下悸。

大柴胡汤证曰：呕不止。

小青龙汤证曰：心下有水气、干呕、发热而咳。又曰：吐涎沫。

葛根加半夏汤证曰：呕。

黄芩加半夏生姜汤证曰：干呕。

越婢加半夏汤证曰：咳。

苓甘姜味辛夏汤证曰：呕。

瓜蒌薤白半夏汤证曰：心痛。

黄连汤证曰：欲呕吐。

附子粳米汤证曰：腹中雷鸣。又云：逆满呕吐。

小陷胸汤证曰：结胸病，正在心下，按之则痛。

以上十四方，半夏皆半升。

半夏苦酒汤证曰：咽中伤生疮。

甘遂半夏汤证曰：心下续坚满。

以上二方，半夏十四枚，或十二枚近半升。

半夏散证曰：咽中痛。

半夏干姜散证曰：干呕吐逆，吐涎沫。

半夏麻黄丸证曰：心下悸。

以上三方，半夏诸药等份。

上历观此诸方，半夏主治痰饮呕吐也明矣。其余诸证，呕而有痰者，一是皆半夏治焉。

互　考

呕者，生姜主之。呕而有痰者，半夏主之。

小半夏汤、五苓散，其所治大同而小异。小半夏汤治呕吐有痰饮者，五苓散治呕吐而小便不利也。

大半夏汤证，其载《金匮要略》者，盖非古也。今从《外台秘要》之文。

辨　误

余尝读《本草纲目》半夏条曰：孕妇忌半夏，为其燥津液也。不思之甚矣。古语有之曰：有故无损，此证而用此药。夫何忌之有？自后人为妊娠，而建其药之禁忌也。终使有其证者，不得用其药。悲夫！夫妊娠者，人为而天赋也，故仲景氏无有养胎之药。娩身之后亦然。故方其有疾而药也，不建禁忌。故妊娠呕吐不止者，仲景氏用干姜人参半夏丸，余亦尝治孕妇留饮掣痛者，与十枣汤数剂，及期而娩，母子无害也。古语所谓有故无损者，诚然，孕妇忌半夏，徒虚语耳。

品　考

半夏　和、汉无别。锉用焉。世医姜汁制之。此因本草入毒草部，而恐畏其毒，遂杀其能者也，不可从矣。

芫　花

主逐水也。旁治咳掣痛。

考　征

十枣汤证曰：引胁下痛。又曰：咳。

张仲景氏用芫花，莫过于十枣汤也。为则试服芫花一味，必大泻水。则其逐水也明矣。

辨　误

本草芫花条。慎微曰：《三国志》云：魏初平中，有青牛先生常服芫花，年百余岁，常如五六十。时珍曰：芫花乃下品毒物，岂堪久服，此方外迂怪之言，不足信也。为则曰：方外迂怪之说，固无论于疾医之道也。下品毒物，岂堪久服，时珍过矣！有病毒而毒药以攻之，岂不堪久服邪？学者勿眩焉。

品　考

芫花　汉产为良。本邦亦出焉。本邦所产，今之所鬻者，颇多伪也，不可不正矣。本邦俗称志，计武志是真芫花也。

五味子

主治咳而冒者也。

考　征

小青龙汤证曰：咳。

苓桂五味甘草汤证曰：时复冒。

以上二方，五味子皆半升。

上观此二方，则五味子所主治也。咳而冒者明矣。

互　考

五味子、泽泻，皆主治冒者，而有其别。五味子治咳而冒者，泽泻治眩而冒者也。

辨　误

余尝读本草，有五味子收肺补肾之言，是非疾医之言也。原其为说，由五脏生克而来也。夫疾医之道熄，而邪术起，臆测之说于是乎行，无益于治也，不可从矣。

品　考

五味子　朝鲜之产，是为上品，汉次之。本邦之产，其品稍劣。锉用。

瓜蒌实

主治胸痹也。旁治痰饮。

考　征

小陷胸汤证曰：结胸。

瓜蒌薤白白酒汤证曰：胸痹、喘息咳唾。

瓜蒌薤白半夏汤证曰：胸痹、不得卧。

枳实薤白桂枝汤证曰：胸痹。

以上四方，瓜蒌实皆一枚。

上历观此诸方，其治胸痹及痰饮也明矣。所谓胸痹者，胸膈痞塞是也。

互　考

枳实薤白桂枝汤条曰胸痹云云，枳实薤白桂枝汤主之，人参汤亦主之。《金匮要略》往往有此例，此非仲景之古也。夫疾医之处方也，各有所主，岂可互用乎？胸痹而胸满上气、喘息咳唾，则枳实薤白桂枝汤主之。胸痹而心下痞硬，则人参汤主之。此所以不可相代也，学者思绪。

品　考

瓜蒌实　颂曰：其形有正圆者，有锐而长者，功用皆同。今用世所谓玉章者。李时珍曰：瓜蒌，古方全用，后世乃分子瓤各用。今从古也。

葛根

主治项背强也。旁治喘而汗出。

考　征

葛根黄连黄芩汤证曰：喘而汗出。（说在互考中）

以上一方，葛根半斤。

葛根汤证曰：项背强。

葛根加半夏汤证不具也。（说在互考中）。

桂枝加葛根汤证曰：项背强。

以上三方，葛根皆四两。

为则曰：葛根主治项背强急也。葛根汤，及桂枝加葛根汤，皆足以征焉。

互 考

葛根黄连黄芩汤，其用葛根最多，而无项背强急之证，盖阙文也。施诸下利，喘而汗出者，终无有效也。项背强急而有前证者，即是影响也。其文之阙，斯可知也耳矣！

葛根加半夏汤条曰：太阳与阳明合病，此非疾医之言也，不取焉。葛根汤证而呕者，此方即主之也。

品 考

葛根 和、汉无异种。药铺所谓生干者，是为良也。锉用。

防 己

主治水也。

考 征

木防己汤证曰：支饮。

防己茯苓汤证曰：四肢肿。

防己黄芪汤证曰：身重。又曰：肿及阴。

以上三方，防己皆四两。

己椒苈黄丸证曰：肠间有水气。

以上一方，防己一两。

上历观此诸方，其治水也明矣。未见

施诸他证者也。

互 考

木防己汤，人参为君，故治心下痞坚而有水者。防己茯苓汤，茯苓为君，故治四肢聂聂动而水肿者。防己黄芪汤，黄芪为君，故治身重汗出而水肿者。仲景氏用防己，未见以为君药者也，而其治水也，的然明矣。

品 考

防己 有汉、木二种，余家用所谓汉防己者也。为则按：木防己，出汉中者，谓之汉防己，譬如汉术辽五味子也。后世岐而二之，其茎谓之木防己，可谓误矣。余试用所谓木防己者，终无寸效。而所谓汉防己者，能治水也。于是断乎用之。陶弘景曰：大而青白色、虚软者好，黑点、木强者不佳。李当之曰：其茎如葛蔓延，其根外白内黄，如桔梗，内有黑纹如车辐解者良。颂曰：汉中出者，破之，文作车辐解，黄实而香。茎梗甚嫩、苗叶小类牵牛。折其茎，一头吹之，气从中贯，如木通然。它处者，青白虚软，又有腥气，皮皱，上有丁足子，名木防己。苏恭曰：木防己，不任用也。

《药征》卷中终

药征 卷之下

东洞吉益先生著

门人石见中村贞治子亨校

绍兴裘庆元吉生刊

香 豉

主治心中懊憹也。旁治心中结痛及心中满而烦也。

考 征

枳实栀子豉汤，证不具也。（说在互考中）

栀子大黄豉汤证曰：心中懊憹。

以上二方，香豉皆一升。

栀子豉汤证曰：心中懊憹。又曰：胸中窒。又曰：心中结痛。

栀子甘草豉汤，证不具也。（说在互考中）

栀子生姜豉汤，证不具也。（说在互考中）

以上三方，香豉皆四合。

瓜蒂散证曰：心中满而烦。

以上一方，香豉一合。

上历观此诸方，其主治心中懊憹也明矣。

互 考

枳实栀子豉汤条，无心中懊憹证。为则按：栀子大黄豉汤，此枳实栀子豉汤而加大黄者，而其条有心中懊憹之证。心中懊憹，固非大黄所主治也。然则枳实栀子豉汤条，其脱心中懊憹之证也明矣。

栀子甘草豉汤、栀子生姜豉汤，是栀子豉汤加味之方也。故每章之首，冠以若字焉。心中懊憹而少气者，栀子甘草豉汤。心中懊憹而呕者，栀子生姜豉汤。斯可以知己。

辨 误

栀子豉汤方后，皆有一服得吐止后服七字，世医遂误以为吐剂，不稽之甚。为则试之，特治心中懊憹耳，未尝必吐也。且心中懊憹而呕者，本方加用生姜其非其吐剂也，亦可以见矣。《伤寒论集注》曰：旧本有"一服得吐止后服"七字，此因瓜蒂散中有香豉而误传于此也。今为删正，余亦从之。

品 考

香豉 李时珍曰：造淡豉法，用黑大豆二三斗，六月中淘净，水浸一宿，沥干、蒸熟，取出摊席上，候微温，蒿覆。每三日一看，候黄衣上遍，不可大过，取晒簸净，以水拌之，干湿得所，以汁出指间为准。安中，筑实，桑叶盖厚三寸。密封泥，于日中晒七日，取出，曝一时，又以水拌入瓮。如此七次，再蒸过，摊去火气，瓮收筑封，即成矣。

泽 泻

主治小便不利冒眩也。旁治渴。

考 征

泽泻汤证曰：心下有支饮，其人苦冒眩。

五苓散证曰：小便不利，微热消渴。

以上二方，以泽泻为君药。泽泻汤，泽泻五两。五苓散一两六铢半。

茯苓泽泻汤证曰：吐而渴欲饮水。

以上一方，泽泻四两。

八味丸证曰：小便不利。又曰：消渴小便反多。

以上一方，泽泻三两。

猪苓汤证曰：渴欲饮水、小便不利。

以上一方，泽泻一两。

牡蛎泽泻散证曰：从腰以下有水气。

以上一方，用泽泻与余药等份。茯苓泽泻汤以下四方，以泽泻为佐药也。

上历观此诸方，泽泻所主治也，不辨而明矣。

互 考

泽泻、五味子，同治冒而有其别也。说见于五味子部中。

辨 误

陶弘景曰：泽泻久服则无子。陈日华曰：泽泻催生，令人有子。李时珍辨之，其论详于《本草纲目》。夫怀孕妇人之常也，而有病不孕，故其无病而孕者，岂其药之所能得失乎？三子不知此义，可谓谬矣。余尝治一妇人，年三十有余，病而无子，有年于兹。诸医无如之何，余为诊之。胸膈烦躁、上逆而渴，甚则如狂，乃与石膏黄连甘草汤，并以滚痰丸服之。周岁，诸症尽愈。其父大喜，以语前医。前医曰：治病则可，而不仁也。曰：何谓也？曰：多服石膏无子也，是绝妇道也，非不仁而何？其父愕然招余诘之。余答曰：医者，

掌疾病者也。而孕也者，人为而天赋，医焉知其有无哉？且彼人之言，子何不察焉？彼人疗之十有三年，而不能治之，彼岂豫知其来者乎？其父曰：然。居顷之，其妇人始孕也。弥月而免，母子无恙。余故曰：妇人无病则孕，非药之所能得失也。

品 考

泽泻 本邦仙台所出者，是为良也。锉用。

薏苡仁

主治浮肿也。

考 征

薏苡附子散，证不具也。

以上一方，薏苡仁十五两。

薏苡附子败酱散证曰：腹皮急、按之濡，如肿状。

以上一方，薏苡仁十分。

麻黄杏仁薏苡甘草汤，证不具也。

以上一方，薏苡仁半两。

互 考

薏苡附子散，证不具也。而薏苡附子败酱散，言如肿状，则主治浮肿明矣。麻黄杏仁薏苡甘草汤，亦就麻黄杏仁甘草石膏汤，而去石膏加薏苡，则用之干咳喘浮肿可也。

品 考

薏苡仁 和、汉无别，田野水边，处处多有焉。本交趾之种，马援载还也。本邦有二，其壳厚，无芽，以为念经数珠，不中用药也。有芽尖而壳薄，即薏苡也，俗传其种弘法师之所将来也，因号弘法麦。

薤 白

主治心胸痛而喘息咳唾也。旁治背痛

心中痞。

考 征

瓜蒌薤白白酒汤证曰：喘息咳唾、胸背痛。

枳实薤白桂枝汤证曰：胸痹，心中痞。

以上二方，薤白皆半升。

瓜蒌薤白半夏汤证曰：心痛彻背。

以上一方，薤白三两。

上历观此三方，薤白所主治也，不辨而明矣。

品 考

薤白 有赤白二种，白者为良。李时珍曰：薤叶状似韭。韭叶中实而扁，有剑脊。薤叶中空，似细葱叶而有棱，气亦如葱，二月开细花紫白色，根如小蒜，一本数颗，相依而生，五月叶青则掘之，否则肉不满也。

干 姜

主治结滞水毒也。旁治呕吐、咳、下利厥冷、烦躁、腹痛、胸痛腰痛。

考 征

大建中汤证曰：心胸中大寒痛、呕不能饮食。

苓姜术甘汤证曰：身体重，腰中冷。又云：腰以下冷痛。

半夏干姜散证曰：干呕吐逆、吐涎沫。

以上三方，干姜或四两，或诸药等份。

人参汤证曰：喜唾。又曰：心中痞。

通脉四逆汤证曰：下利清谷。又曰：手足厥逆。又云：干呕。

小青龙汤证曰：心下有水气、干呕。又云：咳。

半夏泻心汤证曰：呕而肠鸣。

柴胡姜桂汤证曰：胸胁满。又云：

心烦。

黄连汤证曰：腹中痛、欲呕吐。

苓甘五味姜辛汤证曰：咳胸满。

干姜黄连黄芩人参汤证曰：吐下。

六物黄芩汤证曰：干呕下利。

以上九方，干姜皆三两。

栀子干姜汤证曰：微烦。

甘草干姜汤证曰：厥、咽中干、烦躁、吐逆。

干姜附子汤证曰：烦躁不得眠。

以上三方，干姜二两、一两，而四两之例。

四逆汤证曰：下利清谷。又曰：手足厥冷。

以上一方，干姜一两半，而三两之例。

桃花汤证曰：下利。

干姜人参半夏丸证曰：呕吐不止。

以上二方，干姜一两，而三两之例。

上历观此诸方，其呕吐者、咳者、痛者、下利者之等，壹是皆水毒之结滞者也。

互 考

孙思邈曰：无生姜则以干姜代之。以余观之，仲景氏用生姜、干姜，其所主治。大同而小异。生姜主呕吐，干姜主水毒之结滞者也，不可混矣。

辨 误

本草以干姜为大热，于是世医皆谓四逆汤方中姜、附热药也，故能温厥冷，非也。按：厥冷者，毒之急迫也，故甘草以为君，而姜、附以为佐，其用姜附者，以逐水毒也。何热之有？京师二条路白山街，有嘉兵卫者，号近江铺，其男年始十有三，一朝而下利，及至日午无知其行数。于是神气困冒，医为独参汤与之，及至日晡所，手足厥冷，医大惧，用姜、附益多，而厥冷益甚，诸医皆以为不治。余为诊之，百体无温、手足擗地，烦躁而叫号，如有腹痛之状、当脐有动、手不可近。余乃谓曰：是毒也，药可以治焉。知其死生，则我不知之也。虽然今治亦死，不治亦死，等死，死治可乎？亲戚许诺，乃与大承气汤（一帖之重十二钱）一服，不知，复与，厥冷则变为热，三服而神色反正，下利减半，服十日所，诸症尽退。由是观之，医之于事，知此药解此毒耳。毒之解也，厥冷者温，大热者凉，若以厥冷复常为热药，则大黄、芒硝，亦为热药乎？药物之寒热温凉不可论，斯可以知已。

品 考

干姜 本邦之产有二品，曰干生姜，曰三河干姜。所谓干、生姜者，余家用之。所谓三河干姜者，余家不用之。

杏 仁

主治胸间停水也，故治喘咳，而旁治短气、结胸、心痛、形体浮肿。

考 征

麻黄汤证曰：无汗而喘。

以上一方，杏仁七十个。

苓甘姜味辛夏仁汤证曰：形肿者，加杏仁。

以上一方，杏仁半斤。

茯苓杏仁甘草汤证曰：胸中气塞短气。

麻黄杏仁甘草石膏汤证曰：喘。

桂枝加厚朴杏子汤证曰：喘。

以上三方，杏仁皆五十个。

大青龙汤证曰：咳喘。

麻黄杏仁薏苡甘草汤，证不具也。（说在《类聚方》）

以上二方，杏仁四十个，二两而五十

个之例。

大陷胸丸证曰：结胸者，项亦强。

走马汤证曰：心痛。

以上二方，杏仁诸药等份。

上历观此诸方，杏仁主治胸间停水也明矣。

互 考

杏仁、麻黄同治喘而有其别。胸满不用麻黄，身疼不用杏仁。其二物等用者，以有胸满身疼二证也。

《金匮要略》曰：胸痹云云，茯苓杏仁甘草汤主之，橘枳姜汤亦主之。为则按：胸痹短气、筋惕肉𥄡、心下悸者，茯苓杏仁甘草汤主之。胸痹、呕吐哕逆者，橘皮枳实生姜汤主之。二方治一证，非古之道也。瓜蒌实条，既辨明之，今不赘于兹也。

品 考

杏仁 和、汉无异品也，制之之法，去皮不去尖。

大 枣

主治牵引强急也。旁治咳嗽、奔豚、烦躁、身疼、胁痛、腹中痛。

考 征

十枣汤证曰：引胁下痛。又曰：咳烦，胸中痛。

葶苈大枣汤证曰：咳逆上气，喘鸣迫塞。又曰：不得息。

以上二方，以大枣为君药，一则十枚。一则十二枚。

苓桂甘枣汤证曰：欲作奔豚。

越婢汤，证不具也。（说在《类聚方》）

生姜甘草汤，证不具也（说在互考中）

以上三方，大枣皆十五枚。

甘麦大枣汤证曰：脏躁喜悲伤。

以上一方大枣十枚。

小柴胡汤证曰：头项强。又云：胁痛。

小建中汤证曰：急痛。

大青龙汤证曰：身疼痛，汗不出而烦躁。

黄连汤证曰：腹中痛。

葛根汤证曰：项背强。

黄芩汤，证不具也。（说在《类聚方》）

桂枝加黄芪汤证曰：身疼重、烦躁。

吴茱萸汤证曰：烦躁。

以上八方，大枣皆十二枚。

上历试此诸方，皆其所举诸证，而有挛引强急之状者，用大枣则治矣，不则无效也。且也十枣汤，大枣为君药，而有引痛证，斯可以为征已。

互 考

甘麦大枣汤条，有喜悲伤证，此毒之逼迫也。故用大枣以治挛引强急，用甘草、小麦以缓迫急也。

苓桂甘枣汤条，有奔豚证，此其毒动而上冲。有挛引强急之状者，故用大枣也。生姜甘草汤证曰：咳唾涎沫不止。为则按：若之人患，胸中有挛引强急之状，故用大枣居多也。为则按：仲景氏用大枣、甘草、芍药，其证候大同而小异，要在自得焉耳。

辨 误

大枣养脾胃之说，非古也，不取焉。古人云：攻病以毒药，养精以谷肉果菜。夫攻之与养，所主不同，一物而二义。如曾晰之于羊枣，好而食之是养也。如十枣汤，用大枣，恶而不避，是攻也。无他嗜好之品，而充食用，则为养也。而充药物，则为攻也。十枣汤大枣为君，而治挛引强急，岂以为养哉。

品 考

大枣 汉种者为良。其品核小而肉厚

也，不去核而锉用之。

橘 皮

主治呃逆也。旁治胸痹停痰。

考 征

橘皮竹茹汤证曰：哕逆。（哕者吃之谓也）

以上一方，橘皮二斤。

橘皮枳实生姜汤证曰：胸痹。（说在杏仁部中）

以上一方，橘皮一斤。

橘皮汤证曰：哕。

以上一方，橘皮四两。

茯苓饮证曰：心胸中有停痰。

以上一方，橘皮二两半。

上历观此诸方，主治呃逆也明矣。胸痹者，停痰者，其有呃逆之证，则橘皮所能治也。

品 考

橘皮 近世间以柑子代橘皮，非也可选用焉。真橘树者，余观之于和州春日祠前，于远州见附驿也。

吴茱萸

主治呕而胸满也。

考 征

吴茱萸汤证曰：呕而胸满。

以上一方，吴茱萸一斤。

品 考

吴茱萸 无赝物。

瓜 蒂

主治胸中有毒，欲吐而不吐也。

考 征

瓜蒂散证曰：胸中痞硬，气上冲咽喉，不得息者。

又曰：心中满而烦，饥而不能食者，病在胸中。

以上一方，瓜蒂一分。

品 考

瓜蒂 宗奭、时珍以为甜瓜蒂。试之，无寸效也。又有一种，名栝瓜。其种殊少，而其形如栝。又有一种，如栝瓜而皮上有毛者，其始皆太苦，而不可食也。及熟，则尤甜美，其蒂甚苦，有效可用。三才图会，所谓青瓜也，本邦越前之产，是为良也。

桂 枝

主治冲逆也。旁治奔豚头痛、发热恶风、汗出身痛。

考 征

桂枝加桂汤证曰：气自少腹上冲心。

以上一方，桂枝五两。

桂枝甘草汤证曰：其人叉手自冒心，心下悸、欲得按。

桂枝甘草附子汤，证不具也。（说在互考中）

苓桂甘枣汤证曰：欲作奔豚。

苓桂五味甘草汤证曰：气从少腹上冲胸咽。

桂枝附子汤证不具也。（说在互考中）

以上五方，桂枝皆四两。

桂枝汤证曰：上冲。又曰：头痛发热、汗出恶风。

苓桂术甘汤证曰：气上冲胸。

以上二方，桂枝皆三两。

上历观此诸方，桂枝主治冲逆也明矣。

头痛发热之辈，其所旁治也。仲景之治疾，用桂枝者，居十之七八，今不枚举焉。

互 考

桂枝甘草汤证曰：其人叉手自冒心。为则按：叉手冒心者，以悸而上冲故也。

桂枝甘草附子汤条，无上冲证。为则按：此方桂枝甘草汤而加附子者也。桂枝甘草汤条，有上冲证，然则此汤亦当有上冲证，其脱此证也明矣。

桂枝附子汤，用桂枝多于桂枝加附子汤，而无上冲证，盖阙文也。桂枝加附子汤条，犹有桂枝之证，况于此汤，而可无桂枝之证乎？

辨 误

范大成、桂海志云：凡木叶心皆一纵理，独桂有两道如圭形，故字从之。陆佃埤雅云：桂犹圭也，宣导百药，为之先聘通使，如执圭之使也，为则按：制字之说，范为得之，盖以其所见而言之也。陆则失矣，盖以臆测之，而强作之说也。不可从矣。

《伤寒论》曰：桂枝本为解肌，非仲景氏之意也。不取。此盖注误入本文者也。

宗奭曰：汉张仲景，以桂枝汤治伤寒表虚，是不善读《伤寒论》之过也。《伤寒论》中间说表里虚实，非疾医之言也，盖后人所搀入也。凡仲景之用桂枝，以治上冲也。桂枝汤条曰：上冲者，可与桂枝汤，若不上冲者，不可与之。桂枝加桂汤条曰：气从少腹上冲心。又按去桂加术汤条曰：小便自利。由是观之，上冲则用桂，下降则否，斯可以见已。且虚实之说，仲景所言，不失古训，而后人所搀入，则不合古训。宗奭不善读书，而妄为之说，过矣。

品 考

桂枝 气味辛辣者，为上品也。李杲以气味厚薄分桂枝、肉桂。遂构上行下行之说，是臆测也，不可从矣。桂枝也，肉桂也，桂心也，一物而三名也。桂心之说，陈藏器、李时珍得之。

厚 朴

主治胸腹胀满也。旁治腹痛。

考 征

大承气汤证曰：腹胀满。又曰：腹中满痛。

厚朴三物汤证曰：痛而闭。

厚朴七物汤证曰：腹满。

厚朴生姜甘草半夏人参汤证曰：腹胀满。

以上四方，厚朴皆半斤。

枳实薤白桂枝汤证曰：胸满。

栀子厚朴汤证曰：腹满。

以上二方，厚朴皆四两。

半夏厚朴汤证曰：咽中如有炙脔。

以上一方，厚朴三两。

小承气汤证曰：腹大满不通。

以上一方，厚朴二两。

上历观此诸方，厚朴主治胀满也明矣。

互 考

厚朴三物汤条，无腹满证。此汤即大承气汤，而无芒硝者也。然则有腹满证也，可知已。其无芒硝者，以无坚块也。

辨 误

张元素曰：厚朴虽除腹胀，若虚弱人，宜斟酌用之，误则脱人之元气也。为则曰：是无稽之言也。古语曰：攻病以毒药，方疾之渐也。元气为其所抑遏，医以毒药攻之，毒尽而气旺，何怖之有？请举其征。大承气汤，厚朴为君，而有此汤之证者，多乎不能食，神气不旺者，于是施以此汤，

则毒除也。毒除能食，能食气旺，往往而然也。厚朴脱人之元气，徒虚语耳。

品 考

厚朴　汉产为良。本邦所产，非真厚朴也，不堪用矣。或云本邦之产，有二种，其一则冬月叶不落，是与汉土所产同，比睿山有之。

枳 实

主治结实之毒也。旁治胸满胸痹、腹满腹痛。

考 征

枳术汤证曰：心下坚，大如盘。

以上一方，枳实七枚。

枳实芍药散证曰：腹痛烦满。

以上一方，枳实诸药等份。

桂枝枳实生姜汤证曰：心悬痛。

大承气汤证曰：腹胀满。

厚朴三物汤证曰：痛而闭。

厚朴七物汤证曰：腹满。

栀子大黄豉汤证曰：热痛。

以上五方，枳实皆五枚。

大柴胡汤证曰：心下急、郁郁微烦。

枳实薤白桂枝汤证曰：胸满。

栀子厚朴汤证曰：心烦腹满。

以上三方，枳实皆四枚。

小承气汤证曰：腹大满不通。

枳实栀子豉汤，证不具也。（说在互考中）。

橘皮枳实生姜汤证曰：胸痹。

以上三方，枳实皆三枚。

上历观此诸方，枳实主治结实之毒也，明矣。

互 考

仲景氏用承气汤也，大实大满、结毒

在腹，则大承气汤。其用枳实也，五枚。唯腹满不通，则小承气汤，其用枳实也，三枚。枳实，主治结实斯可以见已。

枳实栀子豉汤，其证不具也。为则按：栀子香豉，主治心中懊恼。而更加枳实，则其有胸满之证也明矣。

品 考

枳实 本邦所产称枳实者，不堪用也。汉土之产，亦多赝也，不可不择焉。《本草纲目》诸家，岐枳实枳壳而为之说，非古也。吾则从仲景氏也。

栀 子

主治心烦也。旁治发黄。

考 征

大黄硝石汤证曰：黄疸。

栀子柏皮汤证曰：身黄。

以上二方，栀子皆十五枚。

栀子豉汤证曰：烦。

栀子甘草豉汤，证不具也。（说在香豉部中）

栀子生姜豉汤，证不具也。（说在香豉部中）

枳实栀子豉汤，证不具也。（说在枳实部中）

栀子厚朴汤证曰：心烦。

栀子干姜汤证曰：微烦。

茵陈蒿汤证曰：心胸不安久久发黄。

以上七方，栀子皆十四枚。

栀子大黄豉汤证曰：黄疸。

以上一方，栀子十二枚。

上历观此诸方，栀子主治心烦也明矣。发黄者，其所旁治也。故无心烦之证者，而用之则未见其效矣。

互 考

栀子大黄豉汤，栀子十二枚。为则按：当作十四枚，是栀子剂之通例也。

为则按：香豉，以心中懊恼为主。栀子，则主心烦也。

辨 误

本草诸说，动辄以五色配五脏。其说曰：栀子色赤、味苦，入心而治烦。又曰：栀子治发黄。黄是土色，胃主土，故治胃中热气。学者取其然者，而莫眩其所以然者，斯为可矣。

品 考

栀子 处处出焉。锉用。

酸枣仁

主治胸膈烦躁、不能眠也。

考 征

酸枣仁汤证曰：虚烦不得眠。（为则按：虚烦当作烦躁）

以上一方，酸枣仁二升。

辨 误

时珍曰：熟用不得眠，生用好眠，误矣！眠与不眠，非生熟之所为也。乃胸膈烦躁，或眠、或不眠者，服酸枣仁则皆复常矣。然则酸枣仁之所主，生非主眠与不眠也。而历代诸医，以此立论误也，以不知人道也。夫人道者，人之所能为也。非人之所能为者，非人道也。学圣人之道，然后始知之。盖眠者、寤者，造化之主也，而非人之为也。而烦躁者，毒之为而人之造也，酸枣能治之。故胸膈烦躁、或寤而少寤、或寐而少寤，予不问酸枣之生熟，用而治之，则烦躁罢而寤寐复故。呜呼悲哉！圣人之世远人亡，历代之学者，其解圣经，往往以天事混之于人事，故其论可闻，而行不可知也。人而不人，医而不医，吾党小子慎之，勿混造化与人事矣。

品 考

酸枣仁 和、汉共有焉。汉产为良也。

茯 苓

主治悸及肉瞤筋惕也。旁治小便不利、头眩烦躁。

考 征

苓桂甘枣汤证曰：脐下悸。

茯苓戎盐汤，证不具也。（说在互考中）

茯苓泽泻汤。证不具也。（说在互考中）

以上三方，茯苓皆半斤。

防己茯苓汤证曰：四肢聂聂动。

茯苓四逆汤证曰：烦躁。

以上二方，茯苓皆六两。

茯苓杏仁甘草汤，证不具也。（说在互考中）

以上一方，茯苓三两，而亦六两之例。

苓桂术甘汤证曰：身为振振摇。又云：头眩。

苓桂五味甘草汤证曰：小便难。

苓姜术甘汤，证不具也。（说在互考中）

木防己去石膏加茯苓芒硝汤，证不具也。（说同上）

小半夏加茯苓汤证曰：眩悸。

半夏厚朴汤，证不具也。（说在互考中）

以上六方，茯苓皆四两，此外苓桂剂颇多，今不枚举焉。

茯苓甘草汤证曰：心下悸。

以上一方，茯苓二两，而亦四两之例。

茯苓饮，证不具也。（说在互考中）

栝蒌瞿麦丸证曰：小便不利。

葵子茯苓散证曰：头眩。

真武汤证曰：心下悸、头眩、身瞤动。

附子汤，证不具也。（说在互考中）。

桂枝去桂加茯术汤证曰：小便不利。

以上六方，茯苓皆三两。

五苓散证曰：脐下有悸、吐涎沫而癫眩。

以上一方，茯苓十八铢。

猪苓汤证曰：小便不利、心烦。

桂枝茯苓丸证曰：胎动。（说在互考中）

以上二方，茯苓诸药等份。

上历观此诸方，曰心下悸、曰脐下悸、曰四肢聂聂动、曰身瞤动、曰头眩、曰烦躁，一是皆悸之类也。小便不利而悸者，用茯苓则治。其无悸证者，而用之则未见其效。然则悸者，茯苓所主治。而小便不利者，则其旁治也。头眩烦躁亦然。

互 考

茯苓戎盐汤、茯苓泽泻汤，各用茯苓半斤，以为主药，而不举茯苓之证。苓桂甘枣汤、亦用茯苓半斤，而有脐下悸之证。其他用茯苓为主药者，各有悸、眩、瞤动之证，况于二方多用茯苓，而可无若证乎？其证脱也，必矣！

茯苓杏仁甘草汤方，是苓桂术甘汤去桂术加杏仁者也。然则其脱茯苓之证也明矣。

苓姜术甘汤，有身为振振摇证，此非桂之主证，而苓之所能治也，然则苓姜术甘汤条，脱此证也明矣。

木防己去石膏加茯苓芒硝汤方，是防己茯苓汤，以黄芪、甘草代人参、芒硝者。

而防己茯苓汤，有四肢聂聂动之证，是非黄芪、甘草之主证，而茯苓之所主治也。由是观之，此汤脱四肢眴动之证也明矣。

半夏厚朴汤，是小半夏加茯苓汤、更加厚朴苏叶者也，然则其脱眩悸之证也明矣。

茯苓甘草汤方，是苓桂术甘汤去术加姜者也，可以前例而推之。

茯苓饮，以苓为主，而不举其证，以他例推之。心悸下而痞硬、小便不利、自吐宿水者，此汤所主治也。

附子汤方，是真武汤去姜加参者也。真武汤条有心下悸、头眩、身眴动之证，然则此汤之条，脱若证也明矣。

桂枝茯苓丸证曰：胎动在脐上。为则按：盖所谓奔豚也，而不可臆测焉。以旁例推之，上冲心下悸、经水有变、或胎动者，此丸所主也。

人参、茯苓、黄连，其功大同而小异，说在人参部中。

品 考

茯苓 和、汉无异也。陶弘景曰：仙方止云茯苓，而无茯神，为疗既同，用之应无嫌。斯言得之，赤白补泻之说，此臆之所断也，不可从矣。

猪 苓

主治渴而小便不利也。

考 征

猪苓汤证曰：渴欲饮水、小便不利。

猪苓散证曰：思水者。

以上二方，猪苓诸药等份。

五苓散证曰：小便不利，微热消渴。

以上一方，猪苓十八铢。

上历观此三方，猪苓所主，治渴而小便不利也明矣。

品 考

猪苓 和、汉共有焉。汉产实者为良也。

水 蛭

主治血证也。

考 征

抵当汤证曰：少腹硬满云云。又曰：经水不利下。

抵当丸证曰：少腹满，应小便不利。今反利者，为有血也。

以上二方，水蛭或三十个、或二十个。

上观此二方，则水蛭之所主治也明矣。为则按：诊血证也。其法有三焉。一曰少腹硬满、而小便利者，此为有血；而不利者，为无血也。二曰病人不腹满而言腹满也。三曰病人喜妄，屎虽硬，大便反易，其色必黑，此为有血也。法仲景氏诊血证之法，不外于兹矣。

品 考

水蛭 苏恭曰：有水蛭、草蛭。大者长尺许，并能唼牛马人血。今俗多取水中小者，用之大效。

龙 骨

主治脐下动也。旁治烦惊失精。

考 征

桂枝去芍药加蜀漆龙骨牡蛎汤证曰：惊狂、起卧不安。

以上一方，龙骨四两。

桂枝加龙骨牡蛎汤证曰：失精、少腹弦急。

天雄散，证阙。（说在术部中）

蜀漆散，证不具也。（说在互考中）

以上三方，龙骨三两，或诸药等份。

柴胡加龙骨牡蛎汤证曰：烦惊。

以上一方，龙骨一两。（说在外传中）

桂枝甘草龙骨牡蛎汤证，烦躁。

以上一方，龙骨二两，而亦四两之例。

上历观此诸方，龙骨所治惊、狂、烦躁、失精也。无容疑者，为则每值有其证者，辄用之。而间有无效者，于是乎，中心疑之，居数岁，始得焉。其人脐下有动而惊狂，或失精，或烦躁者，用龙骨剂，则是影响。其无脐下动者，而用之则未见其效。由是观之，龙骨之所主治者，脐下之动也。而惊狂、失精、烦躁，其所旁治也，学者审诸。

互　考

蜀漆散条，所谓疟者，是寒热发作有时也。而其有脐下动者，此散所主治也。无脐下动者，而用之则未见其效也。

辨　误

龙骨之说，或曰毙也，或曰石也，诸说终无有一定也。为则按：譬如人物乎，父精母血，相因为体，人人而所知也。虽然，果然之与，不熟究论之龙骨亦然。究论何益之有？至如其效用，则此可论也，可择也。不可不知矣。

品　考

龙骨　以能化者，为上品也。有半骨半石之状者，是未化也。取龙骨法如取石膏法也。打碎用之。

牡　蛎

主治胸腹之动也。旁治惊狂、烦躁。

考　征

桂枝去芍药加蜀漆龙骨牡蛎汤证曰：

惊狂，起卧不安。

以上一方，牡蛎五两。

牡蛎汤，证不具也。（说在互考中）

以上一方，牡蛎四两。

牡蛎泽泻散，证不具也。（说在互考中）

以上一方，牡蛎诸药等份。

柴胡姜桂汤证曰：微烦。

以上一方，牡蛎三两。

桂枝甘草龙骨牡蛎汤证曰：烦躁。

以上一方，牡蛎二两，而亦四两之例。

柴胡加龙骨牡蛎汤证曰：烦惊。

以上一方，牡蛎一两半。（说在外传中）

上历观此诸方，牡蛎所治惊、狂、烦躁，似与龙骨无复差别。为则从事于此也久之，始知牡蛎治胸腹之动矣。学者亦审诸。

互　考

牡蛎、黄连、龙骨，同治烦躁，而各有所主治也。膻中，黄连所主也。脐下，龙骨所主也。而部位不定，胸腹烦躁者，牡蛎所主也。

牡蛎汤条曰：疟，牡蛎。泽泻散条曰：有水气，其所举之证盖不具也，以他例推之，喘急息迫而胸中有动者，牡蛎汤主之也。身体水肿、腹中有动、渴而小便不利者，牡蛎泽泻散主之也。学者审诸。

品　考

牡蛎　壳之陈久者为良也。余家今用，出于艺州者也。坊间所鬻者，不堪用也。

《药征》卷之下终

跋

 盖古书之贵于世，以施诸今而有征也。其古虽并于诗书，言之与实背驰，则不足贵矣。本草之书，传于世也虽邈焉，凿说之甚，辨折以胸臆，引据以神仙，其言巧而似，于是其理达而远乎实，游断谍，谍不异赵括之论兵也。先考东洞翁，于是作《药征》考窍效验，订绳谬误，揣权宜，精异同。虽颇穷经旨，未尝有如本草说多能者。然循其运用之变奏，异功则殆如天出，而俏性多能，是方之功，而非一物之能也。夫阳燧取火于日，方诸取露于月，而浮云盖其光，则水火忽不可致也。而终日握阳燧不得温手，终夜舐方诸不能止渴。方诸阳燧，虽致水火，责之以其能而不获者，非自然之能也。自然之能出乎天，而不假他力，法用之功成乎人，而不能独立，不可苟混焉。本草辨其所以，而不识其实，主治混淆，的证难分，莫法之可以据，载藕虽古，岂足尊信哉？先考之于《药征》也，主治颇详明，不道阴阳，不拘五行，以显然之证，征于长沙之法，推功之实，审事之状，阐众之所未发，以烛乎冥行之徒，诚扁鹊之遗范也。其书之已成，受业者奉之，屡请刊行。翁喟然叹曰：过矣！梓刊行何急？世所刊之书，后欲废者，往往有之，皆卒然之过也。药论者，医之大本，究其精良，终身之业也。今刊未校之书，传乎不朽，为人戮笑，宁蠹灭于椟中，终不许焉。翁卒暨于今十有二年，遂命剞劂之师，刊行之于世矣。

天明甲辰之冬十一月朔男猷谨题

评琴书屋医略

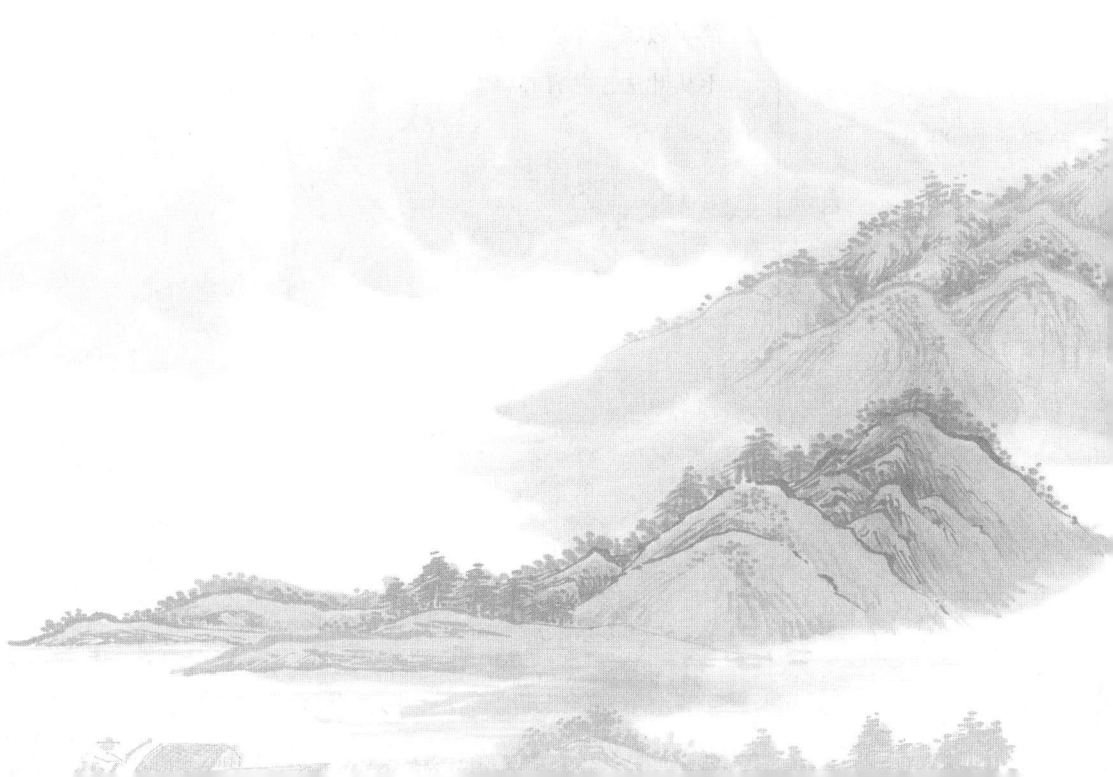

内容提要

　　《医略》三卷，番禺潘兰坪著。外感内伤已备其要，潘氏因儿侄辈从师羊城，恐功课之暇，风寒不慎，饮食不节，因订外感、春温、暑、湿、泻、痢、疟七症方与之，服后多效，爰增为三十三症，以利家者利世。说理通达，立方平稳，既无伏邪之患，亦无伤元之变。得此一篇不难。按病拣方，可免庸医药误，其功溥矣。细观全书，简明赅备，不偏不倚，而感冒分四时论治，春温不从叶法，尤有心得。

序

　　医之道微矣，四难未审，二反遽施，毫厘之差，滋曼弥甚。自张仲景垂范，援证立方，本论阐于伤寒，杂治编于金匮，晰奇胲于针鼻，转愈，死于麦芒。千祀以还，咸资准的。然而传经中络，受病固殊，辛热苦寒，施剂尤剧。偶遇嚏齁，讵假乌头作帝，才逢瘀痞，即推螷母为君，斧伐或致伤元，升提因之耗液，欲登仁寿，厥道无由，此吾友潘君兰坪所以有《医略》之作也。原夫风寒异中，汤别桂麻，表里殊攻，治归经脉，而浊从鼻入息，祗透于膜原，寒以阳舒气，或蒸为内热。毫毛所中，讵由关膈之经，洒浙为淫，末入支兰之藏。君乃别伤为感，异热于寒，取冲淡以养和，杂芳香而逐秽，列柴胡于八阵，方嗤景岳之粗，厘暑热于三焦，全守河间之法。复以湿蒸祛起，痢重泻溏，辨呕吐之实虚，审制消于水火，不贪污下，微判清温，则以外感温热立法，而湿疟、泻痢、消渴、呕吐诸证附焉。自是以还，不胫而走，执简问明堂之诀，叩门求禁要之方。君复删掇《外台》，折衷诊籍，以为户枢不转则痛扰诸官，主藏失调则血凌百脉。不分部次，何殊隔幕之觇？未酌盈虚，卒有溃川之变。况复郁蒸成疾，癃闭为灾，州都无气化之官，水府窒司冥之令。轩辕失驭，浊黄溢于龙门；金火相刑，虚白伤其虎穴。爰分痛血，逮夫浊淋，辨燥湿于疝遗，别风邪于咳喘。集方七十七首，列证三十三门，不须五诊之能，悉合六微之旨，洵可家藏箧笥，人免禄氛矣。或者谓扁鹊善医，随俗为变，邯郸贵妇为带下医，雒阳重老为耳目痹医，咸阳爱小为小儿医。君于诸条未遑举例，不知邪淫客感，病多中于少年。春蚕秋挚，易招于沴气。治惟先乎腠理，患靡入于膏肓。若夫权乡称考，庋阁娱珍，颐养当慎于重茵，权与讵资乎百草。婴童周晬亦传百问之篇；妇女专科，别立奇经之部。无求泛滥，庶便巾箱。至于调和六凿，消息三停，仲氏觇毫，长兄治色，占无妄之有喜，以不药为中医，此视人之调剂，尤属君之宏愿也。悉以杀青甫竟，问道于盲。爰以他言，弁诸卷首。学惭好问，敢污李杲之书；世有史迁，待续仓公之传。

同治四年四月同里李光廷序

自　叙

　　儿侄辈从师羊城，余虑其功课之余，风寒不慎，饮食不节，因订外感、春温、暑、湿、泻、痢、疟七证方与之，庶免临渴而掘井。后据云服之多效，即馆友亦有遵此法而除病者。余闻其验，遂翻阅自著旧方，皆从平稳立法，既无伏邪之患，亦无伤元之变，始则欲便子侄，继则思并益同人，因复增入头、心、腰、腹、胁、脚、耳、牙、疝气、瘰疬诸痛，小便、大便、衄、吐诸血，又消渴、呕吐、噎膈、反胃、霍乱、黄疸、淋浊、癃闭、遗精、咳嗽诸证。大抵少年辈，起居饮食不谨所致者，共成三十三证，此外证治虽尚多遗略，但此中数症，实人生所易患，且又每见时医误治，而世人受其害者不少，是以不必求其全，而思撮其要，拟付梓人，公诸同好，俾不知医者，亦得自为调理，不致为庸医所误。凡初起轻恙按法服之，谅易就痊。至若久恙、重恙，又不敢谓能尽奏效也。

番禺潘名熊兰坪氏自序于西村之评琴书屋

凡　例

　　是书专为不知医者备，临时急用，因加圈点，以便或忙中检阅证治，仅从粗浅立论，方药亦从平稳立法。

　　书中列证，祗就少年辈饮食起居不慎，七情六气易伤，拟方商治，故妇科、小儿科与高年久恙诸证治，一概不参入。

　　方下列应加药味中有列至八九味之多者，非谓必须尽数加入，倘于所见症有相合，不过加入两三味耳。盖方内药味，或宜于因症加减，不必尽照原方与分钱之数也。

　　凡医家订方选药，必须先求无过，然后再求有功。况此《医略》为未涉医者，巾箱便用，选药尤宜谨慎，是以方立祗取平淡，不尚神奇。但因症加药处，又不得不选入大辛热大苦寒之品，以防剧恙，倘看书者，能小心因症酌加，谅亦调剂得当也。

评琴书屋主人谨识

附诗并各题赠
儿侄辈遵余所著《医略》试之颇效
因有学医之志作诗晓之

小道仍难哉（儿侄曾言业儒之难），谁能信无过，书亦充栋梁，讵易万卷破。无恒不可作，良庸分动息，医良能济人，医庸必贾祸。证不疑似分，药味彼此妥，误用同操刀，敢信无因果。知之惟最佳，业之未必可，学也禄在中，医岂富而哿？作歌晓尔曹，儒术斯慰我。

陈古樵明府（璞）云：作者精于医而戒其子不为医，此真实本领。绝大见识，慈悲心事，其语不徒，训子可与世上一切学医者读之。

荷花生日日适《医略》著成偶得数韵遣兴

荷香袭书书芬清，仰屋而著初告成，文字有缘遂余欲，豕鱼无讹命儿录。老来文物倍关情，颠连疾苦为之矜，寿纵百年终有尽，吾没何术裨主灵。偶然有得著《医略》，酌古准今述不作，将期拯厄亦扶元，分递水村与山郭。家家养得无病身，皞皞共作太平民，对花沉吟讽不倦，彼苍何时慰吾愿。

蒋湘渔上舍（灏）云：仁者之心，仁者之言，愿与众生佛前焚香赞诵。

黄铭石广文（德华）云：本平素之净修，垂普渡之宝筏，如诵长阿含经，使彼诸天增益五福，直合佛手仙心，并传不朽。

张韫玉明经（仕辉）云：先生工诗，诗言其志；先生明医，医会其意。锦囊青囊，不忍自秘，总勒成书，（先生另续刻评琴书屋吟草二卷故云）举以问世，得公之诗，将见愈愚，传公之医，犹能醒眯。

崔寿如茂才（廷森）云：兰坪先生禅理深邃，时于吟咏见性真，所著《医略》一书，不异金绳宝筏，以之拯救众生，是能具大法力者。

弟尧臣明府（亮功）云：兰坪大兄《医略》一书，证辨而方良，慈航普渡，其禅而医乎？复读诸作，一片慈悲心事，情见乎词，大菩萨心肠，善知识法施，如是如是。

目　录

评琴书屋医略　卷一

番禺潘名熊兰坪著

绍兴裘庆元吉生校刊

外 感 证

即伤风证。稍贪风凉，最易感受，见症头痛鼻塞，或发热咳嗽，因时用药，治法较妥，今即春夏秋冬，订方列下。

春日外感

经云：春伤于风。又云：春伤于温，谓春日受风，其气已温，须防夹入春温一证，温邪忌汗故也。春主升，夏主泄，即外感亦忌大发汗（春温证见下。倘口干舌燥，壮热烦冤，便是春温的症，当从下篇春温法治）

北杏仁一钱半　紫苏梗一钱半　嫩竹叶四钱，鲜取，剪碎煎　建神曲一钱半　细甘草八分　栀子壳一钱半

加葱白四钱，淡豆豉三钱，同煎。

头痛加连翘、钩藤。有痰而渴，加鲜竹茹、瓜蒌（皮仁任用）。不渴加半夏、芥子。咳加桔梗、杷叶。食滞加莱菔子、麦芽。曾食肥腻加山楂。实热加芩连（栀壳改用栀仁）。夜热加丹皮、地骨。倘气虚中寒者，独用葱豉汤加党参四五钱，生姜四五片，煎服。便合其黄芪、神曲，亦可酌加。若气血两虚而见微寒微热者，用参归桂枝汤加陈皮煎（方即桂枝汤加人参当归）。

夏日外感

夏伤于湿，当佐以去湿；夏易感暑，当佐以清暑。

北杏仁二三钱　川滑石三四钱　青蒿梗二三钱　建中曲一二钱　甘草梢七八分　冬瓜皮四五钱

加鲜莲叶三四钱，葱一二条，为引。

湿盛再加苍术，或茵陈、苓皮。小便黄短加栀子、木通。另有见症加药，与气虚中寒者，当看前春日外感所列。

秋日外感

秋伤于燥，辛温药宜少用。

北杏仁二三钱　神曲一二钱　杷叶二三钱　梨皮三四钱　甘草七八分

加鲜莲叶三钱，鲜紫苏叶一钱，为引。

发热而咳加土桑白皮三四钱，地骨皮三四钱。燥渴加麦冬、知母或鲜活水芦根生、粉葛肉（二物代茶亦佳）。兼受秋暑气加滑石、冬瓜皮，或乘露，或鲜嫩竹叶。另有见症，当加药，与气虚中寒者，仍看前春日外感所列。

冬日外感

冬伤于寒，且秋主收，冬主藏，用药辛散些不妨，但冬温症，非所宜耳（冬温证见下春温证注）。南方风伤卫者多，寒伤营者少，如确伤寒自有仲景师伤寒证治，可考不复赘。

北杏仁二三钱　神曲二三钱　苏叶二三钱　防风一二钱　甘草七八分

加生姜二三片，葱一二条，为引。

另有见症当加药，与气虚中寒者，仍看前春日外感所列。

春温证

（冬温同论症治）

冬伤于寒，春必病温，盖寒邪久伏，已经化热，且入春感于少阳，大旨以清凉为主，故古人用黄芩汤，清心凉膈散，诚以苦寒坚阴为正治。此证初起壮热烦冤，口干舌燥，必然并见。最忌辛温散药，劫伤津液，与寻常外感治法不同。若外邪先受，引动在里伏热，必先用微辛凉以解新邪，如葱豉汤最为捷径，表分肃清，然后进苦寒以清里热。此法时医不讲，动用柴葛羌防发汗伤津，以至谵语神昏（元神寄养于津液之中，若津液伤，则神失所养而昏），幻症百出，终归莫救，诚堪浩叹。冬应寒而反热，亦有是症，其名冬温。见症同治法同均忌汗。

白芍二钱　连翘一钱半　栀子一钱半　北杏仁一钱半　黄芩一钱半　甘草八分

加鲜竹叶三钱，剪碎同煎。

渴加麦冬、莲子心、鲜梨皮、鲜芦根、花粉等。胃热加知母、石膏、粳米。若舌干恶饮为热伏心营（喉燥舌干喜饮水者，热在气分；喉燥舌干恶饮水者，热在血分），加犀角、生地、银花、麦冬、天冬（去芩芍杏栀，用竹心代竹叶），夜热加地骨、丹皮、青蒿、生地（去栀芩）。又兼风者，名风温（其症兼见汗出咳嗽），加入薄荷梗、牛蒡子之属。兼湿者名湿温，加入鲜芦根、川滑石之流。倘此外更有兼症，宜参考叶氏书治之。

暑　证

未夏至为病温，已夏至为病暑，发热而心烦为暑热的症，前人有伤暑、中暑之分，因有阴暑阳暑之辨。伤阴暑者，其脉虚，症见发热恶寒，手足微厥，腠理开则洒洒然寒，闭则蒸蒸热闷，治有三物十物香薷饮、清暑益气汤等法。中阳暑者，其脉洪大或洪而弱，症见大发热烦渴，自汗面垢，体倦气息喘促，日晡病减，治有六一散、白虎汤加人参加竹叶、麦冬等法（阳暑大忌香薷温散，叶氏亦有小用而佐以黄连者）。至若种种传变，前贤各有精义可参，兹不重悉。秋后更有暑热伏气之病，《临症指南》邵新甫引述颇详，当参考之。兹拟方仅为阳暑证，轻者立法商治（若阴暑证，当用前所列阴暑三方加减主治，拟方不合，用若汗频泄者为暑伤元气，当用清暑益气汤加减治之，倘已成暑疟下，疟症论之已悉，可参考）。

川滑石四钱　绵茵陈一钱半　青蒿梗三钱　甘草梢八分　细木通一钱半　北杏仁一钱半

加鲜莲叶三钱、鲜丝瓜叶三钱，并剪碎。同煎。

气分有实热酌加石膏、知母或栀子芩连。心热烦渴加麦冬、莲子心或鲜竹心、鲜芦根（去木通、茵陈，若烦渴甚用西瓜汁、淡水梨汁代茶，亦佳）。如舌绛赤，暑已入心营，加犀角、麦冬、生地、银花、连翘、元参，少佐菖蒲三四分（去杏仁、青蒿、木通、茵陈），其鲜嫩竹叶、西瓜翠衣、冬瓜皮、绿豆皮，暑热皆堪酌用。如无汗，即阳暑亦不妨少佐香薷六七分，叶氏谓香薷佐丝瓜叶能祛暑中之风。暑风外袭，肺胃气阻，即阳暑，亦有无汗者，凡暑日发热兼咳嗽者，名暑风，不须风药过散，即本方少佐香薷或参入桑白、杷叶、桔梗、薄荷梗便合。

附案（暑邪变疟）

暑之阴阳，治各不同，其分别固为最要，复思长夏湿热交蒸，暑必夹湿，夏热人喜当风，易感暑风，更当分别，何者轻重？余在羊城，诊琴友杨君星门暑邪变疟一症。初患暑时医谓外感重而暑湿轻，用柴葛羌防从风治（暑风作冬日风寒治谬甚）；更医谓湿重用苍术、茵陈；又更医谓热重用芩连知柏，终归罔效，以致暑热不解而成疟。邀余诊，以三说询余，余曰：是不难辨，即君亦能自辨之。古人谓伤风恶风，伤寒恶寒，伤食恶食推之，凡察其所恶，即知其所伤。今君喜披襟当风，是不恶风非伤于风可知。渴喜凉饮，饮多无痞满之患（湿病多饮必觉胸脘痞满），且进西瓜梨汁，更觉胸脘畅适，是不恶湿，非伤于湿可知。疟来身热炽，且心热而烦（暑先入心，心烦是暑的症），贪凉而恶热，是伤于暑热可断，况脉亦洪大耶！但暑热无质无形，本伏三焦气分，后医未读刘河间先生书，不知治暑法，程从用苦寒作六经实热主治，故仍不效耳。兹拟方，遵河间治暑，热当先清肃上焦气分，法选辛凉轻清之品，投剂谅无不效。果服二剂病减，四剂病痊。方用石膏、知母、麦冬、鲜嫩竹叶、滑石各三钱，莲子心、甘草各八分，香薷五分，同煎服。其出入加减，亦不过地骨、莲叶、洋参、粳米。

湿　证

湿有中湿、寒湿、风湿、酒湿、湿热、湿温、湿痹、湿痰之名，理宜分内因外因之治。兹订中和渗湿之剂，当察其所因而加减治之。凡湿证舌多白，脉濡缓，湿郁则脉象兼呆钝。仲景师云：湿家忌发汗，汗之变痉厥，患湿者不可不知。

茯苓皮四钱　绵茵陈一钱半　北杏仁一钱半　大腹皮二钱　白茯苓二钱　闽泽泻一钱半

加栀子一钱、淡豆豉二钱，引。或用通草五六钱，先煎汤去渣，将汤代水煎药。脾虚受湿加白术、苍术（去栀子杏）。舌白恶饮，或周身尽痛（此湿阻气机，以至气不能运行，故周身尽痛）宜加白蔻仁、马兜铃或藿香梗、滑石。湿热加黄柏、黄芩。寒湿加附子、干姜（去栀子腹皮杏）。风湿加防风、藿香叶。湿痹加防风、狗脊。湿温重用鲜芦根、通草煎汤代水（去猪泽加滑石、甘草）。酒湿加枳椇子、葛花。湿痰加制半夏、陈皮。

又湿在上宜防风，湿在中宜苍术，湿在下宜利小便（即本方或再加滑石车前便合），湿在周身宜乌药、羌活、狗脊等，湿在两臂宜灵仙、桑枝、桑寄等，湿在两股宜牛膝、防己、萆薢等。审其患湿之处而方中加以主治之药为引道，则发药治病无不效矣。

泄泻证

书云：湿成五泻（飧溏鹜濡滑）。又云：气滞为胀，湿郁为泻，可知泻不外乎湿。然有腹痛，必兼食积；无腹痛，但湿郁阳明。

苍术一钱半　云苓三钱　陈皮一钱　木瓜一钱　防风一钱　猪苓二钱　腹皮一钱半　泽泻一钱半

方内苍术不觉燥加多，觉燥减少。至若腹痛则加木香或湿槟榔、藿香梗。食积加厚朴、神曲或莱菔子、山楂（或去腹皮木瓜）。酒积加干葛。热加芩连。寒加桂枝、吴萸、附子（去猪苓、腹皮、防风。凡大辛热大苦寒药，未涉医者，宜逐味渐加为稳。书首凡例已经列明）脾虚加人参、白术、附子（去腹皮、茯苓、泽泻）。若五更后泻且有定时者，为脾肾皆虚，宜四神丸加人参、茯苓、白术、附子、粟壳之类。又凡痛而泻，泻而痛减者，食积。若痛而泻，泻而痛不减者，乃土衰木乘（脾虚故泻，肝实故痛），宜用土炒白术三钱，炒白芍二钱，陈皮一钱，防风一钱（此名痛泻要方）；或更加木瓜一钱，炒莲叶二钱，同煎，人参、茯苓、炙甘草、煨干葛皆可酌加。久泻者，须少佐升麻数分（二症上拟方皆不合用）。

痢 证

见症里急后重，腹痛，欲便不便，湿热食积相并，则成此证。痢色有赤有白之不同，亦因其受病有热重湿重之各异。热胜于湿则伤胃之血分而为赤痢，湿胜于热则伤胃之气分而为白痢，若赤白各半，则气血两伤。治法当宗刘河间先生调气和血之旨（和血则脓血自愈，调气则后重自除），兹因将赤痢、白痢、赤白痢，分症处方治之。

赤痢方

金银花三钱　建神曲一钱半　山楂核二钱　当归身一钱　红曲米一钱　生甘草八分　云黄连一钱

或加陈茶、结糖各三钱同煎。

痢色赤甚或酌加红花六七分，地榆七八分，引。

热甚黄连、银花各再加一二钱。湿加滑石、防风。食滞加莱菔子苗、厚朴。腹痛频加木香数分。便涩滞而大痛加酒炒大

黄数分或钱零。若久痢微痛涩滞而燥渴者，为下多伤阴，加生地、阿胶、黑芝麻、白芍（去二曲、山楂、连），或独用六味地黄汤主治。凡痛缓积稀为热滞渐去，当和血，生熟地黄、生制首乌、当归、白芍、黑豆、黑芝麻为要药（去二曲连山楂）。

白痢方

川滑石三钱　炒银花二钱　建神曲一钱半　泡苍术一钱　绵茵陈二钱　生甘草五分　防风肉一钱

加炒香莲叶二钱，为引（鲜干任用）。

湿微或渴减苍术，湿盛不渴加苍术，或再加白术、茯苓。另有见症当加药，当看前赤痢证所列。

赤白痢方

银花三钱　建神曲一钱半　青皮五分　防风八分　滑石三分　黄连七分，土炒　陈皮五分　甘草八分

加当归五分、苍术五分，为引。

如赤多于白，当归倍苍术（或再加多些银花黄连）。白多于赤，苍术倍当归（加多些防风）。服二三剂后若得痛缓积稀，加白术、茯苓、当归、白芍以调和气血（去滑石、青皮，或再去黄连、苍术，减少银花，或再加木瓜、甘草改用炙）。

另有见症当加药，乃看前赤痢所列。

凡久痢仍脉数有热，香连丸最佳。倘赤白将尽，症转脉虚自汗，真人养脏汤、诃子散在所必用。

经验赤白痢方。银花、滑石、白糖各等份，多煎代茶漫饮（又赤痢银花倍滑石，白痢滑石倍银花）。痢已久便仍滞，加打破黑芝麻同煎，口干渴加生粉葛肉同煎。

附论时行传染二症

痢证惯有时行与传染二种，尤当分别

治之。时行者，从皮毛而入，症必兼见微恶寒，邪风所过行予一家则一家病，行于一乡则一乡病，当宗喻嘉言初用辛凉解表，次用苦寒清里，法宜败毒散加减。传染者从口鼻入，症不见恶寒，秽气所触，染一人则一人病，染一方则一方病，当宗刘河间调气行血法，宜芍药汤或参入藿香正气散加减治之。

疟　证

疟一日一发者，其邪浅；两日一发者，其邪深；三日一发者，名三阴疟，流连难愈。其邪原伏少阳，入与阴争则寒，出与阳争则热，争则病作，息则病止。其邪仍伏，本经寒热之来，必应期而至。若寒热模糊，来势混而难分，此邪气重而正气怯。若寒热相等作，止有时斯，邪气轻而正气不甚，虚兹拟方先从正气未虚者商治。

建神曲二三钱　黄芩一二钱　青皮八分
法夏曲二三钱　青蒿二三钱　甘草八分

春冬加姜枣，夏秋加莲叶（久疟与冬月皆去青蒿加柴胡）。

寒多加草果或桂枝。热多加知母或石膏（凡发热无汗最忌石膏，慎之。又有汗忌丹皮，无汗忌白芍，均不可不知）。渴加花粉、麦冬（去二曲）。痰多加瓜蒌、夏曲改用半夏。夜热加丹皮、地骨（去二曲）。夏日湿盛加滑石、茵陈。不渴寒多加苍术，兼暑热加滑石、黄连。秋燥（去二曲、青皮、芩）加桑白皮、地骨皮、麦冬、杷叶、或鲜芦根、冬瓜皮、梨皮。若正气虚者（拟方不合用）宜用补中益气汤加减治之。又单寒无热宜用附子理中汤加柴胡。单热无寒宜用白虎汤少加桂枝。

此证发于夏秋者，暑湿为患者居多，暑必夹湿，当分暑与湿何者为重？暑热重者疟来者必热重而寒微，唇舌必绛赤烦渴而喜凉饮，饮多无痞满之患，当宗桂枝白虎汤法及六一散加入辛凉之品治之（凉如麦冬、竹叶、莲叶类，辛如青蒿、香薷类）。湿邪重者，疟来时虽则热势蒸熻，舌必有黏腻之苔，渴喜暖汤，胸脘觉痞胀呕恶，当宗藿香正气散及二陈汤去甘草加北杏仁、白蔻仁、生姜之类治之。

凡首列拟方原为轻证，投剂更有偏于寒者，主以大剂姜、桂、附。偏于热者主以大剂石膏、芩、连。王太仆云：热之不热是无火也，益火之源以消阴翳；寒之不寒是无水也，壮水之主以制阳光。赵养葵遵之，以八味丸益火之源，六味丸壮水之主，治久疟多以此法收功（六味是益阴和阳法，脉与症确阳胜于阴而后用此阴药，方无贻累，慎之）。

倘间日一发者，非疟期日，不宜用表药，祛邪亦不宜蔽固其邪。有湿者去湿，有热者清热，有滞者行滞，总以疏荡其邪为主。若气血虚者当佐以扶元。至期日然后用表药，以祛邪外出。服药宜早三个时许。三阴疟之治法亦然。期前后两日亦但当扶正，至期日然后少佐表药以祛邪，即春夏令主升泄柴胡亦当少佐。凡久病必入络须用当归、桃仁，少佐红花、草果、桂枝、柴胡（上三味活络血，下三味疏经气），自能透邪外出。

兹拟因暑热成间日疟者立一法治（其余各因可推）。

间日疟期前一日后一日服方（剂宜轻小）。

建神曲一钱半　夏曲一钱半　陈皮三分
甘草三分　生扁豆三钱，不打

加鲜莲叶三钱，切碎，同煎。

热加鲜竹茹。渴加麦冬、芦根。湿加

茵陈。食滞加谷麦芽。虚加参术。寒加生姜、煨姜。有痰倍夏曲。

疟期日即用上初拟治疟六味原方，并参所列加减法治之。体虚者用补中益气汤加减。

三阴疟，余每用补中益气汤与何人饮法加减治之，疟期前后两日治法专主扶正。

三阴疟期前两日后两日服方（亦宜轻剂）。

党参三钱　首乌一钱，制　神曲七分，炒　陈皮四分　当归一钱

加生姜一二斤（有痰加半夏，脾虚加白术、大枣，或更佐人参）。

三阴疟期日服方（早三个时服或五更服亦佳）。

人参随用　白术一钱半　桃仁八分　柴胡八分　黄芪二钱　首乌三钱　红花二分　黄芩八分　当归二钱　桂枝八分　草果八分　青皮五分

加生姜二片、大枣三枚煎（方中如用党参宜四五钱，丽参二三钱，人参酌用之）。

凡方中用人参，如野山土木、关东吉林、高丽、防党、潞党，须因人因症用之其分量轻重亦然。即凡方药中之轻重皆然。如原方服不知则分钱倍用（此三阴疟方宜于温补药中分钱倍用）。倘轻证与幼科其分钱或减半用之。

热多者加柴胡、黄芩（参、芪、术、归、桂、草果略减少）。寒多者加桂枝、草果。单寒无热者柴、芩不用（少壮者此法多效，老弱者当遵下列高鼓峰法）。

高鼓峰先生云三阴大疟最难治，余于岁月未久者，用参汤下二妙丸（橘红、半夏二味，神曲和丸），服至半月一月自愈。如年深月久尪羸不堪者大剂，养营汤吞八

味丸，仍于汤中加附子一钱，十帖必除（久疟用补中益气不效，必须遵此法）。

附案（暑邪变疟）

黄君子飞余旧知也。余尝学琴于其尊，人太原广文于飞时少亦同学焉，今复同道而学医也。其尊堂夏日偶患暑疟证，适于飞外出延医，某治之误，用小柴胡再加苦寒升散药，服二剂病增剧，寒多呕恶不食，汗大泄，于飞旋里，频进温补，继复邀余同诊，六脉弱而无神，面唇舌俱白，且有一种寒冷象。阅近服方多用六君加归、芪、草果、姜枣等。余曰：药从温补病宜渐轻。于飞曰：仅得纳食，而疟至之苦依然也。疟将作必先频呕，疟止而呕仍不即止。家慈最苦者呕，君先除之。余曰：此呕原过服羌活、柴胡，升动肝风所致，肝风所欲动，更乘疟势，一作益挟之，以肆其升逆之威。夫木动必乘胃土，邪阻胃降，呕斯作矣。用术草枣而培胃虚以制肝，用黄芪而维阳气以固卫原，治久疟汗多善法，但现苦频呕，有升无降，此等究属升提守中，愚见姑拟暂停专取降逆理虚一法，方用生左牡蛎块一两，吉林参三钱，同煎，当归五钱，桂枝、陈皮、制半夏、生姜片各一钱，于飞见信，果一服疟即不复作。疟止后，乃用于飞参、芪、术、归、草、枣旧方法，加入附子温少火以生气，而调养复元。

又案（疟后辨寒热）

吾友黄云裳之女，十二岁，秋杪患疟，医以柴葛羌防治而愈之，已进饮食，后复发热渴饮，微汗津。津医误认复感，仍用表散，热愈炽，渴愈甚。邀余，诊脉得右关独数。余曰：此食滞耳，非外感也。原治疟时，辛散过用，燥伤胃津，胃液不充，

因食纳而化迟渐生积热，以至壅压营卫，而不能相和。胃为阳土，故独发热。儿辈病初愈，即频进饮食，每多此证。倘仍苦寒以伤胃，辛散以却津，斯变幻立殆矣。治法宜选甘凉以养胃生津，胃津充则谷食自化，营卫自和，而肌热自解。质人参白虎法加减丽参五分同煎，麦冬（连心）、鲜嫩竹叶剪碎各二钱，生扁豆不打三钱，知母、石膏各一钱，甘草三分，石膏研末，白糖沙拌炒，后下，煎服。一剂渴热稍退，三剂痊愈。云裳曰：吾今始知伤食亦有寒热也。余曰：更不止此。云裳曰：君能为我备述乎？余曰：试为君略举之风寒伤于表，营卫不能运行于外而寒热生；暑湿秽浊与燥气口鼻吸入，阻其气机，营卫不能转旋而寒热亦生；食滞阻气之升降，实火扰气之流行，营卫因失其循行之度而寒热亦生；又况阴虚生内热，阴盛生内寒，阳盛生外热，阳虚生外寒，重阴则热（阴盛格阳），重阳则寒（阳盛格阴）；而阳维为病更苦寒热，有不关于营卫之和与不和，而急当讲究，夫育阴以和阳者耶。云裳曰：然则阴虚寒热与外感寒热究何以辨别而治之？余曰：以有汗无汗为别。有汗属营卫不和，因营卫不充；循行失度，故或发热，或寒热。叶氏论治谓若用桂枝汤，当重用白芍以敛阴和营。无汗属肝肾，奇经以至阴，深远难隔越诸经以达于阳分而泄其汗也。叶氏论治谓当用芳香轻清之品以宣通八脉、滋阴益血之药，以调养奇经，倘参入当归桂枝汤法治（即桂枝汤加当归），亦须去白芍，芍酸不走络也云。裳曰：君时云症不疑似分药味彼此妥诚然。

《评琴书屋医略》卷一终

评琴书屋医略　卷二

番禺潘名熊兰坪著
绍兴裘广元吉生校刊

消 渴 证

消有三消之分，饮水多而小便少为上消；食谷多而大便坚为中消；饮一溲一小便如膏为下消（上中二消属热，下消属寒）。前贤治法，上消用人参白虎汤，中消用调胃承气汤，下消用肾气丸。其实皆津液干枯病，故赵养葵先生谓，凡大渴大燥，无分冲下，用大剂六味地黄汤加肉桂、五味（名加减八味丸），连剂频进饮，渴自止。白虎承气皆非所宜，此赵论虽变古人成法，其中实有妙义。盖人之灌溉，一身全赖两肾中水火，少火能生气，则真水自升，而渴自止（加肉桂正所以温动少火，前贤治下消用肾气丸者即此意），然临证总贵因脉变通。上消轻，多先拟清燥法。

大麦冬五钱，连心　大天冬三钱　白粳米四钱　大生地五钱　雪梨干八钱　乌梅肉四分

加生蜜冲服。渴仍照方频进，蜜不拘多少，与乌梅酸甜合病者口味为妙，酸甘盖取其化阴。

服三四剂仍渴，倘脉洪大而数，喜冷饮者，加石膏、知母。仍渴再加黄连、甘草。脉沉弱而迟喜热饮者（拟方不合），宜遵养葵法（或肾气丸）。中消用调胃承气汤合四物汤（或去芎硝，君以石膏）。下消宜肾气丸。若骨瘦腿疼宜知柏八味加杜仲、

人参、天冬、五味。

呕 吐

（霍乱呕吐见下腹痛症与此不同切勿混治）

呕吐一症，属足阳明胃经有寒、有热、有虚，患此最宜明辨。其因寒而呕吐者，脉必迟（唇舌白恶饮）。因热而呕吐者，脉必数（唇颊赤口燥渴）。因虚而呕吐者，脉必虚（唇白面黄倦怠嗜卧）。果能因脉辨证施治，必效。兹拟症近于热者立一安胃降逆轻剂以便因症加减。

金钗斛五钱，先煎　制半夏一钱半　细甘草三分　结云苓三钱　化橘红四分　鲜竹茹三钱

加生姜一钱，同煎（或去甘草，甘能守中壅气发呕，因石斛苦，故少佐耳）。

如确审得脉数热盛，加石膏、粳米或麦冬、鲜芦根（经验方石膏、粳米、麦冬、芦根煎代茶，止热呕颇佳）。方内生姜、橘红或减少，或不用。若脉迟有寒者去石斛、竹茹加砂仁，或蔻仁，或独加方内生姜用三四钱，或五六钱。寒重者加至两零必效。若脉虚属中气虚者，去石斛、竹茹加白术、人参、大枣。虚而兼寒者，再加附子、干姜。至若呕吐而寒热往来者少阳证也，宜另用小柴胡汤主治。

附论噎膈反胃

呕吐证中更有病名噎膈病名反胃者，其人于饮食之际，气忽阻塞曰噎；心下隔拒，或食到膈间不得下（故古人亦有名之为膈者）曰隔。古人谓津液干枯为噎膈病源，忌投温补可知。误用参、芪、术以培补之，愈增其隔；误用姜、桂、附以温暖之，益速其亡。选药必须用清润之品，以急救阳明胃阴为主（高鼓峰谓治膈一阳明尽之），如牛乳、人乳、沙参、天冬、麦冬、地黄、芦根、茅根、韭汁、陈酒最为要药。选方当遵杨乘六用左归饮去茯苓加当归、生地主治。然吾尝用大半夏汤合麦门冬汤治之，亦间有犹效者。倘刺痛大便干结（大肠无血），当遵鼓峰法熟地五钱，当归、白芍、桃仁、麻仁各三钱，以润之（如其人形体尚壮加大黄一二钱，以助血药更妙）。或用酒大黄、桃仁、归尾、炼蜜为小丸，茅根浓煎汤送下，以缓下之（大肠润利，胃口自开，然此证年五十下或可治，五十上难医。初病或易治，久病难医）。若饮食方下咽气即上逆或刺痛，启膈饮之，重用沙参以开肺气之郁，又不可不讲究也。若朝食而暮乃吐，暮食而朝乃吐，其大便甚利或溏者（与膈证分别处验大便为最要），此中下二焦火衰反胃证也（王太仆云：食不得入是有火也；食入反出是无火也）。宜吴茱萸汤、附子理中汤或六君子汤加姜、附治之。高鼓峰亦主王太仆之论，用八味丸主治。然余治内人患此，用大小半夏汤、吴茱萸汤三方合用而痊（除噎膈证外，凡治呕吐，药中磨沉香汁三四分，其效倍速）。

疸 证

即发黄证。遍身面目溺皆黄，原有五疸之分（黄疸、谷疸、酒疸、女劳疸、黄汗），阴阳虚实之别，而究湿热气蒸为患者居多。治法必从气分，宣通乃效。兹拟渗湿清热，佐以宣通气分方法（此证渴难治，不渴易治）。

苓皮五钱　滑石三钱　黄芩一钱　北杏一钱　茵陈三钱　栀子一钱半　蔻仁四分

加淡豆豉三钱，同煎（或重用鲜田基黄、白连草煎汤，去渣，将汤代水煎药）。

热盛倍用栀芩。湿盛加苍术。周身尽痛，痛湿阻气机也，宜倍用蔻仁以开肺气，肺主一身之气化故也。炒银花、泽兰叶、藿香、叶梗、猪苓、泽泻、木通、草薢、海金沙、腹皮皆芳香逐秽渗淡除湿之品，可因症参入加减。

但所因不一，治法颇多，即女劳瘀血难疗，自有方书可考（沈金鳌"尊生"引述颇详可参考。且分别黄肿与黄疸证治亦佳）。似不烦多赘。然窃念阳黄阴黄，清温各别，每见误治者，难免伤人，是不得不明辨。夫阳主明，故黄如橘子色，治胃（脉或数或缓必有力）即宜用上拟并参以所列加减各法治之。阴主晦，故黄如曛，黄色治脾（脉必沉弱且身冷），罗谦甫先生以茵陈四逆汤主之，高鼓峰用四苓散加炮姜、茵陈治之，重者加附子。又有脾液外越而发黄者（脉弱体倦无神，但面身黄目，溺不黄），贫而劳苦者多（劳则伤脾，脾虚不能收摄真气故也），宜香砂六君子汤加减治之。

附 案 二

酒肉连绵之会，适暑湿交蒸之时，稍

不谨慎，最易犯，此湿热疸证。拟方七味连服数剂便可痊愈。余尝医故交谢司马侄，年少患此，初起即进原方二剂，病已减半，间数日再进二剂，渐愈，惟目尚黄，祗多饮乌龙茶（此茶芳香能辟暑湿秽浊之气）与薄味调养而痊（此证忌酒肉厚味）。

叶案治疸证有云，不宜下，恐犯太阴，变脉不知，亦问其症之宜与不宜耳。琴师左君逢源患此证三月余，服药罔效，延余治。自述每三四日始一更衣，今已五日矣。能食脉有力，余用茵陈蒿汤加芒硝治之，方用大黄三钱，茵陈四钱，栀子、芒硝各二钱，煎好冲入酒二杯服。服后大泻，明日硝减半，服再泻，病稍退。隔四日仍苦便难，前方去硝加桃仁三钱，服二帖，仍泻二次，继以薄味调养而收全功。

头 痛

头为诸阳之会，与厥阴肝脉会于巅，故头痛一证，半由厥阴风火挟诸经火上扰所致。兹即是议订一方，其风寒虚三者，亦非尽无，然六淫五贼之分，气血虚实之别，前人成法，自有可稽，即沈芊绿《尊生》一书，引述颇详，可因其援引而博考之。至若偏正头风，当遵叶天士先生育阴和亢阳、柔润熄内风一法，参入商治。

北杏三钱　连翘二钱　蔓荆子一钱　钩藤五钱，打　白菊一钱半　鲜莲叶四钱，用边，切碎

煎。热盛加羚羊、苦丁茶各三钱，煎。兼感受暑气加六一散三钱引。

知确非由外感（无发热、恶寒、鼻塞、声重脉浮等）去北杏、连翘、荆子，转用生地、熟地、天冬、麦冬、玉竹、胡麻、阿胶、龟甲、鳖甲等选择三五味配入本方治之，此养肝体佐以清肝，用法阴虚火浮最宜，即偏正头风亦可治。叶案所谓育阴和亢阳、柔润熄内风者此也。此等症或全用静药，羚羊、钩藤、菊花，或亦不用，或少佐之。

附论偏正头风

偏头风多属少阳，以少阳行身之侧故也。误投柴胡多致损目，以升散少阳，耗竭肝阴故也。朱丹溪以左属风属火，主血虚，右属痰属热，主气虚，遵之亦有效有不效。其初起者，不论左右，用鲜红根地胆草头五钱（如无以白茅根代之），当归、羚羊（二味先煎）、木贼、天麻、荆子、菊花各一钱，川芎、白芷各四分，黑豆百粒，煎服多效。

另有一种正头风，数日一发，或数月一发，此乃风毒客于髓海，服药难达病所，故年深难愈，宜用菊花、沉茶蒸浓汁，仰卧冷注鼻中（或用生莱菔汁），或甜瓜蒂五分、皂角二分、细辛一分、真麝香二厘，蜜小丸，绵裹，塞鼻中，涕湿则易之，得嚏或出浊涕窍通而痛自解。

风毒傍于脑海之旁，亦令偏头痛，倘用育阴和阳柔润熄风法不效，上从鼻治三法皆可选用。左痛从左治，右痛从右治（亦有主左痛治右，右痛治左者，当并试之）。又或用肉桂一分，人言一厘，麝香二厘，辛夷、细辛各五厘，胡椒十粒，为末，枣肉为丸，如豌豆大。一粒放膏药中心，贴准太阳穴，一日当见效（因风寒而起者更妙）。如壮年火盛者，愈后服黄芩、大黄泻火，则目自愈。

腹 痛

（中脐及脐上下痛同考）

脐上尾太阴（脾），脐中属少阴（肾），脐下属厥阴（肝），当分别治之。凡一切痛

证，虚者喜按，得食则止，脉无力，实者拒按，得食愈痛，脉有力。

藿香梗三钱　草决明四钱　生白芍二钱　川楝子一钱半　大荞麦三钱　细甘草七分　旧青皮八分，醋炒

加橘柚叶二钱（鲜取剪碎）同煎。脐上痛加木香五六分，炒谷芽三四钱。中脐痛加吴萸五六分，炒山甲一二片（皆去藿梗、青皮）。脐下痛加海螵蛸四钱、茜根一钱，或再加制香附二钱，炒山楂核三钱（去藿、决、荞、芍、草五味，倘按之冷，仍须加吴萸或肉桂。若女子患此则当归、杞子、蒺藜、灵脂不可少，下附奇经心痛案可参）。又腹痛恒有因饮食不慎而致者，如肉食伤宜山楂、蓬术、阿魏；食饭伤宜神曲、麦芽；食曲伤宜莱菔子；生冷伤宜草果、苍术、厚朴；宿食伤宜枳实、黄连、蓬术、槟榔。因其所伤之物而以主治之药为君，助以余药兼以化气痛自愈矣。然而腹痛之因更有不止此者，腹满痛而大便闭为实，有厚朴三物、厚朴七物与大黄附子汤法。腹满痛而下利为虚，有理中汤法。雷鸣切痛而呕吐为寒气，有附子粳米汤法。慎疾者，宜小心察之。

附　案

香邑黄阁乡麦树基每日交酉必腹痛（脏腑十二时流注说以酉属肾经）。将交戌痛乃渐止，病年余，无有能愈者。一医会作热积治，用朴、枳、连、柏，渐增肠鸣（寒气），更或时吐时泻。又更一医治以自制小丸，此后则诸恙倍增肠鸣，虽远坐亦闻，腹痛每至于闷死，必酉刻将尽始渐醒而痛缓，日日如是，无有间者。危急之际，邀余诊，脉无神，结见两关左尺，拟附子粳米汤加味治之，熟附子三钱、炒粳米、制半夏各四钱，丽参、木瓜、炙草、南枣肉各一钱，是晚痛虽止，而肠尚鸣，亦将交戌而其鸣乃息。翌日诊，原方如土炒白术五钱，枣肉改用三钱，木瓜改用一钱半，是晚诸恙俱安。隔年余，适到黄阁复邀诊，据述今年上半载无恙，后半载每月复发一二次，因痛不比去年之甚，故加味复方，仅服半剂，而自能渐安，余仍用附子粳米汤合理中汤加味，为小丸，令其常服。以防后患。防党参、白术各四两，附子、当归各一两，丽参、半夏、干姜、木瓜、甘草各五钱，用大枣、糯米煎稠粥，为小丸，每服三钱，早用淡盐汤送。后闻连服五料，乃收全功。

附论霍乱证

霍乱腹痛一证，又当用藿香散等法治之。王肯堂云：霍乱不吐泻，或腹胀如鼓，不得用别药，惟益元散可服。炮汤冷定，时时呷之，或连末服下。此药能降邪气，消食坠痰，和胃调中，但闻腹中有响声即是好消息。不下则吐，不吐则下，乃霍乱中妙药也（大忌姜汤、米汤、乌梅、梅酱）。余遵是法，遇霍乱证或未吐泻，或已吐泻，用藿香叶、建神曲、大叶茶各三钱（皆能和中），泽泻、木通各一钱（皆能降浊），柴胡、羌活各七八分（皆能升清）煎汤，冲益元散三四钱。俟将冷服之，倘腹仍痛，仍依法进（有湿必须加苍术），或佐以藿香散法，无不获效。又古人谓，凡暴病毋论其脉，但从其症，此诚确论。霍乱证与一切痛证、急证，脉多伏者，斯言不可不记。又谓凡病来迅速者，俱属肝经主病（五行中最迅速者，莫若风火。肝为风火之脏故也），此虽不仅为腹痛而言。然肝主筋，亦主痛，则痛证亦不得谓无关于肝也。霍乱证本迅速而起，故亦须少加柴胡以疏肝，或佐青皮以伐肝。

附论疝气证

腹痛亦有因疝气连及脐下（厥阴肝）、中脐（少阴肾）、脐上（太阴脾）及两胁（少阳胆）而痛者，宜遵丹溪议，专治厥阴肝主筋主痛故也。疝虽有七（寒疝、筋疝、水疝、气疝、血疝、狐疝、癫疝），治法总以辛香流气、疏泄厥阴为主，金铃子散、左金丸、五苓散三方当合用而加减治之。凡暴疝多寒，久疝多热。如寒则重用吴萸、桂枝，或再加小茴、肉桂。热则重用黄连、川楝，或再加黄柏、木通。其南木香、青木香（即兜铃根）、橘核、鲜橘叶、鲜黄皮枝、鲜田基黄，皆辛香流气、宣络疏肝之品，合参入为佐使（沙参一两，同猪小肚煎羹，治疝气效。沙参清肺，能令肺金清肃之气下行，肺与膀胱通气化故也。三层茴香丸用沙参即此意）。倘欲再佐宣活络血之法，兼欲引药力直走至阴之域，则桃仁、归须、山甲、薤白、雄鼠矢，在所必用。至若老弱久疝，睾丸下坠，又当温散奇经、升举奇阳（经云：任脉为病，男子内结七疝，女子带下痕聚），固本补虚，又为最要，当归羊肉汤滋肾丸、虎潜丸皆治本法也。其小茴、炒，当归（小茴拌水炒，当归能通肝脏脉络之阳气）、菟丝子、关沙苑、杞子、鹿茸、鹿角霜、桂枝尖、白蒺藜，皆可因症商用。

心 痛

心痛者，非心痛也，真心痛不治，乃心胞络与胃脘痛耳。订方遵苦辛降通一法，通则不痛矣。当更参后列各见症，辨其所因而加减治之。

丹参三钱　川楝一钱半　麦冬二钱，连心，打破，朱砂拌匀　香附一钱　延胡一钱半　乌药一钱　佛手二钱

加春砂仁三粒，连壳打破，同煎。

或磨檀香汁些少冲服，或加百合同煎（百合、乌药名百合汤。川楝子、延胡名金铃子散。丹参、砂仁、檀香名丹参饮。三方皆治心痛）。凡心痛证用猪心一个，煎汤，去猪心，将汤代水煎药更效。久痛者，方中必须加当归、桃仁以活络血（若得食则痛缓，此由于积劳而营血虚。归桃外再加柏仁、胡麻、圆肉，原方减去川楝、延胡、乌药、春砂）。倘心痛彻背（此胸痹证）宜栝蒌薤白半夏汤。

又痛因痰（痛而恶闷，呕出痰饮即宽者为痰），加半夏、贝母、瓜蒌仁（去丹参、麦冬、香附）。因食滞（觉饱时嗳气，直至饥而后缓者，为食滞）加草果、枳实、槟榔，或麦芽、神曲（去丹参、延胡、乌药）。因寒（痛时饮热汤热酒而痛缓者为寒）加干姜、良姜（去麦冬、丹参）。因郁（痛应背心者为郁见，症似胸痹宜燥宜润当辨）加川贝母、川芎（去乌药、砂仁）。因虫（心头急痛唇白毛竖口吐黄水者为虫），加雷丸、君肉、乌梅、黄连（去丹参、麦冬、乌药、延胡、砂仁）或用槟雄丸治之。因瘀血（心头结痛，气逆上冲，唧唧有声者，为血）加苏木、三棱、蓬术，或加桃仁、红花、降香（去麦冬、砂仁、乌药）。

又有心痛频发，痛极闷死，必吐涎水而后醒者，乃寒痰积于心脾，用炒栀子一两，煎加竹沥、姜汁各一杯，冲服。有卒然大痛，无声，手足冰冷，且气冷面青，咬牙噤齿，此乃真心痛。因寒邪直犯君火，仅对时即毙。如用猪心汤煎麻黄、官桂、附子、干姜急服，或有得生者（此法出王肯堂《医镜》，谓此乃秘要妙法）。

附案（奇经心痛）

顺邑马苏隐方伯第五妾据苏隐述，每戌亥必腹痛（戌亥为至阴之时，肝肾为至阴之脏，奇经八脉皆发源于肝肾故也），其痛始脐下渐绕脐上及两胁，以至于心，天晓则安然无恙。平日惯以八珍汤获小效，而自能渐安，今陆医与之诊，谓脉近有力，当清其源，然后永无再发，转用苦寒剂痛益增。明日再诊，谓倍有力，论脉当清，前剂转小药力不到耳，古人谓通则不痛（至若寒者温之使通，虚者补之使通，医似不晓），且每三两日始一更衣，此治必合（幽门气钝血燥，医似未明）。用大承气汤加桃仁、川楝子大剂进服，大便泻后，日夜皆痛（阴阳两伤），且频呕不食，特延君愈之。余脉之曰：证属虚寒，理宜温补。苏隐曰：脉鼓指否？余曰：鼓指。曰：脉若是，安能补？余曰：未进承气前纵似有力，未必鼓指。曰：诚如君言，何也？曰：此真气虚而邪气实耳。夫胃气充足者，其脉缓，今苦寒攻伐，胃气愈伤，是以鼓指。凡实热脉重，按仍有力。今重按则软，且唇白而困倦无神，岂有余症耶？少腹痛必心痛者，经云：阴维脉病苦心痛也。奇经八脉皆发源于肝肾，原当治下，因苦寒更伤中州，法不得不中下兼顾，使急逐其寒邪而复其胃气。愚见拟用吴茱萸汤合附子粳米汤加减。先进方，用野山丽参四钱，吴萸、附子各二钱，炒粳米、半夏、生姜各三钱，大枣二枚，一服吐止，痛减。次日诊，仍用前方加於术三钱，炙草一钱，煎服。三日诊，脉象和缓，痛减八九，转用当归（小茴五分拌炒，仍用同煎）、紫石英（生研）各五钱，潞党、杞子各四钱，盐水炒，补骨脂、制香附、制蕲艾叶各一钱，服四帖后，间或加天生术、关沙苑同煎，或加野山土术、人参、北鹿茸末各一钱，另炖，冲服。调养将一月而痊。半载后因房事，痛复发，且少腹胀左尺弦劲（肾虚风动），用转方七味，去潞党、石英、补骨脂，加海螵蛸、白蒺藜各四钱，茜根一钱，蝎尾梢一分，二剂渐愈，后仍用归杞七味方，与配人参、茸、野术、砂仁、熟地，出入而调养，以收全功。

胁痛

胁痛多属少阳厥阴，以两胁属少阳，又肝脉络布于胁也。治主宣络，佐以平肝。

川楝子一钱半　夏枯草三钱　旧青皮一钱，醋炒　延胡索一钱半　台乌药一钱　粉丹皮一钱，去心　双钩藤四钱

加鲜橘柚叶，剪碎青葱管寸断各三钱。

凡久痛必入络，须加桃仁、红花以活络血，或参入旋覆花汤以降络，或佐入苏子、生薏米、降香（叶氏三味惯并用）、芥子以通络。王肯堂谓：大忌陈皮、生姜、细辛，服之即令肝胀，以其能补肝故也。用青皮宜醋炒酸，能破结，直入肝经故也。痛甚者，加醋半酒杯，冲药服。

凡痛亦当知在气在血，见症各有不同。痛而不胀，按之愈痛，痛无时，止瘀血作痛也。痛而且胀，得暖即缓，痛有止时，怒气作痛也。怒气作痛加醋炒柴胡，佐青皮以伐其肝，少加木香，佐乌药以开其气，红花、当归又或酌用以和其血也（或去钩藤、延胡）。瘀血作痛加桃仁、归尾、红花（去钩藤、乌药、青皮、枯草，或少佐醋炒柴胡、川芎），或加苏木、山楂、蓬术等，若痛甚加大黄下之。此气与血见症所由，亦气与血用药所宜辨也。若微痛着于一处，此为痰痛，上拟方药不合用，必君以芥子，佐以竹沥、姜汁治之，其丝瓜络、白蒺藜、

浙贝、胆星、蒌皮、青皮、黄连等，亦合佐使。

腰　痛

腰者，肾之腑，在内为少阴（肾），在外为太阳（膀胱），故腰痛必从二经主治。一表一里，治法攸分须明。夫邪自外来而痛者，属膀胱；虚由内生而痛者，属肾，宜填宜补而温宜通，法原不一。余尝拟补肾一方，相传而服者多效，先录存之。愚见再参末分治。

金狗脊四钱，去毛　菟丝子三钱　补骨脂五分，盐水，拌炒　关沙苑四钱　牛膝肉二钱，酒炒　厚黄柏五分，盐水，拌炒　生杜仲三钱

或用猪腰一对，煎汤代水煎药。

热，黄柏倍补骨脂；寒，补骨脂倍黄柏（或二三倍）；痛已除再加入熟地、杞子、胡桃或鹿茸、鹿角霜，多服数帖，方免复患。凡腰痛脉沉而细者，当治少阴。时痛时止肾精亏也，即用上拟补肾方主治。时痛时热，肾水亏也，宜另用知柏八味汤治之。若脉浮而紧者，当治太阳。背肉刺痛，风客于肾腧穴也，麻黄、细辛、独活、防风、生地、当归、白芍以疏其风。郁痛畏冷寒，客于气海腧也，麻黄、附子、细辛、当归、炙草以验。其寒痛重难移，湿着于藏精所也，麻黄、苍术、白术、当归、杜仲、牛膝、茯苓、薏米、炙草，以逐其湿。

脚气痛

此名壅疾，谓湿气壅塞经络致痛也，忌用补剂。若专事温补，必成废疾。有寒湿、风湿、湿热之分，宜细按后列脉症加减拟方治之。

当归三钱　旧木瓜二钱，酒炒　细木通一钱半　羌活一钱半　生薏米五钱　紫苏梗一钱半　防风一钱半

加生赤小豆皮五钱，同煎。

临夜发热而痛，脉濡而数者为湿热，加黄柏、麦冬同煎。昼夜憎寒作痛，脉濡而迟者为寒湿，加苍术、干姜、附子、防己、加皮（去木通、苏梗）。其肿痛走注无常，或踝，或膝，或胫，脉濡浮兼数者为风湿，加生地、牛膝（去木瓜、薏米、苏梗）。不效，再加入芒硝、大黄同煎。若嗜酒而伏酒湿毒者，辨脉与症，或兼寒、兼热、兼风。遵上三法选药施治，重加枳椇子、干葛花，以解酒毒。或用巴戟五钱（糯米拌水炒干去米），大黄一两炒，同为末，蜜丸（名巴黄丸），温水送下五七十丸（仍须戒酒）。凡脚痛，山甲、地龙可加作引。若走动而痛上臂手，须加灵仙。另有干脚气痛不肿而踡缩，枯细当润，血清燥（宜玉竹、生地、麦冬、天冬、胡麻、石斛、牛膝、归须、鳖甲、阿胶等）。又有阴虚脚痛，足跟焮肿而红，当补肾养营（宜龟甲、生地、熟地、当归、大冬、杞子仁、杜仲、玉竹、巴戟、黄柏、知母、牛膝等），二症与脚气湿症大相反，彼此误治，必增剧。

附论痿躄症

脚气痛，外又有所谓痿躄者，方书谓痿症。无痛不知兼湿重者则筋缓，而痿软兼热多者则筋急而作痛，余见痿证，惯有兼痛者，医用祛风药（丹溪谓断不可作风治）、渗湿药作风湿脚气痛治，无不增剧，是以特附此证于脚气痛条中（汪石山治一人痿兼痛者，用人参二钱，黄芪一钱半，白术、茯苓、生地、麦冬各一钱，当归八分，黄柏、知母各七分，连服数帖，而痿

痛愈）。夫痿有脉痿、筋痿、内痿、骨痿之殊，原不止痿于足（更有头痿、手痿、腰痿、一身俱痿），而经谓：诸痿生于肺热（肺主一身气化，肺燥热则血液涸而不能营养筋骨故痿）；又谓：治痿独取阳明（阳明主润宗筋，束筋骨以利机关。虚则宗筋弛纵，手足痿而不能用）。诸痿商治，概可悟矣。若痿躄在下，则肝肾病多（肝主筋，肝血伤血不营筋，则四肢不用而筋骨拘挛。肾藏精，精血相生，虚则不能灌溉诸末而营养筋骨），而肺胃亦宜兼顾，大补阴丸、滋肾丸、虎潜丸、二妙丸（若肺燥苍术可勿用）、人参固本丸皆堪选。用其玉竹、巴戟、杞子、杜仲等可参入五方加减治之（三指禅注经验方，地黄四两，黄柏、知母各一两，肉桂一钱，炼蜜为丸。方书有谓：血虚四物汤二妙丸合用。气虚四君子汤二妙丸合用）加龟甲、虎骨、当归、地黄（可知二妙丸亦治痿证要药）。若痿证见于上则肺热居多，东垣清燥汤在所必用，即麦冬、沙参、粳米，每日煎粥饮。似极平淡，究属神奇也（此法治消渴亦佳）。

耳痛
（耳鸣耳聋同辨证治）

肾开窍于耳，心亦奇窍于耳，胆脉络附于耳，老弱与久病皆属体虚失聪（聋鸣而不痛），治在肝肾。少年或暴病，总属邪干闭窍（痛鸣聋皆有），治在胆经，即本是议酌方，先拟清少阳络法。

羚羊角三钱，先煎　连翘壳二钱　粉丹皮一钱　苦丁茶一钱　牛蒡子一钱半　香白芷二分

加鲜莲梗三钱，寸断，鲜莲叶边三钱，剪碎，为引。

气闭则耳鸣耳聋，薄荷梗、夏枯草、蔓荆子、钩藤、菊花、马勃、木通皆通窍之品，可参入加减。火郁则耳痛，菊叶、桑叶、银花、栀子亦可任加。然原方已属统治，至若肝肾虚而为聋为鸣者，宜用磁石、六味丸加龟甲、五味、远志、菖蒲主治，人参、当归、杞子、菟丝、沙苑、杭菊亦可因症选用。

牙痛

上齿脉络属足阳明胃，下齿脉络属手阳明大肠，有风痛、热痛、虫痛、寒痛、痰毒、痛瘀、血痛之分，备载本门可考。惟风热痛为尤多，因订一清络热方法。

金银花三钱　双钩藤四钱　粉丹皮一钱　丝瓜络三钱　连翘壳二钱　生甘草八分

加生柏叶三钱，引（上齿痛或加石膏、知母，下齿痛或加生地、秦艽）。

风痛加荆芥、防风。水亏火亢加生地、天冬、麦冬、元参（去丝瓜络、连翘、钩藤）。食饭后倍痛，胃火旺也，必须君以石膏、知母。大便结者加生地七八钱，风化硝二三钱（亦去丝瓜三味）。

外治法芒硝、五味、牛膝、荆芥、银花各三钱，煎水含漱。又法牙皂五分，梅片一分，麝香五厘，点入牙缝，其痛立止。虫痛寒痛加川椒四五分。痰火痛加芒硝一钱，共研末。

《评琴书屋医略》卷二终

评琴书屋医略　卷三

番禺潘名熊兰坪者
绍兴裘广元吉生校刊

淋证（浊　癃闭同考）

淋有五淋之分，浊有精浊便浊之别，总属肾病。肾有二窍，一出溺一出精。淋出溺窍，而属肝胆；浊出精窍，而属心肾，不得混治。

治淋证方（可统治五淋，宜辨证加引）

赤茯苓四钱　当归梢一钱　山栀仁一钱　川萆薢四钱　甘草梢一钱　石菖蒲三分

石淋下如沙石，用银硝、朱砂、滑石等份，研匀（朴硝一味，宜隔纸炒，炒至纸变黄色为度），每服三钱（或加发灰、石首鱼头内石灰），即将此汤送下，甚则日服二三次（另用海金沙、木通，煎汤送）。膏淋下如膏脂，加乌药、益智仁（冲监些少）。气淋气滞不通，脐下闷痛，加荆芥、制香附、麦芽。劳淋从劳力而得，加人参、黄芪、白术，少佐升麻、柴胡（归改用全归，草改用炙草）。

血淋瘀血停蓄茎中作痛，加牛膝、郁金、桃仁，或冲韭白汁小杯同服。

至若点滴俱无，证名癃闭，加北杏三四钱，麻黄一钱，同煎（夏月麻黄用四五分）。若癃闭而不渴，此法不宜，须另用通关丸主治（即滋肾丸）。

附案二（石淋）

黄阁乡张某，年七十余，患石淋，小便点滴而出，痛甚，少腹胀，气微喘，能食。医用清利法罔效，求余治。左尺弦大直上左关。余用大补阴丸合滋肾丸治，龟甲一两，地黄五钱，知母、黄柏各三钱，肉桂六分。张畏桂性热减其半，服后小便稍通，腹胀略减，而痛不除。再求治，余谓必须佐桂六分乃效。信服之。小便大利，出石数粒如橘核大，遂愈。

明经乡周韶石叔令昆年将三十，石淋阻塞溺窍，点滴不通，以至腹胀如鼓，痛楚不堪，卧床不起。危急之际，延余治。脉呆钝不甚应指（气不升降转旋失职故也）。余用京柿炭一个（连霜蒂，煅），朱砂三钱（二味方得自杨溶马虞阶孝廉，谓：凡小便不通，皆合用粥水送下。余用治血淋屡效。今又仿之以治石淋）芒硝三钱，同研末。用杜牛膝五钱（时药店无，以鲜土牛膝一两代），怀牛膝、川滑石、黄柏、桃仁、大韭白各三钱，甘草梢、石菖蒲各七分，煎汤送下。服后出石一条，长约一寸，大如粗箸，小便遂频出，床地俱湿，腹胀顿消而愈。

治浊证方

建莲米四钱，连心　麦冬一钱，连心　石菖蒲五分，盐水炒　云茯苓三钱　益智八分　远志肉八分，青黛拌水，煮干　川萆薢三钱　乌药八分　甘草梢八分，盐水炒

湿盛加苍术、白术、黄柏（去麦冬、

远志、莲米）。便浊加猪苓、泽泻或海金沙、滑石（亦去麦冬、远志、莲米）。精浊加菟丝子、桑螵蛸、生龙骨，或关沙苑、山药、五味（去草梢、草薢、乌药、益智）。赤浊加生地、当归、天冬（去草薢、乌药、益智）。白浊加人参、黄芪、白术，或苍术、猪苓（去草薢、麦冬、乌药，或再去远志、莲米）。凡茎中痛，必须加盐水炒黄柏为引。

遗　精

此证当辨有梦无梦与湿热之因。有梦治心，无梦治肾，湿热治小肠、膀胱。阴虚者填精，阳虚者补气，阳强者泻火。故前贤治法，有宁心益肾、填精固元与清利湿热之别。兹先拟一宁心益肾固摄之剂，以便因各见症加减治之。

桑螵蛸二钱　云茯神三钱　大麦冬二钱，连心　建莲米五钱，连心　熟枣仁一钱半　远志肉五分，制

加龟甲打碎五钱，生龙骨打碎三钱，二味先煎，或加菖蒲、云连各三四分，为佐使（如有梦加多些黄连，无梦但加五味、人参）。

阴虚加熟地、天冬、阿胶、当归等（去枣仁、远志、茯神）。阳虚加人参、黄芪、杞子、杜仲、白术等（去龟甲、麦冬、龙骨、桑螵蛸）。阳强加生地、知母、黄柏（去枣仁、远志、茯神）。遗泄频频，宜佐以固摄之品，如菟丝子、五味子、覆盆子、金樱子、莲须之类，选入一二味为佐使。至若精遗，因湿热者，宜另用猪苓汤法治之（其芡实、山药、沙苑、莲米，凡遗泄证皆可常食）。

便　血

此证有风淫肠胃，有湿热伤脾。始则脏腑受伤，久则阴络亦损，治原不一（肯堂《医镜》芋录《尊生》引述颇详，当参考之），兹即大肠受热者订一方，俟因症加减。

大生地六钱　黄柏炭七分　槐花一钱半　赤小豆四钱　地榆炭七分　银花一钱半

加木贼一钱、乌梅二个，同煎（梅或煅炭用）。

热甚再加黄芩、莲叶，或桑叶、丹皮。如服二三帖，血仍见，必须用黑芝麻（洗净打破）、生首乌各四钱，加入同煎（去木贼、梅）。因湿加防风、白术（去生地）。因风加荆芥、当归、防风（去银、槐花）。若血下色淡者，另用四物汤加龟甲、生首乌、制首乌，煎服。便合。倘便血流连止而复发，用生首乌末，米糊丸，每服三四钱，甚效（用京柿黑豆煎汤送下更佳）。《金匮》分别粪前下血为近血，用赤小豆散；粪后下血为远血，用黄土汤，果于脉症有相合，则于古法自堪师。余尝治戴姻兄便血，或粪前或粪后无定，用生首乌、制首乌、大生地各四钱，白术、防风、木瓜、白芍各一钱，当归、陈皮各七分。一帖血减，三帖痊愈。凡便血，京柿、黑豆、绿豆、赤小豆、黑芝麻、莲米可常服（或糖作羹，或选入同猪精肉柴鱼，或猪大肠煎汤，俱佳）。

小便血

即尿血，溺窍病也。其源由于肾虚，非若血淋。由于湿热，其分辨处以痛不痛为断。痛属血淋，不痛属尿血，余订是方，

施治颇效，因录存之。且此方不但治尿血，方中乌梅炭、当归、菟丝子皆倍用，生地改用熟地，其当归、莲米二味同，用黑米醋煮透，炒干，妇女崩漏，久不愈，亦会迭效。

龟腹板一两，先煎　菟丝子四钱　大生地五钱　鹿角霜三钱，先煎　白当归一钱半　建莲米五钱，连心用，打破煎

加乌梅炭二个（米醋泡洗），为引。

如阴虚火炎加知母、黄柏各一二钱（此配入大补阴丸法）。用猪腰子汤、京柿黑豆汤、旱莲草汤（方书有独重用旱莲治此证者），代水煎药俱佳。此等间药少用则无功，多用则碍方药煎，故酌用煎汤代水一法（前芦根通草汤即此意）。

王肯堂《医镜》主心经受热，遗热小肠。用五淋汤加石莲、麦冬，而君以黄连治之。余思此方可治血淋，似难治尿血，姑录以俟考。因《直指》云小肠有气则小便胀，小肠有血则小便涩，小肠有热则小便痛，可知无痛则无热。尿血无痛，故疑王论沈芊绿亦主肾虚。以太极丸主治。

衄血

肺火上蒸则血从鼻出，名曰鼻衄。大肠与胃热上逼，则血从齿出，名曰齿衄。均宜清降方可统治。但齿衄血证最轻者，可服药，可不服药。

干白茅根四钱，鲜者倍用　大生地三钱　元参三钱　正土桑白四钱，鲜者倍用　大麦冬三钱连心　牛膝一钱半

加鲜竹茹、青远茶各二钱，同煎（方平淡，宜多煎代茶）。

服二三剂。血不止加童便一小杯冲服，令引热下行，必应。热盛钗斛、天冬、丹皮、黑栀、白茅花可任加。

倘鼻衄不甚者亦等齿衄，均无足虑。若其甚者，与吐血无异，盖漏血过多而不止，则非关血热，实由气虚不能统摄，急当补气以摄血，补气以生血。宜用当归补血汤法，黄芪一两、当归三钱，加姜枣煎（不涉医者逐杯试之）。此法虽气息奄奄，亦可回生。至于伤寒鼻衄，名曰红汗。瘟疫鼻衄，名曰外溃，皆喜其得衄而自解，不必再商治（凡一切血证突来太多者，必须于补气法治之）。

吐血

有内因外因，究竟因于内而七情饥饱劳力所伤者尤多，攻补温寒，须凭脉证，兹先就阴弱阳亢者，拟一方，后参末议。

大生地八钱　干茅根四钱　旧黑栀一钱　大天冬三钱　茜草根一钱　细甘草五钱

加生柏叶二三钱，鲜藕节三个，同煎。

服一二剂，倘仍频吐不止，再加生莲叶三四钱，生艾叶二三钱，炮姜五六分，童便一二杯，冲服。或用田三七末六七分，调入。如脉数热甚，加犀角、黄柏、丹皮。倘症轻者，旱莲、女贞、黑豆皮、浮小麦、麦仁、麦冬、桑寄、知母，可任加。如无外感，鳖甲、龟甲、元参、牛膝、秋石皆可酌用。若咳胸胁引痛者，加冬瓜仁、生薏米、苏子、降香以降络，桃仁、红花以活络。吐血先见胸痛，血黑成块者，此为瘀血，加桃仁、丹皮、香附醋炒，大黄治之（皆去甘草）。然此特初患治法，高鼓峰云：血证久，古人多以胃药收功。如乌药、沉香、炮姜、大枣，此虚家神剂也。倪涵山亦云：七情内伤，脾胃先病（故多见恶心），固元汤、归脾汤、补中益气汤等法必不可少。而吾见患此证者，医不轻用，补病家尤畏。夫补以至愈后，或数月而复发，

或一年而复发，卒至缠绵而莫救者，多矣。亦由其元气已亏，营血未能安常，而循行经络也。余于见信者，虽属热证，以清凉奏功，继主育阴和阳，亦必佐以固本培元之法，如生脉六味、生脉四君与左归饮加参归等，更用归脾丸原方，或遵鼓峰法加减蜜小丸常服。守此法调养，以至于康健胜常。血永不发者，指不胜屈。肯堂于火证血稍止即用龟甲、首乌、地榆加入四物汤治之，鼓峰用六君加当归治之，或加黄芪，谓参芪以回其气，气回血自循行经络，或用重料六味左归等饮于水中养木，亦必加人参，谓使气自阴生也。又芊绿引《仁斋直指》云：凡气虚挟寒，阴阳不能相守，血亦妄行，宜理中汤加木香、当归（姜炮黑），血得暖自循行经络。沈修园亦谓，凡吐血服寒凉及滋润药益甚，而望其形色有寒冷象者，是阳虚阴走，亦主理中汤加木香、乌药，或木香、当归。要之，所因不一，亦难尽述，欲通变达权，温清各当，当于本门所载博览之。

附案（肝病误治胃）

凤浦冯君，蕙庭人，瘦而长咳嗽，继以吐血，医与温胃痰药，血益甚。延予治，脉得左坚右弱。予曰：贵恙乃肝肾阴虚而生，内热熏蒸脉络，致血不得宁静。前贤谓瘦人之病虑虚其阴，今服燥药，即犯虚虚之戒，阴愈亏，阳愈炽矣，故血益甚。愚见主先治肝方，用复脉汤去桂、姜（参用丽参），加白芍二钱，生牡蛎块五钱；次日诊，仍用前方加田三七末四分，冲服，另用淡菜黑豆、冬虫草煎猪精肉汤作饭菜；再诊，脉缓血止，惟咳痰难出，转用醒胃汁以涤痰饮一法，麦门冬汤加钗斛二钱（与丽参同先煎）。五六帖，诸恙俱安；继用归脾去木香加陈皮、白芍、五味、麦冬、

杞子为小丸，常服。痰咳渐除，身体日健。

又案（胃病误治肝）

凤浦胡君易堂，夏患痰咳失血，医用胶地等作肝肾阴虚生内热治，不效，且痰增胃减。延余诊，脉得右坚左弱。余曰：前人主左坚填肝肾，右坚理肺胃。今右坚治胃为要，炎夏阳气方升泄，胃阴虚而无镇压之权势，必震动胃络，络伤则络中之血因随阳气上升，倘云三阴热蒸，脉必征于左部，据理论治药宜选淡薄味，以调养胃阴，曾服腻药太多，须佐以宣畅脘气方可消痰安谷。生扁豆（用粒不打）五钱，丽参一钱，麦冬、茯神各三钱，石斛、谷芽各二钱，陈皮、甘草各四分，服三帖，再诊，血止脉缓，惟时或心悸，或汗微泄，主兼理心营肺卫，黄芪、沙参各三钱，丽参、麦冬各二钱，五味、炙草各三分，麦仁、枣肉各四钱，多服调养。仍用归脾丸加杞子、五味，蜜小丸，常服。精神自此日旺，体健胜于平时。吾因恩胡冯二君皆先服清而后受补，故血不复发，实赖参芪以回其气，气回血得守其常度而循行经络也。夫患血而畏补者，多是以终难了局，因存此二案醒之。

又案（苦寒过服元气受伤）

羊城宋君勉之知医，素喜清凉，涉稍温补不敢服。久患咳血，所服药饵，无非清降，以致年余反覆不已。近服犀角地黄汤，纳谷渐减，因邀余相参。诊右脉空大无神。余曰：《金匮》云：男子脉大为劳，谓阳气虚未能收敛也。即据君述症咳频则汗泄，显是气失统摄，络血上泛之征，倘依然见血投凉，见嗽治肺，胃口从兹败坏矣。愚见主急固脏真，正合仲景师元气伤当进甘药例。能守此法，胃土自安，肺金

自宁，吐血痰咳亦自止。方拟黄芪四钱，人参、麦冬、白芍各一钱，五味、炙草各七分，杞子、南枣肉各二钱，勉之。见信，连服四帖，血止胃渐进，此后从余言，自用归脾汤加减调养而获愈。

续附丁卯新案（虚阳升泄逼血妄行）

同里黄和叔君好学士也。夏五暑热炎蒸，正天地大气泄越，时（天地气机泄越人身气机亦应之）月之廿四，绮窗挑灯勤诵（劳伤心阳亦暗吸肾阴）初交亥，忽吐血碗许。群季皆通医理，廿五早，自订四生丸服，交亥见血如前，且增恶寒。廿六自转用甘草干姜汤加味，进炙草、炮姜、五味各钱半，白术、防风各三钱（方佳但欠镇摄），交亥仍见血如初，惟恶寒略减。廿七延医某治，某称转方佳，独嫌五味收敛（怪论，真气泄越，理合收摄），原方减此加当归更妥，是晚亥血来滋甚（归，辛动上升，无五味以敛之，地以滋之，龟附以镇导，故滋甚）。廿八邀予，诊六脉弱尺为甚，询足冷否？曰：将交亥足渐冷，冷气上少腹（肝位，肝藏血），则气喘（气呼出心肺，吸入肾肝，肝肾阳升吸气艰于入故喘）而血溢。予曰：据脉与述症且血，必见于戌亥，实肝肾病多（戌亥为至阴时，肝肾为至阴脏，故日则无恙而交亥则病作），原真阴有亏，孤阳无偶，失守上走，血亦随之。夫阴阳互为其根，无阳则阴无以生，无阴亦阳无所附，法当引导其阳，兼镇育其阴，则孤阳有归，而血自安。其位方用熟地、龟甲各五钱，土木参、当归、附子、炮姜各一钱五分，五味子、炙甘草各一钱，中有疑暑月吐血而用参附，且会服归而益甚者。余曰：尺弱足冷，显是肾虚阳不潜藏，徒滋填其阴而不固守其阳，必难奏效。古人原有补气以摄血法，人参、

附子，参附汤也，能固守肾气；当归、附子，归附汤也，能固守营气，血去已多安，得不佐温补以固守脏真？群季曰：善。遂服之。廿九诊，据述昨夜戌亥血虽不来，而足冷气促仍未尽除。余仍用廿八方去炮姜，倍用附子，加胡桃肉四钱，覆盆子二钱，以摄助纳。服三帖，复邀诊，已诸恙俱安，但夜难熟睡，拟兼理心营，廿九方去龟甲、附子、胡桃、覆盆，加杞子三钱，茯神、枣仁各二钱，麦冬一钱，炙草、五味改用四分，连服数帖，后参入杜仲、黄芪、防党、白术、鹿茸，因脉症加减，而调养复元。

选录王肯堂先生论痰中见血一症。

肯堂云：其血或一点之小，或一丝之细，语其势。若无可畏，而病根反深。此血非由胃出，乃肺脏中来，肺本多气而少血，是以出者亦少。今因火逼而随痰以出，则肺虑其枯，而无以主一身气化矣，其害不滋大乎？治法于除痰中加入止血药，如贝母、瓜蒌仁、茯苓、麦冬、元参、竹茹、苏子、薏米之类以治痰，犀角、阿胶、柏叶、黑栀之类以止血，黄芩、黄连之类以降火，调花芷石末四五分，徐徐服之。又法用竹沥一碗，入阿胶二两，溶开，将石膏煅过一两，蛤粉一两，青黛半两，好墨一两，共为尘末，调和丸，如黍米大，每服一钱，香茗送下，其效甚速。

咳　嗽

咳为气，逆嗽，因有痰，内伤外感，所因不同，五脏六腑，受病各异，兹先就寻常患咳嗽者，订一降气除痰剂，以便因各见症加减。

茯苓三钱，锨块　薏米四钱，生用　陈皮五分　北杏一钱　半夏一钱半，制　苏子一钱半

甘草五分

渴加麦冬、瓜蒌（皮仁任用，半夏易川贝，陈皮易橙皮。橙皮甘苦多于辛，异橘柑皮之辛燥）。痰多不满倍半夏、陈皮，加生姜，或瓜蒌、薤白。咳胸胁痛加芥子，少佐姜汁炒黄连，或醋炒川楝子。热加石膏、知母，或黄连、黄芩。寒加益智、生姜，或干姜、五味、细辛（去杏苏子）。风加防风（苏子改用苏梗）。湿加防风、苍术。脾虚加人参、白术、当归（去苏杏薏）。肝肾虚吸气短（气吸入肾肝）加熟地、当归、五味，或杞子、胡桃、牛膝（去苏子、北杏、薏米或再去甘草）。

又因咳而后有痰，宜顺气，治在肺。肺主气，肺恶温燥，麦冬、橘红（橙皮更佳）、川贝、知母、桑白、紫菀为要药。

因痰而后致咳，宜消痰，治在脾。脾藏痰，脾恶寒润，白术、苍术、制南星、制半夏为要，药清火兼之（宜姜汁炒黄连）。

久嗽不愈，用麦冬为君，川贝、知母、茯苓、竹茹、黄芩、苏子之类为佐，少加五味、甘草、灯心服之（因风寒虚而咳忌服）。

凡咳嗽发热不休者，不治咳而汗泄者，不治（此脏真不藏气泄而为热为汗，治当固摄脏真，如人参固本丸、复脉汤去姜桂加生龙骨、生牡蛎、磁石等治之。亦幸有获愈者）。左不得眠为肝胀，右不得眠为肺胀，俱属难治。阅叶氏《临症指南》又非仅主肝胀肺胀一说，症有疑似，病有实虚，论治者其慎之（叶氏治右不得眠用麦门冬汤，谓胃津虚无以养肺，肺病降已不及而复右眠遏之，故咳更甚。左不得眠用复脉汤去姜桂加生牡蛎麦仁治之，谓肝阳升逆太过，安能左眠以遏其升逆之威，故咳更

甚，治咳血证多用此法）。若果肝胀、肺胀宜疏宜清宜敛，自有各家，本门可考，不复赘（即沈芊绿《尊生》著述证治颇详可参）。

附案（咳嗽而喑）

凡治病问其见症如何，问其致病之因如何，似较望闻切为倍要。余尝医郭廉访夫人，年约三十，外廉访久以计偕宿京，得第补外，因接眷赴任，夫人得喜信后，忽患喑证，咳多痰少，夜里每觉火升，喉舌微痛，而日间饮食无碍，遍访名医，迭治罔效。延余诊，余曰：贵恙咳先乎？抑喑先乎？家人曰：喑先，余恙后渐起者。余复问曰：起此恙日会多饮醇酒乎？曰：无。偶因夜坐看木鱼书劳神，明早即觉音破耳。余诊其脉，两尺动数有力，阅旧服方虽多，亦不外清肺疏肺止咳除痰，中上两焦药，余转用上病治下一法，龟甲八钱，大生地、黄柏各四钱，知母、茯苓各二钱，羚羊、丹皮、泽泻各一钱。余曰：据述病因与脉相对，沉疴似易起者，药不十帖，当见效。家人速于赴任，闻余言，喜甚。时吾友谢司马茹坪偕余往郭其戚也，独讶余言？曰：痰咳而用龟地，谅难见效。且重用黄柏，更属不通。余笑曰：子姑验之。次日初七复到，诊是夜已不觉火升咳呛舌痛矣。仍用前方，黄柏减一钱，再服。初八诊两尺渐缓，声音渐起，仍用前方去丹泽，方中改用龟甲四钱，羚羊、黄柏各八分，加鲜菖蒲五分煎调，入珍珠末七分，服连服三帖。十一日复到诊音出已亮，但欠清耳。又转用清肃上焦气分，方法沙参八钱，丽参、黄芪、天冬、麦冬（连心）各一钱，白菊、杭菊各四分，加南枣四枚，鸡子白一枚，同煎（鸡子先蒸熟去壳去黄取白煎），仅服四帖，声音渐清而愈。茹坪

曰：药已效矣。吾究未得其解也。余曰：此忖情度理耳。夫妻契阔数年，一旦相聚有期，谁复无情况？夜静独坐，倍易触拨情思，且我粤之木鱼书多艳为男女之私，以过去之情，感未来之情，相火尤易妄动，脉更得两尺动数，症亦由迅速而起（五行中最迅速者莫若风火），谓非龙相火而何？龙火一动，势必上升，上升必凌烁肺金，金空则鸣，金实则无声矣。夫肾脉循喉绕舌，厥阳惯从子丑奔腾，此喉舌夜痛所由来也。余用地以滋之，龟以潜之，知柏丹泽苓羚以降之泄之，而复疏通之（羊角最灵，动能疏泄火邪之入络者），斯龙雷潜伏而安其位，肺金清肃而守其常，其暗又安有不速愈者？茹坪曰：善审问之，慎思之，明辨之，作医之道亦当如是乎。

选录王肯堂辨十嗽与五脏咳以便参考。

火痰嗽者，咳必面赤，用力久而后出者是也，不宜用半夏、南星以其太燥也。惟以贝母、知母、瓜蒌仁、竹茹之类以化痰，黄芩、黄连、山栀之类以降火，苏子、橘红、茯苓之类以顺气。

湿痰嗽者，喉中辘辘有声，嗽而易出者是也。不宜用元参、阿胶、知母以其滋润也，惟以苍术、防风之类以燥湿，半夏、南星、姜汁、竹沥之类以去痰，枳壳、橘红之类以顺气，黄芩、山栀之类以降火。

郁痰嗽者，胸臆胀满，连嗽不出，喉中有喘声，夜不得眠，上饱下饥者是也。不宜用五味、麦冬以其补肺也，惟以枳壳、桔梗、便浸香附之类以开郁，川贝、瓜蒌、半夏之类以治痰，苏子、杏仁之类以定喘，茯苓、黄芩、山栀之类以降火。

顽痰嗽者，胶住咽喉，挥咯不能出，必努力大嗽而后出少许，如脂膏之状者是也。不宜用煎剂，宜以散子消磨之，如青黛、蛤粉、浮海石、风化硝、瓜蒌仁、礞石、明矾之类为极细末，以竹沥、姜汁调服。以其胶固不开，非轻剂所能愈也。清痰嗽者，必待嗽而后出其痰不稠黏者是也，宜用缓药治之，如贝母、花粉、茯苓、黄芩、竹茹、橘红、苏子、竺黄之类。

风痰嗽者，肺气壅盛，必顿嗽而后出其痰，浮而有沫，状如津，唾而略稠者是也。宜用轻浮之剂以治之，如薄荷、紫苏（梗叶）、桑白、防风、半夏、黄芩、枳壳之类，少加麻黄、甘草（用麻黄宜配北杏以降气）。

寒痰嗽者，得于秋冬之交，或伤于入水宿露，或伤于冷雨冷风所致。其嗽必哮喘，或肩背觉寒，得热汤饮之即缓者是也。宜用芦吸散。如肉桂、雄黄、鹅管石、款冬花、甘草等份，为极细末，用芦管挑药，轻轻含之，吸入喉内，徐徐以清茶过口，或以此药蜜丸，如鸡豆大含化亦妙。若热嗽，去肉桂，用井泉石。若用煎剂，宜半夏、南星、陈皮、茯苓、款冬、花生、姜、甘草之类。

酒痰嗽者。因醉后感冒风热，腹中有酒积，饮浊酒即发者是也。宜用山栀、黄芩、黄连以治火，贝母、瓜蒌、半夏曲之类以治痰，蛤粉、花粉、绿豆粉之类以消酒（枳椇子、干葛花更能解酒毒，亦不可少），紫苏梗、苏叶、陈皮之类以顺气。

食积痰嗽者，每食后即嗽，其痰稠黏觉有甜意，胸膈不宽者是也。宜以枳实、莱菔子、神曲、麦芽、山楂之类以消食，陈皮、木香、砂仁之类以顺气，半夏、南星之类以消痰。石膏、黄连之类以降火，加生姜、竹茹为引。

干咳嗽者，平素阴血不足，虚火有余，喉中常痒，痒即频嗽，有声无痰者是也，宜以麦冬、知母、川贝母、元参、阿胶之类为主，治以黄柏、茯苓、花粉、山栀、甘草之类，加灯心、竹茹服之甚效。

又有嗽而两胁痛者，名曰肝咳。有嗽而腰轻痛者，名曰肾咳。有嗽而中脘作疼者，名曰脾咳。有嗽而鼻流清涕者，名曰肺咳。有嗽而口苦舌干者，名曰心咳。又有嗽而遗溺者，气虚也。嗽而五心烦热者，血虚也。（果一一细审而后发药施治，谅无不效矣）

又肯堂云：诸嗽皆宜桔梗，乃肺经本药，不可不用，亦不可多用，以其为舟楫之剂上而不下，不用不能引诸药至肺部，多用则又承载诸药而不能行，更能作饱，故不宜多用。若治喉痛与元参、甘草同用。若开郁，与香附、枳壳、川芎、苍术、川贝母同用。若作吐药只与甘草等份，为一大剂服之，自卷痰而出矣。汪药洲先生云：王氏谓诸嗽皆宜桔梗，此语不能无弊，骤咳者用之或宜，若久咳者肺气无有不虚，方将敛之补之不暇尚，可用桔梗升提辛散，而犯虚虚之戒乎！吾见久咳者服之而金破者有矣，咳血者服之而血益甚者有矣，虚喘者服之而气暴脱者有矣。何也？凡上逆者，法宜降之也，即喉痛亦须降痰降火，仲景师虽主以甘桔汤，今法之只可作佐使，必君以芩、连类之苦降，元参、风化硝类之咸降，然后升提之品无疑碍也。先生此论自注于王氏《医镜》中者，因录存之，以俟同人参考。

药洲先生品高雅，文章医学并见重于同道，好勉人为善，著有武帝觉世真经诗行世。字鸣岐，又号凤山，吾邑汪斋剂太史（鸣谦）之四弟也，世居羊城。

附寄冯蕙庭君调养脾胃论

余脾胃素弱，语云无脾胃弱老翁，余窃虑焉，因常留意调养，迄今年及六旬，饮食虽不加，而精神无或减，且微恙亦少见者，知未始非调养力也。凡人欲调养脾胃，必先察夫脾胃性情，明夫脾胃体用，而后调养有方。书云：胃阳弱而百病生，脾阴足而万邪熄，似治胃专究夫阳，理脾专究夫阴，不知脾体阴而用阳，胃体阳而用阴，此太阴湿土得阳则运，阳明阳土得阴自安，前贤所为，特申明其用也。夫脾能升而后能运，阳气馁则无以升，胃能降而后能和，阴液亏则无以降，达其性情，明其体用，于以知纳食主乎胃，时知饥，而少纳（脾阳不伤故知饥，胃阴有伤故少纳），宜调养胃阴，当用麦冬、天冬、沙参、玉竹、山药、扁豆、糯米、南枣、钗斛、甘草等以养之。知运化主乎脾，时能食而少运（胃阴不病故能食，脾阳有病故少运）宜温通脾阳，当用人参、白术、茯苓、陈皮、益智仁、炒粳米、炒莲叶等以醒之，虚且寒再加干姜、附子、肉桂以温之，此固无病培养善法，亦病后调治善法也。脾胃为后天养生者宜爱惜，更常戒生冷物难化物以保护之，延年之方，莫善于此矣。慎之，勉之。

《医略》所用方开列于后，以便查阅。（分量炮制加减服法以及治证未尽载明，欲知其详，当于名医方论等书参考之）。

黄芩汤

黄芩 白芍 甘草 大枣

白虎汤

石膏 知母 甘草 粳米

葱豉汤

葱白　淡豆豉

栀豆汤

栀子　淡豆豉（叶案云：栀豉汤能除沉腐湿热秽浊郁结，非此不除）

六一散

滑石六钱　甘草一钱　（又名天水散，加辰砂名益元散）

雄槟丸

雄黄　槟榔　白矾等份

研末，捣饭为丸，每服五分，小儿减半，饭远服。亦治胃痛因虫者。

桂枝汤

桂枝　白芍　甘草　生姜　大枣

生脉散

人参　麦冬　五味

二沉汤

茯苓　半夏　陈皮　甘草

猪苓汤

猪苓　茯苓　泽泻　阿胶　滑石

四苓散

猪苓　茯苓　泽泻　白术

五苓散

即四苓加桂。

左金丸

黄连姜汁炒，六两　吴萸盐水泡，一两

滋肾丸

黄柏一两　知母一两　肉桂一两　又名通关丸。

五淋汤

山栀　当归　白芍　赤茯苓　甘草梢

二妙丸

黄柏八两　苍术切片，黑芝麻打破，拌匀，饭上蒸三五次，去芝麻，焙干，三两

虎潜丸

熟地　当归　牛膝　龟甲　虎胫骨黄柏　知母　琐阳　白芍　陈皮　羯羊肉

清燥汤

黄芪　人参　当归　生地　麦冬　苍术　白术　黄柏　黄连　茯苓　猪苓　泽泻　陈皮　柴胡　升麻　神曲　五味　甘草　何人饮　首乌　人参　当归　陈皮煨姜

固元汤

人参　黄芪　当归　白芍　炙草（加煨姜枣）

四物汤

地黄　当归　白芍　川芎

归脾汤

黄芪　人参　白术　当归　龙眼肉枣仁　茯神　远志　木香　炙草（高鼓峰去木香加白芍钱半，甚好。然嗽血归脾全在木香，受燥者当用。咳加麦冬、五味。郁加川贝。脾虚发热加栀子、丹皮）

四神丸

补骨脂四两，酒炒　肉豆蔻面煨，去油吴茱萸泡去黑水　五味炒，三味各二两

用红枣五两，生姜五两，同煮去姜，将枣去皮、核，捣烂为丸，如桐子大。每日五更服三钱，临卧服二钱，米汤下。再加人参、白术、附子、罂粟壳为丸，更效。

理中汤

人参　白术　干姜　炙草（丸方同）

六味汤

地黄　萸肉　山药　茯苓　丹皮　泽

泻　又名六味地黄丸。（丸方同）

八味汤

即六味加附子肉桂（又名附桂八味，亦名肾气丸）。

左归饮

即六味加杞子、炙草，去丹皮、泽泻。

复脉汤

人参　阿胶　地黄　麦冬　麻仁　桂枝　炙草　大枣　生姜　又名炙甘草汤。

八珍汤

即四君子、四物汤合用。

启膈汤

沙参　川贝　丹参　郁金　石菖蒲　茯苓　砂仁壳　干荷蒂　杵头糠（布包煎）

大极丸

黄柏二两六钱　知母一两四钱　补骨脂二两八钱　胡桃肉一两二钱　砂仁五钱　（蜜小丸，空心盐汤送下三十五丸）

败毒散

人参　羌活　独活　柴胡　前胡　川芎　枳壳　桔梗　茯苓　甘草（即人参败毒散）

芍药汤

白芍　黄芩　黄连　大黄　归尾　槟榔　木香　肉桂　炙草

香连丸

黄连二十两，吴萸十两水拌同炒，去吴萸加木香四两八钱，不见火。共研末，醋糊丸。（此为治痢总方，惟在表忌用者，邪犹未入里也。久痢勿用者，恐重伤其生气也）

诃子散

粟壳　诃子　干姜　陈皮（为末，空

心服）

黄土汤

生地　阿胶　黄芩　白术　附子炮　甘草各一钱五分　灶心黄土四钱（或黄土易赤石脂，附易炮姜。热加生柏叶）

赤小豆散

赤小豆浸出芽，晒干，一两　当归四钱（研末，粥水送下三钱）

旋覆花汤

旋覆花　青葱管　新绛纬

茵陈蒿汤

茵陈　栀子　大黄

金铃子散

金铃子（即川楝子）　元胡索

小半夏汤

半夏　生姜

大半夏汤

半夏　人参　白蜜

吴茱萸汤

吴茱萸　人参　生姜　大枣

小柴胡汤

柴胡　黄芩　半夏　人参　甘草　姜枣

麦门冬汤

麦冬　人参　半夏　甘草　粳米　大枣

四君子汤

人参　白术　茯苓　甘草

六君子汤

即四君子汤加半夏、陈皮

大补阴丸

黄柏　知母　熟地　龟甲　猪脊髓

小承气汤

大黄四钱　厚朴一钱　枳实钱半　（此主荡实，故君大黄）

厚朴三物汤

厚朴四钱　大黄二钱　枳实钱半　（此主散满，故君厚朴）

厚朴七物汤

即厚朴三物加桂枝、甘草、生姜、大枣

调胃承气汤

大黄　芒硝　炙草

大黄附子汤

大黄　附子　细辛

生脉四君汤

即生脉散、四君子汤合用

生脉六味汤

即生脉散、六味地黄汤合用

磁石六味丸

即六味地黄汤加磁石

知柏八味丸

即六味地黄汤加知母、黄柏（汤方同）

当归补血汤

当归三钱　炙黄芪一两（或加附子二三钱更神效）

当归羊肉汤

当归　生姜　羊肉

香砂六君汤

即六君子汤加香附、砂仁

补中益气汤

炙芪二钱　人参　白术　当归各一钱　陈皮　炙草各五分　升麻　柴胡各三分（加煨姜、大枣煎）

人参固本丸

人参　天冬　麦冬　生地　熟地

人参养营汤

人参　白术　茯苓　甘草　陈皮　黄芪　当归　白芍　熟地　五味子　远子　肉桂　煨姜　大枣

真人养脏汤

人参　白术　当归　白芍　肉桂　粟壳　诃子　肉豆蔻　木香　炙草（一方无当归）

附子理中汤

即理中汤加附子

附子粳米汤

附子　粳米　半夏　炙草　大枣

清暑益气汤

人参　黄芪　白术　苍术　当归　陈皮　青皮　神曲　麦冬　五味　炙草　黄柏　泽泻　升麻　葛根　生姜　大枣

藿香散

藿香　苍术　半夏　茯苓　陈皮　厚朴

藿香正气散

藿香　苏叶　白芷　陈皮　厚朴　白术　夏曲　茯苓　腹皮　桔梗　甘草（加姜枣）

四物香薷饮

香薷　厚朴　扁豆　黄连（忌热服）

三物香薷饮

即四物香薷去黄连（凡香薷热服必泻）

十物香薷饮

即三物香薷加黄芪　人参　白术　茯苓　陈皮　甘草　木瓜（五物香薷独加苓、草）

茵陈四逆汤

茵陈　附子　干姜　炙草（四逆汤无茵陈）。

桂枝白虎汤

即白虎汤加桂枝

人参白虎汤

即白虎汤加人参（暑热伤津再加麦冬、鲜嫩竹叶最佳）

清心凉膈散

连翘　黄芩　栀子　薄荷　桔梗　甘草　鲜嫩大竹叶剪碎煎（去桔梗，加大黄、芒硝、薄荷、生蜜，名凉膈散）

瓜蒌薤白半夏汤

瓜蒌皮、仁各三钱　制半夏二钱　干薤白二钱（生者倍用）　白酒三杯，同煎

《评琴书屋医略》终

重楼玉钥续编

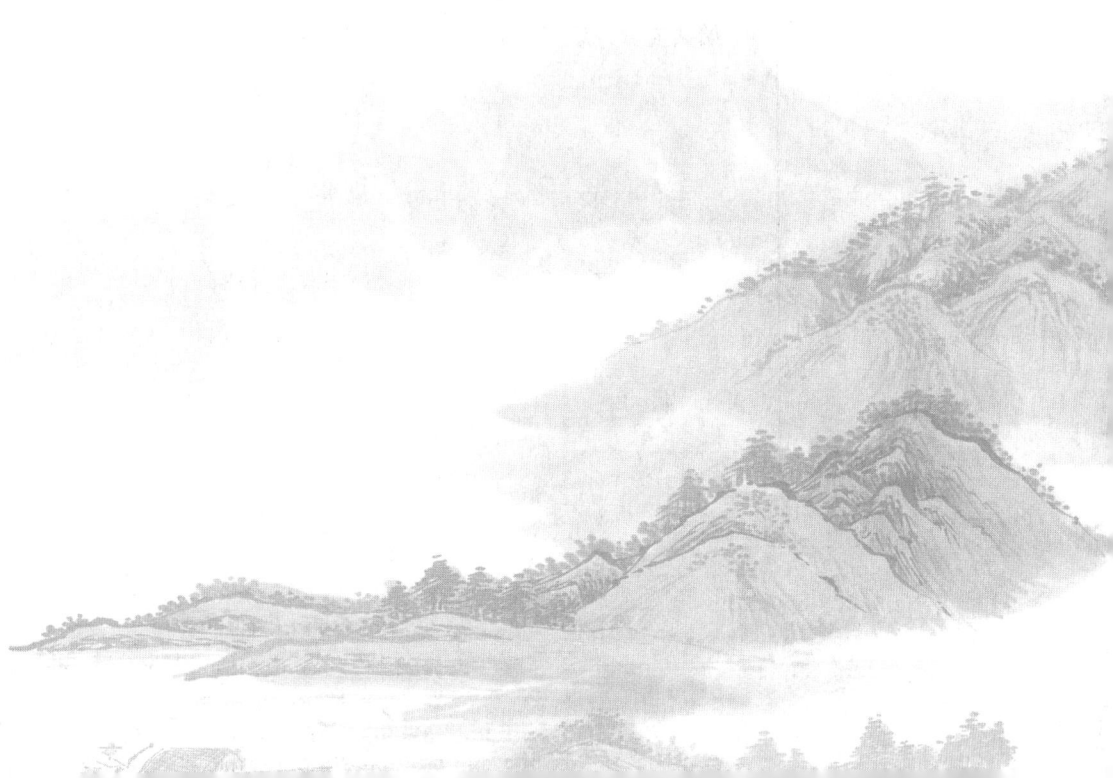

内容提要

　　喉科《重楼玉钥》早已盛行于世，习是科者，罔不奉为圭臬，不知更有精当切用之续篇在也。本书为歙县郑氏秘藏，盖郑氏之喉牙科名垂数世，皆得力于此。且正编为仆人窃出，流传于世，故续篇益加重视。同治初年，周君邦彦，以数十青蚨得于旧书摊，以非专科，赠诸章社友之尊甫，亦无暇流览，洎媳患科险症，采用本书中方而愈，始共宝贵，后历次试验，无不立奏奇效。

跋

丁巳之秋九月，念六余妾洪氏，忽然喉证，乍起白大若钱，寒热交作，手足如冰，次早延医，服牛蒡、甘桔而未解也，再服病益进，别延友人，紫正地黄汤。又延友人，羌活大黄汤。月至朔而命殂矣。或曰：此恶证也，古无治法。或曰：此真证也，百不一生。予悲之，天之酷人太甚也。诘朝枢扶叔祖慰我，予具以告。叔祖曰：燥也，死于命，非死于病也。子悲何补哉？夫医者，理也，风胜湿，火就燥，燥虚火而非实火也。子喻五行者也，反生反克，知乎？无水不生，非土不养，水燥则涸而木死，木燥则枯而火死，火燥则烈而土死，土燥则崩而金死，金燥则顽而水死，生机熄矣。其见症也，不亦宜乎？经曰：燥以润之，不有润也，不死，何待？时志之，不敢忘。越数日，小女未周岁而症作，即延治，七日而满口之白腐顿消，成败易势，得失相反，始信斯症之不恶也，治有治法也，证无真假也，一生百生也。我叔祖之言不爽也。今壬戌仲冬，集稿成箧，授予读之，竟其委，清其源，不觉言之娓娓，道之津津，此非一朝一夕之故，其所由来渐矣。其论确，其见真，其功深，其心苦，其论确，故要言不烦；其见真，故取效甚速；其功深，其心苦，则叔祖之笃信好学也。世之咄咄以为恶证者，不且共登衽席而享寿域乎哉！当时，同证三人，二俱不可，死者竟六七，日而偕亡，惟小女未周岁，而独存，吁！不遇枢扶叔祖，命也。居今思昔，为之尽然，爰跋于后后深感一线之生云尔。

时嘉庆七年岁在壬戌孟冬月上浣双桥莲湖居士谨识

白缠喉叙

郑子若溪，聪明好学士也，潜心于医学有年矣。其于喉证尤究心焉，盖喉科乃其家传，然其书特言实证而虚证未之及也。至于白腐一证，近日更多，医者罔察，自作聪明，不论色脉，每作实证治之，而夭枉者，不可胜数。若溪心窃伤之，自出手眼，因辨证著方，以辟其谬，而病是证者，咸登寿域。书成持以示予，予读之，不觉跃然因谓之曰：善哉！子能为白腐证辟一坦道，而以虚燥立方，子之功德远矣。盖白者，肺色也，腐者，肾臭也，原非病也，形而出之外则病矣，白加腐则肺燥矣，腐且白则肾枯矣。既燥且枯，子母俱败，不有以润之、补之，而犹曰紫正败毒，则将持雌失雄，弃阴负阳，其不至于载胥及溺不止矣，吾子之论是也。藏之名山，曷若传之后世？好生之德与人同之不亦善乎！因书之以弁其简端。

七十有六老人莘田吴守先绍中氏拜撰

自叙《重楼玉钥续编》

　　先高祖赤山公（瀚），七代祖也。性好堪舆，精研轩岐，渊源已久，是故知医代不乏人，然未尝轻言也。先大父认齐公当贾盱丰时，会闽人黄明生先生，异授喉科，治验如神，活人甚多，心窃慕焉。因思利济于人是科为最，计与商之，而先生不可，其对叔祖仰山公向认齐公曰：窥先生之秘，非礼莫能为也。于是具币帛束金百两，负笈于先生之门。先生曰：予非吝而不传，实有因耳。昔授受时，曾立不传之誓，违之则主乏嗣，既诚于前，何可背于后耶？仰山公曰：今恳先生之秘者，实存济人之念耳，如能广以济人即先生自济也，先生何乐而不为焉？请熟筹之。如是俯可出其书以授，乃嘱曰：珍之。仰山公曰：唯唯。认齐公旋里，命父伯辈咸究心焉，凡患喉疾实证者依法疗之，无不神效。而先生年近六旬，果无嗣而殁。仰山公携遗像一帧而归，供奉于书室中，由是数十年来，活人甚广。后被仆人私窃其半，贪利而售之于外，遂至更相传抄。家有其本迩来业是科者，皆执此书为圭臬焉。瀚虽不敏，未冠时性近医及地理，从绩北曹素峰先生游。至于医学，过庭之训，精医诸友，聆益良多。于是遍历楚豫江浙会稽苏扬间，获异人奇方往往辄效。又遇马子，从龙于吴山之大乘古刹马氏，曰：不游名山大川，不登山阴禹穴，乌足以言地理？而医亦然子知之乎？须襟怀淡荡，领会山川灵秀于胸，次便觉悠然而不局促，融通而无固执矣，信乎？方子岫云云：予于痘疹之机括每从汉印中悟出，斯言也，诚得此中三昧语耳，非好奇之谓也。盖痘者，豆也，非毒也，当其未感发之时无形可据，夫何毒之有？既发动透于肌肤，虽形现于外，尚未成浆，犹未可执以为毒也。或成浆时，方可以毒论。然毒即气血也，痘之起，长贯浆收靥落痂，全凭乎气血阴阳。凡血充气足，则阴阳调畅，能化毒载出营卫，故应期而痊。若血虚气亏，阴阳偏胜，焉能敛毒达于肌肉？况习俗从事于寒凉，伐及无辜，而气血复为所伤，毒随气血散漫，以致内陷，变为败证，莫可挽救，是谁之责欤！皆因执毒之义为害也。是以流毒日深，牢不可破，宁服寒凉而毙，终无怨也。至于喉科以及诸症，总不离乎气血阴阳表里虚实耳。余于壬子岁自汉归来，抱终天之恨，无以为计。与三弟朝夕研医，互相讨论以承家学，忽忽间倏一纪不觉光阴之迅也。因念年逾半百，精力渐衰，地理一道，跋涉维艰，而流水高山叹钟期之难遇，故将喉科历年来辨明虚实寒热之处，一一详言之，俾后之习此者，知有所导，庶不致胶柱刻舟之诮，以补是科之所未及云尔。

　　时大清嘉庆九年岁在甲子孟夏月上浣双桥枢扶氏郑瀚书于十琴轩之西窗

《续重楼玉钥》 自叙

　　喉科之书，所见凡十有余家，或详或略，各有所长。至若治验神速，莫如秘授，三十六症，自治疗以来活人甚广。然未尝论证与脉要之总是死法，未为尽善也。余惧医家各执秘授，不知通变，往往反因而误事，故与环川方子岫云博采古今之书，纂为续编，以补诸家之未备，其中指示色脉，辨别症因，以至用药加减之法，至详极慎，医者诚能遵而用之，神而明之，庶不致胶柱刻舟之诮，其于仁术或未必无小补云。

双桥枢扶氏若溪郑瀚识

序

歙县西园郑氏，以喉牙科名，历世相传，实擅起死回生之能术，而通乎神者矣。顾甚居奇守秘声价自高，殊不知其所以炫世惊人攫盛名赚金钱者，全藉《重楼玉钥》一书而已也。书分正续两编，正编早已盛行于世，习是科者罔不奉为圭臬，尽皆谓为完璧，足以应用而有余，而弗料其更有玄妙之续编在也。观枢扶氏之自序言，是书之珍秘，得书之艰难，至有不再他传之誓，固属从前人务独善，不知道德之陋习，盖其灵验可贵之价值，实有倍于寻常之喉牙诸书者焉。正编言为仆人窃出，辗转传抄致坊间亦得刊售，续编之什袭珍藏，当更较格外慎重矣。余家所藏之册，系用桃花纸抄订者，字迹恶劣而潦草，装订粗率而颠错，一见可知为乘机偷暇之所成，折开印写之情形犹宛在也。原书经枢扶先生一再增辑，特于喉证白腐专论加详，近今坊本陈修园医书中及以外有数种专言此证者，殊皆不及此书之缜密妥当也。此册首页有道光元年辛巳岁大吕月歙南昌溪吴季儒抄十八字，计其年月，距嘉庆九年，枢扶先生自序时才十有七年，正郑氏鼎盛期间，万无沽售流行之理，必属至亲密友，侦知藏处，如如姬盗兵符遵王赚竹垞之故事，以智诱计，取而得之者无疑也。同治初年，兵燹方定，我邑莲川周丈邦彦以数十青蚨得此于裨贩担头庋置架间，一未寓目，以己习内科，此属非其所学也。先君子萃庵公，见而喜之，假以归涉阅一周，谓之曰：此郑氏秘笈也。喉牙口舌得此，可以名家矣。周丈顿悟，急即索回。越数岁，家计益窘。又值其子将续弦，乃以此册作赠而告借银币，念番先君子，慨然允之，书遂为我家有矣。先君子豁达多能，望隆乡邑，排纷解难，应给不暇，医药堪舆，虽皆素嗜，而迫于环境，不克精专，致此书亦从耽滞，历廿余年也，未一试用也。斯时先五兄石农挈眷居仁里岳家，从其外舅程金门先生兼习儒与医学，光绪甲午菊秋，嫂氏徒婴喉患，先即翁婿合治，继延歙东舍头专科程炳文，暨绩城名医葛巨川、章仪廷、仲贻诸先生诊视，济济一堂，愈治愈剧，奄然一息，卧莫能兴。石农乃函致家中筱涛大侄，备述病危，商量后事，尚欲秘弗与先祖母朱太宜人知，恐其年高钟爱有素，致伤起居也。筱涛禀诸先居子，倏尔忆及是书。急命检出，专人星夜赍去。相距四十里，以酉正发亥末至矣。方忧其经多延误，不及挽救，复虑其治法少验徒劳无功，举室彷徨扰攘达旦。错午使者回言，至即照书配药，煎服头剂，得效如神，晨间再进一剂，已刻已起坐索粥，病去大半，我动身时，谆谆乞告堂上勿再记念，某已霍然就瘳矣。盖其所采用只养阴清燥汤、神功丹二方而已。于是乃共宝此书。翁婿于数日中，倩人各抄二册，以备转借之有失也。嗣后患此者较多，而愈可速。里中有患者，亦辄就先君子求诊皆随治而疗焉。戊戌仲春先君子捐馆舍，石农回里行道汔后历游宣城受聘豫章，俱以善治喉名缘以此为师承也。余步石农之后悬壶七载，喉牙疾患疗愈百数，实亦得此书之资益者也。亲友中习医及好义者，皆就索抄，无不如愿以偿之，然余拙不自藏，夙怀普济，思抄传之有限，欲付梓而不能，力与心违时与弗逮憾。欣得裘吉生先生有征刊医书之盛举，此书可不患湮没而其传益广矣，岂非治牙喉科者，又得一指迷之宝筏也哉！前经手抄，副本寄呈先生，恳与审定印入《三三医书》，旋蒙来札惠允，且不弃荒陋赠阅报以订交并弁言之。是嘱爰乐遵命，叙其缘起与所关系者若此，芜芜笔秃，冗复无当，虽忝有附骥之荣，其难免著粪之诮也夫。

民国十四年岁次丑旧历端五节绩溪章洪均叔和甫谨识

目　录

重楼玉钥续编

古歙枢扶氏若溪郑瀚撰

皖绩章洪均叔和录存

浙绍裘庆元吉生校刊

统理十二经脉皆上循咽喉

咽主地气，地气通于嗌，足太阴脉布胃中，络于嗌，故病则脘满而嗌干。邪客于足少阴之经，令人嗌痛，不可内食，无故善怒，气上走贲。肝者，中之将也，取决于胆，咽为之使。一阴一阳，代绝，此阴气至心，上下无常，出入不知，咽喉干燥，病在脾土。手太阳之经循咽嗌。手少阳之脉循颈，结缺盆，令咽肿。（《素问》）足太阴之正，上结于咽，足少阴所生病，口热舌干，咽肿上气，嗌干及痛。阴阳之脉上通于心，循咽出于口。足少阳之正，上挟咽，出颐颔。（《灵枢》）挟咽，属手少阴心，足太阴脾经之会。（《准绳》）吸主天气，天气通于肺，谓之肺系。颈侧挟咽之动脉人迎。人迎者，足阳明胃也，阳明者，常动。（《素问》）手太阴之正，出缺盆循喉咙。手少阴之正，上走喉咙出于面。手阳明之正，上循喉咙出缺盆。（《灵枢》）喉咙者，脾胃之候也。（《千金》）喉咙后属厥阴心包经。人迎后属手阳明大肠经。（《准绳》）十二经中，惟足太阳膀胱之脉上额，交巅，络脑，下项循肩膊，挟脊，抵腰，结于缺盆，不循咽喉，然下项结缺盆，则亦不离咽喉左右矣。（岫云）咽喉者，水谷之道也。喉咙者，气之所以上下者也。会

厌者，声音之户也。悬雍者，声音之关也。（《内经》）咽与喉、会厌与舌，此四者同在一门，而其用各异。喉以纳气，故喉气通于天。咽以纳食，故咽气通于地。会厌管乎其上以司开阖。掩其厌则食下，不掩其喉必错。以舌抵上颚，则会厌能闭其喉。四者交相为用，缺一则饮食废而死矣。（子和）咽在喉之前，所以咽物，喉在咽之后，所以候气。谓咽在喉后者，杨上善之误也。（《准绳》）

总论喉痹大意

一阴一阳结谓之喉痹。王冰注曰：一阴肝与心包也。一阳胆与三焦也。四经者，有相火并络于咽喉，气热内结，结甚则肿胀，胀甚则痹，痹甚则不通而痰塞以死矣。心咳之状，咳则心痛，喉中介介如梗状，甚则咽肿喉痹。邪客于少阴之络，令人喉痹，舌卷口干心烦。手阳明少阳厥逆，发喉痹嗌肿痉。（《内经》）

喉痹不能言，取足阳明；能言，取手阳明。（《灵枢》）十二经脉皆上循咽喉，尽得以病之。然统其所属，乃在君相二火而已。盖肺主气，天也；脾主食，地也。纳气者，从金化；纳食者，从土化。金性燥，土性湿。乃至于病也。金化变动为燥，燥则涩，涩则闭塞而不仁。土化变动为湿，

湿则泥，泥则壅胀而不通。故在喉曰痹，在咽曰肿，虽有缠喉、乳蛾、嗌塞、喉干种种之不同，其为火郁上焦，致痰涎气血，结聚于咽喉一也。治法当视火之微甚，微则正治，甚则反治。撩痰出血随宜而施。（《准绳》）十二经言嗌干嗌痛咽肿，颔肿舌本强，皆君火为之也。惟喉痹急速，相火之所为也。君火犹人火也，相火犹龙火也，人火焚木，其势缓；龙火焚木，其势速。《内经》之言喉痹，则咽与舌亦在其间，以其病同是火，故不分也。治喉痹之火与救火同，不容少待。《内经》火郁发之，发谓发汗，然咽喉岂能发汗？故出血者，乃发汗之一端也。（喻氏）

论喉痹关乎运气而有火湿寒之异

《素问》曰：运气，少阳所至为喉痹，耳鸣呕涌。又曰：少阳司天之政，三之气炎暑至，民病喉痹，此乃属火者也，宜仲景桔梗汤；或面赤斑者属阳毒，宜阳毒诸方汗之。又曰：太阴之胜，火气内郁，喉痹。又云：太阴在泉，湿淫所胜，病嗌肿，喉痹，此属湿者也，宜活人半夏桂枝甘草汤。又云：太阳在泉，寒淫所胜，民病咽痛颔肿，此属寒者也。轻者表散，重者理中，四逆酌用。或面青黑者属阴毒，宜阴毒诸方汗之。按：运气虽有火湿寒之不同，然湿则热生乎，中寒则火郁于内，同归于火，故治法大要以发之为主。如针刺刀砭药。则赤麟散、金碧二丹，皆是大苦大寒辛热之剂，间亦有时需用，断不可轻易浪投，慎之。（岫云）

内因

因胸膈素有痰涎，或纵酒过度，或忿

怒失常，或房事不节，火动其痰，涌塞于咽喉之间，以致内外肿痛水浆不入。（《医鉴》）有属运气天行者，有因七情郁结者，有寒客会厌者，有寒伤肾而帝中肿者。

外候

外候最多，已载前编，兹不复赘。（岫云）其毒聚于内，涎唾稠黏，但发寒热者，塞喉风也。暴发暴死者，名走马喉风。（子和）走马喉风，卒然失音，不省人事，痰壅口噤闭塞而死，与诸卒中相似，必先有喉痛为辨耳。（李惺庵）

论喉与咽之异

喉痹者，谓喉中呼吸不通，言语不出，乃天气闭塞也。咽痛谓咽嗌不能纳唾，饮食不入，乃地气闭塞也。（《类要》）病喉痹者，必兼咽痛，咽嗌痛者，不必尽兼喉痹。（王宇泰）

论表与里之分

属表者必兼恶寒，且寸脉弱小于关尺，此寒闭于外，热郁内，宜辛凉发散，切忌酸寒。属里者，身无热而寸脉滑，石于关尺，乃积热于内。壅滞生痰，宜苦寒折伏及涌吐之法。（李惺庵）亦有表证轻而无寒热者，宜细辨之。（岫云）恶寒而寸脉小，多里所患相同，此属天行时气，宜先表散。大忌酸寒吹点，苦寒下之。（景嵩崖）

辨虚与实之异

实火因过食煎炒炙煿醇酒，热毒蕴积，胸膈不利，烦渴便闭。虚火因七情劳欲，气虚，虚火上炎，咽膈干燥，二便如常。（《入门》）

辨阴阳之分

阳虚者，两寸浮大，遇劳益甚，此肺脾气怯，不能堤防下焦，须培补中宫。阴虚者，两尺洪数，日晡转甚，此肝肾阴虚，不能制御龙雷，必滋养癸水，脉法两寸浮洪而溢者，喉痹也。两尺细微无力者，虚炎也。若微甚而伏者，死。浮大而涩者，亦死。沉细者，不治。洪大有力者，易治。弦数有力为实火，左寸虚数尺微为虚火，宜滋养金水。两脉若浮大，重取而涩者，此阴气大虚，阳气浮越也，宜补阴敛阳，人参一味浓煎汤饮之，用喉科法治之必死。

治法

喉证不一，不可概以实热为治。大率热则通之，寒则补之，不寒不热，依经调之。汤剂荡涤，而外复有针刺等法，要皆急治时不可缓，非若脏腑积久之病，磨化调养之可比。（《圣济录》）

治实之法，轻者先宜发散，次用清凉。重者先涌导痰涎，针砭出血，再用煎剂。治虚之法，须遵《内经》从治之旨，徐徐与之。（《正传》）凡喉证，过四五日为重，三日前可消，若非是急证。一二日不发寒热，第三日始发寒热。若头痛则兼伤于寒，须疏风散寒。问二便如何？便利者，乃浮游之火上攻，宜消风祛热、降气解毒之剂。妇人喉痛，必先问其经水通闭，若经闭者，用通经药愈矣。喉疼连胸，红肿而痛，右寸浮洪而数甚，系肺痈，须用蜜调药，加百草霜、桔梗为妥。凡喉中无形而红肿者，宜多用灯心灰。喉碎者，先吹长肉药，后用碧丹。痰不出，用金丹加制皂角少许，倘至穿烂，多用口疳药加龙骨、珍珠。喉证，无痰不治，有痰声如解锯者危，用金丹吹之。初发寒战，后即身凉，口不碎，无重舌，二便利，即非热证，盖虚寒亦能发痰，此痰不可去尽，乃身内精液，与乳蛾吞舌之痰，吐尽而肿消者不同，当先用吹药，喉一通即服煎药，第一剂发散，和

解第二剂，即温补导火纳气。设三四日后再发寒战，或见心肋痛等症者，难治。发时牙关紧，喉舌肿口碎腥臭，重舌，或舌苔黄而有刺，便闭者，此是热证，赤麟散角药、紫地汤、金丹、碧丹、开风路针皆神效。若依法治之症不减，牙关反闭，唇不肿纹，如无病人者，不治。（《尊生书》）

论忌用寒凉针砭之证

专用芩连栀柏之类正治之，则上热未除，中寒复起，毒气乘虚入腹，变为败证。（《正传》）虚火上炎者，纯用寒凉，必致上喘下泻。亦最忌发汗，针砭出血，内伤虚损，咽痛失音者，误针之，必不救。（《嵩崖》）寒伤肾而致帝中肿者，此证人皆不知，宜以八味丸加减。切禁用针，帝中号喉花，关乎性命其慎之。（岫云）

死症

胸前高起，上喘下泄，手足指甲青紫，七日以后，全不入食，口如鱼口者，死。又急喉痹证，声如鼾睡，此为肺绝，必死。用人参、竹沥、姜汁或可救其万一。（丹溪）舌肿满口，色如胡桃、茄子、朱砂纸，不治。口渴气喘，痰如桃胶，一颈皆肿，面带红紫，或青，或纯白，无神，皆不治。喉风过一日夜，牙噤喉响如雷，灯火近口即灭，此气已离根，有升无降，不治。喘急额汗者，不治。（景日胗）

用药加减法　主以甘桔汤，加薄荷、荆芥、防风、黄芩、玄参、牛蒡子、竹茹等。咳嗽加贝母、陈皮。渴加花粉、麦冬。唾血加紫菀。呕恶加半夏。胸满加枳壳。便闭加大黄。痰甚加石膏。火甚加川黄连。卒闭暴死用解毒雄黄丸。此皆治实火之法也。凡属虚者，当从权为主。古人有用肉桂、人参、附子、炮姜者，但理其下而上

自安，此乃求本之治也。大抵血虚用四物汤，气虚用补中益气汤，肝火用逍遥散，肾虚用地黄汤，佐以治标之品。又有命门火衰，龙浮咽嗌痛者，唯八味丸最效。而寒凉之剂，则一毫不可浪用也。（《汇补》）咽痛必用荆芥，阴虚火炎必用玄参，气虚加人参、竹沥，血虚四物加竹沥。（丹溪）凡喉证最忌半夏、生姜，最喜梨汁、柿子。（《嵩崖》）一切咽喉痛紫雪为要药。（程云来）紫雪纯寒，重证不可用，或合赤麟散用之始佳。（岫云）

统论脾胃皆交于口而脾为之主

中央黄色，入通于脾，开窍于口，藏精于脾，足阳明胃之脉，侠口，下交承浆。（《素问》）挟口属冲任二脉。（《灵枢》）口属脾胃，大肠脉交口，然毕竟脾经为主。盖五味入口，藏于胃脾，乃运化精液以营养五脏。五脏之气，皆统于脾。五脏偏盛，皆验于口。胃经气血少，则两吻多纹书。（《嵩崖》）

内因

味入于口，藏精脾胃，运化精液，以养五脏。若五味过偏，则五脏之气亦偏，而诸病生焉。（《大全》）凡人晨起及食后不漱口，每多口齿腐臭及生疮菌等患。

外候

肝热则口酸，心热则口苦，脾热则口甘，肺热则口辛，肾热则口咸，胃热则口淡。（《正传》）此脏气偏胜为病也。亦有谋虑不决，肝移热于胆而口苦者；有脾胃气弱，木乘土位而口酸者；有膀胱移热于小肠，膈肠不便，上为口糜而生疮溃烂者。（《内经》）有热积心胸之间，脾气凝滞不能运化，浊气熏蒸而口臭者，此脏气移热而为病也。（《汇补》）

论口疮赤白之异及午前午后痛者微甚之分。口疮虽由脾热所使然，当分赤白二种。白者肺热；赤者心热；赤白相兼者，心肺俱热，不独脾家病也。（李惺庵）实热者，色多赤；虚热者，色多白。午前痛甚者，实火也；午后痛甚者，虚火也。亦有阴虚火炎，发为口糜，满咽如白饭者，未可概目为肺热也。（岫云）

脉法

脉浮数为实火，浮大为虚火。（《汇补》）浮数有力按之不减为实，浮大而数按之弱涩为虚，须细辨之为要。

治法

五脏之气皆统于脾，凡七情六欲，五味皆能致病，当因病而求之。（《绳墨》）若服凉剂不愈者，此中焦元气不足，虚火炎上也。又宜温补。（李惺庵）

用药加减法

肺热口辛，桔梗、山栀、炒芩、桑白皮、天冬、麦冬、沙参。胆热口苦，柴胡、草龙胆、枣仁、茯神、生地、生甘草。心热口苦，黄连、生地、麦冬、丹皮。肝热口酸，逍遥散。脾虚木乘土位而口酸者，四君子加白芍、柴胡。脾热口甘，白芍、天花粉、山栀、陈皮、兰草。胃热口淡，青黛、石斛、石膏、竹叶。胃火口臭，竹叶石膏汤。口燥，二冬、五味、白芍、生甘草、人参。肾热口咸，六味加玄参、知母。口糜实热加味逍遥。虚热补中益气。（《嵩崖》）膀胱移热，口烂溺涩，导赤散。中上虚寒胃阳浮上者，理中汤。下焦火炎者，八味丸。（《汇补》）

统论唇为脾胃肝之所主

脾者，食廪之本，营之居也。其华在

唇。(《素问》) 上唇挟口,属手阳明大肠。下唇挟口,属足阳明胃。(《灵枢》) 唇,肝脾胃三经所主腑,脏腑之寒热最便,不可不知。肝脉、督脉、冲脉、任脉皆络者也。(元珠)

内因

脾胃受邪,唇为之病。(《大全》) 唇舌者,肌肉之本也。肌气绝则脉不荣肌肉,故肌肉软而舌萎,人中满,唇反。唇反者,肉先死也。脾病者,唇黄;脾绝者,唇四面肿。(《灵枢》)

外候

唇之为病,风胜则动,寒胜则缩,燥胜则干,热胜则裂,气郁则生疮,血少则无色,脾冷则紫,脾败则黑,脾寒则青,脾虚则白,脾衰则黄,脾实则红。(《绳墨》) 心热则上下唇皆赤。若上唇赤下唇白者,肾虚而心火不降也。(元珠)

肺主唇色白,白而泽者吉,白如枯骨者死。人唇白当补脾肺,若深红色则当散肺家虚热。(钱仲阳)

用药加减法

脾燥唇干,用生地、麦冬、山药、归芍、人参、蜂蜜。脾热唇裂,凉膈散。唇动,消风散。唇青、唇缩或唇揭,理中汤。唇肿,薏苡仁汤。唇疮既久,血虚火炎者,当滋补,勿任苦寒。(李惺庵)

统论舌为心脾所主

心在窍为舌。(《素问》) 心脉系舌本,肾液出舌端,脾脉系舌旁,肝脉络舌本,虽分有五脏,而心脾实主之,故二脏不和,变生诸症。(《玉策》) 膀胱经结舌本,三焦经系舌本。(日胗)

内因

心和则舌能知五味,声音嘹亮。(《内经》) 心绝则舌不能收,及不能语。(乔垂) 脾主舌强,肾主舌干。(岫云) 误食毒味,及冬月向火取暖过度,俱使舌变生病患。

外候

中风痰则舌卷难言,伤七情则舌肿难食,三焦蕴热则舌苔燥而咽干,心脾热炽则舌粗重而口苦。(《绳墨》) 气虚则麻、纵,阴火则点黑,湿痰则肿胀,郁热则衄血,心火则生疮,脾热则干涩,胃热则木强,肝热则卷且缩,肺热则舌燥而咽门声哑,肾热则津竭而舌心干焦。(《汇补》)

治法

舌证有十五种,用药不禁寒凉,然必带辛散乃效。(日胗) 舌属火,其性炎上,治舌当降火滋阴。(《绳墨》) 凡治口舌轻证以盐滚水为最便,且亦妥善,勿谓以其易而少效也。

用药加减法

风痰用二陈加南星、竹沥。郁痰加香附、青皮。三焦郁热,凉膈散。心脾郁热,三黄丸。思虑伤脾,血耗火动,归脾汤。郁怒伤肝,血虚火旺,逍遥散。肾虚阴火,滋肾丸。(李惺庵)

论齿为肾胃大肠所属

齿者,骨之余,髓之所养,故齿属肾,上龈属胃,下龈属太阳。凡动摇豁脱,或大痛,或不痛,或出血,或不出血,如欲脱之状,皆属肾病。其虽痈,龈肿溃烂,臭秽而不动者,皆属阳明,或兼诸经错杂之邪。(《医贯》) 若阳明膏粱之变,湿热上攻,则牙床不清而为肿为痛,或出血生虫,

而黑烂脱落。（玉纶）若肾虚作痛者，遇劳即发，午后更甚口渴面黑，倦怠遗精，此皆脾胃虚之证。（《医贯》）

外候

精完则齿坚，肾衰则齿豁，虚热则齿动，髓溢则齿长。（《入门》）肾虚牙痛其齿浮，血虚牙痛其齿痒，火热牙痛其齿燥，虫蚀牙痛其齿黑，风热牙痛其齿肿，湿热牙痛其齿木。（《绳墨》）又有风热相搏，吸风即痛者；有寒气犯脑，头项连齿痛者；有痰气、热气、毒气注痛，咳嗽者；有血搏齿间，钻刺掣痛者。（《正传》）湿热蕴积日久，则发为走马牙疳。（《司命》）

齿痛有恶寒恶热之不同。手阳明恶寒而喜热饮，足阳明恶热而喜冷饮，故齿痛有恶寒热之不同。（《正传》）恶寒饮者，外吸风寒所致，恶热饮者，内生风热使然。（《汇补》）

脉法

尺脉虚大者，肾虚；洪数者，阴火。关脉浮弦者，风热；洪滑者，痰火也。

治法

齿根宣露动摇者，肾元虚也。治宜补肾。恶寒热而口臭者，阳明热也，治宜清胃。（《医衡》）齿蚀，宜清肠胃以治其本，擦牙诛虫以绝其标。（李惺庵）走马牙疳急宜泻胃清火，敷牙疳之药。（日胗）牙疳亦有急宜大剂滋阴温补者。（岫云）

用药加减法

阳明病，清胃散加干葛、石膏、芩、连、花粉、山栀。如胃火盛倍石膏；大肠实加大黄；挟痰加贝母；挟风加防风；酒毒倍干葛；虫蚀加槟榔；龈痒加白芷；龈烂加龙胆草。若劳倦而胃虚齿浮用补中益气汤。肾虚用地黄汤加玄参、补骨脂。阳虚豁落加续断、枸杞、茴香；阴虚浮动加知、柏、生地、丹皮。（《汇补》）

诸证补遗

走马喉痹

走马喉痹势如奔马，喉间痹痛，肿连颊骨，壮热烦闷，数数吐气者是也。此肺脾不利，热毒攻冲，发于咽喉所致。急开风路针，吹赤麟散，噙角药服紫地汤或解毒雄黄丸，缓则不及。凡喉科痹闭急证，一时觅药不及，急用土牛膝根捣汁滴入，亦可挽救于万一。

尸咽喉

道家服药，务先去三虫，以其为人害也。尸咽之病，亦本于此巢氏，谓腹中尸虫，上蚀咽喉，能令生疮，或痒或痛，如蠱候是也。善摄生者，倘未能除去，亦当服药治之，勿使妄动则善矣，黄柏汤主之，或一捻金吹之。

缠喉风（再见）

喉肿而大，连顶肿痛，喉内红丝缠紧，势如绞转，且麻且痒，手指甲青，手心壮热，痰气盛涌如锯，手足厥冷，或两颐及项赤色，缠绕发寒热者亦是。先两日必胸膈闭滞，痰塞气促，最为急证。内服喉痹饮，外用金碧二丹吹之。若加牛黄效更速捷。蚰云山人曰：此证开风路针、吹赤麟散、服紫地汤，更神效。此水涸火炎，肺金受克也，难治。忌辛热收涩，用养金汤，生地、阿胶、杏仁、知母、丹参、麦冬、桑白皮、蜂蜜。

喉中腥臭

此属肺胃热毒，黄芩、射干煎服。岫云山人曰：亦有属肝肾虚者，急宜大剂养阴。须细察左关两尺，弦数无力，或弦涩者皆是。《素问》所谓血枯，即此证也。庸医不知，往往认为肺痈治，误人多矣。不知肺痈必见云门、中府相引而痛，右寸必弦数异常，久则咳唾脓血不止，喉中醒臭而已也。

咽嗌痛

咽嗌痛甚，不能纳唾与食。此属阴虚火炎。《内经》曰：形苦志苦，病生于咽嗌是也。喉痹饮倍加荆芥、玄参，地黄汤亦妙。蚰云山人曰：亦有属风火内郁者，宜表散，忌滋阴药，远不及也。

连珠乳蛾

单双蛾人多知之，又有连珠乳蛾，人所不知。其状如白星上下相连故名，皆由酒色过度郁结而成，最重之候，内服喉痹饮，外先用碧五金一，后用金二碧三。

喉菌

状如浮萍，生喉旁，忧郁气滞使然。妇人多患之，轻则半月，重则月余，宜守戒忌口，次要吹药得法。初用碧五金一，后用碧三金二，噙清灵膏服喉痹饮，以愈为度。

喉癣

喉间生红丝如哥窑纹，如秋海棠花叶背面之状，干燥而痒，阻碍饮食，此虚火上炎，痰壅肺燥所致。要戒盐、酱及助火之物。至喉哑则不可救。劳证每多生此，治用碧丹频吹。清灵膏不时噙化，再服喉痹饮。蚰云山人曰：劳证生此，危在旦夕，为其金水之气皆绝也，故非咽喉药物之所能救治。

喉痈

肺脾热壅，熏发上焦，攻于咽喉，结聚肿痛，不得消散热气炽盛，致团结成痈，妨害吐纳。古方论以一寸为疖，二寸至五寸为痈。其候使人寒战，咳吐稠浊。善用针者，审其可刺，宜速破之，施以点饵之剂。又有喉间红肿而痛无别形状者，乃过食炙愽火酒极热物品而发，病在胃与大肠。其重者，寒热头疼四五日可愈，用金十碧一频吹之，内服犀角地黄汤。

喉疮奇疾

喉中生疮，层层叠垒而不痛，日久有窍，出臭气，废饮食，宜用枸橘叶烧酒频服。

咽中结块如核危困欲死

此危证也。饮食不通，射干、牛舌叶汁、海藻俱能治此证，总不若百灵丸最佳。用百草霜研细，蜜丸，如芡实大，新汲水化下；甚者不过四五丸，效。

咽疮鼻烂

咽喉内生疮，鼻孔内亦烂，此证若作喉风治之，立死。宜用白霜梅一个、烧存性，枯矾一钱，山甲珠一钱，共为细末。吹喉中，效。

喉疮溃烂

喉疮已破，疮口疼痛，难进饮食，用猪脑髓蒸熟，以姜醋调和食之，自愈。

感寒喉闭不能咽

用大附子一枚，削去皮、脐，切作大片，以蜜涂炙。令黄纳口中，噙咽其津，甘味尽，又炙一片而噙咽之。

鼻生红线樱珠

咽痛用诸药不效，丹溪云：此非咽痛，乃是鼻中生一条红线，如发悬一黑疱，大如樱桃，垂挂到咽门而止，致口中饮食不能入，须用土牛膝根择其直而独条者，洗净，捣取汁。入好醋三五匙和匀，滴入鼻孔内，自然丝断珠破，吐出瘀血其病立安。

梅核气

痰气滞塞于咽喉之间，咯不出，咽不下，状如梅核，此因湿热内郁，痰气凝结，治法宜开郁顺气消痰，加味二陈主之。用韭汁一杯，姜汁、牛乳各半杯，和匀，细细温服，即效。

喉中如有物妨闷

此肺胃壅滞风热，客搏结于咽喉使然。忧愁思虑，气逆痰结，亦皆能生此疾，射干汤主之。用逍遥二陈加减亦妙。

喉中如有炙脔食噎即塞

用杵头糠二合，研极细，蜜丸，弹子大，每空心噙化一丸，愈为度。岫云山人曰：上二症皆梅核气之类也。经云：胆病喉中介介然，取阳明陵泉。心咳之状，喉中介介如梗状，取心之俞，亦此类也。心之俞即太陵穴口疮。口疮由心脾积热，又有胃气弱，谷气少，上发为口疮者，其服凉药不效，乃肝脾之气不足，虚火上泛而无制，宜用理中汤，收其浮游之火，外以上肉桂末吹之。若吐泻后口中生疮，亦是虚火，宜理中汤。忌寒凉。

口糜

《圣济论》云：膀胱移热于小肠，隔肠不便，上为口糜。夫小肠之脉络心，循咽下膈，抵胃，阴阳和平，水谷入胃，小肠受之，通调水道，下输膀胱，今热气厥逆膀胱反移热于小肠，胃之水谷不得转输于下，则小肠塞隔而不便，上则令口生疮而糜烂也。大抵心胃壅热，则必熏蒸于上，不可概以敷药，当求其本而治之。口舌状如无皮，曰口疮。口舌糜烂，曰口糜。当先用净丝线蘸水轻搅，痛者，可治；不痛者，难愈；无血出者，危。搅过用口疳药吹之，服药宜细辨虚实，西瓜绝妙。冬日以西瓜皮烧灰噙之，五苓导赤合用亦神效。岫云山人曰：此证有历用诸药不效者。余切其脉，云浮大而数，重按无力，虚火上炎也。投以炙芪、熟地、归、芍、白术等药而愈。

燕口疮

口角生疮疼痛微肿，湿烂有汁，此脾胃有热，上攻口唇，与津液相搏所致。以乱发烧灰存性，米饮调服，即以此敷之。蒸饭，饭甑盖上汽水洗，亦妙。

口菌

生牙龈肉上隆起，形如蕈，或如木耳，紫黑色，此火盛血热气滞所致。用口疳药吹之，或用醋漱口，茄母蒂烧灰，盐拌、醋调，时时擦之，以愈为度。

口中悬痈

生于上腭，发紫疱者是，宜用银针挑破，吹口疳药，或用碧丹亦妙。

鹅口

一名雪口。小儿初生，月内满口满舌生白屑者是也。宜先将丝绵搅去白屑，以口疳药频吹之。白僵蚕，洗净，炒黄色，为末，蜜和敷之，立效。

口臭

连翘为末，糊丸，食韭蒜之后，茶吞二三钱，口中浊气，化为清气。此内府秘方。

口唇肿黑痛痒不可忍

先以瓷锋砭去恶血，再用青绿古文钱磨猪油涂之，甚良。

茧唇

唇肿白皮皱裂如蚕茧状，或唇下肿如

黑枣，或本细末大，或如栗如瘤，皆七情动火伤血，或心火传脾，或厚味积热，须要审本证，察兼证。补脾气，生脾血，则燥自润，火自除，肿自消。补中益气加栀、芍、丹皮最妙。逍遥归脾亦可参用。若误进清热消毒之剂，或用药线结去之，必变为翻花败症。凡茧唇紧小，不若误进清热消毒之剂，或用药线结去之，必变为翻花败症。凡茧唇紧小，不能开合，难进饮食者，不治。

唇生核肿痛如弹

先针去恶血，次用牛膝烧灰，存性，新汲水调涂之，内服防风汤。

唇疮

此气郁也。白荷花瓣贴之，甑上气水洗之，俱效。白梅花瓣贴之，神验。如开裂出血者，立止。伤寒狐惑证，上唇生疮声哑者，虫食肛也。下唇生疮咽干者，虫食脏也。皆因腹热食少，肠胃空虚，三虫求食之故。与上所谓唇疮，又当别论。用川连、犀角、乌梅、木香、雄黄、桃仁等味，煎服。

唇紧燥裂生疮

青皮烧灰存性，猪脂调涂。

喉痹舌卷

按《素问》曰：邪客手少阳之络，令人喉痹舌卷，口干心烦，臂外廉痛，手不及头，刺手中指、次指、爪甲上，去端如韭叶，各一壮。又曰：手阳明之经，其病肢痛，转筋，舌卷，治在燔针劫刺，以知为度，以痛为输。其伤寒舌卷者，又当别论。子舌（再见）即重舌，痰也，热也。桑皮、僵蚕发灰为末，以醋调敷，金丹吹之最妙。或蒲黄、黄柏末敷之，亦神。紫雪亦可针去恶血，亦捷。

木舌（再见）

即舌肿色如猪肝，不能转动，或满口胀塞，粥药不入，是心脾壅热，宜先于舌尖或舌两旁，刺出紫血，次用筋卷丝绵蘸甘草水润其唇舌，以蒲黄、干姜、冰片为末，四面频吹，杜其延蔓。若唇燥难吹，可取蜜润之。蒲黄用生者。若出血，用炒，并多加冰片。煎剂用犀角、玄参、升麻、枳壳、生甘草、陈胆星。大便闭加大黄，小便闭加六一散。

木舌异证

舌下肿起，状如白枣，有青紫筋，初起不痛不寒热，渐渐肿大，系忧郁所致。舌下紫筋，名舌系，通乎肾。若色白而肿，不治。初用金碧各半，后用金丹煎。

舌忽肿胀

心脾二经受风邪，则舌本强不能卷舒，久或热气加之则肿。筋脉胀急，势连咽喉，碍于呼吸法，宜刺出恶血，以百草霜、好盐各半两，同研，表里涂之；或用蒲黄末掺之；或取蚯蚓数条，以盐水涂咽喉、舌上，皆立效如神。

翟舌

此证卒然舌大而硬，喉肿，呼吸不通，即时气绝破棺而治，无不立验。用皂、矾不拘多少，新瓦煅红色，放地上，候冷，研细，用铁钳拗开喉关，以此药擦其舌，立苏。重舌、木舌亦皆治之。蚰云山人曰：木舌、舌肿、翟舌，此三种大同而小异。但木舌渐渐肿硬，然不至于塞满口中。舌肿其势固疾，犹可稍缓。惟翟舌，倏然胀大，顷刻杀人，其症最急。然其病源，皆心脾郁热所致，故其刺法用药不甚相远，并可通用。

舌上出血不止

又名舌衄，心火郁也。用槐花掺之，乌贼骨、蒲黄末亦佳。若但心破而不出血，属心火极盛，宜服犀角地黄汤加童便。

舌出不收

名阳强，宜补阳。以蒲黄末掺之；或用珍珠冰片等份，为末，敷之，或以蓖麻子油捻纸烧烟熏之，皆立收。凡舌出数寸，须要分辨伤寒、产后、中毒、大惊四种伤寒。用冰片掺之，或纸卷巴豆一粒，纳鼻中，自收。产后者，用丹砂敷舌，仍令作产子状，以二女掖之而于壁，外突掷盆盎作声惊之，舌立上矣。余者，用雄鸡冠血浸之；或冬青浓汁浸之，即缩入。

舌缩不能言

此名阴强，宜补阴。

舌黑有大孔流血，以青盐、芩、柏、大黄各一钱，人参、甘草、桂心各五分，煎服。外烧热铁，烙孔上。

舌疮久蚀成穴

屡用凉剂不效者，上盛下虚也，服黑锡丹，可渐愈，十全大补养荣汤，皆可酌用。

舌根痈

舌根生痈红而且肿，用金碧各半吹之；煎剂，黄连、犀角、丹皮、生地黄、生甘草、赤芍、山栀、麦冬、连翘、木通。

连珠疳

舌下生水疱，初起一枚，渐至七八枚者是也。吹口疳药以治之。

舌菌

生舌上隆起如菌，或如木耳，色红紫，心火郁炽也。治同口菌，煎剂用导赤散加减。

啮舌、啮唇、啮颊

心脾之气恒通于舌，阳明之经直入齿缝，故邪入心脾，则舌自挺；邪入阳明，则口自噤；一挺一噤，故令嚼舌。治宜清其风火，则病自愈。按《灵枢》曰：啮舌者，厥逆走上脉气，皆至也。少阴气至为啮舌，少阳气至则啮颊，阳明气至则啮唇，视至病者补之。

悬雍垂长

咽中妨闷，用枯矾、盐花等份，研细，以筋点之。

走马牙疳

牙龈腐烂，或胎毒痘毒杀人最速，色如干酱，一日烂一分，二日烂一寸，走马喻其速也。若鼻梁发红点如珠者，不治。上唇龙门牙落者，必死。用口疳药加牛黄吹之，圣功丹妙极。蚰云山人曰：走马牙疳，人皆知为火毒，而不知痘疹。杂证过服寒凉，亦能致此，盖寒凉伤胃，火土衰微，则邪火大肆而成牙疳矣。譬如太阳所不照之处，其物为湿热所蒸，必腐烂生虫，此理之显然者也。兹时惟以大剂八珍、六君、养营等汤裁酌与之，外则敷以人中白散，庶几可活。而医者不悟，益进苦寒之药，致死者多矣，可不悯哉！此义古人所未发，自余发之闻者，多不信。时有程一士者在座，怃然曰：吾子今春患痘，幼科肆用寒凉，且令粥茗菜羹皆煎石膏水烹之，竟变成牙疳而不起。以此观之，君言岂不信而有征乎！

齿痛连脑欲死

此肾经犯风寒也。不问冬夏，肾虚人常有之，缓则不救，急用羌活附子汤，羌活、附子、麻黄、苍术、炙黄芪、防风、甘草、升麻、僵蚕、白芷、黄柏。或用白芷散亦妙。白芷、麻黄、草豆蔻、炙黄芪、吴茱萸、熟地黄、当归、升麻、藁本、桂枝、羌活。

牙槽风

齿痛不已，龈肉浮肿，紫黑色出血，久则腐烂，属肾虚兼胃火，用口疳药加牛黄，倍珍珠、儿茶吹之。

牙漏

即牙槽风，延久不愈。齿缝出脓，甚则齿落。若上边龙门牙落者，不治。宜外吹口疳药，并内服滋阴降火之剂。

牙咬

生于牙尽咬中，牙关紧闭，初起势甚，急夜尤甚，然不难愈，先用金碧二丹吹于牙龈，再用黄熟香削一钉渐渐挤进牙门，自然渐开，然后将金碧丹吹患处。

牙𦙫

此证属胃火，形如豆大，或内外无定处。先用金丹，后用口疳药煎剂，用六味多加石膏。

牙痛（再见）

又名牙瘕风。初起有小块生龈肉上，或上下，或内外，其状高硬，用口疳药吹之。

穿牙疔穿牙毒

先二日，牙痛发寒热，后痛更甚，龈上发一紫块，龈肉皆紫黑者是也。已破曰穿牙毒，色红可治，青色、黑色不治，用金丹加碧丹吹之，内服凉血清火解毒之剂。破者，口疳药加牛黄，妙。

牙宣龈痒满口牙出血

牙龈肉赤，齿缝出血，味酸，此实火上攻，宜清胃散加侧柏叶。淡血常渗不已者，胃虚火动也，宜消风清火、滋阴凉血之剂，外用珍珠散敷之。海螵蛸一钱，龙骨二钱，珍珠三厘，辰砂、象皮、乳香、没药、冰片各五分，研细，棉花团指大，水湿蘸药，擦患处，以指抵实一二次，即愈。若龈痒者，血虚也。补血药中加白芷。牙宣不止，以丝绵烧灰，存性，加冰硼少许，搽之，立效。满口牙出血，枸杞为末，煎汤漱之，然后吞下，立止。

齿缝作胀

不能啮物，元气虚也，补中益气、十全大补酌用。

牙黄如金

糯稻糠烧灰，擦之即洁白如玉。

牙龈常出臭汗

此阳明风热郁积，用桃仁十五个，桂枝、芒硝、炙甘草各一钱，大黄两钱，水煎服。

小儿马牙

牙龈上有白色如脆骨者，是将发此毒，即打喷嚏，须日日以针挑之，频吹口疳药自瘥。

风火牙痛

用轻粉、大蒜各少许，研烂，男左女右，手按寸关上，青布扎定，立效。或起小疱无害。

龋齿

用五灵脂米许，咬痛处，少顷，温水漱出，有虫可见。雄黄、川椒、槟榔等份，加真蟾酥、麝香各少许，枣肉为丸，塞蛀孔中，虫化为水，痛当立止（一方无槟榔亦甚神效）。

髓溢奇疾

日见牙齿渐长，艰于纳食，此名髓溢，用白术一味，煎汤，漱服。出《夏子益奇疾方》。

附　录

伏气病

伏气者，名肾伤寒，谓非时暴寒伏于少阴，寒气抑郁，内格阳气，始初不病，旬日乃发，上行于咽门经会之处，寒热相搏而成。咽痛脉息微弱，后必下利，当以辛热药攻其本病，顺其阴阳，则水升火降而咽痛自己，用甘桔桂半汤主之。

少阴伤寒成咽痹

少阴伤寒，不传太阳，寒郁于外，阳格于内，致成咽痹，大略与伏气病相似。宜辛温甘苦，以制其标，咽嗌自通。

上二证皆类喉痹，误用喉科寒凉之药必致不救。

疫气病

有司天运气，过亢其年，乡村染患相似者，此时气乘虚蕴蓄上焦，发作寒热，变为喉痛，谚名虾蟆瘟，又曰鸬鹚瘟。此证甚恶，须用辛凉甘苦表里双解之品，切忌胆矾酸寒郁遏阳气，尤忌硝黄攻下，引邪入里，普济消毒饮主之。岫云山人曰：此证解毒，雄黄丸亦妙。

喉管伤寒

此证觉喉中作痒难过，切不可吃茶酒汤水，宜亟用薄荷二分，麝香一分，为末，吹入喉中。俟其气通，约出涎水碗许，然后吃陈黄米汤半茶杯即愈。不知者竟先吃茶酒等物，便不可救。

伤寒发颐

凡伤寒汗出不彻，日久身热不解，邪结耳后一寸二三分，或耳下俱肿痛而口渴，名曰发颐。此乃遗热成毒，宜速与消散，缓则成脓，为害不浅。方用槐花二两，微炒，使黄乘热入酒两盅，煎十余沸，去渣，热服。未成者，二三服；已成者，一二服。胃弱者忌之。或用生忍冬藤四两，生甘草节一两，水二碗，煎减半，入酒一碗，煎十余沸，饮之。渣敷患处。又方，柴胡、干葛、花粉、炒芩、桔梗、大力子、连翘、石膏各一钱，甘草五分，升麻三分，水煎，不拘时服，累验。

两腮肿

细辛、草乌等份，为末，入蚌粉，猪脂调敷，口噙白梅，置腮边，良久肿退，出涎，患立消。

痄腮

生于牙龈耳庭之后，证属肝肾阳明，用赤小豆末，以鸡子清调，加蜗牛飞面研匀，敷患处，如神。凡下诸般肿痛，皆效。若痄腮初起，觉痒于毒顶，灸六七壮，并颊车、肩井，灸三壮，甚良。

脱颏

以酒饮大醉，睡中吹皂角末于鼻内，嚏透即自上。

鼻楔

生于两鼻孔内，渐长，而下垂触之痛甚难忍，以消法、点法，随落随生。间亦不治而落，未旬日仍复生长，殊甚，苦楚。但用藕牙磨浓汁涂之，则蔫枯而落，后不复长，以微小无用之物，有此神效、奇功，其理洵不可议思。

天白蚁

头响乃气挟肝火，加味逍遥散最佳。若头中如虫蛀响者，名天白蚁，用茶子为末，吹鼻中效。又天白蚁初起必喉内生疮，鼻孔内俱烂。不识治者，每认为结毒发为喉疳，延烂及鼻内部以致久而不愈。须急用白霜梅一个，炼存性，穿山甲五分，焙用，枯矾一钱，雄黄五分，共为细末，吹喉中，神效。此证危险，而此方简易，验如桴鼓，妙不可言。

误吞针

用磁石研末，以黄蜡熔化如丸，和豆大吞之。针共丸药从大便出。

又法取虾蟆眼睛一只，水吞下，则针穿眼上泻出，甚是效验。

误吞铜钱金银钗环之类　祇以饴糖，多多服之，久则自出。又多啮胡桃肉，即消。

选　方

升麻汤

治喉中痛闭塞不通。

升麻一两　木通一两　杏仁五钱　芍药三分　羚羊角二分　射干三分　络石三分

上为末，每服三钱，竹叶七片，水煎温服。

黄柏汤

治尸咽喉闭塞生疮，及干呕头痛食不下。

黄柏炙五钱　木通一两　升麻一两　玄参一两　麦冬两半　竹茹三分　前胡三分　大青三分

上为末。每服三钱，水煎去渣，入芒硝一钱，搅匀服。如鼻中有疮，以生地汁少许，滴入鼻中，日三五度，不计时候。如欲通利，加芒硝。不欲利者去之可也。

一捻金方

治咽喉走马喉痹，脑内生痈。

雄黄　藜芦　牙皂（去皮子，等份）

上为细末。先噙水一口，用药一米许，搐鼻中，即吐去涎，少时见效。

射干汤

治喉中如有物妨闷，善太息，口苦。

射干　升麻　紫菀　百合各五钱　赤苓　桔梗各三钱　木通一两

可为末。每服三钱，食后温服。如欲通利，加朴硝一钱。

喉痹饮

统治一切喉痹。

桔梗　僵蚕　玄参　贝母　牛蒡子　荆芥　薄荷　天花粉　甘草　前胡　忍冬　灯心

清灵膏

专治喉癣。

薄荷三钱　川贝母一钱　甘草六分　玉丹二钱　元丹一钱　冰片三分　百草霜六分

上为末。蜜调噙化，随津唾咽之。

防风汤

治唇生核。

防风　黄芩　前胡　知母　干地黄　玄参　升麻　大黄炒　桔梗　藁本　甘草炙　麦冬　栀子　独活各五钱　菊花一两

上为末。每服三钱，水煎，于食后温服，日服三次。

金丹（吹药上等）

统治一切喉证，消痰利肿如神。

朴硝一钱或八分　生蒲黄四分　牙皂一分半　白僵蚕一钱　冰片一分

上为极细末。瓷瓶收固，勿令走气。

碧丹（次药）

百草霜匙半　甘草灰三匙　冰片五厘　元丹一厘　玉丹三分　薄荷去筋，多少合宜

上为细末。瓷瓶收固。春夏薄荷多玉丹少，秋冬玉丹多薄荷少。欲出痰，加制牙皂少许。凡喉痹初起，金丹不宜多用，

其性善走，功能达内，轻证则不能胜药矣。碧丹消痰清热，祛风解毒，开喉闭，出痰涎最效，不比金丹迅利。凡喉痛乳蛾等轻证，祇用碧丹，重证金碧合用。初起碧九金一，吹过五管后，碧七金三。症重方用金碧各半。痰涎上壅时，金六碧四。因病之重轻，定药之多寡，无得疏忽，最宜斟酌。无痰莫浪用，此皆仙方禁剂也。

再又效方

碧丹二分　元丹一厘　薄荷二分　冰片一分　百草霜五厘　牙硝三分　甘草一分　硼砂五厘

共研细末，收贮勿泄气。

制玉丹法

明矾碎如豆大，入倾银罐内，火煅不住手搅，无块为度。次用好硝打碎，徐徐投下十分之二三，又用官硼砂打碎，亦投下十分之三，少顷再投入生矾，俟烊化复如前，投硝硼，如是渐增，直待铺起罐口，高发如馒头样方止。然后驾生炭火炼至矾枯，用净瓦一片，覆罐上，片时，取出将牛黄真者少许，水五六匙和之，即以匙抄滴丹上，将罐仍入火，烘干取下，连罐并瓦覆在洁净地上，用纸盖好，再用瓦覆之，过七日，收取。选留轻松无竖纹者用之，佳。

制元丹法

取肥白灯草，将水湿透，用竹笔套完固者，以水湿之，将湿纸塞紧一头，纳灯草于管中，以筋筑实至满，湿纸封塞，入火煅之。俟烟绝管红取出，放湿砖上，碗覆，待冷剥去外面管灰，两头纸灰，取内中灯草灰黑色成团者。

雪梅丹

取大青梅，不拘多少，劈开，去核。将明矾入内，以竹签钉住，武火煅梅烬，勿用，止用白矾，轻白如腻粉者，佳。用以出涎清痰甚捷。岫云山人曰：雪梅丹，功并角药，而和平过之，且简易便于修合，洵秘方也。

牙痛仙方（即圣功丹）

硼砂五分　蒲黄一钱　人中白一钱　黄柏一钱　青黛一钱　儿茶一钱　马勃一钱　甘草节八分　冰片五厘　麝香五厘　僵蚕五厘

上十一味，窳细收贮。每用时，先以水漱口净，然后吹药数次，即愈矣。岫云山人曰：此方之妙，可比人中白散，而其效过之，余故名之为圣功丹。

捷妙丹

统治牙疳口疮，口角流延，烂喉癣，喉疮等症。

儿茶一钱　黄柏一钱　五倍子一钱二分　薄荷一钱五分　青黛八分　贝母一钱　冰片二分

上为末，收回，每吹少许即愈。枢扶氏曰：此方乃自制，每用辄效，故录传之，以济世人。

雄黄解毒丸

治急喉痹已死者，犹可治。

雄黄　郁金各一两　巴豆十四粒，净

共为末。醋煮面糊为丸，绿豆大。每服七丸，清茶送下。吐去痰涎立效。如已死者，挖开口研灌之。此罗太无神方也。《证治汇补》加白僵蚕二钱、芒硝五钱尤妙。

孙押班神方

牙皂　明矾　川连

上各等份，新瓦焙为末。每用五分，吸喉中，立愈。

又秘方

取明矾五钱，研末，置铁刀头上，将蜘蛛七个入矾内，刀下以炭火熔矾，以枯为度。共和为末，每用一字，吹喉中，吐出稠痰，立效。蜘蛛取大腹有苍黄脓者，佳。

又捷径验方

喉闭乳蛾皆治。

鲜土牛膝根一握，艾叶七片，捣和取汁，入人乳数匙，灌鼻孔中。须臾，必有痰诞从口鼻而出，神效无比。一方无艾叶。

口疳良药方

儿茶一分半　薄荷三分　生甘草半分　真珠五厘　白芷二厘半　冰片三厘　黄柏一厘　龙骨醋煅，二厘

上为末。吹患处神效。初起热甚，倍薄荷。肿痛，倍白芷。久病多加真珠、儿茶、龙骨，即长肉。痘疹后去龙骨、黄柏加牛黄。疳重加滴乳香、朱砂各少许。

碧雪散

专治积热，口舌生疮，兼治喉癣。

寒水石　石膏　马牙硝　芒硝　朴硝　硝石

上各等份，用甘草汤，入六味，火熬令熔。再入青黛，和匀，倾出，候冷即成霜矣。研细收固。每用少许噙化，喉痹则以竹管吹入。

黄袍散

治一切口疳。

真黄柏三钱　川黄连三钱　苏薄荷一两生甘草三钱　冰片少许

缘袍散

治口疳腐烂。

上铜青一钱　白芷一钱　甘草五分

上为细末同黄袍散吹之。

菊霜（一名元女丹）

专治风火牙痛。

防风　羌活　石膏　川芎　川黄连　荆芥　玄参　甘草　黄柏　槐角　连翘　黄芩　甘菊花　薄荷　白芷

上十五味，各二钱，共为粗末。另将甘草五钱，煎水入药，拌匀。须要干湿得中，放铜杓内，再用潮脑六钱，匀，洒药上，净碗盖好，盐泥固封，微火升三炷香，切忌武火，恐其焦灼。升足，取碗底白霜，瓷瓶收紧，勿使见风走气。其升过药仍可拌甘草水，加潮脑，依法再升一次。每用三五厘，擦痛处，以诞出为度。擦过三次，可保永不再发。

虫牙升药

治虫牙最效。

川椒末　樟脑（等份）

上放铜杓内，茶盏盖密，稠面糊口封固，安炉上，微火升之，觉樟脑气透出即取起，置地上，候冷，揭开扫取盏底者，收固，勿走风泄气。每用少许，塞痛处，立止。

贴牙妙方

黄柏（煎汁去渣）　龙骨（入黄柏汁内煮干窜极细）　杭粉　山栀各五钱　麝香五分

先将黄蜡一两，熔了入前药，和匀，摊绢上，贴牙上一夜，取下。凡黑处即是毒也，甚效。

咽喉虚实总辨

书云：咽喉十八证，皆属于火，此言其大略也。然火有虚实之分，证有寒热之别，尤有内因、外因之殊，及看舌苔苍老

娇嫩之辨，临证审明，复切脉之虚实、有力无力，脉与症合，然后立方施治，未可概执为风热实证也。今时之人，本质肾阴不足居多，而喉证属实者少。或虚中兼实，实中兼虚，或下焦阴火发为咽痛口疮者，亦复不少。然六气之中，感发喉患，不独风寒与火，而暑湿燥亦然。唯暑湿成咽痛者特稀，每感燥而发者多，盖因肾水不足故也。若临证不辨明，一见发热，便施表散，凡属风者，虽得其宜，或由寒者，则非辛温不可。其属火者，固宜清降，亦当辨其虚实与郁，唯实火宜清降，虚火则当壮水，郁火则宜升发，至湿与燥，又岂可表散耶！在他证虚实或难辨，而喉证最最易明，可一望而虚实立判，盖有形可据，有色可参，有舌苔可辨。且痰涎有清浊之分，必须临证者，潜心参究，乃得其窍。至于机巧权变，虽存乎其人，亦要从方脉中理会得来，庶无贻误耳。

各证分辨

家传喉科，虽有三十六证之名，而治法不外紫地汤一方，何也？缘三十六证，皆由风热壅塞于上焦，触感而发，骤起疼痛，形症各别，所属则同，故以一方统治之。如果系风热实证，依法疗之，无不应手而愈。若属虚证，及感燥而致者，必不见效。倘执呆方，定多贻误也。

实证起，初发热恶寒，头疼，喉内红肿有形，而痛不能饮水，痰涎多稠，按脉浮数有力，舌色苍老坚敛而黄，咽间闭塞，大小便或亦闭结，乃极重之症。可用风路针针少商、少冲、合谷及风池、囟会数处，其余诸穴，不可妄针。原用针者，急泻其内蕴之热，即发汗之义，故不宜多针。其

次用辛乌散，取吐痰涎，使蕴热之邪从涎而出；吹回生丹以散其热结之痹；服紫地汤宣通肺胃风热之壅实。若大便闭者，加玄明粉降火祛热，消痰涎，去脏腑宿滞，皆从大便而出；汗吐下三法合治，乃分三路以泻之，盖因咽喉为关要，失治则闭。又恐风热毒邪内攻，缓则不及。凡实证必须依法而治之，如属虚证，则断乎不可。

初起似疟，怯寒发热者，乃喉患之本象也，并非外感风寒，切勿妄用羌独活、秦艽、苏叶、桂枝等味，盖喉患本发于脏腑，非太阳膀胱表证也。若谓开首必须表散，以为层次治法，此依稀影响之医从事俗见，究无根柢之学，殊不知火被升散而愈炽热，得辛温更致阳盛则闭，必轻则致重，重则致危，莫可挽救。且《沈氏尊生集》亦言，喉证最忌发表。无论初起恶寒发热与否，只须辛凉而散兼养阴以制之，不必祛热而热自除，喉患亦渐松减。乃阅历已久，验效且多，故敢语此。

初发热不恶寒，咽间微痛，或红肿而色淡，或肿处皮色带亮，或肿而色赤不润，痰涎清薄且少，皆属虚候，及下焦阴火，或由感燥而发，乃本于水亏，不能制火故也。经云：骤起非火，缓起非寒。而实热虚寒务须审，确有似实而非实者，必须证之以脉。惟浮数有力者，方为实证。若细数无力，或右部大于左，更属虚证矣。而紫地汤、辛乌散，皆不可用，即回生丹，亦不宜吹。只用青雪丹治以辛凉而散，兼采养阴法，自更获效矣。

辛乌散。惟实证之必需，其取痰涎最速，能提拔风热外出，即《内经》高者因而越之之义，一兼虚候，切勿用之，反伤津液而症反加重，犹如伤寒治法，须存津液为要。辛乌散乃劫夺救急之法，果系实

证，立刻取痰涎，开关利喉，故应效最快，惟虚证乃属内因焉，可耗及津液，是以不宜用。且近来遇用辛乌散之症实少，百中不过二三，大与曩昔有异，岂可执诸呆方而不知权变乎！

是症不得以痰涎多寡论虚实。有虚候而涎多者，亦有实证而涎多者，有实证涎少者，亦有虚候涎少者。但看涎之稠浊与清薄之别，凡临证于吹药时，可审其虚实。如果实证，其涎流出必稠浊而长，不断其气秒。若属虚证，其涎吐出清薄而短。又有吹药后而无涎者，此津液为火所灼。更有感燥气而致喉患者，痰涎愈少，而治法尤须养阴为要。若执定风热闭塞，妄用升散解毒，则大谬矣。

喉患大小便闭结，最为重候，必须审明虚实，不可妄用攻下。有因表散过剂伤及津液，以致大便艰者；有风热壅闭于上而不大便者；有值燥金之令，伤于燥而不便者；惟是实证可下。若初起或大便闭结，亦不宜即下，须过二三日，看病人形色与夫喉间松减，而大便仍未解，可用玄明粉下之，导热毒下行，即釜底抽薪之法也。本科只用玄明粉而不用大黄者，因其性峻烈威猛，恐伤真气，惟玄明粉味辛微甘，能降心火，祛胃热，消痰涎，去胸膈脏腑宿滞，且消痈肿。若兼虚证者，即不宜用，必须润下法，或于养阴中加火麻仁及芝麻之类。经云：阴血下润则便通。又云：肾主二便，肾开窍于二阴，须知重用大熟地而便自解。

针刀更不可妄用。其所用者，原因又喉锁喉闭塞而施乃救急之法，并非诸喉证必需之具。至于针法，又须平日将《针灸大成》考究及参玩铜人图，熟悉穴道，领会补泻之法，方可以言针。可笑近来治喉诸辈，动辄用针，不顾病人痛楚，其实可针之穴只少商、少冲、合谷、风池及囟会数处，其余诸穴，切不可妄针。尤有火窝坑一穴与哑门相连，更不可妄针，一经失手误针，必立变音哑，为终身之患。至于用刀之处，亦因不得已而施及焉，尤宜慎用为要。如双单蛾、重舌、木舌、呛食风可用刀，略破其皮，使出血以泻其势之肿盛者。若初起亦不宜轻用，其坐舌莲花症却少，间或有之，亦不用。犹有喉瘤一证，属七情抑郁及肝肾不足者，每患此，乃内因之证，更不可用刀。倘误犯之，致害不浅。

牙龈肿疼及牙痛之类，皆不宜刀破。若妄用之，反致延烂，或成牙漏骨槽之虞。虽古人谓喉痹不刺血，喉风不倒痰，喉痈不放脓，乳蛾不针烙，皆非其治也。以及《内经》血实宜决之语，皆指证实而势肿盛者而施之也，并非教人一遇喉患，不分虚实，即动手以刀切之，是诚何心哉！

咽口证。近来患单者多而患双者少，但单者重而双者轻，且实证少而属虚者多。是症初起，微肿于会厌之旁，一二日犹能吞饮，至三四日必肿满不能饮水。凡患左者必肿至右，然后渐消，方能进饮。患右者必肿至左，形势虽重，却无大碍，七日必松减而愈。是以单咽口之重者，在此肿也。而双咽口反轻者，因其肿分于左右而会厌之下有空缝可以入饮，不过三五日即愈。至于治法，总不宜用刀。属实证者，照本科方疗之。若兼虚者，必须养阴中加辛凉而散治之为妙，并以赤麟散和青雪丹吹之，自然获效。若咽口肿至上腭，形势极重者，可用刀于近上腭边，略为点破，使其血出，以泻其势。但不可切深，倘深切之，其肿虽平而刀痕反烂开，须用珍珠散及万一丹始能收敛。与其用刀非宜，不若勿用为妙，且愈后无刀痕之伤，而病时亦少痛苦，岂不快哉！乃有以恃刀为能事者，毋论证之虚实，一遇喉肿，或双单蛾、咽口喉瘤、牙痈、龈肿、舌肿等症，即以刀用力切之，血流盈地，今日未平，次日又切之，执定《内经》血实宜决之旨，自信不移，孟浪施治，及至连切五六次而不愈，有因此而成牙漏者，有因刀痕延烂经年久不瘥者，甚有因刀误而致殒命者矣。然用刀之治，未尝不愈数人，但是少耳。每有为刀伤而病人畏惧不复来，另往他医求诊者，并非用刀之妙而愈也，何其不知悔悟如是耶！

唇疮、口糜、舌疮，为最易治之症，近来竟遭此夭枉者不少，盖因误治而致也。凡舌疮诸症，必须分辨寒热虚实，未可专执为胃热心火。若妄任清凉，或导赤散及泻心等法，其初白疮必反转为红，渐有延蔓之势，医者不察，犹谓清之未透，复进寒凉而遏之，遂至水极似火，舌紫唇赤或燥裂而疮蔓满舌，及延烂至咽喉如白腐，以致音哑，打呛气喘，变为败证而不救，是谁之过欤？凡小儿口疮，有脾虚不能统诞，以致口涎流多，及嘴角湿烂而患者；有脾阴不足，过食甜味而致者；有由病后发热不退而生舌疮者；有属上焦实热，中焦虚寒，下焦阴火而致者；有因麻痘后服清凉解毒药过多，致生舌疮者，虽曰口疮一症，而所因不同，故当审辨明，岂可以舌属心，遂指定心火，而执治乎！且有伤燥而发口疮者，更须审辨明确，毋论发热与否，切忌表散、寒凉之剂一经妄投，立变音哑而不救，尤须养阴清润为主，其热却不疗而退，燥气就平，疮亦自除矣。

舌底青筋上生疮，如半粒白饭，此证惟小儿最多，或由疟后而生者，有久病后内热不退而致者，有因积滞泄泻之后而患者，有病假热误服清凉而生此疮者，统是症各因，诸医不识治者甚多，每为认作心热误治者，亦复不少。盖因舌底筋纹即名舌本故也，虽曰属心，其责在脾。经云：五脏皆系于舌，不独心也。舌疮则每由脾虚而致焉。有发热与不发热，有早晨不热而午后热者，有头维潮热及手足心热者，总不宜疏散及清热之药，尤忌寒凉攻下，但治法专主理脾，切勿认作为火，若妄用芩、连、连翘、木通、灯心、犀角、山栀之类，其白疮反转红色，即延烂渐大，甚至舌尖与舌傍亦发疮，连及下唇口角皆有矣。犹复认为火盛，益进寒凉，或另遇他医，亦复如是，不至危殆不休，深可叹也！其尤可恨者，既不审病源，不知治法，犹悍然诽谤理脾之非，何其冥顽之极，残忍之深，一至于此耶！是皆未究医道之原本不学无术耳。按：是症俗名对心疮，以起初色白而论，即知属虚无疑，显然非实火也。虽经云：诸痛疮痒皆属于火，是概乎言之，非指舌疮之谓也。平日不于薛氏《口齿类要》集中，详究原理，及参考各家方论，徒从事于时俗之所，尚恃为专科，可以惑人赚利。吁！是乃仁术也，执是业者，安可偏执而不博约乎？

凡是疮潮热未退者，六君加归芍麦门冬主之。若兼便泄者，七味白术散主之。或病后脾虚者，四君加归芍。寒热往来者，补中益气主之。若疟后兼腹膨者，异功散加归芍主之。或咳嗽无痰间有内热者，金水六君煎主之。若中焦虚寒，手指尖冷，面色青白者，理中汤主之。凡下焦阴火，或因寒凉过甚，而唇舌反现紫赤色渴不喜饮，以及感燥气而致者，必须养阴清润，非重用熟地黄不效。方法见"白腐论"中。吹药用口疳散，或圣功丹，若神功丹亦可。若属上焦实热，舌苔焦黄，口渴，宜导赤散加麦门冬、丹皮、贝母、黑山栀之类，吹药则用青雪丹，或圣功丹。舌疮虽曰小疾，亦须证之以脉。若症与脉合，治得其宜，则易愈，断无症实而脉虚之理。盖是疾脉虚者，症亦虚，脉实者，症亦实，乃最易明晓之处，非比伤寒杂症之难辨也。

舌疮最忌栗蒲刺壳煎洗，其性苦寒而味涩，未用此者，犹易治。倘误用洗过其疮，即反延蔓，一时难敛，诚不易疗，尤忌以青苔煎洗。苔本阴湿而生性大寒凉兼有小毒，若误用致害不浅。惟桑树汁取以涂敷口疮甚妙，其性味甘和，涂之不见辣痛，且并治口糜等症。

舌疮及舌傍两边肿疼，或舌底生烂宕疮，中间黄白周围一线红者，皆不易治。而诸医亦不识，治无不认为心火，每用泻心导赤，如不应，便投犀角、黄连、黄柏、知母之类，愈凉而愈遏，以致舌烂弥漫，或高肿而不能消，经年累月，变为败证者比比，良可悲夫。盖是症由于七情忧郁，肝木不舒，思虑烦闷而致者多。经云：肝脉系舌傍，五脏皆系于舌，非专属心也，故从肝治，乃得其旨。凡起初未服清凉者，犹易疗。一经寒凉杂进，便难施治。若论诊治之法，起初则以黑逍遥散加丹皮，其次归芍地黄汤。其忧思郁久者，黑归脾汤去远志加丹皮，或因肝血不足而火旺者，滋肾生肝饮；木郁不条达者，滋肾疏肝饮，或逍遥散更妙。朱丹溪先生治是症，俱用甘露饮合归脾汤，可见古人亦未从心热治也。疮烂入深者，宜吹口疳散，或小八宝丹，及补天丹，皆可酌用。

牙痈肿痛，开首便用清凉降火，日久不愈，即成牙痈，转为骨槽风等候。及至延烂穿腮，诚难治者，恒多也。惟是虚实之辨，升清之法，须遵薛氏。若成骨槽风者，则依《证治全生集》法为宜。

疰腮，初则宜散宜清，久则宜补，当于《外科大成》及参薛氏书与《证治准绳》详究治之。其外宜用雷蛇、红豆研细末，以鸡蛋清调敷之。

口内与舌，或因饮食嚼起小疱，不必以针挑破，只用两手齐缩，入衣内将裤带打一疙瘩，任其垂下，自然立消。必须心静下降，其效更速，诚奇事也。此乃理之所无而事之竟有者，曾经屡验。若性躁不宁者，则少效。如眼患偷针，以针穿红线刺于衣角，则其患速愈，与此同一理也。

走马牙疳须辨其寒热虚实，未可执定为阳明实火。凡小儿麻痘后，患此者多，每因寒凉之剂误服过分而成者亦不少。又有因牙床肿痛，妄投清凉，变为牙疳腐烂涎流更剧，以致破唇穿腮而难治者，更属非鲜有，因嗜食辛辣炙煿之味，或服温热峻烈丸散者，亦足致此。

小儿麻痘时，未服寒凉而后患牙疳者轻，则东垣清胃散为妙。若龈腐黑焦，气息秽浊，确系实火者，可用芦荟消疳饮，火盛者加石膏、川黄连，照本科治法，或能获效。倘麻痘中清凉已甚，复因俗见痘后必要清凉解毒，于是愈凉而愈遏，以致水极似火，而牙疳之患作矣。医者犹谓毒未解尽，更进寒凉，甚至破唇穿腮，变为焦黑，延烂及面，与鼻形恶不堪，惨情已极，此医之罪也。

凡牙疳为寒凉过度而齿落，未经穿腮者，须用冯氏全真一气主之。譬如阴湿霾晦之处。须得太阳照临，始能干燥，此一定之理也。奈今时医家谁能得此三味，亦断不能作此治法，是故流毒日深，何异投井下石，牢不可破！因此夭枉者，不可胜数已。若牙疳初起，血出色淡，牙床不红紫而腐，不发热者，此虚候也。苦寒之品，毫不可犯，即用玉女煎治之，但石膏不可用重。如下焦阴火发为牙疳者，六味加麦冬、知母，或玉女煎去石膏加丹皮、石斛。吹药用口疳散、神功丹或圣功丹皆可，惟穿唇破腮者，只用赤霜散妙。又有病后牙疳，当理脾者，四君加归芍主之。

近来人之气禀体质与曩昔迥乎相殊，即牙疳一证，有明属实火，而依古法用消疳饮及芩连羚羊角之类，每多不效。若不知权变，定致误事，然亦须证之以脉，如两脉迟滞，无数大之象则寒凉便不宜投，惟玉女煎甚妙。

一喉瘤与双蛾相似，蛾形圆生于咽门之左右，而喉瘤形稍长如肉豆蔻样，生于关内之两傍，其色淡而有红丝相裹，初起疼痛不发热者，多由肺肾阴虚，热郁于肺，因多语损气，或怒中高喊，或诵读太急，或多饮烧醇及恣食炙煿之味，或七情抑郁，或酒后当风喊叫，患因各别，而证偏属虚，切不可妄施表散，更勿用刀伤破。治法：初发热者，可微疏解之，继用益气清金汤除黄芩、山栀、竹叶，加生地；若质虚无热者，照前方减法加大熟地三钱。其因忧郁而致者，或用归脾加山栀、丹皮或用六味加麦冬、贝母，吹药则用消瘤碧玉散或青雪丹。是症最难除根，微感六气便发，发不易平，却无碍于事，近来质虚者，每患是焉。或有年久肿硬难消，惟以真番硇和碧玉散每日频点肿处可消其半。倘治之不善，恐延烂难敛也。方载《医宗金鉴》第六十六卷外科心法口舌部。

青腿牙疳证，患者甚少，惟边瘴之

地有之治法亦载于《金鉴》第七十卷外科心法。

舌底两傍肿如豆大，色黄，初软，渐次转硬，或一边长如条形，微痛，且有妨饮食言语，论证非舌痈、舌疳、舌瘤，亦非痰包诸候第，是症知治者更少，每执心火，率主清降，或投寒凉，用泻心导赤以及牛黄、犀角、紫雪丹之类，愈遏而肿愈甚，倍难转动，淹缠日久，因清凉之剂频多，徒使血气亏，损脾胃颓败，而终不获验，尤忌用刀。若谓血实宜决之，希图侥幸必反成延烂，连及舌本，诚难疗救矣。此皆由不识本源，罔察虚实，拘泥于心火为患之误也。经云：厥阴脉络于舌本，手足少阴之脉，皆系于舌，舌病殊不尽属于心，于此经文可见，亟宜详审，于平时以免临证之茫然无措也。按：是证责在肝肾，或由七情抑郁，或嗜炙煿之味，或由过饮醇酒，虽似火之有余，实因水之不足故也。有初起舌底暴肿，而外边结喉之旁亦肿如痰核，渐次转硬亦痛，或肿大如覆杯，而色不红，开首未服寒凉者，犹易治。若经妄投而肿处反成坚硬，便难疗矣。然治法只须重用六味地黄汤，大剂煎服，初起不过五六剂即除，何难之有哉？

附 录

虹村黄泰兄尊堂年五旬余，舌底右边肿起如条，长寸许，色黄微痛，不便，饮食结喉。右旁亦肿，如痰核，软中觉硬。初来诊治，左关微弦，投以黑逍遥散，吹以青雪丹，外敷白芥子、香附、贝母等末，继进以六味加归芍，已痊其七八。因懒服药，迨及半月，兼气恼，而肿较甚，舌底肿处亦大，倍艰于食，即依前法，毫不效验，乃更他医。用海藻、夏枯草、香附、川郁金、白芍、当归、牡蛎等味数剂，亦不见应，复来求治，而外肿更大，如覆杯硬，且拒按，舌肿稍拱起，因专用六味熟地加至六钱，嘱服十剂，竟至七剂，内外全消而愈。前于方中加归芍。即不效，六味之妙用，其义深矣。

又

上市程治堂封翁，素喜烟与烧酒同吃，岁己未年，届七旬，舌底两旁忽肿，初并不觉妨硬，渐医渐肿硬，渐妨言语饮食，而诸医犹皆执定心经蕴热，由于火酒与烟，有用导赤泻心者，有用黄连清心者，有用复脉饮加犀角者，有用生熟地、麦冬、玄参、连翘心、莲子心、灯心者，亦有用紫雪点者，延治一年，未见稍效，乃遇善于用刀者，硬将两边肿处切破，血流盈地，延半月竟殁。

喉部经络

咽喉

任脉至咽喉。督脉入喉。冲脉任脉会于咽喉。足阳明循喉咙。手太阳循咽。足少阳循喉咙。足厥阴循喉咙之后，上入颃颡。手少阴支者上挟咽。足少阳之别上挟咽。足阳明上循咽。足太阴合于阳明，上行结于咽。手少阴之正上走喉咙。手厥阴出循喉咙。手太阳循喉咙。足阳明挟咽之动脉。上焦并咽以上。

嗌

足太阴脉络嗌。

会厌

厌小而薄则发气疾其开阖利，厌大而厚则开阖难其气出迟。足之少阴络于横骨，终于会厌。

舌部经络

舌

舌者，心之官也，中央黄色，入通于脾，开窍于口，故病在舌本。足少阴之脉贯肾系舌本。心主舌，在窍为舌。升明之纪其主舌。足太阴连舌本散舌下。足少阴挟舌本。足太阴贯舌中。足少阴直者系舌本。足少阴贯舌下。足少阴之标在眦腧与舌下两脉。足之少阴上系于舌。手少阴之别系舌本。手少阳之筋支者入系舌本。足太阴之筋支者别入结于舌本。上焦上至舌。厥阴者，肝脉也，肝者，筋之合也，筋者，聚于阴器而脉络于舌本。其浊气出于胃走唇舌而为味。心气通于舌，心和则舌能知五味矣。

齿牙经络

齿牙

手阳明入下齿中。足阳明下循鼻外入上齿中。手阳明之别遍齿。手少阳之筋支者上曲牙。足阳明循牙车。足太阳有入颅遍齿者，名曰角孙，上齿龋取之。齿者骨之余也。

口部经络

口

中央黄色，入通于脾，开窍于口。脾主口，在窍为口。备化之纪其主口。手阳明挟口。足阳明上挟口。足阳明出于口。脾气通于口，脾和则口能知五谷矣。冲脉络唇口。

唇部经络

唇

脾之合肉也，其荣唇也。脾、胃、大小肠、三焦、膀胱者，仓廪之本，其华在唇四白。督脉环唇。足阳明环唇。足厥阴环唇内。口唇者，脾之官也。

唇舌者，肌肉之本也。

项颈部经络

项颈

督脉之别上项。督脉还出别下项。足太阳下项。足太阳循项。手太阳循项。手少阳上项。足厥阴循喉咙之后，上入颃颡。足太阳从膂上出于项。足少阴系舌本，复出于项。足阳明之别上头项。足少阴之筋挟膂上至顶。手太阳之筋，支者循颈，出太阳之前。手阳明筋直者，从肩髃上颈。中央之脉督脉也。冲脉上者出于颃颡。肌肉之精为约束，裹撷筋骨血气之精，而与脉系后出于项中。

喻氏有言曰：不明十二经络，动手便错，况咽喉为关要之枢，故尤须明晰为要。兹于《类经》所集，咽喉、齿、唇、项、颈、口、舌诸经络附录于上，以备参考，庶临证不致茫然而无所措也。

喉证白腐例言

是论发前人之所未发，为喉科提纲挈领，专指属虚伤燥立言，故证治在于肺肾，重以养阴清润为主，缘因治验良多，阅历不爽，乃不揣固陋，互参而详辨之. 俾患是疾者，咸登寿域焉。

凡病无不感于六气，而是症亦然，缘六气之中，惟燥之治最难，况乎燥金之发于喉，白为尤难，故集中专论伤燥之虚而不及诸候之实。其余五气感发者，俱易于辨治，或表散辛温，或寒凉清降，以及吐下等法，随治自愈，安用哓哓致辩哉？

唯晓六淫之气为患，殊不知六淫之外犹有七情忧郁，郁久而为热，为内伤，值燥金之令而发者，或本质水亏，因嗜食辛辣炙煿之味以致者。然则此二者，宜表散乎，宜清降乎，宜辛温吐下乎？抑又作为伤寒伏气乎，乃不于证之属虚、属实、属寒、属热、属燥，详察而确别之，徒执一症名为空谈，何异风马牛之不相涉也。为人司命者，贵于临证识治，权变活泼为要，不在纷纷徒以名目炫惑也。至于小儿，虽无七情忧郁，然每由先天不足，金水失养者，亦易于伤燥也。

伤寒伏气，考之诸书及《医学心悟》，名为肾伤寒，谓其非时暴寒伏于少阴，寒气抑郁，内格阳气，始初不发，旬日乃发，上行于咽门经会之处，寒热相搏而成，咽痛脉息微弱，后必下利，当以辛热药攻其本病，顺其阴阳，则水升火降而咽痛自已。按：此即少阴喉痹证也，迥非喉白之属可知。若谓伏气，惟伏寒、伏暑、伏火、无容别辨，至于伏燥、伏风、伏湿，其义牵强矣。即如喻氏、陈氏大辟"惊风"二字命名之谬，其理可推，又何必穿凿命名，附会其说乎？所谓名不正则言不顺者，即此理也。

羌活，乃足太阳膀胱经药，直达肌表，于喉证非宜。且十二经中，惟足太阳膀胱之脉，上额交巅，络脑，下项，循肩膊，挟脊，抵腰，结于缺盆。不循咽喉则喉患，非太阳膀胱之属明且著。况喉白之属虚燥，尤非羌活所宜投也。喻氏曰：不明十二经络，动手便错，乃有以羌活为能事者，不论虚实，一见发热，动辄用之，只皆因平日不肯详细参审而随手写惯耳。殊不知其利害，以致贻误者多矣！

是症每误于不辨虚实，妄用表散寒凉者多。又因听信旁言指引专科高明，遂遭固执之方之害者，更多也。

初起未服表散寒凉及升发攻下苦降药者，易治。虽属燥金，而肺肾未伤，只从本缓治当渐愈。

有医每遇证，无论虚实轻重，豫存自己地步，便云此证极险，万难着手，以为交代在先，如是任意妄施，动手乱挑乱刮，轻则致重，重则致危，莫可挽救，此乃不因病死多因治死耳。及至后患者，仍复如是疗之，终不悔悟，以致一家数口，皆遭是阨者，不可胜数。因而清夜思之，无以塞责，乃声言假白腐可疗，其真白腐证，万无一生，如此不学无术之辈，犹有为其所惑而深信不疑者，不亦谬乎！

因畏熟地如砒石，及庸医诽谤之非，竟将功亏一篑之际，复为寒凉攻下，而突变舌黑如墨，气喘音哑，目直口张，以成败证者比比。此本属易治不死之症，乃遭庸医而竟杀之，殊深痛恨耳！

《医门法律》，首列医之罪过二十有五条，夏卓溪铁镜著有九，恨讵医道之难明，不特罪过日多而为恨，亦益增广也。为仁术者，当如是乎。

临证贵于望闻问切之际，审察周详，机巧灵变，则一切自无贻误。经云：望而知之者，上工也。凡小儿伤燥发为白腐者，面色必㿠白带青，鼻声粗塞，手尖必冷，右脉必数大于左，或两脉俱数无力，其肺肾阴虚无疑。先一望而消息已得，再证之以脉，而虚实立判，殊不难于施治也。何

其忽略而不审辨，概用清降泻利法，执定刷板呆方，安得使人不夭枉耶？是故夏卓溪曰：医有十三不可学也，一下愚之人，必无慧思不可学；一固执之人，必难融通不可学，纵使熟读《灵》《素》，博览群书，徒于稠人中谈论，觉无人可及，一经临证，则旧态复萌，仍系故套呆方而已，不啻于大涅槃经旧医客医之说。夫旧医之治病，不别风热寒温，悉令服乳药，禁用客医之厉药。由是观之，虽谒大自在而求之，岂可得耶！

是证，或曰土凝霜卤是也。考之《素问》运气篇五郁之发，论曰：金郁之发，天洁地明，气清气切，大凉乃举，草树浮烟，燥气以行，霜雾数起，杀气来至，草木苍乾，金乃有声，山泽焦枯，土凝霜卤，怫乃发也，其气五。又曰：燥胜则干。阳明所致为收，为霜雾。金燥受邪，肺病生焉。阳明燥化，施于厥阴。阳明所致，为烟埃、为霜、为劲切、为悽鸣。阳明所致为燥生，终为凉（注云）。金位之下，火气乘之，故阳明生凉，终为燥也。又曰：火郁之发，有土浮霜卤。

愚按：喉白形色，如酒坛中倾酒时浮出白腐一般，此由热郁于内，从湿生焉。因坛中沸热之气闭闷不得泄，阴气凝则霜雾厚，即土浮霜卤之义。此热郁之属，而非燥生也。夫燥为肺金之本象，值阳明之令，感发而燥益甚，是以土凝霜卤，由燥气行，故山泽焦枯，土面凝白，卤结为霜。其发也，在气之五。以土凝霜卤较论近是，是亦缘本于燥也。然则论治当养阴清润乎，不当养阴清润乎？乃有明知为土凝霜卤，而临证仍复，茫然用药，尚习故套，是诚何心哉！若谓从俗易于近人，并为行道之法门，其如苍生何吁？为人司命者，能无

恻隐之心乎？

肺实可泻，肺虚则断不可泻。白腐发于燥者，实由肺虚而致之也，故桑白皮、马兜铃之类，毫不可犯，用之速其殆矣。皆因医者，囿于所习，不肯于肺虚处考究，执定为蕴热实证治之，以此每多致误。虚实之辨，毫厘千里，焉可忽诸。

小儿阴虚，非谓血分之阴虚，乃真阴肾水之不足也。真阴之不足，由于赋禀之故耳。况今之禀受十有九虚，而所因实亦缘气化之薄，故燥证多本于水亏，且燥为肺金之本象，若金水相生，得浚其源，而安其流何燥之有？纵值燥令，亦无所伤，是燥之袭虚皆由真阴不足而致之也。试思论治当如之何？

论白腐证

喉间白腐一证，俗名白菌，即白缠喉是也。廿年以前，此证患者尚少，迩来染是疾者甚多，每为误治而夭者，不知凡几，深可悯也。凡大人患此证，犹易施治，惟小儿为尤难。盖因其幼小体质薄弱，脾肾不足故也。是以小儿之白腐证，多于大人，必且传染，若治之不善，易于次第夭伤，甚至一家数口皆遭是厄。按：此证由肺肾阴虚，因以感受天时燥金之气，即伤燥之候也。或云：伤寒伏气者，非也。有云少阴慢喉者，亦非也。又云疫疠烂喉者，更非也。但初起有发热与不发热之别，有热者重不热者轻，即起初发热，亦切不可发表，若认作外感发热，用羌独活、秦艽、荆芥之类，一经表散，而燥当更盛，其白腐愈蔓，其热亦愈炽，鼻孔必转塞不通，甚至音哑，打呛气喘等症俱作，而不可救矣。张会稽曰：火得升散而愈炽。沈金鳌曰：凡喉风诸症，总不宜发表，何况白腐

之属燥乎？是以发表与寒凉之品，毫不可犯，执认肺胃蕴热，又兼风邪，必先表散以为层次治法，定然贻误不浅。即如牛蒡子、射干、山豆根，本草虽载其能清利咽喉、解喉痛，桑白皮、黄芩泻肺热，桔梗开提肺窍，僵蚕解喉痹痛，以上诸品，皆系疗咽喉要药，惟白腐一证，最不相宜，倘妄用之，必变音哑打呛气喘而不救。若执而不悟，复认为肺热闭塞，再投麻黄、枇杷叶、石膏、犀角、羚羊角、马兜铃等味，即变胃烂发斑而毙矣。至于喉科所论，拦定风热，攻上不下之语，及用紫正散以角药探吐，又有因未大解，遂用生大黄、玄明粉以下之，更速其死，是皆未探其源也。

凡证有寒热虚实之别，惟有白腐一证，虽有寒热，属实者绝少，而属虚者多。若初起见喉两旁红肿而后起白者属实，中兼虚为易治，或误用表散及吐下法，其症必淹缠日期，及至重用养阴而后得渐痊可。若属虚证，值阳明燥金之令而汗吐下三法及雄黄解毒丸、紫金锭等劫夺之剂，一经妄投，诚难救矣。

凡初起喉间不红肿即有白腐，或厚或薄，或有如稠糊及发热者，乃最重之候。其源责在肺肾阴虚，其脉必浮数无力，手尖必冷，切不可投以表散及寒凉之品而治，法务须养阴清润，始不致误。总之，认定一燥字主治，乃活人心法也。每见误治者，必变音哑打呛，鼻塞痰响，气喘而殒，其为肺肾之属可知。知非肺胃风热，外因之邪，益可知也。或论既属肺燥而致，则喻嘉言之清燥救肺汤，与夫古方之泻白散，最该对症，殊不知救肺汤中有石膏、枇杷叶、阿胶，乃清肺实之热。其泻白散系驱肺气之逆而泻气之有余。惟是白腐证，乃

由肺虚感受燥气而发，故此二方俱不相宜。若果肺气实者，无是患也。且历按是症，发于春秋二季，值天时亢阳之际居多，当炎暑夏令竟少而冬燥亦有之，总由燥金之为患。然六气之中，惟治燥最难，而况发于咽喉白腐之燥乎？当知此燥之为患，与他燥火诸症不同。书云：燥为六气之一，肺金之本象也。受热则燥更从火化也。燥在内则津少，烦渴在上则咽焦鼻干，盖金为生水之源，金被火烁，肾水失其源矣，安得不五内炎蒸？脏腑燥烈，虽似有余，实为不足。经云：秋伤于燥，上逆而咳，发为痰厥。可见上虚必亏于下，子母不能相生故也。又曰：肾苦燥，急食辛以润之。又曰：诸涩枯涸，干劲皴揭，皆属于燥。冯楚瞻曰：涸者无水液也。上者，不滋润也。劲者，不和柔也。皴者，皮肤启裂也。涩者如诸物，湿则滑泽，干则涩滞，是皆燥金之化。然燥之标由于风与火，而燥之本实根于脾与肾，盖脾精不能转输，而阴精不能上奉，所以肺失化源，自见其象耳。故幼稚本质，脾胃及肾不足，感燥气而发是症也。是以治宜生津养阴、滋润为主，岂可妄施表散，而继以寒凉者乎？稽之方书本无白腐之证，尚无是症论说，迩来患此者甚多，及至传染难已。犹之痘疹，汉建武以前，并无论到，至宋钱仲阳立说相传。而今之白腐证，亦如痘疹，随时感召而发，此亦天气悬殊之故也耶！惟是今时幼稚，禀受怯弱，娇养柔脆，先天不足，肾阴未充者，恒居多数，钱氏独具卓识，创论以六味，调治小儿，培阴以配阳，其义甚为深远。若小儿一患白腐，肺肾必然两虚，生化之源遂失，水竭则肾涸，肾涸则下泉不钟，而阳盛于上，其燥益炽，斯喉痹音哑痰结烦躁打呛等证作矣。

书云：肺为诸脏之华盖，清阳出上窍，浊阴出下窍，咽主地气，喉应天气，属乾金，为肺之系。喉以纳气，故喉气通于天，咽以纳食，故咽气通于地。又肺开窍于鼻，肺气通于鼻，鼻主天气。又精气通于天，故值天时燥气之令即从鼻入而肺先受之，轻则发咳不已，重则发为白腐之患也。且肺为清肃之令，宜降而不宜升，况邪之所凑，其气必虚，凡肺气充实者，故无是患也。要知诸气膹郁则肺气必大虚，若泥于肺热之说，投以升提及泻利之剂，反从火化而燥愈炽亡，可立待耳。是以桔梗一味，首在切忌，古人虽以甘桔汤治诸喉患，是取其宣肺之壅实，断非指燥气之喉证也。今人不思其法，徒执此方为治喉要药，殊不知是症非喉病也，乃肺燥发现于喉也，若泥以喉风诸药治之，安得不误苍生者乎？第此证不易冒昧从事，务于喻氏及张氏《医通》与冯氏《锦囊》所论燥证门条中参究而领会焉，庶几无舛误耳。

或曰：尽系六淫之气为患，本属不治之症。又云：真白腐证亦不可治。假白腐可疗，此掩饰之词，混人听闻之语耳。凡病兼外因无不感于六气，非独白腐一证也。若谓六淫之气皆蕴蓄于内而发，则无是症，亦无是理也。盖专指一"燥"字施治，则得之矣。至于真假之辨，尤属荒唐，惟有诈病为假，真寒假热，真热假寒为假，除此及真头痛之外，病何真假之有哉？或分虚实言之，未尝不可以实证白腐为易治，而虚白腐为难治是或一道焉。

有云：白腐一证，责在君相二火，必须以泻心平肝兼治，此臆度牵强之语，乌足以言医！夫二火或发于咽喉他症者，尚有之，若执此以论白腐，则大谬矣，即谓二火为患，亦由肾水之不足，肾水之不足，则由肺金失生化之源也。张戴人曰：识得标只治本，治千人无一损，斯言也，安可忽诸！尝见师心自用者，泥于君相二火，每纵用灯心、川连、龙胆草、犀角、羚羊角等味致使夭枉者比比，而犹自矜独得之妙，终不悔误，良可悲夫。

即近来患诸喉证亦由感燥者多，非独白腐为然也。临证若不审辨，泥用风剂治之，轻则致重，重则致危，而不误者鲜矣。余经治以来，每用清润养阴法，获效甚广，遇用风药者，间或有之，而家传之紫正汤、辛乌散等方，则未尝用及，奈属实证甚稀，而阴常不足者恒多也。王太仆云：壮水之主，以镇阳光，斯义诚深妙哉！或问曰：所论白腐，由伤于燥，兼值肺肾不足，当禁用寒凉及辛散攻下等法，第见有用羌活、桂枝而愈者，有用防风、牛蒡子、荆芥、桔梗而效者，或用大黄、玄明粉而应者，或用川连、石膏、犀角而平者，复有用附子、干姜乃痊者，此亦皆治喉之法，何其相悬之若是耶，诚哉问也。凡证有寒热虚实之不同，原不可执一而论，其用辛温表散，攻下发汗，清凉而愈者，俱是属实之证，乃喉内红肿有形而后起白腐之类，断非咽间无形之白蔓延缠喉可比，而六气之中，凡感受风寒暑湿与火之邪而发喉患者亦所时有，非止白腐伤于燥也。其感受风寒暑湿，与火发诸喉肿而起白腐者，此即妄言假白腐证，易治是也。至于伤燥及肾阴不足而发白腐者即其称真白腐证，万无一治是也。如果白腐有真假之别，则经治之间，即当分真假立方才是，何得概泥一方而统治之耶？其间岂无虚实寒热之别辨乎！试问究属风热实证之真，白腐不能治乎？抑属肺肾阴亏之真，白腐不能治乎。何尝分别而言焉？然肺肾阴亏之白腐，既

不知治法，又耻下问，乃固执自是之呆方，照寻常诸喉患疗治，安得不误苍生者乎！

赵养葵曰：世人皆曰金生水，而予独曰水生金。夫肺出气也，肾纳气也，凡气从脐下逆奔而上者，此肾虚不能纳气归元也。毋徒从事于肺，或壮水之主，或益火之源，肺向水中生矣。唐笠三曰：水生金，乃金生水之对面，曰世人但知其一面，而不知又有彼一面也。由是类推，而白腐之伤于肺燥，不亦宜乎！善悟者，当更得其旨矣。

论　治

是证轻者，微发于咽旁；重者，其白蔓于喉及喉管；至极重者，其白缠满肺系，以及肺内皆有，非仅现形于喉部也。是以打呛音喑，鼻塞气喘齐作，皆由白腐黏塞于内之故，所谓有诸内必形诸外者也。试思辛温表散、攻下寒凉等法，可施否乎？一经妄投，其白在内，浸淫愈甚，肺气益亏，更速其殆，不过七日发喘而毙矣。

白腐，切不可动手用刮及妄施针灸，此原属内因虚候，非风热实证之可伦。尝见有用牙片将白腐强刮以为立时取效，希夸妙手之名，殊不知动刮之后，其白虽去，旋复萌发，必较前更剧，且刮时每致伤出血，而腐处痛益甚，症亦增重矣。因刮伤而致殒者，盖亦不少，然犹执而不改，不识从何处得来，如此神奇，竟不肯舍，即如舌疮糜烂，亦动刮之，是诚何心哉！将谓刮法易效，效捷于汤液之治，胜于一匕活人，其功岂不大哉？无如动刮之后，每多不救，吁！过而不改，是谓过矣，为仁术者，当如是乎。

白腐不挟杂证犹易施治，倘兼他症，或发瘾疹流丹斑瘰，又壮热不退等候，最

难着手，须知丹疹斑瘰有阴阳之别及虚实之分，不得执定风热实火，使用石膏、黄连、黄芩、花粉、犀角等味，一经妄投，转为内陷，必致循衣摸床，直视谵语，诸败证现矣。洵难救治。若体质属实，或口渴引饮，大便闭结，小便短少，脉数有力，审明证与脉合，舌苔焦黄，其喉间白腐势轻，而浑身丹斑之势重，色赤如丹砂，亦须养阴中或加石膏、山栀、炒芩之类清之可也。倘本质虚弱肝肾不足，其白腐重于丹疹，两脉虚数无力，口不渴，或渴不喜饮，舌苔柔嫩无焦黄色，此乃浮游之火腾越，非实火也。书云：火之有余，即水之不足，切勿徒从事于丹疹，只须注重养阴，兼以清润，斯一举而两得矣。

丹疹每因喉患，初起有发热恶寒之作，医者不察所因，拟为时感之症，辄误用苏叶、桂枝、干姜、附子、羌活、厚朴之类，阴液为其所灼，鼓动浮游之火，燥中加燥，以致逼出丹疹，此乃属无根之火。假使妄施寒凉，则水极反从火化，其误不浅。

白腐发于严寒者，因寒邪蕴而为热，起初不知病由，认作感受寒邪，误服干姜葱汤，以致喉痛，发为白腐，其鼻不塞可治。若鼻塞及胸胁筑闷，则诚难治。缘肺热还伤肺也。如发热时，喉内两旁红肿而有白腐者，宜先用荆防、薄荷、牛蒡子之类微疏解之，再用治白腐法，而患自平。若频进祛风散寒及辛温之剂，白腐未必能除，即变生他症，或且胸筑痰鸣气喘等候作矣。

白腐俗呼白菌。凡乡隅小儿患此者，土人尝取树上所生湿菌煎洗，及与菌汤服之，其轻者间或有验，重者每多致误，第不识从何处传来以菌，治菌诚可叹也。

苏郡近出《吴医汇讲》一书，内有烂喉丹痧，论盖即吾乡所患之白腐证也。其论三则：一唐子迎川，一祖君鸿范，一李子纯修，皆云近来患者甚多，患而死者亦复不少，并易传染，方书未详言，及治亦无从措手。唐氏云：或言辛散，或言凉解，或言苦寒，俱师心自用，各守专门，未尝探其本源，乃引仲师《金匮》书阳毒之为病，以升麻鳖甲汤主之。指《内经》热淫于内治以咸寒，佐以苦甘之旨，而祖君则论是症之所来，不外乎风寒湿热，时厉之气，解表清热，各有所宜。治之得宜，当愈不移时，治失其宜，祸生反掌。若漫用寒凉，则外益闭而内火益焰，咽痛益剧溃烂日甚。不明是理者，反云如此凉药，尚且火势勃然，犹谓寒之未尽，于是愈凉愈遏，以致内陷而毙者有之。或有议用清凉者，乃以郁遏诽之，炎热燎原，杀人最暴，此偏于散而谤诽清者之为害也。彼言散之，宜此方，散之祸，彼言寒之祸。此言寒之宜要惟于先后次第之间，随机权变，斯各中其窾耳。李氏之言，则云譬之于物以盛火煾之，只见干燥而不知湿热郁蒸，所以致腐耳。其患之处色白如粉皮样，或腐至小舌，鼻塞合眼朦胧者，皆不治之症。总之，因天地不正之气，感而受之，故体有虚实之不同，即症有轻重之各异。瀚按：三子所论，皆指风热湿寒属实证而言，未尝悟及伤燥，与夫肺肾阴虚之烂喉也。是故外因诸实证易晓，而内因不足之咎人每多忽略焉。至唐氏引《金匮》升麻鳖甲汤，法分阳毒阴毒之义，亦尚未妥善也。

白腐固有寒热虚实之分，不尽属于燥之一端，有因风寒蕴蓄而发者，有受风热侵越而致者，有嗜食炙煿辛热之味熏灼而患者，有实中兼虚者，亦有虚中兼实者，有似虚而属实者，亦有似实而属虚者，证各不同，治当分辨，未可拘执呆法，至于宜表散，宜辛温、宜清凉、宜温补、宜养阴，贵在乎临证之际，机巧权变，神而明之，庶几其可耳。

方　论

证有不同而吹药之治，亦须分别良未，可以一方而遍施也。如《外科正宗》之金锁匙冰硼散，乃治属实证之喉风，非白腐证之所宜用，且近来诸喉患用之尚不甚效，何况白腐之属燥属虚者乎？尝见治喉之辈，无论虚实，均以此丹吹之，尤有于吕雪丹中加辰砂者，殊不知焰硝雄砂，皆劫夺之品，岂可施于白腐烂喉之症乎！但用此药吹之，已经相反，又加之汤液，非宜，安得不夭枉人命者耶？

白腐最忌酸咸涩味点染，如白霜、梅、僵蚕、牛胆、胆矾、枯矾、牙硝、玄明粉之类。

吕雪丹惟于红肿有形而起白者宜之。

本科辛乌散不宜用，倘妄用之，其白腐更甚，而症反增剧矣。

神功丹最相宜，其人中白须要经历霜雪陈过数十年者方佳，若新者不可用。

柳华散亦不宜妄用。

麝香、皂角、藜芦，皆不宜用冰片，宜于少不可用多。

治法，凡咽内不红肿而起白者，开首必须辛凉而散，于汤液中只用薄荷三四分，不可用多，多则泄汗亡阳，反伤肺气。若现鼻塞音哑、打呛气促、鼻煽等候，而薄荷即不宜投，如辛凉不应，亦不宜再进，即当以养阴清润为主，勿论其发热与否，专养阴而热自除，喉白亦必渐减矣。虽曰方书未详言及，一经阐发明哲，又何难治之有耶？至于小儿本由肺肾不足，而发是症，复为庸医妄投表散、攻下，以致肺气益伤发喘鼻塞，音哑打呛，而舌未黑者，惟用独参汤，频进，可救一二。无奈人参近今价贵极矣，万难应用，即费去重价，亦少真者，用亦无益，医虽有方药难应手，不亦殆哉！

内服方

养阴清燥汤

治肺肾阴虚，感燥而发，咽痛白腐，缠喉，及口舌白疮，口糜唇疮等症。方虽平淡无奇，而神效甚捷，诚喉科之津梁也。老子曰：下士闻遭，大笑之，不笑不足以为道。此则闻方，大笑之，不笑不足以为方。

大生地二钱　　大麦冬二钱　　川贝母八分　粉丹皮八分　玄参一钱　薄荷叶三分　生甘草五分

水一盅半，煎至五六分，温服。

如发热者，不必拘泥外感之有无，只照方投之而热自退。如鼻塞音微，暗气急者，去薄荷加玉竹二钱，北沙参二钱。若舌苔黄色而唇燥者，加真钗斛一钱。肺热咳嗽加干桑叶三片。大便闭结三四日，未更衣者，加叭哒杏仁去皮、尖研末八分，黑芝麻三钱，或火麻仁二钱亦可。如时行燥疫，易于传染者，加陈人中黄三分。阴火盛而咽干不润者，加大熟地三钱，天门冬去心二钱，女贞子一钱。若属体质虚弱，两脉浮数无力，或潮热不退者，去生地，重用大熟地，而热自除。或白腐已减，尚有些微滞于咽间不得退净者，亦须重用大熟地至五六钱，其白即除矣。屡经效验不爽，足征责在肺肾可知。如喉白概已退净，可用炒白芍八分、甜百合二钱，以固肺气，怀山药亦可加入。

琼玉膏

此方治伤燥及肺肾不足白腐，音哑打呛，并臻佳妙。

大熟地一斤　北沙参二斤　玉竹一斤　白茯苓六两　白蜜糖八两

上将地黄，用竹刀切碎，同沙参、玉竹、茯苓用长流水入大砂锅内熬汁，以熟地汁尽渣枯为度。再过滤力绞去渣，加白蜜再熬成膏。另置净瓶内，以蜡封固悬水井中一昼夜，取起，再隔水煮半日。每用开水点服，神效非常。切勿因平淡无奇而轻视之。

两富汤

此方金水相生，治白腐音哑，甚妙。

大熟地一两　大麦冬一两

取长流水与井水各半，煎浓，徐徐服之。

两仪汤

治白腐打呛，音哑气喘等候，莫妙于此方，真乃救危之法。未误服表散辛温之剂者，均可以挽回。若经误投，虽用此亦无能为矣。

人参　大熟地

用长流水煎服。或加麦冬亦可。

甘露饮

治喉白咽干不润，咳嗽唇燥，舌干等候。

大熟地三钱　大生地二钱　玉竹三钱　大麦冬去心，二钱　天门冬去心，一钱　马料豆二钱　炙甘草四分

是方得人参更妙。井水二盅，文火煎服。

证治总不外乎辛凉养阴清润，若稍兼疏表，不惟不效，且反增剧。亦有初起即不宜辛凉，遂当养阴者，种种权变，须存乎其人，非呆法可定也。

吹乐方

圣功丹

治咽痛白腐，糜烂，口舌白疮，口糜，唇疮舌烂，舌根白疮诸症，并臻神妙。

青果炭一钱　凤凰衣一钱　儿茶一钱　川贝母去心，一钱　黄柏八分　薄荷叶八分　冰片五厘

上各药，另为细末，绢箩筛过，再为和匀，加入冰片，同窍收固，勿使泄气。每吹少许。腐烂重者，加人中白二钱。

神功丹

此方亦妙。

人中白煅，二两　川黄柏六钱　真儿茶六钱　漂青黛六钱　薄荷叶六钱　真梅片六分

上各研极细，过筛，将分两称足，和匀，再加入冰片，同窍收固。

秘妙丹

治喉烂白腐口疮等症。

大蟾蜍一只，于端午日取系悬于阴处，俟干，置阴阳瓦上，以文火炼酥，不可炙焦。研极细末，略加冰片二厘，窍匀收固，每吹少许，甚妙。

药　性

不宜于白腐烂（共六十八种）。

羌活。凡喉风诸症，首在切忌，于白腐尤属不宜，盖羌活乃手足太阳引经之药，散肌表寒邪，利周身疼痛，与喉患全不相涉，何必表及无辜？而今时之医，一遇喉证，动辄用之，以致症之转重，而不能收功者有之。犹执迷而不悟，遇后来者，仍

复用之，洵可叹也！善治者，无论风寒发热之与否，从未用及，使其有热自退，且喉患易愈，亦不愆期，岂不更妙乎？

独活。入肾与膀胱两经，专理下焦风湿痛痹，亦非喉证之所宜投也。

秦艽。本入阳明清火药也。治风寒湿痹，利小水，解温疫热毒，或牙痛口疮发热者可用。

桔梗。疗诸喉风相宜。一兼虚候，则当慎用。至于白腐证，大相迳庭。盖其有升无降，开提肺窍，能载诸药上行，其肺实者固可用，而肺肾阴虚之白腐证，则不宜升提开窍，犯之必反剧。犹有不识病者，辄妄用至二三钱，以致肺气益亏而愈闭，乃覆加石菖蒲以助之，其不殆也几希！

射干。苦寒，有毒。本草虽载为治咽喉痹痛要药，疗实热证则可，若实中兼虚者，即不宜施用。至白腐之患，又岂苦寒有毒之味所能疗者耶？

山豆根。大苦寒。固有治咽喉之名，或于实证喉痹稍可，若论白腐，本属肺虚燥证，岂可妄投？亦不宜与射干之苦寒并用，识者当慎之。

桑白皮。为西方之药，甘辛微苦而气寒，仍泻肺实之火，虽清肺止咳喘，然亦非白腐所宜。张会稽曰：既泻肺实。又云：补肺则未必然。李士材曰：古称补气者，非若参芪之正补，乃泻邪所以补正也。愚者信为补剂，而肺虚者亦用之，大失桑皮之面目矣。且市中近来所货者，每以山楂根充售，更不相宜其真伪，尤不可不辨也。

荆芥（又名假苏）。乃解肌发表、退寒热清头目之药，亦称利咽喉，惟于白腐不宜，不可因利咽喉而遂用之。即荆芥至贱之物，亦有假者，或云野苏为之。

龙胆草。大苦，大寒，肝胆经药也。

时珍曰：相火寄在肝胆，有泻无补，故泻肝胆之热正益肝胆之气也。但大苦大寒，过服恐伤胃中生发之气及助火邪，亦久服黄连，反从火化之义也。虽疗咽喉风热，切不可投于白腐之证。

黄连。大苦大寒，为治实火之主药，惟于喉证不可妄用。

黄芩。苦寒之品，入心胜热，解瘟疫，清咽喉，疗肺胃实热。时珍曰：肺虚不宜者，苦寒伤土，损其母也。白腐证庸可施乎？

白前。治肺气壅实，胸膈逆满。虚者禁用。

灯草心。泻肺热，降心火，治五淋，除水肿，惟烧灯心灰，能疗喉痹。勿因其泻肺热而用入白腐诸症。

地骨皮。苦而微寒，乃退阴虚血热有汗之骨蒸，及肺肾胞中阴虚之伏火，亦能滋水养木。于白腐虽无碍，然可勿用。

天花粉。味苦寒，气味颇轻，最凉心肺，善解热渴，亦不宜于白腐。

连翘。苦辛微寒，手足少阳阳明、手少阴之药。泻心经客热，降胃湿热。诸疮痛痒皆属心火，故为疮家要药，惟白腐不宜。

猪苓。开腠理，利小便，并非疗咽喉之品。

僵蚕。为厥阴阳明之药。散风痰，治风热喉痹。但味辛、咸，性温，有小毒，不利于白腐证。

牛蒡子（即鼠黏子，又名大力子）。辛温，入肺，利咽喉，消斑疹，善走十二经，而解中有散。凡喉间红肿有形起白者，可用。一属虚证即不宜投。

茵陈。乃太阳经药。善治黄疸湿热，岂可投入白腐证耶？

细辛。气温大辛，为手少阴引经之药。开关通窍，治风寒喉闭，虽曰少阴之脉，循络咽喉而肺燥咽痛及白腐证皆不可用，因其辛散太过，涉虚者尤为不宜。且北细辛，真者甚少，或云荜茇茎充之。

枇杷叶。苦辛、平，肺胃药也。虽清肺降火，除痰嗽，止呕哕，然亦非白腐之所宜投。

茜草（又名过山龙）。色赤入营分，味苦性温。行血滞，通经脉活血，与红花相同，而性更通利。凡喉肿色紫，热在血分者宜用，其余诸喉患，慎勿浪投。

紫荆皮。苦寒，无毒。破血消痈肿，然不宜于肺虚诸喉患。奈今时请治咽喉者无不用及，殊可笑耳。

款冬花。辛而微温，入手太阴经。能温肺气，故疗咳嗽。惟是辛温肺寒则可用，而白腐兼嗽即不相宜。

菖蒲。味辛性温，心肝药也。行滞气，开心窍，明耳目，通九窍，出音声。《仙经》历称菖蒲为水草之精英，神仙之灵药，但白腐之音哑，乃为表散及寒凉之品伤伐肺肾而然，非风热闭塞于肺也，岂可因其能出音而妄施用耶？

羚羊角。咸寒，属木，善走少阳、厥阴二经，故清肝定风于咽喉，诸症无所用。

犀角。苦辛，微甘，气寒，专入阳明。清胃火，亦凉心泻肝，能解大热与风毒、阳毒，切勿妄施于喉患诸症及白腐发斑。仲景先师有云，如无犀角，以升麻代之者，以其功皆升散。今人但知犀角之善于解热，而不知犀角之能升散尤峻速于升麻也，可不审慎以用欤！

石膏。甘寒，善祛肺胃三焦之火，尤为阳明经实证之要药。若白腐兼发流丹斑疹者，切勿轻试。

大黄。苦寒，足太阴、手足阳明、手足厥阴五经血分之药也。有毒，性极猛烈，故有将军之号。推陈致新，直走不守，清实热，行瘀血，破结聚，本血分之药，若于气分用之，则未免诛伐太过矣。乃治伤寒及瘟疫实证之品。考之诸本草，并未载其治咽喉痹痛，尤于白腐大不相宜。尝见潘某治各喉证无不用之，是诚何心哉！

木通（又名通草）。味苦气寒，心包络、小肠、膀胱药也。能利九窍，宣血脉，消水肿，通关节，虽有清火退热之名，然喉患不可妄投。

赤小豆。为消热毒利水之品。白腐证则最忌利水也。

升麻。微苦，气平，微辛，乃脾胃肺与大肠四经之药，取其升散提气，解肤腠风热斑疹，引石膏除齿牙臭烂肿痛。若上实气壅，诸火炎上，肺肾不足，水火无根及白腐等症，则皆忌用。

土牛膝。苦辛，微毒，捣汁和入乳，疗风热实证，喉闭，能取吐痰涎，立即开关。其余喉患切勿用之，徒伤元气，并见不效。

马兜铃。若寒气薄入手太阴肺经，苦降之品，清肺热，促止咳嗽喘促。体轻而虚，与肺同象，故专司肺实喘嗽，以清热降气为功。若属肺虚喘嗽，非所宜也。

麻黄。辛甘而温，微涩，入手太阴、足太阳二经。去营中寒邪，善达肌表，走经络达表，散风邪，祛肺中寒郁而开闭，通利九窍，为散寒邪之要药也。白腐证属肺虚燥热，因误投表散及寒凉之剂，以致喘促，医者不悟，复认为肺热，继用麻黄，肺气即绝而毙矣。可不慎欤！

蝉蜕（蜕一作退）。甘咸而微凉，得土木余气所化，飧风吸露，其气清虚，乃疗属实之风热而开腠理。能出声音者，轻可去实之义，治风热闭塞之音哑耳。至于白腐之音哑，更非蝉退所能疗，虽曰金空则鸣，盖因肺阴亏而遭误治之故，岂不知声音出于肾之本乎！

半夏。味大辛。微苦，气温有毒。其质滑润，其性燥湿，入脾、胃、胆经。生嚼戟喉，制用下肺气，开胃健脾，消痰止咳嗽，除呕吐反胃，散风闭喉喑。成聊摄云：半夏辛而散行水而润肾燥。好古曰：半夏能泄痰之标，不能泄痰之本。泄本者，泄肾也。咳无形，而痰有形，无形则润，有形则燥，所以为流湿润燥耳。以半夏为肺药则非矣。喻嘉言曰：半夏能和阴阳。李时珍曰：惟阴虚劳损，非湿热之邪而用之，是重竭其津液，医之咎也，岂药之罪哉！试思白腐之燥宜乎不宜。

旋覆花（即金沸草）。甘、咸，微温，入肺与大肠二经。通血脉，消结痰，祛痞坚，凡气壅湿热者宜之。若气虚及肾阴不足，皆所忌用。

苦参。乃治恶疮痈肿之品，并不能疗咽喉白腐等症。

葛根。辛、甘，气平，寒，阳明经药也。轻扬发散，主头额疼痛，解肌止渴，宣斑发痘，消毒解酒，虽善达诸阳经而阳明为最，以其气轻，故功在于解表发汗。用此以治喉患似大非所宜。

马勃。辛、平。轻虚清肺，解热散血，治喉痹咽痛，鼻衄失音等症。此乃疗属实者之用，故普济消毒饮内用之，殊非白腐咽痛音喑所宜。外用，敷臁疮颇妙。

山栀仁。苦、寒。清心肺之火，除热郁，通五淋三焦火郁。因其味降，亦泻肝、肾、膀胱之火，虚寒者则大非所宜。

夏枯草。苦、微辛，独入厥阴，善解肝气，消瘰疬，散结气，止目珠痛，开郁疗乳痈，并非治喉之品。

柴胡。苦、微辛，气平，微寒，入肝、胆、三焦、心包络四经，其性凉。故解寒热往来，肌表潮热，少阳头痛，肝经郁证，温疟热盛，平肝热口苦。总之，邪实者可用，属虚者非宜。张会稽曰：柴胡，大能泄气，凡阴虚水亏，孤阳劳热者，不可用，恐损营气也。王海藏亦曰：苟无实热而用柴胡，不死何待？

前胡。苦降，微寒，肺肝之药。散风祛热，消痰下气。二胡均为风药，但柴胡主升，前胡主降，质性迥异，何能混合？近见时医，二味每并用之，讵非欲北其辙而南其辕，殊属可笑。

川芎。辛、微甘，气温。其性善散，乃血分药也，能通血海。多服令人走散真气，致使暴亡，若三阳火壅于上而头痛者，得升反甚。今人不明升降之理，而但知川芎善治头痛，谬亦甚矣。即如喉科之开关散为川芎、白芷二味，取其提劫之功，惟是。近来诸喉患多兼虚燥，又岂可妄施也耶？

白芷。辛、温，气厚，手阳明引经本药也。其气辛香达表，逐风寒邪热及肺经风热，治疮疡排脓，止痒痛，疗头痛，通九窍，大能发汗。亦治蛇伤。

青苔。大苦，寒，得阴湿而生，有小毒，惟治下疳，取而煎汤洗之甚效。辟蜈蚣伤。近有好奇者，每用以煎水洗口舌生疮，遏毒戕胃，贻误非浅。附案辛酉年秋日，高族侄务农，偶受风热齿痛及咽疼，素性悭吝，视财重于命，不肯服药，自饮石膏汤二大碗，复取青苔煎汤，含于口内齿，患未见平，而已昏沉不省人事，势将殆矣。丞延余往诊之，两脉濡弱无力，乃投以养阴重剂，渐及甘温之品，调治月余，始能痊健，反耗去多金焉。

栗蒲刺壳。苦、涩而凉，陈者尤甚。近来人之气体渐弱，所有口疮舌疮口糜诸症，皆不宜用此煎洗，不识者，每为所误，以致口舌疮愈蔓延，至及于咽喉上颚，更有转为白缠喉而伤夭者，已不止数觏矣。余尝治口舌各疮，其未用此刺壳洗者易疗。倘经洗过数次，便难应手，曾屡试验不爽。即此一味，误人最多，盖由于乡曲农夫暨妇人等类多惜费，竟喜此种简便，而不知此苦涩之为害无穷也。以上诸品与白腐之属燥。兼肺肾不足，以及口舌生白疮诸症，皆不相宜之味。奈泥古不化，及一知半解之医，遇症每率用之，施施然夸为得法，因此被误而夭枉者甚多，殊深恻悯，故特表而出之。

宜用药味列后

生地黄。甘，寒，气凉，入心、肾二经。养阴除热，为喉科要药。但性兼破血宜少用。

熟地黄。甘，温，微苦，功用尤宏大。补气血，滋培肾水，填骨髓，益真阴，专补肾中元气。凡诸真阴亏虚，有为发热，为头痛，为喉痹，为气喘，为痰嗽，或虚火载血于口鼻，或阳浮而狂躁，或阴虚而火升者，皆非熟地不可，得甘草能开胃进食，诚为药中之上品，并治喉患之神丹。《群芳谱》又载其能治肺，损牙宣龈露，跌仆损伤，嗟乎！熟地之功，其不申于时用者久矣。尤见畏忌于今时诸医，既不善用犹执此而诽谤之殊，深可恨耳。均按：郑君此数言，矫枉过正，不免偏护熟地太甚，今人何尝不重用之？其愦者，每逢人病将愈，不问其体质何如，动以熟地加入方中，

为调理之需，率损多而益少。余所目击愦事者比比。如光绪辛卯壬辰之间，此风最炽，犹记一族嫂，于春初产后去血过多，势甚萎靡，一老医不审其虽虚而兼有外感，遽投大剂养血，用熟地至五六钱服下，则饱闷不欲食，二剂则痰壅气闭而殒。又旺山石姓，一男子年未五十，务农操劳，初夏偶患湿疟，邪未清以药截之，致倦怠减食，肩发烧热，有一医谓为服田辛苦，虚热可虞，疏一金水六君方与之，嘱以多服兼可延年。甫进二剂，即见腹膨气逆，食少便溏，急趋询医，云系初服病行为吉征也，仍劝多服。乃再三四剂，逐渐加剧，卒成水臌，未半月，腹脚流水而死。迄光绪末年，有一族祖叔母，高年偶患外感，病匪沉重，邻村一老医诊之，谓宜先扶正而后驱邪，投以八珍合逍遥方法，重用熟地，服下忽变昏迷气闭，热反内陷，急延柯君挽救，已无及矣。嗟嗟！此三人者，皆以熟地戕命。盖药各有所主治，不能拘定成见，谓此为良，谓彼为劣，总要审证周详，然后用药必当，乌喙亦能愈疾，参芪何不杀人？况熟地滋腻之质，其能一无偏弊乎！不过，白腐一证，实恃为济生神丹，郑君之言，固不谬而不可概乎别病也。

玄参。苦、甘、微咸，气寒。能滋阴清火，不独入肾，亦走肺脏，故能退无根浮游之火，散周身痰结热痛，逐头项咽喉痹痛，解斑疹，理心内惊烦，主用繁多。

贝母。苦，寒，气平。凡用必须川产者良。其味甘、微苦，气平，不寒。除肺热，降胸中热结，祛肺痈、肺痿、痰脓喘嗽，清咽喉，润肺燥。至于土贝母、浙贝母，大苦、性寒，气味俱厚，惟不宜于白腐之证。

知母。苦，寒，气味俱厚，为肾经本

药。兼能清肺止渴，去喉中腥臭，退阴火，肃清龙雷，去膀胱肝肾湿热。

麦门冬。甘而微寒，肺经药也。其味甘多苦少，故上行心肺，补上焦之津液，清肺中之伏火，益精滋阴，泽肌润结，泻热火而益元气，滋燥金而清水源，肺干咳嗽。消痰补怯，诚为要药。治肠燥便结亦妙。盖以肺与大肠相为表里之故。

天门冬。甘、苦而寒，肺肾之药。清金降火，益水之源，故三才丹中用之。

葳蕤（即玉竹）。甘平入脾，柔润入肾，故能补中益气，逐热除蒸，治风淫湿毒，止头痛、腰痛、目疼皆烂，大有殊功。

丹皮。辛、苦，微凉，气味轻，俱入足少阴及手厥阴。清肝肾之虚热，但其微凉而辛，治白腐亦颇宜。

火麻仁（即黄麻）。甘，平。性滑。润心肺，滋五脏，利大肠风热结燥。凡当润下者，用此最妙。胡麻仁，如栗色，名鳖虱。胡麻主治亦同。

女贞子。苦凉而平，养阴气，平阴火，清肝火，明目，疗阴虚喉痛。于白腐亦宜。

白芍。酸而微苦，性颇寒，气薄于味，敛降多而升散少，为肺脾行经药，入肝脾血分，泻肝火，固腠理，退虚热，消痈肿，敛疮口。凡喉患开首缓用，恐其酸敛也。

沙参。微甘，微苦，气味俱轻。性微寒，补阴清肺，排脓消肿，除邪热，凉肝，补五脏之阴。南沙参兼清散勿用。

茯苓。甘、淡而平，补中开胃，利水化痰，淡渗上行，生津液，开腠理，滋水之源而下降。用人乳拌匀，蒸晒，炒过，更佳。

叭哒杏仁。味甘而美，味厚于气，无毒，入肺胃、大肠。宁嗽润肺，亦润肠化痰，解喉痹。

黑豆（即马料豆）。甘，寒，色黑，属水，似肾。肾之谷也。补心肾，散热祛风，解毒消肿。一种野料豆。更佳。畏五参、龙胆、猪肉，得杏仁、牡蛎良。

桑叶。甘、寒，手足阳明之药。凉血清热。经霜者，疗嗽。若音哑勿用。

当归。甘、辛而温，入心、肝、脾三经，血分之药。凡喉患属血虚者，佐白芍治之，效。但不大宜于白腐，因其辛温而散也。

百合。甘、淡，气平，功缓。益气润肺，除嗽，解喉痹、乳痈，润大小便。又一种味苦者，不宜用。

山药（原名薯蓣）。甘、平而淡，微涩。补脾肺，益肾涩精，养心神，除烦热，治诸虚百损，须选怀山药之肥白者乃佳。其建山药，味苦气烈，不合于用，尤不宜于白腐。

甘草。气平味甘之品，合土之德，故独入脾胃。稼穑作甘，土之正味，盖土居中而能兼运乎五行，可升可降，可内可外，有和有缓，有生有克，有承有制，有补有泻，善于解诸毒，祛热邪，坚筋骨，建脾胃，长肌肉，随气药入气，随血药入血，无往而不可，故称为国老。凡生用则凉，炙用则温，尤能助熟地，疗阴虚之危。

金钗斛。甘、淡而力薄，性轻清和缓，有从容分解之妙。能养阴退火，除烦清肺，逐邪热，平脾胃之火，去嘈杂善饥。

沙苑蒺藜。甘，温，入肝、肾二经。益精补肾，止腿痛遗泄。凡喉患后用佐调理甚良。

黑芝麻（即巨胜子）。甘，平。补中益气，养肺润肠，逐风湿，填脑髓，久服延年，疗白缠喉最妙。

以上诸品，均纯阴至静之药，乃喉患

之所必需，用得其宜，何异神丹九转？第今时之人，肾阴不足者居多，是以喉患属虚者，比比如此。故治法须兼顾养阴，若拘于俗，见徒从事表散寒凉而不误者鲜矣。

附见：

铜绿（即铜青），酸平，微毒。治风烂泪眼恶疮，痔疮，妇人血气心痛，吐风痰，合金疮，止血杀虫，用醋制刮用。自然铜，辛，平。主折伤续筋骨，散瘀止痛。火煅醋焠七次，研细取用。均按：此二味并非治喉之品，即吹药内亦不宜入，不知何故，羼入编末。或系抄书者误摘于此耶？抑不知前所列忌用药品下注明六十八味，数之不足，当经错落此二味，属于前而补于后耶？然于书意旨无妨，姑仍旧，贯录存之。

自制医说

医道之不明也，久矣。语云：医道通乎仙道，以之寿世，功莫大焉。奈何？今时之医，直入于鬼道，非道之有鬼道也，以人之有诡道耳。既诡于道，即不轨于道，不轨于道，则道不行，道不行，计思所以行之，不得不诡于其道，入于诡则出于轨，是轨之紊于诡也，因而，为诡道轨。夫天有好生之德，天道也。医具仁人之术，人道也。求其道于天，人加意于《灵》《素》轩岐之蕴而轨道彰焉，安有所谓鬼道者哉？人惟日与诡习，即日与轨远。与诡习，则鬼道益工，与轨远，则诡道愈甚，失其光明正大之轨，趋为逆情干誉之诡，而甘入于鬼道焉。噫！以通乎仙道之轨，易为诡道之鬼，此道之所以不明也。可慨也夫！

嘉庆八年，岁在癸亥，孟秋月上瀚枢扶氏识于十琴轩。

民国十二年，岁纪亦在癸亥，暮春多雨，索居岑寂，愁闷丛生，爰检阅藏帙，

得此道光元年岁次辛巳吴季儒手抄郑氏喉科秘本，因重录之，更讶其岁纪相值，余生年亦为辛巳也。是宝册宜有异征，立夏夜抄竣叔和记。

此歙西郑氏世传喉牙科方抄本，我家得自莲川周丈邦彦，同治纪元，兵戈纷扰，米斗钱二千文，时拥厚资。有持此册求售者，云举家虽已二日未得食，此宝则非百金不换也。丈慨然以米二石易之，珍逾拱璧，莫肯示人，后营业失败，境日窘促，乃携以见先君子曰：身老家落，宝不能藏，然不甘贬价求沽，感君知己，聊以为赠，虽未言价，而索价之奢，跃然言外。先君子爰以番饼五十元酬之。时我家无习医者，庋置箧中，几饱蟫蠹。光绪甲午，五兄石农偕妇寄居其外舅程金门先生家，一日驰书来里，言其妇患喉证甚重，其外舅亦祖传内外科甚精，治之转剧，遍延诸名宿暨歙东外科程炳文先生诊视，皆愈治愈甚，刻已，水浆不入，僵卧经朝，已料理衣襐，决无生望矣。先君子忽然忆及此书，命均检出，一翻视曰：得无所患为白腐乎？立刻饬族兄观水星夜赍往，即照书中养阴清燥，原方重剂，与服勉为灌下，未周时，即大霍然。次早族兄回，已自起治事，并进泡饭两碗矣。嗣云：传染十数人，或有轻重，而照此治之辄愈。其前因此殒命者，盖三人焉。越二年，兄返里行道，遂以此证擅名，救活重险之候，计十余云。柯君泽舟与均称莫逆，言业医半生，未大负疚，只一族妇患，白喉比时未得此书治法，率以普通疏风清热之品投之，卒以不救，深觉歉然。余因录副本赠之，伊因谓余此举为大功德，医者本以利济为天职，曩昔中国陋习相仍，得有妙技良方，率取秘密主义，神异其说，勒取多资均私，尝窃鄙之。

自恨僻处山县，环境荆棘，口钝词讷，不克出与当世贤智周旋，忧病交迫，未老先衰，真是枉生人世也。年来亲友劝迫悬壶于里，虽切济人之诚，而乏眩人之术，直道难行，自责亦自哀焉。兹见杭州三三医社广告征求秘籍，仁义存怀，疴瘵斯民天下，有心人俱当倾倒矣。均感佩之余，怅然未由接近，只得心神驰慕而已，适于月前录此副本，成于仓卒，兼愁闷中，谬错未及纠正，觍以寄呈，愿大加删润而推行之，俾患此者无夭扎之虞，贵社前途幸福无量。

癸亥阴历六月一日，草草跋此，以志原委。而留爪泥。叔和谨识

按： 陈修园医书四十八种中有言白喉者寥寥数页，云当养阴与此颇合，著者托言乩仙，语简而不精，且中杂用疏散，恐遵之难收实效，不及此之精当，详明百利而无一弊也。

伤寒论读

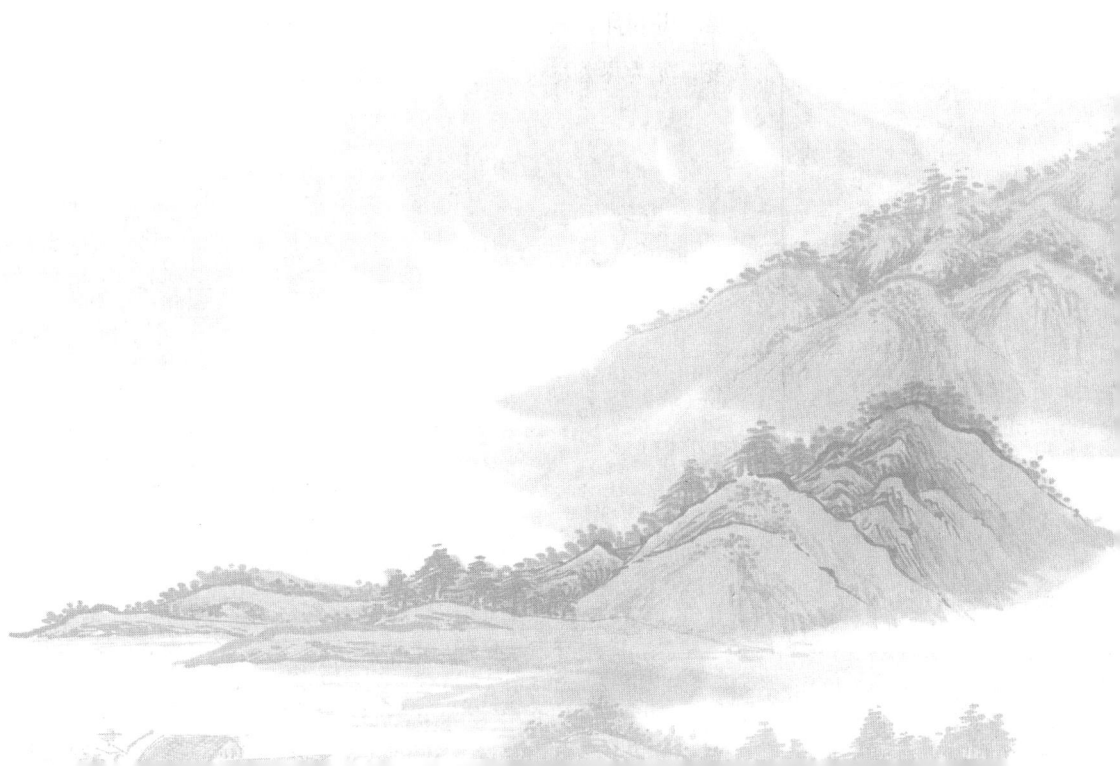

内容提要

　　《中国医学大辞典》曰：沈又彭，字尧封，清嘉善人。著《医经读》《伤寒论读》《女科切要》。先生医理幽邃，立说精凿，凡读过《女科切要》者，莫不钦折而欲得其全集。无如沈氏之书，除女科外，其他二种不但坊间未见，即《四库提要》《医学大辞典》亦未载及，可知二书之向未雕版矣。本社夙有藏本，趁此大批刊书之际，将其遗著一并付印，其《女科辑要》复经时贤张山雷疏笺，尤为尽善尽美。

凡　例

病与伤寒相类，人不能辨，通称伤寒，今古皆然。扁鹊、仲景明知不尽伤寒，然不称伤寒，人不知所论何病，故《难经》曰伤寒有五。是论名《伤寒卒病》，盖就人人所共称之伤寒而分析之也。后条辨谓诸邪尽从太阳寒水入，故统称伤寒，未免太凿矣。

叙称是论，撰用《素》《难》，考《难经》伤寒有五，有中风，有伤寒，有湿温，有热病，有温病，即《素问》寒暑燥湿风之五气也。五气病人，大略相似，本论辨证，正辨此等相似证耳。故首以头痛胃实等项分六经，即以渴字认燥热，小便不利认湿气，汗字判风寒，纵横辨察，任其一气端至，数气并至，总无遁情矣。自叔和颠乱，后知此者甚少。近来讲伤寒者，称方有执、喻嘉言、程郊倩、程扶生、柯韵伯五家，然各有得失。方有执首察叔和之胶，削去叙例，共识卓然，惜于五气并论，尚未明晰。柯韵伯止论六经为病，未辨何邪来病六经。喻嘉言将痉湿暍温一并摘出，如何比类辨别，似皆失立论本意。惟程郊倩始寻出《难经》伤寒有五一条，并悟《伤寒论》之伤寒是五证之通称，寒伤营之伤寒是五证中之一证，惜其撇不去"伤寒"二字，魔讲作侧势曰是伤寒。非伤寒，以痉湿暍三证为非伤寒，且言人不必从此处认真，则大失伤寒有五之旨矣。程扶正以痉湿暍俱属外感，自应合辨立论，大旨已得，惜其未达数气并至之病，且杂以《金匮》之语，遂令文气寸断，不便诵读。彭窃取两程子意，重编次之。

是论专为临诊时识病，故有相似而相混处，即辨之不嫌其病因之杂也。如太阳论中发热汗出桂枝证也，却与阳明潮热汗出相似，故有藏无他病之辨，又与胸有寒证相似，故有病如桂枝证之辨。如恶寒发热麻黄证也，却与蓄积有脓似，故有诸脉浮数之辨，又与阴阳不足相似，故有洒析恶寒之辨。夫胸中有寒，蓄积有脓，与伤寒中风合辨，似乎杂出不伦，然现证相同，而另置一处，则临诊时不能比类分晰方药，必至误投，故病证务须类叙，而病因不妨杂见也。爰趁文势逐条带辨。

病从独异处认出，然不叙其同，无以见异，故论中多类叙法顾。类叙亦不一论方，当类其方辨证，当类其证编伤寒者，概以方类是端论方也，恐非察脉辨证本意，彭不敢从。

是论大假，先分后合，合中有分，有对而辨，有隔章辨，有提有应，有应复，作提蝉联而下有暗（原缺），有先虚论后补实，有计日辨证，体若编年诸法，彭审脉审证审方审药，随文势为编次，不敢勉强凑合。

　　是编彭早年所抄读，觉其紊乱辄更（原缺），至今凡数十易稿五证也。却与清而节目尚多未安处，今老矣，料无进境刊存，卒病旧名（原缺）之乾隆乙酉花朝嘉善沈又彭尧封识。

己丑岁复移正数条彭时年七十有一

目　录

伤寒论读

嘉善沈尧封读
绍兴裘庆元校刊

辨太阳病脉证

病有发热恶寒者，发于阳也；无热恶寒者，发于阴也。发于阳者七日愈，发于阴者六日愈，以阳数七，阴数六故也。

天以阴阳五行，化生万物，阴阳五气和则能生物，阴阳五气乖即能杀物，是论乃统论阴阳五气之病人。然五行一阴阳也，故未论五气，先论阴阳，首节辨阴病阳，病之大纲。

病人身大热反欲得近衣者，热在皮肤寒在骨髓也。身大寒反不欲近衣者，寒在皮肤热在骨髓也。

此辨内阴外阳，内阳外阴，病之变态。以上二节辨病之阴阳。

问曰：脉有阴阳，何谓也？答曰：凡脉大浮数动滑，此名阳也。沉涩弱弦微，此名阴也。凡阴病见阳脉者生，阳病见阴脉者死。

寸口脉浮为在表，沉为在里，数为在腑，迟为在脏，假令脉迟，此为在脏也。

此二节辨脉之阴阳。

太阳之为病，脉浮，头项强痛而恶寒。

此是太阳病提纲。一切邪气犯太阳地面皆有脉浮头项强痛恶寒证，故曰提纲。后称"太阳病"三字，皆有脉浮、头项强痛、恶寒在内，倘太阳病有脉不浮者条，内必明书脉反沉，或脉沉细。倘太阳病有不恶寒者条，内必明书不恶寒。

太阳病，发热，汗出，恶风，脉缓者，名曰中风。

此辨太阳中风之病脉证。称太阳病则头项强痛、恶寒在所必有，更见发热、汗出、恶风，是中风病也。称太阳病则其脉必浮，更见浮而缓者，是中风脉也。本论原叙云：撰用《素》《难》，当即以《素》《难》释之。《难经》伤寒有五，有中风，有伤寒，有湿温，有热病，有温病，此即《素问》寒暑燥湿风之五气为病也。本论悉遵《难经》于太阳论中，五证并列，挨次剖析，并辨其所貌似而补其所未备。《素问》在天为风，在地为木，风者木之气也，故风乃五气之一，而中风即伤寒有五之一。编伤寒者，以痉湿泾暍为非伤寒也，置之别论，此固中风也，亦非伤寒，何幸独存论首？

太阳中风，阳浮而阴弱。阳浮者热自发；阴弱者汗自出。啬啬恶寒，淅淅恶风，翕翕发热，鼻鸣干呕者，桂枝汤主之。

《难经》脉关前为阳，关后为阴。又云：中风之脉，阳浮而滑，阴濡而弱，此释上中风脉病出方治之。

太阳病，发热汗出者，此为营弱卫强，故使汗出。欲救邪风者，宜桂枝汤主之。

此明发热汗出由于营弱卫强。盖卫为

阳，营为阴，风伤卫则邪在卫。《素问》云：邪气盛则实，故卫强。营无邪气，本自无病，与卫相较，自觉弱耳。营弱卫强，能令汗出者，《素问》所谓：阳加于阴谓之汗也。

病人脏无他病时发热自汗出而不愈者，此为卫气不和也。先其时发汗则愈，宜桂枝汤主之。

脏字与有热属脏者，攻之不令发汗同义，皆指胃。言脏无他病者，言以手按胃不实硬也。时发热者，言今日某时热，明日亦到此时发热也。此承上文，言发热汗出，固由于卫强，但与阳明潮热自汗相似，故必脏无他病，止见时热汗出，方为卫气不和，先其未发热之时，用桂枝汤发汗则愈。时字指有定言，从先时句看出。

病常自汗出者，此为营气和，营气和者外不谐，以卫气不共营气和谐故耳。以营行脉中，卫行脉外，复发其汗，营卫和则愈。宜桂枝汤。

此承上文，言营弱非营病。若营病则不能出汗，今自汗出，知营气自和，惟邪在卫，则卫独强，不与营和谐耳。非发汗则邪何从去？卫何由和？但营行脉中，卫行脉外，非桂枝汤发汗必至诛伐无辜，故曰宜桂枝汤。论中一言发汗则愈，一言复发其汗，皆用桂枝汤，不知前辈何以称桂枝止汗？若桂枝止汗，岂芍药反能发汗耶？盖桂枝辛甘发散，去在卫之风邪，恐动其无病之营，故用芍药保营，此桂枝汤之大略也。

易水师弟用黄芪、白术、防风等药治有汗伤寒，是误认风伤卫，为卫虚，故用实卫药。不知风伤卫者，犹言风入卫耳。经云：邪气盛则实。况本条内现有"卫强"二字，而竟犯实实之戒，亦千虑之一失耳。

太阳病，头痛，发热，汗出，恶风者，桂枝汤主之。

此于提纲中独举头痛而不言项强者，以明中风有项不强之证。

病如桂枝证，头不痛，项不强，寸脉微浮，胸中痞塞，气上冲咽喉，不得息者，此胸有寒也。当吐之，宜瓜蒂散。

此辨桂枝证之似中风有头痛而项不强者，仍是桂枝汤主治。今有头项俱不强痛，更觉气上冲咽喉。虽发热汗出，桂枝证具，终非桂枝主治。又属胸中有寒，当用瓜蒂散吐法。论中无"痰"字，此"寒"字即作"痰"字解。

上七节论中风。

太阳病，或已发热，或未发热。必恶寒，体痛，呕逆，脉阴阳俱紧者，名曰伤寒。

此是伤寒证据。亦《难经》伤寒有五之一，《素问》在天为寒，在地为水，寒者水之气也。首节言无热恶寒者发于阴，寒为阴邪，故有未发热而先见恶寒体痛呕逆者，脉阴阳俱紧，无不言浮，以太阳病一句已有"浮"字在内，故不赘。《难经》云：伤寒之脉，阴阳俱甚而紧涩是也。

寸口脉浮而紧，浮则为风，紧则为寒，风则伤卫，寒则伤营，营卫俱病，骨节烦疼，当发其汗也。

此释上文脉浮紧以致体痛之故，遂言治当发汗。

脉浮而紧者，名曰弦也。弦者，状如弓弦，按之不移也。脉紧者，如转索之无常也。此言紧脉与弦脉不同。

太阳病，头痛，发热，身疼，腰痛，骨节疼痛，恶风无汗而喘者，麻黄汤主之。

此详言伤寒病证出方治之。

脉浮者，病在表。可发汗，宜麻黄汤。

脉浮而数者，可发汗，宜麻黄汤。

此详言伤寒之脉。如伤寒病证具，即令脉不浮紧，或但浮或浮数，皆可用麻黄汤发汗。

脉浮而数，浮为风，数为虚，风为热，虚为寒，风虚相搏，则洒淅恶寒也。

此释上文脉浮数，可发汗之故。

诸脉浮数当发热而洒淅恶寒，苦有痛处，饮食如常者，蓄积有脓也。

此辨麻黄证之似脉。浮数发热恶寒与伤寒同，惟言有痛处，则痛止一处与伤寒体痛异，言饮食如常与伤寒不能食异，故断其为非伤寒。是蓄积有脓也。

或曰：伤寒不能食，惟阳明证中有此语，太阳证中未见。曰即本条内一"若"字。言外已见伤寒，不能食矣，何必还引阳明。

病有洒淅恶寒而复发热者，阴脉不足，阳往从之，阳脉不足，阴往乘之。假令寸口脉微，名曰阳不足，阴气上入阳中，则洒淅恶寒也。尺脉弱，名曰阴不足，阳气下陷入阴中，则发热也。

此亦辨麻黄证之似恶寒发热与麻黄证同。脉之寸微尺弱，与麻黄证异，此乃阴阳两虚，自相乘侮，非外感证也。若不辨明，一误发汗，祸不旋踵。

太阳中风，脉浮紧，发热恶寒，身疼痛，不汗出而烦躁者，大青龙汤主之。若脉微弱，汗出恶风者，不可服。服之厥逆，筋惕肉瞤，此为逆也。

论中发于阳者通名中风，发于阴者通名伤寒。按三纲鼎立之说，桂枝汤治风伤卫，麻黄汤治寒伤营，大青龙汤治风寒两伤营卫。其说创自许叔微，相延至今，不知其说似是实非也。本论云：寸口脉浮而紧，浮则为风，紧则为寒，风则伤卫，寒

则伤营，营卫俱病，骨节烦疼，当发其汗，此即指麻黄证而言。彼见麻黄证条内但云：脉阴阳俱紧而不见浮字，故认作有寒无风，不知寒属阴邪，若不兼风，不入太阳。况太阳病一句，已有脉浮在内，不必再说。至若大青龙条内，云脉浮紧则风寒固所必有矣。然使止有风寒，何至烦而且躁？况方内石膏，其性大寒，治暍热之主药也。若云止有风寒而无热邪，则中风证有风无寒，风为阳邪，尚不用寒药，专用桂枝以解肌，而大青龙证，风外加一寒邪，岂反加石膏以助寒乎？窃谓麻黄证已属风寒两伤营卫，而大青龙证则外伤风寒而内伏暍热也。故脉浮紧，发热恶寒，身痛，无汗，麻黄证全具，自用麻黄汤方，惟病增烦躁，因加石膏以治内伏之暍热，如是则病脉方药俱合，若不审病证方药，徒泥于一脉，妄作三纲鼎立，则一误无所不误矣。

自此至卒章皆论伤寒兼证。

伤寒瘀热在里，身必发黄，麻黄连翘赤小豆汤主之。

此论外伤寒而内湿热证也。湿热主方本是栀子柏皮汤，因外伤寒邪，故用是汤主之。

太阳病，发热头痛，脉反沉，若不瘥，身体疼痛，当救其里，宜四逆汤。

此阳虚聚饮而外复感风寒证也。因外感风寒，故发热头痛，仍见太阳病证，因阳虚聚饮，故脉反沉。如见此证，幸得阳气来复，寒饮解散，弗药可愈。若其不瘥，虽身体疼痛，不当治表，宜通阳救里为急。

问曰：柯韵伯以此条为太阳阳虚则少阴之底板即露，故用四逆回阳，论殊直捷，今添"聚饮"两字，反觉支离矣。曰四逆汤中干姜非补药，乃温通寒水药也，故通脉四逆汤用干姜三两，又云强人可四两，

则非补药可知。如第谓太阳阳虚，少阴之底板即露，并无邪气，则温补少阴，自有附子汤在，何须四逆？四逆乃治寒饮之主方，熟读全论自知。

上十一节论伤寒。

太阳病，发热，脉沉而细者，名曰痉。

病身热足寒，颈项强急，恶寒，时头热，面赤，目赤，独头面摇，卒口噤，背反张者，痉病也。

痉病诸家所主不同。有主湿者，谓其脉沉而细，有烦，湿痹也。然观主治方中，全无燥药，可疑。有主燥者，谓《金匮》方中用栝楼根主治也。然方中尚用麻桂温散，可疑。有主血少者，谓血虚则筋急也。然方中不以补血药为君，可疑。有主兼病阳明者，谓葛根汤本治两阳合病，且面赤口噤，亦是阳明现证，然条内不称合病，而独称太阳，可疑。窃为此即风伤卫之变局也。经云：肉之大会为谷，肉之小会为溪，溪谷之间，以行营卫。夫卫行脉外，即在肌肉腠理间，风邪中卫，由太阳而入壅肌腠之间，脉道挤小，所以沉而细也。脉道时通时塞，所以卒口噤，背反张也。肌肉不能展舒，所以项背强几几也。阴阳不能升降，所以头热足寒，面赤目赤也。方用葛根君桂枝汤以治柔痉者，前辈云：葛根像肌肉，取其入肌肉以祛风耳。即无汗之刚痉，亦风多寒少，病甚于脉外，故不用麻黄汤中加葛根，仍用桂枝汤中加麻葛，存芍药以保不病之营耳。

太阳病发热无汗，反恶寒者，名曰刚痉。

太阳病，发热汗出，不恶寒者，名曰柔痉。

此言痉有刚柔两种，全在有汗无汗上辨。言痉则上项脉证俱在，内如无上项脉证，不得名痉。

太阳病，项背强几几，无汗恶风者，葛根汤主之。

此言治刚痉之方。

太阳病，项背强几几，反汗出恶风者，桂枝加葛根汤主之。

此言柔痉之治。

太阳病发汗太多，因致痉。

此言发汗太多亡其血液，血虚则筋急，亦能致痉，又非前二方所主矣。犹之伤寒证中阴阳不足之恶寒发热非用麻黄汤主治也。前辈泥于病机属湿之条，而云汗出多汗，即是湿是痉病，尽由于发汗多，葛根方统可治也，不思葛根二汤皆发汗之方也。既因发汗太多而致病，岂可复用发汗之药以增病乎？

上七节论痉病，补《难经》所未备者也。然即风寒之变证，非五气外添，出太阳病关节疼痛而烦脉沉而细者，此名湿痹之候，其人小便不利，大便反快，但当利其小便。

此论湿痹即《难经》之湿温证也。《素问》在天为湿，在地为土，湿乃土之气也。故湿为五气之一，湿温乃伤寒有五之一。《难经》云：湿温之脉阳濡而弱，阴小而急。与此少异。

湿家之为病，一身尽疼，发热身色如熏黄。

丹溪云：如造曲然。湿热郁久则发黄也。

伤寒身黄发热者，栀子柏皮汤主之。

栀柏汤清热利小便治湿热之主方也。只有湿热而无风寒者宜之。若外兼风寒，又属麻黄连轺赤小豆汤。程扶生以麻连小豆汤为湿热主方，不思麻连小豆汤发汗之方也，栀柏汤利小便之方也。若以麻连汤为主方，不惟栀柏汤无着落，即条内"但当利其小便"句亦无着落。

湿家病身上疼痛，发热面黄而喘，头痛鼻塞而烦，其脉大，自能饮食，腹中和，无病。病在头，中寒湿，故鼻塞。纳药鼻中则愈。

本论既以六经分表里，复以小便不利认水湿渴字，认燥热汗字，判风寒自太阳拈出，直贯六经，纵横辨别，使邪无遁形，读论者当于此等着实处留心。

上四节论湿痹。

太阳中热者，暍是也。其人汗出恶寒身热而渴也。

此是热病，证据《素问》在天为热，在地为火。热者火之气也，故热乃五气之一，而热病即伤寒有五之一本论，以《难经》"热"字恐与下文"温"字相混，故特指出曰暍是也。感烈日之气而病，即《素问》寒暑燥湿风之暑病。或曰暍是阳邪，暑是阴邪，土润溽暑热兼湿言也。似与暍有异，曰寒往则暑来与寒对待，非专言热而何？古人称暑暍热一也。若湿热并至之病，《难经》名湿温，不名暑，迨至隋唐后，皆指湿热为暑，于是真暑之名失，而暍之名更不知为何病矣。

伤寒脉浮滑，此表有热，里有暍，白虎汤主之。

暍，刻本作"寒"。如果里有寒，何以反用石膏、知母？表有热，即身热也。首节止言病名，不言脉证，此节详言脉证，出方主治，两节本是相承叔和较订时，此节幸有"寒"字之误，不被摘出，若见"暍"字早已摘置别论中矣。程效倩《后条辨》云：暍病脉不浮。不思本论之暍，即《难经》之热病也。《难经》云：热病之脉，阴阳俱浮，浮之而滑，沉之散涩，此是紧

要处，岂可模糊读过？本条脉浮滑，与《难经》热病脉合，则白虎的是热病主方，而"寒"字的是"暍"字之误。

伤寒无大热，口燥渴，心烦，背微恶寒者，白虎加人参汤主之。

背为阳，背微恶寒者，阳虚证也。但阳有不同真水真火，是肾中之阴阳也，气血是营卫之阴阳也。此条口燥渴心烦，则暍热内炽，仍是白虎证，惟暍热伤其卫气致痛，微恶寒与肾阳全无关涉，故止用人参补卫气，不用附子补肾阳。至若少阴病口中和，其背恶寒者，则卫阳与肾阳并伤，则人参与附子并用。问同一背恶寒，如何分别伤卫伤肾？曰：条内本自明白。伤肾阳者，口中和，伤卫阳者，口燥渴。

伤寒脉浮，发热无汗，其表不解者，不可与白虎汤。渴欲饮水，无表证者，白虎加人参汤主之。

此承上文言烦渴背恶寒，固当用白虎加参汤，但亦有内中暍，而外复伤风寒，亦参令恶寒发热脉浮，更当于有汗无汗上，辨表证解不解以定此方之可用不可用耳。

伤寒脉浮缓，身不疼但重，乍有轻时，无少阴证者，大青龙汤主之。

此承上文论有表证之治当与前条大青龙证合看。前条云：太阳中风，脉浮紧，发热，恶寒身疼痛，不汗出而烦躁，此称伤寒则发热，恶寒无汗，已在其内，如见此证，即脉不紧而缓，身不疼而重，亦可用大青龙汤。但少阴真武证亦四肢沉重疼痛，恐人误认，故曰：无少阴证者。少阴证脉微细，但欲寐也。

太阳中暍者，身热疼重而脉微弱，此亦夏月伤冷水，水行皮中所致也。

太阳中暍者，汗出恶寒，身热而渴也，身觉疼重而无汗，为有表证，法宜大青龙

汤主治。但大青龙证脉不浮紧，即见浮缓从无微弱者，今见微弱非外感风寒证也，乃因中暍暴渴达伤冷水，水行皮肤所以身重也。

太阳病，发热恶寒，热多寒少，脉微弱者，此无阳也。不可更汗，宜桂枝二越婢一汤。

不可更汗，对大青龙言，此即治水行皮中证也。盖在天为寒，在地为水，本是一气寒在皮肤，与水在皮肤，均当解散。但脉微弱，为无阳证，故用此方较大青龙为制之小也。问此与上节惟"脉微弱"三字相同，并不明言中暍，何必勉强凑合？曰：若非中暍，亦不用石膏矣。况此论经叔和颠乱，安知原本不如此相接耶？又何须重提"中暍"二字，方作一例看也。

太阳中暍者，发热恶寒，身重而疼痛，其脉弦细芤迟，小便已，洒洒然毛耸，手足逆冷，小有劳，身即热，口开前板齿燥。若发汗则恶寒甚，加温针则发热甚，数下之则淋甚。

此言精气素亏，而中暍者。

伤寒脉结代，心动悸者，炙甘草汤主之。一名复脉汤。脉按之来缓，而时一止复来者，名曰结。又脉来动而中止，更来小数，中有还者反动，名曰结，阴也。脉来动而中止，不能自还，因而复动，名曰代，阴也。得此脉者，必难治。

此论精气素亏而感微邪之治。前节有脉证而无方治，此未必即是前节主方，然观方中药又宁必不可以治前证。

上九节论热病。

太阳病发热而渴，不恶寒者为温病。

此是温病，证据《难经》伤寒有五之一，亦火之气也。夫火特五气之一，乃分而为二者，以阴阳之各异耳。暍热之火，阳火也，得之烈日，故三时不病，惟夏日太亢乃病。温病之火，阴火也。得之郁热，四时皆有，不独夏也。《素问》分先夏至日为病温，后夏至日为病暑。此第言其大略，不若本论从脉证上分别尤确，本条不言脉，《难经》亦云：温病之脉，行在诸经，不知何经之病，是凭证不凭脉之说也。必欲拟脉，当即于下文风温脉推测之，风温之脉，阴阳俱浮，夫风脉本阳浮而阴弱，是阳浮而阴不浮也，今因风温二气并至，所以阴阳俱浮，若有温无风，则当阴浮而阳不浮矣。阳即寸，阴即尺，《素问》云：一呼脉三动，一吸脉三动而躁，尺热曰病温，尺不热曰病风，亦以尺部辨温矣。盖冬不藏精，春必病温，藏精者，肾，尺外以候肾，所以温病应在尺部也。是条有证而无治法，条内不恶寒句已暗递于阳明矣。阳明论云：病有得之一日，不发热而恶寒者，即遥接此条，顾不称阳明而称太阳者，以未见胃家实，而尚有头项痛也。故太阳病三日，发汗不解，蒸蒸发热者，属胃也，调胃承气汤主治。

若发汗已，身灼热者，名曰风温。风温为病，脉阴阳俱浮，自汗出，身重，多眠睡，息必鼾，语言难出。若被下者，小便不利，直视失溲。若被火者，微发黄色，剧则如惊痫，时瘛疭若火熏之。一逆尚引日，再逆促命期。

温热二病，古人往往互称，医者只须认定脉证，拟何方治，不必拘于名式。《难经》云：热病之脉，阴阳俱浮。本条云：风温为病，脉阴阳俱浮。两证脉相同也。三阳合病，但欲眠睡，身重，难以转侧，本条身重多眠两证，病相似也。热病与合病俱主以白虎汤，故此条无主治，亦拟白虎汤主治。

邪气中人，所入之道不同，风寒由皮毛而入，故自外渐及于里；温热由口鼻而入，伏于脾胃之膜原，与胃至近，故邪气向外，则由太阳少阳转出，邪气向里则径入阳明，此吴又可《温疫论》中语也。彼自以为独出心裁，故于《伤寒论》反多辨驳，不知《伤寒论》中于热病则曰表有热，里有喝，于温病则曰发热而渴，不恶寒；其曰不恶寒则邪不在表可知，温热径入于里论中早已及之矣。吴不能熟读深思，自诩创论，其识亦浅矣哉！

或问在天为燥，在地为金，燥亦五气之一，阳明非燥不病，少阴急下三条皆燥气为患，太阳论中四气俱已详辨，而独不及燥，岂燥独不病太阳欤？曰燥万物者，

莫熯乎火，故火未有不燥，而燥未有不从火来。温热二证论火，即所以论燥也。若非论燥条内两渴字，从何处得来？且热病条云：口燥渴，明将燥字点出。喻嘉言云：古人以燥热为暑，故用白虎汤主治。此悟彻之言也。至若温病条"不恶寒"三字，早已露径入阳明端倪，其为燥病，尤觉显然。论中专感一气者，惟风伤卫一证，其余皆数气杂至之病。麻黄证虽云寒伤营，其实兼风，栀柏证虽云湿痹，其实兼热则温热二证。火气兼燥，夫复何疑可曰太阳中无燥论，而竟疑燥不病太阳哉！

上二节论温病。

《伤寒论读》太阳卷终

伤寒论读

汉南阳张机仲景著

绍兴裘庆元梭刊

辨太阳病传解

伤寒一日，太阳受之。脉若静者，为不传；颇欲吐，若躁烦，脉数急者，为传也。

伤寒五气所伤之通称，如头痛身热不凉，即谓之伤寒，至今犹然。脉静者，阴邪也，不传他经。躁烦，脉数急者，阳邪也，势必传里。寒温属阴，风热燥属阳。

传，传经也。一日之传，始太阳，终厥阴。论称伤寒一日，太阳受之者，谓始于太阳也。伤寒二三日，阳明少阳证不见，为不传者，谓二日阳明，三日少阳也。伤寒三日，三阳为尽，三阴当受邪者，谓四日太阴，五日少阴，六日厥阴也。此传经之日期也。传者，如此递彼之，谓非经经传到方谓之传。注伤寒家皆谓不传阳明、少阳，即不传三阴，必传阳明、少阳，方传太阴、少阴、厥阴，故有传则俱传之谬说。若然与阳明无所复传句大相背谬矣。因又创阳明有在经在腑之不同，以调停其说，谓在经则传，在腑则不传也。在腑者，以胃家实作主；在经者，以身热汗自出不恶寒反恶热作主。不思身热汗出不恶寒证，除却胃实成何？阳明胃实证，除却身热汗出不恶寒，岂反以身不热，汗不出恶寒者，为阳明乎？细思自得。

行经与传经不同，病初起六日行太阳经，纵有实邪，未可大下。次六日行阳明经如有实邪，此时正当下之。次六日行少阳经，亦不可妄下。论称太阳病，头痛至七八日以上，自愈为行其经尽者，谓行尽太阳之经也。七八日以上者，六日也，故曰初起六日，行太阳经论。又称若欲作再经者，针足阳明，谓其已行尽太阳一经，再欲行阳明一经也。故曰次六日行阳明经，至此已十二日矣。自第十三日至十八日当行少阳经，据论称伤寒十三日不解，此本柴胡证，又云太阳病过经十日，反二三下之。后四五日，柴胡证仍在者，先与小柴胡汤，以小柴胡汤本少阳主方，过太阳之经十日，则十六日也，正值行少阳之期，故曰次六日行少阳经，此行经日期也。至若论称过经，所指不同。阳明论中称过经，乃可下之者，谓过太阳之经至阳期经中乃可下也。伤寒十三日不解，过经谵语者，以谵语属阳明病，今行过阳明之经，而反谵语也。太阳病，过经十余日，反二三下之者，过太阳之经也。过经与行经日期同，与传经大不同也。

伤寒二三日，阳明少阳证不见者，为不传也。

二日传阳明之期，三日传少阳之期。阳明篇中云：始虽恶寒，二日自止，传阳明之证据也。心中悸而烦者，传少阳之证据也。若不见不恶寒，不见心中烦悸，为不传阳明少阳也。

伤寒二三日，心中悸而烦者，小建中汤主之。

心中烦悸是将传少阳之征。少阳主方，本是小柴胡汤，因未见口苦、咽干、目眩，尚在将入未入之际，故用小建中汤。少阳论中，伤寒阳脉涩，阴脉弦，法当腹中急痛，先与小建中汤；不瘥，与小柴胡汤，即此意也。

太阳病三日，发汗不解，蒸蒸发热者，属胃也，调胃承气汤主之。

发汗后，病不从汗解，蒸蒸发热者，自内蒸出，此传入阳明之征，胃虽未实，而邪已入胃，故用调胃承气汤。

太阳病二三日，不能卧，但欲起，心下必结，脉弱者，此本有寒分也，反下之，若利，利止必作结胸。未止者，四日复下之，此作协热利也。

此言太阳病二三日而烦躁者，不必尽传阳明。有水结胸一证，不可不察，当于脉之微弱上辨之。寒分即水之凝结者，本论无痰字，此即痰也，膈以上象天，清阳所聚，膈以下象地，浊阴所聚，故心下结硬，其病尚在膈上，皆由痰饮阻滞清阳之气使然，非食物停滞也。

太阳中风，下利呕逆，表解者，乃可攻之。其人漐漐汗出，发作有时，头痛，心下痞硬满，引胁下痛，干呕短气，汗出不恶寒者，此表解里未和也，十枣汤主之。

上文论外中风而内有寒痰之证，未有方治，此复详言病状出方治之。

问十枣汤未必即是治上节之病，曰心下结，见于误汗吐下后者居多。若未经汗吐下之心下结止此一证，而治未经汗吐下之心下硬亦止此一方，况药又对证，非此

而何？

太阳病，外证未解，脉浮弱者，复以汗解，宜桂枝汤。

上节言表解者乃可攻之。倘表未解，尚恶寒者，未有方治，此特补之。

伤寒三日，阳明脉大。

伤寒三日，少阳脉小者，欲已也。

二节当作一句读。阳明脉本大，少阳脉本小，伤寒三日，应传阳明少阳日期，而脉之大小如经，知其不久自已也。

伤寒三日，三阳为尽，三阴当受邪，其人反能食而不呕，此为三阴不受邪也。

问曰：伤寒三日，脉浮数而微，病人身凉和者何也？答曰：此为欲解也。解以夜半，脉浮而解者，濈然汗出也。脉数而解者，必能食也。脉微而解者，必大汗出也。

问曰：凡病欲知何时得何时愈？答曰：假令夜半得病，明日日中愈。日中得病，夜半愈，何以言之？日中得病，夜半愈者，以阳得阴则解也。夜半得病，明日日中愈者，以阴得阳则解也。

立夏得洪大脉，是其本位，其人病身体苦疼重者，须发其汗。若明日不疼不重者，不须发汗。若汗濈濈自出者，明日便解矣。何以言之？立夏得洪大脉，是其时脉，故使然也。四时仿此。

太阳病，欲解时，从巳至未上。

太阳病未解，脉阴阳俱停，必先振栗汗出而解。但阳脉微者，先汗出而解，阴脉微者，下之而解。若欲下之，宜调胃承气汤。

问曰：病有战而汗出因得解者，何也？答曰：脉浮而紧，按之反芤，此为本虚，故当战而汗出也。其人本虚，是以发战，以脉浮，故当汗出而解也。若脉浮而数，

按之不芤，此人本不虚，若欲自解，但汗出耳，不发战也。

脉弦而大，弦则为减，大则为芤，减则为寒，芤则为虚，寒虚相搏，此名为革。妇人则半产漏下，男子则亡血失精。

前伤寒条内云：脉浮而紧者，名曰弦。此曰大则为芤，则弦大，即上文浮而紧，按之芤之脉也。以是知半产漏下，亡血失精，即上文"本虚"二字注脚。

问曰：病有不战而汗出解者，何也？答曰：脉大而浮数，故知不战汗出而解也。

问曰：病有不战不汗出而解者，何也？答曰：其脉自微，此以曾经发汗，若吐若下若亡血，以内无津液，此阴阳自和，必自愈，故不战不汗出而解也。

以上十一节论病解之不同。

伤寒四五日，腹中痛，若转气下趋少腹者，此欲自利也。

此言传阴之候。

伤寒四五日，身热恶风，颈项强，胁下满，手足温而渴者，小柴胡汤主之。

此言传半表半里之候，不必见口苦，止据胁下满，即当用小柴胡汤。所谓柴胡证，但见一证便是，不必悉具也。

伤寒五六日，头汗出，微恶寒，手足冷，心下满，口不欲食，大便硬，脉细者，此谓阳微结，必有表复有里也。脉沉亦在里也。汗出为阳微，假令纯阴结，不得复有，外证悉入在里，此为半在里半在外也。脉虽沉紧，不得为少阴病，所以然者，阴不得有汗，今头汗出，故知非少阴也，可与小柴胡汤。设不了了者，得屎而解。

此与少阴病极相似，惟头汗出为异耳。少阴病有汗者四，俱兼下利，二证可治，二证不可治，独头汗出者绝无。

伤寒六七日，发热微恶寒，肢节烦疼，微呕，心下支结，外证未去者，柴胡加桂枝汤主之。

此言邪传半表半里而外证尚多之治。

太阳病，头痛至七八日以上，自愈者，以行其经尽故也。若欲作再经者，针足阳明，使经不传则愈。

伤寒三日，一大关键，谓三阳已尽，三阴当受邪也。阴不受邪，可自解矣。伤寒六日，又是一大关键，谓其六日行太阳一经已尽，若不自解，则或传阳明，或传三阴之候也。七八日以上者，六七日也。欲作再经者，言已行尽太阳一经，恐欲再行阳明一经也。

伤寒六七日，无大热，其人躁烦者，此阳去入阴故也。

若脉和，其人大烦，目重，睑内际黄者，此为欲解也。

病六七日，手足三部脉皆至大，烦而口噤，不能言，其人躁扰者，必欲解也。

欲自解者，必当先烦，乃有汗而解，何以知之？脉浮故知，汗出解也。

以上四节辨入阴与欲解病脉证。睑内际近鼻处是也。

太阳病六七日，表证仍在，脉微而沉，反不结胸，其人如狂者，以热在下焦，少腹当硬满，小便自利者，下血乃愈。所以然者，以太阳随经，瘀热在里故也，抵当汤主之。

此辨蓄血证也。与水结胸辨，不与阳明胃实辨，阳明胃实其脉亦实，与脉微而沉大不相似，惟水结胸与蓄血证其脉皆微，其证不能卧，但欲起，与如狂相类，故辨之。然水蓄于下，小便必不利；水蓄于上，其胸必结。今既不结胸，小便复利，而脉微如狂，非蓄血而何？

太阳病，身黄脉沉结，少腹硬，小便

不利者，为无血也。小便自利，其人如狂者，血证谛也，抵当汤主之。

为无血言无瘀血，非血少也。此与湿热发黄证辨，太阳病脉沉，身黄，与湿热栀子柏皮证同，惟小便利不利为异耳。如小便不利，则病在气分，不在血分，为无瘀血也。若小便自利，则病不在气分，必在血分，更有如狂现证，其为瘀血明矣。

伤寒有热，少腹满，应小便不利，今反利者，为有血也，当下之。不可余，药宜抵当丸。

此与一切五苓猪苓等证辨也。蓄血证亦不定现发黄，惟少腹满面小便利者，斯为确据。满比硬稍轻，故用丸。

太阳病不解，热结膀胱，其人如狂，血自下，下者愈。其外不解者，尚未可攻，当先解外。外解已，少腹急结者，乃可攻之，宜桃核承气汤。

前条瘀血全无行动之意，故用飞潜吮血之物，活动其血，以逐之。此条血已自下，不过乘其势而导之使出，故不假动血药。

太阳病，外证未解，不可下也。下之为逆，欲解外者，宜桂枝汤主之。

外证未解者，尚恶寒也。此补上文，外证未解之治，此条与十枣后治外证未解一条，编伤寒者，往往编在一处，以为类叙法，遂令类叙处有重复之嫌，抽出处有缺文之恨，故移正之。

本发汗而复下之，此为逆也。若先发汗，治不为逆。本先下之，而反汗之，为逆。若先下之，治不为逆。

此申明上文下之为逆句。

脉阴阳俱紧。至于吐利，其脉独不解，紧去人安，此为欲解。若脉迟至六七日，不欲食，此为晚发，水停故也，为未解。

食自可者，为欲解。

此总提停水证起下四节。

伤寒表不解，心下有水气，干呕发热而咳，或渴，或利，或噎，或小便不利，少腹满，或喘者，小青龙汤主之。

伤寒心下有水气，咳而微喘，发热不渴，服汤已渴者，此寒去欲解也，小青龙汤主之。

服汤已，即是小青龙汤，非寒去欲解之后再用小青龙也。以上论伤寒未解而停水者。

中风发热，六七日不解而烦，有表里证，渴欲饮水，水入则吐者，名曰水逆，五苓散主之。

表证即是发热汗出，恶寒里证即是停水。

伤寒汗出而渴者，五苓散主之。不渴者，茯苓甘草汤主之。

渴者丹田有热，故五苓散中用泽泻、猪苓。不渴者，丹田无热，故茯苓甘草汤中不用泽泻、猪苓。以上论中风未解而停水者。

伤寒六七日，不利，便发热而利，其人汗出不止者，死。有阴无阳故也。

阳气大亏之证，望其七日来复之期，阳气渐苏，阴邪渐退可自解也。乃反增下利汗出，是微阳已散，阴邪独留，不死何待？

发热而厥，七日下利者，为难治。

此较上条少一汗出证，在可治不可治之间，故曰难治。治法不外通脉四逆。伤寒脉浮而缓，手足自温者，系在太阴，太阴当发身黄，若小便自利者，不能发黄，至七八日，虽暴烦下利日十余行，必自止，以脾家实，腐秽当去故也。

脾属太阴湿土，凡伤于湿者，内应太

阴，兼寒者，吐利腹痛，即太阴之正证。兼热者，即湿痹发黄证。若内湿热而外复感风寒者，即麻黄连翘赤小豆证。丹溪以造曲比之谓，湿热郁久则发黄，故自汗出者，谓之热越，不能发黄，即不汗出而小便自利者，亦不能发黄，以湿热分泄故也。此条脉浮为有表证，脉缓为属脾，不见吐利腹痛，是湿热，非寒湿也，即是麻黄连翘赤小豆证，因小便自利，故不发黄耳。

问曰：既属太阴，如何不编入太阴内？曰：太阴病认证处全在腹满而吐，食不下，自利益甚，时腹自痛，此条内一证不见，若编入太阴内，教人何处认证？况脉浮的属太阳证据，如何混入太阴内？七八日暴烦下利，天是邪去欲解之候，恐人误作传入阴经治，故曰必自止，当不治自解耳。

伤寒八九日，身黄如橘子色，小便不利，腹微满者，茵陈蒿汤主之。

上言湿热证，小便自利者，不发黄，此论小便不利而发黄之治。

脉浮而迟，面热赤而战惕者，六七日当汗出而解。反发热者，瘥。迟为无阳，不能作汗，其身必痒也。

脉迟不同沉迟，而尺中迟，皆属营气不足，新加汤主治。沉迟面赤属下虚，自汗乃解。此条脉浮而迟，属卫阳虚。经云：上焦开发，若雾露之溉是为气。因少此如雾露者，则不能作汗，至于面赤亦有数条，痓病与二阳并病，皆由阳气怫郁在表，治宜发汗。本条属卫阳虚而表未解，又宜小剂发汗。厥阴中戴阳一条，听其自汗乃解，即少阴病中通脉四逆一证，肾阳大虚，仍用葱以通阳气。参观全论，面赤一证，未有不从汗解者。

太阳病，得之八九日，如疟状，发热恶寒，热多寒少，其人不呕，清便欲自可，一日二三度发，脉微缓者，为欲愈也。脉微而恶寒者，此阴阳俱虚，不可更发汗，更下更吐也。面色反有热色者，未欲解也，以其不能得小汗出，身必痒，宜桂枝麻黄各半汤。

上半节是欲解之候，自面色反有热色以下与上条同，上条无方，此条出方。

主治　不呕与少阳辨。太阳转入少阳必呕，今不呕，非少阳之往来寒热，便调与阳明。辨太阳转入阳明，必胃实，不大便，今便调，非阳明之潮热。

伤寒八九日，风湿相搏，身体疼烦，不能自转侧，不呕不渴，脉浮虚而涩者，桂枝附子汤主之。若其人大便硬，小便自利者，去桂枝加白术汤主之。

不呕与少阳病辨。误下少阳，胸满烦惊，一身尽重，不可转侧，与此证相似。但少阳证喜呕而此证不呕为异耳。

不渴与三阳合病辨。三阳合病，身重难以转侧，与此证相似，但三阳合病，治用白虎，其证必渴，而此证不渴为异耳。恐人误认，故特提要处辨之。

病者一身尽疼，发热，日晡所剧者，此名风湿。此病伤于汗出当风，或久伤取冷所致也。

风湿相搏，骨节烦疼，掣痛不得屈伸，近之则痛剧，汗出短气，小便不利，恶风不欲去衣，或身微肿者，甘草附子汤主之。

本论云：湿家之为病，一身尽痛，而有兼寒兼热之异。兼热者，脉来沉细无汗而发黄；兼风寒者，脉浮虚而涩，多汗恶风寒而不发黄，此皆有发热证也。故本论详辨。至若但痛而不发热者，俗名白虎历节，本论不具此证，虽不发黄，其中有热者不少，不可泥于经文寒胜为痛之句。

太阳病，脉浮紧，无汗发热，身疼痛，

八九日不解，表证仍在，此当发其汗。服药已微除，其人发烦热目瞑，剧者必衄，衄乃解，所以然者，阳气重故也，麻黄汤主之。

服药已即是服麻黄汤，此亦倒装文法，非已解后更用麻黄汤也。

太阳病，脉紧，发热，身无汗，自衄者，愈。

伤寒脉浮紧，不发汗因致衄者，麻黄汤主之。

此条疑有误处。经云：夺血者无汗。本论云：衄家不可发汗，况上条明云自衄者愈，似无再用麻黄汤之理。

太阳病，十日已去，脉浮细而嗜卧者，外已解也。胸满胁痛者，与小柴胡汤。脉但浮者，与麻黄汤。

太阳病，过经十日，反二三下之，后四五日，柴胡证仍在者，先与小柴胡汤。呕不止，心下急。郁郁微烦者，为未解也，与大柴胡汤下之则愈。

伤寒六日内太阳主气，第七日至十二日阳明主气，第十三日以后少阳主气。此言过太阳之经十余日则病十七八日也。值少阳主气之期，当用小柴胡主治。若经误下，当先看小柴胡证仍在否，再议治法。

太阳病，过经十余日，心中温温欲吐，而胸中痛，大便反溏，腹微满，郁郁微烦，先此时自极吐上者，与调胃承气汤。若不尔者，不可与但欲呕，胸中痛微溏者，此非柴胡证，以呕故知极吐下也。

呕乃柴胡证据，言以呕故知极吐，柴胡证也。

伤寒发热，汗出不解，心中痞硬，呕吐而下利者，大柴胡汤主之。

伤寒十三日不解，胸胁满而呕，日晡所发潮热，已而微利。此本柴胡证，下之而不得利，今反利者，知医以丸药下之，非其治也。潮热者，实也，先宜小柴胡汤以解外，后以柴胡加芒硝汤主之。

伤寒十三日，不解，过经谵语者，以有热也，当以汤下之。若小便利者，大便当硬，而反下利，脉调和者，知医以丸药下之，非其治也。若自下利者，脉当微厥，今反和者，此为内实也，调胃承气汤主之。

伤寒十余日，热结在里，复往来寒热者。与大柴胡汤。但结胸，无大热者，此为水结在胸胁也。但头微汗出者，大陷胸汤主之。

伤寒论读

嘉善沈尧封读
绍兴裘庆元校刊

辨误汗病脉证

太阳病三日，已发汗，若吐若下，若温针，仍不解者，此为坏病，桂枝不中与也。观其脉证，知犯何逆，随证治之。

前太阳证中二十余方，皆疗未经误治之正病，此以下皆论误治之变证也。

凡病，若发汗，若吐，若下，若亡津液，阴阳自和者，必自愈。此言虽被误而亦有不治自愈者。

太阳病，初服桂枝汤，反烦不解者，先刺风池、风府。却与桂枝汤则愈。

风池，足少阳经穴，在耳后颞颥后脑空下发际陷中，按之引于耳中，手足少阳阳维之会。风府，足太阳经穴，一名风门，一名热府，在二椎下两旁，去脊各一寸五分，正坐取之。

喘家作，桂枝汤，加厚朴杏子仁佳。

服桂枝汤大汗出，脉洪大者，与桂枝汤，如前法。若形似疟，日再发者，汗出必解，宜桂枝二麻黄一汤。

服桂枝汤，大汗出后，大烦渴不解，脉洪大者，白虎加人参汤主之。

此本白虎证而误用桂枝汤也。两证相似，当于渴不渴辨之。

伤寒脉浮，自汗出，小便数，心烦，微恶寒，脚挛急，反与桂枝汤，欲攻其表

此误也。得之便厥，咽中干，烦躁吐逆者，作甘草干姜汤与之，以复其阳。若厥愈足温者，更作芍药甘草汤与之，其脚即伸。若胃气不和，谵语者，少与调胃承气汤。若重发汗，更加烧针者，四逆汤主之。

问曰：证象阳旦，按法治之而增剧，厥逆，咽中干，两胫拘急而谵语，师言夜半手足当温，两脚当伸，后如师言。何以知之？答曰：寸口脉浮而大，浮则为风，大则为虚，风则生微热，虚则两胫挛，病证像桂枝，因加附子参其间，增桂令汗出，附子温经，亡阳故也。厥逆咽中干，烦躁，阳明内结，谵语烦乱，更饮甘草干姜汤，夜半阳气还，两足当热，胫尚微拘急，重与芍药甘草汤，尔乃胫伸。以承气汤微溏，则止其谵语，故知其病可愈。

论中止有阳明并无阳旦，阳旦乃阳明传写之误耳。身热自汗出，小便利，心烦，如不恶寒，反恶热脉实者，是阳明当下证。若身热自汗出，小便利，心烦而微恶寒，脉尚浮者，为表未尽解，仍宜桂枝汤解外，故曰按法治之。而其所以增剧者，现证较阳明多一脚挛急，脉浮中多一大字，实非阳明病，乃系阳虚中风证也。此条亦不甚难解，何至有云非仲景书者，有补阳旦汤者，纷纷不一，皆因平日曾看过《伤寒论》，尚未熟读《伤寒论》故也。

桂枝本为解肌，若其人脉浮紧，发热

汗不出者，不可与也。当须识此勿令误也。

此论无汗之伤寒不可与桂枝汤，以方中有芍药故也。至于桂枝则麻黄汤中亦自用之，何尝禁乎？肌在脉外，解肌者，解脉外肌腠之邪也。

凡服桂枝汤吐者，其后必吐脓血也。

酒客病，不可与桂枝汤，得汤则呕，以酒客不喜甘故也。

以上三节论桂枝汤之禁。

风家表解而不了了者，十二日愈。

以上皆论服桂枝汤后现证。

伤寒发汗已解，半日许复烦，脉浮数者，可更发汗，宜桂枝汤主之。

此本麻黄证，而用麻黄发汗，药已对证乃解，而复烦，脉浮数者，药未胜病也，可更发汗，只须桂枝足矣，不宜再用麻黄汤。

发汗已，脉浮数，烦渴者，五苓散主之。

汗已脉浮数，更加烦渴，则外邪未解，内复停水，宜五苓散，两解表里，又非桂枝汤主治矣。

发汗后，不可更行桂枝汤，汗出而喘，无大热者，可与麻黄杏仁甘草石膏汤主之。

此本大青龙证而误用麻黄汤之见证。

发汗后，饮水多，必喘，以水灌之亦喘。

发汗后致喘不一，不可既用上方。

脉浮数者，法当汗出而愈。若下之，身重心悸者，不可发汗，当自汗出乃解，所以然者，尺中脉微，此里虚。须表里实，津液自和，自汗出愈。

此言下后不可发汗。

下之后，复发汗，必振寒脉微细。所以然者，以内外俱虚故也。

下之后，复发汗，昼日烦躁不得眠，夜而安静，不呕不渴，无表证，脉沉微，身无大热者，干姜附子汤主之。

经有虚则相并之说。昼日烦躁者，我身之微阳感天之阳欲外出而与之并也。夜乃天之阴，我身微阳不敢外出，故反安静耳。烦而兼呕，是少阳证，烦而兼渴是白虎证，故辨之无表证，即在脉沉微无大热上见。

太阳病，先下之而不愈，因复发汗，以此表里俱虚，其人因致冒，冒家汗出自愈。所以然者，汗出表和故也，里未和，然后复下之。

此言虚而有表证者，令其自汗。

伤寒大下后，复发汗，心下痞，恶寒者，表未解也。不可攻痞，当先解表，表解，乃可攻痞。解表宜桂枝汤，攻痞宜大黄黄连泻心汤。

心下痞，即上文里未和证也。

心下痞复恶汗出者，附子泻心汤主之。

病人脉数，数为热，当消谷引食而反吐者，此以发汗，令阳气微，膈气虚，脉乃数也。数为客热，不能消谷，以胃中虚冷，故吐也。

前言脉浮数者，当发汗。此言亦有因汗而致数者，脉数属热，而热有真假之分，当于能食吐食上辨。

脉浮紧者，法当身疼痛，宜以汗解之。假令尺中迟者，不可发汗，何以知之？然以营气不足，血少故也。

发汗后，身疼痛，脉沉迟者，桂枝加芍药生姜各一两人参三两新加汤主之。

此承上文言，不可发汗而发之，则脉之尺中迟者，变为六脉尽沉迟矣，用此汤救之。

病人脉阴阳俱紧，反汗出者，亡阳也，此属少阴，法当咽痛而复吐利。

脉阴阳俱紧，无汗者，麻黄证。汗出者，亡阳证。故见此脉，当于汗上辨之。

亡阳脉证不一，脉有微细者，有阴阳俱紧者，有沉迟者，有数者，证有烦躁类少阳者，有谵语类阳明者。此条当于某证上辨，彼条又当于某证上辨如脉数似热而于反吐上见亡阳，烦躁类少阳而不呕上见亡阳。逐条细辨，方得病情，岂可一例论哉！

发汗后，水药不得入口，为逆。若更发汗，必吐下不止。

病人有寒，复发汗，胃中冷，必吐蛔。

此里寒也。表寒可发汗，里寒不可发汗。

咽喉干燥者，不可发汗。

淋家不可发汗，发汗必便血。

疮家虽身疼痛，不可发汗，发汗则痉。

此证既不可汗，又有不得不汗之势。一友用葛根汤取效，以葛根汤即痉病发汗方也。

衄家不可发汗，汗出必额上陷脉紧急，目直视不得眴，不得眠。

亡血家不可发汗，发汗则寒栗而振。

咳而小便利，若失小便者，不可发汗，汗出四肢厥逆冷，大汗出，若大下利而厥。

冷者四逆汤主之。

汗家重发汗，必恍惚心乱，小便已阴痛，与禹粮丸。

发汗多，若重发汗者，亡其阳。谵语脉短者，死。脉自和者，不死。

此证与阳明脉弦者生一条外证相似，而病如水火，此当温补，彼宜攻下，皆死生在于顷刻，倘有疑惑，当以手按病人，腹实硬者是阳明虚，软者是亡阳。

未持脉时，病人叉手自冒心，师因教试令咳而不咳者，此必两耳聋无闻也。所以然者，以重发汗，虚故如此。

发汗病不解，反恶寒者，虚故也，芍药甘草附子汤主之。

此本桂枝证而误用麻黄汤也。

大汗出，热不去，内拘急，四肢疼，又下利厥逆而恶寒者，四逆汤主之。

此误汗甘草附子汤证也。证本自汗出，误汗则大汗出。证本发热，误汗则热不为汗减。证本骨节烦疼不得屈伸，误汗则内拘急，四肢疼。证本大便反快，误汗则下利。证本恶风不欲去衣，误汗则厥逆而恶寒。

太阳病，发汗，遂漏不止，其人恶风，小便难，四肢微急，难以屈伸者。桂枝加附子汤主之。

此误汗桂枝附子证也。

太阳病，发汗，汗出不解，其人仍发热，心下悸，头眩，身瞤动，振振欲擗地者，真武汤主之。

发汗后，恶寒者，虚故也。不恶寒，但热者，实也，当和胃气，与调胃承气汤。

此辨汗后之虚实。

发汗后其人脐下悸者，欲作奔豚，茯苓桂枝甘草大枣汤主之。

此误汗茯苓甘草汤证也。即用原方以枣易姜枣，乃守中之圣药。中风干呕，用枣守中，使上焦之邪不得陷下。奔豚用枣守中，使下焦之邪不得上攻。惟邪在中焦者禁用。

发汗过多，其人叉手自冒心，心下悸，欲得按者，桂枝甘草汤主之。

此亦误汗茯苓甘草汤证也。叉手冒心而耳不聋，虚而未甚也。心下悸者，水气仍在中上之间，故仍用原方去茯苓，以汗后不宜过渗也，去生姜以邪及中州也。

太阳病，小便利者，以饮水多，必心下悸；小便少者，必苦里急也。

饮水多小便利者，水不聚于下而聚于上。小便少者，水不聚于上而聚于下。此释上文心下悸也。

大下后，复发汗，小便不利者，亡津液故也。勿治之，得小便利，必自愈。

承上文言小便不利证有不同。有水停而不利者，亦有亡津液而不利者，不可混治。

太阳病，发汗后，大汗出，胃中干，烦躁不得眠，欲得饮水者，少少与饮之，令胃气和则愈。若脉浮，小便不利，微热消渴者，与五苓散主之。

上截论亡津液用法救之，下截论停水出方治之。

欲得饮水者，非不渴，又非大渴也。大汗烦躁，最似白虎证，但白虎证大渴，此则不大渴也。烦躁不得眠，又似干姜附子证，但姜附证不渴，此则欲饮水。发汗后腹胀满者，厚朴生姜半夏甘草人参汤主之。

此误汗小青龙汤也。

伤寒发汗已，身目为黄，所以然者，以寒湿在里不解故也。以为不可下也，于寒湿中求之。

此误汗栀柏证及茵陈蒿证也。

伤寒吐下后，发汗，虚烦，脉甚微，八九日心下痞硬，胁下痛，气上冲咽喉，眩冒，经脉动惕者，久而成痿。

辨误下病脉证。

太阳病，下之，其脉促，不结胸者，此为欲解也。脉浮者，必结胸也。脉紧者，必咽痛。脉弦者，必两胁拘急。脉细数者，头痛未止。脉沉紧者，必欲呕。脉沉滑者，协热利。脉浮滑者，必下血。

首节总提

太阳病，先发汗不解，而复下之，脉浮者，不愈。浮为在外，而反下之，故令不愈，今脉浮故知在外，当须解外则愈，宜桂枝汤主之。

脉浮而不结胸者，邪不内陷，仍宜桂枝汤。

太阳病下之后，其气上冲者，可与桂枝汤，方用前法。若不上冲者，不可与之。

凡经汗经下后，外邪未解，仍宜表散者，虽本自麻黄证而来，亦止用桂枝汤，不用麻黄汤，以汗下后虚故也。其气上冲，邪有向外之机。

太阳病，下之微喘者，表未解也，桂枝加厚朴杏仁汤主之。

此误下桂枝加朴杏证。下后微喘仍用原方。

下后不可更行桂枝汤，若汗出而喘，无大热者，可与麻黄杏仁甘草石膏汤。

此误下大青龙证也。

湿家下之，额上汗出，微喘，小便利者，死。若下利不止者，亦死。

误下，湿证额上必有汗出。其下利不止者，死。误下，桂枝附子证也。其小便利者，死。误下，去桂加术证也。

湿家，其人但头汗出，背强欲得被覆向火。若下之早则哕，或胸满，小便不利，舌上如苔者，以丹田有热，胸中有寒。渴欲得水而不能饮，则口燥烦也。

此早下茵陈蒿汤证也。

太阳病，下之后，脉促胸满者，桂枝去芍药汤主之。若微恶寒者，去芍药方中加附子汤主之。

上文言脉促不结胸者为欲解，此言脉促虽不结胸而胸尚满者，邪未解也。本论凡胸满者去芍药。

服桂枝汤或下之，仍头项强痛，翕翕发热，无汗，心下满微痛，小便不利者，桂枝汤去桂加茯苓白术汤主之。

病发于阳而反下之，热入，因作结胸，病发于阴而反下之，因作痞。所以成痞者，以下之太早故也。

首论云：病有发热恶寒者，发于阳也，无热恶寒者，发于阴也。第论中邪伤太阳无热之证绝少，惟初起时则有之，麻黄证是也。要之，发于阳者，即阳邪所发也；发于阴者，即阴邪所发也。

脉浮而紧，而复下之，紧反入里，则作痞，按之自濡，但气痞耳。

此谓误下阴邪而成痞。

心下痞，按之濡，其脉关上浮者，大黄黄连泻心汤主之。本以下之，故心下痞，与泻心汤，痞不解，其人渴而口燥烦，小便不利者，五苓散主之。

此言误下五苓证亦致心下痞者，常细察之。

太阳病，寸缓关浮尺弱，其人发热，汗出复恶寒，不呕，但心下痞者，此以下之过也。如其不下，病人不恶寒而渴者，此转属阳明也。小便数者，大便必硬，不更衣十日无所苦也。渴欲饮水者，少少与之，但依治救之。渴者，宜五苓散。

此言心下痞而有寸缓关浮尺弱者亦从误下得来。如其不下，则脉象缓弱，病从太阴渐转阳明也。但转属阳明，小便数者，湿气渐消，大便必硬，不更衣必有所苦。不更衣十日一无所苦，非转属阳明也。脉象缓弱，究非可下证，如微渴欲饮者，是亡津液所致，少少与之，令胃和则愈。若微热，消渴，小便不利者，停水证也，宜用五苓散。

太阳病，医发汗，遂发热恶寒，因复下之，心下痞，表里俱虚. 阴阳气并竭，无阳则阴独；复加烧针，因胸烦面色青黄肤瞤者，难治。今色微黄，手足温者，易愈。

太阳病者，脉浮，头项强痛，恶寒也。发热原不在内，故诸证具而尚未发热，麻黄汤主治。今医用发汗最为合法，但解而复烦，邪犹未尽，当用桂枝汤重发汗则愈。医乃误认发汗不解，蒸蒸发热，病已属胃一证，即用下法，则谬以千里矣。

发汗，若下之，病仍不解，烦躁者，茯苓四逆汤主之。

此即愈之之法也。是方阴阳并补兼化寒饮。

发汗，若下之，而烦热，胸中窒者，栀子豉汤主之。

此亦愈之之法也。是方湿热在膈上者宜之。

太阳病，脉浮而动数，浮则为风，数则为热，动则为痛，数则为虚，头痛发热，微盗汗出。而反恶寒者，表未解也。医反下之，动数变迟，膈内拒痛，胃中空虚，客气动膈，短气躁烦，心中懊憹，阳气内陷，心下因硬，则为结胸，大陷胸汤主之。若不结胸，但头汗出，余无汗，齐颈而还，小便不利，身心发黄也。

风热未解而误下之，则成结胸。湿热未解，而误下之，则发身黄。皆有懊憹而烦之证，其误下湿热证，必头汗出，余无汗可据。

发汗吐下后，虚烦不得眠，若剧者，必反覆颠倒，心中懊憹者，栀子豉汤主之。若少气者，栀子甘草豉汤主之。若呕者，栀子生姜豉汤主之。凡服栀子汤，病人旧微溏者，不可与服之也。

此治误下湿热之方也。湿热主方本是栀子柏皮汤，外兼风寒是即麻黄连翘赤小豆汤，内入阳明即茵陈蒿汤。若误汗误下后，即此栀子豉汤。

下利后，更烦，按之心下濡者，为虚烦也，宜栀子豉汤。

此释上文"虚烦"二字。下利后者用下药而大便通利后也，虽烦亦当止。若更烦者，此误下也，按之心下濡者，为虚烦也，按之石硬者结胸也。

伤寒六七日，结胸热实，脉沉而紧，心下痛，按之石硬者，大陷胸汤主之。

此释上文"结胸"二字，二节当合看。

伤寒，若吐若下后，心下逆满，气上冲胸，起则头眩，脉沉紧，发汗则动经，身为振振摇者，茯苓桂枝白术甘草汤主之。

此误下茯苓甘草汤证也。原方用苓桂姜甘四味，前论误汗欲作奔豚者，中州虚，无以坐镇也，故即于原方去姜加枣，藉以守中也。今论误下不但客气动膈，而脉亦沉紧，则水气已陷入中州矣，故用原方去姜加术，藉以除中州之水湿也。

伤寒五六日，大下之后，身热不去，心中结痛者，未欲解也，栀子豉汤主之。

伤寒，医以丸药大下之，身热不去，微烦者，栀子干姜汤主之。

伤寒，下后心烦，腹满，卧起不安者，栀子厚朴汤主之。

太阳病，重发汗而复下之，不大便五六日，舌上燥而渴，日晡所小有潮热，从心下至少腹硬满而痛不可近者，大陷胸汤主之。

恐人误认陷胸汤止治心下石硬，故指出心下至少腹俱硬者并治之。

伤寒病，若吐若下后，七八日不解，热结在里，表里俱热，时时恶风，大渴，舌上干燥而烦，欲饮水数升者，白虎加人参汤主之。

此误下白虎证也。

结胸证，其脉浮大者，不可下。下之，则死。

结胸证悉具，烦躁者，亦死。

寸口脉浮大，而医反下之，此为大逆。浮则无血，大则为寒，寒气相搏，则为肠鸣。医乃不知，而反饮冷水，令汗大出，水得寒气，冷必相搏，其人即饐。问曰：病有结胸，有脏结，其状何如？答曰：按之痛，寸脉浮，关脉沉，名曰结胸也。何谓脏结？答曰：如结胸状，饮食如故，时时下利，寸脉浮，关脉小细沉紧，名曰脏结。舌上白苔滑者，难治。

脏结无阳证，不往来寒热，其人反静，舌上苔滑者，不可攻也。

病胁下素有痞，连在脐旁，痛引少腹，入阴筋者，此名脏结，死。

小结胸病，正在心下，按之则痛，脉浮滑者，小陷胸汤主之。

寒实结胸，无热证者，与三物小陷胸汤。白散亦可服。

伤寒发汗，若吐若下解后，心下痞硬，噫气不除者，旋覆代赭汤主之。

此误下小青龙证也。

伤寒五六日，呕而发热者，柴胡汤证具，而以他药下之，柴胡证仍在者，复与柴胡汤。此虽已下之，不为逆，必蒸蒸而振，却发热汗出而解。若心下满而硬痛者，此为结胸也，大陷胸汤主之。但满而不痛者，此为痞，柴胡不中与也，宜半夏泻心汤。

此以下四节皆由误下柴胡证得来。误下柴胡证，分见三处者，有不得不分之势。少阳论中云：若已吐下发汗温针，柴胡证罢，此为坏病，依法治之。若柴胡证不罢者，复与柴胡汤，故存少阳论内者，柴胡桂姜汤、柴胡龙牡汤存。过轻不解内者，大柴胡汤柴胡加芒硝汤。此数条皆柴胡证未尽罢者也。至心下痞数条，柴胡汤证已罢，若不归入误下痞满内，如何比类辨别？况读文气本分三处，少阳条内云：凡柴胡汤证而下之，若柴胡证不罢者，复与柴胡汤，必蒸蒸而振，却发热汗出而解，与此条同。过经条内云：柴胡汤证仍在者，先与小柴胡汤，亦与本节同。惟其分在数处见，故为遥应文法，若并见一处，则为重出矣。

伤寒中风，医反下之，其人下利，日数十行，谷不化，腹中雷鸣，心下痞硬而满，干呕心烦，不得安，医见心下痞，谓病不尽，复下之，其痞益甚，此非结热，但以胃中虚，客气上逆，故使硬也，甘草泻心汤主之。

伤寒服汤药，下利不止，心下痞硬，服泻心汤已，复以他药下之，利不止。医以理中与之，利益甚。理中者，理中焦，此利在下焦，赤石脂禹余粮汤主之。复利不止者，当利其小便。

伤寒汗出解之后，胃中不和，心下痞硬，干噫食臭，胁下有水气，腹中雷鸣下利者，生姜泻心汤主之。

心下痞，未有不从误下得来者，故即汗出解后而就证论治，不妨类叙于此。太阳病，桂枝证，医反下之，利遂不止，脉促者，表未解也。喘而汗出者，葛根黄芩黄连汤主之。

太阳病，外证未除，而数下之，遂协热而利，利下不止，心下痞硬，表里不解者，桂枝人参汤主之。

此误下十枣外未解之证也。协热利者，发热而利也。故曰表里不解。

伤寒，医下之，续得下利清谷不止，身疼痛者，急当救里；后身疼痛，清便自调者，急当救表。救里宜四逆汤，救表宜桂枝汤。

被误下利，症见身疼痛，即为表未解，不必发热。凡汗下后，即表未解，止用桂枝汤，不用麻黄汤。论中如此清作圊字解。圊谷者，完谷不化也。圊便自调者，大便如常也。

下利清谷，不可攻表，汗出必胀满。

伤寒，本自寒下，医复吐下之，寒格，更逆吐下。若食入口即吐，干姜黄连黄芩人参汤主之。

伤寒，胸中有热，胃中有邪气，腹中痛，欲呕吐者，黄连汤主之。

伤寒六七日，大下后，寸脉沉而迟，手足厥逆下部脉不至，咽喉不利，唾脓血，泄利不止者，为难治，麻黄升麻汤主之。

辨误吐病脉证

太阳病，吐之，但太阳病当恶寒，今反不恶寒，不欲近衣，此为吐之内烦也。

太阳病，当恶寒发热，今自汗出，不恶寒发热，关上脉细数者，以医吐之过也。一二日吐之者，腹中饥，口不能食，三四日吐之者，不喜糜粥，欲食冷食，朝食暮吐，以医吐之所致也，此为小（疑作吐）逆。

伤寒吐后，腹胀者，与调胃承气汤。

辨水逆病脉证

病在阳，应以汗解之，反以冷水噀之。若灌之，其热被却不得去，弥更益烦，肉上粟起，意欲饮水，反不渴者，服文蛤散。

若不瘥者，与五苓散。

伤寒大吐大下之，极虚，复极汗出者，以其人外气怫郁，复与之水，以发其汗，因得哕。所以然者，胃中寒冷故也。

辨火逆病脉证

脉浮宜以汗解，用火灸之，邪无从出，因火而盛，病从腰以下，必重而痹，名为火逆也。

形作伤寒，其脉不弦紧而弱，弱者必渴，被火者，必谵语弱者，发热脉浮，解之当汗出愈。

微数之脉，慎不可灸，因火为邪，则为烦逆。追虚逐实，血散脉中，火气虽微，内攻有力，焦骨伤筋，血难复也。

脉浮热甚，反灸之，此为实。实以虚治，因火而动，必咽燥唾血。

太阳病，以火熏之，不得汗，其人必躁，到经不解，必清血，名为火逆。

太阳病二日，反躁反熨其背，而大汗出，大热入胃，胃中水竭，躁烦，必发谵语，得十余日，振栗自下利者，此为欲解也。故其汗从腰以下不得汗，欲小便不得，反呕，欲失溲，足下恶风，大便硬，小便当数，而反不数及不多，大便已，头卓然而痛，其人足心必热，谷气下溜故也。

太阳中风，以火劫发汗，邪风被火热，血气流溢，失其常度，两阳相熏灼，其身发黄。阳盛则欲衄，阴虚则小便难，阴阳俱虚竭，身体则枯燥。但头汗出，齐颈而还，腹满微喘，口干咽烂，或不大便，久则谵语，甚者至哕，手足躁扰，捻衣摸床，小便利者，其人可治。

伤寒脉浮，医以火迫劫之，亡阳，必惊狂，起卧不安者，桂枝去芍药加蜀添牡蛎龙骨救逆汤主之。

太阳伤寒者，加温针必惊也。

火逆下之，因烧针，烦躁者，桂枝甘草龙骨牡蛎汤主之。烧针令其汗，针处被寒，核起而赤者，必发奔豚气，从少腹上冲心者，灸其核上各一壮，与桂枝加桂汤更加桂三两。

《伤寒论读》误治终

伤寒论读

嘉善沈尧封读

绍兴裘庆元校刊

辨阳明病脉证

阳明之为病，胃家实也。

此是阳明病提纲。后称"阳明病"三字，俱有胃家实在内。胃家实，言以手按胃中实硬也。如大陷胸证，按之石硬，即名实热。栀子豉证，按之心下濡，即名虚烦。夫心下俱以濡硬分虚实何独于胃中不以濡硬分虚实乎？注伤寒家皆曰胃家本实，所以病人阳明但此作推原入阳明之故则可。若即作胃家实，正面则本是实而可据之语反成空论，教人无处认证，此大不可也。

问曰：阳明病，外证云何？答曰：身热汗自出，不恶寒反恶热也。

阳明病，或发热，或潮热，总无身不热之阳明。身不热而胃似实，是太阴而非阳明矣。或汗多，或微汗，总无不汗出之阳明，不汗出而胃似实，非兼外证，即属久虚与寒湿，非真阳明病也。夫恶寒，太阳证也。微恶寒不恶热者，犹未离乎太阳也。惟不恶寒反恶热，乃是阳明的证。注伤寒家皆以胃家实为在内之腑病，承气汤主治，以身热汗出恶热为在外之经病，桂枝汤主治，不思桂枝汤为恶寒而设，若不恶寒反恶热，如何可用桂枝汤？是经病之说谬也。况以身热汗出不恶寒分作经病，则其所谓腑病者，必身不热，汗不出，不

恶热反恶寒明矣，而可用承气汤以下之耶。要之，胃家实是在内之证据，本节是在外之证据，须内外俱备，方是真阳明可下证。若一证不具，即非真阳明证，虽非真阳明，而胃实已皆不得不称阳明，称阳明而类叙一处，以便同中审异耳。

问曰：何缘得阳明病？答曰：太阳病，发汗，若下，若利小便，此亡津液，胃中干燥，因明得阳明病之故。由于误治，太阳病亡其津液，即下文太阳阳明也。

问曰：病有得之一日，不发热而恶寒者，何也？答曰：虽得之一日，恶寒将自罢，即自汗出而恶热也。问曰：恶寒何故自罢？答曰：阳明居中，土也，万物所归，无所复传，始虽恶寒，二日自止，此为阳明病也。

此言阳明病不尽由误治，太阳亦有自入者。邪热炽甚，逼汗大出，此证从太阳病发热而渴，不恶寒之温病进来，即下文之正阳阳明也。

问曰：病有太阳阳明，有正阳阳明，有少阳阳明，何谓也？答曰：太阳阳明者，脾约是也。正阳阳明者，胃家实是也。少阳阳明者，发汗利小便已，胃中燥烦实，大便难是也。

此言阳明病不尽由太阳正阳而来，更有误治少阳所致。凡太阳亡津液之阳明，皆称脾约，不独麻仁丸一证已也。盖脾主

行津液，胃既燥则脾无津液之可行，故曰约。正阳阳明之胃家实，不因误治而自实也。少阳阳明者，由少阳而入阳明也。止言发汗利小便，而不言吐下者，以吐下少阳或柴胡证未罢，但增悸而惊者，加龙牡主治。或柴胡证已罢，但心下痞者，三泻心主治，皆不入阳明。惟发汗则谵语烦悸，而属胃矣。论中无利小便之禁，岂误利小便？汗与误之，亡津液等，与烦是心烦，乃少阳本来面目，汗利后见此，知自少阳而来，一见不恶寒，即是调胃承气证。少阳亦是阳明来路，喻嘉言认作阳明去路，误矣。

脉阳微而汗出少者为自和也。汗出多者，为太过。阳脉实，因发其汗出多者，亦为太过。太过为阳绝于里，亡津液，大便因硬也。

关前为阳，阳脉微，法当自汗出，但微汗则邪从汗解而津液不伤，此为自和也。若汗多则津液耗矣。阳脉实，法当无汗，但邪在表，自应发汗，然发之太过，则津液亦耗。卫气为阳，人之所知也，津液为阳，人之所未知也。经云：上焦出气，宣五谷味，熏肤，充身，泽毛，若雾露之溉，是谓气。卫气，即津液也。故在外之津液少，则曰无阳，不能作汗。在内亡津液则曰阳绝于里，要之言阳也，即言卫气也，即言津液也。谷食在胃，全赖津液充足，方能滑润下达，若津液一枯，谷食即燥结难下，故阳明非燥不病。然燥者，五气之一，而五气中，风与热亦能致燥。《易》曰：燥万物者，莫熯乎火。又曰：风自火出。此三气，皆因乎天者。若人之致燥有二，汗与小便是也。苟过多，则亦未有不燥者矣。

脉浮而芤，浮为阳，芤为阴，浮芤相搏，胃气生热，其阳则绝。阳明病，发热汗多者，急下之，宜大承气汤。

言阳明证具，不发汗而汗自多者，此温热内入正阳阳明也。燥热炽盛，津液有立竭之虞，故下之宜急。言急者，以见缓，即无无及也。因思下不嫌迟之说，贻误良多矣。

阳明病，脉迟汗出多，微恶寒者，表未解也，可发汗，宜桂枝汤。

言阳明病汗出多者，非尽当急下也。如果急下之，证必不恶寒反恶热矣。今脉迟微恶寒者，此风伤卫之多汗，实由外邪未解，非燥热内炽之多汗也。阳明病，脉浮无汗而喘者，发汗则愈，宜麻黄汤。

言胃家虽实，偏脉浮无汗而喘，仍是风寒两伤营卫，假胃实证也。盖由上焦不通故喘。不通则津液不下，胃因不和而似乎实矣。发汗则表寒一散，胃亦得和，故曰发汗则愈。

发汗不解，腹满痛者，急下之，宜大承气汤。

腹满不减，减不足言，当下之，宜大承气汤。

发汗顶上桂枝麻黄两证来，发汗不解腹满痛当作一句读。腹满痛，若因表邪未解得来，一经发散，则上焦得通，津液得降，腹满痛立解矣。倘汗后不能解，腹满痛，或虽减而不大减，是燥热内盛，不急下之，津液有立竭之虞，故宜大承气。未发汗时，先有腹满痛证，所以编入阳明论中，若是汗后增出，又属厚朴生姜半夏人参证，非阳明承气证矣。

阳明病，本自汗出，医更重发汗，病已瘥，尚微烦，不了了者，此大便必硬故也。以亡津液，胃中干燥，故令大便硬。当问其小便日几行，若本小便日三四行，今日再行，故知大便不久出。今为小便数少，以津液当还入胃中，故知不久必大便也。

阳明病，自汗出，若发汗，小便自利者，此为津液内竭，虽硬不可攻之，当须自欲大便，宜蜜煎导而通之。若土瓜根及大猪胆汁皆可为导。

趺阳脉，浮而涩，浮则胃气强，涩则小便数，浮涩相搏，大便则难，其脾为约，麻仁丸主之。

趺阳脉在足面上诊。此以上三节论误汗亡津液后，不可轻下。

阳明病，下之，心中懊恼而烦，肠中有燥屎者，可攻。腹微满，初头硬，后必溏，不可攻之。若有燥屎者宜大承气汤。

此总提下后懊恼，有可攻不可攻之别。

大下后，六七日不大便，烦不解，腹满痛者，此有燥屎也。所以然者，本有宿食故也，宜大承气汤。

病人不大便，五六日，绕脐痛，烦躁发作有时者，此有燥屎，故使不大便也。

病人小便不利，大便乍难乍易，时有微热，喘冒不能卧者，有燥屎也，宜大承气汤。

以上三节论有燥屎之据，应上可攻句。小便不利，大便乍难乍易而可攻者，此是变局，宜识之。

阳明病，下之，其外有热，手足温，不结胸，心中懊恼，饥不能食，但头汗出者，栀子豉汤主之。

此应上文下后懊恼之不可攻者。前太阳入阳明，因误汗下利小便三条，今汗下俱已详论，而独不及利小便者，岂以误利小便之亡津液与误汗同，与阳明病不吐下心烦者，可与调胃承气汤。

此与下节论少阳阳明，不吐不下心烦

者，言不因吐而内烦，不因下而虚烦也。此即误汗，少阳属胃证。

伤寒六七日，目中不了了，睛不和，无表里证，大便难，身微热者，此为实也，急下之，宜大承气汤。

此为二字，是遥应少阳阳明纲中语，前云烦实大便难是也。上节专应"烦"字，此应实与大便难字。称伤寒而不称阳明者，以按胃中不觉实也，故曰无表里证。少阳病，本目眩，误汗后，变为目中不了了，睛不和。少阳病本在半表半里，故误汗后亦无表里证。

病人无表里证，发热七八日，虽脉浮数者，可下之。假令已下，脉数不解，合热则消谷善饥，至六七日不大便者，有瘀血也，宜抵当汤。若脉数不解而下不止，必协热而便脓血也。

无表证，不恶寒也。无里证，以手按胃不实也。承上文言无表里证，更有不同。阳明病，其人喜忘者，必有蓄血，所以然者，本有久瘀血，故令喜忘。屎虽硬，大便反易，其色必黑，宜抵当汤下之。

此瘀血之证据

伤寒，发热，无汗，呕不能食，而反汗出濈然者，是转属阳明也。

此以上三阳明之证治，业已论尽。此以下论不经误治，而转属阳明者，即名并病。此节是并病之提笔，其未并之前，本是风寒两伤营卫之麻黄证，而里有宿食者也。其后发热变为潮热，无汗变为自汗，呕变为不呕，不能食变为能食，是寒邪解散，风气独存，内合宿食，则转属阳明，是并病也。较之正阳阳明而转属差迟，较之太阳阳明又不经误治，然当其方转属之际，未必证证尽变，但认汗出濈濈，即转属之机也。

前三阳明证，或竟自入者，或因误治而入者，其来也速，故治宜急。而此之并病以渐，故病有一分未离太阳者，即不可攻下，故辨证宜细，攻下宜缓。本太阳初得病时，发其汗，汗先出不彻，因转属阳明也。

推原所以转属之故。

二阳并病，太阳初得病时，发其汗，汗先出不彻，因转属阳明。续自微汗出，不恶寒，若太阳病证不罢者，不可下，下之为逆，如此不可发汗。若面色缘缘正赤者，阳气怫郁在表，当解之、熏之。若发汗不彻，不足言，阳气怫郁不得越，当汗不汗，其人躁烦，不知痛处，乍在腹中，乍在四肢，按之不可得，其人短气，但坐，以汗出不彻故也。更发汗则愈，何以知汗出不彻？以脉涩故知也。

承上论发汗不彻与阳气怫郁似同实异，并提，太阳病证不罢者不可下，以起下文。

阳明病面合赤色，不可攻之。发热，色黄，小便不利也。

承上言面赤不可攻，并指出病证，令人知来路去路。此是寒邪外束之湿温证也。麻黄连翘赤小豆汤是其主方，除却恶寒，即是栀子柏皮证，再加腹微满，即是茵陈蒿证。

阳明病，脉迟，虽汗出不恶寒者，其身必重，短气腹满而喘，有潮热者，此外欲解，可攻里也。手足濈然而汗出者，此大便已硬也，大承气汤主之。若汗多微发热恶寒者，外未解也。其热不潮，未可与承气汤。若腹大满不通者，可与小承气汤，微和胃气。勿令大泄下。

此承上文太阳证不罢来言汗出不恶寒，未必就是外解，必须兼有潮热，方是外解，

以起下六节。

病人烦热汗出则解。又如疟状，日晡所发热者，属阳明也。脉实者，宜下之。脉浮虚者，宜发汗。下之与大承气汤，发汗宜桂枝汤。

此言潮热之状，又言汗出潮热证具，犹未尽是可攻证，更当参之于脉。阳明病，潮热，大便微硬者，可与大承气汤。不硬者，不与之。若不大便六七日，恐有燥屎。欲之法，少与小承气汤，汤入腹中，转矢气者，此有燥屎，乃可攻之。若不转矢气者，此但初头硬，后必溏，不可攻之。攻之必胀满，不能食也。欲饮水者，饮水则哕。其后发热者，必大便复硬而少也，以小承气汤和之。不转矢气者，慎不可攻也。

潮热亦有大便未硬者，当先与小承气汤试之。

伤寒哕而腹满，视其前后，知何部不利，利之则愈。

此补上治哕法。前部不利，误下湿温证也，宜栀豉汤。后部不利，早下转属证也，俟大便复硬，后用小承气汤。哕，冷呃也，属冷居多。此曰通利前后，乃变局也。全在腹满上看出。

伤寒，不大便六七日，头痛有热者，与承气汤。其小便清者，知不在里，乃在表也，当须发汗。若头痛者，必衄，宜桂枝汤。

上文言六七日不大便，与小承气汤，观矢气之有无，以验矢之硬否。此言与汤后，观小便之清浊，以验邪之在表在里。

阳明病，发潮热，大便溏，小便自可，胸胁满不去者，小柴胡汤主之。

此言阳明病潮热已见，而大便反不试而自溏，此不可攻明矣。然小便自可，又非小便不利，大便反快之湿温证，且其人

胃中既实，而胸胁亦满，此由上焦不通，因致胃气不和，当用小柴胡汤，以通上焦。顾称阳明，而不称少阳者，以按胃甚实而无口苦咽干目眩证也。太阳病中之小柴胡证仿此。

二阳并病，太阳证罢，但发潮热，手足濈濈汗出，大便难而谵语者，下之则愈，宜大承气汤。

此以潮热汗出为太阳证罢，总结上文。提"谵语"二字，以起下文。

夫实则谵语，虚则郑声。郑声，重语也。

谵语、郑声，本自不同，而易于相混，然与其就一证上分辨难清，不若合他证辨之尤为易见，故论中诸条无"郑"声字。不论虚实皆称谵语，于亡阳谵语条可见。

汗出谵语者，以有燥屎在胃中，此为风也。须下之，过经乃可下之，下之若早，语言必乱，表虚里实故也。下之则愈，宜大承气汤。

专伤于风则有汗，若兼寒则无汗矣。胃有宿食，则阳明已有病根，外伤风寒，则太阳与阳明俱病矣。其后恶寒渐退，自汗渐出，则寒邪散去，风邪独并阳明，是谓并病。并者，必以渐而并也。故必待六七日方见此证。若胃有宿食，而外感之邪有风无寒，则病起即有汗出，汗出则胃中燥，即发谵语，不待六七日也。然谵语虽见而下之，仍当六日后过太阳之经乃可，否则表虚里实，语不但谵而且乱矣。

阳明病，谵语发潮热，脉滑而疾者，小承气汤主之。因与承气汤一升。腹中转矢气者，更服一升。若不转矢气，勿更与之。明日不大便，脉反微涩者，里虚也，为难治，不可更与承气汤也。

谵语潮热并见，尚有不可攻之证，更当参之于脉。

脉浮而滑，浮为阳，滑为实，阳实相搏，其脉数疾，卫气失度。浮滑之脉数疾，发热汗出者，此为不治。

释上文脉滑而疾之义。

伤寒四五日，脉沉而喘满，沉为在里，而反发其汗，津液越出，大便为难，表虚里实，久则谵语。

伤寒四五日，尚在太阳经中，喘满而脉沉者，当用小承气，微和胃气。

阳明病，其人多汗，以津液外出，胃中燥，大便必硬，硬则谵语，小承气汤主之。若一服谵语止，更莫复服。

以上二节言多汗后谵语，属津液内竭，不可大攻。

前误汗，中有发汗多，若重发汗者，亡其阳，谵语脉短者，死。脉自和者，不死。其不死之法，当从少阴治，用四逆辈，又非承气辈治矣。二证相似，而实相反，故不可不辨，其辨证处全在按胃家实与不实耳。

伤寒若吐若下后，不解，不大便五六日至十余日，日晡发潮热，不恶寒，独语如见鬼状，若剧者，发则不识人，循衣摸床，惕而不安，微喘直视，脉弦者生，涩者死，微者但发热，谵语者，大承气汤主之。若一服利，止后服。

微者较前证稍轻耳，故亦治以大承气汤。

直视谵语喘满者，死。下利者，亦死。

此言谵语之死证。上文直视谵语微喘者，尚生死参半，此则喘而且满，法在必死。

阳明病，下血谵语者，此为热入血室。但头汗出者，刺期门，随其实而泻之。濈然汗出则愈。

期门，足厥阴穴名，在乳下三胁，乳房三指。此承上言谵语下利者，死。下血者，可治。

妇人伤寒，发热，经水适来，昼日明了，暮则谵语，如见鬼状者，此为热入血室。无犯胃气及上二焦，必自愈。

妇人中风，发热恶寒，经水适来，得之七八日，热除而脉迟身凉，胸胁下满，如结胸状，谵语者，此为热入血室也，当刺期门，随其实而泻之。

妇人中风，七八日，续得寒热，发作有时，经水适断者，此为热入血室。其血必结，故使如疟状，发作有时，小柴胡汤主之。

以上四节言热入血室亦有谵语者。

阳明病，若能食，名中风，不能食，名中寒。

言阳明病中风可下，中寒不可下。何以别之？盖能食者风，不能食者寒。应并病提笔中不能食句。

阳明病，不能食，攻其热必哕。所以然者，胃中虚冷故也。以其人本虚，故攻其热必哕。

阳明病，谵语有潮热，反不能食者，胃中必有燥屎五六枚也。若能者，但硬耳，宜大承气汤下之。

能食为中风，可下；不能食为中寒，不可下。此特论不谵之胃实证耳。若谵语有潮热，明明是胃中燥热，非中寒也，故有燥屎者，反不能食，非大承气攻之不下。若能食者，但硬耳，无燥屎也。

得病二三日，脉弱，无太阳柴胡证，烦躁，心下硬，至四五日，虽能食，以小承气汤，少少与微和之，令少安。至六日，与承气汤一升。若不大便，六七日小便少者，虽不能食，但初头硬，后必溏，未定

成硬，攻之必溏，须小便利，屎定硬，乃可攻之，宜大承气汤。

前论过经乃可下，此特申明之。上截言四五日未过太阳经不可下，下截言即过太阳经而小便少者，湿气未除，亦不可攻。拖起下文论小便诸节，盖五气入阳明，惟风燥热三阳邪为可下，略杂寒湿阴邪，即不可下，故不恶寒反恶热，验其寒邪退也。自汗出，小便利，验其湿邪退也，然后可大承气下法，阳明病心下硬满者，不可攻之，攻之利遂不止者，死。利止者，愈。

心下尚在膈上，乃太阳地面，非阳明胃也，是水饮所聚，非停食之所。若误下，寒饮必至，利不止而死。

阳明病，若中寒不能食，小便不利，手足濈然汗出，此欲作痼。必大便初硬后溏，所以然者，以胃中冷，水谷不别故也。

初硬后溏，以病之先后言。非于一便之中分先后也。此无方即下文四逆主治。称阳明，自然诸证悉具，惟汗止在手足而不遍出为异耳。且不能食，而又无谵语潮热，则中寒明矣。小便不利，则湿无出路明矣。所以大便虽硬，其后必溏，必曰痼瘕，假阳明也。

脉浮而迟，表热里寒，下利清谷者，四逆汤主之。若胃中虚寒，不能食者，饮水则哕。

表热里寒者，言外虽发热，而里则有寒也。

阳明病，法多汗，反无汗，其身如虫行皮中状者，此以久虚故也。

阳明病，反无汗，而小便利，二三日呕而咳，手足厥者，必苦头痛。若不咳不呕，手足不厥者，头不痛。

论中咳证，除小青龙、真武、猪苓汤、四逆散、小柴胡汤之外绝少。今言呕而咳，

手足厥，头痛诸证，并见似非小柴胡不能主治。

以上二节，论阳明病之无汗者，即带出"呕"字。以下数节论呕，应并病提笔中"呕"字。

伤寒呕多，虽有阳明证，不可攻之。

此证非由胃中虚寒，即属少阳。

食谷欲呕者，属阳明也，吴茱萸汤主之。得汤反剧者，属上焦也。

吴茱萸汤治胃中虚寒方也。上文久虚条无方，疑即此方主治。得汤反剧，但云属上焦而亦无方治。即是下文小柴胡汤，盖小柴胡通上焦方也。

阳明病，胁下硬满，不大便而呕，舌上白苔者，可与小柴胡汤。上焦得通，津液得下，胃气因和，身濈然而汗出解也。

以上论呕亦是不能食之证。

阳明病，欲食，小便反不利，大便自调，其人骨节疼，翕翕如有热状，奄然发狂。濈然汗出而解者，此水不胜谷气，与汗其并脉紧则愈。

翕翕如有热状，则身不大热也。濈然汗出而解，则前此之明无汗也。外证全不似阳明，而得称阳明病者，以胃家按之实也。然无汗小便不利，水无出路，胃中全是水湿，并非燥实，但胃中既有水湿，自应作利，而大便自调者，以无寒邪故耳。无寒故欲食，欲食则谷气胜，可濈然解矣。

阳明病，欲解时，从申至戌上。

阳明病，无汗，小便不利，心中懊侬者，身必发黄。

无汗，小便不利，湿郁也。心中懊侬，热瘀也。此以下论湿热二气，并入中州。阳明病，发热，汗出，此为热越，不能发黄也。但头汗出，身无汗，齐颈而还，小便不利，渴引水浆者，此为瘀热在里，身

必发黄，茵陈蒿汤主之。

申明上文，出方主治。

阳明病，被火，额上微汗出，小便不利者，必发黄。

阳明病，脉迟，食难用饱，饱则微烦，头眩，必小便难，此欲作谷疸。虽下之，腹满如故。所以然者，脉迟故也。

伤寒脉浮而缓，手足自温者，是为系在太阴。太阴当发身黄。若小便自利者，不能发黄，至七八日大便硬者，为阳明病也。

伤寒转系阳明者，其人濈然微汗出也。

阳明太阴俱属土，同主中州，而阴阳不同。阳道实，阴道虚之各异耳。故阴阳五气之偏，犯著中州地面，阳邪病阳，阴邪病阴，各从其类。盖风燥热三气，天之阳也，入中州必犯阳明。寒湿二气，天之阴也，入中州必犯太阴。然人之专感一气者少，而数气并感者多。如湿热二气并感，热为阳邪，入中州则犯阳明。湿为阴邪，入中州则犯太阴，条内称阳明病系在太阴者，即湿热并感证也。其人但头汗出，身无汗，小便不利，湿热内郁，所以发黄，茵陈汤主治。若发热汗出，谓之热越，不能发黄。或汗虽不出，而小便自利者，亦不能发黄。总之，湿热有出路也。其小便自利证，至七八日，或暴烦下利，谓之脾家实，腐秽当去，必自愈。倘腐秽不去，小便日利，则大便渐硬，即为阳明病矣。但系在太阴者，转系阳明，非仅小便利，汗亦当濈然出也。

阳明病，脉浮而紧者，必潮热，发作有时。但浮者，盗汗出也。

此言阳明病，潮热汗出，虽似可下，而脉浮究非可下证也。盖脉浮紧者，必潮热。脉但浮者，必盗汗。此类颇多，不可

执定一端，遽认作可下证，以起下文诸节。

伤寒，腹满，谵语，寸口脉浮而紧，此肝乘脾也。名曰纵，刺期门。

伤寒发热，啬啬恶寒，渴欲饮水，其腹必满，自汗出，小便利，其病欲解，此肝乘肺也，名曰横，刺期门。

阳明中风，口苦咽干，腹满微喘，发热恶寒，脉浮而紧。若下之，则腹满，小便难也。

口苦咽干，少阳证也。发热恶寒脉浮而紧，太阳证也。虽称阳明，实未离乎太少，故列之合病之前。此阳邪内伏，风寒外袭，大青龙之类也。

阳明病，脉浮而紧，咽燥口苦，腹满而喘，发热汗出，不恶寒反恶热，身重，若发汗则燥，心愦愦，反谵语。若加烧针，必怵惕，烦躁不得眠。若下之，则胃中空虚，客气动膈，心中懊憹，舌上苔者，栀子豉汤主之。若渴欲饮水，口干舌燥者，白虎加人参汤主之。若脉浮发热，渴欲饮水，小便不利者，猪苓汤主之。

此条当与风温证及三阳合病参看。皆无形之燥热为病，而胃无宿食也，故未经误治之时本是白虎汤主治。不恶寒者，猪苓证；恶寒者，五苓散。

阳明病，汗出多而渴者，不可与猪苓汤，以汗多，胃中燥，猪苓汤复利其小便故也。

阳明病，但头弦，不恶寒，故能食而咳，其人必咽痛。若不咳者，咽不痛。

条内无方，须拟方治。论中咳病凡五，惟真武头眩，柴胡目眩，但云能食则所中阳邪也。真武阳药非宜，而柴胡证又不能食，因思头眩亦聚水之据，拟猪苓主治，爰次猪苓之后。

阳明病，口燥，但欲漱水不欲咽者，此必衄。

脉浮发热，口干鼻燥，能食者，衄。

阳明中风，脉强浮大而短气，腹都满，胁下及心痛，久按之气不通，鼻干不得汗，嗜卧，一身及面目悉黄，小便难，有潮热，时时哕，耳前后肿，刺之小瘥。外不解，病过十余日，脉续"宜作弦"浮者，与小柴胡汤。脉但浮，无余证者，与麻黄汤。若不尿，腹满加哕者，不治。

太阳"脉浮头项强痛恶寒"与阳明"胃家实"合病者。必自下利，葛根汤主之。太阳与阳明合病，不下利但呕者，葛根加半夏汤主之。太阳与阳明合病，喘而胸满者，不可下，宜麻黄主之。阳明"胃实"少阳"口苦咽干目眩"合病，必下利，其脉不负者，顺也。负者，失也。互相克贼，名为负也。脉滑而数者，有宿食也，当下之，宜大承气汤。

论中论脉止以关前后分阴阳，从不以左右分脏腑。今云互相克贼名曰负，则不得不以左右分配也。盖少阳脉本强细而反见于右关阳明部位，阳明脉本缓大而反见于左关少阳部位，所谓互相克贼也。部位本出《素》、《难》，仲景自叙云：撰论用《素》《难》，自揣此说，不大背谬也。

三阳合病，脉浮大。上关上，但欲眠睡，目合则汗。

上关上，寸脉也。

三阳合病，腹满身重，难以转侧，口不仁而面垢，谵语遗尿，发汗则谵语，下之则额上汗出，手足厥冷。若自汗出者，白虎汤主之。

《伤寒论读》辨阳明终

伤寒论读

嘉善沈尧封读
绍兴裘庆元校刊

辨少阳病脉证

少阳之为病，口苦，咽干，目眩也。

此是少阳提纲。

伤寒五六日，中风，往来寒热，胸胁苦满，默默不欲饮食，心烦喜呕，或胸中烦而不呕，或渴，或腹中痛，或胁下痞硬，或心下悸，小便不利。或不渴，身有微热，或咳者，小柴胡汤主之。

少阳属火，纯寒纯湿，阴邪不能侵犯，惟兼阳邪，乃能犯之，故伤寒必待五六日后，寒邪微解，方见此证。若中风，则不杂阴邪，放可直中，不待五六日也。是证内挟水气与小青龙同，惟邪在太少之各异耳。伤寒中风，有柴胡证，但见一证便是，不必悉具。但见一证便是，指或字以上诸证言。

血弱气尽，腠理开，邪气因入，与正气相搏，结于胁下，正邪分争，往来寒热，休作有时，默默不欲饮食，脏腑相连，其痛必下，邪高痛下，故使呕也，小柴胡汤主之。此言病因脏腑相连，其痛必下，明指肝胆言。

伤寒阳脉涩，阴脉弦，法当腹中急痛，先与小建中汤。不瘥，与小柴胡汤主之。提纲中不言脉，此曰阳脉涩，阴脉弦，后曰脉弦细，又曰脉沉细，脉沉紧。合数条

体认，少阳之脉自得，先与小建中汤者，恐邪未尽传少阳也。

本太阳病不解，传入少阳者，胁下硬满，干呕不能食，往来寒热，尚未吐下，脉沉紧者，与小柴胡汤。服柴胡汤已，渴者属阳明也，依法治之。

脉沉紧不细，从太阳转入少阳。未经吐下，故得此脉。既见柴胡证，自然用柴胡汤和解。然脉沉紧不细，非少阳本脉，既可转入少阳，即可转入阳明。若服柴胡汤已渴者，又属阳明，不可泥于柴胡之治。二节本是一条，不可拆开。若止云服柴胡汤而渴者，未必即是阳明，不见柴胡汤，去半夏加栝楼根倍人参一方亦治渴也。

伤寒脉弦细，头痛有热者，属少阳。少阳不可发汗，发汗则谵语，此属胃。胃和则愈，胃不和则烦而悸。

脉弦细极似少阴然，考《内经》少阴之脉，不上头，故以头痛认少阳也。

少阳中风，两耳无所闻，目赤，胸中满而烦者，不可吐下，吐下则悸而惊。

此二节论少阳之禁。

若已吐下、发汗、温针、谵语者，柴胡证罢，此为坏病，知犯何逆，依法治之。

此为坏病句，已递入治误条。

凡柴胡汤病证而下之，若柴胡证未罢者，复与柴胡汤。必蒸蒸而振，却发热汗出而解。

复与柴胡汤，下文柴胡桂姜汤、柴胡龙牡汤皆是，不必小柴胡也。

少阳病，欲解时，从寅至辰上。

伤寒五六日，已发汗而复下之，胸胁满微结，小便不利，渴而不呕，但头汗出，往来寒热，心烦者，此为未解也，柴胡桂枝干姜汤主之。

胸满微结，大似结胸。小便不利，渴而不呕，大似五苓。全不见柴胡证，惟头汗，心烦，往来寒热，为柴胡证之未罢者也。

伤寒八九日，下之胸满烦惊，小便不利，谵语，一身尽重，不可转侧者，柴胡加龙骨牡蛎汤主之。

此误下少阳，伤其枢机者。惟"胸满烦"三字见，少阳证未罢。

得病六七日，脉迟浮弱，恶风寒，手足温，医二三下之，不能食而胁下满痛，面目及身黄，颈项强，小便难者，与柴胡汤，后必下重。本渴而饮水呕者，柴胡汤不中与也，食谷者哕。

此湿热证系在太阴，而貌似少阳者。其系在太阴证据，未下时于脉迟上见，既下后于身黄上见，其貌似少阳，处在胁下满痛一证，恐人误认少阳。故辨之。

太阳少阳并病，心下硬，颈项强而眩者，当刺大椎、肺俞、肝俞，慎勿下之。

肺俞在大椎下第三节，肝俞第五节去中行一寸半，足太阳经穴。

太阳少阳并病，而反下之成结胸，心下硬，下利不止，水浆不入，其人烦心，结胸者，项亦强，如柔痉状，下之则和，宜大陷胸丸。

太阳与少阳并病，头项强痛，或眩冒，时如结胸，心下痞硬者，当刺大椎第一间肺俞、肝俞，慎不可发汗。发汗则谵语。脉弦五六日，谵语不止，刺期门。

太阳与少阳合病，自下利者，与黄芩汤。若呕者，黄芩加半夏汤主之。

《伤寒论读》少阳终

伤寒论读

嘉善沈尧封读

绍兴裘庆元校刊

辨太阴病脉证

太阴之为病，腹满而吐，食不下，自利益甚，时腹自痛。若下之，必胸下结硬。

太阴阳明，俱属土，同主中州，病则先形诸腹。阳明为阳土，阳道实，故病则胃家实而非满也。太阴为阴土，阴道虚，故病则腹满而不能实也。凡风燥热三阳邪犯阳明，寒与湿二阴邪犯太阴。阳邪犯阳，则能食而不呕；阴邪犯阴，则不能食而吐。阳邪犯阳，则不大便；阴邪犯阴，则自利证俱。相反可认。若误下则胃中空虚，客气动膈，在阳邪则懊侬而烦，在阴邪则胸下结硬，倘再误攻，必至利不止而死。此太阴病之提纲也。后称太阴病，俱指腹满言。

自利不渴者，属太阴，以其脏有寒故也。当温之，宜服四逆辈。

自利者，不因下而利也。凡利，津液下注，外证多渴，其不渴者，属太阴之寒病也。上节无方，此出方治，以"不渴"两字认太阴。此是辨寒热利之金针，常须识此，勿令误也。

太阴中风，四肢烦疼，脉阳微阴涩而长者，为欲愈。

凡阴邪病阴，或四肢烦疼，或身体疼痛，俱为有表证，即风邪也。既称太阴病，无有不伤寒湿者，略兼风邪，即名太阴中风。若止感风而无寒湿，未有不发热者，并不入太阴也。其欲愈之征，全在脉长上见，以长则气治也。至若阳微阴涩，仍是太阴病脉耳。

太阴病，欲解时，从亥至丑上。

太阴病，脉浮者，可发汗，宜桂枝汤。

脉浮表邪不少也。虽见腹满，仍宜汗解。

下利腹胀满身体疼痛者，先温其里，乃攻其表。温里，宜四逆汤；攻表，宜桂枝汤。表里不解，有先里后表法。

本太阳病，医反下之，因而腹满时痛者，属太阴也，桂枝加芍药汤主之。大实痛者，桂枝加大黄汤主之。

此但腹满时痛，而无吐利证，且本非太阴病，从误下太阳得来，故可加芍药加大黄，否则温之犹恐未效，而可寒之乎？

太阴为病，脉弱，其人续自便利，设当行大黄芍药者，宜减之，以其人胃气弱易动故也。

此言人平素本有太阴病，虽感热邪，当行大黄芍药者，宜减，用恐动脾气也。太阴为病若何？其脉则弱，其病则续自便利也。即此可以见太阴病之本脉。

《伤寒论读》太阴终

伤寒论读

嘉善沈尧封读

绍兴裘庆元校刊

辨少阴病脉证

少阴之为病，脉微细，但欲寐也。

微，薄也，属阳。虚，细小也，属阴。虚但欲寐者，卫气行于阴而不能行于阳也。此是少阴病之提纲。凡称少阴病，必见但欲寐之证。据而其脉或微或细，见一即是，不必并见。少阴肾脉也，真阴真阳寓焉。阳虚则易受寒，阴虚则易中热，第阳即虚矣。而复受寒则微阳有立亡之势，阴既虚矣，而复伤热则微阴有立竭之虞，故辨证即明治不宜缓。"微"字作"薄"字解。熟读全论自明，不必泥于儒家训诂。

少阴病，始得之，反发热，脉沉者，麻黄附子细辛汤主之。少阴病者，但欲寐也。此条虽属阳虚受寒而始得之，时脉尚沉，而未微也，故可发汗。若脉即微，则不可发汗矣。少阴病，不发热者居多，故曰反发热，肾中真阳先亏，失于捍御，故邪得以犯之。然寒邪虽能犯少阴，终属天气，必由外而入，故少阴病始得之，未入于里者，尚可护其阳而散之。

少阴病，得之二三日，麻黄附子甘草汤微发汗，以二三日无里证，故微发汗也。里证见于病者，吐利烦躁是也。见于脉者，沉细数是也。二三日较始得之时日期已深，故虽发热无里证者，亦当去细辛之辛烈，

加甘草以保中。

少阴病，脉细沉数，病为在里，不可发汗。

脉细属阴虚，沉为在里，数则为热，此阴虚而热邪入里也。

少阴病，得之二三日以上，心中烦，不得卧，黄连阿胶汤主之。

上节有脉而无证治，此详言证治。

少阴病，但厥，无汗而强发之，必动其血。未知从何道出，或从口鼻，或从目出，是名下厥上竭，为难治。

此言误汗而成难治之证。

少阴病，脉微，不可发汗，亡阳故也。阳已虚，尺脉弱涩者，复不可下之。

读此见前条之可发汗者，脉但沉而不微也。

少阴中风，脉阳微阴浮，为欲愈。

凡阳邪所病，俱称中风，三阴经病，惟感阳邪者，可自愈。

少阴负趺阳者，为顺也。

少阴，太溪脉也，在足内踝之下。趺阳，阳明脉也，在足而上。少阴病，则太溪脉自当小于趺阳，为顺也。

少阴病欲解时，从子至寅上。

少阴病，身体痛，手足寒，骨节疼，脉沉者，附子汤主之。

手足寒者，手指寒至腕，足指寒至踝，不遍四体也。阴阳之气不相顺接使然。盖

手三阴脉终于手指，手三阳脉起于手指，足三阳脉终于足指，足三阴脉起于足指。可见，手足乃阴阳交接之所，苟阴阳之气不相顺接，则手足便为寒冷，然有阳结阴结之异。少阳论云：伤寒五六日，头汗出，微恶寒，手足冷，脉细者，此为阳微结，是阳不与阴顺接也。病在阳，头有汗出，可据本条。阴不与阳顺接，病在阴，头无汗出可据。其病由阳气虚而微感寒湿，其感寒之证据在身体痛，感湿之证据在骨节疼，所以主治方中用参附芍，以补阳退寒，用苓术以除湿。

少阴病，得之一二日，口中和，其背恶寒者，当灸之，附子汤主之。

承上文言附子汤不可妄用。如背为阳，阳部恶寒，阳虚明矣。然人参白虎亦有背恶寒证，惟口中燥渴为异耳。故必口中和者，乃可用附子汤。

少阴病，得之二三日，口燥咽干者，急下之，宜大承气汤。此非真少阴也，以其证见但欲寐，故不得不称少阴，亦不得不合辨。言但欲寐证有极寒极热之邪在里为患，倘未形诸外者，当于口中和与燥辨之，尤为易见，此条热邪内炽，津液有立竭之势，下之宜急，与上节针锋相对。

少阴病，二三日，咽痛者，可与甘草汤；不瘥者，与桔梗汤。

少阴病，咽痛，半夏散及汤主之。

少阴病，咽中伤，生疮不能语言，声不出者，苦酒汤主之。误汗条云：亡阳属少阴，法当咽痛而复吐利，可知咽痛不独阴虚证方有，而阳虚证更多。盖阳气既虚，则津液凝聚不化，随经壅塞于上，故咽为之痛也。

少阴病，下利，咽痛，胸满，心烦者，猪肤汤主之。

胸在膈上，乃清阳地面，此处满闷皆属痰饮闭塞清道，亦瓜蒂证之类。清道一闭，必有咽痛心烦等病，其不用瓜蒂吐法，而用猪肤滑润法者，以下焦更有病故耳。肤，注疏作革外，薄皮。但此非滑润之物，细察肤字形，像在皮里肉外，用者审之。

少阴病，饮食入口则吐，心中温温欲吐，复不能吐，始得之，手足寒，脉弦迟者，此胸中实，不可下也，当吐之。若膈上有寒饮，干呕者，不可吐也，急温之，宜四逆汤。论干呕所因不同，有津液凝聚而成痰者，所谓胸中实，此可吐不可下也。有阳虚不能蒸化水饮，聚于膈上，所谓膈上寒饮者，此可温不可吐也。然胸实之脉弦迟，而寒饮之脉非弦迟也。然则脉象何如，可用急温耶？

少阴病，脉沉者，急温之，宜四逆汤。

此补上寒饮之脉也。两节若分置两处，则上节有缺文，而本条不承干呕来，则脉沉亦未必即是急温证。

病人手足厥冷，脉乍紧者，邪结在胸中，心中满而烦，饥不能食者，病在胸中，当须吐之。宜瓜蒂散。

详言胸实脉证，出方主治。

少阴病二三日，至四五日，腹满，小便不利，下利不止，便脓血者，桃花汤主之。数条相似，认证处在便脓血。

少阴病二三日不已，至四五日，腹痛，小便不利，四肢沉重疼痛，自下利者，此为有水气，其人或咳，或小便利，或下利，或呕者，真武汤主之。

数条相似，异处在四肢沉重疼痛。

少阴病，四逆，其人或咳，或悸，或小便不利，或腹中痛，或泄利下重者，四逆散主之。

数条相似，异处在四逆，泄利下重。

少阴病，咳而下利，谵语者，被火气劫故也。小便必难，以强责少阴汗也。数条相似，此惟谵语为异。然厥阴中亦有下利谵语，须认定"但欲寐"三字，方是此证。

少阴病，下利六七日，咳而呕渴，心烦不得眠者，猪苓汤主之。

数条相似，此惟口渴为异。是先伤水，暑热后伤饮，故较黄连阿胶汤证多一下利。

少阴病，欲吐，不吐心烦，但欲寐，五六日自利而渴者，属少阴也。虚故引水自救。若小便色白者，少阴病形悉具。小便白者，以下焦虚有寒，不能制水，故令色白也。

此与上猪苓证极相似，一热一寒，反掌生杀，当于小便之白不白上辨。

少阴病下利，白通汤主之。

此即上条之方也。

少阴病下利脉微者，与白通汤。利不止，厥逆无脉，干呕烦者，白通加猪胆汁汤主之。服汤脉暴出者，死。微续者，生。

读此方知饮水自救，是死生参半之证。

少阴病六七日，息高者死。

少阴病，下利止而头眩，时时自冒者，死。

脏腑不运，故利止。微阳上脱，故头眩。

少阴病，下利，若利自止恶寒而踡卧，手足温者，可治。

脾主四肢，手足温者，中州之阳有来复之机，所以利自止。然真阳未能遽复，必藉温药以复之，故曰可治。治之之法，不外四逆辈。

少阴病，恶寒身踡而利，手足逆冷者，不治。

少阴病，四逆，恶寒而身踡，脉不至，不烦而躁者，死。

烦，乃心烦。躁，是身躁。烦者阴邪内盛，孤阳有不得自安之意。不烦而躁者，孤阳已拒于外，在内绝无阳气也，即不下利亦死。

少阴病，恶寒而踡，时自烦，欲去衣被者，可治。

微阳尚存，故可治。

少阴病，下利清谷，里寒外热，手足厥逆，脉微欲绝。身反不恶寒，其人面赤色，或腹痛，或干呕，或咽痛，或利止脉不出者，通脉四逆汤主之。其脉即出者愈。

下利完谷不化，则里寒明矣。而外反发热，谓之里寒外热。手足虽冷，身反不恶寒，是阴盛格阳于外也。然阳气虽格于外，尚在躯壳之间，未曾散失，逐退阴邪，阳气立返，脉亦当即出，故曰其脉即出者，愈。至若白通证，身不发热，则阳气内外俱微，服药后，令阴渐退，阳渐复，则脉亦当渐出。若暴出则微阳外散矣。故曰暴出者死，微续者生。两论不同，各有意义。

下利清谷，里寒外热，汗出而厥者，通脉四逆汤主之。

上条不言汗出，此多一汗出证，大抵见少阴病下利清谷，里寒外热，手足厥逆者，无论有汗无汗，均宜通脉四逆主治。外有甘草泻心一证，亦完谷不化，与此相似，然有心下痞硬，干呕心烦可据。

少阴病，自利清水，色纯青，心下必痛，口干燥，急下之，宜大承气汤。

火性急速，迫水下行，利中之独异者。

少阴病，六七日，腹胀不大便者，急下之，宜大承气汤。

论急下证类叙及之。

少阴病，下利脉微涩，呕而汗出，必数更衣，反少者，当温其上灸之。

此阳气下陷证也。温上，灸百会也。扁鹊灸虢太子之五会穴，即此在头顶陷中，取《内经》下者兴之之义。

少阴病，脉微细沉，但欲卧，汗出不烦，自欲吐，至五六日，自利复烦躁，不得卧寐者，死。

少阴病，脉紧至七八日，自下利，脉暴微，手足反温，脉紧反去者，为欲解也。虽烦下利，必自愈。

其自愈处未下利时，全在脉紧上看出，既下利后，全在手足反温上看出。其下利之故，与脾家实腐秽当去条同。

少阴病，吐利躁烦，四逆者，死。

少阴病，吐利，手足厥冷，烦躁欲死者，吴茱萸汤主之。

两条证同而一死一可治者，全在四逆与手足冷上分出。盖手指至肩，足指至髀枢，名四肢。四逆者，四肢尽冷也。手指至腕，足至踝，名手足。手足冷者，冷止在手足也。轻重固自有分，然何至死生各异？不敢强解。

少阴病，吐利，手足不逆冷，反发热者，不死。脉不知者，灸少阴七壮。

手足不逆冷，较手足逆冷尤轻。即吐利，脉不至者，亦不须通脉汤，但灸少阴可愈。

少阴病，八九日，一身手足尽热者，以热在膀胱，必便血也。

上言手足不逆冷者可治，因论及一身手足尽热者。少阴论中无便血方，非缺文也，其曰热在膀胱，已指出病根，不必另议，方治不见。太阳论中云：热结膀胱，血自下，下者愈，早有桃核承气汤主治，不必再说，论中尽有此遥递法。

少阴病下利，便脓血者，桃花汤主之。

桃花汤凡两见，前条有腹满小便不利证，故与腹痛小便不利并录此，不言腹满，止言下利，便脓血，故次于便血后。

少阴病下利便脓血者，可刺。

《伤寒论读》少阴卷终

伤寒论读

嘉善沈尧封读
绍兴裘庆元校刊

辨厥阴病脉证

厥阴之为病消渴，气上撞心，心中疼热，饥而不欲食，食则吐蛔。下之，利不止。

此厥阴病之提纲也。然消渴，气上撞心，心中疼热，饥不欲食，食则吐蛔之外，更有厥热往来，或呕，或利等证，犹之阳明病胃家实之外，更有身热汗出不恶寒反恶热等证。故阳明病必须内外证合见，乃是真阳明。厥阴病亦必内外证合，见乃是真厥阴。其余或厥或利或呕，而内无气上撞心，心中疼热等证，皆似厥阴而实非厥阴也。

伤寒一二日，至四五日而厥者，必发热。前热者后必厥，厥深者热亦深，厥微者热亦微。厥应下之，而发汗者，必口伤烂赤。

此正邪分争，一大往来寒热病也。厥深热亦深，厥微热亦微，犹言寒重则发热亦重，寒轻则发热亦轻论，其常理也。其有不然者，可以决病之进退矣。故下文即论厥少热多，厥多热少，不知注伤寒者，皆以"热"字作"伏热"解，遂令厥阴病有热无寒矣。不思乌梅丸是厥阴主方，如果有热无寒，何以方中任用姜附桂辛椒大辛热耶？盖厥阴为三阴之尽病及此者，必

阴阳错杂，况厥阴肝木于卦为震，一阳居二阴之下，是其本象，病则阳泛于上，阴伏于下，而下寒上热之证作矣。其病藏寒，蛔上入膈，是下寒之证据也。消渴，心中疼热，是上热之证据也。况厥者，逆也，下气逆上，即是孤阳上泛，其病多升少降。凡吐蛔，气上撞心，皆是过升之病，治宜下降，其逆上之阳，取《内经》高者抑之之义，其下之之法，非必硝黄攻克实热，方为下剂，即乌梅丸一方，下法已具，方中毋黄连乌梅黄柏苦酸咸，纯阴为下降，即附子直达命门，亦莫非下降药也，下之而阳伏于下，则阴阳之气顺而厥可愈矣。倘误认厥为外寒所束，而反发其汗，则心中疼热之阳尽升于上而口伤烂赤矣。以表药多升，而厥阴之脉环唇内也。

伤寒病，厥五日，热亦五日，设六日当复厥不厥者，自愈。厥终不过五日，以热五日故知自愈。

伤寒，发热四日，厥反三日，复热四日，厥少热多，其病当愈。四日至七日热不除者，其后必便脓血。

伤寒厥四日，热反三日，复厥五日，其病为进，寒多热少，阳气退，故为进也。

伤寒始发热六日，厥反九日而利，凡厥利者，当不能食，今反能食者，恐为除中。食已索饼，不发热者，知胃气尚在，必愈。恐暴热来，出而复去也。后三日，

脉之，其热续在者，期之旦日，夜半愈。所以然者，本发热六日，厥反九日，复发热三日，并前六日，亦为九日，与厥相应，故期之旦日夜半愈。后三日脉之，而脉数其热不罢者，此为热气有余，必发痈脓也。

除中者，中气除也。喻嘉言谓之胃阳发露。凡厥利当不能食，忽然能食，暴热一来，其阳即散，立毙之候也。

伤寒脉迟，至六七日而反与黄芩汤彻其热，脉迟为寒，今与黄芩汤复除其热，腹中应冷，当不能食，今反能食此名除中，必死。

此原除中病因。

伤寒先厥后发热而利者。必自止，见厥复利。

此论其常理。

伤寒，先厥后发热，下利必自止，而反汗出，咽中痛者，其喉为痹。发热无汗而利。必自止。若不止，必便脓血。便脓血者，其喉不痹。

此论其变态阳气过亢上升下降之证。

伤寒脉微而厥，至七八日肤冷，其人躁无暂安时者，此为脏厥，非蛔厥也。蛔厥者，其人当吐蛔。令病者静而复时烦，此为脏寒，蛔上入膈，故烦。须臾复止，得食而呕又烦者，蛔闻食臭出，其人当自吐蛔。蛔厥者，乌梅丸主之。又主久利。

蛔厥证中下二焦俱寒。膈上独热，治当下其逆上之阳，此厥阴之正病也。节首脉微脏厥，与少阴有阴无阳之死证同。

厥阴中风，脉微浮为欲愈，不浮为未愈。

提纲中不言脉，读此可知厥阴脉本沉也。又读上条脉微为脏厥，可知厥阴不甚微也。

厥阴病，欲解时，从丑至卯上。

厥有病渴，欲饮水者，少少与之愈。

凡厥者，阴阳气不相顺接便为厥。厥者，手足逆冷是也。

此推开说凡阴阳气不相顺接便为手足逆冷，故手足冷他证尚未必即是厥阴病，以起下诸条。

伤寒脉促，手足厥逆者，可灸之。

伤寒六七日，脉微，手足厥冷，烦躁，灸厥阴不还者，死。

灸厥阴脉起处，足大指丛毛之际。

伤寒脉滑而厥者，里有热也，白虎汤主之。

白虎证兼有消渴却与厥阴病相似，惟脉滑并无气上撞心。心中疼为异耳。此已下数，俱非厥阴正病，因论手足厥冷，故类叙及之，以便同中审异耳。后呕论与下利仿此。阳明论中非阳明而仍称阳明者，以皆有胃实证也，使人就胃实中分别。厥阴论中非厥阴，即不称厥阴而止称伤寒者，以无气上撞心，心中疼热等证故也。

伤寒厥而心下悸者，宜先治水。当服茯苓甘草汤，却治其厥。不尔，水渍入胃，必作利也。

诸四逆厥者，不可下之，虚家亦然。

下，攻下也。虚家亦然者，言虚家亦令四逆厥也。起下三节。

伤寒五六日，不结胸，腹濡脉虚复厥者，不可下，此为亡血，下之死。

病者手足厥冷，言我不结胸，小腹满，按之痛者，此冷结在膀胱关元也。

论厥而两言不结胸者，以少阴论中有。病人手足厥冷，脉乍紧者，邪结在胸中一条，少阴论中手足冷者颇多，皆不论独取。未经论者论之，其白虎证虽经论过，但前止云背恶寒而未及手足冷，故复论之。

手足厥寒，脉细欲绝者，当归四逆汤主之。若其人内有久寒者，当归四逆加吴茱萸生姜汤主之。

上方治腹濡脉虚证，下方治冷结在膀胱关元证。叔和释脉云：细极谓之微，则此之脉细欲绝，即与微脉混矣。不知微者，薄也，属阳气虚。细者，小也，属阴血虚。薄者，未必小；小者，未必薄也。盖营行脉中，阴血虚则实，其中者少，脉故小。卫行脉外，阳气虚则约乎外者怯，脉故薄。况前人用"微"字多取"薄"字意，试问微云淡河汉薄乎？细乎？故少阴论中脉微欲绝，用通脉四逆主治，回阳之剂也。两脉阴阳各异，岂堪混释！

伤寒热少厥微，指头寒，默默不欲食，烦躁数日，小便利，色白者，此热除也。欲得食，其病为愈。若厥而便呕，胸胁烦满者，其后必便血。

呕而发热者，小柴胡汤主之。

此即治上热未除之证。

呕而脉弱，小便复利，身有微热，见厥者，难治，四逆汤主之。

缓弱之脉，多属太阴，非湿即寒。今小便利，非湿也，呕而厥寒也，故用四逆。

干呕，吐涎沫，头痛者，吴茱萸汤主之。

阳明论二三日呕而咳，手足厥者，必苦头痛。若不咳不呕手足不厥者，头不痛，亦用吴茱萸汤。今云头痛则呕，与咳在所必有。

呕家有痈脓者，不可治呕，脓尽自愈。

伤寒发热，下利厥逆，躁不得卧者，死。

伤寒发热，下利至甚，咳不止者，死。

二节论下利发热之死证。

下利脉沉弦者，下重也。脉大者，为未止。脉微弱数者，为欲自止，虽发热，不死。

此总论下利之脉。喻嘉言执此发热不死句，以为与《内经》下利身热则死相反，因谓此之下利，非《内经》之下利，创制逆流挽舟伪法，夭枉后人。不思仲景何尝不言下利发热者死？上文已两言之矣。独是见此微弱数之脉，虽发热不死耳。跟定上文，发热者死来，虽字故有着落。若照喻嘉言讲，虽字全无着落。

下利有微热而渴，脉弱者，令自愈。

下利脉数，有微热，汗出，令自愈。设复紧，为未解。

下利脉数而渴者，令自愈。设不瘥，必清脓血，以有热故也。

指出便脓血之病根，以便施治。其治热利之方，即白头翁汤也。便脓血不同少阴病，便脓血桃花汤主治。此之便脓血，白头翁汤主治。认证处全在欲寐不欲寐上辨。

下利，寸脉反浮数，尺中自涩者，必清脓血。

下利欲饮水者，以有热故也，白头翁汤主之。

水，冷水也。欲饮水，较渴更甚。

热利下重者，白头翁汤主之。

热利者，或便脓血，或未便脓血而已。见脉数，渴欲饮水等证也。下重，少阴四逆散证，亦泄利下重。然既称阴，必有但欲寐可认。

下利谵语者，有燥屎也，宜小承气汤。

下利脉沉而迟，其人面少赤，身有微热，下利清谷者，必郁冒，汗出而解。病人必微厥，所以然者，其面戴阳，下虚故也。

下利后脉绝，手足厥冷，晬时脉还，手足温者，生。脉不还者，死。

下利手足厥冷，无脉者，灸之。不过若脉不还反微喘者，死。

伤寒下利，日十余行，脉反实者，死。

《伤寒论读》厥阴卷终

伤寒论读

嘉善沈尧封读

绍兴裘庆元校刊

平 脉 法

脉法一篇，方喻二家以为非仲景旧制，而程郊倩独尊信不疑，抑何识见之迥异耶？良以是篇原非出自一手故也。尝读仲景原叙，知是论引用有平脉辨证一书，想撰论时所引用者，采布六经，其所不引用者，不忍弃置，附于论末，仍名平脉法。后被俗医附会，所以间杂鄙俚，而叔和较订时，又将太阳中无六经字面及无方治数条并入，所以愈增错乱。今将太阳中所不可缺者补入太阳，其二脉法仍全录不遗，以备查考。至若并入处、附会处，非敢臆断，谨于各条下注明证据，与同志商之。

问曰：脉有三部，阴阳相乘，营卫血气，在人体躬。呼吸出入，上下于中，因息游布，津液流通。随时动作，效象形容，春弦秋浮，冬沉夏洪。察色观脉，大小不同，一时之间，变无经常。尺寸参差，或短或长，上下乖错，或存或亡。病辄改易，进退低昂，心迷意惑，动失纪纲。愿为具陈，令得分明。师曰：子之所问，道之根源。脉有三部，尺寸及关，营卫流行，不失衡铨。肾沉心洪，肺浮肝弦，此是经常，不失铢分。出入升降，漏刻周旋，水下百刻，一周循环。当复寸口，虚实见焉，变化相乘，阴阳相干。风则浮虚，寒则牢坚，

沉潜水蓄，支饮急弦，动则为痛，数则热烦。设有不应，知变所缘。三部不同，病各异端。太过可怪，不及亦然。邪不空见，中必有奸，审察表里，三焦别焉。知其所舍，消息诊看，料度腑脏，独见若神。为子条记，传与后人。

师曰：呼吸者，脉之头也。初持脉，来疾去迟，此出疾入迟，名曰内虚外实也。初持脉，来迟去疾，此出迟入疾，名曰内实外虚也。

问曰：上工望而知之，中工问而知之，下工脉而知之，愿闻其说。师曰：病家人请云，病人苦发热，身体疼，病人自卧，师到诊其脉，沉而迟者，知其瘥也。何以知之？表有病者，脉当浮大，今脉反沉迟，故知其愈也。假令病人云腹内卒痛，病人自坐，师到脉之，浮而大者，知其瘥也。何以知之？里有病者，脉当沉而细，今脉浮大，故知愈也。

按： 太阳病，发热头痛，脉反沉，此用四逆汤之重证，岂可妄言愈乎？此以下阳节定属粗工附会。

师曰：病家人来请云，病人发热烦极。明日师到，病人向壁卧，此热已去也。设令脉不和，处言已愈。

设令向壁卧，闻师到不惊起而盼视，若三言三止，脉之咽唾者，此诈病也。设令脉自和，处言汝病太重，当须服吐下药，

针灸数百处。

师持脉，病人欠者，无病也。脉之呻者，病也。言迟者，风也。摇头言者，里痛也。行迟者，表强也。坐而伏者，短气也。坐而下一脚者，腰痛也。里实护腹，如怀卵物者，心痛也。

上工望而知之者，望其明堂、关庭、蕃蔽等部位，现何色则知何邪何脏之病，以便施治。如本论之脸内际黄者，知为欲解是也。若第云知病而究不知所以病，将何以施治，岂得谓之上工也哉？

师曰：伏气之病，以意候之，今月之内，欲有伏气。假令旧有伏气，当须脉之，若脉微弱者，当喉中痛，似伤，非喉痹也。病人云：实喉中痛。虽尔，今复欲下利。问曰：人病恐怖者，其脉何状？师曰：脉行如循丝累累然，其面白脱色也。

人不饮，其脉何状？师曰：脉自涩，唇干燥也。

人愧者，其脉何类，脉浮而面色乍白乍赤。

问曰：病有灾怪，何谓也？师曰：假令人病，脉得太阳与形证相应，因为作汤，比还送汤，如食顷，病人乃大吐下利腹中痛。师曰：我前来不见此证，今乃变异，是名灾怪。问曰：何缘作此吐利？答曰：或有旧时服药，今乃发作，故为灾怪耳。

以上九节俱是江河诀断，非仲景语。

问曰：经说脉有三菽六菽重者，何谓也？师曰：脉人以指按之，如以三菽之重者，肺气也；如六菽之重者，心气也如九菽之重者，脾气也；如十二菽之重者，肝气也；按之至骨者，肾气也。假令下利，寸口、关上、尺中，悉不见脉，然尺中时一小见，脉再举头者，肾气也；若见损脉来至，为难治。

问曰：东方肝脉，其形何似？师曰：肝者，木也，名厥阴，其脉微弦濡弱而长，是肝脉也。肝病自得濡弱者，愈也。假令得纯弦脉者，死。何以知之？以其脉如弦直，此是肝脏伤，故知死也。

南方心脉，其形何似？师曰：心者，火也，名少阴，其脉洪大而长，是心脉也。心病自得洪大者，愈也。假令脉来微去大，故名反，病在里也。脉来头小本大，故名覆，病在表也。上微头小者，则汗出。下微本大者，则为关格不通，不得尿；头无汗者，可治，有汗者死。

西方肺脉，其形何似？师曰：肺者，金也，名太阴，其脉毛浮也。肺病自得此脉，若得缓迟者，皆愈。若得数者则剧。何以知之？数者，南方火，火克西方金，法当痈肿，为难治也。问曰：二月得毛浮脉，何以处言至秋当死？师曰：二月之时，脉当濡弱，反得毛浮者，故知至秋死。二月肝用事，肝属木，脉应濡弱，反得毛浮者，是肺脉也。肺属金，金来克，木故知至秋死。他皆仿此。

师曰：脉肥人责浮，瘦人责沉。肥人当沉，今反浮，瘦人当浮，今反沉，故责之。

师曰：寸脉下不至关，为阳绝；尺脉上不至关，为阴绝，此皆不治，决死也。若计其余命生死之期，期以月节克之也。

师曰：脉病人不病，名曰行尸，以无王气，卒眩仆不识人者，短命则死。人病脉不病，名曰内虚，以无谷神，虽困无苦。

以上七节，议论虽不出《素》《难》，但笔气与仲景迥异。

问曰：脉有相乘，有纵有横，有逆有顺，何谓也？师曰：木行乘火，金行乘木，名曰纵；火行乘水，木行乘会，名曰横；

水行乘金，火行乘木，名曰逆；金行乘水，木行乘火，名曰顺也。

肝乘脾名曰纵，肝乘肺名曰横，论中所引用。

寸口脉诸微亡阳，诸濡亡血，诸弱发热，诸紧为寒，诸乘寒者则为厥。郁冒不仁，以胃无谷气，脾塞不通，口急不能言，战而栗也。

首四句是要言。

问曰：濡弱何以反，适十一头？师曰：五脏六腑相乘，故令十一。

问曰：何以知乘腑？何以知乘脏？师曰：诸阳浮数为乘腑，诸阴沉涩为乘脏也。

问曰：脉有残贼，何谓也？师曰：脉有强紧浮滑沉涩，此六脉名曰残贼，能为诸脉作病也。

两节亦是紧要语。

问曰：翕奄沉，名曰滑，何谓也？师曰：沉为纯阴，翕为正阳，阴阳和合，故令脉滑，关尺自平。阳明脉微沉，食饮自可。少阴脉微滑，滑者，紧之浮名也，此为阴实，其人必股内汗出，阴下湿也。

论中脉浮滑用白虎汤主治，是滑为热也。此云滑者，紧之浮名，且云阴实，又以滑为寒也，殊不可解。

问曰：曾为人所难，紧脉何从而来？师曰：假令亡汗，若吐，以肺里寒，故令脉紧也。

偏失却脉阴阳俱紧者，名曰伤寒。

寸口卫气盛，名曰高，营气盛，名曰章。高章相搏，名曰纲。卫气弱，名曰惵，营气弱，名曰卑，惵卑相搏，名曰损。卫气和，名曰缓，营气和，名曰迟，迟缓相搏名曰沉。

论中论迟脉不一。迟为无阳，不能作汗，尺中迟者，不可发汗，以营气不足，

血少故也。脉浮而迟，表热里寒，四逆汤主治。脉迟为寒，反与黄芩汤彻其热，则为除中。历观数条，止主虚寒，从未有主营气和者，此条脉名俱已换过，今即其不换过之脉辨之，已如此谬解，则换过名式之脉，不必讲矣。

寸口脉缓而迟，缓则阳气长，其色鲜，其颜光，其声商，毛发长。迟则阴气盛，骨髓生，血充满，肌肉紧薄鲜硬。阴阳相抱，营卫俱行，刚柔相搏，名曰强也。

趺阳脉滑而紧，滑者胃气实，紧者脾气强，持实击强，痛还自伤，以手把刃，坐作疮也。

以上三节出自一手，无容再辨。

寸口脉浮而大，浮为虚，大为实，在尺为关，在寸为格，关则不得小便，格则吐逆。趺阳脉伏而涩，伏则吐逆，水谷不化，涩则食不得入，名曰关格。

脉浮而大，浮为风虚，大为气强，风气相抟，必成瘾疹，身体为痒。痒者，名泄风，久久为疥癞。

此节议论醇正，的是平脉之旧。

寸口脉弱而迟，弱者卫气微。迟者营中寒。营为血，血寒则发热。卫为气，气微者心内饥，饥而虚满，不能食也。

趺阳脉大而紧者，当即下利，为难治。

寸口脉弱而缓，弱者阳气不足，缓者胃气有余，噫而吞酸，食卒不下，气填于膈上也。

趺阳脉紧而浮，浮为气，紧为寒，浮为腹满，紧为绞痛，浮紧相搏，肠鸣而转，转即气动，膈气乃下，少阴脉不出，其阴肿大而虚也。

寸口脉微而涩，微者卫气不行，涩者营气不足，营卫不能相将，三焦无所仰，身体痹不仁。营气不足，则烦疼口难言。

卫气虚者，则恶寒数欠，三焦不归其部。上焦不归者，噫而吞酸；中焦不归者，不能消谷引食；下焦不归者，则遗溲。

跌阳脉沉而数，沉为实，数消谷，紧者病难治。

寸口脉微而涩，微者卫气衰，涩者营气不足。卫气衰，面色黄；营气不足，面色青。营为根，卫为叶，营卫俱微，则根叶枯槁而寒栗、咳逆、唾腥、吐涎沫也。

跌阳脉浮而芤，浮者卫气虚，芤者营气伤，其身体酸瘦肌肉甲错，浮芤相搏，宗气衰微，四属断绝。

寸口脉微而缓，微者卫气疏，疏则其肤空；缓则胃气实，实则谷消而水化也。谷入于胃，脉道乃行，水入于经，其血乃成。营盛则其肤必疏，三焦绝经，名曰血崩。

跌阳脉微而紧，紧则为寒，微则为虚，微紧相搏则为短气。少阴脉弱而涩，弱者微烦，涩者厥逆。

跌阳脉不出脾，不上下，身冷肤硬。

少阴脉不至，肾气微，少精血，奔气促，迫上入胸膈，宗气反聚，血结心下。阳气退下，热归阴股，与阴相动，令身不仁，此为尸厥，当刺期门、巨关。

寸口脉微，尺脉紧，其人虚损多汗，知阴常在，绝不见阳也。

辨 脉 法

问曰：脉有阴阳，何论也？答曰：凡脉大、浮、数、动、滑，此名阳也；沉、涩、弱、弦、微，此名阴也。凡阴病见阳脉者生，阳病见阴脉者死（编入太阳）。

问曰：脉有阳结、阴结者，何以别之？答曰：其脉浮而数，能食不大便者，此为实，名曰阳结也，期十七日当剧。其脉沉而迟，不能食，身体重，大便反硬，名曰阴结也，期十四日当剧。

此论不大便也。阳结即风热入阳明之证，阴结即寒湿似阳明之证。想是平脉辨证中语，仲景以其语焉不详，故不采入阳明论。

问曰：病有洒淅恶寒，而复发热者何？答曰：阴脉不足，阳往从之，阳脉不足，阴往乘之。曰：何谓阳不足？答曰：假令寸口脉微，名曰阳不足，阴气上入阳中，则洒淅恶寒也。曰：何谓阴不足？答曰：假令尺脉弱，名曰阴不足，阳气下陷入阴中则发热也（入太阳）。阳脉浮，阴脉弱者，则血虚，血虚则筋急也。其脉沉者，营气微也。其脉浮而汗出如流珠者，卫气衰也。营气微者，加烧针则血流不行，更发热而烦躁也。脉蔼蔼如车盖者名曰阳结也。脉累累加循长竿者名曰阴结也。脉瞥瞥如羹上肥者，阳气微也。脉萦萦如蜘蛛丝者，阴气衰也。脉绵绵如泻漆之绝者，亡其血也。脉来缓，时一止复来者，名曰结。脉来数，时一止复来者，名曰促。脉阳盛则促，阴盛则结，此皆病脉。阴阳相搏，名曰动。阳动则汗出，阴动则发热。形冷恶寒，此三焦伤也。若数脉见于关上，上下无头尾如豆大，厥厥动摇者，名曰动也。

阳脉浮大而濡，阴脉浮大而濡，阴脉与阳脉同等者，名曰缓也（编入传解）。脉浮而紧者，名曰弦也。弦者，状如弓弦，按之不移也。脉紧者，如转索无常也（编入太阳）。

脉弦而大，弦则为减，大则为芤，减则为寒，芤则为虚。寒虚相搏，此名为革。妇人则半产漏下，男子则亡血失精。

此是病脉辨证要语。即下文浮而紧，按之反芤之脉也。大抵战汗之里虚，未必不从此数证得来。

问曰：病有战而汗出，因得解者，何也？答曰：脉浮而紧，按之反芤，此为本虚，故当战而汗出也。其人本虚，是以发战，以脉浮故当汗出而解也。若脉浮而数，按之不芤，此人本不虚。若欲自解，但汗出耳，不发战也（编入传解）。

问曰：病有不战而汗出解者，何也？答曰：脉大而浮数，故知不战汗出而解也（入传解）。

问曰：病有不战不汗出而解者，何也？答曰：其脉自微，此以曾经发汗、若吐、若下、若亡血，以内无津液，此阴阳自和，必自愈，故不战不汗出而解也（入传解）。

问曰：伤寒三日，脉浮数而微，病人身凉和者，何也？答曰：此为欲解也，解以夜半。脉浮而解者，濈然汗出；脉数而解者，必能食也；脉微而解者，必大汗出也（入传解）。

问曰：脉病欲知愈未愈者，何以别之？答曰：寸口、关上、尺中三处，大小浮沉迟数同等，虽有寒热不解者，此脉阴阳为平，虽剧当愈（入传解）。

师曰：立夏得洪大脉，是其本位，其人病身体苦疼重者，须发其汗。若明日身不疼不重者，不须发汗。若汗濈濈自出者，明日便解矣。何以言之？立夏得洪大脉，是其时脉，故使然也。四时仿此（入传解）。

问曰：凡病欲知何时得，何时愈？答曰：假令夜半得病者，明日日中愈；日中得病者，夜半愈。何以言之？日中得病夜半愈者，以阳得阴则解也；夜半得病，明日日中愈者，以阴得阳则解也（入传解）。

以上七条论欲解之候应在太阳论中，想叔和校订时见此数条既无六经字面，又无方治，所以摘置此处。但摘还未尽，与此相类者尚存数条在太阳。寸口脉浮为在表，沉为在里，数为在腑，迟为在脏。假令脉迟，此为在脏也（入太阳）。

趺阳脉，浮而涩，少阴脉如经也，其病在脾，法当下利。何以言之？若脉浮大者，气实血虚也。今趺阳脉浮而涩，故知脾气不足，胃气虚也。以少阴脉弦而浮才见，此为调脉，故称如经也。若反滑而数者，故知当屎脓也。

寸口脉浮而紧，浮则为风，紧则为寒。风则伤卫，寒则伤营，营卫俱病，骨节烦疼，当发其汗也（编入太阳）。

趺阳脉迟而缓，胃气如经也。趺阳脉浮而数，浮则伤胃，数则动脾。此非本病，医特下之所为也。营卫内陷，其数先微，脉反但浮，其人必大便硬，气噫而除。何以言之？本以数脉动脾，其数先微，故知脾气不治，大便硬，气噫而除。今脉反浮，其数改微，邪气独留，心中则饥，邪热不杀谷，潮热发渴，数脉当迟缓，脉因前后度数如法，病者则饥，数脉不时，则生恶疮也。

师曰：病人脉微而涩者，此为医所病也。大发其汗，又数大下之，其人亡血，病当恶寒，后乃发热，无休止时，夏月盛热，欲着复衣；冬月盛寒，欲裸其身。所以然者，阳微则恶寒，阴弱则发热，此医发其汗，使阳气微，又大下之，令阴气弱。五月之时，阳气在表，胃中虚冷，以阳气内微，不能胜冷，故欲着复衣。十一月之时，阳气在里，胃中烦热，以阴气内弱，不能胜热，故欲裸其身。又阴脉迟涩，故知亡血也。脉浮而大，心下反硬，有热，属脏，攻之，不令发汗；属腑者，不令溲数，数溲则大便硬。汗多则热愈，汗少则便难，脉迟尚未可攻。

脉浮而洪，身汗如油，喘而不休，水浆不下，形体不仁，乍静乍乱，此为命绝也。又未知何脏先受其灾，若汗出发润，喘而不休者，此为肺先绝也。阳反独留，形体如又烟熏，直视摇头者，此为心先绝也。唇口反青，四肢漐习者，此为肝绝也。环口黧黑，柔汗发黄者，此为脾绝也。溲便遗失，狂言，目反直视者，此为肾绝也。又未知何脏阴阳先绝，若阳气前绝，阴气后竭者，其人死，身色必青；阴气前绝，阳气后竭者，其人死，身色必赤，腋温，心下热也。

身色或青或赤，未死之前，必以渐而来，非死后突见也。医有望色一法，真防微杜渐之不可废也。因思蓝斑一证，即色青之渐，实为阳绝之征，世反谓热极胃烂，重投寒药，是乃速绝其阳，宜乎旦发夕死，百无一生矣。曾见一老医，大用参附，奏效，读此始悟，治法之有本，益深钦服。

寸口脉浮大，而医反下之，此为大逆。浮则无血，大则为寒，寒气相搏，则为肠鸣。医乃不知，而反饮食冷水，令汗大出，水得寒气，冷必相搏，其人即饲（入误下）。

趺阳脉浮，浮则为虚，虚浮相搏，故令气饲，言胃气虚竭也。脉滑则为哕，此为医咎，责虚取实，守空逼血脉浮，鼻中燥者，必衄也。

诸脉浮数，当发热而洒淅恶寒。若有痛处，饮食如常者，蓄积有脓也（入太阳）。脉浮而迟，面热赤而战惕者，六七日当汗出而解。反发热者，瘥迟。迟为无阳，不能作汗，其身必痒也（入传解）。

寸口脉阴阳俱紧者，法当清邪中于上焦，浊邪中于下焦。清邪中上，名曰洁也；浊邪中下，名曰浑也。阴中于邪，必内栗也。表气微虚，里气不守，故使中于阴也。阳中于邪，必发热头痛，项强颈挛，腰痛胫酸，所谓阳中雾露之气。故曰清邪中上，浊邪中下。阴气为栗，足膝逆冷，便溺妄出。表气微虚，里气微急，三焦相溷，内外不通。上焦怫郁，脏气相熏，口烂蚀断也。中焦不治，胃气上冲，脾气不转，胃中为浊，营卫不通，血凝不流。若卫气前通者，小便赤黄，与热相搏，因热作使，游于经络，出入脏腑，热气所过，则为痈脓。若阴气前通者，阳气厥微，阴无所使，客气内入，嚏而出之，声嗢咽塞。寒厥相逐，为热所壅，血凝自下，状如豚肝。阴阳俱厥，脾气孤弱，五液注下。下焦不合，清便下重，令便数难，脐恐湫痛，命将难全。脉阴阳俱紧者，口中气出，唇口干燥，踡卧足冷，鼻中涕出，舌上苔滑，勿妄治也。到七日以来，其人微发热，手足温者，此为欲解；或到八日以上，反大发热者，此为难治。设使恶寒者，必欲呕也；腹内痛者，必欲利也。

脉阴阳俱紧，至于吐利，其脉独不解，紧去人安，此为欲解。若脉迟，至六七日不欲食，此为晚发，水停故也，为未解；食自可者，为欲解（入传解）。病六七日，手足三部脉皆至，大烦而口噤不能言，其人躁扰者，必欲解也。若脉和，其人大烦，目重，脸内际黄者，此为欲解也（入传解）。

脉浮而数，浮为风，数为虚，风为热，虚为寒，风虚相搏，则洒淅恶寒也（入太阳）。脉浮而滑，浮为阳，滑为实，阳实相搏，其脉数疾，卫气失度。浮滑之脉数疾，发热汗出者，不治（入阳明）。

伤寒咳逆上气，其脉散者，死。谓其形损故也。

程效倩称二脉法为法祖百千法，皆从此辨定，余独以为不尽然。是论六经篇首，必题辨某经病脉证，是教人病脉参看，方得真据，不然，则一面之词矣。况论中脉同而病异者，不一而足，即如同一阴阳俱紧无汗者，当发汗，汗出者为亡阳。同一脉数能食者实热，吐食者胃冷。夫当汗与亡阳，实热与胃冷，证如冰炭，而脉则毫无异处，是知辨脉而不合参病证，贻害尚可问哉。

《伤寒论读》平脉法终

伤寒论读

嘉善沈尧封读

绍兴裘庆元校刊

方

桂枝汤

桂枝三两，去皮　芍药三两　甘草二两，炙　大枣十二枚，劈　生姜三两，切

上五味哎咀，水七升，微火煮取三升，去滓，温服一升，须臾，啜稀粥一升，助药力。温覆一时许，取微汗，勿令如水流漓。一服瘥，停后服。若不汗，更服依前法。又不汗，后服小促其期，半日许令三服尽。若病重者，一日一夜服。未愈，更作。禁生冷、黏滑、肉面、五辛、酒酪、臭恶等物。

桂枝加桂汤

即于桂枝汤中加桂二两成五两。

桂枝加厚朴杏仁汤

桂枝汤加厚朴二两杏仁五十个去皮尖。

桂枝加葛根汤

桂枝汤加葛根三两。

桂枝加芍药汤

桂枝汤倍芍药共六两。

桂枝加大黄汤

于加芍药方中加大黄一两。

小建中汤

加芍药方中加胶饴一升。

桂枝新加汤

桂枝汤加芍药一两、人参三两。

桂枝加附子汤

桂枝汤加附子三枚。

桂枝去芍药汤

桂枝汤去芍药一味。

桂枝去芍药加附子汤

去芍药方中加附子一枚。

桂子附子汤

去芍药方增桂一两加附子三枚炮。

桂枝附子去桂加术汤

前方去桂加术三两。

桂枝去桂加苓术汤

桂枝汤去桂加苓术各三两。

桂枝去芍药加蜀漆龙骨牡蛎救逆汤

桂枝汤去芍药加牡蛎五两，熬龙骨四两，蜀漆三两，洗。

桂枝甘草龙骨牡蛎汤

桂枝一两，去皮　甘草二两　炙龙骨二两　牡蛎二两，熬

水五升，煮取二升半，去滓，分三服。

桂枝加桂汤更加桂三两方

加桂汤更加牡桂三两。

桂枝人参汤

桂枝四两，去皮　甘草四两　炙术三两

人参三两　干姜三两

水九升，先煮四味，取五升，内桂，更煮，取三升，去滓分三服。

桂枝甘草汤

桂枝四两，去皮　甘草二两，炙

水煮一升服。

甘草附子汤

甘草二两，炙　附子二枚，炮，去皮，脐破　白术二两　桂枝四两

水六升，煮取三升去滓，分三服。

麻黄汤

麻黄三两，去节　桂枝二两，去皮　甘草一两，炙　杏仁七十个，去皮尖

水九升，先煮麻黄减二升，去上沫，内诸药，煮取二升半，去滓，服八合，覆取微汗，不须啜粥，余如桂枝法。

葛根汤

葛根四两　麻黄三两，去节　桂枝二两，去皮　芍药二两　甘草二两，炙　生姜三两，切　大枣十二枚，劈

水一斗，先煮麻黄、葛根，减二升，去沫，内诸药，煮取三升去滓，温服一升。

葛根加半夏汤

葛根汤加半夏半升洗。

大青龙汤

麻黄六两，去节　桂枝二两，去皮　甘草二两，炙　生姜三两，切　杏仁四十枚，去皮、尖　大枣十二枚，劈　石膏如鸡子大，碎，绵裹

水九升，先煮麻黄减二升，去沫，内诸药，煮取三升，去滓，温服一升，取微似汗。汗多者，温粉扑之。

桂枝麻黄各半汤

桂枝一两十六铢，去皮　芍药一两　生姜一两　甘草一两，炙　麻黄一两，去节　杏仁二十

四十，去皮，尖　大枣四枚

水五升，先煮麻黄一二沸，去沫，内诸药，煮取一升八合，分三服。

桂枝二麻黄一汤

桂枝一两十七铢，去皮　白芍一两六铢　生姜一两六铢　甘草炙，二两二铢　麻黄十六铢，去节　杏仁十六个，去衣、尖　大枣五个，劈

煎如前法，分二服。

桂枝二越婢一汤

桂枝十八铢，去皮　芍药十八铢　甘草炙，十八铢　麻黄十八铢，去节　石膏二十四铢，碎，绵裹　生姜一两三钱　大枣四枚，劈

煎如前法，分二服。

麻黄杏仁甘草石膏汤

麻黄四两，去节　杏仁五十个，去皮、尖　甘草炙，二两　石膏半斤，碎，绵裹

煎如前法，分二服。

麻黄连轺赤小豆汤

麻黄二两，去节　连轺二两　大枣十二，劈　赤小豆一升　杏仁四十个，去皮，尖　甘草炙，一两　生梓白皮一升　生姜一两，切

水一斗，先煎麻黄，再沸，去沫，内诸药，煮取三升，分三服，半日服尽。

麻黄附子细辛汤

麻黄二两，去节　附子一枚，炮　细辛二两

水一斗，先煎麻黄减二升，去沫，内诸药，煮取三升，去滓，温服一升，日三服。

麻黄附子甘草汤

麻黄二两，去节　附子一枚，炮　甘草二两，炙

煎如前法，分三服。

麻黄升麻汤

麻黄二两半，去节　升麻一两，一分　当归

一两一分　甘草六铢，炙　知母十八铢　黄芩十八铢　葳蕤十八铢　石膏六铢，碎，绵裹　白术六铢　天门冬六铢　干姜六铢　白芍六铢　桂枝六铢　茯苓六铢

上十四味，水一斗，先煮麻黄一两，沸，去沫，内诸药，煮取三升，去滓，分三服。相去如炊三斗米顷，令尽汗出愈。

小青龙汤

麻黄三两，去节　芍药三两　五味子半升　干姜二两　甘草三两，炙　桂枝三两，去皮　半夏半升，洗　细辛三两

上八味，水一斗，先煮麻黄减二升，去沫，内诸药，煮取三升，去滓，温服一升。微利者，去麻黄加荛花如鸡子大，熬令赤色。渴者，去半夏加栝楼根三两。噎者，去麻黄加附子一枚，炮。小便不利，少腹满，去麻黄加茯苓四两。喘者，去麻黄加杏仁半升，去皮、尖。

小柴胡汤

柴胡半斤　半夏半升，洗　黄芩三两　人参三两　甘草三两，炙　生姜二两，切　大枣十二枚，劈

上七味，水一斗二升，煎取六升，去滓，再煎，取三升，温服一升，日三服。胸中烦而不呕，去半夏人参加瓜蒌实一枚。渴者，去半夏加人参合前成四两半，栝楼根四两。腹痛，去黄芩加白芍三两。胁下痞硬，去大枣加牡蛎四两。心下悸，小便不利，去黄芩加茯苓四两。不渴，外有微热，去人参加桂枝三两，温覆取微似汗愈。咳，去人参、大枣、生姜，加五味子半升，干姜二两。

四逆散

柴胡　白芍　甘草炙　枳实破水渍，炙，各十分，等份

捣筛，白饮和服方寸匕，日三服。咳，加五味子、干姜各五分，并主下利。悸加桂枝五分。小便不利加茯苓五分。腹中痛，加附子一枚，炮令折。泄利下重，先以水五升，煮薤白三升，煮取三升，去滓，以散三方寸匕，内汤中，煮取一升半，分温再服。

大柴胡汤

柴胡半斤　半夏半升，洗　芍药三两　枳实四枚　黄芩三两　大黄二两　生姜五两　大枣十二枚，劈

上八味，水一斗二升，煮取六升，去滓，再煎，至三升分三服。

柴胡加芒硝汤

小柴胡汤中加芒硝六两。

柴胡加龙骨牡蛎汤

柴胡四两　半夏二合，洗　人参一两半　生姜一两半，切　大枣六枚，劈　茯苓一两半　桂枝一两半　龙骨一两半　牡蛎一两半，煅　大黄一两　铅丹一两半

上十一味，水八升，煮取四升，内大黄，切，如棋子，更煮一二沸，去渣，服一升。

柴胡加桂枝汤

柴胡四两　半夏二合半，洗　黄芩一两半　甘草一两，炙　人参一两半　桂枝一两半　白芍一两半　生姜一两半　大枣六枚，劈

上九味，水七升，煮取三升，去滓，分三服。

柴胡桂枝干姜汤

柴胡半斤　桂枝三两　干姜三两　栝楼根四两　黄芩三两　牡蛎三两　熬甘草二两，炙

上七味，水一斗二升，煮取六升，去滓，再煎，取三升，温服一升，日三服。

初服微烦，复服汗出便愈。

茯苓甘草汤

茯苓二两　桂枝二两　生姜三两　甘草一两，炙

水四升，煮取二升，取滓，分三服。

苓桂甘枣汤

茯苓半斤　桂枝四两　大枣十五个　甘草二两，炙

甘澜水一斗，先煮茯苓减二升，内诸药，煮三升，去滓，日三服。作甘澜水法，以水置盆扬之数百遍，水上有珠子数千颗即成。

苓桂术甘汤

茯苓四两　桂枝三两　白术二两　甘草二两，炙

水六升，煮取三升，去滓，分三服。

五苓散

泽泻一两六铢　猪苓十八铢，去皮　茯苓十八铢　白术十八铢　桂半两，去皮

为散，白饮和服，初方寸匕，日三，多服暖水，汗出愈。

猪苓汤

猪苓一两　茯苓一两　滑石一两，碎　泽泻一两　阿胶一两

先煮四味，取二升，去滓，内胶烊消，分三服。

栀子柏皮汤

栀子十五枚，劈　甘草一两，炙　黄柏一两

水四升，煮取一升半，去滓，分二服。

栀子豉汤

栀子十四枚，劈　香豉四合，绵裹

水四升，先煮栀子得二升半，煮取一升半，去滓，分二服，得吐止后服。

栀子甘草豉汤

栀豉汤内加炙甘草二两。

栀子生姜豉汤

栀豉汤内加生姜五两。

栀子干姜汤

栀豉十四枚，劈　干姜二两

上二味，水三升半，煮取一升半，去滓，分二服，得吐止后服。

栀子厚朴汤

栀子十四枚，劈　厚朴四两，姜炙　枳实四两，汤浸去穰，炒

水三升半，煮取一升半，去滓，分三服，得吐止后服。

大黄黄连泻心汤

大黄二两　黄连一两　麻沸汤二升

渍之，须臾，绞去滓，分温再服。

附子泻心汤

大黄二两　黄连一两　黄芩一两　附子一枚，炮，去皮

别煮汁，麻沸二升，渍三味，须臾绞去滓，内附子汁，分两服。

甘草泻心汤

甘草四两，炙　黄芩三两　黄连一两　干姜三两　半夏半升，洗　大枣十二枚，劈

上六味，水一斗，煮取六升，去滓，再煎取三升，温服一升，日三服。

半夏泻心汤

半夏半升，洗　黄芩三两　黄连一两　干姜三两　甘草三两，炙　大枣十二枚，劈　人参三两

上七味，水一斗，煮取六升，去滓，煎煮三升，温服一升，日三服。

生姜泻心汤

生姜四两　黄芩三两　黄连一两　干姜一两　甘草三两，炙　大枣十二枚，劈　人参三两　半夏半升，洗

上八味，水一斗，煮法同前。

旋覆代赭石汤

旋覆花三两　人参二两　生姜五两，切
代赭石一两　半夏半升，洗　甘草三两，炙
大枣十二枚，劈

上七味，水一斗，煮取六升，去滓，再煎，取三升，温服一升，日三服。

朴姜甘半参汤

厚朴半斤，去皮，炙　生姜半斤，切　半夏半升，洗　人参一两　甘草二两，炙

上五味，水一斗，煮取三升，去滓，温服一升，日三服。

瓜蒂散

瓜蒂一分，熬　赤小豆一分

各别捣筛，已合治之取一钱匕，以香豉一合，热汤七合，煮作稀糜，去滓取汁和散，温服。不吐少加，得快吐乃。止亡血虚家禁用。

十枣汤

芫花熬　甘遂　大戟等份

别捣为散，水一升半，大枣肥者十枚，煮取八合，去滓，内药末。强人钱匕，羸人半钱。平旦温服。若下少病不除者，明日更服，加半钱，得快利后，糜粥自养。

白散

桔梗三分　贝母三分　巴豆一分，去皮，熬黑，研如泥

二味先为末，内巴豆，更杵之，白饮和服，强人一钱，羸者减之。病在膈上，必吐；在膈下必利。若不利，进热粥一杯，倘利过不止，进冷粥一杯。

小陷胸汤

黄连一两　半夏半斤，洗　瓜蒌实大者一枚
水六升，先煮蒌取三升，去滓，内诸

药，再煮取二升，去滓，分三服。

大陷胸汤

大黄六两，去皮　芒硝一升　甘遂一钱，零研
水六升，先煮大黄，取二升，去滓，内芒硝，煮一二沸，内甘遂末。温服一升，得快利，止后服。

大陷胸丸

大黄半斤　葶苈半升，熬　芒硝半升　杏仁半升，去皮尖，熬黑，先捣筛

二味内杏仁、芒硝合研如脂和散，取如弹丸一枚，别捣甘遂末一钱匕，白蜜二合，水二升，煮取一升，温，顿服，一宿乃下。不下，更服。

大承气汤

大黄四两，酒洗　厚朴半斤，去皮，炙　枳实五枚，炙　芒硝三合

水一斗，先煮二物，取五升，去滓，内大黄，煮取二升，去滓，内芒硝，更上火一二沸。分二服，得下，止后服，

小承气汤

大黄四两，酒洗　厚朴二两，炙　枳实大者三牧，炙

上三味，水四升，煮取一升二合，去滓，分二服。

调胃承气汤

大黄四两，酒浸　芒硝半斤　甘草二两，炙
水三升，煮取一升，去滓，内芒硝，更上微火令沸，少少温服。

桃核承气汤

桃仁五十个，去皮，尖　桂枝三两，去皮
大黄四两，酒洗　芒硝二两　甘草二两，炙

上五味，水七升，煮取二升半，去滓，内芒硝，上火微沸，先食。温服五合，日三服，当微利。

抵当汤

水蛭三十个，熬　虻虫三十个，熬，去翅、足　大黄三两，酒洗　桃仁二十个，去皮、尖

上四味，为散，水五升，煮取三升，去滓，温服一升。不下再服。

抵当丸

水蛭二十个，熬　虻虫二十五个熬，去，翅、足　桃仁二十个，去皮，尖　大黄三两，酒洗

上四味，杵，分为四丸。水一升，煮一丸，取七合服。时当下，血不下更服。

茵陈蒿汤

茵陈蒿六两　栀子十四枚，劈　大黄二两

上三味，水一斗，先煮茵陈减六升，内二味，煮取三升，去滓，分三服，小便当利，尿如皂角汁状，色正赤。一宿腹减，黄从小便去也。

麻仁丸

麻子二升　芍药半斤　枳实半斤　大黄一斤，去皮　厚朴一斤，炙，去皮　杏仁一斤，去皮，尖，研如脂

上六味，为末，炼蜜丸，桐子大。饮服十丸，日三服，渐加以和为度。

蜜煎导方

蜜七合，微火煎之，稍凝似饴，俟可丸，冷水润手稔作梃子，令头锐。

大如脂，长二寸许，内谷道中，以手急抱，欲大便，任去之。

土瓜根导方

生土瓜根，削如梃，内谷道中，如蜜煎法。

猪胆汁方

大猪胆一枚，泻汁和醋少许，以灌谷道中，如一食顷，当大便出。

干姜附子汤

干姜一两　附子一枚，去皮，生用破八片

上二味，以水三升，煮取一升，去滓，顿三服。

白通汤

一葱白四茎　干姜一两　附子一枚，生用，去皮，破

上三味，水三升，煮取一升，去滓，分三服。

白通加猪胆汁汤

葱白四茎　干姜二两　附子一枚，生用，去皮，破　人尿五合　猪胆汁一合

水三升，先煮三味取一升，去滓，内胆汁，人尿和匀，温分二服。无胆汁亦可。

四逆汤

甘草二两，炙　干姜一两半　附子一枚，炮

上三味，水二升，煮取一升二合分二服。

通脉四逆汤

甘草二两，炙　干姜三两，强人可四两　附子大者一枚，生，去皮，破八片

上三味，水三升，煮取一升二合，去滓，分二服。

面色赤者加葱九茎，腹中痛者去葱加芍药二两，呕者加生姜二两，咽痛者去芍药加桔梗一两，利止脉不出者去桔梗加人参二两。

茯苓四逆汤

茯苓六两　人参一两　甘草二两，炙　干姜一两　附子一枚，生用，去皮、脐，切八片

上五味，水五升，煮去三升。去滓，温服七合，日三服。

真武汤

茯苓三两　芍药三两　生姜三两，切　白

术二两　附子一枚，炮.去皮，破

上五味五升，煮取三升，去滓，分四服。

咳加五味子半升，细辛、干姜各一两。小便利，去茯苓。下利，去芍药加干姜三两。呕，去附子加生姜足成半斤。

附子汤

附子二枚，去皮，破　茯苓三两　人参二两 白术四两　芍药三两

上五味，水八升，煮取三升，去滓，分三服。

芍药甘草附子汤

芍药三两　甘草三两，炙　附子一枚，炮，去皮，破

上三味，水五升，煮取一升五合，去滓，分二服。

芍药甘草汤

芍药四两　甘草四两，炙

上二味，水三升，煮取一升五合，去滓，分二服。

甘草干姜汤

甘草四两，炙　干姜二两，炮

上二味，水三升，煮取一升半，去渣，分二服。

甘草汤

甘草二两

一味，水三升，煮取一升半，去渣，分二服。

桔梗汤

桔梗一两　甘草二两

二味，水三升，煮取一升半，去渣，分二服。

半夏散及汤

半夏洗　桂枝去皮　甘草炙

三味等份，别捣筛，已合治之，白饮

和服方寸匕，日三服。不能服散者，煮水一升，内散两方匕，更煎三沸，少少咽之。

苦酒汤

半夏如枣核大十四枚，洗，破，鸡子一枚，去黄，内苦酒，着鸡子壳中，内半夏着苦酒中。以鸡子壳置刀环中，安火上，令三沸，去滓，少少咽下。不瘥，更作三剂服之。

猪肤汤

猪肤一斤水，一斗，煮取五升，去滓，加白蜜一升，白粉五合，熬香，和相得温，分六服。

黄芩汤

黄芩三两　甘草二两，炙　芍药二两　大枣十二枚，劈

上四味，水一斗，煮取三升，去滓，温服一升，日再夜一。

黄芩加半夏生姜汤

上方加半夏半升，洗，生姜三两，切。

白头翁汤

白头翁三两　黄连三两，去须　黄柏三两，去皮　秦皮三两

上四味，水七升，煮二升，去滓温，服一升。未愈更服。

桃花汤

赤石脂一斤，一半全用，一半筛末　干姜一两　粳米一升

上三味，水七升，米熟去滓，温服七合，内石脂末，方寸匕，日三服。若一服止，余勿服。

赤石脂禹余粮汤

赤石脂一斤碎　禹余粮一斤碎

上二味，水六升，煮取三升，去滓，分三服。

葛根黄连黄芩汤

葛根半斤　黄连三两　黄芩二两　甘草二两，炙

上四味，水八升，先煮葛根减二升，内诸药，煮取二升，去滓，分两服。

干姜黄连黄芩人参汤

干姜三两　黄连三两　黄芩三两　人参三两

四味，水六升，煮取二升，去滓，分二服。

黄连汤

黄连三两　甘草三两，炙　干姜三两　人参二两　桂枝三两，去皮　半夏半升，洗　大枣十二个，劈

上七味，水一斗，煮取六升，去渣，温服一升，日三夜一。

黄连阿胶汤

黄连四两　黄芩一两　芍药二两　鸡子黄二枚　阿胶三两

水五升，先煮三物，取二升，去渣，内胶，烊尽。少冷，内鸡子黄，搅匀。温服七合，日三服。

乌梅丸

乌梅三百个　黄连一斤　干姜十两　桂枝六两，去木　细辛六两　附子六两，炮　人参六两　黄柏六两　蜀椒四两，出汗　当归四两

上十味，异捣筛研匀，以苦酒渍乌梅一宿，去核，蒸之，五升米下饭，蒸，捣成泥，入药，拌匀。加蜜杵二千下，圆如桐子。先食下十丸，日三，稍加至二十丸。禁生冷、滑臭食物。

当归四逆汤

当归三两　白芍三两　桂枝三两，去皮　细辛二两　通草二两　甘草二两，炙　大枣二十五枚，劈

共七味，水八升，煮取三升，去滓，服一升，日三服。

当归四逆加吴茱萸生姜汤

前方加吴萸半升生姜三两。

吴茱萸汤

吴茱萸一升，洗　人参三两　生姜六两　大枣十二枚，劈

共四味，水七升，煮取二升，去渣，分三服。

炙甘草汤

甘草四两，炙　生姜三两，切　桂枝三两，去皮　麦门冬半升　麻子仁半升　大枣十二枚，劈　人参二两　地黄一斤　阿胶二两

共九味，以清酒七升，水八升，先煮八味。取三升，去渣，内胶烊尽，温服一升，日三服。

白虎汤

知母六两　石膏一斤，碎，绵裹　甘草二两，炙　粳米六合

共四味，水一斗，煮米熟汤成，去渣，温服一升，日三服。

白虎加人参汤

前方加人参三两。

文蛤散

文蛤五两

为散，沸汤五合，和散一钱匕。

搐鼻散

瓜蒂一味，为散，令病人口先含水，用散一字吹入鼻中，须臾鼻中流出黄水愈。

理中汤

人参　甘草炙　白术　干姜各三两

共四味，水八升，煮取三升，去渣，温服一升，日三服。此方本论中虽未曾用，然于心下痞条论过，敕录之。

《伤寒论读》方终

药征续编

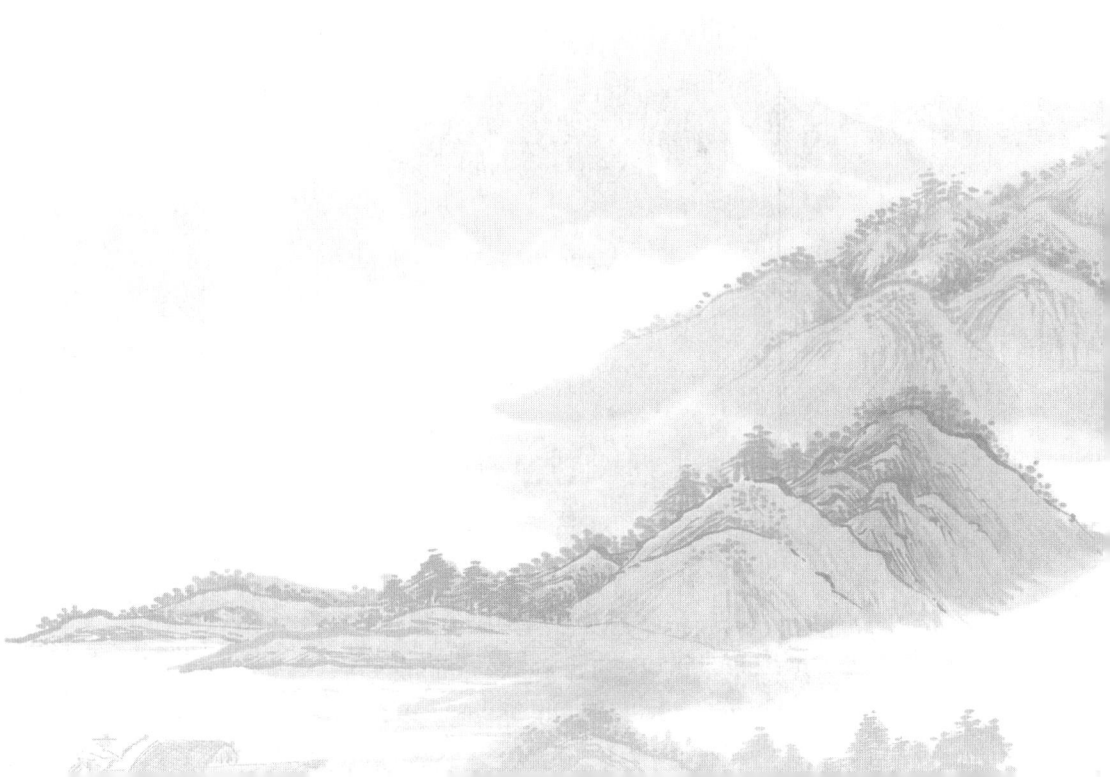

内容提要

　　《药征》为东人东洞吉益著作之一。征药五十三品，伟业未竟，人遽云亡。弟子村井续征十品，附录七十二品，辨古之妄，释今之惑，定正考核，十易寒暑，盖亦煞费苦心矣！按：东洞为彼邦复古派之有力分子，学问渊博，著述等身，从游者数百人。村井尤能传其衣钵，治旧疴，起废疾，名振西海。尝谓及门曰：仲景氏方法者，疾医之道也。苟不经圣人制作之手，安能有如此方法乎哉？

序

　　孔子曰：精义入神，以致用也。医药之道，苟不精义，致用也难矣。其观象索本，知几通变，非天下至精，孰能与于此哉？仲景氏出，方法悉备，其书虽存而知意味者鲜矣！于是治疾之要，唯知随证，而不知观证之有法也。其论药能方验药功，混为一，终不辨本性也。如斯而得入神，孰不为良医耶？村井大年，肥后人也，笃信吾先考东洞翁。治旧疴，起废疾，名声振西海。顷者集《药征》不载之药品，稽古征今，审其功能．作《药征续编》，大年之精斯道也。读此书而观其所论，则可知焉。宽政丙辰仲冬。平安。

吉益猷修夫序

目　录

药征续编　卷之上

肥后医人邨井村著
绍兴裘庆元吉生校刊

赤石脂

主治水毒下利。故兼治便脓血。

考　征

桃花汤证曰：下利便脓血。

赤石脂禹余粮汤证曰：下利不止。

上二方，赤石脂各一斤。

乌头赤石脂丸，证不具。

上一方，赤石脂一两。

据此三方，则赤石脂治水毒下利不止、便脓血明矣。

互　考

赤石脂配干姜，则治腹痛下利。若无腹痛，则不配干姜。

乌头赤石脂丸，证不具。但云治心痛彻背、背痛彻心者，虽然，此方岂惟治心背彻痛乎？后世误载之《金匮要略·心痛病篇》内，故世医皆以为但治心痛之方也。邨按：此方本当在《六经病篇》内某证条下，而治心痛彻痛、背痛彻心者矣。今详前后之条，及病证方法，盖厥阴病、蛔厥、心痛彻背、背痛彻心、下利恶寒者主之。当是同甘草粉蜜汤，大建中汤等，在乌梅丸之前后矣。《外台秘要》第七心背彻痛方内曰：仲景《伤寒论》心痛彻背、背痛彻心，乌头赤石脂丸主之。小注云：出第十

五卷中。然则是本《伤寒论·厥阴病篇》内方，而必有前后之证存矣。何以言之？则蜀椒治蛔厥，干姜治下利腹痛，乌头、附子并治四肢厥逆，赤石脂惟治下利。由此观之，此方岂惟治心背彻痛乎？余尝疑乌梅能治蛔，故蛔厥心痛彻背、背痛彻心，则此方不可无乌梅矣。然则乌头是乌梅之误矣乎？凡仲景之方，无乌头、附子并用者，则益知乌头是乌梅之误矣。邨又按：《外台秘要》第七久心痛方内，有范汪疗久心痛方，又名乌头赤石脂丸。方内有桂心（桂心即桂枝，唐方皆以桂枝为桂心）无附子，此为异耳。或疑附子是桂枝之误矣乎？桂枝能治上冲而厥者，乌头、附子，本同物同功，并存以俟明者试效而已。

桃花汤方曰：赤石脂一斤，一半全用，一半筛末，是分赤石脂一斤以为各半斤。干姜一两，粳米一升，以水七升，煮米令熟，去滓，取七合，又取半斤赤石脂末内方寸匕，温服，一日三服。后内赤石脂末方寸匕者，未知何故也，宜随仲景之法施之。《外台秘要》引崔氏方、阮氏桃花汤，分两法，则与此不同，可考。

品　考

赤石脂　理腻黏舌缀唇，鲜红桃花色者为上品，近年佐渡州所产者是也。凡方

有桃花名者，以有赤石脂也。又有桃花丸，皆即此物耳。

栝楼根

主治渴。

考　征

柴胡桂枝干姜汤证曰：渴而不呕。

小柴胡去半夏加栝楼汤证曰：发渴者。

上二方，栝楼根各四两。

栝楼桂枝枝汤，证不具。

栝楼瞿麦丸证曰：其人若渴。

上二方，栝楼根各二两。

栝楼牡蛎散证曰：渴不瘥者。

牡蛎泽泻散，证不具。

上二方，栝楼根诸药等方。

据此诸方，则栝楼根治渴明矣。凡渴有二证：烦渴者，石膏主之。但渴者，栝楼根主之。是宜分别而治之。按：栝楼根者，盖兼治口中燥渴及黏者，然是非栝楼根一味之主治也。合用而后见其妙，要宜考之于柴胡桂枝干姜汤、栝楼桂枝汤二方。

互　考

栝楼桂枝汤证，不具。然太阳病，其证备云，则是全备桂枝汤证之谓也。但身体强几几然云者，岂独栝楼根所主乎？几几然，是项背强急之状也。故桂枝加葛根汤证曰：项背强几几；葛根汤证曰：项背强、几几然。则几几然，是为葛根之证明矣。余故曰：此方盖于桂枝加葛根汤方内，加栝楼根二两，煮法水率，亦皆依桂枝加葛根汤法，而不依桂枝汤法也。岂不其征乎？然则益知此方者，是桂枝加葛根汤证全备而渴者主之。《类聚方》不载此方，水率煮法者误也。

牡蛎泽泻散，证不具。此方七味等份之剂，而不知何以为主药也？然今此谓大病瘥后，从腰以下有水气，则必有渴证明矣，故有栝楼根也。

辨　误

《尔雅》曰：果蠃之实栝楼。郭璞曰：今齐人呼之为天瓜。李巡曰：栝楼，子名也。据此说，则根名果蠃，子名栝楼。凡仲景之方，栝楼桂枝汤、栝楼瞿麦丸、柴胡去半夏加栝楼汤，及牡蛎泽泻散、柴胡桂枝干姜汤二方内，栝楼皆当作果蠃。若作栝楼，则当须加根字。不然，与子相混，不可不改焉。又小陷胸汤、瓜蒌薤白白酒汤、瓜蒌薤白半夏汤、枳实薤白桂枝汤方内，瓜蒌实皆当作栝楼也，实字当削之。李时珍曰：栝楼即果蠃，二字音转也，亦作菰蒌，后人又转为瓜蒌，愈转愈失其真矣。时珍之说非也，栝楼决非果蠃音转也。《尔雅》岂以音转注之乎？瓜蒌菰蒌，后世假栝楼之音者也。菰蒌本见《灵枢经》，盖俗子，误见于经，后人所作乎？栝楼非果蠃之音转可知矣。

品　考

栝楼　二品：一其色赤，一其色黄。但其根不异，通用而可也。雷敩曰：圆者为栝，长者为楼，亦属牵强。今药肆所有者，土瓜根混卖，不可不择也。盖土瓜根，短如甘薯，味苦。天瓜长如薯蓣，最大，味甘微苦，宜以此分别也。若无此物，则天花粉可权用。其色如雪，握之又作雪声，不贴银器者佳。

蜀　漆

主治胸腹及脐下动剧者，故兼治惊狂，

火逆疟疾。

考　征

桂枝去芍药加蜀漆龙骨牡蛎救逆汤证曰：惊狂起卧不安者。

牡蛎汤证曰：牡疟。

上二方，蜀漆各三两。

牡蛎泽泻散，证不具。

蜀漆散证曰：牡疟，多寒者。

上二方，蜀漆诸药等份。

据此诸方，则蜀漆之为功，古来未尝谓治动矣。然疟疾，及惊狂火逆诸证，必有胸腹脐下动剧者。故见其有动者而用之，则诸症无不治者。然则蜀漆者，治胸腹及脐下动剧者明矣。

互　考

牡蛎汤服法曰：吐则勿更服。今疟疾有喘鸣急迫，或自汗，或不汗，胸腹动剧者，服之，则其人必吐水数升，而无其证不愈者。若有不吐者，则其证不愈也。由此观之，蜀漆能吐水毒，动是水毒明矣。当知疟之为病，亦水毒之所为矣。虽然，此方岂惟治疟疾乎？凡病人喘鸣迫塞，或自汗，或不汗，胸腹动剧，皆此方能治之。往来寒热，发作有时，所以不豫也。晋唐以来，民医之见仲景之方也，皆以为惟治伤寒者。故如彼葛洪、孙思邈、王焘、许叔微之书，皆知备仲景之方于伤寒门，而未尝知治万病矣。殊不知仲景本取治万病之方，以治伤寒矣。降至赵宋之时，有《金匮要略》之书，当时如王洙，得仲景治伤寒中杂病证之方于蠹简之中，而后各分其门，以为一书。世之为医者，遂称其书谓之《金匮玉函》之方。金匮之宝函之，盖尊重之至也。自此以往，世之为医者，

又见某门之方，以为某方惟治某证，于是乎，如牡蛎汤蜀漆散二方，亦置诸疟疾篇内，而徒知治疟疾，未尝知治余病矣。甚之束之高阁，而谓古方不宜今病，可胜叹哉！呜呼！仲景之方法之衰也，不独王叔和为之，彼葛孙王许实为之，又医道之大罪人乎哉？

桂枝去芍药加蜀漆龙骨牡蛎救逆汤证曰：惊狂起卧不安。枞按：此证者，是外证也。凡仲景之为法，不独以外证治之，且并诊内外治之。故无胸腹及脐下动者，若虽有惊狂起卧不安证，亦非此方所宜也。呜呼！是吾东洞翁千古卓识，吾侪岂不奉此乎哉？

蜀漆散证不具，且云牡疟。盖牡疟者，独寒不热，非无热也，多寒也。夫疟之为病，先其寒而后其热。虽然，不可以寒热治疟，则岂无内候在乎？曰：必有脐下动剧矣。故仲景尝以龙骨主之，以蜀漆佐之，医者其察诸。

牡蛎泽泻散证不具，然以仲景用牡蛎之方推之，则其证必有胸腹之动剧。苟有胸腹之动剧，则无有不加蜀漆之方。由此观之，盖此方治水肿胸腹之动剧而渴者明矣。《方极》可考，凡仲景之治动也，其活法有三：有胸腹之动，则以牡蛎治之；有脐下之动，则以龙骨治之；有胸腹脐下之动剧，则以蜀漆治之。此为仲景治动之三活法矣。故仲景之方，有以蜀漆配之牡蛎者，或有配之龙骨者，或有配之龙骨、牡蛎者，是又仲景用蜀漆之法也。本论不载此法者，盖属脱误。故晋唐以来，无有知蜀漆之功者，而诸病之有动者最多，则动之为病也，为诸病内候之主证，而最为难

治矣。虽然，二千年来诸医之说诸家本草，何其不载龙骨、牡蛎、蜀漆之本功矣乎？或云：牡蛎之咸，消胸腹之满；或云：龙骨、牡蛎，收敛神气；或云：蜀漆辛以散之；或云：龙骨、牡蛎之涩以固之。未尝见言之及治动之功者，又未尝知动之为诸病内侯之主证也。吾东洞翁，生于二千年之下，始知龙骨、牡蛎、蜀漆之功，其说详于本条之下，是诚二千年来不传之说。而翁独得其旨者，不亦伟乎？韩退之尝推尊孟子以为功不在禹之下，余以为翁之有功于我医，不在仲景之下矣。是非余之过论也。

品 考

蜀漆 乃常山苗。其功与常同，蜀漆无华舶来之物，常山者，华物为良，和产多伪品。若无蜀漆，则常山可以权用。本邦亦多产。医者或未知此物。

生 姜

主治呕。故兼治干呕噫哕逆。

考 征

小半夏汤证曰：呕吐、谷不得下。

小半夏加茯苓汤证曰：卒呕吐。又曰：先渴后呕。

厚朴生姜半夏甘草人参汤，证不具。

橘皮汤证曰：干呕哕。

橘皮竹茹汤证曰：哕逆。

橘皮枳实生姜汤，证不具。

以上六方，生姜各半斤。

生姜半夏汤，证不具。

上一方，生姜汁一升。

黄芪桂枝五物汤，证不具。

吴茱萸汤证曰：食谷欲呕。又曰：干

呕。又曰：呕而胸满。

上二方，生姜各六两。

大柴胡汤证曰：呕不止。又曰：呕吐。

生姜甘草汤证曰：咳唾涎沫不止。

栀子生姜豉汤证曰：呕。

旋覆花代赭石汤证曰：噫气不除。

厚朴七物汤，证不具。

厚朴半夏汤，证不具。

当归生姜羊肉汤，证不具。

以上七方，生姜各五两。

茯苓泽泻汤证曰：吐而渴。

生姜泻心汤证曰：干噫食臭。

茯苓饮证曰：自吐出水。

以上三方，生姜各四两。

桂枝汤证曰：干呕。（凡桂枝汤出入诸方皆仿）

真武汤证曰：呕。

黄芩加半夏生姜汤证曰：呕。

桂枝枳实生姜汤证曰：诸逆。

茯苓甘草汤，证不具。

以上五方，生姜各三两。

干姜人参半夏丸证曰：呕吐不止。

上一方，生姜汁湖丸。

据此诸方，则生姜但治呕也。哕逆、噫气、干呕或干噫食臭皆呕吐轻证也。故如咳唾涎沫不止，似哕不哕亦生姜所兼治也。岂不呕之余证乎？

互 考

凡仲景之方，二百十余方。而其内用生姜之方，六十有余首。并用大枣之方，四十有七首。又其内生姜五两，对大枣十二枚之方二首（十二枚乃四两之例，若去核则为三两），对十枚之方一首（十枚乃三两八铢之例），对五十枚之方一首（十五枚乃五两之例），生姜六两，对大枣十二枚之方一首。生姜四两，对大枣十二枚之方一首。生姜一两，对大枣十枚之万一首。生姜半斤，对大枣三十枚之方一首（三十枚者十两之例）。如此数方，无不专取生姜、大枣之功者。又桂枝汤，去加之方，二十有六首，及越婢汤之方三首，葛根汤之方二首，小柴胡汤之方五首，文蛤汤、防己黄芪汤以上十三方，凡三十有九首。皆以生姜三两，对大枣十二枚，虽他品加减之。亦至生姜、大枣，无有变之者何也？其证不变故乎？又别有妙用乎？由此观之，姜与枣者，虽为日用饵食之物，亦仲景方内二味必相对者多，则盖似有调和之意。故后世谬仿之，方后必有谓姜、枣水煎者。虽似取仲景之法，亦未知其本功之所在也。殊不知生姜、大枣之于其证也，每方必有其所治之毒矣。宜以桂枝汤、小柴胡汤，二方之证征之。若以日用饵食之物推之，则如粳米、赤小豆、大小麦、香豉、酒酢、饴蜜、白蔹酒、薤、葱之类，其谓之何矣？杶以为如此诸品，亦或有所建单用之功者，或有所助诸药之毒者。余故曰：不可以日用饵食之物推之，然夫如姜与枣，亦别有大勇力者矣，宜以考证中诸方察之。夫孔子每食不撤姜，曾晳常嗜羊枣，亦不可以药中姜、枣见之。今以此为治病之材，则又有大攻毒之功。凡药材以饵食见之，则至桂枝究矣。古者姜、桂、枣、栗，以为燕食庶羞之品，故内则曰：枣、栗、姜、桂。吕览有言，和之美者，阳朴之姜，招摇之桂。是乃古人所常食之物也，又何毒之有？虽然，良医囊而药之，则虽谷肉果菜，亦皆为治病良材，而无有所不驱除其

病毒者。东洞翁有言曰：药之为毒，毒即能，能即毒，知言哉？夫生姜之治呕也，犹桂枝之治上冲，大枣之治拘挛矣。当此时，岂以日用饵食之物论之乎？是以至大枣、生姜相对之方，则又有所合治之功也。如其量法多少，则其功用，亦有所不同者也。《集验方》（《外台秘要》所引）疗肺痿，有生姜五两、甘草二两、大枣十二枚之方。《古今录验》（同上）疗上气，有甘草三两、桂枝四两、生姜一斤之方。由是观之，桂枝与姜、枣，岂以日用饵食之物论之乎？况又于其单用独立之方乎？医者其详诸。

厚朴生姜半夏甘草人参汤，证不具，但云：发汗后腹胀满者主之。胀满，是厚朴之所主也，今其生姜为半斤、半夏为半升，岂无呕吐兼发之证矣乎？《方极》，《类聚方》可并考。

桂枝枳实生姜汤证曰：心中痞，诸逆，心悬痛。东洞翁曰：痞下疑脱"满"字。今因此说，则心中痞满者，是枳实之所主。而诸逆者，盖上逆、吐逆、呕逆之谓也。上逆者，桂枝之所治也。吐逆、呕逆者，生姜之所治也。

橘皮枳实生姜汤，证不具。杶按：此方盖橘皮之证多，故为一斤。枳实之证少，故为三两，今加生姜半斤者，岂无有呕证多矣乎哉？故此方呕证不具者，盖属阙文。宜以诸汤加生姜半斤之方推知之。

黄芪桂枝五物汤，证不具。此方本于桂枝加黄芪汤方内加黄芪一两，足前成三两，生姜三两，足前成六两，而去甘草二两，但煮法水率不同耳。故东洞翁曰：桂枝加黄芪汤证，而呕不急迫者主之，是所

以生姜之为六两也。

厚朴七物汤，证不具。此方虽生姜、大枣相对，亦生姜多于大枣，则岂得无呕证不具乎？故东洞翁曰：此方于厚朴三汤桂枝去芍药汤二方内，更加生姜二两，足前成五两，盖二方证而呕者主之。

半夏厚朴汤证曰：妇人咽中如有炙脔，岂因有此一证，而得用此方乎？今依《千金方》则作治胸满心下坚（按《千金方》及翼"硬"字皆作"坚"，此"坚"字亦"硬"字也）。咽中帖帖，如有炙肉脔，吐之不出，咽之不下。是吐之不出咽之不下，似有呕逆之状。故有生姜五两、半夏一升，此方岂惟妇人之治耶？虽男子亦有此证，则宜施之。

当归生姜羊肉汤，证不具。此方未试之，故今略之。

茯苓甘草汤，证不具。枬按：此方之证，以有茯苓、生姜各三两观之，则有悸无呕者，盖属脱误也。故东洞翁曰：当有冲逆而呕证。余曰：心下悸、上冲而呕者，此方主之，屡试屡验。

生姜半夏汤证曰：病人胸中似喘不喘，似呕不呕，似哕不哕，彻心中愦愦然无奈。枬按：是疑非此方全证，何则？生姜、半夏之为功，本惟治呕吐。然今于此方，何其谓似呕不呕乎？若其然，则似无生姜、半夏之所治之证矣。由是观之，"似呕不呕"四字，盖属衍文，而有呕吐之证不具可如矣。虽然，似喘不喘，似哕不哕者，似有呕吐兼发之证。故今煮半夏半升，以内生姜汁一升者，是欲大取生姜之功也。余故曰：半夏能治呕吐兼发者，生姜能治但呕者，又能治呕多吐少者，故方内有生

姜、半夏并用者，则必谓呕吐，或谓卒呕吐，或谓呕吐不止。若有生姜而无半夏，则谓但呕，或谓干呕，或谓干呕哕，或谓哕逆，或谓食谷欲呕，或谓呕而胸满，或谓诸逆，是可以征焉，然则此方治呕吐兼发者明矣。故法曰：呕止停后服。岂其谓似呕，不呕而后谓呕止停后服可乎？

茯苓泽泻汤方生姜四两，但云胃反，吐而渴欲饮水者。今有吐而无呕者，盖属脱误。因屡试此方，若施无呕者，则未尝见奏其效者，若施之吐后，但呕而渴者，则其效之速也，如桴鼓相应然。由此观之，此方能治病人胃反，呕而渴欲饮水者。夫胃反者，吐食也。然则此胃反吐之"吐"字，盖"呕"字之误可知矣。不然，属重复，若作"呕"字，则其义始稳当，其证亦可谓具而已。按呕吐者，是水毒之上逆者也。桂枝能下其上逆，生姜能止其呕，泽泻、术、茯苓能泻之小便，甘草能缓其呕之急迫者，益知此方之下脱呕证明矣。《类聚方》可并考。

生姜泻心汤方，有半夏半升、生姜四两，而无呕吐证者何？曰：干噫食臭，是乃呕之轻证也。然今有半夏、生姜，而无呕吐兼发证者何？曰：然此方于半夏泻心汤方内减干姜二两，加生姜四两，岂无呕吐兼发证乎？夫半夏泻心汤之为方，治呕而肠鸣，心下痞硬者，既于本方谓呕而肠鸣。故今于此方而不重举呕证者，欲使人思得之也。仲景之方，多此类也，然则此方略呕证，而脱吐证者欤。

茯苓饮证曰：自吐出水。方曰：生姜四两。然则此方，岂但吐出宿水乎？必有呕证明矣。

辨　误

凡生姜之功，详于诸家本草。虽然，其说非疾医之义，盖服饵家腐谈而误世者，不为不少矣。曰：姜久服通神明。曰：姜要热，则去皮。要冷，则留皮。曰：姜制半夏、厚朴之毒。曰：生姜屑、生干姜、生姜，分别用之。曰：姜能强御百邪。以上诸说，非疾医之义，奚俟余之言哉。呜呼！如食之通神明之说，则出于伪书《本草经》。朱子尝取此说以注论语。余虽未知其是否，何其说之迂也？陈藏器去皮留皮之言，彼岂知生姜之功，在一根之中矣乎？又至如彼生姜制半夏、厚朴之毒之说，一何盲昧之至于此乎？若夫生姜制半夏之毒，则仲景何用生姜半夏汤、小半夏汤乎？若夫生姜制厚朴之毒，则仲景何用厚朴生姜半夏人参甘草汤、厚朴半夏汤乎？苟如李杲之言，半夏、厚朴，实为钝物，又与不用同焉。夫仲景之用生姜与半夏厚朴也，同取其毒之用耳，又何制之为？况生姜能强御百邪之言，则时珍误裁断王安石姜能强我者也，于毒邪臭腥寒热，皆足以御之之说，而惟云强御百邪，于义不通。安石之说，犹且索强，而况于时珍之言乎？是大惑后人，不可从焉。孙思邈曰：姜为呕家圣药。陶弘景尝谓不撤姜食，不多食，言可常食，但不可多尔，有病者是所宜矣。二子之言为得焉。

品　考

生姜　宿根，谓之老姜者，为良。霜后采之，水洗尘土，不必去皮，惟锉用。本邦医家用生姜也，徒托之病家妇女子手，而未尝问其生新否。乃云生姜一斤，水煎。若依医人之言，则生姜者，是徒加之具耳，岂为治病之材乎哉？医者其宜择生新者，取其效已。

《药征续编》上卷终

《药征续编》附言十七则

仲景之方之有征也。药亦有征，东洞先师尝有药征之举，大行于海内，始开天下古今之人之眼目，非如后世诸家本草之书之墨墨也。呜呼！天下古今，何其诸家本草之书之墨墨也，是实耳听之而目不视之者之言也。墨墨亦宜乎哉？故其书之夥多也。虽汗牛充栋，亦何征之有？是其所以为墨墨也。

古者。本草之书之出也，阴阳服饵之言也。陶弘景羽之镞之，深入天下古今之医之肺腑，陶实为之嚆矢。矣夫晋唐以降之为医也，盖以二家之言，别立医之方法者也，故其为方法也，不之服饵家，则之阴阳家，又何医治之有。仲景之方法于是乎亡，又何征之为？呜呼！药之有征也，二千年来，始有先师之举。呜呼！天下古今，别有其人乎。

晋唐以降之方之存也，有若《肘后方》，有若《千金方》，有若《外台秘要》。其方垂数千，今欲取之而征之于其法，无一可征之于其法之方。何其无一可征之于其法之方耶？无药之可征之于其证之方也。无药之可征之于其证之方，则无方之可对之于其证之法也。方之不对于其证也，病何以治哉？苟施其方而谓之治者，非偶中则病自愈之时，与毒自静之时也。医人其着眼于此，则疾医之道，明明察察。

王叔和尝撰次仲景之书云：未知其是

否，盖所谓撰也者。撰择仲景之方法，于己之臆度者也。所谓次也者，相次自家之方法，于仲景之书者也。是《伤寒杂病论》之所以搀入附会也，隋唐之医，之所以不能辨别分析焉也。葛洪之作《肘后方》也，孙思邈之著《千金方》也，王焘之辑《外台秘要》也，皆不知取之于仲景氏，而取之于叔和氏。《伤寒杂病论》之不显也，职是之由。天下之为医者，知视仲景氏之方法于三子者之书，而未尝能知视仲景氏之真面目于《伤寒杂病论》尚乎哉！至赵宋之时，藏一本于御府，天下之为医者，未尝能知有仲景氏之方法矣。故未尝能知仲景氏之为何等者。当此时天下之为医者，知仲景氏之言之一二有存焉，而未尝能知仲景氏之方法之全然有存焉，又未尝能知仲景氏之医之为古之疾医之遗矣。又当此时，天下之为医者，别立医道于己之臆度，是汗牛充栋之书之所以起也。呜呼！当仲景氏之书之不显之时，而别立医道云者，则不得不取之于己之臆度矣。至开宝治平之际，而仲景氏之书之再出也，摹印雕版，颁行天下。于是天下之为医者，虽知有仲景氏之方法，视仲景氏之书，亦犹己之臆度之医道矣。我今于林之校正，成之注解乎，见之于是仲景氏之方法之与赵宋氏之医道者，混淆焉。泾渭不分，淄渑不辨，遂至今之医流矣。

圣人既没，大道乖矣。七十子已死，大道裂矣，当春秋战国之际，圣人之大道，与天下国家，共分崩离析矣，岂得不命与数矣乎。呜呼！圣人之大道犹且然，况于小道医之为术乎。世之无圣人也久矣，我无所取于正矣。呜呼！我不能取正于圣人之道，则我其不可不取征于圣人之言。苟不取征于圣人之言，则言皆不得不取之于己之臆度。事亦然，于是乎圣人之道将堕于地矣。医之为道亦然，苟不取征于仲景氏之言，则言皆不得不取之于己之臆度。事亦然，夫言也者，法也。事也者，方也。《素问》《九灵》之说，医也理也。本草之说，治也妄也。妄之与理，君子不依，故彼书之说医也，其谓之存炎黄氏之遗于十之一二则可也，谓之炎黄氏之道则惑也。故如彼书，又无有方法之可言。则后世之有方法也，苟不取之于妄之与惑，则不得不取之于己之臆度矣。仲景氏投后，天下古今之为医者，滔滔皆是。所谓晋后之医者，伪统乎哉？故先师独取征于仲景氏之方法，以开二千年来眼目者也。呜呼！《药征》之为书，不亦伟乎！

先师者，非文儒之徒也。故其著书也，不为修辞，不为文章，其意唯在于辨古人之妄，释今人之惑而已。故言皆系于事实。先师尝谓参互而考之次之，以古今误其药功者，引古训而辨之，是以先师之为《药征》也。仲景之方，取征于仲景之法，仲景之法，取征于仲景之药，方法之与药，无一所违戾者。余故曰言皆系于事实，何其修辞文章之为世医之诋斥先师也，以文章修辞者抑末。今余之于此编亦然，余也性实，拙于文辞，取笑于大方，亦所不辞也。

余之为医也，陋且拙也，岂足奉东洞先师之教，以修仲景氏之术乎？虽然，余也从事斯方三十有余年于兹矣。余之为医也，陋且拙，亦岂无所不熟十之一二乎哉？余也自尝修仲景氏之术，不加减于方，不出入于药，唯随其证而治之耳。呜呼！余之为医也，陋且拙，亦岂无所不愈十之一二乎哉？如余但奉先师之教，以建方之极，取药之征者也。故今所征于此之药者，是皆所征于日用之病者也。夫今之为医者不然，不自惮之甚，妄意加减于方，出入于药，宁知方法之有规则乎哉？是余之所畏也。

东洞先师，常用所征本编之药。凡五十有三品，余亦于此品，而所以征之，得其征者也，无复异论矣。先师之言，至矣尽矣，吾岂有所容喙哉？今此编所载十品，附录七十有八品，十品者常用之物，而本编所不载也。是乃余之常用所征，而所得其功效者也，是所以私窃补先师之遗也。又未尝取之于己之臆度，而所以征之于日用之事实，试之于日用之证候者也。呜呼！如此数品，先师岂有所不征乎，盖未终之而没者也。噫，可惜乎哉！余之补之，有所大惮于先师者，世之君子，其谓之何哉！虽然，余也其不言之，孰又言之，余也死矣，此言已矣。呜呼！余之补之，唯不免狗尾貂续之诮是惧。

续编十品，先师日用所施之物也。本编不载其功之与征者，何也？是前所谓盖未终之而没者也。惟蜀漆之助牡蛎龙骨而治动之剧也，蜜之缓诸病之急而助诸药之毒也，是余之所常试，而古今医人所未尝言及者也。余之执斯方，三十年之尚矣，岂无一二之所得矣乎。明者其试诸。

虿之为虫，我邦未产此物。二十年前，余再游于先师之门，先师出一头示余。余又得一二于直海元周之所，余遂赠之先师，先师喜而藏之，然则先师未尝得试虿虫之

功效矣。尔后余多得之，于是余先试之内人之病，而有效焉，后又试之于他人之病，而有效焉，此时先师既没。噫！我邦试虿虫之功者，余于先师之门，为之先登，故今著之。

粉之为物，赵宋以来，未尝得其的实之品。故医者，误治甘草粉蜜汤证者不为不少。余今订之诸书，而始得其真物，又始得治其证矣。

白蔹酒之治胸痹之病也，唐宋以后，诸书所不载也。余又订之，而得其造酿之法矣。胸痹之病，其自此有治乎哉。

先师尝谓余曰：吾自唱古疾医之道，数十年于今矣，游我门之士，不下数百人。虽然，有传方之人而无传道之人也。吾子其勉旃，余自辞先师二十年于兹矣。余尝知受业于东洞之塾者，亦不下数十人，余又见其人，无一人不口先师之医者，然未尝闻有得先师本旨者。若有其人，亦或有专长于下剂者，或有纯执家塾方者，或有二三执仲景之方、七八取唐宋之方者，或有取己之臆、负东洞之教者，或有学无其力、业无其术、称古今并执者。其次者，或有一端称奉东洞之教终行后世之方者，或有谓东洞之教遍于古而不知今者，或有谓东洞之术便于痼疾而不宜于平病者。如此抑末，不足以卦于齿牙矣。夫以我藩推之海内皆是矣乎，以余之所见推之，余之所未见亦然矣乎，是余之所长大息也。要之是皆虽曰奉东洞之教，亦不能实读仲景之书者也，可胜叹哉。呜呼！仲景之方法者，执之知之，则不能不为之。不能不为之者，知之者也。不能为之者，不知之者也。先师没后，仲景氏之方法熄矣，是余

之所以勤勉劳劬者也。

仲景之书者，古之疾医之遗也，天下古今，知之者鲜矣。其不知之，故人人有异说，或有以《素》《灵》解仲景之书者，或有以晋唐医学说仲景之书者，近世或有以名与数解仲景之书者，或有取己之臆辨仲景之书者，要之，是又不知仲景真面目者也。苟欲知仲景真面目，请在达于仲景方法，而后施之于今日日用事实而已矣。

余尝为门徒讲《伤寒论》，听者百余人。余之讲《伤寒论》也，一一取征于仲景之规则，一一取征于仲景之方，一一取征于仲景之法，一一取征于六经史子，一一取征于两汉以上之书，一一取征于某书某篇某人某言以示其事实。余于是谓门徒曰：仲景氏方法者，古之疾医之遗也。苟不经圣人制作之手，安能有此方法乎哉？故其道也正，其方也正，其法也正，其术也正。无所不正者，其不正者有之，此为后人搀入。今之为医者不然，不知执仲景氏之方法之正，不知学仲景氏之治术之正，此反正之徒也。今其取反正之方法治术，

以奉此于君之与亲者，不忠之臣也，不孝之子也。噫！己不窨不忠不孝，而使人之臣子不忠不孝者，其谓之何哉？医者其思诸。

先师之作《药征》也，改稿凡七，余尝得宝历之本是也。二十年前斋游于京师，因请正于先师，先师谓余曰：此本实属草稿，为门人所窃去者也，正本今在于纪州，虽然是亦余之所草也，吾子宜见大体，岂在于文字章句之间乎哉！携而西归，后又得安永之本修夫氏定正之本也，余又别有定本以余之。所闻于先师订之天明五年乙巳之夏，京师有上木之役，余之定本，不敢出之。

续编及附录、定正、考索，十易裘葛，安永戊戌初夏，始脱其稿。虽不能得先师订正，亦因剞劂氏之请，遂谋上梓之事，刻成其后也悔矣。

天明七年丁未初冬十二日
邨井村大年识

《药征续编》附言十七则终

药征续编　卷之下

肥后医人邨井村著
绍兴裘庆元吉生校刊

桃 仁

主治瘀血，少腹满痛，故兼治肠痈，及妇人经水不利。

考 征

桃仁承气汤证曰：少腹急结。

大黄牡丹皮汤证曰：少腹肿痞。

苇茎汤，证不具。

上三方，桃仁各五十枚。

下瘀血汤证曰：产妇腹痛。又曰：经水不利。

上一方，桃仁三十枚。

大䗪虫丸证曰：腹满。

上一方，桃仁一升。

抵当丸证曰：少腹满。

上一方，桃仁二十五枚。

抵当汤证曰：少腹当硬满。又曰：妇人经水不利下。

上一方，桃仁二十枚。

桂枝茯苓丸，证不具。

上一方，桃仁诸药等份。

据此诸方，则桃仁主治瘀血急结，少腹满痛明矣。凡毒结于少腹，则小便不利，或如淋。其如此者，后必有脓自下。或泻血者，或妇人经水不利者，是又脐下久瘀血之所致也。

互 考

桃仁承气汤证曰：热结膀胱，其人如狂，血自下，下者愈。此似无医治所预也，岂非自愈之证乎？虽然，热结膀胱，其人如狂者，虽其血自下，亦是少腹急结证也。若或有前证，而血不自下，少腹急结者，亦宜与此方攻之。犹产后血不自下，瘀热上冲，少腹急结者。夫急结者，必满痛，是桃仁五十枚所主也。故云：服汤已，其血必自下，大便微利则愈，然则桃仁治少腹急结满痛明矣。后世医者，未见其血自下，而但见少腹急结，以为热结膀胱，岂不想像之治乎？余故曰："热结膀胱"四字，后人妄添可知焉。下者愈，《脉经》作下之则愈为是。

大黄牡丹皮汤，后世以为治肠痈之方，虽然此方岂唯治肠痈矣乎？凡治诸疡脓未成者，苟脓已成者，非此方之所治也。至少腹肿痞、按之即痛如淋、小便自调、其脉迟紧者，则此方之所治也。如彼时时发热自汗出、复恶寒证，此为肠痈表证也，是非此方之所治也。若有少腹肿痞、按之即痛如淋、小便自调、其脉迟紧证，则不问其肠痈也否，又不问其瘀血也否，宜与此方。何以不问其肠痈也否，又不问其瘀血也否，而与此方乎？曰：观少腹肿痞，按之即痛如淋、小便自调证，而后宜与此方，况于其脉迟紧者乎？故方证相对，则血必自下。若其脉洪数，则脓已成，非此方之所宜也。是所谓观其脉证也。虽然，不随其脉迟紧，而今随其少腹肿痞、按之即痛如淋、小便自调证，是所谓随证治之也。然则少腹肿痞者，是桃仁所主明矣。

苇茎汤，证不具。但谓咳有微热、烦满、胸中甲错，是为肺痈，是外证也。以此四证，名肺痈者，非疾医之义，今不取焉。虽然，因胸中甲错证，则知瘀血内结矣。因咳有微热烦满证，则知瘀血欲成脓矣，不可不以此方吐之。况又云再服当吐如脓，则知胸中瘀血遂化成脓矣。是所以有咳、有微热，烦满证也。夫苇茎、薏苡仁、桃仁、瓜瓣，皆有化血成脓之功也。今虽曰当吐如脓，亦吐者皆脓也，瘀血所化也。由此观之，则桃仁虽曰治少腹瘀血，亦变用则有治胸腹瘀血结痛之功，是所以方有桃仁五十枚也。

下瘀血汤方，治脐下毒痛，及妇人经水不利毒痛者。故后人此为腹中有干血着脐下，夫不问干血也否，苟有脐下毒痛证，则宜与此方。虽然，服之新血下如豚肝，或经水利者，腹中脐下所着干血，共下明矣，唯"新"字可疑。由此观之，则下瘀血汤之名，盖后人所命焉。余以为此方，本是丸方，疑古有小䗪虫丸之名。方铭不传，故后人名曰下瘀血之汤，但以蜜和为丸，以酒煎之似非汤法，下条有大䗪虫丸，可并考。又按法曰：产妇腹痛，法当以枳实芍药散，假令不愈者，此为腹中有干血着脐下。夫腹痛烦满不得卧，岂唯产后有之乎？产后最多此证也，治以枳实芍药散

者，是法也。以法治之而不愈者，诊之腹中有毒，而痛着于脐下，此为腹中有干血着脐下矣。故今转其方，而用下瘀血汤下之。曰：未见其血自下，无用此方者，何也？曰：今用芍药治腹痛，用枳实治烦满不得卧，而不愈者，盖产时已见瘀血续自下。今瘀血不续自下，是必干血着脐下，使干血不自下。是以腹痛烦满，不得卧也。不可不以此方下之。故服汤后，新血又下如豚肝，谓之方证相对也。若不见血自下，而但用此方，治脐下毒痛者，不想象臆度之治而何也？若有瘀血，则当有脐下甲错及结痛证，以此二法，候内有瘀血，故今用桃仁三十枚。此为治瘀血毒痛，所以用䗪虫破之，用大黄下之也。《类聚方》"产后"二字，加曲截者，盖此方不但治妇人产后腹痛矣。虽男子亦有瘀血自下，脐下毒痛证，则宜服此方。服汤已，瘀血又自下者愈。方极但云脐下毒痛，是不问瘀血也否，与此方之谓也。由是观之，谓之干血着脐下，亦属想象臆度，不可从焉。大䗪虫丸证者，后世所谓痨瘵也。故《金匮要略》有五劳、七伤、虚极及缓中补虚之说，岂仲景之言哉？是盖后人妄添，或注文误入，不俟余辨。但至羸瘦腹满、不能饮食、内有干血肌肤甲错，两目黯黑证，则此方所宜也。栎按：此方盖古来相传之方，而仲景取以治伤寒瘥后有此证者，此人本有久瘀血，今患伤寒，故瘥后又见此证，故用四虫，及桃仁、干漆、地黄、大黄以破血行瘀。况有桃仁一升乎？夫干血者，久瘀血也，苟有久瘀血则必有肌肤甲错、腹满证也，可以见矣。

桂枝茯苓丸，证不悉具。虽然，此方

本五味等份，则一药各治一证，故宜以一药之功，而分治一证矣。按：此方盖治瘀血上冲、腹中毒痛、心下悸，及妇人胎动血自下、或经水有变者。故法曰：漏下不止、胎动在脐上者是也。由此观之，则桃仁非主少腹有毒，瘀血自下与不下乎？余故曰：桃仁之功，大抵与牡丹皮相似矣！盖以治腹中及脐下毒痛故也。《金匮要略》此方之条，古今诸家注解，不得其义。余尝作此解，今不赘于此。

东洞翁尝立诊察瘀血三法，其说尽矣。仲景又别有诊察瘀血外证之法，曰其身甲错，曰胸中甲错（胸中盖心胸上也），曰肌肤甲错。此三法，宜以甲错而诊察瘀血也。二方皆有桃仁，故今附于此。

辨　误

李杲云：桃仁治热入血室。杲之言过矣！夫仲景治热入血室证，无有用桃仁之方。本论太阳下篇，治热入血室者，有二法：一刺期门，一用小柴胡汤。一不载其方矣。未尝见用桃仁者，治血岂惟用桃仁乎。

品　考

桃仁　惟一品。无萃渡者，奸商或杂梅仁，不可不择，我门去皮不去尖。

巴　豆

主治心腹胸膈之毒。故兼治心腹卒痛、胀满吐脓。

考　征

桔梗白散证曰：咳而胸满及吐脓。

备急圆证曰：心腹胀满、卒痛。

九痛丸证曰：心痛及腹胀痛。

以上三方，巴豆各一两。

走马汤证曰：心痛、腹胀。

上一方，巴豆二枚。

据此诸方，则巴豆或一两，或二枚，然本与诸药等份。但白散之方，巴豆一两，以配桔梗、贝母各三两。《金匮要略》九痛丸方，附子本作三两，余皆等份。《千金方》但作一两。盖作一两，则附子亦与诸药等份今从此。凡仲景之用巴豆也，虽备于急卒之病，皆是驱逐膈间之毒物，荡涤肠胃之闭塞，故诸方皆为等份。夫巴豆同桔梗用，则使毒成脓；同贝母用，则能去咽喉之毒；同杏仁用，则能驱心胸之毒；同大黄、干姜用，则能吐下心腹结毒急痛；同附子、吴茱萸用，则能治心中寒冷毒痛。仲景之方用巴豆者，唯此四方，大抵足尽巴豆之功效矣。

互　考

走马汤、备急圆、九痛丸三方，皆不载诸本论，而载诸《金匮要略》，盖脱误矣！走马汤证曰：中恶。又曰：通治飞尸鬼击病。《千金方》走马汤证曰：治肺脏飞尸鬼注，因名曰飞尸走马汤。九痛丸证曰：兼治卒中恶。备急圆证曰：若中恶客忤，停尸卒死者，按右三方证，曰飞尸、曰鬼注、曰鬼击、曰中恶、曰客忤、曰停尸，皆是晋唐医人之所附会，而决非仲景之意，又非疾医家之言。古者巫医并称，故后世遂以巫者之言，混于医事，实晋唐医人之所为也。故彼所前言诸证，似证非证、孰恶孰鬼，将何以分别之乎？不可从焉！假令巫有前数事，亦于医事何与之有，故随其证而后治之，则何必论是恶是鬼乎哉？若夫天地之间，有恶者，有鬼者，有尸者，有注者，有停者，有忤者，亦人无一毒畜积于身躯间者，则是恶是鬼，亦岂有注之击之中之忤之者矣乎？此人尝有一毒，畜积于身躯间者，故是恶是鬼，亦能注之击之中之忤之也。医者宜治其一毒而已，晋唐医人之说，不可从矣！况于宋明之医说乎？

辨　误

桔梗白散法曰：强人饮服半钱匕，羸者减之。又曰：若下多不止，饮冷水一杯则定。走马汤法曰：老少量之。九痛丸法曰：强人初服三丸，日三服，弱者二丸。但备急圆，最备其急卒之病，而其服法，无量老少强弱者，何也？曰：此方者，最备其急卒之病，则服法不必量老少强弱也。夫病苟至急卒，则岂遑于量老少强弱乎？宜随其毒浅深轻重治之耳。如彼走马汤白散证，却急于备急圆证矣！然今云量其老少强弱者，恐非仲景之意也。盖仲景之治病也，唯随其证而治之。故其证重，则方亦多服之。其证轻，则方亦少服之。故虽强人，其证轻，则方亦随少服之。虽羸者，而其证重，则方亦随多服之，是仲景随证治之之法也。何必羸者弱者减之，强人壮人多服之乎？所谓量老少强弱者，是唯为粗工垂其戒者欤。医之守之，慎之至也。至彼饮冷水止，其下多者。最是后人之恐巴豆者之言，其妄添亦可知已。凡恐药者，不知恐病者也。不知恐病者，则病不可得而治焉，是医者之所常病也。今也不然，有医而恐药者，是不知治病之方法与察病之规则者也，无如之何而已。夫病人之恐医也，恐其医之药也，是医施己恐之之药也。是无他，夫医不知其察病之规则与治病之方法，而欲施己恐之药也。可胜叹哉！呜呼！医犹且恐之，病人岂不恐之乎？此天下古今之通病，而所以恐巴豆及诸药者，为之故也。夫苟有其证，而服其药，又何恐之有？苟无其证，而施其药，则百药皆可恐焉，又何独巴豆之恐乎？

品　考

巴豆　带壳者良，是惟一品，无有伪品。宋王硕曰：巴豆不压油而用之，巴豆之功，多在于油也。王硕者，能知巴豆之功者也。

蜜

主治结毒急痛，兼助诸药之毒。

考　征

大乌头煎证曰：寒疝绕脐痛。

乌头汤证曰：历节不可屈伸疼痛。又曰：脚气疼痛，不可屈伸。又曰：寒疝，腹中绞痛。

乌头桂枝汤证曰：寒疝腹中痛。

以上三方，蜜各二升。

大陷胸丸证曰：结胸，项亦强。

上一方，白蜜二合。

大半夏汤证曰：呕吐，心下痞硬。

上一方，白蜜一升。

甘草粉蜜汤证曰：心痛。

上一方，蜜四两。

下瘀血汤证曰：产妇腹痛。

上一方，蜜和为丸，酒煎，又与诸药等份之例。

甘遂半夏汤，证不具。

上一方，蜜半升。

据此诸方，则蜜能治诸结毒急迫疼痛明矣。最能治腹中痛者，故同乌头用，则治寒疝腹痛；同甘草用，则治心痛急迫；同大黄用，则治胸腹结痛；同甘遂用，则治水毒结痛；同半夏用，则治心胸硬满。由此观之，则蜜能治其急痛，而又能助诸药之毒也。故理中丸、八味丸、栝楼瞿麦丸、半夏麻黄丸、赤丸、桂枝茯苓丸、麻子仁丸、矾石丸、皂荚丸、当归贝母苦参丸、乌头赤石脂丸，上十一方，皆蜜和为丸，是弗助诸药之毒耶。故如乌头、附子、巴豆、半夏、皂荚、大黄，皆以蜜和丸，则倍其功一层矣！是其征也。若或以糊为丸，则必减其功之半，常试有验，无不然者。余故曰：蜜能助诸药之毒矣！或云：炼过则缓诸病之急，不炼则助诸药之毒，岂其然乎哉？

互 考

大乌头煎、乌头汤、乌头桂枝汤条，有寒疝及脚气之名，是盖晋唐以后之人之所加焉。疑非仲景之旧矣！宜随其证而施此方耳。

大陷胸丸证，似不具。然今按其方，此方之于治也。毒结于心胸之间，项亦强痛，如柔痉状者主之。本论但云：项亦强，"强"字之下，疑脱"痛"字。故大陷胸汤证曰：从心下至少腹，硬满而痛不可近者主之。又曰：心下满而硬痛者主之。汤法已然，丸方亦岂无强痛之证乎？然则此方，亦当从心下至少腹硬满而痛，项背亦强痛者主之。比诸汤方其证但缓也耳。况有大黄、有葶苈、有甘遂、有杏仁、有芒硝，岂无项背心胸至少腹不强痛乎？是蜜之所以解其结毒疼痛也。

大半夏汤证曰：治呕心下痞硬者。虽无急痛结痛之证，然其人呕，而心下痞硬，

则岂无心胸不痛之证乎？故和蜜一升于一斗二升之水而煮之，但取蜜与药汁二升半，则是欲多得蜜之力也明矣。然则不可谓无所急痛矣。

甘草粉蜜汤证曰：毒药不止。《千金翼方》毒药作药毒为是，此方本主缓结毒急痛。故兼治一切药毒不止烦闷者。后世见之，以为蜜能解百药毒。蜜若解百药毒，则仲景之方，何其用蜜之多乎？夫蜜之于诸药也，能助其毒；又于其病毒也，能缓其急，犹粳米与小麦乎？甘草及粉，亦其功大抵相似，故如此方则为缓其急用之。凡蜜之为物，同诸药用之，则能助其毒。今同甘草及粉用之，则又能缓其急痛也。烦闷，岂非药毒之急乎？又所以兼治蛔虫心痛也。枞又按：所谓药毒者，非攻病毒。毒药之药毒，而必是害人毒药之药毒矣。故曰：药毒不止烦闷者。所谓烦闷者，非攻病毒毒药之烦闷，而害人药毒之烦闷也。苟止攻病毒毒药之烦闷者，非疾医之义矣。烦闷是毒药之瞑眩也。岂其止之可乎？余故曰：此药毒者，非攻病毒毒药之药毒矣。由此观之，则蜜之功可以知矣（害人毒药者盖非医人误治之毒药）。

甘遂半夏汤证曰：病者脉伏，其人欲自利，利反快。虽利，心下续坚满，按此证，非此方正证，此方盖芍药甘草汤证，而心下硬满呕者主之。夫芍药甘草汤之为方，非治疼痛拘挛急迫者乎？然则此方亦岂得无治心下硬满疼痛急迫证矣乎，是所以合其蜜半升也。坚满之坚，当作硬。

辨 误

本草曰：蜜和百药。李时珍曰：调和百药，而与甘草同功。此二说，俱以味之

甘，故云有调和之功。盖甘草者，诸方多用之，蜜则不然。由是观之，蜜调和百药之说，最可笑矣。虽然，若谓之治结毒疼痛急迫，则谓之与甘草同功亦可也。然则蜜有能缓病之急之功也，大抵与甘草相似矣。彼不知之而谓之调和者，所谓隔靴搔痒之类乎哉？或曰：大乌头煎、乌头汤、乌头桂枝汤，功何在于蜜乎？蜜有调和乌头之意。余曰：此不知治疗之法者言也。尝造此三方，去蜜用之，未尝见奏其功。如法者，况有服之如醉状者乎？故此三方，蜜之立功最居多矣。

蜜煎导之方，李时珍曰：张仲景治阳明结燥，大便不通，诚千古神方也。本论云：阳明病，自汗出，若发汗小便自利者，此为津液内竭也。虽硬，不可攻。当须自欲大便，宜蜜煎导而通之。枬按：此为以下七字，盖王叔和所搀入也。本论多有此句法，岂仲景之意乎？夫津液内竭与不竭，非治之所急也，宜随其证治之。故此证本有不可施大黄、芒硝者矣！今作此方以解大便初头硬者，则当须大便易，而燥结之屎与蜜煎导俱烊解必下，岂谓之润燥可乎！宜谓之解燥结之屎矣！此非蜜之缓病之急之一切乎？时珍不知，而谓之润脏腑通三焦，调脾胃者，最非也。凡仲景之为方，随证治之，则无一不神方者。岂唯此方特千古神方乎哉？又按此章，当作小便自利者，大便必硬，不可攻。于是文字稳，法证备，始得其义。

品 考

蜜　本邦关东北国不产，但南海镇西诸州多产之。我门不择崖石土木诸蜜，皆生用之，不用炼法，唯宜漉过。王充曰：

蜜为蜂液，食多则令人毒，不可不知，炼过则无毒矣。是王之说，为饵食言之。若为药材，则平人食之有毒，毒乃蜜之能也。炼过无毒，则同于不用无毒，岂得治病毒乎？

䗪 虫

主治干血。故兼治少腹满痛，及妇人经水不利。

考 征

下瘀血汤证曰：产妇腹痛。又曰：经水不利。

上一方，䗪虫二十枚。

土瓜根散证曰：带下、经水不利、少腹满痛、经一月再见者。又曰：阴癲肿。

上一方，䗪虫三两。

大䗪虫丸证曰：羸瘦、腹满不能饮食、内有干血、肌肤甲错、两目黯黑。

上一方，䗪虫一升。

据此三方，则䗪虫能下干血，利经水明矣。脐下若有干血必痛，故兼治少腹满痛也。夫经水不利，或一月再见者，亦以脐下有干血也。干血者，久瘀血也。是少腹结毒也，可按候之。此三方之外，仲景无用䗪虫者。大鳖甲煎丸方内，虽有䗪虫，其方驳杂，无所征焉，今不取。

互 考

下瘀血汤证曰：产妇腹痛。土瓜根散证曰：带下，经水不利，少腹满痛。又曰：经一月再见者，上二方。皆以䗪虫为主药，似为妇人血毒设之。虽然，或云治癲，或云内有干血、肌肤甲错，何必妇人血毒之治乎？由此观之，则䗪虫及此三方，不啻治妇人血毒矣。虽男子亦可用之，但脐下有血毒者，妇人最多。故仲景尝立此方法，以治妇人之病，是其遗法耳。凡一身之内有血毒所着者，必见肌肤甲错证。若着脐下，则有两目黯黑、羸瘦、腹满不能饮食证。后世不知此证，名曰五劳。为尔申约，其审听之。

《东洞先生遗稿》卷下终

曰七伤、曰虚劳、曰痨瘵，皆属空谈理义，我门所不取也。是以如下瘀血汤，亦治男子少腹满痛，小便不利，及淋沥或血自下者，此人当必有肌肤甲错等证。又按此方服法曰：顿服之。新血下如豚肝，然亦谓腹中有干血着脐下，则似言相矛盾。此方本为干血而设。今服此方而其血下，谓之新血可乎？凡用䗪虫三方，皆为治干血之方。盖干血，乃久瘀血也。若治新血不下证，则别有桃仁承气汤、大黄牡丹皮汤、大黄甘遂汤。若治蓄血，则有抵当汤及丸。故治干血，则有此方，及土瓜根散、大䗪虫丸。是皆以䗪虫为主药，此为䗪虫能破久瘀血之用也。由是观之，则新血下如豚肝者，是盖蓄结之血，新下如豚肝色之谓乎？

土瓜根散证曰：经水不利、少腹痛、经一月再见者。下瘀血汤证曰：干血着脐下，经水不利者。然则经水不利者，是干血所为明矣。又曰：主阴癞肿。按：丈夫阴器连少腹、急痛谓之癞也。此证亦瘀血所为也。此虽其证不具，然据少腹急痛证，则自有此方证具矣。

大䗪虫丸证曰：羸瘦、腹满不能饮食、内有干血、肌肤甲错、两目黯黑。此证者，乃后世所谓痨瘵、五劳七伤是也。皆是世

医常谈，其说属臆度也。但羸瘦腹满，至两目黯黑，其证不可废也。其证不可废，则此方亦不可废也。是必仲景遗方，而有所可征者。至五劳虚极，及七伤，及缓中补虚数证，则后人妄添，不俟余言矣。李时珍本草，䗪虫附方有之。大黄䗪虫丸，治产妇腹痛，有干血者，用䗪虫二十枚，去足，桃仁二十枚，大黄二两，为末，炼蜜杵和，分为四丸，每以一丸，酒一升，煮取二合，温服，当下血也。张仲景方云云：按是下瘀血汤之方，而非大黄䗪虫丸之方也。时珍何以称此方，而谓大黄䗪虫丸乎？其文亦大同小异。盖时珍所见《金匮要略》有别所传之本乎？又本草传写之谬误乎？若夫本草之谬，则大黄䗪虫丸下，必脱《金匮要略》五劳以下法语，而本草治产妇腹痛条上，脱"下瘀血汤"四字矣乎？《大观本草》所引苏颂《图经》蛴螬条曰：张仲景治杂病方，大䗪虫丸中，用蛴螬，以其主胁下坚满也。由此观之，则十二味方者，名大䗪虫丸，而"大"字之下无"黄"字，此非大黄䗪虫丸也。又䗪虫条曰：张仲景治杂病方，主久瘕积结。有大黄䗪虫丸，乃今下瘀血汤也。然则本是二方，而《金匮要略》十二味方者，盖古名大䗪虫丸，犹大柴胡汤、大承气汤、大青龙汤、大半夏汤、大建中汤、大陷胸汤之大也，当须别有小䗪虫丸之方矣。疑今下瘀血汤，盖名大黄䗪虫丸，故以大黄䗪虫为主药也。且今名下瘀血汤者，疑非方之名，而当须以下此瘀血之汤主之之意矣乎？后之录方者，误脱"大黄䗪虫丸"五字，而称之曰下瘀血汤乎？又后之辑《金匮要略》者，遂谓之下瘀血汤，而名此方

者矣，犹抵当、乌头桂枝汤、救逆汤、新加汤类乎？况此方是丸方，犹抵当丸以水煮之。然则此方，亦不可名汤也。由此观之，下瘀血汤，宜称大黄䗪虫丸，而十二味大黄䗪虫丸，宜称大䗪虫丸矣。东洞翁尝谓大黄䗪虫丸（乃十二味之方），说非疾医之言。杶谨按：翁盖指五劳虚极，及七伤缓中补虚之语乎！夫羸瘦腹满、不能饮食、内有干血、肌肤甲错、两目黯黑数语，可谓此方之证具矣！若按其腹状，而内外诸证诊察相应，则此方当须奏其功耳。明者其谓之何矣！

鳖甲煎丸方《千金方》《外台秘要》皆作大鳖甲煎丸。苏颂《图经》作大鳖甲丸。张仲景方云云方内有䗪虫，然非仲景之意。疑仲景之时，别有鳖甲煎者，后世失其方。盖苏颂所见别方矣。东洞翁曰：此方，唐朝以降之方，而非古方故不取焉。杶谨按：《千金方》《外台秘要》已载之，则决非唐朝以降之方矣，恐翁未深考之。唯䗪虫之功，于此方无所征矣，故不赘于此。

品　考

䗪虫　状似鼠妇，而大者寸余，形扁如鳖，有甲似鳞，横纹八道，露目六足，皆伏于甲下，少有臭气，似蜚蠊。本邦未产，此物但华舶来一品，余尝多蓄，而使用之，屡得其效。

虻　虫

主治瘀血，少腹硬满。兼治发狂、瘀热、喜忘及妇人经水不利。

考　征

抵当汤证曰：少腹硬满。又曰：有久瘀血。又曰：有瘀血。

　　上虻虫，三十枚。

抵当丸证曰：少腹满、应小便不利。今反利者，为有血也。

　　上虻虫二十枚。

据此二方，则虻虫治瘀血明矣。是与水蛭互相为其用，故二品等份。唯汤方用三十枚，丸方用二十枚。夫汤之证，急也。丸之证，缓也。故分两，亦有多少也耳。

互　考

《淮南子》曰：虻破积血。刘完素曰：虻食血而治血，因其性而为用也。按：用虻虫之方，曰破积血、曰下血、曰蓄血、曰有久瘀血、曰有瘀血、曰妇人经水不利下、曰为有血、曰当下血、曰瘀热在里、曰如狂、曰喜忘，是皆为血证谛也。然不谓一身瘀血也。但少腹有瘀血者，此物能下之。故少腹硬满，或曰少腹满，不问有瘀血否是所以为其证也。

品　考

虻虫　夏月多飞食人及牛马之血。小者如蜜蜂，大者如小蜩，形似蝇，大目露出，腹凹偏，微黄绿色，或云水蛭所化，间见之山中原野群集。然则大者山蛭所化，而小者水蛭所化矣，俱用之。段成式曰：南方溪涧多水蛆，长寸余，色黑，夏末变为虻。杶按：水蛆，盖水蛭之误，蛆蛭字相似。

阿　胶

主治诸血证。故兼治心烦、不得眠者。

考　征

川芎当归胶艾汤证曰：妊娠下血。

白头翁加甘草阿胶汤，证不具。

大黄甘遂汤证曰：水与血俱结在血室。

上三方，阿胶各二两。

黄连阿胶汤证曰：心中烦，不得卧。

黄土汤证曰：下血，吐血，衄血。

上二方，阿胶各三两。

猪苓汤证曰：心烦，不得眠。

上一方，阿胶一两。

据此诸方，则阿胶主治诸血证，心烦不得眠者明矣。然心烦有数证，不得眠亦有数证。若无血证，则属他证也。故法无血证者，皆为脱误矣。

互 考

川芎当归胶艾汤证曰：妇人有漏下者（上一证），有半产后、因续下血都不绝者（上一证），有妊娠下血者（上一证），假令妊娠，腹中痛为胞阻（上一证）。按此条，古来未得其解。余尝如此段落，分裁为四章，其义始明，其证亦可得治之。解曰：妇人有漏下，腹中痛，心烦，不得眠者，此方主之。上第一章：妇人有半产后，下瘀血，都不绝，腹中痛，心烦，或不得眠者，此方主之。上第二章：妇人有妊娠下血，腹中痛，心烦不得眠，或顿仆失跌，或胎动不安者，此方主之。上第三章：妇人有妊娠，腹中痛，漏胞，经水时时来，心烦，不得眠，或因房室所劳伤胎者，此方主之。上第四章：以上诸证，皆妇人妊娠，或半产，或产后下血，而心烦腹痛者，此方所宜治也。诸证当须有不得眠之候，然无血证，则非此方所宜也。

白头翁加甘草阿胶汤，证不具，但云产后下利。此方岂惟产生下利治之乎？凡本方证而下血、心烦、急迫不得眠者，此方主之。由此观之，岂惟妇人乎？虽男子亦有热利下重、大便血、心烦、急迫不得眠者，则宜用此方。夫下重者，下利重多也？非后世所谓痢病。肛门下坠，利急后重之谓也。益利急后重者，下利急迫重多也。古者便为之后，故后重者，下重也。下重者，下利重多也。是此方所治也。

黄连阿胶汤证曰：心中烦，不得卧，盖此方治下利腹痛、大便血，心中烦悸、不得眠者。夫黄芩之于下利，黄连之于心中烦悸，芍药之于腹中痛，主以治之。惟阿胶之于心烦、不得眠、亦不见血，则无所奏其效。然则此方治下利腹痛，心中烦悸，不得眠而见血者明矣。若不见血而施此方，岂其谓之得其治法乎？

大黄甘遂汤证曰：妇人少腹满，如敦状，小便微难而不渴者，是乃此方所主也。《脉经》敦状，作敦敦状，敦音堆；敦敦者，不移不动之谓也。若作敦状，则敦音对，器名。枞按：其此证谓之有血亦非也，谓之无血亦非也。然谓之小便微难，则谓之非血亦非也。是所谓因法立略，因略取法，法略相熟。则虽未见其血，亦有此证，则施此方。施此方，则血自下。血自下，而后其证自瘥。故仲景曰：其血当下，其此可谓之略而已。夫略也者，不熟其法，则不可得此者也。生后者，此为水与血，俱结在血室也。此章盖后人所妄添也。生后，产后也。产后若有前证者，此为水与血，俱结在血室。水血本无二，血是指瘀血，血室谓其分位。义属想像臆度，今不取焉。夫水血若有二，则仲景何其不谓水与血当下乎？今谓其血当下者，是水血无二之谓也。医者其思诸。

猪苓汤证曰：脉浮发热、渴欲饮水，小便不利者主之。又曰：少阴病，下利六七日，咳而呕渴，心烦不得眠者主之。夫少阴病者，脉微细、但欲寐也。又曰：欲吐不吐，心烦，但欲寐，五六日，自利而渴者。是虽今见此少阴本证，若其人有血证，则心烦不能眠也。故见其下血，而后施此方，则未尝有不瘥者。若不见其血下，则虽屡施此方，亦未尝见奏其功者，数试数验，不可不知矣。

辨　误

阿胶，后世有补血之说。然今读诸家本草，其所主治，皆是在于治瘀血也。凡久年咳嗽、赤白痢下下血、吐血、咯血、衄血、呕血，老人大便秘结、或小便淋沥及见血，妇人经水诸变，妊娠之病，无不属瘀血者。古方既然，后世诸方，皆然宜矣。今医见之，谓之补血药。虽然，以余观之，谓之化血而可也。何以言之？则阿胶配之猪苓、泽泻、滑石，则泻瘀血于小便；配之大黄、甘遂则下瘀血于大便；配之黄芩、黄连则除瘀血心中烦者；配之甘草、黄柏、秦皮、白头翁，则治瘀血热利下重者；配之当归、川芎、地黄、芍药、艾叶，则止瘀血腹中疗痛者；配之术、附子、黄土，则治瘀血恶寒小便不利者。由此观之，则岂谓之补血可乎？后世皆见其枝叶，而不知其根本。医之所以误治者不亦宜乎？

品　考

阿胶　以阿县所制者为名。今华舶来之物数品，入药当以黄透如琥珀色为上品。或光黑如玉漆，不作皮臭者为良。若真物难得，则此邦皮胶黄透，夏月不湿软者可权用。

《药征续编》下卷终

《药征续编》 附录

粳 米

白虎汤、白虎加桂枝汤、白虎加人参汤，上三方，粳米各六合。附子粳米汤、竹叶石膏汤，上二方，粳米各半升。桃花汤，上一方，粳米一升。麦门冬汤，上一方，粳米三合。

品 考

粳者，稻之不黏者，又名粳。罗愿曰：稻，一名稌。然有黏不黏者，今人以黏为糯，不黏为粳。

辨 误

明·李春懋曰：凡仲景方法，用米者皆稻米。王叔和改稻米作粳米，后世方家仿之，不知其是非。余曰：是其是非，非春懋所能知也。夫人未尝知所，以仲景方法与病证相对，而何得分辨糯、粳二米之功乎哉？夫稻也者，粳、糯通称也。余亦然，颜师古刊误正俗（《本草纲目》掌禹锡所引证）。本草稻米即今糯米也。或通呼粳糯为稻。《礼记》曰稻、曰嘉蔬。孔子曰：食夫稻。《周官》有稻人。郑玄曰：以水泽之地，种谷也。杶按：谷者，粳糯并称焉。汉有稻田使者，是通指粳糯而言。所以后人混称，不知稻即糯也。颜说非也，禹锡亦不知其非也。既谓通呼粳糯为稻，并通指粳糯而言，而又云后人混称，不知稻是

却糯也。今依此二说，而谓汉以上无粳米，皆是臆度不足取焉，李春懋亦未知此谬矣，王叔和改稻米作粳米，此说未知出于何书，但《外台秘要》第五温疟病方内，引《千金》论白虎加桂枝汤，服度煮法后曰：《伤寒论》云：用秕粳米。不熟稻米是也。今校之《千金》二方，无所见焉。古本有此说，亦不可知矣。我们常依仲景之方，而试粳米之功，奏其方之效，则今粳米，即古粳米，不俟余辨矣。医者苟用之，不别粳糯亦可也。殊不知粳糯，即是一稻米矣。又按《肘后方》，治卒腹痛，粳米煮饮之，是即附子粳米汤方内，用粳米之意，葛洪盖取之乎。

考 征

《尔雅翼》引氾胜之云：三月种粳稻，四月种秫稻。稻若诗书之文，自依所用而解之。如《论语》食夫稻，则稻是粳。《月令》秫稻必齐，则稻是糯。《周礼》：牛宜稌，则稌是粳。《诗》：丰年多黍多稌，为酒为醴，则稌是糯。又稻人职掌，稼下地至泽草所生，则种之。芒种是明稻，有芒有不芒者，今之粳，则有芒，至糯则无，是得通称稻之明验也。然《说文》所谓：沛国谓稻曰糯，至郭氏《解雅》：稌稻乃云：今沛国称稌不知《说文》亦岂谓此讹为糯邪"将与郭自异义也。杶按：许慎东

汉人，郭璞西晋人，许岂有将兴郭自异义之理乎？盖许慎之说方言也，郭璞之说秾亦稻之属也。近来古方家，或惑本草者流之说，而遍用今之糯米者非也。

小 麦

甘草小麦大枣汤，上一方，小麦一升。

大 麦

硝石矾石散，上一方，用大麦粥汁服之。枳实芍药散，上一方，用麦粥汁服之。已上皆用今大麦。

粉

甘草粉蜜汤，上一方，粉一两。

品 考

粉，粱米粉也。《千金方·解百药毒》篇曰：解鸩毒，及一切毒药不止烦满方。乃此甘草粉蜜汤也。粉，作粱米粉。毒药，盖药毒颠倒也。《金匮要略》依此。又《千金翼方》，作药毒不止解烦，《外台秘要》解诸药草中毒方内引《千金翼方》，疗药毒不止，解烦闷。今本《千金翼方》脱"闷"字，又粱米粉，作白粱粉。白粱，乃粱米白者也。又有黄粱，故今作白粱者，所以别于黄粱也。二书又俱毒药作药毒，由是观之，粉，是粱米粉，而毒药，是药毒明矣。《正字通》曰：凡物硙之如屑者，皆名粉。粉为通称。非独米也，故粉，有豆屑米粉、又有轻粉、胡粉、铅粉、白粉之名。则如此药方，亦不可单称粉矣。然则二书作粱米粉者为正。况复《金匮要略》成于赵宋，固多脱误，盖脱"粱米"二字明矣。《千金方翼方》《外台秘要》，成于李唐，但有讹谬耳。今宜从三书，作粱米粉，试之，

得有应验矣。

辨 误

凡粉，米粉也。《释名》曰：粉，分也。研米，使分散也。夫米者，谓诸米。《说文》：米，粟实也。《尔雅翼》曰：古不以粟为谷之名。但米之有浮谷者，皆称粟，然则米是粟实之称也。《说文》：粉，傅面者也。《韵会》云：古傅面，亦用米粉，又染之为红粉。杻按：米者，九谷六米之米也。《周礼·地官》：舍人掌粟米之出入，注九谷六米者，九谷之中，黍、稷、稻、粱、苽、大豆六者皆有米，麻与小豆、小麦三者无米。故云：九谷六米。然则粉是六米粉明矣，不必俟余辨。故宜呼稻米粉、黍米粉、稷米粉、粱米粉矣，无单称粉之义也。《尚书·益稷》：粉，米之粉，别有其义可考。或曰：甘草粉蜜汤之粉，胡粉也。李处之说：胡粉有毒，能杀虫。本草曰：杀三虫。陶弘景曰：疗尸虫。陈藏器曰：杀虫而止痢也。由此诸说，则非胡粉能治虫乎？然则，粉，必胡粉，而似非米粉也。《事物记原·轻粉条》曰：《实录》曰：萧史与秦缪公练飞云丹，第一转与弄玉涂之，名曰粉，即轻粉也，此盖其始也（《实录》乃《三仪实录》也）。是烧其水银者也。又胡粉条曰：《墨子》曰：禹作粉。张华《博物志》曰：纣烧铅作粉，谓之胡粉。续事始曰：铅粉，即所造也（杻按：铅粉盖粉铅之误）。上二说虽出实录，盖诸家杂说，而非事实也。飞云丹之说涉怪诞矣。或曰粉，铅粉或曰粉轻粉。虽然，古书单称粉者，多是米粉也。《益稷》曰粉米，盖指其形状。《周礼·人职》曰：粉糍，况复从米分声，则皆似指六米

也。胡粉、轻粉，以其物似米粉，而得粉名矣。然则粉，非胡粉、轻粉明矣。凡方书，曰胡粉，曰轻粉，曰粉铅，未尝见单呼粉者，今唯甘草粉蜜汤一方，《金匮》谓之粉与蜜，方铭亦谓之粉蜜汤，故后世医者惑焉。或曰胡粉，或曰轻粉，或曰稻米粉，殊不知《千金方》及《翼方》《外台秘要》既谓之粱米粉，岂可不取征于三书乎？今略谓之粉蜜汤者，犹桂枝加桂汤之桂耶。况复试之粱米粉，最有效矣。由是观之，《金匮》方内，脱"粱米"二字明矣。天下医者惑，则其证不治，可叹乎哉！

赤小豆瓜蒂散 上一方，赤小豆一分。

赤小豆当归散 上一方，赤小豆三升。

上二方之外，用赤小豆之方，皆非仲景之意，今不取焉。

胶 饴

大建中汤、小建中汤、黄芪建中汤，上三方，胶饴各一升。

主 治

胶饴之功，盖似甘草及蜜，故能缓诸急。

考 征

小建中汤证曰：腹中急痛。又曰：里急。又曰：妇人腹中痛。大建中汤证曰：上下痛而不可触近。黄芪建中汤证曰：里急。依此三方，则胶饴能治里急。夫腹中急痛，腹中痛，岂非里急矣乎？余故曰：胶饴之功，与甘草及蜜相似矣。

酒

八味丸、土瓜根散、赤丸、天雄散，

上三方，各酒服之。下瘀血汤，上一方，酒煮之。

品 考

中华造酒，与本邦造法不同。然试其功，又无所异矣。凡单呼酒者，皆用无灰清酒。

醇 酒

美清酒，同麻黄醇酒汤。上一方，美清酒五升。

品 考

醇酒，乃美清酒。故云以美清酒煮。《汉书》师古注：醇酒不浇，谓厚酒也。按：厚酒者酒之美者也，故曰美清酒。

清 酒

当归川芎胶艾汤，右一方，水酒合煮。

品 考

李时珍引《饮膳》标题云：酒之清者，曰酿。《说文》酿酘也。然则清酒，宜用平常所饮，无灰清酒也。

法 醋

大猪胆汁导法。上一方。

品 考

法醋，无所考，盖如法造酿之醋矣乎！成本无"法"字。

苦 酒

苦酒汤，黄芪芍药桂枝苦酒汤，上二方上方无升合，下方一升。

品 考

陶弘景曰：醋亦谓之醯，以有苦味，

俗呼苦酒。由此说，则苦酒是俗称。苏恭曰：醋有数种，惟米醋二三年者入药。枬按：此米者，是稻米，《释名》曰苦酒。醇毒甚者，酢苦也。本邦所造，皆米醋，甚酽。今用之有功，其人必心烦不止。故黄芪芍药桂枝苦酒汤法曰：温服一升，当心烦。若心烦不止者，以苦酒阻故也。阻者，盖恶阻之阻也。用之必有心烦不止者，是其阻也。

美酒醯

黄芪芍药桂枝苦酒汤法后曰：一方用美酒醯代苦酒。然则美酒醯者，盖以美酒所造之醋矣，酢醋本谓之醯也。故《周礼》有醯人职可考。

白酒

栝楼薤白白酒汤，上一方，白酒七升。栝楼薤白半夏汤，上一方，白酒一斗。

品考

《周礼·酒正职辨》四饮之物，三曰浆。郑玄曰：浆，今之酨浆也。陆德明《音义》：昨再反，疏云：此浆亦是酒类，故字亦从酉。省酨之言载：米汁相载，汉时名为酨浆。许慎《说文》浆字注云：浆，酢浆也。本作浆从水，将省声，今作浆。又酨字注云：酨酢浆也。从酉酨声。《博雅》云：酨，浆也。师古亦云；酨，浆也。《礼记·内则》曰：浆水酨滥。郑玄注：浆字曰酢酨。按：或曰酨浆、或曰酢浆、或曰白酒，皆是酒正所造之浆也。《千金方》：白酒作白酨浆，或作白酨酒，《外台秘要》亦同。但指此方内白酒矣。夫谓之酒者，造酿之法，大抵与酒同。又以酒正所掌，

故谓之白酒，或谓之白酨酒。盖白酒者，白酨酒略称矣。李时珍《本草纲目·地水类》载浆水。《释名》谓之酸浆。《兵部手集》谓之酸浆水。《产宝》亦同。时珍今不载白酒。酨浆、白酨酒、白酨浆者，盖属脱误矣。但薤白附方，引仲景栝楼薤白白酒汤，又引《千金方》栝楼汤（即仲景栝楼薤白半夏汤，白酒作白酨浆），虽有白酒、白酨浆之名，然本部不载之者，彼人未得知仲景用白酒之意也。彼是一草医，但好本草家之言者也，不足深责之，唯注酨字曰：酨，音在，酸浆也。是知酨之为酸浆，而不知浆水之为白酒也。枬按：白酒，乃《大观本草·玉石部》浆水是也。《周礼·酒正职》：浆明矣。然则白酨浆、白酨酒、白酒及酨浆、浆酨、酢浆、酸浆、酨酒，皆是浆之别名略称也。造法详出于陈嘉谟《本草蒙筌》，时珍亦取嘉谟之法。虽然，其造法不悉具，疑有脱误矣。近比问诸华客汪绳武曰：白酒即白酨浆，原米之浓汁。以一倍之汁，加三倍之水，冲入，作为白酒矣。造法：用糯米浸一宿，蒸熟，候温，以白色曲末，拌入缸内，用稻草护暖，三日后成浆，入水，即成酒。气味甘苦，十月间做者，名曰十月白，尤佳也。今按此造法，与我邦呼为甜酒者同法，或一夜而熟者，呼鸡鸣甜酒，或二三日而成者，谓之醴酒也。造法大抵相似。呜呼！軏清奸商所言，不足信焉，今唯存以备博物者一事云尔。

辨误

仲景之方，始有白酒之名。晋唐以后，诸子方书，及诸家本草，未尝有说白酒之功者，何矣？晋唐医人，未知此物之功乎？

诸家本草，何其略之乎？又可疑耳。但李时珍本草所引《子母秘录》，有栝楼白酒治乳痈之方，此外又无所见焉。余尝谓仲景氏之方法者，自王叔和撰次之后，历隋唐至宋明而无有一人全执之者，如何？则我今以其药物，与病证知之。曰：何以知之乎？曰：夫仲景尝用䗪虫，而诸家医书，未尝见用其方者；仲景尝用白蘞酒，而诸家本草未尝论及此物；仲景尝治妇人脏躁，有甘草小麦大枣汤，而古今诸家，未尝知其证之治法，则不能用此方，仲景尝治胸痹，有白蘞酒二汤，而天下医者，未尝知胸痹证候，则不能用白蘞酒二方。然则二千年来，不能全执仲景方法也，我今于是乎知之。呜呼！吾党小子，幸依东洞翁之德，而得全执仲景方法，岂可不谓天之宠灵乎哉？夫白蘞酒之功之湮灭也久乎哉？诸家本草，唯载浆水于水部，而不知为造酿之物，故不载之造酿部，而载之地水部。《大观本草》又误载之玉石部，亦可笑哉。浆水与酒酢，实为造酿物矣。若其以地水造之，而载之水部，则酒酢亦当载之水部，盖本草之谬往往如此。

考 征

栝楼薤白白酒汤证曰：胸痹之病，喘息咳唾、胸背痛、短气。栝楼薤白半夏汤证曰：胸痹不得卧，心痛彻背。因此二方之证，轻则白酒能治胸背及心痛烦闷。夫前方之证轻，而后方之证重，其义如何？则凡胸痹之为病，喘息咳唾，胸背痛短气是也。今其痛甚，而心痛彻背，则其证为重。故前方者，白酒七升，而后方为一斗，宜以此分别其轻重而已。

浆 水

矾石汤，上一方，浆水煮之。蜀漆散、半夏干姜散、赤小豆当归散，右三方，浆水服之。

清 浆 水

枳实栀子豉汤，上一方，以清浆水煮之。

品 考

浆水、清浆水二品，俱与白酒同物。清者，盖取其清者。

辨 误

古今医人，不知白酒、白蘞浆、白蘞酒、浆水、清浆水，皆为同物。遂无一人解其品物者，是不能手自使用仲景之方也，可胜叹乎！凡仲景之方，非仲景所自制之方也。盖撰用古人之成方，而取其纯粹者也。故如附子、乌头、天雄本是同根一物，而或曰附子汤，或曰乌头煎，或曰天雄散，是仲景取古人各各所称之方，以不改其名而使用之者也。是以此一浆，而或谓白酒，或谓浆水，或谓清浆水。如彼醯酢、苦酒亦然，皆因古人所称，而唯取其方治而已。无复异论，医者其思诸。

白 饮

牡蛎泽泻散、五苓散、半夏散，上三方，皆白饮服之，其余皆云饮服。

品 考

白饮，盖白汤，或云无所考。

辨 误

凡曰饮、曰白饮，盖一物矣。然此三

方，但谓白饮服之者。必有所异乎？然《金匮要略》茵陈五苓散服法曰：先食饮方寸匕者。盖“饮”字，上脱“白”字“饮”字下脱“和服”二字，《外台秘要》可考。若夫饮者，是四饮六饮之饮，则《周礼》酒正，有清医浆酏。膳夫职有六，清水浆醴醇医酏，乃六饮也。而饮皆寒饮，故食医职曰饮齐眡冬。时注曰：饮宜寒。由此诸说，则单称饮者，及称白饮者，岂此四饮六饮之谓矣乎？又膳夫职食饮，注曰：食，饭也；饮，酒浆也。则是又单称饮者，恐酒浆二物之谓乎？虽然，如此散方，岂以酒浆二物而互服之乎？又按：饮，及白饮疑俱是白酒之谓欤，又谓之白汤，亦无所征焉，俟他日考订。

饮

葵子茯苓散、猪苓散、栝楼瞿麦丸、半夏麻黄丸、干姜人参半夏丸、排脓散、麻子仁丸、防己椒目葶苈大黄丸、桔梗白散、蒲灰散、滑石白鱼散、蜘蛛散、当归贝母苦参丸，上十三方，皆谓饮服。《三国志·华陀传》曰：便饮麻沸散，须臾便如醉死。然则饮者，乃服散之义乎？又汤水饮散之谓乎？考见上。

暖水

五苓散服法，暖水，盖温暖之汤矣。

辨误

五苓散服法曰：白饮服之或云白饮是白汤，白汤是热汤，热汤是暖水。若其说是。则何谓服以白汤，助以暖水乎？按：白汤是热汤之谓；而暖水是温暖之汤矣。殊不知一汤而分以二名乎哉。

沸汤

文蛤散，上一方，以沸汤服之。

麻沸汤、大黄黄连泻心汤、附子泻心汤，上二方，以麻沸汤渍之。

品考

沸汤、麻沸汤，并是热汤，出于《本草纲目》。

鸡子白

苦酒汤，上一方。

鸡子黄

排脓散、黄连阿胶汤，上二方。

鸡屎白

鸡屎白散，上一方。

马通汁

柏叶汤，上一方。

品考

《大观本草》云：屎名马通。按：屎，即白马屎。绞取其汁，故曰马通汁。

猪膏

猪膏发煎，上一方。

猪脂

雄黄葶苈方，上一方。

品考

猪膏、猪脂，本是一物。《说文》曰：戴角者脂，无角者膏。是但注其字耳。《内则》曰：脂用葱，膏用薤。郑玄曰：脂肥凝者。释者曰：膏则猪脂。猪膏者，宜以凝释分之。

猪 肤

猪肤汤，上一方。

品 考

礼运曰：肤革充盈疏云：肤是革外之薄皮，革是肤内之厚皮。然则猪肤者，猪之外肤也。

猪 胆

大猪胆汁导法、白通加猪胆汁汤、四逆加猪胆汁汤，上三方。

品 考

仲景之用猪胆，唯三方，皆用其汁，是乃生猪胆汁也。非以干者为汁用之。本邦不畜猪，无所得其生猪胆矣。庶以干猪胆为汁，用之亦可乎？

獭 肝

獭肝散，上一方。

品 考

獭，乃水獭。

羊 胆

四逆加猪胆汁汤，上一方，方后云：如无猪胆，以羊胆代之。

羊 肉

当归生姜羊肉汤，上一方。

蜘 蛛

蜘蛛散，上一方。

品 考

罗愿曰：蜘蛛布网于檐四隅，状如罾，自处其中。飞虫有触网者，辄以足顿网使不得解，乃此物也。其余不入药。

蛴 螬

大䗪虫丸，上一方。

品 考

邢昺曰：在粪土者，名蛴螬。陈藏器曰：蛴螬身短足长，背有毛节，入秋化为蝉是。

白 鱼

滑石白鱼散，上一方。

品 考

东洞翁曰：白鱼即白鲤鱼。李时珍引刘翰曰：白鱼生江湖中，色白头昂，大者长六七尺。按《史记·周纪》白鱼跃入于王舟者，即此物。

互 考

《大观本草》云：白鱼甘平无毒，主去水气，大者六七尺，色白头昂，生江湖中是，乃《开宝本草》宋马志之说也。然白鱼之名，出于周纪，由来久矣。《广韵》鲛字。注云：鲛，居夭切，《集韵》：举夭切，音矫，白鱼别名。《李时珍》云：白鱼释名，鲛鱼，音乔，白亦作鲅，白者色也，鲛者，头尾向上也。鲅，《唐韵》：旁陌切，音白。《博雅》鲅鲛也。字书，皆以为鲛。《说苑》它子贱阳桥鱼之桥，《说苑》及

《尔雅翼》等，皆作桥梁之桥字，书何以改桥为鲦，从鱼乎？阳桥本鲁地名，桥鲦竺音乔，夫以所生阳桥之水之鱼名鲦乎？未知何是，《说文》《韵会》俱无鲦字。《玉篇》鲦，奇兆切，白鱼也。字书盖由《玉篇》以为阳桥鱼之鲦乎？若由《说苑》阳昼之言，则此白鱼者其，为鱼薄而不美者欤。由此观之，白鱼之名，本出于周纪，跃入于王舟者，岂指衣书中白鱼乎？李时珍曰：形窄腹扁，鳞细，头尾俱向上，肉中有细刺。武王白鱼入舟即此，我肥藩江河中有此物，其形大抵似鲤，曰白鲤鱼，其味薄而不甚美，能利水愈肿，用之有效，渔人取而弃之，又非鲤类，疑此物真白色矣乎？俟后日试效。

衣中白鱼

《尔雅释虫》鲟白鱼。郭璞注：今衣书中虫，一名蛃鱼，《别录》及《图经》《千金翼方》，亦同。《千金方》《外台秘要》，或曰衣中白鱼，或曰书中白鱼。又单称白鱼。虽然，本经未尝以白鱼为名，则古方所谓白鱼者，是必鱼，部白鱼而非衣书中白鱼矣。况又虫而得鱼名者，以其形稍似鱼，其尾又分二岐，故得芀及鞭鱼、壁鱼、蠹鱼之名。虽然，但不可单以白鱼为本称也。后之用此者，能治小便不利，则益以衣中自鱼为古方白鱼矣。滑石鱼散证曰：小便不利。此方本载于《金匮要略·小便利淋篇》内，则盖淋家小便不利者主之。本草：衣鱼，主治小便不利。《别录》疗淋，附方又载此方，主治小便不通。然则诸家皆以衣鱼为白鱼明矣。虽然，此方内白鱼，未可知衣中白鱼否，并存此二物，以俟后之考订试效。

辨　误

凡药方内，有不以本名称，而以异名呼之者，不欲使人知其物也，是皆后世医家之陋也。独仲景之方，无以异名称之者，如彼乌头、附子、天雄，则以其年数形状称之；如彼芒硝、硝石、朴硝，则以其制之精粗，功之缓急取之；如彼白截酒，浆水，则以诸家所称之名呼之，或以诸家所传之方录之，盖无异义。按仲景撰用诸家之方，未尝变其方铭，依其所称而取之耳。然则如此，白鱼散当须依其本名矣。由是观之，白鱼者，盖非衣中白鱼明矣。明者其审诸。

文　蛤

文蛤汤、文蛤散，上二方，文蛤各五合。

考　征

文蛤汤证曰：渴欲得水，而贪饮者。文蛤散证曰：意欲饮水，反不渴者。又曰：渴欲饮水不止者，据此二方证，则文蛤者，不问渴不渴，能治意欲饮水者。

品　考

《唐本草》注曰；文蛤大者圆三寸，小者圆五六分，非海蛤之类也。枞按："圆"字疑"图"字之误矣。蜀木《图经》云：背上斑文者，三月中旬采。陈藏器曰：文蛤，未烂时，壳犹有文者。枞又按：蛤蜊之小而有紫斑者是也。

雄　黄

雄黄熏方、疳虫蚀齿方，上二方。

品 考

凡雄黄者，以鸡冠色荧英者为上品。诸家本草可考。

矾 石

矾石丸、硝石矾石散、矾石汤，上三方。

品 考

矾石，白而荧净明亮者为上品。一种自然生者，如柳絮，名柳絮矾，为最上品。我藩阿苏山垂玉温泉，多产此物。

戎 盐

茯苓戎盐汤，上一方。

品 考

戎盐即青盐说，详于诸家本草可考。

辨 误

李时珍本草附方引此方，曰：小便不通，戎盐汤。用戎盐弹丸大一枚，茯苓半斤，白术二两，水煎服之，仲景《金匮》方云云。按：《金匮要略》作小便不利。夫不利与不通，其证不同，不利者，虽少少利之，亦不快利之谓也。不通者，决不通利之谓也。即小便闭是也。故仲景于此方，谓之不利，而不谓之不通也。今考其病证，有所不同者，又戎盐汤上脱"茯苓"二字，唯分两不异而已。至谓水煎服之，则略其煮法，何其疏漏乎？又云：仲景《金匮》方，夫时珍之取仲景之方，往往如此。或云张仲景《金匮要略》，或云《金匮玉函方》，引其书名，亦不一定，录其煮法，亦多略之。至如略引其书，则无害于治，今略其煮法服度，则恒医苟取其法以施之病

人，岂惟不无益其病而大害于其治矣。时珍之作本草也，其疏漏亦往往如此。况至于品目，其庶物亦自有阙略失其真者，天下医人，何其心醉彼人矣乎。

云 母

蜀漆散，右一方。

禹余粮

赤石脂禹余粮汤，右一方。

辨 误

宋版《伤寒论》，赤石脂禹余粮汤方曰：太一禹余粮，此方宜用禹余粮也。"太一"二字，后人妄添，说详于诸家本草。

代 赭 石

旋覆花代赭石汤，上一方。

品 考

赭石本出于代州者为上品。故得代赭石名，犹蜀椒、川芎。若得赤绛青色，如鸡冠有泽者，宜供治材，不必代州之物矣。

真 朱

赤丸，上一方，此方内真朱为色。故得赤丸之名。

品 考

真朱者，即丹砂。丹砂，即朱砂也。陶弘景曰：作末名真朱，即今辰砂也。凡以辰州物为良。故得辰砂之名，犹代赭石矣。

辨 误

和医多不分朱砂与银朱，并呼为辰砂。

往往用之大误病人。银朱本出于水银，最有毒，可不辨乎哉！

黄 丹

柴胡加龙骨牡蛎汤，上一方。

品 考

黄丹，即铅丹。

白 粉

蛇床子散、猪肤汤，上二方。

品 考

白粉，即铅粉，今胡粉也。《释名》曰：胡粉，胡糊也，脂和以涂面。本草粉锡条可考。

黄 土

黄土汤。上一方。

品 考

黄土，即灶中黄土。

苦 参

当归贝母苦参丸、三物黄芩汤，上二方。

狼 牙

狼牙汤、乌头赤石脂丸，上二方。

品 考

狼牙，即《本草·草部》狼牙草。

辨 误

后世以狼兽之牙充之者，非也。岂有以狼兽牙汁，沥阴中之疮之理乎！

蒲 灰

蒲灰散，上一方。

品 考

蒲灰，诸家本草无所见焉。是盖香蒲草机上织成者，《别录》方家烧用是也。李时珍《本草·蒲席》附方载此方。

苇 茎

苇茎汤，上一方。

品 考

苇茎，乃芦苇之茎，去叶者也。《外台秘要》作锉苇。又引仲景《伤寒论》云：苇叶切一升，然则茎叶俱用之。

知 母

白虎汤、白虎加人参汤、白虎加桂枝汤、酸枣汤，上四方，主治烦热。

考 征

白虎汤证曰：表有热。又曰：里有热。白虎加人参汤证曰：大烦渴。又曰：表里俱热、舌上干燥而烦。又曰：发热。又曰：身热而渴。酸枣汤证曰：虚烦。今由此诸证，则知母能治烦热。

麦门冬

麦门冬汤，竹叶石膏汤，上二方。

蛇床子

蛇床子散，上一方。

麻子仁

麻子仁丸，上一方。

品 考

麻子仁，疑非今大麻、火麻之类，别有考，不赘于此。

土 瓜 根

土瓜根散、土瓜根导法，上二方。

辨 误

土瓜根散《脉经》作王瓜根散。本草或云土瓜，或云王瓜。《礼记·月令》：作王瓜生。《吕氏春秋》作王善。《淮南子》亦作王瓜，则"土"字盖"王"字之讹也。宜呼王瓜，根散。

品 考

王瓜其壳径寸，长二寸许，上圆下尖，秋冬间熟，红赤色，子如螳螂头者是也。

干 苏 叶

半夏厚朴汤，上一方。

葱 白

白通汤、白通加猪胆汁汤，上二方。

败 酱

薏苡附子败酱散，上一方。

品 考

败酱，后世或以白花者为真物。然今以黄花者试之有效，故我们不取白花者。

瓜 子

大黄牡丹汤，上一方。

品 考

瓜子，用甜瓜子仁，今或权用冬瓜子。

瓜 瓣

苇茎汤，上一方。

品 考

瓜瓣乃瓜瓤。《说文》瓣，瓜中实也。

莞 花

小青龙汤加减法内有莞花，本方无所用之。

瞿 麦

栝楼瞿麦丸，上一方。

薯 蓣

八味丸、栝楼瞿麦丸、上二方。

商 陆

牡蛎泽泻散，上一方。

海 藻

同上，上一方。

葵 子

葵子茯苓散，上一方。

品 考

凡方，称葵子者，即冬葵子。

干 漆

大䗪虫丸，上一方。

皂 荚

桂枝去芍药加皂荚汤、皂荚丸，上

二方。

蜀 椒

大建中汤、乌梅丸，上二方。

椒 目

防己椒目葶苈大黄丸，上一方。

乌 梅

乌梅丸，上一方。

秦 皮

白头翁汤、白头翁加甘草阿胶汤，上二方。

柏 皮

白头翁汤、白头翁加甘草阿胶汤、栀子栀皮汤，上三方。

山茱萸

八味丸，上一方。

柏 叶

柏叶汤，上一方。

品 考

凡药，方内称柏叶者，皆用今侧柏叶。

竹 叶

竹叶石膏汤，上一方。

品 考

凡方内称竹叶者，用淡竹叶也。诸竹亦可补其阙。

竹 茹

橘皮竹茹汤，上一方。

品 考

凡方内称竹茹者，用淡竹之茹。若无，则诸竹亦可权用。

乱发：猪膏发煎、滑石白鱼散，上二方。

人 尿

白通加猪胆汁汤，上一方。

上七十又八品，仲景一二方剂，俱使用之，故无所取其征者。如彼粳米之于白虎汤、附子粳米汤、竹叶石膏汤、麦门冬汤七证也，小麦之于甘草小麦大枣汤证也；赤小豆之于瓜蒂散证也；胶饴之于大小建中汤二证也；鸡子白之于苦酒汤证也；矾石之于矾石丸、硝石矾石散、矾石汤，三证也；土瓜根之于土瓜根散证也；干苏叶之于半夏厚朴汤证也；瓜子瓜瓣之于大黄牡丹皮汤、苇茎汤，二证也；皂荚之于皂荚丸、桂枝去芍药加皂荚汤，二证也；蜀椒之于大建中汤证也，秦皮、白头翁、柏皮之于白头翁汤二方证也；山茱萸、薯蓣之于八味丸证也，是所以其日用试效者也。虽然皆在于成方妙用如何而已，不必在于取一味一味之功，则又无所以取其征者。故东洞翁于此七十余品，盖阙如，但粳米之于也。凡七首，此物之于民食也，其美与锦比焉。其功亦所以最大者，故又治其疾病亦多其功。而本草不载此物者，何矣？唯陶弘景《别录》始载粳米治病之功，曰：益气、止烦、止渴、止泄，不过此四功也。盖仲景之用粳米也，白虎汤三方证曰：大烦渴；或曰舌上干燥而烦，欲饮水数升；或曰口燥渴；或曰渴欲饮水，口干舌燥；或曰热骨节疼烦。竹叶石膏汤证曰：逆欲吐。麦门冬汤证曰：大逆上气。大逆者，上逆也。上逆则必烦渴，烦渴则舌上必干燥，是粳米有止烦止渴之功也。桃花汤证曰：下利。又曰：下利不止。附子粳米汤又能治腹痛下利，是粳米有止泄之功也。故陶弘景尝见此数方之证，以为粳米止烦止渴止泄也。益气者，是其家言，非疾医之事矣。近世称古方家者，以为民生常食之物，安能治彼病毒矣乎？是未知粳米之功，取征于此七方也。夫粳米若作谷食，则实为氓民生命，作之药物，则又足以为治病大材。犹生姜、大枣，作之菜果，则足以养性；作之药物，则大有力于治病毒也。虽然，仲景之用粳米也，有其主治，

未可悉知者，唯存而不论亦可也。《肘后方》有粳米一味，治卒腹痛之方。由此观之，又附子粳米汤之治腹中雷鸣切痛，桃花汤之治下利腹痛，亦似偏取粳米之功矣。犹小麦之治急也，如彼白戬酒，则中华人家常所造酿者也。经日易损，故不能久藏蓄之。我邦饮物，未尝用白戬酒矣！故无敢造酿者，假令医家虽欲常藏蓄之，未能每每造酿之，则岂得备于不虞矣乎？苟亦每每造酿之，不堪其费之多也，故若遇胸痹之病，则白戬酒，其何所取之？是我古方家之所叹也？鸣呼！皇和与中华土宜之所然也，我其无如之何而已，此外若有往往试之者，俟他日之论定考征云尔。

安永戊戌初夏十二日

《药征续编》附录终

上池杂说

内容提要

　　《上池杂说》一卷，明·冯元成撰，亦医话也。文虽不丰，持论极精，其第四条引邵尧夫之言曰：百病起于情，情轻病亦轻，冯君复畅其说，谓人生以气为主，情过喜则气散，怒则气升，哀则气消，劳则气耗，惊则气乱，思则气结，欲则气倾，寒则气收，炅则气泄，病由之作矣。识破知节，病亦稍损，是即近世所倡之心理疗法，而中医早明斯理。本书阐奥辨误，大都类是，爰举一则，以概其余。

上池杂说

明云间冯时可元成著

绍兴裘庆元吉生校刊

人以阳气为主，阴常有余，阳常不足。近世医工乃倡为补阴之议，其方以黄柏为君，以知母、地黄诸寒药为佐，合服升斗以为可以保生，噫！左矣。人之虚劳不足，怠惰嗜卧，眩运痹塞，诸厥上逆，满闷痞隔，谁则使之？阳气亏损之所致也，乃助其阴而耗其阳乎？人之一身，饮食男女，居处运动，皆由阳气。若阴气则随阳运动而主持诸血者也。故人之阳损，但当补之、温之，温补既行，则阳气长盛而百病除焉。

医之用术，惟吐利汗下与解表攻里之法耳，不能一病而自为一法也。今人遇病立方，动辄二十余品，少亦不下数品，岂知仲景诸名医之心法哉！吾观古人率用成方加减，不过一二味，非有违戾，未尝轻易，正谓宜汗、宜吐、宜下、宜解表里者。病情有限，故攻病之法，亦有限也，岂得动用己见，随意立方耶？药性有刑反忌宜，处味既多，莫识其性，为害不少。故余欲世人，须洞识病情，恪遵古剂而后可。

药笼中物，何所不可用，贵当病情耳。今医工见药味平缓者，肆意增损，呼为医中王道，人亦利其无患而药就之。若稍涉性气猛利之药，则束手不敢用。稍用之人，争指为狼虎，不之近噫。工师断木，尚取斧斤之利者，于用药，则取其钝而舍其利何哉？以此知不敢用猛烈之药，皆不深脉理，不明病情者也。

邵尧夫曰：百病起于情，情轻病亦轻。诸病孰非起于情耶？盖人生以气为主，情过喜则气散，怒则气升，哀则气消，劳则气耗，惊则气乱，思则气结，欲则气倾，寒则气收，炅则气泄，病由之作矣。识破知节，病亦少损。若著物不止，不为有生患哉？故君子贵保性而不任情，斯养气延年之术也。

病者去而来复已而复作者，阳衰而不能制疾故耳。今不能养阳而屡事攻击，有疾者，利则易生矣。有寒者，寒去则里虚矣。有疾者，积下则胃寒矣。其病至复作也奚疑？故凡病情一去之后，即当颐神养性，放下万缘，调息百日，以生阳气，迨于阳气既盛，则阴邪不能干，而旧疾无自作矣。若病情少事闲，即事酬应，啸傲如常，至于复作，则危期将至矣。

先大夫有训云，元气与脾气原无二致，人之元气充足，则脾气自然磨运而元气愈充，若元气虚眇，则脾不能运而胀满，痞气之疾作矣。不肖素禀衰弱年来，脾眚时作，因有感于先君至，教谨识于此。

余幼抱脾眚饮食下辄作胀满，思之未得其原，尝读东垣论云：气聚于脾中不得散，故时作胀满，诚中现情矣，但未解治之之方也。后读《医学拾遗·治痞论》云：热既在上，则内中寒凝而气不下行，故当用热药以温中焦，而下引其热，使热得降也。又《产后论》云：非由血能抢心，乃荣卫不充，中焦不治，气失所依，而上奔于心耳。夫气聚则行寒则凝，行则病散，凝则疾生。邪气乘虚，不在瘀血之有无，故干姜为产后要药，辛热故也。但当温暖正气，以致和平，则百疾无由生也。以此互观，则东垣气聚脾中之旨，昭昭明矣。

附子、大黄，医者俱畏而不用，然往往有因而得力者。尝闻许北门云：昔患脾泄，经年不愈，请教于郑澹泉，令用枣附丸。附子用童便煮制，经日末之枣肉炼为丸依服，神验。近学院谢蚪蜂，每日进枳壳大黄丸二三服，神才清爽。都宪张庐山止之弗听，而谢体质愈充。药性之宜于人，非庸医所能识也。

今之治目者，大都用凉药点治，不知目者，血之华，血得热则行，得寒则凝。古人点目以冰片、干姜，所以散其邪于外也。故精明之府，不可一毫渣滓，当外传热药以散其邪，则睛膜舒转；内用温药以和其血，则血脉通利。目未有不可治者，但外用热药，若甚痛不可忍，然拔去邪毒，所谓一劳永逸者，此医药拾遗之论揭之。

目得血而能视，血冷则凝，此理易明也，而医则罕知之。邻有管连云之乃眷目患沿眶红烂，数年愈甚，百计治之，不能疗为。延吴御医诊之，曰：吾得之矣。为治大热之剂，数服，其病如脱，目复明。问之曰：此不难知也。此女人进凉药多矣。用大热剂则凝血复散，前药皆得奏功，此可为治眼之良法。吴忘其名，专用附子人呼为吴附子云。

高安姚姓年三十时，患弱气息仅属，亦涉医书，欲取附子服之，初皆疑弗与，后病将殆，不得已听之，服至一斤许，疾遂愈，生三子。今近七旬，常疑其或作附毒，竟无也，虽老犹间服之不辍。

顾色泉老医，年六十有五，因盛怒，疽发于背，大如盂，四围色黑。召疡医治之，用冷药敷贴，敷已觉凉，约七八日后，为用刀去瘀肉。顾俟其去，曰：四围色黑乃血滞，更加冷药，非其治也。乃更治热敷药，去旧药敷之，觉甚痒，终夜，明日色鲜红，焮肿亦消，惟中起数十孔如蜂房。一日许，又觉恶心作哕，视一人头如两人头，自诊曰：此虚极证也。用参附大剂，进二服，视已正矣。不数日竟愈，终无刀针之苦。噫！用药系人生死，若此证危如累卵，稍一误投难乎哉。

顾色泉云：凡疮毒属阴者，必用热药，如天雄、附子之类，皆生用，庶可起死回生。余问其证，曰：如对口阴发、伏疽，扪不知痛，疽不起疱，四围如墨黑者，是老人虚弱之症，尤宜用之。窃以为，疮之阴阳一时难辨，疡医遇此，率用寒凉，杀人多矣。热药回生，其功甚巨，稍涉迟疑，生死反掌。

丹溪之治吐衄，率用黄柏一味，或并用芩、连、生地、门冬等味，名曰滋阴降火。近有议其后者，曰：元气亏损之人，有何火降？乃虚证耳，复令脾胃冰寒，阳气衰败，何以自全？此所以沉困累年而后已也。余以为丹溪之见，未可全非，而议之者意良，是今遇前证，应以丹溪之法降其上升浮游之火，俟炎火退，然后逐其瘀血，而以补助元阳、温和血气之药收功，不亦可乎！

家仆名贯者，之金陵路遘寒证，饵药少瘥，故好酒即饮酒一二瓯及水饭一盂，病乃大作，气喘急，吐痰竟夕，不寐，连三日。余曰：病且急矣。奈何？请医与商榷，以瓜蒂散吐之，遂吐痰几半桶，后吐一块如猪脑血，食相裹，不二三日遂起。

妇女病患，率多心腹疼痛，痞满诸疾，大都由于气血凝聚致然。庸医妄投药饵，补之则益患，稍削之则损元气，治之当有法。先大夫宦长沙张碧泉夫人病血蛊，腹痛，甚己死。先大夫令用姜、葱、麝香、真血竭熨其脐，经行而病愈。一妇人患血痞，服药多方未效，张小泉用通利行气之药为饼，贴其脐半日，频气泄而散。可见病在下者，汤饮未易效，须以意揣量治之，使消散于下可也。

痘疹之发，根于骨髓脏腑，与诸疮不同。曾有人年十五岁而出者，问之，云：极痛不可忍，浑身如列铁钉，殆不能展侧。沉虚明善幼科，一贵公止一子，将之官与别沉嘱之曰：出痘切莫用药，用药则反伤生，上痘不必用药，下痘用药亦无功；中痘则须药扶持，然未必得人，则不如不药之为愈也。既而贵公之任其子出痘，不药而愈，竟如沈言。

家妹年七岁，下痢纯血，时丁倭乱徙，避吴中，医者已辞，救矣。先宪副公语：不肖当可救否？曰：痢疾起于气滞，儿欲饮以万病解毒丹下之，疏通其气，庶几可治。乃磨服一锭，未可，因再磨服一锭，厥明大下，即进粥两瓯，其病遂愈。以此知解毒丹之效，神妙莫比。一名紫金锭子，具载方书。

王典者，徽人，寓京师，通籍太医院徐南湖为侍御时，尝识之，且屡验其方药，每记忆之。晚归乡，患肠癖下血，诸医治弗愈且殆，南湖曰：吾思用王典医，为致书召之。王至，诊其病，曰：非肠癖也。连进黄硝之剂大下之，复诊曰：病未尽也，再进前剂，复下痰积桶。余曰：可以治矣，调理而愈。所下秽更无血积肠癖遂除。以

此见，腹为热滞不能通血，肠胃逼窄而血下耳，众医皆以血治，故不效也。南湖自此更十年，患他病殂。

曾忆某医书论倒仓一法，非丹溪心印，乃云传自西域异人者，恐门人妄记也。夫虚羸之人虽有积聚，止宜养正积除，岂宜倾泻仓廪，以损正气，此可戒也。其言良是。南都一医者，最称知名士，又善导引术，偶苦壅滞，因用前法大泻，不能起于厕，遂殒。余问其年，则六十余矣。夫六十余者，岂宜行大吐下之法哉！以是知医者，不贵知法，及又贵知理，此医岂能明于盈虚消息之理哉！

一富室患中寒阴证，名医盈座，最后延吴御医。至，诊之曰：非附子莫救，但忘携来，令人之市拣极重者三枚，生切，为一剂，计重三两，投之。众医吐舌潜减其半，以两半为剂，进之，病遂已。吴复诊曰：何减吾成药也？问之，知减其半，噫嘻，吾投三枚，将令活三年也，今止活年半耳。后年余复病而卒，脉药之神如此。

张鹤仙，名医也。其医效有足采者，张嘉兴人，少孤，始携药囊入吾郡，未知名也。

一日郁温州水轩患阳证，伤寒禀气又薄，群医束手，不敢下。曰：脉已绝矣，下之则死。张诊其足脉，其独大。曰：可治。遂投大承气汤，一而愈，名遂振。后有巡院杨裁庵者，按脉证如前，郁荐之，复愈。由是，吴之称名医者，首鹤仙。召视者满吴，下终其身取效无虑数百，多以大黄之功，俗遂称张大黄云。自己常进大黄丸子合许，曰：此泻南方补北方。人弗知也，年九十卒。

钱渐川，幼文勤苦，久之抱郁成疾，上焦苦咽闭，中焦苦膈噎烦闷，下焦则苦

遗浊，极而呕血，几殆众医治之，罔效。偶值常熟顾爱杏至，以疾叩请，询众治，按曰：诸君治法未尝误也，而弗效者，证杂而药淆也。今请分治之，上焦用药清火解毒，食饱服之；中焦用药开郁除食，后服之，下焦用药升降水火，空心服之。品不过三四，剂不过五六，俱奏验，病若失，后强健如故。登仕版此明医不失治之效与。

因病服药，喻如因漏舱船，舱久木朽，则油料无所用矣。是知舟之载以木，非以舱人之生以气非以药。今人竭精神以遂外物，疲有用以事无用曰：吾有药焉，是以凿舟沉舸，而恃舱哉！先辈沉东老，性澹泊，五旬余，合服人乳药丸子，久不辍，年八十五卒。卒之前半岁药不能进矣。

制附子须大熟，不尔，则有痈疽之祸耳。闻中附子毒而发疡者，如武林童南恒是已童年五十，好长生术交与多方士，有进热药以助阳者，童信之，中有附子，全剂百丸，仅进四十五丸，疽发于脑，竟卒。询知附子性毒多上升，故中其毒者，未尝不发毒脑背，多至不救，药不可不慎也。

虽然童所进药当不止附子，应是群诸热药为剂，故其祸极烈耳。

世人相传，灸不著抵吃药，遂比屋，不拘何病，一概攻至。有因灸反甚，荏苒年月以亡者，可惜也。不知脏寒而病满，与体厚而形充者，法宜灸，安有病弱之人，肢体羸瘦而顾，概施火攻为也？火攻为病百端，而耗血为尤盛，不可不知。或问其目，曰：虚者不灸，弱者不灸，脉浮者不灸，脉微数者不灸，湿家身痛烦者不灸。若不审其宜而概加灸，烱其不至于危殆者几希。

俗传花香不宜嗅，嗅之易生痨瘵。余尝验之。晨起见夜合花，其时含蕊将放，窥中有细黑虫，纵横不计其数。少顷花大开复窥其中无有矣。其花傍坐，亦未见有一虫飞出，倏忽之间，何以始夥而终？无以此见，嗅得花香，非得香也，得虫也，香盛则成虫，其理有不可测者。

《上池杂说》终

附经目屡验良方

古歙苍松翠竹山房辑

绍兴裘庆元吉生校刊

太极光

统治男妇大小百病恶证，疮疽肿毒，筋骨疼痛，左瘫右痪诸症。

孔雀尾四钱，用甘草水洗，撮土搓之。复用水洗净，晒干，为末。纯用是尾，端圆处更胜　乳香　没药各去油，净　蜈蚣　全蝎　磁石火煅　麝香各二钱　蝼蛄晒干　雄黄醋浸透，换白萝菔汁，煮用　朱砂各三钱　水银五钱　牙硝一两二钱五分　硫黄二两五钱

上共为一处，碾成细末，文火，用磁碗一只，将药末每钱许，匙挑入碗内，以竹刀炒，如米粒大小不等，勿令焦枯。收入瓷瓶封固听用。每证各取药置患处，以火焠着灸之。灸时要避风。如遍身风气痛，则置药于各处骨节间，遍灸之。重证灸后须避风七日，神效。

绀雪丹

专治一切目疾，并去翳膜，如神。

六月雪根烧灰存性　冰片量加。

上不拘多少，共乳极细，收用。加熊胆少许更神。

去老膜翳障神方

珍珠豆腐煮，研　荸荠粉各四分　熊胆箸皮上焙干　陀僧　朱砂各水飞　蕤仁去油，各三分　硇砂　白丁香水飞，各二分

上为细末如面，瓷瓶收固，用金银角簪点患处。

口疳散

薄荷末三钱　儿茶一钱五分　黄柏一分　珍珠　生甘草各五分　冰片三分　龙骨醋煅，二分　白芷二分五厘，肿痛加倍

上共为极细末。遇口疳吹之，神效。初起热甚，倍薄荷。久病多加珍、珠儿茶。

龙骨即长肉痘疹后去黄柏、龙骨加牛黄。疳重加滴乳香、朱砂各少许。

青莲散

专治一切喉风生蛾等症。

山豆根　儿茶　胡连各一钱　川黄连三分　冰片一分　青鱼胆二钱

上共乳极细，收固，听用。吹之立愈。

臌证第一方

当归　白术　白芍各二两　茯苓　槟榔　常山酒浸，焙透　草果各一两　枳壳　厚朴　青皮无盐醋，拌炒　陈皮各一两五钱

上共为细末，加细针砂粉四两，和匀。每日服两次，用三分，以红枣七枚，已嚼服药，及愈后禁盐百日，永戒食牛肉。如犯背平、脚底平、脐凸，乃不治之症，不必服。

金弹丸

专治小儿急惊结胸等症，奇效。

牛黄　珍珠各四分　琥珀　川郁金　半夏　射干　礞石火硝煅，各二钱　朱砂水飞　明雄黄各一钱　陈胆星　川贝母　天竺黄

巴豆去壳，净，各四钱　甘草　生姜各三钱　冰片　麝香各一分

上共为细末，炼白蜜为丸，每粒重三分，金箔为衣，或熔蜡为丸，护之更妙。

疝气方

新鲜大小蓟根，不拘多少。

上一味捣烂，酒煎服立效。

一切肿毒初起煎方

金银花　紫花地丁各一两　用井水二碗，河水二碗，煎成二碗，去渣，入后药加当归一钱　白芷　陈皮各二钱　甘草八分，用前药水煎成一碗加水酒一碗入后，药加　乳香　没药　土贝母各二钱　穿山甲三片

共煎成一碗，去渣，服，神验。乳毒加蒲公英一两。

秘宝围药方

治一切肿毒。

陈墨碾碎，二钱　川大黄二两　藤黄六钱黄柏五钱　冰片　麝香各五分　雄猪胆五个陈醋　生姜自然汁各一小杯

上将药共为末，和猪胆、陈醋、姜汁捣匀，作锭子，晒干。每用陈醋磨涂患处，散肿拔毒生肌神效。

太乙五行膏

统治一切无名肿毒。

牛蹄甲　马蹄甲　驴蹄甲　猪蹄甲羊蹄甲各五两　连翘　三棱　莪术　黑丑白丑　木香　胡连　沙参　地骨皮　元参柴胡各一钱五分　白芥子　天花粉各一钱　山楂　麦芽　神曲各六分

上先将五蹄甲入麻油二斤四两熬枯，去渣，再入连翘等十六味，熬焦，滤清。俟油熬至滴水成珠为度，再入陶丹一斤二两，水飞收膏，摊贴患处。散肿拔毒生肌，神效。惟眉心、耳后忌贴。

紫灵丹

专治疮疖肿毒。

冰片　麝香　乳香去油　没药去油，各四钱八分　血竭一两二钱　朱砂一钱　前胡　元参各一钱二分　母丁香八分　斑蝥一两六钱，净，去头，足，翅，用糯米炒

上共为细末，收固。每用少许，放膏上贴患处。

拔疔膏

野菊花　山慈菇　升麻瓦炙　血竭各一钱五分　天花粉一钱　七叶一枝花　紫花地丁　木耳　皂角刺各瓦炙　朱砂水飞净，各三钱　川贝母去心　知母各瓦炙，或用黄酒煮透，焙干亦可　蟾酥各三钱酒化，不见火生甘草　麝香各五分　蓖麻子肉一两，去壳衣，捣烂用

上药除麝香、蟾酥、血竭、蓖麻子肉、朱砂六味，余概用瓦炙存性。同前药为极细末，同蓖麻肉捣烂成膏。如干，加山东胭脂。如无，即麻油亦可。用时先将银针刺破疔根，入此膏少许，掩以膏药一对，周时疔自拔出矣。

玉燕膏

治瘰疬痰核秘方，

川山甲　全蝎　白芷　黄连　全当归黄芩各二两　生地　赤芍　番木鳖甲各一两官桂　海藻各四两

上用麻油二斤四两入锅熬枯，去渣，净，入飞丹十两、黄蜡七钱、白蜡三钱、铅粉二两，收成膏，投入水浸，取起晾干。再入锅熔化，加乳香、没药、轻粉各二钱，麝香、雄黄、朱砂各一钱，朝北燕窠泥、雄鼠粪各五钱，血竭一两，共为细末，离火入前膏内搅匀收贮。

又方

黑猫一只，不拘大小，务要狗咬死者，

连皮毛肠肚全用。

上用麻油熬化，滤去渣，将油熬至滴水成珠，入黄丹，收成膏药，摊贴患处，神效。

脓疥疮煎方

川芎　大腹皮　丹皮　生首乌　牛蒡子　当归　红花　赤芍　金银花　生甘草各一钱

上加灯心二十根，水煎服五六剂后，再搽没药、花椒末、大风子肉、白芷、硫黄、槟榔等份，为细末，雄猪油同捣极烂搽之。

透骨汤

专治跌打损伤，满身青紫，危重者皆效。

五加皮　自然铜　青皮　紫荆皮　杜仲　红花　川山甲　白蒺藜　归尾　乳香　没药以上各一钱　活土鳖三个，捣碎，冲

上用水煎服，外加透骨草。更神伤骨者，加寻骨风。心慌者，加朱砂。轻者一剂至重者二剂，无不愈。

接骨紫金丹

土鳖酒炙，去足，净　乳香　没药　归尾酒炒　自然铜醋煅，七次，各三钱　血竭　大黄酒炒　骨碎补去毛，打碎，酒浸，晒干　硼砂各一钱

上共为细末，瓷瓶收贮。跌打损伤，瘀血攻心，好酒下一分八厘。破伤吐血不止者，用当归、桃仁、红花各五分，煎酒下。

荔奴散

专治一切金疮跌磕。

龙眼核不拘多少，烧灰存性。

上为细末，收贮。敷伤处立愈。

解铅粉毒

绿豆粉一两　牙硝二钱　槟榔末五分

上共为细末，每用清米汤调如稀糊，一匙一匙渐次进服，不可太急，候吐止，腹内不痛，大便泻尽，方可饮清米汤，然后吃粥调理。

蛇咬神方

朱砂　麝香各二分　雄黄三分　牙硝五分　壳珠即假珠火炙，一分　猪牙皂角瓦炙，五个　蓖麻子十粒，去壳，炙

上为细末，瓷瓶收固。用时将伤处银针挑破，点药少许，并点眼角片时，流去毒水，立效。

治小儿脐风撮口方

巴豆一粒，去壳，研烂　明雄黄一钱，乳细

上二味，和匀。每用三五粒，新汲井水调下。觉胸腹有响声，大便下，痰即愈。此证最危，百无一治，亦少妙剂。此方神效，勿略之。

治痘毒神方

用白瑞香花叶，不拘多少，入冰糖少许，同捣极烂敷之。初起即消，已成即溃，已溃收功，他方医愈后或年余数月复发者，无不神效。

震升丸

专治痔疮并肠风下血。

荷叶不拘多少，烧灰存性。

上一味用，生鳝鱼血合捣为丸，如桐子大。每早空心白汤下三四钱。

治噤口痢方

用燕窠泥不拘多少，研末，同鸭蛋清调匀，入麝香三分，小儿二分，敷脐上，泥干。又以蛋清润之，一二日即愈。

黄芽丸

治胃强脾弱，能食不能消者，并脾泄

等症。

制谷芽四两，半生半炒　制法：用糯谷三四升，韭叶捣汁，浸数日，候谷出芽，取起筛盛微，日晒略干，即以韭菜汁洒之。以芽带绿色为度，晒干听用。人参一两，如不用，以党参、黄芪代之　芡实二两，炒　莲子肉四两，去心，取肉连皮，入猪肚内煮透，去肚，晒干

上共为细末，用荷叶一张，煮汁，和山药末打糊为丸，如绿豆大。每服二钱，米饮下，日三次。

治脱疽方

此证发于足指，渐上至膝，色黑痛不可忍，逐节脱落而毙，至恶之症也。亦有发于手指者，同治。

用土蜂房一个，研细醋调搽，应手而愈，真仙方也。

汤火伤

用生姜不拘多少，捣烂扑之。又方，冬月收坏橘不拘多少，贮瓷瓶中封，置静处日，久自化为清水。用时取水涂患处，神效。

绞肠痧方

取旱芹菜捣汁，饮下，立愈。

瘤瘿验方

川贝母不拘多少，嚼，时时敷之，不过月余，自溃而愈。

头上打破，如鸡子大，伤痕奇效方。

白麻石内有石筋、石线，取出研细末，敷满，布包扎好，三日长肉生肌，屡验。

离骨取牙方

乌梅十七个，童便浸，春夏秋两日，冬三日甘草水漂过

上二味，等份，阴阳瓦焙干，研细。每末一钱，加黄牙丹五分，拌匀。但看骨槽风有骨横在牙床者，用糯米浆少许，拌药成条，塞在骨缝两边。塞满。如无缝，即散放牙缝内。一日两次，上药二十日，其骨自动，再着眼明手轻之人，钳去之。切不可将药误粘好齿，致伤好牙。此方甚神而奇。

黄牙丹

此丹去污生新，治疳要药。

汞一两　藤黄五分　牙硝　明矾各一两五钱　蛇含石八分

上共研匀，结胎，武火升炼三炷香，取药。每一两加冰片四分，收贮听用。

《经目屡验良方》终

暑症发原

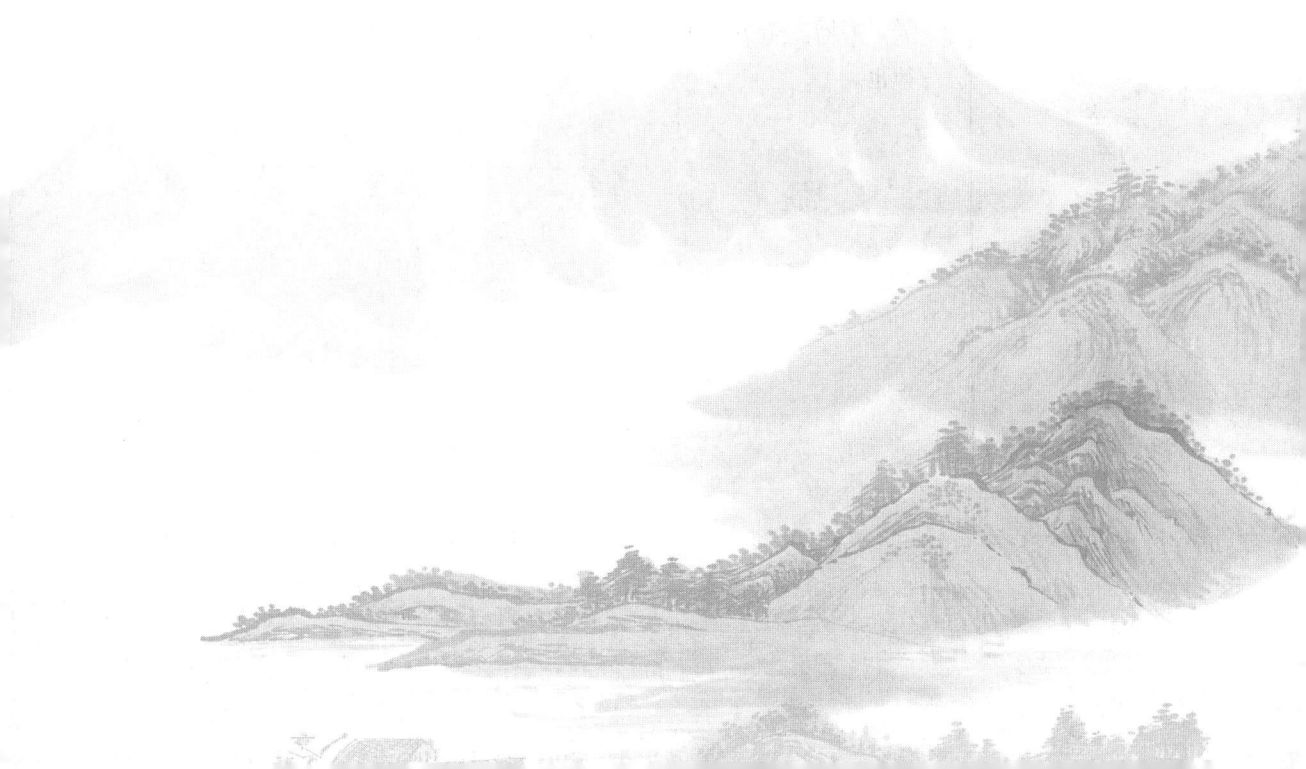

内容提要

　　夏日离阳用事，湿土司令，天之暑热下降，地之湿浊上腾，人如调护不谨，诸症丛生。或袭于表而为伤暑，或蕴于里而为伏暑，或湿伤太阴而成湿温，或暑伏荣分而成痎疟。仲师《伤寒论》虽赅括六气，然略于痎证，矧寒入暑经，足入手经，致病之途尤相迳庭。本书系李识侯参订，先论初夏之湿温，次述季夏之暑病，终及秋令之伏暑、疟痢，条分缕析，明白畅晓，诚暑证之科律也。

目 录

暑症发原

李居士识候参

绍兴裘庆元吉生校刊

夏令离阳用事，大气主开，人如调护不谨，诸症丛生。或内伤外感，因热反寒，见症纷纭，门疏叙兹，以暑气郁蒸，自鼻孔吸入，伤于手经者，宗《内经》主病，以参治例，特表于前。盖暑为上受，宜入清虚之脏。及其在腑，非口受秽气，胃有秽积，即经邪转入于腑也。故仲圣立伤寒方法，亦有关于手经者，则伤暑治疗，亦不遗于足经矣。若曰暑先入心，则寒先入肾。伤寒非全入肾，则伤暑非悉入心矣。须知暑气无形，惟注者受之，至伏暑为病，附于秋间，复感凉风而发者。经曰：夏伤于暑，秋为痎疟。暑积内着，宜为滞下。然则今之秋令病邪者，又不本于伏暑而何哉！壬寅秋。

治 例

初夏过寒见足经症者，宜与伤寒参看。

初夏应暖反寒，时行寒疫，宜与瘟疫参看。

初夏风雨不时，人多感冒，宗时行感冒法。

仲夏时行阴雨，阳气郁蒸，宗湿温证治。

伏气至夏发者，脉洪有壮热，宗热病例治。

盛暑大热，大旱汗，多金伤，宗燥热证治。

阴伤伏热，肺虚感冒，但热有时，宗瘅疟治。

伏暑未感凉风而发者，俗名秋温，宗伏暑治。

伏暑已感凉风而发者，先寒后热，疏风解暑。

伏暑重凉轻寒轻热重，热盛午后，俗名温疟。

伏暑轻，凉风重，寒重热轻，解表宣阳，牝疟参看。

伏邪至秋分后，传入半里，或入足经者，宜用攻解。

夏秋中暍，露雾、秽、霍乱、泻痢均补于后卷。

伤寒之药宜气厚，伤暑之药宜味薄。

热病兼中暍触发者，名阳毒。

论夏初阴雨湿温

夏初阳气未畅，则湿浊之气已升，未从阳化，适逢阴雨连绵，则湿盛亢阳于内，以致头重体倦，舌白增寒，弱不胜衣，筋酸腰重，难于展侧，蒸热口渴，足胫逆冷，脉软而混，或濡弱者，名曰湿温。湿盛小便不利者，五苓散主之（阳升则湿腾热蒸，则湿化。若逢阴湿，内不化温，外反受之，则表里合蒸）。

自汗脉浮洪，口渴湿化，热兼表证者，桂枝白虎汤或桂苓甘露饮（桂苓甘露二冬

芩 两地甘斛与茵陈 枳枇抑气能降火本事方中犀角均）。

自汗脉洪缓，口渴，舌红苔白，热盛者，苍术白虎汤。

愚按：己午之月，六阳之气齐浮，若人真水下竭。

阳升吸浊，皆浮于胃中，反见面垢脉混，而舌白，烦渴，最似温热，惟以神脉合参之。果如是者，六味地黄汤少加栀豉，或栀豉太越则加豆卷、滑石；或猪苓汤亦稳。若虚寒者，原可摄阴温下沉阳（六味地黄君熟地 山萸山药与丹皮 猪苓汤用治热胜 茯苓泽泻通水道 肝肾不足最相宜 泽泻茯苓阿胶增）。

手太阴肺经

起中焦中府穴，下络大肠，循胃口，上膈，至肩，走臂内前廉，至寸口少商穴。是经多气少血，其藏魄，属金，统摄一身元气，主开，主哭，主皮毛。

本病（诸气膹郁 诸痿 喘呕气短 咳嗽上逆 嗽吐脓血 不得卧 小便数而欠 遗失不禁）

标病（洒淅寒热 伤风自汗 肩背冷痛 臑臂前廉痛）

气实泻之（泻子 泽泻 葶苈 桑皮 地骨皮 除湿 半夏 白矾 白茯 苡米 木瓜 橘皮 泻火 石膏 知母 诃子 寒水石 粳米 通滞 枳壳 桔梗 薄荷 干姜 木香 厚朴 杏仁 皂荚）

气虚补之（补母 人参 黄芪 甘草 山药 升麻 润燥 麦冬 阿胶 蛤贝母 百合 天冬 花粉 敛肺 乌梅 白芍 粟壳 五味 五倍子）

本热清之（清金 黄芩 知母 麦冬 天冬 山栀 沙参 紫菀）

本寒温之（丁香 藿香 檀香 白蔻 款冬 益智 砂仁 糯米 百部）

标寒散之（解表 麻黄 紫苏 葱白）

肺经报使（桔梗 升麻 葱白 白芷）

寒伤营，暑伤气，言后天之表寒。伤火、伤水，言先天之本。大江以南，伤暑倍于伤寒。遍考古书，详于伤寒而略于伤暑。仲圣治伤寒，至后则言邪分六经，证通其变也。古人治伤暑用香薷饮、白虎汤、清暑益气等方，治其常也。今之暑邪，祇有各经见症，而无各经主方，故特表而出之。

手太阴肺经症治

暑风袭肺洒然汗出，恶风渐然，汗闭烦热，鼻塞善嚏，喘满痿蹙，或口渴，舌黄少气，不得太息，或肤麻手瞀，咳引胸膺、背、臑、臂前廉痛，大小解不肃。肺为清虚之脏也，宜辛凉解肌。

辛夷 白薇 杏仁 桔梗 六一散 开茉莉 天泉

水煎。

无汗恶汗加苏叶，汗多加白芍去桔梗，热甚加黄芩渴甚加花粉，少气烦渴加沙参麦冬。

第二条承上

气口脉濡弦而涩，太阴伤暑也，前汤主之。服汤已汗出，时不恶风而热畅者，表欲解也，鼻塞当愈。适喘咳未除，而气促者，肺逆也，此汤主之。

白前 杏仁 大贝 粳米 桑皮 六一散

照前煎服。

虚加洋参、麦冬，痰腻加橘白，肺火加山栀，唇燥口渴加甘梨浆。

第三条里证

太阴暑证，脉反滑，大汗出，恶热，胸满，便闭，大次指痛，气满，皮肤壳壳然坚而不痛，或下齿痛喉痹，目黄，衄蚵，颈肿。此为腑脉腑证，肺与大肠为表里，腑以通为泰也，此汤主之。

瓜蒌仁　杏仁　枳实　桔梗　六一散　秦艽

急流水煎。

热盛加条芩。津枯便秘不胸满不可与之。不满胸而下利甘桔汤主之。齿痛衄蚵热盛加葛根、石膏。

第四条夹寒

暑入太阴，自汗肤热，适其人，脉反弦紧，恶寒无汗，鼻塞声重，舌苔白腻，腰足拘急，此为寒伏少阴，贪凉卧湿所致。仿《内经》实则泻子法也，此汤主之。

独活　辛夷　香薷　桔梗　六一散韭白汤煎。

湿胜加泽泻，饮冷遏肺者加生姜。阳虚色伤有汗忌服。

第五条夹热

伤暑脉濡弦，今脉洪数有力，烦热多汗，气促口渴，咳呛咽干，此壮火烁金也。可与此汤。

知母　大贝　花粉　麦冬　六一散桑叶

粳米汤煎。

风淫自汗加白薇、玉竹，虚加人参。如大热、大渴、大汗、脉洪实者，腑脉也，与白虎互参。

第六条坏证

伤暑服前汤，表里证解，脉自和者，为不传也。若有变幻，参其脉症，所犯何逆，所兼何症而治之。设暑热伤肺，金津不布，化浊痰结于肺，下痰复生热，热更生风，以致久咳痰腥，痈脓者，恐成暑瘵，此汤主之。

牛蒡子　马兜铃　瓜蒌仁　六一散大贝　桔梗　橘白　麦冬　蛤粉

苡米汤煎。

热渴加山栀，嗽血加阿胶。如肺气虚而伏痰自汗者，以玉屏风散去术加贝母、麦冬汤主之。

第七条传经

太阳伤暑，若解、若清、若利小便，反烦热不解。消渴神昏，善笑，此欲传手厥阴也。太阴未解还从肺治。太阴证罢，恐入少阴，当于本门求之。余经仿此。

第八条调愈救逆

肺家暑解，津亏气弱者，调之则愈。

蜜拌洋参　茯苓　怀山药　大麦冬炙草

扁豆汤煎。

太阴伤暑误服足经表药升散，以致汗出不止，气促烦渴，脉促无表证者，生脉散救之。若暑伤元气，误汗者，保元汤主之。若升散太过，元海无根，龙雷飞跃者，六味地黄汤加龙骨、牡蛎。若暑伤肺络者，咳血，补肺阿胶汤加麦冬、丝瓜络。

手厥阴心包络

是经起于乳中天池，下至脐下上散两乳，循肩走臂内中廉，至中指中冲，多血少气，心包之火寄体于命门，命门为相火之源，天地之始藏，精生血，降则为漏，升则为铅，主三焦元气。

本病（前后癃闭　气逆里急　奔豚消渴　膏淋精漏　精寒　赤白浊　尿血崩中　带下　以上皆主古贤言）

标病

火强泻之（泻相火 黄柏 知母 丹皮 生地 地骨皮 茯苓 元参 寒水石）

火弱补之（益阳 附子 肉桂 益智 补骨脂 胡桃 丁香 蛇床子 乌药 覆盆子 肉苁蓉 胡芦巴 巴戟 大茴 小茴 锁阳 川椒 蛤蚧 当归 阳起石）

精脱固之（涩精 牡蛎 芡实 金樱 五味 山萸 远志 蛤粉）

命门报使（柴胡 丹皮）

手厥阴心包络经症治

暑邪之入心包也，腠理开则洒然，汗出闭则蒸蒸热闷，澹澹心动，笑不休，心大热，手心热，或目赤面黄，或胸胁支满。以是经界于营卫交济之中，先宜辛香宣营达卫。

紫背鲜浮萍 连翘壳 薄荷梗 益元散 桔梗 鲜佛手

热盛目赤加川连。汗多去薄荷、桔梗，加茯神。

第二条承上

心包伤暑，脉本茫迟，设其人脉反洪大，躁烦神越，多汗谵狂，壮热舌绛。此暑热鼓动心阳，防为昏喘，前汤不中与也。无足少阴证者，可与此汤。

辰砂 麦冬 粉丹皮 赤芍 益元散 乌犀尖 鲜生地 佛手露

竹叶汤煎。

狂甚加金气。

第三条化风

暑入心包，烦躁发热，反见昏肿，面垢油赤，眼闭少溺，表无大热，此暑痰蒙昧心包，里热不随汗减者，将欲化风发为痉厥，此汤主之。

麻黄尖 瓜蒌壳 大贝 远志肉 天竺黄 山栀皮 蝉壳 益元散冲入竹沥梨汁 无汗加鲜菖蒲汁。

第四条经病

肺主卫，心主营，包络出则卫，入则营，是经从胸走手，若肘臂挛急，胸胁支，乃为经病。或热化风而循经者，此汤主之。

钩藤勾 蝉蜕 丹皮 赤芍 当归须 瓜蒌壳 丝瓜络 西瓜翠衣 冲入甘梨浆

热盛加羚羊角。

第五条腑证

暑入心包，服前法后，脉反洪长，壮热头汗，躁扰狂越，惊骇溢血，耳鸣喉肿，目锐眦疼，次指如废，此为腑证包络与三焦为表里。宗河涧先生三焦治法。

大豆卷 黄芩 黄连 益元散 黄柏

脉实便闭无少阴证者，重加大黄（大黄原可救阴，但虚不宜耳）。又热在上焦栀豉汤越之。热在中焦白虎汤清之，热在下焦猪苓汤利之。三焦治法均可选用。

第 六 条

伤暑服前汤不解，转见消渴，浸淫善惊，谵妄，舌不能言，此欲传手少阴也。若热退脉和，舌红苔浊，神倦如迷，不语如呆，此暑解痰凝包络，心液受戕之象。

囫囵川贝 麦冬 鲜菖蒲 远志 鲜生地 天竺黄 露水一杯

热郁加薄荷露。阴阳相火熏心加龟甲、龙齿。

第 七 条

心包暑解汗多，神倦烦渴，不眠者，此汤主之。

生脉散 麦冬包川连

暑解神倦脉弱者，此汤调之则愈。

鲜莲子 人参 麦冬 百合 元眼

暑解服前汤，静养五日愈。

手少阴心经

起于极泉，下络小肠，从心中挟咽，自缺盆间，循手臂内后廉，至小指少衡穴。又循颊至目系，此经少血多气，主藏神，为君火包络，相火代君行令，主血主言，主汗主笑。

本病（诸热　黄芩　瞀瘈　惊惑　谵妄　烦乱　啼笑　骂詈　怔忡　健忘　人参　炙草　自汗　黄连　痛痒　黄柏　疮疡　黄连）

标病（栀子汤　畏寒　战栗　舌不能言　面赤目黄　麦冬　手心烦热　生地　栀子　胸胁满痛引腰背胛肘臂）

火实泻之（泻子　黄连　大黄　泻气分火　甘草　赤茯苓　木通　黄柏　泻血分火　丹参　丹皮　生地　元参　镇惊　牛黄　朱砂　紫石英）

神虚补之（补母　细辛　乌梅　枣仁　生姜　陈皮　补气　桂心　泽泻　茯神　远志　菖蒲　补血　当归　熟地　乳香　没药）

本热寒之（泻火　黄芩　竹叶　麦冬　芒硝　炒盐）

标热发之（散火　甘草　独活　柴胡　麻黄　薄荷）

心经报使（黄连　细辛）

手少阴心经证治

暑入心经烦热自汗面赤目黄，掌心热，善笑，消渴，善惊善忘，或言多面垢，或咳吐气泄，或两肾内痛，乃火淫所胜，金水之症叠出，随其开泄之，权以宣之非表汗也，是祛暑也。

鲜菖蒲　益元散　连翘心　栀子心　栀子仁　荷花露　佛手露

咳吐加麦冬，肾痛加黄柏，寒淫战栗无汗少加细辛。本经胸胁引臑臂内后廉痛风淫搐搦加薄荷，烦躁神乱加珠黄散。

第二条承上

少阴暑热，脉若虚洪，洪而有力，即为壮火，舌色应绛，汗出则喘促烦冤，汗闭则躁烦狂乱。多汗舌润，淡渗清利，无汗烦热，芳香宣窍。烦热舌红者，此汤主之。

真川连　辰砂　麦冬　元参心　薄荷露　荷花露　调益元散

喘加竹叶，惊加牛黄、紫石英，渴加苹果，不渴加丹参。

第三条承上

暑热入心，两阳相灼，蒸逼阴津，本应多汗，反无汗者，一为营液表亏，一为刚阳熏烁，离宫阴劫。舌绛无苔，津液不能灌通络窍，内结为痰，舌反生苔，体若燔炭，汗出而散，神迷躁扰者，芳香以开之。

甘梨浆　薄荷露　银花露　化服至宝丹

无汗加浮萍汁，热渴加西瓜水，渴不能饮加淡天冬，面赤而紫加丹皮、紫草汁。

第四条

暑热触心，阳壮热昏，冒汗出反剧，舌绛谵妄，面赤嗌干，欲饮冷水，目赤如金者，此离宫阴涸，阳热自燔，亟用清火救阴为主。

乌犀尖　淡天冬　麦冬　真川连　中生地　冲入荷花露

无汗加桔梗、薄荷露，停饮加益元散，指郁加佛手露。

第五条

少阴伤暑脉浮洪者易兼腑证，如嗌痛

颔肿，耳聋口糜，小便短闭者皆为腑证，心与小肠为表里也。无汗者清扬，有汗者与此汤。

元参心　木通　甘草　薄荷露　竹叶心　中生地

热盛加黑山栀。热盛不饮，热在血分，大便结少加大黄微利之。

第 六 条

心营暑热，服前法已，热退神清，为已解也。若谵妄，舌不能言，即为入脏。或卒心痛，烦闷善呕，壬癸甚，丙丁大汗，气逆则壬癸死，刺手少阴太阳穴。余经生克，皆可类推（脏腑不可刺，不过刺经刺穴）。或心阳挟暑热蕴结而为疮疡者，此汤主之。

真川连　黄柏　生甘草　全当归　赤芍　粉丹皮

疮在表加荆芥、金银花，疡在里加穿山甲、广郁金。

第 七 条

暑热转心，营汗多液涸，邪退热除，舌至光红有纹，语言强涩，或神倦如迷，或声哑烦躁渴，不欲饮者，此为无液承滋，用存精养液法。

清阿胶　元参心　大麦冬　鸡子黄　淡天冬　中生地

声哑加桔梗，躁烦加荷花露，咽齿俱干加猪肤、白蜜，有痰加天竺黄，神摇惕惕加辰砂、金器、百合心。

第 八 条

心家暑解，心气虚者，此汤补之则愈。

人参　麦冬　丹参　桂圆　枣仁

心阴虚者此汤养之。

西洋参　淡天冬　柏子仁　囫囵鸡子黄　鲜莲子　红枣肉

手阳明大肠经

起于次指商阳穴，循臂外前廉，上项环口，终迎香穴，下走两乳间，入少腹。是经气血俱盛，属金主变化，为传送之官。

本病（大便闭结　泄痢下血　里结后重　疽痔脱肛　肠鸣而痛）

标病（下齿痛　上齿胃下齿大肠　喉痹　咽属胃喉属大肠　颈肿口干　咽中如核　鼽衄目黄　手大指次指痛　宿食发热寒栗）

肠实泻之（血分　大黄　芒硝　石膏　牵牛　郁李仁　桃仁　巴豆　气分　枳壳　木香　橘皮　槟榔）

肠虚补之（气　皂角　燥　桃仁　麻仁　杏仁　地黄　当归　乳香　松子肉　苁蓉　湿　白术　茅术　半夏　硫黄　陷　升麻　葛根　脱　龙骨　白垩　诃子　粟壳　乌梅　白矾　石榴皮　石脂　余粮）

本热寒之（清热　秦艽　槐角　地黄　黄芩）

本寒温之（温里　干姜　附子　肉豆蔻）

标热散之（解肌　石膏　白芷　升麻　葛根）

大肠报使（白芷　升麻　石膏）

手阳明大肠经证治

暑热入阳明之经，脉见浮滑，几几即壮热，口干目黄，汗出不彻，鼽衄颈肿，或喘，或面赤耳聋，或咽中如核，肩肘臂外前廉引手大指次指热痛，此为经邪宣越，是汤主之。

白葛根　秦艽　杏仁　六一散　石膏

无汗不渴去石膏加茅根，咽中如核加

桔梗。

第二条

暑热服前汤，若解则捍卫热泄，可以通营脉，必浮和滑软。若喉痹齗𬌗，下齿作痛，本经之热已扬，再宜清解。

淡黄芩　茅根　石膏　六一散　桔梗

见疹加牛蒡子。

第三条

手阳明病，汗收热彻，脉不软，尺浮，日晡潮热，大便秘结，里急后重，或泄痢下血，疝痔脱肛者，此为经邪入腑也，此汤宜之。

条黄芩　积实　桔梗　全瓜蒌　秦艽

痢血痔下者，去瓜蒌、枳实，加葛根、槐花、甘草。

大肠血结者去瓜蒌加桃仁。

大肠寒闭肠鸣而痛，此汤不中与也。

第四条

服前汤秘结若通，暑滞亦从下解。若泄痢下血者，小肠邪热亦从下趋，可兼理小肠。设利止反微热而咳者，此大肠余邪传肺而解也，甘桔汤主之。

生草　桔梗

二味煎。

无汗加香薷同煎服。

第五条

经邪归腑，本不复传，表热则退，余邪皆从浊道而趋。若邪静有虚湿、虚燥之分。

燥结用麻仁、松子仁类润之；滑泄用白术、半夏之属燥之。

经邪表热不彻，反兼齗痛、颔肿、口糜，欲传手太阳也。如兼耳鸣、齗肿、惊骇，为欲传手少阳也。

手太阳小肠经

起于小指外侧少泽穴，循臂外后廉，从肩入缺盆，络心，复上耳前听宫穴止。是经少气多血，主分泌水谷，为受盛之官。

本病（大便水谷利　小便短　小便闭　小便血　小便自利　大便后血　小肠气痛　宿食　夜热旦止）

标病（身热　恶寒　嗌痛　颔肿　口糜　耳聋）

实热泻之（气热　木通　猪苓　滑石　瞿麦　泽泻　灯心　血热　地黄　蒲黄　赤苓　丹皮　栀子）

虚寒补之（气虚　白术　楝实　茴香　砂仁　神曲　扁豆　血虚　桂心　延胡）

本热寒之（降火　黄柏　黄芩　连翘　栀子　黄连）

标热散之（解肌　羌活　防风　藁本　蔓荆子）

小肠报使（藁本　黄柏）

手太阳小肠经证治

暑热入手太阳经，脉见浮洪，身热微恶寒，嗌痛颔肿，渴不善饮，或口糜耳聋，或掌热汗出，此为经邪。宜越，是汤主之。

蔓荆子　栀子　丹皮　鲜菖蒲　益元散

恶寒肩臂外痛加羌活，嗌痛口糜加鲜生地。

第二条

服前汤已，营通热化，诸症必减，浮洪脉退，为轻邪得解。设腰似折，入暮热剧，不可转侧，此热结于血分也，此汤主之。

卷边香葜　桃仁　丹皮　鲜生地　赤苓　茅根汁

见斑加浮萍、红花。

第 三 条

小肠经病，若解表证悉罢，设其人小便短，或闭小便、后血、小肠气痛，此为经邪入腑也，是汤主之。

鲜生地　木通　甘草梢　粉丹皮　赤苓　瞿麦

里热加山栀，气痛加延胡。

第 四 条

太阳腑证，服前汤，溺血止而小便自利，大便水谷利，或大便后血，此由小肠失受盛之权，或暑热侵伤腑气也，此汤养而升之。

生白术　清阿胶　赤苓　水杨枝　荷叶蒂

足太阳用五苓降逆，手太阳用此升阳。

第 五 条

太阳经腑均解，本经气血若虚，不能分泌清浊，大便反溏者，此汤补之则愈。

上党参　丹参　茯神　生白术　砂仁　柴胡三分　补胆母。

手少阳三焦经

起于中指外关冲，循外中廉，散络心包，上耳后眉上，过眉心眼下，止听宫穴。是经少血多气，为相火之用，分布命门元气，主升降出入，游行天地之间，总领五脏六腑，营卫经络，外内上下，左右之气，号中清之府，上主纳，中主化，下主出。

本病（诸热　瞀瘛　暴病　暴死　暴喑　躁扰　狂越　谵妄　诸血　溢血　泄血　惊骇　诸气逆冲上　诸痛疮疡　痘疹痛核）

标病（恶寒　战栗　如丧神守　耳鸣　耳聋　嗌肿　喉痹诸病　胕肿疼酸　惊骇

手小次指不用）

上焦热（喘满　诸呕　吐酸　胸痞　胁痛　饮食不消　头汗）

中焦热（善饥而瘦　解㑊　中满　诸胀　腹大有声　诸病　鼓之如鼓　上下关格不通　霍乱　吐痢）

上焦热（暴注下迫　水液浑浊　下步肿胀　小便淋沥　或不便　大便闭结　下痢）

上焦寒（吐　饮食痰水　胸痹前后引痛　食已还出）

中焦寒（饮　不化　寒胀反胃　吐水　湿泻不渴）

下焦寒（二便不禁　脐腹冷　疝痛）

慎斋云：上焦热，栀子；中焦热，黄连；下焦热，黄柏。又上焦满闷，紫苏、杏仁、陈皮；中焦满闷，干姜、肉桂、吴萸；下焦加小茴。上焦嘈杂生地，中焦嘈杂山药，下焦嘈杂熟地。上焦血虚则多用当归、肉桂，而白术宜少；中焦则多用白术，血燥亦必加当归；下焦熟地三分、肉桂二分，涌泉穴火起，黄柏一分。

上虚保元汤加减，中虚益气汤加减，下虚地黄汤加减。

下焦有病，六味丸可通用。若泄泻只宜调理脾胃，不宜轻用。

实火泻之（汗　麻黄　葛根　柴胡　升麻　羌活　薄荷　荆芥　石膏　吐　瓜蒂　沧盐　齑汁　下　芒硝　大黄）

虚火补之（上　人参　天雄　桂心　中　人参　黄芪　丁香　木香　草蔻　下　人参　附子　桂心　沉香　乌药　补骨脂　硫黄）

本热寒之（上　黄芩　连翘　栀子　知母　元参　石膏　生地　中　黄连　生地　连翘　石膏　下　黄柏　知母　石膏

生地　丹皮　地骨皮）

标热散之（解表　柴胡　细辛　荆芥
羌活　葛根　石膏）

三焦报使（连翘　柴胡　上　地骨皮、
中　青皮　下　附子）

手少阳三焦证治

伤寒至厥阴为阴极，暑热入三焦为阳亢，三焦为相火之用，分布命门，元气游行三才之间，故伏气必究三焦也。夫三焦有经界而无脏腑，虚灵之权最重。上焦主纳，主宣布，则心肺之阳可灌溉以下济而光明；中焦主运化，分别阴阳，升降清浊；下焦主出，主传导，则肝肾之阴得蒸变，地道卑而上行，守真先生，升降分消，独得三焦之治法也。三焦已属乎阳，暑热亦阳，主客皆阳。阳动则化火风，变化莫捷，兼之彻上彻下，皆其所司能治，最宜精切。

暑热之在上焦者清解，暑热之在中焦者分消，暑热之在下焦者清利。

第二条

暑热之入三焦也，微见恶寒战栗，即壮热自汗，脉洪而长，口渴溺赤，惊骇狂越，或喘满头汗，或霍乱吐利，或暴注下迫，谵忘血溢者，分消汤主之。

粉葛根　六一散　生石膏

脉不洪无汗不渴忌石膏，无汗恶寒少加细辛，喘满头汗加山栀，霍乱吐利加川连，暴注下迫加黄柏。

第三条

三焦暑病，喘满心烦胸痞，呕逆头汗，口渴嗌痛，喉痹，或耳鸣、耳聋、耳后痛，目锐眦疼，小次指不用，此热在上焦，宜越之。

淡豆豉　薄荷叶　元参　连翘　炒山栀　一元散　枳壳

耳聋胁痛加柴胡、黄芩，气逆冲上加桑皮、地骨皮，胸痞呕逆加半夏、瓜蒌，肩臂外疼加钩藤。

第四条

三焦伤寒善饥而瘦，口渴壮热，善饮多汗，狂越谵妄，或中满诸胀，或上下关格不通，或霍乱吐利者，此热在中焦也，宜清之。

大豆卷　石膏　知母　粳米　竹叶六一散

腹胀上下关格，去石膏加川连、干姜、枳壳；霍乱吐利去知母，加半夏、藿香、砂仁。

第五条

暑在三焦，壮热自汗，忽暴注下迫，小便浑浊不利，或大便闭结，或泄血下痢，胕肿酸者，此热在下焦也，宜利之。

益元散　猪苓　泽泻　清阿胶　黄柏荷叶

大肠气闭加枳壳，小肠血结加丹皮，胕肿酸痛加木瓜。

第六条

服前汤已，暑热似解，尚见壮热，瞀瘛暴暗，溢血躁扰，谵狂气逆冲上，此三焦本病也。汗出舌红者，清火存阴酌之。

黄芩　黄连　黄柏　生地　茯神

粳米汤煎蔗汤亦可，若热起小腹加鲜生地、骨皮。

有虚阳上越宜温补者。有舌红善笑传包络者。有汗多亡阴阳热独发而为暴厥则危。

第七条

三焦病解，中气虚寒，胸满吐涎，已食反出，寒胀不化，二便不禁，脐腹冷疼者，此汤养之则愈。

人参　白术　茯苓　补骨脂　木香

小便不禁去茯苓，脐腹冷痛加肉桂。

中秽中雾

鼻受秽气芳香以宣之（阴虚阳胃易于触秽）。

口食秽味芳香兼下之。

雾乃湿从阳泛，浊气干于清道，阳虚肺薄者，上受之。其症头重，恶寒，烦闷此汤主之。

桂枝皮　槟榔皮　茯苓皮　飞滑石

茅术

雾蒙肌表，饮阻胸中，宗金匮一物瓜蒂汤。

手六经证治，古书所注甚罕，此乃新稿，未可为凭。以古明家方能著作，平人只可述也，故特书此，恐误于人。

论伏暑发于秋初者

夏时伏暑舍营内，秋感凉风并卫居。盖未月包络主令，离阴初降，届秋大肠主令，其应庚金。包络在营之标，大肠主卫之标，盖夏月汗出营虚，暑热易蕴；秋初金风拂腠，汗孔将收，如是则卫风入而与暑争营，暑出而为风拂，则寒热往来，暑鼓风阳出于手经气分者，则寒微热炽，发于辰巳之交，浅而易汗易愈，风束暑邪入于足经血分者，则寒甚热深。发于午未之后，深而迟汗迟愈，若至晚则寒日高则热，又为气血俱虚也。前人已有治例存焉。

治凉风束卫，暑热伏营无汗者。

苏叶　防风　丹皮　薄荷　杏仁　桔梗　益元散

治前证有汗者，则暑重凉轻。

牛蒡子　丹皮　山栀皮　益元散

赤芍

论暑热内伏未感凉风者
（脉应软数化洪）

平人忽发热，鼻中气热，唇口干燥，烦扰不宁，小便赤，或咳，或哕。若热在营分者，渴不欲饮。若无汗者，热至烙手，汗出则热减，汗彻则复热，此暑热自里达表也。

凉膈散去硝黄加益元散

或犀角地黄汤加香薷（黄连香薷饮）选用。

论暑湿内伏已感凉风者
（脉应弦涩缓）

秋令暴凉人，每懒倦嗜卧，肢酸无力，惨惨不乐，食少烦闷，大小便不调，萧啬恶风寒，或肌肤不仁，此暑湿伤中，凉风着肺，阳不升则阴不降，用升阳益胃汤助燥收可也（升阳益胃汤加减　去黄芪加桑皮）

论伏暑在里外感暴寒者

伏暑在里，外感暴寒，其人忽寒战，腹急痛，或吐泻。至壮热大汗，则寒从暑化，为病解。若厥冷面青，为暑从寒陷，则病进。

寒从暑化　藿香正气散、黄连香薷饮（豆朴薷连）。

暑从寒陷　加减五积散、加减大顺散选用。

论伏暑伤金成瘵

元虚津薄之人，暑热蕴入心营，营虚

气耗，不能宣布暑热，暑热挟心阳反来熏肺，肺烁金痿，则皮毛干，五心热，喘咳，烦冤，食少无味，面白无华，肌肉消烁，溺赤便难，或自汗，或痰中带血，酿成痨瘵。此在良工消息治之，或开肺生津，或滋营凉解，使暑热外泄，方可存阴保肺，补土生金，无夭枉。

论疟

（如柴胡挑少阳之阳，阳升则邪化矣）

疟者，暑之表证，暑邪居浅，近治从营卫搜求。正疟邪入足经，挑出三阳化解，因凉风外并太阳。伏暑内着阳明，太阳阖则寒，阳明开则热，反开合之权，应是少阳枢机，为病故疟，脉自弦。《内经》设脏腑各经，均有疟，应取此为正也。夫风木为病，每多于申酉月，发于申酉时者，以木喜向荣，逢克则争，逢衰则病，且秋分亦为半表半里之候也。仲圣治少阳用小柴胡汤，入以人参半夏，一为木能戕土，一为风动痰生，故疟病多痰。至于一日间日，行速行迟，在气在血，出阳入阴，良工可考。古人以大疟，三阴犹可为训，云：数年伏邪，难于确据，何以春夏时温大发，邪清之后，秋冬又有复发大疟者乎？愚以为暑夜乘凉，风露袭入于阴者有之，即阴邪入于阴分是也。

论痢

痢者，暑之里证，暑令离阳发泄，胃土空虚，冷食伤中酿成积垢，前贤已宣。盖暑积而为滞下有二，一以暑邪阻肺，肺气不能肃降，则大肠不宣，此由上窍阻而下窍滞也。一由暑积在胃，秋凉外束，肺气内行，为胃肃除积垢，积不下则气不宣，此由积阻而致大肠滞也。乾金外覆，离伤卫暑，自肺而传于大肠者，则为后重痢白；营暑自心而传于小肠者，则为腹痛痢赤；大小肠俱受暑滞，则赤白相混矣。先自病腑，后则病脏，先自暑积内阻后，则正虚下陷，由此以发前贤之议，治法可推矣。若但言积滞，何痢必发于秋乎？

若因感冒外束，暑积下攻者，先用人参败毒散，从足经逆挽之。

论温疟（冬伤于寒复感春风，先热后寒；夏伤于暑，复感秋风，先寒后热）

温疟出于秋，症名原未确，盖因秋温不离疟，像疟疾，又带秋温，如温如疟，故俗名之。如风露新凉，秋虫叠出，其名虽异，其禀同也。其感则一，其源有二，均因自夏徂秋，汗出腠疏，外风袭卫，伏暑伤营，营液已耗，不能传送暑热，卫阳受束，不能鼓舞凉风，以致伏暑侵卫，凉风逼营，风暑相抟营卫分争，寒轻热重，才退复萌，营无相近，即近疟也。其起甚微，人每不谨，嗜馔贪凉，邪积蕴结，阻住阳明，热势忽剧，此先似疟而后似温也。一以秋时入少阳，先见憎寒发热，热不退，或但热不寒。日晡所有寒热，此先似温而后似疟也。治法近疟，固搜营卫，先解凉风，以宣伏暑，次清暑热，以保营津。即秋时初起，未行汗解，亦宜先开手经，令毛窍先松，足经邪达，再审足经，邪蕴方透足经。若早用足经升散温药，恐致烦躁阳升，昏谵厥逆，如寇入前营，先招后寨，前路未开，后军簇拥，元师惊慌，守营无主，昼出真阳一越，救逆莫及矣。

一为风暑争营卫，一是秋邪入少阳，自惜青年，未造极并，非《灵》《素》有涵藏，论疟温疟秋温，症异源同。

阳虚则病，冬易伤寒；阴虚则病，夏

易伤暑。寒入足经下受，先宜温散取汗。暑入手经上受，先由清心利小便。冬寒至春，自少阳而达者，为春温夏暑。至秋自肺而达者，为秋病郁蒸，即是暑新凉便是秋，可知夏亦有凉风，秋亦沾暑热。凉多暑少，则邪入足经为正疟。

论秋时

嘉言以不头疼而口渴为辨春温第一义，秋湿亦然。头疼者，新感也。口渴者，伏气也。秋令时邪与春温相似而相异者，春温乃伏寒化温，自少阳而达，发于收藏之后，津液全易汗易达。秋温乃伏暑为邪，自营分而传，发于开泄之后，津液耗易痫易陷。春温自足经达，而播及手经。秋温自手经受，而传于足经，其秋凉新感，亦有全在足经，竟无伏暑者。又有伏暑，由感冒触发者，只要分明伏暑新感，但以证候显见何经，即在何经参治之，亦不据定何经，应感刻定何经额传也。疟与秋时相类而相异者，疟邪循脊，或隐阳原，或伏阴膜，浑如传舍空隙无处交锋，至营卫气血行遇方争，争则阴阳胜复，邪正皆混，退则各分界限，气血皆清。秋时则因夏月昼受炎蒸，晚乘风露，毛窍开时，潜滋渗入。暑热露凉，舍于肌肉，积日成月，层层蕴结，秋凉风起，汗孔一收，从降令而逼入阳明，则病作矣。先见恶寒未罢，而寒暑多凉少，则邪留手经为暑疟。凉风生寒，伏暑发热，风轻凉轻，暑重热重，风解寒解，暑解热解，暑风仁定，气血界限分清者，应为正疟。暑风混杂，气血界限模糊者，则为温疟。先寒后热，寒轻热重，热退不清，或退后复作，或朝清暮剧，或日重日轻，血中伏暑，留恋最为淹滞，非比伤寒，一日二三度发，为欲愈也。此言

温疟与《内经》不同，经义以冬伤于寒，复感春风，先热后寒为温疟，出自圣名。今但以寒热模糊，热退不清，秋温间疟为温疟。出于俗号。凉风易解，伏暑难清，延至营虚，暑热溜入阳明，但蛰不寒，热蒸不退，俗名秋温矣。故疟证有转温疟，温疟复化，秋温为病，进秋温能入温疟，温疟更成，正疟为病衰，故曰三症。症异源同也。

春温以令名秋温，以伏暑化温，究属牵强，即秋燥、秋湿，亦不着贴。发千古未阐之奥，辟世俗混指之原，洵是长沙功臣（润）。势力张，乃卫与太阳之凉风一拫，营与阳明之伏暑蒸腾，轻于辰巳之交，重于午未之后，退则隐于阳明之半，进则蔓延各经，口渴，小便涩，其常也。或有汗无汗，或才出复热，大便或闭或溏，甚者神昏谵语，舌黑唇焦，夜以继日，水不绝口，邪从阳化为狂为斑，或入少阳血分，日晡寒热，口苦咽干，耳聋目定，烦闷神迷，渴不欲饮，津为热耗，血受邪凝。渴而能饮者，可从气分发泄，渴不欲饮者，宜从血分搜求，甚至邪血胶结，有非攻不解者，盖伤寒重六经伏气，究三焦伤寒论阴阳伏暑分气血今之论，阴阳则详分气血则略，况伏暑至血分，症淹殢志模糊，脉软数，最为传阴之象。须从血分提邪。若邪从阴陷，原有阳邪入阴治例。若真阳已衰，邪乘虚陷，无阳不化，原可从于温托（殢荤音替，极困也）。

隐于阳明之半

凉膈散 加豆豉六一散。无汗加香茹，邪不蟠踞胃腑去硝黄。

邪入少阳血分

柴胡升麻主川芎，主当归黄芩山栀，

主红花主片姜，或加苍芥。

阴虚合四物汤用，血结加桃仁鳖甲，邪血胶结合三甲饮，胃实热血结者量加酒制大黄。

甚有邪火炽极，遏于血分者，发为郁斑。郁斑者，红如马脑，质圆厚色，光润照至肌肉，偶见一点，周身不过数点，或数十点，与痘疮闭证发斑一般。古人惟以青紫黑斑为险，而郁斑更足可虑。前法攻血透邪中，或加茅根、浮萍、香葇等透汗，或合犀角地黄汤清热，细细参治。

又有郁证发于秋者，木邪郁久，遇克而升，亦发时疟。又有阴虚之人，逢亢热炎蒸之后，阴液大伤，阳太发泄，届秋肺不收降，以供生水之源。设有伏暑凉风，只宜轻扬手经，令营卫稍宣，上焦得通，津液得下，伏邪有透路，则肺气有权，开而能降。若下虚上窒，升而不降肺气无权，强用足经升药，则阳自邪升，下不摄，而上不降，喘逆至矣。及左尺虚数不耐者，柴胡慎之（缪仲醇广笔记亦言之）。

伏暑舍营，秋邪本在血分者，多即大疟，属阴，即血也。而小疟下午发者，已关血分，而况夜疟乎？疟不头疼者，均宜血分搜求，但不令动血耳。若吐血晡热，虽为虚证，亦宜参水清汤不沸意。

经曰：冬伤于寒，春必病温。症自外受为实证。冬不藏精，春必病温。症自内起为虚证。夏伤于暑，秋为痎疟。症自外受为实证。逆之则伤心，秋为痎疟。症自内起郁虚证。

夏令心志不舒则离阳受亢，秋令龙雷下动发为厥疟。厥疟者冷气起于少腹，冲逆至胃，则振寒，或厥痛，至上阳一胜，则发热厥平或汗解（痎亥为阴，乃厥阴藏血之地矣）。

此证与《金匮》牝疟同意，故用蜀漆灵母龙骨为方，余以当归桂枝汤加泄肝验。

秋月蚤寒从足经证治者，总不出仲圣范围，故略采其纲以叙，之然伤寒自表传里，故起自太阳。如伏气自里达表，故先叙厥阴。

足厥阴肝经

起于足大指大敦穴，循中廉，络阴器，抵少腹，从胁注肺中，上喉循督脉，至巅顶，从目系下颊里，环唇内，终于期门穴。是经藏血属木，胆火寄于中，主血，主目，主筋，主呼，主怒。

本病（诸风眩晕　僵仆强直　惊痫　两胁肿痛　胸肋满痛　呕血　小腹疝痛　疝瘕　女人经病）

标病（寒热疟　头痛　吐涎　目赤　面青　多怒　耳闭颊肿　筋挛卵缩　丈夫癫疝　女人少腹肿痛　阴病）

有余泻之（泻子　甘草　行气　香附　川芎　瞿麦　青皮　牵牛　行血　红花　鳖甲　山甲　桃仁　大黄　虻虫　水蛭　三棱　莪术　丹皮　苏木　雄黄　金箔　银箔　铅丹　铁粉　胡粉　赭石　石决明　珍珠　夜明沙　龙骨　搜风　羌活　独活　防风　荆芥　薄荷　槐子　皂荚　蔓荆　乌头　僵蚕　白附子　蝉蜕　白花蛇）

不足补之（补母　枸杞　杜仲　狗脊　熟地　苦参　萆薢　菟丝　阿胶　补血　当归　川芎　白芍　牛膝　川断　乳香　没药　血竭　补气　天麻　柏子仁　白术　菊花　细辛　蒙花　决明　生姜　谷精草）

本热寒之（泻木　芍药　乌梅　泽泻　攻里　大黄　泻火　黄连　龙胆　黄芩　苦茶　猪胆）

标热发之（和解　柴胡　半夏　解肌　桂枝　麻黄）

本经报使（青皮　柴胡　吴萸　川芎）

伤寒六日，厥阴受之，其症烦满，囊缩，干呕，吐沫，亦头痛，身凉，手足冷，脉沉迟，宜附子四逆加吴茱萸汤主之。

足少阴肾经

起于涌泉，循足内后廉，络膀胱，贯肾，夹背内脊，络肺，循咽舌本，终于俞府穴。是经藏志属水，为天一之源也，主听，主骨，主二阴。

本病（诸寒厥逆　骨痿腰痛　腰冷如水　足胕肿寒　少腹满急　疝瘕　大便闭泄　吐利腥秽　水液澄澈　清冷不禁　消渴引饮）

标病（发热不恶寒　头眩头痛　咽痛　舌燥　脊股内后廉痛）

水强泻之（泻子　大戟　牵牛　泻腑　泽泻　车前　猪苓　茯苓　防己）

水弱补之（补母　人参　山药　补气　知母　元参　苦参　砂仁　补骨脂　补血　黄柏　山萸　枸杞　五味　覆盆　阿胶　女贞　熟地　锁阳　苁蓉）

本热攻之（下　大黄　芒硝　枳实　厚朴）

本寒温之（附子　官桂　白术　干姜　川椒　温里）

标热凉之（清热　元参　连翘　甘草　猪肤）

标寒解之（解表　麻黄　细辛　独活　桂枝）

肾经报使（桂枝　独活　知母　细辛）

伤寒五日，少阴受之。其症口燥舌干而渴，一身尽痛，手足厥冷，食入即吐逆而干呕，咽痛，恶寒但欲寐，其脉沉而微细欲绝，四逆汤主之。

足太阴脾经

起于足大指隐白穴，从内廉入腹，布胃中，上膈，注心中，至唇，终于乳下大包穴。是经血少气旺，主藏智，属土，为万物之母，主营卫，主味，主肌肉，主四肢。

本病（诸湿肿胀　痞满噫气　大小便闭　黄疸　痰饮　本经五饮，一曰停饮，水停心下也；二曰癖饮，水在两胁下也；三曰痰饮，水在胃中也；四曰溢饮，水在五脏间也；五曰流饮，水在胸间也。俱以白术为君，桂心、炮姜为佐）

标病（吐泻霍乱　心腹痛　饮食不化　身体胕肿　重困嗜卧　四肢不举　舌本强痛　九窍不通　足大趾不用　诸痉项强）

土实泻之（泻子　诃子　防风　桑皮　葶苈　吐　豆豉　栀子　莱菔　常山　瓜蒂　郁金　赤小豆　藜芦　苦参　韭汁　盐汤　苦茶　下　大黄　芒硝　礞石　大戟　甘遂　芫花　千金子）

土虚补之（补母　桂心　茯苓　补气　人参　黄芪　升麻　葛根　甘草　陈皮　藿香　玉竹　砂仁　木香　扁豆　白术　苍术　补血　苍术　白术　白芍　胶饴　大枣　干姜　木瓜　乌梅　蜂蜜）

本湿除之（燥中　苍术　白术　吴萸　南星　半夏　橘皮　草蔻　芥子　洁净府　木通　猪苓　茯苓　藿香）

标热渗之（开鬼门　葛根　苍术　麻黄　独活）

本经报使（升麻　葛根　苍术　白芍）

伤寒四日，太阴受之。其症腹满嗌干，腹痛便溏，自利不渴，厥冷拘急，结胸吐蛔，其脉沉而无力，理中汤主之或附子理中汤。

足少阳胆经

起于瞳子，循头侧，络耳，走肩背，循胁，下环跳，走另外中廉至小指窍阴穴。是经多气少血，属木，为少阳相火，发生万物，为决断之官，十一脏之主。

本病（口苦　呕苦汁　善太息　澹澹如人将捕状　目昏不眠）

标病（寒热往来　疟疟　胸胁痛　头额病　耳痛鸣聋　瘰疬结核　马刀　足小指次指不用）

实火泻之（泻胆　龙胆草　黄连　苦茶　猪胆　生枣仁　牛膝　生葵仁）

虚火补之（温胆　人参　细辛　半夏当归　地黄　炒枣仁　炒葵仁）

本热平之（降火　黄芩　黄连　芍药甘草　连翘　黑铅　镇惊）

标热和之（和解　柴胡　黄芩　半夏白芍　甘草）

本经报使（柴胡　青皮）

伤寒三日，少阳受之，其症胁痛、耳聋、口苦、不欲食、心烦喜呕、或渴、或利寒热，其脉弦数头痛、发热者，小柴胡汤主之。

少阳以胸胁之间，为半表半里寒多者，表多小柴胡汤；里多者，热盛黄芩汤。

足阳明胃经

络目，循额，从颧挟鼻，络口环唇，下人迎，斜缺盆，循胸腹，走腿正面，至次足指历兑穴。此经多气多血属土，主容受，为水谷之海。余同脾。

本病（噎膈　反胃　中满　肿胀　治中满，人参七分，制茅术八分，黄芪、木

香、橘红各五分，升麻、柴胡各三分，姜两片，枣两枚。有痰加半夏，腹痛加砂仁，吴萸小水不利加牛膝，肿加苡仁，腹痛甚加和中散。此即调胃益气加减，中满莫过此方　呕吐泻痢　霍乱腹痛　消中善饥不消食　伤饮食支两胁胸胃脘当心痛）

标病（发热蒸蒸　身前热　身前寒发狂　谵语　咽痹　上齿痛　口眼㖞斜鼻痛　衄衄　赤皶）

胃热泻之（湿热　大黄　芒硝　饮食神曲　山楂　郁金　三棱　阿魏　巴豆硇砂　轻粉）

胃虚补之（湿热　苍术　白术　半夏茯苓　陈皮　生姜　寒湿　干姜　附子草果　官桂　丁香　肉果　人参　黄芪）

本热寒之（降火　地黄　石膏　犀角川连）

标热解之（解肌　升麻　葛根　豆豉）

本经报使（升麻　葛根　白芷　石膏）

伤寒二日，阳明受之，其症身热鼻干，目肿不得卧，自汗谵语，郑声胃实，不大便，三焦大热，其脉沉实，承气汤主之（此治腑）。

阳明热在肌肉，目痛鼻干，不眠，在经为表，葛根汤解肌汤。口渴背寒热渐入里，白虎加人参汤。至自汗谵狂则热入胃腑为全入里，调胃承气汤。

足太阳膀胱经

起于目内眦睛明穴，上交巅，入络脑，下项，循肩挟脊，抵腰中，贯臀，走外后廉，至足小指至阴穴。此经多血少气，下连血海，主津液气分，为脆之府，气化乃能出，号州都之官。诸病皆干之。

本病（小便淋沥　或短数、或黄赤、或白、或遗失、或气　膀胱为本，热入膀

胱，其人必渴，小便不利，是太阳里，故水逆，用五苓散）

标病（发热 恶寒头痛 腰脊强 鼻塞 足小指不用 太阳为栗，寒伤营，风伤卫，必发热恶寒，头痛鼻塞。无汗麻黄汤，有汗桂枝汤）。

实热泻之（泄火 滑石 猪苓 茯苓 泽泻）

下虚补之（热 黄柏 知母 寒 桔梗 升麻 益智 乌药 山萸）

本热利之（降火 地黄 茵陈 栀子 黄柏 丹皮 地骨皮）

标寒发之（发表 麻黄 桂枝 羌活 苍术 防己 黄芪 木贼草）

本经报使（羌活）

伤寒一日，太阳受之。其症脉浮，头项强痛，汗出恶风，脉缓者，中风，桂枝汤。无汗恶寒，脉阴阳俱紧者，伤寒，麻黄汤。均有发热、热渴而烦，水入即吐者，名曰水逆，五苓散泻腑。

柴葛解肌治太阳阳明合病（柴葛芷羌芍甘芩桔姜枣）。

阳明已具七八，犹有太阳一二者，仍从太阳用药。

柴胡升麻汤，治少阳阳明合病（柴麻葛芥芍桑前豉芩姜膏）。

阳明已具七八，才见少阳一二者，即治少阳。

升麻葛根汤治阳明证（升葛芍甘姜）。

九味羌活汤治太阳无汗（羌防苍细芎芷芩地甘姜葱）。

伤寒一日，太阳受之，太阳经脉循腰脊，上头项，故头项痛，腰脊强。二日阳明受之，阳明主肉，其脉挟鼻，络目，故身热目痛，鼻干，不眠。三日少阳受之，少阳主胆，其脉循胁络耳，故胸胁痛，耳

聋。四日太阴受之，太阴脉布胃，络嗌，故腹痛嗌干。五日少阴受之，少阴脉贯肾，络肺，系舌本，故口燥舌干而渴。六日厥阴受之，厥阴脉循阴器，而络肝，故烦满囊缩。若两感者难治。

表急先救表，里急先救里，表里俱急者，大羌活汤。阳证体重不下利为表急，先以麻黄葛根解表，后以调胃承气攻里。阴证身痛下利不止为里，急先用逆，四逆汤救里，后以桂枝救表。阴阳未分者，陶氏和中汤探之。

古法治两感

一日太阳少阴，五苓散主之（头痛加羌防口渴加知柏）。

二日阳明太阴，大柴胡汤主之。

三日少阳厥阴，危甚，大承气汤加芎柴救之。

刘宗厚曰：伤有兼风兼湿不同，表里俱实俱虚之异。大抵俱虚为多，脉从阳可治，从阴者难治。

阳脉（浮数动滑大）阴脉（沉涩弱弦微结濡迟芤散结代）

愚按：两感属虚寒者，亦宜在温托搜求。

荆芥败毒散治时行感冒（二活二胡芷桔芎甘荆防茯）。

道光壬午首夏，后学邹澍校读一过，并加圈跋数处。

伤寒热病，澍每患节庵中行择焉不精，嘉言语焉不详，及读此编，乃知此中有如许境界。他日更加用力，上绍长沙，下开来学，于有益民生，岂浅鲜哉！顷，检得《素问·热论》注一篇附呈雅正，不腆敝帚，祇合自享，然得鸿裁屯可焉，知非一登龙门而其值十倍乎！幸有以教之，翼日

复读一过。又跋。

伤寒伤暑证为对峙，西北多风寒，故伤寒重于伤暑；江南多湿热，故伤暑倍于伤寒。不过因长沙先生著伤寒甚精，后贤依傍而解者，不止百家，是以详于伤寒而略于伤暑耳。伤寒有化热，坎中阳满也。伤暑有化寒，离中阳虚也。

青 崖 述

《内经》以冬伤于寒，至春而发者为温病，后人填以黄芩汤，至夏而发者为热病，填以白虎汤，是症从《内经》而方宗仲景，此其同也。又阅伤寒伏气均有三阳合病，一从白虎。一从黄芩，此其异也。北方寒民体实，故伏气多从寒化，即冬伤于寒，复感春风而发者，先热后寒为温疟，则夏伤于暑，得感秋风而发者，先寒后热为秋疟，亦为对峙矣。南方多热，民体虚，故伏气有从暑化者，即《内经》夏伤于暑，秋为痎疟之谓也。"温"字从阴出阳，"痎"字从阳入阴，二症天渊，故伏暑虽有《内经》明训，而无仲圣之方可宗，各家纷论不一，宜乎治春病易而秋病难也。

《暑症发原》终

徐渡渔先生医案

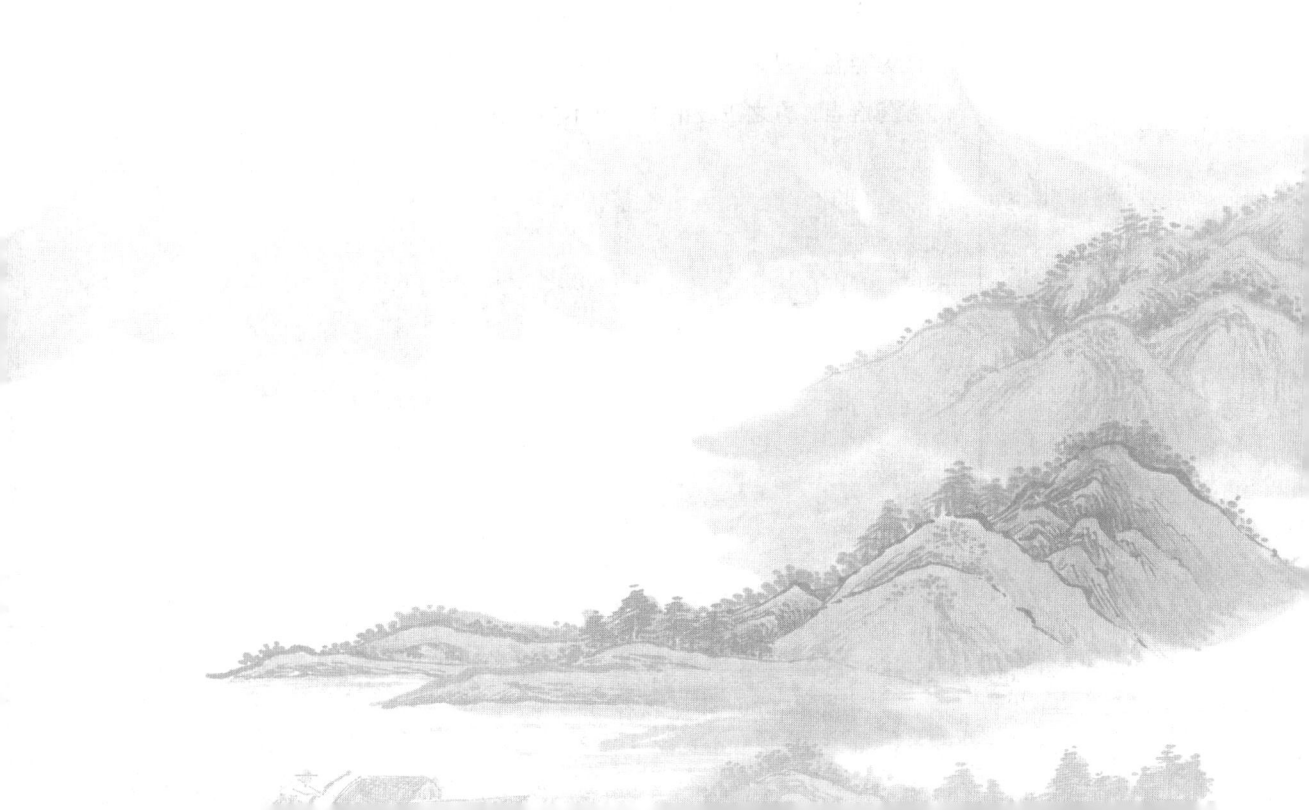

内容提要

　　医案一类，颇难悉举，包罗宏富，如《名医类案》，论病透澈，如《寓意草》，用药轻灵，如《临症指南》，据经断证，如《罗氏治验案》，固为医者所必读。即近贤之书，如《王氏医案》《凌临灵方》《久峰医案》《子久医案》，亦足为参考之资本。书为张伯瑜社友录寄系徐渡渔先生日诊医案，分温、疟、痢、杂证四类，其温病中更区为春温、夏暑、伏暑、冬温四小类，案语简明，方药恰当，方之王凌诸氏，诚不多让。

目　录

徐渡渔先生医案

后学吴县张元瑞玉田氏录

绍兴裘庆元吉生校刊

温

温邪身热，热不扬，一候矣。脉数无力，舌苔白不厚，老年正虚乏力，送邪外达，急解之，以防内走。

大豆卷　真川贝　净连翘　枇杷叶　广陈皮　竹茹　白杏仁　霜桑叶　云茯苓

温邪挟湿，胸闷脉数，表热咳嗽，邪恋肺胃也，清解之。

川桂枝　仙半夏　净连翘　大豆卷　广陈皮　云茯苓　广藿香　江枳壳　生甘草

湿温发热四日，有汗不解，脉濡，舌不生苔，邪深恋也。

大豆卷　江枳壳　净连翘　杜藿梗　仙半夏　竹茹　枇杷叶　广陈皮　云茯苓　大麦芽

湿温病一候之前，惟宜解达。

大豆卷　仙半夏　云茯苓　杜藿梗　广陈皮　川通草　江枳壳　白蔻仁

湿温五日，阳明表里兼阻，三焦不通，上下失贯，陡致呃哕脉细且伏，一候不得大汗，虑其神昏变幻。

枇杷叶　净连翘　云茯苓　玉桔梗　广橘红　柿蒂　白杏仁　竹茹　刀豆子

白茅根

湿温解后，复病灼热，无汗，头蒙膺闷，表里两阻，烦劳之体，兼发劳倦，病甫两日。

温邪挟滞，周体作痛，表热脉数，解达之。

大豆卷　仙半夏　净连翘　霜桑叶　广陈皮　竹茹　白杏仁　枇杷叶　云茯苓　川通草

邪正张扬，非轻浅者。

栀子　枳实　净连翘　淡豆豉　仙半夏　竹茹　制香附　广陈皮　大麦芽

湿温内蒸，一旬余而不解，仍恋阳明。湿乃黏着之邪，是以绵缠，和之清之。

大豆卷　江枳壳　竹茹　仙半夏　大腹皮　云茯苓　广陈皮　净连翘　川通草　大麦芽

湿温化火内蒸，两候余矣。脉细弦数，舌红苔剥渴饮，初起似疟，灼伤阴液，连热不已，阳明之邪多于少阳，甘凉辛凉相济之。

羚羊角　霜桑叶　净连翘　鲜生地　白杏仁　天花粉　枇杷叶　川贝母　竹茹

湿温病邪迫脏腑而致便泄，表热仍蒸，脉细数软，舌干苔黄，询是湿热内蒸，阳明表里俱病，当从手足二经治之。

杜藿梗　云茯苓　生甘草　淡黄芩
山楂炭　大麦芽　陈广皮　建神曲　青荷梗

温邪退而复蒸，蒸而复退，胸膈稍舒，脉数未和，将在化火，又恐复热，当以清解。

羚羊角　川贝母　云茯苓　大豆卷
净连翘　广橘白　枇杷叶　天花粉　白茅根　青荷梗

湿热蒸于内，暑气侵于外，蒸灼三候有余，舌绛无苔，嗌干渴饮。脉细弦数。阳明热深且炽矣，宜乎甘寒化解。

大生地　肥知母　淡竹叶　大麦冬
川贝母　粳米　生石膏　净连翘　藕汁
枇杷叶　蔗浆

阳明湿邪甫一候汗出未遍犹是蒸热，尚在气分，幸未侵营，仍从阳明气分清达滋熄。

羚羊角　白杏仁　玉桔梗　淡豆豉
川贝母　净连翘　大生地　天花粉　橘红
枇杷叶

暴暑侵感，身热往来，脉数渴饮达之。

香青蒿　江枳壳　竹茹　大豆卷　净
连翘　云茯苓　川贝母　广橘白　青荷梗

暑气熏蒸，挟滞阻腑，脘腹痛而便秘，芳香宣通之。

杜藿梗　火麻仁　广橘白　制香附
大砂仁　云茯苓　瓜蒌仁　江枳壳　大麦芽

暑湿热混蒸，发热呕恶，舌垢，便利，脉濡数，三焦不通，先以解达兼和之。

真川连　仙半夏　竹茹　杜藿梗　广

陈皮　云茯苓　大豆卷　江枳壳　川通草
大麦芽

病一候酷暑助邪，郁蒸于阳明，表不达汗，脉细数不显，舌红苔垢，邪伏也，非轻浅者。

黄连温胆汤加羚羊角、枇杷叶。

病九日，酷暑日逼，更易化火，舌绛液涸，脉极数，急清之。

乌犀角　川贝母　江枳壳　羚羊角
天花粉　净连翘　大生地　霍石斛　淡竹叶

暑伤气营，舌绛脉数，辛寒甘寒清解之。

乌犀角　生石膏　净连翘　大生地
川贝母　枇杷叶　大麦冬　肥知母　淡竹叶

暑喝熏蒸发热，朝缓夕剧，头蒙，脉濡，舌垢，邪深恋伏一候解达为幸。

杜藿梗　广橘白　飞滑石　淡豆豉
江枳壳　云茯苓　仙半夏　净连翘　白蔻仁　川通草

暑热熏灼，晨退午蒸，阳明病也。一候之前，只宜解达。

杜藿梗　仙半夏　净连翘　淡豆豉
广橘白　云茯苓　江枳壳　竹茹　六一散

表解而里未和也，清之和之。

温胆汤加鲜石斛、莲子、谷芽。

病一候，暑湿深伏阳明，呕恶，舌垢，脉数不歇，邪恋不解，且与苦泄。

黄连温胆汤加广藿香、净连翘、飞滑石。

暑湿内蒸，身热作咳，舌垢脉数，一候矣。仍当解达。

黄连温胆汤去草加枇杷叶、白杏仁、飞滑石、川通草、香薷。

伤暑发热，旬日愈而复蒸，神蒙脉数，舌有苔，渴证非浅者。

羚羊角　仙半夏　净连翘　大豆卷　广橘白　竹茹　杜藿梗　江枳壳　云茯苓

素有血证，阴分内热，近感暑热，日午潮热，脉细小数，阴虚内热，宜乎清化。

羚羊角　川贝母　净连翘　大生地　天花粉　香青蒿　霍石斛　广橘白　云茯苓

烦劳伤中，藉感暑邪表发热，频呃呃，手振脉数而虚，气虚邪恋，非轻浅者，扶气达邪投之再处。

人参须　江枳壳　公丁香　旋覆花　竹茹　柿蒂　枇杷叶　刀豆子　白茅根

暑伤气，气虚呃呃，清暑必主扶气。

人参须　仙半夏　刀豆子　旋覆花　广橘红　柿蒂　代赭石　竹茹　生甘草　枇杷叶

暑风闭腠，发热头蒙，胸闷呕恶，脉濡，数汗不遍身，舌无苔，邪深恋也。解达之。

香薷　仙半夏　杜藿梗　川连　广陈皮　云茯苓　大麦芽

汗出热不退，邪深恋也。病已一候，清达为宜。

羚羊角　枇杷叶　净连翘　大豆卷　竹茹　广陈皮　白杏仁　江枳壳　生甘草

风热内蒸，暑风外侵，三候余而表热未解化，火伤阴劫津，脉极滑数，深恋阳明，势将走入阴经，非轻浅清解达泄，辛凉甘凉兼施之。

乌犀角　川贝母　枇杷叶　羚羊角　肥知母　白茅根　鲜生地　净连翘　竹沥　金石斛　冬瓜子

阳明热炽，劫津生痰，深恋肺胃，咳不爽，脉濡数，与西昌法。

乌犀角　霜桑叶　净连翘　鲜生地　白杏仁　枇杷叶　生石膏　川贝母　生甘草　竹沥

暑风发热，袭于肺中咯吐腥痰，脉极数，舌绛干涸，阳明热炽戕阴也。滋清之。

羚羊角　真川贝　白杏仁　鲜生地　肥知母　净连翘　大豆卷　天花粉　冬瓜子　白茅根

现发疝气，厥阴疾也。又袭暑风，音嘶发热，舌白腻，脉浮数，阳明病也。先去客邪而后治疝，从阳明表分立方。

杜藿梗　仙半夏　净连翘　大豆卷　广陈皮　云茯苓　玉桔梗　江枳壳　川通草　青荷梗

表热里泄，脘闷腹痛，脉弦数，舌红苔黄，暑湿兼滞，病在少阳阳明之间，宜乎表里两解。

柴胡　淡黄芩　福泽泻　粉葛根　山楂炭　广橘白　广木香　建神曲　云茯苓　大砂仁

里泄虽止，表热未清，谷入腹痛，仍应温中。

真川连　建神曲　广陈皮　粉葛根　山楂炭　云茯苓　淡黄芩　生米仁　大麦芽　飞滑石　生甘草

伤暑发热，绵缠匝月，发热不壮，当可纳谷，是以未走营分，仍在气分，尚当清达。

香青蒿　霜桑叶　竹茹　淡黄芩　江枳壳　冬瓜子　白杏仁　川贝母　云茯苓　玉桔梗　净连翘

暴暑熏蒸，偶尔感受，呕，妨谷，脘闷，蒙，脉濡且数，三焦不宣，先当清暑，主用芳香。

广藿香　仙半夏　江枳壳　干佩兰　广陈皮　云茯苓　飞滑石　净连翘　大麦仁　青荷梗

始而作咳，继而咽塞，妨谷，脘闷，腹膨，脉濡涩，且便溏泄。三焦不宣，不贯吸，受暑邪，致此芳香宣达，以通三焦。

杜藿梗　江枳壳　云茯苓　玉桔梗　建神曲　川通草　大腹皮　广陈皮　鲜荷叶

失血之后，阴虚内蒸，又感暑邪发热，二候脉细数，宜乎从阴化邪。

鲜生地淡豆豉同打　净连翘　淡竹叶　天花粉　枇杷叶　羚羊角　川贝母　青荷梗

伤暑旬日，表里俱阻，气逆呕吐，脉濡数伏，不慎起居，病将增剧，为可就诊，伤暑而又被暑侵也，如之何则可。

真川连　江枳壳　云茯苓　仙半夏　建神曲　鲜稻叶　广陈皮　竹茹　鲜荷叶

昼暑夜凉，感于阳明，兼走少阳，脉弦数，舌黄苔垢，妨谷粒。阳明邪多于少阳，清化之。

羚羊角　霜桑叶　净连翘　鲜生地　仙半夏　冬瓜子　大豆卷　江枳壳　芦根　枇杷叶　白杏仁

伏暑似疟，挟湿内蒸，表热甫退，脉滑数，舌红苔黄而垢腻，邪未净也。清

化之。

香青蒿　天花粉　净连翘　鲜石斛　川贝母　竹茹　枇杷叶　肥知母　广橘红　鲜稻叶

秋暑蒸灼，但热不寒，有似瘅疟，脉细数弦滑，起于午，蒸于晡，剧于夜甫于一候，仍应解达。

大豆卷　江枳壳　云茯苓　老苏梗　天花粉　川通草　净连翘　广陈皮

伏暑发热，甫四日邪恋阳明之表，先当解达。

杜藿梗　江枳壳　净连翘　淡豆豉　广陈皮　云茯苓　枇杷叶　白蔻仁　大麦仁　川通草

日晡不寒而热，脉濡数滑，舌红苔黄。暑邪内伏欲化火，辛凉清之。

香青蒿　粉丹皮　净连翘　白杏仁　川贝母　广橘红　枇杷叶　肥知母　云茯苓　大麦仁

伏暑发热，退而复蒸，舌红苔黄垢腻，脉弦滑数，秋令行燥与西昌法。

羚羊角　生石膏　净连翘　霍斛　霜桑叶　广陈皮　鲜生地　白杏仁　生甘草　枇杷叶

伏暑挟湿，内蒸似疟，不准脉细弦数，舌苔滑腻，纳谷腹膨，表热不振，邪恋阳明，老年气虚而不能振达也。

杜藿梗　广陈皮　净连翘　大腹皮　生姜皮　云茯苓　桑白皮　江枳壳

新凉束暑，屡欲发热，不定日期，脉弦细，舌灰苔干，阴分渐虚，暑湿犹恋，当清少阳之热。

香青蒿　川贝母　江枳壳　大生地

地骨皮　广橘红　霍斛　净连翘　云茯苓
竹茹

阳明伏暑，经腑交病，表热里泄，脉弦细数，五日矣。与柴葛解肌法。

柴胡　仙半夏　建神曲　粉葛根　广陈皮　生甘草　淡黄芩　江积壳　云茯苓
竹茹

伏暑两候，邪火深炽、劫夺阳明津液，势将内陷生风，形神色脉一派火象，急投辛寒甘寒，已嫌迟也。

乌犀角　霍斛　净连翘　鲜生地　川贝母　陈胆星　大麦冬　肥知母　人中黄
竹沥

伏暑甫热，微蒸不寒而热，脉细弦。高年矣，轻味清化之。

香青蒿　肥知母　广橘红　大生地
地骨皮　云茯苓　霍斛　净连翘　稻谷

秋暑化燥，燥邪入肺，咽痛咳呛，入夜微热，舌红苔黄，脉细数。少阳之阳明兼症，清达之。

黄连温胆汤加霜桑叶、枇杷叶、白杏仁、玉桔梗。

凉风束暑，暑热内蒸，不达于表，头痛脉弦，膺闷绵缠多日，由阳明而走少阳，仍应清化。

羚羊角　地骨皮　广橘白　大生地
女贞子　云茯苓　白蒺藜　净连翘

秋暑灼肺，咳呛发热，头痛，脉细数，衰年矣，虑其不胜灼热，内走之虞。

羚羊角　霜桑叶　净连翘　大豆卷
川贝母　青荷梗　玉桔梗　江积壳

伏暑逾一候，依然熏热，舌红不起，苔唇燥，皮赤者，邪化火而不达，复增寒热咳嗽，邪兼于肺，幸也。宜从阳明立方。

羚羊角　白杏仁　净连翘　大豆卷
川贝母　枳实　枇杷叶　天花粉　广橘红
竹茹

秋金燥邪，灼肺咳呛，晡热，脉浮数，舌红苔黄嗌干，宜清之。

大豆卷　霜桑叶　净连翘　玉桔梗
白杏仁　蛤壳　枇杷叶　川贝母　广橘红

伏暑内热，绵缠两旬似疟不准，退而复热，热而复退，舌白脉濡，膺闷未经汗解，邪犹深恋少阳，阳明兼症，辛凉甘凉相济而施，一定之理也。

羚羊角　仙半夏　净连翘　白杏仁
广陈皮　大麦仁　枇杷叶　枳实　云茯苓
竹茹

伏邪发热，秋杪燥令尚甚，热恋阳明，化火内炽，唇燥齿干，脉数身热，剧于夜分，清达宜主辛凉。

乌犀角　川贝母　净连翘　金石斛
肥知母　枇杷叶　大生地　天花粉　人
中黄

伏暑发于秋末，先寒后热，已交初冬，似疟不准，从未服剂，伏邪深恋，清解少阳阳明，一定之理也。

茯苓　霜桑叶　仙半夏　天花粉　淡黄芩　广陈皮　竹茹　香青蒿　江积壳
枇杷叶

伏暑至秋半而发，不寒而热，热作于夜，脉细弦，舌苔腻，口甜作渴，妨饮，阳明湿热暗助少阳之暑邪也。本质之湿热浮于秋令之暑热。

桂枝白虎合二陈汤二法兼施，加稻谷。

伏邪发于初冬，不达于外，内蒸转剧，

发热咳嗽，脉极数而细软，绵缠之邪未达而阴骤虚，舌绛黄苔灰垢，邪犹内燔，正气不支，邪正两脱，不可不虑也。

金石斛　生石膏　石决明　生地　川贝母　茯神　大麦冬　肥知母　枇杷叶

阳明热炽，邪已化火，灼阴涸液，肝风欲动，仍在险途也。

鲜生地　肥知母　云茯苓　生石膏　石决明　淡竹沥　大麦冬　枇杷叶

阳明邪火内炽，连进甘寒，似有出表之机，且与西昌法。

乌犀角　霜桑叶　川贝母　鲜生地　白杏仁　生甘草　大麦冬　生石膏　枇杷叶

阳明热炽，暗灼真阴，滋阴涤热必然矣。

乌犀角　生石膏　茯神　鲜生地　川贝母　枇杷叶　大麦冬　肥知母　淡竹油　石决明　净连翘

感冒新寒，营卫失和，诸络酸楚，脉濡涩细，当归桂枝汤加味治之。

白当归　炮姜　广陈皮　川桂枝　上白术　云茯苓　大白芍　大麦冬　生甘草　枸杞子

新寒裹食，身热而脘痛，且和之，疏泄之。

紫苏梗　仙半夏　净连翘　白杏仁　广陈皮　云茯苓　大麦冬　江枳壳　大腹皮　南楂炭

新寒袭卫，恶风发热，头痛脉浮数，解达之。

大豆卷　仙半夏　白茯苓　白杏仁　广陈皮　川通草　霜桑叶　江枳壳　枇杷叶　净连翘

营阴卫阳不和，营不守，卫不护，当归桂枝汤加橘半宜之。

风伤卫，头痛脉浮，恶风，翕翕发热，太阳病也。疏解之，桂枝汤加减治之。

风伤卫，恶寒恶风脉浮缓热芒于夜，表邪犹在，仍作太阳治之，用桂枝汤加减。

冬温一候，头蒙发热，脉浮数舌红嗌干，风化火也。清泄之。

羚羊角　霜桑叶　净连翘　大豆卷　白杏仁　大麦仁　枇杷叶　江枳壳

冬温发热，咳嗽，脉浮数，清解之。

大豆卷　霜桑叶　净连翘　玉桔梗　川贝母　鲜藕节　白杏仁　广橘红

冬温六日，邪恋肺胃，入暮热之极，呓语，咳嗽气急，舌红口渴，脉未达者，已化火也。先从阳明解达，得汗乃妥。

羚羊角　霜桑叶　云茯苓　大豆卷　白杏仁　净连翘　玉桔梗　川贝母　白芦根　枇杷叶　江枳壳

风温病，阳明兼走少阳，表热乍蒸乍退，脉数，咳嗽一候矣。从少阳阳明清之。

香青蒿　霜桑叶　净连翘　大豆卷　白杏仁　枇杷叶　玉桔梗　川贝母　鲜霍斛　地骨皮

冬温一候，化火内蒸，表热不扬，舌红苔黄脉浮数，邪恋阳明，犹蒙表分解达，兼清以宣化气机之蒙遏也。

羚羊角　霜桑叶　枇杷叶　大豆卷　肥玉竹　白茅根　玉桔梗　江枳壳　白杏仁　净连翘

冬温化热，阳明少阳兼症，朝凉暮热，脉弦数，舌绛苔黄，仍以清化。

羚羊角　香青蒿　枇杷叶　鲜生地
川贝母　广橘红　大麦冬　肥知母　生甘
生石膏　净连翘

疟　疾

暑风为疟，化热蒸灼，脉弦数，嗌干
渴饮，阳明疟也。和解兼清之。

银柴胡　江枳壳　云茯苓　瓜蒌　广
陈皮　大麦芽　淡黄芩　淡竹茹　青荷梗

寒轻热重，脉数而弦，舌苔不布，胸
脘督闷，阳明邪多于少阳也。仍与柴胡加
栝楼汤。

柴胡加栝楼根、川通草、火麻仁、大
麦仁。

暑风为疟，疟日作，作于夜，脉弦而
数，寒热俱甚，解达之。

柴胡温胆汤加枇杷叶、大麦仁。

暑湿为疟，疟虽轻短，余邪留恋，脉
濡极数，居素中虚湿恋不清也，和之乃稳。

六君子汤去参，加生姜、大枣、大
腹皮。

老年元虚，不克疟扰殊深变症，扶正
达邪。

小柴胡汤合当归桂枝汤治之。

暑风化火为疟，必须甘寒化解，与仲
圣法。

竹叶石膏汤去芩治之。

暑风湿热涸蒸为疟，疟作间日，寒轻
热重，舌白苔黄，脉弦数，头痛胸闷，暑
湿深重也。当与提达兼和之。

银柴胡　仙半夏　云茯苓　淡黄芩
广陈皮　川通草　瓜蒌仁　江枳壳　鲜芦
根　大麦仁　淡竹茹

湿温疟，间日作，作时呕恶，头胀，
少阳阳明疟也。和解兼清之。

香青蒿　大腹皮　云茯苓　肥知母
广陈皮　淡竹茹　江枳壳　生姜皮　生
甘草

湿温化疟，疟久伤阴，脉细弦，少阳
阳明两不和谐也。滋清化之。

大生地　肥知母　天花粉　鳖甲　仙
半夏　淡竹茹　香青蒿　广陈皮　云茯苓

三阴疟，将及一载，犹是蒸灼，脉细
数而弦，独在少阳一经，只宜和解。

银柴胡　白归身　仙半夏　鳖甲　大
白芍　广陈皮　何首乌　粉甘草　云茯苓

疟转三阴，由阳入阴也，势所缠缠。

鳖血拌银柴胡　仙半夏　云茯苓　鳖
甲　广陈皮　大麦芽　淡黄芩　淡竹茹
江枳壳　炙甘草

疟作三阴，经年矣。虽能纳谷，脉细
犹弦，三阳腑病而为三阴脏病，宜其拖延
岁月达邪宜顾阴，宜益气，气能生阴，则
不能伤气，气充而疟可退也。

银柴胡　何首乌　煨草果　於术　仙
半夏　白归身　黄芪　广陈皮　大白芍
鳖甲　淡黄芩　云茯苓　粉甘草

疟后脉和，司消导失权，营卫尚不和
谐，惟恐寒热复作。

何首乌　仙半夏　白归身　肥知母
广陈皮　大白芍　煨草果　粉甘草　云茯
苓　鲜稻须

疟复作犹间日，脉犹弦，当和解，不
宜补。

银柴胡　江枳壳　云茯苓　肥知母
仙半夏　粉甘草　煨果草　广陈皮　大麦

仁　白归身

疟作寒重热轻，秋凉束暑也。

栝楼桂枝汤合二陈以治。

秋气已肃，疟犹未止，必须两和营卫。

银柴胡　仙半夏　白归身　川桂枝
广陈皮　大白芍　煨草果　云茯苓　炙
甘草

伏暑疟间日作而转为三日一作，邪兼
厥太少，是以设之三阴疟也，久则耗气伤
阴，治宜和补，截之未善也。

何首乌　仙半夏　白归身　左牡蛎
广陈皮　大白芍　丝瓜络　云茯苓　粉甘
草　钩藤勾

伏暑疟转为三阴疟，寒颇重，脉反强
细，邪深伏也。截之尚早，宜乎两调营卫。

银柴胡　仙半夏　白归身　川桂枝
广陈皮　大白芍　淡黄芩　云茯苓　生姜
竹茹　粉甘草　大枣

疟邪深伏募原，暑湿热三气颇重，节
交秋令，疟邪当令和解，疟邪必兼达原。

银柴胡　仙半夏　槟榔　真川连　广
陈皮　云茯苓　瓜蒌　枳实　粉甘草

伏邪郁蒸、瘅热不寒，日晡而作瘅疟
也。阳明邪兼少阳，咳嗽脉浮且数，宜从
少阳阳明清之。

羚羊角　川贝母　净连翘　香青蒿
江枳壳　枇杷叶　霜桑叶　淡竹茹　白杏
仁　广橘红

伏暑疟已在深秋，秋凉气肃，反助郁
蒸，望七之年气营两衰，必当扶正而后达
邪，宜和解。小柴胡汤治之。

新寒引动伏邪，疟发间日，寒颇重而
热轻短，脉细小而迟，卫气不与营和也。

当归桂枝汤治之。

疟复作，中虚不化也。湿重。

白术　仙半夏　大白芍　江枳壳　广
陈皮　云茯苓　秫米

胎疟本易反复，因循失治，邪恋募原
三月矣。元不能复，营卫失调，则阴阳不
和，纳少便溏，脉微，宜平中宫。

於术　仙半夏　炙甘草　大白芍　广
陈皮　秫米　炮姜　云茯苓

疟后余热未尽内蒸，由秋末至春初不
瘥，黄昏犹是潮热，脉细极数，面目虚浮，
元气不振，余邪未净也。邪虽留恋，不可
从表，只宜扶助正元，元气充复则余邪自
退矣。

制首乌　於术　地骨皮　大鳖甲　仙
半夏　广橘红　大生地　女贞子　云茯苓
大麦冬　香青蒿　炙甘草　绿豆衣

似疟非疟，绵缠二月余，咳嗽形消色
夺，脉芤数，曾失血，青年得此大非所宜，
怯之一途不免矣。

制首乌　川贝母　广橘红　大鳖甲
女贞子　炙甘草　绿绨衣　地骨皮　香青
蒿　大白芍

痢　疾

便泄腹痛脉濡，妨谷，脾胃失司，且
与清暑和脾。

广藿香　仙半夏　建神曲　扁豆衣
广陈皮　云茯苓　宣木瓜　南楂炭　炙甘
草　鲜荷叶

暑湿夹滞，混蒸发热，热退便泄，腹
痛，舌苔犹腻，脉濡数三焦未贯。清之
和之。

广藿香　江枳壳　春砂仁　大豆卷
建神曲　云茯苓　飞滑石　广陈皮　川通
草　净连翘　大麦仁

表邪里出化而为痢，痢下后重，脉细
数，暑湿夹滞也。当升清导滞。

粉葛根　建神曲　飞滑石　真川连
南楂炭　粉甘草　淡黄芩　小青皮

失血阴亏之体，又感暑邪迫肠而致便
泄，和兼清之。

广藿梗　建神曲　建莲子　扁豆衣
广陈皮　青荷梗　怀山药　云茯苓　宣木
瓜　粉甘草

暑伤气，湿阻气，表热里泄，脉微呃
哕，高年中虚邪恋，必当温阳达邪。

升麻　公丁香　云茯苓　於术　柿蒂
粉甘草　广陈皮　刀豆子　白茅根

老年中虚，湿热内阻，阻闭三焦，气
机上呃，下腹痛，脉微便溲短通，贯三焦，
必兼温阳逐邪。

於术　公丁香　大白芍　干姜　柿蒂
炙甘草　仙半夏　刀豆子　枇杷叶　广陈
皮　云茯苓

高年中虚，气逆呃哕。

野於术　刀豆子　炙甘草　代赭石
干姜　枇杷叶　仙半夏　广橘红　火麻仁
大白芍

始初霍乱而为痢，痢下无度，腹痛后
重，脉濡涩数。邪滞深结中宫，必当推荡
使下。

升麻　广木香　小青皮　粉葛根　建
神曲　飞滑石　野於术　南楂炭　粉甘草
川稚连　枳实　（方中葛升二味似不甚合
宜，啸山注）

暑邪夹滞，混蒸为痢，红滞居多，后
重，脉濡，阳明气陷，先宜升清泄浊。

升麻　川黄柏　小青皮　粉葛根　福
泽泻　广陈皮　野於术　建神曲　粉甘草
白归身　南楂炭　鲜荷蒂

便泄三日，当不后重，脉濡数，暑湿
食滞留恋阳明，急当升清降浊。

粉葛根　建神曲　炙甘草　上白术
南楂炭　鲜荷边　广木香　上广皮　淡黄
芩　赤茯苓（此方颇佳，啸山注）

伏暑酿痢，冬令而发，由冬及春，至
夏半载余矣。脉细数，舌光红，痢伤阴也。
拟仲圣法。

黄连阿胶汤加建神曲、南楂炭、广
橘白。

久痢伤阴，惟宜咸苦，当复前法。

黄连阿胶汤加上冬术、上广皮、云
茯苓。

灸痢半载余矣，脉数舌光大，伤真阴，
惟宜滋降。

生地　白芍　黄连　阿胶　甘草　陈
皮　山药　建神曲　鸡子黄　云茯苓

痢后休息半载余矣。两伤脏阴，是以
绵缠固摄足三阴，一定之道。

真川连　补骨脂　肉果　大熟地　菟丝
子　大白芍　上冬术　五味子　粉甘草　清阿
胶　广陈皮　鸡子黄（妙方，啸山注）

休息痢将成一载，且有梦泄，足三阴
脏真极虚也。固摄之。

野於术　五味子　云茯神　大熟地
肉果　粉甘草　补骨脂　白归身　炮姜
菟丝子　大白芍　淮小麦

痢成休息，固属绵缠，培补足三阴，

一定之理。

野於术　菟丝子　广陈皮　大熟地
五味子　大白芍　淡吴萸　枸杞子　粉甘
草　补骨脂　肉果　炮姜

痢延半载余，成休息矣。犹有下重，脉细弦，邪深药浅，是以绵缠，李东垣清暑益气主之。

益气汤（去参芪麦冬五味枣）加大白芍、广木香治之。

痢成休息，浊邪下阻，清阳不升，犹欲后重，仍当升清泄浊。

升麻　建神曲　大白芍　粉葛根　南楂炭　广陈皮　野於术　福泽泻　小青皮
茅术　川黄柏　粉甘草　广木香　白归身

休息久痢，脏真极虚，脉细无力，温摄脾肾，先调奇经。

鹿角霜　枸杞子　广陈皮　野於术
肉果　云茯苓　大熟地　白归身　粉甘草
菟丝子　大白芍　炮姜

老年脾肾两虚，下痢而腰痛，脉微细，必当温补脾肾，庶可止之。

大熟地　菟丝子　广陈皮　厚杜仲
五味子　炙甘草　补骨脂　肉果　炮姜

痢已止，胃纳不醒，宜培中土，以资生化。

野於术　建神曲　大白芍　菟丝子
上广皮　粉甘草　益智仁　云茯苓

痢下红滞，犹欲后重，脉细极数，初秋而起，秋末未止，气阴两亏，湿滞留恋，与仲圣法。

真川连　淡黄芩　大白芍　清阿胶
白头翁　粉甘草　广木香　北秦皮　鸡子黄

湿热下痢，百余日矣，州都亦不气化，以致湿热壅阻，是以久延不瘥。先应导滞滋乾，与金匮猪苓汤原方。

猪苓　云茯苓　飞滑石　清阿胶　福泽泻

久痢渐止，溲又赤，湿热未净也。

猪苓汤加野於术、上广皮治之。

休息痢历秋冬而延及春夏，依然未瘥，木土不和久矣。术菟理中四神主之。

野於术　粉甘草　五味子　菟丝子
淡吴萸　肉果　淡干姜　补骨脂　大白芍

杂　证

心神两虚，宜交坎离。

人参　左牡蛎　酸枣仁　大熟地　怀
山药　云茯神　大天冬　山萸肉　清阿胶
花龙骨

青年血气初定，而有遗泄，却无梦境，脉细尺数，坎离失交，皆己之心猿意马也。急宜毕姻以和阴阳，不药可愈。虽如是，然必须静心，勿屡动凡念，以保天真，尤为要旨。

治宜八仙长寿合救逆两方中（去丹皮、泽泻、桂枝、蜀漆、茯苓）加云茯神。素体怯弱无他病，惟不任烦劳，下真不足也自保之。

大生地　北沙参　女贞子　大麦冬
怀山药　绿豆衣　金石斛　南芡实　云茯神

三阳头痛，阴不制阳，阳升太过也。即水火未济之义，须保下真。真水充盈，庶几虚阳以涵阴，而后可以止痛。主治之法，壮水以制阳光，一定不易之道也。

大熟地　怀山药　女贞子　天门冬
山萸肉　绿豆衣　明天麻　石决明　大白芍

不得情志则有所思，思则偏于心，神为之失。藏失守，似痫非痫，如呆而木，脉促而乱。大凡七情之感，心肝脾不得其藏者而起也。心藏神，肝藏魂，脾藏意，一有不藏且不可，况此全失其藏者乎？填摄镇三者，兼施医功，草木调其偏胜，然必自仗慧剑，割断心猿意马之情庶可。

大生地　怀山药　天竺黄　大麦冬
远志肉　陈胆星　左牡蛎　酸枣仁　钩藤勾　苍龙齿　云茯神

天癸初至之年，血气未定，情志渐动，动则相火胜于君火，即有遗泄淋浊之症。阴气过泄，内热自生，日晡潮热，脉极细数，虚火从此内煽，有诸内形之外则生外疡，至虚之处便是客邪海底，穴痛而肿者，少阴肾经之隙处也。疡发于斯，非所宜也。总之，不保下真而有斯疾，必得自生慧剑，割断情魔，庶几守先天以保后天，不致相火胜于君火，生化自有源流，即可以保正命也。勿以予言为迂腐。

大熟地　山萸肉　化橘红　大天冬
五味子　云茯苓　左牡蛎　金樱子　湘莲子

心不藏神，肝不藏魂，肺不藏魄，是以惕忄栗悸恐，久为情志之病。夫喜怒哀乐，人之常情，不可偏胜。偏胜则有此种疾耳。摄阴降阳镇怯宁神，一定之理也。

人参　怀山药　炙甘草　大熟地　酸枣仁　淮小麦　大麦冬　五味子　左牡蛎云茯神

男子十六天癸至，至已三年血气生勃勃，则安无欲念之动？动则安无暗伤真阴？体肢不健，不任烦劳，脉又细数而软，胃纳不旺，面不莘泽者，为此故也。急早毕姻，所谓阴阳和万物生矣。

北沙参　怀山药　南芡实　大熟地
山萸肉　云茯神　大天冬　五味子　炙甘草　左牡蛎　酸枣仁

肾阴不足，全乎相火用事以淋浊，阴不制阳也。

知柏六味汤加大麦冬主之。

心肾两虚，不寐遗泄，手足少阴交亏也。逼近立春，春阳暗动惟宜柔剂固二气。

人参　花龙骨　酸枣仁　大熟地　怀山药　云茯神　大麦冬　南芡实　湘莲子左牡蛎五味子

日有所思，夜有所梦，日有所见，夜有所梦，宁心屏意之。

六味（去丹皮、泽泻）加金樱子、南芡实治之。

童稚甫交四龄，体质柔脆，血气尚微，生化迟呆而不长养，责在先天之气式微，后天长助之气乏权，悠悠忽忽，恐延童损。

北沙参　怀山药　福泽泻　大熟地
山萸肉　五味子　大麦冬　粉丹皮

水不涵木，木火上升，旋扰清真，以致诸阳失降，兼之诵读劳心，阳胜于阴，阴不内守，动静偏胜，静以生阴、动以生阳，圢阴，阳胜于阴久年矣。必须填摄水藏，以合天一生水之义。

六味（去丹皮、福泽泻）　加北沙参、大麦冬、生牡蛎、花龙骨、女贞子、绿豆衣、南芡实、湘莲子。

虽云青年血气未充，肝风内动，口眼歪斜，总属肾水不涵肝木，木火旋扰所致，内不足之病也。何其误投疯科风药戕元，绵缠如怯，是谁之咎，命也。如何填摄真元，涵水息风，一定之理，无他取图，求医服剂，不外草木，草木功微，安能速挽元气于无何有之乡？取全在己知命，苟能知命，庶可以立命也。

人参固本加明天麻、五味子、白蒺藜、清阿胶、石决明、京元参、海参。

先天少阴水亏，不涵后天肝木，木火上升，旋扰常欲，头痛起在童时，今当天癸初至之年，尚未充发，所以病后不复元真，惟与填补先天真水以涵后天肝木。古人钱仲阳专以六味汤调治幼科，此病虚，先天非开情窦而斫丧者，当从钱氏法治之（中虚湿固）。五皮合五苓散治之。

湿热内蒸，蒸热发黄，脉涩数，老年气不胜湿，湿恋于阳明。平昔不嗜酒，非酒湿也，乃连谷迟呆，水谷之湿所积，当培中阳以化温热。

茵陈五苓散加川通草、大麦仁、广陈皮主之。

肺气不降，脾气不升，升降失司，咽塞胸闷脘痞，三焦失贯，妨纳不便，呼吸欲喘。大凡上焦如雾，中焦如沤，下焦如渎，全失贯通之机，竟与五子五皮饮。

风水积为皮水，肢肿绵缠久矣。藜藿之躯，资生淡薄，即所谓淡泊生肿胀也。五皮四苓合进。

肺热则失血，脾实则腹胀，血止而疢剧肿如鼓，筋络突见，已成痼疾，脾肾两衰，欲藉草木而奏功，恐难挽天机也。

济生肾气丸。朝夕开水送下三钱。

童子而伤，水谷之湿，湿热内淫，面肿脉细数，小溲不利，此谓湿肿。野人所谓河白病也。修之即愈无妨。

四苓散　细木通　生米仁　五加皮小青皮　生草梢

水肿面浮，腹满肢肿，湿热壅滞，脾气不运也。且伤中阳。

甜冬术　福泽泻　大白芍　淡干姜广陈皮　粉甘草　大腹皮　云茯苓　陈冬米

居素便溏，脾阳久虚，乘虚木侮，腹脘痛胀，脉细虚弦，土衰木旺也。木得桂而枯。

理中加川桂枝、肉果、云茯苓、陈冬米。

命门大衰，火不生土，以致脾泄，双培脾肾，一定之理。

野於术　五味子　粉甘草　大熟地肉果　炮姜　补骨脂　广陈皮　菟丝子大白芍

足三阴二气交虚，虚则不化湿热，再以刚阳药味助之，湿热渐渍浸润，以致谷道生虫。平补二气，以化湿热，虽一定之法，然化湿热之法，莫如咸苦之方。

黄连阿胶汤为最，加地榆、广陈皮、云茯苓治之。

始衰之年，操劳太过，易传中宫，胃纳不旺，常欲晕眩，脉细无力。阴不内守，阳亦衰也。所以不制虚阳体丰者，往往有之。宜培二气。

绵黄芪　甘杞子　粉甘草　大熟地酸枣仁　淮小麦　野於术　云茯苓　龙眼

肉　左牡蛎　大白芍

胃主司纳，脾主消导，不纳不运，脉数不鼓指，脾胃枢机不利也。先理中焦。

野於术　化橘红　大白芍　广木香　柏子仁　粉甘草　大腹皮　缩砂仁　仙半夏　云茯苓

左升太过，右降不及，肝胃之气，久已不和。升太过者，肝阳也，扰心神而蒙智慧。降不及者，胃气也，得谷粒而常反胃。脉迟细而模糊，神志清而失慧，养肝和胃以助资生。

大熟地　酸枣仁　天竺黄　左牡蛎　白归身　陈胆星　花龙骨　大白芍　云茯苓　远志肉　炙甘草　钩藤勾

肝脾肾多亏关于上中下三焦也。肺阴不充，脾阳不运，肾气不固，上宜滋，中宜培，下宜摄，兼顾为是。

人参　厚杜仲　化橘红　大麦冬　怀山药　炙甘草　大熟地　菟丝子　野於术　五味子

天地之气阳在上，阴在下身，身阳亦升于上。至寒水之令，头面不温而恶寒者，阳气不升于上，纵然阳虚也。兹在秋燥之际，不宜辛温，惟恐劫液，只宜扶气。气即阳也。严冬再论扶阳。

上黄芪　菟丝子　云茯苓　野於术　大白芍　炮姜　甘杞子　炙甘草　大枣

脾胃多虚，右脉衰微，左尺更软，中下两阳，无以生土，所以常自便泄，兼夜数次，必当温培中下之阳，以实脾土。

附子理中合四神，淡吴萸易菟丝子，加广陈皮。

脾阳久虚，无以运湿，阻遏消导气机，以致中下两阳式微，脘胀腹胀，两脉细涩，几成中满，温阳泄湿，且与真武汤。姜用干者。

肠风便泄，久年矣，木乘土也。宜培中以泄木。

野於术　上广皮　云茯苓　广木香　大白芍　炮姜　菟丝子　炙甘草

便后下血，远血也。宜培中下。

黑归脾汤（去远志肉）加伏龙肝。

老年真水下亏，小溲不清，浊阴不化水也。现在脉不鼓指，断不可再泻膀胱。膀胱肾之府也，泻膀胱即泻肾也。年已七旬，癸水久绝，填之不暇，安可泻乎？虽有湿热，肾气充足，湿热自化矣。

大熟地　怀山药　清阿胶　大天冬　肥知母　厚杜仲　左牡蛎　山萸肉　云茯苓　怀牛膝　甘杞子　南芡实

水亏阴火盛，阳明上实下虚，阳升咯血目眩，与张会稽法。

玉女煎加白茅根、藕节、黄便。

咽痛百余日矣。少阴之脉，循喉咙，挟舌本，是少阴水亏不制虚阳，以钱仲阳，补肺阿胶汤更添入咸苦。

二更宜加元参、玉桔梗。

阳明一经，多气血，血热妄行，咯吐未止，因失血生热，气血兼清可也。

玉女前加川贝母、地骨皮、白茅根、藕节。

齿痛将两月而不瘥，齿乃骨之余，亦阳明所属。少阴本也阳明标也。摄少阴清阳明，宜张会稽法。

玉女煎加白茅根、人中黄。

牙衄，阳明胃热也。清降之。

霍石斛　石决明　白茅根　大生地
女贞子　鲜湖藕　大麦冬　绿豆衣

久嗽肺肾两虚，余不生水，水不制火，火灼柔金，是以绵缠，甘味滋养，久服自愈。

三仙粥加燕窠。

交冬来，天气温暖，冬不藏阳，人之阳气，亦不潜伏，逼近冬至阳生，陡然咯血，脉细弦数，犹恐血溢未止，滋阴降阳，自然之理。

川石斛　北沙参　海参　大生地　怀山药　鲜藕节　大麦冬　海蛤壳　糯米

疡科中火证多也。火多必有毒居，衰阴虚者，不无受大累瘁，火性主动，上升下降，随其所至。所云臁疮咽作痛者，皆火毒之所发也，阴气充足，自能制火化毒。余非疡科也，所论悉元之于本。夫人阴亏居多，滋真阴和升降，缓制火毒，庶几不失于正治也。

霍石斛　土贝母　人中白　大生地
肥知母　象牙屑　大麦冬　石决明　元参
女贞子

久嗽几半载，由夏秋来，伏热恋肺，肺热阴伤，近吐秽痰，肺痈之基也。在秋末极燥之令，当与西昌法。

清燥救肺汤去人参加川贝母。

风入脑鼻，垂腥涕稠厚成块. 脉数舌黄，风化为火，留恋肺胃，鼻渊之机也。

羚羊角　白蒺藜　白茅根　金石斛
辛夷　枇杷叶　玉桔梗　粉甘草

肺胃热炽，生痰作嗽，嗽久伤阴，阴虚阳亢，咳少呛多，脉细芤数，痰见血点，虚在少阴，热恋阳明，初起无非风温袭肺，

误闭其邪，邪郁化火灼肺，肺为娇柔，柔脏不胜火灼，致成劳嗽，柔阴保金生水，方用甘咸。

大生地　天花粉　糯稻根　大麦冬
海蛤壳　鲜湖藕　肥知母　燕窠　冰糖
百合　鸡白

阳明失血，脉细，日晡肤热，血去过多。伤及真阴，阴亏阳亢。治法无非摄阴潜阳。草木之功究竟式微，自保下真，尤为要着。

霍石斛　怀山药　百合　北沙参　地骨皮　南芡实　大生地　石决明　鲜湖藕
大麦冬　海参

阴火久肺作嗽，滋水降火，正所以保金也。

北沙参　川贝母　湘莲子　大生地
百合　糯米　大麦冬　燕窝

年老咳嗽，嗽剧伤中，中阳失运，运谷呆迟，司纳消导，脾胃所主，脾胃中土也。土虚无以胜湿，从来脾恋湿，化湿热必专栽培中土，土实可以胜湿也。

野於术　菟丝子　云茯苓　仙半夏
大白芍　炮姜　广陈皮　粉甘草

衰年中虚，痰饮上泛。

野於术　云茯苓　干姜　仙半夏　粉甘草　大麦芽　化橘红　淡竹沥

高年肺肾两虚，肺主出气，且主降肾主纳气，且主藏。肺不降，肾不纳，则呼吸急促，即谓喘也。必宜填主。然胃有湿痰，不耐滋补，从轻可也。

北沙参　甜杏仁　酸枣仁　大生地
肥玉竹　百合　大麦冬　五味子　燕窝
清阿胶　海蛤壳　糯米

哮喘久年，痰泛作咳，咳剧辄喘，卧不着枕，作于子丑二时，哮乃肺病，久则虚涉于肾。肺主出气，肾主纳气，虽然感风辄发，发则气根不立，须自保下真。现在平善保肺摄肾，以固气根，庶可御外邪之侵。

大熟地　怀山药　化橘红　大麦冬　海参　云茯神　白杏仁　海蛤壳

痰饮病，肺气不降，所以仍嗽，清降为主。

桑白皮　肥玉竹　海浮石　玉桔梗　仙半夏　化橘红　白杏仁　广陈皮　枇杷叶

高年肺阴内虚，肺气不降，而致失音。一载余矣。虽云肺虚，实因肺袭风邪而起，拖延已久，风入肺俞，肺属金，金空则鸣，金实则无声。徒然补肺，无益也。与钱仲阳补肺阿胶汤治之。

酒膈将成而，竟戒酒，可谓改过知命者，尚可为金匮麦门冬汤加松子浆治之。

胃中虚，客气上逆而多噫嗳，纳谷运迟，脉濡细数，中气久虚，真阴亦亏。

旋覆代赭汤（去参姜）加淮小麦、大白芍、广橘白治之。

木火扰中，纳谷辄吐，脉细无力，膈证也。衰年矣。难治，调之。

淡吴萸　仙半夏　大白芍　大麦冬　广橘白　粉甘草　川椒　柏子仁　粳米

烦劳伤中，中阳失运，纳谷不化，中脘作痛，两关脉软斯中膈也。且培之。

归脾汤（去人参、远志肉）加甘杞子、广橘白。

肝脾肾三阴素亏，生化原流日薄，纳谷颇少，资生失恃，从来血生于谷，谷无生血，阴亏可知。脉极软细数，中心嘈杂，抑且不寐，女子十四天癸至，逾此二七之年，正是壮盛之时，而有斯疾，责在先天真阴不充，非关后天而然也。仲圣复脉汤庶几近之。

原方加湘莲子、左牡蛎、广橘白、绿豆衣。

中虚噎膈，务农之人鲜有者。幸在青年，犹可图之，金匮麦冬汤人参易海渗加松子浆治之。

郁怒伤肝，肝失条，气逆犯胃，情志之病也。苦辛酸甘两和之。

淡吴萸　白归身　仙半夏　川楝子　大白芍　粉甘草（桂汤炒）　广橘皮　小茴香　乌梅

胸痹胸痛引背背痛彻心

栝楼桂枝汤加薤白（通阳）、钩藤勾（宣络）、广橘皮（和胃）。

腕肋作痛，按摩则缓，脉弦细是为肝着。着者，肝络之气着而不移。宜投《金匮》旋覆花汤治之。

肝木乘胃中脘作痛，气逆呕恶，泄木安土，苦辛酸甘主之。

吴萸　白芍　半夏　川连　甘草　干姜　橘络　柏子仁

复　诊

甘麦大枣汤

脊痛而骨突三足年矣。痛引腰膂，虚损证也。病属奇经八脉之督带，是以疾因种种，不可枚举。按：妇科论二七天癸至五七天癸衰，衰年损病，难以复元，补剂调理，颐养天年，以令正命。

熟地　甘草　菟丝子　归身　杜仲　山药　牡蛎　阿胶　芡实　川断　杞子　桑椹　鹿角霜

厥阴经肝经，女科之先天，老年肝血内枯，肝阳失涵，鼓动莫制，眩晕耳鸣，气怯唇麻，种种病机，皆阴不涵阳之症也。

摄补肝阴。

生地　阿胶　茯神　料豆衣　女贞子
白芍　沙参　牡蛎　甘草　枣仁

高年水不涵木，木火上升，蒙窍目起
内障。夫肝开窍于目，必须养肝。养肝必
先补肾。

熟地　吴萸　枣仁　山药　杞子　料
豆衣　蒺藜　茯神　望月沙

谷饵资生，任其胃气六长齐不胜淡迫，
愚哉！有何所而从其胃喜耶？因此妨胃，
询之医工，云罗适口之羹醒胃，胃得喜而
胃气复矣。

沙参　佛手　扁豆　麦冬　山药　茯
苓　半夏　芡实　石斛　稻叶

病因多眵多泪，泪为肝液，眵属肝热，
养阴泄热宜之。

生地　胡麻　石决明　女贞子　料豆
衣　白芍　蒺藜　山药　橘白

女子先天在于肝，肝郁而兼湿热，致
前阴结疡，小溲窒塞，前方加味逍遥散条
达肝郁，兹用金匮原方猪苓汤以清湿火。

肝经有热，发为脚气，剧则冲心，必
先制肝，吴茱萸汤主之本方加牛膝、陈皮、
茯苓、白芍、山药。

心生血，心惕易汗，汗乃心液，血从
心化也。补心必补血，补血先涵气，气能
生血也。

人参　熟地　白芍　白术　龙骨　枣
仁　阿胶　甘草　陈皮　牡蛎　茯神　杞
子　五味子　南枣

血海空虚，肝血乏贮，每每天癸定期
二三月之久，脉细如丝，面浮肢肿厥少，
真阴枯耗，是以结褵五载，从未孕育。

熟地　白芍　丹皮　杜仲　杞子　山
药　归身　川断　橘白　香附　炙草

奇经失调而致经漏，久延则崩厥，少

太三阴皆空也。宜坚圣法。

艾　归身　川断　阿胶　白芍　杜仲
熟地　炙草　白术　乌贼

血崩之后，腹痛未止两月矣。经又至，
淋漓不断，又为经漏暴崩，宜胶艾汤主之。

胶艾四物汤加山药、杞子、甘草、陈皮。

任脉为病带下瘕聚

熟地　杞子　白芍　紫石英　山药
杜仲　菟丝子　芡实　川断

停经之脉细涩而不畅，妊娠之脉滑搏
而流利，斯脉举之，若无按之濡软，是血
虚之脉也。夫血藏于肝，出于冲脉冲为血
海，故女子先天寄于斯，所以古人云，女
以血为本，补血摄冲任，一定之理也。

胶艾四物汤加香附、陈皮主之。

经阻三月，脉数滑搏，呕吐妨谷，妊
象也，当安之。

生地　砂仁　子芩　归身　陈皮　白
芍　白术　半夏曲　甘草　白苎

经阻四月余，脉虽小而滑数，纳谷辄
吐，形色华泽，微有寒热，此非停经，乃
有恶阻之甚者也，和之安之。

香砂六君子丸去参加归身、子芩、竹
茹、白芍、白苎治之。

妊娠七月，手太阴胎之际，脉浮滑数，
胎元自在长养，虽有汗不宽舒者，火不胎
静也。无妨。

熟地　白芍　子芩　阿胶　甘草　砂
仁　归身　橘白　白苎

妊娠失血，咳嗽而失音，乃属子嗽子
瘖，胎前不能愈，分娩后自可。

紫菀汤去五味子、阿胶，加归身、白
芍、麦冬治之。

产后将及两月，犹血不归经。脉弦细
显见，不藏不统也。与仲圣法。

生地　牡蛎　川断　杜仲　白芍　乌

贼　阿胶　炙草　山药　艾　料豆衣　女贞子

　　厥阴肝气贯膈，走肋，痛胀縻定，从经走络也。辛咸通降之。

　　旋覆花汤加柏子仁、桃仁、归须、橘络治之。

　　心生血，肝藏血，脾统血。血从气生，气不生血，则生内热，心惕神疲，脉微，癸水愆期。凉血，一定之理。

　　生地　炙草　归身　麦冬　白芍　茯神　杞子　枣仁　橘白　牡蛎　淮麦

　　郁怒伤肝，肝失条达，暗乘中土，木旺而肝气气流于络，右遍季胁作痛，虽平善有斯疾不能保其不发也。作时宜通宜泄，平善宜滋宜降。

　　首乌　白芍　茯神　杞子　炙草　柏子仁　牡蛎　橘白　绿豆衣

　　《徐渡渔先生医案》终

行军方便便方

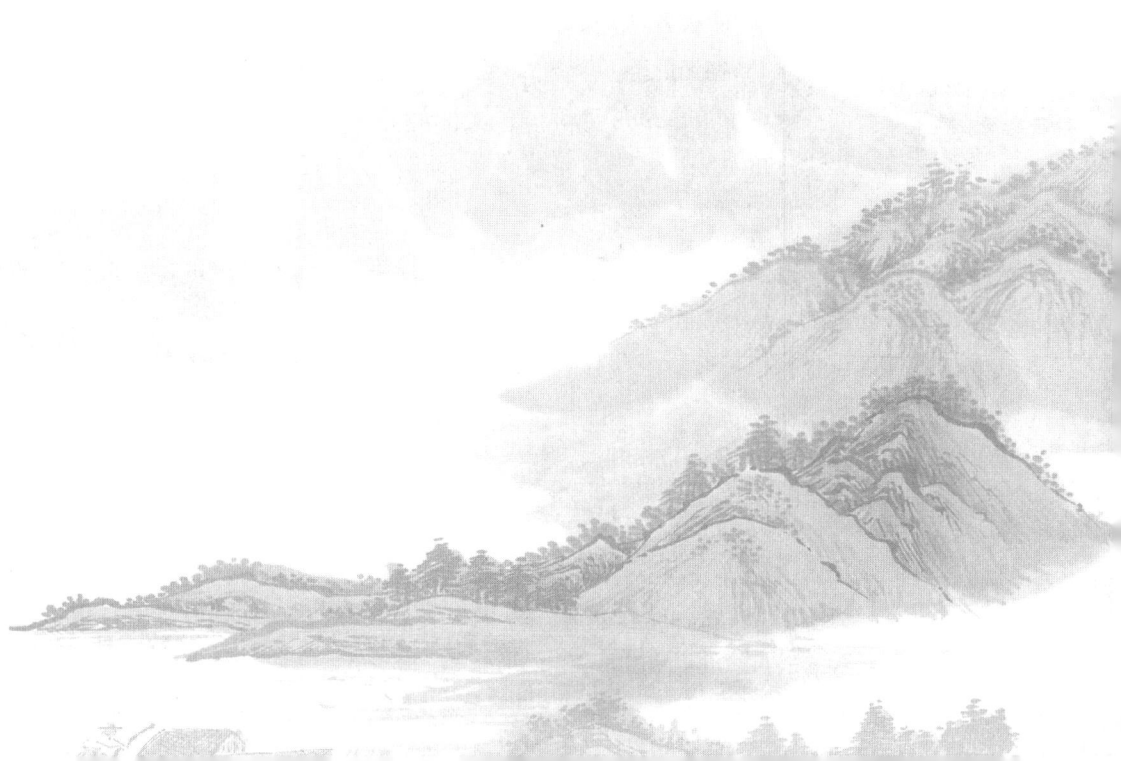

内容提要

　　《行军方便便方》壹卷，世无传本。其编采录不限医家方，方皆极简便，既便行军，复利村落，有功世道，洵非浅鲜。查自来验方，亦极伙颐，然非闻诸道路，即系录自医籍，欲求收采广博，方方简验者，不可多得。本社主任裘君吉生，阅书甚多，少所许可，独于是编，赞美不止。书由北京徐燕庭社友惠寄，内如耐饥方、枪弹自出方，胥极名贵。爰编入本集，播诸医林仁人翻印，功德无量。

目　录

行军方便便方　卷上

新化生白虚齐白生罗世瑶集编

绍兴裘庆元吉生校刊

备　豫

诸葛干粮方

用白茯苓二斤　白面二斤　干姜一两　米二升　山药一斤　麻油半斤　芡实三斤

各味蒸熟焙干，为末。遇军情紧急，每服一匙，新汲水下，日进一服，可免饥渴，气力倍充。相传方出武侯。又方，取米之无谷者，净淘炊熟，下浆水中，和水曝干，淘去尘，又蒸曝之，经十遍。如米一石，只得二斗。每食只取一大合，先以熟水浸之，待湿透，然后煮食之，取其易熟而便携带也（武备志）。

行军辟谷不饥法

用黄芪　赤石脂　龙骨各三钱　防风五分　乌头一钱

焙干，于石臼内捣一千杵，炼蜜为丸，如弹子大。遇急行远，不暇作食，先饱吃饭一顿，服药一丸，可行五百里。服二丸，可行一千里（静耘斋）。又方用铁脚凤尾草，同黑豆蒸熟，拣去草不用，每食黑豆五七粒终日不饥。又方，用糯米二三合，炒过，以黄蜡二两，于铫内化开，再入米同炒，令蜡透入米内，以干为度。遇紧急时，取米随便食之，可数日不饥，俟事平，以胡桃肉二个嚼下，可照常饮食。又方，用黑大豆五斗，淘净，蒸三遍，去皮；大

麻子三斗，渍一宿，亦蒸三遍，令口开取仁。各捣为末，又合捣作团如拳大，入甑内蒸，从戌至子时，止寅时，出甑，午时晒干为末。用时干食之，以饱为度。不得食一切物。食一顿可七日不饥，二顿可四十九日不饥，三顿可三百日不饥，四顿可二千四百日不饥。口渴时，研大麻子汤饮之。如要仍用饮食，以葵子研末，煎汤饮服，取下药如金色，任吃诸物，并无所损。此法亦可救荒，方见汉阳大别山太平兴国寺勒石。又方，用黑豆一升，淘拣极净，贯众一斤，细锉，如豆一般，搀和黑豆中，量水多少，慢火煮豆香熟，晒干。翻覆令展尽豆余汁，去贯众，瓦器收贮。每日空心啖五七粒，则食草木枝叶皆有味，可饱。南村辍耕录。

李卫公行军辟答方

用大黄豆五升，淘三遍，极净，去皮，为末，另用麻子仁三斤，绵包，用沸汤浸至冷，取悬井中，勿令着水，次日晒干，取粒粒完整者，蒸三遍，为末；白茯苓六两；糯米五升，淘净与茯苓同蒸为末。先将麻仁、糯米、茯苓共捣极烂，渐加豆末和匀，捏如拳大，复入甑蒸之，约三个时辰，冷定，取出，晒干，为末。用时麻子汁调服，以饱为度。不得吃一切物。初服一顿一日不饥，二顿四十九日不饥，三顿百日不饥，四顿一年不饥，五顿千日不饥，

颜色日增，气力加倍。口渴取麻子汁饮之，或芝麻汁亦可。如仍欲饮食，用葵菜子三合，为末，煎汤，冷定，服之下其药，吃稀粥一二日，再吃稠粥一二日，可照常饮食。但吃药后，大忌房事慎之！又方，用稻米，淘汰极净，百蒸百晒，捣末，日食一餐，以水调下，服至三十日，可一年不饥（《肘后方》）。又方，青粱米以纯苦酒浸三日，百蒸百日晒，藏之。远行日一餐，可度十日。若重餐之，可四百九十日不饥（《食疗本草》）。又方，用白面四斤，白茯苓去皮一斤，黄蜡四两，化开三味，共为细末，打糊为饼。用时先清斋一日，食一顿七日不饥，二顿一月不饥。要照常饮食，服葵菜汤一杯，或茯苓汤亦可（《王氏农书》）。 又方，八月内采取榆树生耳，以美酒渍曝，同青粱米、紫茨实蒸熟，为末。每服少许，酒下，能令人终日不饥（《淮南万毕术》）。又方，用杜仲、茯苓、甘草、荆芥各等份，为末糊丸。如桐子大。每服数丸，即吃草木可以充饥，止有竹叶、甘草不可同食。若食草木叶有毒，以盐解之（《山居四要》）。

煮石充饥方

取溪涧中白石子，用胡葱汁或地榆根等煮之，即熟如芋，可以充饥，谓之石羹（《本草纲目》）。又方，七月七日，取地榆根，不拘多少，阴干百日，烧灰。复取生者，与灰合捣万下，灰三分，生末一分，共合一处，如石二三斗，以水浸过三寸，以药入水搅之。煮至石烂可食乃已（《臞仙神隐书》）。

干盐方

随用盐多少，以水和入锅中，炭火烧之，以水干为度。盐即坚缩不消，夏月更宜（《武备志》）。

干醋方

用乌梅一斤，以好醋五斗，浸一周时，晒干，再浸再晒，以醋尽为度。捣为末，醋浸蒸饼，和为丸，如茨实大。食时投一二丸于汤中，即成好醋（《齐氏要术》）。又方，用粗布一尺，以酽醋一升，浸之以醋尽为度，晒干，备用。每食以方寸煮之（《武备志》）。又方，取小麦面，作蒸饼一枚，浸醋一升（或作斗），以醋尽为度，晒干备用。每食用少许煮之。

干酱方

如用豆豉三斗，捣如膏，加盐五升，捻作饼，晒干。每食用少许，可代酱菜（同上）。

干茶方

用白糖 薄荷各四两 白茯苓三两 甘草一两

共为细末，炼蜜为丸，如枣大。每含一丸，可行千里之程，曰千里茶（《古今秘苑》）。又方，用白蜜一两二钱，甘草、薄荷、乌梅肉、盐白梅、干粉葛分一钱，何首乌蒸二两五钱，白茯苓三两五钱。共研末，炼丸如茨实大。服之不渴（海外三珠）。又方，每人带油麻半升，如渴，取三十粒含之，立止。或乌梅干酪亦可。

求泉水法

凡地生葭苇蒲菰，并有蚁壤，其下皆有伏泉。一说骆驼能知水，若行渴，以足跑沙，其下当有泉（《武备志》）。又法，如兵屯山阜，被贼围困，无处汲水，夜间用磁碗覆地，将土壅碗口，俟天晓揭碗，视之碗底有水珠，其下有泉脉也。掘地数尺，可以得水（《奇门大全》）。

诸葛种菜法

行军所止，令军士皆种蔓菁有六利。才出甲可生啖一也；舒叶可煮食二也；久住则随以滋长三也；弃不足惜四也；回易寻采五也；冬有根可挖食六也。蜀人呼蔓菁为诸葛菜云（《刘禹锡嘉话录》）。

杜 防

辟蛊毒烟瘴，瘟疫时气，鬼怪狼虎蛇蝎五兵刺客等害方

用萤火，须七夕取者，酒浸阴干，抑箭羽即卫矛、蒺藜、雄黄、雌黄各一两，矾石火烧二两，羚羊角煅存性、铁锤柄入铁处烧焦各一两五钱。上药共研为末，以鸡子黄、丹雄、鸡冠一具，和捣千下，丸如杏仁大。和药时须用静室诚心虔制，勿令妇女、孝服、鸡犬见之。更择休诈时日，或神遁时日，合药尤验。行军作三角绛囊盛五丸，佩于腰中，能辟一切凶害，诚仙方也。

按：方出遗集，亦见奇方类编神仙感应篇等书，但遗集所载制药，须用奇门时日，为小异耳。考汉武威太守刘子南从道士尹公受得此方后，与虏战败绩被围矢下如雨，未至子南马数尺矢辄堕地，虏以为神，乃解去。一说萤火、卫矛、蒺藜各一两，雄黄、雌黄、矾石各二两，余药及制法同。

辟虎狼妖怪丹

用羚羊角六钱，牛角四两，明雄二两，麝香五钱。各为末，烧酒打糊成丸，弹子大，葫芦收贮。凡入山野深林，恐有虎狼蛇蝎焚烧一丸，诸恶闻之，远走。凡出军夜行，先用一丸熏衣，百邪不敢近身。

辟山岚瘴气方

用犀角、羚羊角、明雄黄各一钱，为细末，麝香三分，水调服。瘴气即解。一方单用羚羊角末，水调服一钱，立效。又方，用犀角磨水，服之良。

按：时预辟疬疫法：一方，用上品朱砂细研，白蜜和丸，常以太岁日平旦，勿食诸物，每人面向东方，用井华水各吞二十一丸，永无疫患。吞药时勿令药近齿（《静耘斋》）。一方，正月七日，用新布袋盛赤小豆，置井中三日，取出，每人各吞二十一粒，竟年无疫。一说，男吞七粒，女吞二七粒。一方，立春后，遇庚子日，用温蔓菁汁，不拘多少，每人各服少许，一年可免时疾（神仙教子法）。一方，春分日太阳未出之时，用远志去心，水煎饮二盏，取吐即不染疫（《行厨集》）。一方，五月五日，午时采苍耳嫩叶，阴干。临时为末，冷水调服二钱，或煎水，与全军食之，能除疫疾邪恶（《静耘斋》）。一方，六月六日采马齿苋，洗净，晒干。元旦煮熟，同盐、醋食之，可解疫气（庸班《经验方》）。一方，腊月二十四日，五更取第一汲井水浸乳香。至元旦五更，温热，每人吞乳香一块，饮水三呷，则一年无时疫。或云此乃宣圣遗方，孔氏至今，代代用之。一方，除夕及元旦，用麻子仁、赤小豆各七粒，撒井中饮其水，一年不染邪疫（龙鱼河图及五行书）。一方，除夕以赤小豆、川椒各四十九粒。投于井中，或水缸中。勿令人知，可免疫病。或以大麻子二十一粒，于元旦投井中，亦良（《静耘斋》）。

随时辟瘟疫法

遇军营中疫气传染，死亡相继，号曰军气。急用死人骨于上风烧之，疫气即解（《奇门大全》）。又法，用马蹄屑以绛囊盛之，男左女右，可免疫邪。又法，将初病疫气人贴肉布衫，于蒸笼内蒸一炷香，久

则全军不染。又法，用松毛，细切为末，酒下二钱，日三服，能辟五年瘟（《静耘斋》）。又法，用好管仲二枚。浸水缸内，加白矾少许，逐日饮之，不染疫气（同上）。又法，用黑豆一撮，于清晨投于水缸，或投一大握于井中，勿使人见。凡饮其水者，均可免疫（《便元集》）。

辟瘟丹

用虎头骨、藜芦、吴茱萸、南星、皂角、雄黄各二钱，木屑二合，酒浸晒干，共为末，炼蜜为丸，如小弹子大。焚一丸，能辟邪。已染病之家，焚一丸于床下，即平安（《敬信录》附方）。

辟瘴气疠疫方

用桃仁一斤、吴茱萸、青盐各四两，同炒熟，以瓶密封一七。取出，拣去茱盐，将桃仁去皮、尖，每嚼一二十枚，即可不染（《便元集》）。

辟山精邪魅法

凡入山至山脚，先退数十步，然后上山，一切精怪无敢犯者。一法，凡入山，念"林兵"二字，可却百邪。凡人夜行，用手掠发，精邪不敢近（《行厨集》）。

辟鬼除邪法

如人病鬼魔者，用阿魏枣许为末，以牛乳或肉汁煎五六沸，服之至暮，以牛乳服安息香枣许，久者不过十日，自效。忌一切菜（崔行功《纂要》）。

辟蛇法

于四壁柱上，用倒流水研墨书龙字蛇即远避（《夷门广牍》）。又法，于端午日午时，用朱砂端写茶字，倒贴之，蛇不敢近（同上）。又法，取鸡粪于上风烧之，蛇即远遁。或用荔枝核、桂圆核，同烧，蛇即

醉软，不能行动（《古今秘苑》）。又法，用雄黄为丸，如桐子大，烧烟，以熏衣服被褥之类，蛇不敢近（《仙拈集》）。又法，取羚羊角及人头发烧之，蛇自远避（《朝野金载》）。

耐服异乡水土方

行军异乡，每多不服水土致生疾病，急用旧鞋底泥土，刮下和水服之，即可无患。

辟蛊毒法

凡入蛊乡，见人家门限屋梁洁净绝无尘埃者，其家必蓄蛊毒，当用心防之。如不得已吃其饮食，即潜于初下筯时收藏一片在手，尽吃不妨，少顷，将手藏之物埋于人行十字路下，则蛊反于本家作闹，主必反求，或食时让主人先动筯或明向主人云：莫有蛊么。以筯恐棹而后食，蛊皆不能为害。凡见饮食上有蛛丝勿食（《景岳全书》）。又方，用地栗晒干为末，白汤调服二钱。能辟一切蛊毒。蛊家知有此，即不敢下。或用炙甘草一寸，嚼汁咽之，然后饮食。若中蛊者，即时吐出，仍以炙甘草三两，姜四两，水六碗，煎二碗，服之愈（《便元集》）。又法，每遇所到处念药王万福七遍，亦验（《名医类案》）。又方，用大荸荠不拘多少，切片，晒干，为末，每早空心白滚汤下二钱，入蛊家无害。

试蛊毒法

令嚼白矾不涩，食黑豆不腥，即是中毒。或今病人唾于水面沉者是，浮者非。又病人头面上有光，他人以手近之如火炽者，亦是中毒。

诸兽之有毒者。如兽歧尾鹿有豹文，或白臆羊独角，或六角马，无夜眼白羊，黑头黑羊，白头白马，黑头黑马，白头白马，青蹄牛，独角马，生角犬，悬蹄诸兽，赤足诸兽，

并头诸兽，带龙形之类，均不可食（《食物本草》）。

诸鸟之有毒者，如鸭目白鸡，四趾白鸟，元首元鸟，白首鸟，足不伸卵，有八字鸟，四距六趾之类，皆不可食。

诸鱼之有毒者。如鱼目有睫目能开合，脑中连珠，鱼无腮者，二目不同，腹下丹字，鳖目白者，颔下有骨虾鱼不弯虾，白须者蟹，腹下有毛之类，皆不可食。

诸肉之有毒者。如马肝獬犬肉；猪羊心肝；有孔马鞍下黑肉；六畜自死，首北向或口不开；肝有黑色，肉多黑星，曝肉不燥。六畜五脏着草自动；生肉，不敛水；熟肉不敛水；肉不沾尘；肉落水浮；肉中有米星，肉得咸酢不变色，肉自动；肉煮不熟之类，皆不可食。

诸果之有毒者。如桃杏双仁，果未成核，及果落地下，恶虫食过之类。皆不可食（同上）。

诸菌之有毒者。如夜中有光欲烂无虫者，煮不熟者，煮汁照人无影者，上有毛下无瓣者，仰卷赤色之类。皆不可食（《洗冤录》）。

诸水之有毒者，水中忽生赤脉，不可断之；井中忽然沸溢，于三十步内，以青石投之立止；古井，智井以鸡毛投之，盘旋而舞者，其水均有毒。阴地流泉，二八月行人饮之成瘴疟，损脚力；泽中停水，五六月有鱼鳖精，人饮之成瘕病；花池中水，及花瓶中水，饮之杀人；水经宿面上有五色者，及古铜器贮水之类，皆不可食（《食物本草》）。

戒酒方

军中偏将，以次如素有嗜酒者，恐其以醉，贻误。按方治之神效。五月五日取井中倒生草烧灰，和酒中饮之，勿令其知，以后遇酒辄疼痛（《千金方》）。又方，用苍耳子七枚，烧灰，投酒中，饮之，即不喜酒（《本草拾遗》）。

戒鸦片烟瘾方

用党参三钱　白术三钱　茯苓三钱　归身三钱　建莲子十粒，去心　粟壳三钱，去毛　金樱子三钱，去核　升麻钱五分　木香钱五分　黄芪三钱

引用小红枣五枚，如有一钱烟瘾用烟灰一分；有二钱烟瘾，用烟灰二分，照此加减。将烟灰入药同煎。每日递减烟灰，一厘不守，十日瘾尽除根。服药后自不想吃，身体弱者，此方最宜。又方，用党参五钱、高丽参五钱、白术三钱、当归二钱、黄柏四钱、川连四钱、炙黄芪三钱半、炙甘草三钱、陈皮二钱半、柴胡二钱半、沉香二钱不见火、木香一钱不见火、天麻二钱、升麻钱半、龙骨二钱、牡蛎二钱、杏仁二三钱、阿胶三钱、川贝三钱、瓜数霜三钱、生附子七钱，要浸去盐捣如泥。

各味共为细末，再入鸦片灰一两，和匀，面糊为丸，如桐子大。饭前服。如有瘾一钱每服三十粒，每日递减一粒，不过一月，瘾尽除根，不致另生毛病。以上二方屡试有效。

又方　用石莲子两半　杜仲两半　藿香七钱半　粉丹皮七钱半　黑砂糖二两半

共为细末，炼蜜为丸，如桐子大。清晨每服三钱，滚水下（《良方集要》）。

《行军方便便方》卷上终

行军方便便方　卷中

新化生白虚斋白生罗世瑶集
绍兴裘庆元吉生校刊

疗　伤

治鸟枪伤铅子，深入肉内，危在顷刻，服此可出。并治箭簇入肉，疮口不收，金疮跌损，毒物咬伤，及破伤风努力，劳伤等症。外用香油化此药敷之。忌食生冷动火之物。

藤黄四两　红芽大戟　天竺黄如无真者，用九制南星代之　刘寄奴　血竭各三两　孩儿茶　雄黄各二两　乳香　宫粉　水银　麝香各三钱　朴硝一两　琥珀三钱　归尾一两三钱

上品各研极细末，照味称准分两，方对合一处，惟水银难以成末，同宫粉在铁锅内火上热研，自成末，入药再炼，净用黄蜡二十四两，贮磁器内，坐滚水中化，开将前药入内搅匀，秘封听用。遇诸症但有微气，用药三五分，重者一钱，热黄酒调服，立刻全生。如受伤日久，至重者，连服数次，周身瘀血皆化。服药后，再饮酒，出汗妙。

治中鸟枪子及箭头入肉内，用活蜣螂二三个，捣烂，入巴豆四五粒，共捣如泥，敷伤处，先定痛后作痒至骨，少刻，铅子箭镞自出。一方用土狗脑子敷伤处，亦效。

治枪子箭镞深入肉内，取象牙刮末，水和敷之即出。一方用鼠肝捣涂之效。治中药箭毒，用松毛捣烂，调冷水服之；或自溺泥中和泥水食之，他人用口衔水，吸伤处吐之，再吸再吐，立愈（《武备秘书》）。又方，以犀角刺疮中，立愈（《北户录》）。又方，用贝齿烧研水服三钱，日三服，效。

治金刃伤，出血不止，用荔枝核或桂圆核亦可、降真香、血竭各等份，共研极细末，用瓷瓶收贮，勿令泄气，用少许敷之，枪口立时止血，兼能接骨续筋，其效如神（某制军橄行各属方）。又方，用好鸡骨灰（掷地铿然有声者）、明松香各等份，为末，老韭菜汁拦入，阴干，再研再拌，四五次，研极细敷之，神效。若猝用以韭菜汁拌药敷之，亦可制药于端午七夕尤妙。又方，用榴花半斤，石灰一升，捣和阴干，少许，敷之，良。又方，用蝙蝠二枚，烧研末，服方寸匕，止血良。

治金枪伤重久不结口，用火腿爪、五倍子俱烧灰各等份共为细末，搽上结口，即愈（《良方集要》）。

治金疮，应急用白棉花絮烧灰塞患处，止血定疼神效。又方，用金毛狗上之毛贴伤口，即止血定疼，伤口生肌。又方，用生明矾为末，掺上止血定痛。又方，用生半夏六钱、白蜡四钱，为末，敷之。

金疮铁扇散。用象皮五钱，切薄片小锅焙黄色，以干为度，勿令焦；龙骨五钱，用上白者，生研末；老材香一两，山陕等省民间无漆殡殓，俱用松香、黄蜡涂于棺

内，数十年后，有迁葬者，棺朽另易新棺，其朽棺内之香蜡，即谓之老材香。东南各省无老材香，即以数百年陈石灰代之，其效验与老材香等；寸柏香一两，即松香中之黑色者；松香一两，与寸柏香同熔化，搅匀，倾入冷水，取出晾干；飞矾一两，将白矾入锅内，熬透便是。以上六味，共为细末，贮磁罐中。遇金刃及木石伤，用药敷伤口，以扇向伤处扇之，立愈。盖伤处喜凉恶热，夏月宜卧凉处，冬月忌卧热处，伤口不必用布包裹，以致过暖，难于结痂。并忌饮酒，致血热妄行，如伤处发肿，以鸡鹅翎毛蘸黄连水涂之。敷药时，血流乃用扇，如不流血，即不必扇。倘日久溃烂有脓血，用黄连煎汤洗之。以东末敷之。此方系明大中丞得于山右卢医刊以传世者，文制军绥重刊之有沉雨苍者，如其方以行东于杭越，无不应手立效。惟药品有猝难购得者，宜平时预备，乃可济用。治金刃伤，用韭菜同石灰捣成饼，贴墙上，干透研末敷，止血效。又方，用高粱米面，水调涂伤处，布包数日，即愈。又方用生白附子六两、生南星、天麻子、白芷、羌活各五钱、防风一钱，共为细末，过罗敷上。伤重者，黄酒浸服一钱，外用水调敷上。不拘一切、破烂，敷之即愈（《敬信录》附方）。又方，用陈石灰、新石灰、丝瓜根叶初开两叶者、韭菜根各等份，捣千下作饼，阴干为末，擦之，止血定痛生肌甚效。又方，用戴过旧毡帽烧灰研末，敷上立愈，且易收口。

又方，用戴过多年白毡帽并头发一撮，烧灰，研末，敷之（《良方集要》）。又方，用螃蟹捣烂，搽伤处，立愈。又方，用独壳大栗研敷；或嚼敷；或生姜嚼敷儿均效。又方，用矿子灰末，和韭菜捣极烂，做饼，

阴干，研末搽之。又方，用吃的丝烟末上之，即愈。又方，用干梅烧存性，敷之，一宿瘥。又方，以晚蚕沙为末，掺匀，绢上包之，随手疮合血止。又方，用煅龙骨、白及等份研末，刀口小干上，刀口大凉水调敷。又方，用百药煎炒真降香等份，研末，入伤口深处，神效（《汇集良方》）。

治金疮恶心，用白槟榔四两、橘皮一两为末空心生蜜汤下二钱。

治金疮肠出用小麦五升，水九升，煮取四升，滤汁，待极痛时，令病人卧席上，含汁噀之，肠渐入而愈。

治金疮不合，用象皮烧灰敷之，立效。

治刀伤颈颔割开大口，急用嫩鸡挦去毛，扯下皮贴伤处，血止而口自合。一方，用白蜡为末，敷伤口即止血，数日痊愈。

治扑打损伤方。以十一月采野菊花，连枝叶阴干，每野菊一两，加童便、无灰酒各一碗，同煎服，立效。又方，以未退胎毛鸡和骨生捣如泥，作饼入五加皮，敷伤处，效。又方，用小蝴蝶花根二三寸，嚼烂，冷水送下，汗出而愈。若伤重者，可捣汁灌之。又方，用黄牛屎炒热，封之裹定，即效（《食物本草》）。又方，用胡桃仁捣和，温酒顿服，立效。又方，用烟店捆烟烂麻绳烧研，每服二钱，黄酒下。重者，三服愈。又方，用闹羊花烧酒浸七日，晒干，为末。壮者服五分，弱者三分，绍酒送下。用子更妙。又方，用生半夏、芙蓉叶等份，为末，绍酒、白蜜调敷三日，愈。又方，用干冬瓜皮、牛皮胶各一两，锉，入锅中内，炒存性，热酒一杯，调服五钱，仍饮酒二三杯，暖卧取微汗，痛立止，极效。

治头面跌仆青紫，用生半夏磨汁，搽之，神效。干者醋磨。

治折伤股臂续筋接骨神方。但有皮相连者，用生地黄研汁黄酒调服，一月筋皮连续，以渣捣碎炒热，敷患处，极效。又方，用绿豆粉于新瓦上或铫内炒紫色，井水调成稀膏，厚敷损处。须遍敷到，以白布将杉木板缚定，自愈。又方，用隔年陈粉子炒焦，五倍子炒黄色，等份为末，醋调搽，再以碎纸贴药上，效（《汇集良方》）。又方，用乳香末掺极痛处，以小黄米面涂上，再用五灵脂一两、茴香一钱，共为末，厚掺之，以帛裹定，用木片夹之，少壮人二日效，老者五六日效。又方，白酒曲二两，为末，糯米半升，煮饭，候饭熟以曲末匀拌。先将伤骨接对好，再将曲饭敷患处，紧包。又用干荷叶一个，烧灰存性，为末，陈酒热冲服，能多饮更妙，三日吃三次，后用活象鳖七个，捣烂，兑黄酒冲服，亦三日三服，极效。所敷之药，慢慢去之（《汇集良方》）。又方，用青白丝头，或丝线，烧成末，服五分或一钱，黄酒调下，良。又方，用小黄米面、皂角末、发灰，用腊、醋熬成膏，贴患处止痛，效。又方，用牛蹄甲一个，乳香、没药各一钱，为末。入牛蹄甲内烧灰，以黄米粉和成膏，敷之立愈。又方，用狗头一个，烧存性，为末，热醋调敷，暖卧自愈。又接骨消肿止痛方。苏木一两，好麻五钱，剪碎锅内炒灰，乳香三钱，没药三钱，先将苏木、麻灰黄酒煎滚，去渣，冲入乳香、没药，内温服出汗，效。又展子明接骨方。用旱公牛角一只，火焙干一层，刮一层，榆树皮白里黄米面俱不拘数，荍面亦可，花椒七粒，共研末。以陈醋熬成稀糊，青布摊贴，薄木片缠住，时闻骨内响声不绝，其骨即接，兼治牛马跌伤。

治损伤骨折，瘀血攻心，昏迷不醒方。

土鳖焙干、乳香、没药、大黄、血竭、硼砂、骨碎补、自然铜醋煅七次各等份，为细末。每服八厘，热黄酒送下，其骨自接。瘀血在上则自下瘀血，血在上则目吐，或加麝香少许同服，神效。又方，用苏木、红花、归尾各三钱，大黄二钱，童便、黄酒煎，热服。

治折足伤，用铜末和酒服之，即痊（《朝野金载》）。又方，用白蒺藜炒黄为末，每服五钱，黄酒煎服，良。

治跌损内伤，用螃蟹尖团各一只，石臼捣烂，滚黄酒冲入连口饮之，使其出汗伤处将蟹渣捣烂敷之，自愈。

治跌损外伤，用白面高醋和成饼，冷包伤处，一时一换。重者包至一斤，轻者半斤即愈。

治跌打损伤舒筋活血方。名边臣十八味，用归尾酒洗一钱二分，乌药、枳实炒、苏木、丹皮、石斛、秦艽、赤芍、银花各一钱，桃仁去皮尖十五个，红花酒拌焙六分，紫草七分，猴姜八分，大黄一钱五分，乳香、没药各去油五分，甘草五分，酒、水各二盅，煎盅半，热服。头项加川芎。腿脚加牛膝。胳膊手指加桂枝。胁肋加青皮（《史公传》）。

治内挫腰痛，不能屈伸，用牙硝、雄黄、麝香各半厘，共研细末，以少许点人中。扶病者，周围行数次，腰痛如失。如未效，再点再行，痛止为度。又方，用冬瓜皮烧，研酒服一钱，愈。又方，以橙子核，炒干，研末，以盐水调，空心服之，效。

治跌伤青肿，用鲜羊肉切片，贴之愈。又伤目表肿，用羊肉煮熟熨之，亦愈（《食物本草》）。

治损目破睛，用牛口涎，日点二次，

宜避风。黑睛破者，亦可愈。

治受伤有瘀血在肠，用白马蹄烧，烟尽为度，研末，酒服方寸匕，日三次，夜一次，血尽化水而愈。

治跌伤血瘀，筋骨痛，用鹿角末酒服方寸匕，日三效。一方，用鼠屎烧末，猪脂和敷，急裹之，不过半日痛止。

治损伤危急者，用松节一斤，入锅炒起青烟为度，以黄酒二斤，入锅内，一滚即滤去渣，俟酒温时灌之，咽下自愈。

治坠马瘀血积在胸腹，唾血无数，干藕根为末，酒服方寸匕，日二次，愈。一方，用干荷叶为末，每酒服方寸匕，其效如神。

治损伤头脑骨破，及手脚骨折，或指头破裂，血流不止。用葱白捣烂，焙热，封裹损处，甚效（同上）。

治火药伤方。急觅水中大蚌，置磁盘中，无人处口向上俟开时，研冰片二分，麝香二分，匙挑一二分，入蚌口内，蚌肉即化为浆。再入冰麝少许，以鸡翎先从四围层层扫涂，痛楚自减。俟火气已退，将蚌壳烧研末，入冰片少许，麻油调搽，自愈。

治汤火伤，饮冷水必死，浸冷水中必烂至骨。急捣萝蔔汁或童便服之，外用槐花炒研末，香油调调搽，立时止痛。或用烂茶叶敷，亦可。又方，预用瓶盛麻油，以箸就树夹取秋葵花入碗，勿犯人手，密封瓶口。用时取油涂患处，良。或用黄葵花捣烂，麻油调搽之。又方，用团粉砂锅炒黄、香油、鸭翎扫敷，干再扫数次，愈（《敬信录方》）。又方，用蛇蜕皮瓦上炙干，成末，麻油调搽，良。又方，用鸡子清三个，好酒一杯，入温汤内，隔炖，俟冷，以鸭翎涂患处半日，即效。又方，用鸡子

清磨好京墨墨涂患处三层，湿纸盖之，觉冷如冰，妙。又方，用鲜山药捣烂敷之，止痛结痂而愈。又方，用烧酒浸湿厚纸摊患处，止痛，不起疱。又方，用老枣树皮烧灰，香油调搽，效。又方，用破鞋底烧灰，香油调搽，效。又方，用猪胆调黄柏末，涂之，效。或大黄末水调敷，亦效。又方，用水煎牛皮胶如糊，俟冷扫涂之。或湿牛屎捣涂之，皆效。又方，用虎骨炙焦研敷，神效。或山老鼠泥包烧，研，菜油调涂之。又方，用馒头饼烧存性，研末，香油调敷之，效。又方，用酸醋淋洗，并以醋泥涂之，甚妙。愈后亦无瘢痕。

治火烧皮肉焦烂，出虫如蛆，用杏仁为末，敷之即愈。

治热油伤，用粪缸边青苔，焙干，为末。麻油调敷数次，即愈。

治火烧昏迷，发热，饮小便数碗，火毒不至攻心，童便更妙。外用狗油调水银敷之，神效。

治人咬伤方。用大板栗嚼碎敷之，频换，愈。又方，用五谷虫，洗净，捣烂，糊伤处，即愈。一方，用蚌油敷之，效。又方，用豆腐店架上淋下积成浆腐刮下敷之，神效。

治人咬与马咬伤。用白煮猪肉一大片，同饭自嚼，敷之，效。一方，先以艾火灸患处，后用人粪及马粪烧存性，猪油调敷，愈。

治马咬肿痛。用鼠屎同马鞘烧灰，猪脂调敷，愈（本草）。又方，以硬马鞘烧灰涂之，即愈（《朝野佥载》）。

治虎爪熊爪伤。用栗子嚼烂，敷伤处，立效。又治虎伤方，服香油，其毒立解（《戒庵漫笔》）。

治疯狗咬伤方。急用水洗伤口，使毒

血流尽。如无血，用磁针刺出血，随以核桃壳半个，将人粪填满，以纸封之，覆伤处。用艾灸壳觉内热即易艾炷，约灸百壮，换两三壳，乃捣韭菜汁敷上，并吃韭菜汁一碗，此后，日服韭汁，生熟皆可，一月为度。候口合生肌始止。禁风一月，禁发物三月，终身戒食狗肉。又方，用斑蝥二十一个，糯米一撮。先将蝥七个同米入锅，慢火炒勿令焦，取出，再入七个炒焦，又取出入七个炒赤色，出赤烟为度。去蝥不用，将米研末，作二服，冷水入香油少许，空心调服。须臾，又进一服。二便利下恶物为度。如腹痛，急以青靛调凉水饮之，解。或以黄连甘草汤冷服，不可食热物。又方，以人粪涂咬伤处，极效。须新粪乃佳（《戒庵漫笔》）。又方，急用虾蟆作脍食之，立愈（《宋书》）。

治恶犬伤。洗净以热牛屎炒热封之，即时止痛（《食物本草》）。又方，用韭菜地曲鳝，泥水调敷，效（《暖姝由笔》）。又方，用虎骨刮末，水服方寸匕，日三服。或嚼杏仁涂之（本草）。又方，用乌梅末，酒服二钱，愈（同上）。

治猫咬伤。用薄荷捣汁涂上，效。

治鼠咬伤。用猫头烧灰油调敷，子以瘥为度。

治毒蛇咬伤。用白芷末一两，水服立愈。如烂入骨者，白芷末加麝香少许，日日掺之。又方，用雄黄五钱，灵脂一两，末。每服二钱，酒下，再服，效。又方，用烟管烧热，滴油搽之，屡验。又方，用扁豆叶，捣烂敷之，或以核桃捣汁饮并涂之（《食物本草》）。

又方，用蚯蚓屎和食盐水研敷，神效。或用虾蟆一只捣敷之。

治蛇伤毒攻心。用两刀于水中相摩，

饮其汁即愈（《食物本草》）。

治蛇咬伤，目黑口噤，毒入腹中。用甘草、白矾，共研末，冷水服二钱，使毒不攻心。一方，用犀角雄黄饮之，毒不内入，均效。

治土虺蛇咬伤。急拔去头心红发一根，用何首乌捣汁，冲酒服。渣敷咬处，疼立止（《汇集良方》）。又方，用水牛耳中垢腻，涂咬伤处。或摘桑叶取汁，滴伤处，俱效。

治蜈蚣咬伤。用灯花落在灯盘油内者，取敷患处，即愈。又方，取锅底墨搽之，或蜗牛涎涂之，或乌鸡粪敷之，俱效。又方，用雄鸡冠滴血涂之，立效。又方，用盐汤洗伤处，痛止。以刘寄奴擦之，或吴茱萸捣敷之，效。

治毒蜂螫伤。用芋梗研汁敷之，效。或用蚯蚓粪亦可（笔谈）。

治蝎咬伤疼痛难忍。用白矾一两，雄黄、人言、黄蜡各五钱，巴头三钱，共研末，同蜡熔化，搅匀，为锭。用时将锭在灯上炙，滴患处。又方，用白糖按痛处揉之，立止痛。或以银朱、鸡子清调涂，亦效。又方，用大蜘蛛，令咬出毒，痛即止。将蜘蛛放水碗中，少时待毒吐尽，放去。

治蜘蛛咬伤。中其毒者，或胸腹肿痛胀，遍身有丝，惟服盐汁即愈。

治一切恶虫咬伤。用香油浸紫苏叶，或甘草汁涂之，效。

治破伤风方。用蝉蜕去头足六钱，净瓦上焙干，为末，陈酒调服，郎卧出汗愈（《敬信录》附方）。又方，用骡屎炒焦裹熨之，冷另换熨，立效（《食物本草》）。又方，用槐子一合炒黄、酒一碗煎八分，热服，汗出即愈。又方用黑鱼头，阴阳瓦上焙焦，研末，服二三钱，砂糖、热酒调服。

又方，用苏木为末，每服三钱，热黄酒冲服。又方，凡治破伤风症至危者，非此不除。用蝎子梢七个，为末，热黄酒调服。或用全蝎一钱，为末黄酒调服，一日三度，愈。

治一切破伤风兼治狠狠猘狗咬伤方。用天南星、防风各等份，为末，敷伤口。再以温酒调服一钱。如角弓反张，童便调服一钱。打伤，心头微温，童便调灌二钱。癫狗咬伤，先以水洗净，用绢拭干，敷药患处，神效。又灸破伤风法。用核桃壳半边，填人粪，以艾灸之，灸至汁出，自觉大困，即愈（灸法详见灸疯狗伤）。

治金疮中风，角弓反张。用杏仁去皮、尖，研碎，蒸交汁服。并摩疮上，良。一方，治破伤风发肿。用杏仁捣成膏，厚涂肿处，燃烛遥炙之，效。

愈 疾

诸葛行军散。治瘟疫。用绿豆粉一两，麻黄八钱，共研和匀。每服一钱，用无根水调下，汗出即愈。

治瘟疫热毒，烦躁狂言。用靛青一茶匙，新汲井水下，效。

治时气三日外忽觉胸满坚硬，手足心热而变黄色。用苦丁香七枚。研末，如大豆许，吹两鼻中，令出涎沫，再调五分服之，吐黄水痊（《汇集良方》）。

治肿顶大头虾蟆瘟。用僵蚕二两，大黄四两，僵黄、蝉蜕各二钱五分，研末，姜汁打糊为丸，重一钱，蜜水调服一丸，立愈（内府仙方）。又方，用靛花三钱，鸡蛋清一个，烧酒一盅，调服，神效。

治时气头痛发热，以连根葱白二十根和米煮粥，入醋少许，热食取汗即解。治四时瘟疫。用黄砂糖、生姜自然汁、白滚水各一杯，调匀，乘热急服，盖被发汗即愈。

武侯行军散。治伤寒未过三日。用麻黄九两，川芎、白芷、苏叶、石膏、甘草各一两，绿豆粉二两，共为细末，每一钱，无根水调服。

纯阳救苦汤。治伤寒阴证，用大黑豆三合，炒熟，生姜二三两，切片，水一碗，煮数沸取汁服，汗出即愈。又方，用羊粪焙干，为末，每服三钱，黄酒送下，汗出愈。

治大头伤寒，用黑豆二合，炒熟，炙甘草一钱，水二盅，煎八分，热服。昔京师多患此病，有异人书此方于通衢服者，神效。又方，治伤寒无汗，用糯米粽无枣者，和滑石末杵成锭，焙干，烧灰，浸酒，又灰，热饮之，七日内者即汗，七日外次日汗（于总宪秘方）。又方，用白糖、茶叶入水熬数十沸，服下汗出即愈。

治伤寒谵语。蚯蚓粪，凉水调服。如腮肿，赤小豆末，水调敷，效。

治伤寒嗝噎。用核桃十五枚，入砂锅，水浸一指深，烧滚四五次，取水饮之，嗝噎立效。

治伤寒时气，毒攻手足，肿痛欲断。用牛肉裹之，立愈（《食物本草》）。

治伤寒头痛壮热胸中烦痛四五日不解，用乌梅十四枚，盐五合，水一升煎半升，温服，取吐，避风，良。

治伤寒热病后，口干咽痛，喜唾。用大枣三十个，乌梅十枚，各去核捣烂，蜜丸，杏仁大，含咽之，甚效（同上）。

华陀救苦方。治寒中三阴，口禁失音，四肢强直，挛急疼痛，及厥逆唇青囊缩，无脉卒倒，尸厥脱阳等症。急用葱白一握，微捣碎，炒热，用布包熨脐下。冷则更替熨之。甚者，灸气海、关元二三十壮，脉渐出，手渐温，乃可生。

治夹阴伤寒，卒死。用纹银一块，锤扁烧红，放病人脐上，以小鸡一只，连毛剖开，不去肠肚，包于银上，用布缚住，一时揭开，看如鸡青银黑，另换鸡银再包，可活。如人未绝气，止烧银令热，放脐上，将鸡裹之，即愈（《汇集良方》）。

治风痹，四肢挛急。用薏苡仁、大粳米等份，煮粥，空心久服，自愈。

治中风不省人事。用侧柏叶、连须葱白各一把，捣如泥，黄酒一大碗，煎三十沸，去渣，候温灌服，立效。

治中风，口眼歪斜。用蓖麻子研烂，右歪涂左，左歪涂右，复正即速洗去（《汇集良方》）。又方，以鳝鱼血照前方涂之，或鳖血调乌头末涂之，正急洗去。

治风瘫。用油核桃捣烂如泥，及黄蜡各三钱，黄酒冲服。出微汗，停三日，各用四钱冲服。又三日再服一次，愈（吕道人方）。

治中风痰壅，忽不能言。用香油二两，鸡蛋一个，调匀，灌下即愈。又方，用苦丁香一钱，温水调服，令吐出积痰，自愈。

治中风中痰。用生石膏一两，辰砂五分，研末，和匀。每服三钱，用蜂蜜调下，立愈。治痰厥气绝心头温者。取古塔上陈石灰一合（如无塔灰，古墙陈灰亦可），水一盏，煎滚去水，再用清水一盏，煎极滚，澄清灌之，痰下自醒。

治半身不遂，用番木鳖，不拘多少，以香油炸待浮起，乘热出皮，为末。每服三分，黄酒下，汗出即愈（《汇集良方》）。

治痰迷心窍。用胆矾研末，以少许吹入鼻中，吐涎即苏。又方，以胆南星一钱，姜汤灌下，即苏。又方，用石菖蒲、生姜

捣汁，灌下即愈。

治风痰癫狂，谵语如痴。以盐水一大碗灌下，吐痰，即瘥。

治中风中痰，中气中暑，干霍乱等症。用老姜自然汁一盅，童便一盅，和匀灌之，皆效。

治中暑忽然倒地，气欲绝者。用大蒜四五个，剥净，再取路上热土一块，共捣烂，新汲井水和匀，去渣灌之，即愈（《汇集良方》）。又方，大蒜捣烂，和水灌入左鼻中，少顷即苏。

治中湿作疼。用白术一两，水一盅，酒半盅，煎一盅，温服。

治中湿腿肿，不能行走。用干茄根煎汤洗之，愈。

治中湿两腿作疼。用艾二两，葱头一握，生姜一两五钱，共捣烂，布包，蘸极热烧酒，涂患处，以痛止为度。

治疟疾。用何首乌五钱，青皮、陈皮各三钱，酒一碗，河水一碗，煎至一碗，温服。无论身之强弱，时之远近，皆愈。又方，用密陀僧三钱，研末，用红糖熔化，拌匀为丸，三个。于将发时，整个咽下，忌食茶。又方，用生姜捣取汁，白糖和汁，开水炖热，未发煎服之，即愈。又方，红曲研末，拌白糖服，即止（《良方集要》）。又方用姜皮、陈皮、山楂、麦芽、神曲各一钱，研末，冰糖冲水调服，即愈。又方，以向东南桃枝熬水，露一宿，早起空心服，即止。

治三阴疟疾。用生姜、细茶叶、山楂、柴胡各一两，井水、酒各一碗，煎好。露一宿，早起温服，愈。老弱人减半，酌用（同上）。

华陀治霍乱方。用白矾一钱，为末，百滚汤调服。又方，用大萝卜茎叶，捣汁，

饮半碗，愈（《汇集良方》）。

治霍乱转筋。用木瓜一两，酒一升，煎服。不饮酒者，煎汤服。仍用汤浸青布，裹其足，立效（《食物本草》）。又方，将凉水淋两腿，筋即不转（《汇集良方》）。

治霍乱吐泻，及转筋。用锅底墨、灶额墨各五分，白滚水冲一盏，急搅数十下，以碗盖之，稍定，大口，吞二三口，立愈。

治霍乱头旋，眼运转筋，逆冷。用大蒜头捣烂和井水服，效（同上）。

治霍乱吐泻。用广陈皮去白五钱，真藿香五钱，水二盏，煎一盏，温服，效。又方，用陈橘皮末汤调服，不醒者灌之。仍烧砖沃醋，以布裹砖。安心下熨之，即治（《食物本草》）。又方，用千佛手柑煎汤饮之。又方，用净土以冷水调饮童便尤佳。又方，用井花水和百沸滚汤各半碗，服之效。

治霍乱呕吐。用绿豆粉，冷水调服，二三次即止。不可用热物。

治霍乱下利。用乌梅七个，冰糖二两，水一盅，煎半盅，放土坑内，候冷，取服即愈（《汇集良方》）。

治干霍乱不吐不利，胀痛欲死。急掘黄土地作坑深三尺，以新汲水沃入，搅浊。少顷取清者，用之，名地浆水，饮五盏愈（《食物本草》）。

灸霍乱已死腹中有暖气者。用盐纳脐中，灸七壮，兼治痧证。

治阴痧霍乱。用锡器化成一处，以水一大碗，淬之，将水饮尽，盖被出汗即愈。

治绞肠痧痛欲死者。用马粪研汁饮之，立愈（本草）。又方，用食盐一两，炒热，滚水冲服，或吐或下，即愈。又方，用盐一撮，置菜刀上烧红，淬入水中，乘热饮之，即愈。又方，用马兰头根叶，细嚼咽

汁，立效。诸般痧证皆治。又方，童便连饮数碗效（《痧胀源流》）。

又方，用丝瓜叶捣汁，饮之，兼治霍乱，效。又方，用晚蚕沙为末，白汤冷服。又方，用羊粪一握，滚水泡，盖一时，取面上清汤，冷极服之。又方，用绿豆汤，稍温服。做绿豆汤，泔水亦可。又方，用麻油一盏，灌下，牙关紧，抉口灌之。又方，用芦根汤，微温服。又方，用菜油二两，麝香一钱，昏迷不省者，灌下立苏。又方，用萝卜菜作汤饮之。又方，伏龙肝泡水饮之。又方，生豆腐浆服碗许。

治气阻寒痧。用细辛为末，砂仁汤冷调服。

治行路暑痧。用泥浆水搅澄清饮之（同上）。

治猝然肚痛胀大顷刻即死急。用铣药二钱，滚堆花酒调下，即消。切不可误用爆竹药，妄投寒凉。

治泄泻。用山楂肉炭、麦芽炭、红糖各三钱，连皮淡姜汤，冲服。

治暑湿泄，用白术、车前子各等份，研末，每二三钱，米汤调下。

治水泻久不愈者。用五倍子、枯矾各等份，研末，面糊为丸，如桐子大。每服三十丸，白汤送下（《汇集良方》）。

治水泻不止，用多年陈米熬汤，温服二三次。或加核桃叶亦可。

治泄泻暴痢。用大蒜捣贴二足心，或贴脐中，效。并治噤口痢。

治诸痢泄泻。用葱白一握，细切，和米煮粥，日日食所。

治赤白痢。用马齿苋一撮，煮熟。白痢，砂糖拌食。赤痢，蜂蜜拌食。赤白相兼，蜜糖同拌，连汤食之，效。又方，用荠菜煮烂，连叶带汁，服。若无鲜者，干

的熬浓汁饮，神效。又方，用龙牙草五钱，陈茶一撮，水煎服，神效。

治痢疾不拘红白远近，日夜不能睡者。用萝卜自然汁二酒杯，老生姜汁半酒杯，生蜂蜜一酒杯，陈细茶叶，煎浓汁一盅，和匀服。或用萝卜子冷水浸透，捣取汁亦可。一服安，三服愈。

治红痢。用山楂炒黑，研末，每服二钱，砂糖拌滚水，冲服。白痢加橘红一钱，木香一钱。

治噤口痢，用五谷虫于流水处洗净，瓦上干焙为末，每服一二匙，米汤送下。或和砂糖调服，便思饮食。如汤水不下，用萝卜切片，蘸蜂蜜入口，咽之味淡，另换，久则思食，再进稀粥。又方，用大鲫鱼一尾和葱姜醋煎好，放鼻下熏之，胃口自开。再以莲子去心留皮为末，井水调下二钱，日二服，效。又方，用秋王瓜藤烧灰、萝卜子炒研末等份，白糖汤调灌，效。又方，用陈腊肉煮熟，先闻后食之，此方兼治休息痢，效。

治休息痢。用豆腐醋煎，淡食，久则有验。又方，用猪肝一具，切片，杏仁炒一两，于净锅内一层肝，一层杏仁，入童便二升，文火煎干，取食二三次，效（本草）。又治休息痢，经年不愈。用虎骨炙焦，捣末，服方寸七七，日三，效。

治久痢不止。用乌梅肉三个，水一盏，煎六分，令煎服二次，愈。又方，用酸石榴一个，煅烟尽出火毒一夜，研末，仍以酸石榴一块，同煎汤服，神效无比。又方，用杨梅烧研末，和米饮服二钱，日二，效（同上）。又方，用臭椿树皮五钱，酒二碗，煎服，立止。又方，久痢寒热已退，饮食如常，滞气未化，仍带赤白。用白马粪少许，烧灰，存性，冲水服，即愈。

治臌胀。用年久皮鼓中间一块，烧灰存性，为末，好醋调服（《经验良方》）。又方，用活鲫鱼大小七个去肠不用，洗以黑料豆，填满鱼肚，颖好水煮熟，连汤服，数次即愈（同上）。又方，用西瓜（冬瓜亦可），切去顶，按去瓤，大半满入蒜瓣，将原顶盖之置新砂锅内，煤火蒸熟，瓜蒜并汤尽食之，三日消尽。消治气鼓。用马蹄钱三个，锉为细末，南荸荠三个，去泥，核桃三个，火炙去油，共合丸三个，每服一丸，黄酒、白水俱可送下。又方，用大麦芽常煎汤服，渐渐愈。

治水气肿胀，并小便淋闭。用田螺、车前子等份，研烂，熬膏贴脐中，水从便旋而下。一方，用商陆根，用葱白捣烂，填脐，水自消。又方，用狗肉一斤，切片，和米煮粥，空腹食之，自愈（本草）。又方，用干马粪三钱，大蒜半头，入猪肚内煮烂，食之，二次即愈。

治发黄由伤寒后得者，目不识人。煨生姜去粗皮，布包，扭汁，蘸香油，点两目，大小眼角，神效。

治发黄昏迷，死在须臾者。用白毛乌骨鸡一只，干捣，去毛，破开去肠、屎，捣烂，敷心上，即活。

治黄疸。用蒸腊肉数斤，稻草包烧灰，鸡子清调膏药，贴脐上，一日一换，六七日即愈（《经验良方》）。又方，用蚯蚓粪（韭菜地内觅取）焙干，和红糖开水冲服（同上）。又方，用茵陈同红枣煮熟为度，去茵陈，食枣与汤，效。又方，用丝瓜连子烧存性，为末。因酒病者，酒调下。因面病者，面汤调下。

治遍身黄，如金色。用甜瓜蒂（六月六日收者好）、丁香各四十九个净砂锅炒，烟尽为度。研细末，每用一匙，吹入鼻内数次，痊。

治吐血，血冲上从鼻涌出。用百草霜为末，三钱，水调服，或米饮调服。如鼻衄，吹入鼻中（《汇集良方》）。

治吐血成斗，命在须臾。用贯众五钱为末，黑头发瓦上煅、研末、五钱，侧柏叶捣汁一盅，和药末，隔汤熨一炷香，久，再加童便一茶盅，黄酒一小盅，徐徐饮之，神效。

治吐血不止。用白茅根一握，水煎服。或用仙茅根捣汁服（《千金翼》）。

治九窍四肢诸处间有血溅出者，此暴惊所致也。毋令患人知，忽以井花水喷其面，即止。治血尤效。

治失血。取未熟青黄色大柿一枚，好酒煎至九沸，取柿食，奇验。

治虚劳失血口干。用羊脂一块，如鸡子大，醇酒半升，枣七枚，渍七日食之，立愈（本草）。

治吐血咯血劳伤。水牛脑髓（一具，涂纸上阴干）、杏仁（煮去皮）、胡桃仁、白蜜各一斤，香油四两，同熬干，为末。每空心烧酒服二钱，服完愈。

治偏正头痛。用白芷、川芎各三钱，为细末，以黄牛脑子搽末其上，入磁器内，加酒炖热，乘热食之，尽量一醉，醒即痊愈（本草）。又方，用苍耳炒黑为末，一服三钱，黄酒调下，即止疼。又方，用莱菔子五钱，酒酿半杯，干摊贴患处片刻即上。又方，用象牙、皂角、白芥子，共为末，作鼻烟嗅之，愈。并除根。

治偏头痛。甩马齿苋不拘多少，煎滚，以气熏鼻，左痛熏鼻右，右痛熏左，即愈。

治头痛不止。用杨梅为末，以少许，㗜鼻取嚏，妙（本草）。

治头痛而肿，名猪头风。用野苎麻（即小麻子）根，捣烂敷之，即愈。又方，用桑木烧灰淋水，乘热熏洗，即愈。

治目中赤翳。以白羊髓敷之，立愈（本草）。又方，用指甲刮极细末，点眼中翳，甚效。或用人乳汁，或用同人口津液点之，尤妙。兼治飞丝入目。

治眼起云翳。用象牙箸人乳磨浓点翳上，日三四次，愈（《良方集要》）。又方，用干桑叶、黑芝麻，共研细末，红糖为丸，每早服之，效（同上）。又方，用龙胆草于瓦器内熬成膏，眼，除火气点眼神效。又方，用黄丹、蜂蜜调匀，贴太阳穴。或干姜末水调，贴足心，妙。

治雀盲眼。用黑羚羊肝一副，切片，入砂锅干炒，先于气上熏目，然后食之，目渐开明。

治火眼初起。用盐绵线三寸，将手中指根箍三套，即退。

治耳鸣，耳痒。用生川乌水泡透，削作枣核样，塞耳，日夜换二三次，效（《汇集良方》）。

治耳内诸脓疮。用柿蒂烧，存性，研细，用苇筒吹入耳内，效（同上）。又方，用五倍子，炒，研为末，水调涂，搽之。

治暴聋。用铁片烧赤淬酒饮之，再以磁石塞耳（《经验良方》）。又方，用核桃油，以鸡翎不时搽耳内，最效。

治鼻血。用大蒜捣贴足心，立止。即拭去之。又方，用生萝卜汁半杯，入酒少许，热服，并以汁注鼻中，甚验（同上）。

治舌肿硬。用百草霜、海盐等份，为末，井花水调服（《汇集良方》）。

治重舌、木舌。用绿矾二钱，铁上烧红，研末，服之。

治舌肿满口不能出声。用蒲黄、干姜等份，为末，频掺即愈（同上）。

治舌下肿，起疙瘩溃烂。用纯白马粪，阴阳瓦上焙焦，加冰片少许，研末，涂之。愈（本草）。

治牙痛难忍。用轻粉少许，含。疼处流出涎沫。外用独大蒜一头，捣烂，敷在手虎口上约一炷香时，去蒜，随起一疱，立时疼止。又方，用小麦一大把炒黄，槐技五七段，花椒三钱，共煎汤，漱口，立愈。又方，用玉簪花根为末，点牙，即愈（《经验良方》）。

治风虫牙痛。用烧酒浸花椒，片时含漱，效。

治风火牙痛。用花椒、艾，不拘多少，入醋熬漱口即止。

治牙日长难食。用白术煎汤，频漱咽，效。又方，用蒲黄炒擦，立时有功。

治牙腮肿痛。用老鼠烧灰配冰片点上即愈（同上）。

治喉闭肿痛。用巴豆一个，包好，塞左鼻孔内。又方，用山豆根细嚼含咽，凉水润喉即瘥（《汇集良方》）。

治锁喉风。以甘菊花根洗净，捣汁，灌下，即愈。

治乳蛾最效秘方。将两手大拇指旁缝内刺出血即松。又方，用姜黄（一片）、红枣（二枚去核）、巴豆（三粒），同捣如泥，唾津调为二丸，绢包线扎，一握左手心，一塞左鼻孔，卧汗，立愈。此药可治三人。又方，用人指甲，瓦上焙焦黄色，研末吹喉内即破。兼治骨鲠。

凡喉毒喉蛾，须看头上有红疙瘩，或红点，即用针挑破。或生红发即扯去，毒自解。

治急心痛。用猪心一枚，照本人年岁，每岁入胡椒一粒，同盐酒煮食，效（《食物本草》）。

治心痛不止。用败笔头三个，烧灰，无根水服之，立效。

治猝然心痛。用桃仁七个，去皮、尖，研烂，水一合，服之效。又方，用橘皮去白，煎汤饮之，甚良（同上）。又方，用青靛半盏，长流水半盏，调服。又方，用芝麻一合，炒黄色，好醋一杯，煎至三分，服之效。

治九种心疼。用椿树上椿子，炒，研末，每服三钱，姜汤调下，立止。

治心下鳖瘕痛。用黑猫头一枚，烧灰，酒服方寸匕，日三，效（《食物本草》）。

治心胃痛。用新棉花核，炒黄，研末。每服三钱，陈酒下，三服除根。又方，用胡椒煮粥，食之。

治胃气痛。用胡椒五钱，槟榔三钱，良姜三钱，共研末。每服三分，水送下。又方，用小蒜连叶七根，盐醋煮熟，疼时服之，愈。永戒甲鱼。

治腹中痞积。用牛肉四两，切片，以风化石灰一钱，擦上，蒸熟常食之痞自下（本草）。

治积聚胀满。用白马粪同蒜捣膏，敷患处，效（同上）。

治腹中痞块。用全白鹅之血，乘热服四五次即愈（《经验良方》）。又方用青靛一二碗，煮白头老邪食之，并将骨研末，面糊为丸，酒送下，效。

治呕吐膈气。用半夏、生姜各三钱，水一盅，煎七分，温服（《汇集良方》）。

治呕哕。用橘皮、生姜各三钱，水一盅，煎七分，温服。

治反胃。用羊卵，状若白石色如玉者，与狗宝绝类，研少许，冲汤服之。神效（蟫史）。

治反胃转食。用大雪梨一个，以丁香

十五粒，刺入梨内，湿纸包四五层，煨热，食之，效（本草）。

治膈噎反胃。用公猪肺一具，以拣净吴茱萸装入肺管内，砂锅煮烂，吃肺二次，痊愈。又方，用黄牛口内回出草，瓦上焙干，为末。每服七厘，加半夏一分，每早滚水冲服，不过五十日痊愈。又方，用真柿霜拌稻米蒸饭食之，八日不饮滴水，即愈。又方，用鸡肫内黄皮三个，焙干，为末，烧酒调服，或鸭肫内皮亦可。又方，用虎肚烧末，存性，好酒调服，立效（于总宪秘方）。

治噎膈不食。用醋蛾晒干，为末。每服一钱，酒调，空心服，神效。

治膈噎不食属火者。用芦苇根五两（净露者不用），锉碎，水三盏，煎二盏，去渣，温服（《汇集良方》）。

治膈食。胸前生二小骨，渐渐交合，则不能食。取生鹅血乘热饮之数次，二骨自化。永戒食牛、鹅。

治咳嗽方。用甜梨一个，将白蜜、贝母入梨内，蒸熟食之，即愈（《良方集要》）。

治久咳嗽痰火。用姜汁、萝卜汁、梨汁、蜂蜜、白糖各二两，紫苏、杏仁各一两，熬成膏，常服极效。

治劳伤咳嗽。用真麻油、白蜜各四两，入鸡蛋五个，煎二滚，取出。空心食之，数次愈。

治咳嗽痰喘。用胡桃肉三个，和生姜二片，临卧细嚼，饮滚白水三口，即睡，数次愈（同上）。又方，用好甜梨剜空，纳小黑豆，令满，留盖合住，扎定。灰火煨热，捣作饼，每日食之，至效（《食物本草》）。又方，用姜、梨、蜜三味不拘多少，入水熬成汁服，即止（《汇集良方》）。

治喘秘方。用麻黄三两，不去根节，汤浴过，诃子三两，去核用肉，二味为粗末。每服三大匙，水二盏，煎，减一半，入腊茶一钱，再煎，作八分。热服无不立效（宋刘昌诗）。

治腰痛。用橘核、杜仲各二两，炒，研末。每服二钱，盐酒汤下（本草）。

治闪挫腰痛。用橙子核，炒、研，酒服三钱，即愈，

治肾虚腰痛。用羊肾，去膜，阴干，为末。酒服三次，愈（同上）。

治腰痛难忍。用丝瓜根，烧灰存性，黄酒下二钱，立止。

治腰腿痛。用绵麻烧存性，每服三钱，黄酒下，二三次愈。

治腹痛。用胡椒（三分为末）、硫黄、黄蜡（各一钱）炖化，为丸。芡实大。纳一丸入脐中，即愈。又方，用胡椒、绿豆各四十粒，同研，滚酒浸服，立止。寒热并治。

治腹疼有虫。用葱汁、菜油各半盅，共合温服，虫即化水，除根。

治脐下绞痛。用木瓜（三片）、桑皮（七片）、大枣（三枚），水三升，煮半升，顿服，即愈（本草）。

治自汗。用何首乌研末，唾津调贴脐上，则汗止。

治盗汗。用母鸡一只，磁片杀之，取净内物，入浮小麦，灌满，煮三炷香久为度。不下盐，不与人尝，食完自效（同上）。

治风癫不识人，或猝口禁，手足强直。用伏龙肝研末三钱，新汲水调服，愈（《汇集良方》）。

治狂邪发作无时，披头大叫，欲杀人，不避水火。用苦参为丸，桐子大。每服二

十丸，薄荷汤下。

又治中大麦毒病狂。用萝卜汁大碗灌之，立愈（《洞微志》）。

治肠风下血。用柿霜四两，扁柏叶二两，炒，研末，每五钱，藕节煎汤调服即愈。又方，用干柿饼，烧灰研末，每服二钱，米饮送下，效。

治大小便下血。用独大蒜煨热，捣如泥，和黄连末，为丸，桐子大。每服五十丸，空心陈米汤送下。又方，用陈败棕，烧灰存性，研末，每服二钱，空心好酒调下。

治大便不通。用田螺一个，捣烂，加麝香半分，填脐内，效。

治小便不通。安盐于脐上，灸之即通。又方，用猩猩草煎水服，即通（同上）。

治脚气疼痛。用羊角一副，煅成末，热酒调敷，以帛裹之，取汗而愈，永不再发（本草）。

治寒湿脚气。用牛皮胶一块（切细，面炒成球），研末。每服一钱，酒下。又方，用花椒（一两）、葱（一把）、姜（三两），水十碗，煎汤，熏洗，肿消痛止。再用木瓜煮酒，空心，日日服之（同上）。

治红白淋。用葱煎汤，洗下半身数次，或灯心煎汤洗，俱效（《经验良方》）。

治血淋。用鸡蛋开孔，入生大黄末五次，银簪搅匀，蒸熟，空心黄酒下（同上）。

又方，用山栀子炒黑，研末。每服二钱，滚水下（《汇集良方》）。

治热淋涩痛。用萹蓄三钱，煎汤饮，即愈。

治五淋下白。用芹菜熬汤，温服二三次，痊愈。

治遗精。用核桃仁（四两捣烂）、黄蜡

（二两化开）合丸，桐子大。每一钱，滚水下。

治梦遗。用韭菜子炒过，研末。每服三钱，黄酒调服，十日即愈（同上）。又方，用雄鸡肫内皮数十张，阴阳瓦焙干，为末，热黄酒服（《经验良方》）。

治疝气偏堕肿痛难忍。用槐子一钱，烧黑色，为末，入盐三分，空心黄酒调服（《汇集良方》）。又方，用荔枝核炒黄，为末。每三分黄酒送下。又方，用丝瓜瓢烧存性，为末。每服二钱，热黄酒下，愈。又方，用抱出鸡蛋壳，烧存性，为末，每服三钱，老酒送下，即消。

治阴茎阴囊肿疼大如升。用马鞭草捣烂敷之，即消（同上）。

治大麻风。用虾蟆一只，泥裹，烧熟，去泥，以大碗盛虾蟆，小碗盖住，乘热冲滚黄酒。饮酒汗，出为度，即愈。又方，用浮萍煎汤，浴浸半日，大效。此方可洗一切恶疮。又方，用地肤子半升，煎汤，频浴，甚效。

治鹅掌风。用自己小便常洗，至好则止（《汇集良方》）。又方，用真蕲艾四五两，水四五碗，煮五六滚，入大口瓶内，以麻布一层缚之，将手心放瓶口熏之。冷再热，大妙。又方，用天麻叶煮浓汁热洗，多擦之。如无叶，用天麻子亦可。此方兼治诸癣。

治鹤膝风（两膝作疼、头渐大，腿渐细）。用大何首乌煎酒服，以醉为度。捣渣敷膝头数次，即愈。永戒食鳅鱼、黑鱼。

治流火诸般肿毒。用韭菜地内蚯蚓粪，焙末，醋调搽患处，愈。又方，用葱白一把，盐一撮，共捣烂，敷患处，即愈。

治痈疽发背。用母猪蹄一双，通草六分，绵裹煮食之（本草）。又方，用苍术

（去黑皮）、地龙（即蚯蚓）、盐梅（即霜梅）等份，捣泥，猪胆调围四周，空头，渐愈（孙真人方）。

治发背，左右反搭。用桐叶（即打桐油树）数张，浓茶煎，取叶俟冷，贴患处。每日一换，至六七张，痊愈。

治背疽初起。用黄明牛皮胶四两，和酒一碗，随意饮尽，不饮酒者，用白汤饮之。可保毒不内攻。一云内加川山甲四片，烧存性，用之极妙（本草）。又方，用羊脂或猪脂，切，冷水浸，贴。热则易之，数日瘥（同上）。

治发背发脑，及一切恶疮初起。采取独科苍耳，连根带子，细锉，不见铁器。用砂锅熬水二大碗至一碗，如疮在上，饭后徐服。吐定再服。在下，空心服。疮破出脓以膏药敷之。方系京兆张伯玉出榜传人。

治发背发脑及痈疽热疖恶疮。用腊月兔头，捣烂，入磁器内，密封，愈久愈佳。每用涂患处，以帛厚封之，频换，取瘥（《食物本草》）。

治背疮溃烂。用黄黑牛粪晒干多年者，为末，八百草霜和匀，掺之，即愈（同上）。

治背疮疑似者。用人屎烧灰，醋和为泥，敷患处。干即易之，自愈。

治肺痈时吐脓血。用薏苡仁米，炒，研末，水酒和调，常服（《经验良方》）。

治肠痈腹痛。用马蹄灰和鸡子白调涂，即拔毒出而愈（《食物本草》）。

治搭背痈疽大毒。用螃蟹壳数十个焙黄，黑色，研末。每三钱，黄酒送下。如生胸前，加橘核煎汤，黄酒酒服三五次，即愈。

治发背烂见肠胃。外用楸树叶熬膏敷之，内用云母四两，作小丸，开水服之。不累日，云母透出肤外，与楸叶相著，遂瘥。须立秋日，太阳未出时采叶为膏，更妙（《杨慎外集》）。

治疔疮恶肿。用鼠屎、乱发等份，烧灰，针破疮头，纳入良（《食物本草》）。又方，用黑牛耳垢，敷之，即效（同上）。又方，刺破疔头。用老葱、生蜜杵贴两时，疔出，以醋汤洗，神效。葱、蜜不可入口，切忌。又方，用马齿苋二钱，石灰三钱，同鸡子白和敷之，即愈。

治疔疮痛不可忍。用白菊花，连根叶捣烂，敷之，痛即止。再取汁一盅，和陈酒煎滚服，死者可活。如无叶，以根代之（《汇集良方》）。

治红丝疔毒。先将红丝挑断。用粪坑年久盖板刮下朽木，瓦焙研末，赤砂糖调敷之。

治疔疮走黄。急用丁香、木香、乳香、沉香各四分，麝香五厘，雄黄六分，共研末。合药须端午午时，或天月德吉日。用时先挑破疮头，将醋一滴，用药少许，安膏上，贴三四日，愈。

治疔疮中风肿痛。用驴屎炒热，熨疮上五十遍，极效（本草）。

立时拔疔方。用蓖麻子（一粒去油）、乳香（一分去油），共研，或软饭，或枣肉，为小饼，放疔上，将膏药贴之，一二时即愈，能拔根。

治对口疮。用猫头骨烧存性，研，每三五钱酒下，效（本草）。又方，用乌羊角炙灰，糖酒拌服，立服。又方，用鲫鱼一尾，去鳞、肠，捣烂，入头垢五六钱，再捣，加蜜半杯，搅匀，从疮外圈圈入里面，留一孔，去气数次，愈（《汇集良方》）。又方，用抱鸡母出窠时热屎涂之，立效（同上）。

治多年顽疮。用黄柏末、火纸灰和桐油调搽十日，全好。又方，取桑叶，用醋煮一滚。捞起，贴疮上。生肌收口（《汇集良方》）。又方，用猫犬头骨，烧灰，研末，掺患处，即收口。

治臁疮方。用柿霜、柿蒂等份，烧，研末，敷之，甚效（《食物本草》）。又方，用热豆腐片贴疮，以绢缚之，日换二次，拔出黄水，数日愈。又方，用羊屎煅红，研末，香油调敷。如痒加枯矾、轻粉少许，效。

治坐板疮。用丝瓜皮阴干，为末，烧酒调搽，效。又方，用旧皮鞋底炙热搭痒处，痒止即住，三次愈。

治下疳疮。用炉甘石（一两，火煅醋淬五次）、孩儿茶（三钱）共研末，香油调搽，效。又方，用甘草、金银花、苦参、花椒、葱头（各一钱）煎汤，入小口瓶内，熏洗，效。又方，用黄花蔷薇叶，焙，研，掺之（《良方集要》）。

治脓窝疮。用黄柏一钱，硫黄二钱五分，雄黄二钱，石膏一钱，海螵蛸二钱，轻粉一钱，共为末，麻油调搽。

治疥疮痒。用热水一盆，入石灰半碗，搅浑，待温洗之，效（《汇集良方》）。

治水窝疮。用石菖蒲研末，擦之。

治广疮。用干荷叶浓煎当茶吃，六七日即愈。

治癣疮。用豆腐干，以麻油煎取油，涂之。又方，用皂荚入醋煎三日夜，干为末，敷之，效。

治杨梅癣。用轻粉二钱，杏仁四十二个，去皮，先洗疮，拭干，研烂，搽之（同上）。

治一切瘿瘤膏药。用生姜汁、葱汁各一碗，牛皮胶四两，砂锅内熬成膏，贴之效。

治瘿气。用大蜘蛛（一个，焙焦）播酒，顿服。或海藻浸酒，久服均效。

治血瘤。用甘草熬浓汁，以笔蘸涂周围。又以芫花、大戟、甘遂等份，为末。醋调，另用新笔蘸涂于甘草围内。二药相反，不可相近。次日瘤当缩小，三四次痊愈。愈后戒食甲鱼。

治瘰疬内消。用黄柏炒黑、白鸽屎瓦上炙焦，各一两，研末，鸡子清调搽纸上，贴之，一日一换，自消。

治鼠疮瘰疬。用猪悬蹄甲烧，存性，为末三钱，黄酒下（《汇集良方》）。

治多年瘰疬。用猫头、蝙蝠各一个，俱撒上黑豆，烧存性，为末，掺之。干则油调，内服五香连翘汤取效（《食物本草》）。

治头面杨梅。用铜绿为末，干烧，酒调点之，效。

治杨梅已破。用杏仁去皮尖二钱，轻粉一钱，冰片少许，共研末。和猪骨髓油研膏，点之。

治杨梅疮毒。用土茯苓研末，糯米面、白蜜各一斤，和匀，蒸饼食之。常以土茯苓煎汤饮。不可食茶水。

治痔疮肿痛。用枇杷叶蜜炙，先以乌梅肉焙末，煎汤，熏洗；后贴枇杷叶，效（《食物本草》）。又方，用秦椒一二十个，炒微黄，煎汤，熏洗，二三次，效。

治痔漏有虫。用狗肉煮汁，空腹服之，能引虫出。再用熟狗肉蘸蓝汁，空心食，七日痊愈（本草）。

治久年痔疮。用熊胆涂之，甚效。一切方不及也。

治翻花痔。用木瓜为末，取鳝鱼身上

涎贴之，以纸护住，良（同上）。又方，用马齿苋，阴干，烧灰，猪油调搽。

治鸡冠痔。用黄连为末，敷之，甚良。

治痔漏有管。用白鸽粪一升，入罐内，以开水灌之即坐罐口上，须坐久，忍疼，其管自落，数日痊愈。

治痔漏脱肛。用虎胫骨两节，以蜜一两，炙赤，捣末，蒸饼为丸，梧子大。每温酒下二十丸，效（本草）。

治肛门肿痛，欲成痔疮。急取刀磨水服之，甚效（同上）。

治脱肛。用猪脂油二两，炼去渣，入蒲黄末一两，调匀，涂之即收。又方，用蝉蜕焙黄色，为末，菜油调搽，立收（《汇集良方》）。又方，用五倍子末，搽之，即收。

又方，用蓖麻子仁四十九粒，捣烂，贴顶门上即收。急洗去其药。

治暴痢脱肛，以生铁二斤，水一斗，煮五升，将汁洗之，愈。

治鱼口便毒。用鱼胶熬化，摊布上，贴之，愈。

治鱼口初起。用五倍子（炒研末）、百草霜（各等份）醋调，贴之愈。

《行军方便便方》卷中终

行军方便便方　卷下

新化生白虚齐白生罗世瑶集编

绍兴裘庆元吉生校刊

救　解

救暴死身冷无痰，扶令正坐，气顺自安。用皂角末吹鼻，得嚏苏。

救涎潮暴死，急扶入暖处，正坐。用火炭沃醋熏鼻，使醋气冲入鼻内，自苏。或捣韭菜汁灌入鼻中，或皂角末吹之得嚏即醒。或急于人中穴及两足拇指离甲一韭菜叶，各以艾火灸三五炷可活。

救中恶卒死。视其上唇内有疱如粟米粒，以针挑破出血，即活。又法，断猪尾取血灌之，并缚猪枕其头，即活（本草）。

救中恶中邪卒死，及缢死、溺死、压死、魇死、打死、惊怖死，心头尚温者。用生半夏五钱，生姜汁一杯，调灌之即苏。或单用生半夏末如豆大，吹入鼻中，得嚏即活。救热死急取路上热土围绕肚脐，留出脐眼，令人以热尿对脐浇之即活。或以姜汤童便乘热灌之，或大蒜捣烂和热水灌之，切勿令饮冷水，及卧地逼火气，入心必死。又方，用胡麻一升，炒黑，摊冷为末，新汲水调灌自苏。

救冻死尚有微气者，急用大锅炒灰令热，袋盛，熨心上，冷另换。或用米亦可。俟目开，以温黄酒姜汤徐徐灌之即苏。若误以火灸，浴以热水，必死。如落水冻死者，急去湿衣，随解活人热衣暖包，然后熨之。

救冬月中寒暴死，身强口噤，手足厥冷。当浓煎姜汤灌之。

救溺死。用皂角捣末以绵裹，或石灰纳下部内，须臾水出即活。虽经一宿可救。救溺水尚有微气，或胸前尚温，速令生人脱贴身里衣为之更换，抱担身上，将溺人微微倒侧之，令腹中之水流出。若水往外流，即是生机。一面用粗纸燎灼，取烟熏其鼻窍，稍熏片时，取皂角研细末，吹于鼻窍，但得一嚏即生。又凡水溺垂死，倘微笑，即掩其口鼻急拯之，至于痛哭。唯笑不止者，不治。或少饮温酒，换衣拽令飞走二三里，亦妙。

救跌压死。急撬开口，以热水灌之，免瘀血冲心。仍以棉软物紧塞粪门，随将受伤人提起，如僧人打坐，令一人将头发提起，用半夏末吹鼻，醒后以生姜汁和香油灌之，再以干荷叶烧灰存性，童便调下三钱，日三服，愈。又救碾压跌伤垂死，口鼻血出，如面色尚有生气，身体尚软皆可拯救。先将谷道紧塞，令一人坐地，轻轻扶抱，坐之怀中，拳其两足，束其两手，急觅童便一二杯，乘热灌之（即平人小便去头尾亦可）。得马溺更佳。一面用当归、生地、白芍、川芎、桃仁、红花、大黄各一两，山楂二两，童便一碗，用急流水煎，倾入大碗内，先熏伤者鼻孔，令药气透入腹中，不致乍服恶逆，随以小盅陆续灌尽。

药性行动，人必欲解，仍须紧抵谷道，必使腹中有声，上下往来数遍，方可掖之使解。俟下瘀紫方可，就睡再服前药，必下尽瘀紫，解中常粪，调养自愈。不可轻服补剂，滞凝为害。一方，以酒化山羊血灌之，立效（《洗冤录》方）。

救吐利不止卒死。用马粪绞汁，灌之。干者水煮汁，亦可（扁鹊方）。

救猝魇死。以青牛蹄或马蹄，临患人头上，即活（本草）。

救惊怖卒死。以温酒一二杯灌之，即活。

救烟熏致死。用萝卜捣汁灌之，立苏。

救缢死，心口尚温者。虽一日以上，可救，切不可割断绳索，须缓缓抱起，解开，放卧，急以绵软物紧塞谷道，勿令泄气，安放平，正仰面朝天，揉其项痕，捻圆喉咙，并将其手足慢慢屈曲，胸腹款款揉按，令人坐于头前，以两脚踏其肩，揪住头发，将缢人之手拉直，令喉咙通顺，再令二人以两竹管吹气入耳，不住刺鸡冠热血滴口中，再以生人口对缢人之口，轻轻呼吸其气，又屈伸其手足摩按之。若气仍不接，将腰轻打两三拳，或用皂角末吹鼻，或以真山羊血二三分研末，绍酒灌下，教训腹，或以活鹅嘴入人口中，逼气入腹，顷刻可苏。乃稍与清粥润其咽喉，更用制半夏、川厚朴各一钱，官桂、干姜各五分，生甘草三分，广皮八分，水煎服，为妙。

解中钩吻毒（一名烂肠草，岳州谓之黄藤）。凡中毒口不可开者，取大竹筒通节，以头挂其两胁及脐，灌冷水入筒中，数易水，须臾口开，乃可下药。唯多饮以甘草汁、人粪清，或断鸭头沥血入口中，或取鸡卵抱未成雏者，研烂和麻油灌之。吐出毒物乃生。一方岭南有蕹菜，蔓生，开白花，捣汁、灌之，即愈（《洗冤录》附方）。又解中断肠草毒，宜先以蜜灌之，复灌羊血，吐出即愈（《闽部疏》）。解中莽草毒，黑豆汁可解，豇豆亦可（《洗冤录》方）。

解中乌头毒，以饴糖黑豆汁调冷水服之。中射罔毒，以甘草汁或小豆叶荠韭汁，冷水调服，亦可（同上）。

解食茛菪中毒发狂。以甘草汁服之，立解（《金匮要略》）。

解中豚鱼毒。豚鱼毒在肝血、脂、子并眼睛内，斑鱼亦河豚类，其毒更甚。三月后则不可食，煮忌煤尘落入，与荆芥、菊花、桔梗、甘草、附子、乌头等药相反。凡服风药而食之者，必死。慎之！如中其毒，急以粪汁解之，或饮麻油吐之，或以芦根汁灌救之，均效。又方，用水调炒槐花及龙脑，浸水饮之，皆可争（张来《明道杂志》）。又方，槐花炒微黄，同干胭脂各等份，捣粉调灌，即效（陶九成录）。

又方，用橄榄汁及蔗浆饮之，立解（《五杂组》）。

解中鸩毒。服犀角即解（《洗冤录》附方）。

解中沾盐毒。杀羊取热血，以口接受，取吐立解。如无羊，鹅鸭血亦可，或浓豆腐浆生灌下，即活（同上）。

解一切毒方。用甘草、绿豆，水煎服之，诸毒皆解。

解中食马肝。用雄鼠屎三七枚，和水研，饮之。或猪骨灰，或狗屎灰，或人头垢，或豆豉，并水服之，效（本草）。

解中马肉毒。用芦根汁，或甘草汁，或嚼杏仁，饮美酒，均效。

解中牛马肉毒，生疔疮。或泽兰根擂水，或生菖蒲酒，或猪牙灰水服，或甘菊根擂水服，或服人乳，均效。一云，凡中牛马肉毒，口渴，不可饮水，立死。

解中牛肉毒。或用猪脂化汤饮之，或猪牙烧灰水服，或甘草煎汤服之，或乌桕树皮酒煎热服，或早稻草煎汤服，均效。

解中猪肉毒，或用杏仁研汁，或猪屎绞汁（烧灰亦可），或韭菜汁，或朴硝煎汁，或猪骨灰调水，服之，均效。

解中犬肉毒目胀口干。用杏仁去皮、尖，研水服。或以淡热酒三碗调作三服，效。解中羊肉毒。用甘草煎水服之（同上）。

解中鸡肉毒。以醇醋或煮秫米饮之。如欲吐不出用生犀角末，新汲水调服，即愈。

解中鸭肉毒。用糯米泔水一盏，温服。

解中六畜肉毒。或用六畜干屎末，或伏龙肝，或黄柏末，或赤小豆炒焦，或东壁上土灰末，或人乳汁，或人头垢一钱，或豆豉汁，或白扁豆末，并水服，均效（本草）。

解中诸鱼毒。用橘皮芦苇根汁，或冬瓜仁煎汤，或大豆汁，或用陈皮水煎浓汁，饮之，皆可解。

解食蟹中寒毒。如蛊用靛青汁、冬瓜汁或黑豆煎服或姜汁或紫苏汁煮干蒜汁解之。

解中诸菌毒。急用地浆水饮之，或粪汁饮之，立解。或马蓝头叶捣汁服之，亦可。解中鳖毒（凡鳖腹下隐隐似蛇皮，其色大红，乃毒蛇化也。误食之，必腹痛欲死，手足发青而亡）。用白茯苓五钱，白蜜、雄黄各三钱，丹砂、山楂、枳实各一钱，水煎服。痛止。二剂毒消。或靛青水加食盐饮之，亦解。

解面毒方。多食生萝卜即解。

解食中蛇虫毒。用甘草煮汤频灌，吐十余次，即愈。

解食中蜈蚣毒，舌胀出口。刺鸡冠血含之，咽喉良。如中毒腹痛，以鸡涎饮之，效。

解食瓜过多腹胀，以盐汤饮之。

解食菱过多腹胀，以暖酒和生姜饮之。

解中苦杏仁毒。生熟食之都无害。略用火炒半生，熟食数十粒，即能杀人。急取吐出可解。如迷乱将死者，以杏树根煎汤饮之（《洗冤录》附方）。

解中枫耳毒。枫上生耳，食之令笑不止。捣冬瓜蔓汁饮之，即解。或以苦菜、白矾调新水，并咽亦可（同上）。

解中黄金毒。食鹧鸪肉解之。中白银毒，用黄连甘草汤解之。又洗金以盐、骆驼、马脂、余甘子皆能柔金；羊脂荻子皆能柔银。若金银入腹中，服食前品，食柔则能便出。又中金石毒，以黑铅一斤，熔化，投一升酒中，如此多次，候酒止半升，顿服，即解。

解中轻粉毒。用黑铅五斤，打壶一把，盛烧酒十五斤，纳土茯苓半斤，乳香三钱，封固，汤煮一昼夜，埋土中，出火毒。每日早晚饮数杯，溺时以瓦盆接之，当有粉出。服至筋骨不痛乃已。

解中水银毒。水银入耳，以金枕耳边自出。若入腹内，令人筋挛，以金物熨之，水银乃出蚀金，其病即瘥。

解信石并诸毒。用生白矾、生甘草、绿豆干粉各一钱，研末，井水调服。

解中砒毒，吐泻并作。以生绿豆汁，或冷水饮之。菠稜荬苣皆能伏砒，捣汁，灌之亦可。或以禾秆烧灰，新汲水调，滤清冷服一碗，毒当下。或以防风二两，煎汁饮之，立解。

解中砒毒，心腹绞痛，或吐不出，面青肢冷，用杨梅树皮煎汤三碗，服之即愈。或用生绿豆汤饮之，或靛花水均效。

解中巴豆毒，泻利不止。或以黑豆一升，煮汁饮之。或饮以新汲冷水，或用炮干姜、炒黄连等份，为末，服二钱，凉水送下，均效。又本草云：巴豆畏黄连、大黄、芦笋、菰笋、藜芦，各煎，冷饮皆可。

解中诸物毒。用白矾、细茶各一钱，为末，井花水调服，得吐即愈。不吐再服。

解中一切毒物齿黑，指甲青者。用猪粪方寸，冲水灌之，立活。

解中鳝鳖虾蟆毒。用淡豆豉一合，新汲水浸汁，令浓，温服即愈。不吐再服，解碗丝毒（饮食遇碗边有丝迹服之，顷刻喉咙胀痛）。用麻楷点着，以口吸其烟，即愈。

解中桐油毒。干柿饼食之立解。或饮热酒亦可。

解天行热气，中野菜、死马、诸肉秽毒。用头垢，丸如枣核大，含咽之即解。或白滚水送下。

解一切草药毒。用甘草煎浓汁饮之，或加白蜜更佳。或生甘草、黑豆、淡竹叶等份，煎服。或出蚕纸烧存性，每二钱，冷水调服。

解中斑蝥毒。黑豆煮浓汁，饮之。

解草蛊金石毒。用石蟹，以热水磨服。

解金蚕蛊毒。中之皆吮白矾味甘，嚼黑豆不腥，以石榴根皮煎汤服，取吐。取两刺猬到家，必能捕获。

试一切毒方，以犀角搅之，有毒则生白沫，无毒则否（《抱朴子》）。

解一切蛊毒方。用升麻、郁金各一两，煎汁服，得吐即愈。

又方，用胡荽捣烂绞汁，半升，和酒三碗，服之，能使蛊自下。

又方，用襄荷置席下，能知。用蛊人姓名研汁服之即愈（《荆楚岁时记》）。

又方，用土常山、马兜铃二味，以水煎服，自愈（《岭南志》）。

又方，用石榴皮煎浓汁，或樟木屑煎汁，饮之。或热茶胆矾半分，探吐。如吐出恶物，即愈。或食猬皮更佳。或米汤调郁金末三钱，令下，亦可。

又方，用蒜汁五钱，和酒服之，当吐出恶物如蛇状，即愈。

遣　余

虎颈下二肘间，有骨如乙字，长二三寸许者，破肉取之可得。行军佩之，能令人有威（《七修类稿》）。

正月吞生鸡子、赤小豆各七枚，能避瘟气（葛仙炼化篇）。

凡岁时元日，取鹊巢烧灰，着于厕，可以避五兵。撒于门前，可以避盗贼（《墨子秘要》）。

凡军止处，埋鹊一枚于沟中，可辟刺客奸邪（《杂五行书》）。

凡涉大水者，当于水次破鸡子一枚，以少许粉杂香末合搅，器中水以自洗灌，不畏风波蛟龙（《抱朴子》）。

入水能浮方。取象胸前小横骨，烧灰，酒冲服，即验（《开宝本草》）。

辟一切虫虱法。吸北方之气，喷笔端，"钦深源默漆"五字，置于床帷间，虫虱尽除（《邵氏录》）。

蛇入窍，割猪尾血治之即出。母猪尾血更佳。

手足顽麻，用陈绵纸烧灰，黄酒调一服三钱，五七日愈。

蛇缠人足，用人尿淋之即开。

治蛇刺伤，烧死鼠为末，敷之。

凡被毒蝎螫伤，忍痛向人，曰：吾为蝎螫奈何？答曰：寻愈矣。便即豁然。若叫号则愈痛，一画夜始止（《五杂俎》）。

鳖肉与苋菜同食，生鳖瘕；与鸡子同食，恶病死（《事林广记》）。

凡六甲日，禁食鳖。凡鳖有四目者、独目者、白目者、赤足者、三足者、腹下有小字、王字、天字者，颔下有软骨如龟形者，头足不能缩者，目凹缩者，腹下有三字者，皆不可食（《酉阳杂俎》）。

凡食菌中毒，或痛，饮酒亦可解（《夷坚志》）。

凡中菌毒，必笑。用苦茗杂白矾勺新水咽之，立愈（《菌谱》）。

又方煎鱼椹汁服之，立愈（《北梦琐言》）。

误食铜物，多食荸荠即化。荸荠淹铜过夜，即烂可验也（《七修类稿》）。

凡瓜有两鼻者，杀人（《龙鱼河图》）。

盛蜜瓶作鲜食之，杀人（《事林广记》）。

百虫入耳，用两刀于耳边相击筑声，其虫必出（《物类相感志》）。

竹木刺入肉，肿痛成疮，用蒲公英捣烂取汁敷之。如刺不出用，蓖麻子捣烂敷之。

针入肉，用五倍子开一孔，放土狗一个入内，面包火煨，存性为末，凉水调贴，用纸盖上即出。或用鼠肝涂之亦出。

误吞蚂蝗，食蜜即化为水，或搅黄泥浆水饮之。

误吞针入腹，以蚕豆煮熟，同韭菜食之，针同豆菜从大便出。

治霍乱金疮方。五子实状，如梨里有五核，故名内服可已，霍乱，外敷可愈金疮（《广州记》）。

治伤寒狂走。用新抱出鸡子蛋壳煎汤，服之即安睡，愈。

治疟疾法。南阳宗资墓旁石兽膊上有刻曰：天禄辟邪。昔军士有病疟者，摸"天禄"二字，焚而吞之，皆愈（《研北杂志》）。

治中射工毒。用豉母虫一枚于口，中含之，即痊。豉虫大如豆，光黑浮游水面者是（《正字通》及《肘后方》）。

凡行山虑迷，取向虫一枚，握手中，则行路不迷（《物类相感志》）。

令人自言其诚法。用竹虫三枚，竹黄十枚，和匀，每用一大豆许，烧入酒中饮之，勿令大醉，叩问其事，必言其诚也（《淮南毕万术》高诱注）。

戒酒方。用山蛩乌班色长二三寸，生林间，如百足而大，取其一节烧灰服之，令人恶闻酒气（《事物绀珠》）。

蕃碛之中有铁，名曰圣铁，含之可以辟兵（《广志》）。

牧靡山有草，名牧靡草，可解一切草木毒（《水经注》）。

治丸伤出血不止，刮紫藤香末，敷之立愈（《名医录》）。

辟蚊蚋法。用柳州所产苴草少许，置帐幕间，则蚊蝇不敢近（《一统志》）。

治腹内生应声虫。以蓝汁饮之，则吐出肉块，长二寸余，人形悉具，服雷丸数粒，即愈（出《山堂肆考》）。

治患毒蜂螫伤。急以井水调蚯蚓粪，涂痛处立止（《金台纪闻》）。

治痈肿及蜈蚣咬伤。用地蜈蚣草根叶，入盐少许，捣涂，效（本草）。

治损折肢体。用密剂少许，食之，伤合无痕。番言：木乃伊是也（花木考）。

治蛊毒在上，服升麻吐之；在腹，服郁金下之。或合升麻郁金服之，不吐则下。昔李岩侍郎煮得此方，活人甚众（《范石湖集》）。

治中鯸鲐肝毒迷闷不堪。用橄榄汁饮之，立瘥（《汇苑》）。

治大风癫证。用长松草汁，有殊效。生五台山良（《曲洧旧闻》）。

治瘰证（颈肿）。用芡实煮食，愈。所谓鸡头已瘥是也，鸡头别名（《淮南子》）。

治鬼箭风方。用红花、白芷、防风、威灵仙各二钱，酒煎服。三服痊愈。切忌针挑火焠。

治偏头痛。用生萝卜汁一蚬壳，注鼻中，即愈（《东坡杂记》）。

治两耳暴聋。用全蝎去毒，为末，酒调滴耳中，闻水声即愈（养疴漫笔）。

又方，以元龟熏之，或以附子葱涕合纳耳中，或以蒸鲤鱼脑灌之，皆效（《抱朴子》）。

治腹有虫方。榧子仁研汁服之，可疗百虫（《绀珠》）。

治腹中虫痛。用葱白捣汁一盅饮下，随饮麻油一杯，虫即化水。

治下痰落。用乌梅一个，口含即止（《敬信录》方）。

治瞳仁反背及目翳不开。用新产狗乳，以鸡翎蘸乳，轻拭眼中，一日三四次，不过七日复明。

天丝并兔毛入目。用石菖蒲擂碎，左目塞右鼻，右目塞左鼻，神效。或桑树浆点之，立效。或用大块白矾，以舌舔之。丝毛，即从舌上出。或好京墨，清水研磨点之，即出。

治眼目倒毛入肉。用木鳖子一个，去壳为末，绵裹塞鼻，左目塞右，右目塞左。

三日后其毛自出。

治眼边痒烂。用猪大肠内涎刮下，涂眼边，虫出，自愈。

治鼻中忽生毛，长出尺余，痛不可忍方。用生乳香、硇砂各一两，为丸，桐子大，早晚水下十丸，仍剪断其毛。以生姜涂之，愈。

治口内肉毬有根如线，五寸余，如钗股，吐出乃能食物，捻之则痛彻心者。用麝香一钱，研末，日三次，服之自消（夏子益奇疾方）。

治舌长数寸。用番木鳖四两，刮净毛，切片，川连四钱，水二碗，煎至一碗，将舌浸良久，即收。

治交肠证（小便出屎大便出尿）。用旧幞头烧灰，酒调服五分，即愈。

治嗜酒，腹中成鳖。取白马溺饮之，鳖即化水，愈。

治麻骨自头至心窝，或从足心麻至膝而死者。用人粪烧灰豆腐浆调服即止。

治一切恶疮肿。用毒瓜蒌瓢（一枚去皮）、生姜（四两）、甘草（二两横纹者佳），各捣碎，忌铜铁。用白灰酒一碗，煎浓服之。患在上食后服，在下食前服（《续夷坚志》）。

一云，张户部林说卿有加大黄或木香或乳香没药者，先疏利，次用瓜蒌瓢（二两），日以乳香、绿豆粉，温汤下三五钱，防毒入腹，外以膏涂敷之，自愈。

治疔腮。用赤小豆四十九粒，研末，涂敷，立效。

治两腮肿痛。用生大黄末，和葱汁，调涂四围，数次愈。

治风热腮肿，用丝瓜烧灰，存性，水调涂之，立效。

治鼻痔。用轻粉（二钱）、杏仁（七

粒，去油）、白矾（五钱），共为末。吹鼻中，即化水。

治鼻疮。用杏仁，去皮，尖，捣烂如膏，以人乳调涂，甚好。

治无名肿毒，疼不可忍。蓖麻子仁，捣烂，敷上，即愈。

水蛆射中人影成疮，不治则死。用鸡肠草，捣涂，经日即愈（《博物志》）。

治鬼面疮。用五倍子（公母各一），每个将火筷子烧红烙眼，取儿茶末，填于内，草纸包，米泔水泡，炭火烧红。如此三次，成炭，为末，淬灯窝油，搽调，神效。

治汗斑。用乌梅肉末，唾津调搽，或姜汁潮脑揉研，汗巾擦之。

又方，用雄鸡腰子、白果（俱用生者）同捣烂，搽之。

治漆疮。用螃蟹黄涂患处，或芒硝泡浓汁，涂之二三次，效。

治秃头癣癫。用大蜂房一个，矾末填满孔内，以罐底盛之炭火，煅令矾化尽为度。研末，腊月猪油和涂之，即愈。

治患背肿方。用粗黄色石，如鹅鸭卵大，火烧令赤，入凉醋中，自有石屑落醋内，频烧至石尽为度。取石屑，曝干，捣，和醋涂肿处，无不愈者（《北史》）。

治脚气痛方。用杨梅仁研末，冲水，服之效（《挥尘录》）。

治手足冻疮。用冬瓜皮、茄根煎水洗，或鸽子屎熬水洗，俱效。

治脚底红肿热痛，名为脚隐。用大蒜头量用和盐捣，敷一夜，效。

治手生蛇头疮。用元参五钱，甘草三分，为末，鸡蛋白调敷，立效。

又方，用人粪、黄泥合捣烂，敷之。或黑豆水泡，捣烂敷之，或鸡子开窍，将指入内，待蛋化水，换三次，愈。

治误吞金银。用羊胫骨，烧焦，研，三钱，米饮汤下。从大便出，神效。

治误吞铁物。用栗子树，炭，以铁锤捣细末，砂糖和细丸，服三钱，效。

治骨鲠喉。用硼砂一块，含化，咽汁立消。或山柰煎汁，徐徐呷咽。

又方，以橄榄煎汤，服下即愈。

喂马易肥方。取钩藤数寸，入小麦中，蒸熟，喂之易肥（《本草纲目》）。

治马黑汗。取干马粪，置瓶中，头发覆之，火烧马粪及发熏，令烟气入鼻中，即瘥（《齐民要术》）。

治马结热，起卧战，不食水草。用黄连二两，研末，白鲜皮一两，研末，油五合，猪脂四两，细切，温水一升半，和药，调匀，灌下。牵之行走，即愈（《农桑辑要》）。

治马生疥疮。用雄黄、头发、腊月猪脂，煎令发化，热涂之，立效（《齐民要术》）。

治马伤水。用葱盐捣烂，搓成团子，纳鼻中，以手捉马鼻，令不通气，良久，泪出即止（《农桑辑要》）。

治马伤料。用生萝卜三五个，切作片，啖之，立效。

治马猝热腹胀，起卧欲死。用蓝汁二升，和冷水二升，灌之，效（同上）。

治马起卧肚痛。用火药半茶杯，烧酒一大杯，调和，灌之（《奇方类编》）。

治马脾胃有伤，不食水草，塞唇似笑，鼻中气短。宜速用川厚朴，去粗皮，为末，同姜枣煎，灌之（《博闻录》）。

治马心肺壅热，口鼻流血，跳踯烦躁。急用甘草、芒硝、黄柏、大黄、山栀子、瓜蒌为末，水调，灌之。

治马肺毒热极，鼻中喷水，用天门冬、

知母、贝母、紫苏、芒硝、黄芩、甘草、薄荷叶，同为末，米汤入少许，醋调灌下。

治马邪气冲肝，眼昏似睡，忽然眩倒，用朴硝、黄连为末，男子头发，烧灰存性。浆水调灌。

治马肾搐。用乌药、及药、当归、元参、茵陈、白芷、杏仁、秦艽，每服一两，酒一大升，同煎，温灌，隔日再灌（同上）。

治马气喘。用元参、葶苈、升麻、牛蒡子、兜苓、黄芪、知母、贝母，同为末。每服二两，浆水调草后灌之喘嗽皆治（《农桑辑要》）。

治马尿血。用黄芪、乌药、芍药、山茵陈、地黄、兜苓、枇杷叶，共为末，浆水煎沸，候冷调灌。

治马结尿。用滑石、朴硝、木通、车前子同为末。每服一两，温水调灌，隔时再服。结甚则加山栀子、赤芍。

治马结粪。用皂角烧灰存性，同大黄、枳壳、麻子仁、黄连、厚朴共为末，清水沿调灌（同上）。

治马中结。用蜣螂一个，焙干，为末，黄酒调灌即愈（《集验良方》）。

治马舌硬。用款冬花、瞿麦、山栀、地仙草、青黛、硼砂、朴硝、油烟黑等份，为细末。每用半两许，涂舌上，立瘥（《农桑辑要》）。

治马伤蹄。用大黄、五灵脂、木鳖去

油、海桐皮、甘草、地黄、芸苔子、白芥子，共为末。黄米粥调药，摊帛上，裹之（今上）。

治马骤打破脊梁。用鸡蛋十数个，去黄，留青，将男子头发填满，用纸糊之，外用黄泥包裹，炭灰煨红，取出，研末，搽上，愈（《奇方数编》）。

又方，用真银珠一钱五分，枯矾二钱五分，五倍子一个，焙焦，去秽，共为细末。将疮洗净，用火酒喷之，敷上。此药任背鞍行走。

又方，用白矾、五倍子、黄丹各五钱，为细末。搽患处，自痊（同上）。

治马生反花疮。用地衣草，阴湿地被日晒起。苔藓，干为末，生油调敷（出明本草）。

治马患诸病。用白凤仙花连根叶熬膏，抹其眼四角上，即汗出而愈（《卫生易简方》）。

治马鞍压疮。用乳香去油、没药去油、血竭、孩儿茶、龙骨煅、象皮炒成珠各三钱，黄丹二两，冰片一分，共为末。油搽患处，即愈（《奇方类编》）。

人马两便方。用杜蘅（一名杜若）阴干，带于身上，令人便马，马亦善走（《山海经注》）。

《行军方便便方》终